알기 쉬운

임상약리학 9판

Pharmacology *and*
The Nursing Process

ELSEVIER

PHARMACOLOGY AND THE NURSING PROCESS, NINTH EDITION
by Linda Lane Lilley, Shelly Rainforth Collins & Julie S. Snyder
ISBN: 9780323529495

Previous editions copyrighted 2017, 2014, 2011, 2007, 2005, 2001, 1999, and 1996.
International Standard Book Number: 978-0-323-52949-5

This Korean edition of Pharmacology and the Nursing Process, ninth edition by Linda Lane Lilley, Shelly Rainforth Collins & Julie S. Snyder is published by arrangement with Elsevier Inc.

Pharmacology and the Nursing Process, ninth edition by Linda Lane Lilley, Shelly Rainforth Collins & Julie S. Snyder 의 해당 한국어판은 Elsevier, Inc. 와의 계약을 통해 (주)학지사메디컬에서 출간 되었습니다.

알기 쉬운 **임상약리학** 9판

PHARMACOLOGY AND THE NURSING PROCESS 9th

2022년 2월 18일 1판 1쇄 발행
2022년 2월 28일 1판 1쇄 인쇄

지은이 | Linda Lane Lilley · Shelly Rainforth Collins·Julie S. Snyder
옮긴이 | 김수경 · 김경미 · 김금숙 · 김연정 · 김희선 · 박정언 · 박희숙 · 석정원 · 송영숙 · 윤희옥 · 이영숙 · 이은숙 · 황혜남
펴낸이 | 김진환
펴낸곳 | 학지사메디컬 HAKJISA MEDICAL
04031 서울특별시 마포구 양화로 15길 20 마인드월드빌딩
대표전화_ 02-330-5188 팩스_ 02-326-0338
등 록 | 2010년 2월 8일 제313-2010-36호
메 일 | hakjisamd@hakjisamd.co.kr
홈페이지 | http://www.hakjisamd.co.kr

ISBN 978-89-6069-907-6 93510

가 격 | 40,000원

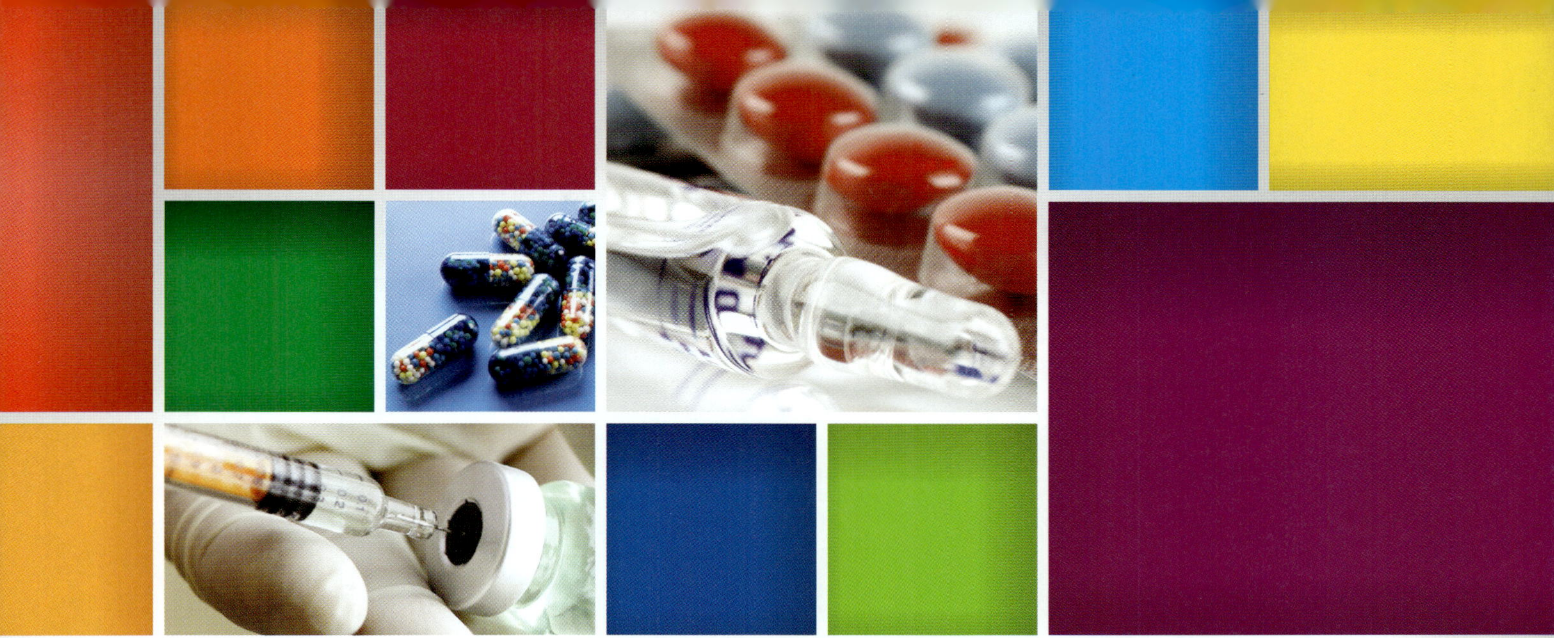

알기 쉬운
임상약리학 9판

Pharmacology and The Nursing Process

Linda Lane Lilley · Shelly Rainforth Collins · Julie S. Snyder 공저

김수경 · 김경미 · 김금숙 · 김연정 · 김희선 · 박정언 · 박희숙 · 석정원 · 송영숙 · 윤희옥 · 이영숙 · 이은숙 · 황혜남 공역

Linda Lane Lilley, RN, PhD
University Professor and Associate Professor Emeritus (Retired)
School of Nursing
Old Dominion University
Norfolk, Virginia

Shelly Rainforth Collins, PharmD
President
Drug Information Consultants
Chesapeake, Virginia

Julie S. Snyder, MSN, RN-BC
Lecturer
School of Nursing, Regent University
Virginia Beach, Virginia

ELSEVIER

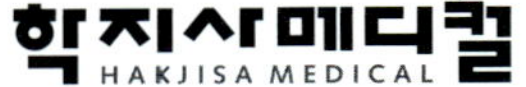

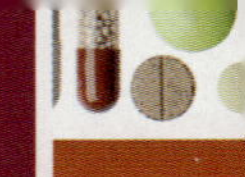

역자 소개

김수경 (前) 계명대학교 약리학교실

김경미 충북대학교

김금숙 대전과학기술대학교

김연정 경희대학교

김희선 전북대학교

박정언 경북전문대학교

박희숙 경북과학대학교

석정원 삼육보건대학교

송영숙 경북대학교

윤희옥 수성대학교

이영숙 선린대학교

이은숙 동의대학교

황혜남 대구대학교

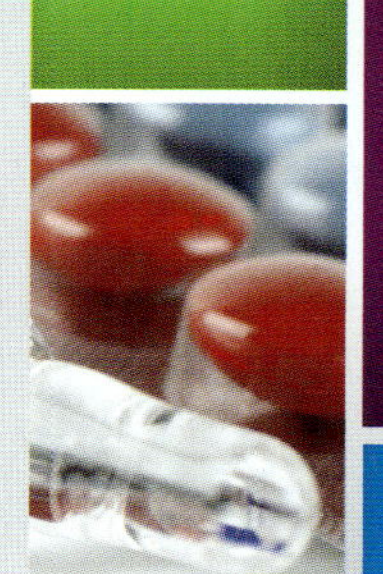

역자 서문

이 책은 Elsevier사의 『Pharmacology and the nursing process, nine edition』의 번역서이다. 7판 번역서에 보내준 간호학계의 성원에 힘입어 9판을 번역하게 되었다. 간호학을 공부하는 학생들을 비롯하여 임상에서 실무를 수행하는 간호사, 나아가서 약리학 지식이 필요한 모든 의료인들에게 유용한 참고 서적이 될 것이라고 생각한다. 무엇보다 전판과 비교하여 일러스트나 본문의 구성 등 시각적인 면이 개선되어 독자의 이해를 더 많이 도와줄 것이다.

이 책은 간호사들에게 필요한 약물정보를 제공함과 동시에 투약오류가 발생하기 쉬운 경우와 투약오류를 피할 수 있는 방법 등 임상상황에서 부딪히는 실제적인 사례와 문제를 다루는 데 필요한 정보를 제공하고 있다. 이에 각 단원마다 분명한 학습목표를 제시하고 있으며 주요용어, 개요, 약리 개요(작용기전 및 약물효과, 적응증, 금기증, 유해효과, 상호작용, 용량) 및 간호과정(사정, 환자상태, 계획, 수행, 평가)을 기술하였다. 또한 각 장의 마지막에는 현재의 환자중심 의료 환경에 필요한 핵심적인 사항들을 정리하였다.

총 10개의 PART, 48개의 CHAPTER에서 임상의학 전 분야에 걸쳐 환자 치료에 사용되는 약물을 다루고 있다. 특히 PART 1 부분에서 간호학과 학생이나 간호사들이 어려워하는 약리학의 기본개념을 자세하고 체계적으로 설명함으로써 각 단원에서 다루어지는 약리학적 내용을 간호과정에 효과적으로 접목시킬 수 있도록 하였다. 이 책의 강점을 요약하여 열거하면 다음과 같다.

- 약물에 대한 지식을 이해하고, 이 지식을 환자간호에 적용할 수 있도록 적절한 표와 일러스트를 활용하여 자세하게 설명하였다.
- 각 단원마다 질병의 병태생리를 먼저 설명하고, 치료에 사용하는 최신 약물을 분류하여 소개하였다.
- 각 단원마다 간호과정의 4단계에 따른 약물지식을 상세히 설명하였다.
- 임상에서 활용하기 쉽도록 약물의 성분명과 상품명을 영문으로 제시하였다.
- 각 단원마다 복습문제를 번역하지 않고 그대로 수록하여 NCLEX 시험에 대비하였다.

약물에 대한 정확한 정보는 간호과정 전반에 있어 절대적으로 필요한 요소이다. 이미 약리학에 관한 많은 서적들이 출간되어 있지만, 임상의학 전반에 걸쳐서, 다양하게 질병을 소개하고 간호에 필요한 약물요법에 대한 지식을 알기 쉽게 집필해 놓은 교재를 찾기는 그리 쉽지 않을 것이다. 이 책을 간호학과 학생을 비롯하여 건강 관련 종사자가 필요로 하는 약리학적 지식함양에 이용하기를 추천하는 바이다.

아울러 오랜 기간 수정작업을 했음에도 불구하고 아직도 바로잡지 못한 오류가 있을 것을 예상하기에 이 책에 대한 독자들의 애정어린 지적도 부탁드리는 바이다. 본 번역서를 출간하기까지 최선을 다해 주신 번역진 교수님들과 학지사메디컬 임직원 여러분께 깊은 감사를 드린다.

2022년 2월

역자일동

목차

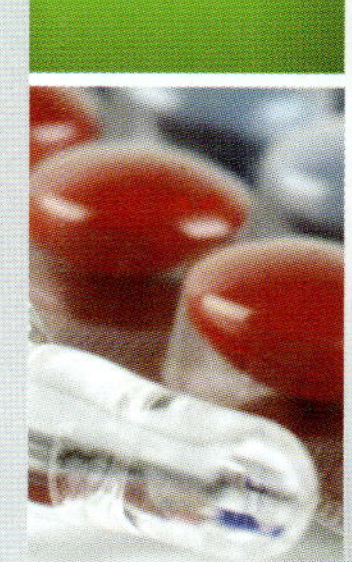

PART 1 약리학의 기초 PHARMACOLOGY BASICS

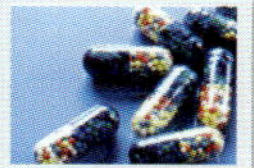

PART 2 자율신경계에 영향을 주는 약물 DRUGS AFFECTING THE AUTONOMIC NERVOUS SYSTEM

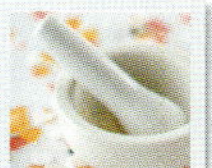

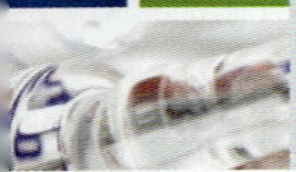

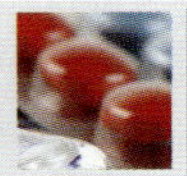

PART 3 심혈관계와 신장에 영향을 주는 약물
DRUGS AFFECTING THE CARDIOVASCULAR AND RENAL SYSTEMS

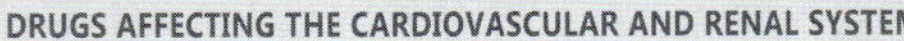

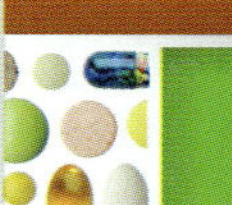

PART 4 순환계에 영향을 주는 약물 DRUGS AFFECTING THE CIRCULATORY SYSTEM

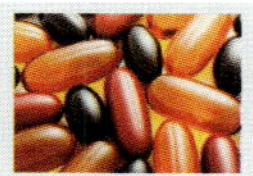

PART 5 호흡계에 영향을 주는 약물 DRUGS AFFECTING THE RESPIRATORY SYSTEM

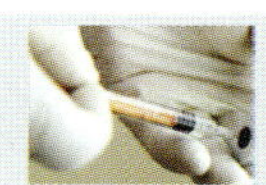

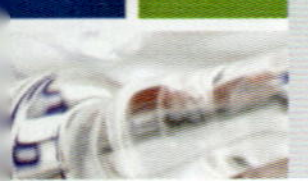

PART 6 중추신경계에 영향을 주는 약물
DRUGS AFFECTING THE CENTRAL NERVOUS SYSTEM

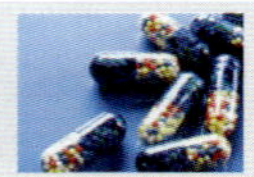

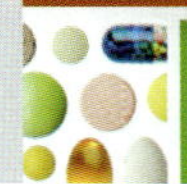

PART 7 위장관계와 영양에 영향을 주는 약물
DRUGS AFFECTING THE GASTROINTESTINAL SYSTEM AND NUTRITION

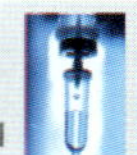

PART 8 항감염약물과 항염증약물
ANTIINFECTIVE AND ANTIINFLAMMATORY DRUGS

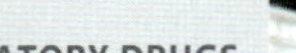

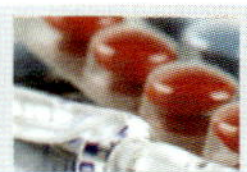

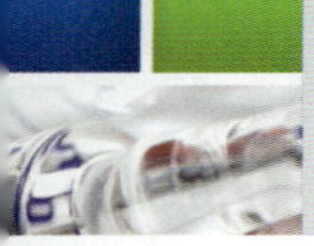

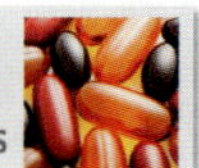

PART 9 면역 생물학적 조절약물과 화학요법 약물
IMMUNE AND BIOLOGIC MODIFIERS AND CHEMOTHERAPEUTIC DRUGS

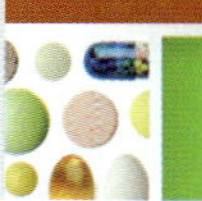

PART 10 내분비계에 영향을 주는 약물 DRUGS AFFECTING THE ENDOCRINE SYSTEM

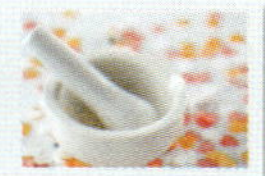

1

간호과정과 약물요법

THE NURSING PROCESS AND DRUG THERAPY

학습목표

이 장을 학습한 후 학생들은:

1. 간호과정의 5단계를 열거한다.
2. 주관적 · 객관적 자료의 수집과 분석을 포함하여, 약물투여 시 사정과정의 요소를 확인한다.
3. 약물투여 시 환자의 요구를 파악하는 과정 즉, 환자상태를 도출하는 과정을 논의한다.
4. 간호과정의 계획 단계에서 약물투여와 관련된 결과를 확인한다.
5. 약물투여 및 그 결과가 반영된 평가과정을 논의한다.
6. 간호과정에 근거하여 투약에 관한 간호계획을 세운다.
7. 안전한 투약과 관련된 'Nine Rights'를 간단히 논의한다.
8. 투약과정에 관하여 전문직의 책임과 전문직 간호사의 실무기준에 대하여 논의한다.
9. 안전한 투약의 원칙과 관련된 전문직 간호사 책임과 규정에 대하여 논의한다.

주요용어

간호과정(nursing process) 간호실무의 조직적인 개념틀. 환자를 돌보기 위해 간호사가 취하는 모든 단계. 즉 사정, 환자상태, 계획(목표와 결과판단 기준), 수행(환자교육), 평가가 포함됨

결과(outcomes) 각 환자상태에 대한 목표를 이루기 위한 환자의 특정 행동이나 반응

불순응(noncompliance) 환자가 충분한 정보를 제공받은 상태에서 치료계획이나 권고를 따르지 않는 경우

순응도(compliance) 환자가 의사나 간호사의 치료과정이나 계획을 받아들이고, 수행한 정도

처방자(prescriber) 약물을 처방할 수 있는 합법적인 면허를 가진 모든 건강관리전문가

투약오류(medication error) 환자나 건강관리제공자가 약물을 부적절하게 투여하여 발생한 예방이 가능한 유해약물사고

간호과정의 개요

OVERVIEW OF THE NURSING PROCESS

간호과정(nursing process)은 전문직 간호실무를 위한 연구로 정립된 개념틀이다. 간호과정은 간호의 예술과 과학(art and science of nursing)과 관련된 기초적인 개념의 이해로부터 시작된다. 이 과정은 유연하고, 융통성 있으며, 조정이 가능한 5단계의 과정으로 사정, 환자상태, 계획(결과판정 포함), 수행(환자교육 포함), 평가로 구성된다. 간호과정은 나이, 성별, 의학적 진단, 환경에 상관없이 환자에게 완전하고 개별화되며 질적 간호를 보장하는 것으로, 전문직 간호사는 간호과정을 활용하여 지식과 기술을 통합하며 환자의 요구를 효과적으로 충족시키고자 한다. 간호과정은 환자를 돌보는데 있어 중요하기 때문에, 5단계 모든 과정을 각 장에서 특정 약물군 또는 분류와 연관지어 설명하였다.

비판적 사고는 간호과정에서 중요한 부분으로 정보를 모으고, 결론을 도출하고, 의사결정을 하며, 추론하고, 환자간호의 모든 측면을 반영하는 사고과정이다. 간호과정의 각 요소는 환자의 신체적 · 감정적 · 영적 · 성적 · 경제적 · 문화적 · 인지적 측면을 다룬다. 예를 들어, 환자를 간호할 때 심장전문의는 심장의 기능과 병리에, 물리치료사는 움직임에, 목사는 영적인 측면에 초점을 둔다. 그러나 전문직 간호사는 환자에 관한 정보의 모든 측면을 비판적으로 사고하고 진행하고 통합하여, 이러한 정보를 간호에 적용해야 한다. 그러므로 간호과정은 간호에 있어 핵심적인 과정이며 개념틀인 것

이다. Box 1.1은 약물요법과 간호과정에 대한 간호계획의 지침이다.

간호과정의 단계에 대해 더 논의하기 전에 간호사 및 기타 의료전문가의 교육에 있어 두 가지 최근의 경향을 언급하는 것이 중요하다. 첫 번째, 간호교육영역 내에서 간호사를 위한 QSEN (Quality and Safety Education for Nurses) 주도권을 구현하는 것이다. 2005년에 시작된 QSEN 프로젝트는 건강관리시스템 내에서 환자관리의 질과 안전성을 지속적으로 개선하는 데 필요한 KSA라고 하는 지식(knowledge), 기술(skill) 및 태도(attitude)로 미래 간호사를 준비해야 하는 지속적인 과정을 위해 개발되었다. 이러한 KSA는 QSEN에서 유래하여 간호교육 커리큘럼 및 임상 결과에 통합되고 있다. 6가지 주요 사안에는 환자 중심 치료, 팀워크 및 협업, 근거기반실습(EBP), 품질개선(QI), 안전 및 정보학이 포함된다. 간호교육 및 실무 내에서 품질 및 안전의 핵심 역량이 증가하는 추세로 인해, 약물요법 및 간호과정과 관련된 QSEN 중심의 내용이 이 책의 여러 장에 포함된다.

두 번째, IPEC (Interprofessional Education Collaborative)의 개발이다. 2009년에 IPEC는 치과, 의약, 간호, 접골의학, 약학 및 공중보건 분야의 수련 역량을 바탕으로 전문가 간 협업 실무를 위한 핵심역량을 개발하려는 의도로 설립되었다. WHO(2010)에서 언급 한 바와 같이, 직종 간 교육은 두 개 이상의 직업에 종사하는 학생들이 건강을 개선하기 위한 효과적인 협력을 목적으로 서로 배우고, 그 과정에서 일어난다. 학생들이 직종 간 교육 체제 내에서 일하는 법을 배우면서 협력 실무 팀의 중요한 일원으로 현장에 들어갈 준비를 갖추게 된다. 이러한 체제와 행동은 의료 시스템이 분리되지 않고, 통합된 협력체제로 자리 잡는데 도움이 되기 때문에 언급해야 한다.

BOX 1.1 간호계획 지침

다음은 약물투여 시 간호계획에 초점을 두어 간호과정을 개발하는 데 유용한 정보이다. 간략한 목록과 간호과정의 각 단계에서 있어야 할 논의를 수록하였다. 이 예는 다양한 환자간호상황에서 간호계획을 수립하는 양식이 된다. 각 간호계획에서 간호진단은 하나뿐이다.

사정

객관적 자료

객관적 자료(objective data)는 본 것, 느낀 것, 들은 것, 맛본 것과 같이 감각을 통해 얻을 수 있는 자료이다. 자료의 원천으로는 임상검사결과, 진단적 시술의 보고서, 건강력, 신체검진, 검사결과가 있다. 특정 자료의 예로는 나이, 키, 체중, 알레르기, 투약력, 건강력 등이 있다.

주관적 자료

주관적 자료(subjective data)는 환자의 호소, 문제, 요구 등과 같이 환자의 말을 통해 공유하는 모든 정보이다.

환자상태

사정을 한 후에 간호사는 환자와 약물에 관한 객관적 자료와 주관적 자료를 분석하여 환자상태를 도출한다. 환자상태를 진술하는 예로 '시범을 따라할 수 없고 처방자에게 부작용을 보고할 수 없는 약물에 관한 경험 부족과 2학년 수준의 독해력 부족과 관련된 지식결핍'과 같이 환자상태를 기술하는 경우 세 부분으로 나눌 수 있다.

- Part 1: '지식결핍'. 이것은 질병, 손상, 약물, 중요한 변화에 대한 환자의 반응을 기술하는 것이다. 실제 반응, 위험 증가, 환자의 상태를 향상시킬 수 있는 기회 등이다.
- Part 2: '약물에 관한 경험 부족과 2학년 수준의 독해력 부족과 관련된'. 이 부분은 반응에 영향을 미치는 요인을 밝히는 것으로 흔히 서로 어느 정도 연관이 되는 여러 가지 요인이 있다. 다만, 환자상태가 반드시 원인-결과로 연결되지는 않는다.
- Part 3: '시범을 따라 할 수 없고 처방자에게 부작용을 보고할 수 없는.' 환자상태가 정확하다는 간호사의 주장을 뒷받침할 수 있는 단서, 증거 및 데이터를 나열한다.

환자상태는 환자의 요구와 문제에 근거하여 우선순위를 부여한다. 간호의 기본적인 우선순위는 ABCs[기도(airway), 호흡(breathing), 순환(circulation)]이다. 우선순위는 항상 환자의 가장 중요하고, 의미있고, 치명적인 것이 우선시된다. 실제 반응을 포함한 환자의 요구는 단지 위험만을 나타내는 진단보다 항상 중요하다.

계획: 결과판정

계획단계에서는 일정한 기간 내에서 환자 중심으로 결과판정을 확인한다. 판정은 객관적이며 현실적이고 측정 가능한 환자 중심의 진술이다.

수행

수행단계에서 간호사는 환자를 위하여 특정 문제나 요구를 중재한다. 이것은 독립적인 간호행위(물리치료, 작업치료, 음악치료와 같은 협력적 활동), 의학적 처방의 수행을 통해 이루어진다. 이 단계에서 가족이나 연인, 간호제공자는 간호계획 실행을 보조한다. 수행단계의 주요한 구성요소에는 특정 약물에 대한 특정 중재(예: 환자의 심박수와 혈압을 모니터한 후 특정 심장 약물을 투여하는 것), 약물의 치료효과를 강화하는 비약물적 중재, 환자 교육이 있다.

평가

평가는 환자의 결과가 충족되었는지를 살펴보는 간호과정 중의 하나이다. 약물의 부작용, 독성 그리고 치료효과를 관찰해야 한다. 비약물적 중재의 결과뿐만 아니라 약물의 이러한 측면을 모니터하는 데에는 여러 가지 지표가 있다. 결과가 충족되었다면 새로운 환자상태로 간호계획을 수정하거나 수정하지 않을 수 있고, 만일 충족되지 못했다면 간호계획 전반을 수정해서 추후 평가해야 한다.

사정
ASSESSMENT

초기 사정은 간호과정 중에서 환자, 가족, 친구 또는 지역사회로부터 자료를 수집하고 고찰하며 분석하는 과정이다. 통합적인 사정은 수집된 정보를 정리하고 이 정보를 환자상태로 알려진 의미있는 범주에 배치하는 것이다. 환자상태의 형성은 수집된 데이터가 어떤 의미인지, 강도 또는 취약함인지에 초점을 맞춘다. 환자상태는 약물요법과 관련될 것이다.

환자에 대한 정보는 환자, 환자의 가족, 환자에게 의미있는 사람 그리고 환자의 의료기록을 통해 얻어진다. 정보수집 방법에는 인터뷰, 직접 및 간접 질문, 관찰, 의료기록 검토, 정밀한 신체검사 및 간호 평가를 통해 진행된다.

자료는 주관적 자료와 객관적 자료로 분류하며, 객관적 자료는 감각을 통해 얻은 정보 또는 보고, 듣고, 느끼고, 냄새맡은 것이라고 정의할 수 있다. 또한 객관적 자료는 간호사의 신체사정, 간호력, 과거와 현재의 병력, 임상검사결과, 진단적 검사나 시술, 활력징후, 키, 체중 측정, 투약기록을 통해 얻는다. 투약기록에는 사용한 모든 약, 민간처방, 약초, 동·식물 추출물, 식이보조제, 알코올, 담배, 카페인 섭취, 과거 또는 현재의 불법약물 사용, 비처방약물(예: aspirin, acetaminophen, vitamin, 변비약, 감기약, 비강 약물, 제산제, 지사제, 무기염류)의 사용, 호르몬제(예: testosterone, estrogen, progestin, 경구피임약)의 사용, 과거와 현재의 건강력과 약물요법, 약물에 대한 특이하거나 비정상적인 반응에 대한 가족력과 인종, 민족, 문화적 특성, 성장발달단계(예: 에릭슨의 발달과업)와 환자의 연령에 따른 주의점 등의 정보가 포함되어 있어야 한다. 전인적인 간호사정은 개인 전체에 대한 자료를 모아야 하는데, 여기에는 신체적·감정적 영역, 종교적 선호, 건강에 대한 신념, 사회문화적 특징, 인종, 민족, 생활형태, 스트레스의 요인, 사회경제적 상태, 교육 수준, 운동기술, 인지능력, 지지체계, 대안이나 보충적인 요법의 사용이 포함된다. 주관적 자료는 환자, 배우자, 가족 구성원, 연인, 간호제공자와 같은 믿을 만한 사람들을 통해 얻은 정보이다.

특정 약물에 관한 사정 또한 중요하며 처방약, 비처방약, 약초·보충·대체요법 사용에 대한 정보를 수집해야 한다. 이때 알레르기반응의 증상과 징후, 유해효과, 약물의 용량과 투여방법, 금기증, 약물부적합, 약물-약물, 약물-식품, 약물-임상검사의 상호작용, 독성과 해독제 등을 중심으로 사정해야 한다. 간호약리학 교재는 간호과정과 관련하여 약물요법에 관한 보다 적합한 지식의 기초를 제공한다. 또한 최신 참고문헌이나 최근 3년 이내의 자료를 사용해야 한다. 권위 있는 자료로는 Physician's Desk Reference, Mosby's Drug Consult, 약물 제조회사의 설명서, 약전 등이 있다. 권위 있는 저널 참조에는 과거 3~5년 안의 전문 저널이 포함된다. 참조가 되는 저널은 전문적인 저널이나 출판물로써 해당 전문가들의 독자와 심사자들에 의해 출판된 것으로 선택된다. 신뢰할 만한 온라인 출처로는 U.S. Pharmacopeia(USP) (http://www.usp.org), U.S. Food and Drug Administration(FDA) (http://www.fda.gov), http://www.WebMD.com이 있다. 이외의 온라인 출처는 본 교재에 인용해 두었다.

다음과 같은 간단한 질문을 통해 환자와 투여 중인 약물에 대한 추가적인 정보를 얻을 수 있다. 경구로 섭취하기에 적절한가? 액체를 삼킬 수 있는가? 환약, 캡슐, 정제, 현탁액을 삼킬 수 있는가? 삼키는 것이 어렵다면, 어느 정도 어렵고 액체에 섞거나 다른 형태의 약을 사용할 수 있는 해결방법이 있는가? 장기의 기능과 약물요법에 대한 임상검사와 진단검사는 무엇인가? 신장기능검사는 어떻게 나타났는가?(예: blood urea nitrogen 수치, serum creatinine 수치) 간기능 검사의 결과는 어떠한가?(예: 총단백량, bilirubin 수치, alkaline phosphatase, creatinine phosphokinase, 기타 간효소) 환자의 적혈구와 백혈구 수치는 얼마인가? 헤모글로빈과 헤마토크리트는 어떠한가? 과거뿐 아니라 현재 건강상태와 질병은? 환자와 건강관리전문직의 관계 또는 이전의 치료 약물처방에 대한 경험은 어떠한가? 현재와 과거의 혈압, 맥박, 체온, 호흡수는 어떠한가? 환자가 현재 복용하고 있는 약물은 무엇이며, 어떤 방법으로 복용하고 있고 견딜만한가? 순응도에 문제가 있는가? 민간요법이나 약물을 사용하고 있는가? 환자는 약물을 어떻게 이해하고 있는가? 연령에 따라 주의해야 하는가? 등이다. 만약 환자가 믿을 만하지 않다면, 가족, 의미있는 사람, 간병인의 의견을 듣도록 한다. 순응도(compliance)와 충실성(adherence)의 차이는 자주 논의되고 거론될 만한 가치가 있다. 이 2가지 용어는 상호교환해서 사용되지 않지만, 처방약을 복용하는 환자에게 널리 사용되는 용어이다. 충실성은 환자와 제공자 사이에 좀 더 협력과 적극적인 역할을 내포하는 용어이다.

환자와 약물에 대한 사정을 다 마친 후, 의사의 처방전을 보고 (1)환자의 이름, (2)처방된 날짜, (3)약물 이름, (4)약물 복용량, (5)약물복용 횟수, (6)투여경로, (7)의사의 서명까지 7가지 항목을 확인해야 한다.

간호사는 사정을 통한 전통적 · 비전통적 · 전반적 · 통합적 사고를 하는 것이 중요하고, 더 이상 의사와 치과의사는 합법적으로 약물을 처방할 수 있는 유일한 의사가 아니다. 전문간호사(nursing practitioner)와 의사보조사(physician assistants)가 법적으로 약물을 처방할 수 있는 전문직 특권을 가지게 되었다. 이러한 법규를 항상 숙지하며 특정 지역의 간호사 실무규정과 간호기준을 숙지해야 한다.

자료의 분석 Analysis of Data

환자와 약물에 관한 자료를 수집하고 검토한 후, 그 정보를 비판적으로 분석하고 통합해야 한다. 객관적인 추론은 환자상태의 개발에 필요한 데이터를 분석하고 적용하는 기초가 된다. 모든 정보와 서류를 적절하게 확인해야 한다. 이러한 점에서 환자와 약물에 대한 정보의 총합은 환자상태 개발에 사용되어 진다.

환자상태

HUMAN NEED STATEMENTS

환자요구의 확인은 환자 정보의 수집을 통해 이루어진다. 환자상태는 전문적인 간호사에 의해 개발되고 환자와 환자의 경험에 대한 정보를 교환하고 공유하는 의미로 사용된다. 환자의 요구를 확인하는 것은 약물뿐 아니라, 건강상태 혹은 생애 과정, 비판적 사고, 창의적인 인간의 반응에 대한 임상적 판단의 결과물이다. 약물치료와 관련된 환자상태는 약물치료와 관련된 다른 문제나 걱정, 신체기능의 손상 및/또는 약물치료와 관련된 다양한 장애와 관련된 데이터로부터 개발된다. 환자상태의 간략한 목록은 Box 1.2를 참조한다.

환자의 요구에 대한 진술 방식은 다음과 같은 3단계 과정으로 남아 있다. Part 1은 환자의 요구이다. Part 2에서는 나이, 성별, 교육, 문화, 환경 및 사회경제적 상황에 관계없이 모든 개인에게 발생하는 환자요구의 차이점에 추가하여 다룬다(Yura & Walsh, 1978). 간호 인적 욕구(변경, 이행)에 대한 진술이 반드시 이러한 요인과 반응 사이의 인과관계를 주장하는 것은 아니다; 그것은 단지 그들 사이에 연관성이 있다는 것을 나타낼 뿐이다. Part 3는 간호사가 제시한 환자상태가 정확하다는 근거로 단서, 암시, 증거, 증상, 증후 또는 기타자료들이 나열되어야 한다. 간호진단 작성 방식은 다음과 같다. 환자의 요구에 대한 진술로 시작하고, 이와 관련된 원인을 제시하여 '관련'이라는 문구를 사용한다. 적절한 경우 여러 관련 요소들을 진술의 두 번째 부분에 포함하고, 부정적인 표현이나 단어를 피한다. 마지막으로 진술서의 세 번째 부분은 간호진단의 단서 또는 암시 그리고 더 확실한 특성을 '~에 의해 입증된'이라는 진술로 제시한다. 마지막으로, 진술서의 세 번째 부분 또는 "증거에 따라" 간호진단으로 이어진 단서 또는 더 많은 정의 특성을 나열한다. 환자상태를 작성할 때 활용할 제안 형식은 약물로 인한 의식수준 변화와 관련된 감각 통합성 변화, 저하와 같다. 졸음, 반사 반응 감소, 장소 및 시간에 대한 인지 저하로 입증된다. 환자상태의 완성은 위의 세 가지 진술을 연결하는 것만큼 간단하다. 인간의 욕구 중에는 영양, 영역, 공기, 사랑하는 것, 사랑받는 것, 부드러움, 활동, 수면, 안전, 식품, 수분섭취, 배설, 신체적 안전의 필요성 등이 있다.

BOX 1.2 환자상태의 간단한 목록

- 자율 선택
- 기본 생리학적 요구: 음식, 수분과 영양, 배설(위장관계, 비뇨기계), 생식기계 기능, 신체활동
- 소속감과 사랑
- 효과적인 인지
- 자존감 요구
- 고통으로부터의 자유
- 가스교환
- 자아실현 요구
- 자기조절
- 자기결정
- 자존감
- 영적통합성

계획: 결과판정

PLANNING: OUTCOME IDENTIFICATION

계획단계는 자료를 수집하고 환자상태를 내린 후 시작되고, 이는 성과 확인이 포함된다. 계획단계의 주된 목적은 환자의 요구를 우선시하고, 성취 시간대를 포함한 결과를 명시한다. 그러므로 계획단계에서는 중재에 따른 장비를 준비할 시간을 가지고, 가능한 시술이나 기술을 검토하며, 간호사 자신이나 환자를 위한 정보를 모을 수 있다. 이 단계를 통해, 전문적 판

단과 환자와 약물에 대해 얻어진 정보가 연결되어 안전한 간호가 제공된다. 1990년대에 미국간호사협회(ANA)는 간호과정을 확장하여 성과 확인을 계획단계의 일부로 포함시켰다.

결과는 객관적이고, 측정 가능하고, 달성 기간이 정해져 있어 현실적이다. 환자 성과는 간호를 통해 기대되고 측정 가능한 행동 변화를 반영하며 환자와 협력하여 개발된다. 환자 성과는 행동 기반이며 생리적, 심리적학, 영적, 성적, 인지, 운동 및/또는 기타 영역으로 분류될 수 있다. 이것들은 환자중심적이고, 간결하며, 세심히 계획되어져 있다. 또한 성과는 행동에 대한 기대를 포함하며, 변경 가능한 것을 나타내고 특정한 기간 또는 마감일을 가진다. 약물치료와 관련된 결과판정의 궁극적인 목적은 안전하고 효과적인 약물투여이다. 성과는 각 인간의 필요 진술을 재구축하고 간호과정의 실행 단계에 대한 지침의 역할을 해야 한다. 성과의 공식표시는 환자 데이터와 그에 따른 환자상태에 대한 판단의 분석에서 시작하여 간호계획의 개발로 끝난다. 또한 그들은 목표를 향한 움직임을 측정하기 위한 기준을 제공한다. 약물투여와 관련하여, 이러한 결과는 특별한 보관 및 취급 기술, 관리 절차, 필요한 장비, 약물상호작용, 부작용 및 금기사항을 다룰 수 있다.

수행

IMPLEMENTATION

수행은 간호과정의 이전 단계에 따라 진행된다(즉, 사정, 환자상태 및 계획). 수행단계에서는 일관된 의사소통이 이루어져야 하고 환자, 의료팀 구성원뿐만 아니라 가족 구성원, 중요한 사람 또는 다른 간병인이 함께 협력해야 한다. 수행은 환자상태와 결과판정에 대한 진술에 의해 정의된 특정한 간호 활동의 시작과 완료로 구성된다. 간호행위의 수행은 독립적이고, 협력적이며, 의사의 처방에 의존적이다. 간호중재는 임상적 판단과 지식을 바탕으로 한 처치로 정의되며, 간호사가 성과를 향상시키기 위해 수행한다. 중재에 대한 진술에는 빈도, 특정한 지시사항, 그 밖의 적절한 정보가 포함되어야 한다. 약물투여 시 간호사는 환자와 처방된 각각의 약물에 관한 모든 정보를 알고 이해해야 한다. 과거에는 간호사들이 right drug, right dose, right time, right route, right patient의 'Five Rights'를 따랐었다. 그러나 본 판에서는 기본적인 '6 right'을 포함한 의약품 투여의 '9 rights'의 이용을 강력히 권장하고 있다. 9가지 right는 다음 절에서 논의된다. 이러한 약물투여의 'rights'는 약물치료와 관련된 추가적인 치료 표준으로 식별되어 왔다.

이러한 'rights'의 이행도 전문간호사의 역할의 복잡성을 반영하지 않았을지라도 전문간호사는 처방자의 명령으로 시작하는 전체 의약품관리 프로세스로서 시스템보다 개인/환자에게 더 초점을 맞추고 있다.

약물투여의 9가지 원칙

Nine Rights of Medication Administration

올바른 약물 Right Drug

'정확한 약물'은 간호사 면허를 발급받은 때부터 시작된다. 미국 대부분의 주에서는 간호조무사(licensed practical nurses)가 약물투여를 담당하기도 한다. 정규 간호사(registered nurse)는 모든 약물처방을 확인해야 한다. 정확한 약물투여를 확실하게 하기 위해 간호사는 약물을 투여하기 전에 우선적으로 처방하려는 약물의 라벨을 3번 확인해야 하며, 약이 환자에게 적절한지도 생각해야 하고, 의심이 들거나 오류가 있다고 생각되면 즉시 의사와 연락을 취해야 한다. 이때 약물의 적응증이 적절한지를 살펴야 하며, 약물에는 식약청에서 승인하지 않은 적응증이 있다는 것도 알고 있어야 한다.

본 교재에서는 주된 적응증을 각 장에서 개별 약물별로 논의하며, 그 약물이 여러 가지로 사용된다면 다른 장에서도 다룰 것이다. 모든 약물처방은 환자의 주치의가 서명해야 하며, 구두처방일 경우, 의사는 24시간 이내 또는 기관의 규정에 따라 서명해야 하고, 구두 또는 전화 처방은 응급상태와 시간에 민감한 환자를 간호하게 되는 상황에서만 하도록 한다. 정확하게 약물이 주어졌는지를 확인하기 위해서는 모든 변수와 자료를 고려하여 환자와 약물에 관한 정보(사정단계를 볼 것)를 확보하고 있어야 한다. 처방된 약물에 관한 정보는 권위 있는 출처의 것이어야 한다. 동료의 지식을 신뢰하는 것은 안전하지 못한 간호실무이므로 피해야 한다. 전문직 간호사는 상품명뿐만 아니라 일반명에도 익숙해야 한다. 그러나 임상실무에서는 투약오류를 줄이기 위해 약물의 일반명을 더 선호한다. 단일 약물은 흔히 여러 가지 상품명이 있으며, 서로 철자가 비슷하여 투약오류를 일으키기도 한다. 그래서 약물투여과정 중 '정확한 약물'의 단계에서는 안전한 간호와 투약오류를 피하기 위해 일반명을 사용해야 한다(약물 이름은 2장 참조).

간호사는 약물투여과정의 어느 시점에서라도 의문이 있다면, 의사와 연락을 취하여 처방을 확인해야 한다. 간호사는 약물을 투여할 때 어떤 것도 당연하게 여겨서는 안 되고, 이 장의 앞부분에서 강조했듯이, 약물을 투여하기 전에 간호사는 정확한 약물, 정확한 용량, 정확한 시간, 정확한 투여경로, 정확한 환자, 정확한 기록을 최소 3번 이상 확인해야 한다.

올바른 용량 Right Dose

약물처방 시 주치의가 지시한 용량이 정확하게 확인되어야 한다. 간호사는 항상 용량을 확인하고 환자의 나이와 체구에 적절한지 확인하며, 최근의 권위 있는 약물 참조의 사용을 권장한다. 또한 처방된 투여량을 사용 가능한 약품의 용량과 일반 투여량 범위에 대해 확인해야 한다. 모든 계산은 항상 다시 확인해야 하며, 10배 또는 그 이상으로 과량투여될 수 있으므로 소수점을 주의해야 한다. 맨 앞에 0이 오거나 소수점 앞에 0이 올 수 있지만, 끝자리의 0이나 소수점 다음에 오는 0은 사용하지 않아야 한다. 예를 들어 0.2mg은 괜찮지만, 2.0mg은 안 된다. 왜냐하면 글씨가 분명하지 않을 경우 20mg과 쉽게 혼동되기 때문이다. 환자 변수(예: 활력징후, 나이, 성별, 체중, 키)는 환자의 반응에 따라 용량 조정이 필요할 수 있기 때문에 신중한 평가가 필요하다. 아동이나 노인 환자는 성인이나 중년 환자에 비해 약물에 더 민감하므로 약물용량을 더 주의해야 한다.

올바른 시간 Right Time

모든 건강관리기관은 약물투여시간에 관한 규정이 있다. 이 규정들을 점검하고 꼭 기억해야 하며 처방된 약물의 사용 빈도, 투여시간 그리고 마지막에 투여된 약물용량의 3가지를 포함해야 한다. 그러나 처방된 시간에 약물을 투여할 때, 의사가 제시한 투여시간과 약동학이나 약력학적인 약물의 특성, 현재 약물요법, 식이의 영향, 임상검사나 진단검사, 특정 환자의 변수와 문제가 생길 수 있다. 예를 들어, 고혈압약물의 처방횟수가 하루 4번인데 하루에 14시간을 일하는 활동적인 전문직의 42세 남자 환자는 매일 4번 약물을 복용하는 것이 어렵기 때문에 이 처방은 불순응(noncompliance)하기 쉽고, 결국 합병증을 일으킬 수 있다. 이러한 경우, 간호사는 의사에게 연락하여 투약 간격이 다른 약물을 물어보아야 한다.

일상적인 투약 처방은 의사가 처방지에 명시한 시간의 30분 내외로 투여되어야 한다(예: 오전 9시로 처방되었다면, 오전 8시 30분과 9시 30분 사이에 투여되어야 한다). 만일 예외적인 추가 처방의 경우, 처방에 적힌 시간의 30분 이내에 투약되어야 한다. 간호사는 "30분 전후 이내" 규칙에 관해서 병원 또는 기관의 정책, 절차에 따라야 한다. 'prn (pro re nata 또는 as required)' 처방의 경우, 특정 시간이나 특정 상황에 투약이 이루어진다. 예를 들어, 진통제가 통증 환자에게 '4~6시간마다'라고 처방이 되었다면, 한 번 투약한 후에 환자가 통증을 호소할 수 있으므로 사정한 후 다음 양을 투약할 수 있지만, 이전 투약 후 최소한 4~6시간이 지나야 한다. 또한 약자(abbreviation) 사용과 관련된 투약오류가 증가하고 있기 때문에 대부분의 의사들은 'prn'보다 '필요 시마다(as required 또는 as needed)'라는 용어를 더 많이 사용한다. 투약과 기타 처방을 환자차트에 24시간제로 기록한다(표 1.1).

간호적 판단은 투약시간에 대한 다양성을 가져올 수 있다. 하지만 어떤 변화나 변화에 대한 이론적 근거는 반드시 기록해야 하고, 의사에게 알려야 한다. 만일 약물이 하루 1번, 하루 2번, 하루 3번, 하루 4번으로 처방되었더라도, 환자에게 해가 없거나 약물이나 환자의 상태가 스케줄을 정확히 지킬 필요가 없는 경우에는 투약시간을 변경할 수 있다. 예를 들어, 제산제가 오전 9시, 오후 1시, 오후 5시에 처방되었지만 간호사가 처방을 잘못 읽어 첫 용량을 오전 11시에 투약하였다. 환자에게 아무런 해가 되지 않아 의사와 연락하여 용량을 변경해서 오전 11시, 오후 3시, 오후 7시에 투약하였다면, 이 경우 병원이나 기관의 정책, 약물, 환자의 상태에 따라 투약오류가 아닐 수도 있다. 그러나 항고혈압제인 경우에는 한 번 용량이 빠지거나 투약이 늦어지면 환자상태와 건강에 손상을 줄 수 있다. 그러므로 투약시간을 빠뜨리는 것을 가볍게 여기거나 무관심해서는 안 된다. 어떤 약은 한번 빠뜨리면 생명을 위협할 수 있기 때문에 약물의 용량이나 투여시간의 변화가 주는 영향을 과소평가해서는 안 된다.

안전과 질 향상: 투약오류의 예방

올바른 용량

간호사는 새로 입원한 환자의 처방을 검토하고 있다. 처방은 'Tylenol, 2정 경구투여, 통증이나 열이 있을 경우 4시간마다'이다.

약사가 처방을 확인하기 위해 전화하면서 '용량이 분명하지 않다'라고 했다. 약사의 말은 무슨 의미인가? 처방에는 '2정'이라고 쓰여 있다. 이것이 올바른 용량일까?

그렇지 않다. Tylenol (acetaminophen)을 약전에 찾아보면, Tylenol은 325mg과 500mg이 있다. 처방에 '정확한 용량'이 빠져 있어 확인이 필요하다. 결코 처방 용량을 추정하지 말아야 한다.

표 1.1 시간변환표

표준시간	24시간제
1am	0100
2am	0200
3am	0300
4am	0400
5am	0500
6am	0600
7am	0700
8am	0800
9am	0900
10am	1000
11am	1100
12pm(정오)	1200
1pm	1300
2pm	1400
3pm	1500
4pm	1600
5pm	1700
6pm	1800
7pm	1900
8pm	2000
9pm	2100
10pm	2200
11pm	2300
12am(자정)	2400

정확한 투약시간을 결정하는 데에는 복합약물요법, 약물-약물 또는 약물-식품 적합성, 진단검사 스케줄, 약물의 생체이용률, 약물작용, 바이오리듬과 같은 요인들을 고려해야 한다. 또한 환자의 안전을 위해 약물처방에 약자(abbreviation)를 사용하지 않는 것이 매우 중요하다. 간호사는 모든 용어의 철자를 확인해야 한다. 간호사는 모든 단어와 약자를 사용할 때 항상 주의해야 하는데, 잘못된 의사소통이나 해석이 환자에게 위험을 주기 때문이다. 공동위원회는 2010년 "사용하지 않는" 약어 목록을 만들어 이들의 정보관리 표준에 통합했다. 인증된 기관의 경우, 약어는 내부 통신, 전화/언어 처방, 컴퓨터 생성 라벨, 의약품 보관함 라벨, 의약품관리 기록, 약국 및 약국, 처방 컴퓨터 입력 화면에 사용해서는 안 된다.

올바른 투여경로와 투약형태 Right Route and Form

앞서 밝힌 바와 같이, 간호사들은 약물을 투여하기 전에 정확한 약물, 용량, 투여경로, 투약형태 등 사용되는 약물에 관한 모든 것을 알아야 한다. 정확한 약물처방에는 투여경로가 적혀있어야 한다. 처방된 경로가 적절한지, 환자가 처방된 경로로 약을 받거나 복용할 수 있는지를 동시에 확인해야 한다. 만약 약물처방에 투여경로가 빠졌다면, 간호사는 의사에게 확인해야 한다. 간호사는 결코 투여경로를 추측해서는 안 된다. 또한 올바른 형태의 투약을 인지하는 것은 환자 안전에 매우 중요하다. 예를 들어, 일반적으로 사용되는 약물인 아세트아미노펜의 복용형태는 다양하다. 여기에는 경구용 시럽, 알약, 캡슐, 젤캡슐, 소아용 시럽과 함께 직장용 좌약 형태가 가능한다. 간호사들은 올바른 투약형태로 올바른 경로를 통해 올바른 약을 투여할 필요가 있다.

올바른 환자 Right Patient

매번 약물을 투여하기 전에 환자의 신원을 확인하는 것은 환자의 안전에 매우 중요하다. 처방과 환자의 이름을 확인하고 여러 신분표시를 사용해야 한다. 간호사는 환자에게 자신의 이름을 말하게 하고 환자의 신분증명 팔찌에서 환자의 이름, 병록번호, 나이, 알레르기를 확인해야 한다. 소아과 환자의 경우, 처방된 약물투여를 위해 부모나 법정대리인으로부터 환자를 확인하고, 신생아와 분만 중인 산모의 경우에는 산모와 아기가 일치하는 팔찌를 착용했는지를 반복적으로 철저하게 확인해야 한다. 노인 환자나 의식에 문제가 있는 환자에게 이름을 말하게 하는 것은 어렵고 안전하지 않으므로 이름표와 투약카드 및 약물처방을 확인함으로써 투약오류를 피한다. 가능하면 환자 식별 밴드의 바코드 스캔과 같은 기술을 사용한다. 2016년 의료평가기관(Joint Commission) 환자 진료를 위한 2008년 국가환자안전목표(National Patient Safety Goals)의 수정사항을 발표했다. 이 목표에서는 환자가 간호, 치료, 서비스를 받을 때 2가지 신분확인표를 사용할 것을 강조하고 있다. 의료평가기관의 권고에 따라 이 목표를 충족하려면, 환자가 '신뢰할 수 있게' 신분확인이 되어야 하며 또한 서비스나 치료가 그 개인에게 맞춰져야 한다. 의료평가기관의 국가환자안전목표에서는 2가지 신분확인물이 손목부위에 있어야 한다. 실제로 환자의 개별정보가 신분확인물이다. 허용되는 신분확인물로는 환자의 이름, 생년월일, 집 주소, 병록번호 등이 포함된다.

올바른 기록 Right Documentation

투약에 관한 기록은 환자의 안전에 매우 중요하다. 환자에 대한 관찰사항과 간호행위를 기록하는 것은 항상 윤리적인 책임이 따를 뿐만 아니라 최근에는 의학–법적 관점에서 매우 중요하다. 전문직 간호실무에서 그 중요성은 정확한 기록이 'Sixth Right'라 할 만큼 중요하다. 환자차트에는 항상 투약한 날짜와 시간, 약물의 이름, 용량, 투여경로, 투여부위의 정보가 있어야 한다. 반드시 약물을 투여한 후에 투여시간, 경로, 검사수치 또는 활력징후(적절한 경우)를 포함하여 기록해야 한다. 또한 환자가 경험하는 증상의 변화, 독성, 약물과 관련된 기타 신체적 · 심리적 증상 등 약물작용에 대한 기록도 환자의 사정에 포함되어야 한다. 또한 기록은 환자의 상태, 증상 또는 질병 과정의 호전뿐만 아니라 변화가 없거나 나아짐이 없더라도 반영해야 한다. 간호사는 이러한 관찰 결과를 기록할 뿐만 아니라, 간호사의 비판적 사고와 판단에 따라 즉시 의사에게 보고해야 한다. 또한 교육 내용과 함께 환자의 이해 정도 또한 기록해야 한다. 이 밖에도 기록해야 하는 기타 정보는 (1)약을 투여하지 않은 경우, 이유와 취한 조치(예: 처방 의사에게 연락하고 환자를 모니터링), (2)약물투여의 실제 시간, (3)의약품 오류가 발생한 경우 환자의 임상 관찰 및 치료에 관한 데이터이다. 만약 투약오류가 발생했다면, 사건전체, 주변 상황, 치료 반응, 부작용 및 의사에게 보고한 내용 등이 자세히 적힌 사고 보고서를 작성해야 한다.

올바른 기전 또는 적용 Right Reason or Indication

올바른 기전 또는 약물적용은 환자에게 의약품의 사용이 적절한지를 알린다. 환자의 병력조사를 통해 환자에게 약물을 복용하는 이유를 묻고 사용 근거를 확인한다. 장기적인 약물 사용에 대한 이유는 항상 다시 확인한다. 간호사, 의사, 의료팀 구성원, 환자 및/또는 가족 구성원은 약물적용에 대한 지식을 갖고, 치료 내용을 이해한다. 약물적용을 이해하면 약사와 간호사가 잠재적인 오류를 포착하고, 환자/가족에게 철저한 설명을 제공하며, 약물 재조정의 어려움을 줄일 수 있다.

올바른 반응 Right Response

올바른 반응은 약물과 환자에게서 원하는 반응을 가리킨다. 원치 않는 반응뿐만 아니라 원하는 반응의 정도를 지속적으로 사정하고 평가해야 한다. 데이터 수집의 예로는 생체 신호 모니터링, 체중, 부종, 물의 섭취량과 배출량, 영양섭취량, 임상검사 결과, 진단검사 결과, 심장 및 폐 소리 청진 등이 있다. 적절하다고 판단되는 모든 사정, 중재 및 모니터링을 기록한다.

올바른 거절 Right to Refuse

올바른 거절은 환자가 거부할 권리이다. 환자들은 다양한 이유로 투약을 거절한다. 만약 투약을 거절하는 일이 생기면 환자의 거절할 권리를 항상 존중해야 하고, 그 이유를 판단하고 의사에게 알리는 것을 포함한 적절한 행동을 수행해야 한다. 절대 강요하지 말아야 하며, 거부 이유와 간략한 설명을 문서화한다. 활력징후와 시스템 평가값이 현재 취한 추가적인 조치를 기록한다. 만약 환자의 상태 또는 병원 정책이 지시하는 대로 결과가 나타날 경우 처방을 낸 의사에게 즉시 연락해야 한다. 포장되지 않은 약물을 용기에 다시 넣지 않고, 기관 정책에 따라 약물투여량을 폐기한다. 만약 포장이 손상되지 않은 경우에는 자동화된 약물 검사 시스템으로 약을 반송한다. 필요에 따라 간호계획을 수정한다.

이 목록은 결코 끝나지도, 변경되지도 않으며, 의약품투여 시 고려해야 할 추가적인 올바른(right)은 다음과 같다.

- 의약품관리 및 문서화에 의한 올바른 절차, 장비 및 기법에 의해 보장되는 환자 안전
- 적절한 지침에 의해 개별화되고, 전인적이며, 정확하고, 완벽한 환자교육
- 시스템에 대한 이중 확인 및 지속적인 분석(즉, 의사, 간호사, 간호단위, 약제과 등 모든 관련자를 포함한 약물투여 과정, 환자교육)
- 적절한 약물 보관
- 의약품의 투여량에 대한 정확한 계산과 준비, 모든 유형의 의약품 전달 시스템의 적절한 사용
- 의약품 지시사항 전달 시 주의사항 확인
- 다양한 관리 경로의 정확한 사용 및 그 사용의 특수한 의미에 대한 인식
- 특수한 상황(예: 삼키기 어려움, 비강영양튜브 사용, 환자의 무의식, 고도 환자 연령)에 대한 면밀한 고려
- 의약품 오류를 예방하고 보고하기 위한 모든 적절한 조치의 이행 및 폐기되지 않은 의약품의 사용

투약오류 Medication Errors

약물투여의 'Nine Rights'를 논의할 때, 투약오류(medication errors)를 살펴보아야 한다. 투약오류는 기관에 상관없이 모든 간호의 주된 문제이다. 국가의약품오류보고 및 예방

조정협의회(National Coordinating Council for Medication Error Reporting and Prevention)는 투약오류가 의료 전문가, 환자 또는 소비자의 통제 하에 있는 동안 부적절한 의약품 사용 또는 환자 위해를 야기하거나 유발할 수 있는 예방 가능한 사건이라고 정의한다. 이러한 이벤트는 처방, 오더 의사소통, 제품 라벨링, 포장 및 명명, 복합, 배포, 관리, 교육, 모니터링을 포함한 전문 관행, 의료제품, 절차 또는 시스템과 관련될 수 있다.

투약과정과 투약오류예방을 살펴볼 때 환자 관련 요인과 시스템 관련 요인을 항상 고려해야 한다. 투약오류와 예방에 대한 논의는 3장에서 자세하게 다룬다.

평가

EVALUATION

평가는 간호계획이 시행된 후 이루어지지만, 간호과정의 각 단계에서도 평가가 필요하다. 이는 약물치료에 대한 간호과정 중 체계적이고, 현재진행형이며, 역동적인 단계이다. 평가는 결과판정을 충족하였는지 모니터링하고 약물과 부작용·독작용을 포함한 환자의 반응을 모니터링하는 것이다. 또한 기록은 평가의 매우 중요한 요소이므로 분명하고 자세하며 약자가 없는 간호기록으로 목표, 결과판단기준에 관한 정보 그리고 투약과정 중 모든 측면에 관한 정보를 기록해야 한다.

또한 평가에서 기본적인 간호가 수행되었는지를 모니터링한다. 간호 결과를 평가하는 데에는 간호실무규정이나 의료평가기관이 제정한 몇 가지 기준에 따른다. 의료평가기관들은 간호서비스 정책과 절차에 대한 가이드라인을 제정하였으며 환자와 간호사를 보호하기 위한 투약에 관한 기준도 있다. 미국간호사협회의 윤리규정과 환자권리선언 역시 간호의 기준을 설정하고 평가하는 데 사용할 수 있다.

즉, 간호과정은 현재진행형이며 지속적으로 발전하는 과정이다(Box 1.1). 약물요법에 대한 간호과정은 신중한 간호와 간호지침 안에서 간호사가 환자에 관한 정보를 수집하고, 분석하고, 통합하고, 제공하며, 행동하는 방법이다. 간호사는 통찰력 있게 판단하고, 환자상태를 나타내고, 결과를 판정하며, 정확하게 약물을 투여하고, 지속적으로 환자의 반응을 평가하는 능력을 통해 경험과 지식을 발전시킨다.

법적 · 윤리적 원칙

문서의 기록

기록해야 하는 것

- 문서화하기 전에 정확한 의료기록이 있는지 확인한다.
- 약물투여시간, 투여경로 및 환자의 반응을 포함한다.
- 문서화해야 하는 것:
  - 사실만을 기록
  - 환자교육
  - 모든 주의사항 및/또는 예방 조치
  - 의사 또는 의료 제공자와 소통할 때 정확한 시간, 메시지, 응답
  - 환자가 약물복용을 거부하거나 치료 및 적절한 간호중재의 허용한 것을 의사와 책임간호사에게 보고
- 의사와의 모든 전화내용은 정확한 시간, 메시지 및 반응에 대해 기록
- 정확한 설명
- 제때에 제공된 간호내용의 문서화

기록해서는 안 되는 것

- 환자를 위해 취해진 어떤 조치에 대한 언급 없이, "통증이 없음"과 같은 증상을 문서화하지 말 것
- 환자의 의무기록이나 간호기록을 수정하지 말 것
- "사용할 수 없기 때문에 투약 안함"과 같은 핑계를 대지 말 것
- 미리 문서화하지 말 것
- 문서에 사고 보고서라는 용어는 기록하지 말 것. 사고 보고서는 기밀로 별도로 작성해야 함. 의약품 오류 또는 사고에 대한 사실과 시행된 적절한 조치만 기록함
- '실수로', '우연히', '우발적으로', '의도하지 않게', '계산 착오로'와 같은 어휘는 사용하지 말 것
- 동료, 의사 또는 다른 의료 팀원과의 일상적인 대화를 기록하지 말 것
- 약어를 사용하지 말 것. 일부 기관이나 시설은 여전히 승인된 약어 목록을 보관할 수 있지만, 전체적으로 사용금지
- 부정적인 용어는 사용하지 말 것

Modified from Modified from Do's and don'ts of documentation. (2013). Nurses Service Organization. Available at www.nso.com. Accessed March 27, 2015.

기억해야 할 사항

- 간호과정은 현재진행형이며, 지속적으로 변화하며 진화하는 간호실무의 틀이다. 투약을 포함한 간호의 모든 측면에 적용할 수 있다.
- 5단계 간호과정에는 사정이 포함되어야 한다; 환자상태의 발전; 결과판정이 있는 계획; 환자교육이 포함된 수행; 그리고 평가.
- 환자상태는 객관적이고 주관적인 데이터에 기초하여 작성되며 간호계획을 추진하는 데 도움이 된다. 환자상태가 개발되고 지속적으로 유지된다. 안전하고 치료적이며 효과적인 약물투여는 환자의 치료에 간호과정을 적용하는 전문간호사들의 주요 책임이다.
- 간호사와 기타 의료전문가의 교육준비에 대한 최근의 두 가지 경향은 간호교육의 QSEN(간호사 품질 및 안전교육) 주도권의 이행과 IPEC의 개발이다.
- 간호사는 약물투여를 포함하여 환자 간호에 있어 안전하고 신중한 의사결정을 할 책임이 있다. 간호사는 이 업무를 수행함에 있어 9가지 권리를 준수하고 약물투여 및 문서화와 관련된 법적 윤리적 표준을 준수한다.

REVIEW QUESTIONS

1. An 86-year-old patient is being discharged to home on drug therapy for hyperthyroidism and has very little information regarding the medication. Which statement best reflects a realistic outcome of patient teaching activities?
   a. The patient and patient's daughter will state the proper way to take the drug.
   b. The nurse will provide teaching about the drug's adverse effects.
   c. The patient will state all the symptoms of toxicity of the drug.
   d. The patient will call the prescriber if adverse effects occur.

2. A patient has a new prescription for a blood pressure medication that may cause him to feel dizzy during the first few days of therapy. Which is the best human needs statement for this situation?
   a. Physical activity
   b. Physical safety
   c. Freedom pain
   d. Interchange of gases

3. A patient's medical record includes an order that reads as follows: "Atenolol 25mg once daily at 0900." Which action by the nurse is correct?
   a. The nurse does not give the drug.
   b. The nurse gives the drug orally.
   c. The nurse gives the drug intravenously.
   d. The nurse contacts the prescriber to clarify the dosage route.

4. The nurse is compiling a drug history for a patient. Which questions from the nurse will obtain the most information from the patient? (Select all that apply.)
   a. "Do you use sleeping pills to get to sleep?"
   b. "Do you have a family history of heart disease?"
   c. "When you have pain, what do you do to relieve it?"
   d. "Did you have the mumps as a child?"
   e. "Tell me about what happened when you had the allergic reaction to penicillin."
   f. "What herbal products or over-the-counter medications do you use?"

5. A 77-year-old man who has been diagnosed with an upper respiratory tract infection tells the nurse that he is allergic to penicillin. Which is the most appropriate response by the nurse?
   a. "Many people are allergic to penicillin."
   b. "This allergy is not of major concern because the drug is given so often."
   c. "What type of reaction did you have when you took penicillin?"
   d. "Drug allergies don't usually occur in older individuals due to built-up resistance to allergic reactions."

6. The nurse is preparing a care plan for a patient who has been newly diagnosed with type 2 diabetes mellitus. Which of these reflect the correct order of the steps of the nursing process?
   a. Assessment, planning, human needs statement, implementation, evaluation
   b. Evaluation, assessment, human needs statement, planning, implementation
   c. Human needs statement, assessment, planning, implementation, evaluation
   d. Assessment, human needs statement, planning, implementation, evaluation

7. The nurse is reviewing new medication orders that have been written for a newly admitted patient. The nurse will need to clarify which orders? (Select all that apply.)
   a. metformin (Glucophage) 1,000mg PO twice a day
   b. sitagliptin (Januvia) 50mg daily
   c. simvastatin (Zocor) 20mg PO every evening
   d. irbesartan (Avapro) 300mg PO once a day
   e. docusate (Colace) as needed for constipation

8. The nurse is reviewing data collected from a medication history. Which of these data are considered objective data? (Select all that apply.)
   a. White blood cell count 22,000mm^3
   b. Blood pressure 150/94mmHg
   c. Patient rates pain as an "8" on a 10-point scale
   d. Patient's wife reports that the patient has been very sleepy during the day
   e. Patient's weight is 68kg

정답 **1. a** **2. b** **3. d** **4. c, e, f** **5. c** **6. d** **7. b, e** **8. a, b, e**

참고문헌

REFERENCES

Agency for Healthcare Research and Quality. (March 2016). Quality and patient safety. Rockville, MD. Available at www.ahrq/professionals/qualitypatientsafety/index.html. (Accessed 16 August 2016).

Bradley, D., & Benedict, B. (2010). *The ANA professional nursing development scope and standards, 2009: a continuing education perspective*. Silver Springs, MD: American Nurses Credentialing Center Accreditation of Continuing Nursing Education .

Brown, J. W., Lachman, V. D., & Swanson, E. O. (2015). The new code of ethics for nurses with interpretive statements: practical clinical application, part 1. *Medsurg Nursing*, 24(4), 268–271.

Cheng, C. V., Tsai, H. M., Chang, C. H., et al. (2014). New graduate nurses clinical competence, clinical stress and intention to leave: a longitudinal study in Taiwan. *The Scientific World Journal*. Available at http://dx.doi.org/10.1155/2014/748389. (Accessed 15 August 2016).

Dolansky, M. A., & Moore, S. M. (2013). Quality and safety issues for nurses (QSEN): the key is systems thinking. *Online Journal of Issues in Nursing*, 18(3), 1.

Gilbert, J., Yan, J., & Hoffman, S. J. (2010). A WHO report: framework for action on interprofessional education and collaborative practice. *Journal of Allied Health*, 39(3), 196–197.

Institute for Safe Medication Practice. (2015). ISMP's list of error prone abbreviations, symbols and dose designations. Available at www.ismp.org. (Accessed 15 March 2015) .

Interprofessional Education Collaborative. (July 11, 2016). Connecting health professions for better care. *IPEC News & Announcements*. Available at https://ipecollaborative.org/IPEC.html. (Accessed 18 August 2016) .

The Joint Commission. (2015). Facts about the official "Do not use list of abbreviations." Available at www.jointcommission.org/fact_about_do_not_use_list. (Accessed 16 August 2016).

Laysa, S. M., Fabian, R. J., Saul, M. I., et al. (2010). Influence of medications and diagnoses on fall risk in psychiatric inpatients. *American Journal of Health-System Pharmacy*, 67(15), 1274-1280.

Moorhead, S. L., Mass, M. L., et al. (2013). *Nursing outcomes classifi cation (NOC)* (5th ed.). St Louis, MO: Mosby.

Mosby (2017). *Mosby's dictionary of medicine, nursing and health professions* (10th ed.). St. Louis: Mosby.

National Institutes of Health. (2013). Falls and older adults. NIH senior health. Available at http://nihseniorhealth.gov/falls/causesandriskfactors/ol.html. (Accessed 12 August 2016).

Petro-Yura, H., & Walsh, M. B. (1978). *Human needs and the nursing process*. Washington DC: Catholic University of America Press.

Petro-Yura, H., & Walsh, M. B. (1983). *Human needs 2 and the nursing process*. Washington DC: Catholic University of America Press.

Petro-Yura, H., & Walsh, M. B. (1983). *Human needs 3 and the nursing process*. Washington DC: Catholic University of America Press.

Trossman, S. (August 17, 2016). Better prepared workforce, better retention. *The American Nurse*. A vailable at www.theamericannurse.org/2013/09/03/better-prepared-workforcebetter-retention/. (Accessed 16 December 2018).

World Health Organization (WHO). (July 11, 2016). Framework for action on interprofessional education & collaborative practice. Available at https://ipecollaborative.org/IPEC.html. (Accessed 18 August 2016).

2

약리학의 원리

PHARMACOLOGIC PRINCIPLES

학습목표

이 장을 학습한 후 학생들은:

1. 약리학의 일반용어를 정의한다(주요용어 참조).
2. 약물요법 및 간호과정에 있어서 제약학, 약동학, 약력학의 일반적 개념의 역할과 응용에 대해 이해한다.
3. 약물요법과 간호과정에 관련된 다양한 약물제형에 대해 이해한다.
4. 다양한 환자 및 보건의료상황에 적용되는 약물요법에 있어서 약동학의 4가지 과정(흡수, 분포, 대사, 배설)과 간호업무의 관련성에 대해 토론한다.
5. 신약개발에 있어서 천연 약물원료의 사용에 대해 토론한다.
6. 약리학의 원리, 특히 약동학적 원리를 고려한 간호과정과 연계된 간호계획을 개발한다.

주요용어

P-glycoprotein 세포내 약물을 세포 밖으로 이동시켜 장, 소변, 담즙으로 이동시키는 운반단백질

경막내(intrathecal) 집내의[sheath, 예: 거미막밑공간(subarachnoid space), 척수의 막(theca)]

관절내(intraarticular) 관절내의[예: 관절내주사(intraarticular injection)]

금기증(contraindication) 치료를 부적절하거나 바람직하지 않은 상태로 만드는 환자의 질환이나 현재 또는 최근의 약물요법을 포함하는 환자의 기타 특성

기질(substrates) 효소가 작용하는 물질(예: 약물 또는 내인성 생화학물질)

길항제(antagonist) 체내의 1개 또는 그 이상의 수용체에 결합해서 수용체 고유의 작용을 억제하는 약물. 억제제(inhibitors)라고도 함

길항효과(antagonistic effects) 2가지 또는 그 이상의 약물을 병용한 효과가 동일한 각각의 약물이 나타내는 효과의 합보다 적게 나타나는 약물상호작용(1+1<2)

내성(tolerance) 장기간 사용 후에 나타나는 감소된 약물반응

뇌혈관장벽(blood-brain barrier) 다양한 화학물질, 현미경으로 관찰되는 개체(예: 박테리아, 바이러스) 등이 중추신경계로 유입되는 것을 차단하는 장벽. 산소와 같은 필수물질들의 유입은 허용함

대사체(metabolite) 모체약물(parent drug)로부터 대사반응에 의해 생성되는 1개 이상인 약물의 화학적 형태. 비활성 모체약물, 즉 전구약물(prodrug)은 활성을 띠지 않지만 활성대사체(active metabolites)는 약리학적 작용을 나타냄. 비활성대사체(inactive metabolites)는 약리학적 활성이 없으며 단순히 체내에서 배출(예: 요관, 위장관 및 기도를 통해)되기를 기다리는 약물의 쓰레기

독성(toxicity) 유독성으로 인해 신체에 유해효과를 일으키는 상태

독성의(toxic) 유독성(즉, 건강을 해치고 생명을 위협하는)을 나타내는 특징

독성학(toxicology) 독극물에 대한 연구로 약물의 독성효과와 그에 대한 적절한 치료가 포함됨

동맥내(intraarterial) 동맥내의[예: 동맥내주사(intraarterial injection)]

모체약물(parent drug) 체내의 화학반응에 의해 대사되어 활성 또는 비활성 대사체로 바뀌기 전의 투여 당시의 약물의 화학적 형태. 약리학적 활성이 없는 모체약물을 전구약물이라고 하고 전구약물은 대사과정을 거쳐 활성 대사체로 변환됨

반감기(half-life) 약동학의 변수로, 투여한 약물의 절반이 체내에서 제거되는 데 걸리는 시간 또는 체내의 혈중농도가 50%로 감소되는 데 걸리는 시간. 소실반감기라고도 함

부가효과(additive effects) 유사한 작용을 가진 2개 이상의 약물을 병용한 효과가 동일한 각각의 약물이 나타내는 효과의 합과 같은 약물상호작용[1+1=2(상승효과와 비교)]

부적합(incompatibility) 2개의 비경구약물이나 용액을 혼합하거나 병용했을 때, 이들 약물이 서로 반응하여 적어도 1가지 약물이 화학적으로 파괴되는 현상

상승효과(synergistic effects) 유사한 작용을 가지는 2개 이상의 약물을 병용한 효과가 동일한 각각의 약물을 투여했을 때 나타나는 효과의 합보다 큰 경우[1+1>2(부가효과와 비교)]

상품명(trade name, proprietary name) 제조사에 의해 붙여진 약물의 상품명

생약학(pharmacognosy) 천연의 식물과 동물에서부터 유래한 약물에 대한 연구

생체내변환(biotransformation) 모체약물에 대한 1개 이상의 생화학반응. 생체내변환은 주로 간에서 일어나고 비활성형 또는 활성형의 대사체를 생성 · 대사라고도 함

생체이용률(bioavailability) 투여경로에 따른 약물이 흡수되는 정도의 척도(0~100%)

수용체(receptor) 세포내 또는 표면에 존재하는 분자구조. 수용체와 특정 물질(예: 약물분자) 간의 상호작용, 즉 약물-수용체 상호작용에 의해 1개 이상의 그에 상응하는 세포내 효과가 약물작용으로 나타남

시토크롬 P-450(cytochrome P-450) 약물대사에 중요한 역할을 담당하는 효소계에 대한 일반적인 이름

알레르기반응(allergic reaction) 특정 약물에 대한 비정상적 과민성에 의한 면역학적 과민반응으로 유해약물사고의 한 유형

약동학(pharmacokinetics) 약물이 체내에 투여된 후 다양한 체내구획(body compartments)에서 분포하는 속도. 약물의 흡수, 분포, 대사 및 배설과정이 포함됨

약력학(pharmacodynamics) 작용부위에서의 약물의 생화학 및 생리학적 상호작용에 대한 연구. 약물의 물리화학적 성상과 수용체와의 약리학적 상호작용에 대해 연구

약리유전학(pharmacogenetics) 약물대사효소의 결손, 과다 또는 결핍을 초래하는 유전이상 등의 약물반응에 대한 유전인자의 영향에 대한 연구. 약리유전학(pharmacogenomics)이라고도 함

약리학(pharmacology) 약물에 대한 연구나 과학을 일컫는 광범위한 용어

약물(drug) 신체의 생리과정에 영향을 미치는 화학물질

약물분류(drug classification) 약물의 구조나 치료적 응용에 따라 약물군을 나눔

약물사용과정(medication use process) 약물의 처방, 분배, 투여 및 그 효과에 대한 감시

약물상호작용(drug interaction) 1개 또는 그 이상의 추가적인 약물에 의해 나타나는 약리작용의 변경으로, 주로 관련약물들의 대사에 필요한 효소계에 대한 영향으로 나타남

약물유발기형발생(drug-induced teratogenesis) 약물의 독성효과에 의해 유발된 태아의 선천성 이상 또는 결손

약물작용(drug actions) 약물과 체내세포 간의 상호작용에 관련된 세포내 과정(예: 수용체에 대한 약물의 작용). 작용기전(mechanism of action)이라고도 함

약물치료학(pharmacotherapeutics) 약물을 이용한 병적상태의 치료

약물효과(drug effects) 약물에 대한 신체의 생리적 반응. 치료 또는 독성반응으로 나타나고 약물에 의해 신체기능이 어떻게 영향을 받는지 설명해줌

용해(dissolution) 고체 형태의 약물이 순환계에 흡수되기 전에 위장관에서 분해되어 용해되는 과정

유해약물반응(adverse drug reaction) 치료용량에서 나타나는 예상치 못하고, 의도하지 않았거나 원치 않는, 과다한 약물반응(과량투여와 상반)

유해약물사고(adverse drug event) 처방된 약물의 투약에 의해 나타나는 원치 않은 약물사고

유해효과(adverse effects) 직접적으로 나타나는 원치 않는 약물효과

의존성(dependence) 특정 약물에 대한 상습적 또는 만성적 욕구를 가지는 상태

일반명(generic name) USANC (United States Adopted Names Council)에 의해 공인받은 약물명. 비상품명(nonproprietary name)이라고도 하며, 일반명은 화학명(chemical name)보다 훨씬 짧고 간단하며, 상표에 의해 보호되지 않음

작용발현(onset of action) 약물투여 후에 치료반응이 나타나는 시점

작용제(agonist) 체내의 1개 또는 그 이상의 수용체에 결합해서 수용체 고유의 작용을 촉진시키는 약물

작용지속시간(duration of action) 혈액이나 조직 내의 약물농도가 반응을 일으키기에 충분한 정도로 유지되는 시간

전구약물(prodrug) 비활성형의 약물제형으로 체내에서 다양한 화학반응에 의해 활성대사체로 변환됨

제약학(pharmaceutics) 제형 디자인을 포함하는 약물의 제제 및 분배와 관련된 과학

초회통과효과(first-pass effect) 혈류를 타고 전신순환에 도달하기 전에 위장관으로부터 흡수된 약물이 간에서 대사되는 효과

최고치(peak level) 투여 후 체내에서 측정되는 약물의 최대농도. 주로 혈중농도를 측정하여 약물의 치료반응감시를 위해 사용

최고효과(peak effect) 체내에서의 약물의 최대치료반응

최저치(trough level) 약물의 최저혈중농도, 주로 치료약물농도감시를 위해 측정함

치료약물농도감시(therapeutic drug monitoring) 약물의 최고 및 최저 혈중농도를 측정하여 약물에 대한 환자의 노출 정도를 가늠하고, 치료효과를 극대화하고 독성을 최소화하기 위해 용량을 조정하는 과정

치료지수(therapeutic index) 약물의 치료농도와 독성을 나타내는 농도의 비율

치료효과(therapeutic effect) 약물의 의도된 그리고 원하는 효과

투약오류(medication error) 환자나 전문의료인의 부적절한 약물사용에 의해 발생하는 예방 가능한 유해약물사고. 환자에게 해를 입힐 수도 있고 그렇지 않을 수도 있음

특이반응(idiosyncratic reaction) 알레르기반응이 아닌, 개개인의 특이하고 비정상적이며 기대하지 않은 약물반응

포도당-6-인산탈수소효소결핍증[glucose-6-phosphate dehydrogenase (G6PD) deficiency] 이 효소가 유전적으로 결핍되어 있는 경우 어떤 약물에 신체가 노출되면 적혈구가 파괴됨

항정상태(steady state) 제거되는 약물의 양과 흡수되는 약물의 양이 같은 생리적 상태

화학명(chemical name) 약물의 화학적 구성과 구조를 설명해 주는 이름

효소(enzymes) 신체의 생리과정 및 약물대사와 관련된 다양한 화학반응을 촉진시키는 단백질 분자

개요

OVERVIEW

넓은 의미에서 약물(drug)은 생명체의 생리과정에 영향을 미치는 화학물질로 정의할 수 있다. 약물에 대한 연구 또는 과학을 약리학(pharmacology)이라고 하며, 약리학에는 다음과 같은 다양한 주제가 있다.

- 흡수(absorption)
- 생화학적 효과(biochemical effect)
- 생체내 변환(biotransformation), 대사(metabolism)
- 분포(distribution)

- 투약력(drug history)
- 약물기원(drug origin)
- 배설(excretion)
- 작용기전(mechanisms of action)
- 물리 및 화학적 성질(physical and chemical property)
- 신체효과(physical effect)
- 약물수용체기전(drug receptor mechanism)
- 치료(유익)효과[therapeutic (beneficial) effect]
- 독성(유해)효과[toxic (harmful) effect]

약리학에는 제약학(pharmaceutics), 약동학(pharmacokinetics), 약력학(pharmacodynamics), 약리유전학(pharmacogenomics), 약경제학(pharmacoeconomics), 약물치료학(pharmacotherapeutics), 생약학(pharmacognosy), 독성학(toxicology) 등 다수의 세부 전문분야가 있다. 간호사에게 약리학적 지식은 약물이 인체에 어떻게 영향을 미치는지에 대한 이해를 돕는다. 약리학의 원리에 대해 온전히 이해하지 못하면 약물의 치료효과와 잠재적 독성에 대해 올바르게 인식할 수 없다.

약물개발과정에서 하나의 약물은 적어도 3가지 다른 이름을 가지게 된다. 화학명(chemical name)은 약물의 화학조성과 분자구조를 설명한다. 일반명(generic name) 또는 비상품명(nonproprietary name)은 대개 화학명보다 짧고 간결하다. 일반명은 대부분의 공식약전에 사용되는 이름이다. 상품명(trade name 또는 proprietary name)은 약물의 등록상표로, 그 명칭의 상업적 사용은 약물의 특허소유자에게 제한되고(그림 2.1), 특허소유자는 주로 그 약물의 제조사이다. 일반적으로 상품명은 시장성을 토대로 제조사에 의해 만들어진다. 이러한 이유로 상품명은 일반명에 비해 간결하고 발음하거나 기억하기가 쉽다. 신약의 특허기간은 17년으로, 통상적으로 특허승인에서부터 만료까지의 기간이다. 신약개발의 연구기간은 통상적으로 10년 정도이다. 보통 판매수익은 신약개발에 필요한 수백만 달러의 비용을 상쇄시키기에 충분할 정도로 많다. OTC약물 시장의 새로운 분야를 바이오시밀러(biosimilar)라고 불린다. 바이오시밀러는 이미 승인된 생물학적 제품의 복제라는 의미이다.

약물의 특허가 만료된 후에는 다른 제약회사에서 동일 활성성분의 복제의약품(generic drugs)을 생산하는 것이 법적으로 가능해진다. 이 시점에서 대개 약의 가격이 상당히 낮아지게 된다. 높은 의약품비용으로 인해 많은 의료기관에서는 동일한 활성성분을 갖고 있지 않더라도 한 계통의 여러 약물 중 하나를 우선적으로 사용하도록 하는 프로그램을 시행하고 있다. 이것을 치료동등성(therapeutic equivalence)이라고 한다. 하나의 약물이 치료적으로 다른 약물을 대체할 수 있기 위해서는 그 약물은 생체에서 동일한 치료효과가 있다는 것이 입증되어야 한다. 원형의약품(prototypical drugs)은 약품 종류 중 첫 번째 약품이며, 본 교재 전반에 걸쳐 핵심 약물로 표시된다.

약리학의 3가지 기초분야, 즉 제약학, 약동학 및 약력학은 환자에게 투여된 약물의 용량과 그 치료작용과의 관계를 설명한다. 제약학은 다양한 제형(dosage forms)이 약물의 대사 및 효과에 미치는 영향에 대한 연구를 한다. 약동학은 약물분자에 대한 신체의 작용에 관한 연구로 흡수, 분포, 대사 및 배설의 과정을 연구한다. 약력학은 신체에 대한 약물의 작용으로 약물-수용체 상호작용을 다룬다. 약물작용의 3단계, 제약기(pharmaceutical phase), 약동학기(pharmacokinetic phase) 및 약력학기(pharmacodynamic phase)는 그림 2.2를 참고한다.

치료학(therapeutics)이라고도 불리는 약물치료학은 질병의 예방과 치료에 사용되는 약물의 임상응용에 초점을 맞춘다. 이는 약물작용(drug actions)의 원리로 정의한다. 일부 약물의 작용기전은 다른 약물에 비해 좀 더 정확하게 설명된다. 약물은 생리기능(예: β 차단제)과 주요 질환(예: 항경련제, 항감염제)에 따라 약리학적 계통으로 분류한다. 미국식품의약품안전청(U.S. Food and Drug Administration, FDA)

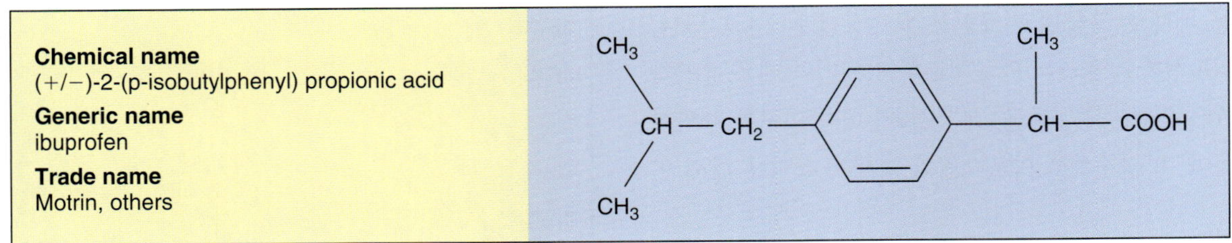

그림 2.1 Ibuprofen의 화학구조 및 화학명, 일반명, 상품명

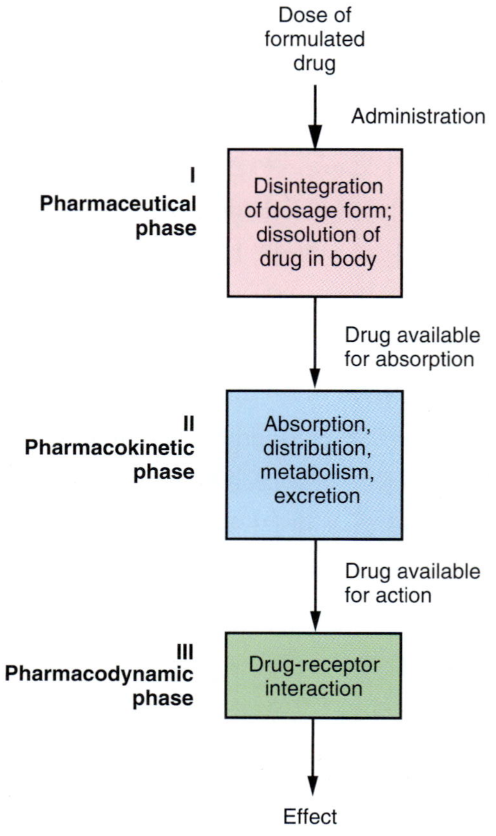

그림 2.2 약물작용의 단계
From McKenry L. M., Tessier E, Hogan M. (2006). *Mosby's pharmacology in nursing*, (22nd ed:)., St Louis: Mosby.

은 미국 내의 모든 약물의 승인과 임상응용을 규제한다. 이 책에서는 현재 미국에서 시판되고 있는 약물과 현재 FDA의 승인을 받은 적응증에 초점을 맞추어 소개하기로 한다. 제조회사의 약물에 대한 사용설명서(label)에는 FDA의 승인을 받은 적응증만 기술하도록 되어 있다. 그러나 경우에 따라 의사는 FDA의 승인을 받지 않은 적응증에 약물을 처방할 수도 있다. 이것을 off-label 처방이라고 한다. 약물에 대한 임상경험이 축적됨에 따라 off-label 적응증이 FDA의 승인을 받게 되는 경우도 있다.

약물과 기타 화학물질이 생체에 미치는 유해효과(adverse effects)에 대한 연구를 독성학이라고 한다. 독성효과(toxic effects)는 때때로 약물의 치료작용의 연장선에서 나타난다. 그러므로 독성학의 원리는 약물치료학의 원리와 매우 유사하다. 천연약물원료(식물, 동물, 무기질)에 대한 연구를 생약학이라고 하며, 약경제학은 약물요법의 경제적 측면에 대해 연구한다.

요약하면, 약리학은 다양한 학문을 복합시키는 역동적인 학문으로 화학, 생리학, 생물학을 포함하여 여러 다른 학문분야들을 통합한다.

제약학

PHARMACEUTICS

약물은 제형에 따라 제약학적 특성이 다르다. 제형의 디자인은 약물의 용해(dissolution), 즉 고체 제형의 용해 및 흡수(예: 위장관으로부터의 흡수) 방식을 결정한다. 경구제제는 고체형태[정제(tablet), 캡슐(capsule), 파우더(powder)] 또는 액체형태[용액(solution), 현탁액(suspension)]로 복용할 수 있다. 표 2.1에 경구약물의 다양한 제제와 상대적 흡수속도에 대해 정리하였다. 액체형태의 경구약물(예: 엘릭시트, 시럽)은 이미 용해된 상태이므로 대개 고체 제형에 비해 흡수가 빠르다. 반대로 장용해알약(enteric-coated tablets)은 위의 산성 pH 환경에서 약물이 분해되는 것을 막아주는 코팅이 되어 있어, 염기성 환경에 도달할 때까지 흡수가 되지 않는다. 이러한 제약학적 특성에 의해 약물의 용해 및 흡수 속도가 느려진다.

정제나 캡슐 내의 입자 크기에 따라 약물의 용해 및 흡수 속도가 달라지며, 따라서 작용의 발현도 달라지게 된다. 이에 대한 주요 예로 미분화된 glyburide와 미분화되지 않은 glyburide의 차이를 들 수 있다. 미분화된 glyburide는 미분화되지 않은 제형과 비교하였을 때 더 빨리 최고혈중농도에 도달한다.

복합제형(combination dosage forms)은 여러 약물을 한 알에 담고 있다. 이러한 제형의 예로 콜레스테롤과 혈압을 조절하는 atorvastatin/amlodipine 정을 복합한 Caduet이 있다. 이러한 복합제제가 많이 상용되고 있으며 이 교재의 여러 장에서 그 다양한 예를 소개하였다.

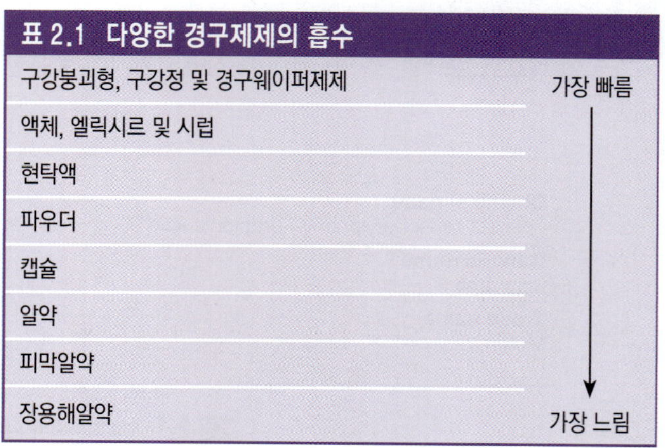

표 2.1 다양한 경구제제의 흡수

제제	흡수 속도
구강붕괴형, 구강정 및 경구웨이퍼제제	가장 빠름
액체, 엘릭시르 및 시럽	↓
현탁액	
파우더	
캡슐	
알약	
피막알약	
장용해알약	가장 느림

정확하고 편리한 약물전달체계(drug delivery system)를 위해 다양한 제형이 존재한다(표 2.2). 이러한 약물전달체계는 유해효과를 최소화하며 원하는 치료반응을 달성하기 위해 고안되었다. 또한 약물요법에 대한 환자의 순응도를 증가시키기 위한 다양한 제형이 개발되어 있다. 지연방출(extended-release) 정제 및 캡슐은 환자의 위장관에서 오랜 시간에 걸쳐 약물분자를 서서히 유리시킨다. 따라서 약물의 흡수와 작용지속시간(duration of action)이 연장된다. 이 제형은 위장관에서 용해됨과 동시에 바로 모든 활성성분을 유리시키는 즉시방출(immediate-release) 제형과 상반된다. 지연방출 제형은 일반적으로 약이름에 대문자 약어를 첨가하여 구분한다. 이러한 명명법의 예로 SR(slow release 또는 sustained release), SA(sustained action), CR(controlled release), XL(extended length), XT(extended time) 등이 있다. 이러한 형태들은 종종 투약 횟수가 적기 때문에, 투여의 편리성은 환자 순응도에 매우 중요하다. 경구용 지연방출 제형의 경우 부수거나 으깨지 말아야 한다. 제형으로부터 약물이 유리되는 속도가 증가할 수 있으며, 독성이 증가할 수도 있다. 장용해알약도 부수거나 으깨는 것을 금기하고 있다. 왜냐하면 약물의 국소효과로부터 위점막을 보호하고, 위산에 의한 약물의 조기파괴를 예방하도록 고안된 정제의 코팅이 파괴되기 때문이다. 분쇄하거나 캡슐을 열어 사용할 수 있는 정제나 캡슐은 환자가 이를 삼킬 수 없거나 삼키기를 거부할 때, 장관영양튜브(enteral feeding tube)를 통해 투약한다. 캡슐, 가루 또는 액체로 된 약물은 가끔 사과소스나 푸딩 같은 부드러운 음식이나 음료에 녹여 투여한다. 캡슐 속의 과립(granule)은 대개 지연방출 제형이며 일반적으로 부수거나 씹어서는 안 되지만, 경우에 따라 앞에서 언급한 부드러운 음식에 뿌려 복용할 수도 있다. 정제를 부수거나 어떤 음식이나 음료와 섞어도 되는지에 대한 의문이 생기는 경우, 간호사는 약사와 상의하거나 의약품 설명서 또는 기타 관련정보를 활용한다.

표 2.2 투약 형태

경로	제형
위장관	Tablets, capsules, oral soluble wafers, pills, timed-release capsules, timed-release tablets, elixirs, suspensions, syrups, emulsions, solutions, lozenges or troches, rectal suppositories, sublingual or buccal tablets
비경구	Injectable forms, solutions, suspensions, emulsions, powders for reconstitution
국소	Aerosols, ointments, creams, pastes, powders, solutions, foams, gels, transdermal patches, inhalers, rectal and vaginal suppositories

최근 인기를 얻고 있는 제형은 입에서 녹여 구강점막을 통해 흡수되는 의약품으로, 이는 정제나 얇은 박판형태이며, 입안에서 녹아 용해된다. 의약품의 특성에 따라 이 제형은 혀, 혀밑 또는 볼주머니(buccal pocket)에서 용해된다.

제형의 특성은 약물이 흡수되는 방법과 정도에 큰 영향을 미친다. 약물이 신체의 특정 부위에 작용을 나타내려면 활성형(active form)으로 작용부위에 직접투여되거나 그 부위에 도달되어야 한다. 경구제제는 위장관의 효소 및 pH에 의존적으로 전신순환에 흡수될 정도의 미세입자로 용해된다. 위나 장의 점막을 통해 흡수된 약물은 혈액이나 림프에 의해 작용부위로 운반된다.

국소적으로 투여된 대부분의 제형은 피부표면에 직접 작용한다. 따라서 약물은 즉시 작용을 나타내는 활성형의 형태로 투여된다. 다른 국소제형의 경우, 피부는 약물이 순환계에 흡수되기 위해 통과해야 하는 장벽이다. 피부를 통해 흡수된 약물은 작용부위로 운반된다[예: 통증에 사용하는 경피부착포(transdermal patch) 제형의 fentanyl].

주사를 통해 투여하는 제형은 비경구(parenteral) 제형이라고 하며, 이러한 제형은 안전성과 효능을 위한 특성이 있어야 한다. 약물이 과도하게 농축되어 있거나 부식성이 크면 약물을 운반하는 동맥과 정맥이 손상되기 쉽다. 주사제의 pH는 안전한 투약을 위해 혈액의 pH와 유사해야 한다. 정맥으로 투여되는 비경구제형은 체내에서 용해과정을 거치지 않고 투여 즉시 혈액에서 용액상태로 존재한다. 따라서 정맥주사의 경우, 흡수가 100%라고 추정한다.

약동학

PHARMACOKINETICS

약동학은 약물이 체내에 투여된 순간부터 모체약물(parent drug)과 모든 대사체(metabolites)가 몸에서 빠져나갈 때까지 일어나는 현상에 대한 학문이다. 구체적으로 약동학을 대변하는 4가지 과정은 약물의 흡수, 분포, 대사, 배설이 포함된다.

흡수 Absorption

흡수는 약물이 투여된 부위로부터 조직내 분포를 위해 혈류로 이동하는 과정이다. 약물이 흡수되는 정도는 생체이용률(bioavailability)로 표현한다. 예를 들어, 위장관을 통해 흡수되는 약물은 전신순환(systemic circulation)에 도달하기 전에 간을 통과해야 한다. 만약 높은 비율의 약물이 간에서 화학적으로 비활성물질로 전환된다면 전신순환에 도달하는 약물의 양, 즉 생체이용률은 매우 낮다. 이러한 약물(예: 경구용 nitrate)은 초회통과효과(first-pass effect)가 크다. 초회통과효과는 약물의 생체이용률을 100% 이하로 감소시킨다. 경구로 투여된 여러 약물은 생체이용률이 100% 이하이고, 반면에 정맥으로 투여된 약물의 생체이용률은 100%이다. 만약 2가지 약물의 생체이용률과 활성성분(active ingredient)의 농도가 동일한 경우, 이들 약물은 생물학적 동등성(bioequivalence)을 가진다고 할 수 있다.

약물의 흡수율에는 다양한 인자가 영향을 미치며, 자세한 내용은 장관을 통한 약물의 운반 부분에 설명되어 있다. 약물의 투여경로는 약물이 흡수되는 속도와 정도에 영향을 미친다. 다양한 제형이 존재하지만, 약물의 투여경로는 3가지 기본 투여경로, 즉 위장관, 비경구, 국소투여로 분류된다.

위장관경로 Enteral Route

위장관을 통한 약물투여의 경우, 약물은 위, 소장, 대장 등의 점막을 통해 전신순환으로 흡수된다. 통상적으로 경구로 투여된 약물은 위장관 내강으로부터 혈액계로 흡수되어 간으로 운반된다. 간에 도달한 약물은 그 일부가 효소계에 의해 대사되고, 나머지 활성성분이 전신순환계로 흡수된다. 약물의 흡수는 위산도의 변화, 장관에서의 흡수 변화, 음식물 및 체액의 존재유무와 같은 다양한 요인에 의해 변화된다. 위장의 산도에 영향을 미치는 인자에는 하루 중의 시간, 환자의 나이, 약물의 존재 및 유형 음식 또는 음료 등이 있다. 장용해제제를 다량의 음식물과 함께 복용하면 장용피제형이 위산에 의해 용해될 수 있고, 따라서 장관에서의 약물흡수가 감소한다. 항콜린약물(anticholinergic drug)은 위장관 통과시간을 지연시킨다. 위산에 분해되는 약물의 경우 약물의 흡수량 및 치료효과가 감소한다. 일부 지용성 약물 또는 산성 환경에서 보다 쉽게 분해되는 약물은 음식물에 의해 흡수가 증가할 수 있다.

소장의 일부분을 절제한 환자의 경우에는 약물의 흡수가 달라질 수 있는데, 이를 단장증후군(short bowel syndrome)이라고 한다. 또한 비만치료에 사용되는 배리애트릭 수술(bariatric surgery)을 받은 환자의 경우, 위의 크기가 감소되기 때문에 위의 내용물이 장으로 더 빨리 운반되므로 약물의 흡수에 영향을 미치는데, 이를 위덤핑(gastric dumping)이라고 한다. Box 2.1에 공복 또는 음식물과 함께 복용해야 하는 약물의 예에 대해 정리하였다. 위와 소장은 혈관분포가 많은 장기이므로 혈류량이 줄어들면 약물의 흡수가 감소할 수 있다. 위장관으로 가는 혈류량이 줄어드는 상황의 예로는 패혈증(sepsis)과 운동을 들 수 있는데, 이 경우 혈액은 주로 심장과 기타 주요 장기로 공급된다.

전신적 효과를 위해 직장으로 투여되는 약물도 있다(예: 항구토제, 진통제, 해열제) 그러나 직장 내 또는 인접한 장(예: 치질의 소염진통제 연고) 내에서 병을 치료하는 데도 사용된다.

설하 및 볼점막 경로 Sublingual and Buccal Routes 설하경로(sublingual route)로 투여되는 약물은 혀 밑의 혈관분포가 많은 조직인 구강점막으로 흡수된다. 대표적인 예로 설하로 투여하는 nitroglycerin을 들 수 있다. 혀의 밑 부위는 혈액공급이 많기 때문에 설하로 투여된 약물은 신속히 흡수되며, 이 경로로 투여된 약물은 간을 우회하여 전신으로 흡수된다. 이러한 원리는 볼점막(뺨과 잇몸 사이의 구강점막)경로(buccal route)로 투여된 약물의 경우에도 적용된다. Nitroglycerin은 전신순환으로 신속히 흡수되어 작용부위인 관상동맥(coronary artery)으로 운반된다.

BOX 2.1 공복에 복용해야 하는 약물과 음식물과 함께 복용해야 하는 약물

많은 약물은 적어도 180mL의 물과 함께 공복에 복용한다. 간호사는 음식물과 함께 복용할 수 없는 약물에 대해 반드시 환자에게 정보를 제공해야 한다. 그 예로 alendronate sodium과 risedronate sodium을 들 수 있다.

일반적으로 음식물과 함께 복용하는 약물에는 carbamazepine, 철 및 철 포함 제품, hydralazine, lithium, propranolol, spironolactone, 비스테로이드항염증약물(nonsteroidal antiinflammatory drugs), theophylline 등이 있다.

마크롤라이드(macrolides)와 경구용 아편유사제(opioids)는 (공복에 한 컵의 물과 복용하도록 지시되어 있지만) 위장관장애를 최소화하기 위해 흔히 음식물과 함께 복용한다. 의문이 생기면 임상약사나 권위 있는 약물정보를 통해 자문을 구해야 한다. 웹사이트(http://www.usp.org)를 참고할 수도 있다.

비경구경로 Parenteral Route

대부분의 약물의 경우, 흡수속도는 비경구경로, 위장관경로, 국소경로 순이다. 비경구란 위장관경로가 아닌 투여경로를 의미하는 일반적인 용어이며 일반적으로 주사를 의미한다. 정맥주사(intravenous injection)는 순환계에 약물을 직접 운반하며, 흡수된 약물은 혈액을 타고 체내에 분포한다. 근육주사(intramuscular injection)와 피하주사(subcutaneous injection)는 정맥주사보다 천천히 흡수되며, 이러한 제형은 대개 몇 시간에 걸쳐 흡수되고, 일부는 수일, 수주 또는 수개월에 걸쳐 방출되도록 만들어졌다.

약물은 진피내(intradermally), 피하(subcutaneously), 동맥내(intraarterially), 근육내(intramuscularly), 경막내(intrathecally), 관절내(intraarticularly), 정맥내(intravenously)로 주사할 수 있다. 대개 동맥내, 경막내 또는 관절내 주사는 의사가 수행한다. 비경구경로로 투여된 약물은 경구로 투여할 수 없는 약물의 대체 투여경로이다. 비경구경로로 투여된 약물도 세포 및 조직으로 흡수되어야 약리학적 효과를 나타낼 수 있다(표 2.3).

피하, 진피내 및 근육내경로 Subcutaneous, Intradermal, and Intramuscular Routes 피부의 진피 아래 피하지방조직으로 주사하는 것을 피하주사라고 하고, 피부의 표피층 바로 밑의 얕은 피부층 아래로 투여하는 주사를 진피내주사라고 한다. 피하

표 2.3 투여경로 및 관련 간호업무 고려사항

경로	장점	단점	간호 시 고려사항
정맥(IV)	작용발현이 빠르다. 혈중약물농도가 직접조절 가능하며, 자극적인 약물을 희석할 수 있다. 초회통과대사를 피할 수 있다.	약가가 높다. 투약이 불편(예: 자가-투약 불가능)하며, 대부분의 경우 약물작용이 비가역적이다. 체액과부하의 위험, 감염의 위험이 크다. 색전증의 위험이 있다.	지속정맥주입의 경우에는, 정확한 부피와 양의 약물이 투여되는지 자주 관찰해야 한다. 정맥제제는 적합성의 여부를 확인해야 한다. IV 주사부위에 혈전정맥염과 같은 합병증을 암시하는 발적, 부종, 발열, 유출 등에 대해 관찰해야 한다. 간헐적 정맥주입의 경우에는 주사부위가 막히지 않도록 또한 부적합을 최소화하기 위해 투여 전후에 IV선을 생리식염수로 세척해야 한다.
근육(IM); 피하(SC)	근육주사는 용해도가 낮은 약물의 주사에 적합하며, 흔히 장시간에 걸쳐 흡수되는 'depot' 제형으로 투여된다. 투여경로에 따라 작용발현 시간이 다르다(예: 근육주사가 피하주사에 비해 작용의 발현이 빠르다).	부적절한 기술이나 잘못된 위치(혈관, 신경, 주위조직)에 주사 시 통증을 유발한다. 대부분 IV보다 작용 발현이 느리고, 소량의 주사약으로 주어야 한다(IM-3mL까지, SC-1mL까지).	항상 지시대로 수행하기 위해 정확한 근육 및 피하주사부위를 표시해야 한다. 성인의 근육주사는 배쪽볼기부위에 1½inch, 수용액이면 20~25gauge를, 끈적하거나 기름이 섞인 용액이면 18~25gauge 바늘 사용을 권장한다(마르거나 쇠약한 환자의 경우에는 1inch 바늘 사용). 피하주사는 90°로 적합한 주사기와 바늘(1/2~5/8inch)을 사용하고 마르거나 쇠약한 환자의 경우에는 45°로 주사한다. 피하주사는 26~30gauge, 1/2inch 바늘을 90°로 주사한다. 약물과 환자의 특성에 따라 적절한 크기의 주사기와 바늘을 선택하는 것이 안전한 투여의 기본이다.
경구(PO)	대개 쉽고, 편리하고, 경제적이다. 주사에 비해 안전하며, 우발적인 투여가 일어난 경우 역전이 가능하다(예: 구토 유도, 활성숯 투여).	흡수가 다양하다. 위산과 pH에 의한 일부 약물의 불활성화, 초회통과효과의 문제, 약물의 작용이 환자의 변수에 따라 크게 달라진다.	액체, 용액, 알약, 장용해알약 등의 다양한 제형이 있다. 일부 약물은 음식물과 함께 투여해야 하고 일부는 공복에 투여해야 한다. 경구제제는 항상 180~240mL의 물과 함께 복용해야 한다. 약물 및 음식과의 흡수에 대한 상호작용에 대해 고려해야 한다. 비위영양관(nasogastric tube 또는 gastrostomy tube)을 통해 투여하는 경우, 머리를 세운 자세로 유지해야 한다. 관이 막히지 않도록 약물투여 전후에 적어도 30~60mL의 물 또는 탄산수로 관을 세척해야 한다.
설하, 볼점막	구강점막으로부터 빠르게 흡수되어 작용발현이 빠르다. 위산에 의한 약물의 파괴를 피할 수 있고 초회통과효과를 피할 수 있다.	혀밑에서 약물이 용해되기 전에 환자가 약물을 삼킬 수 있으며, 약물의 크기가 작아 다루기 불편하다.	설하경로의 경우, 혀밑에서 약물을 완전히 녹인 후에 삼키도록 한다. 볼점막경로의 경우에는 뺨과 잇몸 사이에 약물을 투여해야 한다. 이 2가지 제형 모두 비교적 비자극성이며 약물은 대개 향미(flavor) 없이 수용성이다.

표 2.3 투여경로 및 관련 간호업무 고려사항(계속)

경로	장점	단점	간호시 고려사항
직장	비교적 약물의 흡수가 빠르다. 경구경로를 사용할 수 없는 경우에 좋은 대체경로이며 국소 및 전신투여에 유용하다. 대개 혼합형(mixed) 초회통과 및 비초회통과효과가 나타난다.	불편감이 있으며, 환자가 난처해 할 수 있다. 경구경로보다 약가가 높다.	흡수가 일정하지 않고 예측할 수 없으나 오심이나 구토로 인해 경구투여를 할 수 없는 경우에 안전한 대안이다. 환자가 왼쪽으로 누운 상태에서 투여한다. 좌약(suppositories)은 수용성 윤활제(lubricant)를 사용하여 장갑을 낀 집게손가락으로 투여한다.
국소	환부에 직접 약물을 전달한다. 전신적인 약물효과의 가능성이 낮다.	혼자 투여하기 힘들 수 있다(예: 점안제). 투여부위가 지저분해질 수 있고, 대개 경구경로보다 약가가 높다.	용액, 연고, 비말, 방울 형태로 투여한다. 투여부위가 잔유물 없이 깨끗해야 하며 국소 nitroglycerin의 경우처럼 양의 측정이 필요한 경우에는 지시에 따라 주의해서 투여한다(예: 연고 1inch를 투여). 투여자의 피부를 통한 약물의 흡수를 예방하고 오염을 최소화하기 위해 장갑을 착용하도록 한다.
경피	약물의 흡수속도가 비교적 일정하다. 약물에 따라 1개의 부착포(patch)로 약효가 1~7일 동안 지속되고 초회통과효과를 피할 수 있다.	약물의 흡수속도가 과도한 땀과 체온에 의해 달라질 수 있다. 부착포가 떨어질 수 있고, 가격이 비싸며, 사용한 부착포를 안전하게 처리해야 한다.	경피투여약물은 부위를 번갈아가며 반드시 이전의 부착포를 떼어낸 후에 깨끗하고 자극이 적은 부위에 부착해야 한다.
흡입	약물의 흡수속도가 빨라 약물이 작용부위인 폐조직에 직접 전달된다.	흡수속도가 너무 빨라 과도한 약물효과의 위험이 증가한다. 자가투여에 대한 철저한 환자교육이 필요하며, 일부 환자의 경우 자가투여가 힘들 수 있다.	깨끗한 장비를 이용해 처방된 대로 투여해야 한다. 약물투여법, 저장 및 투여기구(inhalers, spacers, nebulizers)의 보관방법에 대한 설명서를 제공해야 한다.

지방조직 밑의 근육층에 투여하는 주사를 근육내주사라고 하는데, 근육은 피부에 비해 혈액공급이 원활하여 근육주사로 투여된 약물은 피하주사로 투여된 경우보다 흡수속도가 빠르다. 주사부위에 열을 가하거나 마사지를 하면 약물의 흡수가 증가하지만 반대로 저온, 저혈압 또는 말초혈행장애의 경우에는 조직으로 운반되는 약물의 양이 감소되어 약효가 감소한다. 근육주사로 투여된 대부분의 약물은 수시간에 걸쳐 흡수된다. 또한 오랫동안 지속적으로 약효를 나타내도록 만들어진 특수 제형인 저장약물(depot drugs) 형태의 근육주사제제는 수일에서 수개월 혹은 그 이상의 시간에 걸쳐 서서히 흡수된다.

국소경로 Topical Route

국소경로를 통한 약물투여는 다양한 신체표면에 약물을 도포하는 것을 의미하며, 피부, 눈, 귀, 코, 폐, 직장 또는 질 등에 적용할 수 있다. 국소투여방법은 균일한 양의 약물을 장기간

안전과 질 향상: 투약오류의 예방

정맥주사(IV)와 경구투여(PO)가 같을까?

의사는 폐부종으로 숨참을 호소하는 환자에게 "Lasix 80mg IV STAT"의 처방을 내렸다. 간호사가 환자에게 투약을 하려고 하니 경구제제만 즉시 사용 가능하고 정맥주사제는 약국에 내려가 약을 받아와야 하는 상황이었다. 다른 한 간호사가 "빨리 투약해야 하니 그냥 경구제제를 주지 그래? 똑같은 약물인데 제형이 다르다고 차이가 있는 것이 아니야!"라고 말했다. 정말 그럴까?

경구제제는 소화기계를 통해 소장에서 흡수되어 간에서 초회통과효과를 거쳐 작용부위에 도달한다. 하지만 정맥제제는 순환계에 직접 주사되기 때문에 초회통과효과를 거치지 않고 즉시 작용을 나타낸다. 경구제제는 작용이 발현될 때까지 30~60분이 걸리지만 정맥제제는 5분 안에 그 작용이 나타난다. 호흡곤란이 있는 이 환자의 경우, 이뇨제의 즉각적인 효과가 필요하다. 게다가 경구제제는 초회통과로 인해 정맥제제보다 적은 양의 약물이 작용부위에 도달하게 된다. 그러므로 정맥제제와 경구제제는 같다고 할 수 없다. 약물의 투여경로는 절대로 임의로 변경하지 말아야 하며, 의문이 생기면 처방의사와 상의하도록 한다.

에 걸쳐 운반할 수 있다. 따라서 약물효과의 발현은 느리지만 작용지속시간은 긴 특성이 있다. 따라서 환자에게 유해효과가 나타난 경우, 이미 상당한 양의 약물이 피하나 점막조직으로 흡수된 후에 문제가 생긴 것일 수 있다. 직장내 투여를 제외한 모든 국소투여경로는 간의 초회통과효과를 피할 수 있다. 직장은 위장관의 일부분이기 때문에 일부 약물은 간문맥(portal vein)으로 공급되는 모세혈관으로 흡수된다. 하지만 일부 약물은 직장의 주변조직에 국소적으로 흡수된다. 그러므로 직장으로 투여된 약물은 혼합형의 초회통과흡수 및 대사를 거친다. Box 2.2에 다양한 약물경로에 대한 초회통과효과의 유무에 대해 정리하였다.

연고(ointment), 젤(gel), 크림(cream) 등은 흔한 유형의 국소투여제제로, 일광차단제(sunscreen), 항생제(antibiotic) 및 nitroglycerin 연고 등이 이에 포함된다. 이들 제제의 단점은 종종 약물의 전신흡수가 일정치 않고 신뢰할 수 없다는 것이다. 일반적으로 이러한 약물은 국소효과를 위해 사용되나 일부는 전신효과를 위해 사용(예: 협심증의 유지치료에 사용하는 nitroglycerin 연고)된다. 국소제제는 눈, 귀 및 부비동의 다양한 질환에 사용된다. 눈, 귀 및 코점적약(nose drop)은 주로 국소효과를 위해 투여되고, 코분무약(nasal spray)은 전신 및 국소효과를 위해 사용된다. 질내 투약제제 또한 전신효과를 위해 사용[예: 황체호르몬요법에 사용하는 progesterone 질좌약(vaginal suppository)]할 수 있지만 국소적으로 사용[질내 진균감염치료에 사용하는 miconazole (Monistat)]하는 경우가 더 흔하다.

BOX 2.2 투여경로와 초회통과효과

초회통과경로 (First-Pass Routes)	비초회통과경로 (Non-First-Pass Routes)
• 간동맥(hepatic artery)	• 귀[aural(귀에 점적주입)]
• 경구(oral)	• 볼점막(buccal)
• 문맥(portal venous)	• 흡입(inhaled)
• 직장(rectal)[a]	• 동맥내(intraarterial)
	• 근육내(intramuscular)
	• 비강내(intranasal)
	• 안구내(intraocular)
	• 질내(intravaginal)
	• 정맥내(intravenous)
	• 피하(subcutaneous)
	• 설하(sublingual)
	• 경피(transdermal)

[a]초회통과 및 비초회통과효과를 모두 거친다.

경피경로 Transdermal Route 접착성 부착포를 통한 경피투여는 보다 정교한 국소경로를 통한 약물투여법으로 흔히 전신효과를 위해 사용된다. 경피부착포(transdermal patch)는 일정기간에 걸쳐 시간당 일정한 양의 약물을 투여하기 위해 고안되었다. 예를 들어 nitroglycerin 부착포는 24시간에 걸쳐 시간당 0.1~0.2mg을 운반하고, fentanyl 부착포는 72시간에 걸쳐 시간당 25~100mcg을 체내로 운반할 수 있다. 이 투여경로는 경구제제에 대한 내약성이 없는 환자에게 적합하며, 실용적이고 편리한 약물전달 방법이다.

흡입경로 Inhaled Route 흡입법(inhalation)은 또 다른 유형의 국소투여법이다. 흡입약물은 마이크로미터 크기의 입자형태로 폐로 운반되는데 이처럼 미세한 약물의 크기는 폐의 공기주머니인 폐포(alveoli)로 약물이 이동하는 데 필요한 조건이다. 미세입자가 폐포로 운반되면 약물의 흡수는 상당히 신속하게 일어난다. 다양한 폐질환의 치료에 흡입제제를 사용할 수 있다.

분포 Distribution

약물이 혈류에 의해 작용부위로 이동하는 과정을 분포라고 한다(그림 2.3). 약물은 심장, 간, 신장 및 뇌와 같이 혈액공급이 많은 장기에 우선적으로 분포된다. 근육, 피부 및 지방조직은 약물의 분포가 보다 느리게 나타나는 곳이다. 약물이 순환계에 도달하면 전신에 분포하게 되며 이 시점에서 약물은 대사와 배설을 담당하는 장기, 주로 간과 신장에 의해 제거되기 시작한다. 혈장단백질(plasma protein)에 결합하지 않은 형태의 약물만이 혈관외(extravascular) 조직으로 자유롭게 분포하여 작용부위로 이동할 수 있다. 만약 약물이 혈장단백질에 결합하면 약물-단백질의 복합체가 형성되고, 이 복합체는 모세혈관벽을 통과하기에는 너무 커서 조직으로 이동하기 힘들어진다(그림 2.4). 알부민(albumin)은 가장 흔한 혈장단백질로 대부분의 단백결합약물을 운반한다. 약물이 화학적 속성에 의해 알부민과 결합하게 되면 일정량의 약물만이 단백질에 결합하지 않은 형태로 존재하게 되고, 바로 이 형태가 약리학적 활성을 가지는 자유약물(free drug)이다. 반면에 단백질과 결합된 약물은 약리학적으로 활성이 없다. 알부민 수치를 감소시키는 특정 상태, 즉 심한 화상, 영양결핍, 음성질소평형(negative nitrogen balance)의 경우, 단백질에 결합하지 않은 활성을 띠는 자유약물의 비율이 높아져서 약물독성의 위험이 높아질 수 있다.

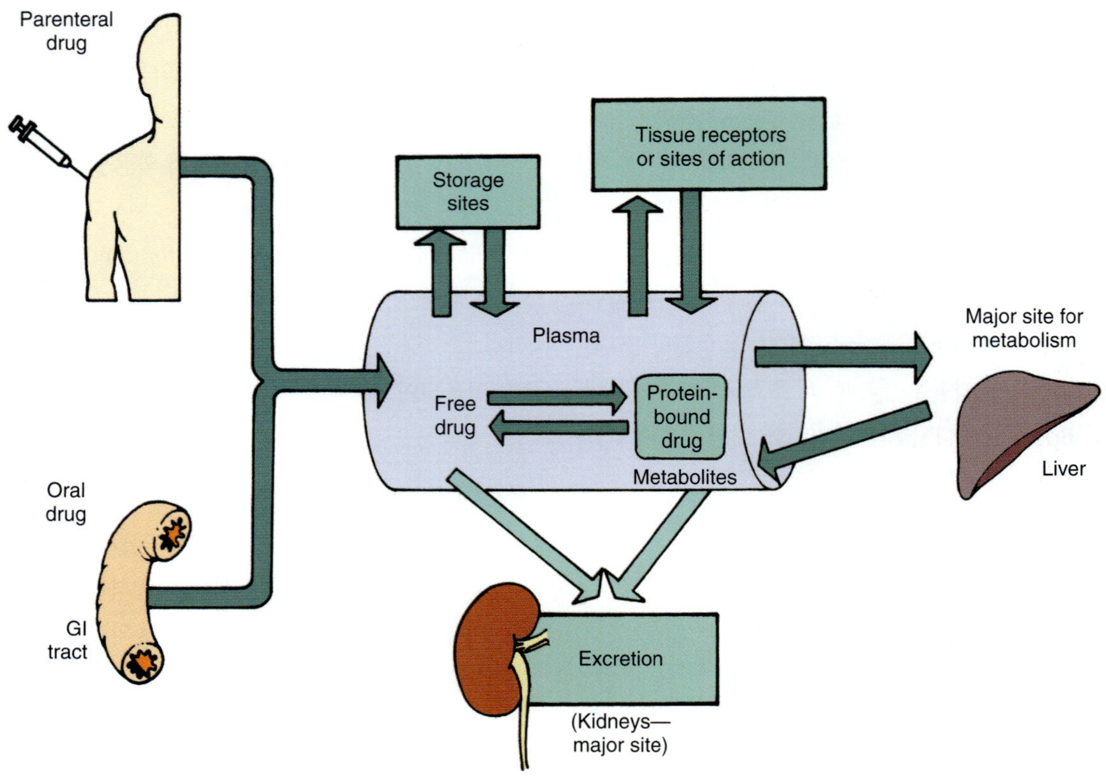

그림 2.3 체내에서의 약물 이동. GI, Gastrointestinal.

단백결합률이 높은 2가지 약물을 병용하는 경우, 이들 약물은 서로 알부민 분자의 결합부위를 두고 경쟁하게 된다. 이 경우, 결합하지 않은 자유약물의 비율이 높아져서 예상하지 않은 약물-약물상호작용(drug-drug interaction)이 나타날 수 있다. 약물-약물상호작용이란 동시에 투약된 2개의 약물 중 하나가 다른 한 가지 약물의 작용을 감소 또는 증가시키는 것을 말한다.

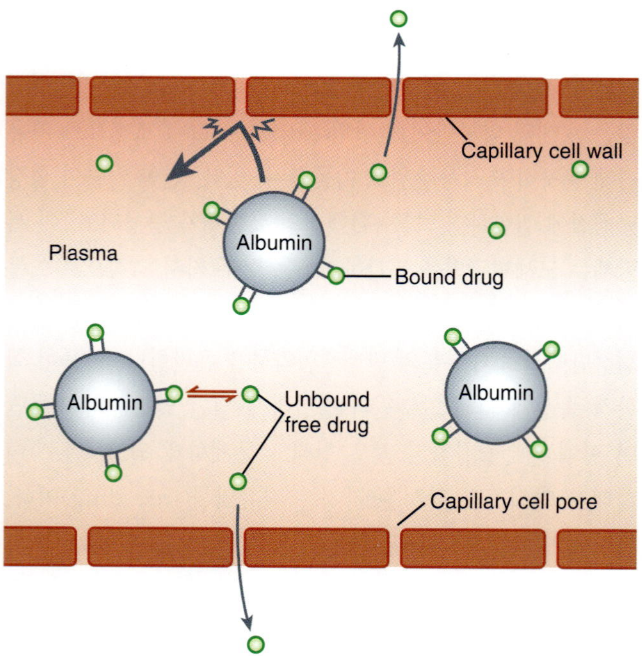

그림 2.4 약물의 단백결합. 알부민은 약물이 결합하는 가장 중요한 혈장단백질이다. 비결합형(자유형)의 약물분자만이 혈관계를 벗어날 수 있다. 결합형의 약물분자는 모세혈관벽의 구멍을 통과하기에는 너무 크다.

분포용적(volume of distribution)은 체내에서 약물이 분포하는 이론적인 부피를 의미한다. 약물이 분포하는 구역, 즉 구획(compartment)에는 혈액(혈관내 공간), 총체액량(total body water), 체지방(body fat) 또는 기타 조직 및 장기 등을 들 수 있다. 일반적으로 물에 잘 녹는(hydrophilic) 약물은 분포용적이 작고 혈중농도가 높다. 반대로, 지방에 잘 녹는(lipophilic) 약물은 분포용적이 크고 혈중농도가 낮다. 혈액공급이 적은 곳(예: 뼈)이나 약물이 통과하기 어려운 뇌혈관장벽(blood-brain barrier)이 있는 뇌에는 약물이 분포하기 어렵다.

대사 Metabolism

대사는 생체내변환이라고도 한다. 왜냐하면 대사과정이란 약물이 생화학적으로 변화되어 비활성대사체(inactive metabolite), 보다 용해성이 높은 물질, 보다 효능이 강한 활성대사체(active metabolite) 또는 활성이 낮은 대사체로 변환되는 과정이기 때문이다. 대사과정을 거쳐 활성형으로 바뀌는 약물을 전구약물(prodrug)이라고 하며 대사가 일어나는 주요 장기는 간이고, 골격근, 신장, 폐, 혈장 및 장점막 등에서도 대사가 일어난다.

간의 미세소체효소(microsomal enzymes), 즉 시토크롬 P-450효소계(cytochrome P-450 enzyme system)는 약물의 대사과정에 일어나는 다양한 화학반응을 통제한다. 이 효소계는 일반적으로 제거하기 어려운 지질용해도가 높은 비극성 약물(nonpolar drugs)의 대사에 관여한다. 수용성, 즉 극성 약물(polar drugs)은 가수분해와 같은 간단한 화학반응에 의해 쉽게 대사된다. 표 2.4에 약물대사와 관련된 화학반응에 대해 정리하였다. 특정 효소의 대사표적(metabolic targets)이 되는 약물분자를 기질(substrate)이라고 한다. P-450효소계는 표준화된 번호와 알파벳으로 분류되며, 가장 흔한 유형의 P-450효소계와 그에 상응하는 약물기질에 대해 표 2.5에 정리하였다. P-450효소계는 약물-약물 상호작용에 영향을 미치는 가장 중요한 효소계이다. P-450 효소계에 의해 대사되는 약물의 목록은 신약의 출시와 더불어 지속적으로 업데이트되므로 웹사이트(www.medicine.iupui.edu/clinpharm/did, www.nursinglink.com/training/articles/320-clinically-significant-drug-interaction-with-the-cytochrome-p450-enzyme-system)를 통해 보다 많은 정보를 얻을 수 있다.

또 다른 일반적인 약물상호작용은 세포막 단백질인 P-glycoprotein이 해당된다. 세포막의 운반단백질인 P-glycoprotein은 약물을 세포 밖으로 이동시키는데 많은 약물이 P-glycoprotein의 영향을 받는다. 환자에 따라 약물대사능력의 차이가 상당할 수 있다. 약물의 대사는 유전학, 질병, 병용하는 약물 등 다양한 인자의 영향을 받는다(표 2.6).

많은 약물은 효소억제제(enzyme inhibitor)인 약물대사를 담당하는 효소계를 억제한다. 약물대사가 감소 또는 지연됨으로써 체내에 약물이 축적되고 약물효과가 연장되어 독성을 일으킬 수 있다. 반대로, 일부 약물의 경우 반복적으로 투여하게 되면 P-450효소계를 촉진시켜 약리학적 효과가 감소할 수 있는데, 이러한 약물을 효소유도제(enzyme inducer)라고 한다. 이것은 종종 새로운 미세소체효소(microsomal enzymes)의 형성을 자극하는 어떤 약물의 반복투여로 일어나기도 한다.

표 2.4 생체내변환의 기전

대사의 유형	기전	결과
산화 환원 가수분해	화학반응	화학물질의 극성이 증가하여 물에 보다 잘 녹고 배출되기 쉬운 상태로 변환된다.
포합 (예: glucuronidation, glycination, sulfation, methylation, alkylation)	다른 기질과의 결합 (예: glucuronide, glycine, sulfate, methyl groups, alkyl groups)	활성이 약화되고, 독성이 적은 물질로 된다.

표 2.5 간의 시토크롬 P-450효소의 흔한 아형과 대사되는 약물

효소	약물
1A2	acetaminophen, caffeine, theophylline, warfarin
2C9	ibuprofen, phenytoin
2C19	diazepam, naproxen, omeprazole, propranolol
2D6	codeine, fluoxetine, hydrocodone, metoprolol, oxycodone, paroxetine, risperidone, tricyclic antidepressants
2E1	acetaminophen, ethanol
3A4	acetaminophen, amiodarone, cyclosporine, diltiazem, ethinyl estradiol, indinavir, lidocaine, macrolides, progesterone, spironolactone, sulfamethoxazole, testosterone, verapamil

표 2.6 약물대사에 영향을 미치는 상태와 약물의 예

		약물대사	
범주	예	증가	감소
질병	심혈관계 기능이상		×
	신기능부전		×
상태	단식, 굶주림		×
	폐쇄황달(obstructive jaundice)		×
	유전성향		
	Fast acetylator	×	
	Slow acetylator		×
약물	Barbiturates	×	
	rifampin (P-450 유도제)	×	
	phenytoin (P-450 유도제)	×	
	ketoconazole (P-450 억제제)		×

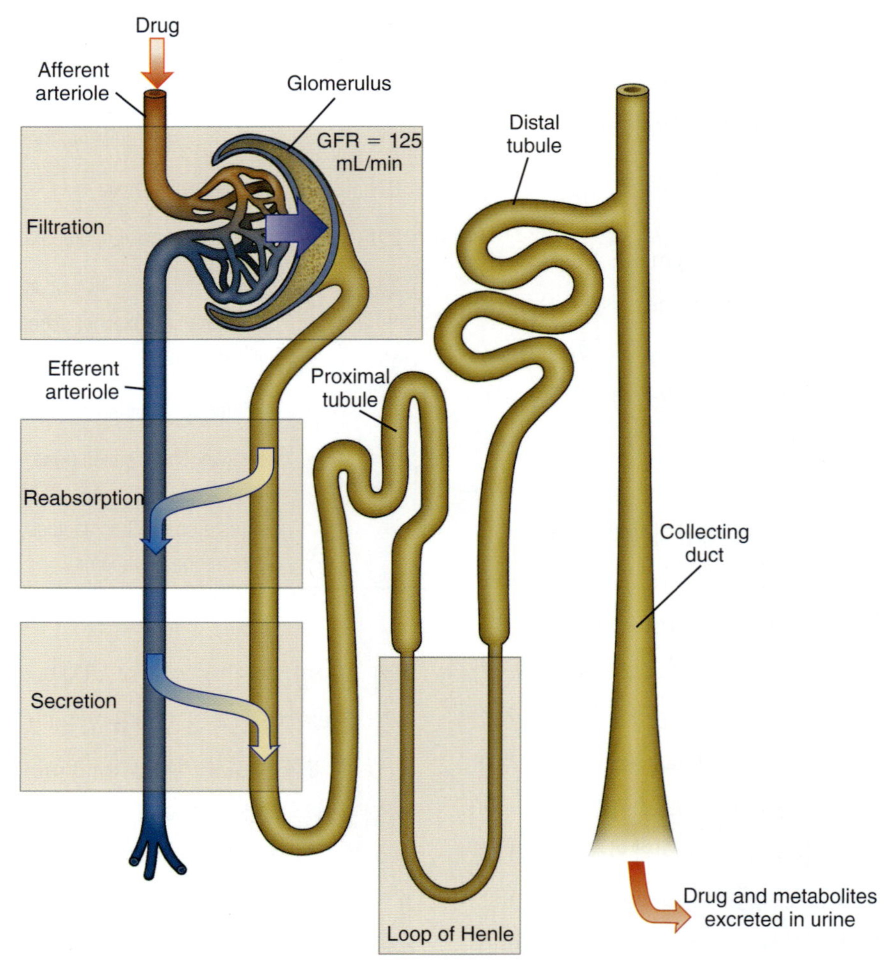

그림 2.5 신장을 통한 약물의 배설. 약물배설에 관련된 주요 과정과 그 반응이 일어나는 대략적 위치가 표시되어 있다. GFR, Glomerular filtration rate.

배설 Excretion

배설은 체내로부터 약물을 제거하는 과정이다. 모체화합물(parent compound), 활성 또는 비활성 대사체든지 상관 없이 모든 약물은 궁극적으로 체내에서 제거되어야 한다. 약물의 제거를 담당하는 주요장기는 신장이다. 간과 장관도 약물의 배설에 중요한 역할을 한다. 대부분의 약물의 경우, 간에서 상당 부분 대사되어 신장에 도달하게 되므로 모체약물의 일부만이 원래 화합물의 형태로 배설된다. 일부 약물은 대사과정을 거치지 않고 원래 형태 그대로 신장에 도착하기도 한다. 간에서 대사를 거친 약물은 보다 극성, 즉 수용성의 성상을 가지게 되므로 신장에 의해 배설되기 쉬운 상태로 바뀐다. 신장에서도 다양한 약물의 대사가 이루어지지만 그 정도는 간에 비해 미약하다.

신장을 통한 약물의 배설은 사구체여과(glomerular filtration), 요세관재흡수(tubular reabsorption) 및 요세관분비(tubular secretion)를 통해 이루어진다. 자유형(free form)의 수용성 약물과 대사체는 수동적으로 사구체여과(passive glomerular filtration)를 거친다. 신장단위(nephron)에 존재하는 많은 물질은 능동재흡수(active reabsorption)를 통해 전신순환계로 돌아간다. 우리 몸은 이러한 과정을 통해 필요한 물질들을 유지하게 된다. 또한 일부 물질은 주변의 혈관계(vasculature)로부터 신장으로 분비될 수 있다. 그림 2.5에 요배설(urinary elimination)을 위한 여과, 재흡수 및 분비과정에 대해 정리하였다.

장관(intestine)을 통한 약물의 배설은 또 다른 소실경로이며, 담즙배설(biliary excretion)이라고도 한다. 간으로 흡수된 약물이 담즙(bile)으로 유리되어 대변으로 배설된다. 특정 지용성 약물은 담즙으로 유리된 후, 혈류로 재흡수될 수도 있고 간으로 되돌아가거나 다시 담즙으로 유리될 수도 있다. 이러한 과정을 장간재순환(enterohepatic recirculation)

이라고 한다. 장간재순환을 거치는 약물이 체내에 훨씬 오래 머물게 된다. 드물게 약물은 폐, 땀샘(sweat gland), 침샘(salivary gland), 젖샘(mammary gland) 등을 통해 배설되기도 한다.

반감기 Half-Life

약물의 반감기는 약동학의 변수 중 하나로, 투여한 약물의 50%가 신체에서 제거되는 데 걸리는 시간을 의미하며, 약물 소실속도의 기준이다. 예를 들어, 어떤 약물의 최고혈중농도가 100mg/L이고 8시간 후에 측정한 혈중농도가 50mg/L라면 이 약물의 반감기는 8시간으로 추정할 수 있다. 다양한 관점에서 본 반감기의 개념은 표 2.7을 참고한다.

반감기가 약 5번 정도 지나면 대부분의 약물은 체내에서 제거된다. 약 97%의 약물이 제거되고 나면, 치료 또는 독성을 나타내기에는 부족한 미량만 남게 된다. 반감기는 약물농도가 환자 신체내에서 항정상태(steady state)에 도달되는 시점을 결정하는 데 임상적으로 유용한 개념이다. 약물의 항정상태란 약물을 투여한 후 흡수되는 약물의 혈중농도와 신장으로 제거되는 약물의 혈중농도가 같은 생리적인 상태를 의미한다. 이러한 항정상태는 통상적으로 투여한 약물의 반감기가 4~5회 지난 후에 나타난다. 그러므로 반감기가 매우 긴 약물의 경우, 항정상태에 도달하는 시간도 길어진다. 항정상태에 도달하게 되면 최대치료효과에 상응하는 일정한 양의 약물이 체내에 유지된다.

표 2.7 약물반감기의 이해

범주	변수					
최고혈중농도 도달 이후의 시간	0	8	16	24	32	40
약물농도(mg/L)	100 (최고점)	50	25	12.5	6.25	3.125 (최저점)
반감기의 횟수	0	1	2	3	4	5
제거된 약물의 비율	0	50	75	88	94	97

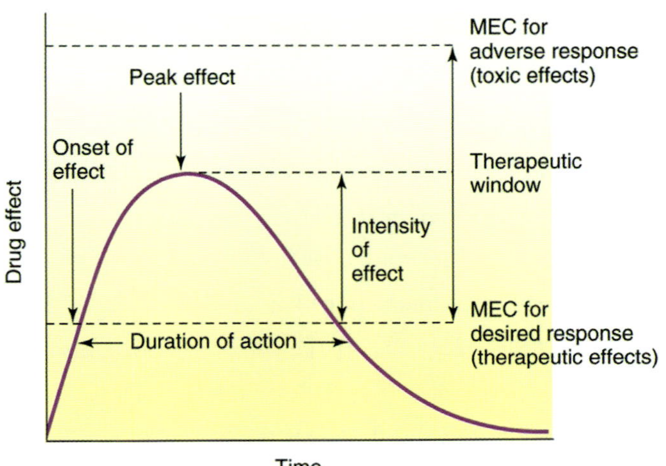

그림 2.6 약물효과와 적정약물농도의 관계.
MEC, Minimal effective concentration

발현, 최고점 및 지속시간 Onset, Peak, and Duration

흡수, 분포, 대사, 배설은 체내에서 약물의 움직임을 묘사하기 위해 사용되는 약동학의 용어이다. 약물작용(drug action)은 약물과 세포 간의 상호작용(예: 수용체에 대한 약물의 작용)에 관련되는 과정이다. 반면에, 약물효과(drug effect)는 약물에 대한 신체의 생리적 반응이다. 발현(onset), 최고점(peak), 지속시간(duration) 및 최저점(trough)은 약물의 효과를 설명하기 위해 사용하는 용어이다. 최고점과 최저점은 약물의 농도(주로 혈중에서 측정)를 설명하기 위해 사용하기도 한다.

약물의 작용발현은 약물의 치료반응이 나타나는 시점을, 약물의 최고효과(peak effect)는 약물이 나타내는 최고의 치료반응을 의미한다. 약물의 작용지속시간(duration of action)은 치료반응을 일으키기에 충분한 약물농도가 유지되는 시간을 의미한다. 그림 2.6에 이러한 개념이 묘사되어 있다.

약물작용의 발현과 최고점, 지속시간은 약물의 최고치(peak level, 최고혈중농도)와 최저치(trough level, 최저혈중농도)를 결정하는 데 중요한 역할을 한다. 만약 최고혈중농도가 너무 높으면 독성(toxicity)이 나타날 수 있다. 독성의 정도는 투여한 약물의 효과증대(예: 진정제의 과량투여로 인한 과도한 진정효과)와 같이 경미할 수도 있지만, 매우 심각(예: 과량투여에 의한 주요장기의 손상)할 수도 있다. 만약 최저혈중농도가 너무 낮으면 약물이 치료수치에 도달하지 않았을 수도 있다. 치료약물농도감시(therapeutic drug monitoring)에 있어서, 약물에 대한 적정노출, 치료효과의 극대화 및 독성의 최소화를 위해 약물의 최고치와 최저치를 측정한다. 이러한 약물감시는 임상약사가 수행한다.

약력학
PHARMACODYNAMICS

약력학은 생체내에서 일어나는 약물의 작용기전에 대한 연구이다. 약물에 의해 변경되는 정상 생리기능은 약력학의 원리에 의해 설명된다. 약물의 치료효과(therapeutic effect)란 결함이 있는 생리기능의 긍정적인 변화를 의미하고, 이러한 효과가 바로 약물요법의 목표가 된다.

작용기전 Mechanism of Action

약물은 여러 가지 방법으로 치료효과를 나타낸다. 약물의 효과는 그 약물의 표적이 되는 세포 또는 조직의 특성에 의존한다. 약물이 작용부위에 도달하게 되면, 약물은 세포 또는 조직기능의 속도를 변화(증가 또는 감소)시키거나 기능을 강화시킬 수 있다. 하지만 약물은 그 세포나 조직의 고유생리기능이 아닌 부분을 조절할 수는 없다.

약물은 수용체(receptor), 효소(enzyme) 및 비선택상호작용(nonselective interaction)과 같은 기본방법으로 작용을 나타낼 수 있다. 모든 약물에 대한 작용기전(mechanism of action)이 전부 밝혀져 있는 것은 아니므로 체내에서 치료효과를 나타내는 약물이지만 그 작용기전을 모르거나 분명하지 않은 경우도 있다.

수용체상호작용 Receptor Interactions

수용체는 세포의 표면 또는 내부에 위치한 반응부위라고 정의할 수 있다. 만약 약물의 작용기전이 수용체상호작용과 연관되는 경우에는 약물의 분자구조가 매우 중요하다. 약물-수용체상호작용은 세포 또는 조직 표면의 반응부위와 약물분자의 선택적 결합에 기인한다. 대부분의 경우, 수용체는 세포막에 존재하는 단백질 구조이다. 일단 약물이 수용체에 결합해서 반응하게 되면 약리학적 반응이 나타난다(그림 2.7). 약물이 수용체에 결합하는 정도를 친화력(affinity)이라고 한다. 수용체와 구조적으로 가장 잘 맞고 친화력이 강한 약물이 가장 큰 반응을 일으킨다. 약물분자의 반응부위와 세포의 수용체 간의 화학적 결합을 통해 약물이 수용체에 결합하게 된다. 수용체에 결합하는 약물은 수용체와의 상호작용을 통해 생리적 반응을 일으키거나 차단시킨다. 표 2.8에 약물-수용체상호작용의 유형에 대해 정리하였다.

효소상호작용 Enzyme Interactions

효소는 세포내에서 일어나는 거의 모든 생화학반응에 촉매작용을 하는 물질이다. 약물은 이들 효소계와 상호작용하여 효과를 나타낸다. 약물은 특정 효소의 작용을 억제(더 흔함) 또는 증강(덜 흔함)시켜 생리반응을 변화시키며, 이러한 과정을 선택적(selective) 상호작용이라고 한다. 약물이 효소분자에 화학적으로 결합해서 체내에서 그 효소가 가지는 정상적인 표적분자와의 상호작용을 변경(억제 또는 증강)시킨다.

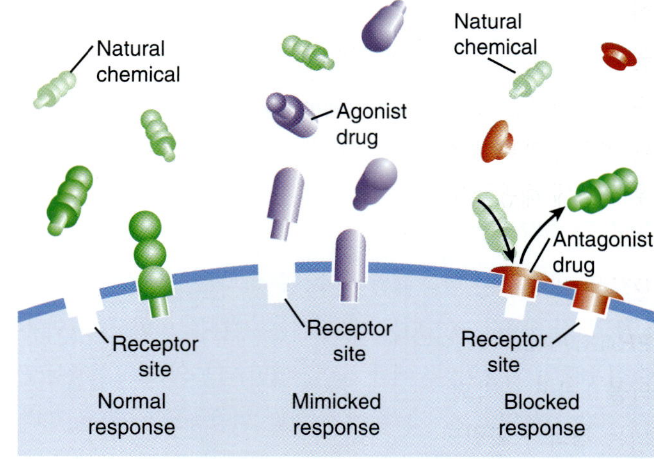

그림 2.7 약물은 열쇠와 자물쇠 간의 관계처럼 특정 수용체부위와 화학적으로 결합한다. 잘 맞을수록 약물의 반응이 잘 나타난다. 구조적으로 완전한 결합을 이루어 반응을 나타내는 약물을 작용제라고 한다. 결합하지만 반응을 나타내지 않는 약물을 길항제라고 한다.

비선택상호작용 Nonselective Interactions

비특이적 작용기전이 있는 약물은 수용체 또는 효소와 상호작용하지 않는다. 하지만 이러한 약물은 대사활동(metabolic activity)과 같은 다양한 세포내 과정과 세포막을 표적으로 한다. 이들 약물은 세포의 구조나 반응을 물리적으로 간섭하거나 화학적으로 변화시킨다. 일부 항암제와 항생제들이 이러

표 2.8 약물-수용체상호작용

약물 유형	작용
작용제	약물이 수용체에 결합; 반응이 나타난다.
부분작용제	약물이 수용체에 결합; 작용제에 비해 반응이 감소된다.
길항제	약물이 수용체에 결합; 반응이 나타나지 않는다. 약물이 작용제의 결합을 억제한다.
경쟁길항제	약물이 수용체 결합부위를 두고 작용제와 경쟁한다. 수용체에 결합하면 반응이 나타나지 않는다.
비경쟁길항제	약물이 수용체의 다른 부위에 결합하여 수용체 비활성화; 작용제의 효과가 나타나지 않는다.

한 작용기전을 가진다. 이러한 약물은 정상 대사과정에 끼어들어 최종산물이나 상태에 결함을 일으킨다. 예를 들어, 부적절하게 형성된 세포벽으로 인해 세포가 용해(lysis)되어 죽거나 필요한 에너지 기질이 부족해져 세포가 굶어 죽게 되는 경우가 이에 해당한다.

약물치료학

PHARMACOTHERAPEUTICS

약물요법이 시작되기 전에, 종료점(end point) 또는 예상되는 결과가 확립되어 있어야 한다. 원하는 치료결과는 환자에 따라 다르며, 환자 그리고 적절하다면 다른 보건의료팀원과의 협력에 의해 수립되어야 한다. 치료결과는 분명하게 정의되어야 하고, 환자나 간병인에 의해 측정 또는 관찰할 수 있어야 한다. 또한 치료결과에 대한 일정도 명시되어야 하며, 치료의 진전(progress)에 대해서도 관찰되어야 한다. 이러한 치료결과의 목표는 현실적이어야 하고 환자의 웰빙(well-being)에 필수적인 중재를 포함하는 약물요법이 시작되도록 우선순위를 부여해야 한다. 치료결과의 예로 질병의 치유, 기존 증상의 제거 또는 감소, 질병진행의 저지 또는 지연, 질병이나 기타 원치 않는 증상의 예방, 삶의 질 증진 등을 들 수 있다. 여기서 치료결과의 목표 및 결과는 간호의 목표 및 결과와는 별개이다. 간호과정에 대한 자세한 내용은 1장을 참조한다.

치료에 대한 평가는 개업의가 자신의 의학 및 약물에 대한 지식을 환자의 병력과 사회력에 대한 정보와 통합시키는 과정이다. 평가에 고려되어야 할 사항은 현재 사용하고 있는 약물(처방의약품, OTC약물, 약초, 불법약물), 임신 및 수유 여부, 처방된 약물이 금기시되는 동반질병 등이다. 약물에 대한 금기증(contraindication)은 그 약물을 사용함으로 인해 환자에게 위험을 초래하는 환자상태, 특히 질병상태를 의미한다. 이러한 평가과정에 주의를 기울이는 것은 환자를 위한 최적의 치료계획을 세우기 위해서이다. 치료계획의 수행, 즉 치료의 유형은 급성, 유지, 보조(또는 대체), 완화, 지지, 예방 또는 경험요법으로 분류할 수 있으며, 이들 요법을 병용할 수도 있다.

급성요법 Acute Therapy

급성요법은 보다 집중적인 약물치료를 요하는 급성질환이나 중증질환에 적용한다. 이 요법은 흔히 생명을 유지하거나 질병을 치료하는 데 필요하다. 예를 들어 심장절개수술(open heart surgery) 후에 혈압과 심박출량(cardiac output)을 유지하기 위해 혈압상승제(vasopressors)를 투여하는 경우, 쇼크에 빠진 환자에게 혈량증량제(volume expanders)를 사용하는 경우, 암 환자에게 집중적인 화학요법을 하는 경우 등이 이에 해당한다.

유지요법 Maintenance Therapy

유지요법은 일반적으로 환자가 가지고 있는 문제를 근절시키지는 않지만, 병 또는 상태의 진행을 예방한다. 고혈압(hypertension)과 같은 만성질환의 치료에 사용한다. 고혈압 환자의 혈압을 일정 범위로 조절해서 종말기관(end-organ)의 손상을 막는 경우와 산아제한(birth control)을 위해 경구피임제(oral contraceptives)를 사용하는 경우가 이에 해당한다.

보조요법 Supplemental Therapy

보조(supplemental) 또는 대체(replacement)요법은 정상적으로 신체기능을 유지하는 데 필요한 물질을 공급한다. 체내에서 합성할 수 없는 물질이거나 만들어지더라도 그 양이 충분하지 않은 경우에 이 요법을 사용한다. 당뇨 환자에게 insulin을 투여하는 경우와 철결핍빈혈(iron-deficiency anemia) 환자에게 철분을 투여하는 경우가 이에 해당한다.

완화요법 Palliative Therapy

완화요법의 목적은 환자를 가능한 한 편하게 만드는 것이다. 완화요법은 중증질환의 증상완화, 통증완화 및 스트레스 완화에 중점을 둔다. 그리하여 환자와 가족의 삶의 질을 향상시키는 것이다. 주로 모든 유형의 치료요법이 실패한 말기질환에 사용한다. 그러나 치료요법과 병행하기도 한다. 예를 들어 말기암 환자의 통증을 해소하기 위해 고용량의 아편유사진통제(opioid analgesic)를 사용한다.

지지요법 Supportive Therapy

지지요법은 환자가 질환이나 외상(trauma)으로부터 회복하는 동안에 신체기능을 온전하게 유지해준다. 예를 들어, 구토와 설사를 동반하는 인플루엔자(influenza) 환자의 탈수를 예방하기 위해 수액과 전해질을 공급하는 경우와 수술로 인한 실혈이 있는 환자에게 수액, 혈량증량제 또는 혈액제제를 투여하는 경우가 이에 해당한다.

예방요법 및 경험요법

Prophylactic Therapy and Empiric Therapy

예방요법(prophylactic therapy)은 질병을 예방하거나 계획된 치료과정 중에 원치 않는 다른 결과가 생기지 않도록 하기 위해 사용하는 약물요법이다. 흔한 예로 수술 전에 사용하는 항생제요법을 들 수 있다. 절개를 하기 전에 항생제를 투여하여 잠재병원체(potential pathogen)를 죽일 수 있다는 것이다. 특정 풍토병이 유행하는 지역으로 여행하는 사람에게 그 질환에 상응하는 백신(vaccine)을 투여하는 경우도 이에 해당한다.

경험요법(empiric therapy)은 임상적 확률에 근거한다. 특정 병적상태가 분명하지는 않지만 환자의 초기증상에 근거해서 경험상 효과가 있다고 생각하는 약물을 투여하는 요법을 의미한다. 흔한 예로, 감염균에 대한 배양 및 감수성 결과가 나오기 전에 유사한 증상을 일으키는 감염균에 사용하는 항생제를 투여하는 경우를 들 수 있다.

감시 Monitoring

적절한 약물요법이 시작되고 나면, 치료의 효과, 즉 치료에 대한 환자의 임상반응에 대한 평가가 이루어져야 한다. 임상반응을 평가하기 위해서는 약물의 치료작용(유익한 효과)과 예상되는 유해효과(adverse effect)에 대해 잘 알고 있어야 한다. 그 예로 항고혈압약물(antihypertensive drug)을 투여한 후에 혈압강하에 대해 관찰하는 경우와 항종양제(antineoplastic)를 투여한 후에 독성효과인 백혈구감소(leukopenia)에 대해 관찰하는 경우가 있다. 통증에 사용하는 약물을 투여한 후에 통증사정(pain assessment)을 수행하는 일도 이에 해당한다. 이 책에서는 약물의 가장 일반적인 유해효과를 중심으로 기술하였다. 하지만 이 밖에도 흔하게 나타나지는 않지만 다수의 유해효과가 있다는 사실을 명심해야 한다. 간호사는 환자에 따라 흔하지 않기 때문에 쉽게 발견되지 않는 유해약물효과가 나타날 수 있다는 사실을 항상 명심해야 한다. 환자에게 나타난 유해효과에 의문이 있는 경우 간호사는 참고문헌, 약사 또는 중독 및 약물정보센터 등을 통해 자문을 구해야 한다.

모든 약물은 독성의 잠재력을 갖고 있으며, 축적효과(cumulative effect)가 있다. 환자에게 나타난 징후를 알고 독성효과를 인지하는 것은 감시과정의 필수요소이다. 약물이 배설되는 속도보다 더 빨리 흡수되거나 먼저 투여한 용량이 대사 또는 배설되기 전에 또 다른 용량이 투여되면 약물이 체내에 축적된다. 간호사는 사용하는 약물의 대사 및 배설과정과 이러한 작용을 담당하는 장기에 대한 지식을 활용하여 유해효과를 예상할 수 있고, 그에 대해 적절히 대처할 수 있다.

치료지수 Therapeutic Index

약물의 치료효과를 나타내는 용량과 독성을 나타내는 용량의 비를 치료지수라고 한다. 이 지수에 의해 약물의 안전성이 결정된다. 치료지수가 낮다는 것은 치료작용을 나타내는 용량과 독작용을 일으키는 용량의 차이가 작다는 것을 의미한다. Warfarin과 digoxin처럼 치료지수가 낮은 약물은 그렇지 않은 약물에 비해 유해반응을 일으킬 가능성이 더 높기 때문에 철저한 감시가 필요하다. 반면, amoxicillin과 같이 치료지수가 높은 약물은 과량투여로 인한 사고가 거의 없다.

약물농도 Drug Concentration

모든 약물은 혈중에서 특정 농도에 도달한다. 약물농도는 약물요법의 임상반응을 평가하는 데 중요한 지표로 사용되고, 치료반응을 나타내는 농도가 있으며, 독성효과를 일으키는 혈중농도가 있다. 독성효과를 나타내는 농도에서는 약물의 대사 및 배설을 담당하는 신체의 정상기능이 발휘되지 못한다. 간 또는 신장기능에 장애가 있거나 간이나 신장이 미숙한 상황(신생아의 경우)에 주로 발생한다. 이러한 환자의 경우 대사와 배설장애를 감안하여 반드시 용량조절이 필요하다.

환자상태 Patient's Condition

약물요법을 감시할 때 고려해야 할 환자의 또 다른 요인은 환자가 동반하고 있는 질환이나 의학적 상태이다. 약물에 대한 환자의 반응은 생리적 · 심리적 요구에 따라 크게 변할 수 있다. 예를 들어 질병, 감염, 심혈관기능, 위장관기능 등은 환자의 치료반응을 변경시킬 수 있는 생리적 요소의 일부이고, 스트레스, 우울증, 불안 등은 치료반응에 영향을 미치는 중요한 심리적 요인이다.

내성 및 의존성 Tolerance and Dependence

약물요법감시에 있어서 내성(tolerance)과 의존성(dependence)에 대한 지식과 그 차이점을 이해하는 것이 필요하다. 내성은 반복적 투여로 인해 치료반응이 감소하는 것을 의미하고, 의존성은 약물을 갈망하는 생리적 또는 심리적 욕구를 의미하는 것이다. 육체의존성(physical dependence)은 아편중독 환자에게서 나타나는 빈맥(tachycardia)과 같은 육체적 금단증상(withdrawal symptoms)을 피하기 위한 약물에 대한 생리적 욕구이며, 심리의존성(psychologic dependence)은 탐닉(addiction)이라고도 하며, 약물이 주는 이상행복감(euphoria)에 대한 강박적 욕구이다. Benzodiazepine계 약물, 아편유사제, amphetamines 등과 같은 약물의 오락적 사용이 흔히 탐닉으로 이어지게 된다. 의존성과 탐닉에 대한 자세한 내용은 27장을 참조한다.

상호작용 Interactions

약물은 다른 약물, 음식 또는 검사를 위해 투여된 물질 등과 상호작용을 나타낼 수 있다. 약물상호작용에 대한 지식은 적절한 약물요법감시를 위한 필수사항이다. 환자에게 투여하는 약물의 수가 많아질수록 상호작용이 발생할 확률이 높아진다. 특히 약물효과에 대한 민감성이 높고 다수의 약물을 복용하는 노인 환자의 경우는 더욱 그러하다. 게다가 OTC약물(over-the-counter medication)과 약초요법(herbal therapy)은 처방의약품과 상호작용을 나타낼 가능성이 매우 높다. 표 2.9에 약물과 음식 간의 흔한 상호작용에 대해 정리하였다.

다른 약물에 의해 한 약물의 작용이 변경되는 것을 약물상호작용이라고 한다. 약물상호작용은 1개의 약물 또는 관련된 모든 약물의 작용을 증가 또는 감소시킬 수 있으며, 유익할 수도 있고, 유해할 수도 있다. 여러 가지 약물상호작용이 발생되고 보고되고 있다. 이 교재에서 기술하고 있는 용량 및 치료요법은 최소한의 약물상호작용임을 명심하기 바란다. 또한 가능성 있는 약물상호작용은 권위 있는 정보를 이용하기 바란다.

약물상호작용의 기전을 이해하면 유해한 상호작용의 발생을 예방할 수 있다. 동시에 투여한 약물은 서로 상호작용하여 약동학의 4과정인 흡수, 분포, 대사 및 배설과정에 변화를 초래할 수 있다. 이에 대한 보기가 표 2.10에 정리되어 있다. 예를 들어, 같은 시토크롬 P-450효소에 두 약물이 경쟁하는 경우에 상호작용이 빈번하게 나타난다(표 2.5). 결과적으로, 한 가지 또는 양쪽 약물의 대사속도가 증가 또는 감소할 수 있다. 이러한 변화는 한 가지 또는 양쪽 약물에 있어서 치료작용의 소실 또는 독작용의 발현으로 연결될 수 있다. 한 환자가 투여받는 다수의 약물 간에 나타날 수 있는 약물상호작용은 이론적으로 수백 가지에 달할 수 있기 때문에, 이 교재에서는 가장 흔하게 나타나는 상호작용에 초점을 맞추어 소개하였다.

표 2.9 음식과 약물의 흔한 상호작용

음식	약물(범주)	결과
푸른잎채소	warfarin(항응고제)	warfarin의 항응고 효과 감소
유제품	tetracycline, levofloxacin, ciprofloxacin, moxifloxacin (항생제)	약물과 유제품의 화학적 결합으로 인해 치료효과의 감소 및 소실
자몽주스	amiodarone(항부정맥제), buspirone(항불안제), carbamazepine(항경련제), cyclosporine, tacrolimus (면역억제제), felodipine, nifedipine, nimodipine, nisoldipine(칼슘통로차단제), simvastatin, atorvastatin(항콜레스테롤제)	약물대사의 감소로 인한 약효의 증가
발효치즈, 와인	단가아민산화효소억제제	고혈압위기

표 2.10 약물상호작용의 예와 약동학적 기전

약동학 단계	약물조합	기전	결과
흡수	제산제와 levofloxacin	제산제가 levofloxacin에 결합하여 적절한 흡수를 방해함	혈중농도가 감소하여 levofloxacin의 효과가 떨어짐 (유해효과)
분포	warfarin과 amiodarone	단백결합부위에 대해 서로 경쟁함	warfarin과 amiodarone의 자유형 약물이 증가하여 2가지 약물의 작용이 모두 증가함(유해효과)
대사	erythromycin과 cyclosporine	동일한 간효소계에 대해 서로 경쟁함	cyclosporine의 대사가 감소하여 cyclosporine의 독작용이 나타남(유해효과)
배설	amoxicillin과 probenecid	신장을 통한 amoxicillin의 배설을 억제함	amoxicillin의 혈중농도 증가 및 연장(이로운 효과)

유사한 작용을 나타내는 2가지 약물을 동시에 투여하면 서로 부가효과(additive effect, 1+1=2)를 나타낼 수 있다. 부가효과를 가진 약물을 병용하면 각각의 약물 용량을 줄여서 투여할 수 있다.

2가지 약물을 함께 투약해서 나타나는 효과가 각각의 약물을 단독투여했을 때의 합보다 크게 나타나는 효과를 상승효과(synergistic effect,1+1>2)라고 한다.

상승효과와 상반되는 결과를 초래하는 상호작용효과를 길항효과(antagonistic effect)라고 한다. 2가지 약물을 병용해서 나타나는 효과가 각각의 약물을 단독투여했을 때의 합보다 작게 나타나는 효과(1+1<2)를 의미한다.

부적합(incompatibility)은 비경구약물에 사용되는 용어이다. 약물부적합이란 2가지 비경구약물이나 용액을 혼합했을 때 1가지 또는 2가지 약물 모두 화학적으로 변질되거나 물리적 침전물이 생기는 경우를 의미한다. 부적합한 약물을 혼합하면 대개 용액에 침전물, 흐릿함 또는 색깔의 변화가 나타난다. 간호사는 정맥주사제를 투여하기 전에 침전물의 유무에 대해 항상 조사해야 한다. 만약 용액이 혼탁하거나 잔유물이 관찰되면 그 정맥주사제는 폐기해야 한다.

유해약물사고 Adverse Drug Events

여러 문헌에서 약물사용의 잠재적 위험과 실제적 유해효과에 대한 인식의 중요성이 날로 강조되고 있다. 따라서 이러한 주제에 대한 지식이 늘어나고 전문용어가 정립되었다.

유해약물사고(adverse drug event, ADE)는 의약품과 관련해서 발생하는 모든 원치 않는 사건을 의미하는 포괄적 용어로, 약물사고(drug misadventure)라는 용어로 표현되기도 한다. 유해약물사고와 연관되어 환자에게 나타나는 결과는 효과 없음, 경미한 통증, 생명을 위협하는 합병증, 영구적 장애, 외양적 손상(disfigurement), 사망 등과 같이 다양하다. 약물사고는 예방할 수 있는 경우와 그럴 수 없는 경우로 나눌 수 있다. 다행히도 다수의 유해약물사고는 환자에게서 그 피해를 측정할 수 없는 정도로 나타난다. 유해약물사고의 가장 흔한 외부적 원인은 간병인(전문 및 비전문인)에 의한 오류와 기기장애(예: 정맥주입펌프)이다. 유해약물사고는 환자에 의해 발생할 수도 있다. 예를 들어, 처방된 약물을 복용하지 않거나 약물을 복용하는 동안 금하도록 되어 있는 알코올성 음료를 마시는 경우가 이에 해당한다. 이러한 경우에 환자는 아무런 유해효과를 느끼지 못할 수도 있고 다양한 정도의 유해효과에 시달릴 수도 있다. 발생하기 전에 발견된 임박한 유해약물사고는 잠재성(potential) 유해약물사고라고 간주한다(이러한 일촉즉발의 상황이 다시 발생하지 않도록 적절한 조치를 취해야 한다). 유해약물금단사고(adverse drug withdrawal event)는 드물지만 언급할 가치가 있는 상황으로, 약물요법의 중단과 관련하여 발생한다. 항고혈압약물의 투여를 갑자기 중단함으로써 발생하는 고혈압 또는 항생제요법을 너무 빨리 중단하여 발생하는 재감염의 경우가 이에 해당한다.

유해약물사고는 크게 투약오류(medication error)와 유해약물반응(adverse drug reaction)으로 분류된다. 투약오류는 약물투여의 6가지 원칙(six rights), 즉 정확한 환자(right patient), 정확한 약물(right drug), 정확한 시간(right time), 정확한 경로(right route), 정확한 용량(right dose), 정확한 기록(right documentation)의 원칙을 위배하여 발생하는 예방이 가능한 상황이다. 투약오류는 유해약물반응보다 더 흔하게 발생한다. 투약오류는 약물사용과정(medication use process), 즉 약물요법의 처방, 조제, 투약 및 감시과정 중에 발생한다. 투약오류에 대해서는 3장에 자세히 설명되어 있다.

유해약물반응은 치료용량에서 나타나는 예기치 않은, 원하지 않는 약물에 대한 반응이다. 유해약물반응은 투약오류에 의해 발생이 일어날 수도 있다. 유해약물반응은 환자의 입원, 입원기간의 연장, 약물요법의 변경, 지지치료의 시작 또는 합병증의 발생 등으로 연결될 수 있다. 유해약물반응은 환자의 체내에서 일어나는 과정에 의해 발생하며, 상황에 따라 예방이 가능한 경우도 있다. 경미한 유해약물반응(예: 약물유해효과)은 대개 약물요법의 변경이나 다른 중재가 필요하지 않지만 심각한 유해약물반응의 경우에는 환자의 약물요법을 변경해야 한다. 중증의 유해약물반응은 영구적이거나 상당한 장애를 유발하거나 생명의 위협 또는 죽음을 초래할 수 있다. 이로 인해 입원 또는 입원기간이 연장되고, 장기손상(예: 간, 신장, 골수, 피부) 또는 선천적 이상(congenital anomalies)을 일으키므로 영구적 장애나 조직손상을 예방하기 위해 특이한 중재가 필요한 경우도 발생한다.

특정 약물그룹에 특이한 유해약물반응은 해당 장에 설명되어 있다. 이 장에서는 약리반응, 과민(알레르기)반응, 특이반응, 약물상호작용 등의 4가지 유해약물반응에 대해 설명하고자 한다.

약리반응(pharmacologic reaction)은 약물의 정상적인 효과의 연장으로 나타나는 현상이다. 예를 들어, 고혈압 환자의 혈압을 낮추기 위해 사용하는 약물이 환자의 의식이 상실될 정도로 혈압을 낮추는 경우 약리학적 유해약물반응이 나타났다고 한다.

유해효과를 일으키는 약리반응은 예측이 가능하고, 경미하며, 환자관리의 변경이 필요하지 않다. 빈도와 강도를 예측할 수 있으며, 용량 의존적으로 발생한다. 또한, 대개 약물요법을 중단하면 해결된다.

알레르기반응(allergic reaction)은 과민반응(hypersensitivity reaction)이라고도 하며, 환자의 면역계와 관련이 있다. 면역계의 단백질인 면역글로불린(immunoglobulin)은 약물분자, 그 대사체 또는 약물제형의 다른 성분을 위험한 이물질(foreign substance)로 인식한다. 이물질로 인식된 약물을 중화시키기 위해 면역글로불린이 약물분자에 결합하면 면역반응(immune response)이 일어난다. 이 과정에서 히스타민(histamine), 시토카인(cytokine) 및 다른 염증매개물질인 다양한 화학매개체(chemical mediator)가 유리된다. 그 결과 피부홍반(skin erythema)이나 경미한 발진(rash), 기관지수축, 빈맥과 같은 중증의 반응, 심지어 생명을 위협하는 반응 등의 다양한 반응이 나타날 수 있다.

만약 환자가 어떤 약물에 과민반응을 가지고 있다면 그 환자에게는 해당 약물을 사용할 수 없다. 과민반응에 대한 정보는 환자의 병력을 조사하는 과정 또는 환자를 진료하는 과정에서 얻을 수 있다. 어떠한 경우라도 약물명과 과민반응의 정도와 세부사항에 대해 가능한 한 충분히 기록하도록 노력해야 한다. 예를 들어 'penicillin: 피부발진, 가려움(pruritus)' 또는 'penicillin: 피부발진, 두드러기(urticaria), 응급중재를 요하는 아나필락시스쇼크(anaphylactic shock)'와 같이 자세히 기록해야 한다.

보다 극단적인 질병이나 손상의 경우(예: 암, 뱀에 물린 상처), 보고된 과민반응이나 다른 유해반응이 있더라도 해당 약물을 투여해야만 하는 경우가 있을 수도 있다. 이러한 경우에는 추가적인 약물을 사용하여 환자에게 적절한 전처치를 시행하여 유해반응의 발생을 최소화한다.

특이반응(idiosyncratic reaction)은 약물의 알려진 고유한 약리학적 반응이나 환자의 알레르기반응에 의한 것이 아니라 특정 환자에서 예상치 않게 발생한다. 이러한 반응은 유전적으로 결정된 이상반응으로 약물의 상용량에서 나타나는 것으로 유전적 성향(trait)에 의해 초래되는 비정상적인 약물대사이다. 약물투여에 의해서 밝혀지는 이러한 유전적 소질에 대한 연구를 약리유전학(pharmacogenetics)이라고 한다. 특이약물반응은 대개 약물대사에 관여하는 효소의 결핍이나 과잉에 의해 발생하는데 다수의 약리유전학적 질환이 있으며, 그 일례가 포도당-6-인산탈수소효소(glucose-6-phosphate dehydrogenase, G6PD)결핍이다(문화적 영향 참고).

유해약물반응의 마지막 유형은 약물상호작용에 의한 것이다. 약물상호작용은 2개 이상의 약물이 서로 반응하여 체내에서 원치 않는 효과를 나타내는 것을 의미하고 이러한 효과는 1개의 약물이 다른 약물의 효과를 증강 또는 감소시킴으로써 발생한다. 일부 약물들의 상호작용은 의도적이고, 유익할 수도 있다(표 2.10). 하지만 대부분 임상적으로 중요한 약물상호작용은 유해하다. 특정 약물의 특이한 약물상호작용에 대해서는 해당 장에 보다 상세히 설명되어 있다.

기타 약물효과 Other Drug Effects

약물요법에서 반드시 고려되어야 할 약물과 관련된 기타 사항은 기형발생, 돌연변이유발 및 발암효과이다. 이들은 환자에게 엄청난 손상을 일으킬 수 있으며, 대부분 적절한 감시를 통해 예방이 가능하다.

약물 또는 기타 화학물질의 기형유발작용(teratogenic effect)는 태아의 구조적 손상을 유발하는데 이러한 효과를 일으키는 물질을 기형유발물질(teratogen)이라고 한다. 출생전 발육(prenatal development)에는 발생학적으로 밀접한 관계에 있는 계획된 일련의 연속된 현상이 포함되는데, 이 배아형성(embryogenesis) 과정이 조금이라도 손상되면 기형이 유발된다. 태반(placenta)을 통과하는 약물은 약물유발기형발생(drug-induced teratogenesis)을 일으킬 수 있다. 그러므로 임신 중에 투여된 약물은 다양한 선천기형(congenital

문화적 영향

G6PD결핍

G6PD는 대부분의 사람에게 다량으로 존재하는 효소로 적혈구가 aspirin과 같은 산화제에 노출되었을 때 적혈구의 용혈(hemolysis) 위험을 감소시키는 역할을 한다. 약 13%의 아프리카계 미국 남성과 20%의 아프리카계 미국 여성은 G6PD결핍을 일으키는 유전자를 갖고 있다. 약 14%의 사르디니아인과 50% 이상의 쿠르디스탄계 유대인도 G6PD결핍을 보인다. 이 효소를 정상적으로 보유하고 있는 사람은 이들 약물을 복용하는 데 아무런 문제가 없다. 그러나 이러한 결핍증을 가진 환자가 sulfonamides, 항말라리아제, aspirin 등에 노출되면 생명을 위협하는 적혈구용혈이 초래된다.

anomalies)을 일으킬 수 있다. 태아가 기형유발작용에 가장 취약한 기간은 발생 3주에서 3개월 동안이다. 임산부가 사용하는 약물의 안전성에 대해서 FDA가 정해 놓은 임신범주(pregnancy category)를 활용한다.

돌연변이 유발효과(mutagenic effect)는 생물의 유전적 조성의 영구적인 변화를 의미하고, 염색체구조(chromosome structure), 염색체 수 또는 DNA (deoxyribonucleic acid)분자의 유전부호(genetic code)의 변화를 일으킨다. 돌연변이(mutation)를 일으키는 약물을 돌연변이원(mutagen)이라고 한다. 방사선(radiation), 바이러스(virus), 화학물질(예: 벤젠과 같은 산업화학물질), 약물 등은 모두 사람에서 돌연변이원으로 작용한다. 유전적 과정에 영향을 미치는 약물은 주로 세포복제[유사분열(mitosis)]기에 작용한다.

발암효과(carcinogenic effect)는 약물, 화학물질, 방사선 및 바이러스 등이 암을 유발하는 효과를 의미한다. 이러한 효과를 나타내는 물질을 발암물질(carcinogens)이라고 한다. 암의 외인성 원인은 Box 2.3을 참고한다 .

생약학

PHARMACOGNOSY

초기의 모든 약물은 자연에서 얻어진 물질이었고, 이들 천연약물자원(식물과 동물)에 대한 연구를 생약학이라고 한다. 현재 사용하고 있는 다수의 약물은 합성제제이지만, 처음에는 이들도 자연에서 분리하였다. 약물의 주요한 4가지 원천은 식물, 동물, 무기질(mineral), 실험실합성이다. 식물은 매우 유용하며 강력한 많은 약산과 약염기 약물의 원료이다. 다수의 호르몬제제는 동물에서 유래하였는데 결합에스트로겐(conjugated estrogen)은 임신한 암당나귀에서 유래되어 Premarin이라는 상품명으로 시판되고 있다. Equine은 말에서 유래한 모든 약물에 붙이는 용어이다. Insulin은 돼지와 사람에게서 유래한다. 현재는 재조합 DNA기술(recombinant DNA technique) 덕분에 동물에서 추출한 insulin보다 사람 insulin이 훨씬 더 많이 사용된다. Heparin 역시 돼지에서 유래한 약물이다. 흔히 사용되는 무기질 원료의 약물에는 살리실산(salicylic acid), aluminum hydroxide, sodium chloride 등이 있다.

BOX 2.3 암의 외인성 원인

- 식이습관
- 약물남용
- 발암성 약물
- 작업장의 화학물질
- 방사선
- 환경오염
- 음식물 가공방법
- 음식물 생산방법
- 발암성 바이러스
- 흡연

약경제학

PHARMACOECONOMICS

약경제학은 약물요법의 비용에 영향을 미치는 경제적 인자에 대한 연구이다. 한 가지 예로 원내처방집(hospital formulary)에 포함시킬 하나의 항생제를 고르기 위해 수행하는 경쟁약물에 대한 비용편익분석(cost-benefit analysis)을 들 수 있다. 통상적으로 해당 약물의 총 치료비용과 관련된 치료결과(예: 얼마나 많은 환자가 얼마나 빨리 회복되었나?)에 대해 비교 · 분석한다.

독성학

TOXICOLOGY

독성학은 약물과 기타 화학물질의 독성과 원치 않는 반응에 대한 연구이다. 즉, 생물에 대한 화학물질의 유해효과에 대한 과학이다. 특히 임상독성학은 중독 환자의 치료에 초점을 맞춘다. 중독(poisoning)은 처방의약품의 과량투여, 가정용 세제의 섭취, 뱀에 물린 상처 등 다양한 원인에 의해 초래된다. 독극물통제센터(poison control centers)는 중독 환자를 위한 적합한 치료를 시행할 수 있는 충분한 인력과 정보자원을 갖춘 의료기관이다.

중독 환자의 효과적인 치료는 우선체계에 근거한다. 첫 번째는 기도(airway), 환기(ventilation) 및 순환(circulation)을 유지시켜 환자의 생명기능(vital functions)을 보존하는 것이다. 두 번째 우선순위는 독성물질의 흡수를 예방하고, 사용 가능한 임상기법을 활용하여 독성물질을 체내에서 신속히 제거하는 것이다. 표 2.11에 흔한 독극물과 그에 상응하는 해독제(antidote)가 정리되어 있다.

요약

SUMMARY

약동학, 약력학, 약물치료학, 생약학 및 독성학의 약리학적 원리에 대한 철저한 이해는 간호과정의 약물요법수행, 나아가서 안전하고 우수한 간호업무에 필수요건이다. 간호사는 약리학적 원리를 적용하여 환자를 위한 그리고 환자의 권리를 존중하는 안전하고 효과적인 약물요법을 제공한다. 다양한 약물투여경로와 관련된 간호업무의 고려사항은 표 2.3을 참고한다.

표 2.11 중독의 흔한 원인과 해독제

물질	해독제
acetaminophen	acetylcysteine
유기인제제(예: 살충제)	atropine
tricyclic antidepressants, quinidine	sodium bicarbonate
칼슘통로차단제	intravenous calcium
iron salts	deferoxamine
digoxin 및 기타 cardiac glycosides	digoxin antibodies
ethylene glycol(예: 자동차 부동액), methanol	ethanol
benzodiazepines	flumazenil
β-차단제	glucagon
아편계 약물	naloxone
carbon monoxide(흡입)	oxygen(고농도)

이 교재의 전반에 걸쳐 해독제에 대해 설명되어 있다.

기억해야 할 사항

- 약물요법과 관련된 용어, 즉 약리학, 약동학, 제약학 등의 정의를 숙지해야 한다.
- 약물요법과 관련 간호과정에 있어서 간호사의 역할은 단순히 약물명, 사용 및 관련 중재를 암기하는 것이 아니라 제약학, 약동학, 약력학 등의 철저한 이해를 통한 약물의 과학적인 임상응용에 있다는 것을 명심해야 한다.
- 약물의 작용은 그 약물의 약리학, 제약학, 약동학 및 약력학적 특성과 관련이 있다.
- 약물의 투여경로는 환자의 변수와 약물의 특성에 따라 결정된다.
- 간호업무는 약물과 투여경로에 따라 달라진다.

REVIEW QUESTIONS

1. An elderly woman took a prescription medicine to help her to sleep; however, she felt restless all night and did not sleep at all. The nurse recognizes that this woman has experienced which type of reaction or effect?
   - **a.** Allergic reaction
   - **b.** Idiosyncratic reaction
   - **c.** Mutagenic effect
   - **d.** Synergistic effect

2. The nurse is caring for a patient with cirrhosis or hepatitis, and recognizes that abnormalities in which phase of pharmacokinetics may occur in this patient?
   - **a.** Absorption
   - **b.** Distribution
   - **c.** Metabolism
   - **d.** Excretion

3. A patient who has hypertension is now taking a daily beta blocker. Which term best describes this type of therapy?
   - **a.** Palliative therapy
   - **b.** Maintenance therapy
   - **c.** Supportive therapy
   - **d.** Supplemental therapy

4. The nurse is giving medications to a patient in heart failure. The intravenous route is chosen instead of the intramuscular route. What physical function does the nurse recognize as the most influential when deciding to use the intravenous route of drug administration?
   - **a.** Altered biliary function
   - **b.** Increased glomerular fi ltration
   - **c.** Reduced liver metabolism
   - **d.** Diminished circulation

5. A patient has just received a prescription for an enteric-coated stool softener. When teaching the patient, the nurse should include which statements? (Select all that apply.)
   - **a.** "Take the tablet with 2 to 3 ounces of orange juice."
   - **b.** "Be sure to drink 6 to 8 ounces of water with this tablet."
   - **c.** "Avoid taking all other medications with any enteric-coated tablet."
   - **d.** "Crush the tablet before swallowing if you have problems with swallowing."
   - **e.** "Be sure to swallow the tablet whole without chewing it."

6. Each statement describes a phase of pharmacokinetics. Put the statements in order, with 1 indicating the phase that occurs first and 4 indicating the phase that occurs last.
   - **a.** Enzymes in the liver transform the drug into an inactive metabolite.
   - **b.** Drug metabolites are secreted through passive glomerular filtration into the renal tubules.
   - **c.** A drug binds to the plasma protein albumin and circulates through the body.
   - **d.** A drug moves from the intestinal lumen into the mesenteric blood system.

7. A drug that delivers 300mg has a half-life of 4 hours. How many milligrams of drug will remain in the body after 1 half-life?

8. The nurse is reviewing the various forms of topical medications. Which of these are considered topical medications? (Select all that apply.)
   - **a.** Rectal ointment for hemorrhoids
   - **b.** Eye drops for infl ammation
   - **c.** Sublingual tablet for chest pain
   - **d.** Inhaled medication for asthma
   - **e.** Intradermal injection for tuberculosis testing

정답 **1. b** **2. c** **3. b** **4. d** **5. b, e** **6. a=3, b=4, c=2, d=1** **7. 150mg** **8. a, b, d**

참고문헌

REFERENCES

Center to Advance Palliative Care. What is palliative care? Available at www.getpalliativecare.org/whatis/faq. (Accessed 19 August 2016).

Konig, J. T., Muller, F., & Fromm, M. (2013). Transporters and drug-drug interactions: important determinants of drug disposition and effects. *Pharmacological Reviews*, 65(3), 944–966.

Kids Health from Nemours. G6PD deficiency. Available at http://kidshealth.org/en/parents/g6pd.html. (Accessed 22 August 2016).

Luzzatto, L., & Seneca, E. (2013). G6PD deficiency: a classic example of pharmacogenetics with on-going clinical implications. *British Journal of Haematology*, 64(4), 469–480.

US Food and Drug Administration. Avoiding drug interactions. Available at www.fda.gov/forconsumers/consumerupdates/ucm096386.htm. (Accessed 19 August 2016).

US Food and Drug Administration. Drug interactions: what you should know. Available at www.fda.gov/drugs/resourcesforyou/ucm163354.htm. (Accessed 19 August 2016).

Voelker, R. (2016). News from the Food and Drug Administration. *JAMA: The Journal of the American Medical Association*, 315(19), 2057.

Wessper, J. D., Grip, L. T., et al. (2013). The P-glycoprotein transport system and cardiovascular drugs. *Journal of the American College of Cardiology*, 61(25), 2495–2502.

투약오류: 예방 및 대처

MEDICATION ERRORS: PREVENTING AND RESPONDING

학습목표

이 장을 학습한 후 학생들은:

1. 전문직 간호실무에서 유해약물사고, 유해약물반응, 알레르기반응, 특이반응, 의료과실, 투약오류 등 약물요법과 관련된 용어를 비교한다.
2. 가장 흔히 발생하는 투약오류를 설명한다.
3. 투약오류를 예방하기 위한 전문직 간호실무안을 개발한다.
4. 투약오류에 의한 신체적 · 정서적 영향에 대해 알아본다.
5. 투약오류가 발생했을 때 나이와 문화가 미치는 영향을 논의한다.
6. 투약오류와 관련된 다양한 윤리적 문제를 분석한다.
7. 투약오류의 예방과 이에 대한 대처를 관리하는 기관을 알아본다.
8. 전문직 간호사와 다른 건강관리구성원의 투약오류로 인한 결과를 논의한다.
9. 투약오류의 예방, 대응, 보고 및 문서화를 위한 간호 체계를 개발한다.

주요용어

알레르기반응(allergic reaction) 환자가 특정 약물에 대해 감수성이 있어서 나타나는 면역과민반응으로 유해약물반응의 한 종류

유해약물반응(adverse drug reaction) 치료용량을 투여하였을 때 예상하지 못한 반응

유해약물사고(adverse drug event) 처방된 약물을 투여하거나 투여하지 못하는 일이 원치 않게 발생하는 것

의료과실(medical error) 환자간호과정 중 환자에게 해를 주거나 줄 가능성이 있는 모든 오류를 광범위하게 포괄하는 용어

투약오류(medication error) 환자나 건강관리전문직에 의해 약물이 부적절하게 투여되었을 때 나타나는 예방 가능한 유해약물반응이지만 환자에게 유해할 수도 있고 무해할 수도 있음

투약조정수행(medication reconciliation) 모든 건강관리단계에서 모든 환자의 약물 목록을 정확하고 가장 최신의 것으로 유지하기 위해 건강관리자가 수행하는 절차

특이반응(idiosyncratic reaction) 알레르기반응 외의 약물에 대한 비정상적이고 기대하지 않은 반응으로, 개인에 따라 다르게 나타남

의료시스템은 매우 복잡하고 끊임없이 진화하고 있으며 이에 따라 오류 위험도 증가하고 있다. 1999년의 획기적인 의학연구소(Institute of Medicine, IOM) 보고서 "To Error is Human"은 대중의 관심을 끌었다.

이 보고서에 따르면, 미국 병원에서 의료과실로 인한 환자의 사망 건수는 연간 4만 4천 명에서 9만 8천 명에 이르렀으며, 그 중 예방 가능한 투약오류는 연간 7천 명의 사망자를 발생시켰다. 입원 환자의 3~6.9%가 투약오류를 경험하는 것으로 추정된다.

IOM은 2006년 유사한 보고서를, 2010년 후속 보고서를 발표했는데, 두 보고서 모두 원래 IOM 보고서 이후 예방 가능한 오류의 비율이 크게 달라지지 않았다. IOM 보고서에서 제기되는 매우 중요한 문제 중 하나는 대부분의 투약오류는 개인의 잘못이 아니라 약물 사용 시스템의 파괴로 발생한다는 개념이다. 오류를 예방하기 위한 하나의 열쇠는 오류와 잠재적 오류의 보고이다. 오류를 보고하고 공유하는 것이 같은 오류가 다시 발생하는 것을 막을 수 있는 것으로 나타났다. 오류에 대한 보고 시 보고한 사람에 대한 처벌이 되지 않는 것이 급선무다. 많은 의료기관들이 비경쟁적 환경에서 '환자안전문화(Just Culture)'로 인식하게 되었다. 환자안전문화는 오류에 대한 체계적인 검토 후 적절한 규율을 적용하는 환경이다. 환자안전문화는 유능한 전문직 종사자들이 실수를 한다는 것은 인정하지만, 전문가가 건강에 영향을 미칠 수 있는 습관(절차를 생략하는 방법)을 가질 수 있다는 것도 인지한다. 의료인은 이러한 자신의 습관들을 포함하여 행동에 대해 책임을 진다. 그러나 오류가 시스템이나 업무 과정과 관련될 경우에는 책임에서 자유로울 수 있다. 시스템의 약점으로는 환자안전문화 환경 구현 실패, 과도한 업무량, 예방교육 시간 최소화, 학제 간 소통과 협업 부족 등이 있다. 모든 병원은 투약오류를 분석하고 이를 예방하는 방법을 시행해야 한다. 간호사들은 보고하지 않으면 어떤 변화도 일어나지 않기 때문에 실수를 보고하는 데 시간을 들여야 한다. 오류가 보고

되면 추세를 파악하고 과정을 변경하여 오류가 다시 발생하지 않도록 할 수 있다. 간호사는 자신이 근무하고 있는 기관의 정책과 절차를 따라야 한다.

일반적으로 흔한 오류의 원인으로는 약어의 오해, 처방전 필체의 부정, 구두 또는 전화 처방 시 의사소통 오류, 약물 명칭 혼동 등이 있다. 오류가 발생했을 때 가장 우선시되는 것은 환자를 더 이상의 위해로부터 보호하는 것이다. 모든 오류는 상세분석과 성찰, 향후 예방 조치를 포함하는 위험신호 역할을 해야 한다. 대부분의 연구가 병원에서 발생하는 의료상 과실을 조사했지만, 가정에서도 심각한 투약오류가 많이 발생한다. 한때 병원에서만 사용되던 강력한 약물이 현재 외래환자에게 처방되고 있기 때문에 가정에서 발생하는 오류는 상당히 해로울 수 있다. 가정에서 치명적인 오류의 대부분은 처방약과 알코올 또는 다른 약물의 혼합을 포함한다. 이러한 결과로 인한 무형적 손실은 환자 불만족과 의료시스템에 대한 신뢰 상실을 포함한다. 이는 결국 환자들이 의료서비스 받기를 두려워하게 할 수 있기 때문에 부적절한 건강 결과를 초래할 수 있다. 앞서 언급한 IOM 연구는 의료시스템 내에서 의약품 오류의 논의와 예방에 중요한 역할을 수행해 왔지만, 관련하여 다른 평가도 있다. 의약품 오류의 예방 및/또는 감소 환자 안전과 오류 예방/감소에 초점을 맞춘 한 가지 중요한 새로운 개념은 간호학과 학생(및 의료 분야의 다른 직업들)이 교육 받기를 강조한다. 일부 간호 지도자들과 건강관리 전문가들은 모든 건강관련 직업의 교육이 시스템적인 변화가 필요하다고 주장한다. 다학제 보건 분야 리더들의 정상회담(2002)에서 후속 초기 보고서가 나왔고, 150명의 참가자로 구성된 이 고위급 패널은 "결과에 기반한" 교육 시스템의 목표를 권고했다. 그 결과 기반 교육 시스템은 환자의 요구와 변화하는 건강 시스템의 요구 사항을 모두 충족시키기 위해 임상의가 더 나은 준비를 할 수 있도록 권장되었다(IOM [US] Health Professions Education Summit, 2003). 2003년 IOM 보고서와 Health Professions Education: A Bridge to Quality에서 모든 교육자들은 전문적 발전 과정을 변경하여 간호사를 포함한 의료전문가들이 그들의 직업이 지속적일 뿐만 아니라 개별 환자를 돌보는 것으로 구성된다는 충분한 이해와 수용을 가지고 졸업하도록 해야 한다고 주장하였다. 간호사 지도자들은 이러한 연구 결과를 간호교육의 미래로 지원하고 통합했으며 환자중심간호, 전문가 간 팀워크와 협업, 근거기반실무, 안전 과학, 질 향상 방법, 정보학 등과 관련된 구체적인 역량을 개발했다. 이러한 역량은 향후 간호 커리큘럼의 필수 요소로 간주된다. 'QSEN(간호사를 위한 품질 및 안전 교육)'은 로버트 우즈 존슨 재단이 처음으로 간호교육의 패러다임 전환을 지원하고 달성하기 위해 교수진 개발을 지원한 사업이다. 이러한 교육은 계속해서 간호 커리큘럼에 완전하게 통합될 것이며 전문간호실무에서의 질과 안전의 보장에 중요하다. IOM 연구와 QSEN 사업이 의약품 등 안전에 미치는 영향 때문에 이 장에서 IOM 연구와 QSEN 사업을 언급하는 것이 중요하다. 간호학과 학생들은 이러한 모든 보고서의 중요성을 이해하고 인식하며 전문간호실무의 높은 수준의 질 기준을 지속적으로 추구하면서 교육 및 업무 환경 내에서 끊임없이 변화하는 힘이 되는 것이 중요하다.

투약오류

MEDICATION ERRORS

유해약물사고(adverse drug event)는 약물 사용에 관한 모든 형태의 임상적 문제를 포괄하는 용어이다. 여기에는 투약오류(medication error)와 유해약물반응(adverse drug reaction)이 있다. 유해약물반응은 치료 용량으로 투여된 약물에 대한 예상치 못한, 의도하지 않은 또는 과도한 반응이다. 약물반응의 2가지 형태에는 흔히 나타나는 알레르기반응(allergic reaction)과 드물게 나타나는 특이반응(idiosyncratic reaction)이 있다. 유해한 건강관리결과의 가장 흔한 원인은 투약오류이며, 환자에게 두드러진 효과가 없는 것부터 불구나 사망을 초래하는 것까지 결과가 다양하다. 약물부작용의 다양한 상호관계가 그림 3.1에 설명되어 있다.

투약오류를 논할 때에는 약물사용체계의 모든 단계를 살

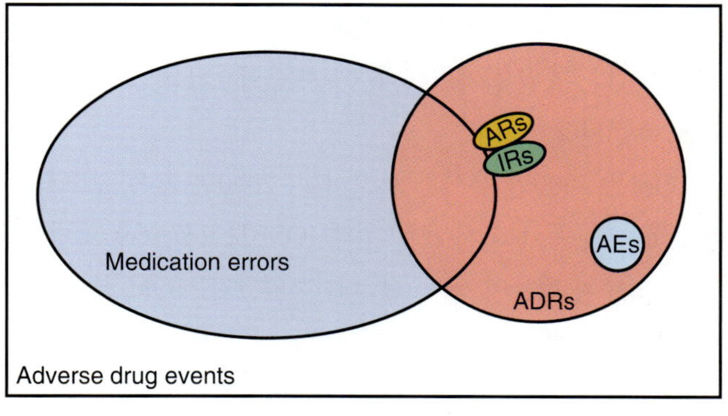

그림 3.1 약물유해반응의 다양한 원인

ADRs, Adverse drug reactions; AEs, adverse (drug) effects; ARs, allergic reactions; IRs, idiosyncratic reactions.

펴보아야 한다. 투약오류의 확인, 대처 그리고 궁극적인 예방에는 약물사용과정 전체를 검토해야 한다. 체계분석적 접근은 1단계마다 'Nine Rights'를 확인하고 건강관리체계 전체, 건강관리전문직, 그 밖에 오류를 일으키는 요인을 모두 검토해야 한다. 또한 언급해야 할 중요한 사항은 '근접오류(near miss)'의 발생이다.

중추신경계약물, 항응고제, 항암제와 같은 일부 약물은 심각한 투약오류를 자주 일으킨다. '요주의 약물(high-alert medication)'들은 잠재적인 독성이 있기 때문에 처방, 조제, 투여 시 특별한 주의가 필요하다. 고위험약물이 다른 약물에 비해 반드시 오류가 더 많이 생기는 것은 아니지만 환자에게 해를 입힐 가능성이 높다. Box 3.1은 요주의 약물을 나열하였다. 철자가 비슷하고 발음이 유사한 약물인 경우 투약오류가 자주 발생한다. 예를 들어 SALAD (sound-alike, look-alike drug)와 LASA(look-alike, sound-alike) 같이 여러 가지 머릿글자로 약물을 나타낸다. 만약 매우 다른 치료효과를 가진 두 약물이 비슷한 이름을 가졌을 경우, 이 약물들을 혼동하면 의도했던 것과 다른 효과가 환자에게 나타날 수 있으므로 매우 위험하다. 투약오류 예방에서 흔히 혼동되는 약물명의 예를 확인하도록 한다. 요주의 약물 및 발음이나 모양이 비슷한 약물에 관한 자세한 정보를 더 원한다면 약품안전연구소(Institute for Safe Medication Practice, ISMP)의 홈페이지(http://www.ismp.org)를 참조한다.

오류에 대한 사회제도의 대응

ISSUES CONTRIBUTING TO ERRORS

투약오류는 약물 입수, 처방, 복사, 조제, 투여, 감시 등의 투약단계 어디에서나 발생할 수 있다. 어떤 연구에 의하면 예방 가능한 유해약물사고의 절반은 처방단계에서 일어난다고

BOX 3.1 요주의 약물의 예

약물군

- Adrenergic agonists, intravenous (IV)(예: epinephrine, phenylephrine, norepinephrine)
- Adrenergic antagonists, IV(예: propranolol, metoprolol, labetalol)
- Anesthetic agents, general, inhaled, and IV(예: propofol, ketamine)
- Antiarrhythmics IV(예: lidocaine, amiodarone)
- Antithrombotic agents, including warfarin, low-molecular weight heparins, IV unfractionated heparin, factor Xa inhibitors (예: fondaparinux. apixaban, rivaroxaban), direct thrombin inhibitors (예: argatroban, bivalirudin, dabigatran etexilate), thrombolytics (예: alteplase. reteplase, tenecteplase), and glycoprotein IIb/IIIa inhibitors(예: eptifi batide)
- Cardioplegic solutions
- Chemotherapeutic agents, parenteral and oral
- Dextrose, hypertonic, 20% or greater
- Dialysis solutions, peritoneal and hemodialysis
- Epidural or intrathecal medications
- Hypoglycemics, oral
- Inotropic medications, IV(예: digoxin, milrinone)
- Insulin, subcutaneous and IV
- Liposomal forms of drugs(예: liposomal amphotericin B) and conventional counterparts(예: amphotericin B desoxycholate)
- Moderate sedation agents, IV(예: dexmedetomidine, midazolam)
- Moderate sedation agents, oral, for children(예: chloral hydrate)
- Narcotics/opiates, IV, transdermal, oral (including liquid concentrates, immediate and sustained-release formulations)
- Neuromuscular blocking agents(예: succinylcholine, rocuronium, vecuronium)
- Parenteral nutrition preparations
- Radiocontrast agents, IV
- Sterile water for injection, inhalation and irrigation (excluding pour bottles)in containers of 100mL or more
- Sodium chloride for injection, hypertonic, greater than 0.9% concentration

특수약물

- epinephrine, subcutaneous
- epoprostenol (Flolan), IV
- insulin U-500 (special emphasis)[a]
- magnesium sulfate injection
- methotrexate, oral, nononcologic use
- opium tincture
- oxytocin, IV
- nitroprusside sodium for injection
- potassium chloride for injection concentrates
- potassium phosphates injection
- promethazine, IV
- vasopressin, IV or intraosseous

[a] 모든 형태의 인슐린, subQ와 IV는 요주의 약물 종류로 간주된다. 인슐린 U-500은 특별히 강조하기 위해 선택되었다. 인슐린 U-500은 농축된 형태의 인슐린으로 사용시 발생할 수 있는 오류의 유형을 예방하기 위한 뚜렷한 전략의 필요하다.
From Institute for Safe Medication Practices. ISMP's list of high-alert medications. Available at www.ismp.org/Tools/highalertmedications. pdf. Accessed August 18, 2016.

한다. 처방오류는 대부분 처방단계에서 약사가 발견하고 투여 전에 간호사가 발견한다. 다음으로 흔한 투약오류는 간호사가 약물을 투여할 때이고, 그 다음으로는 조제오류, 복사오류이다. 간호사와 약사는 투약오류를 예방하는 데 매우 중요한 역할을 하므로 좋은 협력관계를 맺는 것이 매우 중요하다. 병원 약사는 보통 하루 24시간 1주일에 7일 동안 근무하므로 간호사는 약물치료에 관해 질문이 있을 때 언제든지 연락할 수 있다.

투약오류를 식별하고 해결하는 과정에서 '근접오류'도 고려해야 한다. 근접오류는 결과를 제외하고 예방 가능한 부작용과 구별할 수 없는 상황으로 정의된다. 환자는 여전히 위험한 상황에 노출되어 있지만 조기 발견(오류)이나 우연(운)을 통해 해를 입지 않았다. 의료 연구 및 품질 기관(The Agency for Healthcare Research and Quality, AHRQ)은 근접오류를 "우연(운)으로 인해 환자에게 부상을 일으키지 않은 사건이나 상황"으로 정의한다. ISMP의 기사에 따르면 AHRQ 정의는 '사건' 또는 '상황'을 초래한 무해한 오류가 환자에게 도달했는지 여부를 명확하게 밝히지 않고 시스템 제어에 대한 지속적인 평가를 지원하지 않는다는 점에서 문제가 있다. 오류가 환자에게 도달하면 오류를 포착하거나 환자의 피해를 방지하는 데 도움이 된다. 이 정의는 환자의 피해를 피하는 것이 우연이라는 것을 의미한다. ISMP 설문 조사에 따르면 'close call'이 더 나은 용어라고 제안한다('close call'은 환자에게 도달하기 전에 확인되고 밝혀진 사건 또는 상황 또는 오류).

주요 병원인증기관인 의료평가기관(Joint Commission)은 2006년에 Speak Up이라는 환자의 대중적 인식 캠페인을 시작했다. 이 캠페인의 핵심은 건강관리에 있어 목소리를 높여 환자가 좀 더 적극적으로 필요하다고 느낄 때에는 언제든 건강관리제공자에게 질문하라는 것이다. 자신의 질병과 건강관리에 대해 더 배우고 모든 건강관리단계에서 자신의 안전을 지킬 수 있으므로 환자에게는 효과가 2배가 된다. ISMP는 약물 안전 오류에 대한 훌륭한 자원이며 이러한 오류를 예방하기 위한 팁이다. ISMP 웹 사이트는 www.ismp.org이며 학생들이 이것을 활용하도록 권장된다. 세계보건기구(WHO)에도 오류 감소 팁이 있다(Box 3.2).

투약오류는 컴퓨터 처방과 약물포장의 바코드와 같은 기술을 효과적으로 사용하면서 줄어들었다. 미국식품의약품안정청(U.S. Food and Drug Administration, FDA)은 모든 처방약과 비처방약에 바코드를 사용하도록 하는 규정을 신설했다. 그러나 엄청난 비용 때문에 미국 병원 중 소수만이 바코드를 사용하고 있다. 대부분 병원행정자는 비용절감에 대한 압박을 지속적으로 받고 있기 때문에 비용은 기술개선에 있어서 장애가 된다. 전자기록과 컴퓨터 처방입력시스템을 갖춘 자동화된 약물조제실을 포함한 현대적 기술을 적용하려면 수천 달러에서 수천만 달러에 이르는 비용이 든다. 하지만 이러한 다양한 기술진보가 투약오류를 줄이는 것으로 나타났다. 예들 들어 컴퓨터 입력으로 수기가 줄었고, 특히 용량과 같은 많은 처방기능을 표준화했다. 약품의 바코드는 환자의 침상 곁에서 간호사가 전자장비를 사용하여 정확한 약물인지를 확인할 수 있게 해준다. 컴퓨터 프로그램은 흔히 약제부에서 잠재적인 약물상호작용을 심사하는 데 사용된다. 그러나 이러한 기술의 장점에도 불구하고, 장비사용에 대한 적절한 교육을 받지 못하거나 사용법이 복잡하여 익히기 어렵거나 과중한 업무(예: 간호사 부족)로 인해 기술적 진보가 계획했던 만큼 오류를 줄이지 못하는 것으로 나타났다.

또한 새로운 투약오류가 발생할 가능성들이 나타났다. 잘못된 약물 또는 잘못된 환자를 선택할 수 있는 가능성을 포함

안전과 질 향상: 투약오류의 예방

철자가 비슷하거나 발음이 비슷해서 흔히 혼동되는 약물명

약물명	설명
carboplatin과 cisplatin	다른 종류의 항암제
Celebrex와 Celexa	항염증약제와 항우울제
Depakote와 Depakote ER	같은 약; 속효성과 서방형
dopamine과 dobutamine	매우 다른 강도를 가진 혈관수축제로 dobutamine는 강력한 심장수축 효과도 가지고 있음
glipizide와 glyburide	서로 다른 항당뇨병제
Humulin과 Humalog	단기작용과 속효성 insulin
Lamictal과 Lamisil	항경련제, 기분안정제와 항진균제
metronidazole과 metformin	항생제와 항당뇨병제
MiraLax와 Mirapex	완하제와 항파킨슨약물
morphine과 hydromorphone	효능이 다른 두 가지 아편유사제
oxycodone과 OxyContin	oxycodone 즉시 방출 제제(속효정), OxyContin 제어 방출 제제(서방정)
Paxil과 Plavix	항우울제와 항혈전제
Trazodone과 tramadol	항우울제와 진통제

Additional examples can be found at www.ismp.org/Tools/confuseddrugnames.pdf. Accessed August 18, 2016.

하여 알르레기 또는 약물상호작용 경보의 우선 순위를 컴퓨터에 입력하는 과정에서 오류가 발생할 가능성이 있다. 간호사는 의료시스템이 잠재적인 투약오류를 제거한다고 가정해서는 안 되며, 항상 명확해 보이지 않는 문제에 의문을 제기해야 한다. 모든 의료전문가들은 문제를 의료시스템의 기술적인 측면에서만 해결하려고 하지 말고 각 의료기관이 시행하는 단계를 따라야 한다.

모든 건강전문가들은 업무를 진행하기 전에 필요한 정보를 이중확인(double-check)해야 한다. 간호사의 경우 약물투여 중지 및 확인, 투여 전 약물에 대한 알림이 이에 해당한다. 아무리 유능한 의료 제공자라도 모든 약을 다 알거나 즉시 기억할 수는 없다. 건강전문가들을 위한 의약품 정보를 위한 수많은 인쇄물 및 온라인 출처가 있다.

환자의 안전을 지키는 것은 간호학과 학생의 교육과정부터 시작되어야 한다. "물어보지 않는 것이 가장 어리석은 질문"이라는 말처럼 학생들은 건강관리제공 시 자신감뿐만 아니라 자기감시라는 좋은 습관을 가지고 임상을 시작해야 한다.

일반적으로 학생간호사들이 일으키는 오류로는 비정상적인 투여시간, 약물투여기록에 관한 사항(기록하지 않거나, 추가용량을 투여하고 기록하지 않거나, 투약 전 환자의 기록을 검토하지 않는 것), 투약을 중단하거나 보류하는 것, 활력징후나 임상검사결과를 모니터하지 않는 것, 경구투여 약물을 주사하는 것, 여러 환자의 약을 한 번에 준비하는 것, 처방과 다르게 용량을 조제하는 것 등이 있다. 투약오류에 관련된 모든 사람이 할 수 있는 가장 중요한 일은 환자의 평가와 모니터링 외에 오류가 발생했다고 보고하는 것이다.

환자간호를 향상시키기 위해서는 의료팀의 모든 구성원 사이의 효과적인 의사소통이 필요하다. 대부분의 간호사가 의사의 부적절한 행동(disruptive behavior)을 목격하거나 경험했다고 말했다. 이러한 행위는 잠재적으로 환자간호에 나쁜 영향을 줄 뿐만 아니라 직원들의 불만족을 야기함으로써 이직하게 한다고 밝혔다. 미국의학협회(American Medical Association, AMA)의 정의에 따르면, 부적절한 행동이란 부정적인 방식으로 환자간호에 영향을 주거나 줄 가능성이 있는 개인적인 언어 또는 신체적 행위이다. 이러한 행위는 (1) 협박과 폭력, (2) 부적절한 언어 사용, (3) 성희롱, (4) 환자의 요구나 직원의 요구에 대한 부적절한 대처 등이다. 간호사와 기타 전문직 종사자는 모든 종류의 부적절한 행동을 상사에게 보고해야 한다.

다행히도, 의사와 건강관리 팀 구성원 간의 의사소통은 점차 향상되고 있다. 이것은 의학교육에서 팀을 강조하는 교육을 하고 있기 때문이다. 이러한 접근은 건강관리 전달이 매우 복잡해졌고 구성원 전체가 모든 사실을 다 알지 못하면 결국 환자의 모든 요구를 충족시켜 주지 못한다는 것을 인식하면서 개선되고 있다.

BOX 3.2 환자안전 해결책을 위한 WHO 협력센터와 Speak Up 캠페인

WHO의 웹사이트에서는 약물투여와 환자간호 시 환자의 안전을 위해 일정한 정보를 제공한다. WHO에서 제시하는 유해사고 예방에 대한 지식이 있다면 어디에서도 유해사고가 발생하지 않을 것이다. 그러나 지식이 실무에 적용되지 않는다면 지식은 쓸모가 없다. 환자안전 해결책을 위한 WHO 협력센터는 환자안전 제안을 마련하여 환자간호과정 재설계의 가이드라인을 제시하고 모든 환자에게 발생할 수 있는 투약오류를 예방할 수 있도록 하고 있다.

WHO 센터에서 승인한 환자안전 솔루션에 대한 정보는 www.ccforpatientsafety.org에서 확인할 수 있다. 이러한 환자안전에 관한 주의로는 글씨가 비슷하고 발음이 비슷한 약물을 혼동하지 않을 것, 환자를 정확하게 확인할 것, 간호 팀이 환자를 인계받을 때 의사소통을 많이 할 것, 정확한 부위에 정확하게 투약할 것, 정확하게 투약을 준수할 것, 카테터의 연결을 확실하게 할 것, 일회용 주사기를 사용하고 손을 깨끗이 씻을 것 등이다.

환자안전에 관한 좀 더 자세한 정보는 의료평가기관과 메디케어와 메디케이드 서비스를 위한 센터(Centers for Medicare and Medicaid Services)의 캠페인에서 제공하고 있다. 이 단체에서는 건강관리오류를 방지하는 데 환자들이 적극적인 역할을 하고, 관여하며, 정보를 가지도록 권장한다. Speak Up 캠페인은 소책자, 포스터, 인터넷 광고 등에서 환자의 다양한 안전을 강조하고 있으며 대중들에게 다음과 같은 사항을 독려한다. (1) 궁금한 점이 있으면 거리낌없이 말하도록 한다. (2) 환자는 스스로 건강에 주의를 기울이고 의학적 진단에 대해 배우고 정보를 얻는다. (3) 가족이나 친구에게 환자 자신의 조언자가 되어달라고 부탁한다. (4) 환자는 자신의 복용하는 약물과 복용하는 이유를 알아야 한다. (5) 병원, 응급센터 등 전문 의료기관을 이용하도록 한다. (6) 환자 본인이 의료 팀의 중심이므로, 치료에 대한 모든 의사결정에 참여한다. Speak Up 사용에 대한 자세한 내용과 사용 가능한 자료를 보려면 www.jointcommission.org/speakup.aspx를 이용한다.

투약오류의 예방, 대처, 보고 및 기록: 간호사 측면

PREVENTING, RESPONDING TO, REPORTING, AND DOCUMEN-TING MEDICATION ERRORS: A NURSING PERSPECTIVE

투약오류의 예방 Preventing Medication Errors

이 장 전반부에서 언급한 것과 마찬가지로, 투약오류는 환자나 건강관리전문직에 의해 약물이 부적절하게 투여되었을 때 나타나는 예방 가능한 유해약물반응이다. 투약오류 보고와 예방을 위한 국가조정위원회(National Coordinating Council)가 2005년 정의한 바에 따라 투약오류를 분리하면 (1) 오류 없음(오류가 일어날 수 있는 환경과 사건이었음에도 불구하고), (2) 해를 입히지 않은 투약오류, (3) 해를 입힌 투약오류, (4) 사망을 초래한 투약오류로 나뉜다.

투약오류를 예방하기 위해서는 (1) 여러 체계에서 확인하고 감시하는 과정이 있어야 한다. (2) 의사는 정확하게 읽을 수 있는 처방을 작성해야 하며 가능하면 컴퓨터에 입력하는 방식으로 해야 한다(CPOE에 대한 근거기반실무 참조). (3) 투약의 모든 과정에서 염려되는 점이 있거나 명확성이 부족한 경우 약물 처방부터 시작하여 전체 약물투여과정에 걸쳐 계속해서 약사나 최신문헌(지난 3~5년 이내)과 같은 권위 있는 정보원을 참조한다. (4) 간호사는 투약 전 약물을 3번 확인하고 의문이나 염려되는 점이 있으면 권위 있는 정보원을 참조한다. (5) 본 장에서 앞서 설명한 바와 같이, 의약품투여의 기본 'Nine Rights'는 일관성 있게 사용될 필요가 있다. 의약품투여의 원칙을 이행하는 것은 의약품 오류의 가능성을 상당히 감소시키는 것으로 나타났다. 소아 환자의 투약오류와 이 연령에 대한 특별 고려사항에 대한 내용은 환자중심간호: 소아 환자에 대한 고려를 참조한다. 의약품 오류를 방지하는 방법을 보다 간결하고 자세히 나열하려면 안전과 질 향상: 투약오류의 예방을 참조한다.

투약오류의 대처, 보고 및 기록하는 법

Responding to, Reporting, and Documenting Medication Errors

투약오류를 대처하고 보고하는 것은 간호사의 전문적인 책임 중 한 부분이다. 투약오류 및 근접오류가 발생했다면, 학생 간호사에 의한 것이든 간호사에 의한 것이든 상관없이 투약오류를 보고해야 하며, 이때 기관의 정책과 절차에 따라 오류를 기록하고 보고해야 한다. 환자를 사정하여 긴급한 안전문제가 발견되면 의사와 간호관리자에게 오류를 즉각 보고해야 한다. 투약오류 후 환자의 상태가 악화되거나 세밀한 모니터가 필요하여 환자를 혼자 남겨둘 수 없다면, 의사에게 연락하는 동안 동료 간호사나 다른 의료전문직이 환자 곁에 머무르면서 적절하게 간호해야 한다. 의사가 추후 처치를 지시하거나 해독제를 처방하면 의사가 지시한 대로 수행해야 한다. 기

법적 · 윤리적 원칙

약어의 사용

투약오류는 흔히 약어를 잘못 이해해서 발생한다. 그래서 투약오류보고와 예방을 위한 국가조정위원회(National Coordinating Council for Medication Error Reporting and Prevention)는 다음의 약어를 풀어서 쓰고 약어를 사용하지 말도록 권고한다. 미국약전(U.S. Pharmacopeia)과 약품안전연구소(Institute of Safe Medication Practices)는 가능한 한 약어 사용을 금지하고 있다.

약어	뜻	흔한 실수
U	Units	zero(0), a four(4), cc로 잘못 읽힌다.
mcg (μg)	Micrograms	mg(milligrams)으로 잘못 읽힌다.
AD, AS, AU	오른쪽 귀, 왼쪽 귀, 양쪽 귀	라틴어 약어 'OD'(오른쪽 눈), 'OS'(왼쪽 눈), 'OU'(양쪽 눈)로 잘못 읽을 수 있다.
OD, OS, OU	오른쪽 눈, 왼쪽 눈, 양쪽 눈	라틴어 약어 'AD'(오른쪽 귀), 'AS'(왼쪽 귀), 'AU'(양쪽 귀)로 잘못 읽을 수 있다.
Q.D.	'매일'이라는 라틴어	'Q'다음의 쉼표가 'I'로 잘못 읽혀 1일 1번이 아닌 'QID'(1일 4번)로 투여된다.
Q.O.D.	'격일'이라는 라틴어	'QD'(매일) 또는 QID로 잘못 읽힐 수 있다. 'O가' 제대로 쓰여지지 않으면 쉼표나 'I'로 보일 수 있다.
D/C	Discharge 또는 discontinue	D/C['퇴원(discharge)'을 의미]가 '중단(discontinue)'으로 잘못 이해되어 투약이 조기에 중단될 수 있다. 중단은 Stop이라는 용어를 사용해야 한다.
HS	Half strength	라틴어 약어인 'HS'[잠자기 전(hour of sleep)]로 잘못 읽힐 수 있다.
cc	Cubic centimeters	잘못 쓸 경우 'U'(units)로 혼동할 수 있다.

From Institute for Safe Medication Practices. ISMP's list of error-prone abbreviations, symbols, and dose designations. Available at www.ismp.org/tools/errorproneabbreviations.pdf. Accessed August 19, 2016.

억해야 할 것은 투약과정과 투약오류에 있어서 간호사는 환자의 신체상태와 안전을 최우선적으로 고려해야 한다는 점이다.

투약오류가 발생하면 간호사는 기관의 정책과 절차에 따라 사고보고서 등 적절한 모든 문서를 작성해야 한다. 이때에는 오직 오류에 관련된 사실만으로 기록하여야 한다. 서류기록은 항상 정확하고 완전하며 객관적이어야 한다. 기록할 때는 '실수(error)'와 같은 개인적인 판단이 포함된 용어를 피해야 한다. 간호사는 투약된 약물, 실제 투여량, 처방에 관한 자세한 사항(예: 환자가 틀림, 투여경로가 틀림, 시간이 틀림 등)과 같은 사실적인 정보를 차트에 기록해야 한다. 환자의 신체적·정신적 상태의 어떤 변화라도 보고해야 하며, 의사가 보고를 받았는지와 모든 추후의 조치 및 처방을 기록해야 한다. 또한 환자에 대한 모니터링도 계속해야 한다.

대부분의 기관들은 투약오류가 발생하면 사건보고서를 포함한 부가적인 서류를 요구하므로 기관의 정책과 절차에 따라 사건보고서를 작성해야 한다. 문서는 오류 교정을 위해 취해진 행위뿐 아니라 오류에 대한 사실만이 기록되어 있어야 하고, 사고를 조사하는 데 도움이 되도록 양식에 맞게 작성해야 한다. 이러한 서류가 위기관리부서에 전달되면, 사실적인 정보들로 추후의 오류를 예방하는 데 도움을 줄 수 있다. 작성된 사건보고서는 환자차트에 철하지 않도록 하며, 사건보고서의 복사본을 보관해두어서도 안 된다. 실제 투약오류와 투약오류 의심에 대한 보고는 익명으로 할 수 있어야 오류보고를 향상시킬 수 있으며, 투약실무를 좀 더 안전하게 할 수 있다. 내부인사기반의 오류추적시스템은 정책과 절차를 개발하는 데 도움이 되는 자료를 만들 수 있으므로 모든 기관의 약제부서는 유해약물사고 모니터 프로그램을 가지고 있어야 한다.

건강관리기관뿐 아니라 간호사들 역시 투약오류에 대한 외부보고에 참여할 수 있다. 대규모로 안전정보를 수집하고 배부하는 국가 차원의 비밀보고프로그램이 있다. 이 중 한 가지가 미국약전투약오류보고제도(U.S. Pharmacopeia Medication Errors Reporting Program, USPMERP)이다. USPMERP는 투약오류와 그 이유, 잠재적인 오류에 대한 국가 차원의 데이터베이스를 가지고 있다. 건강관리전문직 누구라도 USPMERP에 접속하여 오류를 보고할 수 있다. 이 프로그램에서 수집된 자료를 근거로 주요기관들이 변화한다. MedWatch는 FDA에서 제공하는 또 다른 오류와 유해약물사고 보고프로그램으로 누구라도 투약이나 약품장비에 관한

근거기반실무

CPOE 시스템 적용으로 인한 병원의 투약오류 감소

개요

병원에서 투약오류의 발생은 흔하고 비용이 많이 들며 때로는 환자에게 해로울 수 있다. 약물은 전염병 치료, 만성질환 증상 관리, 통증 완화에 사용되지만 약을 복용하는 데에는 위험이 있다. 미국에서는 매년 약물부작용 또는 약물 사용으로 인한 부상으로 인해 병원 응급실을 방문하는 사람이 70만 명 이상이다. 이 연구의 목표는 전산 처방 입력(computerized provider order entry) 시스템을 통한 CPOE를 통해 병원의 투약오류 감소에 대한 국가 추정치를 개발하는 것이다.

방법론

체계적인 문헌 고찰이 수행되었으며 투약오류에 대한 CPOE 시스템의 효과에 대한 요약 추정치를 설정하는 데 사용되는 무작위 효과 메타 분석 기법이 사용되었다. 통합된 추정치는 다음에서 수집된 데이터와 결합하였다. 2006 American Society of Health-System Pharmacists Annual Survey, 2007 American Hospital Association Annual Survey, and its 2008 Electronic Health Record Adoption Database Supplement.

결과

처방약 처리에 CPOE 시스템 사용 후 해당 처방에 대한 투약오류 가능성이 48% 감소했다. 2008년에 주어진 효과 크기와 병원에서의 CPOE 채택 및 사용 정도를 고려하여 투약오류가 12.5% 감소할 것으로 추정했는데, 이는 미국에서 1년 동안 약 1,740만 개의 투약오류를 예방하는 것과 같다. 이 연구의 결과는 CPOE 시스템이 입원 환자 급성치료 환경에서 투약오류의 빈도를 상당히 줄일 수 있음을 시사한다.

간호실무에 적용

IOM은 입원 환자에서 하루에 평균 한 번 이상의 투약오류가 있다고 추정한다. CPOE 시스템 활용으로 모든 투약오류로 인한 피해 1/4 이상을 예방할 수 있으며, 투약오류와 환자 피해를 줄이는 한 가지 방법이 될 수 있다고 추정된다. 간호사는 투약 처방과 관련된 손글씨 해석 및 부정확한 필사를 직접 처리해야 한다. CPOE를 통한 처방은 실제로 잘못된 필체 또는 잘못된 필사로 인한 오류를 줄일 수 있다. CPOE 시스템의 투약오류 예방 효과에도 불구하고 미국에서의 채택 및 사용은 미미하다. 간호사는 CPOE 시스템 사용을 옹호하고 CPOE 시스템의 영향 및 투약오류 예방에 관한 전문간호 연구를 수행할 수 있다. CPOE 시스템과 투약오류 예방 간의 연관성을 연결하기 위해 다양한 의료 분야의 향후 연구가 필요하다.

Data from Centers for Disease Control (CDC) and Prevention: Medication Safety Program. Centers for Disease Control and Prevention, National Center for Emerging and Zoonotic Infectious Diseases (NCEZID) Division of Healthcare Quality Promotion (DHQP), 2013. Available at www.cdc.gov. Updated November 14, 2013. Accessed February 25, 2014.

안전과 질 향상: 투약오류의 예방

투약오류 예방방법

- 투약오류에 대응하는 첫 번째 단계는 약물알레르기, 활력징후, 임상검사 결과에 관한 정보를 사정하는 것이다.
- 투약하기 전 환자를 식별하기 위해 2가지 기준을 사용한다.
- 자신이 준비하지 않은 약물을 투약하지 않는다.
- 구두나 전화 처방을 최소화한다. 만일 하게 된다면 의사에게 처방내용을 반복해서 확인하고 약물이름을 분명하게 천천히 철자를 큰소리로 확인한다.
- 투약기록과 교육용 매체에 각 약물이 사용되는 이유를 나열한다.
- 혼동, 잘못된 의사소통, 오류의 위험이 있으므로 약자, 의학적 속기 그리고 첫 글자를 약어로 사용하지 말아야 한다.
- 투여경로를 포함하여, 처방에 대해 어떤 것도 추측하지 않아야 한다. 약처방에 어떤 의문이라도 있다면 결코 의사가 옳을 것이라고 추측하지 말아야 한다. 항상 환자편에서 모든 의구심이 해결될 때까지 탐구하여야 한다.
- CPOE가 일반적이지만 서면 명령을 사용하는 경우 읽기 어렵게 쓰인 처방을 파악하려고 노력하지 말고 의사에게 연락하여 분명하게 확인한다. 알아보기 어려운 처방은 환자의 안전을 위협하는 것이다. 처방의 어떤 부분이라도 의심이 된다면, 항상 의사에게 확인해야 한다. 약물, 복용량, 시간, 환자 및 경로가 정확한지 확인한다.
- CPOE 시스템은 일반적으로 임상 의사결정 지원 시스템(CDSS)과 짝을 이루며, 이는 약물 처방 및 검사 단계에서 오류를 예방하는 데 도움이 된다.
- 끝자리에 0을 사용하지 말아야 한다(예: 1.0mg). 끝자리에 0을 사용하면 용량과다가 발생할 위험이 크다. 예를 들어 '1.0mg warfarin sodium'을 10배 많은 '10mg warfarin'으로 잘못 읽을 수 있다. 대신 '1mg'이나 'one mg'을 사용한다.
- 소수점 앞에 0을 빠뜨리는 것 또한 용량과다를 일으킬 수 있다. 예를 들어 .25mg digoxin이라고 적는다면 100배 많은 25mg digoxin으로 잘못 읽을 수 있다. 반드시 '0.25mg'으로 쓴다.
- 모든 라벨, 유효기간, 희석조건, 경고사항을 주의 깊게 읽어야 한다.
- 투약의 새로운 기법과 장비에 익숙해지도록 한다.
- 발음이 비슷한 이름이 많으므로 일반명을 사용하여 투약오류를 줄이도록 한다.
- 환자가 말하는 걱정에 귀 기울이고 존중한다. 환자가 이전에 복용하지 않았던 약이라면 일단 투약을 중지하고 들어본 후 검토해본다.
- 간호사는 자신의 건강을 유지하도록 노력하며 시간을 너무 바쁘게 보내지 말아야 하고 교육에 힘써야 한다.
- 업무환경을 향상시키고 간호사와 환자의 권리를 지켜나가기 위해 전문직 간호단체에 가입하여 간호학생과 다른 전문직 간호사들과 교류를 가진다.
- 분리해도 되는 형태의 약물인지에 대한 최신의 정보를 어디서 찾을 수 있는지 숙지하여야 하며 이를 환자에게 교육시킨다.
- 입원이나 전원한 환자의 모든 약물을 보관해 두고 약을 중복해서 주거나 실수로 복용하지 않도록 한다. 이러한 사고가 생긴 경우 현재 약물 처방전을 확인하여 잘못된 부분을 찾아내야 한다.
- 만일 약물기록이 다시 적혀 있거나 재입력되어 있다면 최신기록과 대조하고 이러한 절차의 정당성을 기관의 정책과 절차에 따라 행동한다.
- 약물처방을 실행하기 전에 항상 환자의 몸무게를 기록해두면 용량오류를 줄이는 데 도움이 된다.
- 요주의 약물(독성이 높은 약물)이나 고위험 환자(소아나 노인 환자)의 약물용량은 매번 다시 계산한다. 치료혈청농도와 독성 수치 사이의 범위가 매우 좁기 때문이다.
- 약물투여 및 주의를 기울이는 과정에서 중단을 최소화한다.
- 성인 용량형이 아동 환자에게 조제되면 항상 오류를 의심하여야 한다.
- 필요한 경우 적절한 통역가를 찾고 환자가 무슨 말을 하려는지 절대 추측하지 않는다.
- 병원과 가정에서 환자가 능동적 역할을 하여 투약오류를 방지할 수 있도록 환자를 교육한다.
- 환자의 안전을 향상시키는 법안을 옹호하며 정책적으로 관여한다.

문제점을 전화나 편지 또는 웹에서 보고할 수 있다. 안전투약연구소(Institute for Safe Medication Practices)와 의료평가기관(Joint Commission)에서도 안전을 강화할 목적으로 건강관리제공자들에게 유용한 정보와 보고서비스를 제공하고 있다.

환자에게 실수를 알리는 문제

Notification of Patients Regarding Errors

2001년 Journal of Clinical Outcomes Management에 간호 중 발생한 실수를 환자에게 모두 알려야 할 기관이나 의료인의 의무에 대한 획기적인 논문이 발표되었다. 이 논문은 실무에서 윤리를 강조할 뿐만 아니라, 법적인 문제를 다루고 있다. 이는 의료실수를 환자에게 알리는 문제에 관한 논의의 시초가 되었다. 환자가 변호인을 찾는 주 동기는 자기자신과 의료 제공인 사이의 권리의 불균형이며, 경제적인 부담도 있다. 간호가 체계적이라면 분명한 실수를 사과할 수 있고, 받아들일 수도 있는 선택의 여지가 있으며 경제적인 보상도 제공할 수 있다(예: 여비, 임금손실). 이 연구는 간호체계화가 소송을 피하며, 보다 더 경제적인 안정적인 방법이라고 한다.

예상되는 간호사의 투약오류의 결과

Possible Consequences of Medication Errors

투약오류의 결과는 심각하지 않은 것부터 영구적인 신체장애, 심지어 사망까지 나타날 수 있다. 투약오류는 간호사, 학생간호사 등을 포함하여 간호인력 모두에게 발생할 수 있다. 환자에게 심각한 사고 또는 사망사고는 매우 감정적인 피해를 주게 된다. 간호사는 의료과오소송에서 경제적 부담을 져야 하는 피고가 된다. 많은 간호사들은 이러한 이유 때문에 대부분 기관의 보험으로 처리되는 병원에 종사하는 간호사라 할지라도 의료과오보험에 개별적으로 가입하고 있다. 간호사는 개인적으로 의료과오보험에 가입여부를 결정하기 전에 기관에서 보호되는 범위를 문서로 확인해야 한다.

투약오류에 관한 행정처분은 기관마다 다르고, 실수의 정도에 따라 다르다. 계속 교육을 받게 하거나 보수교육을 지시할 수 있다. 특수한 사건에 따라 계약보류 또는 종료 등의 징계가 내려질 수도 있다. 그러나 대부분의 병원은 의료사고에 대하여 징벌을 하지는 않는다. 주정부의 간호규제를 위반한 간호사를 그 주의 간호위원회가 충고를 하거나 징계할 수 있다. 간호위원회는 간호사자격을 정지하거나 영구적으로 취소할 수 있다. 임상경험이 부족한 학생간호사는 일반적인 실수뿐만이 아니라 투약오류를 피하기 위해 특히 주의하여야 한다. 학생들은 이 과정이 맞는지 의심이 생기면, 임상지도강사나 더 경험이 많은 간호사와 상의해야 한다. 그럼에도 불구하고 학생간호사가 실수하면, 학생은 즉시 임상지도강사에게 보고해야 한다. 환자는 모니터링 또는 투약을 추가로 요청할 수 있으며, 의사도 이를 알려 주어야 한다. 이러한 상황을 피하는 것이 좋고, 학생간호사에게는 스트레스이지만 배울 수 있는 경험을 얻게 되므로 결국은 유익하다. 그러나 심각한 실수를 한 학생간호사는 징계처분을 받을 수 있다. 간호학과 프로그램상에서 임상근무의 추가 또는 임상과정을 반복시키거나 정지 또는 제명할 수도 있다.

치료 전환과 관련된 오류

ERRORS RELATED TO THE TRANSITION OF CARE

치료 전환은 한 요양 시설에서 다른 시설 또는 집으로 환자의 이동을 설명하는 용어이다. 치료 전환 중에 발생하는 대부분의 오류는 의료 제공자 간의 잘못된 의사소통에서 비롯된다. 투약조정수행(medication reconciliation)은 의료기관에 입·출고하는 모든 지점에서 약물이 '조정'되는 과정이다. 투약조정수행을 위해 환자는 현재 복용 중인 모든 약물(약초 포함) 제품 및 비처방 약품 목록을 제공해야 한다. 그러면 처방자는 해당 약물을 평가하고 전환 시 계속될 것인지 결정한다. 투약조정수행은 환자가 집에서 복용하는 것과 병원에서 복용하는 것 사이에 불일치가 없도록 설계되어 있다. 투약조정수행은 의료기관 입원, 수술 후 이송, 중환자 실 안팎으로, 퇴원 시 발생한다.

환자중심간호: 소아 환자에 대한 고려

투약오류

소아 환자가 치료 중에 해를 입을 수 있는 모든 방법 중 투약오류가 가장 흔하다. 노인 환자와 마찬가지로 투약오류가 발생하면 사망 위험이 더 높다. 여러 연구 결과에 따르면 입원한 어린이 10명 중 약 1명이 투약오류의 영향을 받는다. 소아과에서 투약오류의 위험이 가장 높은 환자에는 (1)2세 미만, (2)중환자실(ICU), 특히 신생아 ICU, (3)오전 4시~오전 8시까지 또는 주말에 응급실에 있는 중환자, (4)정맥 및/또는 화학요법 약물을 받는 사람, (5)몸무게가 기록되지 않은 환아가 포함된다. 또한 소아 환자를 위한 수학적 계산도 문제가 된다. 약물을 처방한 후 올바른 복용량을 결정할 때 가장 우려되는 문제에는 (1)간호사가 올바른 계산을 이해하지 못했거나 수행할 수 없을 때, (2)드물게 계산할 때, (3)소수점 위치가 잘못되어 잠재적인 과다투여 또는 과소투여가 있다.

다음은 소아 투약오류를 방지하기 위해 취할 수 있는 방법이다.

- 소아 환자의 경우 항상 액체 약물의 양을 표현하고 미터법 단위를 사용한다.
- 처방을 입력하기 전에 정확한 체중계를 가지고 측정한 환자의 체중이 컴퓨터 처방 항목에 kg 또는 g으로 기록되어 있는지 확인한다.
- 정보는 전문간호실무의 일부이며 투약오류의 원인을 식별하는 데 도움이 되므로 모든 투약오류를 보고한다.
- 라벨이 부착된 사용 및 사용중지된 용도, 작용, 부작용, 용량 범위, 투여 경로, 요주의 약물(BOX 3.1) 및 금기사항(예: 소아 환자에게 사용을 권장합니까?).
- 투여할 때마다 환자에 대한 정보를 확인하고, 투여하기 전에 3회 확인하여 환자의 의약품 프로필과 의약품 순서를 비교하고 올바른 환자, 올바른 약물, 올바른 복용량, 올바른 시간, 올바른 경로 및 올바른 문서를 확인한다(1장 참조).
- 완전하지 않거나 불분명하거나 판독이 불가능한 수기 처방전의 정보를 확인하고 재확인한다.
- 일반적으로 전화 처방을 받지 말고 불가피한 경우에는 항상 전화로 받은 처방을 다시 들려준다(read back). 의사는 의료기관의 부서를 떠나기 전에 모든 긴급 구두 처방에 서명해야 한다.
- 약을 투여하는 동안 주의가 산만해지지 않도록 한다.
- 성인용, 소아용 및 신생아용 의약품을 서로 가까이에 보관하지 않도록 한다.
- 환자치료에 관련된 모든 사람(예 : 부모, 돌봄제공자)과 의사소통한다.
- 모든 주문이 명확하고 교대 변경 후에도 이해되는지 확인한다.
- 소아과 환자에게 약을 투여하는 간호사의 경우 전문적인 훈련을 받고 역량을 확인할 수 있는 자격증이 있어야 한다.
- 현재 간호 의약품 참조 핸드북 및/또는 의약품 제조업체의 삽입 의약품 정보와 같은 권위 있는 정보를 활용한다.

투약조정수행은 쉬운 과정인 것 같지만 2005년에 시작된 이후 많은 문제가 투약오류와 연결되어 있다. 첫 번째 문제는 많은 경우 환자가 자신이 복용하는 약이 무엇인지 정확히 알지 못하고 "혈압에 대한 파란색 알약을 복용한다"고 말한다. 때때로 환자는 약물 목록을 가지고 있지만 일부 약물은 입원 전에 중단되어 환자는 종종 이 중요한 정보를 제공하지 않는다. 이것은 의사가 잘못된 정보를 바탕으로 약을 계속 복용하도록 할 수 있다.

투약조정수행은 3단계로 이루어진다.

1. 증거: 최근 사용한 약물을 중심으로 환자의 투약정보를 수집한다(처방약과 비처방약 포함).
2. 설명: 전문가는 약물과 용량이 적절했는지 검토한다.
3. 조정: 모든 불일치를 조사하고 관련 의사소통이나 처방의 변경을 기록한다.

약물을 정확히 사용하기 위해서는 입원, 상태변화(예: 위급에서 안정상태), 환자 이동(기관이나 팀 사이), 퇴원(환자에게 최신의 약물 목록을 주어 다음 건강관리 제공자에게 전달되도록 한다)의 단계가 건강관리 각 단계에서 반복해서 작성되어야 한다.

약물조정수행에 관한 몇 가지 사정과 교육 수칙은 다음과 같다.

1. 환자에게 특정 약물에 관한 정보를 줄 때에는 개방형 질문을 하고 점차적으로 예-아니오 질문으로 옮겨간다.
2. 의학용어를 사용하지 않는다.
3. 환자가 사용할 수 있는 모든 약물을 기억하도록 노력한다(예: 패치, 크림, 안약, 흡입제, 주사, 식이보조제). 환자가 목록을 준다면 환자차트에 사본을 보관한다.
4. 분명하지 않은 정보는 가능한 한 명확하게 한다(예: 필요한 경우 간병인, 외래 약사에게 확인한다).
5. 약물조정수행의 일부로서 앞에서 말한 정보를 기록한다.
6. 항상 정확하게 최신의 약물 목록을 유지하고 의료기관에 가져가도록 강조한다. 대부분의 환자들이 컴퓨터를 사용하므로 약물명, 용량을 알도록 교육한다.

요약

SUMMARY

간호실무가 복잡해짐에 따라 투약오류의 위험도 증가하였다. 일반적으로 흔한 오류는 약어를 잘못 이해하거나, 의사의 글씨를 알아보지 못하거나, 구두 또는 전화 처방에서 의사소통이 잘못되거나, 약품명을 혼동하여 일어난다. 건강관리전달에 관여하는 다양한 조직적 · 교육적 · 사회적 체계의 구조가 직접적 또는 간접적으로 투약오류 발생에 영향을 미치고 있으므로 이러한 과정을 알고 있어야 간호사가 체계를 향상시킬 수 있다. 이러한 활동은 학생을 포함하여 다른 건강관리팀의 구성원과 의사소통을 원활하게 하고 환자와 직원 모두를 안전하게 하는 정책이다. 오류가 발생했을 때는 가능한 환자가 더 이상의 해를 입지 않도록 보호하는 것이 최우선이다. 모든 오류에 대비하기 위해서 간호사, 건강관리전문직과 환자 본인의 영역에 필요한 예방적 행위를 조사하고 자세히 분석해야 한다.

기억해야 할 사항

- 의사의 처방을 잘못 이해해서 발생하는 투약오류를 피하기 위해 약어를 사용하지 말아야 한다. 투약오류에는 다른 환자에게 약을 주는 것, 발음이 비슷하거나 철자가 비슷한 약을 혼동하는 것, 잘못된 약이나 용량을 주는 것, 잘못된 투여경로로 투약하는 것, 잘못된 시간에 투약하는 것이 있다.
- 투약오류의 예방을 위해 환자, 약물, 용량, 시간, 투여경로를 항상 3번 확인해야 한다. 또한 간호사는 항상 약물투여과정 전체를 알고 있어야 하고 투약오류와 이에 대한 예방에 체계적으로 접근해야 한다.
- 환자가 자신의 약에 대해 궁금한 점이 있거나 약이나 투약과정 중 어느 부분이든지 의문점이 있으면 항상 질문하도록 환자를 격려한다.
- 환자는 자신의 약물알레르기에 관한 정보를 항상 지니고 다니고, 현재 복용하는 약물 목록을 지갑에 넣고 다니며, 냉장고에 붙여두도록 환자에게 조언한다. 이 목록에는 약물이름, 복용이유, 용량, 부작용과 독성, 의사의 이름과 연락처가 있어야 한다.
- 투약오류를 보고해야 한다. 투약오류 전 · 중 · 후 환자상태의 사정뿐 아니라 오류를 대처한 내용을 문서로 작성해야 한다.

REVIEW QUESTIONS

1. The nurse keeps in mind that which measures are used to reduce the risk of medication errors? (Select all that apply.)
   a. When questioning a drug order, keep in mind that the prescriber is correct.
   b. Avoid abbreviations and acronyms.
   c. Use two patient identifiers before giving medications.
   d. Always double-check the many drugs with sound-alike and look-alike names because of the high risk of error.
   e. If the drug route has not been specified, use the oral route.

2. During the medication administration process, it is important that the nurse remembers which guideline?
   a. When in doubt about a drug, ask a colleague about it before giving the drug.
   b. Ask what the patient knows about the drug before giving it.
   c. When giving a new drug, be sure to read about it after giving it.
   d. If a patient expresses a concern about a drug, stop, listen, and investigate the concerns.

3. If a student nurse realizes that he or she has made a drug error, the instructor should remind the student of which concept?
   a. The student bears no legal responsibility when giving medications.
   b. The major legal responsibility lies with the health care institution at which the student is placed for clinical experience.
   c. The major legal responsibility for drug errors lies with the faculty members.
   d. Once the student has committed a medication error, his or her responsibility is to the patient and to being honest and accountable.

4. The nurse is giving medications to a newly admitted patient who is to receive nothing by mouth (NPO status) and finds an order written as follows: "Digoxin, 250 mcg stat." Which action is appropriate?
   a. Give the medication immediately (stat) by mouth because the patient has no intravenous (IV) access at this time.
   b. Clarify the order with the prescriber before giving the drug.
   c. Ask the charge nurse what route the prescriber meant to use.
   d. Start an IV line, then give the medication IV so that it will work faster, because the patient's status is NPO at this time.

5. The nurse is reviewing medication orders. Which digoxin dose is written correctly?
   a. digoxin .25 mg
   b. digoxin .250 mg
   c. digoxin 0.250 mg
   d. digoxin 0.25 mg

6. The nurse is administering medications. Examples of high-alert medications include: (Select all that apply.)
   a. Chemotherapeutic agents
   b. Antibiotics
   c. Opiates
   d. Antithrombotics
   e. potassium chloride for injection

7. Convert 250 micrograms to milligrams. Be sure to depict the number correctly according to the guidelines for decimals and zeroes.

8. The nurse is performing medication reconciliation during a patient's admission assessment. Which question by the nurse reflects medication reconciliation?
   a. "Do you have any medication allergies?"
   b. "Do you have a list of all the medications, including over-the-counter, you are currently taking?"
   c. "Do you need to take anything to help you to sleep at night?"
   d. "What pharmacies do you use when you fill your prescriptions?"

정답 **1. b, c, d** **2. d** **3. d** **4. b** **5. d** **6. a, c, d, e** **7. 0.25mg** **8. b**

참고문헌

REFERENCES

American Medical Association. (2000). Physicians with disruptive behavior. Available at www.ama-assn.org/ama/pub/physician-resources/medical-ethics/code-medical-ethics/opinion9045.page. (Accessed 2 January 2011).

Anderson, P., & Townsend, T. (2015). Preventing high-alert medical errors in hospital patients. *American Nurse Today*, 10(5), 18–23.

Institute for Safe Medication Practices. (2007). Error-prone conditions that lead to student nurse-related errors. *ISMP Medication Safety Alert! Acute Care*, 12(21), 1–3. Available at www.ismp.org/Newsletters/acutecare/articles/20071018.asp. (Accessed 26 September 2012).

Institute for Safe Medication Practices. (2010). ISMP's list of error-prone abbreviations, symbols, and dose designations. Available at www.ismp.org/Tools/errorproneabbreviations.pdf. (Accessed 5 July 2015).

Institute for Safe Medication Practices. (2010). ISMP's list of high-alert medications. Available at www.ismp.org/Tools/highalertmedications.pdf. (Accessed 26 September 2012).

Institute for Safe Medication Practices. Results of Survey on Pediatric Medication Safety: more is needed to protect hospitalized children from medication errors. Part 1. June 4, 2015. Available at www.ismp.org. (Accessed 10 September 2016).

Institute of Medicine (US) Committee on the Health Professions Education Summit. (2003). Health professions education: a bridge to quality. Washington (DC): National Academies Press (US). Greiner AC, Knebel E, editors. Available at www.ncbi.nlm.nih.gov/books/NBK221528/.

Intravenous Nurses Society. (2005). Medication safety (symposium summary). *Journal of Infusion Nursing*, 28, 42–47.

The Joint Commission. (2012). *Speak Up initiatives*. Available at www.jointcommission.org/speakup.aspx. (Accessed 20 June 2012).

Kannampallil, T. G., Abraham, J., Solotskaya, A., et al. (2017). Learning from errors: Analysis of medication order voiding in CPOE systems. *Journal of the American Medical Informatics Association*, 24(4), 762–768.

Long, K. A. (2003). The Institute of Medicine Report: health professions education: a bridge to quality. *Policy, Politics, and Nursing Practice*. Available at http://journals.sagepub.com/doi/pdf/10.1177/1527154403258304.

Miliard, M. CPOE cuts medication errors, study shows. *Healthcare ITNews*. February 22, 2013. Available at www.healthcareitnews.com/news/cpoe-cuts-medication-errors-study-shows. (Accessed 26 March 2017).

The National Academies of Sciences, Engineering and Medicine. Crossing the quality chasm: the IOM Health Care Quality Initiative. Available at www.nationalacademies.org/hmd/Global/News%20Announcements/Crossing-the-Quality-Chasm-The-IOM-Health-Care-Quality-Initiative.aspx. (Accessed 19 February 2017).

Patient Safety Network. Medication errors. Available at https://psnet.arhq.gov/primers/primer/23/medication-errors. (Accessed 19 August 2016).

Richardson, W. C., et al. (1999). *To err is human: building a safer health system*. Washington, DC: National Academies Press.

Tham, E., Calmes, H. M., Poppy, A., et al. (2011). Sustaining and spreading the reduction of adverse drug events in a multicenter collaborative. *Pediatrics*, 128(2), 438–445.

US Food and Drug Administration. Avoiding medication mistakes. Available at http://fda.gov/ForConsumers/ConsumerUpdates/ucm048644.htm. (Accessed 19 August 2016).

4

환자교육과 약물요법

PATIENT EDUCATION AND DRUG THERAPY

학습목표

이 장을 학습한 후 학생들:

1. 안전하고 효과적인 약물투여에 있어 환자교육의 중요성을 논의한다(예: 처방약, 비처방약, 약초, 식품보조제 등).
2. 어떠한 건강관리환경에서도 적용할 수 있도록 전 연령의 환자교육에 관한 다양한 학습과 교육원칙을 요약한다.
3. 인지적, 감정적, 정신운동학적 학습의 세 가지 영역과 환자교육에 대한 중요성에 대해 논의한다.
4. 약물치료 및 간호과정과 관련하여 연령이 환자교육에 미치는 영향을 파악한다.
5. 약물치료 및 간호과정과 관련하여 성인 환자에 대한 개별적이고 종합적인 교수계획을 수립한다.

주요용어

감정영역(affective domain) 학습과정에서 가장 형태가 없는 요소. 감정, 욕구, 신념, 가치, 의견을 표현하는 행위가 속함

건강정보 문해력(health literacy) 건강에 대해서 판단하는데 필요한 기초건강 정보를 받아들이고, 이해하고 실행하는 개인의 능력

교수(teaching) 학습을 유도하기 위해 지시하고 의도하는 체계

인지영역(cognitive domain) 기초적인 지식을 학습하고 저장하는 영역 학습과정의 사고 부분으로 개인의 이전 경험과 인지를 통합시킴

정신운동영역(psychomotor domain) 새로운 절차나 기술을 학습하는 영역

학습(learning) 지식이나 기술의 습득

개요

OVERVIEW

건강관리환경이 지속적으로 변화하고 소비자의 의식수준이 향상되고 있는 오늘날, 환자간호에 있어 간호사의 교육자 역할은 더 넓어지고 있으며 매우 중요해졌다. 환자교육은 모든 건강관리환경에서 필수적이며 건강관리의 안전 및 효과에 있어 매우 중요하다. 환자교육 없이는 최상의 환자간호를 제공할 수 없다. 환자교육은 환자가 질병에 적응하도록 도와주며, 질병을 예방하고, 건강과 안녕을 유지하며, 자가간호를 할 수 있게 한다. 환자가 건강한 행위를 학습하여 자신의 삶에 동화시키도록 지식을 제공한다는 점에서 환자교육은 간호과정과 매우 유사하다. 환자교육은 학습자에 대한 사정, 적절한 개인의 요구 진술, 계획, 수행 및 평가로 시작한다. 결과적으로 환자교육은 건강상태를 향상시키는 데 필수적이기 때문에 간호사에게 환자교육은 환자간호에서 가장 필수적인 측면 중 하나이기도 하다. 급성 환자상태는 증가하고 환자의 재원일수는 감소시켜야 하는 현재 상황에서 결과판단기준을 효과적으로 기대하기 위해서는 환자 및 가족교육이 점점 더 중요해지고 있다. 또한 전문직 간호실무에서 환자교육은 가치 있는 활동이며, 전문직 만족감을 느끼게 한다. 또한 환자교육은 전문직 기준 및 평가인증지표이기도 하다. 건강교육은 미국간호사협회의 2004년 실무의 범위와 표준에 포함되어 있을 뿐만 아니라 의료기관평가기관(JCAHO) 등급기준의 하나이다. 인증, 자격, 표준, 측정 및 관련 주제에 관한 자세한 내용은 http://www.thejointcommission.org를 참조한다. 추가 인증 기관, Det Norske Veritas DNV는 질병 특정 표준 및 인증 프로그램 도입을 위한 환자교육 중심 프로그램을 소개하고 있다(http://www.dnv.org 참조).

환자교육이 효과적이기 위해서는 학습의 3가지 영역인 인지, 정서, 정신운동영역을 이해하고 관심을 가져야 한다. 이러한 영역의 하나 이상이 환자교육에 사용되어야 한다.

인지영역(cognitive domain)은 기초적인 지식을 학습하고 기억하는 영역이다. 학습과정 중 사고부분이며 개인의 사전지식과 인식에 통합된다. 건강과 안녕에 대한 사전경험은 새로운 매체학습에 영향을 주며, 사전지식과 경험은 새로운 개념을 추가할 때 기초적인 역할을 하기도 한다. 그러므로 학

습과정은 개인이 주제에 대해 어떤 경험을 가지고 있는지를 확인하는 단계부터 시작한다. 그러나 환자는 새로운 경험을 사전경험과 관련지어 새로운 의미를 만들어내기 때문에 간호사는 사고에 새로운 정보를 전달하는 것 이상이 포함된다는 것을 인식해야 한다. 고차원적 사고과정에서 새로운 정보는 불확실한 것에 대해 질문하고, 부가적인 정보를 찾을 때 그것을 인식하며, 실제 상황에서 결정할 때 사용된다. 예를 들어, 환자에게 진통제를 복용한 적이 있는지, 있었다면 그 경험은 어땠는지 질문할 것이다. 환자는 진통제를 얼마나 자주 복용해야 하는지 이해했는가? 환자는 그 약의 위험성이 무엇인지 기억했는가? 이 질문에 대한 답변은 간호사에게 처방된 진통제에 대한 환자의 이해를 결정하고 교육계획을 수정하는 데 도움이 될 것이다.

감정영역(affective domain)은 학습과정에서 가장 이해하기 어려운 요소로 감정, 요구, 신념, 가치, 의견을 표현하는 영역이다. 개개인은 모든 사건을 다른 관점에서 보며 일반적인 표현보다는 내재된 감정을 표출한다. 간호사는 환자를 비판하려 하지 않고, 환자들의 걱정을 경청하며, 비언어적 메시지를 인식하고, 열린 마음으로 환자의 요구사항을 사정해야 한다. 간호사는 환자와 환자의 가족에게 신뢰와 믿음을 얻어야 환자의 태도와 학습과정에 큰 효과를 가질 수 있다. 예를 들어, 진통제의 효과와 환자의 복용 이행에 대한 질문이 있을 수 있다. 환자는 가족 구성원이 진통제가 중독성이 있다고 말했기 때문에 한 번만 투약했고, 이로인해 통증이 계속 있었다고 한다. 상황을 더 사정하여 진통제 중독에 대한 의견이 잘못된 것으로 판단되면, 간호사는 환자가 편안함을 느끼고 고통을 적절히 통제할 수 있도록 적절한 지침으로 정확한 정보를 제공할 수 있다.

정신운동영역(psychomotor domain)은 새로운 절차나 기술을 학습하는 것으로, 흔히 실행영역(doing domain)이라고 한다. 일반적으로 절차나 과제에 대해 시범을 보인 후 학습자가 실습한 후에 절차나 기술을 익혔는지 확인한다. 예를 들어, 처음으로 당뇨 진단을 받은 환자가 집에서 인슐린 주사를 맞아야할 때 간호사가 주사방법을 시범보이고 환자가 이를 제대로 할 수 있는지 확인하는 것이다. 이러한 영역(1개, 2개 또는 모두 사용)으로 접근하면 환자교육과 이후의 학습에 대한 질과 효과가 확실히 높아진다.

학습은 효과적인 환자교육의 결과이다. 학습(learning)은 행동의 변화를 뜻하며, 가르치는 것(teaching)은 지식을 공유하는 것이다. 간호사는 환자가 처방된 대로 약을 복용할 지에 대해서는 결코 확신하지 못하더라도 결과판단기준을 최대화하기 위해 자신들의 가르침을 조심스럽게 사정, 계획, 실행, 평가해야 한다. 간호과정과 마찬가지로, 투약과정은 전문직 간호실무에 있어서 체계적인 틀이다. 이 장에서는 간호과정과 약물치료와 관련하여 환자교육에 관해 간단히 살펴볼 것이다.

약물요법에 대한 학습요구 사정

ASSESSMENT OF LEARNING NEEDS RELATED TO DRUG THERAPY

환자교육과정은 간호과정과 비슷하다. 환자교육과정에서는 어떤 형태의 약물이든 치료를 시작하기 전에 환자가 학습요구에 대한 사정을 철저히 하는 것이 중요하다. 환자교육과 약물치료에 관한 사정을 할 때 다음과 같은 주관적 및 객관적 자료를 수집해야 한다.

- 질병에 대한 적응
- 나이(연령)
- 학습의 장애요인(Box 4.1)
- 인지장애
- 이전 및/또는 현재 치료법 준수
- 대응기제
- 문화적 배경
- 인지적 · 정신적 능력에 초점을 둔 연령별 발달단계
- 최종 교육 수준과 문자 해독 수준
- 교육 자원
- 정서적 상태
- 가정과 직장환경
- 경제 상태/현안/의견
- 민간, 가정치료 또는 대체/완화요법의 사용(예: 물리치료, 지압, 접골, 명상, 요가, 아로마 테라피)
- 세대 차이(예: Y세대는 기술적으로 의존하며 즉각적인 피드백이 필요하다)
- 건강, 건강 및/또는 질병에 대한 믿음을 포함한 건강 믿음
- 건강정보 문해력(literacy)(Box 4.2)
- 요구의 우선순위
- 사용하는 언어
- 과거와 현재의 의학적 상태, 의학적 치료, 약물에 대해 환자가 이해하고 있는 정보

- 사용하는 언어
- 약물에 대한 지식 정도
- 신체적 · 심리적 · 인지적 활동 제한
- 현재 복용 중인 약물(비처방약물, 처방약물, 한약 포함)
- 약물요법에 대한 오해
- 이동능력과 운동능력
- 동기 수준 및/또는 건강 유지 관리에 대한 관심
- 영양상태 및 식습관

BOX 4.1 환자교육을 강화하고 방해를 줄이는 전략

- 간호 및 약학 교육자원을 사용하여 약물치료에 관한 매체를 수집하고, 주문하고 배부한다. 일반적으로 문서매체는 모든 사람에게 유용하도록 중학교 2학년 수준의 읽기 정도로 준비하면 된다. 대부분의 응급의료기관과 기타 건강관리기관은 컴퓨터 등의 전자 자원이 있어 교육매체를 쉽게 출력하여 사용할 수 있다. 컴퓨터 프로그램의 예로는 Micromedex와 Lexi-PALS가 있는데 다양한 언어와 읽기 수준의 환자 팸플릿을 제공한다.
- 영어만을 고집하지 말아야 한다. 글이나 구두 설명은 스페인어와 같이 가장 많이 쓰이는 언어로 된 것이 있어야 한다. 스페인어나 기타 언어에 능통한 간호사나 다른 건강관리 제공자가 통역을 도와줄 수 있는지를 기관과 지역사회에서 찾아본다.
- 교육수준, 학습경험, 과거와 현재의 치료나 약물 사용, 사용하는 언어, 주된 신조, 가치체계, 건강과 질병의 의미, 질병원인에 대한 인지, 가족 역할, 사회조직, 건강실무를 포함하여 문화배경을 사정을 한다.
- 주로 사용되는 약물에 대한 서면자료를 마련하고 모든 자료가 매년 갱신되는지를 확인한다.
- 투약오류를 예방할 수 있는 정보를 환자가 사용할 수 있게 한다. 안전약처방학회(The Institute for Safe Medication Practice)는 투약오류를 예방하기 위한 환자의 역할에 관한 유익한 정보지를 제공한다.
- 외래와 입원, 건강관리센터에서 심장약, 항암제, heparin, 흡입약물, acetaminophen 같이 오류가 발생하기 쉬운 약물 목록을 통합적으로 작성한다. 환자교육시간이 부족하더라도 간호사들은 매체를 만들고 환자와 그 밖의 관련된 사람들과 함께 검토하는 노력을 해야 한다. 다른 건강관리 제공자와 비디오테이프, 구두지시, 그림 등의 모든 자원을 함께 사용하도록 한다.
- 청소년에게는 잘못 이해하기 쉬운 정보를 올바르게 알려주며, 각 약물들에 대한 분명하고 간단한 정보를 제공한다. 예를 들어 십대 여자아이는 경구피임제가 성병을 예방한다고 잘못 생각하기도 한다.
- 환자교육매체를 개발할 때 문자해독도구를 사용한다. SMOG (Simple Measure of Gobbledygook)와 Fry readability formula 같은 몇 가지 도구가 있다. 서면매체나 구두지시를 제작하는 데에는 근거중심도구가 도움이 된다. 온라인 자원으로는 http://www.utexas.edu/vp/ecs/communications/SMOG.pdf와 ttp://www.idph.state.ai.us/health_literacy/common/pdf/tools/fry.pdf가 있다.
- 퇴원할 때까지 환자교육을 미루지 말아야 한다. 가능하면 가족이나 돌봄 제공자를 포함시켜 장애물이 아닌 환자교육에 기여할 수 있도록 한다.

- 과거와 현재의 건강행위
- 약물과 그 밖의 다른 요법에 대한 과거와 현재의 경험
- 사회적 지원과 교통 등의 환자 자원
- 다양한 개발 단계에 따른 심리사회적 성장과 발달수준 (Box 4.3)
- 인종과 민족
- 학습에 대한 준비도
- 가족과의 관계, 기타 및/또는 보호자 관계 및 지원 수준
- 종교, 종교적 신념, 영성
- 불이행 위험(참조 http://www.talkaboutrx.org)
- 자가간호능력
- 감각상태

학습요구를 사정하면서 간호사는 기민하게 환자의 언어적 및 비언어적 의사소통 부분을 알아차려야 한다. 흔히 환자는 간호사에게 자신이 느끼는 바를 솔직히 말하지 않는다. 표면적인 불일치가 있다면, 학습에 대한 실제 준비도와 동기에 대해 환자의 감정 또는 신체적 상태를 좀 더 사정해 보아야 한다. 개방형 질문을 사용하면 환자를 격려할 수 있다. 개방형 질문의 사용은 '예' 또는 '아니오'로 대답만 요구하는 폐쇄형 질문보다 토론을 자극하고 환자로부터 좀 더 명확한 답을 얻을 수 있기 때문이다. 불안 수준도 사정해야 하는데, 경미한

BOX 4.2 건강정보를 이해하는 능력(건강정보 문해력)

- 미국 성인 문해력 평가(NAAL; available at National Center for Education Statistics, Washington, DC or @ nces.ed.gov; naal@ed.gov)에 따르면 성인의 12%만이 건강정보 문해력에 능숙한 것으로 나타났고, 성인 10명 중 9명은 건강관리와 질병예방에 필요한 기본능력이 부족한 것으로 나타났다. 또한 성인의 14%가 기본적인 수준 이하의 건강정보 문해력을 가지고 있으며, 이는 건강정보 문해력이 높은 성인에 비해 건강상태가 나쁠 가능성이 더 높다고 보고하였다.
- 환자교육에서 건강정보 문해력을 평가하고 처리하는 것은 단면적이지만 건강정보교환과 학습의 인지면에서 매우 중요하다.
- 건강정보이해가 부족하면 치료에 대한 비순응의 문제와 합병증 및 간호접근성에 곤란이 초래되고, 건강을 해치며, 간호비용이 많이 들게 된다.
- 건강정보이해 부족은 교육정도가 낮고, 경제력이 낮고 지각능력이 낮은 경우, 여러 가지 질병과 관련이 있다. 그러므로 이러한 요인을 사정하는 것이 환자 개개인을 교육하는데 매우 중요하다.
- 건강정보 문해력 사정에는 자기관리, 장보기, 음식 준비뿐만아니라 독해수준, 지시문을 따라하는 능력 등이 포함된다.
- 건강정보 문해력 사정은 매우 민감할 수 있다. 교육뿐만 아니라 스트레스 정도, 새로운 진단에 대처능력 부족, 새롭고 복합적인 정보와 관련이 있다(예: 환자가 교육수준이 높지만 충격적인 진단에 스트레스가 많고 대처할 수 없다).

BOX 4.3 일반적인 교수-학습 원칙

- 환자중심으로 학습요구를 포함한 각 개인의 요구에 따라 학습을 개별화한다. 이를 위해 환자의 문화적 신념, 교육수준, 이전 경험, 성장발달단계, 나이, 성별, 가족지지체계, 자원, 학습능력, 건강관리와 치료에 대해 익숙한 정도 등을 사정해야 한다.
- 성인 학습 원칙은 다음과 같다: 학습은 요구/결함과 관련되며, 개인중심이고, 자주 변화하는 학습의 성격에 따라 적용 및 신속한 피드백에 의해 강화된다.
- 새로운 정보는 과거의 경험을 바탕으로 습득된다.
- 인내심 있는 교육자로서 간호사의 역할은 촉진자이다.
- 학습에 대한 환자의 열의와 준비도를 사정한다.
- 약물 용기에 쓰여 있는 설명서를 읽고 사용할 수 있는 능력을 사정한다.
- 연구에 따르면 미국 인구의 20%가 기술적으로 문맹이라고 한다. 따라서 간호를 받는 동안 환자가 당황하지 않도록 환자가 이해할 수 있는 수준에서 교육전략과 매체를 사용해야 한다.
- 환자가 문맹이라도 안전한 약물투약에 관해 그림, 설명, 시범 등을 사용하여 교육해야 한다.
- 환자교육에 언어와 민족성을 고려하여 사정하고 이해한다. 비영어 사용자를 모국어로 교육할 수 있게 한다. 익숙한 건강관리전문가에게 모국어로 교육을 받는 것이 가장 이상적이다. 최소한 모국어로 된 자세한 설명서라도 제공해야 한다.
- 적절한 환자교육을 하기 위해 가족지지체계를 사정한다. 거주 유형, 재정적 상태, 자원, 의사소통 상태, 가족 구성원의 역할, 가족 구성원 간의 세력과 권위를 항상 고려해야 한다.
- 교수-학습시간은 간단하고, 쉽고, 즐겁고, 완벽하며, 효과적이고, 지루하지 않아야 한다.
- 학습은 반복하고 실습하며 시청각자료 등을 사용할 때 효과가 있다.
- 환자교육은 인지, 정서, 정신운동영역의 다양한 면에 초점을 둔다.
- 최신의 정확한 교육매체나 정보를 온라인 자원에서 찾아본다.

정도의 불안은 학습동기가 될 수 있지만, 중등도에서 고도의 불안은 장애가 된다. 또한 통증, 구토 이외의 신체적 불편 등의 충족되지 않은 신체상태들은 학습에 방해가 되므로 이러한 신체적 문제들은 환자교육이 시작되기 전에 적절히 관리되어야 한다.

학습요구 및 약물치료와 관련된 개인의 요구 진술

HUMAN NEED STATEMENTS RELATED TO LEARNING NEEDS AND DRUG THERAPY

학습의 필요성 및 약물치료와 관련된 개인의 요구 진술 일부는 다음과 같다.

- 자율적 선택
- 효과적인 인식
- 자존감
- 자기실현화
- 자기 통제
- 자기 결정

학습요구가 있음을 알 수 있는 개인의 요구 진술은 약물과 약물의 작용, 적응증, 부작용, 독성 효과, 약물 및/또는 약물-식품상호작용, 주의사항 및 금기사항에 대한 제한된 이해, 이해가 안됨 혹은 오해가 있음을 보여주는 객관적 또는 주관적 데이터로부터 알 수 있다. 또한 이러한 진술은 인지능력이 저하되거나 자가치료를 수행하는 데 필요한 운동 기술이 손상되어 있음을 반영한다. 이러한 개인의 요구 진술을 통해 환자가 약물에 대해 제공된 지침을 이행하거나 이행하지 않는다는 것을 알 수 있다. 불이행은 대개 환자의 선택이다. 비록 일반적으로 불이행이 환자의 결정이지만, 불이행의 원인을 결정하기 위해 다른 요소들을 평가할 필요가 있다(예: 부모, 가족 또는 돌봄제공자의 약물투여 능력 부족, 기타 신체적, 정서적 또는 사회경제적 요인).

이러한 요인은 위에 열거된 개인의 요구 진술과 관련되며 치료계획에 대한 환자중심접근법을 제공하는 데 도움이 될 것이다.

계획: 학습요구 및 약물치료와 관련된 결과 확인

PLANNING: OUTCOME IDENTIFICATION AS RELATED TO LEARNING NEEDS AND DRUG THERAPY

교수-학습과정의 계획단계는 환자, 가족, 돌봄제공자의 학습요구를 사정하고 확인함으로써 시작한다. 간호사와 환자는 상호 이해로 확인된 개인의 요구 진술과 환자가 복용하고 있는 특정 약물치료와 연관하여 결과 기준을 확인한다. 계획은 환자의 교육적 요구를 충족시킬 수 있는 교육방법을 포함한다. 결과 확인에는 다음이 포함된다. 결과는 인지적(지식적) 변화, 정신운동적(기술의 수행) 변화 또는 감정적(태도 혹은 감정/정서) 변화이다. 다음은 경구용 당뇨병 치료제를 자가투여하고 있으며, 약물치료에 대해 많은 질문이 있는 환자의 변화된 안전 요구 및 부상 위험에 대한 개인 요구 진술과 관련된 결과 확인의 예다. 결과 확인의 예로는 "정해진 투약시간에 처방된 경구 당뇨병 치료제를 안전하게 자가투여하여 환자의 상해 위험을 감소시킨다", "경구 당뇨병 치료제를 복용하는 동안 빈맥, 두근거림, 발한, 배고픔, 피로감을 동반한 저혈당증 등 과식/상해의 징후와 증상이 없다" 등이 있다. 약물치료 결과가 확인되면 결과 기준을 충족하기 위한 적절한 기간이 명시되어야 한다(간호과정과 개인 요구 진술에 대한 자세한 내용은 1장 참조). 또한 결과는 환자 용어로 언급된 환자상태에 기초하여 현실적이어야 하며, 측정할 수 있는 행동(예: 나열하다, 시범 보이다, 자가투여하다, 말하다, 설명하다, 논의하다 등)을 포함해야 한다.

환자교육과 약물요법의 수행

IMPLEMENTATION RELATED TO PATIENT EDUCATION AND DRUG THERAPY

간호사가 사정단계를 완료하고, 개인의 요구 진술을 확인하고, 간호계획을 수립했다면, 교수-학습과정의 수행단계가 시작된다. 이 단계에서는 약물에 관한 정보를 환자, 가족, 돌봄 제공자에게 제공한다. 학습 영역(이전 토론 참조)은 특정 교수방법과 일치해야 한다. 교수-학습시간은 항상 환자의 우선순위를 수용해야 한다. 교수-학습시간은 분명하고, 간단하고 간결한 서면 설명서(Box 4.4), 구두 설명, 팸플릿, 그림, 비디오테이프, 기타 학습 보조물을 사용한다. 간호사는 환자의 요구에 따라 여러 가지 전략을 가진 여러 개의 간단한 교수-학습강좌를 열 수 있다. 성장과 노화에 대한 여러 가지 변화가 환자의 교수-학습에 영향을 주므로, 이러한 변화를 조정하기 위한 교육적 전략은 표 4.1을 참조한다. 또한 간호사는 가정에서 환자가 안전한 투약을 하도록 돕는 보조기구(예: 약물 요일 또는 시간 캘린더, 알약 알림 스티커, 경보 기능이 있는 일일 약물 용기, 각 요일의 복용 시간을 달리하는 별도의 구획이 있는 주간 알약 용기 및/또는 과다복용이나 누락을 방지하기 위해 복용한 양을 문서화하는 방법)를 마련하도록 한다.

미국은 소수민족의 다양성과 성장이 증가하고 있어, 간호 및 의료시스템 이용 시 영어를 사용하지 않는 환자의 비율이 계속해서 증가할 것이다. 2014~2060년 사이에 미국 내 인구는 3억 1,900만~4억 1,700만 명으로, 2051년 4억 명에 이를 것으로 예상된다. 그러나 미국 인구는 출산율 감소와 이민율의 감소를 가정하여 앞으로는 더 느리게 증가할 것으로 예상된다. 2044년에는 전체 미국인의 절반 이상이 소수집단(비히스패닉계 백인만을 제외한 모든 집단)에 속할 것으로 예상되며, 2060년에는 미국 전체 인구 5명 중 1명 정도가 외국인으로 태어날 것으로 예측된다. 또한 2020년 인구조사에서 전국의 자녀 절반 이상이 소수인종이나 민족집단에 속할 것으로 예상된다. 그리고 2044년까지 전체 미국인의 절반 이상이 소수집단에 속할 것으로 예상된다. 아프리카계 미국인은 2060년까지 14% 증가할 것으로 예상되며, 히스패닉계 인구는 2014년 5,500만 명에서 2060년 1억 1,900만 명까지 증가할 것으로 예상된다. 또한 다른 소수민족 그룹도 증가할 것으로 예상되며, 아시아 인구는 총 인구의 9% 이상으로 두 배가 될 것으로 예상된다. 그리고 기타 태평양 주변 섬 인구는 2014~2060년 사이에 약 100% 증가할 것으로 예상된다(Colby and Ortman, 2015).

이러한 다양성이 증가함에 따라 특히 환자가 영어에 제한적이거나 전혀 사용하지 않을 때 의사소통에 대한 더 복잡한 문제가 발생한다. 의료전문가들은 환자의 모국어로 환자와 의사소통할 것을 권장한다. 의료기관인증평가위원회의 표준에 따라 제한된 영어 구사력을 가진 대상자도 건강관리 서비스 및/또는 건강관리 정보를 찾을 때 영어를 모국어로 하는 대상자와 같은 권리를 가진다. 상황에 관계없이, 간호사와 다른 의료팀 구성원들이 환자의 상태와 요구에 대해 정확하고 효과적인 통찰력을 얻기 위해서는 전문성 있는 통역사가 의료팀의 필수적인 부분이 될 필요가 있다. 환자의 보호와 의료 제공자의 보호를 위해, 적절한 메시지가 전달될 수

BOX 4.4 국가환자정보교육협의회 (National Council on Patient Information and Education)

- 1982년에 설립된 국가환자정보교육협의회는 소비자 및 의료전문가에 대한 적절한 의약품 사용에 대한 커뮤니케이션 및 정보를 개선하기 위해 노력하는 비영리 단체이다.
- 보건 성과 및 삶의 질 향상을 위한 보다 효과적인 의사소통의 활용을 통해 일반 대중 및 보건의료전문가에게 안전한 의약품 사용에 대해 알리는 선도적 기관이다.
- 국가환자정보교육협의회는 준수 개선, 처방약 과다 사용 방지, 의약품 오류 감소, 의료 사업자-환자 의료 통신의 품질 개선, 의약품의 안전한 보관 또는 폐기 등 중요한 의약품 안전 사용 문제를 해결하기 위해 부지런히 노력한다.
- 귀중한 환자 교육 프로그램과 교육 자원을 개발하고 제공한다.
- 국가환자정보교육협의회의 공개 웹사이트 중 일부는 다음과 같다; www.talkaboutrx.org, www.bemedicinesmart.org, www.bemedwise.org, www.bemedwise.org, www.recoveryopensdoors.org.
- www.talkaboutrx.org에서 제공되는 국가환자정보교육협의회의 웹사이트는 사용자가 의약품 사용에 대한 올바른 결정을 할 수 있도록 돕는다. 국가환자정보교육협의회의 웹사이트에서 이용할 수 있는 다른 자료로는 Education Before You Medicate: Know Is the Best Medicine; Communication Before You Medicate, Team Up and Talk, Mustforseniors.org 등이 있다.
- 출시된 프로그램으로는 안전한 사용/약물남용 예방을 목표로 하는 Talk About Your Medicals 및 Align My Refills가 있다.

NCPIE, National Council on Patient Information and Education.
Data from National Council on Patient Information and Education.(2015). National Council on Patient Information and Education website. Available at www.talkaboutrx.org. Accessed March 31, 2015.

표 4.1 노화에 따른 변화를 강조한 교육 전략

노화에 따른 변화	교육 전략
인지와 기억력 장애	
사고과정의 지연	이해하기 쉽도록 천천히 설명하고 언어적 · 비언어적 단서를 제공한다. 새로운 학습은 개인이 이미 알고 있는 것과 관련되어야 한다; 구체적이고 실용적인 정보는 민감성과 인내심을 가지고 제시되어야 한다. 가능하면 가독성과 사용되는 언어는 8학년 수준(특히 5학년 수준) 이하가 되어야 한다.
단기 기억의 감소	교육내용을 한 개 또는 두 개의 목표로 제한한다. 한 번에 적은 양의 정보를 제공한다. 정보를 자주 반복한다. 집에서 사용할 수 있도록 설명서를 제공한다. 환자에게 환자의 이해를 돕기 위해 무언가를 하고, 쓰고, 말하고, 보여달라고 요청한다.
추상적인 사고력 감소	예시를 사용하여 정보를 설명한다. 시청각, 소품, 비디오테이프, 글자 크기가 큰 인쇄물, 선명한 색상의 매체, 반복 시범, 실습과 같은 다양한 방법을 사용하도록 한다.
집중력 감소	외부의 자극을 가능한 한 줄여야 한다. 대화를 짧게하고 복잡한 문법이 없는 간단한 문장을 사용한다. 가능한 한 쪽 분량의 자료를 제공한다.
반응시간 지연(반응이 느려짐)	항상 충분한 시간을 두고 인내심을 가져야 한다. 반응을 위해 더 많은 시간을 할애한다.
감각 인지의 손상	
청각장애	
듣기 능력 감소	기본적인 듣기 능력을 사정해 본다. 음질과 음량을 조절하는 장치를 사용하며, 밝고 크게 써진 매체를 사용한다.
소리 구분하는 능력 감소 (예: ㅅ, ㅈ, ㅌ, ㄷ 발음 등)	또박또박 천천히 말하고, 신경 써서 발음한다.
소리의 전도 감소	잘 들리는 귀 쪽에 앉는다.
고주파에 대한 청력 감소	소리를 지르지 말아야 한다. 낮은 음이 아닌 보통 목소리로 말한다.
부분적 청력 상실	입술을 읽을 수 있도록 환자와 마주 보고, 언어적 지시에 도움이 되도록 시각적 보조물을 사용한다. 쉽게 읽을 수 있는 매체를 사용하여 학습을 보조하고, 외부 잡음을 줄이며 청각장애자를 위한 지역사회자원을 이용한다.
시각장애	
시력 감소	안경이 깨끗한지, 환자가 안경을 잘 쓰고 있는지, 처방이 최근에 이루어진 것인지를 확인한다.
작은 글자를 읽는 능력 감소	밝고 선명한 색상의 글자 크기가 큰 인쇄물을 사용한다. 고령의 환자가 집에서 사용하는 글자 크기(폰트)는 상당히 커야 한다(최소 14포인트).
파란색, 보라색, 녹색의 분별력 감소; 모든 색깔이 흐려 보이지만, 빨간색이 가장 덜함	흑백처럼 대비가 큰 매체를 사용한다. 글자나 그림에 파란색, 보라색, 녹색을 사용하지 않고 빨간색을 사용한다.
망막이 두꺼워지고 황색으로 변하여 조절력 감퇴	눈부심이 없는 조명기구를 사용한다(예: 어두운 방에 전등 1개).
깊이 인식의 감소	깊이를 인식하는 데 촉감을 사용하도록 교육을 조정한다.
주변 시야 감소	모든 교육매체를 환자의 시야 안에 둔다.
촉각과 진동장애	
촉각 감소	정신 운동기술을 교육하기 위한 시간, 반복의 횟수, 재시범의 횟수를 늘인다.
진동감 감소	맥박이 좀 더 잘 느껴지는 부위를 촉지하도록 교육한다(예: 경동맥과 요골동맥).

Modified from Touhy, T., Jett, K. (2017). Ebersole and Hess gerontological nursing and healthy aging (5th ed.). St Louis, MO: Mosby.

근거기반실무

다른 상품명의 약물: 환자의 약물요법 식별 능력과 지속성 및 건강 결과와의 연관성

개요

약물요법을 이해하고 조직하는 것은 의료팀 구성원뿐만 아니라 환자들에게도 어려운 일이다. 처방전 없이 살 수 있는 약품의 사용이 증가함에 따라 약물투여로 인한 오류를 예방하고 환자의 안전을 강화하는 것은 적극적이고 지속적으로 해결해야 할 과제이다. 많은 환자들은 처방된 약을 적절하고 안전하게 자가투여하기 위해 매일 고군분투한다. 이러한 노력에도 종종 덜 효과적인 치료, 더 많은 부작용 및/또는 환자에게 손상을 입히게 할 수 있다. 또한 비슷하게 들리고 비슷하게 생긴 상표등록이 되지 않은 수많은 일반 처방약이 있다.

상표등록이 되지 않은 처방이 경제적인 이유로 더 일반적으로 처방되므로 상황이 더 복잡해진다. 환자들은 종종 자신의 '알약'이나 다른 복용량 형태의 익숙함에 의존하며, 종종 정확한 투여를 보장하기 위해 '알약'의 모양 및/또는 색상에 따라 의존한다. 이러한 형태의 의약품 식별은 연령, 다양성, 언어의 변수와 의약품의 특성, 이름, 복용량, 작용 및 표시에 대한 적절한 교육의 부족과 결합되어 의약품 부작용과 건강상 나쁜 결과의 가능성을 증가시킨다. 약물요법과 관련된 이러한 문제는 환자가 자신의 약물요법에 대해 논의하거나 의료 제공자와 자신의 약을 조정하는데 부적절한 시간을 소비한 결과일 수 있다.

방법론

이 연구는 고혈압 진단을 받은 환자들이 처방된 약물요법에 대해 가지고 있는 친숙함을 살펴보았다. 구체적으로, 그들은 환자 그룹과 처방된 약물의 이름과 복용량에 대한 관련 지식을 크기, 형태, 색상과 같은 약물의 물리적 특성에만 의존하는 환자와 비교했다. 특히, 환자의 자가 보고된 양생법 준수, 혈압과의 연관성 시각적 특성으로 식별되는 식별과 비교하여 이름별로 의약품의 식별 및 식별 능력을 구체적으로 조사하였다. 평가된 다른 변수에는 연령, 건강정보 문해력, 동반질환 여부와 같은 특정 환자 속성이 포함되었다. 구체적인 결과에는 약물 불응, 혈압 조절 불량, 지난 1년간 응급실 진료 및 입원 횟수 등이 포함된다. 백분율, 평균 및 표준편차의 보고가 포함된 기술 통계량은 참여자가 의약품 식별 방법(단방향 분석과 분산 및 카이-제곱 사용)과 비교하여 인구통계학적 변수에 대해 계산되었다. 약물은 이름으로 식별하는 것과 비교하여 약물의 외형으로 식별(또는 전혀 식별하지 않음)한 결과에 대한 위험비율뿐만 아니라 연령, 성별, 인종, 건강정보 문해력, 복용 중인 고혈압 약의 수 및 약물복용 조건 등의 결과로 분석했다(자세한 내용은 저널 기사 참고).

결과

처방약에 대한 물리적(시각적) 특성으로 식별하는 환자들은 혈압 조절 비율을 낮출 수 없고 입원 위험이 더 컸다. 처방된 의약품을 이름별로 식별하는 능력은 약물오류를 범하거나 준수 목적을 위해 처방약에 덜 관여할 위험이 더 큰 환자를 선별하고 대응하는데 도움이 될 수 있다.

고혈압 치료제를 이름(22.5%)이나 외형(21.8%)으로 구분할 수 있는 환자에 비해 이름이나 외형으로 구분할 수 없는 환자들은(44.8%)은 치료제를 지난 한 주 동안 복용하지 못한 경우가 많았다. 이름별로 모든 의약품을 식별하는 환자는 식별이 불가능한 환자에 비해 지난 1년 동안 통제되지 않은 혈압, 응급실 방문, 입원 가능성이 낮은 경향을 보였다. 반면 외형으로 의약품을 식별할 수 있는 환자는 이름별로 의약품을 식별하는 환자에 비해 지난 1년 동안 통제되지 않은 혈압과 입원 가능성이 더 높았다. 약물을 식별할 수 없는 환자가 입원할 가능성이 높았으며, 지난 일주일 동안 약 복용을 놓쳤을 가능성도 더 높았다. 의약품의 적절한 명칭을 정할 수 있는 능력 또한 건강정보 문해력과 관련이 있는 것으로 나타났다.

간호실무에 적용

본 연구의 연구결과, 환자가 약물이름으로 고혈압 치료제를 식별하지 못하고 약물의 외형으로만 식별할 경우, 혈압 조절과 건강관리 활용의 환자 결과에 대한 우려가 제기된다는 것을 시사한다. 또한 이러한 데이터는 의약품 목록의 정확성에 대한 의약품 조정과정 중 주의의 필요성을 강조한다. 환자가 자신의 약물을 이해할 수 있도록 해야한다. 특히 이 연구결과는 약물요법의 이해와 지시 사항 및 안전한 사용에 대한 주의 교육에 보다 집중적인 노력이 필요하다는 점을 강조한다. 간호사는 약물의 이름이나 외형으로 식별하거나 식별 능력이 부족한 환자에 대해 더 많은 연구를 계속할 수 있다. 또한 의약품의 준수 및 안전성을 높이기 위한 조치 또는 조치의 조합에 대한 연구는 환자 결과를 더 좋게 이끌 수 있다. 모든 건강정보 문해력에 따른 약물 자가 관리 안전성의 예측은 또 다른 중요한 연구 영역이다. 이러한 데이터는 의약품 목록의 정확성뿐만 아니라 환자의 의약품 이해에 대한 의약품 조정과정의 문제에 대한 지속적인 관심이 필요하다는 것을 강조한다. 이를 통해 환자는 약물요법의 식별, 이해 및 이해를 개선하기 위한 보다 집중적인 노력의 혜택을 받을 수 있다. 간호사로서 환자가 복용하고 있는 모든 약물의 이름을 알고 있는지 질문할 필요가 있으며, 환자가 약의 이름을 알고 있다 하더라도 정확한 복용량과 빈도를 아는 것은 의약품 안전에도 매우 중요하다.

있도록 해당 언어로 교육되고 관련 자격을 받아야 한다. 통역은 실천의 기준, 윤리강령, 역량기준을 갖춘 직업이다. 간호와 의료진의 모든 구성원과 마찬가지로, 통역사는 환자의 요구를 잘 전달하기 위해 신뢰할 수 있는 검증된 기관의 적절한 훈련, 교육 및 인증을 받아야 한다. 이러한 유형의 환자 시나리오에서 전문의료팀은 간호사/의료 제공자와 환자 간의 의사소통을 용이하게 하기 위해 전문의료통역사를 포함시킨다. 가족 구성원은 환자치료에 적극적인 역할을 해야 하지만, 영어를 사용하지 않는 상황에서 환자들은 가족 구성원, 일반인 및 비전문가를 통역사로 사용하지 않는 것이 환자와 좋은 결과를 위해 최선이다. 전문의료통역사는 편견, 잘못된 해석, 잠재적인 기밀성 문제(potential confidentiality concerns)를 피하기 위해 필수적이다. 잘 훈련된 전문의료통역사는 의료팀의 자산이며, 영어를 사용하지 않는 인구에서 양질의 환자 결과를 보장한다. 자세한 내용은 다음의 웹 사이트를 참조한다; National Board for Certificate of Medical

Interpreters의 www.certifiedinterpreters.org; Certification Committee for Healthcare Interpreter Certification의 www.healthcareinterpretercertifcation.org; 및 National Board for Certification of Medical Interpreters의 www.certifiedmedicalinterpreters.org

비영어권 환자들을 위해 제공되는 환자의 언어로 된 간행물은 간호사가 환자를 효과적으로 교육할 수 있도록 충분한 양의 정보를 전달하며, 동시에 가족 구성원 및 돌봄제공자들과 자료를 공유할 수 있게 한다. 현재 기업들은 퇴원교육과정을 위한 다양한 환자교육 자료를 영어와 스페인어로 출판하고 있다. 영어를 모국어로 하지 않는 환자에게 자원을 제공하는 것은 환자를 환경에서 안전하다고 느끼게 하고 치료 관계를 확립하는 데 도움이 된다. 하지만 통역하는 것과 같지는 않다. 특정 약물투여를 위한 방법에 대한 교육도 교수-학습시간의 일부분이다. 환자가 장비에 익숙해지고 간호사 또는 다른 의료서비스 제공자에게 반복해서 시범을 보일 수 있도록 충분한 시간이 허용되어야 한다. 교수-학습의 요구는 환자마다 매우 다양하다. 가족 구성원, 의미있는 사람, 돌봄제공자도 이 시간에 참여시켜서 그 목적을 강조해야 한다. 시청각 보조물은 학습요구와 간호사정에서 나온 결과와 일치해야 한다. 간호사와 다른 의료전문가들이 이용할 수 있는 의약품에 관한 정보에 대한 신뢰할 수 있는 학술적 참고자원은 미국 국가 공식 약학(USP-NF)이다. USP의 의약품 표준은 FDA(미국식품의약품안전청)에 의해 시행 가능하며, 미국 약사법 협정에 의해 지속적으로 발표 및 개정되고, 2년 단위로 제공되는 설명자료를 이용할 수 있다.

이 자료는 화학 및 생물학적 약물 물질에 대한 약리 표준, 복용량 형태, 복합 조제 등에 관한 책자로, 식이요법 보조를 위한 별도의 논문이 있다. USP-NF는 영어와 스페인어로 제공되고, 교재 준비 시 참고 자료로서 가치 있고 신뢰할 수 있으며, 전문적인 자원의 역할을 할 수 있다. 많은 의료기관에서 이러한 참고문헌을 도서관에서 보관 및 제공하고 있으며 개별적으로도 구입이 가능하다.

자세한 내용은 www.usp.org/usp-nf/official-text을 참조한다. 현재의 간호 약물 핸드북은 특정 약물에 대한 학습과 환자교육계획의 수립에도 도움이 될 수 있다. 또한 환자교육 및 약물치료와 관련된 환자 결과에 대한 자세한 내용은 www.ncbi.nlm.nih/gov를 참조한다. 항상 학습요구에 대해 안전하고 위협적이지 않으며 불신이 없는 환경을 조성하고 환자의 질문에 개방적이고 수용적이어야 한다.

다음은 효과적인 교수-학습시간을 만드는 전략이다.

- 환자가 입원했을 때부터 교수-학습과정을 시작한다(법적 · 윤리적 원칙 참조).
- 교육시간을 환자에 따라 차별화한다.

문화적 영향

환자교육

간호치료에 대한 개별화된 접근 방식을 강화하기 위해 다양한 문화를 연구한다. 예를 들어 멕시코계 미국인 환자와 함께 간호의 측면은 가족, 의사소통의 필요성, 종교에 대한 강한 배려로 민감한 방식으로 접근해야 한다. 멕시코 원주민의 약 90%가 천주교신자이다. 이러한 환자들의 요구를 보다 효과적으로 충족시키기 위해 병원에 입원하는 동안 성직자들의 방문에 대한 욕구에 대해 대화해야 한다. 일반적으로 가족 구성원이 참여하고, 멕시코계 미국인은 대가족인 경우가 많다. 그러므로 환자를 돌보고 퇴원 지침과 약물 지침을 제공할 때 시간을 내어 가족을 포함시킨다.

다양한 비영어권 언어가 널리 사용되는 지리적 지역에서 일하는 의료전문가들은 이러한 언어 중 하나 이상을 배우기 위한 노력을 기울일 필요가 있다. 성인 외국어 교육은 대부분의 미국 도시들, 종종 2년제 및 4년제 대학들에서 이용할 수 있다. 많은 수업은 전문직 종사자들을 위해 설계되었으며, 까다로운 업무 일정을 수용할 수 있도록 낮과 저녁의 다양한 시간에 예약된다. 지역사회 대학은 종종 일주일에 하루 또는 저녁에 양질의 강좌를 제공한다. 많은 고용주들이 직업 관련 강좌에 대한 비용을 지불할 것이며, 일부 강좌는 전문적 지속 교육 크레딧을 받을 자격이 주어질 수도 있다. 어학 강좌는 의료계 안팎에서 높은 동기부여가 되고 공감하는 다른 개인들과 네트워킹하고 좋은 우정을 쌓는 수단을 제공한다. 또한 다양한 자가학습용 자료도 이용할 수 있다. 통역은 실무표준, 역량기준, 윤리강령을 갖춘 직업이다. 영어를 사용하지 않는 환자의 경우 해당 의료 환경에서 사용할 수 있는 관련 자원을 알고 있는지 확인해야 한다. 통역사는 환자와 간호사가 같은 언어를 사용하지 않을 때 언제든지 필요하다. 좋은 통역 서비스 시스템에 권장되는 일반적인 특징 중 일부는 (1) 영어사용이 능숙하지 않은 환자 또는 비영어권 환자의 언어 지원에 24시간 접근하는 것을 포함한다. (2) 모든 언어에 대한 통역 서비스를 적시에 제공해야 한다. (3) 활용되는 다양한 유형의 구어 지원에 대한 체계적이고 통일된 평가, 훈련 및 역량 평가가 포함된다.

서비스 제공에 대한 한 가지 선택은 전문의료통역사나 번역기를 이용할 수 있게 하는 것이다. 또 다른 선택은 원격 통역 서비스의 사용이며, 많은 병원 환경은 이미 사용하고 있다. 문화적으로 능숙하고 민감한 것은 환자치료에 매우 중요하고 영어를 사용하지 않는 환자에게 효과적인 의사소통 또한 그들의 권리이다.

Modified from Giger, J. N. (2013). Transcultural nursing: assessment and intervention (6th ed.). St. Louis, MO: Mosby.

법적 · 윤리적 원칙

퇴원교육

가장 안전한 퇴원교육은 다음과 같다.

- 얼마나 많은 정보를 환자에게 주어야 하는지에 대해서는 의료기관의 퇴원교육정책에 따른다.
- 간호사와 만나기 전에 어떤 환자라도 적절하게 교육을 받았을 것이라고 가정하지 말아야 한다.
- 환자가 준비되는 대로 가능한 빨리 퇴원교육을 시작한다.
- 교육하는 동안 방해물들을 최소화한다.
- 교육한 것을 환자와 보호자에게 반복하게 하여 교육을 평가한다.
- 환자의 학습능력에 대해 문제가 있으면 기관의 사회사업 부서나 퇴원 계획 담당 직원에게 연락한다.
- 퇴원 의약품에 대한 서면 및/또는 구두 지침에는 의약품의 목적, 복용량 및 복용 최적 시기, 부작용 보고에 대한 정보가 포함되어야 한다.
- 자신과 다른 언어를 사용하는 환자를 위해 통역사와 함께 사용 가능한 모든 자원을 활용한다.
- 환자/가족/의미있는 사람이 가정 내 진료 계획을 이해하고 질문에 답변하도록 'teach back(교육받은 내용을 간호사에게 다시 교육하도록 하는 방법)' 교육 방법을 사용한다.
- 환자, 가족 및/또는 중요한 다른 사람의 의견을 받아 후속 조치 및 퇴원 후 검사를 위한 약속을 잡을 수 있도록 환자를 돕는다.
- 비디오테이프와 소책자 등의 교수-학습전략을 기록해 둔다.
- 간호사가 교육한 내용, 참석한 사람, 서면지침 내용, 환자와 보호자의 반응, 특정 시연이나 지역사회 자원에 대한 소개와 같이 간호사의 행위가 무엇이었는지를 문서화한다. 후속 교육 면담도 교육 정보 강화에 유의하여 문서화할 필요가 있다.

Modified from RARE (Reducing Avoidable Readmissions Effectively). (2015). Available at www.rareadmissions.org . Accessed September 13, 2016.
Upon completion of any teaching-learning process or patient education session, documentation needs to include notes about the learner assessment, outcomes, content provided, strategies used, patient response to the teaching session, and an overall evaluation of learning. Because of the signifi cance of patient education related to drug therapy and the nursing process, this textbook integrates patient education into each chapter in the implementation phase of the nursing process. In addition, a Patient-Centered Care: Patient Teaching section is included at the end of most chapters.

- 교육시간 동안 시술, 기술, 기법에 대해 정확한 시범을 보인다.
- 약물 용량, 주기와 함께 약물명이 기록된 투약 달력을 작성한다. 나중에 환자가 찾아서 투약을 검토할 수 있게 한다.
- 시청각 보조물을 사용한다.
- 가능하면 교육시간에 가족이나 연인을 참여시킨다.
- 환자에게 가장 알맞은 수준으로 교육한다. 연구에 따르면 미국 인구 20%의 읽기 수준은 초등학교 5학년 정도이며, 대부분의 건강자료는 고등학교 1학년 수준으로 쓰여진 것으로 나타났다. 6학년 이하의 읽기 수준에서 작성된 자료는 가급적 그림, 다이어그램 및/또는 그림을 사용하는 것이 좋다. Box 4.4에는 간호사가 환자를 교육하는 데 필요한 일반적인 교수-학습의 원칙을 제시하였다.

약물요법에 대한 환자의 학습평가

EVALUATION OF PATIENT LEARNING RELATED TO DRUG THERAPY

또한 학습 성과의 평가는 학습의 확인된 영역과 일치해야 한다. 안전하고 효과적으로 투약하기 위해서는 환자의 학습에 대한 평가가 매우 중요하다. 환자교육이 성공하려면 간호사는 환자의 결과에 대해 항상 의문을 가지고, 제공한 정보를 환자가 반복하게 하거나 환자가 다시 시범을 보이도록 해야 한다. 환자의 행동은 교육이 성공적으로 되었는지를 판단하는 가장 중요한 단서이다. 제대로 이행하지 못하고 학습 수준이 적절하지 않았다면 새로운 교육계획을 수립하여 실행하고 평가해야 한다.

요약

SUMMARY

환자교육은 환자간호 및 약물투여, 치료, 식이요법에서도 중요한 부분이다. 환자는 자신의 치료에 대한 모든 측면뿐만 아니라 처방된 약물에 관한 모든 정보에 대해 알 권리가 있다. 간호사는 약물에 대한 학습과 이행에 대해 지속적으로 평가해야 하며, 약물치료에 대한 모든 측면에 대해서 항상 환자에게 귀 기울여야 한다. 전문직 간호사는 교육자로서 환자를 지지해야 하며, 환자와 가족의 학습을 추진해야 할 책임이 있다. 학습에 대한 요구와 준비상태를 자세히 사정하려면 항상 문화적 가치, 건강 실무, 교양 정도를 포함하여 환자를 전체적으로 보아야 한다. 환자의 모든 건강관리와 약물치료에서 성공적인 결과를 얻기 위해 환자가 효과적인 학습을 하도록 노력해야 한다.

미국 약전(http://www.usp.org)뿐만 아니라 앞에서 언급한 자원들은 건강관리전문직이 환자교육정보를 얻는 방대한 원천이다. 미국 약전은 병원이나 가정에서 투약오류를 줄이기 위한 환자교육에 도움을 준다. 또한 약품안전연구소(Institute for Safe Medication Practices, http://www.ismp.

org)는 간호사에게 환자교육, 안전, 투약오류 예방에 대해 방대한 정보를 제공한다. 이 연구소는 비영리기관으로 간호사, 의사, 규제기관, 전문직 단체에게 투약오류에 관한 교육과 건강관리기관의 안전의료실무에 대한 모든 정보를 제공한다.

또 다른 정보원으로 국가환자정보교육협의회가 있다(http://www.talkaboutrx.org). 이 사이트는 일반인과 전문건강전문가에게 적절한 투약방법에 관한 정보교류를 촉진시키고 증진시킨다(Box 4.4)

Centerwatch.com은 임상시험 산업에 대한 정보와 견해를 제공하는 사이트이다. 이 온라인에서 PDF 자료를 얻을 수 있다. 간호사는 다양한 환경에서 환자를 가장 많이 대면한다. 그러므로 간호사는 계속해서 인내심 있는 옹호자가 되어 약물치료에 대한 교육을 위한 교육 자료를 계획하고, 설계하고, 만들고, 제시할 필요가 있다.

환자중심간호: 환자교육

- 교육은 인지, 정서, 정신운동의 3가지 영역에 각각 또는 통합적으로 관심을 두어야 한다. 인지영역은 사실의 인식에 중점을 두며, 정서영역은 반응하고 가치를 부여하여 정리하는 행위이다. 정신운동영역은 교육내용을 수행하는 방법을 가르친다.
- 현실적인 목표와 결과판단기준을 교육할 때 환자, 간병인 등의 주요 인물이 함께 참여하여야 한다.
- 환자교육은 개인에게 가장 효과적인 수준에서 이루어져야 한다. 대부분의 연구에 따르면 읽기 자료는 6학년 읽기 수준 이하에서 작성되어야 하지만 환자의 수준에 따라 조정될 수 있다.
- 환자교육을 계획하고 수행할 때는 교수-학습과정을 따라야 한다.
- 약물의 상품명/일반명, 체내 약물 작용 및 기능, 특정 요법(예: 복용량, 복용시기), 부작용, 약물(약물을 복용하는 동안 피해야 할 식품/액체/활성화), 의약품의 안전한 보관, 미사용 의약품의 안전한 폐기, 리필 등의 기본 정보에 대해 논의한다.
- 환자에게 모든 의약품 및 알레르기의 목록을 업데이트하고 항상 환자에게 보관하도록 권장한다.
- 조명, 소음, 사생활 및 냄새 등의 환경요인을 고려해야 한다. 환자교육을 위한 준비와 개인공간을 존중하는 품격 있는 간호를 제공해야 한다. 만약 텔레비전이나 라디오, 휴대폰 또는 컴퓨터 등의 방해요소가 있다면, 이러한 요소를 배제하도록 한다.
- 모든 환자교육재료는 정돈되어 있는지, 사용이 가능한지 점검한다. 환자가 안경이나 보청기를 끼고 있다면 교육하기 전에 사용 가능한지 확인한다.
- 의료통역사의 사용을 포함하여 비영어권 환자가 사용할 수 있는 모든 자원에 대해 숙지해야 한다.

기억해야 할 사항

- 환자교육의 효과는 인지, 정서, 정신운동 학습영역에서 이해와 집중에 달려 있다. 간호사가 사정, 간호진단, 간호계획을 수립하면, 교수-학습과정의 수행단계가 시작된다. 즉 필요에 따라 자주 교육계획을 재평가해야 한다. 특히 히스패닉 인구집단에서 문화가 다양하므로 간호와 관련 건강관리 전문직들은 영어 및 스페인어가 함께 사용된 교육매체를 제공해야 한다.
- 교육시간에 환자에게 팸플릿, 비디오테이프, 도표 등과 같이 언어적 · 시각적인 정보를 제공하여 학습을 극대화한다. 또한 정보는 환자의 독해능력, 환자의 모국어, 환자의 인지능력에 비추어 적당한 것이어야 한다.
- 교수-학습 원칙이 환자교육계획에 통합되어야 한다. 환자교육에 대한 평가는 안전하고 효과적인 투약을 위해 매우 중요한 부분이다.
- 환자교육의 성공을 위해 간호사는 항상 환자의 결과에 대한 의문을 가지고 제공한 정보를 환자가 반복하게 하거나 가능하면 시범을 보이도록 한다.
- 의료통역사의 사용을 포함하여 비영어권 환자가 사용할 수 있는 모든 자원에 대해 숙지해야 한다.

REVIEW QUESTIONS

1. A 47-year-old patient with diabetes is being discharged to home and must take insulin injections twice a day. The nurse keeps in mind which concepts when considering patient teaching?

a. Teaching needs to begin at the time of diagnosis or admission and is individualized to the patient's reading level.
b. The nurse can assume that because the patient is in his forties he will be able to read any written or printed documents provided.
c. The majority of teaching can be done with pamphlets that the patient can share with family members.
d. A thorough and comprehensive teaching plan designed for an eleventh-grade reading level needs to be developed.

2. The nurse is developing a teaching plan for a patient with a new diagnosis of type I diabetes mellitus. Which of these outcome statements are appropriate? (Select all that apply.)

a. The patient will list three signs and symptoms of hypoglycemia.
b. The patient will demonstrate how to self-administer an insulin injection with an insulin pen.
c. The patient will know about type I diabetes mellitus.
d. The patient will describe steps to take in case of hypoglycemia.
e. The patient will agree to check his blood glucose levels three times a day.

3. The nurse is responsible for preoperative teaching for a patient who is mildly anxious about receiving pain medications postoperatively. The nurse recognizes that this level of anxiety in the patient may result in which of these?

a. Impeded learning because anxiety is always a barrier to learning
b. Major emotional instability
c. Increased motivation to learn
d. Increased postoperative healing time

4. What action by the nurse is the best way to assess a patient's learning needs?

a. Quiz the patient daily on all medications.
b. Begin with validation of the patient's present level of knowledge.
c. Assess family members' knowledge of the prescribed medication even if they are not involved in the patient's care.
d. Ask the caregivers what the patient knows about the medications.

5. Which technique would be most appropriate to use when the nurse is teaching a patient with a language barrier?

a. Obtain an interpreter who can speak in the patient's native tongue for teaching sessions.
b. Use detailed explanations, speaking slowly and clearly.
c. Assume that the patient understands the information presented if the patient has no questions.
d. Provide only written instructions.

6. A nursing student is identifying situations that involve the psychomotor domain of learning as part of a class project. Which are examples of learning activities that involve the psychomotor domain? (Select all that apply.)

a. Teaching a patient how to self-administer eye drops
b. Having a patient list the adverse effects of an antihypertensive drug
c. Discussing what foods to avoid while taking antilipemic drugs
d. Teaching a patient how to measure the pulse before taking a beta blocker
e. Teaching a family member how to give an injection
f. Teaching a patient the rationale for checking a drug's blood level

7. The nurse is instructing an older adult patient on how to use his walker. Which education strategies are appropriate? (Select all that apply.)

a. Speak slowly and loudly.
b. Ensure a quiet environment for learning.
c. Repeat information frequently.
d. Allow for an increased number of return demonstrations.
e. Provide all the information in one teaching session.

8. You are reviewing newly prescribed medications with the wife of a patient who will be discharged today on a liquid diet after jaw surgery. She will be giving the patient his medications. There is a prescription for liquid metoclopramide (Reglan), 10 mg PO before breakfast and dinner. The medication is available in a strength of 5 mg/mL. How many mL will she need to give for each dose?

정답 **1. a** **2. a, b, d** **3. c** **4. b** **5. a** **6. a, d, e** **7. b, c, d** **8. 2mL**

참고문헌

REFERENCES

10 Elements of competence for using teach-back effectively. Available at www.teachbacktraining.org/assets/files/PDFS/Teach%20Back%20-%2010%20Elements%20of%20Competence.pdf. (Accessed 31 May 2018).

Alfaro-Lefevre, R. (2013). *Critical thinking and clinical judgment: a practical approach to outcome-focused thinking* (5th ed.). St Louis, MO: Elsevier Saunders.

American Nurses Association. (2004). *Nursing: scope and standards of practice. Silver Spring*, MD: American Nurses Association.

Billings, D. M. (2016). *Teaching in nursing: a guide for faculty* (5th ed.). St Louis, MO: Elsevier Saunders.

Canobbio, M. M. (2006). *Mosby's handbook of patient teaching* (3rd ed.). St Louis, MO: Mosby.

Chang, M., & Kelly, A. E. (2007). Patient education: addressing cultural diversity and health literacy issues. *Urologic Nursing*, 27(5), 411–417.

Colby, S. L., & Ortman, J. M. (2015). Projections of the size and compostion of the U.S. populations: 2014 to 2060. US Department of Commerce Economics and Statistics Administration, US Census Bureau. Available at www.census.gov/content/dam/Census/library/publications/2015/demo/p25-1143.pdf. (Accessed 13 September 2016).

DNV (Det Norske Veritas). Available at www.dnv.org.

Giger, J. N. (2013). *Transcultural nursing: assessment and intervention* (7th ed.). St. Louis: Mosby.

Hamric, A. B. (2014). *Advanced practice nursing: an integrative approach* (5th ed.). St Louis, MO: Elsevier Saunders.

Institute of Medicine (IOM). (2004). *Health literacy: a prescription to end confusion*. Washington, DC: The National Academies Press.

The Joint Commission website. Available at www.jointcommission.org. (Accessed 13 September 2016).

Leininger, M. M. (2006). *Culture care diversity and universality: a worldwide nursing theory* (2nd ed.). Boston, MA: Jones & Bartlett.

Leigh, E. (2010). Teaching patients about their medications: the keys to decreasing non-compliance. Cleveland, OH, The Center for Healthcare Communication. Available at www.communicatingwithpatients.com/articles/teaching_about_meds.html. (Accessed 13 September 2016).

Lenahan, J. L., McCarthy, D. M., Davis, T. C., et al. (2013). A drug by any other name: patients' ability to identify medication regimens and its association with adherence and health outcomes. *J Health Commun*, 18(1), 31–39.

National Adult Education Professional Development Consortium. (2005). National assessment of adult literacy. Available at http://www.naepdc.org/about_NAEPDC/NAAL.html. (Accessed 5 March 2017).

National Council on Patient Information and Education (NCPIE). (2015). National Council on Patient Information and Education website. Available at www.talkaboutrx.org. (Accessed 31 March 2015).

Negley, D. F., Ness, S., Fee-Schroeder, K., et al. (2009). Building a collaborative nursing practice to promote patie education: an inpatient and outpatient partnership. *Oncology Nursing Forum*, 36(1), 19–23.

Nies, M. A. (2011). *Community/public health nursing: promoting the health of populations* (5th ed.). St Louis, MO: Elsevier Saunders.

RARE (Reducing Avoidable Readmissions Effectively). (2015). Available at www.rareadmissions.org. (Accessed 13 September 2016).

Petro-Yura, H., & Walsh, M. B. (1983). *Human needs 2 and the nursing process*. Washington DC: Catholic University of America Press.

Redman, B. K. (2004). *Advances in patient education*. New York, NY: Springer.

Redman, B. K. (2007). *The practice of patient education* (10th ed.). St Louis, MO: Mosby.

US Census Bureau. (2016). Population projections. Available at www.census.gov/topics/population/population-projections.html. (Accessed 12 September 2016).

US Census Bureau, US Department of Commerce. (2012). US Census Bureau projections show a slower growing, older, more diverse nation a half century from now (press release). Available at www.census.gov.newsroom/releases/archives/population. (Accessed 13 September 2016).

US Department of Health and Human Services. (2014). Healthy people 2020. Available at www.healthypeople.gov. (Accessed 13 September 2016).

5

콜린약물

CHOLINERGIC DRUGS

학습목표

이 장을 학습한 후 학생들은:

1. 자율신경계의 기능과 부교감신경계의 영향을 이해한다.
2. 콜린약물 또는 부교감신경모방약으로 분류되는 다양한 약물을 열거한다.
3. 콜린약물의 작용기전, 치료효과, 적응증, 유해 및 독성 효과, 약물상호작용, 주의사항, 금기증, 용량, 투여경로, 해독관리 등에 대해 토론한다.
4. 콜린약물을 복용하는 환자를 위한 간호과정을 포함하는 간호계획을 개발한다.

주요용어

니코틴수용체(nicotinic receptor) 교감 및 부교감신경계의 신경절(ganglia)에 존재하는 콜린수용체. 알칼로이드인 니코틴에 의해 활성화되는 수용체

무긴장(atony) 정상근육의 긴장감이나 힘이 상실된 증상

무스카린수용체(muscarinic receptor) 평활근, 심근, 샘(gland) 등과 같은 부교감신경계에 의해 지배되는 효과기의 시냅스후부에 존재하는 콜린수용체

부교감신경모방약(parasympathomimetic) 부교감신경계의 작용을 모방하는 약물로 콜린약물이라고도 함

아세틸콜린(acetylcholine) 부교감신경계에서 신경충동을 작동세포(effector cell)로 전달하는 역할을 하는 신경전달물질

아세틸콜린에스테라아제(acetylcholinesterase) 아세틸콜린을 분해하는 효소로, 콜린에스테라아제라고도 함

알츠하이머병(Alzheimer's disease) 혼동, 지남력장애(disorientation), 기억력, 계산력 및 시각-공간지남력의 소실 등을 동반하는 점진적 의식저하가 나타나는 뇌질환

축동(miosis) 동공의 수축

콜린수용체(cholinergic receptor) 아세틸콜린에 의해 활성화되는 수용체

콜린작동성위기(cholinergic crisis) 과량의 아세틸콜린에 의해 심한 근무력과 호흡마비가 초래된 상태: 중증근육무력증환자에서 치료약물에 의해 흔히 나타남

개요

OVERVIEW

부교감신경계를 흥분시키는 약물을 콜린약물(cholinergics, cholinergic agonists, parasympathomimetics)이라고 한다.

부교감신경계

PARASYMPATHETIC NERVOUS SYSTEM

부교감신경계는 교감신경계(sympathetic nervous system)와 상반되는 신경기능을 가지는 자율신경계(autonomic nervous system)의 가지이다(그림 5.1). 부교감신경계에서 작동세포(effector cell)로 신경충동을 전달하는 역할을 담당하는 신경전달물질은 아세틸콜린(acetylcholine)으로, 아세틸콜린이 결합하여 작용을 나타내는 수용체를 콜린수용체(cholinergic receptor)라고 하며, 분포양상과 작용에 따라 2가지 유형으로 분류된다. 니코틴수용체(nicotinic receptor)는 교감 및 부교감신경계의 신경절(ganglia)에 분포한다. 이는 담배의 알칼로이드(alkaloid)인 니코틴(nicotine)에 의해 흥분하기 때문에 니코틴수용체라고 불린다. 콜린수용체의 또 다른 유형은 무스카린수용체(muscarinic receptor)이며, 부교감신경섬유가 분포하는 효과기[즉 평활근, 심근, 샘(gland)]

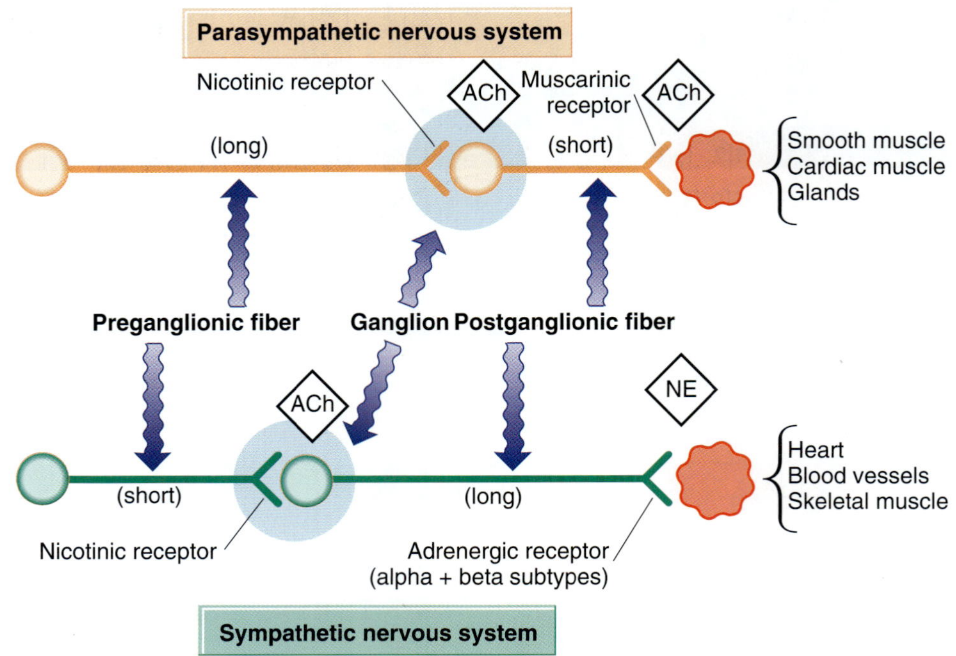

그림 5.1 부교감 및 교감신경계의 상호관계. ACh, acetylcholine; NE, norepinephrine.

의 시냅스후부에 존재한다. 버섯에서 추출한 알칼로이드인 무스카린(muscarine)에 의해 흥분되기 때문에 무스카린수용체라고 불린다. 부교감신경계에서의 니코틴수용체와 무스카린수용체의 위치는 그림 5.2를 참고한다.

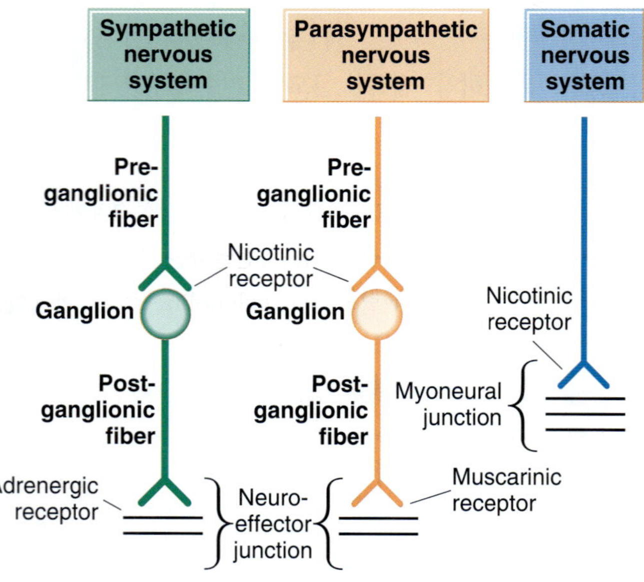

그림 5.2 교감, 부교감 및 체신경계. 부교감신경계에서 니코틴수용체와 무스카린수용체의 위치

콜린약물

CHOLINERGIC DRUGS

콜린작용제(cholinergic agonist)라고도 하는 콜린약물은 아세틸콜린의 효과와 유사하기 때문에 부교감신경모방약(parasympathomimetic)이라고도 한다. 이 약물은 직접 또는 간접적으로 콜린수용체를 흥분시킨다. 직접작용 콜린작용제(direct-acting cholinergic agonist)는 콜린수용체에 직접 결합하여 수용체를 활성화시키는 약물이며, 간접작용 콜린작용제(indirect-acting cholinergic agonist)는 시냅스이후신경세포에서 아세틸콜린의 유리를 자극하는 약물이다. 이렇게 유리된 아세틸콜린은 콜린수용체에 결합하여 수용체를 활성화시킨다. 간접작용콜린작용제는 아세틸콜린을 분해하는 효소인 아세틸콜린에스테라아제(acetylcholinesterase)의 작용을 억제하여 콜린성 작용을 나타낸다. 아세틸콜린에스테라아제는 콜린에스테라아제(cholinesterase)라고도 한다. 간접작용 콜린작용제는 가역적(reversible) 또는 비가역적(irreversible)으로 콜린에스테라아제에 결합한다. 가역적 콜린에스테라아제억제제(cholinesterase inhibitor)는 수분에서 수시간 동안 콜린에스테라아제에 결합하고, 비가역적 콜린에스테라아제억제제는 콜린에스테라아제에 결합하여 영구적인 공유결합(covalent bond)을 형성한다. 이러한 비가역적 약물효

과를 중단시키기 위해서는 체내에서 새로운 효소가 합성되어야 한다. Box 5.1에 직접 및 간접작용 콜린약물에 대해 정리하였다.

작용기전 및 약물효과

Mechanism of Action and Drug Effects

아세틸콜린이 직접 그 수용체에 결합하면 수용체가 활성화된다. 즉 작동세포(표적조직이나 기관의 세포)의 세포막수용체에 아세틸콜린이 결합하면 세포의 투과성(permeability)이 변경되고 칼슘(calcium)과 나트륨(sodium)이 세포 안으로 유입된다. 이어서 세포막의 탈분극이 일어나고 활성화된다.

직접 및 간접작용 콜린약물의 효과는 부교감신경계의 활성에 의해 나타난다. 이러한 효과를 기억하는 데 도움을 주는 여러 가지 연상법이 있다. 그중 하나는 '맞섬도피기능(flight or fight)'으로 연상되는 교감신경계이고, 부교감신경계는 '휴식 및 소화계(rest and digest system)'에 관여하는 시스템이다.

콜린약물은 장관과 방광을 자극하여 위산분비, 위장관운동, 빈뇨(urinary frequency) 등을 증가시키고 동공(pupil)을 수축하여 축동(miosis)을 일으켜 안압(intraocular pressure)을 감소시키는 데 도움을 준다. 또한 침분비(salivation)와 발한(sweating)을 증가시킨다. 이 계통의 약물은 심박수 감소와 혈관확장과 같은 심혈관계효과를 가진다. 또한 폐의 기관지를 수축하고 기도를 좁힌다.

아세틸콜린은 뇌기능을 정상적으로 유지하는 데 필요하다. 알츠하이머병(Alzheimer's disease)은 아세틸콜린 작용의 부족에 기인한다. 콜린약물은 권장용량일 경우에는 주로 무스카린수용체를 자극하지만 고용량일 경우에는 니코틴수용체를 활성화시킬 수 있다. 원하는 약리효과는 무스카린수용체의 자극에 의해 나타나고, 다수의 원치 않는 유해효과는 니코틴수용체의 활성에 기인한다. 수용체에 따른 콜린약물의 다양한 효과는 표 5.1에 정리되어 있다.

BOX 5.1 콜린약물

직접작용약물
bethanechol (Urecholine)
carbachol (Carboptic, 기타)
cevimeline (Evoxac)
pilocarpine (Salagen, Pilocar)
succinylcholine (Anectine, Quelicin, 21장 참조)

간접작용약물
donepezil (Aricept)
echothiophate (Phospholine Iodide)
edrophonium (Tensilon, 기타)
galantamine (Razadyne)
neostigmine (Prostigmin)
physostigmine (Antilirium)
pyridostigmine (Mestinon)
rivastigmine (Exelon)

적응증 Indications

직접작용약물 Direct-Acting Drugs

Carbachol, pilocarpine 및 echothiophate 등의 직접작용약물은 녹내장(glaucoma) 또는 안과수술을 받은 환자에서 안압을 내리기 위해 국소적으로 사용한다. 이 약물들은 경구로 흡수가 잘 안 되므로 주로 국소적으로 사용한다. 예외로 직접작용 콜린약물인 bethanechol은 경구로 투여한다. Bethanechol은 방광배뇨근(detrusor muscle)과 위장관의 긴장도와 운동을 증가시켜 이 부위를 통과하는 내용물의 이동을 증가시킨다. 또한 방광 및 위장관의 괄약근(sphincter)을 이완시켜 배변과 배뇨를 촉진한다. 그러므로 bethanechol은 방광 및 위장관의 무긴장(atony)치료에 사용한다. 간혹 수

표 5.1 콜린작용제: 약물효과

	자극에 대한 반응	
신체 조직/장기	무스카린수용체	니코틴수용체
기관지(폐)	분비 증가, 수축	-
심혈관계		
혈관	확장	수축
심박수	감소	증가
혈압	저하	상승
눈	축동, 조절 감소	축동, 조절 감소
위장관계		
긴장도	증가	증가
운동성	증가	증가
괄약근	이완	-
비뇨생식계		
긴장도	증가	증가
운동성	증가	증가
괄약근	이완	이완
샘분비계	장, 눈물, 침, 땀샘의 분비 증가	-
골격근계	-	수축 증가

술 후에 무긴장이 발생한다. 직접작용약물인 cevimeline은 쇼그렌증후군(Sjogren's syndrome)에 의한 심한 구강건조(xerostomia) 치료에 사용한다. 이러한 목적을 위해 경구용 pilocarpine을 사용할 수도 있다. 또 다른 직접작용 콜린약물인 succinylcholine은 전신마취(general anesthesia)에 사용하는 신경근차단제(neuromuscular blocker)이다(21장 참조).

간접작용약물 Indirect-Acting Drugs

간접작용약물은 수용체 부위에 아세틸콜린의 농도를 증가시켜 작동세포를 자극한다. 간접작용약물은 골격근의 수축을 일으키기 때문에 중증근육무력증(myasthenia gravis)의 진단과 치료에 사용한다. 또한 아세틸콜린에스테라아제를 억제하므로 신경근차단제나 항콜린약물중독에 의한 신경근육차단을 역전시키는 데 사용한다. 그러므로 간접작용약물인 physostigmine은 항콜린약물의 중독 그리고 살충제로 흔히 사용되는 유기인산염(organophosphates) 및 탄산염(carbonates)과 같은 비가역적 콜린에스테라아제 억제제 중독 시 해독제로 사용한다.

간접작용약물은 알츠하이머병 치료에 사용된다. 알츠하이머병은 아세틸콜린이 감소되어 있는 신경질환이다. 알츠하이머병에서 콜린약물은 콜린에스테라아제를 억제하고 내인성으로 유리된 아세틸콜린의 분해를 억제하여 뇌의 아세틸콜린 농도를 증가시킴으로써 기억 및 학습능력의 증강과 유지에 도움을 준다. 알츠하이머병 치료에 사용되는 3가지 콜린에스테라아제 억제제로 donepezil (Aricept), galantamine (Razadyne), rivastigmine (Exelon)이 있다. 이 약물의 치료적 효능은 제한적(치료 받은 환자의 15~30% 정도에서 효과가 나타남)이지만 일시적이라도 일부 환자에서는 뚜렷한 정신상태(mental status)의 증진을 나타내므로, 환자를 비롯한 간병인과 환자가족의 삶의 질을 향상시킨다. 환자마다 반응이 매우 다양하다. 이러한 이유로 한 가지 약물의 최고적정용량에 대해 반응이 나타나지 않더라도 다른 약물을 사용해 치료를 시도해 볼 필요가 있다. Memantine (Namenda)도 알츠하이머병에 사용하지만 콜린에스테라아제 억제제가 아니다. 이들 약물의 용량정보는 용량표에 정리되어 있다.

금기증 Contraindications

콜린약물의 사용에 대한 금기증에는 알레르기, 위장관 또는 비뇨생식기의 폐쇄(obstruction), 서맥(bradycardia), 심장박동전도(cardiac impulse conduction)의 결함, 갑상선기능항진증(hyperthyroidism), 뇌전증(epilepsy), 저혈압(hypotension), 만성폐쇄성폐질환(chronic obstructive pulmonary disease)이다. 파킨슨병(Parkinson's disease)에는 주의하여 사용해야 하지만 rivastigmine (Exelon)은 치매가 있는 파킨슨병 환자에게 사용한다.

유해효과 Adverse Effects

콜린약물의 주요 유해효과는 부교감신경계 과도자극(overstimulation)의 결과이다. 여러 신체기능에 영향을 미치는 콜린반응이 표 5.2에 정리되어 있다. 심혈관계에 대한 작용은 복합적이다. 실신, 반사성 빈맥을 동반하는 저혈압, 고혈압, 서맥 등이 무스카린수용체 또는 니코틴수용체의 흥분으로 나타날 수 있다.

독성 및 과량투여의 관리 Toxicity and Management of Overdose

콜린약물의 과량투여에 의해 일어나는 가장 심각한 경우는 콜린성 위기(cholinergic crisis)이다. 순환허탈(circulatory collapse), 저혈압, 피설사(bloody diarrhea), 쇼크(shock), 심정지(cardiac arrest) 등의 증상이 나타난다. 초기증상은 복부경련(abdominal cramp), 과다침흘림(salivation), 홍조(flushing), 오심(nausea), 구토(vomiting) 등이다. 또한 일과성 실신(transient syncope), 일과성 완전심장차단(transient complete heart block), 호흡곤란(dyspnea), 기립저혈압(orthostatic hypotension) 등이 나타날 수도 있다. 콜린길항제인 atropine을 투여하여 즉각적으로 이러한 증상들을 역전시킬 수 있다. 중증의 심혈관계반응이나 기관지수축(bronchoconstriction)은 아드레날린작용제인 epinephrine으로 완화시킬 수 있다. 콜린성 중독작용을 기억하기 위해서 SLUDGE라는 두문자어를 이용한다. 여기서 SLUDGE는

표 5.2 콜린작용제: 유해효과

신체계	유해효과
심혈관계	빈맥 또는 서맥, 저혈압 또는 고혈압, 실신, 전도이상(방실차단 및 심정지)
중추신경계	두통, 어지럼, 발작, 운동실조
위장관계	복부경련, 분비 증가, 오심, 구토, 설사
호흡기계	기관지 분비 증가, 기관지연축
기타	눈물 분비, 발한, 침 분비, 축동

salivation, lacrimation, urinary incontinence, diarrhea, GI cramps 및 emesis를 의미한다.

상호작용 Interactions

항콜린약물(예: atropine), 항히스타민제(antihistamine) 및 교감신경모방약(sympathomimetic)은 콜린약물을 길항하여 그 반응을 감소시킬 수 있다. 다른 콜린약물을 병용하면 콜린작용이 부가적으로 나타날 수 있다.

용량 Dosages

콜린약물의 권장용량에 대해서는 용량표를 참조한다.

❖ 간호과정 NURSING PROCESS

◆ 사정 Assessment

콜린약물 또는 부교감신경모방약은 부교감신경계를 자극하고 아세틸콜린의 작용과 유사한 다양한 효과를 나타낸다. 심박수의 감소, 장관 및 방광평활근의 수축력 증가에 의한 위장관 및 비뇨기관의 긴장도 증가, 기관지평활근의 수축력 및 긴장도 증가, 호흡기분비물의 증가, 축동 또는 동공수축 등이 나타난다. 그러므로 환자가 심장차단(heart block)과 같은 질환을 동반하거나 부교감신경계의 작용을 나타내는 약물을 복용하고 있다면 유해반응 또는 독성이 증가할 수 있다. 콜린약물을 투여하기 전에 철저한 신체검사가 이루어져야 하고, 간호기록과 더불어 처방의약품, OTC약물, 약초 등을 포함하는 투약기록을 확보해야 하며, 약물에 대한 알레르기반응 및 과거 및 현재의 환자상태에 대해서도 기록해야 한다. 약물을 투여하기 전에 주의사항, 금기증, 약물상호작용을 확인하고 기록해야 한다. 또한 활력징후(vital sign)를 측정하고 기록해야 한다.

알츠하이머병 치료를 위하여 donepezil, memantine 등의 약물을 사용하기 전에 알레르기반응, 주의사항, 금기증 및 약물상호작용 등에 대한 평가가 이루어져야 한다. 또한 환자의 신경학적 상태, 특히 단기 및 장기기억력, 각성 수준, 운동, 인지 및 감각기능, 자살성향이나 사고, 근골격계의 손상정도, 위장관, 비뇨기관 및 심혈관계의 기능을 사정하고 기록해야 한다. 이상반응이나 환자의 불편사항을 즉시 처방의에게 보고한다. 알츠하이머병은 만성질환이기 때문에 가족지원체제(family support system)의 유무를 사정해야 한다. 환자가 약물을 복용하기 시작하면 간호사는 약물에 대한 환자의 반응을 지속적으로 평가해야 한다. 약물요법 시작 후 6주 안에 증상의 변화가 있다면 주의 깊게 관찰하여 기록해야 한다. 처방의가 치료에 대한 긍정적인 변화나 유해반응을 평가하는데 도움을 줄 수 있도록 간호일지를 작성하는 것이 좋다. 기질성 뇌증후군을 치료하기 위해 은행(ginkgo)을 사용할 수 있다(약초요법 및 식품보조제 참조).

용량표

콜린작용제

약물명(임신범주)	약리학적 분류	성인 상용량	적응증
bethanechol (Urecholine) (C)	무스카린작용제 (직접작용)	PO: 10~50mg 1일 3~4회(대개 5~10mg으로 시작해 배뇨가 있을 때까지 매시간 반복투여, 최고 50mg/cycle)	수술 및 분만 후의 기능적 요정체
donepezil (Aricept) (C)	항콜린에스테라아제 (간접작용)	PO: 1일 1회 5~23mg	알츠하이머치매 (Alzheimer's dementia)
memantine (Namenda, Namenda XR) (B)	NMDA 수용체 길항제	PO: 초회용량은 1일 5mg, 1주에 5mg씩 적정. 목표용량은 10mg 하루 2회(1일 20mg) Namenda XR: 1일 7~28mg	알츠하이머치매
physostigmine (Antilirium) (C)	항콜린에스테라아제 (간접작용)	IM/IV: 필요한 경우 0.5~2mg을 10~30분 간격으로 반복투여	항콜린약물효과 및 TCA 과량투여의 역전
pyridostigmine (Mestinon) (C)	항콜린에스테라아제 (간접작용)	PO: 1일 600mg 분할복용 IV: 0.1~0.25mg/kg/dose	중증근육무력증 신경차단제 과량 투여 시 해독제

IM, Intramuscular; IV, intravenous; NMDA, N-methyl-d-aspartate; PO, oral.

약초요법 및 식품보조제

은행

개요
은행나무(ginkgo plant)잎에는 플라보노이드(flavonoids), 테르페노이드(terpenoids), 유기산(organic acids) 등이 함유되어 있기 때문에 은행제제는 항산화효과와 혈소판응집을 억제하는 효과를 가진다.

응용
기억력 감소(memory less), 말초동맥폐쇄질환(peripheral arterial occlusive disease), 현기증(vertigo), 이명(tinnitus)

유해효과
위장장애, 두통, 출혈, 알레르기 피부반응

상호작용의 가능성이 있는 약물
Aspirin, 비스테로이드항염증약물(nonsteroidal antiinflammatory drugs), warfarin, heparin, 항경련제(anticonvulsants), ticlopidine, clopidogrel, dipyridamole, 항우울제, 항고혈압제, insulin, thiazide계 이뇨제

금기증
없음

◆ 환자상태 Human Need Statements

1. 저혈압 및 서맥 등의 심혈관계 유해효과와 관련된 산소포화도 변화와 심박출량의 감소
2. 콜린약물의 투약계획, 유해효과, 약물상호작용, 주의사항 등에 대한 지식부족
3. 저혈압과 서맥이 낙상 또는 실신의 위험으로 이어지는 콜린약물의 유해효과와 관련된 안전성 결여 및 상해의 위험

◆ 계획: 결과판정 Planning: Outcome Identification

1. 매일 혈압과 맥박을 모니터하고 어지럼증, 실신, 과도한 피로 및 머리가 어찔어찔한 유해효과를 보고하는 등 자가 약물투여가 안전하게 이루어지고 있으며, 심박출상태와 산소포화상태가 최대로 유지되고 있다.
2. 환자, 간호인 및 가족이 치료효과를 얻기 위해 몇 주가 걸릴 수도 있으며(예: 알츠하이머병), 사용하는 약물은 완치용 치료제가 아니며 증상완화제임을 인식하고 있다.
3. 환자, 간호인 및 가족은 환자가 누웠다가 일어날 때 또는 어떤 동작을 취할 때나 압박스타킹을 신을 때, 안전한 방법을 이해하고 설명한다.

◆ 수행 Implementation

간호중재는 콜린약물의 치료효과를 최대화하면서 유해효과를 최소화하는 데 도움을 준다. 수술 직후의 환자에게 콜린약물이 처방된 경우에는 금기증이 아니라면 수분 및 섬유질 섭취를 늘리고 보행(ambulation)을 권장한다. 조기보행(early ambulation)은 장의 연동(peristalsis)을 증가시키므로 bethanechol과 같은 약물의 사용을 줄일 수도 있다. Bethanechol은 수술이나 마취로 인해 감소되거나 소실된 장의 연동운동을 치료하는 데 사용하지만, 이들 약물을 기계적 막힘(mechanical obstruction)이 있는 환자에게 투여하면 장천공(bowel perforation)을 초래할 수 있다. Bethanechol의 피하주사는 처방된 대로 투여해야 하며, 주사횟수가 많으면 부위를 바꿔서 주사해야 한다. 수술 후에 나타나는 장연동 감소나 요정체(urinary retention)와 같은 문제는 약물치료보다 비약물요법을 사용하는 것이 좋다. 중증근육무력증에 사용하는 약물의 경우, 경구제제는 작용 발현시점과 치료효과[예: 연하장애(dysphagia)의 감소]를 위해 식전 30분에 투여해야 한다. Atropine은 콜린약물의 과량투여에 대한 해독제(antidote)이기 때문에 항상 비치되어 있어야 한다.

알츠하이머병에 사용하는 약물은 병을 완치시키지는 못하지만 어느 정도 신체기능과 인지(cognition)기능을 호전시킨다. 알츠하이머병이나 치매(dementia)로 진단받는 것은 충격적이기 때문에, 이 질환을 완치할 수 있는 방법이 없다는 사실에 대해 공감 및 동정심을 가지고 환자를 간호해야 한다. 환자를 돌보는 의료진은 환자를 비롯한 가족, 배우자나 연인, 간병인과 정보를 공유함에 있어 솔직해야 하고 간호사는 환자를 간호할 때 항상 의료윤리규범을 준수하고 미국간호사협회(American Nurses Association, ANA)의 윤리강령(Code of Ethics)을 따라야 한다. 이 강령은 환자간호에 있어서 높은 수준의 전문성을 유지하고 환자권리를 존중하는 업무수행에 필요한 사항들을 기술하고 있다. 환자를 비롯한 가족, 배우자나 연인, 간병인과의 정보 공유는 처방의사의 승인하에 이루어져야 하고, 연구계획서(research protocol)를 따라야 한다. 약물요법을 시작할 때 환자는 대개 지속적인 지원과 일상생활 및 이동에 도움을 필요로 한다. 왜냐하면 이들 약물은 어지럼을 증가시키고 치료 초기에 보행 불균형을 일으킬 수 있기 때문이다. 환자, 가족구성원 및 간병인은 처방된 대

로 약물을 복용하는 것의 중요성에 대해 이해해야 한다. 또한 환자와 간병인은 위장장애를 줄이기 위해 음식물과 함께 약물을 복용하는 것 등의 약물복용방법에 대해 알고 있어야 한다. 환자와 가족 또는 간병인이 약물의 사용, 유해효과, 가능한 상호작용, 잠재독성에 대해 스스로 인지할 수 있도록 교육해야 하며, 갑자기 약물복용을 중지하면 안 된다는 점에 대해서도 교육해야 한다. 모든 약물은 반드시 처방의사의 지시에 따라 시간을 두고 끊어야 한다. 그렇지 않을 경우에는 심각한 결과를 초래할 수 있다.

대부분의 콜린약물은 오심 및 구토와 같은 위장장애를 포함하는 용량에 비례하여 유해효과를 나타낸다. 약물요법을 시작하기 전과 약물요법이 진행되는 동안 혈압과 맥박을 측정하여 기록해야 하며, 약물요법에 의해 어지럼이 나타날 수 있으므로 이동과 일상생활에 대한 보조가 필요하다. 운동실조(ataxia)나 불안정한 보행은 추가적인 사정과 중재가 필요하다는 신호이다. 약물의 투여량, 환자의 일상생활 참여능력, 운동능력, 보행, 정신상태, 인지, 유해효과 등에 대한 일지를 기록함으로써 간호에 참여하는 의료진과 간병인에게 귀중한 정보를 제공한다.

약물요법 시작 후 6개월이 지나도 치료반응이 나타나지 않으면 약물의 용량을 조정할 수 있다. 환자의 안전을 위해 약물요법 전반에 걸쳐 환자의 혈압, 맥박, 심전도(electrocardiogram) 등을 관찰해야 하고 심장장애(예: 흉통 또는 두근거림), 위장출혈, 구토물이나 대변에 피가 보이면 즉시 알리도록 환자, 가족 및 간병인을 교육해야 한다.

간호사는 환자의 가족 및 간병인에 대해 관찰하고 그들의 질문과 필요에 반응해야 한다. 흔히 가족, 배우자나 연인, 간병인들은 치료에 대한 의문을 가질 수 있으며, 단기 및 장기간의 염려를 갖고 있을 수 있다. 이러한 염려에 대한 교육을 미리 계획하는 것이 전인적 환자간호에 있어서 중요하다. 일반적인 질문에는 환자를 위해 무엇을 기대할 수 있는가? 환자에게 정서적 · 육체적으로 어떤 일이 일어날까? 어떤 치료가 가능하며 안전하게 사용할 수 있는 약물은 무엇인가? 약물요법의 흔한 유해효과는 무엇이며, 어떻게 최소화할 수 있는가? 환자를 위한 음식, 음료 및 운동은 무엇인가? 질환에 도움이 되는 약초, 식품보조제, OTC약물이 있다면, 그것들을 복용해도 되는지? 환자를 위한 장기간호에 있어 할 수 있는 일은 무엇인지? 앞으로 환자간호에 필요한 비용은 얼마로 예상하는지? 약물요법의 비용은 얼마인지? 다른 비용은 얼마인지? 우리 모두가 받을 수 있는 정서적 도움은 무엇인지? 환자를 위한 정서적 지원에는 무엇이 있는지? 이 질환이 친밀한 관계에 어떤 영향을 미칠 수 있는지? 어떤 유형의 대리인을 찾아야 하는지? 위임장과 유언에 대한 사항은? 필요한 법적 문서에 대한 준비는? 환자의 상태가 급속도로 악화되는 경우에 대한 대비는? 치료를 위한 연구 및 임상시험이 있는지? 시도할 수 있는 다른 치료방법이 있는지? FDA 승인을 받지 않은 다른 약물이 있는지? 얼마나 오랫동안 힘든 과정이 지속되는지? 무엇을 기대할 수 있는지? 등이 있으며 이 질문에 대해 준비하는 것이 교육의 첫 단계이다.

◆ 평가 Evaluation

콜린약물을 투여 받는 환자에게서 관찰해야 할 몇 가지 치료효과는 다음과 같다. 중증근육무력증 환자의 경우, 질환의 징후와 증상이 감소되지만 완전히 치료되지는 않는다. 수술 후 위장관 연동운동의 감소가 나타난 환자의 경우, 연동운동 증가에 의해 장음(bowel sound), 방귀(flatus) 및 배변이 증가한다. 요정체를 동반하는 방광의 긴장저하가 있는 환자의 경우, bethanechol 투여 후 60분 안에 배뇨가 일어난다. 간호사는 이들 약물의 유해효과, 즉 호흡기의 분비물 증가, 기관지연축(bronchospasm), 오심, 구토, 설사, 저혈압, 서맥, 전도이상(conduction abnormality) 등의 발생에 주의를 기울여야 한다. 기타 유해효과에 대해서는 표 5.2를 참조한다.

알츠하이머병과 관련된 치매나 인지장애에 사용하는 약물의 치료효과는 증상의 개선이다. 대부분의 경우 그 효과가 나타나는 데 6주 정도의 시간이 걸린다. 기분이 좋아지는 정도는 다양하며 대개 혼동이 줄어든다. 유해효과에는 오심, 구토, 어지럼 등이 있다.

환자중심간호: 환자교육

- 처방된 대로 약물을 복용해야 하며, 위장장애를 줄이기 위해 음식과 함께 복용한다. 처방의사의 승인 없이 용량을 증가시키면 안 된다.
- 치료효과를 최적화하고 유해효과와 독성을 최소화하기 위해 약물투여 간격을 일정하게 유지하도록 한다.
- 근육쇠약, 복통, 설사, 어지럼, 운동실조, 호흡곤란 등이 나타나면 의료진에게 알려야 한다.
- 중증근육무력증의 호전을 암시하는 징후와 증상에는 복시(diplopia)와 눈꺼풀처짐(ptosis)의 감소 또는 해소, 연하(swallowing) 및 저작(chewing)의 어려움 감소, 근육쇠약의 호전 등이 있다. 음식물의 저작과 연하에 도움이 되도록 중증근육무력증 치료제는 식전 30분에 복용하도록 한다.
- 서방형제제나 지속방출제제는 부수거나 씹지 말고 그대로 복용해야 한다.
- 환자가 진단명, 알레르기, 적절한 정보, 즉 투약목록, 기타 질환과 관련 있는 정보, 동반질환 및 응급연락처 등이 기록된 팔찌, 목걸이 또는 카드를 항상 소지하도록 해야 한다.

기억해야 할 사항

- 콜린약물, 콜린작용제, 부교감신경모방약 등의 용어는 모두 부교감신경계를 촉진하는 약물을 일컫는다.
- 부교감신경계의 주요 신경전달물질은 아세틸콜린이며, 콜린수용체는 니코틴수용체와 무스카린수용체로 구분한다.
- 콜린약물은 처방된 대로 투여해야 하며 서맥, 저혈압, 두통, 어지럼, 호흡억제, 기관지연축 등의 유해효과 발생에 대해 주의깊게 관찰해야 한다. 유해효과가 나타나면 즉시 처방의사에게 연락해야 한다.
- 알츠하이머병 치료제의 경우 대개 치료효과가 나타날 때까지 6주 정도의 시간이 걸린다.
- 콜린약물을 복용하는 환자는 기립저혈압에 의한 어지럼과 실신을 예방하기 위해 항상 천천히 체위를 변동해야 한다.

REVIEW QUESTIONS

1. The nurse is reviewing the use of bethanechol (Urecholine) in a patient who is experiencing postoperative urinary retention. Which statement best describes the mechanism of action of bethanechol?
   a. It causes decreased bladder tone and motility.
   b. It causes increased bladder tone and motility.
   c. It increases the sensation of a full bladder.
   d. It causes the sphincters in the bladder to become tighter.

2. The family of a patient who has recently been diagnosed with Alzheimer's disease is asking about a new drug prescribed to treat this disease. The patient's wife says, "I'm so excited that there are drugs that can cure this disease! I can't wait for him to start treatment." Which reply from the nurse is appropriate?
   a. "The sooner he starts the medicine, the sooner it can have this effect."
   b. "These effects won't be seen for a few months."
   c. "These drugs do not cure Alzheimer's disease. Let's talk about what the physician said to expect with this drug therapy."
   d. "His response to this drug therapy will depend on how far along he is in the disease process."

3. The nurse is giving a dose of bethanechol (Urecholine) to a postoperative patient. The nurse is aware that contraindications to bethanechol include which of these? (Select all that apply.)
   a. Bladder atony
   b. Peptic ulcer
   c. Urinary retention
   d. Hyperthyroidism
   e. Cardiac disease

4. While at home, a patient took an accidental overdose of a cholinergic drug. He comes to the emergency department with severe abdominal cramping and bloody diarrhea. Which drug would the nurse expect to use to treat this patient?
   a. atropine (generic)
   b. pilocarpine (Salagen)
   c. bethanechol (Urecholine)
   d. phentolamine (Regitine)

5. The nurse is reviewing the orders for a newly admitted patient and sees an order for edrophonium (Tensilon). The nurse expects that this drug was ordered for which reason?
   a. To reduce symptoms and delay the onset of Alzheimer's disease
   b. To treat the symptoms of myasthenia gravis
   c. To aid in the diagnosis of myasthenia gravis
   d. To reverse the effects of nondepolarizing neuromuscular blocking drugs after surgery

6. The nurse must watch for symptoms of a cholinergic crisis when giving intravenous cholinergic drugs. Which of these are symptoms of a cholinergic crisis? (Select all that apply.)
   a. Peripheral tingling
   b. Hypotension
   c. Dry mouth
   d. Syncope
   e. Dyspnea
   f. Abdominal cramping

7. A patient who has had an accidental overdose of tricyclic antidepressants is to receive physostigmine (Antilirium) 1.5 mg IM stat. The medication is available in a vial that contains 2 mL, with a concentration of 1 mg/mL. How much medication will the nurse draw up into the syringe for this dose?

8. The nurse is teaching a patient about the possible adverse effects of donepezil (Aricept) for Alzheimer's disease. Which of these are possible adverse effects? (Select all that apply.)
   a. Constipation
   b. GI upset
   c. Drowsiness
   d. Dizziness
   e. Blurred vision

정답 **1. b** **2. c** **3. b, d, e** **4. a** **5. c** **6. b, d, e, f** **7. 1.5mL** **8. b, c, d**

참고문헌

REFERENCES

Dysken, M. W., Sano, M., Asthana, S., et al. (2014). Effect of vitamin E and memantine on functional decline in Alzheimer disease: the TEAM-AD VA cooperative randomized trial. *JAMA: The Journal of the American Medical Association*, 311, 33.

Howard, R., McShane, R., Lindesay, J., et al. (2012). Donepezil and memantine for moderate-to-severe Alzheimer's disease. *New England Journal of Medicine*, 366, 893.

Howard, R., McShane, R., Lindesay, J., et al. (2015). Nursing home placement in the Donepezil and Memantine in Moderate to Severe Alzheimer's Disease (DOMINO-AD) trial: secondary and post-hoc analyses. *The Lancet. Neurology*, 14, 1171.

Khanna, M. R. (2016). Therapeutic strategies for the treatment of tauopathies: hopes and challenges. *Journal of the Alzheimer's Association*, 12(10), 1051–1065.

Winchester, J., Dick, M. B., Gillen, D., et al. (2013). Walking stabilizes cognitive functioning in Alzheimer's disease (AD) across one year. *Archives of Gerontology and Geriatrics*, 56(1), 96–103.

6

콜린차단제

CHOLINERGIC-BLOCKING DRUGS

학습목표

이 장을 학습한 후 학생들은:

1. 부교감신경계의 기능과 콜린수용체 차단효과(부교감신경 억제효과)에 대해 이해한다.
2. 콜린길항제(차단제) 또는 부교감신경억제제에 속하는 다양한 약물을 열거한다.
3. 콜린길항제(차단제)의 작용기전, 치료효과, 적응증, 유해 및 독성 효과, 약물상호작용, 주의사항, 금기증, 용량, 투여경로, 해독관리 등에 대해 토론한다.
4. 콜린길항제를 복용하는 환자를 위한 간호과정을 포함하는 간호계획을 개발한다.

주요용어

동공확대(mydriasis) 홍채의 확장근(dilator muscle) 수축으로 인해 동공이 확대되는 것

부교감신경억제제(parasympatholytic) 부교감신경계의 작용을 감소시키는 약물. 항콜린약물이라고도 함

콜린차단제(cholinergic-blocking drugs) 시냅스의 수용체부위에서 아세틸콜린 및 아세틸콜린과 유사한 작용을 나타내는 물질의 작용을 차단하는 약물

부교감신경계

PARASYMPATHETIC NERVOUS SYSTEM

부교감신경계는 교감신경계(sympathetic nervous system)와 상반되는 신경기능을 가지는 자율신경계(autonomic nervous system)이다. 아세틸콜린(acetylcholine)은 부교감신경계에서 작동세포(effector cell)로 신경충동을 전달하는 신경전달물질이다. 아세틸콜린이 결합하여 작용을 나타내는 수용체를 콜린수용체(cholinergic receptor)라고 한다. 이 장에서는 부교감신경계의 효과를 억제하는 콜린차단제(cholinergic-blocking drug)에 대해 설명하고자 한다.

콜린차단제

CHOLINERGIC-BLOCKING DRUGS

콜린차단제, 항콜린약물(anticholinergic), 부교감신경억제제(parasympatholytic) 및 항무스카린제(antimuscarinic drug)는 모두 부교감신경계에서 아세틸콜린의 작용을 차단하거나 억제하는 약물을 칭하는 용어이다. 파킨슨병의 치료와 관련해서 이 약물들은 25장에도 소개되어 있다.

콜린차단제는 다양하게 임상에서 사용되는 오래된 약물 중의 하나이다. 이 약물들은 원래 다양한 식물에서 유래했으나, 현재에는 자연계뿐만 아니라 합성 및 반합성제제가 많이 사용되고 있다. Box 6.1에 현재 사용되고 있는 콜린차단제를 분류하였다.

작용기전 및 약물효과

Mechanism of Action and Drug Effects

콜린차단제는 부교감신경계(parasympathetic nervous system, PNS)의 무스카린수용체(muscarinic receptor)에서 아세틸콜린의 작용을 차단한다. 신경섬유에서 유리된 아세틸콜린은 수용체와 결합할 수 없게 되어 콜린성 효과가 나타나지 않게 된다. 콜린차단제를 항콜린약물이라고도 한다. 그림 6.1에 부교감신경계에서 콜린차단제의 작용부위를 도식화하였다.

콜린차단제는 주로 경쟁길항제(competitive antagonist)로 부교감신경계의 무스카린수용체의 작용부위에서 아세틸콜린과 경쟁한다. 이들 약물이 수용체에 결합하면 콜린성 신경전달이 억제된다. 일반적으로 이러한 현상은 신경효과기 접합부(neuroeffector junction) 또는 평활근, 심근, 샘 등의 효과기에 도달하는 신경말단부위에서 발생한다. 콜린차단제

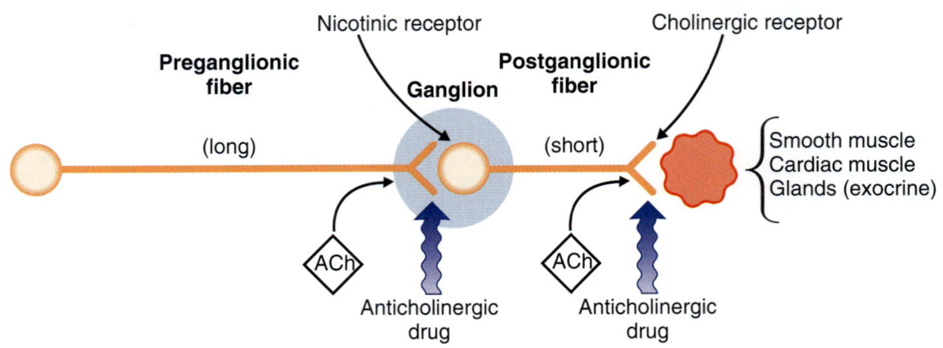

그림 6.1 부교감신경계에서 콜린차단제의 작용부위. ACh, acetylcholine.

BOX 6.1 콜린차단제의 화학적 분류

천연식물알칼로이드

atropine (generic)
belladonna (Belladonna Tincture)
hyoscyamine (Levsin)
scopolamine (Transderm-Scōp)

합성 및 반합성 약물

benztropine (Cogentin)
biperiden (Akineton)
darifenacin (Enablex)
dicyclomine (Bentyl)
fesoterodine (Toviaz)
glycopyrrolate (Robinul)
homatropine (Isopto Homatropine)
ipratropium (Atrovent)
mepenzolate (Cantil)
methscopolamine (Pamine)
oxybutynin (Ditropan)
procyclidine (Kemadrin)
propantheline (Pro-Banthine)
solifenacin (Vesicare)
tolterodine (Detrol)
trihexyphenidyl (generic)
trospium (Sanctura)

는 니코틴수용체(nicotinic receptor)에서는 거의 효과를 나타내지 않지만, 고용량에서는 부분적인 차단효과를 나타낼 수 있다.

항콜린약물(콜린차단제)의 주요 작용부위는 심장, 기도(respiratory tract), 위장관, 방광, 눈, 외분비선(땀샘, 침샘) 등이다. 항콜린약물은 이러한 작용부위에서 콜린약물과 상반되는 효과를 나타낸다. 심혈관계에 대한 항콜린작용으로 심박수가 증가된다. 호흡기계의 점막은 마르고 기관지가 확장된다. 콜린차단제는 위장관의 운동성과 분비, 침분비(salivation) 등을 감소시키고 심박수를 증가시킨다. 항콜린약물은 방광의 수축을 감소시켜 요정체(urinary retention)를 일으킨다. 땀이 감소하며, 결국에는 동공이 확장되고, 안압이 증가한다. 홍채(iris)의 섬모체근(ciliary muscle)과 괄약근(sphincter muscle)이 콜린성 신경의 지배하에 있기 때문에 이러한 현상이 나타난다. 콜린차단제는 홍채의 괄약근 수축을 억제한다. 그 결과 동공확대(mydriasis)와 조절마비(cycloplegia)가 나타난다. 이러한 작용은 안압을 증가시키므로 녹내장(glaucoma) 환자에게는 치명적이다. 표 6.1에 이러한 신체효과에 대해 정리하였다. 콜린차단제는 경구제 그리고 정맥, 근육 및 피하주사제 등의 다양한 제형으로 시판되고 있다.

표 6.1 콜린차단제: 약물효과

신체계	콜린수용체 차단효과
심혈관계	저용량: 심박수 감소 고용량: 심박수 증가
중추신경계	저용량: 근육강직 및 떨림의 감소 고용량: 졸음, 지남력장애, 환각
눈	동공확대, 섬모체근 마비에 의한 조절 감소(조절마비)
위장관계	평활근 이완, 위장관의 분비 감소, 운동성 및 연동운동의 감소
비뇨생식계	방광배뇨근 이완, 내괄약근의 수축 증가; 이 2가지 효과로 인해 요정체가 나타날 수 있음
샘분비계	기관지 분비, 침 분비 및 발한의 감소
호흡기계	기관지 분비 감소, 기관지확장

적응증 Indications

콜린차단제는 파킨슨병(Parkinson's disease)과 정신병치료제에 의해 발생하는 추체외로반응(extrapyramidal reaction)의 치료에 유용하다(26장 참조). 추체외로반응은 뇌의 추체외로계의 기능이상에 의해 발생하며, 무도병(chorea), 근긴장이상(dystonia), 운동이상(dyskinesia) 등과 같은 운동기능장애이다. 항콜린약물은 근육강직(muscle rigidity)과 떨림(tremor)을 감소시킨다. 항콜린약물의 심혈관계에 대한 치료효과는 심장의 전도계(conduction system)에 대한 콜린수용체 차단작용이다. 저용량에서는 심박수를 감소시키며, 고용량에서는 박동조율기세포(pacemaker cell)에 대한 억제성 미주신경(즉, 부교감 또는 콜린성) 효과를 차단한다. 그 결과 교감신경계가 활성화되어 심박수가 증가한다. Atropine은 굴심방결절기능이상(sinus node dysfunction)의 진단, 2도방실차단(second-degree atrioventricular block)의 증상을 보이는 환자의 치료, 혈류역학적(hemodynamic) 요소와 관련된 동성서맥(sinus bradycardia)치료를 위한 전문심폐소생술(advanced life support) 등의 심혈관계질환관리에 주로 사용하며, 눈에도 사용한다.

호흡기에서는 코, 입, 인두(pharynx) 및 기관지의 분비물이 감소하게 된다. 또한 기관지(bronchi) 및 세기관지(bronchioles)의 평활근을 확장하여 기도저항(airway resistance)이 감소되고, 기관지확장(bronchodilation)이 나타난다. 이러한 이유로 인해 콜린차단제는 운동유발기관지연축(exercise-induced bronchospasms), 만성기관지염(chronic bronchitis), 천식(asthma), 만성폐쇄성폐질환(chronic obstructive pulmonary disease) 등의 치료에 유용하다. 또한 항콜린약물은 침분비를 감소하므로, 삽관 및 기타 시술(예: 내시경검사)에 사용된다.

콜린차단제는 위액분비의 감소, 평활근의 확장, 위운동성과 연동운동(peristalsis)의 감소 등을 일으킨다. 이러한 작용 때문에 콜린차단제는 흔히 과민성대장증후군과 위장관의 과다분비증에 사용된다.

항콜린약물은 신경성 반사방광(reflex neurogenic bladder) 및 요실금(urinary incontinence)과 같은 비뇨기계 질환의 치료에 유용하게 사용된다. 이들 약물은 방광배뇨근(detrusor muscles)을 확장하고 내괄약근(internal sphincter)을 수축시킨다.

금기증 Contraindications

항콜린약물의 금기증은 약물알레르기, 폐쇄각녹내장(angle-closure glaucoma), 급성 천식 또는 기타 호흡기장애, 중증 근육무력증(myasthenia gravis), 앞에서 언급한 일부 경우를 제외한 급성 심혈관계불안정(acute cardiovascular instability), 소화기 또는 비뇨생식기계의 폐쇄[예: 전립샘비대(benign prostatic hyperplasia)], 기타 소화기 및 비뇨생식기 질환 등이다.

유해효과 Adverse Effects

무스카린수용체는 신체의 다양한 조직, 장기, 샘 등에 분포되어 있다. 그러므로 항콜린약물에 의해 이 수용체가 차단되면 임상상황에 따라 다양한 유해반응을 일으킨다. 표 6.2에 콜린차단제의 유해효과에 대해 정리하였다. 특정 환자군인 영아(infant), 노인 환자, 다운증후군(Down syndrome) 소아, 강직마비(spastic paralysis) 또는 뇌손상이 있는 소아 등은 이 약물에 보다 민감하게 반응한다. 노인은 항콜린약물의 중추신경계 작용에 매우 예민하다. 노인에서 항콜린약물에 의한 섬망이 흔히 나타난다.

독성 및 과량투여의 관리
Toxicity and Management of Overdose

콜린차단제의 과량투여에 대한 치료에는 대증요법(symptomatic therapy)과 지지요법(supportive therapy)이 있다. 환자를 입원시키고 심전도를 비롯하여 면밀하고 지속적인 관찰이 필요하고, 위세척(gastric lavage)을 실시하여 위장을 비워야 한다. 활성숯(activated charcoal)은 위장관에서 미처 흡수되지 않은 약물을 제거하는 데 매우 효과적이다.

필요에 따라 수액요법(fluid therapy)과 기타 쇼크치료에 사용하는 표준요법을 시행해야 한다. 섬망(delirium), 환각(hallucination), 혼수(coma) 및 부정맥은 콜린약물인 physostigmine에 잘 반응한다. 발작(seizure) 및 심장무수축(asystole)과 같은 심각한 유해효과의 가능성 때문에 콜린차단제의 과량투여에 대한 해독제로 physostigmine을 기본적으로 사용하는 것에 대한 논란이 많다. 따라서 극심한 섬망이나 초조(agitation)를 동반하는 환자에게 제한적으로 사용해야 한다.

상호작용 Interactions

항콜린약물은 amantadine, 항히스타민제(antihistamine), 삼환계항우울제(tricyclic antidepressants)와 병용하면 항콜린효과가 증대된다. Phenothiazine계 약물과 병용하면 phenothiazine의 항정신병효과가 감소하고, Digoxin과 병용하면 digoxin의 효과가 증가한다(9장 참조).

용량 Dosages

콜린차단제의 권장용량에 대해서는 용량표를 참조한다.

❖ 간호과정 NURSING PROCESS

◆ 사정 Assessment

부교감신경억제제, 콜린차단제, 콜린길항제 또는 항콜린약물이라고 불리는 약물은 콜린수용체를 차단하여 다양한 효과를 나타낸다. 이들 효과는 평활근 이완, 샘분비 감소, 동공확대 등이다. 이들 약물의 작용기전과 관련 생리학에 대한 지식은 이 계통의 약물을 복용하는 환자의 사정에 도움이 된다. 병력과 투약력(처방약, OTC약물 및 약초를 포함)의 철저한 조사와 머리에서 발끝까지의 신체검진을 통하여 콜린차단제와 관련된 금기증, 주의사항, 가능성 있는 약물상호작용을 사정한다. 이러한 사정자료는 기초소견(baseline finding)을 문서화하고 약물의 효과에 대한 정보제공에 도움이 된다. 소아 및 노인 환자는 이들 약물에 대한 민감도가 높기 때문에 불안, 흥분, 지남력장애, 변비, 요정체, 동공확대로 인한 흐린시력, 빈맥 등의 유해효과가 발생할 확률이 높다. 따라서 이 그룹의 환자를 위한 생애주기별 고려사항과 관련된 면밀한 사정과 관찰이 필요하다.

과민성 방광에 약물을 사용하려면 빈뇨, 절박뇨, 야뇨증, 요실금을 사정한다. Solifenacin (Vesicare)을 사용하는 경우 배뇨양상과 심장질환 과거력을 사정해야 한다. Atropine과 기타 콜린차단제 사용에 대한 사정 시 알레르기, 녹내장, 홍채 및 수정체(lens)의 유착, 위식도역류증(gastroesophageal reflux disease), 장의 운동성 저하, 위장관 및 비뇨생식기의 폐쇄, 궤양성대장염(ulcerative colitis) 등의 유무를 확인해야 한다. 이러한 상태는 콜린차단제에 의해 악화될 수 있기 때문에 금기한다. Dicyclomine, glycopyrrolate, oxybutynin과 약물상호작용, 주의사항, 금기한다. 방광이나 위장관의 질환에 대한 사정도 필요하다. Scopolamine의 경피적용은 피부사정을 한 후에 적용한다.

표 6.2 콜린차단제: 유해효과

신체계	유해효과
심혈관계	심박수 증가, 심장박동장애(빈맥 유발)
중추신경계	중추신경계 흥분, 안절부절못함, 불안, 지남력장애, 환각, 섬망, 진정, 혼동, 운동실조
눈	동공확대(흐린시력 유발), 안압 상승
위장관계	침 분비, 위산 분비 및 운동성의 감소(변비 유발)
비뇨생식계	요정체
샘분비계	발한 감소
호흡기계	기관지 분비물 감소

용량표

콜린차단제

약물명(임신범주)	성인 상용량	적응증
atropine	IV: 3~5분 마다 0.5~1mg(최대 3mg)	서맥치료, 심폐소생술
dicyclomin (Bentyl) (B)	PO: 1일 80~160mg 4번 분복	과민성대장증후군
oxybutynin (Ditropan, Ditropan XL, Oxytrol [transdermal patch])	PO: 5mg 1일 2~4회, ER 정: 1일 5~30mg을 1회 또는 나누어 복용 Transdermal patch: 1 patch(1일 3.9mg)를 주 2회(3~4일 간격) 부착(과민성 방광)	신경성 방광(예: 척수손상후)의 진경제, 과민성 방광
scopolamine	IM/IV/subcut: 0.3~0.65mg Transdermal patch: 1.5mg patch를 3일 마다 귀 뒤에 부착, 여행 전 적어도 4시간 전에 부착	수술 전 기관지분비물 조절 멀미 예방
tolterodine (Detrol, Detrol XL) (C)	PO: 1~2mg 1일 2회, ER cap: 1일 2~4mg	과민성 방광

◆ 환자상태 Human Need Statements

1. 콜린차단제의 유해효과와 관련된 위장관계 배설기능의 변화와 변비
2. 콜린차단제의 사용과 관련된 투약계획, 유해효과, 약물상호작용, 주의사항에 대한 정보부족과 연관된 지식결핍
3. 땀 분비 감소와 정상적인 열조절(heat regulation) 기능부전과 관련된 상해 위험

◆ 계획: 결과판정 Planning: Outcome Identification

1. 환자가 물을 하루에 8컵 마시고 섬유소를 1일 40g씩 섭취함으로써 배변활동이 정상으로 회복된 경험이 있다.
2. 환자가 특수한 약물요법과 유해작용 및 가정에서 사용하는 용량에 대한 지식을 적절하게 설명한다.
3. 환자는 고온을 피하고 격렬한 운동(특히 더운 곳에서), 사우나 및 더운 목욕을 피하여 땀이 나지 않음으로써 발생하는 위험을 피하는 상황을 이해한다.

◆ 수행 Implementation

콜린차단제의 효율적인 사용, 특히 이 계통의 약물 사용을 최소화할 수 있는 방법에 대한 환자교육이 중요하다. 간호중재를 통해 이 약물의 치료효과를 극대화시키고 유해효과를 최소화할 수 있다. 처방에 따라 매일 같은 시간에 충분한 물(1일 6~8잔)과 함께 약물을 투여하는 것은 중요한 간호중재의 하나이다.

Atropine과 glycopyrrolate는 상용되는 일부 아편유사제(예: meperidine, morphine)와 병용할 수 있고 같은 주사기에 섞어 주사할 수 있다. 같은 주사기에 혼합하는 약물들의 적합성(compatibility)을 확인하는 것이 중요하며, 환자의 안전을 위해 적합성을 재확인한다. 콜린차단제를 눈에 투여하는 경우, 간호사는 반드시 약물의 농도를 확인해야 하고, 투여한 후에는 화장지로 눈의 내안각(inner canthus)을 15~30초 동안 살짝 눌러서 약물이 전신으로 흡수되는 것을 최소화한다.

Atropine은 다른 콜린차단제(예: hyoscyamine)와 병합하여 하부요로불쾌감(lower urinary tract discomfort)이나 위장관 및 비뇨생식기의 과운동성 치료에 사용할 수 있는데, 정확한 투여경로와 적절한 용량을 처방대로 사용해야 한다. 항콜린약물의 유해효과인 구강건조(dry mouth) 증상은 입안을 자주 헹구고 수분섭취를 많이 하거나 무설탕 껌이나 사탕으로 관리할 수 있다. Oxybutynin은 식전 1시간이나 식후 2시간에 물과 함께 복용한다. Tolterodine은 음식물과 함께 복용해야 한다. 이들 약물(예: scopolamine, oxybutynin)의 경피제제는 이전의 부착포(patch)를 제거하고 부위를 깨끗이 닦아낸 후에 부착해야 한다. 경피제제는 건조하고 털이 없고 자극이 없는 부위에 부착할 수 있으며, 피부자극을 줄이기 위해 부위를 돌려가며 부착하는 것이 좋다. 콜린차단제는 변비를 일으키고 땀 배출을 감소시키므로 이러한 유해효과를 최소화하는 방법에 대한 환자교육이 선행되어야 한다.

환자중심간호: 소아 환자에 대한 고려

과민성 방광

- 과민성 방광은 1,200만 명 이상의 미국 성인이 앓고 있는 질환이며, 나이가 증가함에 따라 발생률이 높다.
- 이 질환과 관련해서 노인 환자에게 물어볼 수 있는 일부 질문은 다음과 같다.
  - 급작스럽고 강하게 소변을 보고 싶은 충동을 느낀 적이 있습니까?
  - 하루에 8회 이상 소변을 보십니까?
  - 밤에 소변을 보기 위해 2회 이상 잠자리에서 일어나십니까?
  - 밤에 오줌을 싼 적이 있습니까?
  - 밤에 소변을 가리지 못하고 실수를 하는 이유가 소변을 보고 싶은 충동을 조절할 수 없기 때문입니까?

  주목할 점: 만약 환자가 위의 질문 중 하나라도 예라고 대답하면 의사와 상담해 보도록 권고해야 한다. 비뇨기과 전문의에게 소개할 필요가 있을 수도 그렇지 않을 수도 있다.
- 과민성 방광에 대한 다양한 치료방법이 있는데, 그중 하나가 1일 1회 복용하는 solifenacin succinate (VESIcare)로 요절박, 빈뇨, 요실금 등의 과민성 방광의 주요 증상을 호전시킬 수 있다.
- Solifenacin succinate는 과민성 방광의 증상을 가진 3,000명 이상의 환자들이 참여한 임상시험에서 요실금의 횟수를 줄이는 것으로 나타났다. 5~10mg의 용량에서 모든 주요 증상의 완화가 나타났다. 이 약물은 녹내장, 특정 위장관 및 비뇨생식기장애, 중증의 변비, 요정체 등을 동반하는 환자에게서는 금기이다. 유해효과에는 구강건조, 변비, 흐린시력 등이 있다. 만약 중증의 복통이 나타나거나 변비가 3일 이상 지속되면 즉시 처방의에게 알려야 한다.

Data from Overactive bladder . Available at www.mayoclinic.org/diseases-conditions/overactive-bladder/basics/treatment . September 2014. Accessed 16.102016; Urology Care Foundation. Overactive bladder. Available at http://www.urologyhealth.org/urologic-conditions/overactivebladder-(oab). Accessed October 18, 2016.

◆ 평가 Evaluation

이 계통의 약물요법에 대한 평가는 목표와 결과판단기준으로 시작하는 것이 효과적이다. 콜린차단제의 치료효과는 (1) 일상생활의 수행능력 개선과 파킨슨병 환자의 경우 떨림과 침흘림의 감소, (2) 위산과다, 복통, 오심, 구토 등과 같은 위장관 증상의 감소, (3) 환자가 편안해지고, 배뇨간격의 증가로 나타나는 비뇨생식기의 과운동성(hypermotility) 감소, (4) 마취유도에 따르는 기관지연축(bronchospasms)의 감소, 수술 전후의 진한 점성의 기관지분비물의 감소 등이다. 간호사는 변비, 빈맥, 떨림, 혼동, 환각, 진정, 요정체, 땀 분비 감소로 인한 뜨겁고 건조한 피부 등과 같은 유해효과의 발생에 대해 관찰해야 한다. 이 계통의 약물의 독성으로 섬망, 환각, 심장박동장애(dysrhythmia)가 나타날 수 있다.

환자중심간호: 환자교육

- 항콜린약물의 과량투여는 특히 심혈관계와 중추신경계에 생명을 위협하는 문제를 일으킬 수 있다.
- 항콜린약물은 구강건조를 일으킬 수 있기 때문에 정기적으로 철저한 구강관리가 필요하다. 금기사항이 아니라면 수분섭취를 늘리고 인공타액(saliva drop), 껌 또는 딱딱한 무설탕 사탕을 이용해 구강건조를 최소화할 수 있다.
- 구강건조로 인한 충치(dental caries)와 잇몸질환의 위험이 있기 때문에 정기적인 치과 검진을 받는 것이 좋다.
- 약물로 인한 땀분비기전의 변화로 인해 고체온(hyperthermia)을 일으킬 수 있기 때문에 운동 시 과도한 땀을 흘리는 것을 피하도록 주의한다.
- 진정 또는 흐린시력(blurred vision)이 나타난 환자의 경우 운전이나 집중 및 경계를 요하는 업무를 피해야 한다. 이러한 유해효과는 시간이 지남에 따라 감소한다.
- 이 계통의 약물은 빛에 대한 민감성을 증가시키기 때문에 색안경이나 선글라스를 착용하는 것이 좋다.
- 처방약, OTC약물, 약초 및 식품보조제를 포함하는 기타 약물의 복용에 대해서는 항상 의료진과 상담해야 한다.
- 노인 환자의 경우, 신체의 체온조절능력이 떨어지기 때문에 특히 고용량을 사용할 경우 열사병(heat stroke)이나 고체온의 위험이 증가한다.
- 노인에서 고체온을 예방하기 위해 그늘지거나 시원한 실내에 머물게 하며, 외부 온도가 덥다면 찬물을 주고 옷이나 모자로 열을 차단한다. 사우나 또는 뜨거운 목욕, 더운 환경에서 심한 운동을 피해야 한다. 작은 부채를 들고 다니도록 권유하며 더운 날씨에는 적절한 환기를 해야 한다.
- 지속되는 않는 변비, 두근거림, 보행장애, 과도한 어지럼 또는 배뇨장애가 있으면 처방의사에게 알리도록 한다.
- 변비는 수분과 섬유소 섭취를 늘리거나 차전자와 같은 섬유소가 함유된 식품보조제를 사용하여 관리할 수 있다.

기억해야 할 사항

- 콜린차단제, 부교감신경억제제, 항무스카린제 모두 부교감신경계에서 아세틸콜린의 작용을 차단하거나 억제하는 약물을 일컫는 용어이다.
- 콜린차단제를 사용하면 상대적으로 교감신경계의 작용이 우세해진다. 콜린차단제는 화학적으로 천연, 반합성 및 합성제제로 분류한다. 이들 약물은 무스카린수용체에서 아세틸콜린과 경쟁적으로 작용하는 경쟁길항제(차단제)이다. 고용량에서 니코틴수용체를 차단한다.
- 콜린차단제 사용의 적응증은 서맥, 과민성대장증후군, 신경성 방광, 과민성 방광, 멀미치료 및 수술전 분비를 억제하려는 경우이다.

REVIEW QUESTIONS

1. The nurse is providing education about cholinergic-blocking drug therapy to an older adult patient. Which is an important point to emphasize for this patient?
   a. Avoid exposure to high temperatures.
   b. Limit liquid intake to avoid fluid overload.
   c. Begin an exercise program to avoid adverse effects.
   d. Stop the medication if excessive mouth dryness occurs.

2. The nurse is giving a cholinergic-blocking drug and will assess the patient for which contraindications to these drugs?
   a. Chronic bronchitis
   b. Peptic ulcer disease
   c. Irritable bowel syndrome
   d. Benign prostatic hyperplasia

3. When assessing for adverse effects of cholinergic-blocking drug therapy, the nurse knows that the patient may experience which drug effect? (Select all that apply.)
   a. Diaphoresis
   b. Dry mouth
   c. Dilated pupils
   d. Urinary frequency
   e. Constipation

4. The nurse administering a cholinergic-blocking drug to a patient who is experiencing drug-induced extrapyramidal effects would assess for which therapeutic effect?
   a. Decreased muscle rigidity and tremors
   b. Increased heart rate
   c. Decreased bronchial secretions
   d. Decreased GI motility and peristalsis

5. During the assessment of a patient about to receive a cholinergic-blocking drug, the nurse will determine whether the patient is taking any drugs that may potentially interact with the anticholinergic, including which of these?
   a. Opioids, such as morphine sulfate
   b. Antibiotics, such as penicillin
   c. Tricyclic antidepressants, such as amitriptyline
   d. Anticonvulsants, such as phenobarbital

6. A patient has been given a prescription for transdermal scopolamine patches (Transderm-ScÕp) for motion sickness for use during a vacation cruise. The nurse will include which instructions? (Select all that apply.)
   a. "Apply the patch as soon as you board the ship."
   b. "Apply the patch 4 to 5 hours before boarding the ship."
   c. "The patch needs to be placed on a nonhairy area just behind your ear."
   d. "Change the patch every 3 days."
   e. "Rotate the application sites."

7. The preoperative order for an adult patient reads: "Give scopolamine, 0.7 mg IM on call for surgery." The medication is available in vials of 0.4 mg/mL. How many milliliters will the nurse administer for this dose? (Record your answer using one decimal place.)

8. The nurse is assessing a patient who has a prescription for dicyclomine (Bentyl). Which condition is considered a contraindication to this medication?
   a. GI atony
   b. Irritable bowel syndrome
   c. Overactive bladder
   d. Diabetes mellitus

정답 **1. a** **2. d** **3. b, c, e** **4. a** **5. c** **6. b, c, d, e** **7. 1.8mL** **8. a**

참고문헌

REFERENCES

Dumoulin, C., Hay-Smith, E. J., & Mac Habée-Séguin, G. (2014). Pelvic floor muscle training versus no treatment, or inactive control treatments, for urinary incontinence in women. *Cochrane Database of Systematic Reviews*, 5, CD005654.

Gormley, E. A., Lightner, D. J., Faraday, M., et al. (2015). Diagnosis and treatment of overactive bladder (non-neurogenic) in adults: AUA/SUFU guideline amendment. *Journal of Urology*, 193, 1572.

Malallah, M. A., & Al-Shaiji, T. F. (2015). Pharmacological treatment of pure stress urinary incontinence: a narrative review. *International Urogynecology Journal*, 26, 477.

Olivera, C. K., Meriwether, K., El-Nashar, S., et al. (2016). Nonantimuscarinic treatment for overactive bladder: a systematic review. *American Journal of Obstetrics and Gynecology*, 215, 34.

Urology Care Foundation. Overactive bladder. Available at www.urologyhealth.org/urologic-conditions/overactive-bladder-(oab). (Accessed 18 October 2016).

7

아드레날린약물

ADRENERGIC DRUGS

학습목표

이 장을 학습한 후 학생들은:

1. 교감신경계의 기능과 아드레날린성 자극의 효과에 대해 간단히 설명한다.
2. 아드레날린작용제 또는 교감신경모방약으로 분류되는 다양한 약물을 열거한다.
3. 아드레날린작용제의 작용기전, 치료효과, 적응증, 유해 및 독성효과, 주의사항, 금기증, 약물상호작용, 과량투여 시 치료방법 등에 대해 토론한다.
4. 아드레날린작용제를 복용하는 환자를 위한 간호과정을 포함하는 간호계획을 개발한다.

주요용어

α-아드레날린수용체(alpha-adrenergic receptor) 아드레날린수용체의 하나로 α_1-아드레날린수용체와 α_2-아드레날린수용체로 분류됨

β-아드레날린수용체(beta-adrenergic receptor) 자율신경계에 의해 활성화되는 조직, 근육 및 기관의 시냅스이후 작동세포(effector cell)에 존재하는 수용체. β_1-아드레날린수용체는 주로 심장에 존재하고 β_2-아드레날린수용체는 세기관지, 세동맥, 내장기관 등의 평활근에 위치함

교감신경모방약(sympathomimetic) Epinephrine과 norepinephrine의 작용을 모방하는 약물. 아드레날린약물이라고 함

도파민수용체(dopaminergic receptor) 신경전달물질인 dopamine에 의해 활성화되는 수용체

동공확대(mydriasis) 생리적 또는 약물에 의해 유발되는 동공의 확대

수축촉진효과(positive inotropic effect) 심근의 수축력 증가

시냅스틈새(synaptic cleft) 연접한 2개의 신경세포막 사이 또는 신경세포막과 효과기관의 세포막 사이의 공간. 시냅스(synapse)라고도 함

심박동 증가효과(positive chronotropic effect) 심박수의 증가

아드레날린수용체(adrenergic receptor) 교감신경계의 신경전달물질인 norepinephrine과 epinephrine이 결합하는 수용체

아드레날린작용제(adrenergic agonists) 교감신경계를 활성화하고 그 작용을 모방하는 약물. 교감신경모방약이라고도 함

안과용약제(ophthalmics) 눈에 사용하는 약물

자율신경계(autonomic nervous system) 말초신경계의 한 가지로 신체의 자율신경기능을 조절. 교감신경계와 부교감신경계로 구성됨

자율신경기능(autonomic function) 자율신경계의 생리적 작용에 의한 불수의적(involuntary) 신체기능. 흔히 교감신경계와 부교감신경계 사이에서 대립적으로 작용

전도속도 증가효과(positive dromotropic effect) 심방의 활동전위(action potentials)를 심실로 전달하는 방실결절을 통한 심장의 전기충동의 전도속도 증가

카테콜라민(catecholamine) 교감신경계 반응을 일으키는 물질. 내인성 카테콜라민(epinephrine, norepinephrine, dopamine)과 합성카테콜라민(dobutamine)으로 분류됨

개요

OVERVIEW

인체의 신경계는 중추신경계와 말초신경계 크게 2가지로 분류한다. 중추신경계는 뇌와 척수로 이루어지며, 말초신경계는 체신경계와 자율신경계로 분류한다. 자율신경계는 부교감신경계(콜린성)와 교감신경계(아드레날린성)로 분류된다. 많은 약물이 자율신경계에 작용하므로 자율신경계를 잘 이해하는 것이 약리학에서 중요하다. 이 장에서는 아드레날린성 신경계와 이에 작용하는 약물에 대하여 다루고자 한다.

아드레날린약물에는 다수의 외인성(합성) 및 내인성(자연적으로 몸에서 합성되는) 물질이 포함된다. 이들 약물은 작용부위와 작용을 나타내는 아드레날린수용체의 유형에 따라 임상에서 다양하게 이용된다. 아드레날린성(adrenergic) 약물은 교감신경계(sympathetic nervous system)를 활성화시키는 역할을 하고, 아드레날린작용제(adrenergic agonist)라고도 하며, 교감신경계의 신경전달물질인 norepinephrine, epinephrine 및 dopamine의 효과를 모방하기 때문에 교감신경모방약(sympathomimetic)이라고도 한다. 이들 3가지

신경전달물질은 화학적으로 카테콜라민(catecholamine)으로 분류된다. 아드레날린약물을 이해하기 위해서는 신경계에서의 교감신경계의 기능에 대한 이해가 선행되어야 한다.

교감신경계

SYMPATHETIC NERVOUS SYSTEM

신경계의 분류 및 전체 신경계와 교감신경계의 관계에 대해 그림 7.1에 도식화하였다. 교감신경계는 부교감신경계(parasympathetic nervous system)와 대응관계에 있으며, 부교감신경계와 더불어 자율신경계(autonomic nervous system)를 구성한다. 이 2가지 신경계는 서로 상호보완적으로 작용하여 신체의 자율신경기능(autonomic function)의 항상성(homeostasis)을 유지한다.

Norepinephrine과 epinephrine이 결합하는 수용체를 아드레날린수용체(adrenergic receptor)라고 하며, 아드레날린약물은 이들 수용체에 결합하여 그 효과를 나타낸다. 아드레날린수용체가 활성 또는 차단되어 자율신경계의 다양한 생리학적 반응이 일어난다. 아드레날린수용체는 수용체의 활성에 의해 나타나는 생리적 반응에 따라 α-아드레날린수용체(alpha-adrenergic receptor)와 β-아드레날린수용체(beta-adrenergic receptor)로 분류된다. 각각의 아드레날린수용체는 다시 아형(subtype)으로 분류되고, 아래첨자 1, 2로 표시한다.

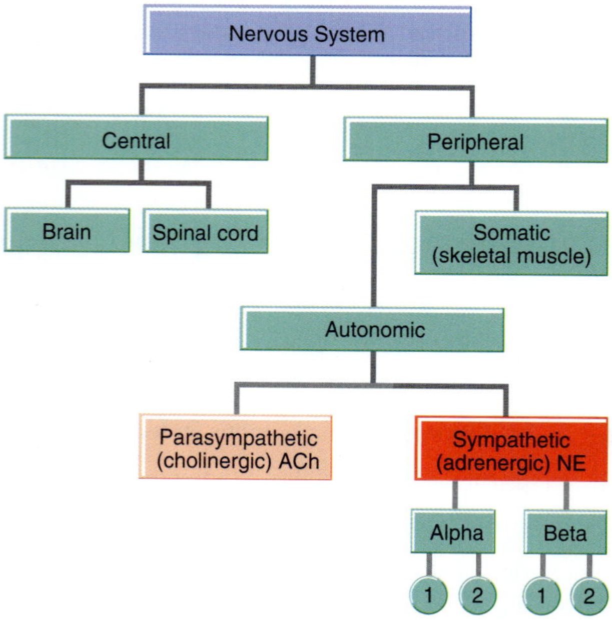

α-아드레날린수용체는 신경계에서의 존재 위치에 따라 α_1과 α_2로 분류되는데 α_1-수용체는 시냅스이후(postsynaptic)의 작동세포(조직, 근육 또는 기관)에 존재하고, α_2-수용체는 시냅스이전(presynaptic)의 신경종말(nerve terminal)에 존재하며, 신경전달물질의 유리를 조절한다. α-아드레날린작용제의 우세한 반응은 혈관수축(vasoconstriction)과 중추신경계의 흥분이다.

β-아드레날린수용체는 모두 시냅스이후의 작동세포(effector cell)에 존재한다. β_1-수용체는 주로 심장에 존재하고, β_2-수용체는 기관지, 세동맥(arteriole) 및 내장기관(visceral organ)의 평활근에 위치한다. β-아드레날린작용제는 기관지, 위장관 및 자궁평활근의 이완, 글리코겐분해(glycogenolysis), 심장의 활성을 일으킨다. 아드레날린수용체가 활성화되어 나타나는 반응은 표 7.1에 정리하였다. 최근에 사람의 방광배뇨근에서 β_3-수용체의 존재가 증명되었다.

그림 7.1 신경계 전체와 교감신경계의 관계
ACh, acetylcholine; NE, norepinephrine.

표 7.1 아드레날린수용체의 분포와 반응

작용부위	수용체	반응
심혈관계		
혈관(피부, 내장)	α_1	수축
	β_2	확장
심근	β_1	수축력 증가
방실결절	β_1	심박수 증가
굴심방결절	β_1	심박수 증가
내분비계		
간	α_1, β_2	글리코겐 분해
신장	β_1	renin 분비 증가
위장관계		
근육	α_1, β_2	운동성 감소
비뇨생식기계		
방광괄약근	α_1	수축
음경	α_1	사정
자궁	α_1	수축
	β_2	이완
호흡기계		
기관지평활근	β_2	확장
눈		
홍채의 방사근	α_1	동공확대

아드레날린성 작용을 나타내는 또 다른 유형의 수용체는 도파민수용체(dopaminergic receptor)이다. 도파민수용체가 활성화되면 신장(renal)의 혈관을 확장시켜 혈류를 증가시킨다.

카테콜라민 신경전달물질은 교감신경계에 의해 합성되어 신경세포의 말단부위에 존재하는 소포(vesicle)에 저장된다. 신경세포가 활성화되면 이 소포는 신경말단의 세포막 쪽으로 이동하여 그 내용물(신경전달물질)을 신경세포의 말단과 효과기관(effector organ)의 미세한 공간, 즉 시냅스틈새(synaptic cleft) 또는 시냅스(synapse)로 유리한다. 유리된 카테콜라민은 효과기관에 존재하는 수용체에 결합하여 반응을 일으킨다. 효과기관의 기능에 따라 평활근의 수축(예: 혈관평활근) 또는 확장(예: 위장관 및 기도의 평활근), 심박수의 증가, 호르몬 생성의 증가(예: stress hormone) 또는 혈관수축 등이 나타난다.

이러한 일련의 과정은 특정 효소와 신경전달물질의 재흡수(reuptake)에 의해 중단될 수 있다. 카테콜라민은 두 가지 효소인 monoamine oxidase (MAO)와 catecholortho-methyltransferase (COMT)에 의해 대사된다. 또한 분비된 신경전달물질은 다시 시냅스이전의 신경세포로 재흡수될 수 있다. 이러한 일련의 과정은 그림 7.2에 설명되어 있다. 자율신경계의 교감신경가지는 위험한 상황에 대처해 신체를 보호하는 방식으로 작용하기 때문에 흔히 '맞섬도피기능(fight or flight function)'으로 묘사된다.

아드레날린약물

ADRENERGIC DRUGS

교감신경계의 신경전달물질인 norepinephrine, epinephrine 및 dopamine의 작용을 모방하거나 그와 유사한 효과를 나타내는 약물을 아드레날린약물이라고 한다. 이 3가지 신경전달물질을 내인성(endogenous) 카테콜라민이라고 한다. Dobutamine은 합성 카테콜라민에 속한다. 이들 3가지

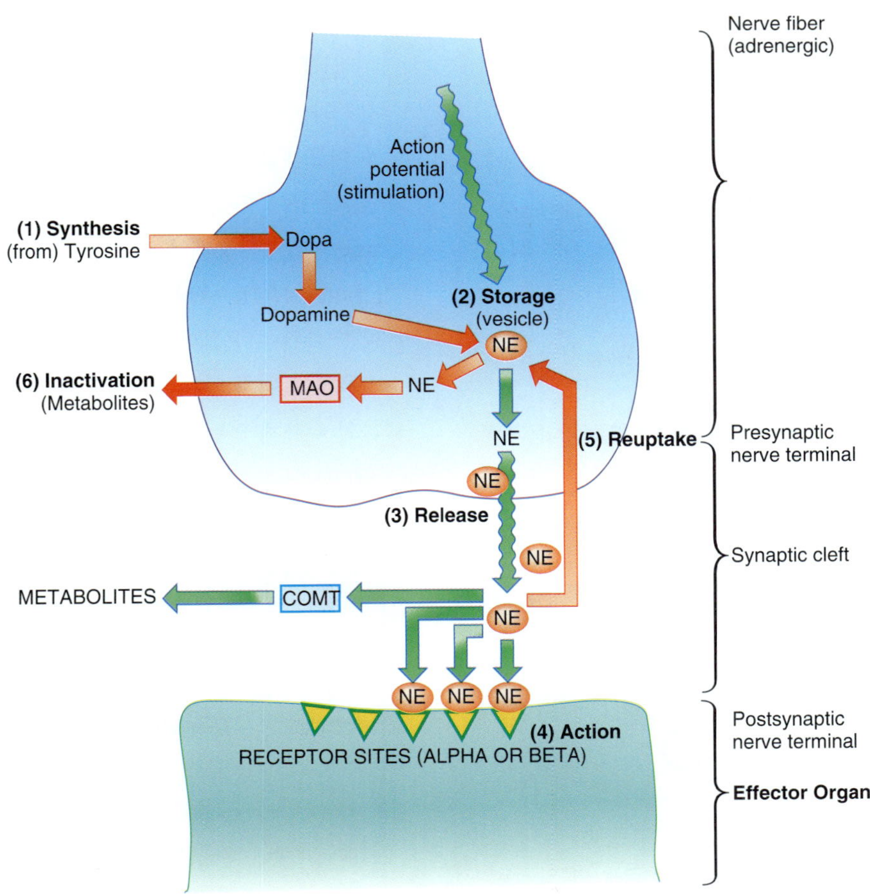

그림 7.2 아드레날린성 신경전달의 기전
COMT, catechol ortho-methyltransferase; MAO, monoamine oxidase; NE, norepinephrine.

내인성 카테콜라민(norepinephrine, epinephrine, dopamine)은 합성약물제형으로 시판되고 있다.

아드레날린약물은 직접작용(direct-acting), 간접작용(indirect-acting) 또는 직 · 간접의 혼합작용(mixed-acting)의 3가지 방법으로 작용한다.

직접작용 교감신경모방약은 직접적으로 수용체에 결합하여 생리학적 반응을 일으킨다(그림 7.3). Epinephrine은 이러한 방법으로 작용을 나타내는 약물에 해당한다. 간접작용 교감신경모방약은 저장부위인 소포로부터 카테콜라민을 유리킨다. 이렇게 유리된 신경전달물질이 수용체에 결합하여 생리적 반응을 나타낸다(그림 7.4). Amphetamine과 기타 관련 식욕억제제는 간접작용 약물에 해당한다. 혼합작용 교감신경모방약은 직접적으로 수용체에 결합하여 작용을 나타내기도 하고, 신경전달물질을 유리시켜 간접적으로 수용체를 활성화시키기도 한다(그림 7.5). Ephedrine은 혼합작용 아드레날린약물에 해당한다.

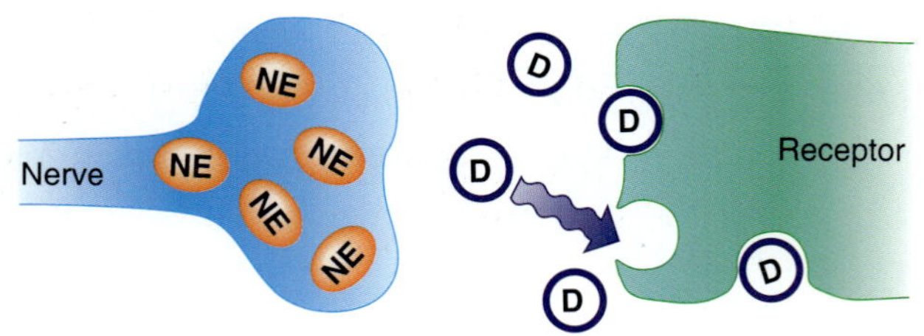

그림 7.3 직접적으로 작용하는 교감신경계 약물의 작용기전
D, drug; NE, norepinephrine.

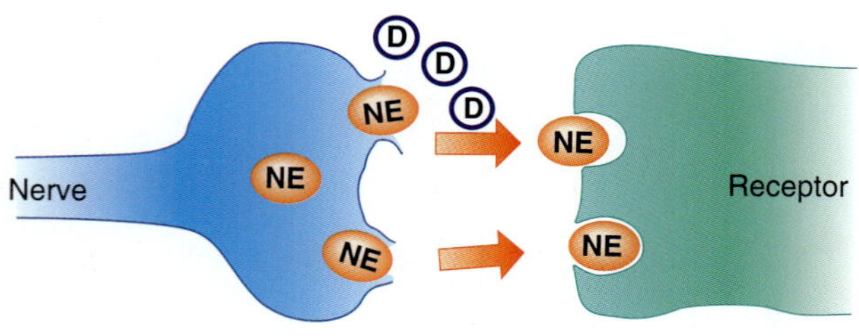

그림 7.4 간접적으로 작용하는 교감신경계 약물의 작용기전
D, drug; NE, norepinephrine.

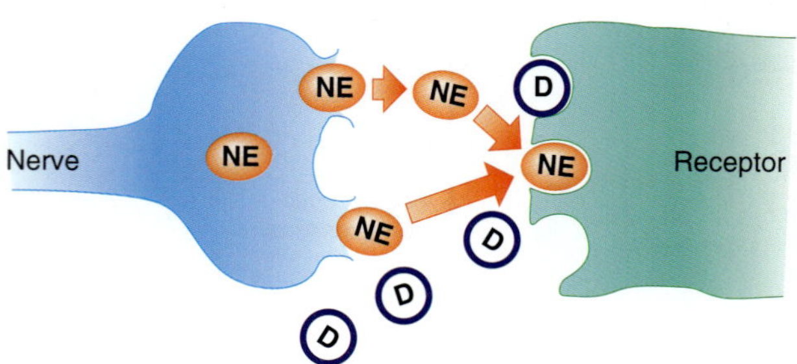

그림 7.5 직접 및 간접적으로 작용하는 교감신경계 약물의 작용기전
D, drug; NE, norepinephrine.

Phenylephrine, metaproterenol, albuterol 등은 비카테콜라민(noncatecholamine) 아드레날린약물에 속한다. 이들 약물은 구조적으로 내인성 카테콜라민과 다르고 일반적으로 내인성 카테콜라민에 비해 작용지속시간이 길다.

아드레날린약물은 작용에 따라 선택적 또는 비선택적 약물로 분류한다. 예를 들어 phenylephrine과 clonidine은 한 가지 수용체에 작용하므로 선택적 작용을 한다고 할 수 있다. Epinephrine과 norepinephrine은 α-수용체와 β-수용체에 모두 작용하므로 비선택적으로 작용한다고 볼 수 있다. 아드레날린약물은 투여한 약물의 양에 따라 여러 가지 유형의 아드레날린수용체에서 작용을 나타낸다. 예를 들어 dopamine은 용량에 따라 도파민성, β_1, α_1 작용을 나타낸다. 카테콜라민과 용량에 따른 작용은 표 7.2에 있다.

아드레날린약물은 주로 말초의 신경절이후 수용체(장기, 샘 또는 근육에 분포하는 수용체)에 작용하지만 중추적으로는 신경절이전 교감신경계에서도 작용을 나타낸다. 약물의 강도와 사용한 용량에 따라 효과가 다르다.

아드레날린약물은 흔히 수용체 특이성에 따라 분류되지만 임상응용에 따라 분류할 수도 있다. 예를 들어 phenylephrine은 α_1-작용제로 혈압상승제(vasopressor)로 사용되며 albuterol은 β_2-작용제로 기관지확장제로 사용된다. 경우에 따라 특정 수용체에 대한 선택성(selectivity)이 높은 약물을 사용하여 원치 않는 약물효과를 줄일 수 있다. 이 경우 각 약물의 수용체 선택성에 대한 상세한 지식이 선행되어야 한다.

표 7.2 카테콜라민과 용량-반응관계

약물	용량	수용체
dobutamine	유지용량: 2~20mcg/kg/min	$\beta_1 > \beta_2$
dopamine	저용량: 0.5~2mcg/kg/min	Dopaminergic
	중간용량: 2~4 또는 10mcg/kg/min 이하	β_1
	고용량: 20~30mcg/kg/min	α_1
epinephrine	저용량: 1~4mcg/min	$\beta_1 > \beta_2 > \alpha_1$
	고용량: 4~40mcg/min	$\alpha_1 \geq \beta_1$

작용기전 및 약물효과
Mechanism of Action and Drug Effects

아드레날린약물의 작용기전을 이해하기 위해서는 아드레날린성 신경전달(neurotransmission)에 대한 이해가 필수적이다. 교감신경계의 신경전달과정은 그림 7.2에 도시하였다. 아드레날린약물에 의해 혈관평활근에 있는 α_1-수용체가 활성화되면 혈관수축이 일어나며, 위장관평활근의 이완, 방광의 수축, 남성사정(male ejaculation), 홍채의 방사근(radial muscle)의 수축 등이 나타난다(표 7.1). 반면에 α_2-수용체가 활성화되면 교감신경의 작용을 역전시킨다.

β_1-수용체는 심근(myocardium), 굴심방결절(SA node) 및 방실결절(AV node)을 포함하는 심장의 전도계에 존재한다. β_1-수용체가 활성화되면 (1) 수축력의 증가[수축촉진효과(positive inotropic effect)], (2) 심박수의 증가[심박동증가효과(positive chronotropic effect)], (3) 방실결절을 통한 심장의 전기충동의 전도속도 증가[전도속도 증가효과(positive dromotropic effect)]와 같은 3가지 반응이 일어난다. 신장에 있는 β_1-수용체가 활성화되면 renin 분비가 증가한다. β_2-수용체가 활성화되면 기관지 및 자궁평활근이 확장되고 간에서 글리코겐분해(포도당 유리)가 증가한다(표 7.1). β_3-수용체는 방광의 수축을 감소시켜 방광의 용적을 증가시킨다.

적응증 Indications

아드레날린약물 또는 교감신경모방약은 다양한 질환의 치료에 사용된다. 이들 약물은 수용체에 대한 선택성과 조직이나 기관에 대한 친화력(affinity)에 따라 그 임상응용이 결정된다. 일부 아드레날린약물은 비만의 단기치료에 식욕조절을 위한 보조제로 사용되는데 보다 자세한 내용은 23장을 참조한다.

호흡기계 Respiratory Indications

기관지확장제(bronchodilator)는 호흡기계에 있는 아드레날린수용체에 친화력이 있는 아드레날린약물이다. 이 약물들은 β_2-수용체를 활성화하여 기관지확장을 일으킨다. 이 약물들은 β-수용체의 2가지 아형 중 심장의 β_1-수용체보다는 기관지 및 자궁평활근의 β_2-수용체에 친화력이 높다. β_2-작용제는 천식(asthma)과 기관지염(bronchitis) 치료에 효과적이다. 흔히 사용되는 β_2에 작용하는 기관지확장제는 albuterol, formoterol, levalbuterol, metaproterenol, pirbuterol, salmeterol, terbutaline 등이 있다. 보다 자세한 내용은 19장을 참조한다.

국소비강충혈제거제
Indications for Topical Nasal Decongestants

특정 아드레날린약물을 비강내(intranasal)로 투여하면 확장된 세동맥이 수축하고 비강의 혈류가 감소하여 충혈(congestion)을 줄여준다. 이들 약물은 α_1-수용체를 활성화시켜 작용을 나타내며 β-수용체에는 거의 작용하지 않는다. 비강충혈제거제에는 ephedrine, naphazoline, oxymetazoline, phenylephrine, tetrahydrozoline 등이 있다. 보다 자세한 내용은 18장을 참조한다.

눈 Ophthalmic Indications

눈에 점안하여 사용하는 아드레날린약물을 안과용제제(ophthalmic)라고 하는데, 비강충혈제거제와 동일한 기전으로 눈의 혈관계에 작용한다. 눈의 세동맥에 위치하는 α_1-수용체를 자극하여 혈관수축을 일으켜 일시적으로 결막충혈(conjunctival congestion)을 해소한다. 이들 약물에는 epinephrine, naphazoline, phenylephrine, tetrahydrozoline 등이 있다.

또한 아드레날린약물은 안압(intraocular pressure)을 내리며, 동공확대(mydriasis)가 필요한 경우에 사용할 수 있는데, 개방각녹내장(open-angle glaucoma)이나 눈의 진단검사에 유용하다. 이러한 용도로 사용되는 2가지 약물은 epinephrine과 dipivefrin이다.

과민성 방광 Overactive Bladder Indications

β_3-작용제 mirabegron (Myrbetriq)은 방광에서 뇨를 저장하도록 배뇨근을 이완시킴으로써 방광의 저장능력을 증가시킨다. 이것은 과민성 방광치료에 사용하던 기존의 약(6장 참조)보다 효과적인 새로운 기전을 가진 약물이다.

심혈관계 Cardiovascular Indications

아드레날린약물의 마지막 그룹은 혈관작용 교감신경모방약, 혈관수축제[혈압상승제(vasopressor, pressor)], 수축촉진약(inotrope) 또는 심장기능상실(cardiac failure)이나 쇼크에 심혈관계를 지지하기 위해 사용하기 때문에 심장선택성(cardioselective) 교감신경모방약이라고도 한다. 이들 약물은 용량의존적으로 α-수용체와 β-수용체에 대해 다양한 효과를 가진다. 흔히 사용되는 혈관작용 아드레날린약물에는 dobutamine, dopamine, ephedrine, epinephrine, fenoldopam, midodrine, norepinephrine, phenylephrine 등이 있다. 아드레날린계 약물은 아니지만 2018년에 개발된 신약 Giapreza가 있다. 이는 angiotensin II 제제로서 여러 가지 유형의 쇼크 또는 패혈증 쇼크 치료에 사용하는 혈관수축제이다. phenylephrine의 상품명인 Neo-Synephrine과 혼동하지 말아야 한다. 발음이 비슷하기 때문에 잘못 투여할 수 있다. 이러한 혼동을 피하기 위해 norepinephrine은 Levophed로 부르고, phenylephrine은 Neo-Synephrine으로 상품명을 부르기도 한다.

금기증 Contraindications

아드레날린약물의 흔한 금기증은 약물알레르기와 중증의 고혈압이다.

유해효과 Adverse Effects

α-작용제의 가장 흔한 중추신경계 유해효과는 두통(headache), 안절부절못함(restlessness), 흥분(excitement), 불면증(insomnia), 이상행복감(euphoria) 등이다. 발생 가능한 α-작용제의 심혈관계 유해효과는 흉통(chest pain), 혈관수축, 고혈압(hypertension), 빈맥(tachycardia), 두근거림(palpitation), 심장박동장애(dysrhythmia) 등이다. 기타 유해효과에는 식욕부진(anorexia), 입안건조(dry mouth), 오심, 구토, 드물게 미각변화 등이 있다.

β-작용제의 중추신경계 유해효과는 미약한 떨림(tremor), 두통, 신경과민(nervousness), 어지럼(dizziness) 등이다. 이들 약물의 심혈관계 유해효과는 심박수 증가(positive chronotropy), 두근거림(심장박동장애), 혈압의 변동 등이다. 기타 유해효과는 발한, 오심, 구토, 근경련(muscle cramp) 등이다. 부가적인 내용에 대해서는 환자중심간호: 노인 환자에 대한 고려를 참조한다.

독성 및 과량투여의 관리 Toxicity and Management of Overdose

아드레날린약물의 독성효과는 주로 흔한 유해효과의 확대된 증상[예: 과도한 중추신경계 자극으로 인한 발작, 저혈압 또는 고혈압, 심장박동장애, 두근거림, 신경과민, 어지럼, 피로, 권태(malaise), 불면증, 두통, 떨림, 입안건조, 구역 등]으로 나타난다. 가장 치명적인 2가지는 중추신경계와 심혈관계 독성이다. 급성 독성효과인 발작(seizure)은 diazepam으로 효과적으로 관리할 수 있다. 혈압의 급상승으로 인해 두개내출혈(intracranial bleeding)이 발생할 수 있다. 상승된 혈압은 뇌를 비롯한 신체 모든 곳의 출혈 위험을 증가시킨다. 이러한 경우에는 작용의 발현이 빠른 교감신경차단제(예: esmolol, 8장 참조)로 혈압을 낮추는 것이 가장 효과적이다.

아드레날린약물은 대부분 반감기가 짧고 작용지속시간도 짧다. 따라서 과량투여에 의한 독성이 나타나면 비교적 빠른 시간 안에 그 효과를 완화시킬 수 있으므로 약물투여를 중지하는 것만으로도 증상의 상당한 호전을 기대할 수 있다. 과량투여 시 치료방법은 대증요법과 지지요법이다. 과량투여에 의해 환자가 사망한다면 그것은 대개 호흡기능상실(respiratory failure)이나 심장마비의 결과이다. 따라서 과량투여에 대

환자중심간호: 노인 환자에 대한 고려

β-작용제의 사용

- 노인 환자의 심혈관계는 심근의 효율성과 수축력의 감소, 심박출량의 감소, 일회박출량(stroke volume)의 감소 등의 여러 생리적인 변화가 일어난다. 대부분의 경우, 노인들은 이러한 생리적 변화에 잘 적응할 수 있지만 격렬한 운동, 과도한 스트레스, 고온, 약물사용 등의 경우에 문제가 발생할 수 있다. 예를 들어, 스트레스, 고온, β-작용제의 사용 등은 현저하게 혈압과 맥박을 상승시킬 수 있다. 노인 환자들은 이러한 변화에 대한 적합한 보상능력이 감소되어 있다.
- 노인 환자의 경우 압력수용기(baroreceptors)가 효율적으로 작동하지 않기 때문에 특정 약물의 사용과 관계없이 기립저혈압(orthostatic hypotension)을 일으킬 수 있다.
- 노인 환자는 고혈압, 말초혈관계(peripheral vascular disease), 심혈관계, 뇌혈관계(cerebrovascular disease) 질환을 동반하는 경우가 많기 때문에 아드레날린약물 사용 시 면밀한 관찰이 필요하다.
- 흉통, 두근거림, 흐려보임(blurred vision), 두통, 발작, 환각 등이 나타나면 즉시 처방의사에게 알리도록 노인 환자를 교육해야 한다.
- 노인 환자는 약물-약물상호작용의 위험뿐만 아니라 약물에 대한 민감도가 높기 때문에 OTC약물, 약초, 식품보조제 및 기타 의약품 사용시 주의해야 한다.
- 아드레날린약물의 심장 및 뇌혈관계에 대한 작용 때문에 이 계통의 약물을 복용하는 노인 환자의 활력징후(vital signs), 특히 혈압과 맥박을 자주 관찰해야 한다.
- 노인 환자는 흔히 운동 및 인지기능이 떨어져 있다. 그러므로 정확한 용량이 투여될 수 있도록 환자를 교육하고 경우에 따라 부가적인 보조장비의 사용도 필요하다.

한 치료는 호흡기 및 심혈관계에 초점을 맞추어 이루어져야 한다.

상호작용 Interactions

아드레날린약물은 다양한 약물과 상호작용을 나타낸다. 대부분의 상호작용은 수용체부위에 대한 경쟁적 길항작용에 의한 아드레날린성 효과의 감소로 나타나지만 경우에 따라 치명적인 반응이 나타날 수 있다. 아드레날린약물과 관련된 중증의 약물상호작용의 예로는 α- 및 β-작용제를 아드레날린길항제(예: 일부 항고혈압약물)와 함께 투여하면 서로 길항효과를 일으켜 치료효과가 감소한다. 그리고 아드레날린약물을 마취제와 함께 투여하면 심장박동장애의 위험이 증가하며, 아드레날린약물을 삼환계항우울제(tricyclic antidepressant)와 병용하면 혈압상승효과가 증가하여 고혈압위기(hypertensive crisis)와 호흡억제가 나타날 수 있다. 그리고 아드레날린약물을 MAO억제제와 함께 사용하면 생명을 위협하는 고혈압위기가 발생할 수 있는 경우 등이 있다(26장 참조). 또한 항히스타민제와 갑상선호르몬제는 아드레날린약물의 효과를 증가시킬 수 있다.

검사실검사 상호작용 Laboratory Test Interactions

α-작용제는 내인성 corticotropin(부신피질자극호르몬, adrenocorticotropic hormone), corticosteroids, 포도당(glucose) 등의 혈중농도를 증가시킬 수 있다.

용량 Dosages

아드레날린약물의 권장용량에 대해서는 용량표를 참조한다.

❖ 간호과정 NURSING PROCESS

◆ 사정 Assessment

아드레날린작용제는 수용체 유형에 따라 다양한 효과를 나타낸다. α-수용체를 자극하면 혈관수축이 일어난다. β_1-수용체를 자극하면 심장이 활성화되고, β_2-수용체를 자극하면 기

안전과 질 향상: 투약오류의 예방

Epinephrine의 농도

2004년 Institute for Safe Medication Practice (ISMP)가 epinephrine 주사액 설명서에 비율로 표시하지 않도록 미국 약전에 권고하였다. 그리하여 2016년 5월 1일부터 제약회사는 epinephrine 1:1,000 주사액 농도를 1mg/mL로, 1:10,000 주사액은 0.1mg/mL로 표기하고 있다. 1:10,000 용액 대신에 1:1,000 용액은 투여하면 생명을 위협하는 실수가 발생할 수 있다. 투약이 완료될 때까지 비율표시가 적힌 설명서를 보관해야 한다. 투여하기 전에 1mg/mL과 0.1mg/mL는 매우 비슷해 보이므로 농도와 용량을 이중으로 점검해야 한다.

용량표

혈관에 작용하는 아드레날린약물

약물명(임신범주)	약리학적 분류	성인 상용량	적응증
dobutamine (D)	β_1-adrenergic	IV infusion: 2.5~40mcg/kg/min	심장보상기전상실(cardiac decompensation)
dopamine (C)	β_1-adrenergic	IV infusion: 1~50mcg/kg/min	쇼크증후군(shock syndrome), 심폐정지(cardiopulmonary arrest)
epinephrine (C)	α- 및 β-adrenergic	Subcut: 0.3~0.5mg 필요하다면 10~15분마다 반복	아나필락시스(anaphylaxis)
		IV: 1mg 필요하다면 3~5분마다	심폐정지(cardiopulmonary arrest)
fenoldopam (Corlopam) (C)	D_1 agonist	IV: 0.1~1.6mcg/kg/min 48시간 이상	고혈압 응급상황(hypertensive emergency)
midodrine (ProAmatine) (C)	α_1-adrenergic	PO: 10mg 1일 3회, 1일 최대 40mg	기립저혈압(orthostatic hypotension)
mirabegron (Myrbetriq) (C)	β_3-adrenergic	PO: 1일 25~50mg	과민성 방광(overactive bladder)
norepinephrine (Levophed) (C)	α- 및 β-adrenergic	IV infusion: 2~30mcg/min	저혈압상태(hypotensive states)
phenylephrine (Neo-Synephrine) (C)	α-adrenergic	IV infusion: 100~180mcg/min로 시작해서 40~60mcg/min으로 투약 IM/subcut: 2~5mg IV: 10~15분마다 0.1~0.5mg	저혈압, 쇼크(shock)

IM, Intramuscular; IV, intravenous; PO, oral; subcut, subcutaneous.

관지가 확장된다. 아드레날린작용제는 심장에 대한 교감신경 모방작용이 있으므로 치료효과를 극대화하고 유해효과 발생을 최소화하기 위해 신중한 환자사정과 관찰이 필요하다. 과거 및 현재의 투약력을 확보해야 하며, 해당 장기에 대한 질문, 약물의 주의사항, 금기증 및 약물상호작용을 알아야 한다. 중요한 사정 질문은 다음과 같다. (1)약물력과 알레르기: 일정하게 복용하고 있는 약물이 있는가? OTC약물이나 약초제품이 있는가? 약물, OTC약물, 약초, 음식, 국소제형 및 환경에 대한 알레르기가 있는가? 투약에 관한 특별한 사항, 주의사항, 금기증을 알고 있는가? (2)호흡기계: 천식이 있었다면, 빈도와 정도는 어떠하였는가? 천식의 악화요인과 완화요인은 무엇인가? 호흡곤란(dyspnea), 흉통 등의 증상이 있었는가? 천식치료의 성공과 실패여부? (3)심혈관계: 일과성 허혈발작(transient ischemic attack) 또는 뇌혈관사고(cerebrovascular accident) 또는 뇌졸중(stroke)의 병력이 있는가? 고혈압, 저혈압, 심장리듬불규칙(cardiac irregularity) 또는 심혈관계 질환이 있는가? (4)신장/간: 신장의 과거 병력? 신장/간기능 검사가 비정상인 적은 없는가? 만성 신장감염력이 있는가? 황달이 있는가? 비정상적인 신장/간기능 이상으로 약물 배설/대사장애로 위험에 처한 적은 없는가?

약물에 관한 정보를 머리에서 발끝까지 면밀하게 수집해야 한다. 아드레날린작용제는 기존의 심장질환을 악화시킬 수 있기 때문에 심혈관계 사정이 중요하다. 아드레날린약물 사정에 필요한 또 다른 기준은 활력징후 기저치이다. 호흡음, 심음, 말초맥박, 피부색 및 모세혈관 재충전(capillary refill) 들도 사정하여 기록한다.

Midodrine 사용에 있어서 약물투여 시작 전 및 약물투여가 진행되는 동안 바로누운(supine), 앉은(sitting) 그리고 기립(standing)자세에서의 체위별 혈압과 맥박에 대한 사정이 필요하다. 또한 어지럼(dizziness), 어찔어찔함(lightheadedness), 실신(syncope) 등과 같은 기타 증상에 대한 사정도 필요하다. 환자의 증상, 질병의 진행 및 증상의 호전에 대한 환자의 인식에 대한 사정은 효과적이고 성공적인 치료에 있어 매우 중요하다.

기관지확장제로 사용되는 아드레날린약물의 경우, 환자의 호흡음과 호흡수, 리듬 및 깊이에 대한 면밀한 사정과 기록이 필요하다. 또한 호흡, 활동 및 운동과 관련된 문제에 대해 질문하는 것도 중요하다. 산소포화도(oxygen saturation) 평가를 위한 맥박산소측정치(pulse oximetry reading)를 사정하고 기록해야 한다. 유속계(flow meter)를 사용한 최대호흡유속(respiratory peak flow)의 측정과 흉부의 앞뒤직경(anterior−posterior diameter)의 측정도 사정에 포함한다. 왜냐하면 최대유속치의 감소는 기관지연축을 의미하고 폐기종(emphysema)과 같은 만성 폐질환의 경우 흉벽(chest wall)의 앞뒤직경이 증가하기 때문이다. 또한 처방의사는 동맥혈가스(arterial blood gas) 측정과 같은 부가적인 호흡기능검사를 실시할 수 있다. 아드레날린작용제를 투여하기 전에 약물사용과 관련된 주의사항, 금기증, 생애주기에 따른 고려점, 약물상호작용 등에 대한 사정을 실시해야 한다. 노인 및 소아 환자는 이 계통의 약물에 보다 민감하게 반응할 수 있다. 천식의 급성 발작치료에 사용하는 약물과 예방목적으로 사용하는 약물이 다르다는 점을 알아야 한다. 예를 들어 albuterol은 천식의 급성 발작에 사용하지만 salmeterol과 formoterol은 급성 천식발작에 사용할 수 없다(19장 참조).

Epinephrine과 그 유사 약물은 심혈관계, 기관지계, 항알레르기, 안과 및 혈압상승작용을 포함한 다양한 임상영역에서 사용된다. 활력징후, 호흡음, 동맥혈가스 수치, 심전도 등에 대한 사정이 필요하다. 또한 간 및 신장기능에 대해서도 사정하고 기록해야 한다. Mirabegron (Myrbetriq)은 β_3−수용체를 자극하는 새로운 아드레날린약물이다. 방광의 팽창유형, 배뇨횟수, 절박뇨 및 요실금을 사정한다. 고혈압 치료제의 부작용을 사정하고, 혈압은 측정하여 기록한다.

전반적으로 아드레날린약물은 유사한 작용기전을 가지고 있지만 약물에 따라 치료효과, 적응증 및 주의사항이 다를 수 있다. 만약 약물의 범주와 작용기전을 알면 주의사항, 금기증, 약물상호작용, 생애주기 고려사항 등의 관련 사정변수를 쉽게 결정할 수 있다. 어떤 약물이 α−작용제라면 α−수용체에 작용하여 혈관을 수축시켜 혈압과 맥박이 증가할 것이다. 따라서 간호사는 이 약물이 저혈압상태를 호전시키기 위해 사용할 수 있고 고혈압위기와 같은 유해효과를 일으킬 수 있다는 사실을 예상할 수 있다. 어떤 약물이 β−작용제라면, β_1− 및 β_2−수용체를 활성화시켜 심장을 자극하고 기관지를 확장할 것이다. 또한 β_1−수용체가 과도하게 활성화되면 중증의 빈맥을 유발할 수 있고, 관상동맥질환(coronary artery disease)을 동반하는 환자의 경우에는 흉통이 나타날 수 있다. 그러므로 약물의 작용기전을 알면 간호사는 그 약물의 치료 및 유해효과, 주의사항, 금기증, 약물상호작용, 독성 등에 대해 예상할 수 있고 대책을 강구할 수 있게 된다.

◆ 환자상태 Human Need Statements

1. 천식에 의한 기관지의 가스교환 장애
2. 아드레날린작용제의 심혈관계 유해효과와 관련된 심박출량의 장애에 의한 산소포화의 감소
3. 약물에 의한 심한 혈관수축으로 말초조직 관류장애와 산소포화 감소
4. 빈맥과 두근거림이 동반된 급성 통증
5. 아드레날린약물에 의한 중추신경계 흥분과 관련된 수면장애
6. 아드레날린약물의 치료투약 계획, 유해효과, 약물상호작용, 주의사항 등에 대한 지식 결핍
7. 유해효과(신경과민, 어지럼, 고혈압, 떨림)나 약물상호작용에 의한 상해 위험

◆ 계획: 결과판정 Planning: Outcome Identification

1. 호흡수가 정상(분당 12~20회)이며, 호흡의 리듬과 깊이가 일정하고, 호흡음이 깨끗하며, 산소포화도는 90% 이상으로 가스교환이 잘되고 있다.
2. 환자의 혈압과 맥박이 정상범위 내에 있다(혈압 120/80mmHg, 맥박 60~100회/분). 환자의 모세혈관 재충전이 손가락과 발가락에서 5초 미만이다.
3. 환자의 사지순환이 정상이다. 피부색이 분홍색이고 사지가 따뜻하며, 모세혈관 재충전이 정상이다.
4. 약물치료를 하는 동안 환자가 편안하고 통증이 없다.
5. 처방약을 복용하는 동안 이완요법과 마사지로 수면양상이 개선되었다.
6. 환자가 약물치료의 시간, 용량 및 계획, 치료효과 및 유해작용 등 약물사용에 관한 적절한 지식을 설명한다.
7. 약물의 자가투여가 안전하며 손상의 위험이 없다.

◆ 수행 Implementation

간호중재를 통해 아드레날린약물의 치료효과를 극대화하고 유해효과를 최소화할 수 있다. 간호사는 주사제를 희석하는 용액의 유형과 양에 대해 제조사의 설명서를 반드시 확인해야 한다. 예를 들어 천식 환자에게 epinephrine을 피하로 투여하는 경우 정확한 용량을 계산하여 투여하는 것이 중요하며, 투베르쿨린(tuberculin) 주사기를 사용하는 것이 좋다.

Epinephrine과 일부 α-작용제는 신장혈관을 수축시켜 신장을 손상시키거나 기능상실을 유발할 수 있기 때문에 경우에 따라 쇼크치료에 사용되지 않을 수도 있다. 그러므로 쇼크치료의 약물요법에 일반적으로 epinephrine보다 dopamine을 우선적으로 사용한다. Dopamine은 용량의존적으로 신장혈관을 확장시키기 때문에 신장을 통한 관류(perfusion)가 개선된다. 따라서 신장을 보호하면서 혈압을 올린다. Dopamine과 그 유사약물을 정맥으로 투여할 때 침윤(infiltration)의 여부를 자주(1시간 마다, 필요에 따라) 관찰해야 한다. 아드레날린약물이 혈관 외로 유출되면 과도한 혈관수축으로 인해 주사부위에 조직괴사(tissue necrosis)가 나타날 수 있다. 이 경우 phentolamine을 사용하여 치료할 수 있다(8장 참조). 정맥주입의 경우, 주사제는 적절한 희석용액과 함께 투여하며, 투명한 용액만 사용할 수 있다. 심혈관계를 관찰(예: 활력징후, 심음, ECG)하면서 주입펌프로 투여한다. Epinephrine은 비율로 더 이상 사용하지 않고, 지금은 mg/mL 농도로 표시하고 있다. 두 가지 농도의 epinephrine이 정맥용으로 사용되므로 처방전을 잘 살펴 보아야 한다. 혈압과 맥박의 급상승으로 인한 합병증을 예방하기 위해 제조회사 설명서에서 권장하는 주입속도로 투여해야 한다.

이 계통의 약물을 흡입기(inhaler)나 분무기(nebulizer)를 사용해 투여할 경우, 정확한 사용, 저장 및 관리에 대한 환자교육이 이루어져야 한다. 경우에 따라 spacer가 부착된 흡입기가 사용되기도 하는데, 정확한 사용방법에 대한 환자교육이 필요하다. Spacer는 흡입된 약물을 보다 효율적으로 세기관지로 운반하는 역할을 하는 장치이다. 기관지확장제를 처방할 때 흔히 2가지 약물, 즉 급성 발작에 사용하는 약물과 장기 또는 예방목표로 사용하는 약물이 함께 처방된다. 이 경우 각각의 약물에 대한 쉽고 상세한 환자교육을 실시해야 약물의 과량투여를 최소화하고 고혈압, 중증의 빈맥, 떨림, 중추신경계 과다흥분 등의 유해효과 발생을 줄일 수 있다.

아드레날린약물을 투여받고 있는 만성 폐질환 환자는 호흡기증상을 악화시킬 수 있는 요인(음식이나 기타 알레르기 항원, 흡연)을 피하고 호흡기 감염의 발생위험을 최소화하는 생활습관을 적용해야 한다. 즉 사람이 많이 붐비는 곳과 감기나 독감 환자와의 접촉을 피하고, 영양섭취와 충분한 휴식, 1일 3L 이상의 수분섭취(금기증이 아니라면) 등이 이에 해당된다. 약물치료가 진행되는 동안 증상의 정도와 호전 여부에 대해 기록해야 한다.

Salmeterol은 급성 증상에는 사용할 수 없다. 용량에 대한 환자교육이 중요하며 대개 12시간 간격으로 1일 2회 투여하는데 1회에 2번(2 puffs) 흡입한다. 운동에 의해 유발되

는 천식의 예방을 위해서는 운동 시작 1시간 전에 2.5번(2½ puffs) 흡입한다. 만약 corticosteroid와 같은 다른 유형의 약물이 함께 처방된 경우, 기관지확장제를 먼저 흡입하고 5분을 기다린 후에 2번째 약물을 흡입한다. 흡입제제를 사용한 후에 여러 차례 입을 헹구도록 환자를 교육한다. 이들 약물에 대한 자세한 내용은 19장에 설명되어 있다.

안과용 아드레날린약물제제의 경우, 간호사는 반드시 유효기간과 용액이 투명한지를 확인해야 한다. 약물을 투여할 때 점안기(eyedropper)가 눈에 닿지 않도록 함으로써 남아 있는 용액이 오염되지 않도록 한다. 용액이나 크림제제를 점안할 때 직접 눈에 투여하지 말고 결막주머니(conjunctival sac)에 투여해야 한다.

경구용 midodrine은 대개 환자가 아침에 잠자리에서 일어나기 전에 다량의 물과 함께 복용해야 한다. 이 약물은 불면증과 누운자세고혈압(supine hypertension)을 예방하기 위해 가능하면 오후 6시 이후에 투여하는 것을 삼가야 한다. Mirabegron (Myrbetriq)은 약을 부수거나 씹어먹으면 안된다. 이는 지속적으로 방출되는 제형으로써 제형이 바뀌면 독작용이 유발될 수 있다. Mirabegron은 음식과 무관하게 복용한다.

◆ 평가 Evaluation

혈관작용 아드레날린약물의 치료효과에는 심박출량의 증가(소변배출량의 증가와 함께), 활력징후의 회복(예: 혈압 120/80mmHg 또는 점진적으로 목표혈압 도달, 맥박 분당 60~120회), 피부색의 호전(창백에서 분홍빛으로), 사지(extremities)의 체온 증가, 말초맥박의 증가, 의식의 회복 등이다. 기관지확장제로 사용된 아드레날린약물의 치료효과는 정상 호흡수의 회복(분당 12~20회), 호흡음의 개선, 폐의 가스교환 증가, 기침 및 호흡곤란의 호전, 산소분압(oxygen partial pressure)과 맥박산소측정치(pulse oximeter reading)의 호전, 활력의 증가 등이다. 비강충혈에 사용된 약물의 경우, 충혈증상이 호전되고 호흡이 좋아져야 한다. Midodrine의 치료효과는 일상생활 수행능력의 개선, 활력 증가, 어지럼, 어찔어찔함 및 실신과 같은 체위불내성(postural intolerance)의 개선 등이다.

아드레날린약물에 의한 유해효과 발생에 대한 평가는 심혈관계 및 중추신경계 활성에 대한 관찰을 중심으로 이루어진다. 불규칙한 심장운동, 고혈압, 빈맥, 흉통 등의 유해효과가 발생할 수 있다. 흉통을 모니터해야 한다.

환자중심간호: 환자교육

- 약물은 처방된 대로 복용해야 한다. 과도한 용량은 떨림, 신경과민, 빈맥, 두근거림 등의 중추신경계 및 심장혈관계 유해효과를 일으킬 수 있다.
- 분무기, 흡입기, 계량흡입기(metered-dose inhaler) 등을 통한 흡입제제의 투여에 대한 설명서는 간단하고 명료해야 한다.
- 호흡곤란, 흉통, 두근거림 등의 호흡기 증상이 악화되면 즉시 처방의사에게 알리도록 환자를 교육한다.
- OTC약물이나 약초제품은 처방의사의 승인하에 사용해야 한다.
- 아드레날린성 비강충혈제거제의 경우, 과다사용으로 인한 반동성 비강충혈이 나타날 수 있다. 처방대로 정확한 용량을 투여하면 이러한 현상을 예방할 수 있다. 반동성 비강충혈이 나타난 경우, 의료진의 지시에 따라 생리식염수 비강분무제(nasal spray)를 투여한다.
- Midodrine은 처방된 대로 용량을 주의해서 투여해야 하고, 유해효과, 증상의 호전 및 악화 등에 대해 일지를 작성하도록 한다.

기억해야 할 사항

- 카테콜라민은 교감신경계를 활성화하는 물질이다. Epinephrine, norepinephrine 및 dopamine은 체내에서 합성되는 내인성 카테콜라민이다. Dobutamine은 외인성 합성 카테콜라민이다.
- 폐기종, 만성 천식, 기관지염 등의 만성 호흡기질환 환자의 경우, 감염 환자와의 접촉을 피하는 것이 중요하다. 호흡기계를 자극하는 물질도 피해야 한다.
- Midodrine은 혈압을 관찰하며 사용해야 한다. 누운자세혈압(supine blood pressure)을 측정하고 혈압에 대한 일지를 작성하도록 환자를 교육한다.
- β_2-작용제 흡입제제는 기관지확장제로 사용되며, 과량투여하지 않도록 주의해야 한다. 이들 약물의 과량투여는 중증의 심혈관계, 중추신경계 및 뇌혈관계에 유해작용을 일으킬 수 있다.
- Mirabegron은 과민성 방광에 사용되는 새로운 β_3-작용제이다.

REVIEW QUESTIONS

1. The nurse caring for a patient who is receiving beta1 agonist drug therapy needs to be aware that these drugs cause which effect? (Select all that apply.)
   a. Increased cardiac contractility
   b. Mydriasis
   c. Decreased heart rate
   d. Bronchoconstriction
   e. Increased GI tract motility

2. During a teaching session for a patient who is receiving inhaled salmeterol, the nurse emphasizes that the drug is indicated for which condition?
   a. Rescue treatment of acute bronchospasms
   b. Prevention of bronchospasms
   c. Reduction of airway inflammation
   d. Long-term treatment of sinus congestion

3. For a patient receiving a vasoactive drug such as intravenous dopamine, which action by the nurse is most appropriate?
   a. Monitor the gravity drip infusion closely, and adjust as needed.
   b. Assess the patient's cardiac function by checking the radial pulse.
   c. Assess the intravenous site hourly for possible infiltration.
   d. Administer the drug by intravenous boluses according to the patient's blood pressure.

4. A patient is receiving dobutamine for shock and is complaining of feeling more "skipping beats" than yesterday. What will the nurse do next?
   a. Monitor for other signs of a therapeutic response to the drug.
   b. Titrate the drug to a higher dose to reduce the palpitations.
   c. Discontinue the dobutamine immediately.
   d. Assess the patient's vital signs and cardiac rhythm.

5. When a drug is characterized as having a negative chronotropic effect, the nurse knows to expect which effect?
   a. Reduced blood pressure
   b. Decreased heart rate
   c. Decreased ectopic beats
   d. Increased force of cardiac contractions

6. The nurse is monitoring a patient who is receiving an infusion of a beta-adrenergic agonist. Which adverse effects may occur with this infusion? (Select all that apply.)
   a. Mild tremors
   b. Bradycardia
   c. Tachycardia
   d. Palpitations
   e. Drowsiness
   f. Nervousness

7. The order reads "Dopamine 3 mcg/kg/min IV." The solution available is 400 mg in 250 mL D5W, and the patient weighs 176 pounds. The nurse will set the IV infusion pump to run at how many mL/hour?

8. The nurse is reviewing the home medications for a newly admitted patient, and notes that the patient takes Mirabegron (Myrbetriq). The nurse will conclude that the patient has which condition?
   a. Asthma
   b. Overactive bladder
   c. Urinary retention
   d. Orthostatic hypotension

정답 **1. a, b** **2. b** **3. c** **4. d** **5. b** **6. a, c, d, f** **7. 9mL/hr** **8. b**

참고문헌

REFERENCES

ARISE Investigators, ANZICS Clinical Trials Group, Peake, S. L., et al. (2014). Goal-directed resuscitation for patients with early septic shock. *New England Journal of Medicine*, 371, 1496.

Dellinger, R. P., Levy, M. M., Carlet, J. M., et al. (2008). Surviving Sepsis Campaign: international guidelines for management of severe sepsis and septic shock: 2008. *Critical Care Medicine*, 36(1), 296–327.

Dellinger, R. P., Levy, M. M., Rhodes, A., et al. (2013). Surviving sepsis campaign: international guidelines for management of severe sepsis and septic shock: 2012. *Critical Care Medicine*, 41, 580.

Hajiha, M., & Elterman, D. (2016). Urinary urgency and frequency in a 53-year-old woman. *CMAJ*, 188, 59.

Imamura, M., Williams, K., Wells, M., et al. (2015). Lifestyle interventions for the treatment of urinary incontinence in adults. *Cochrane Database of Systematic Reviews*, CD003505.

No more epinephrine ratios! Available at http://empharmd.blogspot.com/2016/01/no-more-epinephrine-ratios.html. (Accessed 28 August 2016).

Safety wires: farewell to ratio expressions on single entity drug labels. Institute for Safe Medication Practices, December 2015. Available at www.ismp.org/newsletters/nursing/issues/NurseAdviseERR201512.pdf. (Accessed 13 April 2017).

Stahmer, C., Pepin, J., & Moungey, B. Epinephrine dosing errors: an old problem with a simple solution. Available at www.acep.org/content.aspx?id=104625. (Accessed 17 October 2016).

Vasavada, S. P. (October 27, 2015). Urinary incontinence medication. Medscape. Available at http://emedicine.medscape.com/article/452289-medication#2. (Accessed 16 October 2016).

8

아드레날린차단제

ADRENERGIC-BLOCKING DRUGS

학습목표

이 장을 학습한 후 학생들은:

1. 교감신경계의 기능과 아드레날린차단제의 효과에 대해 간단히 복습한다.
2. 아드레날린길항제 또는 교감신경차단제로 분류되는 다양한 약물을 열거한다.
3. 다양한 α- 및 β- 길항제의 작용기전, 치료효과, 적응증, 유해 및 독성효과, 주의사항, 금기증, 약물상호작용, 용량, 투여경로, 해독관리 등에 대해 토론한다.
4. 아드레날린길항제를 복용하는 환자를 위한 간호과정을 포함하는 간호계획을 개발한다.

주요용어

교감신경차단제(sympatholytic) 교감신경계의 신경절이후(postganglionic) 기능을 억제하는 약물

기립저혈압(orthostatic hypotension) 일어설 때 갑자기 혈압이 떨어지는 것. 자세성 저혈압(postural hypotension) 또는 orthostasis라고도 함

길항제(antagonist) 특정 수용체에 결합하여 그 수용체의 반응을 억제 또는 차단하는 약물

내인성 교감신경모방작용(intrinsic sympathomimetic activity) 교감신경계의 작용을 모방하는 일부 β-차단제(예: acebutolol)의 역설적 작용

레이노병(Raynaud's disease) 소동맥이 좁아져서 사지로 가는 혈류량이 감소되어 코, 손가락, 발가락, 귀가 냉온이나 스트레스에 무감각한 병

말단청색증(acrocyanosis) 말초로 운반되는 산소량이 감소되어 발 또는 손이 청색으로 변하는 증상

심장박동장애(dysrhythmias) 불규칙한 심장리듬(heart rhythms), 임상에서는 주로 부정맥(arrhythmias)이라고 함

아드레날린수용체(adrenergic receptors) 내인성 교감신경계 신경전달물질인 norepinephrine과 epinephrine이 작용하는 수용체

작용제(agonists) 특정 수용체에 결합하여 신체의 내인성 화학물질(예: 호르몬, 신경전달물질)을 모방하는 약물

지방친화성(lipophilicity) 지질(lipid)에 대한 물질(예: 약물분자)의 화학적 친화력

최초투약현상(first-dose phenomenon) α-차단제를 최초 투여한 후 나타나는 심하고 갑작스런 혈압하강 현상

크롬친화세포종(pheochromocytoma) 대개 양성(benign)이지만 epinephrine과 norepinephrine을 분비하여 중추신경계의 활성과 상당한 혈압상승을 동반하는 부신종양(adrenal gland tumor)

혈관외유출(extravasation) 침윤된 정맥주입의 경우처럼, 혈관으로부터 주변 조직으로의 수액 유출

협심증(angina) 심근허혈(myocardial ischemia)에 의해 유도된 발작성 흉통

개요

OVERVIEW

자율신경계는 교감 및 부교감신경계로 구성된다. 7장에서 언급한 바와 같이 아드레날린작용제는 수용체에 결합하여 반응을 일으키기 때문에 작용제(agonist)라고 하며, 아드레날린차단제(adrenergic blocker)는 작용제의 반대효과를 나타내기 때문에 길항제(antagonist)라고 한다. 이들은 아드레날린수용체에 결합하지만 고유의 약리작용을 일으키는 것이 아니라 교감신경계의 활성에 의한 반응을 억제 또는 차단한다. 교감신경계의 활성을 '용해(lyse)' 또는 억제하기 때문에 교감신경차단제(sympatholytic)라고도 한다.

아드레날린차단제는 억제하는 수용체의 유형에 따라 분류된다. 즉, α-차단제, β-차단제 또는 α/β-차단제로 분류할 수 있다. α_1-아드레날린수용체는 시냅스이후(postsynaptic) 세포에 존재한다. α_2-아드레날린수용체는 시냅스이전(presynaptic) 세포에 있으며 억제적으로 작용한다. α_2-작용제는 교감신경계의 약리작용을 억제한다. α_2-작용제(예: clonidine)에 대해서는 12장에 정리되어 있다.

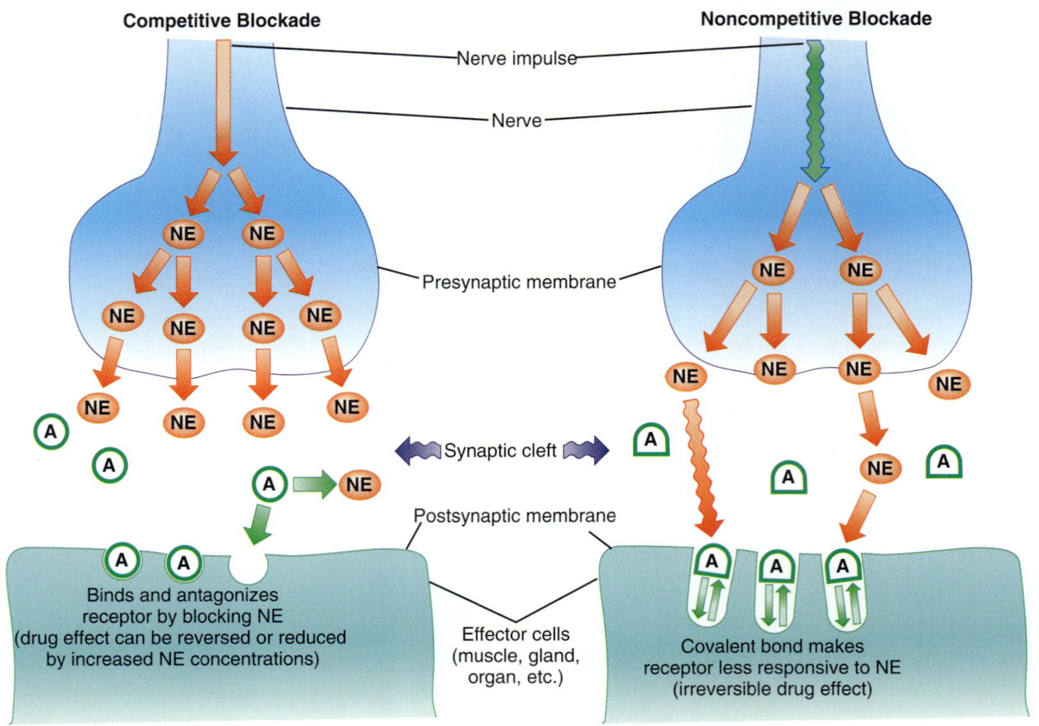

그림 8.1 경쟁적 및 비경쟁적 α-아드레날린 차단제의 작용기전. A, Alpha blocker; NE, norepinephrine.

α-차단제

ALPHA BLOCKERS

작용기전 및 약물효과

Mechanism of Action and Drug Effects

α-아드레날린차단제 또는 α-차단제는 α-수용체에 의한 교감신경계 활성을 억제한다. α-차단제는 교감신경계의 신경전달물질인 norepinephrine의 수용체결합을 길항한다. 이 약물의 α-수용체에 대한 친화력(affinity)은 norepinephrine보다 높아 화학적으로 norepinephrine을 수용체로부터 몰아낸다. α-수용체 차단효과는 혈관확장(vasodilation), 혈압강하, 축동(miosis), 방광 및 전립선평활근의 긴장도 감소 등이다. 표 8.1에 현재 상용되는 α-차단제를 정리하였다.

적응증 Indications

Doxazosin, prazosin, terazosin 등과 같은 α_1-차단제는 동맥 및 정맥혈관을 확장시킨다. 따라서 말초혈관저항(peripheral vascular resistance)과 혈압을 내리기 때문에 고혈압치료에 사용된다(12장 참조). α_1-수용체는 전립선(prostate)과 방광(bladder)에도 존재한다. 이들 약물은 α_1-수용체를 차단하여 방광목(bladder neck)과 요도(urethra)의 전립선부분(prostatic portion)의 평활근수축을 감소시킨다. 이러한 작용 때문에 α_1-차단제는 소변유출의 저항성을 감소시키기 위해 양성전립선비대(benign prostatic hyperplasia, BPH) 환자에게 사용한다. 요로폐쇄(urinary obstruction)를 감소시켜 BPH의 증상을 완화시킨다. Tamsulosin과 alfuzosin은 BPH치료에 사용하고, terazosin과 doxazosin은 고혈압과 BPH치료에 사용한다.

비선택적(nonselective) α-차단제는 평활근과 다양한 외분비샘(exocrine gland)에 존재하는 α-수용체를 비경쟁적으로 길항한다. 이러한 작용으로 인해 비선택적 α-차단제는 부신(adrenal gland)에 생기는 종양으로 norepinephrine을 분비하여 교감신경계를 활성화시키는 크롬친화세포종(pheochromocytoma) 환자의 고혈압치료에 매우 유용하다. 또한 비선택적 α-차단제는 α-수용체의 활성 증가로 인한 혈관수축을 동반하는 질환인 레이노병(Raynaud's disease), 말단청색증(acrocyanosis), 동상(frostbite) 등의 치료에 유용하다. Phenoxybenzamine이 위의 질환에 효과가 있지만 흔히 사용하는 약물은 아니다.

비선택적 α-차단제는 epinephrine 및 norepinephrine과 같은 카테콜라민의 과도한 효과를 역전시킬 수 있다. 카테콜라민에 의해 유도된 혈관수축을 차단함으로써 말초혈관이 확장되고 그 결과 말초혈관저항이 감소하게 된다. 비선택

표 8.1 상용되는 아드레날린차단제

일반명	상품명	경로
α_1-차단제		
alfuzosin	Uroxatral	PO
doxazosin	Cardura	PO
phenoxybenzamine	Dibenzyline	PO
phentolamine	Generic	IV, IM, IM/subcut intradermal (혈관외유출상처인 경우)
prazosin	Minipress	PO
terazosin	Hytrin	PO
tamsulosin	Flomax	PO
β-차단체		
Nonselective		
carvedilol[a]	Coreg, Coreg CR	PO
labetalol[a]	Normodyne, Trandate	PO, IV
nadolol	Corgard	PO
penbutolol	Levatol	PO
pindolol	Visken	PO
propranolol[a]	Inderal, Inderal LA	PO, IV
sotalol	Betapace	PO
timolol	Blocadren, Timoptic	PO, IV, ophthalmic
Cardioselective		
acebutolol	Sectral	PO
atenolol	Tenormin	PO
betaxolol	Kerlone	PO
bisoprolol	Zebeta	PO
esmolol	Brevibloc	IV
nebivolol	Bystolic	PO
metoprolol	Lopressor, Toprol-XL	PO, IV

[a]α_1-, β_1-, β_2- 수용체에서 길항제 활성을 가짐

적 α-차단제인 phentolamine은 혈관확장효과가 우수하고 신속하게 작용이 나타나므로 norepinephrine이나 epinephrine과 같은 혈압상승제의 혈관외유출(extravasation)로 인한 조직괴사를 예방하는 데 사용한다. Norepinephrine이나 epinephrine이 혈관 외로 유출되면 주변 조직의 혈관을 수축시켜 궁극적으로 조직괴사를 일으킨다. 신속하게 혈관수축을 역전시키지 못하면 사지 전체를 잃을 수도 있다.

금기증 Contraindications

α-차단제 사용의 금기증은 약물알레르기, 말초혈관병, 간 및 신장질환, 관상동맥병, 소화궤양(peptic ulcer), 패혈증(sepsis) 등이다.

표 8.2 α-차단제: 유해효과

신체계	유해효과
심혈관계	두근거림, 기립저혈압, 빈맥, 부종, 심장박동장애, 흉통
중추신경계	어지럼, 두통, 불안, 우울증, 무감각, 피로
위장관계	오심, 구토, 설사, 변비, 복통
기타	실금, 입안건조, 인두염

유해효과 Adverse Effects

α-차단제의 주요 유해효과는 혈관계에 나타난다. α-아드레날린차단제를 처음 투여한 후, 갑자기 혈압이 심하게 내려가는 최초투약현상(first dose phenomenon)으로 인해 환자가 넘어지거나 기절할 수 있다. 모든 환자에게 이 점을 경고해야만 한다. 기립저혈압(orthostatic hypotension)은 α-차단제 투여 후 흔히 발생할 수 있으므로 천천히 일어나도록 주의시킨다. 표 8.2에 α-차단제의 주요 유해효과를 정리하였다.

독성 및 과량투여의 관리 Toxicity and Management of Overdose

경구 및 주사제로써 과량투여된 경우 수액(fluid), 혈량증량제(volume expander) 및 혈압상승제(vasopressor) 등으로 혈압을 유지시키고, diazepam과 같은 항경련제(anticonvulsant)로 발작을 치료한다.

상호작용 Interactions

α-차단제의 가장 심각한 약물상호작용은 α-차단제의 효과를 증강시키는 상호작용이다. α-차단제는 단백결합력이 높은 약물로 단백결합력이 높은 다른 약물과 결합부위에서 경쟁한다(2장 참조). 단백결합력이 높은 다른 약물과 한정된 결합부위에서 경쟁하면 자유형(free form)의 α-차단제가 증가한다. 혈장단백질(plasma protein)과 결합하지 않은 자유형의 약물만 활성을 가지기 때문에 자유형의 약물이 많아지게 되면 약물의 효과가 증가하게 된다. α-차단제와 상호작용을 일으키는 약물표는 표 8.3을 참조한다.

용량 Dosages

α-차단제의 상용량에 대해서는 용량표를 참조한다.

표 8.3 α-차단제: 약물상호작용

약물	상호작용 약물	기전	결과
phentolamine	Beta blockers, alcohol, erectile dysfunction drugs	부가효과	심한 저혈압
	Epinephrine	길항작용	phentolamine의 효과 감소
tamsulosin	Warfarin	단백결합부위에서 경쟁	출혈위험
	Antihypertensives, erectile dysfunction drugs, alcohol	부가효과	저혈압 발생위험

용량표

α-차단제

약물명(임신범주)	약리학적 분류	성인 상용량	적응증
phentolamine (Regitine) (C)	α-차단제	IM/IV: 5mg; 필요하면 반복투여	크롬친화세포종 환자의 고혈압치료
		5~10mg을 10mL NS에 녹여 혈관외유출 부위에 주사	α-아드레날린약물의 혈관외유출
tamsulosin (Flomax) (B)[a]	α_1-차단제	PO: 0.4mg을 1일 1회, 최대 0.8mg	BPH(양성전립선비대)

[a]신장결석 여성에게 사용함

β-차단제

BETA BLOCKERS

작용기전 및 약물효과

Mechanism of Action and Drug Effects

β-아드레날린차단제(β-차단제)는 내인성 카테콜라민인 norepinephrine 및 epinephrine과 경쟁적으로 작용하여 β-아드레날린수용체에 의한 교감신경계 활성을 억제한다. β-차단제는 선택적 또는 비선택적 길항제로 분류한다. 앞에서 언급한 것처럼 β_1-수용체는 주로 심장에 존재하므로 β_1-수용체에 선택적인 차단제는 심장선택적(cardioselective) β-차단제 또는 β_1-차단제라고 한다. β_1- 및 β_2-수용체를 모두 길항하는 약물은 비선택적 β-차단제라고 한다. β-차단제는 다시 내인성교감신경모방작용(intrinsic sympathomimetic activity)의 유무에 따라 다시 분류할 수 있다. 내인성 교감신경모방작용을 가진 약물(acebutolol, penbutolol, pindolol)은 β-수용체를 차단함과 동시에 부분적으로 활성화시키는 작용이 있다. 이러한 특성은 장점이나 임상적 유효성이 증명되지는 않았다. Carvedilol과 labetalol은 특히 고용량에서 α-수용체 길항작용을 동시에 가진다. 표 8.1에 현재 상용되는 β-차단제에 대해 정리하였다.

β_1-차단제가 심장의 β_1-수용체를 길항하면 심박수가 감소하고, 방실결절(AV node)을 통한 전도속도가 느려진다. 또한 굴심방결절회복시간(sinoatrial node recovery time)이 연장되고, 심근의 수축력을 감소시켜 심근의 산소요구량(oxygen demand)이 감소한다. 비선택적 β-차단제는 이러한 심장에 대한 β_1-수용체뿐만 아니라 기관지 및 혈관평활근에 대한 β_2-수용체의 작용을 차단한다.

세기관지의 평활근에 있는 β_2-수용체가 차단되면 평활근이 수축하고 기도가 좁아지게 되어 호흡곤란이 나타난다. 카테콜라민은 글리코겐(glycogen)으로부터 포도당(glucose)을 합성하는 과정, 즉 글리코겐분해(glycogenolysis)를 촉진하여 저혈당(hypoglycemia)에 반응하여 포도당을 동원한다. 비선택적 β-차단제는 이 과정에 장애를 일으키며, 췌장에서의 insulin 분비를 방해하여 혈당을 높일 수 있다.

β-차단제는 지방조직으로부터 유리지방산(free fatty acid)의 방출을 촉진하기 때문에 혈중 중성지방(triglyceride) 수치를 증가시키고, 좋은 콜레스테롤(cholesterol)인 고밀도지질단백(high-density lipoprotein, HDL) 수치를 감소시킬 수 있다.

적응증 Indications

β-차단제의 적응증은 협심증(angina), 심근경색증(myocardial infarction, MI), 심장박동장애(dysrhythmia), 고혈압(hypertension), 심장기능상실(heart failure) 등이다.

β-차단제는 협심증이나 흉통의 치료에 흔히 사용한다(11장 참조). 이들 약물은 심근의 에너지 및 산소소모량을 감소

시켜 공급/요구비(supply/demand ratio), 즉 산소부족에 의한 심근의 통증을 해소시키는 데 도움을 준다.

β-차단제는 카테콜라민에 의한 심근의 활성을 억제하기 때문에 심장보호효과를 가진다. 심근경색증이나 심장마비에 의해 심근이 손상되면 카테콜라민이 유리되어 심박수와 수축력을 증가시켜 산소요구량이 증가하게 된다. β-차단제가 β_1-수용체를 차지하게 되면 순환계의 카테콜라민이 β_1-수용체에 결합하지 못하게 되므로 흔히 β-차단제는 심근경색증 환자에게 사용한다.

또한 β-차단제는 심장의 전도계(conduction system)에 주요한 영향을 미친다. 방실결절은 정상적으로 굴심방결절로부터 받은 전기충동의 전도속도를 지연시켜 심실수축을 위한 충분한 혈액이 심실에 채워지도록 한다. β-차단제에 의해 굴심방결절의 전도속도가 느려지면 심박수가 감소한다. 또한 이들 약물은 방실결절을 통한 전도속도도 감소시킨다. 그러므로 β-차단제는 다양한 유형의 심장박동장애에 유용하다(10장 참조).

β-차단제는 심박수와 심근수축력 등 심장의 교감신경계 활성을 감소시키기 때문에 고혈압치료에 유용하다. Carvedilol과 metoprolol 등의 β-차단제는 심장기능상실에도 효과적이다.

지방친화성(lipophilicity)이 높은 일부 β-차단제(예: propranolol)는 중추신경계에 작용하므로 편두통(migraine headaches)치료에 사용한다. Timolol은 점안하여 녹내장(glaucoma)치료에 사용한다.

금기증 Contraindications

β-차단제 사용의 금기증은 약물알레르기, 비대상성(uncompensated) 심장기능상실, 심장성 쇼크(cardiogenic shock), 심장차단(heart block), 서맥(bradycardia), 중증의 폐질환, 레이노병 등이다. 모든 β-차단제는 갑자기 중지하지 말고 1~2주에 걸쳐서 서서히 끊어야 한다고 블랙박스경고하고 있다.

유해효과 Adverse Effects

β-차단제의 유해효과는 β-차단제의 약리작용 중에서 나타나며, 대부분 경미하고 시간이 지나면 사라진다. 일부 심각한 유해효과는 갑작스런 약물투여 중단에 의해 나타날 수 있다. 예를 들어 갑작스럽게 약물을 중단하면 해당 약물로 치료하고 있던 협심증이나 심근경색증이 악화될 수 있다. β-차단제는 1형 당뇨병 환자에 있어 저혈당에서 회복되는 시간을 지연시킬 수 있다(2형 당뇨병 환자의 경우는 드물다). 또한 비선택적 β-차단제는 떨림, 빈맥, 신경과민 등과 같은 저혈당

용량표

β-차단제

약물명(임신범주)	약리학적 분류	성인 상용량	적응증
atenolol (Tenormin) (C)	β_1-차단제	PO: 1일 1회 또는 2회로 나누어 50~200mg, 1일 최대 용량 200mg	고혈압, 협심증
carvedilol (Coreg) (C)	α-, β-차단제	PO: 지시에 따라 1일 6.25~100mg PO: CR: 1일 10~80mg	심장기능상실, 협심증, 고혈압
labetalol (Normodyne, Trandate) (C)	α_1-, β-차단제	PO: 1일 2회로 나누어 100~400mg. 최대 2,400mg	고혈압
		IV: 20mg을 투여한 후 원하는 효과가 나타날 때까지 추가적으로 40~80mg을 10분 간격으로 투여하거나 총 300mg 주사. 2mg/min의 주입으로 유지하고 반응에 따라 조절	중증 고혈압
metoprolol (Lopressor, Toprol XL) (C)	β_1-차단제	PO: 1일 50~400mg	고혈압, 후기 심근경색증
		IV/PO: 2분 간격으로 5mg씩 3회 bolus로 투여한 후 15분 후에 6시간마다 50mg씩 경구로 48시간 동안 투여, 그 이후는 1일 2회 50~100mg 경구투여	초기 심근경색증
propranolol (Inderal, Inderal LA) (C)	β-차단제	PO: 1일 2~4회로 나누어 80~320mg 1일 2~3회로 나누어 120~640mg 1일 3~4회로 나누어 30~120mg 1일 3~4회로 나누어 180~240mg 1일 160~240mg을 분할복용	협심증 고혈압 부정맥 심근경색증 후 편두통

의 징후와 증상을 감출 수 있다. 표 8.4에 β-차단제의 유해효과에 대해 정리하였다.

독성 및 과량투여의 관리
Toxicity and Management of Overdose

경구 및 주사제에 의한 과량투여 시 모두 대증 및 지지요법으로 치료한다. Atropine을 정맥으로 투여하여 서맥을 치료할 수 있다. 서맥이 지속되는 경우, 경정맥심장박동조율기(transvenous cardiac pacemaker)의 삽입을 고려해야 할 수도 있다. 중증의 저혈압은 혈압상승제를 사용하여 서서히 혈압과 맥박을 교정한다. 정맥용 diazepam은 발작치료에 유용하다. 대부분의 β-차단제는 투석할 수 있으므로 매우 과량투여된 경우, 혈액투석(hemodialysis)이 유용할 수 있다.

상호작용 Interactions

β-차단제 대부분의 약물상호작용은 병용한 약물과의 부가효과(additive effect)나 길항효과(antagonistic effect)에 의한다. 비선택적 β-차단제는 insulin과 sulfonylureas에 의해 발생된 저혈당의 증상을 감출 수 있으며, 저혈당의 증상을 증가시킬 수 있다(45장 참조). 표 8.5에 상호작용을 일으키는 흔한 약물과 그 결과에 대해 정리되어 있다.

표 8.4 β-차단제: 흔한 유해효과

신체계	유해효과
심혈관계	방실차단, 서맥, 심장기능상실
중추신경계	어지럼, 피로, 우울증, 기면, 졸음, 비정상적 꿈
위장관계	오심, 구토, 변비, 설사, 경련
조혈계	무과립구증, 혈소판감소증
대사계	느린혈당회복, 저혈당은폐, 고지혈증
기타	발기부전, 발진, 탈모, 기관지연축, 쌕쌕거림, 구강건조

용량 Dosages

β-차단제의 상용량에 대해서는 용량표를 참조한다.

❖ 간호과정 NURSING PROCESS

◆ 사정 Assessment

아드레날린차단제 또는 교감신경차단제는 약물이 길항하는 수용체에 따라 다양한 약리작용을 나타낸다. 이 계통의 약물은 주로 심장 및 호흡기계에 작용하기 때문에 치료효과를 최대화하면서 유해효과 발생을 최소화하기 위한 세심한 사정이 필요하다. 이 계통의 약물요법에 있어 아드레날린수용체의 해부 및 생리학적 기초지식에 대한 이해가 필수적이다. 비선택적 아드레날린차단제는 α- 및 β-수용체를 모두 길항한다. 비선택적 아드레날린차단제는 (1) α_1-수용체 차단에 의해 혈관이 확장되어 혈압 감소, (2) β_1-수용체 차단에 의해 심장의 수축력 및 전도속도 감소, (3) β_2-수용체 차단에 의해 기관지 수축을 나타낸다. 선택적 아드레날린차단제는 길항하는 수용체 유형에 따라 보다 특이한 작용을 나타낸다.

간호사는 환자의 알레르기, 약물력(medication history), 과거 및 현재의 의학적 상태에 대한 정보를 수집한다. 약물이나 음식에 대한 알레르기와 만성폐쇄성폐질환(chronic obstructive pulmonary disease), 기타 호흡기질환, 고혈압 또는 저혈압, 심장질환, 서맥, 울혈심부전(congestive heart failure), 심장부정맥 등의 유무를 문진하고 그 결과를 기록해야 한다. α-차단제는 저혈압을 일으킬 수 있으므로 환자의 기저혈압을 자주 관찰하는 것이 환자의 안전을 위해 매우 중요하다. β-차단제는 서맥, 저혈압, 심장차단, 심장기능상실, 기관지수축, 기도저항의 증가 등을 유발할 수 있으므로 이 계통의 약물사용으로 인해 악화될 수 있는 기존의 질환은 금기

표 8.5 β-차단제: 약물 상호작용

상호작용 약물	기전	결과
제산제(aluminum hydroxide제제)	흡수 감소	β-차단제의 작용 감소
항무스카린약물	길항효과	β-차단제의 효과 감소
digoxin	부가효과	digoxin의 서맥효과 증가
이뇨제 및 심혈관계약물	부가효과	혈압강하효과 증가
신경근차단제	부가효과	지속적인 신경근차단
경구혈당강하제, insulin	저혈당 징후	저혈당에서 회복이 느림

하거나 주의하여 사용한다. 약물상호작용에 대해서는 표 8.3과 표 8.5에, 유해효과에 대해서는 표 8.2와 표 8.4에 정리하였다.

◆ 환자상태 Human Need Statements

1. 기존의 폐쇄기도질환과 β-차단제에 의한 기관수축으로 가스교환이 부적절하거나 감소
2. 아드레날린차단제의 유해효과(저혈압)와 고혈압의 합병증으로 산소포화와 말초조직관류 저하
3. 아드레날린차단제의 유해효과인 오심 및 구토로 음식, 체액, 영양불균형
4. 약물치료의 유해효과, 약물상호작용 및 주의사항에 대한 정보와 지식 부족
5. 아드레날린차단제의 유해효과(예: 체위저혈압, 어지럼증, 실신, 손가락 및 발가락 저림)와 관련된 상해 위험 및 안전성 부족

◆ 계획: 결과판정 Planning: Outcome Identification

1. 환자가 기관지연축(bronchospasm), 쌕쌕거림(wheezing)이나 어려움 없이 일정하고 편하게 호흡함으로써 가스교환이 원활하며, 기도의 청결이 유지된다.
2. 환자의 혈압이 정상범위 내에 있고, 저혈압의 위험이 최소이므로 산소포화와 말초조직관류가 적절한 상태이다.
3. 환자가 곡류, 채소, 과일, 유제품 및 단백질 음식을 적절하게 섭취하고 있다(www.choosemyplate.gov/).
4. 환자가 고혈압치료에 사용하는 약물 및 비약물요법의 이론과 처방약의 중요성과 유해작용을 말할 수 있다.
5. 환자가 처방약물에 잘 순응하고, 유해작용을 보고함으로써 상해가 없다.

◆ 수행 Implementation

아드레날린차단제의 치료효과를 최대화하고 유해효과를 최소화하기 위한 여러 가지 간호중재방법이 있다. 입안건조(dry mouth)를 최소화하기 위해 제한된 범위 내에서 물을 섭취하게 하고, OTC약물인 치과용 제품으로 입안을 헹구거나 뿌려준다. 무설탕 껌이나 사탕도 입안건조에 도움이 된다. 정맥주사의 경우에는 심전도모니터/심장모니터를 권장한다. α-차단제를 복용하는 환자는 자세를 천천히 바꿈으로써 기립저혈압을 예방한다. 고혈압치료에 사용하는 α-차단제에 대한 보다 자세한 내용은 12장을 참조한다. Tamsulosin을 복용하는 BPH 환자의 경우, 치과시술을 비롯한 모든 유형의 수술에 앞서 의료진에게 tamsulosin을 복용 중임을 알리도록 교육해야 한다. 어지럼이나 실신을 동반하는 기립저혈압을 예방하기 위해 혈관확장을 일으킬 수 있는 상황, 즉 음주, 과도한 운동, 고온 노출, 사우나 등을 피하도록 교육해야 한다.

α- 및 β-차단제를 투여할 경우, 1분 동안의 심첨맥박(apical pulse)과 기립 및 누운자세의 혈압을 측정하여 기록해야 한다. 만약 환자에게 어지럼, 어찔어찔함 또는 실신 등이 나타나거나 수축기혈압이 100mmHg 이하이거나 맥박이 분당 60회 이하이면 즉시 처방의에게 알려야 한다. 그리고 매일 체중을 측정하여 유해효과인 부종(edema)의 발생 유무를 관찰하며 환자의 체중이 24시간에 약 0.9kg 또는 1주에 약 2.26kg 이상 증가하면 처방의에게 보고하는 것이 원칙이다. 환자가 체중을 비롯한 혈압, 맥박, 유해효과, 전체적 건강상태 등에 대한 일지를 작성하도록 교육해야 한다. 그리고 근무력증(muscle weakness), 호흡곤란, 말초부종, 체중 증가 등이 나타나면 처방의에게 알리도록 환자를 교육다. 이 계통의 약물은 갑자기 투약을 중단하면 반동성 고혈압이나 흉통이 발생할 수 있으므로 약을 끊을 때에는 반드시 시간을 두고 서서히 중단해야 한다(환자중심간호: 환자교육 참조).

◆ 평가 Evaluation

아드레날린차단제를 복용하는 환자에서 나타나는 치료효과는 정상 혈압(120/80mmHg) 및 맥박(분당 60회)의 회복, 두근거림 및 흉통의 감소 등이다. 서맥, 우울증, 피로, 저혈압 등과 같은 유해효과에 대해서도 관찰해야 한다. 유해효과에 대해서는 표 8.2와 표 8.4를 참조한다.

환자중심간호: 환자교육

- 환자에게 약물의 적응증, 치료효과, 유해효과, 주의사항, 금기증, 약물상호작용 등에 대한 정보를 구두 및 서면으로 제공해야 한다. 이러한 정보는 환자의 나이와 학습요구에 적합해야 한다.
- 필요한 경우, 질환명과 환자가 복용하고 있는 모든 약물, 즉 처방약, OTC 약물, 약초 및 식품보조제 등의 목록을 표시하는 의료경보팔찌(medical alert bracelet) 또는 목걸이 착용의 필요성에 대해 환자를 교육해야 한다. 이러한 정보를 기록한 문서는 항상 환자가 소지하고 있어야 하며, 적어도 수개월에 한 번씩 또는 진단 및 치료요법에 변화가 있는 경우에 업데이트해야 한다.
- 처방된 대로 약물을 복용해야 하고, 반동성 고혈압을 초래할 위험이 있기 때문에 절대로 갑작스럽게 투약을 중단하지 않도록 환자를 교육해야 한다. 약의 복용을 빠뜨리거나 잊어버린 경우에 대한 질문이 있으면 즉시 처방의사에게 연락하도록 교육한다.
- 아드레날린차단제를 복용하는 동안 유해효과의 발생을 예방하기 위해 카페인(caffeine)을 비롯한 기타 중추신경흥분제(central nervous system stimulant)의 복용을 피하도록 교육해야 한다.
- 알코올은 혈관을 확장시켜 저혈압과 체위와 관련된 혈압변화를 일으킬 수 있기 때문에 피해야 한다.
- 두근거림, 흉통, 혼동, 체중 증가(24시간에 약 0.9kg 이상 또는 1주에 약 2.26kg 이상), 호흡곤란, 오심, 구토 등이 나타나면 처방의사에게 알리도록 교육한다. 발과 발목의 부종, 과도한 피로, 어지럼, 실신 등에 대해서도 처방의사에게 알리도록 교육한다.
- α_1-차단제인 tamsulosin은 저혈압이 있는 환자에게 주의해서 사용해야 한다. 이 약물은 흐린시력(blurred vision), 어지럼, 졸음(drowsiness) 등의 유해효과를 일으킬 수 있으므로, 특히 노인 환자, 운전과 같이 경계를 요하는 활동을 하는 환자에서는 주의해서 사용해야 한다.
- 어지럼이나 실신의 위험을 예방하기 위해 자세를 천천히 변동하도록 환자를 교육해야 한다. 과도한 운동, 고온에의 노출, 사우나, 음주 등은 아드레날린차단제에 의한 혈관확장을 악화시켜 급격한 저혈압에 의한 어지럼과 실신을 유발할 수 있다.
- 유해효과로 변비가 나타날 수 있으므로 수분 및 섬유질 섭취를 늘리도록 교육한다.

기억해야 할 사항

- 아드레날린차단제는 α- 및 β-수용체에 대한 norepinephrine과 epinephrine의 작용을 차단한다. 길항하는 수용체에 따라 다양한 효과를 나타낸다. 따라서 이들 수용체의 생리적 작용에 대해 이해하면 이들 약물의 치료 및 유해효과를 예상할 수 있다.
- α-차단제의 주효과는 혈관확장이다.
- α-차단제에 의해 혈관이 확장되면 혈압이 낮아지고 요로폐쇄를 개선시켜 요배설속도가 증가한다.
- β-차단제는 교감신경계 신경전달물질인 norepinephrine, epinephrine 및 dopamine의 β-수용체에 대한 효과를 차단한다. β_1-수용체가 활성화되면 심박수, 전도속도 및 수축력이 증가한다. β_2-수용체가 활성화되면 기관지평활근이 확장된다. 따라서 β_1-수용체를 차단하면 심박수, 전도속도 및 수축력이 감소한다. β_2-수용체를 차단하면 기관지수축(bronchoconstriction)이 나타난다.
- β-차단제는 선택적 또는 비선택적 차단제로 분류된다. 선택적 β-차단제는 심장에 존재하는 β_1-수용체를 선택적으로 길항하기 때문에 β_1-차단제 또는 심장선택 β-차단제라고 한다. β_1-차단제의 장점은 별다른 기관지수축 현상 없이 심박수, 전도속도 및 수축력의 감소가 나타난다는 점이다. 기관지연축을 동반하는 기도질환이나 기타 폐질환을 동반하는 환자의 치료에는 선택적 β-차단제가 비선택적 β-차단제 보다 유용하다.
- 비선택적 β-차단제는 β_1- 및 β_2-수용체를 모두 차단한다.
- Tamsulosin (Flomax)은 남성 BPH치료에 최우선으로 사용되는 약이다. 그러나 신장결석이 있는 여성에게도 흔히 처방되고 있다.
- α- 및 β-차단제를 복용하는 환자의 경우, 환자는 체중을 매일 측정하고, 급격한 체위 변화를 피하며, 수분 및 섬유질 섭취를 증가하도록 교육해야 한다. 체중 증가, 어지럼, 실신 등이 나타나거나, 맥박이 분당 60회 이하, 수축기혈압이 100mmHg 이하 또는 확장기혈압이 80mmHg 이하로 떨어지면 즉시 처방의사에게 알려야 한다.

REVIEW QUESTIONS

1. When a patient has experienced extravasation of a peripheral infusion of dopamine, the nurse will inject the alpha blocker phentolamine (Regitine) into the area of extravasation and expect which effect?
   a. Vasoconstriction
   b. Vasodilation
   c. Analgesia
   d. Hypotension

2. When administering beta blockers, the nurse will follow which guideline for administration and monitoring?
   a. The drug may be discontinued at any time.
   b. Postural hypotension rarely occurs with this drug.
   c. Tapering off the medication is necessary to prevent rebound hypertension.
   d. The patient needs to stop taking the medication at once if he or she gains 3 to 4 pounds in a week.

3. The nurse providing teaching for a patient who has a new prescription for beta1 blockers will keep in mind that these drugs may result in which effect? (Select all that apply.)
   a. Tachycardia
   b. Impotence
   c. Bradycardia
   d. Bradypnea
   e. Fatigue

4. A patient who has recently had a myocardial infarction has started therapy with a beta blocker. The nurse explains that the main purpose of the beta blocker for this patient is to
   a. cause vasodilation of the coronary arteries.
   b. prevent hypertension.
   c. ncrease conduction through the SA node.
   d. protect the heart from circulating catecholamines.

5. Before initiating therapy with a nonselective beta blocker, the nurse will assess the patient for a history of which condition?
   a. Hypertension
   b. Liver disease
   c. Pancreatitis
   d. Asthma

6. A patient is taking an alpha blocker as treatment for benign prostatic hyperplasia. The nurse will monitor for which potential drug effects? (Select all that apply.)
   a. Orthostatic hypotension
   b. Increased blood pressure
   c. Increased urine flow
   d. Headaches
   e. Bradycardia

7. A patient has been receiving a dopamine infusion. This morning while on rounds, the nurse noted that the IV has infiltrated. After stopping the infusion, the nurse prepares to administer phentolamine (Regitine). The ordered dose is 10 mg, mixed with 10 mL normal saline, then injected into the area of extravasation. The medication is available in vials that contains 5 mg in 2 mL. How many milliliters of phentolamine will the nurse mix with the normal saline?

8. The nurse is reviewing the mechanism of action of alpha adrenergic drugs. Adrenergic blockade at the alpha receptors leads to which effects? (Select all that apply.)
   a. Miosis
   b. Vasodilation
   c. Vasoconstriction
   d. Bradycardia
   e. Reduced blood pressure

정답 1. b 2. c 3. b, c, e 4. d 5. d 6. a, c, d 7. 4mL 8. a, b, e

참고문헌

REFERENCES

Goldberger, J. J., Bonow, R. O., Cuffe, M., et al. (2015). Effect of beta-blocker dose on survival after acute myocardial infarction. *Journal of the American College of Cardiology*, 66, 1431.

Mancia, G., Fagard, R., Narkiewicz, K., et al. (2013). 2013 ESH/ESC Guidelines for the management of arterial hypertension: The Task Force for the management of arterial hypertension of the European Society of Hypertension (ESH) and of the European Society of Cardiology (ESC). *Journal of Hypertension*, 31, 1281.

Mayo Clinic Staff. (Sept. 9, 2016). High blood pressure (hypertension). Available at www.mayoclinic.org/diseases-conditions/high-blood-pressure/in-depth/beta-blockers/. (Accessed 16 October 2016).

Ogbru, O. (Updated May 19, 2016). Beta blockers. Available at www.medicinenet.com/beta_blockers/article.htm. (Accessed 18 October 2016).

Roolvink, V., Ibanez, B., Ottervanger, J. P., et al. (2016). Early intravenous beta-blockers in patients with ST-segment elevation myocardial infarction before primary percutaneous coronary intervention. *Journal of the American College of Cardiology*, 67, 2705.

Wiysonge, C. S., Bradley, H. A., Volmink, J., et al. (2012). Beta-blockers for hypertension. *Cochrane Database of Systematic Reviews*, 11, CD002003.

9

심장기능상실약물

HEART FAILURE DRUGS

학습목표

이 장을 학습한 후 학생들은:

1. 수축촉진(inotropic), 심박수변동(chronotropic) 및 전도변동(dromotropic)의 용어를 이해한다.
2. 심장기능상실의 병태생리에 대해 설명한다.
3. 심장기능상실에 대한 미국심장협회(American Heart Association) 및 미국심장학회(American College of Cardiology)의 치료지침을 이해한다.
4. Lisinopril, valsartan, carvedilol, metoprolol, dobutamine, nesiritide, hydralazine/isosorbide dinitrate, milrinone, digoxin 등의 심장기능상실 치료에 사용하는 약물의 작용기전, 약동학, 적응증, 용량, 제형, 투여경로, 주의사항, 금기증, 유해효과, 독성 등을 비교한다.
5. 디지탈리스요법(digitalization)과 해독제인 digoxin immune Fab에 대해 설명한다.
6. Digoxin을 비롯한 심장기능상실치료에 사용하는 약물과 연관된 약물-약물, 약물-검사실검사 및 약물-음식상호작용에 대해 설명한다.
7. 심장기능상실치료를 받고 있는 환자를 위한 간호과정의 모든 단계를 포함하는 간호계획을 개발한다.

주요용어

박출률(ejection fraction) 심실수축에 의해 방출되는 혈액의 총심실충만용적(total ventricular filling volume)에 대한 비율

불응기(refractory period) 심장의 굴심방결절(sinoatrial node)과 같은 맥발생기(pulse generator)가 전기자극에 대해 반응하지 않는, 즉 전기자극에 대한 심근의 반응이 나타나지 않는 기간. 나트륨과 칼륨수치의 재조정이 일어나는 탈분극이 일어날 수 없는 기간

수축촉진약물(inotropic drugs) 심근의 수축력을 증가시키는 약물

심박수변동약물(chronotropic drugs) 심박동의 속도에 영향을 미치는 약물

심방세동(atrial fibrillation) 심방의 수축이 너무 빨라 심박동(heartbeat) 사이에 심근세포의 완전한 재분극(repolarization)이 억제되어 나타나는 심장박동장애(dysrhythmia)

심장기능상실(heart failure) 심근경색증(myocardial infarction), 허혈심장병(ischemic heart disease), 심장근육병(cardiomyopathy) 등에 의해 나타나는 비정상적인 심장기능장애

자동능(automaticity) 자발적으로 활동전위(action potential)가 생성되어 자기활성화(self-activation)가 가능한 흥분조직(excitable tissue)의 특성

전도변동약물(dromotropic drugs) 조직 내 전기충동(electrical impulses)의 전도(conduction)에 영향을 미치는 약물

좌심실확장말기용적(left ventricular end-diastolic volume) 심실의 수축 또는 전부하(preload) 직전의 심실 내의 총혈액용적

개요

OVERVIEW

심장기능상실(heart failure)은 그 자체가 특별한 질병이 아니라 여러 가지 다양한 심장질환에서 나타나는 임상증후군이다. 이는 기능적 또는 구조적 손상, 특히 혈액 또는 심실 충전액의 박출로 인한 복잡한 증후군이다. 미국에서 570만 명 이상의 사람들이 심장기능상실을 앓고 있다. 이것은 미국에서 입원하는 가장 흔한 원인 중 하나로, 매년 380만 명 이상의 입원을 초래할 것으로 추정된다. 심장기능상실의 가장 흔한 징후는 호흡곤란, 피로, 수액 정체 및/또는 폐부종이다. 심장기능상실 진단은 세심한 신체검사와 이력을 바탕으로 한 임상진단이기 때문에 단 한 번만의 진단검사는 없다. 심장기능상실 환자에 대한 가장 규모가 큰 연구 중 하나이면서 흔히 인용되는 Framingham 연구에 의하면 심장기능상실 환자의 5년 생존율은 대략 50%이다. 심장기능상실을 예방하는 가장 좋은 방법은 고혈압, 관상동맥질환, 비만 및 당뇨병을 포함한

심장기능상실과 관련된 위험 요소를 제어하는 것이다.

심장기능상실은 심실(예: 심박출량이 불충분하다)에서 체내 대사에 필요한 만큼의 혈액을 충분히 펴 올리지 못하는 병적상태이다. 심장기능상실증후군은 전형적인 증상과 징후를 나타낸다. 심실에서 혈액을 충분히 방출하지 못하면 용적과부하(volume overload)가 일어나고, 심실이 확장되며, 심장 내 압력이 증가한다. 이러한 증후군은 1차적으로 좌심실 또는 우심실 및 양쪽 모두 동시에 발생할 수 있다. 좌심실 또는 좌측 심장기능상실은 폐부종이 생겨 흔히 기침, 숨참, 호흡곤란을 일으킨다. 우심실 심장기능상실은 전신적으로 정맥울혈, 발부종, 경정맥확장, 복수 및 간울혈을 초래한다. 2가지 증후군 모두 심실에서 폐 및 전신순환의 정수압(hydrostatic pressure)이 증가되고 역류가 일어나게 되어 발생하는 것이다.

좀 더 구체적으로, 심장기능상실은 박출률(ejection fraction)과 좌심실 확장기말용적(left ventricular end–diastolic volume)의 비율이 감소된 것이다. 박출률은 수축 시 분출되는 혈액량이고, 좌심실의 확장기말용적은 수축이 일어나기 전 심실 내 전체 혈액량이다. 심실의 이완기는 실제로 제2심음(second heart sound) 시작과 함께 일어나고 제1심음(first heart sound)이 시작될 때 끝난다. 박출률은 좌심실기능의 지표다. 정상치는 총 심실량의 대략 65%(0.65)이다.

심장기능상실 환자의 경우, 심장은 증가된 혈액량요구를 감당할 수 없으며, 특정 장기에 공급되는 혈액량이 감소되고, 혈액량에 가장 의존적인 장기인 뇌와 심장은 혈액이 감소될 때 최후까지 지탱하는 장기이다. 신장은 비교적 혈액공급에 의존하지 않으며, 혈액공급의 방향을 전환하므로 체액을 걸러서 노폐물을 제거하는 데 지장이 온다. 또한 폐부종, 숨참 및 말초부종 등으로 나타난다.

심장기능상실로 인한 신체적 결함은 (1) 심근경색증 또는 심장판막부전증 등의 심근장애는 부적절한 심근수축과 심실충만을 일으키거나, (2) 심근 밖에서의 장애(예: 관상동맥질환, 폐고혈압 또는 당뇨병)는 다른 방향에서 정상심장에 지나치게 부담을 가하는 2가지 유형으로 나타난다. 심근결함과 전신결함을 초래하는 흔한 원인은 Box 9.1을 참고한다.

이 장에서 심장기능상실은 수축기이상(systolic dysfunction) 또는 심장이 퍼내는 동안에 불충분한 심실수축(수축기)에 초점을 맞추기로 한다. 흔하지는 않지만 이완기이상(diastolic dysfunction) 또는 심실이 이완하는 동안(이완기) 심실이 충분하게 채워지지 않는 경우 역시 중요하다. 이러한 경우 만성 고혈압에 의한 이차적인 좌심실비대 발생에서 가장 흔하게 나타난다. 그러나 심근병증(예: 바이러스에 의한), 심장막병 및 당뇨병에 의해 올 수도 있다.

심장기능상실은 구 뉴욕심협회(New York Heart Association, NYHA)의 분류 또는 보다 최근의 미국심장학재단(American College of Cardiology Foundation, ACCF)/미국심장협회(American Heart Association, AHA)의 심장기능상실 단계로 구분한다. 두 가지 방법 모두 심장기능상실의 유무와 심각성에 대한 유용한 정보를 제공한다. NYHA 클래스는 질병의 증상상태에 초점을 맞추고 ACCF/AHA 단계는 질병의 진행을 강조한다.

각 단계별 분류는 Box 9.2에 정리하였다. 약물치료는 환자의 등급이나 심장기능상실 단계에 따라 개별화한다.

BOX 9.1 심근기능결핍 및 심실작업부하의 증가: 흔한 원인

심근기능결핍

부적절한 수축

심근경색증(myocardial infarction)
관상동맥병(coronary artery disease)
심장근육병(cardiomyopathy)
심장판막기능부족(valvular insufficiency)

부적절한 충만

심장세동(atrial fibrillation)
감염(infection)
눌림증(tamponade)
허혈(ischemia)

작업부하의 증가

압력과부하

폐동맥고혈압(pulmonary hypertension)
고혈압(hypertension)
유출폐쇄(outflow obstruction)

용적과부하

혈량과다증(hypervolemia)
선천기형(congenital abnormalities)
빈혈(anemia)
갑상샘질환(thyroid disease)
감염
당뇨병

BOX 9.2 심장기능상실의 분류: ACCF/AHA의 심장기능상실 단계와 NYHA 기능적 분류 비교

ACCF/AHA 심장기능상실 단계	NYHA 기능적 분류
STAGE A: 심장기능상실의 위험이 높지만 증상이나 구조적 심장병은 없음	없음
STAGE B: 구조적 심장질환이지만 징후나 증상은 없음	CLASS 1: 신체활동의 제한은 없고, 일반적인 신체활동은 심장기능상실 증상을 일으키지 않음
STAGE C: 과거 또는 현재 증상이 있는 구조적 심장질환	CLASS 1: 신체활동의 제한은 없고, 일반적인 신체활동은 심장기능상실 증상을 일으키지 않음 CLASS 2: 신체활동의 적은 제한. 쉴 때는 편안하지만 평범한 신체활동은 심장기능상실의 증상이 있음 CLASS 3: 신체활동의 제한이 있음. 쉴 때는 편안하지만 보통 활동보다 적은 활동에서 심장기능상실 증상을 일으킴
STAGE D: 중재가 필요한 난치성 심장기능상실	CLASS 4: 안정 시나 어떠한 활동 시에도 증상 있음

ACCF/AHA, American College of Cardiology Foundation/American Heart Association; NYHA, New York Heart Association.
Adapted from 2013 ACCF/AHA Guideline for the Management of Heart Failure. (2013). A Report of the American College of Cardiology Foundation/American Heart Association Task Force on Practice Guidelines. Circulation, 128 (16), e240–e327.

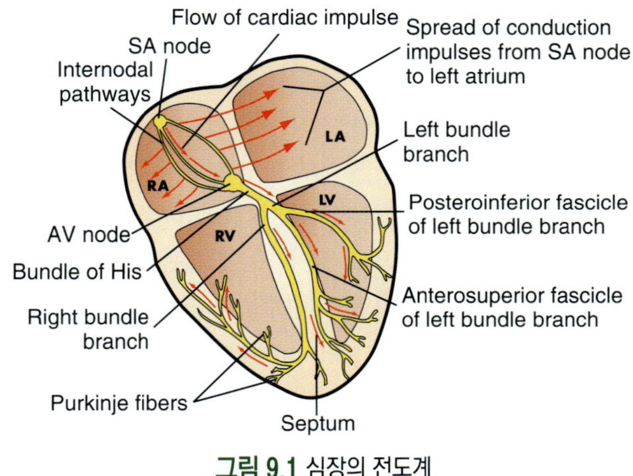

그림 9.1 심장의 전도계

AV, Atrioventricular; LA, left atrium; LV, left ventricle; RA, right atrium; RV, right ventricle; SA, sinoatrial. (Modified from Lewis.S.L., Dirksen.S.R, Heitkemper.M.M.,Bucher.L(2013). Medical-surgical nursing: assessment and management of clinical problems(9th ed.). St.Louis:Elsevier

약리 개요

PHARMACOLOGY OVERVIEW

심근수축력을 증가시키는 약물을 수축촉진약(inotropic drugs)이라고 하며, 이는 심근쇠약을 치료하는 효과가 있다. 음성수축촉진제는 수축력을 감소시킨다. 심박수를 증가시키는 약물을 심박동 증가약물(positive chronotropic drugs)이라 하며, 반대작용을 가진 약물을 심박동 억제약물(negative chronotropic drug)이라고 한다. 또한 심장전도계[굴심방결절(sinoatrial node, SA node), 방실결절(atrioventricular node, AV node), 히스속(bundle of His) 및 심장전도근육섬유(Purkinje fiber)]를 통해 빠르게 전기적 충동을 전달하는 약물도 있다(그림 9.1). 심근전도를 가속시키는 약물을 정변전도약물(positive dromotropic drugs)이라 하며, 그 반대작용을 나타내는 약물을 부변전도약물(negative dromotropic drug)이라고 한다. 이 장에서는 심박동 증가약, phosphodiesterase억제제(PDIs), 심장 glycoside에 초점을 맞추고 있다. 심장기능상실치료에 여러 가지 다른 약물들이 사용되기는 하지만, 그 약물에 관해서는 다른 장에서 상세하게 다룰 것이다. 예를 들면 angiotensin-converting enzyme (ACE) 억제제와 angiotensin 수용체차단제(angiotensin receptor blockers, ARBs)는 12장, β-차단제는 8장과 12장, 이뇨제는 13장에 더 자세히 설명되어 있다. 2015년에 두 가지 새로운 종류의 약물이 승인되었다. SA 조절자와 angiotensin수용체-neprilysin억제제(ARNis)가 이 장에서 논의된다.

심장기능상실치료는 과거 10년 동안 극적인 변화가 있었다. Digoxin은 심장기능상실의 주치료제로 사용하여 왔으나 유해작용과 약물상호작용 때문에 다른 약물로 대폭적으로 대체되었다. 최근의 AHA와 American College of Cardiology 지침에 의하면 만성 심장기능상실치료에 renin-angiotensin-aldosterone계 및 교감신경계를 억제하는 접근법을 시도하고 있다. 그러므로 치료 초기 약물로 ACE 억제제(lisinopril, enalapril, captopril 및 기타) 또는 ARBs(valsartan, candesartan, losartan 및 기타) 및 어떤 β-차단제[metoprolol(심장 선택성 β-차단제); carvedilol(비선택성 β-차단제)]를 선택한다. 고리이뇨제(furosemide)는 체액과부하에 의한 심장기능상실증상을 경감시키기 위해 사용하며,

aldosterone억제제(spironolactone, eplerenone)는 심장기능상실이 진행됨에 따라 추가적으로 사용한다. 이러한 약물들을 사용해 본 후에야 digoxin을 사용하고 있다. 심근 수축촉진약물인 dobutamine도 심장기능상실에 사용한다. 2005년, hydralazine과 isosorbide dinitrate의 복합제(BiDil)가 최초로 특수 민족 및 아프리카계 미국인에게 사용하도록 허가되었다.

안지오텐신전환효소억제제

ANGIOTENSIN-CONVERTING ENZYME INHIBITORS

ACE억제제는 angiotensin I (renin의 작용으로 생성됨)을 angiotensin II로 전환하는 효소 ACE를 억제하는 약물군이고, angiotensin II는 강력한 혈관수축제로 부신에서 aldosterone 분비를 유도하며, aldosterone은 나트륨과 물을 재흡수시켜서 혈압을 올린다. 이 전과정을 합쳐서 renin-angiotensin-aldosterone계라고 한다. ACE억제제는 aldosterone 분비를 억제하여 나트륨과 물의 재흡수를 방해하므로 심장기능상실치료에 효과를 나타낸다. 이 약은 이뇨작용을 일으켜서 혈액량을 감소시키며 심장으로 돌아오는 혈액량을 감소시킨다. 결국 심장전부하(preload), 좌심실확장기말용적 및 심장이 해야 하는 일이 감소된다.

ACE억제제에 속하는 약물에는 lisinopril, enalapril, fosinopril, quinapril, captopril, ramipril, trandolapril 및 perindopril이 있다.

안지오텐신 II 수용체 차단제

ANGIOTENSIN II RECEPTOR BLOCKERS

심장기능상실에서 ARBs의 치료효과는 강력한 혈관확장작용과 관련이 있다. 고혈압이나 심장기능상실치료를 위해 이들 약물은 단독 또는 이뇨제 등과 병합투여한다. ARBs의 유용한 혈역학적 효과는 체성혈관저항(systemic vascular resistance, 후부하 측정) 감소에 있다. 현재 valsartan (Diovan), candesartan (Atacand), eprosartan (Teveten), irbesartan (Avapro), telmisartan (Micardis), olmesartan (Benicar), losartan (Cozaar)이라는 7가지 약물이 사용되고 있다. 모든 ARBs는 작용이 유사하며, 이 중에서 valsartan이 대표약물이다.

안지오텐신수용체 NEPRILYSIN 억제제

ANGIOTENSIN RECEPTOR-NEPRILYSIN INHIBITORS

ARNis라고 불리는 새로운 종류의 약이 2015년에 승인되었다. 이 약은 발행 당시 동급에서 유일한 약으로 valsartan/sacubitril (Entresto)이다. Sacubitril은 neprilisin 효소를 억제함으로써 혈관 활성 펩타이드의 분해를 막는 neprilysin 억제제이다. Sacubitril은 ARB인 valsartan과 결합한다. 연구에 따르면 심혈관 사망이나 심장기능상실 입원을 20% 정도 줄일 수 있다. 미국심장병학회와 AHA는 가장 최근에 초점된 출판물에서 감소된 박출률 심장기능상실 환자의 관리로 class 1 권고(가장 강력한 수준)를 valsartan/sacubitril에게 준다.

β-차단제

BETA BLOCKERS

β-차단제(8장, 11장, 12장 참고)는 심장과 심장의 전도계에 분포한 교감신경계를 억제하거나 차단한다. 그러므로 β-차단제는 catecholamine을 매개로 하여 심장의 작용을 차단한다. 이를 β-차단제의 심장보호작용(cardioprotective quality)이라고 한다. 결과적으로 일어나는 심혈관계 효과는 심박수 감소, 방실결절전도 지연, 심근수축력 감소 및 심근자발성(automaticity) 감소이다. Metoprolol은 심장기능상실에 가장 흔히 사용하는 β-차단제이다. Metoprolol은 정맥용 제제, 속효성 및 지효성 제제로 시판되고 있다.

Carvedilol (Coreg)은 비선택성 β-차단제, α_1-차단제, 칼슘통로봉쇄제 및 항산화제의 가능성 등 여러 가지 효능이 있다. 주로 심장기능상실에 사용되지만 고혈압과 협심증치료에도 효과가 있다. 이 약은 심장기능상실속도를 지연시켜 경미하거나 중등도(class II 또는 class III)의 심장기능상실 환자의 입원횟수를 감소시킨다. Carvedilol은 경구로만 사용한다.

ALDOSTERONE 길항제

ALDOSTERONE ANTAGONISTS

Aldosterone 길항제, spironolactone과 eplerenone이 심장기능상실에 사용된다. Renin-angiotensin-aldosterone system의 활성으로 aldosterone 분비가 증가되면, 나트륨과 물이 저류되어 부종을 일으키고 심장기능상실을 더욱 악화시킨다. Spironolactone (Aldactone)은 칼륨보전이뇨제(potassium sparing diuretic)이다. 13장에서 자세하게 다

루고 있다. 이는 aldosterone 길항제로도 작용하여 심장기능상실의 증상을 완화시킨다. Eplerenone (Inspra)은 선택적 aldosterone 차단제로서 신장, 심장, 혈관 및 뇌에 있는 aldosterone 수용체를 차단한다. 이 내용은 12장에서 자세히 다루고 있다.

PHOSPHODIESTERASE 억제제

PHOSPHODIESTERASE INHIBITORS

PDI는 phosphodiesterase라는 효소의 작용을 억제함으로써 작용하는 수축촉진약물군이다. 이 계열에서 현재 미국에서 사용되고 있는데 유일한 약물은 milrinone (primacor)이다.

작용기전 및 약물효과

Mechanism of Action and Drug Effects

Milrinone은 theophylline과 같은 methylxanthine의 약리작용기전과 유사하다(19장 참조). Phosphodiesterase를 억제하여 세포 내 cyclic adenosine monophosphate (cAMP)를 증가시킨다. Milrinone과 inamrinone은 심장과 혈관평활근에 흔히 존재하는 phosphodiesterase type III에 더 특이성이 있다.

Milrinone과 inamrinone의 치료효과는 세포 내 CAMP 증가에 의한다. 이는 심장기능상실 환자에게 2가지 유효한 효과인 수축력촉진과 혈관확장을 나타낸다. 그러므로 이 약물군을 inodilators (inotropics 및 dilators)라고 한다. 이러한 inodilators는 심근에 비하여 폐와 전신혈관 평활근에 10~100배 더 친화력이 크다. Inodilators의 주효능은 혈관확장이다. 그리하여 혈액을 퍼내야만 하는 심장의 일을 감소시켜준다.

결론적으로 phosphodiesterase를 억제하면 심근수축에 필요한 칼슘이용도를 높여서 수축력을 증강시킨다(예: 수축력촉진). 심근 내 증가한 칼슘은 정상보다 빠르게 근육세포질그물(sarcoplasmic reticulum) 내 저장소로 이동된다. 결국 심근은 정상보다 더 이완되고 더 유연하게 된다. 즉, milrinone은 수축력촉진과 혈관확장작용이 있다. 또한 경우에 따라 심박수를 증가시킬뿐만 아니라 심박동 증가효과(positive chronotropic effect)를 나타낸다.

적응증 Indications

Milrinone은 심장기능상실 시 수축력촉진을 도와주는데 사용된다. 급성 심장기능상실의 단기요법뿐만 아니라 장기 치료에도 사용될 수 있다. 환자는 집에서 milrinone으로 유지될 수 있다.

금기증 Contraindications

Milrinone은 약물알레르기가 있는 경우에는 사용을 금하며, 심한 대동맥 또는 폐동맥판 질환, 확장기 기능장애로 인한 심장기능상실인 경우에도 금한다.

유해효과 Adverse Effects

Milrinone 치료에서 나타나는 가장 중요한 유해효과는 심장박동장애이다. Milrinone에 의한 심장박동장애(dysrhythmia)는 주로 심실에서 일어난다. 심실성 심장박동장애는 이 약물로 치료받은 환자의 약 12%에서 발생한다. Milrinone 치료와 관련되어 나타나는 다른 유해효과는 저혈압, 협심증(흉통), 저칼륨혈증, 떨림, 혈소판감소증이다.

독성 및 과량투여의 관리

Toxicity and Management of Overdose

Milrinone의 과량투여치료에 사용되는 특별한 해독제는 없다. 혈관확장에 의한 저혈압은 두 약물을 과량투여했을 때 일차적으로 나타나는 유해효과이기 때문에 심각한 저혈압이 발생했다면 환자상태가 안정될 때까지 약물용량을 줄이거나 일시적으로 중단하고 일반적인 순환지지요법을 시작한다.

용량표

심장기능상실치료제

약물명(임신범주)	약리학적 분류	성인 상용량	적응증
digoxin (Lanoxin) (C)	Digitalis cardiac glycoside	PO/IV: 부하용량: 8~12mcg/kg를 3회분으로 나눔, 통상유지용량: 1일 0.125~0.25mg	심장기능상실, 심실위부정맥
milrinone (Primacor) (C)	Phosphodiesterase 억제제	IV 부하용량: 50mcg/kg IV 지속 주입용량: 분당 0.375~0.75mcg/kg	심장기능상실

상호작용 Interactions

이뇨제와 병용하면 혈량저하증과 심장충만압 감소가 일어난다. 또한 digoxin을 병용하면 수축촉진이 부가적으로 나타날 수 있다. Furosemide는 즉시 침전이 일어나기 때문에 milrinone의 정맥주사선에 주입하면 안 된다.

용량 Dosages

PDI의 용량정보는 용량표를 참조한다.

강심배당체
CARDIAC GLYCOSIDES

강심배당체는 가장 오래된 심장약물 중의 하나이다. 쇠약한 심장에 유익한 효과가 있을 뿐만 아니라 심방세동(atrial fibrillation) 시 심실의 기능에 도움을 준다. Digitalis purpurea 또는 Digitalis lanata 식물에서 기원하며, 모두 foxglove라고 흔히 부른다. 이러한 이유 때문에 강심배당체를 digitalis glycosides라고도 한다. 강심배당체는 200년 이상 심장기능상실의 주요 치료제였다. 그러나 앞서 언급했듯이 이 질환에 더 이상 1차 치료제로 사용하지 않는다. Digoxin은 현재 미국에서 사용되는 유일한 강심배당체로 강한 심장수축작용을 갖고 있지만, 심장기능상실 환자에 있어 사망률을 감소시키지는 않는다.

작용기전 및 약물효과
Mechanism of Action and Drug Effects

Digoxin의 주효과는 심근수축력을 증가시키는 것으로, 즉 positive inotropic effect이다. 이 작용은 sodium-potassium adenosine triphosphatase 펌프억제로 인해 2차적으로 일어나고 효소-복합체가 억제되면 세포 내 나트륨과 칼슘농도가 증가된다. 전체적으로 심근수축력이 증가된다. Digoxin은 부교감신경계의 미주신경을 통하여 콜린성(또는 부교감신경성) 신경전달을 증가시킨다. 이를 흔히 미주신경긴장(vagal tone)이라고 하며, 결국 심박동 감소로 인한 심박동 사이의 확장기충만이 증가된다. 또한 미주신경긴장은 심장의 압력수용기를 자극하여 중추신경계로부터 오는 교감신경흥분을 억제한다. 이 모든 과정으로 심장의 효율과 심장박출량이 증가된다.

Digoxin은 심장의 전기전도성을 변화시키는 데 전도계와 심장자율성에 특히 영향을 미친다. Digoxin은 전기전도속도를 감소시키며 전도계의 불응기(refractory period)를 지연시킨다. 이러한 작용이 일어나는 전도계의 특정 부위는 심방과 심실 사이에 있다(동방결절과 방실결절). 심근세포는 탈분극 상태가 길어져 다른 전기적 충동을 시작할 수 없게 되므로 심박동이 감소되고 심장의 효율성이 좋아진다.

Digoxin의 수축촉진작용, 심박동변동작용, 전도변동작용 및 기타 작용은 다음과 같다.

- 수축력촉진 효과: 산소 소모는 증가되지 않고 심근의 수축력과 속도 증가
- 심박수 감소 효과: 심박동 감소
- 전도 감소 효과: 동방결절의 자발성 감소, 방실결절의 전도 감소, 히스속의 전도 감소, 심방과 심근의 불응기 연장
- 일회박출량 증가
- 심박출량을 증가시키는 확장기동안 심장크기 감소
- 정맥압과 정맥충혈 감소
- 관상동맥순환 감소
- 혈액순환개선에 의한 조직관류의 증가 및 이뇨작용
- 운동 중 호흡곤란과 발작성 야간호흡곤란, 기침 및 청색증 감소
- 증상, 삶의 질 및 운동내성을 개선하지만 사망률 감소는 명백하지 않음

적응증 Indications

Digoxin은 주로 수축성 심장기능상실과 심방세동(atrial fibrillation)치료에 사용한다. 최근의 심장기능상실치료 지침은 선택된 환자에게서 β-차단제, 이뇨제, ACE억제제 및 ARB계 약물 등의 다른 종류의 약물사용을 권고한다.

금기증 Contraindications

Digoxin 사용의 금기증은 알려진 약물알레르기와 제2도 또는 제3도 심장차단, 심실세동, 확장기 기능부전에 의한 심장기능상실자이다. 그러나 digoxin은 임상상황에 따라 임상경험이 많은 심장전문의가 추천한다면 이와 같은 경우에도 사용할 수 있다.

유해효과 Adverse Effects

Digoxin으로 인한 가장 흔한 유해효과는 심혈관계, 중추신경계, 눈과 위장관계에 나타난다(표 9.1 참조).

독성 및 과량투여의 관리
Toxicity and Management of Overdose

Digoxin은 치료지수가 낮다(2장 참조). 이 약을 처음 복용하기 시작할 때 digoxin 농도를 모니터링해야 한다. 그러나 일단 약물이 정상상태에 도달하면 독성, 부적합 또는 악화되는 신장기능에 대한 의심이 있는 경우에만 모니터링이 필요하다. digoxin 농도를 측정한다. Digoxin의 유효한 치료농도는 0.5~2ng/mL이다. 칼륨농도가 낮으면 digoxin 독작용이 잘 나타나므로 혈청 전해질을 자주 측정하는 것이 중요하다. 신장기능 감소는 digoxin의 배설이 거의 신장을 통해서만 이루어지기 때문에 흔한 digoxin 독작용의 원인이 되고, Digoxin 독작용이 일어나기 쉬운 경우를 표 9.2에 정리하였다.

표 9.1 Digoxin: 흔한 유해효과

신체계	유해효과
심혈관계	서맥 또는 빈맥; 저혈압
중추신경계	두통, 피로, 권태감, 혼동, 발작
눈	색각(예: 초록, 노랑 또는 자주), 달무리보임
비뇨생식계	식욕부진, 오심, 오심, 설사

표 9.2 Digitalis 독성을 일으키기 쉬운 조건

조건/질병	특징
심장박동조율기 사용	이 장치를 한 환자는 상용량보다 소량에서 독작용을 나타낼 수 있다.
저칼륨혈증	심각한 심장박동장애의 위험이 증가하고 digitalis 독작용에 더 민감하다.
고칼슘혈증	동서맥, 심장박동장애 또는 심장차단의 위험이 더 높다.
방실차단	심장차단이 digitalis 농도가 증가함에 따라 악화된다.
심장박동장애	Digitalis를 사용하기 전에 없던 심장박동장애가 발생하며, 이는 digitalis 독성과 관계가 있다.
갑상샘기능저하증, 호흡 또는 신장질환	이 질환이 있는 환자는 신장으로 배설이 느리므로 소량 사용한다.
고령	신장기능이 감소되어 약물배설이 느리므로 상용량보다 소량 사용하여야 독작용이 예방된다. 다중약물요법(polypharmacy)은 독작용을 유발한다.
심실세동	Digitalis를 사용하면 실제로 심실박동수가 증가한다.

Digoxin 독작용의 치료전략은 임상증상에 따라 달라진다. 단순히 다음 용량을 투여하지 않는 것부터 더 적극적으로 치료하는 단계가 있다.

Digoxin 치료결과로 심각한 독작용이 발생했다면 digoxin을 항원으로 인식하는 digoxin immune Fab 항체를 투여하여 약물과 항원-항체 복합체를 이루도록 하여 유리 digoxin을 불활성화시킨다. Digoxin immune Fab 치료는 digoxin 독작용의 징후를 보이는 다음과 같은 환자에게만 적용된다.

- Digoxin 독작용 환자 중 고칼륨혈증(혈청 칼륨농도 5mEq/L 이상)
- 생명이 위급한 심장박동장애, 지속적인 심실빈맥 또는 세동 및 심한 동성서맥(sinus bradycardia) 또는 atropine이나 심장박동조율에 효과가 없는 심장차단
- 생명을 위협하는 digoxin 과용량: 성인 10mg 이상, 소아 4mg 이상

상호작용 Interactions

많은 약물이 digoxin과 심각한 약물상호작용을 나타낼 가능성이 있으며 표 9.3에 예를 정리하였다. Digoxin과 가장 중요하게 약물-약물상호작용을 나타내는 것은 amiodarone, quinidine과 verapamil이다. 이들은 digoxin 농도를 50% 증가시킨다. 다량의 밀기울을 먹으면 digoxin 흡수가 감소한

표 9.3 Digoxin: 약물상호작용

상호작용 약물	기전	결과
Antidysrhythmics calcium (IV)	심장과민성 증가	digoxin 독성 증가
cholestyramine colestipol sucralfate	위장관 흡수 감소	치료효과 감소
Beta blockers	심장의 β_1-수용체 차단	digoxin의 서맥효과 증가
Calcium channel blockers	심근의 칼슘통로 차단	digoxin의 서맥 및 수축력 감소 효과 증가
verapamil quinidine amiodarone dronedarone cyclosporine Azole antifungals	청소률 감소	digoxin 농도가 50% 증가하므로 50% 줄여야 함

안전과 질 향상: 투약오류의 예방

소수점의 중요성

Digoxin의 용량을 계산할 때 소수점을 잘못 처리하면 치명적일 수 있다. 약품안전연구소(Institute for Safe Medication Practices, ISMP)는 소수점 뒤에 0을 쓰지 말라고 한다. Digoxin 1mg을 처방할 때, '1.0mg'이라고 쓰면 '10mg'으로 잘못 읽어 환자가 처방용량의 10배를 투여받을 수 있기 때문이다.

ISMP는 만약 용량이 0 이하라면 0을 적도록 권장한다. 예를 들어 '.25mg'은 '25mg'처럼 보인다. 이는 처방용량의 100배에 해당한다. 즉, 실수를 피하기 위해 '0.25mg'으로 적어야만 한다.

물론 간호사가 '25mg'을 투여하기 위해 몇 개의 250mcg digoxin 정제를 주어야 할까 또는 정맥용량으로 몇 mL가 필요할까를 생각할 때 실수를 발견할 수도 있다. 하지만 이러한 투약오류의 발생 사례가 있다는 점을 명심하고 주의해야 한다.

약품안전연구소에서 발췌: ISMP의 실수하기 쉬운 약자, 기호와 용량, 명칭목록(2015), http://www.ismp.org/Tools/errorproneabbreviations.pdf. Accessed May 8, 2017.

다. 어떤 약초보조제는 digoxin과 상호작용을 나타낼 수 있는데, 예를 들면 인삼은 digoxin 농도를 증가시킬 수 있고, 산사나무는 digoxin의 효과를 증강시키고, 감초는 칼륨감소에 의한 심장독성 위험을 증가시키며, St. John's wort는 digoxin 농도를 감소시킨다.

용량 Dosages

Digoxin의 용량정보는 용량표와 투약오류 예방을 참조한다.

❖ 간호과정 NURSING PROCESS

◆ 사정 Assessment

심장기능상실치료약물을 투여하기 전에 환자의 과거와 현재의 의학적 치료력, 약물알레르기 및 특히 심장, 고혈압 또는 신장에 관한 가족의 의학적 치료력을 포함하여 사정한다. 이러한 검토를 통해 약물사용을 매우 주의하여 지시하거나 사용금기를 알 수 있게 된다. 사정할 필요가 있는 임상변수와 결과치는 다음과 같다.

- 혈압
- 맥박: apical 및 radial, 양쪽에서 1분 동안 측정
- 말초맥박의 위치와 세기의 정도
- 모세혈관 재충전(capillary refill)
- 부종의 유무
- 심음
- 호흡음
- 몸무게
- 섭취량과 배설량
- 칼륨, 나트륨, 마그네슘 및 칼슘의 혈청치
- 심전도
- BUN과 creatinine 수치를 포함한 신장기능검사
- AST, ALT, CPK, LDH, ALP 등의 간기능검사
- 투약기록 및 처방약, OTC약물, 약초, 영양제를 포함한 투약력, 예를 들어 약초(예: Siberian ginseng)는 digitalis의 혈중농도를 올린다. Digoxin을 다량의 밀기울과 함께 복용하면 흡수가 감소함
- 식습관과 24시간 내에 섭취한 식사와 간식
- 흡연
- 알코올 섭취

Lisinopril 같은 ACE억제제는 주의사항, 금기증 및 약물상호작용을 면밀히 사정해야 한다. 고칼륨혈증(hyperkalemia)은 유해작용이다. 그러므로 이 약물과 칼륨보충제 및 칼륨보전이뇨제를 투여하기 전에 혈청 칼륨수치를 주의 깊게 사정해야 한다. 호흡에 관하여 특히 기침을 사정한다. ACE억제제는 마른 기침을 일으킬 수 있다. 이 기침은 해롭지 않지만 괴로움을 준다. 만일 환자에게 문제를 일으킨다면 Valsartan 같은 ARB로 바꾸는 것이 좋다.

이미 언급하였듯이 metoprolol은 심장기능상실에 가장 흔히 사용되는 β-차단제이다. Carvedilol도 다수의 치료효과가 있다. 이 약물들이 심장기능상실 환자의 Digoxin, Furosemide(고리이뇨제) 및 ACE억제제에 흔히 추가한다. 8장에 α- 및 β-차단제의 사정에 관련한 정보가 있다. Dobutamine은 선택적 β_1-작용제로 심장기능상실치료에 사용되며 7장에 더 기술되어 있다. 이 약물을 투여할 때에는 정맥으로만 투여해야 하므로 환자의 정맥상태가 중요하다.

Spironolactone과 eplerenone 같은 aldosterone 길항제는 부종발생에 따른 심음과 호흡음을 면밀하게 사정해야 한다. Hydralazine/isosorbide dinitrate는 주로 아프리카계 미국인에게 사용한다.

Nesiritide를 포함한 BNP는 심장기능상실에 사용된다. 심장 소리, 혈압, 맥박 및 심장리듬장애, 저혈압, 불면증, 두통의 유무, 특히 심장기능과 함께 전신을 주의 깊게 사정해야 한다. 이러한 증상들이 이 약물사용으로 악화될 수가 있다. 주의사항, 금기증 및 약물상호작용에서 이미 기술하였다.

Ivabradine (Corlanor)은 SA결절 변조기 단계의 새로운 약이다. 심방세동, 서맥 및 기타 전도 장애의 위험이 증가하여 기본적인 심장상태를 평가한다. Valsartan/sacubitril (Entresto)은 임신 중 사용 시에 관련된 블랙박스경고를 담고 있다. ACE억제제가 금지되어 있기 때문에 혈압, 혈청 칼륨 및 신장기능뿐만 아니라 약물을 사정한다. 게다가 이 약물은 항정신병약물, ciprofloxacin, cyclosporine, HMG-CoA 환원효소 억제제, NSAIDs 및 칼륨-운반 이뇨제의 혈액 수준을 증가시킬 수 있다.

어떠한 약물요법이든 가정에서 신체기능을 사정하는 것이 항상 중요하다. 그 이유는 안전하고 효과적인 치료는 면밀한 관찰, 적절한 지표(예: 체중)를 사용하여 모니터하고 환자의 불만을 경청하고 환자가 어떻게 느끼고 반응하는가를 평가하는 데 달려 있기 때문이다. Phosphodiesterase inhibitor인 milrinone 사용 시 환자의 안전에 결정적인 영향을 주는 심장상태를 면밀하게 모니터해야 한다. 이 환자는 대개 중환자실에 있으며, 심음, 활력징후 및 심전도상 심실박동이상을 자주 모니터한다. 이 약물사용 시 협심증, 저혈압 및 저칼륨혈증이 악화되므로 병력을 사정한다. Milrinone이 정맥주사에 남아 있으면 주사용 furosemide는 즉시 침전되는 심각한 약물상호작용을 일으킨다.

Digoxin을 투여하기 전에 혈청 전해질을 면밀하게 모니터한다. 특히 칼륨수치가 낮거나 저칼륨혈증인 경우 digoxin 독성이 발생할 수 있다. 저칼륨혈증의 증상은 근위축, 혼돈, 졸음증(lethargy), 식욕부진, 오심 및 심전도이상이다. 마그네슘수치가 낮거나 저마그네슘혈증(hypomagnesemia)이면 digoxin 독성이 유발될 수 있다. 저마그네슘혈증의 증상은 초조, 단일수축(twitching), 과활동성 반사(hyperactive reflex), 오심, 구토 및 심전도이상이다. Digoxin은 치료영역과 독성영역이 좁기 때문에 digoxin 수치를 면밀히 사정할 필요가 있다(2장 참조). 체중기저치도 측정하여 기록한다. 기관별로 다음을 주의 깊게 사정한다. (1) 신경계: 두통, 피로, 혼돈 및 경련; 의식과 지남력정도를 사정한다. (2) 위장관계: 식욕의 변화(감소), 설사, 오심, 오심, (3) 심장계: 분당 60회 이하 또는 분당 100회 이상의 맥박, 저혈압, 비정상적인 심음 및 심전도이상(이 검사가 지시된 경우); 기준 혈압을 평가하고 저혈압이나 고혈압을 기록한다. 추가 또는 비정상적인 심장 소리에 대해 청진하고 비정상적인 심전도를 주의한다(이 검사가 지시된 경우). (4) 시신경과 감각계: 기저 시력과 시야 주변의 녹색, 노란색 또는 보라색 후광 등의 변화를 기록한다. Digoxin의 유해효과에 대하여 표 9.1을 참조한다. 주의사항, 금기증 및 약물상호작용도 사정한다(표 9.2 참조).

◆ 환자상태 Human Need Statements

1. 변화된 산소화, 심장기능상실의 병리생리학적 영향에 의한 비효율적인 조직관류
2. 변화된 자기실현 욕구, 강심배당체 또는 다른 약물을 처음 사용하는 것에 따른 지식 부족과 심장기능상실에 대한 정보 부족
3. 변화된 안전상의 요구, 질병과정에 대한 정보의 부족과 약물치료의 부작용과 관련된 치료요법을 준수하지 않아 생긴 상해 위험

◆ 계획: 결과판정 Planning: Outcome Identification

1. 환자는 심장 출력/조직 관류가 향상된다. 한 번의 약물치료로 말초맥박이 강하게 증가되었음을 느낀다. 사지가 붉고 따뜻하며 일상생활수행능력이 향상되었다(ADLs).
2. 환자는 평생 치료/생활양식 변경의 필요성, 의료 제공자의 지속적인 모니터링, 치료의 작용, 부작용 및 독성 효과를 언급하면서 질병 과정 및 치료에 대한 충분한 과학적 지식을 말한다.
3. 환자는 심장기능, 심박수 및 심박동이 향상된 약물치료요법을 준수한다.

◆ 수행 Implementation

ACE억제제의 사용과 관련된 간호중재, ARB, β-차단제 및 아드레날린약물은 7장, 8장 및 12장에서 더 논의된다. Hydralazine/isosorbide dinitrate는 관련된 실신으로 인해 극도의 주의를 기울여 사용해야 한다. 만약 이러한 일이 생긴다면 그 약은 중단될 가능성이 크다. 혈압과 다른 활력징후, 특히 처음 몇 번의 Hydralazine/isosorbide dinitrate 투여량을 모니터링한다.

B-type natriuretic peptid인 nesiritide를 투여할 때에는 매우 주의를 요한다. Nesiritide는 급성 대상부전 심장기능상실(acute decompensated heart failure)을 경험한 중증환자에서 심장모니터링 하에 중환자실에서 엄격하게 사용해야 한다. 정맥투여 시 저혈압, 심장박동장애, 두통 및 복통 등의 심한 유해작용을 모니터해야 한다. 가능하면 환자의 혈압을 내릴 수 있는 약물, 즉 ACE억제제와 이뇨제의 병용을 피해야 한다.

Ivabradin을 사용하면, 약물투여는 일반적으로 적정하다. CYP3A4의 주요 기질이기 때문에 강한 CYP3A4 억제제 또는 유도제와 동시에 투여해서는 안되며, 자몽 주스와 함께 투여해서는 안된다. Valsartan/sacubitril은 혈압, 맥박, 혈청 칼륨과 크레아티닌이 정상 한계 내에 있는 것으로 알려진 후에만 주어진다.

Phosphodiesterase 억제제인 milrinone을 투여할 때에는 용액의 호환성을 점검해야 한다. 자세히 모니터링하고 섭취량과 배설량, 심박수, 호흡수, 매일의 체중을 기록해야 한다. 심장과 호흡음을 계속해서 사정한다. 저칼륨혈증을 주시하고 즉시 처방의에게 보고하여야 한다. 활력증후를 자세히 모니터링한다. 심장기능상실치료약물(예: digoxin, milrinone, digoxin immune Fab)은 주사할 때 따로 지시된 사항이 없으면 주입펌프를 사용해야 한다.

Digoxin(강심배당체)을 투여하기 전에 모든 전해질과 약물농도가 정상범위에 있는지를 확인해야 한다. 간호사는 항상 환자의 심첨 맥박을 1분간 측정하여야만 한다(꼭대기쪽 심장박동수를 청진한다. 다섯 번째 빗장 중간늑간강에서 감지되며 최대자극 지점에서 발견된다-PMI). 만약 맥박수가 분당 60회 그 이하 또는 100회 이상이라면 일반적으로 투약을 중지하고 이 문제를 즉시 처방의에게 알린다. 환자가 다음과 같은 증상을 경험한다면(digitalis 독작용: 두통, 어지럼, 혼동, 오심 또는 흐린시력과 같은 시력장애 또는 물체 주변에 녹색 또는 노란 테) 처방의에게 알려야 한다. 대부분의 병원에서는 cardio glycoside digoxin 투여에 대한 지침이 마련되어 있다.

용량형태와 처방지시대로 정확한 용량이 분배되었는지 확인해야 한다(예: 0.125 또는 0.25mg). Digoxin 경구투여는 음식물과 함께 투여하지만 섬유질이 많은 음식(밀기울)은 피해야 한다. 왜냐하면 섬유질은 digitalis와 결합하여 약물의 흡수와 생체이용률에 영향을 미치기 때문이다. 만일, 정맥주사한다면 분당 0.25mg 정도를 희석하지 않고 투여, 또는 5분 이상 투여와 같은 중재가 환자 안전에 매우 중요하다. 강심배당체 근육주사는 매우 아프며, 조직괴사를 일으키고, 흡수가 일정하지 않기 때문에 추천하지 않는다. Digoxin은 다른 용액이나 주사기와 병용할 수 없으므로, 주사하기 전에 적합성(compatibility)을 반드시 확인하여야 한다. 디지탈리스요법(digitalization)을 받고 있는 환자를 위한 간호중재는 독립적으로 고려되어야 한다. 현재 디지탈리스요법은 흔히 적용되지는 않지만 아직도 심장기능상실치료에 사용하고 있다.

급성 심장기능상실 환자에게는 rapid digitalization(보다 빠른 작용발현이 나타남)을 적용한다. 고농도의 약물에 의한 독성이 나타나는 즉시 교정해야 하므로 입원을 시킨다. Rapid digitalization을 받은 환자가 독성 증상을 보이면 즉시 처방의에게 알려야 한다. 이러한 환자는 지속적으로 활력징후와 혈청 내 약물과 칼륨농도를 자주 측정해서 관찰해야 한다. Slow digitalization(드물게 사용함)은 일반적으로 급성 증상이 없는 외래로 온 심장기능상실 환자에게 수행한다. 이러한 상황에서는 rapid digitalization보다 독작용이 더 늦게 나타날 수 있다(약물의 반감기에 의존함). Slow digitalization의 주요 장점은 외래에서 할 수 있다는 것이고, 경구투여로 이루어지며, rapid digitalization보다 안전하다는 점이다. 단점은 치료효과가 나타나는 것이 더 오래 걸리고, 독작용의 증상이 더 천천히 나타나므로 치료하기가 어렵다.

생명이 위험할 정도까지 digoxin 독작용이 나타나면 해독제인 digoxin immune Fab을 처방해야 한다. 30분 이상 걸려서 정맥주사를 하며 어떠한 경우에는 bolus로 주입한다(예: 심장정지가 임박한 경우). 모든 약물은 냉장고에 보관해야 한다. 약물을 섞은 후에는 4시간 동안만 안정적이므로 즉시 사용해야 하며, 4시간 이내에 사용하지 않는다면 버린다. Digoxin immune Fab 1 바이알은 digoxin 0.5mg과 결합한다. 혈압, 맥박수와 리듬, 심전도, 혈청 칼륨 수치를 면밀하게 모니터링하고 기록한다. 간호사는 기저치를 기록하고 근육강도, 떨림, 근육경련, 정신상태, 불규칙한 심장리듬(저칼륨혈증), 혼동, 목마름, 축축한 피부(저나트륨혈증)와 같은 사정소견의 변화를 면밀히 관찰하기 시작하여야 한다. 만일, 치료용량에서 독작용이 감소한다면 이러한 문제는 환자의 기저치와 비교해서 상당히 개선될 것이다.

◆ 평가 Evaluation

심근수축력을 증가시키기 위해 약물 또는 심근수축력 증강약물(positive inotropic drug)을 투여한 후 환자를 모니터링하는 것은 치료효과와 유해효과를 알아보는 데 매우 중요하다. 심근수축력 증강약물은 심근수축력을 증가시키기 때문이다. 전기생리학적 특성을 변화시켜서 심박동을 감소(negative chronotropic effect)시키고, 방실결절전도성을 감소(negative dromotropic effect)시킨다. 그리고 소변량 증가, 부종 감소, 호흡곤란과 수포음 감소, 피로 감소, 발작성 야간호흡곤란 해결, 말초맥압, 피부색, 온도의 개선의 치료효과가 나타난다.

Lisinopril, valsartan, metoprolol, dobutamine, nesiritide, hydralazine/isosorbide dinitrate, ivabradine 또는 valsartan/sacubitril 등을 복용한 사람은 심장기능상실증상이 호전되고 심장기능개선의 치료효과가 나타난다. 평가에는 이러한 약물의 부작용에 대한 모니터링도 포함되어야 한다(약리학 논의 참조).

Milrinone의 치료효과는 심장기능의 개선으로 나타난다. 저혈압, 심장리듬장애, 두통, 심실세동, 심장통증, 저칼륨혈증, 흉통을 모니터하여 유해효과를 판정한다. Milrinone을 투약한 환자는 심각한 저혈압을 평가해서 약물을 중단해야 할 것인지, 주입속도를 늦출 것인지 판단해야 한다. Digoxin의 치료효과를 모니터하는 데 있어서 이 약물은 치료지수가 낮기 때문에 독성발생을 사정하는 것이 필수적이다. Digoxin과 관련된 독작용은 오심, 구토 및 식욕부진이다. Digoxin 혈청농도(치료농도범위: 0.5~2ng/mL)와 함께 혈청 크레아티닌, 칼륨, 칼슘, 나트륨, 염화물 등의 검사수치를 모니터하는 것은 안전하고 효과적인 치료를 하는 데 있어서 매우 중요하다.

환자중심간호: 소아 환자에 대한 고려

심장기능상실

소아 심장기능상실의 원인, 증상, 치료 및 진행은 나이에 따라 다르다. 영아의 경우, 심장기능상실의 원인은 일반적으로 심장 또는 다른 구조적 문제가 있다. 소아의 경우에 심장구조는 정상이나 심근이 약할 수 있다. 심장기능상실의 증상은 나이에 따라 다르며 성장하면서 심장이 증가하는 산소요구와 에너지요구를 감당해야 하기 때문에 나이가 들면서 더 나빠질 수 있다.

- 증상은 성장이 지연되고, 잘 먹지 않고, 빠른 호흡이 있다. 운동과 활동에 지장이 있다. 조금만 움직여도 자주 쉬려고 한다.
- 치료는 나이와 원인에 따라 특이하다. 심장의 중격결손(septal defect)이 있다면 수술 또는 약물치료를 한다. 더 복잡한 문제가 있다면 생후 몇 주 이내에 수술할 수도 있다.
- 일부 선천성 심장병 환자에게는 심장이식만이 유일한 선택일 수 있다. 심근이 약해진 조금 나이 든 어린이의 경우 약물치료가 심장의 작업량을 줄이고 치유할 시간을 주는 데 도움이 될 수 있지만 결국 이식이 필요할 수도 있다.
- Furosemide(고리이뇨제), angiotensin converting enzyme억제제, β-차단제로 치료하며, 때로는 digoxin이 심장 수축력증강에 효과적이다.
- 사용하는 약물의 용량계산을 정확하게 하여 안전하고 주의 깊게 간호한다. 소수점 실수로 인해 사망할 수도 있는 10배의 용량을 투여하는 실수를 할 수 있다.
- 실수할 수 있는 범위가 작기 때문에 모든 약물계산(특히 digoxin)은 반드시 이중 확인하여야 한다. 오심, 구토, 서맥, 식욕부진 및 심장박동장애의 독작용이 나타날 수 있다.
- 심장기능상실의 증상을 즉시 처방의에게 알려야 한다[피로, 갑작스런 체중 증가(24시간 이내에 약 0.9kg 이상 체중 증가), 두근거림, 서맥, 빈맥 또는 호흡장애].

Modified from Cincinnati Children's Hospital Medical Center(2013): Signs and symptoms: congestive heart failure, available at http://www.cincinnatichildrens.org/health/c/chf. Accessed October 31, 2016.

환자중심간호: 환자교육

- Hydralazine/isosorbide dinitrate는 실신을 일으킬 수 있다는 것을 환자에게 설명하고 자세를 바꿀 때는 천천히 하라고 알려준다.
- Digoxin을 복용하기 전에 지시한 대로 요골맥박(radial pulse)을 측정하는 방법을 환자에게 교육한다. 매일 체중을 측정하는 것이 중요하며, 매일 아침 일정한 시간에 일정한 옷을 입고 재야 한다. 노인 또는 육체적 · 정신적 문제가 있는 환자는 가정간호 또는 심장전문병원에서 치료받아야 한다. 유해효과, 독작용 및 약물상호작용의 위험이 있기 때문에 중요하다. 맥박이 분당 60회 이하 또는 불규칙하거나 100회 이상이거나, 식욕부진, 오심, 구토가 있다면 주치의와 면담해야 한다. 환자가 가슴 두근거림, 심장이 빨리 뛰는 것 같은 느낌, 심박동의 변화 또는 어지럽거나 실신, 시야의 변화 및 체중 증가(24시간 내 약 0.9kg 이상 또는 1주일 이내에 약 2.26kg 이상)가 있다면 보고해야 한다.
- 투약기록, 그날의 체중, 음식섭취 및 식욕, 유해효과 또는 상태변화, 환자의 기분 등에 대하여 매일 일기를 써야 한다.
- 모든 심장기능상실 환자는 의료경고용 팔찌 또는 목걸이를 착용하며, 현재의 투약상태와 치료상태, 알레르기, 진단 및 투약에 관한 치료 기록카드를 지니고 있어야 한다. 의료정보와 투약목록은 자주 갱신되어야 한다.
- Digoxin은 하루에 한 번 매일 아침 동일한 시간에 복용하여야 한다. 만약 약을 복용하는 것을 잊었을 경우 12시간 전에 생각났다면 복용해도 되지만, 12시간 후에 생각났다면 더 이상 약을 복용하지 말고 즉시 의사와 상의한다.
- 심장기능상실치료를 위해 복용하던 약을 갑자기 중단해서는 안 된다. 만약 문제가 발생한다면 의사와 상의해야 한다.
- ARNis를 사용하면 저혈압, 고칼륨 및 혈청 크레아티닌 증가의 일반적인 부작용에 대해 교육해야 한다. 이러한 부작용으로 인해 혈청 칼륨, 신장기능 및 혈압에 대한 정기적인 모니터링이 필요하다.
- 칼륨보존이뇨제를 복용한 경우 칼륨이 많은 음식을 먹으면 쇠약, 피로, 기면 등이 발생할 수 있다. 그리고 어지럼증, 호흡곤란 등을 비롯하여 드물지만 다른 문제도 발생할 수가 있는데, 이는 즉시 보고해야 한다.
- 심장기능상실 환자의 약물치료와 더불어 제산제, 아이스크림, 유제품, 요구르트, 치즈 또는 밀기울은 경구투여 시 약물의 흡수를 방해하기 때문에 약물투여 2시간 전후에는 피해야 한다.

기억해야 할 사항

- 심근수축력에 영향을 미치는 약을 inotropic 약물이라고 한다. Positive inotropic(예: digoxin)은 수축력을 증가시키고, negative intropic(β-차단제, 칼슘통로차단제)은 심근수축력을 감소시킨다.
- Chronotropic은 심박수에 영향을 미치며, positive chronotropic은 심박동을 증가시키고, negative chronotropic은 심박수를 감소시킨다.
- Dromotropic 약물은 심장의 전기충동전도에 영향을 준다. Positive dromotropic 약물은 심장에 전기충동(electrical impulses)의 속도를 증가시키는 반면, negative dromotropic 약물은 반대작용이 있다.
- 심장기능상실치료의 지침을 잘 알고 있어야 한다. 심장기능상실치료에 대표적인 약이었던 digoxin은 지금은 다른 권장약물들이 사용된 후에만 사용된다. American Heart Association and American College of Cardiology(2005)는 심장기능상실치료지침을 아래와 같이 제시하였다. 치료초기에 선택하는 약물은 ACE억제제(lisinopril, enalapril, captopril 등) 또는 ARBs (valsartan, candesartan, losartan)와 β-차단제[metoprolol(심장선택적 β-차단제), carvedilol(비선택적 β-차단제, α_1-차단제)]이다. 고리이뇨제(furosemide)는 체액 과부하에 의하여 나타난 심장기능상실의 증상을 감소시키기 위해 사용하며, aldosterone 억제제(spironolactone, eplerenone)는 심장기능상실증세가 진행됨에 따라 추가된다. 이들 약물을 사용한 후에만 digoxin을 추가한다. Hydralazine, isosorbide dinitrate는 아프리카계 미국인에게 승인된 첫 번째 약이다. Nesiritide는 중환자실에서 특별한 경우에 사용된다.
- 심장기능상실치료 시 사용되는 약물로는 ACE억제제(Lisinopril, enalapril, captopril 등) 또는 ARBs (valsartan, candesartan, losartan 등) 및 특정 β-차단제(metoprolol, 선택적 β-차단제, carvedilol, 비특이적 β-차단제)가 있다.
- 박출률 같은 중요한 생리학적인 개념을 잘 알아야 한다. 환자의 박출률은 심장의 수축성을 반영하며, 심장이 효과적으로 펌프질을 하지 못하기 때문에 심장기능상실이 악화됨에 따라 박출률은 감소한다. 정상 박출률은 심실 전체 부피의 약 65%(0.65)이다.
- Milrinone의 주유해효과인 저혈압, 심장리듬장애 및 혈소판감소증을 주시하여야 한다.
- Digoxin의 금기증, 즉 digitalis에 대한 알레르기 여부, 심실빈맥과 세동, 방실차단에 대하여 잘 알아야 한다.

REVIEW QUESTIONS

1. When teaching the patient about the signs and symptoms of cardiac glycoside toxicity, the nurse should alert the patient to watch for which of these? (Select all that apply.)
   a. Dizziness
   b. Visual changes such as halos around lights
   c. Headaches
   d. Increased urine output
   e. Dark stools

2. During assessment of a patient who is receiving digoxin, the nurse monitors for findings that would indicate an increased possibility of toxicity, such as
   a. apical pulse rate of 62 beats/min.
   b. digoxin level of 1.5 ng/mL.
   c. serum potassium level of 2.0 mEq/L.
   d. serum calcium level of 9.9 mEq/L.

3. When monitoring a patient who is receiving an intravenous infusion of nesiritide (Natrecor), the nurse will look for which adverse effect?
   a. Dysrhythmia
   b. Proteinuria
   c. Hyperglycemia
   d. Hypertension

4. A patient is taking a beta blocker as part of the treatment plan for heart failure. The nurse knows that the purpose of the beta blocker for this patient is to
   a. increase urine output.
   b. prevent stimulation of the heart by catecholamines.
   c. increase the contractility of the heart muscle.
   d. cause peripheral vasodilation.

5. The nurse is assessing a patient who is receiving a milrinone infusion and checks the patient's cardiac rhythm on the heart monitor. What adverse cardiac effect is most likely to occur in a patient who is receiving intravenous milrinone?
   a. Tachycardia
   b. Bradycardia
   c. Atrialfi brillation
   d. Ventricular dysrhythmia

6. The nurse is administering an intravenous infusion of a phosphodiesterase nhibitor to a patient who has heart failure. The nurse will evaluate the patient for which therapeutic effects? (Select all that apply.)
   a. Positive inotropic effects
   b. Vasodilation
   c. Decreased heart rate
   d. Increased blood pressure
   e. Positive chronotropic effects

7. The medication order for a patient who receives nutrition via a feeding tube reads: "Give digoxin 0.125 mg per feeding tube once every morning." The medication is available in a liquid form 50 mcg/mL. How many milliliters will the nurse give for each dose?

8. A patient with heart failure will be starting the beta blocker metoprolol (Lopressor). The nurse will monitor for which expected cardiovascular effects? (Select all that apply.)
   a. Increased heart rate
   b. Increased myocardial contractility
   c. Delayed AV node conduction
   d. Reduced heart rate
   e. Decreased myocardial automaticity

정답 1. a, b, c 2. c 3. a 4. b 5. d 6. a, b, e 7. 2.5mL 8. c, d, e

참고문헌

REFERENCES

McMurray, J. J., Adamopoulos, S., Anker, S. D., et al. (2012). ESC Guidelines for the diagnosis and treatment of acute and chronic heart failure 2012: The Task Force for the Diagnosis and Treatment of Acute and Chronic Heart Failure 2012 of the European Society of Cardiology. Developed in collaboration with the Heart Failure Association (HFA) of the ESC. *European Heart Journal*, 33, 1787.

Nishimura, R. A., Otto, C. M., Bonow, R. O., et al. (2014). 2014 AHA/ACC guideline for the management of patients with valvular heart disease: a report of the American College of Cardiology/American Heart Association Task Force on Practice Guidelines. *Journal of Thoracic and Cardiovascular Surgery*, 148(1).

Yancy, C. W., Jessup, M., Bozkurt, B., et al. (2016). 2016 ACC/AHA/HFSA focused update on new pharmacological therapy for heart failure: an update of the 2013 ACCF/AHA guideline for the management of heart failure: a report of the American College of Cardiology Foundation/American Heart Association Task Force on Clinical Practice Guidelines and the Heart Failure Society of America. *Circulation*, 134.

10

심장박동장애치료제

ANTIDYSRHYTHMIC DRUGS

학습목표

이 장을 학습한 후 학생들은:

1. 정상적인 전도, 횟수 및 리듬을 포함하여 심장의 해부학과 전기생리학을 이해한다.
2. 심장의 전기생리학적 질환과 그 결과를 환자에게 간단히 설명한다.
3. 심장박동장애와 부정맥을 정의한다.
4. 비정상적인 심장리듬의 다양한 원인과 환자의 건강과 일상생활에 미치는 영향에 대해 설명한다.
5. 가장 흔한 심장박동장애를 이해한다.
6. 여러 가지 심장박동장애를 그들의 특징적인 면과 심장구조 및 관련 증상에 따라 비교해 본다.
7. 심장박동장애치료제를 분류하고 각 군의 대표약물과 그 작용기전, 적응증, 투여경로, 용량, 약물 관련사항 및 독작용을 비교한다.
8. 심장박동장애치료제를 투여받는 환자를 위한 간호과정의 모든 단계를 포함하는 간호계획을 수립한다.

주요용어

Cardiac Arrhythmia Suppression Trial (CAST) 미국의 국립심장, 폐 및 혈액연구소(National Heart, Lung, and Blood Institute)에 의해 수행된 주요 연구의 이름으로 심근경색 후에 나타난 무증상이소증(asymptomatic ectopy) 환자에서의 급성 심장사 예방에 대한 연구

Torsades de pointes 드물게 발생하는 심실부정맥으로 주로 QT 간격의 연장이 나타나고 치료되지 않으면 심실세동과 사망으로 이어짐

결절간경로(internodal pathways, Bachmann bundle) 굴심방결절(sinoatrial node)에서 자발적으로 발생한 전기충동을 운반하는 심방 내의 특수경로

급성 심장사(sudden cardiac death) 예기치 않은 치명적인 심장마비

나트륨-칼륨 ATPase 펌프[sodium-potassium adenosine triphosphatase (ATPase) pump] 농도구배(concentration gradient)에 역행하여 세포막을 가로질러 나트륨과 칼륨을 운반하는 기전. 이러한 운반에 사용되는 에너지는 ATPase에 의한 ATP의 가수분해에 의해 얻어짐

본 윌리엄스 분류(Vaughan Williams classification) 심장박동장애치료제의 분류에 가장 흔히 사용하는 방법

부정맥(arrhythmia) 엄밀히 말하면 심장리듬의 부재를 의미하지만, 임상에서 흔히 정상 심장리듬의 변형을 의미한다. 심장박동장애(dysrhythmia)라고도 함

상대불응기(relative refractory period) 활동전위가 발생한 후에 신경세포가 강한 자극에만 감소된 반응을 나타내는 기간

심장박동장애(dysrhythmia) 비정상적인 심장리듬

안정막전위(resting membrane potential, RMP) 심장 및 기타 근육 또는 신경세포의 휴지기(resting phase) 막전압

역치전위(threshold potential) 자발적인 세포막의 탈분극을 유도할 수 있는 전압

탈분극(depolarization) 순전하(net charge)가 0의 방향으로 세포막을 가로지르는 양성 및 음성 이온의 이동

활동전위(action potential) 신경충동의 전달, 근육수축, 기타 세포활동 등의 과정에서 세포막을 가로질러 이동하는 자발적으로 전파되는 연속적인 분극(polarization)과 탈분극(depolarization)으로 구성된 전기활성(electrical activity)

활동전위지속시간(action potential duration) 안정막전위에서 탈분극 그리고 재분극(repolarization)으로 끝나는 막전위(membrane potential)의 간격

효과불응기(effective refractory period) 신경충동의 발생 후에 나타나는 세포가 자극에 반응할 수는 있지만 그 반응이 또 다른 충동(impulse)으로 전달되지 않는 기간

심장박동장애와 정상 심전도

DYSRHYTHMIAS AND NORMAL CARDIAC ELECTROPHYSIOLOGY

심장박동장애(dysrhythmia)는 심장의 리듬이 정상이 아닌 상태이다. 부정맥(arrhythmia, 문자 그대로 리듬이 없음을 의미함)은 심장무수축 또는 심박동이 없음을 뜻한다. 그러므로 불규칙한 심장박동을 심장박동장애라고 하는 것이 좀 더 정확하다. 심장박동장애는 여러 가지 경우에 발생할 수 있다. 대표적인 원인은 심근경색증(myocardial infarction, MI), 심장수술 또는 관상동맥질환이다. 심장박동장애는 대개 심각하여 심장박동장애치료제 또는 비약물요법을 하게 된다.

심장리듬의 장애는 비정상적인 심근세포에서 발생한다. 심장박동장애의 병리학적 기전을 이해하려면 심근세포의 전기학적 속성을 먼저 살펴보아야 한다. 그림 9.1은 심장의 해

부와 전도계 및 단일 심근세포에 대해서 설명한 것이다. 휴식기의 심장세포 내부는 세포 밖보다 음성전하를 띠고 있어서 음전기 전하 차이가 여러 종류의 심장세포에서 나타나며, 이는 안정막전위(resting membrane potential, RMP)를 이룬다.

RMP는 세포막 이온(예: 나트륨, 칼륨 및 칼슘)의 분포차이에 의해서 발생한다. 이것을 분극(polarization)이라고 한다. 각각의 이온은 자신만의 특별한 통로(channel)를 통해 이동한다. 그 통로는 세포막을 통과하는 특별한 단백질로, 각 이온의 고유한 세포내 및 세포외 농도를 유지하기 위해 계속해서 작용한다. RMP에서는 이온마다 농도구배(concentration gradient)가 있다. 즉, 칼륨이온은 세포내에 더 높은 반면 나트륨과 칼슘이온은 세포외에 더 높다. 그러므로 칼륨은 일반적으로 세포내 이온이라고 생각하는 반면, 나트륨과 칼슘은 세포외 이온으로 간주한다. Chloride (Cl^-)와 bicarbonate (HCO_3^-)는 세포내 및 세포외에서 음성전하를 띠며, 일정하지 않게 분포되어 극성상태(polarized state)를 이룬다. 극성상태로 이온이 분포되는 것은 에너지를 필요로 하는 이온 펌프인 나트륨–칼륨 ATPase 펌프[sodium–potassium adenosine triphosphatase (ATPase) pump]에 의해서 이루어진다. 세포대사의 에너지원인 삼인산아데노신(adenosine triphosphate, ATP)으로부터 이 펌프에 필요한 에너지가 공급된다.

심근세포는 전기충동이 전해짐에 따라 세포막(RMP)에 걸쳐 있는 이온의 변화가 일어난다. 이러한 변화를 활동전위(action potential)라고 한다. 활동전위는 정상적으로는 심근 전도계의 세포내 동방결절(sinoatrial node, SA), 방실결절(atrioventricular node, AV), 심장전도근육섬유(His–Purkinje system)에서 규칙적으로 계속해서 일어난다. 이 조직은 모두 자동능(automaticity)이 있어서 전기흥분을 발생시킬 수 있다. 이러한 흥분상태는 활동전위를 일으켜서 전기적 충동이 심근을 통과하여 심근이 수축함에 따라 심박동이 일어난다.

활동전위는 5단계로 구성된다. 제0기(phase 0)는 upstroke라고 하는데, 그림 10.2의 활동전위 그림에서 위로 향한 선으로 나타난다. 이 그림은 활동전위가 발생하는 전기적 변화의 주기를 나타낸다. 여기에 관여하는 특수조직(동방결절 vs 심장전도근육섬유)의 전도속도에 따라 그래프의 모양에 차이가 나는 것을 살펴 보아야 한다. 전도율이 빠를수록 그래프의 기울기는 가파른 모양을 나타낸다.

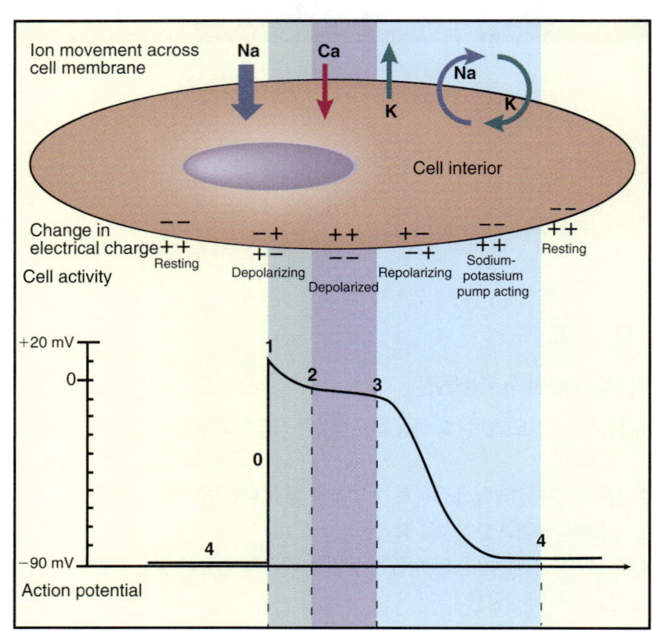

그림 10.1 심장세포의 활동전위단계. 휴식기(4)에, 세포막은 극성을 띠고 있다. 세포내면은 음성전하를 띠고 있어서, 세포막은 나트륨(Na)이온보다 칼륨(K)이온에 대해 투과성이 높다. 세포가 탈분극하기 시작하면(0), 나트륨이온이 세포 안으로 들어가고 칼륨은 세포를 떠난다. 칼슘(Ca)통로가 열리고 나트륨통로가 닫힌다. 탈분극기(1)에, 세포내면은 더 양성전하를 띤다. Plateau기(2)에, 칼슘과 기타 양성 이온이 세포 안으로 들어가서 칼륨의 투과성이 감소하면서 활동전위가 길어진다. 그 다음(3), 칼슘통로가 닫히고 나트륨이 나트륨–칼륨 펌프에 의해서 세포 밖으로 이동한다. 세포내면은 본래의 극성상태로 돌아간다(4).

From Monahan, F.D.(2007): *Phipps' medical–surgical nursing: health and illness perspectives,* (8th ed.), St Louis, Mosby.

제0기 동안에 휴지기 심근세포막의 밖에서 안으로(influx) fast channel 또는 나트륨통로(sodium channels)를 통해 나트륨이온의 투과성이 증가한다. 이렇게 세포막의 초기극성상태가 중단되는 것을 탈분극(depolarization)이라고 하는데 탈분극은 세포막의 양성, 음성전하의 일시적인 평형이라고 생각할 수 있다. 이것은 인접세포를 통해 전기적인 충동이 전달되는 전기생리학적 에너지를 제공한다. 활동전위의 제1기(phase 1)는 제2기, 제3기, 제4기로 계속되는 재분극(repolarization)의 시작단계이다. 제1기에서 나트륨통로는 닫히고, 각 이온의 농도는 각 이온들의 RMP수준으로 되돌아가기 시작한다. 제2기(phase 2) 동안 칼슘이온이 slow channel 또는 칼슘통로(calcium channel)를 통해 세포내로 들어온다.

칼슘의 유입은 초기 나트륨 유입보다 비교적 천천히 일어나기 때문에 slow channel이라고 부른다. 칼륨이온은 특수 칼륨통로(potassium channel)를 통해 세포내에서 세포 밖으로(efflux) 이동한다. 이것은 나트륨과 칼슘이온의 유입에 의해서 일어난 양성전위를 상쇄한다. 심장전도근육섬유(Purkinje fiber)에서는 그림 10.2B에서 알 수 있듯이 전체적으로 세포막전위의 변화가 약간 일어나는 동안에 partial plateau(그래프에서 편평한 부분)를 일으킨다. 제0기에서 제2기까지 이온의 흐름은 나트륨-칼륨 ATPase 펌프(나트륨 펌프라고도 함)에 의해서 변화되며, 제3기(phase 3)에서는 나트륨, 칼륨 및 칼슘의 세포 내외의 농도가 복귀되어 원래의 극성상태로 재형성된다(그림 10.1). 결론적으로 세포막은 원상태 또는 RMP (phase 4)로 재분극된다. 이러한 전 과정은 대략 400milliseconds(0.4초)에 이루어진다.

그러나 전도계의 부분에 따라 다소 시간적 차이가 있다. 예를 들어 그림 10.3은 활동전위의 각 단계 동안에 나트륨, 칼륨 및 칼슘이온이 심장전도근육섬유 안팎으로 이동하는 경향을 보여주고 있다. 동방결절세포와 심장전도근육섬유의 활동전위에 차이가 있다. RMP는 다른 세포로 전기적 충동을 전달하는 속도를 결정하는 데 중요하다. 활동전위의 제0기 시작시점의 RMP의 음성도가 낮을수록(예: 0에 가까울수록) 제0기의 upstroke 속도가 느려진다. 제0기의 기울기(slope)는 전기충동속도와 직접적인 관련이 있다. 기울기가 가파른 upstroke일수록 전도속도가 빠르다. 따라서 심장전도근육섬유에서 전기전도는 비교적 빠르므로 전기충동이 빨리 전달된다. 이러한 세포를 fast-response cell 또는 fast channel cell이라고 하며, 심장전도근육섬유도 fast channel tissue라고 볼 수 있다. 대부분의 심장박동장애치료제는 RMP와 나트륨통로에 영향을 미쳐서 충동전도율을 변화시킨다.

심장전도근육섬유와는 반대로 동방결절세포는 upstroke 속도가 느려서 제0기가 느리다. 그림 10.2A에 upstroke가 가파르지 않아서 전기충동이 비교적 느린 것을 보여주고 있다.

이러한 점에서 방실결절세포는 동방결절세포와 유사하다. 방실결절과 동방결절에서 upstroke 속도가 느린 것은 주로 slow channel 또는 칼슘통로를 통한 칼슘이온 때문이다. 이것은 결절의 활동전위가 제0기 초기부터 칼슘의 유입에 의해서 영향을 받는다는 것을 의미한다. 그러므로 이 결절을

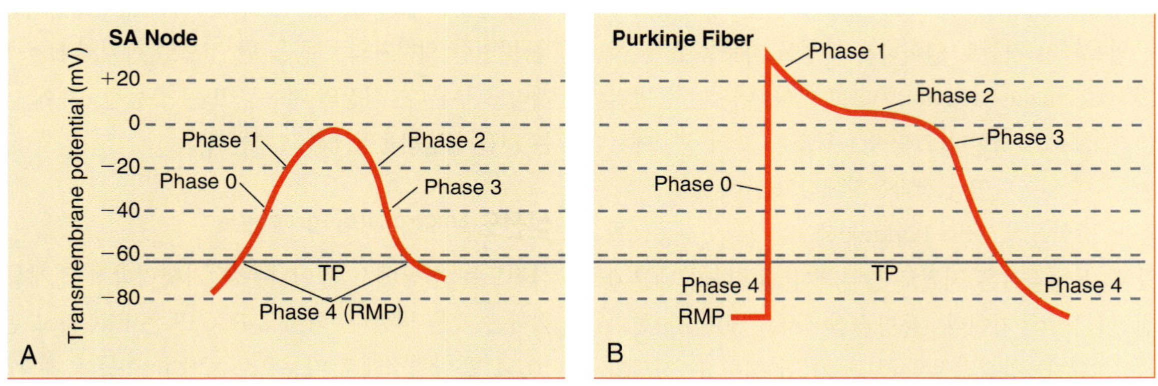

그림 10.2 활동전위. RMP, Resting membrane potential; SA, sinoatrial; TP, threshold potential.

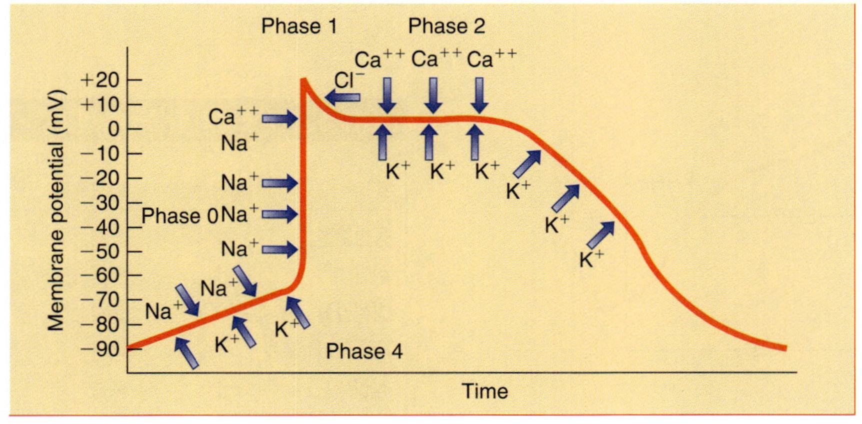

그림 10.3 심장전도근육섬유의 활동전위

slow channel tissue라고 부르고, 이 세포에서의 전도속도는 다른 부분보다 더 느리다. 이 세포의 안 또는 밖으로 칼슘이온의 이동에 영향을 주는 약물(예: 칼슘통로차단제)은 동방결절과 방실결절의 전도율에 큰 영향을 미친다.

제0기와 제4기 사이의 간격을 활동전위지속시간(action potential duration)이라고 한다(그림 10.4). 제0기와 제3기 중간 사이의 간격을 절대 또는 효과불응기(absolute 또는 effective refractory period)라고 한다. 효과불응기 동안에 심장세포는 탈분극이나 다른 활동전위를 일으킬 수 없다. 제3기 후반부와 RMP(제4기)로 되돌아갈 때까지 만약 심장세포가 충분히 강한 충동(약물치료에 의하거나 또는 심장박동기에 의하여)을 받는다면 다시 탈분극될 수 있으며 이 기간을 상대불응기(relative refractory period)라고 한다. 그림 10.4는 활동전위의 양상을 나타내며 활동전위의 모양은 전도계의 부분에 따라 다르다.

어떤 심장세포의 RMP는 주기가 진행됨에 따라 점점 감소(더 음성이 될 수도 있다)하는데, 이것은 아마도 나트륨과 칼륨이온의 이동에 따른 현상이라고 볼 수 있다. 어떤 특정 전압(역치전위, threshold potential)에 도달했을 때 탈분극이 일어난다. 탈분극이 저절로 일어나는 과정을 자동능 또는 심장박동활동(pacemaker activity)이라고 한다. 이것은 동방결절에서 정상적으로 발생한다(그림 9.1 참조). 그 외 장소에서 저절로 탈분극이 일어나면 심장박동장애라고 한다.

동방결절, 방실결절, His-Purkinje세포는 모두 자동능을 가지고 있다. 동방결절은 저절로 탈분극이 일어나기 때문에 심장의 천연심장박동기이다. 동방결절에서는 60~100회의 탈분극이 일어난다. 방실결절은 분당 40~60회이고, 심실의 심장전도근육은 분당 40회 미만이다. 심장의 여러 부위의 활동전위와 특징을 표 10.1에서 비교하였다.

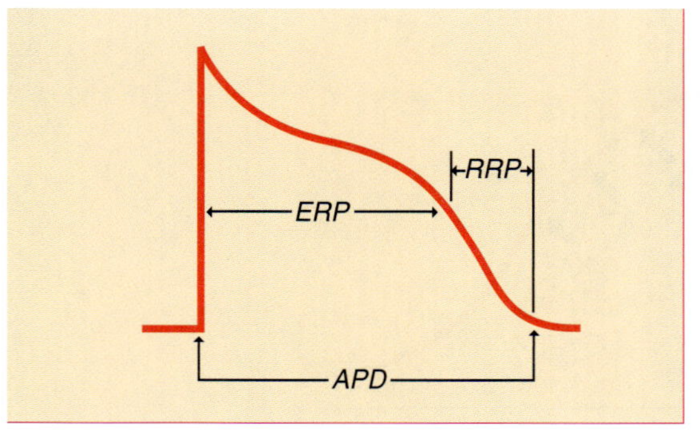

그림 10.4 활동전위의 양상

APD, Action potential duration; ERP, effective refractory period; RRP, relative refractory period.

심장의 심장박동기인 동방결절은 우심방의 위에 있으며, 심박동을 일으키는 전기충동을 생산한다. 먼저 이 충동은 internodal pathway (Bachmann bundle)라고 부르는 특별한 경로를 통해 심방을 지나간다. 이것은 심방의 심장세포를 수축시켜서 제1심음을 일으킨다. 그 다음 이 충동은 우심방의 밑 근처에 있는 방실결절에 도달한다. 방실결절은 심방의 혈액을 충분히 채울 수 있도록 매우 빠른 전기충동을 느리게 한다. 만약, 방실결절이 이러한 식으로 충동을 느리게 하지 않으면 심실수축은 심방의 수축과 겹쳐져서 심실에서 분출되는 혈액량이 적어지고, 심박출량이 감소될 것이다.

그 다음 방실결절세포는 히스속(bundle of His 또는 His bundle)으로 전기충동을 전달한다. 이것은 우심실과 좌심실 사이, 즉 심실중격(ventricular septum, 심실 사이의 벽)에 위치한 심장근육줄기다. 각각의 가지는 심실의 심근세포에 있는 심장전도근육섬유에서 끝난다. 심장전도근육섬유가 흥분하면 심실수축이 일어나서 심실로부터 혈액이 분출된다. 우심실에서 나온 혈액은 폐순환계로 들어가고, 좌심실에서 나온 혈액은 그 밖의 나머지 신체부분에 혈액을 공급하기 위해 전신순환계로 들어간다. 히스속과 심장전도근육섬유는 처음 발견한 의학자의 이름을 딴 것으로 합쳐서 His-Purkinje계라고 부른다. 심장의 자동능 또는 충동전도계에 이상이 있는 것을 심장박동장애라고 부른다.

심전도 Electrocardiography

심전도는 심장에서 일어나는 전기생리학적 전개상황을 추적하는 것을 말한다. 약자로 ECG 또는 EKG라고 한다(그림 10.5). 동방결절에서 자동으로 발생한 충동에 해당하는 P파 이후에 즉시 심방근육의 탈분극과 수축이 나타난다. 그리하여 심박수가 정상이 되며, 이는 교감신경계와 부교감신경계의 균형, 동방결절의 내인성 자동능, 들어온 혈액량에 의한

표 10.1 심장조직의 활동전위 비교

조직	활동전위	반응속도	역치전위 (mV)	전도속도 (m/sec)
동방결절		느림	260	0.05 이하
심방		빠름	290	1
방실결절		느림	260	0.05 이하
His-Purkinje계		빠름	295	3
심실		빠름	290	1

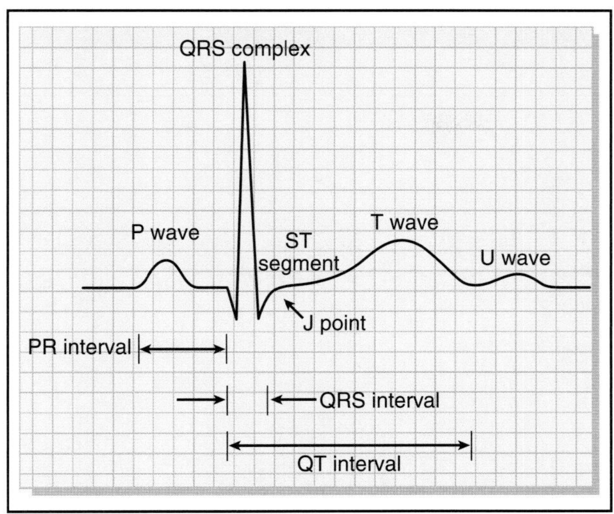

그림 10.5 정상 심전도의 모양과 간격.
From Goldberger, A.L.(2012): Clinical electrocardiography: A simplified approach, ed 8, St Louis, Mosby.

심방의 기계적 긴장, 심장약물들에 의해 영향을 받는다. QRS 복합파(QRS complex 또는 QRS 간극)는 심실근육의 탈분극상태와 수축에 해당하고 J점(J point)은 ST 분절의 시작점이며, 심실 재분극의 시작에 해당한다. 또한 T파(T wave)는 심실근육의 재분극의 완성에 해당한다. 탈분극은 심근의 수축인 반면, 재분극은 다음 수축(심박동)을 준비하기 위해 지금 막 수축한 심근의 이완이라고 볼 수 있다. 심방근육의 재분극은 심전도상에서 QRS 복합파에 의해 가려져서 모호하게 나타나며, 이에 상응하는 활동전위 모양이 없다. U파는 항상 나타나는 것이 아니며 생리학적 이론이 확실하지 않다. U파는 심장전도근육섬유의 재분극과 같은 전기생리학적 현상에 해당한다. 이것은 자동능에 의한 심장박동장애의 원인이 되기도 한다. 동성서맥(sinus bradycardia), 저칼륨혈증, quinidine과 class Ia 심장박동장애치료제, 갑상선기능항진증 및 승모판탈출증(mitral valve prolapse) 등이 있는 경우 U파가 뚜렷하게 나타난다. 비정상적인 U파(반전된 모양)는 심근경색증, 급성협심증, 관상동맥연축(coronary artery spasm), 허혈심장병(ischemic heart disease)과 같이 심각한 경우에 나타난다. PR, QT 간격 및 ST 분절은 심전도의 일부분으로 질병이나 이 장의 후반부에서 기술되어 있는 것처럼 약물의 유해효과 또는 약물상호작용에 의해 변할 수 있다.

흔한 심장박동장애 Common Dysrhythmias

심장박동장애의 유형에는 여러 가지가 있다. 이는 약물요법 또는 박동조율기(pacemaker) 삽입, 카테터 절제법(catheter ablation), 심장율동전환(cardioversion), 심장제세동기(cardioversion–defibrillator) 등의 심혈관 중재시술로 치료한다. 심장박동장애는 박동장애의 원인이 되는 해부학적 위치에 따라 크게 몇 가지로 분류한다. 심실위부정맥(supraventricular dysrhythmia)은 심실의 상부, 즉 동방결절이나 방실결절 또는 심방에서 발생하는 것이다. 심실부정맥(ventricular dysrhythmia)은 His–Purkinje계에 있는 방실결절 아래 또는 심실에서 생겨난 것이다. 전도계(예: 심방 또는 심실세포) 외에서 발생한 것을 이소성(ectopic)이라고 하며, 그 출발지점을 이소성 병소(ectopic foci, foci는 focus의 복수)라고 한다. 방실결절을 통한 심방과 심실의 전기충동 전도가 차단되어 나타나는 심장박동장애를 전도차단(conduction block)이라 한다. 이는 His–Purkinje계에서 발생할 수도 있으며, 심실기능에 직접적인 영향을 미칠 수도 있다. 흔하지는 않지만 동방결절과 방실결절 사이의 충동전달에 이상이 생길 수도 있다. 표 10.2에 가장 흔한 심장박동장애 몇 가지를 소개하고 이에 해당하는 심전도를 제시하였다.

심방세동(atrial fibrillation, AF)은 흔한 심실위부정맥이다. 심실 안으로 혈액을 불완전하게 펌프질하는 빠른 심방 수축이 특징이다. 심방세동은 환자가 뇌졸중에 걸리기 쉽다는 점에 주목해야 한다. 완전히 비워지지 않은 심방에 혈액이 고여 있다가 엉기기 쉽기 때문이다. 만약 이러한 응고된 혈액이 좌심실로 가게 되면 뇌혈관에 색전을 일으켜 뇌졸중을 일으킨다. 진행 중인 심방세동 환자는 종종 뇌졸중의 가능성을 줄이기 위해 아스피린 또는 항응고제치료를 받는다. 2014년 미국심장학대학/미국심장학회 지침은 아스피린 사용을 중시하지 않고 구강 항응고제 사용을 지지한다.

방실결절회귀빈맥(AV nodal reentrant tachycardia, AVNRT)은 발작성심실위빈맥(paroxysmal supraventricular tachycardia, PSVT, paroxysmal은 '갑자기'라는 뜻임)이라고 하는 심장박동장애를 일으킬 수 있다. AVNRT는 방실결절에서 심실의 His–Purkinje계로 가는 전기충동전달이 차단되었을 때 발생한다. 결과적으로, 일부 전기충동은 되돌아가고(역방향 충동, retrograde impulse) 심방으로 들어가 빈맥을 발생시킨다. 월프–파킨슨–화이트(Wolff–Parkinson–White) 증후군은 방실결절 근처에서 생긴 이소성 충동이 방실결절을 지나 정상적인 방실결절의 충동이 오기 전에 His–Purkinje계에 도달한 것이다. 이 경우 출발은 심실위부정맥이지만 심실빈맥(ventricular tachycardia, VT)의 원인이 된다. 방실결절과 His–Purkinje계에서 심실로 충동이 전해질 때 다양한 수

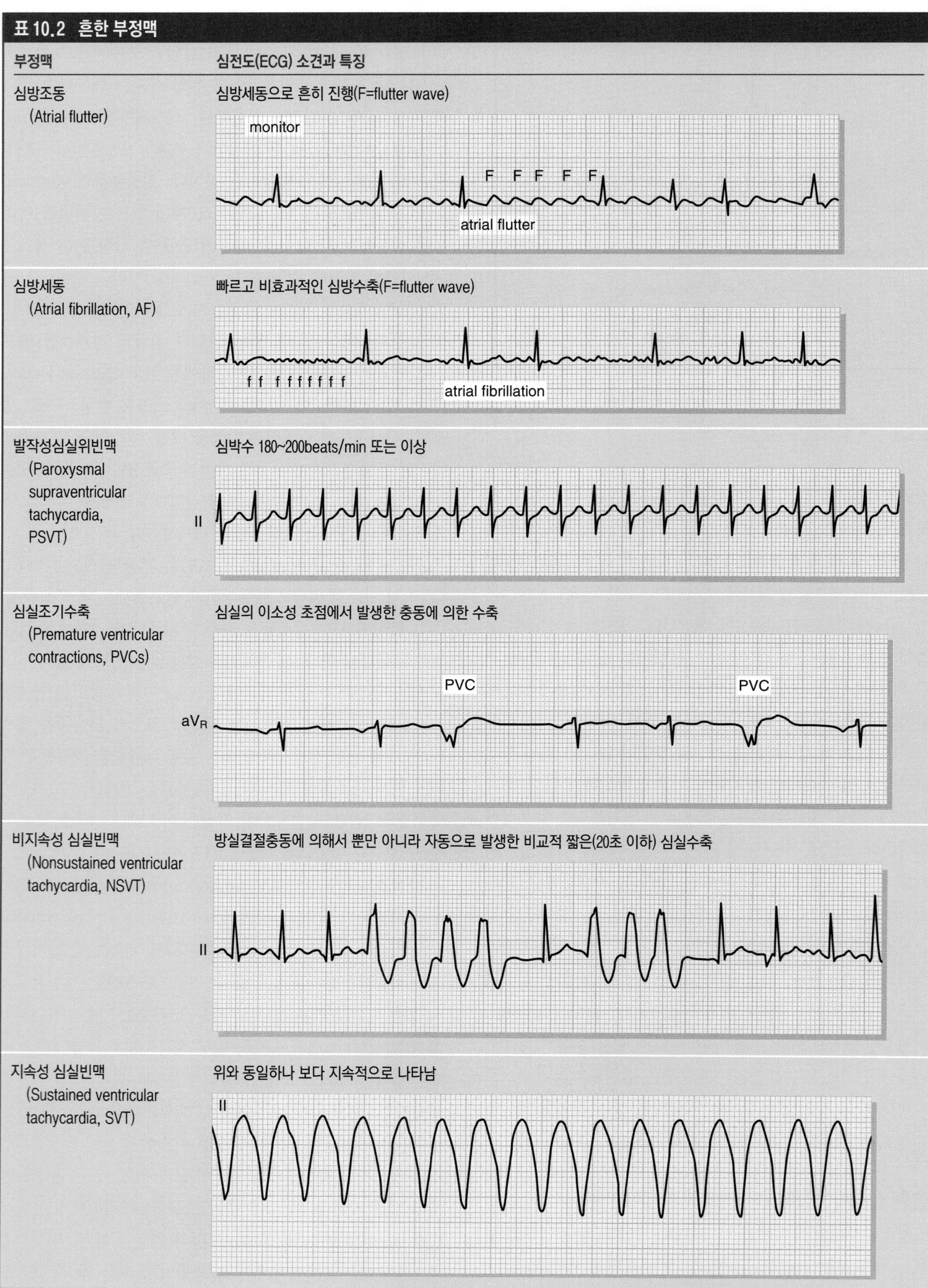

표 10.2 흔한 부정맥

부정맥	심전도(ECG) 소견과 특징
심방조동 (Atrial flutter)	심방세동으로 흔히 진행(F=flutter wave)
심방세동 (Atrial fibrillation, AF)	빠르고 비효과적인 심방수축(F=flutter wave)
발작성심실위빈맥 (Paroxysmal supraventricular tachycardia, PSVT)	심박수 180~200beats/min 또는 이상
심실조기수축 (Premature ventricular contractions, PVCs)	심실의 이소성 초점에서 발생한 충동에 의한 수축
비지속성 심실빈맥 (Nonsustained ventricular tachycardia, NSVT)	방실결절충동에 의해서 뿐만 아니라 자동으로 발생한 비교적 짧은(20초 이하) 심실수축
지속성 심실빈맥 (Sustained ventricular tachycardia, SVT)	위와 동일하나 보다 지속적으로 나타남

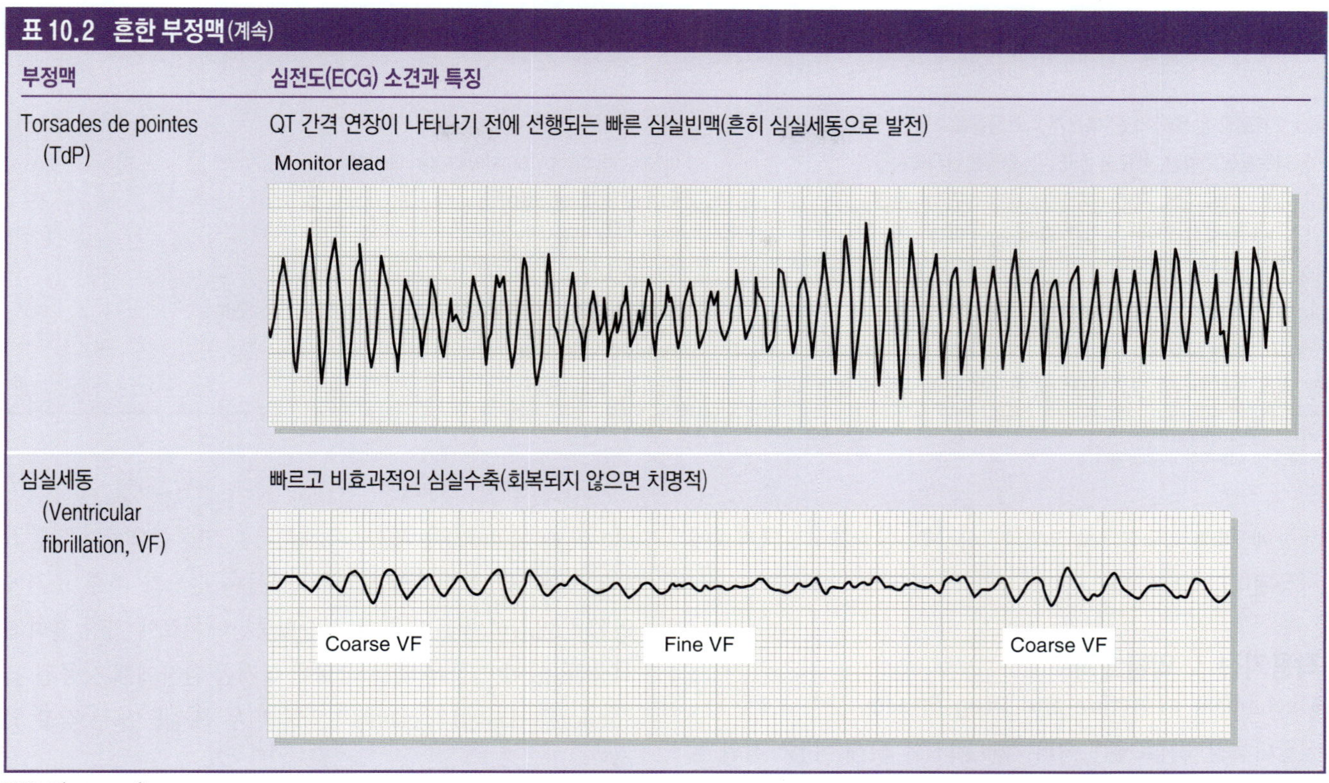

표 10.2 흔한 부정맥(계속)

부정맥	심전도(ECG) 소견과 특징
Torsades de pointes (TdP)	QT 간격 연장이 나타나기 전에 선행되는 빠른 심실빈맥(흔히 심실세동으로 발전) Monitor lead
심실세동 (Ventricular fibrillation, VF)	빠르고 비효과적인 심실수축(회복되지 않으면 치명적) Coarse VF / Fine VF / Coarse VF

ECG, Electrocardiogram.

준에서 방해가 일어나므로 여러 단계의 방실차단[AV block, 심장차단(heart block)이라고도 함]이 있다.

제1도 방실차단(first degree AV block)은 무증상이지만 제3도 차단 또는 완전심장차단(complete heart block)은 심실기능을 회복하기 위해 심장박동조율기(cardiac pacemaker)를 흔히 사용한다. 심실 내 His-Purkinje계가 차단되는 경우를 다발갈래차단(bundle branch block)이라고 한다.

심실 내(His-Purkinje계) 이소성 병소에서 충동이 발생한 것을 조기심실수축(premature ventricular contraction, PVC)이라고 한다. 조기심실수축은 대부분의 환자에서 주기적으로 발생할 수 있다. 하지만 발생빈도가 잦아져 수축기 혈액량이 충분하지 않은 경우에는 문제가 생길 수 있다. 심실빈맥은 심실에서 발생한 빠른 심박수를 말하는 것으로, 일시적일 수도 있으나 지속적으로 발생하여 반드시 치료해야 하는 경우도 있다. 심실빈맥이 악화되면 심실세동(ventricular fibrillation, VF)으로 악화될 수 있는 중간단계의 심장박동장애인 torsades de pointes로 발전될 수 있다. 심실세동은 치명적인 증상이며 대개 전기제세동(electrical defibrillation)이 필요하다. 흥미롭게도 torsades de pointes에 magnesium sulfate를 정맥주사하면 증상이 호전된다.

심장박동장애치료제

ANTIDYSRHYTHMIC DRUGS

심장박동장애치료제는 여러 가지가 있다. 이들 약물은 심장세포의 어느 부위에 어떻게 작용하는가에 따라 분류한다. 문헌에 따라 다른 분류도 있지만 Vaughan Williams 분류를 가장 흔히 따른다. 활동전위에 작용하는 전기생리학적 영향을 기준으로 I(Ia, Ib 및 Ic), II, III, IV 등의 4종류로 분류한다. 표 10.3에 4가지 분류에 속하는 약물을 열거하였다. 최근 class Ia 약물은 점점 사용하지 않는 경향이 있다. Ic 약물인 encainide도 심장박동장애를 억제하는 작용에 반하는 치명적인 심장박동장애를 일으킬 위험이 있다는 연구가 이루어진 이후 시장에서 퇴출되었다. 이와 유사한 이유로 인해 class Ic에 속하는 다른 2가지 약물인 flecainide와 propafenone은 다른 약물에 안 듣는 경우에 사용한다. 그럼에도 불구하고 일부 class I 약물은 아직까지 사용되고 있다. Class IV(칼슘통로차단제)는 다른 class의 약물과 달리 부정빈맥(tachydysrhythmia, 빈맥과 심장박동장애가 함께 있음)치료에 한정적으로 사용한다. Class II 약물(β-차단제)은 심장박동장애를 포함하여 심장질환에서 사용된다. 9장에서 설명한 강심배당체, digoxin은 아직도 심장박동장애에 사용되며, 특히 심방

표 10.3 항부정맥제의 Vaughan Williams 분류

기능적 분류	약물
Class I: 세포막 안정화 약물; 빠르게 나트륨통로차단	
Ia: ↑ 나트륨통로차단, 재분극 지연, ↑ 활동전위지속시간	quinidine, disopyramide, procainamide
Ib: ↑ 나트륨통로차단, 재분극 촉진, ± 활동전위지속시간	lidocaine, phenytoin
Ic: ↑↑↑ 나트륨통로차단, ± 재분극: 재진입 억제	flecainide, propafenone
Class II: β-차단제	모든 β-차단제
Class III: ↑주 작용은 심장의 활동전위지속시간	amiodarone, dronedarone, sotalol,[a] ibutilide, dofetilide
Class IV: 칼슘통로차단제	verapamil, diltiazem
기타: 여러 가지 속성을 갖고 있으므로 어느 한 군에 속할 수 없는 약물	digoxin, adenosine

↑, 증가; ±, 증가 또는 감소.
[a]Sotalol은 class II 속성도 갖고 있음

세동에 의해 2차적으로 발생한 심각한 심실부정빈맥치료에 사용된다.

작용기전 및 약물효과

Mechanism of Action and Drug Effects

심장박동장애치료제는 여러 가지 기전에 의해 비정상적인 심장의 전기생리학적 기능을 다양하게 교정하는 작용이 있다. 세포막안정(membrane-stabilizing) 약물인 class I 약물은 나트륨(빠른)통로에 작용한다. 그러나 이 class에 속하는 약물의 작용에는 다소 차이가 있어서 다시 세 가지로 세분한다. 제0기에 대한 작용의 강도, 활동전위지속시간 및 효과불응기에 대한 영향을 기준으로 class Ia, class Ib, class Ic로 세분한다. Class Ia 약물(quinidine, procainamide 및 disopyramide)은 나트륨통로를 차단하는데, 더 자세히 말하면 이 약물은 재분극을 지연시키고 활동전위지속시간을 연장시킨다. Class Ib 약물(phenytoin과 lidocaine)도 나트륨통로를 차단하지만 class Ia 약물과 달리 이들 약물은 재분극을 빨리 일어나게 하고 활동전위지속시간을 감소시킨다. Phenytoin은 심장박동장애치료제보다 항경련제로 더 흔히 사용한다. Class Ic 약물(flecainide, propafenone)은 나트륨통로를 강하게 차단하지만 재분극이나 활동전위지속시간에 대한 작용은 미약하다.

Class II 약물은 β-아드레날린차단제(β-차단제)이며, 이들 약물은 협심증치료(11장 참조)와 고혈압치료(12장 참조)에도 사용된다. 심장으로 가는 교감신경계를 차단하거나 억제함으로써 심장전도계의 충동전달을 억제한다. 그 결과, 제4기의 탈분극이 억제된다. 이 약물들은 전도가 느린 심장조직에 작용한다.

Class III 약물(amiodarone, dronedarone, sotalol, ibutilide 및 dofetilide)은 제3기의 재분극을 연장함으로써 활동전위지속시간을 증가시킨다. 이 약물들은 전도가 빠른 조직에 영향을 미치며 치료가 힘든 심장박동장애치료에 가장 흔하게 사용한다. 이 약물은 다른 치료에 실패한 환자에게 사용된다. Sotalol은 class II와 class III 약물의 두 특성을 모두 갖고 있다.

Class IV 약물은 칼슘통로차단제이며, β-차단제처럼 협심증치료(11장 참조)와 고혈압치료(12장 참조)에 사용할 수 있다. 이름에서 알 수 있듯이 칼슘통로를 억제하여 활동전위 동안에 칼슘이온의 유입을 억제하여 제4기 탈분극이 억제된다. Diltiazem과 verapamil은 심장박동장애치료에 가장 널리 사용되는 약물이다.

심장박동장애치료제의 class에 따른 작용기전과 각 class의 약물효과는 각각 표 10.4와 Box 10.1을 참고한다.

적응증 Indications

심장박동장애치료제와 적응증은 표 10.5를 참고한다.

금기증 Contraindications

모든 약물처럼 심장박동장애치료제는 특정 약물에 대하여 약물알레르기가 있는 경우에는 금기이다. 그 밖에 제2도 또는 제3도 방실차단, 다발갈래차단, 심장성 쇼크(cardiogenic shock), 동기능부전증후군(sick sinus syndrome) 및 그 밖의 심장박동장애치료제와의 상호작용이나 심장전문의의 임상적 판단에 의한 심전도 소견에 의해 금할 수 있다. 그 이유는 심장박동장애치료제가 기존의 심장박동장애를 더 악화(부정맥유발물질, dysrhythmogenic이라고 함)시킬 수 있기 때문이다. 구조적으로 심장손상(예: 심근경색증 후)이 있는 환자에서는 더 위험하다. 특히 방실차단과 다발갈래차단의 경

표 10.4 항부정맥제: 작용기전

	VAUGHAN WILLIAMS 약물군			
	I	II	III	IV
작용	나트륨통로차단, 제 0기에 작용	자발탈분극 감소, 제 4기에 작용	활동전위지속시간 연장	느린 칼슘통로차단
조직	빠름	느림	빠름	느림
활동전위에 대한 효과				

BOX 10.1 항부정맥제의 효과

Class Ia (disopyramide, procainamide, quinidine)
- 심장 흥분성 감소
- 유효불응기 연장
- 이소성 초점 자극을 감소 또는 제거
- 수축촉진효과 감소
- 항콜린(vagolytic) 작용

Class Ib (lidocaine, phenytoin)
- 심실의 심장흥분 감소
- 심실의 이소성 자극 감소 또는 제거
- 동방결절(SA node)과 자동능에 미약한 효과
- 방실결절(AV node)과 전도성에 미약한 효과
- 미약한 항콜린(vagolytic) 작용

Class Ic (flecainide, propafenone)
- 심장전도, 특히 His-Purkinje계를 용량의존적으로 억제
- 심방전도에 미약한 작용
- 심실의 이소성 초점 자극 감소 또는 제거
- 미약한 항콜린(vagolytic) 효과
- Flecainide는 가장 심각한 부정맥에 사용

Class II [β-차단제(예: atenolol, esmolol, metoprolol)]
- β-아드레날린성 심장흥분 차단
- 동방결절 작용 억제
- 심방의 이소성 초점 자극 감소 또는 제거
- 심실수축속도 감소
- 심박출량과 혈압 감소

Class III (amiodarone, dronedarone, sotalol,[a] ibutilide, dofetilide)
- 유효불응기 연장
- 심장활동전위 연장
- α- 및 β-아드레날린 심장흥분 차단

Class IV (diltiazem, verapamil)
- 방실결절 유효불응기 연장
- 방실결절 전도 감소
- 심방조동에 의한 빠른 심실전도 감소

AV, Atrioventricular; SA, sinoatrial.
[a] Sotalol은 class II 속성도 갖고 있음

우, 투여한 약물이 기존의 방실전도지연(AV conduction delays)을 악화시킬 경우 약물에 의한 심부전의 위험이 있다.

유해효과 Adverse Effects

대부분 심장박동장애치료제의 대표적인 유해효과는 과민반응, 오심, 구토 및 설사이다. 그 밖에 어지럼, 두통 및 시야흐림도 흔히 나타난다. 이미 언급했듯이 대개의 심장박동장애치료제 자체가 심장박동장애를 새롭게 일으킬 수 있다(prodysrhythmic effect). 다수의 심장박동장애치료제에 의해 유해효과로 QT 간격이 연장된다. QT 간격이 연장되면 torsades de pointes가 될 가능성이 크다. 어느 class의 약물이든지 예견할 수 없는 체내약물농도와 무관한 약물특이반응(idiosyncratic reaction, 2장 참조)이 있다. 결국 이러한 효과는 유전적 변이로 설명된다. 표 10.6에 가장 흔한 유해효과에 대해 요약하였다.

독성 및 과량투여의 관리 Toxicity and Management of Overdose

심장박동장애치료제의 주요 독작용은 심장, 순환계 및 중추신경계에 나타난다. 특별한 해독제는 없으며, 과량투여 시 치료방법은 순환 · 호흡유지 및 증상치료 등이다.

상호작용 Interactions

심장박동장애치료제는 여러 가지 다른 종류의 약물과 상호작용을 나타낸다. 가장 심각한 약물상호작용은 심장박동장애, 저혈압 또는 고혈압, 호흡곤란, 과도한 치료효과 또는 독작용이다. 많은 심장박동장애치료제는 공통적으로 warfarin (Coumadin)의 항응고작용을 증강시키는 약물상호작용을 나타낸다(15장 참조). 왜냐하면 심장박동장애치료를 받는 환자들은 대개 warfarin을 사용하므로 적정 warfarin 용량을 정하기 위해 prothrombin 시간과 international normalized

표 10.5 항부정맥제: 적응증

약물군	적응증
Class Ia	
disopyramide procainamide quinidine	심방세동, 조기심방수축, 조기심실수축, 심실성빈맥, 월프-파킨슨-화이트증후군
Class Ib	
lidocaine phenytoin	심실율동장애에만(조기심실수축, 심실성빈맥, 심실세동) Digitalis 독성에 의한 심방과 심실의 부정빈맥; long QT syndrome
Class Ic	
flecainide propafenone	중증의 심실성빈맥과 심실위빈맥율동장애, 심방세동과 심방조동, 월프-파킨슨-화이트증후군
Class II	
Beta-Blockers atenolol esmolol metoprolol	심실위율동장애 및 심실성율동장애(일반적인 심근억제제로 작용)
Class III	
amiodarone dronedarone dofetilide ibutilide sotalol[a]	생명이 위험한 심실성빈맥 또는 심실세동 다른 약물치료에 반응하지 않는 심방세동 또는 심방조동
Class IV	
Calcium channel blockers diltiazem verapamil	발작성심실위빈맥; 심방세동과 심방조동의 속도 조절

[a] Sotalol은 class II 속성도 갖고 있음

ratio (INR)를 모니터링해야 한다. 특히 amiodarone을 투여하는 경우, warfarin과 병합투여한 환자는 거의 100%에서 INR이 50% 증가한다. 자몽주스는 amiodarone, disopyramide 및 quinidine 등의 심장박동장애치료제의 대사를 억제한다. 그 밖에 흔한 약물상호작용을 표 10.7에 요약하였다. 각 약물의 상호작용을 이 교재 내에서 모두 다룰 수는 없다.

용량 Dosages

심장박동장애치료제의 권장량은 용량표를 참조한다.

❖ 간호과정 NURSING PROCESS

◆ 사정 Assessment

심장박동장애치료제(antidysrhythmic)는 투여하기 전에 머리부터 발끝까지의 신체검사, 의료기록 및 투약기록 등에 대해 철저히 사정해야 한다. 그리고 금기증, 주의사항 및 약물상호작용을 사정해야 한다. 심전도 기초치와 심음, 심박수, 리듬 및 심장의 기능, 환자의 활력징후와 혈압을 사정한다. 또한 약물투여 전과 투여하는 동안 체위변동에 따른 혈압을 측정하여야 한다.

심장기능저하와 관련이 있는 증상과 징후는 심첨요골맥박장애(apical radial pulse), 목정맥확장, 부종, 모세혈관재충전 지연현상(capillary refill, 5초 이상), 소변량 감소, 활동의 지속성 장애(activity intolerance), 흉통 또는 압박감, 호흡곤란 및 피로 등이다. 각성도의 변화, 불안수준, 실신, 현기증의 증가를 알아보고 기록한다. 일반적으로 신장 및 간기능검사를 시행하는데, 이는 이들 기능에 이상이 있는 경우에 독작용을 막기 위해서 약물의 용량을 줄여야 하기 때문이다. 자몽주스와 약물 간의 상호작용에서 중요한 점은 cytochrome P-450 3A4 간효소에 의한 대사억제이다(2장 참조). Amiodarone, disopyramide 및 quinidine은 자몽주스와의 상호작용으로 독성과 키니네중독(cinchonism)이 일어날 위험이 있다(표 10.7).

Lidocaine을 사용할 때는 중추신경계와 심혈관계, 즉 심박

표 10.6 항부정맥제: 흔한 유해효과

약물군	약물	유해효과
Ia	procainamide	저혈압, 발진, 설사, 오심, 무과립구증, SLE-양 증후군
	quinidine	저혈압, 실신, QT 연장, 어찔어찔함, 설사, 쓴 입맛, 식욕부진, 협심증, 흐린시력, 이명
Ib	lidocaine	서맥, 부정맥, 저혈압, 불안, 금속성 입맛
	phenytoin	저혈압, 서맥, 혈전정맥염, 다모증, 잇몸증식증
Ic	flecainide	어지럼, 시야장애, 호흡곤란, 심계항진, 오심, 구토, 설사, 쇠약감
	propafenone	부정맥유발효과, 협심증, 빈맥, 실신, AV 차단, 어지럼, 피로, 호흡곤란
II	beta-blockers	서맥, 저혈압, 어지럼, 피로, AV 차단, 쌕쌕거림, 입마름, 발기부전, 혈당변화
III	amiodarone	폐독성, 갑상샘질환, 서맥, 저혈압, SA 기능장애, AV 차단, 실조, QT 연장, torsades de pointes, 어지럼, 기억력 장애, 오심, 구토, 변비, 광감수성, 비정상 간기능, 황달, 시야장애, 고혈당 또는 저혈당, 발기부전, 발진, 독성표피괴사용해(toxic epidermal necrolysis), 혈관염, 검푸르게 피부색 변화(얼굴, 팔, 목)
	dofetilide	두통, 불면증, 심실빈맥, 흉통, torsades de pointes, 발진, 요통, 오심, 설사, 복통
	ibutilide	비지속성 심실빈맥, 심실기외수축(ventricular extrasystoles), 빈맥, 저혈압, AV 차단, 두통, 오심
	sotalol[a]	서맥, 흉통, 심계항진, 피로, 어지럼, 어찔어찔함, 쇠약감, 호흡곤란
	calcium channel blockers	변비, 서맥, 심장차단, 저혈압, 어지럼, 호흡곤란

AV, Atrioventricular; SA, sinoatrial; SLE, systemic lupus erythematosus.
[a] Sotalol은 class II 속성도 갖고 있음

표 10.7 항부정맥제: 흔한 약물상호작용

약물(약물군)	상호작용 약물	효과[a]
quinidine (Ia)	amiodarone, dronedarone, amitriptyline, erythromycin, haloperidol, sotalol, moxifloxacin	부가적 QT 연장
	digoxin	digoxin 혈중농도 50% 상승
	HMG-CoA reductase inhibitors (statins)	Statin 농도 증가 및 독작용
lidocaine (Ib)	amiodarone, azole antifungals, beta-blockers, erythromycin, verapamil, cimetidine, tolvaptan	lidocaine 혈청농도 상승
propafenone (Ic)	cimetidine, quinidine, conivaptan, pimozide	propafenone 수치 상승, 사용 금기
	digoxin, warfarin, beta-blockers	약물상호작용의 수치 상승
	Class Ia and III antidysrhythmics, erythromycin	QT 간격 연장
amiodarone (III)	azole antifungals, clarithromycin, erythromycin, haloperidol, moxifloxacin, quinidine, procainamide	QT 간격 연장
	digoxin, diltiazem, verapamil, beta-blockers	AV 차단
	warfarin, digoxin	거의 환자의 100%에서 INR이 50% 증가, digoxin 수치 50% 상승
	cyclosporine	cyclosporine 농도와 독성 증가
	HMG-CoA reductase inhibitors (statins)	statin 농도 증가 및 독작용
dofetilide (III)	cimetidine, verapamil, hydrochlorothiazide (HCTZ), ketoconazole, trimethoprim	dofetilide 농도 증가-사용 금기
	bepridil, clarithromycin, erythromycin, tricyclic antidepressants, phenothiazines, moxifloxacin	QT 간격 연장
sotalol (III)[b]	Calcium channel blockers	AV 전도에 대한 부가효과, 서맥
	Class I antidysrhythmics, erythromycin, bepridil, moxifloxacin, amiodarone	QT 간격 연장, 서맥
verapamil, diltiazem (IV)	amiodarone, beta-blockers, flecainide, digoxin	서맥, 심박출량 감소, 저혈압
	Azole antifungals, clarithromycin, erythromycin, isoniazid, HIV drugs	verapamil 효과 증가
	HMG-CoA reductase inhibitors (statins)	statin 농도 증가 및 독작용

AV, Atrioventricular; HMG-CoA, hydroxymethylglutaryl-coenzyme A; INR, international normalized ratio.
[a] 항부정맥제의 상승작용은 치명적인 심장부정맥을 포함한 약물독성을 일으킴
[b] Sotalol은 class II 속성도 갖고 있음

용량표

항부정맥약물

약물명(임신범주)	약리학적 분류	상용량
Class I		
quinidine (Quinidex [sulfate], Quinaglute, Dura-Tab [gluconate]) (C)	Class Ia antidysrhythmic	Gluconate: PO : 8~12시간마다 324~648mg Sulfate: PO: ER: 8~12시간마다 300~600mg
lidocaine (Xylocaine) (B)	Class Ib antidysrhythmic	IV: bolus dose 1~1.5mg/kg; 3~5분마다: 효과 있을 때까지 반복할 수 있다; 1시간에 300mg을 초과하지 말것;
propafenone (Rythmol) (C)	Class Ic antidysrhythmic	PO: ER: 12시간마다 225~425mg
Class II		
esmolol (Brevibloc) (D)	Beta$_1$ blocker (class II antidysrhythmic)	IV: 500mcg/kg을 1분에 걸쳐; 1분에 50mcg/kg
Class III		
amiodarone (Cordarone) (D)	Class III antidysrhythmic	IV: 10분 동안 150mg, 6시간 동안 360mg, 540mg 18시간 이상, 0.5mg/min으로 감량 PO: 통상 유지량 200~600mg/day
dofetilide (Tikosyn) (C)	Class III antidysrhythmic	PO: 125~500mg 1일 2회(용량개별화)
ibutilide (Corvert) (C)	Class III antidysrhythmic	IV: 10분에 걸쳐 1mg 주입(60kg 이하라면 0.1mg/kg)
sotalol [a] (Betapace) (B)	Class III antidysrhythmic	PO: 80~160mg 2회 분복
Class IV		
diltiazem (Cardizem)	Calcium channel blocker (class IV antidysrhythmic)	IV: 2분에 걸쳐 0.25mg/kg 투여, 두 번째 필요하다면 15분 후 2분에 걸쳐 0.35mg/kg 투여, 최대 24시간 동안 5~15mg/hr 주입 구강 : 120~480mg/day, 사용되는 형태에 따름
verapamil (Calan, Isoptin, Verelan) (C)	Calcium channel blocker (class IV antidysrhythmic)	PO: 1일 용량 240~480mg을 나누어 IV: 2분에 걸쳐 2.5~10mg; 5~10mg의 반복투여
Unclassified		
adenosine (Adenocard) (C)	Unclassified antidysrhythmic	IV: 1~2초에 걸쳐 6mg bolus; 두 번째 필요하다면 12mg을, 두 번째는 필요에 따라 반복될 수 있음

[a] Sotalol은 class II 속성도 갖고 있음

수와 혈압 등에 대한 면밀한 사정이 필요하다. Amiodarone을 사용할 때는 호흡기, 갑상샘, 간, 피부과 및/또는 약으로 인한 고혈압에 대한 사정이 더 필요하다.

금기사항 및 주의사항뿐만 아니라 약물상호작용을 평가한다(표 10.7).

◆ 환자상태 Human Need Statements

1. 심장박동장애의 병리와 관련된 산소의 변화, 심박출량의 감소
2. 심장박동장애의 병리와 관련된 산소의 변화, 비효율적 말초 조직 관류
3. 약물치료에 대한 지식/경험 부족과 관련하여 자기결정성 변화, 감소

◆ 계획: 결과판정 Planning: Outcome Identification

1. 심장박동장애 조절로 심박출량이 증가한다.
2. 환자의 맥박은 일정하게 강하며 양쪽이 다 따뜻하고 붉은색을 띤다.
3. 환자가 처방약의 치료효과와 유해효과의 이론적 근거를 말한다.

◆ 수행 Implementation

심장박동장애치료제를 투여할 때에는 맥박(기타 활력징후)을 지속적으로 모니터해야 한다. 만약 맥박이 분당 60회 이하라면 주치의에게 알린다. QT 간격이 50% 이상 지연될 가능성이 있기 때문에 심전도와 활력징후를 처음에 면밀하게 모니터해야 한다. 또한 다양한 전도장애가 발생할 수 있기 때문에 치료초기에 매우 주의 깊은 모니터링이 필요하다. 경구투여

시 위장관장애를 최소화하기 위해 음식물과 음료가 함께 처방되어야 한다. Quinidine은 여러 가지 염의 형태로 생산되나 이들 간에 상호교환하여 사용할 수 없다. Quinidine(또는 기타 심장박동장애치료제)으로 치료하는 동안 흉통, 저혈압, 심한 위장관장애, 어지럼증, 실신, 흐린시력, 호흡상태 변화 또는 부종(24시간 내 약 0.9kg 또는 1주일 내에 약 2.26kg의 체중증가) 등이 나타나면 즉시 주치의에게 보고해야 한다. 이들 약물에 대한 과민반응은 3~20일까지 나타나지 않을 수 있으며 흔히 열이 동반된다. 어느 class의 심장박동장애약물이든지 정맥주사는 적당한 용액으로 희석하여 주입펌프를 사용한다.

Lidocaine은 투명한 용액의 바이알이며, 심장용인지 아닌지가 표시되어 있다. 잘못 투여하지 않도록 바이알의 표지를 읽도록 명심하는 것이 중요하다. Lidocaine 용액은 매우 주의해서 사용해야 하며, 여러 가지 심장상태를 치료하기 위해 사용하는 것을 기억해야 한다. 이러한 비경구투여 용액은 24시간 동안만 안정하다. Lidocaine은 마취제이기도 하므로 약물의 농도에 대해 이중으로 확인하고, 가능하다면 삼중 확인해야 한다. 또한 lidocaine은 강력한 혈관수축제인 epinephrine 용액과 섞어서 시판된다. 이 혼합용액은 외과의사나 내과의사가 상처를 봉합하거나 치료할 때 처방된다. Lidocaine은 국소마취제로 epinephrine(국소혈관수축)과 함께 치과영역이나 구강질환의 출혈 조절에 사용된다. Epinephrine과 섞인 용액은 정맥주사하지 말고 오직 국소마취제로만 사용해야 한다. Lidocaine 치료를 시작하기 전에 심전도를 면밀히 모니터해야 한다. 종종 환자들은 이 약물을 투여받고 면밀한 모니터링 받을 때 심장수술전후 환자병동, 원격지원센터 또는 중환자실에 있다.

Amiodarone은 위장관장애를 일으키므로 음식물이나 간식과 함께 투여하면 이를 감소시키거나 예방할 수 있다. 이 약물의 또 다른 주의사항은 광과민성(일광화상과 기타 햇빛에 의한 과도한 피부반응)이다. 광과민성의 위험이 있기 때문에 옷이나 모자, 선크림을 사용해야 한다. 또한 눈을 보호하기 위해 선글라스와 연한 색깔의 콘택트렌즈를 착용하도록 한다. 섬유소가 많은 음식과 수분을 충분히 섭취함으로써 심장박동장애치료제의 흔한 유해효과인 변비를 최소화한다. 심장박동장애치료제로 β-차단제를 사용할 때, 숨참, 체중증가 또는 발진이 있으면 즉시 주치의에게 보고해야 한다. β-차단제, diltiazem 및 verapamil은 비정상적인리듬에 사용하며 맥박수와 혈압을 확인한 후에 투여해야 한다. 맥박수가 분당 60회 미만 또는 100회 이상, 수축기혈압이 90mmHg 이하라면, 의료기관의 방침과 주치의의 판단에 따라 투약을 계속하거나 중단한다.

Dofetilide는 새로운 심장박동장애치료제로 심전도의 변화를, 특히 치료를 시작한 처음 3일 이상 계속해서 모니터해야 한다. 두통, 흉통, 빈맥 등을 즉시 주치의에게 보고하도록 환자에게 설명한다.

◆ 평가 Evaluation

어떠한 심장박동장애치료제를 투여받고 있는 환자에서는 유해효과와 독작용뿐만 아니라 치료효과를 모니터링하는 것이 중요하다. Class I에서 class IV 약물의 치료효과, 유해효과 및 독작용은 많은 부분에서 공통적이다. 치료효과는 심장박출량 증가, 흉통감소, 피로감소, 활력징후(피부색, 소변량 개선), 불규칙한 리듬의 정상화 등으로 나타난다. 다른 치료효과로는 가슴 불편감 감소와 피로감 감소가 있다. 부작용과 독성은 특정약물과 그에 상응하는 약리작용 및 특성에 따라 다르다. 부작용은 표 10.6을 참고한다. Class I 심장박동장애치료제에 대한 더 흔한 부작용으로는 저혈압, 발진, 설사가 있다. Class II β-차단제는 서맥, AV block, 심장기능상실, 혈당변화를 일으킨다. Class III 약물 amiodarone은 폐독성, 갑상선 장애, 혈압과 맥박 감소로 이어질 수 있다. 칼슘통로차단제 또는 Class IV 약물은 심장차단, 저혈압, 변비와 관련이 있다.

환자중심간호: 환자교육

- 서방형 제제의 경구투여약물은 부수거나 씹지 말아야 한다. 즉, 약의 원래 형태를 변형시키지 말아야 한다.
- 서방형 제제나 캡슐형태는 왁스성분이 들어 있어서 환자의 대변에서 이 성분을 볼 수 있다. 서방형 제제는 약물이 서서히 방출되며 왁스 성분이 대변으로 빠져 나간다. 대변에서 이 성분이 보이는 것은 약물이 흡수된 후의 일이므로 이 성분이 보이더라도 걱정할 것은 없다.
- 경구투여로 인해 지속적으로 중등도 또는 심한 위장관장애가 있다면 환자가 음식물과 함께 약을 복용하도록 하고, 만일 오심과 구토가 더욱 악화된다면 주치의에게 알리도록 한다.
- 만일 제산제가 필요하다면 약물의 흡수를 방해하지 않도록 투약 전 2시간 또는 투약 후 2시간에 복용하도록 한다.
- 과도한 알칼리식품(예: 감귤류, 채소, 우유)을 피한 균형된 식단을 권장한다. 수분은 금기증이 아닌 한 하루에 3L 이상 섭취해야 한다.
- 카페인 섭취를 제한하거나 피한다. 카페인이 들어 있는 음식과 음료에는 커피(디카페인은 약 226g 당 2~4mg 카페인이 들어 있고 카페인 음료에는 약 226g 당 200mg이 들어 있다), 차, 음료수 종류, 초콜릿, 헬스보충음료 등이 있다.
- 약물을 두 배로 먹거나 빠뜨리지 말아야 하며, 처방대로 정확하게 복용해야 한다. 만약 환자가 약 먹는 것을 잊어 버렸거나 고통이 심하거나 약을 먹을 수 없는 경우라면 주치의에게 알린다.
- 환자가 맥박과 혈압을 측정하는 방법을 시연하고 매일 기록한다. 필요하다면 지역소방서나 구조대가 혈압을 측정해 준다.
- 환자가 느끼는 기분상태를 날마다 기록하는 것이 중요하다. 일지에는 증상의 호전 또는 악화, 유해효과, 체중, 활동력, 혈압 및 맥박 등을 기록한다.
- 환자의 체중은 날마다 동일한 시간, 동일한 양의 옷을 입은 상태에서 측정한다.
- 만일 24시간 내에 약 0.9kg 또는 1주일 내에 약 2.26kg로 체중이 증가하면 즉시 주치의에게 알려야 한다.
- 흔한 유해효과로 기립저혈압이 나타나므로 주의하여 체위를 바꾼다. 빨리 움직이면 어지럼, 실신 및 낙상할 수 있다.
- 치료초기와 용량을 증가한 후에 진정작용 같은 유해효과가 없을 때까지 운전과 기타 위험한 행동을 피한다.
- 구강건조증은 입안을 자주 씻거나 수분을 섭취하거나 설탕 없는 껌 또는 사탕을 먹거나 얼음조각을 먹으면 도움이 된다. 구강건조증을 위해 특수제작된 인공 타액과 치약이 있는데 이는 의사처방 없이 살 수 있다. 또한 치과에 자주 가는 것이 좋다.
- 격심한 활동, 고온, 사우나 및 더운 목욕은 열로 인한 혈관확장이 일어날 수 있으므로 피해야 한다. 혈관확장은 어지럼, 실신 및 낙상과 함께 기립저혈압을 일으킬 수 있다.
- 환자에게 항상 의료경고 표지카드를 소지하도록 이해시킨다. 의료경고 장신구를 의학적 진단, 알레르기 및 투약에 관한 정보를 알리는 데 이용한다.
- 어지럼증, 숨참, 흉통 및 증상의 악화, 새로운 증상이 발생하면 주치의에게 즉시 보고한다.
- 환자는 특별한 지시 없이 약을 중지하지 말아야 한다. 약을 갑자기 끊으면 심하거나 생명이 위험한 합병증이 발생할 수 있다.
- Amiodarone은 유해효과로 광과민성이 나타나므로 햇빛 노출을 피하며, 외출할 때에는 햇빛을 차단하는 옷과 선글라스를 착용한다. 자외선 B를 차단하지 못하는 선크림은 효과가 없다. 그 대신 아연이나 티타늄 염화합물의 자외선차단제를 추천한다.
- Amiodarone의 경우, 피부의 청회색 탈색(흔히 1년 후, 특히 얼굴, 목과 팔), 황달, 이상한 발진, 피부반응, 오심, 구토, 어지럼증이 나타나면 즉시 알린다.

기억해야 할 사항

- 동방결절, 방실결절 및 His-Purkinje계는 자동능(세포가 스스로 탈분극할 수 있음)이 있는 부위이다. 동방결절은 다른 부위보다 스스로 쉽게, 빠르게 탈분극되기 때문에 심박조율기이다.
- 정상적인 심장박동과 맥박에 어떤 장애가 있거나 비정상적인 것을 심장박동장애라고 한다.
- 항부정맥약물은 심장박동장애를 치료하는 약물이다. 그러나 이 약물들도 심장박동장애를 유발할 수 있다. Vaughan Williams 분류는 심장박동장애치료제 분류에 가장 흔히 사용하는 방법이다. 심장세포의 어느 부위에 어떻게 작용하는지, 어떤 기전인가에 따라서 다음과 같이 분류한다.
  - Class I: 세포 안정화 약물(예: class Ia에는 quinidine, class Ib에는 lidocaine, class Ic에는 flecainide)
  - Class II: 제4기 탈분극을 억제하는 β-아드레날린차단제(예: atenolol)
  - Class III: 제3기의 재분극을 연장시키는 약물(예: amiodarone과 dofetilide)
  - Class IV: 제4기 탈분극을 억제하는 칼슘통로차단제(예: verapamil)
- 여러 심실박동장애치료제를 다루는 간호행위는 숙련된 간호사정과 심박수, 심장리듬, 일반적인 환자상태, 피부색, 온도 및 심음, 호흡음에 대한 면밀한 모니터링이다.
- 심실박동장애치료제에 대한 치료효과는 고혈압 환자라면 혈압 감소, 부종 감소, 정상적인 맥박으로 회복하거나 중요한 불규칙성이 없어지거나 치료 전에 있었던 불규칙성과 비교해 볼 때 규칙적으로 나타난다.

REVIEW QUESTIONS

1. A patient with a rapid, irregular heart rhythm is being treated in the emergency department with adenosine. During administration of this drug, the nurse will be prepared to monitor the patient for which effect?
   a. Nausea and vomiting
   b. A brief period of systole
   c. Muscle tetany
   d. Hypertension

2. In assessing a patient who has been taking amiodarone for 6 months, the nurse monitors for which potential adverse effect?
   a. Hyperglycemia
   b. Dysphagia
   c. Photophobia
   d. Urticaria

3. The nurse is assessing a patient who has been taking quinidine who asks about adverse effects. Which of these are potential adverse effects of quinidine? Select all that apply.
   a. Muscle pain
   b. Tinnitus
   c. Dyspnea
   d. Diarrhea
   e. Anorexia

4. A patient calls the family practice office to report that he has seen his pills in his stools when he has a bowel movement. How will the nurse respond?
   a. "The pills are not being digested properly. You need to take them on an empty stomach."
   b. "The pills are not being digested properly. You need to take them with food."
   c. "What you are seeing is the wax matrix that contained the medication, but the drug has been absorbed."
   d. "This indicates that you are not tolerating this medication and will need to switch to a different form."

5. The nurse is administering lidocaine and considers which condition, if present in the patient, is a caution for the use of this drug?
   a. Tachycardia
   b. Hypertension
   c. Ventricular dysrhythmias
   d. Renal dysfunction

6. When the nurse is teaching a patient about taking an antidysrhythmic drug, which statements by the nurse are correct? (Select all that apply.)
   a. "Take the medication with an antacid if stomach upset occurs."
   b. "Do not chew sustained-release capsules."
   c. "If a weight gain of 5 pounds occurs within 1 week, notify your physician at the next office visit."
   d. "If you experience severe adverse effects, stop the drug and notify your physician."
   e. "If stomach upset occurs, you may take the medication with food."

7. A patient is in the emergency department with new-onset rapid-rate atrial fibrillation. The nurse is about to add a continuous infusion of diltiazem (Cardizem) at 5 mg/hr but must first give a bolus of 0.25 mg/kg over 2 minutes. The patient weighs 220 pounds. The medication comes in a vial of 25 mg/5 mL. How many milligrams will the patient receive for the bolus dose and how many milliliters will the nurse draw up for this dose?

8. A patient is in the clinic for a follow-up visit. He has been taking amiodarone (Cordarone) for almost 1 year, and today he tells the nurse, "I am noticing some blue color around my face, neck, and upper arms. Is that normal?" Which is the nurse's correct response?
   a. "This is an expected side effect and should go away soon."
   b. "This is a harmless effect. As long as the medication is working, we'll just monitor your skin."
   c. "This can happen with amiodarone. I will let your doctor know about it right away."
   d. "How much sun exposure have you had recently?"

정답 1. b 2. c 3. b, d, e 4. c 5. d 6. b, e 7. 25mg, 5mL 8. c

참고문헌

REFERENCES

American College of Emergency Physicians, Society for Cardiovascular Angiography and Interventions, O'Gara, P. T., et al. (2013). 2013 ACCF/AHA guideline for the management of ST-elevation myocardial infarction: a report of the American College of Cardiology Foundation/American Heart Association Task Force on Practice Guidelines. *Journal of the American College of Cardiology*, 61, e78.

Ball, J., Carrington, M. J., & Wood, K. A. (2013). And the SAFETY investigators: women versus men with chronic atrial fibrillation: insights from the Standard versus Atrial Fibrillation spEcific managemenT studY (SAFETY). *PLoS ONE*, 8(5), e65795.

Link, M. S. (2012). Clinical practice. Evaluation and initial treatment of supraventricular tachycardia. *New England Journal of Medicine*, 367, 1438.

Page, R. L., Joglar, J. A., Caldwell, M. A., et al. 2015 ACC/AHA/HRS guideline for the management of adult patients with supraventricular tachycardia: a report of the American College of Cardiology/American Heart Association Task Force on Clinical Practice Guidelines and the Heart Rhythm Society. Available at https://www.heartrhythmjournal.com/article/S1547-5271(15)01189-3/pdf. (Accessed 2 December 2018).

Shibata, Y., Watanabe, T., Osaka, D., et al. (2011). Impairment of pulmonary function is an independent risk factor for atrial fibrillation: the Takahata study. *International Journal of Medical Sciences*, 8, 514.

Shiga, T., Tanaka, T., Irie, S., et al. (2011). Pharmacokinetics of intravenous amiodarone and its electrocardiographic effects on healthy Japanese subjects. *Heart and Vessels*, 26(3), 274–281.

11

항협심증약물

ANTIANGINAL DRUGS

학습목표

이 장을 학습한 후 학생들은:

1. 심근경색의 병태생리학과 협심증에 대해 설명한다.
2. 협심증을 유발하는 여러 가지 인자와 발생을 줄일 수 있는 방법에 대해 설명한다.
3. 항협심증약물(nitrates, 칼슘통로차단제 및 β-차단제)의 주요 군에 따른 작용기전, 제형, 투여경로, 주의사항, 금기증, 약물상호작용, 유해효과, 내성, 독성 및 필요한 환자교육 등을 비교한다.
4. 항협심증약물의 투여와 관련된 간호과정의 모든 단계를 포함하는 간호계획을 수립한다.

주요용어

관상동맥(coronary arteries) 심근으로 산소를 운반하는 동맥

관상동맥병(coronary artery disease, CAD) 심장동맥에 나타나는 다양한 병리효과, 특히 심근으로의 산소 및 영양소 공급의 감소를 일으키는 비정상적인 상태

만성 안정협심증(chronic stable angina) 죽상경화에 의해 주로 발생하는 흉통으로 1개 이상의 관상동맥에 장기간의 비교적 고정적인 폐쇄를 일으키는 협심증

반사빈맥(reflex tachycardia) 혈압의 변화, 고열 또는 감정적 스트레스와 같은 자율신경계에 영향을 미치는 다양한 원인에 의해 나타나는 빠른 심장박동

불안정협심증(unstable angina) 진행성 관상동맥질환의 초기단계

심근경색증(myocardial infarction, MI) 혈액공급의 중단으로 인한 심근의 총체적인 괴사가 나타난 상태로 대개 관상동맥의 죽상경화에 기인하며 흔히 심장마비라고 함

죽상경화(atherosclerosis) 동맥벽에 지방과 콜레스테롤이 함유된 물질(판, plaques)이 축적되는 동맥경화의 흔한 유형

허혈(ischemia) 조직으로의 혈액공급이 현저히 저하된 상태

허혈심장병(ischemic heart disease) 관상동맥을 통한 심장으로의 혈액공급이 현저히 저하된 상태

혈관연축협심증(vasospastic angina) 관상동맥의 연축으로 인한 허혈성 흉통

협심증(angina pectoris) 심장에 산소 및 영양소를 운반하는 혈액의 공급이 심장의 요구를 충족시키지 못할 때 일어나는 흉통

개요

OVERVIEW

심장은 매우 효율적이며, 신체에서 요구하는 놀랄 만큼 많은 양의 산소를 공급해야 하는 산소요구도가 매우 높은 장기이다. 신체 모든 조직과 장기에 혈액을 공급하는 것은 어려운 일이다. 심장에 필요한 많은 산소가 관상동맥(coronary artery)을 통해 심근으로 공급된다. 산소와 영양소를 운반하는 심장의 혈액공급이 심장에서 요구하는 수준에 미치지 못하면 심근에 병이 생긴다. 이것을 협심증(angina pectoris) 또는 흉통(chest pain)이라고 한다.

협심증은 산소 공급/요구 비율의 감소로 인해 발생한다. 협심증과 관련된 통증을 완화시키기 위해서는 이러한 비율을 개선할 필요가 있다. 이것은 혈류(산소 전달이나 공급을 증가)를 증가시키거나 산소요구를 감소시킴으로써(즉, 심근 산소 소비를 감소시킴으로써) 이루어질 수 있다.

부적절한 산소공급으로 인한 손상된 세포/조직을 허혈(ischemia)이라고 한다. 이러한 상태가 심장에서 나타나면 허혈심장병(ischemic heart disease)이라고 한다.

허혈심장병은 현재 미국에서 가장 큰 사망원인이며, 주원인은 죽상경화(atherosclerosis, 동맥벽에 지방판 침착)라고 하는 관상동맥병(coronary artery disease, CAD)이다. 동맥벽에서 죽상경화판이 혈관 내로 잠입하여 들어오면 혈관이 좁아진다. 따라서 신체내 필요한 곳에 공급하기 위하여 심장이 필요로 하는 산소와 영양소 공급이 감소된다. 이 질환을 CAD라고 한다. 급성 CAD와 허혈심장병의 결과로 심근경색증(myocardial infarction, MI 또는 heart attack)이 초래된

다. 심근으로 가는 관상동맥이 완전히 막히면 심근은 혈액의 영양소(특히, 산소)를 받을 수 없다. 이 과정이 즉시 회복되지 않으면 그 부위의 심장은 죽어서 괴사(죽거나 기능을 발휘하지 못함)한다. 심근의 넓은 부분이 손상되면 기능을 발휘하지 못하거나 사망하게 된다.

심장이 펌프하는 속도와 박동의 세기(수축력)는 심장의 산소요구량에 영향을 미친다. 심박동과 수축력을 증가시켜서 산소요구를 증가시키는 물질과 상황은 여러 가지가 있다. 예를 들어 카페인, 운동, 스트레스 등이 있다. 이러한 물질이나 상황이 교감신경계를 흥분시켜 심박동과 수축력을 증가시킨다. CAD 환자처럼 이미 과부하상태의 심장인 경우, 심근의 산소공급과 요구량의 불균형이 더욱 악화되어 협심증이 유발된다. 협심증치료에 사용하는 일부 약물은 심박수와 수축력을 감소시킴으로써 심근의 산소공급과 요구의 불균형을 교정한다.

협심증의 통증은 다음에 기인한다. 산소가 부족한 심근의 허혈상태에서 심장은 에너지 요구에 따라 무산소대사 쪽으로 전환된다. 젖산은 무산소대사의 부산물 중의 하나로 젖산과 기타 대사산물이 심장 주변의 통증수용체를 자극하여 협심증이라고 부르는 흉통을 일으킨다. 이것은 격한 운동 후에 나타나는 근육통증의 병리생리학적 기전과 같다.

흉통 또는 협심증에는 3가지 유형이 있다. 만성 안정협심증(chronic stable angina)의 일차적 원인은 죽상경화이다. Classic angina 또는 effort angina라고도 한다. 만성 안정협심증은 운동성 또는 기타 스트레스(예: 추위, 감정)에 의하여 유발된다. 술, 커피 및 교감신경계를 흥분시키는 약물과 더불어 담배성분인 니코틴도 협심증을 악화시킨다. 만성 안정협심증에서 나타나는 통증은 대개 심하지만 쉬거나 적절한 항협심증약물치료를 받으면 15분 이내에 사라진다. 불안정협심증(unstable angina)은 대개 진행성 CAD의 초기에 나타나고, 수년 내에 MI가 된다. 따라서 불안정협심증을 심근경색전협심증(preinfarction angina)이라고 한다. 이 유형의 협심증에 붙여진 다른 이름은 crescendo angina로 이는 증상출현이 잦아짐에 따라 통증이 점점 증가한다. 말기에는 환자가 쉬고 있는 동안에도 통증이 나타난다. 혈관연축협심증(vasospastic angina)은 죽상경화 관상동맥을 둘러싸고 있는 평활근층의 연축에서 기인한다. 만성 안정협심증과 대조적으로 이 유형의 통증은 쉬고 있는 동안에도 나타나며 유발원인 없이 발생한다. 또한 규칙적으로 나타나며 대개 하루 중 동일한 시간대에 나타난다. 이 유형의 협심증을 Prinzmetal angina 또는 variant angina라고 한다. 협심증은 심장박동장애와 심전도상에도 변화가 있다.

약리 개요

PHARMACOLOGY OVERVIEW

협심증치료에 사용하는 3가지 주요 약물군은 nitrate와 nitrite, β-차단제 및 칼슘통로차단제이다. 이들 약물군의 여러 가지 치료효과는 표 11.1에 요약하고 비교하였다. 항협심증약물요법의 주요 목적은 (1)협심통증 및 발작 횟수를 줄이고 기간과 강도를 감소시키며, (2)가능한 한 유해효과를 나타나게 하지 않으면서 환자의 기능을 개선하고, (3)최악의 상태, 즉 MI를 예방하고 지연시키는 것이다. 항협심증약물요법의 궁극적인 목표는 허혈심근으로 혈행을 증가시키고, 심근의 산소요구를 감소시키거나 2가지 모두를 이루는 것이다. 그림 11.1에 약물이 어떻게 협심증을 완화시키는지를 설명하였다.

표 11.1 항협심증약물: 치료효과

치료효과	Nitrates	Beta-Blockers[a]	Amlodipine	Verapamil	Diltiazem
공급					
혈류량	↑↑	↑	↑↑↑	↑↑↑	↑↑↑
이완기간	0	↑↑↑	0/↑	↑↑↑	↑↑
요구					
전부하[b]	↓↓	↑	↓/0	0	0/↓
후부하	↓	0/↓	↓↓↓	↓↓	↓↓
수축력	0	↓↓↓	↓	↓↓↓	↓↓
심박수	0/↑	↓↓↓	0/↓	↓↓	↓↓

↑, 증가; ↓, 감소; 0, 미약하거나 효과 없음

[a] 특히, 심장에 선택적이며 내인성 교감신경계 작용(intrinsic sympathomimetic activity)이 없는 약

[b] 전부하는 혈액량에 의해 심장에 가해지는 압력임. Nitrates는 혈액을 효과적으로 심장 밖 혈관으로 이동시켜서 전부하 또는 충만압을 감소시킴

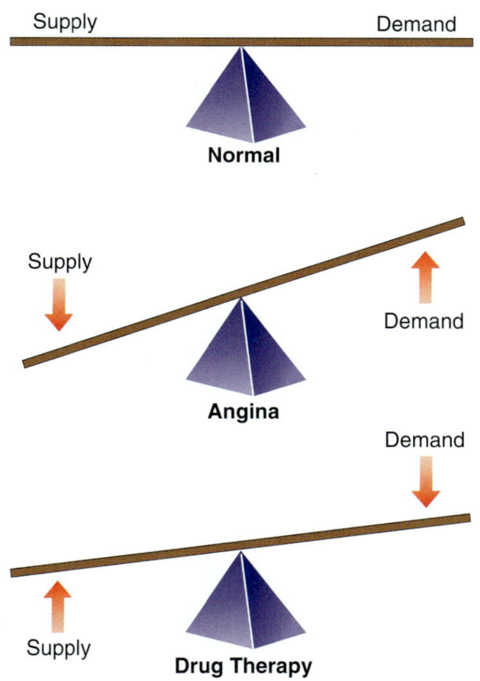

그림 11.1 산소공급을 증가시키고 산소요구를 감소시키는 항협심증약물요법의 이점

NITRATES와 NITRITES

NITRATES AND NITRITES

Nitrates는 협심증과 기타 심장문제의 예방과 치료에 사용하는 주요약물이다. 현재 여러 가지 화학적 유도체가 개발되어 있는데, 모두 유기질산화합물 에스테르류이다. 이들은 설하용, 씹어먹는 형 및 경구용 정제, 캡슐, 연고, 패치, translingual 분무제, 정맥투여용액 등 여러 가지 형태로 제품화되어 있다. 다음은 임상적으로 유용한 속효성 및 지효성 nitrates이다.

- nitroglycerin(속효성 및 지효성)
- isosorbide dinitrate(속효성 및 지효성)
- isosorbide mononitrate(주로 지효성)

작용기전 및 약물효과 Mechanism of Action and Drug Effects

간단히 nitrates라고 부르는 의료용 nitrates와 nitrites는 모든 혈관을 확장시킨다. 정맥혈관에 주로 작용하지만 용량 의존적으로 동맥을 확장시킨다. 혈관확장은 평활근이완의 결과이다. Nitrates의 강력한 이완작용은 큰 혈관이든 작은 혈관이든 관상동맥에서 현저하다. 그러므로 혈액의 재분포가 일어나서 이미 허혈상태의 심근조직으로 산소가 공급되어 협심증 증상이 감소된다. Nitrates에 의해 정맥이 확장됨으로써 복귀정맥혈(venous return)이 감소되어 좌심실이완기말용적(또는 전부하)이 감소되고 좌심실압이 내려간다. 심근의 산소요구처럼 좌심실수축기 심벽긴장도가 감소한다. Nitrates의 약리작용을 표 11.1에 요약하였다.

죽상경화로 좁아진 관상동맥은 관상동맥 주변에 평활근이 남아있는 한 이완할 수 있기 때문에 죽상경화판이 완전히 동맥 내면을 막지 못한다. Nitrates는 운동에 의한 죽상경화 관상동맥의 경련을 회복시키거나 예방하여 환자가 건강한 신체활동을 할 수 있도록 해준다.

적응증 Indications

Nitrates는 안정, 불안정 및 혈관연축(Prinzmetal) 협심증에 사용된다. 협심증 예방에는 서방형 제제가 더 많이 사용된다. 속효성 제형은 급성 협심증 발작을 치료하기 위하여 설하용 nitroglycerin정 또는 입원 환자의 정맥내 점적주입에 사용된다.

금기증 Contraindications

Nitrates의 금기증은 심한 빈혈, 폐쇄각녹내장, 저혈압 및 심한 뇌손상, 약물알레르기이다. Nitrates의 혈관확장작용으로 인해 이러한 상황히 더 악화될 수 있기 때문이다. 또한 발기부전에 사용하는 약물인 sildenafil (Viagra), tadalafil (Cialis), vardenafil (Levitra) 등과 함께 사용하면 안 된다.

유해효과 Adverse Effects

Nitrates는 내약성이 좋으며 대부분의 유해효과는 대개 일시적이며 심혈관계에 나타난다. 가장 흔한 유해효과는 두통인데 일반적으로 치료시작 후 곧 사라진다. 기타 심혈관계에 나타나는 작용은 빈맥과 체위저혈압이다. 만일 nitrates에 의한 혈관확장이 급속히 일어나면 심혈관계는 과잉보상으로 인해 심박수가 증가한다. 이를 반사빈맥(reflex tachycardia)이라고 한다. 이때 전신적으로 정맥확장이 일어난다. 이 상황에서 심장을 떠난 상당량의 혈액이 전신 정맥순환계로 들어간다. 그러면 심장에 있는 압력수용기(혈압수용체)는 혈액이 갑자기 감소된 것으로 잘못 인식하게 된다. 이 시점에서 적은 양의 혈액을 전신으로, 특히 주요장기(심장 포함) 쪽으로 보내기 위해 심장은 더 빨리 움직이기 시작한다. 뒤이어 압력수용체는 혈액손실을 인식하지 않게 되고, 심장에서 손실된 혈액은 말초에 머무르게 되며, 심박동은 서서히 정상으로 되돌아온다.

Nitrates 국소적용은 여러 가지 유형의 접촉성 피부염(피부염증)을 유발할 수 있는데 이는 약물전달시스템에서 오는 문제이며 nitroglycerin 때문에 발생하는 것은 아니다. 따라서 이것은 진정한 약물알레르기반응이 아니다.

Nitrates의 협심증 치료효과에 대한 내성이 일부 환자, 특히 지속형 제형이나 계속해서 nitrates를 복용하는 사람에게 급작스럽게 생길 수 있다. 더군다나 한 가지 이상의 제형을 복용하는 환자에서는 교차내성(cross-tolerance)이 생길 수 있다. 이를 막기 위해 주기적으로 nitrates 휴약기간을 가짐으로써 효소계가 스스로 재충전할 수 있도록 한다. 흔한 경피전달패치요법의 경우에는 밤에 8시간 동안은 제거했다가 아침에 새 것을 붙인다. 이것은 nitrates의 내성 발생을 예방하는데 효과적인 것으로 밝혀졌지만, 이 방법에 의문을 제기하는 연구도 있다.

상호작용 Interactions

Nitrates계 항협심증약물은 알코올, β-차단제, 칼슘통로차단제, phenothiazine과 sildenafil, tadalafil 및 vardenafil 등의 발기부전치료제와 병합투여하면 저혈압이 부가적으로 나타날 수 있다. 실제로, 발기부전치료제와의 상호작용에 의한 사망이 많이 보고되어 있다.

용량 Dosages

유기 nitrates 화합물의 제형과 용량에 대해서 용량표를 참조한다.

β-차단제

BETA BLOCKERS

흔히 β-차단제라고 하는 β-아드레날린차단제는 여러 심혈관계질환의 치료에 사용되는 주요 약물이다. 이들 약물은 협심증, MI, 심장박동장애(10장 참조) 및 고혈압(12장 참조)에 사용된다. 대부분의 β-차단제가 협심증치료에 효과가 있지만 모든 약물이 다 승인되어 있지 않다. 항협심증약물로 승인된 약은 atenolol, metoprolol, nadolol 및 propranolol이다.

작용기전 및 약물효과

Mechanism of Action and Drug Effects

β-차단제의 주요효과는 심혈관계에서 나타난다. 이전 장에서 언급하였지만 심장에 있는 β-아드레날린수용체는 β_1-수용체이며, 심장의 전도계와 심근세포 전체에 분포하고 있다. β-아드레날린수용체는 신경전달물질 epinephrine과 norepinephrine이 정상적으로 결합하면 흥분된다. 이러한 catecholamine은 심근을 더 강하게 수축하도록 자극하는 운동이나 어떤 스트레스가 있을 때 더 많이 유리된다. 심박수가 분당 60~80번인 정상의 경우, 이완기가 전체의 60~70%를 차지한다. 스트레스나 운동으로 심박수가 증가하면 심장의 수축기는 증가하고 이완기는 감소한다. 생리적으로 관상동맥은 혈액을 점점 덜 공급받게 되고, 결국 심근은 허혈상태가 된다. 허혈심장은 수축력 증가(수축기)로 인해 산소를 더 요구하며, 허혈 및 흉통 또한 증가한다. 수축기의 생리현상은

용량표

항협심증약물

약물명(임신범주)	성인 상용량	적응증
isosorbide dinitrate (Isordil, Dilatrate-SR) (C)	PO: 10~40mg 1일 2~3회, 서방형 제제의 경우는 40~80mg 오전 8시와 오후 2시	협심증
isosorbide mononitrate (Imdur, Ismo, Monoket) (C)	PO: 7시간 간격으로 5~20mg을 1일 2회, 서방형 제제의 경우 1일 30~120mg	협심증
nitroglycerin (Nitro-Bid, Nitrostat, Nitrol, others) (C)	IV(지속주입): 5~200mcg/min 연고, 2%: 1~2inch ribbon, 8시간마다 Spray: 증상이 시작되면 혀 아래 5분마다 1~2sprays를 분무; 최대 15분 안에 3sprays를 사용할 수 있음 설하투여: 흉통이 나타나면 즉시 설하에 1정을 투여; 두 번째 용량으로도 통증이 사라지지 않으면 119에 전화; 3정까지 투여할 수 있음 Patch: 1일 0.1~0.8mg/hr, 12~14시간 후에 제거함	협심증

IR, Immediate release; SR, sustained release

안전과 질 향상: 투약오류의 예방

속도 *vs* 용량

ISMP (Institute for Safe Medication Practices)는 nitroglycerin 정맥내 주입속도인 60mcg/min을 60mL/hr로 투여하여 일어난 사고에 대해 보고하였다. 사용된 약물농도가 50mg/250mL라면 실제로 환자는 60mcg/min 대신에 200mcg/min를 투여받은 셈이 된다. 이 사고를 조사한 결과 간호사가 병원 내에 준비된 혼합되어 있는 용액을 사용한 것이 아니라 표준화되어 있지 않은 손으로 쓴 용량표를 이용했음이 드러났다. 보고서에 의하면 환자는 저혈압에 빠졌다가 회복되었다.

스마트 pump 기술을 사용하면 오류 발생률이 감소했지만 간호사는 주입속도를 프로그래밍할 때 "mL/hr"과 "mcg/min"의 차이를 여전히 이해해야 한다. 주입속도와 용량은 상호교환해서 사용할 수 없다. 일부 의료기관은 또한 정맥주사치료가 시작되기 전에 두 명의 간호사가 주입 pump 설정을 다시 점검하도록 요구한다. 자세한 내용은 http://www.ismp.org/tools/guidelines/smartpumps/comments/(2017)를 참조한다.

삼인산아데노신(adenosine triphosphate, ATP) 형태의 에너지와 산소가 필요하다.

허혈심장에서 에너지 요구를 감소시키는 것은 협심증과 같은 상황을 경감시키는 데 유리하다. β-수용체가 β-차단제에 의하여 차단되면, 박동조율기(굴심방결절, 동방결절)의 흥분이 감소되고 결절이 회복할 시간이 증가한다. 또한 β-차단제는 방실결절의 전도를 지연시켜 심근수축력을 감소시킨다(수축력 감소효과). 이러한 두 가지 효과로 인해 심박동이 느려진다(심박수 감소효과). 또한 이 효과로 심근의 산소요구가 감소되어 심장에 부담이 감소됨으로써 협심증이 치료된다. 관상동맥은 이완기에 산소와 영양소가 풍부한 혈액으로 채워지며 이들이 심근조직으로 이동하기 때문에 허혈심장질환 환자에게 심박수 감소는 매우 유리하게 작용한다.

β-차단제는 MI 후의 치료에도 효과가 우수하다. MI를 경험한 환자는 순환계에 catecholamine (norepinephrine과 epinephrine) 함량이 높다. 이들 catecholamine을 제지하지 않으면 해로운 결과가 초래될 것이다. 이것은 심박수를 증가시켜 공급과 요구의 불균형을 더욱 초래하고 심장의 충동전달계를 자극하여 치명적인 심장박동장애를 일으킨다. β-차단제는 이러한 해로운 작용을 차단하기 때문에 MI 후 환자의 생존기회를 증가시킨다. 금기증이 아니라면 모든 MI 후 급성기 환자에게 투여해야 한다.

β-차단제는 호르몬 renin의 작용도 억제한다. Renin은 레닌-안지오텐신-알도스테론계(renin-angiotensin-aldosterone system)에서 맨 처음에 작용한다. 신장에서 관류상태가 적절하지 못하다고 감지하면 신장이 유리하는 강력한 혈관수축물질이다. β-차단제는 renin 분비를 억제하여 신장으로 가는 혈관과 신장을 확장시킴으로써 혈압을 내린다(12장 참조).

적응증 Indications

β-차단제는 전형적인 운동에 의해 유발되는 운동협심증(exertional angina)치료에 가장 효과가 있다. 이것은 운동이나 스트레스로 인해 생리적으로 증가하는 심박수와 혈압을 β-차단제가 억제하기 때문이다. β-차단제는 산소요구를 감소시킨다. 중증의 협심증 환자(흔히 노인)에게 '운동'이란 단순히 목욕, 옷 갈아입기, 음식하기, 집안 일하기 등의 일상적인 활동임을 명심해야 한다. 중증의 협심증 환자에게 이러한 일상생활은 상당한 스트레스가 될 수 있다. 또한 β-차단제는 MI, 고혈압(12장 참조), 심장박동장애(10장 참조) 및 본태떨림(essential tremor)치료에 사용한다. FDA의 승인은 받지 않았지만 흔히 편두통과 무대공포에 의한 빈맥을 치료할 때에도 사용한다.

금기증 Contraindications

심박수와 심장수축을 β-수용체가 차단하기 때문에 수축기 심장기능상실과 심한 전도장애 등의 경우에 β-차단제의 사용을 금한다. 이들 약물에 의한 β_2-수용체 차단은 기관지수축을 일으키므로 기관지천식 환자에게 주의해서 사용해야 하며, 절대적이라기보다는 환자에게 득과 실을 고려해야 하는 상대적인 금기증이다. 기타 금기증은 당뇨(저혈당에 의한 빈맥을 숨기므로), 정신적 각성 감소 및 말초혈행질환(약물이 뇌 또는 말초혈행을 더 악화시킬 수 있음)이다.

모든 β-차단제는 갑작스런 중단에 관한 블랙박스 경고(black box warning)를 가져온다. β-차단제 치료는 중단되면 좁아진다.

유해효과 Adverse Effects

β-차단제의 유해효과는 전신에 분포하고 있는 β-아드레날린수용체(β_1과 β_2)를 차단함으로써 나타난다. β_1-수용체의 차단효과는 심박수, 심박출량 및 심장수축력의 감소로 나타나고, β_2-수용체의 차단효과는 기관지수축을 일으키고 천식이나 만성폐쇄성폐질환 환자에서 기도저항성(airway resistance)을 증가시킨다.

β-차단제는 심장리듬장애, 동방결절과 방실결절의 전도 감소, 수축기 및 이완기 혈압 감소, 신장에서 renin분비 감소 등을 일으킬 수 있다. β-차단제는 저혈당에 의해서 나타나는 빈맥을 가려낼 수 있으나, 당뇨병 환자는 혈당이 너무 낮을 때 알 수 없을 수 있다. 또한 β-차단제는 당뇨병 환자에게 특히 우려되는 저혈당과 고혈당을 일으킬 수 있다. 심장과 중추신경계에 대한 유해효과로 피로, 불면증 및 쇠약감이 나타날 수 있다. 기타 다른 일반적인 β-차단제 관련 부작용은 표 11.2에 나와 있다.

상호작용 Interactions

β-차단제의 중요한 약물상호작용에 대해서 표 11.3에 정리하였다.

용량 Dosages

β-차단제의 용량에 대한 정보는 용량표를 참조한다.

칼슘통로차단제

CALCIUM CHANNEL BLOCKERS

칼슘통로차단제에는 phenylalkylamine, benzothiazepine 및 dihydropyridine 등 3가지 약물군이 있다. 각 군을 대표하는 약물로는 verapamil, diltiazem, amlodipine이 있다(표 11.4). 모두 칼슘통로를 차단하지만 화학구조와 기전이 약간 다르다. 현재 사용되고 있는 칼슘통로차단제는 9종류 이상이며 더 많은 약물이 개발 중에 있다. 만성 안정협심증치료에 사용되는 약물은 amlodipine, diltiazem, nicardipine, nifedipine, verapamil이다.

작용기전 및 약물효과

Mechanism of Action and Drug Effects

칼슘은 골격근, 심장 및 혈관평활근에서 일어나는 흥분수축결합과정(excitation-contraction coupling process)에서 중요한 역할을 한다. 이 과정 중에 칼슘개입을 막으면 근육의 수축이 억제되고 근이완이 일어난다. 관상동맥을 둘러싸고

표 11.2 β-차단제: 유해효과

신체계	유해효과
심혈관계	서맥, 저혈압, 방실차단(atrioventricular block)
중추신경계	어지럼, 피로, 우울증, 무기력
대사계	혈당회복지연, 저혈당 마스킹 증세, 고지질혈증
기타	쌕쌕거림, 호흡곤란, 발기부전

표 11.3 β-차단제: 흔한 약물상호작용

상호작용 약물	기전	결과
이뇨제와 항고혈압제	부가적 효과	저혈압
칼슘통로차단제 (diltiazem, verapamil)	부가적 방실결절 억제	저혈압, 서맥, 심정지
Insulin과 경구용 혈당강하제	저혈당 효과를 가장함(masking)	인지하지 못하는 저혈당

표 11.4 칼슘통로차단제의 분류

일반명	상품명	투여경로
Benzothiazepines		
diltiazem	Cardizem, Dilacor, Tiazac, Dilacor XR, Cartia XT, Matzim LA, Taztia XT, Diltia XT	PO/IV
Dihydropyridines		
amlodipine	Norvasc	PO
felodipine	Plendil	PO
isradipine	DynaCirc	PO
nicardipine	Cardene	PO/IV
nifedipine	Adalat, Procardia	PO
nimodipine	Nimotop	PO
Phenylalkylamines		
verapamil	Calan, Isoptin, Verelan	PO/IV

용량표

β_1-아드레날린차단제

약물명(임신범주)	약리학적 분류	성인 상용량	적응증
atenolol (Tenormin) (C)	β_1-차단제	PO: 1회 용량으로 1일 50~200mg	협심증
metoprolol (Lopressor, Toprol-XL) (C)	β_1-차단제	PO: IR: 하루 100~400mg을 2회 분할하여 ER: 100~400mg 매일	협심증

있는 평활근이 이완하면 관상동맥이 이완된다. 따라서 허혈 심장 쪽으로 혈류가 증가하여 산소공급이 증가하고, 공급 · 요구의 비가 정상으로 전환된다. 이러한 확장이 전신에서 일어나 심장이 신체부위로 혈액을 전달할 때(후부하), 심장이 감당해야만 하는 전신혈관저항이 감소한다. 후부하가 감소하면 심장의 부담이 감소하여 심근세포의 산소요구가 감소한다. 이 과정이 amlodipine과 nifedipine같은 dihydropyridine 칼슘통로차단제의 협심증 치료효과이다. 이들 약물은 verapamil과 diltiazem보다 수축력 강하작용이 약하다.

칼슘통로차단제의 또 다른 심혈관계에 대한 작용은 방실결절과 동방결절을 통한 자동능과 전도성의 억제이다. 그러므로 심장박동장애 치료에 유용하다(10장 참조). 결론적으로 칼슘통로차단제는 심근수축력과 말초 및 관상동맥의 긴장도를 감소시킨다. Verapamil과 diltiazem도 심박수를 감소시킨다. 이들 약물의 강력한 항협심증 작용은 심근수축력과 말초 및 관상동맥의 평활근 긴장도에 대한 작용으로 나타난다.

적응증 Indications

칼슘통로차단제는 치료적 유용성이 많다. 유해작용도 수용할 만하고 안전성이 있는 약이므로 협심증, 고혈압 및 심실위빈맥 등의 1차 치료제로 고려된다. 이 계통의 약물은 관상동맥 경련(혈관연축협심증 또는 Prinzmetal 협심증)치료에도 때로는 효과적이다. 그러나 운동에 의해 증가된 심박수 및 혈압을 내리는 데 있어서 β-차단제만큼 효과적이지는 않다. 심방조동과 세동치료의 단기요법(10장 참조), 편두통(23장 참조) 및 Raynaud병(말초혈관질환의 일종)에도 사용된다. Dihydropyridine 칼슘통로차단제인 nimodipine은 동맥류파열이 동반되는 대뇌동맥연축(cerebral artery spasm)치료에 사용되는 유일한 약이다.

금기증 Contraindications

금기증은 약물알레르기, 급성 MI, 2도 또는 3도 방실차단(박동조율기를 착용하고 있지 않는) 및 저혈압이다.

유해효과 Adverse Effects

칼슘통로차단제의 유해효과는 별로 없으며, 주로 과도한 치료효과에 기인한다. 표 11.5에 흔한 유해작용은 표 11.5를 참조한다. 속방형 제제 nifedipine을 급성 고혈압위기(hypertensive emergencies)에 혈압을 내리기 위해 사용한 적이 있었다(캡슐에 구멍을 내어 설하투여). 그러나 혈압이 빠르게 극적으로 내려가는 부정적인 결과가 초래되었다. 그리하여 지금은 nifedipine 서방형 제형만 사용하고 있다(예외적으로 속방형 제제는 조기분만치료를 위해서 사용한다). 간호사가 설하투여할 것을 정맥주사하는 투약 실수가 발생할 수 있다. 그러므로 Institute for Safe Medication Practice에서는 약국에서 경구용주사기에 약을 넣어두도록 권장한다.

표 11.5 칼슘통로차단제: 유해효과

신체계	유해효과
심혈관계	저혈압, 심계항진, 빈맥 또는 서맥
위장관계	변비, 오심
기타	호흡곤란, 발진, 홍조, 말초부종

상호작용 Interactions

중요한 약물상호작용을 표 11.6에 열거하였다. 특히 음식물과의 상호작용에 주목해야 하는데, 자몽주스와 상호작용이 있다. 자몽주스는 칼슘통로차단제, 특히 nifedipine의 대사를 감소시킬 수 있다.

표 11.6 칼슘통로차단제: 흔한 약물상호작용

상호작용 약물	기전	결과
β-차단제	부가적 효과	서맥과 방실차단
digoxin	약물제거 방해	digoxin 농도 증가의 가능성
amiodarone	대사 감소	서맥과 심박출량 감소
Azole antifungals, clarithromycin, erythromycin, HIV drugs	대사 감소	칼슘통로차단제의 농도와 효과 증가
Statins	statin 대사 억제	statin 독성위험 증가
cyclosporine	두 약물 대사 억제	두 약물 독성 가능성

용량 Dosages

칼슘통로차단제의 용량은 용량표를 참조한다.

항협심증약물의 요약

SUMMARY OF ANTIANGINAL PHARMACOLOGY

CAD 환자는 심장으로 전달되는 산소와 영양소가 적절하지 않음으로써 임상증상을 나타내며, 이는 허혈심장병이 된다. Nitrates, nitrites, β-차단제 및 칼슘통로차단제 같은 협심증 치료제는 산소와 영양소가 풍부한 혈액을 심장조직으로 많이

용량표

칼슘통로차단제

약물명(임신범주)	성인 상용량	적응증
amlodipine (Norvasc) (C)	PO: 매일 5~10mg	협심증
diltiazem (Cardizem, Dilacor XR, Tiazac, Cartia XT, Diltia XT, Matzim LA, Taztia XT) (C)	PO: IR: 초기투여량 30mg 4회; 120~360mg을 3~4회 분할 ER: 하루에 120~320mg 1회: 최대 용량은 특정 제품에 따라 다름 (하루 480mg까지 갈 수도 있음)	협심증

보내거나 관상동맥의 산소소비를 감소시킴으로써 허혈상태를 감소시키기 위해 사용된다. 이 기전에 의해서 허혈이 감소되어 협심통증을 감소시켜 준다. Nitrates와 nitrites는 주로 심장으로 가는 복귀정맥혈(전부하)과 전신혈관저항(후부하)을 감소시킨다. 칼슘통로차단제는 평활근으로의 칼슘의 유입을 억제하여 혈관을 확장시킨다. Prinzmetal 또는 만성협심증과 관련된 협심통증을 일으키는 관상동맥연축을 상쇄하거나 예방할 수 있다. β-차단제는 심박수를 느리게 하거나 수축력을 감소시켜 산소요구가 감소됨으로써 도움이 된다. 이들 약물군의 임상효과는 서로 유사하지만 각 약물마다 요구되는 간호과정은 약물의 특성과 적응증 및 금기증에 있어 다소 상이하다.

❖ 간호과정 NURSING PROCESS

◆ 사정 Assessment

항협심증약물을 투여하기 전에 과거와 현재의 진료-건강력과 투약기록(예: 모든 처방약, OTC약물, 약초, 비타민 및 건강보조식품)에 대한 정보를 얻어서 철저히 기록해야 한다. 누운, 앉은 및 선 자세의 혈압과 함께 체중, 키 및 활력징후를 측정해야 한다. 수축기혈압이 90mmHg 이하라면 이 계통의 어떤 약이든지 투여하기 전에 의사에게 보고해야 한다. 항협심증약물처럼 혈압이나 맥박에 영향을 주는 약물을 투여할 때에는 요골맥박보다 심첨맥박을 측정하는 것이 더 좋으며 1분 동안 측정해야 한다. 만일 맥박이 분당 60회 이하라면 의사에게 알려야 한다. 협심증치료제를 투여하기 전에 심박동의 횟수뿐만 아니라 질과 리듬도 검토해서 기록해야 한다. 환자의 흉통도 통증의 시작, 성상(예: 예리하거나, 무디거나, 찌르는 듯하거나, 쥐어짜는 듯하거나, 주위로 퍼지는지), 강도, 위치, 기간, 유발요인(예: 육체적 격심한 활동, 운동, 식사, 스트레스, 성행위), 완화되는 요인 및 오심 또는 구토가 있는지를 면밀하게 사정하고 기록해야 한다. 의사는 심전도를 시행할 수 있으며, 그 결과도 기록해야 한다. 금기증, 주의사항 및 약물상호작용을 사정하고 기록해야 한다. 심각한 약물상호작용을 일으키는 약물은 sildenafil, tadalafil 및 vardenafil이다. 이들 약물을 nitrates와 병용하면 저혈압이 악화되고, 역설적 서맥 및 관류 감소에 의한 심혈관계 및 뇌혈관계 합병증과 협심증이 증가한다. 노인 환자의 경우, 혈압을 조절하기가 어려운데 이는 나이로 인해 나타나는 정상적인 저혈압이 있고, 협심증치료제가 저혈압 반응을 악화시키고 역설적 서맥 및 협심증을 악화시킬 수 있기 때문이다. 만약 장기간 nitrates를 복용하고 있다면 약물의 효과에 대한 내성이 생길 수 있기 때문에 지속적으로 치료반응을 사정하는 것이 중요하다. 약물치료의 사정과 초기에 협심증이 증가하는 경우를 의사에게 알리는 것이 환자의 안전을 위해 중요하다. 왜냐하면 다른 협심증치료제나 혈관확장제가 필요할 수도 있기 때문이다.

기관지연축질환 환자에게 비선택적 β-차단제와 β_2-차단제를 사용하는 것에 대한 우려가 있는데, 이는 약물로 인해 기관지수축과 기도저항성이 증가될 수 있기 때문이다. 그러므로 천식이나 기타 호흡기계 문제가 있다면 기관지수축이 악화될 수 있기 때문에 β-차단제를 사용하지 않는다. 또한 말초혈관질환, 저혈압, 고혈당 또는 저혈당, 서맥 환자에게 β-차단제 사용은 주의해야 한다. 비선택적 β-차단제는 기존의 심장기능상실상태를 악화시킬 수가 있다. 심장위험인자가 있거나 24시간 내에 약 0.9kg 이상 또는 1주 이내에 약 2.26kg 이상의 체중이 증가한 환자에게 부종의 사정이 중요하다. 이러한 체중증가는 의사에게 즉시 보고해야 한다. 고혈압치료제, 칼슘통로차단제 및 경구용 당뇨병치료제들의 병용에 의한 약물상호작용을 사정해야 한다(표 11.3).

칼슘통로차단제를 복용하는 환자에게 자몽을 포함하여 약물-음식상호작용을 사정한다. 자몽주스는 nifedipine 대사를 억제하여 독작용을 일으킬 수 있으므로 피해야 한다. 또한 nifedipine은 방출연장형(extended-release form)과 즉시 방출형(immediate-release form)에 대하여 사정해야 한다. Nifedipine은 투여경로의 처방에 주의하고 환자의 활력징후를 면밀히 모니터해야 한다. Diliazem (Cardizem)은 여러 가지 형태의 지효성 약제가 있다. 투약오류를 피하기 위해 면밀하게 사정해야 한다. 저혈압, 두근거림, 빈맥/서맥, 변비, 호흡곤란 및 부종의 과거력이 있는 환자에게는 주의하여 사용한다. 중요한 약물상호작용은 표 11.6을 참조한다.

새로운 항협심증약물인 ranolazine (Ranexa)을 복용하는 환자는 투약하기 전에 간기능검사를 하여 간기능상태를 사정해야 한다. 특히 QT 연장이 나타날 수 있는 약물이 있기 때문에 심전도를 검사해야 한다. 또한 diltiazem 같은 약물은 cytochrome P450을 억제하므로 주의해야 한다.

◆ 환자상태 Human Need Statements

1. 관상동맥질환의 병리와 관련된 심박출량 감소
2. 항협심증약물 사용에 대한 지식부족 및 새로운 CAD 진단
3. 약물과 관련된 유해효과로 나타난 저혈압과 이로 인한 현기증, 실신 및 낙상 등의 상해위험

◆ 계획: 결과판정 Planning: Outcome Identification

1. 심박출량 증가, 흉통 횟수 감소 등 협심증 약물치료효과가 있다.
2. 환자가 질병 진행과정과 약물치료에 대한 지식이 많아 졌다.
3. 환자가 약물치료를 받는 동안 상해가 없다.

◆ 수행 Implementation

치료하는 동안 환자의 흉통에 대하여 자세하게 기록하며, 활력징후를 항상 관찰하고 기록하는 것이 간호사에게 매우 중요하다. 다음은 투여경로와 여러 가지 용량 형태와 관련하여 간호사가 고려해야 할 사항이다. (1) 모든 형태: 약물에 의한 저혈압으로 낙상이나 손상을 피하기 위해 앉은 상태에서 투약해야 한다. 저혈압은 약물투여 후 30분 이상 유지될 수 있다. Nitrates를 투여한 후 환자의 흉통을 투약 전, 투여하는 동안 및 투여 후의 통증을 1~10등급으로 모니터한다. 치료에 대한 환자의 반응을 혈압 및 맥박 측정과 어지러움 및 어찔어찔함 등을 사정하여 모니터한다. 환자가 바로 누운 자세로 있을 때, nitrates의 적정용량은 혈압을 10mmHg 내리고 심박수를 분당 10회 증가시킨다. 그러나 수축기혈압이 90mmHg 또는 그 이하 혹은 맥박이 분당 60회 이하 또는 분당 100회 이상의 지표를 주시하고 문제가 발생하면 의사에게 알려야 한다. (2) 경구형: 식전에 물 180mL로 복용해야 한다. 서방정은 부수거나 씹으면 안 된다. 약물로 인해 두통이 있다면 acetaminophen을 투여할 수 있다. (3) 설하투여형: 지시한 대로 설하에 놓고 약물이 완전히 녹을 때까지 삼키지 말아야 한다. 계량 흡입 스프레이는 혀 위나 혀 밑에 뿌린다(용량표 참조). Nitrates는 원래의 포장이나 통에 보관한다(예: 설하투여정은 금속제 뚜껑이 달린 작은 갈색유리병에 공급된다). 빛, 플라스틱, 면충전제, 습기에 노출되지 않도록 한다. (4) 연고형: 깨끗하고 마르고 털이 없는 피부, 즉 위팔과 신체부위에 바른다. 무릎이나 팔꿈치 이하는 피해야 한다. 장갑을 끼고 연고를 다루고, 손가락으로 바르지 말아야 한다. 혀누르개(tongue depressor)를 사용할 수도 있지만 대부분의 경우 연고는 직접 투약지에 적당량을 짜서 사용한다. 일단 연고를 투약지에 짠 후에 피부 위를 문지르지 말고 그 부위에 밀봉붕대를 덮는다. 만일 없다면 랩을 사용한다. 바르는 부위를 교대하며, 이전에 연고를 발랐던 부위는 비누와 물로 부드럽게 제거하고 가볍게 두드려서 말려야 한다. (5) 패치형: 패치는 깨끗하고 찌꺼기가 없고 털이 없는 부위에 붙여야 하며 붙이는 부위를 교대한다. 만약 심장율동전환기나 자동 전기제세동기(electrical defibrillator)를 사용하는 경우 피부화상을 피하고 제세동기판에 다치지 않도록 패치를 제거해야 한다. 새 패치를 붙이기 전에 그 전의 패치를 제거하고 그 부위를 깨끗하게 한다. 더 이상 필요하지 않거나 망가진 경피용 패치는 병원 방침이나 폐기지침에 따라 버려야 한다. 경피패치는 강력한 약물이 들어 있기 때문에 포장지침에 따라 아기, 어린이, 동물, 어른까지 닿지 않도록 화장실 변기 속으로 내려 보낸다. (6) 정맥형: 정맥용은 응급상황에만 사용하며 이때 혈압, 맥박 및 심전도를 면밀히 모니터한다. Nitrates를 정맥투여하면 갑자기 저혈압이 심하게 오거나 심장혈관허탈(cardiovascular collapse) 및 쇼크가 발생할 수 있다. 간호사는 희석제가 적절한 것인지 항상 점검해야 한다. 정맥용액은 주입펌프를 통해서 지시한 대로 투여해야 한다. 정맥용 제제는 바로 사용이 가능하며(ready to use), 특수 non-polyvinyl-chloride (non-PVC) 플라스틱 정맥용 주머니와 튜브를 이용한다. Non-PVC 주입장치는 nitrates가 정맥관과 주머니로 흡수 또는 빨려 들어가는 것을 방지해 주며, 이는 nitrates가 빛에 노출되었을 때 cyanide로 분해되는 것을 막아준다. 정맥용 nitroglycerin은 제조 후 96시간 정도 안정하다. 만약 주사용액이 맑지 않고 변색되었다면 버려야 한다.

Isosorbide정은 공복에 먹는 것이 좋다. 그러나 만약 환자

에게 두통이나 위장장애가 있다면 음식과 함께 복용할 수 있다. Isosorbide 경구용 정제의 경우에는 부수어 먹을 수 있으나, 설하용 제제와 서방형 제제는 부수거나 씹으면 안 되고 씹어먹을 수 있는 형태라도 부수면 안 된다. 설하용 nitroglycerin은 약이 완전히 녹을 때까지 삼키면 안 된다. 만약 어지럼 및 머리가 어찔어찔한 증세가 있다면, 환자를 부축해 주고 몸을 천천히 움직이도록 도와준다. 기립저혈압을 비롯하여 환자의 혈압을 주의 깊게 모니터한다. 협심증 발작의 양상, 유발요인, 강도 및 횟수를 기록해야 한다.

칼슘통로차단제는 처방대로 복용해야 하며 갑자기 중단하지 말아야 한다. 갑자기 중단하면 반동성 고혈압이 촉진되어 조직허혈상태가 악화될 수 있다. 매일 체중을 측정하며 부종과 호흡곤란을 계속 모니터해야 한다. 실신을 예방하기 위해 철저히 움직이고 체위를 바꾸도록 환자를 교육해야 한다. 변비는 물을 많이 먹고 섬유질이 많은 식사를 함으로써 예방할 수 있다. 불규칙한 심장리듬, 심한 어지럼, 오심 또는 호흡장애가 있으면 즉시 의사에게 알려야 한다. 어떤 칼슘통로차단제든 정맥주사 시 주입펌프를 이용하고 주의 깊게 모니터해야 한다.

β-차단제는 지시한 대로 투여해야 하며 음식과 무관하게 복용해도 되지만 갑자기 중단하면 안 된다. 매일 동일한 시각에 같은 무게의 옷을 입고 체중을 측정해야 한다. 24시간에 약 0.9kg 이상 또는 1주일 내에 약 2.26kg 이상의 체중이 증가하면 즉시 의사에게 알려야 한다. 약물 사용 후 기립저혈압 빈도가 감소하는지를 측정한다. 환자가 일어서기 전에 먼저 다리를 침대 옆에 아래로 내리고 천천히 의도를 갖고 움직이도록 충고한다. 어지럼, 머리가 어찔어찔하거나, 우울증, 정신혼동, 발진 또는 예상치 않은 출혈 또는 멍이 들면 즉시 의사를 찾아야 한다(12장 참조).

혈관확장제를 복용하는 환자는 술, 사우나, 온탕, 더운물 샤워 및 고온의 날씨 또는 환경을 피해야 한다. 이러한 상황은 혈관을 더욱 확장시켜서 기립저혈압이 더 잘 일어날 수 있기 때문이다. 기립저혈압은 어지럼, 실신 및 낙상의 위험을 증가시킨다. 일부 지효성 약제에서 왁스성분이 대변에 나타날 수 있는데, 이는 약물이 위장관계를 너무 빨리 통과하기 때문일 가능성이 있다. 다양한 제형이 있기 때문에 의사와 상담해야 한다. 환자는 스스로 혈압과 맥박을 측정하는 방법을 배워서 일지에 기록하고, 그 정보를 간병인과 공유해야 한다. 일지에는 그날의 체중, 투약반응 및 유해작용을 모두 기록해야 한다. 환자에게 β-차단제 복용으로 치료효과가 나타나려면 1~2주 이상 걸린다는 것을 알려 주어야 한다.

◆ 평가 Evaluation

항협심증약물을 복용하는 환자의 경우 알레르기반응이 나타나는지를 면밀히 모니터해야 한다. 그 반응은 호흡곤란, 얼굴부종 또는 두드러기로 나타난다. 치료효과를 평가할 때는 목표와 결과에 대해 검토한다. 즉, 혈압이 적정치로 내려갔는지, 협심증 감소와 함께 심박출량과 조직관류가 증가되었는지, 협심증 발작 없이 일상생활의 수행이 점점 나아지고 있는지를 평가한다. 더구나 두통, 머리가 어찔어찔하거나, 어지러움 및 저혈압 등의 유해효과를 모니터하며, 유해효과가 나타난 경우에는 용량을 감소할 필요가 있다. 만일 환자가 정맥으로 nitroglycerin을 투여받는다면 간호사는 발부종, 비정상적 피부긴장도, 오심, 구토, 마찰음, 호흡곤란 및 앉아숨쉬기(orthopnea) 등의 증상이 나타나는지를 평가해야 한다. 만일 시야흐림, 구강건조, 혈압과 맥박이 급격히 떨어지고 과도하게 얼굴 또는 목홍조가 나타나면서 협심증이 악화되면 즉시 의사에게 알려야 한다.

환자중심간호: 환자교육

Nitroglycerin

- 일지에는 환자가 어떻게 느끼는지를 강조해서 적어야 한다. 협심증 발작 횟수, 강도, 기간, 양상 및 유발요인과 완화요인, 약물내성도 중요하다.
- 캡슐 또는 서방형 제제는 절대 씹거나 부수거나 변형시키면 안 된다.
- 스프레이형 제제는 혀에 스프레이하기 전에 병을 흔들지 말고, 약이 퍼질 때까지 혀의 분무제(aerosol)를 흡입하거나 삼키지 않도록 지시하여야 한다. 설하용은 흉통이 처음 나타났을 때에 복용하며 흉통이 심해질 때까지 지체하지 않아야 한다. 환자는 앉거나 누워서 설하용 정제 1개를 복용한다. 최근의 지침에 따르면, 흉통이나 고통이 5분 내에 사라지지 않는다면 한 번 더 복용한 후에 환자(또는 가족)는 즉시 구급차를 불러야 한다. 구급차를 기다리는 동안 한 번 더 복용할 수도 있고, 5분 후에 3번째 정제를 복용할 수도 있다. 그러나 총 3정 이상을 복용해서는 안 된다. Nitroglycerin에 반응하지 않는 협심증은 심근경색일 수도 있다는 사실을 기억해야 한다. 설하용은 설하로 약을 넣고 그 정제가 녹을 때까지 삼켜서는 안 된다. 환자는 약이 완전히 녹을 때까지 먹거나 마셔서도 안 된다.
- 습기, 빛, 열 등이 없는 장소에 약을 보관하도록 교육한다. 설하용 nitroglycerin은 이러한 환경에 노출되어 효력이 떨어지는 것을 방지하기 위해 처음에 담겨져 있던 금속 뚜껑이 있는 갈색 유리병에 보관한다.
- 설하용 nitroglycerin은 설하에 넣었을 때, 화끈거리거나 쏘는 것 같은 느낌이 있어야 한다. 만일 화끈거리지 않는다면 그 약은 효력이 없는 것이므로 새로운 처방을 받아야 한다.
- 3~6개월 동안만 약물의 효력이 유지된다는 것을 강조하는 것이 중요하다. 환자는 항상 여행을 하기 전에 계획을 세워서 유효기간 내의 약을 소지할 수 있도록 해야 하며(어떤 형태의 약이든지), 약을 먹을 때에는 혈압이 2차적으로 떨어지는 것을 방지하기 위해서 앉거나, 누운 자세에서 복용하도록 한다.
- 모든 형태의 nitrate를 복용하는 환자에게 얼굴홍조, 어지럼, 실신, 일시적인 박동성 두통, 심박수 증가, 몽롱함 등 유해효과에 대해서 교육해야 한다. Nitrate에 의한 두통은 약 20분 동안 지속되는데(설하용의 경우), acetaminophen으로 쉽게 치료된다. 경구투여했을 때 두통이 심하면 식사와 함께 약을 복용해야 한다. 만일 유해효과가 계속 나타난다면 의사를 만나봐야 한다. 흐린시력, 구강건조, 심한 두통은 약물용량이 과다한 것을 의미하므로 즉각적인 조치가 필요하다.
- 항협심증약물을 복용하는 동안 환자는 술, 고온환경 노출, 사우나, 온욕, 격렬한 활동을 피해야 한다. 이러한 것들이 혈관을 확장하여 저혈압을 더 악화시켜서 실신 또는 기타 심장문제를 일으킬 가능성이 있다.
- 여러 가지 상황, 즉 스트레스가 많은 활동 또는 감정충돌이 있는 상황, 과식, 흡연, 갑작스런 활동 증가(예: 성관계)가 있기 전에 nitroglycerine을 복용하도록 한다. 환자는 의사의 예방용량에 대한 지시를 정확하게 따라야 한다.
- 연고제를 사용할 때 연고를 놓는 적절한 용량지(dosage paper)를 사용해야 하고 약을 바를 때 손가락을 사용하지 않도록 주의시켜야 한다. 약은 튜브에서 짜내서 직접 종이 위에 편평하게 놓아야 한다. 지시에 따라 용지 위의 가는 선까지 연고 1/2인치를 짜 놓는다. 약을 바른 피부 주변 가장자리에 플라스틱 랩을 사용하여 밀봉한다. 남아 있는 약이 없고 깨끗하며, 자극이 없고 털이 없는 부위에 연고를 사용해야 한다.
- 경피용 nitrates를 사용할 때는 매일 같은 시간에 패치를 붙이고, 새 패치를 붙이기 전에 피부에 남아 있는 모든 잔여물을 제거하도록 하며, 한 번에 1개의 패치만 붙이도록 한다. 피부가 접혀지는 부분이나 털이 있는 부분, 무릎이나 팔꿈치 아래쪽에는 붙이지 않는다. 경피용 패치는 염증이 있거나 상처가 있는 피부에는 붙이지 않는다. 만일 패치가 접착력이 떨어졌다면 그것을 떼어내고 비누와 미온수를 사용하여 잔여물을 부드럽고 깨끗하게 씻어낸 후 피부를 톡톡 두드려서 말리고 다른 부위에 새로운 패치를 붙인다. 자극을 피하기 위해서 붙이는 부위를 교대한다(연고 포함). 의사는 약물을 장기간 사용할 때 발생하는 약물내성을 예방하고, 감소시키기 위해 특정 일에는 8시간 동안 패치를 떼어내게 할 수도 있다. 모든 지시를 따르도록 강조한다.

Isosorbide dinitrate 또는 isosorbide mononitrate

- 경구용 mononitrate는 경구투여 시 흡수가 잘 되는 반면, dinitrate는 흡수가 잘 되지 않는다. 그러나 그 대사물, isosorbide mononitrate는 활성이 있고 흡수가 잘 된다. 환자는 약물을 서로 교환해서 사용할 수 없음을 알아야 한다.
- 환자는 혈압이 갑자기 내려가서 어지럽고 머리가 어찔어찔하고 실신해서 일어나는 상해를 피하기 위해 반드시 누운 상태에서 처방대로 정확하게 복용해야 한다.
- Isosorbide dinitrate는 보통 하루에 3번, 12시간은 휴약상태로 오전 7시, 오후 1시 및 오후 7시에 복용한다. 12시간의 휴약기간은 내성 발생 예방에 도움이 된다.
- 경구용 제제는 변형시키지 말아야 하며 180~240mL의 물로 복용한다.
- 이 약물을 복용하는 동안 천천히 목적을 가지고 주의하여 이동하여야 한다. 천천히 일어나고 어지럼, 실신 및 낙상을 피하기 위해 앉거나 누운 자세에서 일어날 때는 다리를 먼저 움직여서 천천히 일어나게 한다.
- 약물 및 기타 항협심증약물은 갑자기 중단하면 안 된다.

기억해야 할 사항

- 협심증(흉통)은 산소공급과 산소요구의 불균형 즉, 산소요구가 많거나 산소공급이 너무 적기 때문에 발생한다.
- 심장은 매우 호기성(산소를 필요로 하는) 근육이므로 산소를 충분히 공급받지 못하면 통증(협심증)이 발생한다. 심근으로 산소를 운반하는 관상동맥이 막히면 심장마비 또는 심근경색이 발생한다.
- 관상동맥질환은 심근에 산소를 운반하는 혈관(동맥)이 비정상인 상태이다. 이 동맥이 좁아져서 심근에 산소와 영양소 운반이 감소되어 있다.
- Nitrates, 칼슘통로차단제 및 β-차단제가 협심증치료에 사용된다.
- Nitroglycerin은 대표적인 nitrate이다. Nitrates는 수축되어 있는 관상동맥을 확장시켜서 심근에 산소와 영양소 공급을 증가시키는 데 도움을 준다. Nitrates는 모든 다른 혈관도 확장시킨다. 정맥이 확장되면 심장으로 돌아오는 혈액(전부하)이 감소되는 반면 동맥이 확장되면 말초저항이 감소된다(후부하 감소 즉, 좌심실이 펌프해야 하는 압력). Isosorbide dinitrate는 협심증치료에 사용되는 1차 약물이었다. Isosorbide mononitrate는 협심증치료를 위해 새로 개선된 nitrates다. β-차단제도 협심증치료에 사용되는데 심박수를 감소시켜 심장의 일 부담을 줄여 산소요구량을 줄인다.
- Nitrates의 제형에는 일반 정제, 설하스프레이, 서방형 및 지효성 캡슐, 경피용 패치, 국소용 연고 및 정맥용 등이 있다.
- 속효성 nitrates는 급성 협심증치료에 사용하고, 작용발현이 느린 nitrate는 예방에 사용한다.
- 설하용 nitroglycerin은 3~6개월 동안만 약효가 유지되므로 항상 신선한 약으로 환자가 소지하고 있도록 교육해야 한다.
- 칼슘통로차단제와 β-차단제는 체위저혈압, 어지럼, 두통 및 부종 등의 유해효과를 일으킨다. 비선택적 β-차단제는 울혈성 심장기능상실, 기관지연축과 관련된 문제 및 저혈당을 악화시킨다. 투약하기 전에 환자의 맥박을 측정해야 하며, 만약 맥박이 분당 60회 이하라면 의사에게 연락해야 한다.
- β-차단제는 β-차단제가 중단되었을 때 위험한 상황이 발생하는 것을 강조하며, 갑작스런 중단에 관한 블랙박스 경고(black box warning)를 가져온다.

REVIEW QUESTIONS

1. A patient has a new prescription for transdermal nitroglycerin patches. The nurse teaches the patient that these patches are most appropriately used for which reason?
   a. To relieve exertional angina
   b. To prevent palpitations
   c. To prevent the occurrence of angina
   d. To stop an episode of angina

2. A nurse with adequate knowledge about the administration of intravenous nitroglycerin will recognize that which statement is correct?
   a. The intravenous form is given by IV push injection.
   b. Because the intravenous forms are short-lived, the dosing must be every 2 hours.
   c. Intravenous nitroglycerin must be protected from exposure to light through use of special tubing.
   d. Intravenous nitroglycerin can be given via gravity drip infusions.

3. Which statement by the patient reflects the need for additional patient education about the calcium channel blocker diltiazem (Cardizem)?
   a. "I can take this drug to stop an attack of angina."
   b. "I understand that food and antacids alter the absorption of this oral drug."
   c. "When the long-acting forms are taken, the drug cannot be crushed."
   d. "This drug may cause my blood pressure to drop, so I need to be careful when getting up."

4. While assessing a patient with angina who is to start beta blocker therapy, the nurse is aware that the presence of which condition may be a problem if these drugs are used? (Select all that apply.)
   a. Diabetes mellitus
   b. Essential tremors
   c. Exertional angina
   d. Asthma
   e. Hypertension

5. A 68-year-old male patient has been taking the nitrate isosorbide dinitrate (Isordil) for 2 years for angina. He recently has been experiencing erectile dysfunction and wants a prescription for sildenafil (Viagra). Which response would the nurse most likely hear from the prescriber?
   a. "He will have to be switched to isosorbide mononitrate if he wants to take sildenafil."
   b. "Taking sildenafi l with the nitrate may result in severe hypotension, so a contraindication exists."
   c. "I'll write a prescription, but if he uses it, he needs to stop taking the isosorbide for one dose."
   d. "These drugs are compatible with each other, and so I'll write a prescription."

6. The nurse is reviewing drug interactions with a male patient who has a prescription for isosorbide dinitrate (Isordil) as treatment for angina symptoms. Which substances listed below could potentially result in a drug interaction? (Select all that apply.)
   a. A glass of wine
   b. Thyroid replacement hormone
   c. Tadalafil (Cialis), an erectile dysfunction drug
   d. Metformin (Glucophage), an antidiabetic drug
   e. Carvedilol (Coreg), a beta blocker

7. The order reads, "Give metoprolol (Lopressor) 300 mg/day PO in 2 divided doses." The tablets are available in 50-mg strength. How many tablets will the patient receive per dose?

8. A patient with angina has been given a prescription for a calcium channel blocker. The nurse knows that this class of drugs is used to treat which type of angina?
   a. Effort
   b. Unstable
   c. Crescendo
   d. Vasospastic

정답 **1. c** **2. c** **3. a** **4. a, d** **5. b** **6. a, c, e** **7. 3 tablets per dose(150 mg per dose)** **8. d**

참고문헌

REFERENCES

Fihn, S. D., Blankenship, J. C., Alexander, K. P., et al. (2014). 2014 ACC/AHA/AATS/PCNA/SCAI/STS focused update of the guideline for the diagnosis and management of patients with stable ischemic heart disease: a report of the American College of Cardiology/American Heart Association Task Force on Practice Guidelines, and the American Association for Thoracic Surgery Preventive Cardiovascular Nurses Association, Society for Cardiovascular Angiography and Interventions, and Society of Thoracic Surgeons. *Journal of the American College of Cardiology*, 64, 1929.

Harrington, R. A., Morrow, D. A., & Spertus, J. Perspectives on effective use of antianginal therapies. Medscape. Available at www.medscape.org/viewarticle. (Accessed 31 October 2016).

Ibanez, B., Heusch, G., Ovize, M., et al. (2015). Evolving therapies for myocardial ischemia/reperfusion injury. *Journal of the American College of Cardiology*, 65, 1454.

Task Force Members, Montalescot, G., Sechtem, U., et al. (2013). ESC guidelines on the management of stable coronary artery disease: the task force on the management of stable coronary artery disease of the European Society of Cardiology. *European Heart Journal*, 34(2949), 2013.

US Food and Drug Administration. Disposal of unused medicines: What you should know. Available at www.fda.gov/drugs/resourcesforyou/consumers/buyingusingmedicine-safely/ensuringsafeuseofmedicine/safedisposalofmedicines/ucm186187.htm. (Accessed 2 September 2018).

항고혈압제

ANTIHYPERTENSIVE DRUGS

학습목표

이 장을 학습한 후 학생들은:

1. 자율신경계 즉, 교감신경계와 부교감신경계의 정상 해부와 생리, 장단기 혈압조절에 관하여 간략하게 토론한다.
2. 고혈압을 정의한다.
3. 원발성 및 이차성 고혈압과 그 특징을 비교한다.
4. 미국국립보건원 고혈압합동위원회(Joint National Committee on Prevention, Detection, Evaluation, and Treatment of High Blood Pressure)의 8차 보고서(JNC 8)에 기술된 고혈압 치료계획안을 설명한다.
5. JNC 8의 정의에 따라 정상 혈압, 고혈압 전단계 및 고혈압 1기, 2기의 혈압(mmHg) 기준을 이해한다.
6. 가장 최근의 지침에 근거하여, 고혈압의 약물치료에 사용되는 여러 약물의 작용기전, 적응증, 유해효과, 독성효과, 주의점, 약물상호작용, 금기증, 용량 및 투여경로를 비교한다.
7. 고혈압 치료를 위한 비약물요법의 이론적 근거에 대해 논의한다.
8. 항고혈압제를 투여받는 환자를 위한 단계별 간호과정에서 간호계획을 수립한다.

주요용어

$α_1$-차단제(alpha$_1$-blockers) 말초 교감신경세포에 작용하여 주로 동맥, 정맥을 확장하는 약물

고혈압(hypertension) 흔히 별다른 증상 없이, 혈압이 60세 이상에서는 150/90mmHg 이상이 지속되고, 60세 이하와 만성 신장병 및 당뇨병 환자에서는 140/90mmHg 이상이 유지되는 장애

기립저혈압(체위저혈압, orthostatic hypotension) 아드레날린차단제의 흔한 유해효과로 자세 변경, 특히 앉거나 누운 자세에서 일어날 때 혈압이 급격하게 떨어지는 증상

본태고혈압(essential hypertension) 원인을 규명할 수 없는 고혈압으로, 일차 또는 특발성고혈압이라고 함

심박출량(cardiac output) 좌심실에서 박출되는 혈액량

이차고혈압(secondary hypertension) 신장, 폐, 내분비 또는 혈관질환으로 인해 이차적으로 나타나는 고혈압

전구약물(prodrug) 약물이 투여될 때는 비활성 상태이지만, 보통 간에서 대사되어 활성형으로 바뀐 후 작용하는 약물

중추작용 아드레날린작용제(centrally acting adrenergic drugs) $α_2$-수용체에 작용하여 뇌의 교감신경계 기능을 변화시키는 약물로, 교감신경효과를 역전시켜 혈압을 낮추는 작용을 함

항고혈압제(antihypertensive drugs) 고혈압 치료에 사용하는 약물

해부, 생리 및 병태생리 개요

ANATOMY, PHYSIOLOGY, AND PATHOPHYSIOLOGY OVERVIEW

고혈압(hypertension)은 60세 이상에서 수축기혈압이 150mmHg 이상 및 이완기혈압이 90mmHg 이상인 경우, 60세 이하와 만성 신장병 · 당뇨병 환자에서는 수축기혈압 140mmHg 및 이완기혈압 90mmHg 이상인 경우로 정의한다. 이는 미국국립보건원 고혈압합동위원회(Joint National Committee on Prevention, Detection, Evaluation, and Treatment of High Blood Pressure)의 8차 보고서(JNC 8)에 따른 것이다. 고혈압은 전 세계에서 가장 흔한 질환으로 10억 명에 달하며, 미국은 약 7,500만 명이 고혈압 환자이다.

고혈압은 관상동맥병, 심혈관질환의 주요 위험인자이자 심혈관계 문제로 인한 사망의 위험인자이다. 또한 고혈압은 뇌졸중과 심부전의 가장 중요한 위험인자일 뿐만 아니라 신부전과 말초혈관질환의 주요 위험인자도 된다. 혈압과 심혈관질환 위험의 관계는 명백하여, 혈압이 높을수록 심혈관질환이 증가한다. 40~70세에서 수축기혈압이 20mmHg 증가하거나 이완기혈압이 10mmHg 증가하면 심혈관질환의 위험은 배로 증가한다.

혈압은 심박출량(cardiac output)(4~8L/min)과 전신혈관저항(systemic vascular resistance, SVR)에 의해 결정된다. 심박출량은 좌심실에서 분출되는 혈액량으로 분당 리터(L)로 측정되며, 일회박출량과 심박수에 의해 결정된다. 전신

혈관저항은 혈액의 흐름에 대한 저항을 말하며, 혈관과 혈관 근육조직의 직경에 의해 결정된다. 이 두 가지 변수를 조절하기 위해 여러 인자가 영향을 미치면서 정상 범위 내로 혈압을 유지한다(그림 12.1). 혈압을 올리는 요인은 동일하고, 항고혈압제가 작용하는 표적이 된다.

고혈압의 진단과 치료는 수년간 다양하게 다루어져 왔다. 2013년 12월에 발표된 JNC 8은 2개의 대규모 전문위원단이 고혈압에 대한 가장 최근의 임상연구간행물을 재조사하여 정리한 고혈압 치료지침이다. JNC 8은 미국의 National Heart, Lung, and Blood Institute of the National Institutes의 지원으로 이루어졌다. 고혈압의 기준에 대한 전문가 그룹 간에 논쟁도 있다는 점에 유의해야 한다. 예를 들면 American Heart Association/American College of Cardiology (AHA/ACC)는 2017년에 새 지침을 발표하였고 고혈압을 130/80mmHg로 정의하였다. 그러나 이 교재는 JNC 8 지침을 따르고 있다.

고혈압은 원인에 따라 분류된다. 고혈압의 원인을 모를 때는 본태고혈압(essential hypertension) 또는 특발성 및 일차 고혈압이라 한다. 전체 고혈압의 약 90%가 이 유형이며, 나머지는 이차고혈압(secondary hypertension)이다. 이차고혈압은 흔히 크롬친화세포종(부신종양), 자간전증(급성 고혈압 등의 증상이 있는 임신 합병증), 신동맥질환, 수면무호흡, 갑상샘질환 또는 부갑상샘질환 등에 의해서 혹은 어떤 약물에 의해 발생할 수도 있다. 이차고혈압은 원인을 제거하면 보통 정상이 된다. 하지만 치료하지 않으면 고혈압으로 인해 심장, 뇌, 신장, 눈이 손상될 수 있다.

항고혈압 치료의 목표는 심혈관질환과 신장병의 이환률과 사망률을 줄이는 것이다. JNC 8에 따르면, 60세 이상에서는 혈압이 150/90mmHg 이상일 때, 60세 이하이고 만성 신장병이나 당뇨병이 있는 사람은 140/90mmHg일 때 치료를 시작한다.

고혈압 치료법과 질병 과정의 이해에 관한 큰 진전이 있었다. 고혈압을 적절히 치료하면 심혈관질환을 예방하거나 지연시킬 수 있다는 임상연구가 많다. 지난 40년 동안 새로운 항고혈압제가 개발되어 고혈압 환자의 삶의 질이 상당히 향상되었다. 1950년대 초에 처음으로 사용된 고혈압치료제는 신경절차단제(ganglionic blocking drug)이다. 그러나 이 항고혈압제(antihypertensive drugs)는 불쾌한 유해작용과 일관성 없는 치료효과가 자주 나타났다. 1953년에는 혈관확장제인 hydralazine, 1958년에는 thiazide계 이뇨제를 사용하게 되었다.

약리 개요

PHARMACOLOGY OVERVIEW

고혈압의 약물치료는 환자에게 개별적으로 적용된다. 약물치료 계획을 세울 때 환자에게 어떤 의학적 문제가 있는지, 삶

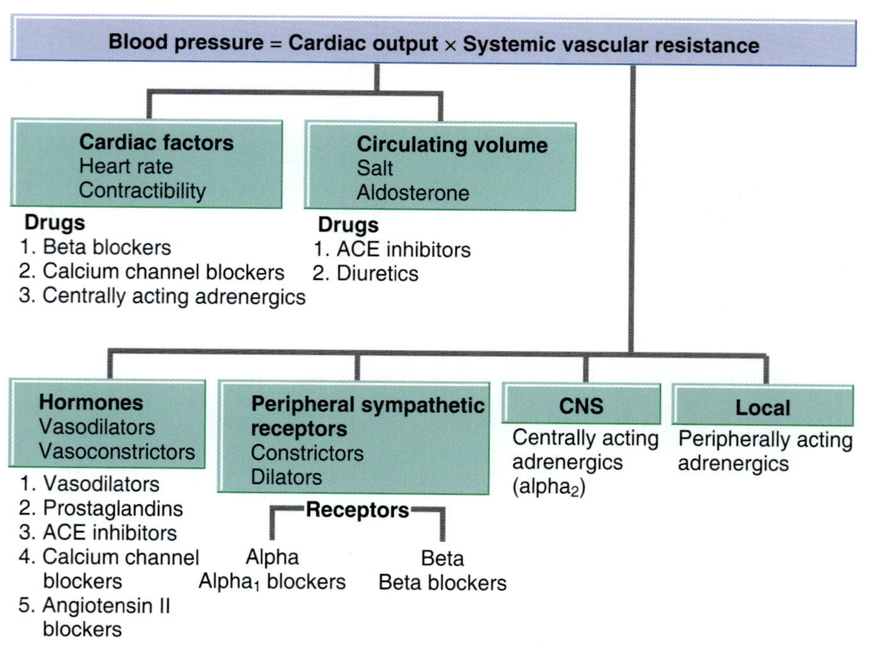

그림 12.1 정상 혈압조절과 이에 작용하는 약물군 ACE, Angiotensin-converting enzyme; CNS, central nervous system.

의 질에 영향을 미치는 약물이 무엇인지를 중요하게 고려해야 한다. 예를 들어, 남성의 성기능장애는 거의 모든 항고혈압제에서 나타나는 흔한 유해효과로, 환자들이 약물치료를 하지 않으려는 가장 흔한 이유이다. 인구학적 요인, 문화적 영향, 투약의 편리성(예: 하루에 한 번 또는 경피투약) 및 비용도 중요하게 고려해야 할 사항이다.

고혈압 치료에 사용하는 약물은 기본적으로 7가지, 즉 이뇨제, 아드레날린작용제, 혈관확장제, ACE제제, 안지오텐신수용체차단제, 칼슘통로차단제 및 직접레닌억제제로 구분된다. 이뇨제를 제외한 모든 항고혈압제는 약간의 혈관확장 작용이 있어 이러한 혈관확장제 유형의 약물을 직접혈관확장제(direct vasodilator)라고도 한다. 항고혈압제는 단독 또는 병용할 수 있다. Box 12.1에 항고혈압제의 유형과 하부 유형을 정리하였다. 유일한 직접레닌억제제인 aliskiren (Tekturna)은 고혈압의 초기 치료에는 권장하지 않는다. Aliskiren은 임신 중 사용 시 블랙박스 경고 약물이다.

BOX 12.1 항고혈압제의 유형과 하부 유형

아드레날린작용제
- 중추 및 말초작용 아드레날린신경세포차단제
- 중추작용 α_2-수용체작용제
- 말초작용 α_1-수용체차단제
- 말초작용 β-수용체차단제(β-차단제)
- 심장선택성(β_1-수용체차단제)
- 비선택성(β_1- 및 β_2-수용체차단제)
- 말초작용 α_1- 및 β-수용체차단제

ACE억제제
안지오텐신II 수용체차단제
칼슘통로차단제
- Benzothiazepines
- Dihydropyridines
- Phenylalkylamines

이뇨제
- 고리작용이뇨제
- 칼륨보전이뇨제
- Thiazides 및 thiazide-유사이뇨제

혈관확장제
- 혈관평활근에 직접 작용함, α-수용체 또는 β-수용체를 통하지 않음

직접레닌억제제
- Aliskiren

자율신경전달계 검토
REVIEW OF AUTONOMIC NEUROTRANSMISSION

자율신경계는 부교감신경계와 교감신경계로 나뉘고, 자율신경계의 자극은 신경전달물질인 acetylcholine과 norepinephrine에 의해 조절된다. 신경계의 이 두 가지 수용체는 신체 전체의 여러 조직에 분포해 있다. 부교감신경계의 신경절이후섬유(postganglionic fiber)와 작동세포(effector cell)(즉, 신경절이후수용체) 사이에 있는 수용체는 무스카린수용체(muscarinic receptoror) 또는 콜린수용체(cholinergic receptor)라고 한다. 교감신경계의 수용체는 아드레날린수용체 또는 노르아드레날린수용체(즉, α- 또는 β-수용체)라고 한다. 무스카린수용체의 생리작용은 acetylcholine과 콜린작용제에 의해 자극되고, 콜린차단제(항콜린제)에 의해 억제된다. 마찬가지로 아드레날린수용체의 생리작용은 norepinephrine, epinephrine 및 아드레날린작용제에 의해 자극되고 항아드레날린제(아드레날린차단제 즉, α- 또는 β-수용체차단제)에 의해 억제된다. 부교감신경계와 교감신경계의 여러 수용체와 이에 작용하는 신경전달물질은 그림 12.2를 참조한다.

아드레날린작용제
ADRENERGIC DRUGS

Box 12.1에 보듯이 아드레날린작용제는 항고혈압제 중 큰 유형에 속한다. 아드레날린작용제는 여러 부위에서 항고혈압 작용을 나타낸다.

작용기전 및 약물효과
Mechanism of Action and Drug Effects

아드레날린성 항고혈압제는 5가지 유형으로 세분된다. 이 분류에 속하는 약물은 중추작용(뇌) 또는 말초작용(심장과 혈관)을 하는 것으로 설명할 수 있다. 이 약물에는 아드레날린신경세포차단제(중추와 말초), α_2-수용체작용제(중추), α_1-수용체차단제(말초), β-수용체차단제(말초), α_1-및 β-수용체차단제(말초)가 있다.

교감신경계를 자극하면 심박수 및 수축력 증가, 혈관수축, 신장에서 renin이 분비되어 고혈압이 나타난다. 중추작용 아드레날린작용제(centrally acting adrenergic drugs)인 clonidine과 methyldopa는 뇌의 α_2-아드레날린수용체를 흥분시키는 작용을 한다. α_2-아드레날린수용체를 자극하면 실제

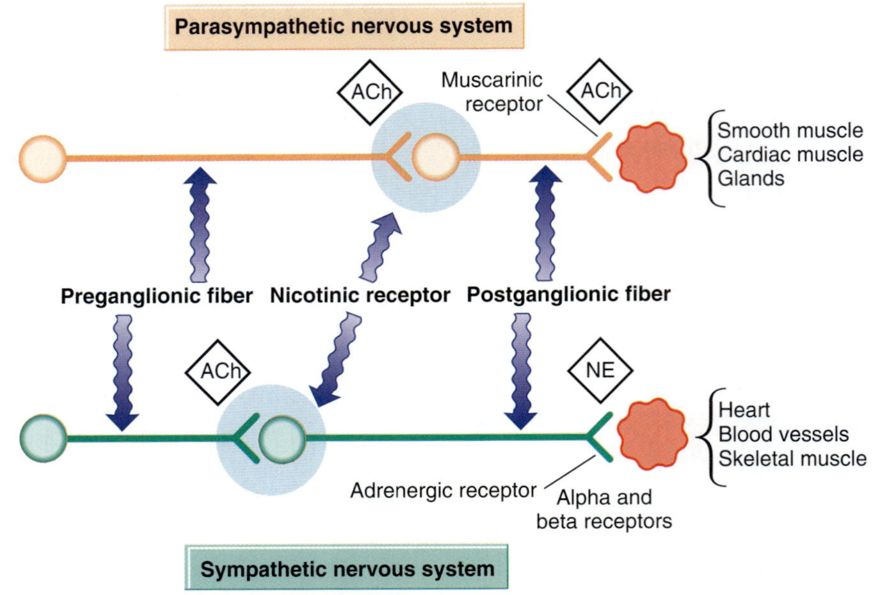

그림 12.2 부교감신경계와 교감신경계에 분포하는 니코틴수용체
ACh, acetylcholine; NE, norepinephrine

로 중추신경계로부터 교감신경의 흥분이 감소한다. 이 결과 norepinephrine 생산이 감소하고 혈압이 내려간다. α_2-아드레날린수용체 자극 또한 신장에 영향을 미쳐 renin의 활성을 감소시킨다. Renin은 단백질 전구체인 angiotensinogen을 단백질 안지오텐신 I (AI)으로 전환하는 호르몬이자 효소이다. 안지오텐신 I은 안지오텐신 II (AII)의 전구체이며, 혈압을 증가시키는 강력한 혈관수축제이다.

α_1-차단제(alpha$_1$ blockers)인 doxazosin, prazosin, terazosin은 말초에서 α_1-아드레날린수용체를 차단하는 작용을 한다. 순환 중인 norepinephrine이 α_1-아드레날린수용체를 자극하면 혈압이 올라가고, 차단하면 혈압이 내려간다. α_1-차단제의 주 효과는 동맥과 정맥을 확장하여 말초혈관저항을 감소시켜서 혈압을 낮추는 것이다. 그 결과 전신과 폐정맥압이 현저하게 감소하여 심박출량이 증가한다. 또한 α_1-차단제는 방광목과 요도 평활근의 수축을 억제하여 요량을 증가시키고 요 배출장애를 줄인다. 이로써 양성전립샘비대에 유익하게 사용할 수 있다.

β-차단제도 말초에 작용하며 propranolol, atenolol 등이 있다. 이 약물은 β_1-수용체를 차단하여 심박수를 낮춘다. 더 나아가서 renin 분비를 감소시켜, 안지오텐신 II에 의한 혈관수축과 aldosterone에 의한 체액량 재흡수를 감소시킨다. β-차단제를 장기간 사용하면 말초혈관저항도 감소한다.

α_1-수용체와 β_1-수용체 모두를 차단하는 약물인 labetalol과 carvedilol도 심장과 혈관 말초에서 작용한다. 심박수를 낮추고(β_1-수용체 차단) 혈관을 확장(α_1-수용체 차단)하는 이중 항고혈압효과를 나타낸다. 그림 12.3은 여러 항고혈압제의 작용부위와 작용기전을 설명하고 있다.

적응증 Indications

고혈압 치료에 주로 사용하는 약물은 모두 단독 또는 다른 항고혈압제와 병용할 수 있다. 여러 녹내장은 일부 항고혈압제 치료에 반응하기도 한다. α_1-차단제인 doxazosin, prazosin, terazosin은 양성전립샘비대의 증상을 완화하는 데에도 사용되어 왔다. 또한 중증의 심부전 치료에는 심장글리코시드(cardioglycoside)와 이뇨제를 함께 사용하면 효과가 있음이 밝혀졌다.

금기증 Contraindications

아드레날린성 항고혈압제의 금기증은 알려진 약물알레르기, 급성 심부전, 모노아민산화효소억제제(monoamine oxidase inhibitors)와의 병용, 소화궤양, 중증의 간 또는 신장질환이다. 천식 환자에서 비심장선택성 β-차단제(예: carvedilol)는 금기이다.

유해효과 Adverse Effects

아드레날린작용제의 가장 흔한 유해효과는 반사빈맥(reflex tachycardia)이 있는 서맥, 기립저혈압과 운동 후 저혈압, 구강건조, 졸음, 어지럼, 우울, 부종, 변비 및 성기능장애(예:

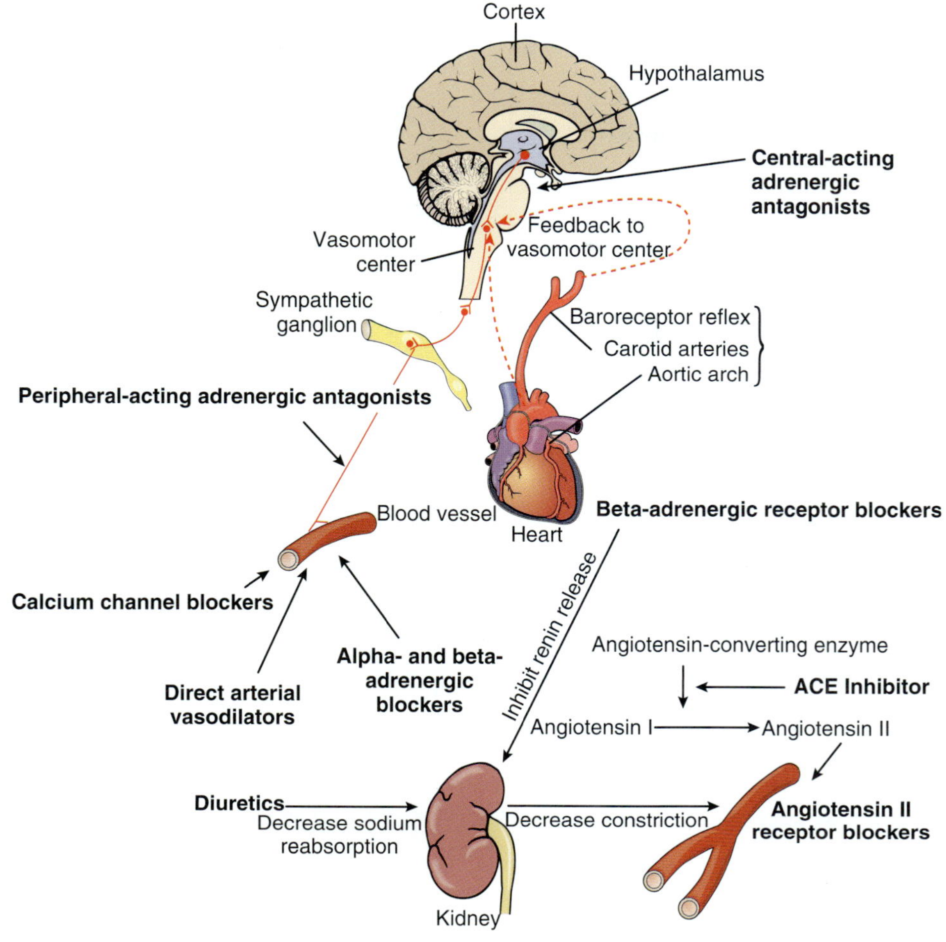

그림 12.3 항고혈압제의 작용부위와 작용기전

ACE, Angiotensin-converting enzyme. (Modified from Lewis, S. L., Dirksen, S. R., Heitkemper, M. M., & Bucher, L. [2013]. Medical-surgical nursing: assessment and management of clinical problems [9th ed.]. St. Louis: Mosby.)

발기부전)이다. 두통, 수면장애, 구역, 발진, 두근거림도 있다. α-차단제를 사용하는 환자 중에는 기립저혈압(orthostatic hypotension) 즉, 자세를 바꾸는 동안 혈압이 갑자기 떨어지는 경우가 많다. 환자가 약물을 처음 복용할 때, 의식을 잃을 정도로 심한 저혈압이 나타나는 초회량실신(first-dose syncope)이 일어날 수 있다. 따라서 환자에게 자세를 천천히 변경하도록 교육해야 한다.

중추작용 α_2-수용체작용제 사용을 갑자기 중단하면 반동고혈압(rebound hypertension)이 올 수 있는데, 혈압이 갑자기 매우 높게 올라가는 것을 말한다. 이는 다른 군의 항고혈압제 특히 β-차단제에서도 나타난다. 비선택성 차단제는 간의 글리코겐 분해를 억제할 뿐만 아니라 기관지수축과도 관련이 있다.

심혈관계 약물의 용량을 변경할 때는 환자 모니터와 추적조사를 적절히 하면서 천천히 진행해야 한다. 모든 약물이 그렇지만, 특히 심혈관계 약물의 용량을 갑자기 올리거나 낮추면 환자가 위험해질 수 있다. 일부 항고혈압제는 혈청 전해질과 신장기능뿐만 아니라 혈구수 이상을 유발할 수 있다. 백혈구, 혈청 칼륨과 나트륨, creatinine 수치를 주기적으로 모니터한다.

상호작용 Interactions

아드레날린작용제는 알코올, benzodiazepine 및 아편유사제를 투여하고 있을 때 부가적인 중추신경계 억제작용을 유발한다. 일부 아드레날린작용제와 상호작용할 수 있는 약물은 표 12.1에 요약하였다. 그러나 이 표는 상호작용을 하는 약물의 전체 목록이 아닌 대표적인 약물 목록이다. 특별한 약물상호작용이 의심되는 경우를 확인하기 위해 약물정보책자를 항상 지니고 있어야 한다.

용량 Dosages

아드레날린성 항고혈압제의 용량 정보는 용량표를 참조한다.

표 12.1 아드레날린작용제: 약물상호작용

약물	상호작용 약물	기전	결과
clonidine	TCA, MAOI, 식욕억제제, amphetamine	반대작용	혈압강하효과 감소
	이뇨제, nitrate, 기타 항고혈압제	부가작용	혈압강하효과 증가
	β-차단제	부가작용	clonidine 중단 시 서맥이 심해지고 반동고혈압이 증가

MAOI, Monoamine oxidase inhibitor; TCA, tricyclic antidepressant

안지오텐신전환효소억제제

ANGIOTENSIN CONVERTING ENZYME(ACE) INHIBITORS

ACE억제제는 항고혈압제에서 큰 부분을 차지한다. 현재 10 종류의 ACE억제제가 임상에서 사용되고 있고, ACE억제제와 thiazide 이뇨제 또는 칼슘통로차단제가 복합된 복합제도 있다. 복합제는 약물요법에 대한 환자의 순응도를 높인다는 장점이 있는데 환자가 복용해야 하는 약물의 수가 줄기 때문이다. 상용되는 ACE억제제는 captopril (Capoten), benazepril (Lotensin), enalapril (Vasotec), fosinopril (Monopril), lisinopril (Prinivil), moexipril (Univasc), perindopril (Aceon), quinapril (Accupril), ramipril (Altace), trandolapril (Mavik)이다. 이들 약물은 매우 안전하고 효과가 좋으며 심부전과 고혈압 치료에 흔히 선택되는 1차 약물이다. ACE억제제의 주요 복합제와 용법은 표 12.2를 참조한다. 모든 ACE억제제는 매우 유사하지만 일부 화학적 특성이 다르므로 임상적 특성에서 약간의 차이를 보인다.

Captopril은 반감기가 가장 짧아서 다른 ACE억제제보다 자주 투여하는 약물이다. 이는 약물 복용을 잘 이행하지 않는 환자에게는 매우 중요한 문제가 된다. 반면 중환자에게는 반감기가 짧은 약물로 시작하는 것이 좋은데, 문제가 발생하면 약물을 빨리 중단할 수 있기 때문이다. Captopril과 enalapril은 하루에 여러 번 투여한다.

Captopril과 lisinopril 두 가지 약물은 전구약물(prodrug)이 아닌 ACE억제제이다. 전구약물은 투여 형태에서는 활성이 없고, 체내에서 활성형으로 대사되어야 하는 약물을 말한다. 보통 간에서 활성화되어 약효를 나타낸다. Captopril과 lisinopril의 이러한 특징은 간기능장애가 있는 환자를 치료하는 데 큰 도움이 된다. 다른 ACE억제제는 모두 전구약물로, 간기능에 따라 활성형으로 전환하여 활성약물이 된다.

Enalapril은 비경구로 이용할 수 있는 유일한 ACE억제제이다. Benazepril, fosinopril, lisinopril, quinapril, rami-

표 12.2 ACE억제제

약물(상품명)	Hydrochlorothiazide와의 복합제	용법
benazepril (Lotensin)	Lotensin HCT	1일 1~2회
captopril (Capoten)	Capozide	1일 2~3회
enalapril (Vasotec)	Vasoretic	1일 1~2회
fosinopril (Monopril)	Monopril-HCTZ	1일 1~2회
lisinopril (Prinivil)	Prinzide	1일 1~2회
lisinopril (Zestril)	Zestoretic	1일 1~2회
moexipril (Univasc)	Uniretic	1일 1~2회
perindopril (Aceon)	없음	1일 1~2회
quinapril (Accupril)	Accuretic	1일 1~2회
ramipril (Altace)	없음	1일 1~2회
trandolapril (Mavik)	없음	1일 1~2회

용량표

항고혈압제: 아드레날린작용제 및 길항제

약물명(임신범주)	약리학적 분류	상용량	적응증
carvedilol (Coreg, Coreg CR) (C)	말초작용 α_1, β_1, β_2-수용체길항제(차단제)	PO: 6.25~25mg 1일 2회 Coreg CR: 20~80mg/일	고혈압 (심부전에도 사용)
clonidine (Catapres, Catapres-TTS) (C)	중추작용 α_2-수용체작용제	PO: 0.2~0.6mg/일 나누어서 경피용 패치: 0.1, 0.2, 0.3mg/24시간, 매주 적용	고혈압
doxazosin (Cardura, Cardura XL) (C)	말초작용 α_1-수용체길항제	PO: 초회 용량 1mg/일; 16mg/일까지 증량할 수 있음	고혈압

pril 같이 다른 모든 ACE억제제는 반감기와 작용시간이 길어서 1일 1회만 경구투여하면 된다. 이러한 특성 덕분에 약물요법의 이행도가 높다.

ACE억제제는 태아와 신생아에게 나쁜 영향을 미친다. 이들 약물은 임신 1기에는 임신범주 C, 2기와 3기에는 임신범주 D에 해당한다. 최근 자료에서 ACE억제제는 임신부에게 사용하지 않는 것이 가장 좋으며, 다른 안전한 대체방법이 없을 때만 사용하도록 제안하고 있다.

작용기전 및 약물효과 Mechanism of Action and Drug Effects

ACE억제제는 남미 독사의 독이 발견되면서 개발이 추진되었다. 뱀독은 인체에서 강력한 혈관확장제인 bradykinin을 분해하는 효소인 kininase 활동을 억제하는 것으로 밝혀졌다.

약물 이름이 의미하는 것처럼 이 약물은 ACE를 억제하는데, ACE는 안지오텐신 I(renin의 작용으로 형성됨)을 안지오텐신 II로 전환한다. 안지오텐신 II는 강력한 혈관수축제로 부신에서 aldosterone 분비를 유도한다. Aldosterone은 나트륨과 물을 재흡수하여 혈압을 올린다. 이러한 과정을 통틀어 renin–angiotensin–aldosterone계라고 하며, 이 과정을 억제하면 혈압이 내려간다.

ACE억제제의 주요 효과는 심혈관과 신장에서 나타나는데, 전신혈관저항을 감소시켜 혈압을 낮추는 작용 때문이다. ACE억제제는 혈관확장물질인 bradykinin과 P물질(substance P, 또 다른 강력한 혈관확장제)의 분해를 방지하고 안지오텐신 II의 생성을 방해한다. 이러한 복합 효과는 심장의 후부하를 감소시키거나, 심장수축기 동안 좌심실이 혈액량을 분출하기 위해 펌프해야 하는 저항을 줄인다. 신장 작용으로 ACE억제제는 aldosterone 분비를 억제하여 나트륨과 물의 재흡수를 방지하기 때문에 심장기능상실치료에 좋다. 이는 이뇨작용을 일으켜서, 전체 혈액량과 심장으로 돌아오는 혈액량을 줄인다. 결과적으로 심장의 전부하 또는 좌심실의 확장말기용적(end–diastolic volume)이 감소하여 심장의 부담을 줄인다.

적응증 Indications

ACE억제제의 치료효과는 강력한 심혈관효과이다. 이 약물은 항고혈압효과가 우수하고, 심부전 치료의 보조제로도 사용된다. 고혈압이나 심부전 치료 시 이뇨제 등의 약물과 병용하거나 단독으로 사용한다.

ACE억제제는 전신혈관저항(후부하)과 전부하를 낮추는 작용을 하기 때문에, 심근경색증 후에 좌심실비대로 진행되는 것을 멈출 수 있다. 이러한 병리학적 과정을 심실재형성(ventricular remodeling)이라고 하며, 이러한 현상을 방지하는 ACE억제제의 효과를 심장보호효과(cardioprotective effect)라고 한다. ACE억제제는 심부전 환자의 이환율과 사망률을 감소시키므로, 심부전이 있는 고혈압 환자에게 1차 치료약으로 고려된다. 또한 ACE억제제는 사구체여과압을 감소시켜 신장보호효과도 있는 것으로 나타났다. 이것이 당뇨병 환자에서 심혈관계 약물로 이 약물을 선택하는 이유이다. ACE억제제는 단백뇨를 감소시키는 작용이 좋아서, 당뇨 환자의 당뇨병신병증(diabetic nephropathy)의 진행을 방지하기 위한 표준치료법으로 여겨진다. ACE억제제의 여러 치료효과를 표 12.3에 정리하였다.

금기증 Contraindications

ACE억제제의 금기증은 알려진 약물알레르기, 특히 ACE억제제로 인해 이전에 혈관부종(예: 후두부종)이 있었던 경우이다. 칼륨이 5mEq/L 이상인 환자는 ACE억제제 치료에 적합하지 않은데, 이 약물은 고칼륨혈증을 유발할 수 있기 때문이다. 모든 ACE억제제는 수유모, 아동, 양측 신동맥협착 환자에게는 금기이며 임신부에게도 투여하지 않아야 한다.

표 12.3 ACE억제제: 치료효과

체내 물질	체내 효과	ACE억제제의 작용	혈역학적 효과
Aldosterone	나트륨과 수분을 보유함	분비 억제	이뇨작용 = 혈액량 감소 = 충만압 감소 또는 전부하 감소
Angiotensin II	강력한 혈관수축제	생성 억제	SVR 감소 = 후부하 감소
Bradykinin	강력한 혈관확장제	분해 억제	SVR 감소 = 후부하 감소

ACE, angiotensin–converting enzyme; SVR, systemic vascular resistance.

유해효과 Adverse Effects

ACE억제제의 주요 중추신경계 효과는 피로, 어지럼, 기분 변화 및 두통이다. 가래가 없는 마른기침이 특징이지만 이는 약물을 중단하면 회복된다. 처음 약물을 투여할 때 혈압이 상당히 떨어지는 초회량 저혈압이 나타날 수 있다. 그 외의 유해효과로는 미각상실, 고칼륨혈증, 혈관부종, 신장장애가 있다. 신장기능이 renin-aldosterone-angiotensin계의 활성에 따라 달라질 수 있는 중증의 심부전 환자를 ACE억제제로 치료하면 급성 신부전을 초래할 수 있다. ACE억제제는 aldosterone 분비를 줄여 신장에서 나트륨 배설을 증가시키지만 칼륨 재흡수를 촉진한다. 그러므로 혈청 칼륨치를 정기적으로 모니터해야 한다. 칼륨보존이뇨제를 병용할 때 환자들이 이 두 가지 약물을 잘 견디기는 하지만, 특히 모니터를 잘 해야 한다. 비교적 드물지만 잠재적으로 치명적인 유해작용으로 혈관부종이 있다. 혈관부종은 점막하조직에 염증이 생기는 심한 혈관반응으로 아나필락시스로 진행될 수 있다. 모든 ACE억제제는 태아의 독성과 관련된 블랙박스 경고가 있으므로 임신 중에는 투여하지 않아야 한다.

독성 및 과량투여의 관리
Toxicity and Management of Overdose

ACE억제제 과량투여에 의한 가장 뚜렷한 증상은 저혈압이다. 대증요법과 지지요법을 하고 혈액량을 증가시키기 위하여 수액을 투여한다. Captopril과 lisinopril을 제거하는 데에는 혈액투석이 효과가 있다.

상호작용 Interactions

Ibuprofen과 같은 비스테로이드소염제(nonsteroidal anti-inflammatory drug, NSAID)는 ACE억제제의 항고혈압효과를 감소시킬 수 있다. NSAIDs와 ACE억제제를 병용하면 급성 신부전으로 발전할 가능성이 있다. ACE억제제와 다른 항고혈압제 또는 이뇨제를 병용하면 저혈압이 나타날 수 있고, lithium과 ACE억제제를 같이 사용하면 lithium 독성이 나타날 수 있다. 칼륨보조제와 칼륨보존이뇨제를 ACE억제제와 함께 투여하면 고칼륨혈증이 유발될 수 있다. 이러한 경우에는 혈청 칼륨치를 모니터한다.

용량 Dosages

ACE억제제의 용량에 대한 정보는 용량표를 참조한다.

안지오텐신 II 수용체차단제
ANGIOTENSIN II RECEPTOR BLOCKERS(ARBs)

ARBs(안지오텐신 II 수용체차단제)는 ACE억제제와 비슷하다. 여기에는 losartan (Cozaar), eprosartan (Teveten), valsartan (Diovan), irbesartan (Avapro), candesartan (Atacand), olmesartan (Benicar), telmisartan (Micardis), azilsartan (Edarbi)이 있다.

작용기전 및 약물효과
Mechanism of Action and Drug Effects

ARBs는 안지오텐신 I이 1형 안지오텐신 II 수용체에 결합하지 못하게 한다. Enalapril 같은 ACE억제제는 안지오텐신 I이 안지오텐신 II로 전환하는 것을 억제한다. 비교해 보면, ACE억제제는 bradykinin과 P물질의 분해를 차단한다. 이 물질은 축적되어 기침 같은 유해작용을 유발하지만 항고혈압효과와 심장 및 신장보호효과도 있다. Bradykinin은 강력한 혈관확장제로 동맥을 확장하여 전신혈관저항을 감소시켜 혈압을 낮춘다.

용량표

항고혈압제: ACE억제제 및 ARBs

약물명(임신범주)	약리학적 분류	성인 상용량	적응증
captopril (Capoten) (D)	ACE억제제	PO: 25~150mg 1일 2~3회	고혈압, 심부전
enalapril (Vasotec) (D)	ACE억제제	PO: 2.5~5mg/일 및 일회량 또는 동일량 2회로 목표용량 10~40mg/일로 증가	고혈압
		PO: 2.5~20mg 1일 2회	심부전
		IV: 6시간마다 5분 동안 0.625~1.25mg	고혈압
losartan (Cozaar) (D)	ARBs	PO: 일회량 또는 1일 2회로 25~100mg	고혈압

ACE, Angiotensin-converting enzyme; ARBs, Angiotensin II receptor blockers

ACE억제제와 다르게 ARBs는 주로 혈관평활근과 부신에 영향을 미친다. ARBs은 이들 조직에서 안지오텐신 II가 1형 안지오텐신 II 수용체에 결합하는 것을 선택적으로 차단하여 혈관수축과 aldosterone 분비를 억제한다. 안지오텐신 II 수용체는 신체의 다른 조직에도 존재하지만 이 수용체를 차단하는 ARBs의 효과는 알려지지 않았다.

임상적으로 ACE억제제와 ARBs의 고혈압 치료효과는 동일하다. 둘 다 내약성이 좋으며, ARBs는 기침을 유발하지 않는다. ARBs가 내약성이 조금 더 좋으며, ACE억제제보다 심근경색증 후 사망률이 더 낮다는 보고가 있다. ARBs가 심장기능상실(심장보호효과) 치료나 당뇨병의 신장보호효과가 ACE억제제만큼 효과적인지는 아직 확실하지 않다. 두 가지 약물 모두 임신 2기와 3기에 사용하는 것은 금기이다.

적응증 Indications

ARBs의 치료효과는 강력한 혈관확장과 관련이 있다. 이 약물은 우수한 항고혈압제이며 심부전의 보조치료제이다. 고혈압과 심부전 치료에 ARBs를 단독투여하거나 이뇨제 같은 약물과 병용할 수 있다. ARBs의 유용한 혈류역학적인 효과는 전신혈관저항(후부하 측정)을 낮추는 작용이다.

금기증 Contraindications

ARBs의 금기증은 알려진 약물알레르기, 임신과 수유이다. 노인과 신기능장애가 있는 환자는 주의하여 사용해야 한다. 다른 항고혈압제처럼 치료하기 전과 치료하는 동안에 혈압과 심첨맥박수를 사정한다.

유해효과 Adverse Effects

ARBs의 가장 흔한 유해효과는 흉통, 피로, 저혈당, 설사, 요로감염, 빈혈, 허약이다. 고칼륨혈증과 기침이 나타날 가능성은 ACE억제제보다 적다. 모든 ARBs는 태아의 독성과 관련된 블랙박스 경고가 있으므로 임신 중에는 투여하지 않아야 한다.

독성 및 과량투여의 관리
Toxicity and Management of Overdose

과량투여하면 저혈압과 빈맥이 유발되고, 서맥은 드물게 나타난다. 치료는 대증요법과 지지요법을 하고, 혈액량을 확보하기 위해 정맥수액을 투여한다.

상호작용 Interactions

ARBs와 상호작용하는 약물과 관련 기전 및 상호작용의 결과를 표 12.4에 요약하였다. ACE억제제의 경우와 마찬가지로, ARBs는 고칼륨혈증을 유발할 수 있다. ACE억제제보다는 훨씬 적지만 특히 칼륨보조제를 동시에 투여하는 경우에는 더욱 그렇다. 모든 환자에서 혈청 칼륨치를 측정해야 한다.

용량 Dosages

ARBs의 용량 정보는 용량표를 참조한다.

칼슘통로차단제
CALCIUM CHANNEL BLOCKERS

이 계통의 약물은 적응증과 유용한 작용이 많고, 약간의 유해효과가 있다. 주요 용도는 고혈압과 협심증 치료이다. 고혈압 치료 시, 칼슘이 수용체에 결합하지 못하게 하여 평활근의 이완을 유발하여 수축을 방지한다. 이 약물은 효과가 있으며 안전하여 고혈압 치료의 1차 약물군으로 사용되어 왔다. Amlodipine (Norvasc)은 고혈압 치료에 가장 흔히 사용되는 칼슘통로차단제이다. 또한 칼슘통로차단제는 효과적인 심박동치료제이다. 이중 nimodipine은 지주막하출혈 후 발생하는 뇌동맥 연축을 예방할 수 있다. 또한 레이노병(Raynaud's disease)과 편두통 치료에도 사용한다.

표 12.4 ARBs: 약물상호작용

약물	기전	결과
NSAIDs	항고혈압효과 감소	ARB 효과 감소 및 신부전 유발 가능성
lithium	lithium 배설 억제	lithium 농도 증가
rifampin	대사 증가	ARB 효과 감소
칼륨보조제 및 칼륨보전이뇨제	칼륨 증가에 대한 부가효과	고칼륨혈증 가능

ARB, Angiotensin II receptor blocker; NSAIDs, nonsteroidal antiinflammatory drugs.

이뇨제

DIURETICS

이뇨제는 매우 효과적인 항고혈압제이다. JNC 8 지침에서 이뇨제는 현재 고혈압 치료의 1차 약물군으로 되어 있다. 단독으로 사용할 수도 있고 다른 항고혈압제와 병용할 수도 있다. 주요 치료효과는 혈장과 세포외액량을 감소시켜 전부하를 줄이는 것이다. 그리하여 심박출량과 총말초저항이 감소하여 결국 심장의 작업부하가 감소한다. Thiazide 이뇨제(예: hydrochlorothiazide)는 고혈압 치료에 가장 많이 사용되는 이뇨제이다.

혈관확장제

VASODILATORS

혈관확장제는 아드레날린수용체를 통해 작용하지 않고, 직접 동정맥의 평활근을 이완하는 작용을 한다. Minoxidil, hydralazine (Apresoline), diazoxide (Hyperstat), nitroprusside (Nitropress)가 있다.

작용기전 및 약물효과

Mechanism of Action and Drug Effects

직접작용 혈관확장제는 말초혈관을 직접 확장하기 때문에 항고혈압제로 유용하게 사용된다. 전신혈관저항을 감소시켜 혈압을 상당히 떨어드릴 수 있다. Minoxidil(국소용)은 발모제로도 사용한다. Diazoxide, hydralazine, minoxidil은 주로 세동맥에 작용하는 반면 nitroprusside는 세동맥과 정맥에 작용한다.

적응증 Indications

모든 혈관확장제는 단독 또는 다른 항고협압제와 병용하여 사용된다. 혈압이 상당히 높은 응급상황에는 sodium nitroprusside와 정맥용 diazoxide를 사용한다.

금기증 Contraindications

금기증은 알려진 약물알레르기와 저혈압, 뇌부종, 머리 손상, 급성 심근경색증과 관상동맥병이다. 확장기 기능장애로 인해 이차적으로 발생한 심부전 환자에게는 금기이다. Nitroprusside는 저혈압과 Cyanide(시안화물) 독성과 관련된 '블랙박스 경고'가 있다.

유해효과 Adverse Effects

Diazoxide는 유해효과가 많아서 임상에서 잘 쓰지는 않는다. Hydralazine의 유해효과에는 어지럼, 두통, 불안, 빈맥, 부종, 호흡곤란, 구역, 구토, 설사, 간염, 전신홍반루푸스, 비타민B_6 결핍, 발진, 혈소판 감소 등이 있다. Minoxidil의 유해효과는 심전도 T파 변화, 심낭삼출 또는 심장눌림증, 협심증, 유방 압통, 발진 및 저혈소판증이다. Sodium nitroprusside는 서맥, 혈소판응집 억제, 발진, 갑상샘저하증, 저혈압, 메트혈색소혈증 및 드물게 Cyanide 독성 등의 유해효과가 있다. Cyanide 이온은 nitroprusside의 대사산물이다. Cyanide와 thiocyanate(티오시안산염)의 독성은 nitroprusside를 고용량으로 장기간 사용하거나 신기능부전 환자에게 사용할 때 나타난다. Nitroprusside와 sodium thiosulfate을 같이 투여하면 cyanide 독성이 크게 감소된다.

독성 및 과량투여의 관리

Toxicity and Management of Overdose

Hydralazine 독성 또는 과량투여는 저혈압, 빈맥, 두통 및 전신 피부홍조를 유발한다. 치료는 대증요법과 지지요법, 정맥수액 투여, 필요 시 디기탈리스요법(digitalization), 빈맥 조절을 위해 β-차단제를 투여한다.

Sodium nitroprusside 과량투여 시 및 독성은 심한 저혈압이다. 이 약물은 중환자에게만 투여한다. 대개 과도한 저혈압은 피할 수 있다. 심한 저혈압이 나타날 때 투여를 중단하면 효과가 바로 나타나는데, 약물이 매우 빠르게 대사되기 때문이다. Nitroprusside의 화학구조에 있는 cyanide group은 대사 시 체내에 유리되어 cyanide 독성 또는 thiocyanate 독성을 유발할 수 있다. 독성은 고용량을 장기간 사용하거나 신기능장애 환자에서 나타난다. 이런 독성이 나타나면 표준 cyanide 해독제 키트를 이용하여 치료하는데, 이 키트에는 주사용 sodium nitrite와 sodium thiosulfate, 흡입용 amyl nitrite가 들어있다.

상호작용 Interactions

직접작용 혈관확장제는 약물상호작용의 빈도가 낮다. Hydralazine은 아드레날린성 약물 또는 기타 항고혈압제를 투여할 때 저혈압을 일으킬 수 있다.

용량 Dosages

혈관확장제의 용량은 용량표를 참조한다.

용량표

항고혈압제: 혈관확장제

약물명(임신범주)	약리학적 분류	성인 상용량	적응증
hydralazine (Apresoline) (C)	직접작용 말초 혈관확장제	PO: 7일간 10~25mg 2~4회/일, 이후 50mg 2~4회로 증량, 최고효과를 나타내는 적정량은 300mg/일 IV: 필요 시 4시간마다 10~20mg	고혈압
sodium nitroprusside (Nitropress) (C)	직접작용 말초 혈관확장제	IV: 원하는 효과를 위한 적정량은 0.3~0.5mcg/kg/분, 최대효과는 10mcg/kg/분	고혈압

용량표

기타 항고혈압제

약물명(임신범주)	약리학적 분류	성인 상용량	적응증
bosentan (Tracleer) (X)	Endothelin 수용체길항제	PO: 체중에 따라 62.5mg 1일 2회 또는 125mg 1일 2회	중등도 및 중증 심부전 환자의 폐동맥고혈압
eplerenone (Inspra) (B)	Aldosterone 수용체길항제	PO: 상용량 범위는 25~50mg으로 매일 또는 1일 2회	고혈압 및 심근경색 후(안정적인 심부전 환자에서 생존을 높이기 위해)
treprostinol (Remodulin) (B)	혈관확장제 및 혈소판응집억제제	지속적인 피하 주입: 1.25~2.5ng/kg/분	중증 심부전 환자의 폐동맥고혈압

❖ 간호과정 NURSING PROCESS

미국국립보건원은 고혈압의 진단과 치료 시, 단계적 접근법을 지침기반 접근법으로 전환하는 데 큰 역할을 하였다. JNC 8에는 약리 부분도 포함되어 있다. 아래의 간호과정에 관한 논의에서는 고혈압 전체 단계의 약리적 및 비약리적 치료와 관련된 일반적 정보와 구체적 정보를 모두 제공하고 있다.

◆ 사정 ASSESSMENT

어떠한 항고혈압제를 사용하더라도 투여 전에 환자의 건강력을 철저히 조사하고 머리부터 발끝까지 신체사정을 한다. 혈압, 맥박, 호흡수와 맥박산소측정치를 측정하고 기록한다. 기준치로 비교하기 위해 심전도 측정이 처방될 수 있다. 검사는 (1) 혈청 나트륨, 칼륨, 염화물, 마그네슘, 칼슘 (2) CBC와 혈소판 수치 (3) 신장기능 검사: BUN, 혈청 및 요 creatinine (4) C반응단백(CRP): 전신의 염증을 확인함 (5) 콜레스테롤/지질 (6) 간기능검사: 혈청 ALT, AST 등이다. 기준치로 비교하기 위해 그 외의 특수 심장검사로 혈소판기능검사와 콜레스테롤/지질검사가 처방될 수 있다. 또한 심근경색증이 의심되면 다음과 같은 검사가 추가될 수 있다. 즉 동맥혈가스분석(ABGA), 적혈구침강속도(ESR), troponin 같은 특수 심장 생물표지자/효소(심근경색 발생 후 보통 4~6시간 내에 증가하므로, 심근경색 발생 후 14일 이상 신뢰할 만한 지표임), creatine phosphokinase-myocardial band (CPK-MB), LDH, myoglobin이다. 여기에 정밀검사와 영상검사를 보완한다. 전문적으로 훈련된 의료인은 비침습적 검안경 검사로 눈의 구조(예: 시신경, 시신경유두, 혈관)를 검사하여 고혈압으로 영향을 받은 구조를 쉽게 관찰할 수 있다. 고혈압망막병증(hypertensive retinopathy)이 있을 때 나타나는 소견은 눈 혈관이 좁아짐, 혈관에서 체액 삼출, 망막 반점, 황반과 시신경 부종, 안구 후부 출혈이다. 이러한 문제는 고혈압이 진단된 후, 혈압을 조절하고 추적검사를 적절하게 하면서 고혈압을 치료하면 해결될 수 있다. 간호사는 환자의 상태, 요인 또는 고혈압의 근본 원인일 수 있는 다음과 같은 변수도 사정한다.

- 애디슨병
- 대동맥축착
- 관상동맥병
- 문화, 종족 또는 민족적 배경
- 쿠싱병

- 고혈압 가족력
- 흡연
- 비만
- 말초혈관질환
- 크롬친화세포종
- 자간전증
- 신동맥협착
- 신장 또는 간 기능장애
- 스트레스가 많은 생활

항고혈압제를 사용할 때는 여러 관련 요인에 주의한다. 주의사항과 금기증은 주로 노인과 만성질환자에게 해당되는데, 조절되지 않거나 치료되지 않은 고혈압 환자 또는 항고혈압제의 유해효과(예: 체액소실, 탈수, 전해질불균형, 저혈압)로 인해 환자의 상태가 악화할 수 있기 때문이다.

α-아드레날린작용제는 혈관확장 작용이 강하여 유해효과로 저혈압이 올 수 있으므로 치료 전과 중에 혈압과 맥박, 체중을 철저히 사정한다. 이 약물은 체액정체와 부종을 일으키므로 체위부종과 심음, 호흡음, 섭취배설량을 사정한다. α-아드레날린길항제도 저혈압으로 인한 어지럼과 실신을 일으킬 수 있으므로 사용 시 주의한다. 이 두 가지 약물을 사용할 때에는 모든 변수에 대해 자세한 사정해야 하는데, 특히 노인, 어지럼이나 실신 환자, 쇠약한 환자는 더욱 주의한다. Doxazosin을 투여하는 경우, 초회량 기립저혈압이 2~6시간 내에 올 수 있으므로 첫 투약 전과 2~6시간 후, 용량을 증가할 때에는 혈압(누운 자세와 기립 자세)과 맥박을 주의 깊게 사정한다. 어떤 항고혈압제를 사용하든 혈압과 맥박(누운 자세와 기립 자세)을 측정하고 주의사항, 금기증 및 약물상호작용을 사정한다. 중추작용 α-차단제를 사용할 때는 백혈구수, 혈청 칼륨과 나트륨, 요단백(단백뇨)도 사정한다. 그리고 처방전에 명시된 투여경로를 특히 주의한다. Clonidine 경피패치를 붙일 때는 먼저 피부발진, 발적, 배액, 통합성 문제가 있는지 사정한다.

β-차단제는 특정 환자군에서 합병증의 위험이 있으므로, 투여하기 전에 약물과 작용기전을 확인한다. 비선택성 β-차단제는 β_1-수용체와 β_2-수용체를 모두 차단하여 심장과 호흡기에 모두 작용하는 반면, β_1-차단제는 심장에만 영향(맥박과 혈압 감소)을 미치고 β_2에는 영향이 미치지 않기 때문에 호흡기 문제(예: 기관지수축)는 우려하지 않아도 된다. 그러므로 β-차단제가 필요하지만 기도에 문제가 **있다면** β_1-차단제(기관지수축을 피할 수 있음)를 추천한다. 그러나 호흡기계 질환 병력이나 고려할 사항이 없을 때는 비선택성 β-차단제가 매우 효과가 좋다. 또 심부전 환자에서는 β-차단제가 심장에 음성수축 효과(수축력 감소)를 나타낸다는 것을 알아두어야 한다. β-차단제를 사용하면 심부전이 악화되므로 완전히 다른 항고혈압제가 필요하다.

β-차단제를 사용할 때에는 투여하기 직전에 혈압과 심첨맥박수를 측정한다. 수축기혈압이 90mmHg 이하이거나 맥박이 분당 60회 이하이면 유해효과(예: 저혈압, 서맥)의 위험이 있으므로 담당의사에게 알린다. 이러한 경우에는 약물투여를 보류하고 새 처방을 받거나 프로토콜을 따른다. 혈압과 맥박 측정은 다른 항고혈압제를 사용할 때에도 적용한다. 약물치료 시작 전과 치료 중에 호흡음과 심음도 사정한다.

ACE억제제를 사용할 때에는 혈압과 심첨맥박수, 호흡상태(유해효과로 마르고 거친 만성 기침이 나타남)를 사정한다. 투여 직전과 다음 용량을 투여하기 전에 혈압을 측정하면 혈압의 심한 변동을 조기에 확인할 수 있다. 처방에 따라 혈청 칼륨, 나트륨, 염화물 수준도 사정해야 한다. 또한 치료 시작 전에 기본적인 심장기능검사도 처방될 것이다. 유해효과로 중성구감소증과 기타 혈액질환이 나타날 가능성이 있으므로, 처방에 따라 치료 전과 중에 CBC를 측정한다. ARBs는 노인이나 신 기능장애 환자에게는 매우 주의하여 사용해야 하는데, 이 환자들은 약물의 효과에 대한 민감성과 유해효과의 위험이 증가하기 때문이다.

혈관확장제를 사용할 때는 기본적인 신경학적 사정을 위해 의식수준과 인지능력을 확인한다. 노인에게는 매우 주의하여 사용하여야 하는데, 노인은 약물의 혈압 강하 효과에 더 민감해서 저혈압과 어지럼, 실신 등이 나타날 수 있기 때문이다.

Eplerenone (Inspra)은 새로운 약물군(선택성 알도스테론차단제)으로 혈청 칼륨 수치를 올리거나(>5.5mEq/L) 심각한 신장 손상을 유발할 수 있으므로 관련 금기증을 확인한다. 이 약은 항진균제, 항바이러스제, 일부 항생제 등의 cytochrome P-450 enzyme 3A4의 작용을 억제하는 약물과 같이 사용하지 않아야 한다. Bosentan (Tracleer) 투여에는 제한점이 있는데 간기능장애 환자에게는 금기이며, cyclosporine이나 glyburide와는 동시에 투여하지 않는다. 기준치로 혈압을 측정한다.

요약하면 여러 유형의 항고혈압제에 필요한 사정 지표는 유사하다. 사정 범위의 차이는 약물에 대한 개인의 반응, 현

문화적 영향

항고혈압 치료

다음은 고혈압 치료에 사용되는 약물과 인구학적 특성에 관한 사항이다.

- Thiazide 이뇨제와 칼슘통로차단제는 흑인 고혈압 관리 시 1차 약물로 추천된다.
- 칼슘통로차단제 치료를 받는 아시아 환자들은 최고의 고혈압 통제율을 달성한 것으로 보고되었다. ARBs와 ACEIs는 환자들이 잘 견딜 수 있어서 사용이 가능하다.
- 아시아인이 이뇨제 사용이 낮은 것은 심각한 부작용과 관련 있을 수 있다(즉, 저칼륨혈증으로 일반적으로 개개인이 칼륨을 적게 섭취하기 때문).
- 대부분의 아시아 환자들은 혈압조절을 위해 두 가지 이상의 항고혈압제를 사용하는데 단일제형 복합제를 사용하게 되면서 약물요법이 조금 더 편리하고 단순하게 향상되었다.
- 대만에서는 고립성 수축기고혈압에 thiazide 이뇨제, CCBs, ARBs를 1차약물로 추천한다.
- 히스패닉계 미국인은 심장병 발병률이 높아서, 연구자들은 이 집단에서는 ACEIs와 ARBs가 고혈압으로 인한 종말기관의 손상을 방지하는 데 유용하다고 제안했다.

2014년 JNC 8에서 개정됨

재의 질병이나 상태뿐만 아니라 약물의 특수 작용기전과 혈압에 미치는 영향에 달려 있다. 대부분 약물뿐만 아니라 이러한 약물을 사용하는 환자에게서 사정해야 할 또 다른 요인으로 환자의 문화적 배경, 인종, 문화, 수학 능력, 학습 요구, 발달 및 인지상태, 경제력, 정신건강상태, 이용 가능한 지지체계, 전반적인 신체상태 등이 있다. 환자가 자기 자신과 약물치료에 대한 개인의 반응을 평가하고 모니터하는 방법을 배우도록 격려한다.

의사, 간호사, 지역사회간호사는 환자를 간호할 때 문화적 특성을 기억해야 한다. 이러한 문화–민족 요인을 알면 다른 민족의 고혈압 환자 간호 시 약리적 치료 역학을 더 잘 이해할 수 있고 또 문화적 특성에 관심을 두고 철저하게 간호사정을 할 수 있다. 이러한 요소들은 약물치료에 대한 개인의 반응을 확인하고 질병을 더 성공적으로 치료하는 데 도움이 된다. 이는 의료인이 1차 치료법을 선택할 때 종종 고려된다.

◆ 환자상태 Human Need Statements

1. 고혈압 질환 과정의 영향 및 항고혈압제 치료로 나타날 수 있는 심한 저혈압성 유해작용과 관련된 산소화 변화, 조직 관류 감소
2. 항고혈압제의 유해작용과 관련된 자존감 변화, 성기능장애
3. 항고혈압제의 유해작용과 관련된 위장관 배출의 변화, 변비
4. 항고혈압제로 유발된 기립저혈압으로 인한 현기증 및 실신과 관련된 안전요구의 변화, 상해의 위험(예: 낙상의 위험)

◆ 계획: 결과판정 Planning: Outcome Identification

고혈압 치료 시 간호목표는 종말기관의 손상을 막기 위해 적절한 관리에 필요한 환자와 가족, 간호제공자 교육에 중점을 둔다. 목표는 환자가 질병의 본질, 증상, 치료 및 치료 이행의 중요성을 이해하는지를 확인하는 데에 있다. 환자는 고혈압 진단은 물론 완치 없이 평생 치료를 해야 한다는 사실을 받아들여야 한다. 만성질환의 영향, 비약물요법의 중요성, 스트레스 해소 및 추후관리에 관해서도 강조한다. 환자가 고혈압 치료를 받는 동안 혈압, 체중, 식이, 운동, 흡연 습관, 알코올 섭취, 치료 순응, 성기능에 대해 계속 사정하도록 계획한다.

1. 환자는 처방대로 항고혈압제를 복용하여, 수축기혈압이 120~139mmHg로, 이완기혈압이 80~89mmHg로 회복하면서 혈압을 조절하고 적절한 조직 관류를 유지한다.
2. 환자는 항고혈압 치료 중 성기능의 어려움을 솔직하게 논의하고, 약물치료를 갑자기 중단하지 않고 담당의사와 제안/중재를 같이 한다.
3. 환자는 수분과 과일/채소 섭취 증가 및 담당의사가 제안한 질경이씨가 들어간 제품을 섭취하는 등의 건강한 생활/식이 변화를 통해 장 배설 양상의 변화가 최소한이 되도록 한다.
4. 환자는 약물을 복용하는 동안 천천히 주의해서 체위를 변경하고 식이, 운동, 유해효과, 혈압, 체중을 매일 기록하여 안전을 유지하고 현기증과 실신을 최소화하기 위한 지침을 따름으로써 자신에게 손상이 오는 것을 피한다.

◆ 수행 Implementation

항고혈압제 치료를 받는 동안 간호중재를 통해 유해효과를 최소화하면서 혈압이 안정되도록 환자를 돕는다. 대부분 환자는 질병 자체가 겉으로 드러나는 증상이 없어서 치료에 응하는 데 문제가 있을 수 있다. 일부 환자는 혈압이 높은 것을 인지하지 못하거나 문제가 생긴 느낌이 없어서, 자신에게 해로운 일이 없을 것으로 생각하여 치료에 잘 응하지 않을 수 있다. 항고혈압제는 환자의 에너지수준, 자아개념, 성적 통합성에 유해효과가 일으킬 수 있어서, 환자는 갑자기 약물을 끊을 수도 있다. 갑자기 약물을 중단하면 반동고혈압이 발생하

여 혈압이 갑자기 매우 높게 올라갈 위험이 있다는 것을 환자에게 알려준다. 이는 뇌졸중 또는 기타 뇌와 심장에 문제가 발생할 위험을 증가시킨다. 모든 항고혈압제는 반동고혈압의 위험이 있으므로 환자교육을 통해 예방하는 것이 중요하다. 각 약물군에 따른 간호중재는 '환자중심간호: 환자교육'을 참고한다.

α-아드레날린작용제는 기립저혈압을 유발할 수 있으므로, 교육을 받은 가족이나 간호제공자가 집에서 혈압과 맥박을 모니터한다. α-아드레날린길항제는 초회량실신과 관련된 약물이므로, 처음 투여할 때에는 손상을 입지 않도록 누워있게 한다. 초회량실신 효과를 이용하여 잠을 잘 수 있도록, 약물은 취침 전에 처방될 것이다. 약물이 치료효과를 완전히 나타내는 데에는 4~6주가 걸린다. 이렇게 작용발현이 느리다는 것과 손상을 피하기 위해 취침 전에 투여한다는 것을 교육한다. 계속해서 어지럼, 실신, 부종 및 기타 유해효과(예: 호흡곤란, 이미 있던 심장질환의 악화)를 관찰한다. 유해효과인 부종을 최소화하기 위해 보조치료제로 이뇨제가 처방될 수 있으나 어지럼이 더 심해지고 전해질 문제가 유발될 수 있다. 중추작용 α-차단제에는 다른 α-차단제와 같은 간호중재를 한다. 그러나 그 이름이 의미하듯이 중추에서 작용하므로 유해효과는 자주 더 심각하게 나타난다(예: 저혈압, 진정작용, 서맥, 부종). '환자중심간호: 환자교육'을 참고한다.

β-차단제는 비선택성 약물($β_1$-수용체와 $β_2$-수용체 모두를 차단, 예: propranolol)이거나 심장선택성 약물(주로 $β_1$-수용체를 차단, 예: atenolol)이다. β-차단제를 사용할 때에는 환자의 안전을 위해 약물요법을 철저히 준수한다. β-차단제를 복용하는 환자는 천식, 기관지연축 및 만성폐쇄폐질환($β_2$) 같은 호흡기계 질환이 악화($β_2$가 차단되어 기관지수축이 일어남)되거나, 심부전이 악화(약물의 음성수축력 효과에 의함, 즉 $β_1$ 차단에 의해 수축력이 감소됨)될 수 있다. 부작용이 있으면 보고하도록 하는 명확하고 간결한 지침과, 혈압 및 맥박 측정에 관한 지침을 준다. $β_1$-차단제로 인한 호흡곤란은 부종이나 심부전의 악화로 발생할 가능성이 높으므로 담당의사에게 즉시 보고한다. 그 외의 보고해야 할 증상은 어지럼, 체위저혈압, 수분정체, 변비, 성기능장애이다. '환자중심간호: 환자교육'을 참고한다.

ACE억제제는 처방대로 정확하게 복용한다. 혈관부종이 나타나면 즉시 담당의사에게 알린다. 약을 중단해야 할 때는 반동고혈압을 피하기 위해(다른 항고혈압제와 같음) 서서히 줄여야 한다. 치료하는 동안 혈청 나트륨과 칼륨을 모니터한다. 약물의 유해효과로 혈청 칼륨치가 증가하면, 고칼륨혈증과 합병증이 유발된다. 유해효과로 미각장애가 생길 수 있는데, 이는 약물 중단 후 2~3개월까지 계속될 수 있다. 또한 치료효과가 완전히 나타나려면 몇 주가 걸리며, ACE억제제는 유해효과인 고칼륨혈증 때문에 칼륨보조제를 병용하지 않도록 교육한다.

약물요법과 관련된 검사 수치

ACE억제제

검사실 검사	정상범위	사정을 위한 이론적 근거
혈청 creatinine, potassium	혈청 creatinine = 0.5~14mg/dL 혈청 potassium = 3.5~5.2mEq/L 주의: 정상 결과치는 기관에 따라 다를 수 있음	ACE억제제는 신장 손상을 일으킬 수 있으며, 혈청 creatinine으로 확인할 수 있다. 또한 고칼륨혈증을 유발할 수 있으므로 칼륨치를 모니터한다.

ARBs는 처방대로 정확하게 복용해야 한다. 대부분의 항고혈압제와 같이 음식과 함께 복용한다. 담당의사의 지시 없이 용량을 바꾸거나 중단하지 않아야 한다. 혈량저하나 간기능장애가 있으면 용량을 줄인다. 좌심실비대가 있는 고혈압 환자에게는 hydrochlorothiazide 같은 이뇨제를 함께 처방할 수 있다. Losartan은 뇌졸중 위험이 있거나 고혈압과 좌심실비대증이 있는 환자에게 사용한다. ARBs 투여 시 가장 중요한 것은 예상하지 못한 호흡곤란, 어지럼, 심한 피로감이 있으면 즉시 담당의사에게 보고하는 것이다.

혈관확장제 사용 시 고려할 점은 다른 항고혈압제와 비슷하지만 특정 혈관확장제와 용량은 혈압에 미치는 효과가 더 강하다는 것이다. Hydralazine을 주사하면 10~80분 이내에 혈압이 떨어지기 때문에 환자를 잘 모니터해야 한다. Hydralazine을 투여하면 유해효과로 전신홍반루푸스(systemic lupus erythematosus, SLE)가 나타날 수 있다. 광과민성, 특징적인 피부발진, 중추신경계 변화, 여러 혈액병(용혈빈혈, 백혈구감소, 혈소판감소)과 같은 전신홍반루푸스의 증상과 징후가 나타나면 투여를 중단하고 즉시 담당의사에게 알리며 환자를 주의 깊게 모니터한다. 심전도 변화, 심혈관 이상, 저혈압은 환자의 심장에 심각한 영향을 미칠 수 있으므로, 모니터를 적절하게 하지 않거나 자주 사정을 하지 않으면서 약을 투여하면 안 된다. Sodium nitroprusside는 제조사의 지침에 따라 희석한다. 이 약물은 강력한 혈관확장제로 혈압을 많이 떨어뜨릴 수 있다. 심한 혈압 저하는 비가역적인 허혈손상과 생명을 위협할 수도 있으므로 약물을 투여하는 동안에는 세심하게 모니터해야 한다. Sodium nitroprusside는 10분 이상 주입하면 절대 안 된다. 만약 10분 후에도 혈압이 조절되지 않으면, 담당의사는 이 약물투여를 중단할 것이다.

Sodium nitroprusside는 지금은 거의 사용되지 않지만, 그 독성은 간략하게 설명할 가치가 있다. 임상에서 cyanide와 thiocyanate 독성은 신기능장애 환자에서 sodium nitroprusside를 장기간 과량 사용할 때 나타난다. Cyanide 독성을 예방하기 위해 정확한 용량과 주입 시간을 지킨다. Cyanide 독성을 신속하게 진단하고 치료하는 것은 환자 안전에 매우 중요하므로, cyanide가 thiocyanate로 변환할 만큼의 sodium thiosulfate와 sodium nitroprusside를 투여하지 않는 것이다. 이 독성의 치료에 필요한 약물은 cyanide 해독제 키트로 만들어져 있다.

CCBs는 서방형, 지속형, 캡슐제 모두 손상시키거나 열거나 부수지 않도록 하고 정확히 복용하도록 한다. CCBs는 음성수축력 작용(심장수축력을 감소시킴)을 하는 약물이기 때문에 심부전 증상이 더 나타날 수 있다는 것을 알고 있어야 한다. 치료 전과 중에 혈압과 맥박을 잘 모니터하면 음성수축력 효과(심장수축력 감소), 음성심박동수변동 효과(맥박 감소), 음성전도영향성 효과(전도 감소)와 관련된 문제를 조기 예방하고 발견하는 데 도움이 될 것이다.

간호사는 항상 환자를 철저하게 사정하고, 문화와 인종을 고려하여 치료계획을 세우는 간호중재를 한다. 이러한 중재는 항고혈압제에 특히 중요한데, 항고혈압제에 대한 반응은 인종 또는 민족 간의 차이가 있기 때문이다. 일부 인종은 다른 인종보다 특정 약물에 덜 반응한다. 다른 질환의 환자와 마찬가지로, 고혈압 환자도 신체적, 심리사회적, 영적인 면을 모두 고려한 전인적인 간호를 받고 존중받아야 한다(문화적 영향 참조). 환자교육은 매우 중요하고, 약물요법을 준수하고 약물과 관련된 문제 발생을 줄이는 데 중요한 역할을 한다는 것을 기억한다.

◆ 평가 Evaluation

고혈압 환자는 심혈관계 손상 위험이 매우 높기 때문에, 약물요법과 비약물요법 두 가지로 접근한다. 각 종류별 항고혈압제의 유해효과(예: 기립저혈압, 어지럼, 피로)와 독작용을 모니터하면 생명을 위협하는 합병증을 확인하는 데 도움이 된다. 평가과정에서 가장 중요한 것은 혈압 조절의 증거자료를 수집하고 환자를 모니터하는 것이다. 혈압은 JNC에서 제시한 범위 이하로 유지하거나, JNC에서 고혈압전단계로 정한 수축기혈압 120~139mmHg 또는 이완기혈압 80~89mmHg보다 낮게 유지하여야 한다(Box 12.1). 당뇨병이나 신장질환처럼 강력한 적응증인 경우에는 보통 목표 혈압을 낮게 설정한다. 혈압을 주기적으로 모니터하고, 스스로 모니터하도록 교육하는 것은 안전한 약물복용을 위해 매우 중요하다.

담당의사는 혈압 측정과 함께 안저를 검사할 것이다. 안저 변화는 높은 혈압에 의해 눈의 혈관이 변화된 것이므로, 혈압 측정보다 장기적인 치료효과를 알 수 있는 믿을 만한 지표이다. 또 종말기관 손상 여부와 약물로 인해 특별한 문제가 발생하는지를 계속해서 모니터한다. 항고혈압제를 복용하는 남성 환자의 성기능장애에 대해 상담하고 계속 모니터한다. 왜냐하면 환자가 성기능장애를 경험할 수 있으나, 이에 대해 예상하지 못한 경우에는 문제를 알리지 않고 갑자기 약물복용을 중단할 수 있기 때문이다. 항고혈압제를 갑자기 중단하면 반동고혈압, 뇌졸중 또는 다른 합병증의 위험이 높아진다. 이러한 상황에서는 의사소통이 매우 중요하다. 추후 진료 시 이런 부작용과 그 외의 유해효과를 모니터하고 환자가 약물요법을 잘 지키는지 확인한다.

항고혈압제의 치료효과는 일반적으로 혈압과 질병과정이 개선되는 것이다. 그 외의 치료효과로는 혈압의 정상 수준 복귀와 더불어 에너지수준 개선, 부종 감소, 호흡음 개선, 비정상 심음 없음, 5초 이하의 모세혈관재충전, 호흡곤란 완화 등의 고혈압의 징후와 증상이 줄어드는 것이다.

환자중심간호: 환자교육

전체 항고혈압제

- 약물 용량을 두 배로 올리거나 빠뜨리지 말고 처방대로 정확하게 복용한다.
- 치료의 성공은 식이 제한(예: 지방이나 고콜레스테롤 음식 섭취를 줄임)과 충실한 약물요법에 달려 있다.
- 스트레스의 정도를 모니터하고 필요 시 바이오피드백(biofeedback), 상상요법, 이완술 또는 마사지를 한다. 담당의사가 허용하는 범위의 운동은 고혈압 관리에 도움이 되어 스트레스를 줄일 수 있다. 다만 감독할 수 있고 처방된 운동이어야 한다.
- 안전이 중요하며 과도한 운동, 고온, 사우나, 열탕 목욕, 뜨거운 환경, 흡연, 지나친 음주를 피한다. 고열은 혈관을 확장하여 저혈압을 일으켜 어지럼, 실신, 상해의 위험까지 유발할 수 있다.
- 치료하는 동안 검사를 자주 받는다. 추후검사의 약속을 지키는 것이 중요함을 환자에게 강조한다.
- 모든 약물은 독성이 매우 강하기 때문에 아동의 손이 닿지 않게 한다. 경피용 패치를 사용할 때에는 패치가 제자리에 있는지 주기적으로 확인한다. 성인에게 부착했던 패치가 떨어져서 우연히 영아의 피부에 붙으면 심각한 문제가 발생할 수 있다.
- 의료용 경보팔찌나 목걸이를 착용하고 환자의 진단, 알레르기 및 투약 중인 모든 약물의 이름(예: 처방약, OTC약물, 약초, 비타민, 건강보조제)을 적은 카드를 소지하도록 한다. 만약의 경우에 응급구조사가 볼 수 있도록, 같은 내용의 카드를 집(예: 냉장고 문)과 자동차 내에 잘 보이는 곳에 둔다.
- 매일 혈압(서서 잰 혈압 포함)과 체중을 측정하여 기록한다. 매일 아침 식사 전 같은 시간에 비슷한 무게의 옷을 입고 체중을 측정한다. 체중이 24시간 내에 약 0.9kg 이상 증가하거나 1주일 이내에 약 2.26kg 이상 증가하면 담당의사에게 알린다.
- 환자가 자신의 혈압과 맥박수를 측정하는 능력을 사정한다. 스마트폰으로 혈압, 맥박 등을 모니터하는 다양한 무료 도구와 앱을 이용할 수 있다.
- 환자는 자신이 방문하는 모든 의료진(치과의사, 외과의사 등)에게 복용 중인 항고혈압제에 대해 알린다.
- 유해효과로 체위저혈압이 올 수 있고 어지럼, 머리가 어찔어찔함, 실신 및 낙상의 위험이 있으므로 주의하여 자세를 바꾼다.
- 적정량의 항고혈압제를 항상, 특히 여행 중에도 지니고 다닌다.
- 고혈압은 눈 혈관에 영향을 미치기 때문에, 치료효과를 평가하기 위해 6개월마다 주기적으로 눈 검사를 한다.
- 치료가 잘 되면 환자의 몸 상태는 좋아질 것이지만 상태가 좋아졌다고 느끼더라도 바로 갑자기 약물을 중지하면 안 된다. 고혈압은 대부분 평생 치료를 한다.
- 구강건조 시 타액대체제, 무설탕 사탕/껌, 수분(금기가 아닐 때)을 많이 섭취하면 도움이 된다. 물과 섬유질을 많이 먹으면 변비 예방에 좋다. 변비가 계속되면 병원을 방문한다.
- 항고혈압제를 복용하면 성기능장애가 올 수 있다. 이러한 문제와 걱정에 대해 편하게 의논할 수 있도록 격려한다. 유해효과가 발생하면 다른 종류의 약물로 바꾸고 사용 중인 약물의 용량을 줄이는 방법으로 문제를 줄일 수 있음을 알려준다.
- 약물을 갑자기 중단하면 심한 반동고혈압이 올 위험이 있음을 항상 강조한다.
- 항고혈압제는 우울증을 유발할 수 있으므로, 감정 변화가 있으면 의사에게 알린다.

α-아드레날린작용제

- α-아드레날린작용제는 초회량실신을 유발할 수 있으므로 이런 상황을 악화시키는 조건 · 상황 · 약물을 피하도록 한다.
- 운전 등의 각성상태여야 하는 행동을 할 때는 주의해야 한다. 약물로 인해 졸음이 오면 가라앉을 때까지 운전 등을 하지 않는다.
- 어지럼, 두근거림, 기립저혈압 등의 증상이 있으면 즉시 의사에게 알린다.
- 중추작용 α-차단제도 성기능(발기부전, 성욕 감소)에 영향을 줄 수 있으므로, 이 유해작용을 환자에게 알리고 문제 발생 시 의사와 상담하도록 한다. 문제가 발생하면 다른 약물로 바꿀 것이다.
- 경피용 clonidine 패치는 처방대로 털이 없는 피부에 붙이고 적용 부위를 바꾼다. 새 패치를 붙이기 전에 피부에 남아 있는 약물을 미지근한 물에 적신 수건으로 깨끗이 닦는다(세게 문지르지 말 것).

β-차단제

- 환자는 어지럼, 실신, 낙상이 생기지 않도록 천천히 움직이고 자세를 바꾼다. 맥박이 분당 60회 이하이거나 어지럼, 수축기혈압이 90mmHg 이하이면 의사에게 알리도록 한다.
- 오랫동안 앉아 있거나 서 있기, 과도한 운동은 저혈압 효과를 악화시킬 수 있으므로, 이런 활동을 피하거나 앉아 있는 동안 발을 위아래로 올렸다 내렸다하는 건강행위를 하도록 한다.
- 열은 β-차단제의 저혈압효과를 악화시킬 수 있다. 사우나, 더운 목욕, 지나친 열기는 실신을 일으킬 수 있으므로 피하도록 교육한다.

기억해야 할 사항

- 모든 항고혈압제는 심박출량에 일정 부분 영향을 미친다. 심박출량은 좌심실로부터 분출되는 혈액량이며 분당 리터(L)로 측정된다.
- 항고혈압제의 주요 약물군은 이뇨제, α-차단제, 중추작용 α-차단제, β-차단제, ACE억제제, 혈관확장제, 칼슘통로차단제 및 안지오텐신수용체차단제이다.
- ACE억제제는 안지오텐신 II(강력한 혈관수축제)의 생성을 담당하는 중요 효소계를 차단한다. 이 약물은 (1) 안지오텐신 II에 의한 혈관수축을 방해, (2) Aldosterone 분비를 억제하여 나트륨과 수분의 재흡수를 방해, (3) ACE에 의한 bradykinin(강력한 혈관확장제)의 분해를 막는다.
- ARBs는 수용체에 안지오텐신의 결합을 차단하여 혈압을 낮춘다.
- 칼슘통로차단제는 협심증, 심장박동장애와 고혈압 치료에 사용되며, 혈관평활근을 이완시키고 혈관을 확장시켜 혈압을 낮춘다. 칼슘이 없으면 혈관평활근은 수축할 수 없다.
- 철저한 간호사정을 통해 고혈압의 원인 요소인 신장/간기능장애, 스트레스가 많은 생활습관, 쿠싱병, 애디슨병, 신동맥협착, 말초혈관질환 또는 크롬친화세포종을 찾을 수 있다.
- 간호사는 항고혈압제를 투여하기 전에 항상 금기증, 주의점, 잠재적인 약물상호작용이 있는지 사정한다. 심근경색 또는 만성신질환의 병력이 있는 환자에게는 금기이다. 신기능부전이나 녹내장 환자는 주의하여 사용한다. 항고혈압제와 상호작용이 있는 약물은 다른 항고혈압제, 마취제, 이뇨제이다.
- 고혈압은 약물요법과 비약물요법으로 관리할 수 있다. 지방이 적은 식사를 하고, 조절식이(나트륨은 적게 섬유질은 많이 섭취)를 하며, 관리하에 규칙적으로 운동을 하고, 생활에서의 스트레스를 줄인다.

REVIEW QUESTIONS

1. The nurse is administering antihypertensive drugs to older adult patients. The nurse knows that which adverse effect is of most concern for these patients?
   a. Dry mouth b. Hypotension
   c. Restlessness d. Constipation

2. When giving antihypertensive drugs, the nurse will consider giving the first dose at bedtime for which class of drugs?
   a. Alpha blockers such as doxazosin (Cardura)
   b. Diuretics such as furosemide (Lasix)
   c. ACE inhibitors such as captopril (Capoten)
   d. Vasodilators such as hydralazine (Apresoline)

3. A 46-year-old man started antihypertensive drug therapy 3 months earlier and is in the office for a follow-up visit. While the nurse is taking his blood pressure, he informs the nurse that he has had some problems with sexual intercourse. Which is the most appropriate response by the nurse?
   a. "Not to worry. Eventually, tolerance will develop."
   b. "The physician can work with you on changing the dose and/or drugs."
   c. "Sexual dysfunction happens with this therapy, and you will learn to accept it."
   d. "This is an unusual occurrence, but it is important to stay on your medications."

4. When a patient is being taught about the potential adverse effects of an ACE inhibitor, which of these effects should the nurse mention as possibly occurring when this drug is taken to treat hypertension? (Select all that apply.)
   a. Fatigue b. Nausea
   c. Dry, nonproductive cough d. Diarrhea
   e. Dizziness

5. A patient has a new prescription for an ACE inhibitor. During a review of the patient's list of current medications, which would cause concern for a possible interaction with this new prescription? (Select all that apply.)
   a. A benzodiazepine taken as needed for allergies
   b. A potassium supplement taken daily
   c. An oral anticoagulant taken daily
   d. An opioid used for occasional severe pain
   e. An NSAID taken as needed for headaches

6. The order reads: Give hydralazine (Apresoline) 0.75 mg/kg/day. The child weighs 16 pounds. How much hydralazine will be given? (Record your answer using two decimal places.)

7. The nurse is assessing a patient who will be starting antihypertensive therapy with an ACE inhibitor. Which condition, if present in the patient, would be a reason for cautious use?
   a. Asthma b. Rheumatoid arthritis
   c. Hyperthyroidism d. Renal insufficiency

정답 **1. b** **2. a** **3. b** **4. a, c, e** **5.b, e** **6. 5.45 mg/kg/day** **7. d**

참고문헌

REFERENCES

Bullo, M., Tschumi, S., Bucher, B. S., et al. (2012). Pregnancy outcome following exposure to angiotensin-converting enzyme inhibitors or angiotensin receptor antagonists: a systematic review. *Hypertension*, 60, 444.

de la Sierra, A., Segura, J., Banegas, J. R., et al. (2011). Clinical features of 8295 patients with resistant hypertension classifi ed on the basis of ambulatory blood pressure monitoring. *Hypertension*, 57, 898.

Egan, B. M., Bandyopadhyay, D., Shaftman, S. R., et al. (2012). Initial monotherapy and combination therapy and hypertension control the first year. *Hypertension*, 59, 1124.

Eighth Joint National Committee (JNC 8). February 5, 2014. Available at www.aafp.org/afp. (Accessed 25 October 2016).

James, P. A., Oparil, S., Carter, B. L., et al. (2014). 2014 evidence-based guideline for the management of high blood pressure in adults: report from the panel members appointed to the Eighth Joint National Committee (JNC 8). JAMA: The Journal of the American Medical Association, 311, 507.

Park, J. B., Kario, K., & Wang, J. (2015). Systolic hypertension: an increasing clinical challenge in Asia. *Hypertension Research*, 38, 227–236. Published online December 11, 2014.

Patel, N. K., Wood, R. C., & Espino, D. V. (2012). Cultural considerations: Pharmacological and nonpharmacological means for improving blood pressure control among Hispanic patients. *International Journal of Hypertension*. Available at http://dx.doi.org/10.1155/2012/831016.

Wiysonge, C. S., Bradley, H. A., Volmink, J., et al. (2013). Beta-blockers for hypertension. *Cochrane Database of Systematic Reviews*, 11, CD002003.

Whelton, P. K., Carey, R. M., et al. (2017). ACC/AHA/AAPA/ABC/ACPM/AGS/APhA/ASH/ASPC/NMA/PCNA guideline for the prevention, detection, evaluation, and management of high blood pressure in adults. *Hypertension*, HYP.0000000000000065. Originally published November 13, 2017.

13

이뇨제

DIURETIC DRUGS

학습목표

이 장을 학습한 후 학생들은:

1. 신장의 정상 해부와 생리에 대해 설명한다.
2. 혈압 조절에 대한 신장계의 영향에 대해 간단히 논의한다.
3. 이뇨제의 신장 내 작용과 혈압강하 기전에 대해 설명한다.
4. 여러 유형의 이뇨제의 작용기전, 적응증, 용량, 투여경로, 유해효과, 독성, 주의사항, 금기증 및 약물상호작용을 구분한다.
5. 이뇨제를 투여받는 환자를 위해 모든 간호과정을 포함하는 간호계획을 개발한다.

주요용어

개방각녹내장(open-angle glaucoma) 방수(aqueous humor) 유출이 폐쇄되어 눈의 압력이 상승한 상태

근위곡세관(proximal convoluted tubule) 사구체의 가장 원위이자 헨레고리의 근위에 있는 신장단위 부분

날세동맥(efferent arterioles) 사구체에서 나오는 작은 혈관으로, 혈액이 사구체 내에서 여과가 완료되는 지점

들세동맥(afferent arterioles) 사구체로 들어가는 작은 혈관, 신장단위의 근위 부분

복수(ascites) 복강 내에 축적된 체액(500mL 이상)으로, 다량의 단백질과 전해질이 들어 있음

사구체(glomerulus) 신장의 미세혈관 집합체로 신장단위의 시작 부위이며 근위곡세관의 가장 근위 부분

사구체여과율(glomerular filtration rate, GFR) 신장의 사구체를 통과한 분당 혈액량 측정치

사구체주머니(토리주머니, glomerular capsule) 열려 있고, 둥글며, 근위곡세관의 가장 근위 부분으로 사구체를 둘러싸고 있으며 혈액으로부터 여과액을 받음

신장단위(nephron) 신장의 기능적 여과 단위로 (근위에서 원위로) 사구체, 근위곡세관, 헨레고리, 원위곡세관, 집합관으로 구성되며, 소변을 요관으로 비움

알도스테론(aldosterone) 부신피질에서 분비되는 광물코르티코이드(염류부신피질호르몬, mineralocorticoid)로 나트륨과 수분균형을 조절함

여과액(filtrate) 여과기를 통과한 물질. 신장에서 여과기는 사구체이고, 여과액은 혈액에서 추출되어 소변이 되는 물질

원위곡세관(distal convoluted tubule) 상행 헨레고리(ascending loop of Henle)의 가장 말단부이며 집합관의 근위부인 신장단위 부분

이뇨제(diuretics) 소변의 생성과 배설을 촉진하는 약물 또는 물질

집합관(collecting duct) 신장단위의 가장 원위부로, 원위곡세관과 요관 사이에 위치함

헨레고리(loop of Henle) 근위곡세관과 원위곡세관 사이에 있는 신장단위 부분

개요

OVERVIEW

이뇨제(diuretics)는 다양한 기전으로 소변의 생성 속도를 증가시키는 약물이다. 그 결과 체내에서 나트륨과 수분이 배출된다. 이뇨제는 수은을 기반으로 하는 항생제가 매우 강력한 이뇨작용이 있음을 알게 되면서 우연히 발견되었다. 현재 상용되는 이뇨제의 주요 약물군은 1950~1970년에 개발되었으며, 전 세계적으로 가장 흔히 처방되는 약물군 중의 하나이다.

미국국립보건원 고혈압합동위원회(Joint National Committee on Prevention, Detection, Evaluation, and Treatment of Hypertension)는 8차 보고서에서 고혈압 치료의 1차 약물로 이뇨제, 특히 thiazide의 역할을 재확인하였다. 이뇨제의 혈압강하작용은 다양한 기전에 의해 일어난다. 직접 세동맥을 확장시켜 말초혈관저항이 감소된다. 그리고 세포외액량, 혈장량, 심박출량이 감소하여 혈압이 내려간다. 이뇨제는 오랫동안 고혈압뿐만 아니라 심부전 치료에도 중요한 역할을 하고 있다. 이뇨제는 비교적 값이 저렴하고 안정성이 좋다는 장점이 있는 반면, 주요 문제점으로는 수분과 전해질이 과도하게 손실되어 대사에 유해효과가 나타나는 것이다. 이

러한 유해효과는 대개 투여하는 용량에 따라 나타나기 때문에 적정용량을 투여하여 조절할 수 있다.

이 장에서는 이뇨제의 주요 약물군, 즉 탄산탈수효소억제제(carbonic anhydrase inhibitors, CAIs), 고리작용이뇨제(loop diuretics), 삼투이뇨제(osmotic diuretics), 칼륨보전이뇨제(potassium-sparing diuretics), thiazides 및 thiazide-유사이뇨제의 주요 특성과 작용에 대해 살펴보고자 한다. 모든 이뇨제는 신장에서 주 작용을 한다.

신장은 매일의 신체기능을 유지하는 데 매우 중요한 역할을 한다. 신장은 혈액에서 독성 노폐물을 걸러냄과 동시에 필수성분을 보존한다. 독소 배출과 필수물질 보존 간의 섬세한 균형 유지는 신장단위(nephron)에 의해 이루어진다. 신장단위는 신장의 주요 구조단위로, 각각의 신장에는 약 백만 개의 신장단위가 있다. 이뇨제는 신장단위에서 효과를 나타낸다. 사구체(glomerulus)는 사구체주머니(glomerular capsule)로 둘러싸인 모세혈관의 집합체인데, 초기의 혈액 여과가 이 사구체에서 일어난다. 이러한 여과가 일어나는 속도를 사구체여과율(glomerular filtration rate, GFR)이라고 하며, 이는 신장이 기능을 얼마나 잘하는지를 가늠하는 척도가 된다. GFR은 크레아티닌청소율(creatinine clearance)을 계산하여 정확히 추정할 수 있다. 환자의 신장기능에 따라 약을 조절하는 데 사용된다.

GFR은 혈액이 사구체 안으로 들어갔다가 나오는 속도라고 할 수 있으며, 사구체로 들어가는 작은 혈관인 들세동맥(afferent arterioles)과 사구체에서 나오는 작은 혈관인 날세동맥(efferent arterioles)에 의해 조절된다. 쇼크 환자의 혈류변화는 신장기능에 큰 영향을 미칠 수 있다. 혈류량이 낮은 상태에서는 이뇨제의 효과가 감소할 수 있는데, 신장으로 들어가는 혈액량이 줄어서 작용부위로 분포되는 이뇨제의 양도 줄어들기 때문이다.

근위곡세관(proximal convoluted tubule)은 간단히 근위세관(proximal tubule)이라 한다. 해부학적으로 사구체와 연결되어 있고, 여과액 중 나트륨과 수분의 60~70%를 혈류로 돌려보낸다. 신장단위는 혈관에 둘러싸여 있어서 혈류와의 물질교환이 직접 일어난다. 이러한 과정은 능동수송(active transport) 중의 하나이며, 삼인산아데노신(adenosine triphosphate, ATP) 분자 형태의 에너지가 필요하다. 혈액으로 나트륨이온과 칼륨이온이 능동수송됨에 따라 염화물(chloride)과 물은 수동적 재흡수가 일어난다. 염화이온(Cl^-)과 수분은 나트륨이온(Na^+)을 따라 수동 이동을 하고, 일부는 삼투에 의해 칼륨이온(K^+)을 따라 수동 이동을 한다. 20~25%의 나트륨은 상행 헨레고리(ascending loop of Henle)에서 혈류로 재흡수된다. 염화물은 헨레고리에서 능동적으로 재흡수되고, 나트륨은 수동적으로 따라간다.

나머지 5~10%의 나트륨은 원위곡세관에서 재흡수된다. 원위곡세관은 해부학적으로 상행 헨레고리에 연결되어 있다. 원위곡세관에서 나트륨은 칼륨이온이나 수소이온 교환 시 능동적으로 여과되는데, 알도스테론(aldosterone) 호르몬에 의해 조절되는 과정이다. 집합관은 사구체에서 시작된 여과액의 최종집결지이다. 여기에서 항이뇨호르몬은 혈액 내로 수분을 재흡수하여 소변으로 배출되지 않도록 한다. 그림 13.1에 이뇨제 약물군의 작용부위가 표시된 신장단위를 도식화하였다.

약리 개요

PHARMACOLOGY OVERVIEW

이뇨제는 신장단위 내의 작용부위, 화학구조 및 효능에 따라 분류된다. 각 이뇨제의 작용부위는 신장단위를 따라, 이뇨제가 다양한 용질(전해질)과 수분이동 체계에 영향을 미치는 방법에 따라 결정된다(그림 13.1). 흔히 사용하는 약물군과 약물을 표 13.1에 정리하였다. 가장 강력한 이뇨제는 고리작용이뇨제이고 다음은 mannitol, metolazone (thiazide-유사이뇨제), thiazides, 칼륨보전이뇨제이다. 이뇨제의 효능이란

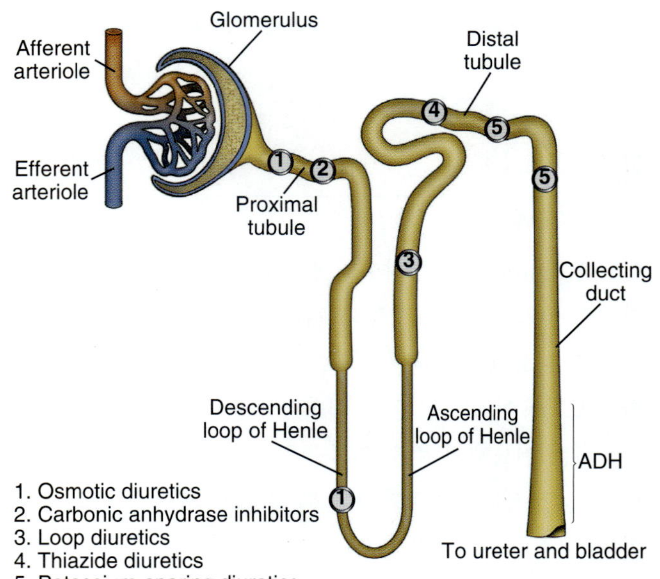

그림 13.1 신장단위와 이뇨제의 작용부위
ADH, Antidiuretic hormone

표 13.1 이뇨제의 분류

분류	약물
CAIs	Acetazolamide
고리작용이뇨제	Bumetanide, ethacrynic acid, furosemide, torsemide
삼투이뇨제	Mannitol
칼륨보전이뇨제	Amiloride, spironolactone, triamterene
Thiazide 및 thiazide-유사이뇨제	Chlorthalidone, chlorothiazide, hydrochlorothiazide, indapamide, metolazone

신장단위에서 나트륨과 수분의 재흡수를 억제하기 위해 작용하는 기능을 의미한다. 나트륨과 수분의 재흡수를 억제하는 작용이 클수록 이뇨작용이 커진다. 즉, 효능이 더 크다고 할 수 있다.

탄산탈수효소억제제

CARBONIC ANHYDRASE INHIBITORS

CAIs는 sulfonamide계 항생제의 화학유도체이다. 이름이 의미하듯이 CAIs는 신장, 눈 등에 분포해 있는 탄산탈수효소(carbonic anhydrase)의 작용을 억제한다. CAIs는 신장단위를 따라 탄산탈수효소계가 분포하는 곳, 주로 근위세관에서 작용한다. Acetazolamide는 현재 가장 흔히 사용되는 CAIs이다.

작용기전 및 약물효과

Mechanism of Action and Drug Effects

신장의 탄산탈수효소계는 근위세관 내의 사구체 원위 말단에 위치하며, 여기에서 전체 나트륨과 수분의 약 2/3 정도를 혈액으로 재흡수한다. 근위세관에는 수소이온과 나트륨을 교환하는 능동수송계(active transport system)가 있다. 나트륨과 수분이 혈액으로 재흡수되기 위해서는 수소가 교환되어야 한다. 수소가 없으면 나트륨과 수분은 재흡수되지 않고 소변으로 배출된다. 탄산탈수효소는 이 교환에 수소이온을 이용할 수 있게 한다. Acetazolamide와 같은 CAIs에 의해 탄산탈수효소의 작용이 억제되면, 소량의 나트륨과 수분은 혈액으로 재흡수되고 나머지는 모두 소변으로 배출된다. CAIs는 탄산탈수효소의 작용을 비경쟁적 및 가역적으로 억제하여, 이산화탄소와 수분으로부터 수소이온(H^+)과 중탄산염(HCO_3^-) 생성을 감소시킨다. 그 결과 능동적 운반계에 사용될 이온, 특히 수소이온의 이용성이 감소한다.

중탄산염과 수소이온 생성이 감소하면 신체의 다른 부위에 다양한 영향을 미친다. CAIs는 호흡산증과 대사산증을 유발할 수 있다. 호흡산증과 대사산증은 저산소증 동안 산소화를 증가시킬 수 있는데, 환기와 뇌혈류를 증가시키고 산소혈색소(oxyhemoglobin)로부터 산소 해리를 증가시키기 때문에 이러한 작용은 대부분 환자에게 도움이 된다. 하지만 CAIs는 당뇨병 환자에서 혈당과 당뇨 수치를 증가시킬 수 있다. 이는 어느 정도는 CAIs에 의해 소변으로 칼륨 손실이 많아진 것 때문으로 볼 수 있다.

적응증 Indications

CAIs의 적응증에는 녹내장, 부종, 고소병(high-altitude sickness) 치료도 포함된다.

CAIs는 국소축동제나 epinephrine 유도체만으로는 조절되지 않는 개방각녹내장(open-angle glaucoma)의 장기치료 시 보조약물로 사용된다. 녹내장은 방수의 유출 폐쇄로 유발된다. CAIs를 투여하면 방수의 유출이 증가한다. 또한 눈 수술 전에 안압을 낮추기 위해 축동제와 함께 단기간 사용할 수 있으며 이차녹내장 치료 시 보조치료제로도 사용한다.

Acetazolamide는 다른 이뇨제에 반응하지 않는 심부전에 의해 이차적으로 발생한 부종을 관리하는 데에도 사용된다. 그러나 CAIs계 약물은 고리작용이뇨제나 Thiazide 약물에 비해 효능은 훨씬 낮다. 왜냐하면 약물로 인해 대사산증이 유발되어 약물효과가 2~4일 내에 감소하기 때문이다.

Acetazolamide는 고소병 증상의 예방과 치료에도 효과가 있다. 고소병의 증상은 두통, 구역, 호흡곤란, 어지럼, 졸음, 피로 등이다.

금기증 Contraindications

CAIs의 금기증은 알려진 약물알레르기, 저나트륨혈증, 저칼륨혈증, 중증의 신장 및 간기능이상, 부신기능부전, 간경화증이다.

유해효과 Adverse Effects

CAIs의 흔한 유해효과는 산증과 저칼륨혈증 등의 대사이상이다. 졸음, 식욕부진, 감각이상, 혈뇨, 두드러기, 빛민감성, 흑색변(대변에 혈액이 있음)도 발생할 수 있다.

상호작용 Interactions

CAIs는 저칼륨혈증을 일으킬 수 있기 때문에 digoxin과 병용하면 digoxin 독성이 증가할 수 있다. Corticosteroids와 함께 사용할 때에도 저칼륨혈증이 나타날 수 있다. Amphetamine, carbamazepine, cyclosporine, phenytoin, quinidine은 CAIs과 병용할 때 그 효과가 증가할 수 있다.

용량 Dosages

Acetazolamide의 상용량은 500~1,000mg/일이며, 경구 또는 정맥으로 투여할 수 있다.

고리작용이뇨제

LOOP DIURETICS

고리작용이뇨제(bumetanide, ethacrynic acid, furosemide, torsemide)는 매우 강력한 이뇨제이다. Bumetanide, furosemide, torsemide는 화학적으로 sulfonamide계 항생제와 관련이 있으므로 sulfa계 약물에 알레르기가 있는 환자에게는 금기이다. 그러나 문헌분석에서 볼 때, 교차반응(cross-reaction)이 일어날 가능성은 낮음을 알 수 있다. 일반적으로 고리작용이뇨제는 sulfa 알레르기의 문제가 없는 환자에게 투여하지만, 알레르기가 발생할 잠재적인 위험을 염두에 두어야 한다.

작용기전 및 약물효과

Mechanism of Action and Drug Effects

고리작용이뇨제는 신장, 심혈관 및 대사에 효과를 나타낸다. 이러한 약물은 먼저 굵은 상행 헨레고리에 작용하여 염화물을 차단하고, 이차적으로 나트륨의 재흡수를 억제한다. 또한 신장의 prostaglandin을 활성화하여 신장, 폐 등의 혈관을 확장시킨다(즉 신장, 폐, 전신혈관저항을 감소시킴). 고리작용이뇨제의 혈류역학 효과는 전부하와 중심정맥압(심실충만압을 의미함)을 감소시키는 것이다. 이러한 작용 덕분에 심장기능상실, 간경화증 및 신장질환과 관련된 부종 치료에 유용하게 사용된다.

고리작용이뇨제는 작용발현이 빨라서 신속한 이뇨효과가 필요할 때 특히 유용하다. 이뇨효과는 적어도 2시간 지속된다. Thiazide 이뇨제에 비해 우세한 장점은 크레아티닌청소율이 25mL/min 이하인 경우에도 이뇨작용이 지속된다는 점이다. 이는 신장기능이 감소된 상황에서도 고리작용이뇨제가 계속 작용할 수 있다는 것을 의미한다. 고리작용이뇨제는 이뇨효과가 강하고 작용시간이 길기 때문에, 보통 1일 1회 투약으로 효과를 나타낸다. 이는 24시간 동안 지속하여 이뇨제를 투여함으로써 발생하는 칼륨 고갈과 기타 전해질장애를 신세관이 부분적으로 보상할 수 있는 시간을 만들어 준다. 그럼에도 고리작용이뇨제의 주요 유해효과는 전해질장애이다. 고용량을 장기간 투여하면 드물지만 귀독성이 발생할 수 있다.

고리작용이뇨제의 주요 약물효과 요약

SUMMARY OF MAJOR DRUG EFFECTS OF LOOP DIURETICS

고리작용이뇨제는 강력한 이뇨작용을 나타내어 신체 수분을 배출시킨다. 그 결과 체액량이 감소하여 심장으로 돌아오는 혈액, 즉 충만압이 감소한다. 이로 인해 다음과 같은 심장혈관계 효과가 나타난다.

- 혈압 감소
- 폐혈관저항 감소
- 전신혈관저항 감소
- 중심정맥압 감소
- 좌심실확장기말압력 감소

고리작용이뇨제의 대사계에 대한 효과는 강력한 이뇨작용에 따라 2차적으로 전해질 손실이 나타나는 것이다. 전해질에서 주로 나트륨과 칼륨이 손실되고, 칼슘도 약간 손실된다. 인슐린, 글루카곤, 성장호르몬의 혈중 수준도 변화될 수 있다.

적응증 Indications

고리작용이뇨제는 심부전, 간질환, 신장질환과 관련된 부종의 관리, 고혈압 조절, 고칼슘혈증 환자에서 신장으로 칼슘 배설을 증가시킨다.

금기증 Contraindications

고리작용이뇨제의 금기증은 알려진 약물알레르기, 간성혼수, 중증의 전해질 손실이 있는 경우이다. Sulfonamide계 항생제에 대한 알레르기는 금기증에 속하지만, 고리작용이뇨제와의 교차반응은 거의 일어나지 않는다는 문헌보고가 있다. 그래서 임상에서는 이러한 환자에게 고리작용이뇨제를 흔히 사용하고 있다.

유해효과 Adverse Effects

고리작용이뇨제의 흔한 유해효과를 표 13.2에 정리하였다. 저칼륨혈증은 임상적으로 매우 심각한 상황이다. 저칼륨혈증을 예방하기 위해, 환자들은 furosemide를 투여받는 동

표 13.2 고리작용이뇨제: 흔한 유해효과

신체계	유해효과
중추신경계	어지럼, 두통, 이명, 흐린시력
위장관계	구역, 구토, 설사
혈액계	무과립구증, 혈소판감소증, 중성구감소증
대사계	저칼륨혈증, 고혈당, 고요산혈증

안에 일반적으로 칼륨보조제를 투여받게 된다. Furosemide는 다형홍반, 박탈피부염, 빛민감성, 드물게 재생불량빈혈을 일으킬 수 있다. Torsemide는 드물게 혈소판감소증, 무과립구증, 백혈구감소증, 중성구감소증 등의 혈액장애를 일으킬 수 있다. 또한 중증의 피부질환인 스티븐스-존슨증후군(Stevens-Johnson syndrome)을 유발할 수 있다.

독성 및 과량투여의 관리 Toxicity and Management of Overdose

전해질손실과 탈수는 순환부전을 유발할 수 있으므로 주의가 필요하다. 전해질 및 수액 대치요법으로 치료를 한다.

상호작용 Interactions

고리작용이뇨제는 신경독성과 신장독성을 나타내므로 이와 유사한 특성이 있는 약물과 병용하면 부가효과가 나타날 수 있다. 표 13.3에 약물상호작용에 대해 요약하였다.

고리작용이뇨제는 특정 검사 결과에도 영향을 미칠 수 있다. 혈청 요산, 혈당, alanine aminotransferase, aspartate aminotransferase 수준을 증가시킨다. Thiazide 약물(특히 metolazone)과 병용하면, 신장단위의 여러 부위에서 나트륨과 수분의 재흡수를 방해하는 현상인 '순차적 신장단위차단(sequential nephron blockade)'을 일으켜 이뇨효과가 증가

표 13.3 고리작용이뇨제: 흔한 약물상호작용

상호작용 약물	기전	결과
Aminoglycosides vancomycin	부가 효과	신경독성, 특히 귀독성 증가
Corticosteroids digoxin	저칼륨혈증	부가적 저칼륨혈증 Digoxin 독성 증가
Lithium	신장으로 배설 감소	Lithium 독성 증가
NSAIDs	신장 prostaglandin 억제	이뇨작용의 감소
항당뇨병약물	길항작용	항당뇨병 약물의 효과 감소(고혈당)

NSAIDs, Nonsteroidal antiinflammatory drugs.

한다. NSAIDs는 고리작용이뇨제에 의한 혈관저항 감소 효과를 낮추는데, 이들 약물은 서로 prostaglandin 활성에 상반되는 작용을 하기 때문이다.

용량 Dosages

고리작용이뇨제의 용량은 용량표를 참조한다.

삼투이뇨제 OSMOTIC DIURETICS

삼투이뇨제에는 mannitol, 요소(urea), 유기산(organic acid) 및 포도당(glucose)이 있다. 이 중 비흡수 용질인 mannitol이 가장 흔히 사용된다.

작용기전 및 약물효과 Mechanism of Action and Drug Effects

Mannitol은 신장단위 전체에 작용하지만, 주 작용부위는 근위세관과 하행 헨레고리이다. 이 약물은 흡수되지 않기 때문에 사구체여과액의 삼투압을 증가시켜 주변 조직에서 체액

용량표

고리작용이뇨제 및 삼투이뇨제

약물명	약리학적 분류	성인 상용량	적응증
furosemide (Lasix)	고리작용이뇨제	IM/IV: 20~40mg/dose PO: 20~120mg/일	심부전, 고혈압, 신부전, 폐부종, 간경화증
mannitol (Osmitrol)	삼투이뇨제	적응증에 따라 매우 다양함	안압 및 뇌압 상승
고리작용이뇨제와 동일 용량			
bumetanide	ethacrynic acid	furosemide	torsemide
1mg	50mg	40mg	10~20mg

(특히, 수분)을 신세관으로 끌어당긴다. 이 과정은 세관의 수분과 용질 재흡수를 억제하여 신속한 이뇨작용을 유도한다. 결과적으로 이뇨를 유발함으로써 세포 부종을 줄이고 요생성을 증가시킨다. 특히 전해질인 나트륨은 아주 조금 소실된다. Mannitol은 이처럼 나트륨을 많이 배설시키지는 않기 때문에 말초부종이 있는 환자에게는 사용하지 않는다.

Mannitol은 혈관확장을 유도할 수 있는데, 이렇게 되면 사구체여과 및 신장혈장유량(renal plasma flow)이 증가한다. 따라서 mannitol은 급성신부전 시 신장손상을 예방하는 매우 우수한 약물이다. 흔히 두개내압과 두부외상으로 인한 뇌부종을 완화하는 데에도 사용한다. 또한 다른 약물에 반응하지 않는 안압 상승을 조절하기 위해서도 사용할 수 있다.

적응증 Indications

Mannitol은 급성신부전의 소변감소기 초기 환자에게 사용된다. 그러나 이 과정이 효과적이려면, 약물이 신세관에 도달할 수 있을 정도로 혈류와 사구체여과가 충분히 일어나야 한다. 또한 독성물질의 배설, 두개내압의 감소 및 뇌부종 치료를 촉진하기 위해서도 사용된다.

금기증 Contraindications

Mannitol의 금기증은 알려진 약물알레르기, 중증의 신장질환, 폐부종(고리작용이뇨제를 대신 사용함), 두개내출혈 등이다.

환자중심간호: 소아 환자에 대한 고려

이뇨제

- 이뇨제의 소아 용량은 주의해서 계산한다. 매일 같은 시간에 체중을 재고 기록해야 하는데, 소아는 유해효과와 독성 위험이 더 크기 때문이다. 그러므로 체액과다 및 전해질 소실, 저혈압, 쇼크 등을 예방하기 위해 매일 철저하게 관찰해야 한다.
- 신생아에서는 furosemide의 반감기가 증가하기 때문에, 처방에 따라 투여 간격을 늘인다.
- 경구이뇨제는 음식이나 우유와 함께 복용할 수 있다. 처방에 따라 매일 아침 일찍 같은 시간에 투여한다.
- 고온이나 햇볕에 장시간 노출되지 않도록 한다. 이뇨제를 복용하는 소아는 열사병, 탈진, 체액소실 등의 위험이 있기 때문이다.
- Thiazide 이뇨제는 태반을 통과하여 태아에게 들어간다. 또한 모유를 통해서도 아기에게 소량이 들어갈 수 있으므로, 약물을 복용하는 산모는 모유수유를 하지 않도록 한다.
- 이뇨제로 인해 혈청 칼슘, 포도당, 요산 수치에 변화가 올 수 있다. 고리작용이뇨제는 BUN, 염화물, 마그네슘, 칼륨, 나트륨 수치에 영향을 미칠 수 있기 때문에 자주 관찰한다.

유해효과 Adverse Effects

Mannitol의 주요 유해효과는 경련, 혈전정맥염, 폐울혈이다.

상호작용 Interactions

Mannitol과 큰 상호작용을 일으키는 약물은 없다.

용량 Dosages

Mannitol의 권장량은 용량표를 참고한다.

칼륨보전이뇨제

POTASSIUM-SPARING DIURETICS

현재 이용하는 칼륨보전이뇨제는 amiloride, spironolactone, triamterene이다. 이 이뇨제는 알도스테론수용체를 차단하기 때문에, 알도스테론억제이뇨제(aldosterone-inhibiting diuretics)라고도 한다. Spironolactone은 알도스테론의 경쟁적 길항제로 나트륨과 수분을 배출하고 칼륨은 보존한다.

작용기전 및 약물효과

Mechanism of Action and Drug Effects

칼륨보전이뇨제는 원위곡세관과 집합관에서 작용하여, 나트륨-칼륨의 교환을 방해한다. Spironolactone은 경쟁적으로 알도스테론수용체에 결합하여 알도스테론 분비에 의한 나트륨과 수분의 재흡수를 차단한다. 이 수용체는 주로 원위세관에 분포한다. Amiloride와 triamterene은 알도스테론수용체와 결합하지 않는다. 그러나 원위세관과 집합관에 작용하여 알도스테론에 의한 나트륨 재흡수와 원래 있던 나트륨 재흡수를 모두 억제한다. 이는 심부전 소아에게 주로 처방되는데, 소아의 심질환은 흔히 과도한 알도스테론 분비를 동반하기 때문이다.

칼륨보전이뇨제의 작용은 thiazide 및 고리작용이뇨제에 비해 상대적으로 약하다. 이뇨가 필요한 경우, 이들 약물은 thiazide 치료의 보조제로 사용된다. 이러한 병합 사용은 두 가지 이점이 있다. 첫 번째, 약물은 상승적 이뇨효과를 나타내고 두 번째, 두 약물이 서로 간의 대사 유해효과를 상쇄한다. Thiazide 이뇨제는 칼륨, 마그네슘 및 염화물을 소변으로 배출시키고, 칼륨보전이뇨제는 칼륨과 염화물 수준을 높여서 이를 상쇄하는 역할을 한다.

적응증 Indications

칼륨보전이뇨제의 임상응용은 약물에 따라 다르다. Spironolactone과 triamterene은 고알도스테론증과 고혈압의 치료에 사용되고, 또 칼륨 손실을 유발하는 이뇨제(예: 고리작용이뇨제와 thiazide 이뇨제)에 의한 칼륨 손실을 교정하기 위해 사용된다. 심부전의 한 가지 흔한 특성은 레닌-안지오텐신-알도스테론계가 과도하게 활성화되는 것이다. 이러한 과다활성은 심근경색증을 유발하는 영구적인 심실근벽의 손상, 즉 재형성(remodeling)의 원인 요소로 확인되었다. 다양한 임상시험을 통해 spironolactone은 알도스테론 억제작용을 함으로써 이러한 재형성과정을 예방하는 심장보호효과가 있음이 입증되고 있다. Amiloride의 임상응용은 spironolactone 및 triamterene과 비슷하지만, 장기간 사용할 때에는 덜 효과적이다. 그러나 대사알칼리증 치료에는 spironolactone이나 triamterene보다 더 효과가 있다. Amiloride는 주로 심부전의 치료에 사용된다. 다른 종류의 이뇨제와 마찬가지로, 칼륨보전이뇨제는 확장기장애(diastolic dysfunction)에 의한 심부전에도 사용될 수 있다.

금기증 Contraindications

칼륨보전이뇨제의 금기증은 알려진 약물알레르기, 고칼륨혈증(혈청 칼륨 5.5mEq/L 이상), 중증의 신부전, 무뇨 등이다. Triamterene은 중증의 간부전이 있는 경우에는 사용을 금지한다.

유해효과 Adverse Effects

표 13.4에 칼륨보전이뇨제의 흔한 유해효과를 정리하였다. 각 약물마다 특정적인 유해효과가 있다. Spironolactone은 여성형유방, 무월경, 불규칙 월경, 폐경후출혈 등을 일으킬 수 있다. Triamterene은 엽산 수치를 낮추고, 신결석과 요원주(urinary cast)를 형성할 수 있으며, 거대적혈모구빈혈도 유발할 수 있다. 그러나 이러한 유해효과는 드물게 나타난다. 칼륨보전이뇨제를 다른 칼륨보전이뇨제와 함께 사용하거나, 칼륨보전약물(예: 안지오텐신전환효소억제제)과 함께 사용하면 고칼륨혈증이 일어날 수 있다.

표 13.4 칼륨보전이뇨제: 흔한 유해효과

신체계	유해효과
중추신경계	어지럼, 두통
위장관계	경련, 구역, 구토, 설사
기타	빈뇨, 쇠약, 고칼륨혈증

상호작용 Interactions

칼륨보전이뇨제를 lithium, ACE억제제, 칼륨보조제 등과 병용하면 심각한 약물상호작용이 일어날 수 있다. 칼륨보전이뇨제를 ACE억제제 또는 칼륨보조제와 병용하면 고칼륨혈증이 나타날 수 있고, lithium과 병용하면 lithium 독성이 나타날 수 있다. NSAIDs는 신장의 prostaglandin을 억제함으로써 신장으로 가는 혈류량을 감소시켜, 이뇨제가 약물작용부위로 전달이 감소되어 이뇨반응이 감소한다.

용량 Dosages

칼륨보전이뇨제의 권장용량은 용량표를 참조한다.

Thiazide 및 thiazide-유사이뇨제

THIAZIDES AND THIAZIDE-LIKE DIURETICS

Thiazide 이뇨제와 thiazide-유사이뇨제의 효과는 동등한 것으로 간주한다. Thiazide 이뇨제는 여러 고리작용이뇨제처럼 sulfonamide계 항생제의 화학유도체인 benzothiadiazine계 약물이다. Thiazide 이뇨제에는 chlorothiazide, hydrochlorothiazide (HCTZ)가 있다. Hydrochlorothiazide는 thiazide 이뇨제 중에서 가장 흔히 처방되는 가장 저렴한 약물이며, 다수의 항고혈압약물 복합제에 포함되어 있다. Thiazide-유사이뇨제는 thiazide 이뇨제와 매우 유사하고 chlorthalidone, indapamide, metolazone 등이 있다. Metolazone은 신장기능장애 환자를 치료할 때, 이 종류의 다른 약물보다 효과적이다.

용량표

칼륨보전이뇨제

약물명	성인 상용량	적응증
amiloride (Midamor)	PO: 5~20mg/일	부종, 심부전(고리작용이뇨제의 보조제로 사용)
spironolactone (Aldactone)	PO: 25~200mg/일: 매일 1회 또는 2회로 나누어 투여	부종, 고혈압, 심부전, 복수
triamterene (Dyrenium)	PO: 50~100mg 1일 2회: 1일 300mg를 초과하지 말 것	

작용기전 및 약물효과
Mechanism of Action and Drug Effects

Thiazide 이뇨제와 thiazide-유사이뇨제의 주 작용부위는 원위곡세관으로, 이곳에서 나트륨, 칼륨 및 염화물의 재흡수를 억제한다. 그 결과 삼투성 수분손실이 나타난다. Thiazide는 세동맥을 직접 확장시켜 말초혈관저항(후부하)을 감소시킨다. 전부하(충만압) 감소와 후부하(심실 내의 혈액을 분출하기 위해 사용하는 힘) 감소는 혈류역학적 효과에 유리하게 작용하여, 심부전과 고혈압 치료에 매우 효과적이다.

신장기능이 감소하면, 약물이 작용부위에 원활하게 도달하지 못하여 이뇨제의 효과가 감소한다. 크레아티닌청소율이 30~50mL/min 이하인 경우에는 thiazide 이뇨제를 사용하지 않는다. 정상 크레아티닌청소율은 125mL/min이며 연령에 따라 차이가 있다. 그러나 metolazone은 크레아티닌청소율이 10mL/min인 경우에도 효과가 있어서 신부전 환자에서도 사용할 수 있다. 이 약물의 주요 유해효과는 약물로 인한 전해질장애이다. 고지질혈증, 고혈당, 고요산혈증 등의 대사장애뿐만 아니라 저칼륨혈증과 고칼슘혈증을 유발하는 것에 주목한다.

적응증 Indications

Thiazide 이뇨제와 thiazide-유사이뇨제는 고혈압 이외에도 여러 원인으로 인한 부종, 특발고칼슘뇨증, 요붕증, 고혈압 등의 치료에 쓰인다. 또한 심부전과 간경화증 치료의 보조제로도 사용된다. 이 약물은 단독 또는 다른 약물과 병용해서 사용할 수 있으며, 확장기장애로 인한 심부전에도 사용할 수 있다.

금기증 Contraindications

Thiazide 이뇨제와 thiazide-유사이뇨제의 금기증은 알려진 약물알레르기, 간성혼수(metolazone), 무뇨, 중증 신부전이다.

유해효과 Adverse Effects

Thiazide 이뇨제와 thiazide-유사이뇨제의 주된 유해효과는 전해질장애와 대사장애로, 주로 칼륨과 나트륨은 감소되고 칼슘, 지질, 포도당, 요산은 증가된다. 위장장애, 피부발진, 빛민감성, 혈소판감소, 췌장염, 담낭염 등이 드물게 나타난다. 어지럼과 현기증은 metolazone의 흔한 유해효과로, 약물로 인해 혈장량이 갑자기 변하기 때문에 나타난다. 두통, 발기부전, 성욕 감소도 주요 유해효과이다. 이러한 유해효과는 용량과 관련이 있으며, 고용량 특히 25mg 이상 투여 시 나타난다. 표 13.5에 thiazide 이뇨제와 thiazide-유사이뇨제의 흔한 유해효과를 정리하였다.

독성 및 과량투여의 관리
Toxicity and Management of Overdose

과량투여 시 저칼륨혈증으로 인한 전해질불균형이 발생한다. 증상은 식욕부진, 구역, 기면, 근쇠약, 정신혼동, 저혈압 등이다. 치료방법은 전해질 보충이다.

상호작용 Interactions

Thiazide 이뇨제와 thiazide-유사이뇨제는 corticosteroid, diazoxide, digoxin, 경구혈당강하제 등과 상호작용을 한다. 표 13.6에 상호작용의 기전과 결과에 대해 요약하였다.

용량 Dosages

Thiazide 이뇨제와 thiazide-유사이뇨제의 권장용량은 용량표를 참조한다.

표 13.5 thiazide 및 thiazide-유사이뇨제: 유해효과

신체계	유해효과
중추신경계	어지럼, 두통, 흐려보임
위장관계	식욕부진, 구역, 구토, 설사
비뇨생식계	발기부전
혈액계	황달, 백혈구감소, 무과립구증
피부계	두드러기, 빛민감성
대사계	저칼륨혈증, 고혈당증, 고요산혈증, 저염소혈알칼리증

표 13.6 thiazide 이뇨제와 thiazide-유사이뇨제: 흔한 약물상호작용

상호작용 약물	기전	결과
당뇨병약	길항작용	치료적 저혈당 효과 감소(즉, 혈당 증가)
Corticosteroids	부가효과	저칼륨혈증
digoxin	저칼륨혈증	Digoxin 독성 증가
lithium	청소율 감소	Lithium 독성 증가
NSAIDs	신장의 prostaglandin 억제	이뇨작용 감소

NSAIDs, Nonsteroidal antiinflammatory drugs.

용량표

Thiazide 이뇨제와 thiazide-유사이뇨제

약물명	약리학적 분류	상용량	적응증
hydrochlorothiazide (HydroDIURIL)	Thiazide 이뇨제	**성인:** 25~200mg/일, 보통 나누어 투여 **노인:** 12.5~25mg/일	부종, 고혈압, 심부전, 복수
metolazone (Zaroxolyn)	Thiazide-유사이뇨제	**성인:** PO: 2.5~20mg/일	

환자중심간호: 노인 환자에 대한 고려

이뇨제 치료

- 이뇨제 치료를 시작하기 전과 치료 중에 환자의 키와 체중, 섭취배설량, 혈압, 맥박, 호흡수, 체온을 측정한다. 호흡음과 심음, 부종 부위, 혈청 나트륨, 칼륨, 염화물 수치를 사정한다.
- 매일 같은 시간에 이뇨제를 복용한다. 이뇨제는 보통 아침에 투여하는데, 이는 야뇨증으로 인해 수면장애가 생기지 않도록 하기 위함이다.
- 노인 환자인 경우, 야뇨증으로 인해 밤에 소변을 보러 일어나다가 어지럼이나 혼동을 일으켜 상해를 입을 위험이 있다. 이러한 위험을 줄이기 위해 실내용 변기를 사용하면 좋다.
- 노인 환자가 혼자 살거나 투약을 도와줄 사람이 없는 경우, 보건시설이나 보건전문가의 도움을 받게 되면 투약뿐만 아니라 치료면에서도 안전하고 효과적일 것이다.
- 노인들은 약물치료에 민감하게 반응하므로(적은 용량에도 반응이 잘 나타남) 이뇨제를 투여할 때 주의해야 한다. 탈수, 전해질 손실, 어지럼, 실신 같은 유해효과가 나타날 가능성이 높다.
- 노인은 기립저혈압으로 인한 낙상과 상해의 위험이 있으므로, 자세를 천천히 바꾸도록 한다.
- 체중과 혈압, 전반적인 상태를 매일 기록하는 것이 중요하다.
- 간단한 병력, 혈압, 보호자의 이름과 전화번호, 투약목록을 기록한 카드를 소지하도록 하여 안전을 보장하고 문제를 줄일 수 있도록 한다. 이러한 카드는 냉장고 문이나 잘 보이는 곳에도 두어, 만약의 경우에 응급요원이 쉽게 발견할 수 있도록 한다. 같은 내용의 카드를 간병인, 가족, 중요한 사람, 처방자, 치과의사 및 관련 의료진에게도 준다. 카드의 내용은 정기적으로 업데이트한다. 이미 만들어진 카드를 이용해도 된다. 카드 정보는 지울 수 있는 펜이나 연필로 기록한다. 카드의 예는 아래와 같다.

이름: ________ **나이:** ________ **알레르기(약물/음식):** ________ **병력(해당되는 곳에 O표시를 하고, 없으면 직접 쓰시오)**

빈혈 ____ 천식 ____ 출혈문제 ____ 응고문제 ____ 호흡문제 ____ 암 ____ 우울 ____ 당뇨병 ____ 연하곤란 ____ 심장문제 ____

고혈압 ____ 저혈압 ____ 신경문제 ____ 박동조율기 또는 제세동장치 ____ 최근의 체중증가 ____ 최근의 체중감소 ____ 뇌졸중 ____

갑상샘문제 ____ 기타 ________

수술(날짜, 수술 유형, 목적, 합병증 등을 기록): ________

사용 중인 보형물: ________ **틀니/치과문제:** ________

보조 장치: 안경 ________ 보청기 ________ 이동 보조장치 ________

보호자 이름 및 전화번호: ________

현재 투약 중인 약물(처방약, 일반약, 허브제품, 비타민, 기타):

약명 ________

용량 ________

투여 횟수 ________

복용 목적 ________

❖ 간호과정 NURSING PROCESS

◆ 사정 Assessment

간호사는 이뇨제를 투여하기 전에 환자의 병력을 자세히 조사한다. 질병으로 영향을 받는 신체계통과 이뇨제의 적응증에 중점을 두고 신체사정을 하며 기록해야 한다. 환자의 기저상태를 확인하기 위해 호흡음과 심음을 청진한다. 또한 신경학적 상태와 피부긴장도(부종 또는 탈수), 점막의 수분상태, 모세혈관재충혈 등을 반드시 사정한다. 체액량과 전해질농도는 이뇨제에 의해 영향을 받기 때문에 환자의 활력징후와 체중, 섭취배설량을 측정하고 기록한다. 이들 측정치는 환자의 체액량을 반영하는 매우 중요한 수치이다. 이뇨제로 인해 체액량이 감소하면 기립저혈압 또는 체위저혈압이 발생할 수 있으므로 약물요법을 시작하기 전과 치료 중에 체위별 혈압(누워서, 앉아서, 서서)을 사정한다. 기립저혈압은 선 자세에서 잰 혈압이 20mmHg 이상 떨어지는 것이다.

신장 및 간기능과 관련된 검사도 수행한다. 신장기능은 BUN(정상: 8~25mg/100mL)과 크레아티닌(정상: 0.6~1.5mg/100mL), 간기능은 ALP(정상: 13~39units/L)와 AST(정상: 남성 8~46units/L, 여성: 7~34units/L), LDH(정상: 45~90units/L)를 검사한다. 이러한 검사의 정상범위는 검사 기관에 따라 다를 수 있다. 약물투여 전과 중에 혈청 전해질 수준을 사정하는 것도 중요한데, 전해질이 소변으로 계속 손실되기 때문이다. 특히 처방에 따라 혈청 칼륨, 나트륨, 염화물, 마그네슘, 칼슘, 요산 및 크레아티닌 수치를 측정하고 기록한다. 동맥혈기체분석도 처방될 수 있다.

CAIs를 투여할 때는 나트륨과 칼륨 수준을 정밀하게 사정한다. 이 약물은 신장과 간장애 환자에게는 사용하지 않는다. 칼륨보전이뇨제를 제외하고 저칼륨혈증을 유발하는 이뇨제를 digoxin과 병용하면 digoxin 독성이 나타날 수 있다. 고리작용이뇨제는 thiazide 이뇨제, 복합제, 칼륨보전이뇨제보다 강력하여 노인 환자, 전해질 소실이 심한 환자, 간부전 환자에게는 심각한 문제를 일으킬 수 있다. 고리작용이뇨제를 투여하는 환자인 경우, 신경독성이나 귀독성이 있는 다른 약물과의 상호작용에 대해 특히 주의한다(표 13.3). Sulfonamide 항생제에 알레르기가 있는 환자에서는 교차민감성이 나타날 수 있다. 또한 고리작용이뇨제는 심한 피부반응(예: furosemide에 의한 박탈피부염, torsemide에 의한 스티븐스-존슨증후군을 일으킬 수 있으므로, 투약하기 전에 피부를 철저하게 사정한다. Torsemide를 투여할 때는 처방에 따라 CBC와 응고검사를 해야 하는데 백혈구감소증, 중성구감소증, 혈소판감소증 등의 유해효과가 나타날 수 있기 때문이다. 또한 고리작용이뇨제는 요산과 포도당 수준을 증가시킨다.

칼륨보전이뇨제는 유해작용으로 고칼륨혈증을 일으킬 수 있으므로 혈청 칼륨농도를 사정한다. 또한 고칼륨혈증을 유발하는 칼륨보조제, ACE억제제, 심한 신부전환자에게는 사용하지 않아야 한다.

◆ 환자상태 Human Need Statements

1. 이뇨제의 효과 및 유해효과(예: 체액 및 전해질 손실)와 관련된 산소화 변화(심박출량 감소)
2. 이뇨제의 효과 및 유해효과와 관련된 체액량 변화(감소)
3. 기립저혈압 및 어지럼과 관련된 변화된 안전 요구(상해의 위험)

◆ 계획: 결과판정 Planning: Outcome Identification

1. 심박출량이 적절한 상태로 회복하고 유지된다: 활력징후와 섭취배설량이 정상범위 내에 있고(맥박 60~100회/분, 혈압 120/80mmHg 또는 정상범위에 있음, 소변배설량 30mL/hr 이상) 발 맥박이 유지됨
2. 환자는 탄력 있는 피부긴장도, 정상범위 내의 소변 비중과 혈청 전해질의 균형 잡힌 체액 상태로 회복 및 유지됨
3. 저혈압이 나타나지 않고 적절히 수분을 섭취하여 이뇨제를 투여하는 동안 상해를 입지 않음

◆ 수행 Implementation

이뇨제 치료를 하는 동안 혈압, 맥박, 섭취배설량, 매일의 체중을 측정하고 기록한다. 이뇨제를 투여할 때 문제가 있음을 암시하는 양상은 어지럼, 현기증, 실신, 서거나 자세를 바꿀 때 어지러움, 쇠약, 피로, 떨림, 근육경련, 의식상태 변화, 차고 습해지는 피부 등이다. 이뇨제를 투여하면 심장이 불규칙하게 뛰거나 두근거림이 나타날 수 있으므로 심박수와 심장리듬을 잘 관찰해야 한다. 이뇨작용으로 인해 체액이 소실되면 변비가 생길 수 있으므로, 이를 예방하기 위해 수분과 섬유질(금기증가 아닐 때) 또는 천연 부피형성식품을 많이 섭취한다. 변비가 계속되면, 질경이씨가 함유된 부피형성완하제를 사용할 수 있다. 이뇨제는 처방대로 항상 정확하게 투여하되 환자의 나이, 병력, 관련 요구사항을 고려한다. 치료효과를 높이고 유해효과를 최소화하기 위해 약물 용량과 투여 시간이 매우 중요하다. 이뇨제를 늦은 오후나 저녁에 투여하면 밤에 소변을 보게 되어 수면장애가 생길 수 있으므로, 보통 아침에 투여하도록 계획을 세운다. 특히 노인은 밤에 일어나 혼동과 어지럼으로 낙상이나 상해로 이어질 수 있기 때문에 조심해야 한다.

고리작용이뇨제(고용량 복용 시)는 체액과 전해질 고갈(예: 저칼륨혈증, 저나트륨혈증, 탈수)을 일으킬 위험이 매우 크다. 치료하는 동안 매일 체중, 기립 혈압, 맥박(누워서, 서서), 수화상태, 모세혈관재충혈상태, 체중 등을 자주 사정한

다. 고용량의 고리작용이뇨제 투여 시 갑자기 혈압이 떨어져서 실신과 낙상이 일어날 수 있으므로, 낙상을 예방하는 안전교육을 한다. 저칼륨혈증은 가장 흔하게 나타나는 전해질불균형으로 매우 위험한 상황이 될 수 있다. 증상은 식욕부진과 구역, 기면, 근쇠약, 혼동, 저혈압 등이다. 정맥주사를 할 때는 약물이 적절하게 희석되었는지, 약물이 부적합하지 않는지, 주사 부위에 손상은 없는지를 반드시 확인한다. 주입 속도를 이중으로 확인하고 필요하면 주입펌프를 이용한다.

칼륨보전이뇨제를 사용하면 칼륨은 재흡수되고 배설되지 않아서 고칼륨혈증의 위험이 따른다. 고칼륨혈증의 증상은 구역, 구토, 설사, 복통 등이며, 독성 수준이 되면 심장리듬 이상이 나타난다. 고칼륨혈증 증상은 즉시 보고해야 한다. 보다 자세한 정보는 '환자중심간호: 환자교육'을 참조한다.

◆ 평가 Evaluation

이뇨제 투여 후 치료효과가 있음을 알 수 있는 증상은 부종, 체액과다, 심부전, 고혈압이 완화되고 안압이 정상으로 회복(이 목적으로 CAIs 투여 시)되는 것이다. 이뇨제의 유해효과인 저혈압(체액 소실로 인함), 전해질불균형, 대사산증(동맥혈기체분석으로 확인함), 졸음, 저칼륨혈증, 빈맥(mannitol 투여 시는 경미함), 고칼륨혈증(칼륨보전이뇨제 투여 시)이 나타나는지 모니터한다. 저칼륨혈증은 식욕부진, 구역, 기면, 근쇠약, 혼동의 증상으로 나타난다. 칼륨보전이뇨제를 투여할 때는 고칼륨혈증의 증상 즉 구역, 구토, 설사 증상이 있는지 모니터한다. 고칼륨혈증이 심하면 심장리듬이상이 나타날 수 있다. 평가과정에서 전체 목적과 성과를 확인한다.

환자중심간호: 환자교육

- 이뇨제를 복용하는 환자는 영양섭취와 체액량을 적절히 유지한다.
- 금기인 경우나 칼륨보전이뇨제를 사용하는 경우 외에는 칼륨이 풍부한 식품을 먹는다. 칼륨이 많은 식품은 바나나, 오렌지, 살구, 대추야자열매, 건포도, 브로콜리, 껍질콩, 감자, 토마토, 육류, 생선, 통밀빵, 콩류 등이다.
- 환자의 증상과 검사 수치에 따라 칼륨보조제가 처방될 수 있다. 칼륨의 정상치는 3.5~5mEq/L이다.
- 이뇨제 치료를 시작할 때와 치료 중에 전해질, 요산, 혈액가스검사를 자주 하게 된다.
- 어지럼과 실신을 예방하기 위해 앉거나 설 때 천천히 움직이고 천천히 일어난다.
- 탈수를 예방하고 변비를 최소화하기 위해 수분섭취를 증가한다(금기가 아니면). 섬유질을 많이 섭취하면 변비 예방에 도움이 된다.
- 심한 어지럼, 실신, 쇠약, 근육통 등의 유해효과나 이상 증상이 생기면 즉시 담당의사에게 알린다.
- 다음과 같은 내용의 일지를 매일 기록한다: 체중, 감정, 투여한 약물 용량, 진단 및 치료와 관련된 중요 정보 등
- 저칼륨혈증의 증상 즉 식욕부진, 구역, 기면, 근쇠약, 정신혼동, 저혈압 증상에 대해 교육한다.
- 더운 환경, 과도한 땀 배출, 발열, 사우나, 뜨거운 목욕 등을 피하도록 한다. 고온에 노출되면 심부체온이 올라가서 땀으로 칼륨과 나트륨, 수분이 소실되고, 이로 인해 저혈압과 체액 및 전해질불균형이 발생할 수 있다.
- 체액과 전해질 손실은 구토와 설사에 의해서도 발생한다.
- Furosemide는 체액 및 전해질불균형과 관련된 '블랙박스 경고' 약물이다.
- Digoxin 독성을 암시하는 증상은 두통, 어지럼, 혼동, 구역, 시각장애, 서맥이다.
- 환자가 이뇨제와 digoxin을 같이 복용하는 경우, 맥박을 측정하는 방법을 환자와 가족, 간병인에게 교육한다. 분당 60회 이하의 맥박은 digoxin 독성이 있음을 의미하므로 담당자에게 바로 알리도록 한다. 당뇨병 환자에게 thiazide나 고리작용이뇨제를 투여하는 경우에는, 혈당을 면밀하게 모니터하도록 교육한다.

기억해야 할 사항

- 이뇨제의 종류는 5가지로 CAIs, 고리작용이뇨제, 삼투이뇨제, 칼륨보전이뇨제, thiazide 및 thiazide-유사이뇨제이다.
- 고리작용이뇨제, 칼륨보전이뇨제, thiazide 이뇨제가 가장 흔히 이용된다. 고리작용이뇨제는 thiazide, 복합이뇨제, 칼륨보전이뇨제보다 더 강력하다.
- 신장의 해부생리와 이뇨제 작용이 어떻게 관련되는지를 알아야 한다. 예를 들어 고리작용이뇨제는 헨레고리에 작용하여 나트륨, 칼륨, 염화물을 소변으로 배설시킨다는 것을 알고 있어야 한다.
- 체액량 과다와 결핍상태를 모니터하는 방법은 피부와 점막, 혈압, 맥박, 섭취배설량, 매일의 체중을 사정하는 것이다.
- 노인, 만성질환자, 간 또는 신장기능 이상이 있는 취약 환자들에게 이뇨제를 투여할 때는 항상 주의해야 한다.

REVIEW QUESTIONS

1. The nurse is reviewing the medications that have been ordered for a patient for whom a loop diuretic has just been prescribed. The loop diuretic may have a possible interaction with which of the following? (Select all that apply.)
   a. Vitamin D
   b. Antidiabetic drugs
   c. Penicillins
   d. NSAIDs
   e. Corticosteroids
   f. warfarin

2. In monitoring laboratory test results for patients receiving loop and thiazide diuretics, the nurse knows to look for which of these results?
   a. Decreased serum levels of potassium
   b. Increased serum levels of calcium
   c. Decreased serum levels of glucose
   d. Increased serum levels of sodium

3. When the nurse is checking the laboratory data for a patient taking spironolactone (Aldactone), which result would be a potential concern?
   a. Serum sodium level of 140 mEq/L
   b. Serum calcium level of 10.2 mg/dL
   c. Serum potassium level of 5.8 mEq/L
   d. Serum magnesium level of 2.0 mg/dL

4. Which statement must be included when the nurse provides education for a patient with heart failure who is taking daily doses of spironolactone (Aldactone)?
   a. "Be sure to eat foods that are high in potassium."
   b. "Avoid foods that are high in potassium."
   c. "Avoid grapefruit juice while taking this medication."
   d. "A low-fiber diet will help prevent adverse effects of this medication."

5. A patient with diabetes has a new prescription for a thiazide diuretic. Which statement will the nurse include in teaching the patient about the thiazide drug?
   a. "There is nothing for you to be concerned about when you are taking the thiazide diuretic."
   b. "Be sure to avoid foods that are high in potassium."
   c. "You need to take the thiazide at night to avoid interactions with the diabetes medicine."
   d. "Monitor your blood glucose level closely because the thiazide diuretic may cause the levels to increase."

6. An older adult patient has been discharged following treatment for heart failure, and he will be taking a loop diuretic. Which instruction(s) from the nurse are appropriate? (Select all that apply.)
   a. "Take the diuretic at the same time each morning."
   b. "Take the diuretic only if you notice swelling in your feet."
   c. "Be sure to stand up slowly because the medicine may make you feel dizzy if you stand up quickly."
   d. "Drink at least 8 glasses of water each day."
   e. "Here is a list of foods that are high in potassium; you need to avoid these."
   f. "Please call your doctor immediately if you notice muscle weakness or increased dizziness"

7. The order reads: Give mannitol 0.5 g/kg IV now, over 2 hours. The patient weighs 165 lb and you have a 100-mL vial of 20% mannitol. How many grams will the patient receive? How many milliliters of mannitol will you prepare for this infusion?

8. A patient is taking an aminoglycoside antibiotic for pneumonia and will also be taking the loop diuretic furosemide (Lasix) due to fluid overload. The nurse will monitor carefully for which potential effect from the interaction of these two drugs?
   a. Nephrotoxicity
   b. Ototoxicity
   c. Pulmonary fi brosis
   d. Hepatotoxicity

정답 **1. b, e, f** **2. a** **3. c** **4. b** **5. d** **6. a, c, f** **7. 37.5g, 187.5mL** **8. b**

참고문헌

REFERENCES

Camaschella, C. (2013). How I manage patients with atypical microcytic anaemia. British Journal of Haematology, 160, 12.

Hara, A., Furuichi, K., Higuchi, M., et al. (2014). Autoantibodies to erythropoietin receptor in patients with immune-mediated diseases: relationship to anaemia with erythroid hypoplasia. British Journal of Haematology, 160, 244.

Harper, J. L. (November 14, 2016). Iron deficiency anemia medication. Medscape. Available at http://emedicine.medscape.com/article/202333-medication. (Accessed 4 May 2017).

Hempel, E. V., & Bollard, E. R. (2016). The evidence-based evaluation of iron deficiency anemia. Medical Clinics of North America, 100(5), 1065–1075.

Koch, C. G., Li, L., Sun, Z., et al. (2013). Hospital-acquired anemia: prevalence, outcomes, and healthcare implications. Journal of Hospital Medicine, 8, 506.

Tonia, T., Mettler, A., Robert, N., et al. (2012). Erythropoietin or darbepoetin for patients with cancer. Cochrane Database of Systematic Reviews, 12, CD003407.

14

수액과 전해질

FLUIDS AND ELECTROLYTES

학습목표

이 장을 학습한 후 학생들은:

1. 신체 체액의 기능과 분포 및 항상성 유지를 위한 주요 전해질의 역할을 이해한다.
2. 여러 전해질을 분류하고 혈청 내 정상치를 확인한다.
3. 체액 및 전해질의 부족 또는 과잉 등의 체액 및 전해질장애에 대해 논의한다.
4. 체액 및 전해질의 부족 또는 과잉상태를 교정하기 위해 사용하는 수액과 전해질 용액을 확인한다.
5. 수액 및 전해질용액의 작용기전, 적응증, 용량, 투여경로, 금기증, 주의사항, 유해효과, 독성, 약물상호작용에 대해 논의한다.
6. 체액 및 전해질 양을 증가시키거나 감소시키기 위해 사용하는 여러 가지 용액의 작용기전, 적응증, 특정 해독제 등을 비교한다.
7. 수액 및 전해질을 투여받는 환자의 전체 간호과정을 포함한 간호계획을 개발한다.

주요용어

결정질(crystalloid) 반투막을 통해 확산하는 용액 내 물질

고나트륨혈증(hypernatremia) 혈액 내 나트륨 농도가 비정상적으로 높은 상태. 신장의 나트륨 배설장애로 유발되나, 나트륨을 과도하게 섭취하거나 나트륨 대치요법 또는 수분 소실 시 더 흔히 나타남

고칼륨혈증(hyperkalemia) 혈액 내 칼륨 농도가 비정상적으로 높은 상태. 가장 큰 원인은 신장의 칼륨 배설장애이며, 칼륨을 과도하게 섭취하거나 칼륨보전이뇨제 또는 ACE억제제 투여, 산증에 의해 유발될 수 있음

교질(colloid) 교질삼투압을 증가시키는 단백물질

교질삼투압(colloid oncotic pressure) 삼투압의 다른 이름. 혈장 내에서 단백질에 의해 유발되는 삼투압으로 수분을 순환계로 끌어당김

등장액(isotonic) 등장성 생리식염수와 같은 농도의 용질이 들어있어 삼투압이 같음. 등장성 생리식염수는 세포내액 및 세포외액에 있는 염분의 양과 같은 양이 들어있음

부종(edema) 간질 공간에 수분이 과도하게 축적됨

사이질액(interstitial fluid, ISF) 세포 사이의 대부분 공간을 채우는 세포외액

삼투압(osmotic pressure) 용액과 용매가 반투막으로 분리되어 있을 때, 용액에 의해 생성되는 압력으로 삼투압성 용매의 이동을 막는 압력

세포내액(intracellular fluid, ICF) 신체 대부분의 세포막 내 체액. 전해질균형과 대사에 필요한 용질이 용해되어 있음

세포분비액(transcellular fluid) 뇌척수강, 흉강 및 활막강 같은 특수한 신체 구획 내에 들어 있는 체액

세포외액(extracellular fluid, ECF) 사이질액과 혈관내액으로 구성되는 체액

용질(solute) 다른 물질에 용해되는 물질

저나트륨혈증(hyponatremia) 혈액 내에 나트륨이 부족한 상태. 수분배설량이 적거나 수분을 과도하게 섭취할 때 발생

저칼륨혈증(hypokalemia) 혈액 내에 칼륨이 부족한 상태. 설사나 이뇨제 등에 의해 유발

차이(기울기, gradient) 반투막 양쪽에 있는 물질의 농도 차이

탈수(dehydration) 신체 조직에서 수분이 과도하게 소실되는 것. 전해질 특히 나트륨, 칼륨, 염화물 농도의 불균형이 유발됨

항상성(homeostasis) 세포 또는 유기체가 내적 환경을 조절하고 생리과정을 조정하여 평형을 유지하려는 경향

혈관내액(intravascular fluid, IVF) 혈관 내에 있는 체액

혈액(blood) 심장, 동맥, 모세혈관, 정맥을 순환하며 세포에 영양과 산소를 운반하는 체액. 3가지 주요 고형물질인 적혈구, 백혈구, 혈소판과 액체형의 혈장으로 구성됨

혈장(plasma) 짚 색깔의 물 같은 체액으로 림프와 혈액에 있음

혈청(serum) 혈액응고 과정 중 섬유소원이 분리된 세포가 없는 맑은 혈액 성분. 일반적으로 실험실에서 분리됨

개요

OVERVIEW

체액 및 전해질 관리는 환자 간호를 위한 기본 사항 중 하나이다. 대부분의 질병 과정과 조직손상, 수술은 체액과 전해질의 생리적 상태에 큰 영향을 미친다. 체액은 영양분을 세포로 수송하고, 노폐물을 세포로부터 운반해온다.

성인 체중의 약 60%는 수분으로 구성되어 있으며, 이를 총체액량(total body water, TBW)이라고 한다. 신체에서 체

액이 차지하는 비율은 영아는 높고 노인은 낮다. 영아와 노인은 성인보다 체액불균형에 더 민감하다. 총체액량은 2개 구획, 즉 세포내액(intracellular fluid, ICF)과 세포외액(extracellular fluid, ECF)에 분포해 있다. 세포외액은 다시 사이질액(interstitial fluid, ISF)과 혈관내액(intravascular fluid, IVF)으로 구분된다. 체액의 분포양상은 그림 14.1과 같다.

세포 내의 체액인 세포내액에는 포도당 같은 용질(solute)과 전해질이 들어있다. 세포외액은 세포의 밖에 있는 체액으로, 영양분을 세포로 수송하고 노폐물을 세포 밖으로 운반한다. 세포외액은 혈관내액과 사이질액(세포 주변에 있음)으로 분류된다. 혈관내액은 순환계의 혈액(blood)을 의미하며, 단백질이 풍부한 혈장(plasma)과 다량의 albumin이 들어있다. 반면에 사이질액에는 단백질이 거의 없거나 전혀 없다. 사이질액은 또다시 세포분비액(transcellular fluid)으로 분류되는데 활막강, 뇌척수강, 흉강 같은 특수 공간 내에 들어있다.

체액은 양이 상당히 많을 뿐만 아니라 용질을 분해하는 용매로서 대사반응의 매개체 역할을 하는 매우 중요한 물질이다. 체액은 신체의 모든 체액 구간에서 자유롭게 교환되고, 비교적 일정한 양을 유지한다. 체액의 균형 유지를 담당하는 내적 조절기전은 갈증, 항이뇨호르몬, aldosterone이다. 세포 내외로의 수분 이동은 확산, 여과, 능동수송, 삼투 과정을 통해 이루어진다.

체액과 전해질균형의 목표는 항상성(homeostasis) 유지, 즉 수분섭취량과 수분배설량이 같도록 하는 것이다. 수분섭취는 액체, 고형식품, 정맥수액, 비경구수분 등으로 할 수 있으며, 수분 소실(배설)은 주로 신장에서 이루어지고, 구토나 대변으로 일어날 수도 있다. 불감상실(측정되지 않는 소실)은 피부, 폐, 위장관에서 발생한다. 이 외에 누공, 배출관, 위장 흡인을 통한 소실은 소실량을 측정할 수 있다. 입원 환자의 측정할 수 있는 모든 섭취배설량을 기록한다. 급격한 체중 변화는 체액균형에 관한 강력한 지표이다. 들어온 수분의 양이 손실된 양을 초과하면 결과적으로 과다수분공급(overhydration)으로 나타난다. 이렇게 많아진 수분은 종종 심낭, 관절낭 같은 간질 공간과 하지에 축적되고, 이를 부종(edema)이라 한다. 반대로 소실된 수분량이 들어온 양을 초과하면 수분 부족 즉, 탈수(dehydration)가 발생한다. 총체액량의 20~25%가 소실되면 사망으로 이어질 수 있다.

탈수는 세포 내외 구획의 수분균형에 혼란을 야기한다. 나트륨은 주요한 세포 외 전해질로 수분의 농도를 유지하는 가장 큰 역할을 한다. 탈수 초기에 수분은 세포 외 구획에서 먼저 소실된다. 이에 따라 수분 소실량 또는 변화된 교질삼투압(colloid oncotic pressure), 혹은 이 둘에 따라 탈수의 유형이 결정된다(표 14.1). 탈수와 체액 소실을 유발할 수 있는 임상상황과 증상은 표 14.2와 같다. 소실된 체액을 대체할 수 있는 3가지 물질은 결정질, 교질, 혈액제제이다. 임상 상황에 따라 가장 적절한 것을 사용한다.

긴장성(tonicity)과 오스몰랄농도(osmolality)는 종종 바꾸어 사용할 수 있는 유사한 용어이지만, 화학적으로는 완전히 같지 않다. 오스몰랄농도는 체액과 관련하여 사용되고 용액 내 입자의 농도를 의미한다. 체액의 정상 오스몰랄농도는 290~310mOsm/kg이다. 긴장성은 정맥수액과 관련하여 사

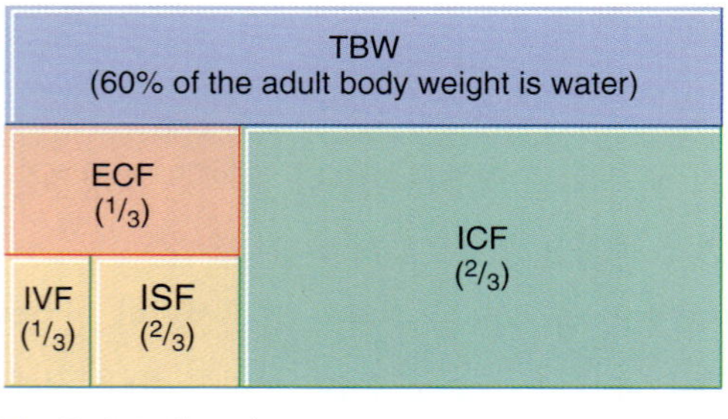

TBW (60% of the adult body weight is water)		
ECF ($^1/_3$)		ICF ($^2/_3$)
IVF ($^1/_3$)	ISF ($^2/_3$)	

그림 14.1 총체액량(TBW) 분포. ECF, Extracellular fluid; ICF, intracellular fluid; ISF, interstitial fluid; IVF, intravascular fluid.

표 14.1 탈수의 유형

유형	특성
고장성	수분 소실이 나트륨 소실보다 많을 때 나타난다. 세포 외 용질이 농축되면 세포 내의 수분이 밖으로 이동하여 세포가 탈수된다(예: 체온상승으로 인한 발한).
저장성	나트륨 소실이 수분 소실보다 많을 때 나타난다. 세포내 용질이 농축되면, 세포 밖(혈장, 간질강)의 수분이 세포 내로 들어간다(예: 신기능부전, 부적절한 알도스테론 분비).
등장성	나트륨과 수분이 모두 부족할 때 나타나고, 세포외액 양이 감소한다(예: 설사, 구토).

표 14.2 수분 소실 및 탈수를 유발하는 상황과 관련 증상*

상황	관련 증상
출혈	빈맥, 저혈압
장폐쇄	발한 감소, 점액 분비 감소
설사	소변 배출량 감소
열	피부 건조, 점막 건조
구토	눈물 감소, 침 분비 감소

* 환자상태에 따라 여러 증상이 복합적으로 나타날 수 있음

용되며, 체액의 오스몰랄농도와 비교한 정맥수액 농도 측정치이다. 긴장성은 삼투압(osmotic pressure)의 척도로도 정의될 수 있다. 정맥수액의 긴장성은 등장성(isotonic), 저장성, 고장성으로 분류된다. 등장성은 혈구 내외의 삼투압이 같음을 의미한다. 저장성은 혈구 외 용액의 삼투압이 혈구 내보다 낮고, 고장성은 혈구 외 용액의 삼투압이 혈구 내보다 높음을 의미한다. 생리식염수(0.9% NaCl)나 젖산링거용액(lactated Ringers solution)과 같은 등장액을 투여하면 체액은 이동하지 않는다. 저장액(0.45% NaCl)을 투여하면 정맥의 수분이 조직과 세포로 이동하고, 고장액(3% NaCl)을 투여하면 사이질액의 수분이 정맥으로 이동한다. 이러한 과정은 그림 14.2에 설명되어 있다.

산염기균형은 정상 신체기능에 매우 중요하며, 호흡기와 신장에 의해 조절된다. 산은 수소이온을 방출하는 물질이며 탄산(carbonic acid), 염산(hydrochloric acid) 등이 있다. 염기는 수소이온을 받아들일 수 있는 중탄산염(bicarbonate) 같은 물질이다. pH는 산증과 알칼리의 정도를 측정하는 단위로 수소이온농도와는 반대가 된다. 예를 들어, 수소이온농도가 증가하면 pH는 내려가서 산성을 나타내고, 수소이온농도가 감소하면 pH는 올라가서 알칼리성을 나타낸다. pH의 정상범위는 7.35~7.45이다. 산증은 pH가 7.35 이하로 떨어질 때, 알칼리증은 pH가 7.45 이상일 때이다.

산염기균형을 조절하려면 호흡기계와 신장계의 기능이 좋아야 한다. 호흡기계는 CO_2를 조절하여 대사와 pH 불균형 문제를 보상한다. 산증일 때는 낮은 pH를 정상화하기 위해 CO_2를 호기로 내보내고, 알칼리증일 때는 pH를 높이기 위해 호흡기에서 CO_2를 보유한다. 신장도 보상작용을 하는데, 산증일 때는 낮은 pH를 정상화하기 위해 중탄산염을 재흡수 및 생성하고 수소이온을 배출한다. 반대로 알칼리증일 때에는 높은 pH를 정상화하기 위해 중탄산염을 배출하고 수소이온을 보유한다. 호흡기계에 미친 영향은 동맥혈기체검사 결과로 확인한다. 산염기균형에 미친 영향은 혈액검사로 확인할 수 있으며, 총이산화탄소(total CO_2)를 측정하고 HCO_3로 나타낸다. 이 둘은 모두 산염기장애를 확인하고 치료하는 데 사용된다. 산염기균형의 자세한 진단과 치료방법은 매우 복잡하다. 이뇨제인 acetazolamide와 sodium bicarbonate(정제 또는 주사제) 같은 일부 약물은 대사성 산염기불균형 치료에 사용될 수 있다.

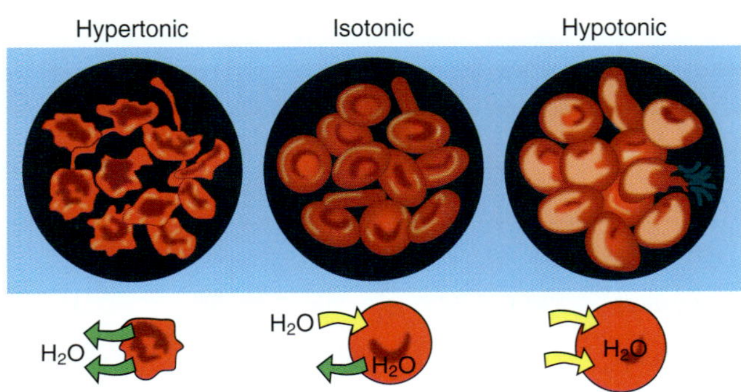

그림 14.2 적혈구가 서로 다른 수액에 노출되었을 때 일어나는 현상이다. 등장액은 수분 이동을 일으키지 않는다. 고장액은 수분을 세포 밖으로 이동시켜 세포가 위축되고, 저장액은 수분을 세포 내로 이동시켜 세포가 파열된다.

결정질

CRYSTALLOIDS

결정질(crystalloid)은 혈관 외 구획과 혈관 내 구획 간의 삼투성 농도 차이(gradient)를 유지하기 위해 수분과 나트륨을 공급하는 정맥주사용 수액이다. 이 제제의 혈장증량 정도는 나트륨농도와 관련이 있다. 혈청(serum)은 혈장과 매우 관련이 있는 용어이다. 가장 흔히 사용되는 결정질은 생리식염수와 lactated Ringers solution이다.

작용기전 및 약물효과

Mechanism of Action and Drug Effects

결정질에는 신체에 정상적으로 있는 수분과 전해질이 들어있다. 단백질(교질)이 들어있지 않지만, 교질삼투압을 유지하고 수분이 혈장에서 빠져나가는 것을 방지한다. 사실, 수분을 보충하기 위해 결정질용액을 많이 투여하면 혈액이 희석되어 교질삼투압이 떨어진다. 결정질은 교질보다 간질 구획과 세포 내 구획으로 더 빨리 분포된다. 이는 결정질이 혈장만 증가시키기보다 탈수 치료에 더 좋다는 것을 의미한다.

적응증 Indications

결정질용액은 체액 유지를 위해 가장 흔히 사용된다. 이는 불감수분상실을 보상하기 위해, 체액을 대치하기 위해, 특정 체액 및 전해질장애를 관리하기 위해 사용되고, 소변량도 증가시킨다. 교질과 혈액제제보다는 훨씬 값이 저렴하다. 그리고 바이러스 전파나 아나필락시스의 위험이 없고, 혈액제제를 사용할 때와는 달리 신체의 응고체계에 영향을 미치지 않는다. 환자상태의 중증도에 따라 결정질이나 교질을 선택하면 된다. 결정질 또는 교질대치요법의 일반적인 적응증은 급성간부전, 화상, 심폐우회술, 저단백질혈증, 신장 투석, 쇼크이다.

금기증 Contraindications

금기증은 특정 제제에 대한 알려진 약물알레르기와 혈량과다증이다. 사용되는 결정질의 종류에 따라 심한 전해질불균형이 초래될 수 있다.

유해효과 Adverse Effects

결정질 투여는 필요한 체액을 대치하는 매우 안전하고 효과적인 방법이다. 그러나 원치 않는 효과도 나타날 수 있다. 결정질에는 단백질 같은 분자량이 큰 물질은 들어있지 않기 때문에, 혈관 내에 머물러 있지 않고 혈장에서 빠져나와 조직과 세포로 들어갈 수 있다. 이로 인해 신체 모든 부위에 부종이 나타날 수 있는데, 흔히 말초부종과 폐부종이 나타난다. 또한 결정질은 혈장 내의 단백질을 희석하여 교질삼투압을 감소시킨다. 투여효과를 얻기 위해서는 많은 양이 필요하며 장시간 투여하면 체액과잉상태가 될 수 있다. 또 다른 단점은 효과가 비교적 짧은 것이다.

상호작용 Interactions

결정질용액의 상호작용은 드물다. 정상 생리적 물질과 동일하지는 않더라도 매우 유사하기 때문이다.

용량 Dosages

용량은 치료 중인 특정 상태에 따라 결정된다(표 14.3).

표 14.3 결정질과 교질: 용량지침

	결정질과 교질			
	0.9% Saline	3% Saline[a]	5% Colloid[b]	25% Colloid[c]
혈장량을 1L 증가시키기 위해 투여해야 할 용량				
	5~6L	1.5~2L	1L	0.5L
수분 분포 구획				
혈장	25%	25%	100%	200~300%
간질	75%	75%	0	체액량 감소
세포 내	0	0	0	체액량 감소

[a] 고장식염수는 고위험약물이므로 단기간에 100mL/hr 이상으로 빠르게 투여하지 않아야 함. 혈청 농도를 자주 측정해야 함
[b] 5% albumin, hetastarch 등의 등장액
[c] 25% albumin 등의 고장액

교질

COLLOIDS

교질(colloid)은 교질삼투압을 증가시켜 수분을 혈관으로 끌어당김으로써, 수분을 간질 구획에서 혈장 구획으로 이동시키는 물질이다. 이러한 이동은 정상적으로 혈액 내의 3가지 단백질인 albumin, globulin, fibrinogen에 의해 일어난다. 체내의 총단백은 7.4g/dL 정도에 있어야 한다. 단백질농도가 5.3g/dL 이하로 낮아지면, 수분은 혈관에서 조직으로 이동한다. 이러한 경우에는 이 과정을 역전시키기 위해 교질삼투압을 높이는 교질대치요법을 한다. 노인과 영양실조에서는 교질삼투압이 감소된다. 흔히 사용되는 교질은 albumin, dextran, hetastarch이다. 표 14.4에 교질에 대해 설명하였다.

작용기전 및 약물효과
Mechanism of Action and Drug Effects

교질의 작용기전은 교질삼투압 증가와 관련이 있다. 교질은 혈관 외로 이동할 수 없어서, 교질 용질의 농도는 혈관 외보다 혈관 내가 더 높다. 혈액의 등장성을 유지하기 위해 수분이 혈관 외에서 혈액 내로 이동한다. 교질은 혈량을 증가시키기 때문에 혈장증량제(plasma expander)라고도 한다(그림 14.3). 또한 총혈장의 일부이기도 하다.

교질은 교질삼투압을 증가시켜 수분을 혈관 외에서 혈관 내로 이동시키고, 교질삼투압을 수 시간 동안 유지할 수 있다. 교질은 자연스럽게 생성되는 물질로 단백질(albumin), 탄수화물(dextran, starch), 지방(lipid emulsion), 동물 콜라겐(gelatin) 등이 있다. 교질은 대개 작은 입자와 큰 입자가 섞여 있는데, 작은 입자는 빨리 배설되어 이뇨와 신장 관류를

표 14.4 흔히 사용하는 교질

제제	성분(mEq/L) Na	Cl	용량(mL)	가격[a]
Dextran 40[b]	154	154	500	2
Hetastarch	154	154	500	5
5% Albumin	145	145	500	10
25% Albumin	145	145	100	10

[a] Dextran 40과 비교한 상대적 가격
[b] Dextran은 Na와 Cl이 모두 154mEq/L인 형태를 이용할 수 있음
또 Na와 Cl이 없는 D_5W(5% dextrose in water)로도 이용할 수 있음

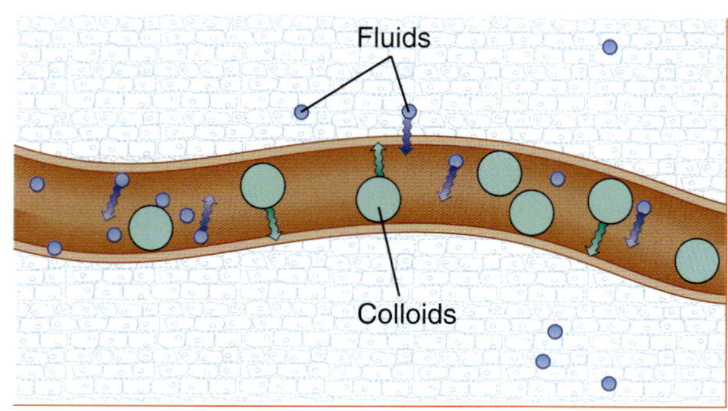

그림 14.3 교질삼투압. 혈관 내의 교질은 크기가 커서 혈관을 통과할 수 없다. 교질이 유발한 삼투압으로 인해, 주변 조직과 혈관 외 공간에 있는 수분은 혈관 내로 끌어 당겨져 혈관 내에 머물게 된다.

증진하고, 큰 입자는 혈장량을 유지하는 역할을 한다. 예외로, albumin은 모두 같은 크기의 입자로 이루어져 있다.

적응증 Indications

교질은 쇼크와 화상, 혈장 증량이 필요할 때 등의 다양한 상황에서 폭넓게 사용된다. 교질은 결정질보다 더 긴 시간 동안 혈장량을 유지할 수 있다. 그러나 가격이 더 비싸고, 출혈을 일으킬 가능성이 더 크다. 결정질은 임상효과를 얻기 위해 많은 양을 투여하기 때문에, 부종을 유발할 가능성은 결정질보다 교질이 더 적다. 응급 시 단기 혈장증량제로는 결정질이 더 좋다.

금기증 Contraindications

금기증은 특정 제제에 대한 알려진 약물알레르기와 혈량과다증, 심한 전해질불균형이다.

유해효과 Adverse Effects

교질은 일부 단점이 있지만 비교적 안전한 물질이다. 혈액제제와 달리 산소운반 능력은 없고 응고인자도 없다. 따라서 혈액에 희석되면 응고체제를 변화시켜 응고장애와 출혈을 유발할 수 있다. 또한 혈장단백농도를 떨어뜨려 혈소판 기능을 손상시킨다. 덱스트란요법은 아나필락시스나 신부전을 드물게 유발할 수 있다.

상호작용 Interactions

교질의 약물상호작용은 없다.

용량 Dosages

교질의 투여용량은 표 14.3을 참조한다.

혈액제제

BLOOD PRODUCTS

혈액제제는 생물학적 약물로 혈장량을 증가시킨다. 적혈구가 포함된 혈액제제는 조직으로 산소공급을 증가시킬 수 있다. 혈액제제는 천연물질로 사람에게서 얻을 수 있으므로, 결정질과 교질보다 더 비싸고 이용 가능성은 적다. 혈액의 25% 이상을 소실한 환자에게 가장 많이 투여된다.

작용기전 및 약물효과

Mechanism of Action and Drug Effects

혈액제제의 작용기전은 교질삼투압을 높여 혈장량을 증가시키는 것과 관련이 있다. 교질 및 고장성 결정질과 같은 방식으로 작용하여, 수분을 혈관 외에서 혈관 내로 끌어당기므로 혈장증량제로 간주한다. 적혈구제제는 산소를 운반하는 능력이 있고, 수 시간에서 수 일동안 교질삼투압을 유지할 수 있다. 혈액제제는 기증자로부터 얻기 때문에 사람의 혈액이 가지고 있는 모든 장단점을 가지고 있다.

적응증 Indications

혈액제제는 임상적으로 다양한 상황에 널리 이용될 수 있고, 특정 적응증에 따라 투여된다. 표 14.5에 이용 가능한 혈액제제와 적응증을 기록하였다.

표 14.5 혈액제제와 적응증

혈액제제	적응증
Cryoprecipitate 및 PPF	급성 출혈을 치료함(서서히 50% 또는 급속히 20% 이상 출혈 시)
FFP	응고인자를 증가시킴
PRBCs	빈혈 환자, 헤모글로빈이 부족한 환자, 총 혈액량의 25%를 손실한 환자에서 산소운반 능력을 높임
Whole blood (전혈)	PRBCs와 마찬가지로 전혈에도 혈장과 혈장단백질이 들어있기 때문에, 혈액이 상당히(25% 이상) 소실된 경우에 전혈이 더 좋다는 점을 제외하면, 주요 삼투 성분인 혈장단백질이 주변 조직에서 혈관으로 수분을 다시 끌어당기도록 도와줌

FFP, fresh frozen plasma; PPF, plasma protein fraction; PRBCs, packed red blood cells

금기증 Contraindications

혈액제제를 사용하는 데에 절대적인 금기증은 없다. 그러나 드물지만 감염병을 전파할 위험이 있으므로 환자의 임상적 상태를 철저하게 평가하여 사용해야 한다.

유해효과 Adverse Effects

혈액제제는 간혹 심각한 유해효과를 유발할 수 있다. 왜냐하면 타인에게서 추출되기 때문에 수혈자와의 면역체계와 맞지 않을 수 있기 때문이다. 그러므로 혈액제제를 투여하기 전에 적합성을 확인하기 위해, 공혈자와 수혈자 각각의 혈액형과 혈액단백의 교차적합검사를 해야 한다. 이렇게 하면 수혈자가 혈액제제를 거부할 가능성을 낮추어 수혈반응과 아나필락시스를 줄일 수 있다. 또한 혈액제제는 수혈자에게 병원체(간염바이러스, 면역결핍바이러스)를 전파할 수 있다. 현재 병원체 전파의 위험을 줄이기 위해 다양한 방법을 이용하고 있으며, 이에 따라 전파의 문제가 상당히 감소되었다.

상호작용 Interactions

결정질과 교질처럼, 혈액제제는 정상 생리적 물질과 동일하지 않지만 상당히 비슷하기 때문에 상호작용은 매우 적다. 많은 양의 혈액제제를 투여하면, 응고작용에 영향을 미치는 칼슘과 aspirin이 신체의 혈액성분에 반응하는 양상으로 상호작용을 한다. 혈액은 생리식염수 외에는 어떤 다른 용액과도 함께 투여하면 안 된다.

용량 Dosages

혈액제제의 적합한 용량지침은 표 14.6을 참조한다.

표 14.6 혈액제제의 투여지침: 출혈 관리

혈액 손실 양	수액
20% 이하(서서히 손실)	결정질
20~50%(서서히 손실)	비단백 혈장증량제(dextran, hetastarch)
50% 이상(서서히 손실) 또는 20% 이상(급격한 손실)	전혈, PRBCs, PPF, FFP
80% 이상	위와 같음. 그러나 응고인자가 희석되어 출혈이 되는 것을 방지하기 위해 5unit을 투여할 때마다 FFP 1~2unit과 혈소판 1~2unit을 투여함

FFP, fresh frozen plasma; PPF, plasma protein fraction; PRBCs, packed red blood cells

전해질균형의 생리

PHYSIOLOGY OF ELECTOLYTE BALANCE

전해질은 체액과 함께 신체 균형을 유지하는 작용을 하는 용질이다. 측정 단위는 milliequivalent (mEq)이다. 전해질은 양전하(양이온) 또는 음전하(음이온)를 띤다. 양이온에는 나트륨(Na^+), 칼륨(K^+), 칼슘(Ca^{++}), 마그네슘(Mg^{++})이 있고, 음이온에는 염화물(Cl^-), 인(PO_4^-), 중탄산염(HCO_3^-)이 있다. 전해질은 신경자극전달, 근수축, 체액분포 조절, 혈액응고, 효소반응, 산염기균형과 관련이 있다. 나트륨과 염화물은 세포외액의 주요 전해질이고, 칼륨은 세포내액의 주요 전해질이다. 이 외에 칼슘, 마그네슘, 인 또한 주요 전해질이다. 전해질은 레닌-안지오텐신-알도스테론계, 항이뇨호르몬계, 교감신경계에 의해 조절된다. 이러한 신경호르몬계에 불균형이 오면 전해질불균형이 흔히 발생한다. 이뇨제를 복용하는 환자는 전해질불균형이 초래될 위험이 크다.

칼륨(포타슘)

POTASSIUM

칼륨은 세포내액에서 가장 많은 전해질로 정상 농도는 약 150mEq/L이다. 신체 내 칼륨의 약 95%는 세포 내에 있다. 반대로 세포 외인 혈장 내 농도는 3.5~5mEq/L이다. 세포 내와 세포 외의 칼륨 비율은 매우 중요하다. 세포 외 칼륨농도는 약간만 변해도 신경근육계와 심혈관계에 심각한 영향을 초래할 수 있다.

칼륨은 여러 종류의 식품에 들어있는데 과일과 주스에 가장 많이 들어있으며 야채, 생선, 고기에도 풍부하다. 매일의 식이에서 보통 35~100mEq를 섭취할 수 있는데, 이는 1일 요구량보다 많은 양이다. 과도하게 섭취한 칼륨은 대개 신장을 통해 소변으로 배설된다.

저칼륨혈증(hypokalemia)은 혈청 칼륨이 3.5mEq/L 이하인 경우이다. 저칼륨혈증은 섭취 부족, 칼륨이 세포로 이동, 소변으로 배설 증가, 그 외에 설사, 구토, 배액관을 통한 배설에 의해서도 일어난다. 이뇨제와 스테로이드, β-차단제, 아미노글리코시드 항생제 등의 일부 약물도 저칼륨혈증을 유발할 수 있다. 초기 증상은 저혈압, 졸음증, 정신혼동, 근쇠약, 구역 등이다. 후기 증상은 심장부정맥, 신경병증, 마비성 장폐색증 등이다. 저칼륨혈증은 digoxin 독성을 증가시켜 심각한 심실성 리듬장애를 촉진시킬 수 있다. 치료는 원인을 치료하고 혈청 칼륨농도를 정상(3.5mEq/L 이상)으로 회복시키는 것이다. 경한 경우에는 고칼륨식품을 섭취하는 것으로도 충분하다. 임상적으로 심한 저칼륨혈증에는 경구 · 비경구적 칼륨제제를 투여한다.

고칼륨혈증(hyperkalemia)은 혈청 칼륨농도가 높은 것으로 5.5mEq/L 이상인 경우이다. 고칼륨혈증은 칼륨 섭취 증가, 칼륨의 신장 배설 감소, 화상을 입은 후 칼륨이 세포 내 구획에서 세포 외 구획으로 재분포, 횡문근융해 등으로 인해 발생할 수 있다. 고칼륨혈증의 증상은 전신 피로, 허약, 감각이상, 두근거림, 마비 등이다. 증상은 주로 심장과 관련이 있다. 심한 고칼륨혈증(>7mEq/L)은 심실세동 및 심정지를 유발할 수 있다.

작용기전 및 약물효과
Mechanism of Action and Drug Effects

세포 내 주요 전해질인 칼륨은 생명 유지를 위한 여러 생리기능에 관여한다. 이 중 주요 기능은 근수축, 신경자극전달, 심박동 조절이다. 또한 산염기평형, 등장성, 세포의 전기역학적 특성 유지에도 관여한다. 많은 효소 반응에도 관여하고 위액분비, 신장기능, 조직 합성, 탄수화물 대사에도 필수적인 요소이다.

적응증 Indications

칼륨대치요법은 칼륨 부족을 예방하거나 치료할 때 적용된다. 이러한 목적으로 흔히 사용하는 칼륨염에는 potassium chloride, potassium phosphate, potassium acetate가 있다. Chloride는 칼륨 부족 시 흔히 동반되는 저염소혈증을 교정하고, phosphate는 저인산염혈증을 교정한다. Acetate salt는 산증 시 혈액의 pH를 높이기 위해 사용된다.

금기증 Contraindications

칼륨대치요법의 금기증은 특정 제제에 대해 알려진 알레르기, 고칼륨혈증(원인에 상관없음), 심한 신장질환, 급성 탈수, 치료하지 않은 애디슨병, 심한 용혈질환, 광범위한 조직파괴(다발성 외상, 심한 화상) 등이다.

유해효과 Adverse Effects

경구용 칼륨의 유해효과는 주로 위장관(설사, 구역, 구토)에 국한된다. 더 주요한 유해효과는 위장관출혈과 궤양이다. 비경구적 투여 시 보통 주사부위에 통증을 유발하고, 정맥주사 시 정맥염이 나타난다. 일반적으로 말초투여 시 허용되는 최대용량은 20~40mEq/L이며, 중심정맥으로 투여할 때는 60mEq/L까지 투여할 수 있다. 칼륨염을 과량투여하면 고칼륨혈증과 독성을 유발하고, 정맥으로 너무 빨리 투여하면 심정지가 일어날 수 있다. 심장모니터를 연결하지 않은 환자에게 칼륨을 10mEq/L 이상으로 정맥주사를 하면 안 된다. 심장모니터를 연결한 중환자에게는 20mEq/L/hr 이상으로 투여할 수 있다.

독성 및 과량투여의 관리
Toxicity and Management of Overdose

고칼륨혈증이 있으면 중독효과가 나타난다. 증상은 근쇠약, 감각이상, 마비, 심장리듬 불규칙으로 인한 심실세동, 심정지 등이다. 치료방법은 고칼륨혈증의 정도에 따르는데, 생명을 위협하는 문제를 해결하는 것부터 간단한 식이조절까지 다양하다. 심한 고칼륨혈증에는 dextrose와 insulin, sodium bicarbonate, calcium gluconate 또는 calcium chloride를 투여할 수 있다. 이 약물은 칼륨이온을 세포로 빨리 이동시켜 혈청 칼륨농도를 낮춤으로써 심한 고칼륨혈증을 교정한다. 여분의 칼륨을 체외로 배설시키기 위해, 구강 또는 직장으로 polystrene (Kayexalate)을 투여하거나 투석을 한다. 심하지 않은 경우에는 식이제한만으로도 치료가 된다.

상호작용 Interactions

칼륨보전이뇨제와 ACE억제제를 같이 투여하면 고칼륨혈증이 유발될 수 있다. 비칼륨보전이뇨제와 amphotericin B, mineralocorticoid를 같이 투여하면 저칼륨혈증을 유발할 수 있다.

용량 Dosages

수액 및 전해질요법은 부족량이나 손실량을 보충하기 위해 그리고 환자의 특정 상황에 따라 수액과 전해질을 유지하기 위해 시행된다. 수액 및 전해질의 용량은 다음과 같은 임상요인에 따라 달라진다.

- 특정 물질 손실
- 수분 및 전해질대사와 관련 있는 생리체계의 효율성, 특히 부신, 심혈관계 및 신장기능
- 치료량과 기간에 영향을 미치는 환자의 병리적 상태에 대한 현재의 약물요법
- 경구 또는 비경구요법 선택

추천용량은 10~20mEq를 1일 수 회 경구투여하거나, 24시간마다 30~60mEq를 비경구투여한다.

나트륨(소듐)

SODIUM

나트륨은 칼륨에 대응하는 물질로, 칼륨이 세포 내 주요 전해질인 반면 나트륨은 세포 외의 주요 전해질이다. 세포 외 나트륨의 정상 농도는 135~145mEq/L이다. 주로 식이를 통해 sodium chloride 형태로 섭취되며 소금, 생선, 고기, 풍미가 있는 계절식품, 염장식품에서 얻는다. 혈청 나트륨농도와 혈청 오스몰랄농도는 갈증, 항이뇨호르몬 분비, 신장의 기전을 통해 엄격하게 통제된다.

저나트륨혈증(hyponatremia)은 나트륨이 소실 또는 결핍된 상태로 혈청 나트륨이 135mEq/L 이하로 낮아지는 경우이다. 졸음증, 저혈압, 위경련, 구토, 설사, 발작 등의 증상이 나타난다. 3가지 유형은 다음과 같다.

- 저혈량 저나트륨혈증: 총체액량이 감소하였으나 총 나트륨량은 상당히 감소할 때
- 정상혈량 저나트륨혈증: 총체액량이 증가하였으나 총 나트륨량은 정상일 때
- 저혈량 저나트륨혈증: 총 나트륨량이 증가하였으나 총체액량은 크게 증가할 때

저나트륨혈증의 원인은 폐렴, 중추신경계 감염, 외상, 암, 울혈심부전, 간부전, 투약, 식이섭취 부족, 과도한 발한, 지속되는 설사 또는 구토, 신질환, 갑상샘저하증, 부신부전 등이다. 저나트륨혈증을 유발하는 약물은 이뇨제, carbamazepine, amiodarone, selective serotonin reuptake inhibitors (SSRIs)이다. 부적절항이뇨호르몬분비증후군(SIADH)은 저나트륨혈증의 흔한 원인으로 식욕부진, 혼동, 졸음증, 초조, 두통, 발작 등의 증상이 있다.

고나트륨혈증(hypernatremia)은 혈청 나트륨농도가 145mEq/L 이상인 상태로, 일반적으로 총 나트륨과 비교한 총체액량이 상대적으로 부족한 경우이다. 원인은 수분 고갈, 세포로 수분 이동, 나트륨 과다이다. 고나트륨혈증은 세포 탈수를 유발하여 근육경련, 두통, 졸음증, 발달, 혼수, 두개내출혈 가능성 등의 많은 증상을 유발한다. 심한 신경학적 증상은 뇌세포의 수분이 세포 밖으로 이동함으로써 유발된다.

작용기전 및 약물효과

Mechanism of Action and Drug Effects

나트륨은 세포외액의 주요 양이온으로 수액분포, 체액 및 전해질균형, 체액의 삼투압 조절을 담당한다. 또한 염화물 및 중탄산염과 함께 산염기균형에 관여한다. 염화물은 주요 세포 외 음이온으로 나트륨의 생리적 작용을 밀접하게 보조한다.

적응증 Indications

나트륨이 부족할 때는 먼저 나트륨을 투여하며, 주로 sodium chloride를 사용한다. 경한 저나트륨혈증에는 sodium chloride정을 경구투여하거나 수분을 제한한다. 나트륨 고갈이 심한 경우에는 생리식염수나 lactated Ringers solution을 정맥투여한다.

심한 저나트륨혈증치료에는 고장식염수(3% NaCl)를 투여할 수 있다. 고장식염수는 고위험약물에 속하는데, 너무 빨리 투여하거나 너무 많이 투여하면 중심교뇌수초용해(central pontine myelinolysis) 증후군을 유발하기 때문이다. 이는 삼투탈수초증후군(osmotic demyelination syndrome)이라고도 하며 비가역적 뇌간 손상을 일으킬 수 있다.

정상혈량 저나트륨혈증 치료에 사용되는 신약으로 arginine vasopressin (AVP) V1A 및 V2 수용체길항제가 있으며, conivaptan (Vaprisol)과 tolvaptan (Samsca)이다. 이 계통의 약물을 흔히 vaptans이라 한다.

금기증 Contraindications

나트륨대치요법의 금기증은 특정 제제에 대한 알려진 약물알레르기와 고나트륨혈증이다.

유해효과 Adverse Effects

Sodium chloride를 경구투여할 때는 구역, 구토, 위경련 등의 위장증상이, 비경구투여를 할 때에는 정맥염이 나타날 수 있다.

상호작용 Interactions

나트륨의 약물상호작용은 항생제인 quinupristin/dalfopristin (Synercid) 외에는 특별한 것이 없다.

용량 Dosages

수분 및 전해질 치료는 손실량을 보충하거나 환자의 특정 요구에 의해 시행된다. 따라서 용량은 임상 상황에 따라 다르다.

❖ 간호과정 NURSING PROCESS

◆ 사정 Assessment

수액 및 전해질요법에는 다양한 적응증이 있으므로 환자의 상황을 자세히 평가해야 한다. 처방된 약물은 다른 약물로 대체하지 않고 처방된 대로 정확하게 투여한다. 그러나 신뢰할 수 있는 정보(예: 최신 약물정보집, Physician's Desk Reference, 간호약리학책, 제조회사의 설명서)와 맞지 않는 처방인 경우에는 처방의 정확성과 안전성을 확인하지 않고 그대로 따르면 안 된다. 약물치료과정(간호과정의 사정부터 평가까지)은 정확하고 안전해야 하며, 전문적 간호기준의 책임임을 명심해야 한다.

0.9% NaCl 또는 lactated Ringers solution과 같은 등장액은 정맥에서 조직/세포로 수분 이동을 일으키지 않는다. 등장액은 출혈이 있거나 구토가 심한 환자에게 세포외액량을 증가시키기 위해 주로 사용된다. 수혈 시 D_5W를 투여하면 적혈구가 용혈되므로 수혈하는 동안 체액을 희석하기 위해 등장성 NaCl을 사용한다. 비경구로 투여하는 0.45% NaCl 같은 수화용액과 저장액은 탈수 예방이나 치료에 주로 사용된다. 투여된 용액은 정맥에서 조직과 세포로 이동한다. 고장액(3% 및 5% NaCl, $D_{10}W$)은 투여 시 수분이 간질에서 정맥으로 이동하기 때문에 특정 상황에서만 수분전해질을 보충하기 위해 사용된다.

이러한 용액은 잠재적 위험이 있기 때문에 병원 외에는 거의 사용하지 않는다. 처방의 정확성과 안전성을 확인한 후에 약물, 환자, 정맥주사부위를 사정한다. 그리고 주입될 용액, 주입기구, 주입속도, 용액의 농도와 적합성, 방울 계산, 검사결과(혈청 나트륨, 염화물, 칼륨 등)를 사정한다. 환자의 위장관, 신장, 심장, 간질환 등의 병력과 처방약, 일반약, 보조제, 허브 등도 사정한다. 식이력에는 특이한 식습관, 이전 24시간 동안 섭취한 모든 음식물을 포함한다. 처방에 따라 검사를 하여 수분량과 전해질상태를 사정하고, 소변 비중, 활력징후, 섭취배설량을 확인한다. 피부와 점막은 환자의 수화상태를 반영하므로, 손등이나 다른 곳의 피부긴장도와 반동탄력성(rebound elasticity)을 사정한다. 그리고 '즉시' 또는 '지연' 등의 결과를 기록한다. 또한 환자의 피부를 집어 올렸을 때 올라온 상태로 유지되는 시간(초)을 측정해야 하며, 정상 회복 시간은 즉시 또는 3~5초 이내이다.

칼륨의 정상범위는 3.5~5mEq/L이다. 혈청 칼륨이 3.5mEq/L 이하인 저칼륨혈증은 심장불규칙, 근쇠약 등의 여러 문제를 유발한다. 저칼륨혈증의 초기 증상은 저혈압, 졸음증, 정신혼동, 근쇠약, 구역 등이고 후기 증상은 심장불규칙, 신경병증, 마비성장폐색증이다. ACE억제제나 칼륨보전이뇨제(spironolactone 등)를 복용하는 환자에게는 칼륨제제를 사용하지 않거나 매우 주의하여 사용해야 한다. 이 약물은 고칼륨혈증의 유해작용과 관련이 있는데, 칼륨보충제를 투여하면 고칼륨혈증이 악화되어 심정지를 일으킬 수 있다. 그 외에 칼륨과 관련 있는 금기증은 심한 신장질환, 치료되지 않은 애디슨병, 심한 외상, 급성 탈수이다. 경구용 칼륨제제는 위장을 자극하여 궤양을 유발할 수 있으므로 위장관계를 철저히 사정한다. 위궤양이나 위장관출혈의 병력이 있는 환자에게 경구용 칼륨을 투여하면 이러한 상태를 악화시킬 수 있으므로 새 처방을 받도록 한다.

칼륨의 정상범위는 3.5~5mEq/L이다. 일부 검사에서는 5.3mEq/L이 되어야 높다고 하는 반면, 다른 검사에서는 5.0mEq/L를 높다고도 한다. 기관지침과 검사지침의 정상범위를 확인하고, 혈청 칼륨이 높으면(또는 낮으면) 보고하도록 한다. 고칼륨혈증의 증상은 피로, 허약, 감각이상, 두근거림, 마비이다. 여러 근거를 기반으로 볼 때, 칼륨이 5.5mEq/L을 초과하면 독성이 나타나서 위험한 것으로 간주하므로 즉시 담당의사에게 보고해야 한다. 환자가 고칼륨혈증(예: 심장부정맥)의 위험이 나타나는지 신중히 모니터하여 생명을 위협하는 합병증의 여부를 확인하고 치료·예방한다. 칼륨을 정맥투여할 때는 정맥 관리를 잘 해야 한다. 만약 침윤되거나 용액이 완전히 혼합되지 않으면 정맥이 자극받을 수 있기 때문이다. 칼륨, 나트륨, 수액 등의 약물을 말초정맥으로 투여할 때에는 다음을 중요하게 고려한다: (1) 주사부위를 선택하기 전에 전반적인 정맥상태를 사정한다. (2) 말단부위의 정맥부터 주사한다. (3) 칼륨 등의 전해질 투여 목적을 파악한다. (4) 처방대로 주입속도를 계산하고 설정한다. (5) 예상되는 치료기간을 파악한다. (6) 환자의 과거력에서 주의해야 할 사항을 확인한다. 예를 들어 림프절절제를 포함한 유방절제술을 받은 환자의 수술한 쪽 팔, 뇌졸중으로 영향을 받은 팔에는 주사하지 않는다. 이러한 팔은 순환이 충분하지 않아서, 주사 시 부종 등의 합병증이 올 수 있기 때문이다.

나트륨은 여러 가지의 정맥주사 용액에 들어있다. 혈청 나트륨농도가 135mEq/L 이하인 저나트륨혈증은 식이로 해결되지 않으면 비경구적 치료를 한다. 저나트륨혈증의 증상은 졸음증, 저혈압, 위경련, 구토 및 설사이다. 정맥이 자극되어 정맥염이 생길 수 있으므로 주사부위를 잘 사정한다. 저나트륨혈증을 지나치게 교정하면 고나트륨혈증이 초래되어 체액과다, 부종, 호흡곤란이 있을 수 있다. 치료 전에 기준지표로 활력징후를 사정하고 계속해서 활력징후, 피부와 점막의 수화상태, 의식수준을 모니터한다. 나트륨대체요법의 금기증은 혈청 나트륨 증가, 심부전, 부종 및 고혈압이다.

고나트륨혈증도 주의 깊게 사정한다. 고나트륨혈증의 증상은 붉은 피부, 마르고 끈적거리는 피부, 갈증 증가, 체온상승, 수분 저류(부종), 고혈압, 소변량 감소 또는 무뇨 등이다. 유발인자와 의학적으로 주의할 점, 위험에 처한 환자의 상황을 파악하는 것은 초기의 치료 용액을 결정하는 데에 중요하다. 고나트륨혈증의 위험이 있는 집단은 노인, 신장 및 심혈관질환자, 나트륨 투여 환자, 나트륨섭취가 많은 사람, 수분섭취가 적은 사람 등이다. 투여 시 주의사항, 금기증, 약물상호작용에 대해 사정한다.

Albumin 등의 교질(예: dextran)을 투여할 때 주의사항, 금기증, 약물상호작용에 대해 사정한다. 금기증은 심부전, 심한 빈혈 및 신부전이 있는 환자이다. 교질은 수분을 간질에서 혈관 내로 이동시키기 때문에 환자의 심장과 호흡기계는 더 부담을 받게 된다. 적혈구용적률(Hct), 혈색소(Hb), 혈청단백질 수준을 사정하고 혈압, 맥박수, 호흡상태, 섭취배설량도 사정한다. 비정상적인 결과(예: 호흡곤란, 부종)는 즉시 기록하고 보고한다.

혈액 또는 혈액성분도 투여할 수 있다. 수혈에 관한 과거력과 환자의 반응에 관한 정보를 철저하게 수집한다. 수혈의 유해반응과 PRBCs나 FFP 문제에 관해 기록하고 의사에게 보고한다. 주사를 할 정맥상태를 사정한다. 적혈구용적률, 혈색소, 백혈구, 적혈구, 혈소판, 응고인자 등의 결과를 모니터한다. 혈액제제를 투여하기 전에 활력징후, 혈압, 맥박수, 호흡수, 체온을 기록한다. 환자의 전체적 외양, 에너지수준, 일상생활 수행능력, 사지의 색깔을 기록하는 것도 중요하다. 약물상호작용의 가능성을 사정해야 한다. 특히 aspirin과 칼슘은 혈액응고에 영향을 미칠 수 있다. 혈액제제를 주입하는 동안 열이 나는지 혈뇨가 있는지를 계속 사정한다. 이러한 경우는 모두 즉각적인 처치가 필요한 상황이다.

요약하면, 환자에게 약물을 투여할 때 안전과 주의를 우선해야 하며, 수액과 전해질도 예외가 아니다. 체액과 전해질이 지나치거나 부족하면 환자는 큰 위험에 처할 수 있다. 철저한 사정은 환자의 안전을 위해 매우 중요하다. 더구나 많은 환자들이 가정에서 치료를 받기 때문에 투여 전 · 중 · 후에 능숙하고 철저하게 사정해야 하는 의무와 책임은 훨씬 더 크다.

약물요법과 관련된 검사 수치

혈청 칼륨

검사실 검사	정상범위	사정을 위한 이론적 근거
혈청 칼륨	3.5~5mEq/L	칼륨의 주기능은 세포 내의 수분과 전해질 함량을 조절하는 것이다. 칼륨이 3.5mEq/L 이하이면 저칼륨혈증이다. 약간만 낮아도 졸음증, 근쇠약, 저혈압, 심장부정맥이 나타난다. 칼륨이 5mEq/L 이상일 때 고칼륨혈증이라 하며 근쇠약, 감각이상, 마비 및 심장리듬이상이 나타난다.

◆ 환자상태 Human Need Statements

1. 체액 및 전해질 소실과 관련된 외상/낙상의 위험, 변화된 안전 요구
2. 약물로 인한 체액 과다 및 부족, 전해질 과다 및 부족과 관련된 불균형, 변화된 식품/수분과 영양불균형의 위험
3. 수혈, 혈액제제, 혈액성분 투여로 인한 합병증과 관련된 외상의 위험, 변화된 안전 요구

◆ 계획: 결과판정 Planning: Outcome Identification

1. 환자는 천천히 계획적으로 움직이고 체위를 변경함으로써 낙상과 외상이 없는 상태를 유지한다.
2. 환자는 금기가 아니면 최소 하루에 8~10잔의 물을 섭취하여 균형 잡힌 체액량 상태를 회복한다.
3. 환자는 치료의 근거와 유해효과에 대한 정보를 얻음으로써 혈액제제 투여의 합병증과 관련된 손상이 발생하지 않는다.

◆ 수행 Implementation

수액 및 전해질요법을 하는 동안 계속해서 환자를 모니터하는 것은 안전하고 효과적인 치료를 하기 위해 매우 중요하다. 또한 유해효과를 조기에 확인하고, 과잉치료 또는 미비한 치료에 의한 합병증을 예방하기 위해서도 중요하다. 수액요법을 하는 중에도 전해질 수준은 정상범위를 유지해야 하므로 철저하게 모니터한다. 체액부족의 위험이 있는 환자(특히 노인)에게 이러한 위험에 대해, 그리고 고온다습한 환경이 생리적 기능에 미치는 영향 및 과도한 발한에 의해 악화될 수 있

는 위험에 대해 교육한다. 수분은 체내에서 일어나는 모든 대사반응에서 가장 중요하다. 수분 부족은 생리적 반응에 부정적인 영향을 미치고 체액과 전해질 구성을 변화시키므로 어느 연령대에서든 항상 수화를 유지하는 것이 올바른 예방법이다.

수액을 투여할 때, 주입속도와 용액상태(칼륨과 생리식염수는 맑고, albumin은 갈색이며 맑고 점성을 띰)를 모니터한다. 기관의 기준과 간호기준에 따라 정맥주사부위에 침윤(부기, 주사부위를 만질 때 차가운 느낌, 용액이 들어가지 않거나 잘 안 들어감, 카테터로 혈액이 역류하지 않음)이나 정맥염(부기, 발적, 열감, 통증)이 있는지 모니터한다. 용적 과부하, 약물중독, 열, 감염, 색전도 정맥주사의 합병증이다. 정맥으로 어떤 약물을 투여하든 합병증을 예방하기 위해 주입속도를 일정하고 고르게 유지한다. 처방이나 상황에 따라 주입펌프를 사용할 수 있다. 주입속도가 처방에 맞는지 확인하고, 주입속도를 정확하게 계산하기 위해 두 번 확인한다. 주사부위, 주사물품, 용액, 용액의 유효기간을 확인한다. 수액 및 전해질용액을 투여할 때는 항상 신중하고 안전하며 철저하게 한다. 노인과 소아 환자는 수액과 전해질에 대한 민감도가 높다는 점을 기억해야 한다.

정맥주사 용액을 안전하게 사용하기 위해 용액의 삼투압과 농도를 알아야 한다. 등장액(0.9% NaCl)을 투여할 때는 과다투여되는지, 특히 심부전 환자나 위험 환자를 잘 확인하고 활력징후도 계속 확인한다. 고장액은 세포 탈수와 혈액량 과다의 위험 때문에 거의 사용하지 않는다. 고장액이 침윤되거나 혈관 밖으로 유출되면 정맥염과 혈관경련을 유발할 수 있으므로, 큰 혈관(중심정맥)으로 투여하고, 활력징후와 심장상태를 주의 깊게 관찰한다.

저칼륨혈증의 위험이 있는 환자는 칼륨이 많은 음식을 섭취하도록 한다. 1일 최소 칼륨 요구량은 성인 40~50mEq, 영아 2~3mEq/kg이다. 환자에게 칼륨이 함유된 식품에 대해 알려준다. 칼륨 함유량은 중간 크기의 바나나 2개 또는 오렌지주스 1컵은 45mEq, 마른 살구 20개는 40mEq, 식염대용물(KCl) 1티스푼은 60mEq이다. 반대로 고칼륨혈증 환자는 이러한 음식을 피하도록 한다. 식품섭취로 칼륨농도가 증가하지 않으면 칼륨제제가 필요하다. 가능하면 칼륨은 비경구용보다 경구용으로 처방한다. 제약회사나 기관의 간호기준에 따라 경구 칼륨제제를 준비한다. 경구용 칼륨은 보통 위장 불편감이나 자극을 피하기 위해 음식과 함께 섭취한다. 가루약이나 기포제를 약물지침에 따라 준비하고, 적어도 물 1컵과 완전히 섞는다. 장용해형과 서방형 칼륨은 여전히 위장자극을 일으켜 궤양을 유발할 수 있다. 경구용을 투여할 때 가장 안전하고 효과적인 중재는 구역, 구토, 복통, 출혈(대변, 구토물) 등의 호소증상을 자주 철저히 관찰하는 것이다. 비정상적 증상이 나타나면 활력징후와 지표들을 계속 모니터하고 담당의사에게 즉시 알린다. 치료 중에는 혈청 칼륨농도를 모니터한다.

고칼륨혈증은 sodium polystyrene sulfonate (Kayexalate)로 치료한다. 환자와 혈청 칼륨, 나트륨, 칼슘, 마그네슘 농도를 철저히 모니터하는 상황에서만 사용한다. Kayexalate를 경구(또는 비위관으로)로 투여하는 동안 흡인을 예방하기 위해 침상 머리를 올려준다. FDA는 2011년 Kayexalate 사용과 관련된 장 괴사에 대해 경고를 하였다. Kayexalate와 sorbitol은 절대로 같이 주면 안 되는데, 이 두 약물이 치명적인 결장 괴사를 일으킬 잠재적 가능성이 있기 때문이다. 또한 경구용 Kayexalate를 투여한 경우에는 제산제나 완하제를 투여하지 않는다. 물을 약간 타서 현탁액으로 만들면 투여하기 좋다. 이때 물의 양은 지침을 따르는데, 보통 약물용량에 따라 20~100mL 정도이다. 또한 직장으로 투여할 때는 정체관장을 실시하는데, 이는 1회 이상이 처방될 수 있다.

정체관장을 가능한 오래 하고 처방에 따라 청결관장을 한다. 보통 초기의 청결관장제는 resin solution이 처방된다. 관장액이 새어 나오면 환자의 엉덩이를 베개에 올리거나 슬흉위를 취해준다. 신약인 patiromer (Veltassa)도 고칼륨혈증 치료에 이용된다. Patiromer는 다른 경구약의 흡수를 변화시키기 때문에, 다른 경구약을 투여하기 6시간 전후에는 투여하지 않는다. Patiromer는 반드시 희석하여 음식과 함께 섭취하도록 한다.

Potassium chloride (KCl)는 보통 정맥투여를 한다. 과량 투여하면 심정지를 일으킬 수 있으므로 주의해야 한다. 정맥투여 시 항상 희석해야 하는데, 희석하지 않은 칼륨은 심정지를 유발할 수 있기 때문에 사용하면 안 된다. 비경구용도 적절히 희석해야 한다. 보통 병원약국에서는 용액을 미리 희석하여 준비하지만 처방과 희석액의 양, 희석된 칼륨농도를 다시 한번 확인해야 한다. 미리 준비된 희석용액이 100% 정확하다고 가정해서도 안 된다. 약물투여의 책임은 기본적으로 간호사에게 있다. 또한 소변배출량이 적어도 30mL/hr일 때에 희석 칼륨을 투여한다. 신장기능이 적정하면 독성을 예방할 수 있다. 독성, 즉 과량을 투여하면 심장부정맥, 근육경련, 감각이상, 심정지까지 유발될 수 있다. 대부분의 기관 프로토콜에는 정맥주사용 칼륨을 40mEq/L 이하의 농도로 하고, 20mEq/hr 이상의 속도로 투여하지 않도록 한다. 심장모니터를 장치하지 않은 환자에게는 10mEq/hr 이상의 속도로 투여하지 않는다. 중환자에서 심장모니터를 적용한 경우에는 20mEq/hr로 투여하기도 한다. 또 이미 만들어 놓은 주사용액에 KCl을 추가하지 않아야 한다. 약물농도를 정확하게 계산할 수 없어서 과량투여를 하여 독성을 유발할 수 있기 때문이다. 모든 정맥주사 용액에 라벨을 붙이고 기록한다. 투여속도를 정확하게 맞추려면 주입펌프를 이용한다. 칼륨제제를 IV push하거나 IV bolus하는 일은 절대 없어야 한다. 칼륨 정맥투여로 유발된 심한 고칼륨혈증의 치료에는 정맥용 sodium bicarbonate, calcium gluconate 또는 calcium chloride, insulin과 dextrose를 사용한다. 이들 약물은 칼륨을 세포 내로 빨리 이동시켜 혈청 칼륨을 낮추는 작용을 한다.

나트륨을 투여할 때에도 용량이나 투여경로와 관련된 동일한 문제가 나타날 수 있다. 나트륨이 조금 부족할 때에는 경구섭취를 하는 것이 좋다. 나트륨이 많은 식품은 케첩, 겨자, 염장고기, 치즈, 감자튀김, 땅콩버터, 팝콘, 식탁용 소금 등이다. 소금정제가 필요한 경우도 있는데, 소금정제를 투여할 경우에는 금기가 아니면 하루에 물 3,000mL까지 많이 먹도록 한다. 나트륨을 정맥주입할 경우, 정맥주사부위와 주입속도는 칼륨 투여 때만큼 중요하다. 심한 저나트륨혈증 시 고장액(3% NaCl)을 가끔 사용하지만, 삼투탈수초증후군을 유발할 가능성 때문에 고위험약물로 간주하고 있다. 3% NaCl을 너무 빨리 또는 너무 많이 투여하면 비가역적 뇌간 손상을 유발한다. 저나트륨혈증의 다른 치료방법은 정맥주사용 conivaptan (Vaprisol) 또는 경구용 tolvaptan (Samsca)을 투여하는 것이다. 이들 약물은 등장성 저나트륨혈증일 때에도 사용되며, 처방에 따라 혈청 나트륨농도를 모니터하면서 투여한다. 저나트륨혈증 환자의 경우, 치료지침을 주의 깊게 따르고 계속해서 철저하게 모니터링한다. 만약 저나트륨혈증이 급성이고 심각하거나 수 시간 내에 일어날 경우, 수분이 뇌로 이동하여 뇌부종과 신경학적 증상이 나타날 수 있다. 그러나 만성 저나트륨혈증이 너무 빨리 교정되면 뇌는 더 쉽게 손상되어 삼투탈수초증후군이 발생할 수 있다.

고나트륨혈증은 수분섭취 증가와 식이제한으로 치료할 수 있다. 정맥주사용 dextrose in water (D_5W 또는 $D_{10}W$)는 혈관 내 나트륨을 희석하고 소변량을 증가시켜 나트륨을 배설하게 한다. 고나트륨혈증을 너무 빨리 교정하면 치료 중 뇌부종의 위험이 있으므로 주의한다. 심한 고나트륨혈증과 저나트륨혈증 치료에서 가장 중요한 것은 전해질불균형 진단과 치료 경험이 많은 의사가 철저하고 신중하게 치료해야 한다는 것이다.

Albumin 등의 교질은 천천히 신중하게 투여하며, 주의 깊게 모니터링을 해야 한다. 왜냐하면 심부전과 같은 위험요인을 발견하여 이를 예방할 수 있기 때문이다. 체액과부하 증상은 호흡곤란, 폐하부 수포음, 산소포화도 감소, 체위 의존 부위의 부종, 체중증가 등이다. 약물투여 중과 후에 적혈구용적률과 혈색소를 측정하여 희석효과를 확인한다. 예를 들어 albumin 등의 교질을 빠르게 투여하여 혈량이 많아지면, 환자의 적혈구용적률과 혈색소는 실제로 감소된다. 이러한 감소는 용액의 농도에 비해 혈량이 매우 많아져서 희석효과가 나타났기 때문이다. 임상적으로는 빈혈로 보이지만 실제로는 혈량이 늘어난 것이다. Albumin은 상온에서 투여한다는 것도 기억해야 한다.

혈액제제를 투여할 때 유효기간을 반드시 확인하고, 유효기간이 지난 혈액은 절대 사용하지 않는다. 대부분의 의료기관에서는 혈액제제를 준비하고 투여하기 전에 반드시 다른 간호사가 한 번 더 확인하도록 한다. 이는 혈액형 혼동을 예방하는 매우 중요한 방법이다. 혈액형을 혼동하여 다른 혈액형을 투여하거나 다른 사람에게 투여하면 생명을 위협하는 심각한 문제가 일어날 수 있기 때문에 반드시 혈액형 교차검사를 해야 한다. 약물투여 시 "Nine Rights"는 매우 중요하며 수혈 시에도 예외는 아니다.

혈액제제를 투여할 때에는 안전이 가장 중요하므로 수혈 전·중·후의 활력징후와 기타 지표를 사정하고 결과를 기록한다. 수혈반응은 대부분 불안, 안절부절, 붉은 피부, 맥박과 호흡수 상승, 호흡곤란, 발진, 관절과 허리 통증, 부기, 열과 오한(수혈을 시작한 1시간 후에 나타나 10시간 이상 지속하는 열성 반응), 구역, 허약, 황달 등이다. 담당의사에게 즉시 보고하고, 반응이 나타난 시간과 관계없이 수혈을 중지하며, 등장액을 천천히 주입하면서 정맥선을 확보한다. 또한 활력징후를 철저히 모니터해야 한다. 투여한 혈액제제와 주입세트를 버리지 않고, 항상 수혈반응에 관한 기관의 규정을 따른다.

요약하면 어떤 종류의 수액, 전해질, 교질, 혈액제제이든 비정상적인 유해반응이 있으면 즉시 담당의사에게 보고한다. 흉통, 어지럼, 허약감, 호흡곤란 등이 유해반응이다.

◆ 평가 Evaluation

수액, 전해질, 혈액 및 혈액제제 치료에 대한 치료적 반응이란 체액량과 적혈구, 백혈구, 혈색소, 적혈구용적률, 나트륨, 칼륨 등의 검사결과가 정상으로 회복되는 것이다. 또한 심장, 호흡, 근골격, 소화기능을 평가하는 것도 중요하다. 활력과 일상생활능력이 증진되고, 피부색은 좋아지며, 호흡곤란은 줄고, 흉통, 허약감, 피로가 최소화된다는 것은 치료적 효과가 있는 것이다. 혈액량 문제를 교정하는 치료를 하면 검사결과 정상, 활력징후의 개선, 에너지 증가, 거의 정상인 산소포화도를 보일 것이다. Albumin 요법에 대한 치료적 반응은 혈압 상승, 부종 감소, 혈청 albumin 농도 증가로 나타난다. 어떤 약물이나 용액을 투여하든 목정맥 확장, 호흡곤란, 불안, 불면, 호기성 수포음, 거품이 있는 혈액 섞인 가래, 청색증(체액과다의 지표) 등의 유해반응이 있는지 자주 사정한다.

환자중심간호: 환자교육

- 필요에 따라 저나트륨혈증과 고나트륨혈증의 증상 차이를 교육한다. 저나트륨혈증의 증상은 졸음증, 저혈압, 위경련, 구토, 설사, 발작이다, 저나트륨혈증의 원인은 고온이나 육체노동 시 과도한 땀 분비, 계속된 설사 또는 구토이다. 저나트륨혈증/고나트륨혈증의 임상적 특징은 체액량과 관련이 있다.
- 고나트륨혈증의 증상은 수분저류의 증상(부종)과 관련이 있다. 즉 고혈압, 붉은 피부, 마르고 끈적이는 점막, 갈증 증가, 체온상승, 소변량 감소 또는 무뇨이다. 가장 흔한 원인은 신장의 배설능력 저하(기능부전)이다. 수분섭취 부족과 탈수도 원인이다.
- 저칼륨혈증의 초기 증상인 저혈압, 졸음증, 혼동, 구역, 근쇠약 등에 대해 교육한다. 후기 증상은 심장부정맥(두근거림이나 호흡곤란을 느낄 수 있음), 신경병증, 마비성 장폐색증 등이다.
- 고칼륨혈증의 증상인 근쇠약, 감각이상, 마비 및 심장리듬이상에 대해 교육한다.
- 경구용 KCl을 섭취하는 방법을 교육한다. 지침에는 가루약 또는 용액을 적어도 물이나 주스 1컵에 천천히 완전히 섞은 후 마시게 되어 있다. 음식이나 간식과 함께 먹도록 한다. 칼륨제제를 복용한 후 위장장애 또는 복통(경구용 칼륨제제로 위장 자극이 있다는 증거)이 있으면 즉시 보고한다. 칼륨보전이뇨제 또는 ACE억제제를 같이 투여하면 고칼륨혈증을 유발할 수 있으므로 이러한 약물상호작용 가능성에 대해 교육한다.
- 칼륨이 많이 들어 있는 식품은 바나나, 오렌지, 살구, 대추야자, 건포도, 브로콜리, 껍질콩, 감자, 토마토, 육류, 생선, 밀가루빵, 콩류임을 알려준다.
- 서방형 캡슐과 정제 칼슘은 통째로 삼켜야 한다. 부수거나, 씹거나, 입에서 녹여 먹지 않음을 알려준다.
- 삼키기 불편하거나 아프거나, 약이 목에 걸리는 느낌이 있으면 보고하도록 한다. 그 외에 커피색 같은 구토물, 복부 통증 또는 부기, 검은 타르 같은 변 등의 심한 유해작용도 보고한다.
- 처방대로 지효성 약물은 제형 그대로, 식사와 함께, 물 한 컵을 먹도록 한다. 약을 통째로 삼키기 어려울 때 담당의사의 허용하에 약을 반으로 잘라서 반쪽을 먹을 때마다 물 반 컵을 먹고, 수 분 이내에 전부 먹도록 한다. 1회 복용량을 다 먹어야 하며, 일부를 남겨두었다 이후에 먹어서는 안 된다. 지효성 약물을 복용하는 또 다른 방법은 물 반 컵에 정제를 넣는 것이다. 물 반 컵에 넣어 2분간 녹이고, 30초 동안 저은 후 바로 마신다. 이 컵에 물 반 컵을 다시 넣고 저어 마시면 완전한 용량을 먹게 된다. 지효성 약물은 물로 녹이는 것이 가장 좋으며, 빨대를 사용해도 된다.
- 기포제 칼륨을 녹일 때는 지침을 따른다. 정제를 녹이기 위해 최소한 물 반 컵이 필요하다. 완전히 녹으면 바로 복용하는데, 식후 5~10분 동안 조금씩 복용해야 위장장애를 최소화할 수 있다.
- 염분대치물에는 칼륨이 들어있으므로, 고칼륨혈증 환자는 조미료로 다른 제제를 사용해야 한다.
- 칼륨제제를 정맥주입할 때, 주사부위에 자극증상(화끈거리는 느낌)이 있으면 즉시 보고한다.
- 환자에게 소금정제를 안전하게 복용하는 법을 교육하고, 처방된 대로 수분섭취를 적절히 한다.

기억해야 할 사항

- 총체액량은 세포내액과 세포외액으로 구분된다. 세포외액은 혈장과 조직, 세포, 기관 사이에 있다.
- 교질은 혈관 밖으로 빠져나갈 수 없는 큰 단백질 분자로 되어 있다. 혈관 내는 교질농도가 더 높아서 수분을 혈관 내로 끌어당긴다. 교질의 대표적인 물질은 albumin이다. Albumin 투여 시 고혈량증과 심부전을 유발할 수 있으므로 주의하여 투여한다. 환자의 섭취배설량, 체중, 심음과 호흡음, 검사치를 사정한다.
- 혈액제제는 헤모글로빈이 들어 있는, 유일하게 산소를 운반할 수 있는 수액이다. 치료가 완료되면, 환자는 더 높은 에너지수준을 보이고 일상생활능력과 산소포화도도 증진될 것이다.
- 염분 소실은 저장성 탈수를, 발한을 동반하는 발열은 고장성 탈수를, 설사와 구토는 등장성 탈수를 유발한다. 간호사는 섭취배설량, 피부긴장도, 소변 비중, 혈중 칼륨 · 나트륨 · 염화물 수치를 주의 깊게 사정한다.
- 고장액을 과량투여하면 혈량과다가 될 위험이 있으므로, 주의 깊게 천천히 투여한다.
- 저칼륨혈증의 초기 증상은 저혈압, 졸음증, 혼동, 구역, 근쇠약이고, 후기 증상은 심장부정맥(두근거림과 호흡곤란을 느낌), 신경병증, 마비성 장폐색증이다.
- 고칼륨혈증의 증상은 근쇠약, 감각이상, 마비, 심장리듬이상이다.
- 신약인 patiromer (Veltassa)는 고칼륨혈증의 치료약이다. 희석해서 음식과 함께 복용한다.
- 저나트륨혈증은 졸음증, 저혈압, 위경련, 구토, 설사, 발작 증상이 있다. 고나트륨혈증은 수분저류의 증상과 관련이 있지만, 체액량이 정상이거나 부족인 경우와도 관련 있을 수 있다. 고혈압, 붉은 피부, 마르고 끈적이는 점막, 갈증 증가, 체온상승, 소변량 감소 또는 무뇨 증상이 있다.
- 중심교뇌수초용해라고도 하는 삼투탈수초증후군은 만성 저나트륨혈증이 너무 빨리 교정될 때 유발될 수 있다.
- 혈액제제를 투여하기 전 · 중 · 후에 활력징후를 측정하고 자주 모니터하는 것은 환자의 안전을 위해 매우 중요하다. 혈액제제는 생리식염수와만 같이 투여할 수 있는데, D_5W와 같이 투여하면 적혈구용혈이 일어난다.

REVIEW QUESTIONS

1. Which action by the nurse is most appropriate for the patient receiving an infusion of packed red blood cells?
   a. Flush the IV line with normal saline (NS) before the blood is added to the infusion.
   b. Flush the IV line with dextrose before the blood is added to the infusion.
   c. Check the patient's vital signs after the infusion is completed.
   d. Anticipate that flushed skin and fever are expected reactions to a blood transfusion.

2. When preparing an IV solution that contains potassium, which of these conditions must a nurse recognize as a contraindication to the potassium infusion?
   a. Diarrhea
   b. Serum sodium level of 145 mEq/L
   c. Serum potassium level of 5.6 mEq/L
   d. Dehydration

3. When assessing a patient who is about to receive an albumin infusion, which of these conditions must a nurse recognize as a possible contraindication to albumin infusion? (Select all that apply.)
   a. Pancreatitis
   b. Heart failure
   c. Severe burns
   d. Renal insuffi ciency
   e. Fluid-volume deficit

4. The nurse is preparing an infusion for a patient who has a deficiency in clotting factors. Which type of infusion is most appropriate?
   a. Albumin 5%
   b. Packed RBCs
   c. Whole blood
   d. Fresh frozen plasma

5. While monitoring a patient who is receiving an infusion of a crystalloid solution, the nurse will monitor for which potential problem?
   a. Bradycardia
   b. Hypotension
   c. Decreased skin turgor
   d. Fluid overload

6. The nurse is administering an IV solution that contains potassium chloride to a patient in the critical care unit who has a severely decreased serum potassium level. Which action(s) by the nurse are appropriate? (Select all that apply.)
   a. Administer the potassium by slow IV bolus.
   b. Administer the potassium at a rate no faster than 20 mEq/hr.
   c. Monitor the patient's cardiac rhythm with a heart monitor.
   d. Use an infusion pump for the administration of IV potassium chloride.
   e. Administer the potassium via IV push.

7. The order reads: "Infuse 1000 mL of NS over the next 8 hours." The IV tubing has a drop factor of 15 gtt/mL. Calculate the mL/hour rate, and calculate the drops/minute setting for the IV tubing with this gravity infusion.

8. A patient is about to receive a dose of the nonprotein plasma expander, dextran. The nurse knows that this product is indicated for which type of blood loss?
   a. Slow loss of 20% or less
   b. Slow loss of 20% to 50%
   c. Slow loss of over 50% or acute loss of 20%
   d. Loss of 80% or more

정답 **1. a** **2. c** **3. b, d** **4. d** **5. d** **6. b, c, d** **7. 125mL/hr; 31gtt/min;** **8. b**

참고문헌
REFERENCES

Aronson, P. S., & Giebisch, G. (1981). Effects of pH on potassium: new explanations for old observations. *Journal of the American Society of Nephrology,* 22, 2011.

Doshi, S. M., Shah, P., Lei, X., et al. (2012). Hyponatremia in hospitalized cancer patients and its impact on clinical outcomes. *American Journal of Kidney Diseases,* 59, 222.

Kamel, K. S., & Halperin, M. L. (2011). Intrarenal urea recycling leads to a higher rate of renal excretion of potassium: a hypothesis with clinical implications. *Current Opinion in Nephrology and Hypertension,* 20, 547.

Lederer, E. (2016). Hyperkalemia. Retrieved from http://emedicine.medscape.com/article/240903-overview. (Accessed 10 January 2017).

Sterns, R. H. (2015). Disorders of plasma sodium—causes, consequences, and correction. *The New England Journal of Medicine,* 372, 55.

15

응고조절약물

COAGULATION MODIFIER DRUGS

학습목표

이 장을 학습한 후 학생들은:

1. 혈액응고과정 및 항응고제, 항혈소판제, 혈전용해제, 항섬유소용해제 등의 응고조절약물의 효과에 대해 설명한다.
2. 항응고제, 항혈소판제, 혈전용해제, 항섬유소용해제의 작용기전, 적응증, 주의사항, 금기증, 약물상호작용, 유해효과, 투여경로, 용량을 비교한다.
3. 응고조절약물투여 시 간호 및 투여절차, 방법에 대해 논의한다.
4. 응고조절약물에 사용할 수 있는 해독제에 대해 설명한다.
5. 응고조절약물치료 시 이용되는 검사와 치료효과 및 유해효과를 비교한다.
6. 항응고제, 항혈소판제, 혈전용해제, 항섬유소용해제를 투여받는 환자 간호 시 적용할 간호계획을 수립한다.

주요용어

뇌졸중(중풍, stroke) 색전, 혈전, 뇌혈관 출혈로 인해 뇌혈관이 막히는 것. 뇌조직에 허혈이 나타남

덩이(떡, clot) 섬유소사(fibrin thread) 같은 혈액 내의 불용성 고형물. 혈액의 액상 요소(혈장)에서 화학적으로 분리됨

색전(embolus) 혈관벽에서 떨어져 나와 혈류를 따라 이동하는 피덩이(혈전). 주요기관(심장, 폐, 뇌)의 혈관을 막은 색전은 기관에 허혈손상을 일으켜 장애나 사망까지 유발할 수 있음

섬유소(fibrin) 응고과정 중 트롬빈이 섬유소원에 작용하여 생성된 섬유질의 불용성 단백질. 혈전의 주요 요소

섬유소용해(fibrinolysis) 효소단백질인 섬유소용해소(fibrinolysin)의 작용으로 유발되는 지속적인 섬유소분해과정. 작은 섬유소덩이를 제거하는 정상 기전으로 무산소증, 염증반응, 스트레스 시 자극됨

섬유소용해계(fibrinolytic system) 섬유소용해가 진행되는 순환계의 한 영역

섬유소원(fibrinogen) 칼슘이온이 있을 때 트롬빈에 의해 섬유소로 전환되는 혈장단백질

섬유소 특이성(fibrin specificity) 전신에 플라스미노겐 활성화를 유발하기보다 섬유소사가 포함된 덩이가 있을 때만 플라스미노겐을 플라스민으로 전환시키는 일부 혈전용해제의 속성

심부정맥혈전증(깊은정맥혈전증, deep vein thrombosis, DVT) 신체의 심부정맥에서 색전이 형성되는 것. 장골정맥과 대퇴정맥에서 가장 잘 나타남

응고(coagulation) 혈액이 응고되는 과정. 특히 응고연쇄반응 중 여러 응고인자가 상호작용하여 불용성 섬유소덩이를 만드는 연속적 과정

응고연쇄반응(coagulation cascade) 내인 및 외인 혈액응고경로에서 시작하여 섬유소덩이를 형성하는 과정까지 단계적으로 진행되는 연속적인 응고과정

조직플라스미노겐활성제(tissue plasminogen activator) 혈관벽의 내피세포에서 분비되는 플라스미노겐활성제로, 혈전용해제의 기반이 되는 성분

지혈(hemostasis) 출혈이 멈추는 것. 생리적 속성(혈관수축, 응고)에 의해 또는 물리적 · 외과적 · 약리적 수단에 의해 일어남

지혈-(hemostatic) 혈류를 차단하는 시술, 장치, 물질과 관련된-

폐색전증(pulmonary embolism) 지방, 공기, 종양, 혈전 같은 이물질에 의해 폐동맥이 막히는 것. 혈전은 주로 말초혈관에서 생성됨

플라스미노겐(plasminogen) 플라스민으로 전환되는 혈장단백질

플라스민(섬유소용해효소, plasmin) 섬유소를 섬유소분해산물로 분해하는 효소단백질. 플라스미노겐에서 전환됨

항섬유소용해제(antifibrinolytic drugs) 섬유소용해를 방해하고 응고형성을 촉진하는 약물

항응고제(anticoagulants) 혈액응고를 방해하거나 지연시키는 약물

항트롬빈III (antithrombin III) 응고연쇄반응의 3가지 주요 물질인 활성인자II(throm-bin), 활성인자X, 활성인자IX을 비활성화시키는 물질

항혈소판제(antiplatelet drugs) 혈소판마개 형성을 방해하는 약물

혈액유동제(hemorheologic drugs) 혈액응고의 속성을 잃지 않으면서 혈소판 기능을 변화시키는 약물

혈우병(hemophilia) 혈액응고가 정상적으로 일어나지 않는 드문 유전질환

혈전(thrombus) 피덩이의 전문용어(복수: thrombi). 혈소판, 섬유소, 응고인자, 동정맥 내벽에 부착된 혈액세포의 집합체로 혈관 내강을 막기도 함

혈전색전증(thromboembolic events) 혈류를 따라온 색전에 의해 혈관이 막히는 것. 혈관이 폐쇄되면 혈액이 공급되지 않는 조직은 저리고 점차 차가워지며 무감각해지고 청색증이 나타나며 결국 괴사됨

혈전용해제(thrombolytic drugs) 혈전을 용해하는 약물로 조직플라스미노겐 활성제와 비슷한 기능을 함

효소(enzyme) 화학반응 시 자신은 변화되거나 파괴되지 않으면서, 다른 물질의 화학반응을 촉진하는 단백질 분자

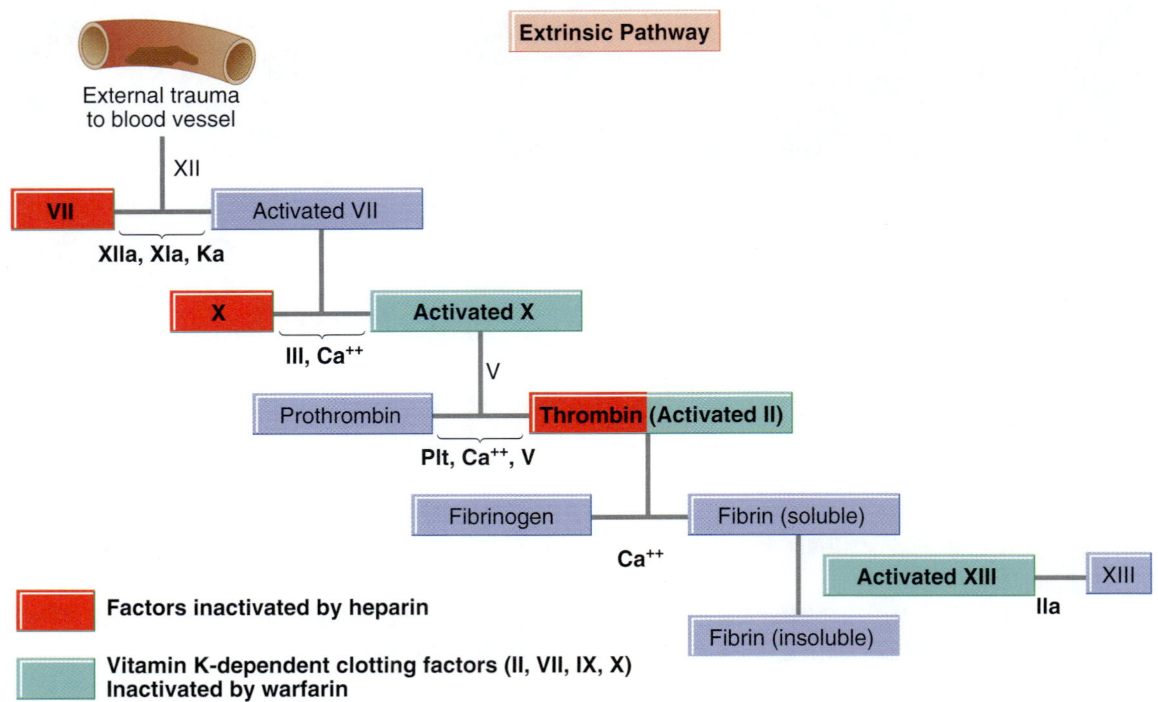

그림 15.1 외인응고경로와 응고인자. Plt, Platelets.

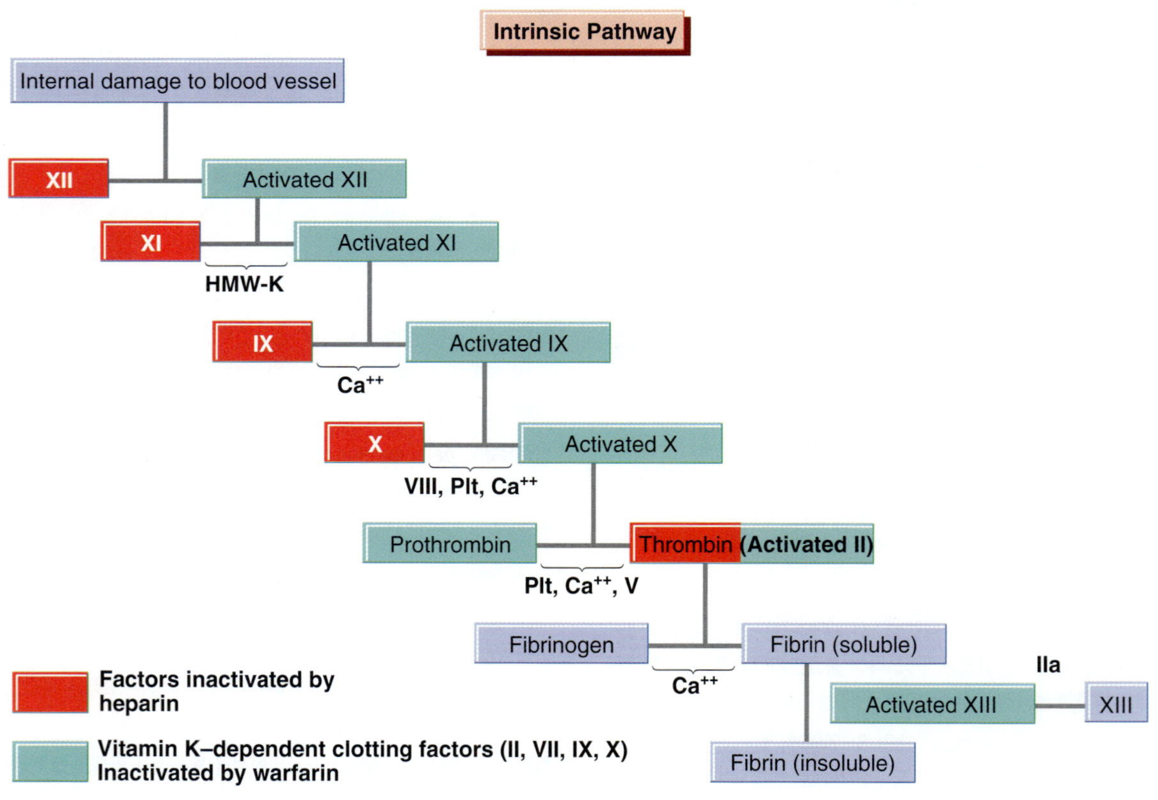

그림 15.2 내인응고경로와 응고인자. HMW-K, High molecular weight kininogen; Plt, platelets.

개요

OVERVIEW

지혈(hemostasis)은 출혈이 멈추는 과정을 의미하는 용어이다. 지혈은 물리적 방법(출혈 부위 압박)이나 외과적 방법(클램프, 혈관 지짐술)으로 이루어질 수 있다. 혈액응고과정에 의해 생리적으로 지혈되는 것을 응고(coagulation)라고 한다. 혈액이 응고된 물질은 혈전(thrombus)이며, 혈류를 따라 이동하는 혈전은 색전(embolus)이다. 정상 지혈과정은 덩이(clot) 형성을 촉진하는 물질과 응고를 억제하거나 이미 형성된 덩이를 용해하는 물질의 복잡한 상호작용에 의해 이루어진다. 응고를 촉진하는 물질에는 혈소판, 본빌레브란드인자(von Willebrand factor), 활성응고인자, 조직트롬보플라스틴(tissue thromboplastin)이 있다. 응고를 억제하는 물질에는 prostacyclin, 항트롬빈III, C단백 및 S단백이 있다. 조직플라스미노겐활성제(tissue plasminogen activator)는 이미 형성된 덩이를 용해하는 천연물질이다.

체내 응고계는 그림 15.1과 15.2에 설명되어 있다. 이것을 연쇄반응(cascade) 또는 응고연쇄반응(coagulation cascade)이라고 하는데, 각 활성응고인자는 다음 단계의 반응을 강화하는 촉매제 역할을 하기 때문이다. 그 결과, 섬유소(fibrin)라고 하는 큰 응고물질이 생긴다. 응고연쇄반응은 내인응고경로와 외인응고경로로 분류되는데, 손상 형태에 따라 활성화되는 양상이 다르다. 혈관이 외부로부터 손상을 입으면, 혈관벽에서 트롬보플라스틴(thromboplastin)이 유리된다. 이로 인해 인자VII과 인자X이 활성화되는 외인응고경로가 시작된다(그림 15.1). 내인응고경로의 응고인자는 혈관 내에서 비활성 형태로 있다가, 손상된 혈관 내벽에서 노출된 교원질과 응고인자XII이 접촉할 때 활성화된다(그림 15.2). 그림 15.1과 15.2에 외인응고경로와 내인응고경로 그리고 해당 응고인자를 각각 기록하였고, 흔히 사용되는 항응고제의 작용부위도 표시하였다.

피덩이가 형성되어 섬유소가 나타나면 섬유소용해계(fibrinolytic system)가 활성화되어, 덩이를 파괴하기 시작하면서 응고과정의 균형을 유지한다. 섬유소용해(fibrinolysis)는 응고과정의 반대작용으로, 피덩이가 과도하게 형성되지 않도록 하여 혈관 폐쇄를 예방한다. 피덩이 내의 섬유소는 순환단백질인 플라스미노겐(plasminogen)과 결합하고, 이로 인해 플라스미노겐이 플라스민(plasmin)으로 전환된다. 플라스민은 섬유소혈전을 섬유소분해산물로 분해하는 효소단백질이다. 이는 혈전의 크기를 줄여서 폐, 심장, 뇌의 주요 혈관을 폐쇄하는 색전이 되지 않도록 한다. 섬유소용해계는 그림 15.3에 설명되어 있다.

혈우병(hemophilia)은 자연 응고 및 지혈이 잘되지 않거나 전혀 되지 않는 드문 유전질환이다. 어느 응고인자(VII, VIII, IX)가 결핍되었는가에 따라 크게 2종류로 분류된다. 혈우병 환자가 응고인자를 투여받지 못하면 출혈로 사망한다.

약리 개요

PHARMACOLOGY OVERVIEW

혈액응고에 영향을 미치는 약물은 최근에 사용되는 매우 위

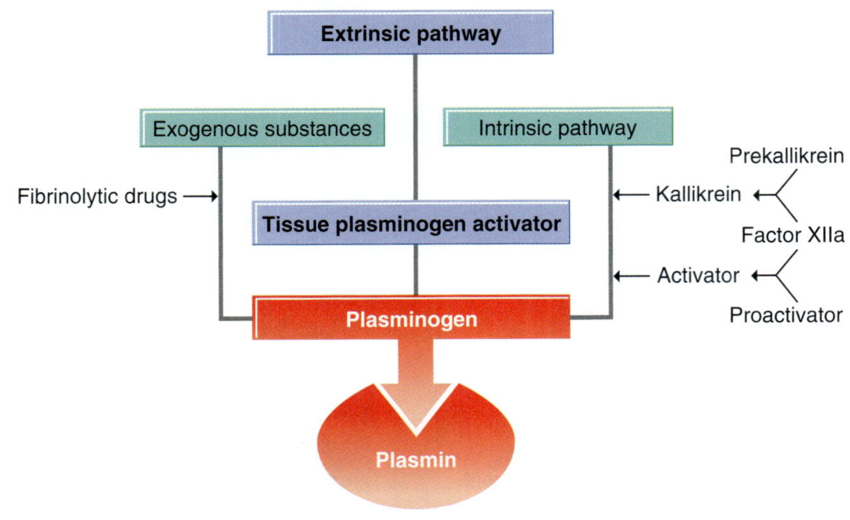

그림 15.3 섬유소용해계

험한 약물 중의 하나로, 많은 요인이 이 약물작용에 영향을 미친다. 또한 유해반응이 상당히 많은 약물 중 하나이다.

이 장에서 논의되는 약물은 지혈작용 또는 지혈을 역전시키는 작용을 하는 약물로, 작용에 따라 크게 몇 가지의 약물군으로 분류된다. 항응고제(anticoagulant)는 응고인자의 형성과 작용을 방해하여 혈액이 응고되지 않게 한다. 항혈소판제(antiplatelet drug)는 혈소판응집을 방해하여 혈소판덩이가 형성되지 않게 함으로써, 심장발작과 뇌졸중을 예방하는 데 도움이 된다. 혈액유동제(hemorheologic drugs)는 혈소판 작용을 방해하지 않으면서 혈소판기능을 변화시킨다. 피덩이가 형성되면 혈관을 완전히 막는 경우가 있는데, 이러한 피덩이가 관상동맥 중 하나를 막으면 심장발작이 일어나기 때문에 심근의 손상을 예방 또는 최소화하기 위해 혈관을 막은 덩이를 용해해야 한다. 혈전형성을 예방하는 항응고제와 달리 혈전용해제(thrombolytic drug)는 이미 형성된 혈전을 용해하는 약물이다. 지혈제(hemostatic drug)인 항섬유소용해제(antifibrinolytic drug)는 다른 약물군들과는 다른 작용, 즉 혈액응고를 촉진한다. 응고조절약물의 각 약물군은 표 15.1에 설명되어 있다.

항응고제

ANTICOAGULANTS

항응고제는 특정 응고인자를 억제하여 혈전형성을 예방하는 약물이다. 혈액의 응고성을 감소시켜 혈전형성을 예방하고,

표 15.1 응고조절약물

응고조절약물의 종류와 작용기전	약물군	약물명
혈전형성을 예방하는 약물		
항응고제		
인자IIa(트롬빈), 인자Xa 억제	Heparins	Unfractionated heparin ("heparin") 및 low-molecular-weight heparins [enoxaparin (Lovenox), dalteparin (Fragmin)]
비타민K 의존 응고인자II, VII, IX, X 억제	Coumarins	Warfarin (Coumadin)
트롬빈(인자IIa) 억제	Direct thrombin inhibitors	Human antithrombin III (Thrombate), lepirudin (Refludan), argatroban (Argatroban), bivalirudin (Angiomax), dabigatran (Pradaxa)
인자Xa 억제	Selective factor Xa inhibitor	Fondaparinux (Arixtra), rivaroxaban (Xarelto), apixaban (Eliquis), edoxaban (Savaysa), betrixaban (Bevyxxa)
항혈소판제		
혈소판기능 방해	Aggregation inhibitors Aggregation inhibitors/vasodilators Glycoprotein IIb/IIIa inhibitors 기타	Cilostazol (Pletal), clopidogrel (Plavix), prasugrel (Effient) Treprostinil (Remodulin) Abciximab (ReoPro), eptifibatide (Integrilin), tirofiban (Aggrastat) Anagrelide (Agrylin), dipyridamole (Persantine), vorapaxar (Zontivity)
형성된 혈전을 용해시키는 약물		
혈전용해제		
혈전용해	Tissue plasminogen activators	Alteplase (Activase, Cathflo Activase), tenecteplase (TNKase)
혈전형성을 촉진시키는 약물		
항섬유소용해제		
섬유소용해 방지	Systemic hemostatics	Aminocaproic acid (Amicar), tranexamic acid (Cyklokapron)
혈액 점도를 감소시키는 약물	Hemorheologic (Trental)	Pentoxifylline
역전 작용을 하는 약물	Heparin antagonist Warfarin antagonist Dabigatran antagonist Factor Xa inhibitors reversal agent [rivaroxaban (Xarelto) and apixaban (Eliquis)]	Protamine sulfate Vitamin K Praxbind (idarucizumab) andexxa [coagulation factor Xa (recombinant) inactivated-zhzo]

이미 형성된 혈전에는 영향을 미치지 못한다. 항응고제는 혈전형성을 예방하는 것부터 형성된 혈전이 커지지 않도록 하는 것까지 다양하게 사용된다.

혈관벽에 생긴 혈전은 혈관벽에서 떨어져 나와 혈류를 돌아다니게 되는데, 이를 색전이라 한다. 색전이 관상동맥을 막으면 심근경색증, 뇌혈관을 막으면 뇌졸중(stroke), 폐로 가면 폐색전증(pulmonary embolism), 다리정맥으로 가면 심부정맥혈전증(deep vein thrombosis)을 유발한다. 혈전은 색전이 되어 심혈관계에 큰 문제를 일으키기 때문에, 이러한 합병증을 통칭하여 혈전색전증(thromboembolic event)이라고 한다. 항응고제를 올바르게 사용하면 혈전색전증을 예방할 수 있다. 항응고제는 경구와 비경구로 모두 투여될 수 있는데 작용기전과 적응증에 약간의 차이가 있다. 둘 다 위험성이 있으며 주 위험은 출혈이다. 작용기전은 약물에 따라 다르다. 항응고제에는 미분획헤파린(unfractionated heparin)과 warfarin 같은 기존 약물군이 있다. 또한 저분자량헤파린(low molecular weight heparin, LMWH), 직접트롬빈억제제(direct thrombin inhibitor), 선택적 Xa 억제제(selective factor Xa inhibitor) 같은 새로운 약물군도 있다.

작용기전 및 약물효과
Mechanism of Action and Drug Effects

항응고제는 혈전형성, 즉 혈전증을 예방하기 때문에 항혈전제라고 한다. 항응고제는 모두 응고연쇄반응 내에서 작용하지만 작용하는 시점은 각각 다르다. 그림 15.1과 15.2에서 알 수 있듯이, heparin은 항트롬빈III(antithrombin III)와 결합하여 작용하는데, 3가지 주요 활성인자인 활성인자II(트롬빈), X, IX을 비활성화시킨다(인자XI, 인자XII도 비활성화되지만 이 3가지 인자만큼 중요하지는 않다). 이 중 트롬빈은 heparin에 가장 민감하다. 항트롬빈III는 혈액 내의 주요한 천연 트롬빈억제제이다. Heparin의 주요 작용은 응고경로를 차단하여 응고형성을 막는 것이지만, 이미 생성된 덩이를 용해할 수는 없다. Heparin이라는 약물명은 보통 미분획헤파린을 의미하고, 비교적 분자량이 크며, 동물에서 추출된다. 반면에 LMWH는 합성약물로, 분자량은 heparin보다 작고 enoxaparin (Lovenox)과 dalteparin (Fragmin)이 있다. 두 가지 모두 heparin과 비슷한 작용을 한다. Heparin은 먼저 활성인자II, X, IX과 결합하는 반면, LMWH는 활성인자II (IIa 또는 트롬빈)보다 활성인자X (Xa)에 더 특이적으로 반응한다. 이러한 특성으로 볼 때, LMWH의 항응고반응은 더 잘 예측된다. 즉, unfractionated heparin을 투여할 때는 활성화부분트롬보플라스틴시간(activated patial thromboplastin time, aPTT) 검사를 자주 해야 하지만, LMWH를 투여할 때는 그렇지 않아도 된다. 정맥카테터 내부를 세척할 때는 heparin (10~100units/mL)을 사용하지만 모니터할 필요는 없다.

Warfarin (Coumadin)은 장균에 의한 비타민K 합성을 억제하여 응고인자II, VII, IX, X의 생산을 막는다. 이 4가지는 비타민K 의존성 응고인자로 정상적으로 간에서 합성된다. Warfarin의 효과는 heparin과 마찬가지로 응고가 되지 않도록 하는 것이다. 그림 15.1과 15.2에 이러한 과정이 일어나는 응고연쇄반응을 설명하였다.

Fondaparinux (Arixtra)는 인자Xa에만 특이작용을 하여 혈전형성을 억제한다. Rivaroxaban (Xarelto), apixaban (Eliquis), edoxaban (Savaysa), betrixaban (Bevyxxa)은 새로 나온 경구용 인자Xa억제제로, 새로운경구용항응고제(newer oral anticoagulant agents, NOAC)라고 부른다. 현재 5종류의 항트롬빈제는 직접트롬빈억제제로, 1가지는 천연약물이고 4가지는 합성약물이다. 천연약물은 인간 항트롬빈III (Thrombate)로, 기증자의 혈장에서 추출되었다. 합성약물은 lepirudin (Refludan), argatroban (Argatroban), bivalirudin (Angiomax), dabigatran (Pradaxa) 등이다. Dabigatran은 새로운 경구용 인자Xa억제제이다. 이 약물은 모두 트롬빈을 억제하여 혈전형성을 방해하는 유사한 작용을 한다.

적응증 Indications

항응고제는 혈전이 형성될 가능성이 매우 큰 상황에서 도움이 된다. 심근경색증, 불안정협심증, 심방세동, 인공심장판막 같은 유치장치를 사용하거나 정형외과 대수술, 장기간 입원하여 부동상태가 길 때, 장거리 비행기 탑승을 하는 경우처럼 혈류가 느려져서 혈액 정체가 일어날 수 있는 환자에게 사용한다. 혈전은 뇌졸중이나 심장발작, 심부정맥혈전증, 폐색전증을 유발할 수 있으므로, 항응고제로 이러한 상황이 일어나지 않도록 하는 것이다. 항응고제는 혈전을 예방하고 치료하는 데 모두 사용된다. 혈전이 생길 위험이 있는 환자는 입원 동안과 대수술 후에 심부정맥혈전증을 예방해야 한다. Warfarin을 투여받는 환자가 수술하거나 다른 침습적 내과시술로 약물투여를 중단해야 할 상황에서는 LMWH, 특히 enoxaparin이 항응고제 연계치료(bridge therapy)에 기본적으로 사용된다. 연계치료란 환자가 warfarin 투여를 중단하는 동안, enoxaparin이 항응고작용을 하는 연결 역할을 하는 것을 의미한다.

금기증 Contraindications

항응고제 사용의 금기증은 약물군 모두 대체로 비슷하다. 금기증은 약물알레르기, 급성출혈 또는 급성출혈이 일어날 위험이 큰 경우이다. Warfarin은 임신 시 강력한 금기약물이지만 다른 항응고제는 임신범주가 비교적 양호하다(B 또는 C). 경막외 카테터를 삽입한 환자에게는 LMWH가 금기이지만 카테터를 제거한 2시간 후에는 투여할 수 있다. 경막외로 LMWH가 들어가면 경막외혈종을 유발할 수 있다는 것을 반드시 기억해야 한다.

유해효과 Adverse Effects

출혈은 항응고요법의 주요 합병증으로 용량이 증가하면 위험도 증가한다. 출혈은 국소적(주사 부위의 혈종)일 수도 있고 전신적일 수도 있다. 이는 환자의 기존 질병상태에 따라 달라지고, 고용량의 aspirin이나 혈소판기능을 손상하는 약물을 투여받는 환자는 더 위험하다. 특히 주목해야 할 heparin 유해효과는 '헤파린유도저혈소판증(heparin-induced thrombocytopenia, HIT)'으로 2가지 종류가 있다. I형은 혈소판이 점진적으로 감소하기 때문에 대개 heparin 요법을 계속할 수 있지만, II형은 혈소판 수가 급격히 떨어져서(하한선의 50% 이상 감소) heparin 요법을 중단해야 한다. HIT 환자의 가장 큰 위험은 역설적으로 혈전증이 나타나는 것으로, heparin이 정상적으로 혈전형성을 예방 및 완화하는 도중에 나타난다. HIT가 있을 때 나타나는 혈전증은 치명적일 수 있으며 발생률은 5~15% 정도이다. HIT의 치료에는 특별히 직접트롬빈억제제인 lepirudin과 argatroban이 사용된다. Warfarin은 피부괴사와 보라색발가락증후군(purple toes syndrome)을 유발할 수 있다. 그 외의 유해작용은 표 15.2에 설명되어 있다. NOAC인 rivaroxaban, apixaban, edoxaban, betrixaban, dabigatran은 모두 조기에 투여를 중단해야 하는 '블랙박스경고' 약물이다. 혈전이 증가하여 신경축마비와 척수혈종의 위험이 있기 때문이다. 모든 항응고제가 출혈의 위험이 있지만 warfarin은 출혈 위험과 관련된 '블랙박스경고' 약물이다.

표 15.2 항응고제: 흔한 유해효과

약물군	유해효과
Heparins (unfractionated heparin, low-molecular-weight heparin)	출혈, 혈종, 빈혈, 혈소판감소
Direct thrombin inhibitors (lepirudin, argatroban, bivalirudin, dabigatran)	출혈, 어지럼, 호흡곤란, 열, 두드러기
Selective factor Xa inhibitor (fondaparinux, rivaroxaban, apixaban, edoxaban, betrixaban)	출혈, 혈종, 어지럼, 발진, 위장장애, 빈혈
warfarin (Coumadin)	출혈, 졸음증, 근육통, 보라색발가락

독성 및 과량투여의 관리
Toxicity and Management of Overdose

항응고제의 독성치료에는 원인 제거가 도움이 된다. 독성효과는 모두 출혈이지만 치료방법은 약물에 따라 다르다. 증상은 혈뇨, 흑색변, 출혈점, 반상출혈, 잇몸출혈, 점막출혈 등이다. 출혈이 나타나면 즉시 약물투여를 중단해야 한다. Heparin은 반감기가 짧기(1~2시간) 때문에 약물투여를 중단하는 것만으로도 독성은 사라진다. 출혈이 심하거나 heparin을 의도적으로 많이 투여했을 때(예: 심장수술 시 심폐우회술을 하는 동안)는 protamine sulfate를 정맥투여한다. Protamine은 heparin 해독제로 heparin과 복합체를 형성하여 단 5분 만에 항응고작용을 완전히 역전시킨다. Protamine 1mg은 heparin 100unit의 효과를 역전시킬 수 있다. Protamine은 LMWHs 효과도 역전시키는데 LMWH 1mg에 protamine 1mg을 사용한다(enoxaparin 1mg에 protamine 1mg). Heparin을 과다투여하여 출혈이 심하면 농축적혈구를 투여할 필요도 있다.

Warfarin이 독성이 나타나거나 과량투여한 경우에는 먼저 warfarin 투여를 중단해야 한다. Warfarin의 독성작용은 heparin에서처럼 치료작용이 연장되는 것이다. 그러나 warfarin은 비타민K 의존성 응고인자를 비활성화시키고 이 응고인자는 간에서 합성된다. 간이 warfarin 효과를 역전시킬 응고인자를 충분히 재합성하는 데에는 36~42시간이 걸린다. 비타민K_1 (phytonadione)을 투여하면 응고력을 빨리 회복시킬 수 있다. 비타민K의 투여용량과 경로는 임상 상황 및 긴박성(warfarin 효과가 얼마나 빨리 역전되어야 하는가, 출혈이 얼마나 심각한가)에 달려 있다. 고용량의 비타민K(10mg)를 정맥주사하면 6시간 내에 항응고작용을 역전시킬 수 있다. 최근에는 임상 상황에 따라 가능한 가장 적은 양을 투여하도록 한다. 왜냐하면 비타민K를 한 번 투여하면 warfarin 저항성이 7일까지 나타나서 이 기간에는 warfarin을 투여해도 항응고작용이 나타나지 않기 때문이다. 이러한 경우에는 항응고작용이 충분히 일어나도록 heparin이나 LMWH를 추가로 투여할 수 있다. 출혈이 심한 급성 상황에서는 혈장이나 응고인자농축제를 투여한다. Warfarin으로 인해 생명이 위협될 정도의 출혈에 사용되는 2가지의 프로트롬빈복합농축물(prothrombin complex concentrate)은 Kcentra와 Profiline이다. 임상 상황에 따르지만 보통 경구용을 선호한다. INR (international normalized ratio)이 많이 높거나 출혈이 있으면 비타민K를 정맥주사를 한다. 그러나 정맥주사는 아나필락시스를 유발할 위험이 있으므로, 약물을 희석하여 30분 이상 투여하여 위험을 낮추어야 한다. Idarucizumab (Praxbind)은 최근에 승인된 dabigatran 해독제이다. Idarucizumab은 응급수술이나 생명을 위협하는 출혈, 통제할 수 없는 출혈 시 dabigatran의 항응고효과를 역전시킨다. 2018년 5월에 FDA(미국식품의약국)은 경구용 인자Xa억제제의 첫 해독제를 승인하였다. Andexxa(응고인자Xa [recombinant] inactivated–zhzo)는 생명을 위협하는 출혈이나 통제되지 않는 출혈 시 필요하면 인자Xa억제제인 rivaroxaban (Xarelto)과 apixaban (Eliquis)의 항응고효과를 역전시킨다. Andexxa는 rivaroxaban 및 apixaban과 결합하여 그 기능을 방해한다. Andexxa는 혈전색전증과 관련된 '블랙박스경고' 약물이다. 심근경색증, 허혈뇌졸중, 심정지, 급사 등의 심각하고 생명을 위협하는 유해작용이 있을 때는 치료를 한다.

상호작용 Interactions

경구용 항응고제의 약물상호작용은 다양하고 복잡하다. 항응고제 작용을 증가시키는 주요 상호작용기전은 다음과 같다.

- 효소 대사 억제
- 비활성 단백질결합 부위에서 약물을 치환
- 대장의 세균무리에 의한 비타민K 흡수 또는 합성 감소
- 혈소판 수치 및 기능 변화

Warfarin과 heparin에 상호작용하는 약물은 표 15.3에 제시되어 있다. Aspirin과 warfarin을 heparin과 함께 투여할 때 출혈의 위험이 증가하지만, 임상에서는 흔히 함께 투여한다. 실제로 heparin을 정맥주사할 때 warfarin을 동시에 투여하도록 권장한다. Heparin과 warfarin을 적어도 5일 동안

표 15.3 항응고제: 약물상호작용

약물	기전	결과
Warfarin		
acetaminophen(고용량), amiodarone, bumetanide, furosemide	비활성 단백질결합 부위에서 치환	항응고효과 증가
aspirin, 그 외의 NSAIDs, 광범위항생제	혈소판 활성 감소	항응고효과 증가
Barbiturates, carbamazepine, rifampin, phenytoin	효소유도	항응고효과 감소
amiodarone, cimetidine, ciprofloxacin, erythromycin, ketoconazole, metronidazole, omeprazole, sulfonamides, macrolides, HMG-CoA reductase inhibitors (statins)	효소억제	항응고효과 증가
cholestyramine, sucralfate	warfarin 흡수장애	효율성 감소
허브요법: 당귀, 마늘, 은행	알려지지 않음; INR이 증가한 사례가 있음	warfarin으로 인한 출혈 위험 증가
허브요법: 망종화(St. John's wort)	알려지지 않음	효율성 감소
Heparin		
aspirin, 그 외의 NSAIDs	혈소판 활성 감소	출혈 위험 증가
경구용 항응고제, 항혈소판제, 혈전용해제	부가효과	항응고효과 증가
Antiplatelets		
aspirin, NSAIDs	혈소판 활성 감소	출혈 위험 증가
rifampin	효과 증가	출혈 위험 증가
warfarin, heparin, 혈전용해제	부가효과	출혈 위험 증가
허브요법: 마늘, 은행, 카바(kava)	혈소판 길항작용	출혈 위험 증가

HMG–CoA, Hydroxymethylglutaryl–coenzyme A; INR, international normalized ratio; NSAIDs, nonsteroidal antiinflammatory drugs.

용량표

항응고제

약물명(임신범주)	약리학적 분류	성인 상용량	적응증
argatroban (Argatroban) (B)	합성 직접트롬빈억제제	IV: aPTT가 기대수준이 될 때까지 2mcg/kg/min	HIT 및 HIT의 위험이 있는 환자에게 경피적관상동맥중재술을 할 때 혈전 예방과 치료
dabigatran (Pradaxa) (C)	합성 직접트롬빈억제제	PO: 75~150mg bid(신장 기능에 따라)	비판막성 심방세동 환자의 뇌졸중 및 혈전 예방
enoxaparin (Lovenox) (B)	LMWH	예방: SC: 30mg q 12hr 또는 40mg/day 치료: 1mg/kg q 12hr 또는 1.5mg/kg/day	불안정협심증, 심근경색증 수술 후, 심근경색증 후에 혈전색전증과 허혈을 예방 및 치료
fondaparinux (Arixtra) (B)	인자Xa억제제	예방: 매일 2.5mg SC 치료: 50kg 이하: 5mg/day 50~100kg: 7.5mg/day 100kg 이상: 10mg/day	심부정맥혈전증과 폐색전의 예방과 치료
heparin (일반약) (C)	천연 항응고제	예방: SubQ: 5,000units q 8~12hr 치료: IV: 80unit/kg bolus 후, 18unit/kg/hr (적응증에 따라) aPTT로 유지용량 결정	혈전증/색전증, 응고병(예: 파종혈관내응고), 심부정맥혈전증과 폐색전증 예방, 응고 예방(예: 개심수술, 투석)
rivaroxaban (Xarelto) (C)	경구용 Xa억제제	15~30mg/day(적응증에 따라)	심부정맥혈전증과 폐색전치료, 심부정맥혈전증 예방, 비판막성 심방세동 환자의 뇌졸중 예방, 수술 후 심부정맥혈전증 예방
warfarin (X)	Coumarin 항응고제	INR로 유지용량 결정, 보통 PO 1~10mg/day	심부정맥혈전증, 폐색전, 심방세동, 심근경색증 후 혈전 예방과 치료

aPTT, Activated partial thromboplastin time; HIT, heparin-induced thrombocytopenia; INR, international normalized ratio.

같이 투여하는데, 즉 INR이 2 이상이 되는 5일 후에 heparin을 중단하도록 권고하고 있다.

용량 Dosages

항응고제의 권장량은 용량표를 참조한다.

항혈소판제

ANTIPLATELET DRUGS

또 다른 응고조절약물로 항혈소판제가 있다. 항응고제는 응고연쇄반응 중에 작용하지만, 항혈소판제는 응고연쇄반응이 일어나기 전에 손상된 혈관 부위에 혈소판이 부착하지 않게 한다.

혈소판은 정상적으로 혈관 표면에 붙지 않고 혈관을 따라 흘러간다. 혈류 이상, 외상, 혈관벽의 플라크 파열로 혈관이 손상되면, 혈관벽에 있는 콜라겐과 섬유결합소(fibronectin) 같은 물질이 노출된다. 콜라겐은 잠재적인 혈소판부착 자극제로, glycoprotein IIb/IIIa (GP IIb/IIIa)라 하는 혈소판 막의 주요 구성물질이다. 혈소판이 부착되면, 활성화된 혈소판에서 자극제[adenosine diphosphate (ADP), thrombin, thromboxane A_2 (TXA_2), prostaglandin H_2]가 유리되어 혈소판이 손상 부위에 응집된다. 손상된 혈관 부위에서 혈소판은 모양이 변하고 내용물(ADT, serotonin, platelet factor IV)을 방출하는데, 이는 지혈 기능이 2배나 된다. 이 물질은 먼저 혈소판을 손상 부위에 끌어당기는 역할을 하고, 다음으로 잠재적인 혈관수축제 역할을 한다. 혈관이 수축하면 손상된 혈관에 혈류가 감소하여 혈액손실이 줄어든다. 혈관 손상 부위에 형성되는 혈소판마개(platelet plug)는 안정되지 않아서 떨어질 수 있기 때문에, 더 영구적인 섬유소마개(피덩이)를 형성하기 위해 응고연쇄반응이 자극된다. 혈소판의 기능과 응고연쇄반응과의 관계는 그림 15.4에 설명되어 있다.

작용기전 및 약물효과

Mechanism of Action and Drug Effects

많은 항혈소판제는 cyclooxygenase 경로에 영향을 미친다. 이 경로는 혈소판과 혈관벽에서 일어나는 복잡한 아라키돈산(arachidonic acid) 경로 내의 최종 효소경로 중 하나이다. 혈소판과 혈관벽에서 작용하는 이 경로는 그림 15.5에 설명되어 있다.

Aspirin은 널리 사용되는 항염증성 해열진통제이자 항혈소판제이다. Aspirin은 혈소판 내의 cyclooxygenase를 비가역적으로 억제하여 재생산을 막는다. 따라서 aspirin의 효과는 혈소판 수명인 7일간 지속된다. 혈소판에서 cyclooxygenase가 비가역적으로 억제되면, 혈관수축과 혈소판응집을 하는 물질인 TXA_2를 만들지 못한다. 즉, aspirin이 TXA_2 형성을 방지하여 혈관이 이완되고 혈소판응집과 덩이형성도 억제된다.

다른 항혈소판제인 dipyridamole도 혈소판응집을 억제한다. 즉 혈소판을 자극하여 덩이를 형성하는 물질인 ADP, 혈

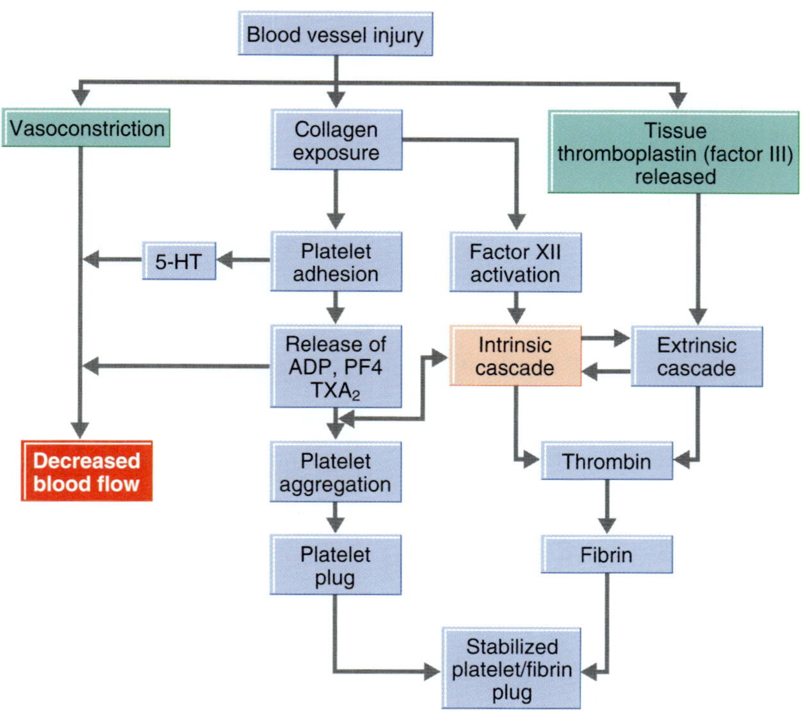

그림 15.4 혈소판과 응고연쇄반응과의 관계. ADP, adenosine diphosphate; 5-TH, serotonin; PF4, platelet factor IV; TXA_2, thromboxane A_2.

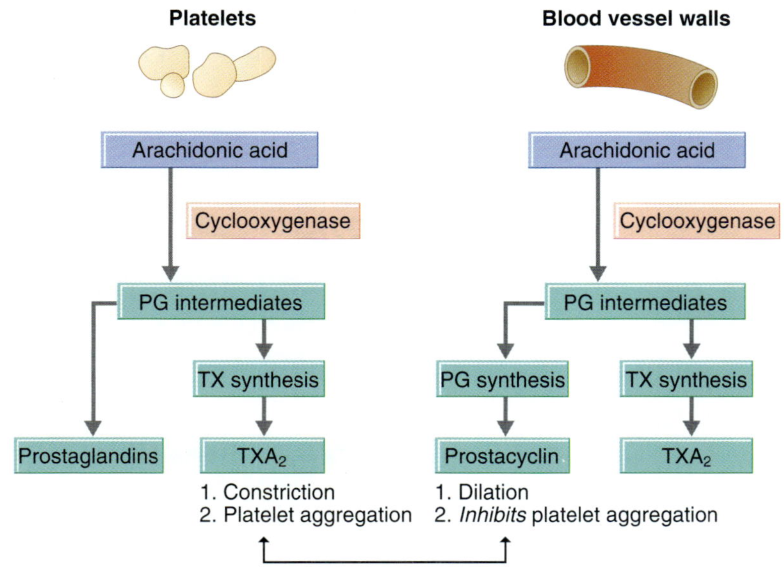

그림 15.5 Cyclooxygenase 경로. PG, prostaglandin; TX, thromboxane; TXA_2, thromboxane A_2.

소판인자IV, TXA_2를 분비하지 못하게 하여 혈소판응집을 억제한다. 그림 15.4는 이 과정을 설명하고 있다. 또한 dipyridamole은 prostacyclin의 유리를 직접 자극하여 TXA_2 형성을 억제한다(그림 15.5).

Clopidogrel은 항혈소판제 중 ADP억제제에 속하며, 혈소판이 응집과 덩이형성 신호를 더 받아들이지 못하도록 혈소판 막을 변화시킨다. 이 신호는 섬유소원 분자형태로, 혈소판 표면의 당단백질수용체(GP IIb/IIIa)에 부착되어 있다. Aspirin과 clopidogrel을 병용하면 심혈관질환 환자에게서 효과가 있다. 그러나 심혈관질환의 위험요인만 있는 환자에게서는 그렇지 않다. Prasugrel (Effient)은 clopidogrel과 비슷한 항혈소판제로, 심장중재술을 한 후에 우선 사용하고 clopidogrel에 반응이 없는 환자에게 사용한다. Ticagrelor (Brilinta)는 clopidogrel 및 prasugrel과 비슷하다. 급성관상동맥증후군 환자에게 사용하며, aspirin을 1일 100mg 이상 투여하는 환자에게는 사용하면 안 된다.

또 다른 항혈소판제인 pentoxifylline은 caffeine, theophylline 등의 methylxanthine과 성질이 비슷한 methylxanthine 유도체이다. 가장 초기의 항혈소판제 중 하나이지만 요즘은 많이 사용하지 않는다. 적혈구의 유연성을 증가시키고, 혈소판응집은 감소시켜 혈액의 점도를 떨어뜨리므로, 혈액유동제 또는 혈액 내 수분 동력을 변화시키는 약물이라 한다. Pentoxifylline은 ADP, serotonin, 혈소판인자IV를 억제하여 항혈소판 효과를 나타내고(그림 15.4), 혈관으로부터 prostacyclin 합성과 유리를 자극한다(그림 15.5). 그리고 혈장의 조직플라스미노겐활성제농도를 증가시킴으로 섬유소용해계에 영향을 미친다(그림 15.3).

Cilostazol은 혈소판 내의 3형 phosphodiesterase를 억제하는 항혈소판제이다. 주로 하지 혈관에 적용하고, 혈소판응집을 감소시키며, 혈관을 확장한다.

Vorapaxar (Zontivity)는 새로운 항혈소판제로 이 종류 중에는 첫 번째 약물이다. Protease-activated receptor-1 (PAR-1)의 길항제로, 혈소판에서 혈전의 작용을 억제한다.

항혈소판제의 마지막 종류인 GP IIb/IIIa억제제는 혈소판 막에 있는 수용체단백질을 차단하는 역할을 한다. 이 단백질은 섬유소원 덩이를 형성하기 위해 혈소판응집을 촉진하는 작용을 한다. 이 종류에서 최근에 사용되는 3가지 약물은 tirofiban (Aggrastat), eptifibatide (Integrilin), abciximab (ReoPro)이다. GP IIb/IIIa억제제는 정맥투여만 가능하다.

적응증 Indications

항혈소판제의 치료효과는 약물마다 다르다. 미국뇌졸중협회는 뇌졸중을 예방하기 위해 aspirin을 1일 50~325mg을 투여하도록 공식적으로 권장하고 있다(그러나 임상에서는 용량이 다양할 수 있으며, 흔히 1일 81mg을 투여한다). Clopidogrel 등의 이 종류 약물은 혈전성뇌졸중의 위험을 줄이고, 일과성허혈발작과 심근경색증 후의 혈전증을 예방하는 데에도 사용된다. Dipyridamole은 여러 혈전색전성질환에서 혈소판응집을 감소시키는 데에도 사용된다. GP IIb/IIIa억제제는 급성 불안정협심증, 심근경색증치료와 혈관성형술 같은 경피적 관상동맥중재술을 하는 동안 혈전형성을 예방하기 위해 사용된다. 이러한 치료는 이미 형성된 혈전을 용해하는 것보다 혈전을 예방하는 것이 더 쉽고, 약리학적 견지에서 볼 때 전반적으로 위험이 적다는 것을 기반으로 접근한 것이다. Pentoxifylline은 말초혈관병에 적용되는 반면, cilostazol은 특히 간헐파행(걸을 때 장딴지 근육에 통증과 경련통이 있음)에 사용된다. 노인 환자의 운동 내성을 증진시키는 데에는 pentoxifylline보다 cilostazol이 더 좋은 결과를 보인다.

새로운 항혈소판제인 vorapaxar (Zontivity)는 이 종류의 첫 번째 약물이며, PAR-1 길항제로 트롬빈 작용을 억제한다. 심근경색증 병력이 있거나 말초동맥질환이 있는 환자의 색전성 심장혈관발작, 심근경색증을 감소시키는 약물이다. 2.08mg 정을 이용할 수 있고, aspirin 또는 clopidogrel과 같이 1일 1회 적용한다. 뇌졸중, 일과성허혈발작, 두개내출혈, 활성 출혈이 있는 환자에게는 금기이다. 주요 위험은 출혈이며, 간 또는 신장장애 환자에게는 권하지 않는다. 항응고제, NSAIDs, 강력한 CYP3A4억제제 및 유도제는 피해야 한다. 다른 부작용으로는 우울증, 피부발진, 빈혈 등이 있고 임신등급 B로 분류된다.

금기증 Contraindications

항혈소판제 사용의 금기증은 특정 제제에 대한 약물알레르기, 저혈소판증, 심한 출혈, 백혈병, 외상성 손상, 위장관궤양, 비타민K 결핍, 최근의 뇌졸중 등이다.

유해효과 Adverse Effects

항혈소판제의 잠재적인 유해효과는 심각하여 심한 출혈을 일으킬 위험이 있다. 표 15.4에 흔한 유해효과를 설명하였다.

상호작용 Interactions

Dipyridamole을 clopidogrel, aspirin, 다른 NSAIDs와 같이 사용하면 항혈소판제의 작용이 부가되어 출혈 가능성이 증가한다. Steroid나 aspirin 외 NSAIDs 제제를 aspirin과 함께 사용하면 aspirin의 궤양 유발효과가 증가한다. Aspirin과 heparin을 GP IIb/IIIa억제제와 함께 사용하면 항혈소판작용이 강화되어 출혈 경향이 더 심해진다. 이러한 상호작용에도 불구하고 혈전 예방 목적으로 aspirin을 유지용량으로 매일 복용하거나, 다른 항혈소판제와 함께 투여하는 경우가 적지 않다. 가장 흔히 사용되는 용량은 'baby aspirin' 81mg(성인 표준용량은 325mg)이다. GP IIb/IIIa와 heparin을 동시에 투여하면 부가적인 치료효과가 나타나지만, 흔히 함께 사용하고 있다. 그러나 GP IIb/IIIa억제제와 heparin을 함께 사용하면 치료적 목표와 용량은 더 낮아진다.

표 15.4 항혈소판제: 유해효과

신체계	유해효과
Aspirin	
중추신경계	졸음, 현기증, 혼동, 홍조
위장관계	구역, 구토, 위장관출혈
혈액계	저혈소판증, 무과립구증, 백혈구감소증, 중성구감소증, 용혈빈혈, 출혈
Clopidogrel	
심혈관계	흉통, 부종
중추신경계	인플루엔자 유사증상, 두통, 현기증, 피로
위장관계	복통, 설사, 구역
기타	코피, 발진, 가려움(소양증)
Glycoprotein IIb/IIIa억제제	
심혈관계	서맥, 저혈압, 부종
중추신경계	현기증
혈액계	출혈, 저혈소판증

용량 Dosages

항혈소판제의 상용량은 용량표를 참조한다.

혈전용해제

THROMBOLYTIC DRUGS

혈전용해제는 관상동맥의 혈전을 용해하는 응고조절약물로, 혈관을 재개통하여 혈액량이 부족했던 심근에 혈액을 공급한다. 혈류가 빨리 복구되면 심근과 좌심실 기능은 보존될 수 있지만, 혈류가 빨리 복구되지 않으면 영향을 받은 부분의 심근은 허혈상태가 되고 결국 괴사하여 기능을 잃는다.

혈전용해요법은 1933년에 환자의 혈액에서 섬유소덩이를 파괴하는 물질을 분리하면서 시작되었다. 이 물질은 β-용혈사슬알균(A군)에 의해 생산되는 것으로 밝혀져 streptokinase라고 이름을 불리게 되었다.

Streptokinase는 1947년에 응고된 혈흉을 용해하기 위해 처음 사용되었으나, 1958년이 되어서야 심근경색증 환자에게 투여되었다. 1960년에는 자연 형성되는 인간플라스미노겐활성제인 urokinase를 이용하게 되었다. 1980년대에 심근경색증의 근본 원인이 관상동맥 폐쇄로 밝혀지면서, 급성 심근경색증의 조기 치료를 위해 혈전용해제 사용이 급속히 증가하였다. 이때부터 심근경색증 등에 몇 가지 새로운 혈전용해제를 사용하게 되었다. 조기 혈전용해요법으로 사망률을 50% 정도 줄이고 경색의 크기 감소, 좌심실 기능 향상, 울혈심부전의 빈도와 중증도를 낮추는 몇 가지 큰 획기적인 결과를 가져왔다. 그러나 혈전용해제를 사용하던 방법은 경피적관상동맥중재술(percutaneous coronary intervention,

용량표

항혈소판제

약물명(임신범주)	약리학적 분류	성인 상용량	적응증
aspirin (C/D)	Salicylate 항혈소판제	PO: 1일 1회 81~325mg	심근경색증(MI) 예방
		PO: 1일 1회 50~325mg	일과성허혈발작(TIA) 예방
clopidogrel (Plavix) (B)	ADP 억제제	PO: 1일 1회 75mg	죽상경화증, ST 분절의 상승이 없는 급성 관상동맥증후군 감소
eptifibatide (Integrilin) (B)[a]	GP IIb/IIIa 억제제	IV: 1회 bolus 후 지속적 주입	불안정협심증, 심근경색증, 경피적 관상동맥중재술

[a] 특정한 용량을 투여할 때는 포장의 표를 살펴본다.
ADP, Adenosine diphosphate; GP, glycoprotein

PCI) 같은 심장중재술로 거의 모두 대치되었고, 경피적관상동맥중재술을 하지 않는 병원에서는 아직 혈전용해제를 선택적으로 사용하고 있다. 현재 사용되는 혈전용해제는 조직플라스미노겐활성제[alteplase (Activase)와 tenecteplase (TNKase)]이다.

작용기전 및 약물효과 Mechanism of Action and Drug Effects

혈전의 형성과 용해는 섬세하게 균형을 이루고 있다. 응고계는 혈전을 형성하고 섬유소용해계는 혈전을 용해한다. 자연적인 혈액 내 섬유소용해계는 혈전을 용해하는 데 수일이 걸린다. 그러나 관상혈관에 혈전이 있는 경우에는 이 기전이 도움이 되지 않는다. 혈전용해제는 플라스미노겐을 플라스민으로 전환시켜, 혈전을 파괴 또는 용해하여 이 목적을 수행한다(그림 15.3). 플라스민은 단백질분해효소로 단백질을 파괴한다. 이는 섬유소, 섬유소원 및 응고인자V, VIII, XII 등의 전응고성단백질(procoagulant protein)을 분해하는 비특이효소이다. 혈전을 형성한 물질은 플라스민에 의해 파괴된다. 혈전용해제는 신체의 혈전 파괴 과정을 모방하는 역할을 하는 약물이다. 혈전용해제의 작용은 각각 약간의 차이가 있지만 효과는 모두 비슷하다.

최초의 혈전용해효소인 streptokinase와 신체에서 자연발생하는 urokinase는 유해효과(섬유소 특이성이 없음) 때문에 미국시장에서 퇴출되었다. 새로운 혈전용해제는 섬유소사(fibrin thread)에 화학적 특이성(섬유소 특이성)이 있어서 응고 부위에 먼저 작용을 한다. 약간의 출혈 위험은 여전히 있으나 혈전용해효소보다 위험이 훨씬 적다.

조직플라스미노겐활성제는 혈관내피세포(혈관벽)에서 분비되는 자연발생 플라스미노겐활성제이다. 그러나 자연적으로 분비되는 양은 관상동맥 혈전을 빨리 용해할 만큼 충분하지 않아서 심장 순환을 회복시키고 심근을 구할 수가 없다. 현재는 재조합 DNA 기술로 조직플라스미노겐활성제를 생산하고, 충분한 양을 투여하여 관상동맥 혈전을 빨리 용해할 수 있다. 이는 섬유소 특이성(덩이 특이성)이 있다. 즉 섬유소덩이만이 조직플라스미노겐활성제를 자극하여 플라스미노겐을 플라스민으로 전환하게 한다. 그 결과 혈전용해효소에 비해 전신적 혈전용해상태를 유도하는 성질은 더 적다.

적응증 Indications

모든 혈전용해제의 목적은 플라스미노겐이 플라스민으로의 전환을 활성화하여 혈전을 파괴하는 것이다. 동정맥순환의 정상 혈류를 심각하게 방해하는 혈전은 혈전용해요법의 적응증이다. 혈전용해요법의 적응증은 급성 심근경색증, 동맥혈전증, 심부정맥혈전증, 션트 또는 카테터 폐쇄, 폐색전, 급성 허혈뇌졸중 등이다.

금기증 Contraindications

혈전용해제 사용 시 금기증은 특정 제제와 일부 보존제에 대한 약물알레르기이며, 응고에 변화를 일으키는 약물과 병용하는 것도 금기이다.

유해효과 Adverse Effects

혈전용해요법의 가장 흔한 유해효과는 내출혈, 두개내출혈, 표재출혈이다. 그 외에 과민성, 아나필락시스 반응, 구역, 구토, 저혈압 등이 있고, 심장리듬장애를 유발할 수 있다.

독성 및 과량투여의 관리 Toxicity and Management of Overdose

급성 독성작용은 유해효과가 확대되는 것이다. 혈전용해제는 비교적 반감기가 짧고 특정한 해독제가 없기 때문에 대증요법과 지지요법을 한다.

상호작용 Interactions

가장 흔한 약물상호작용은 항응고제, 항혈소판제 또는 혈소판 기능에 영향을 미치는 기타 약물을 동시에 사용할 때 출혈

용량표

혈전용해제

약물명(임신범주)	약리학적 분류	성인 상용량	적응증
alteplase (Activase) (C)	조직플라스미노겐활성제	IV: 67kg 이상: 15mg을 bolus로 주고 90분 동안 100mg 투여, 이후 30분에 50mg, 이후 60분에 35mg	급성 심근경색증
		IV: 0.9mg/kg(총량이 90mg을 초과하지 말 것), 10%는 1분에 걸쳐 bolus 투여, 나머지는 60분에 투여, 증상이 유발된 3시간 내에 투여할 것	급성 허혈뇌졸중

경향이 증가하는 것이다.

혈전용해제를 함께 사용할 때 나타나는 상호작용은 검사 결과 상 플라스미노겐과 섬유소원 수치가 감소하는 것이다.

용량 Dosages

Alteplase의 권장량은 용량표를 참조한다.

항섬유소용해제

ANTIFIBRINOLYTIC DRUGS

항섬유소용해제는 각각 작용기전이 다르나 모두 섬유소가 용해되지 않게 한다. 섬유소는 혈소판마개 형성을 촉진하는 물질로, 손상된 혈관에 불용성 덩이를 고정하는 역할을 한다(그림 15.1, 그림 15.2). 항섬유소용해제는 섬유소용해를 방해하여 결과적으로 덩이형성을 촉진하는 작용을 하고, 이러한 이유로 지혈제라고도 한다. 즉, 혈전형성을 방지하는 항응고제와 항혈소판제와는 반대작용을 한다. 사용 중인 합성 항섬유소용해제에는 aminocaproic acid, tranexamic acid, desmopressin의 3가지가 있다. 외과적 처치 시 과도한 출혈을 막기 위해 국소적(피부, 조직표면)으로 사용하는 지혈제로 국소용 트롬빈, 미세섬유콜라겐(microfibrillar collagen), 흡수젤라틴(absorbable gelatin), 산화셀룰로오스(oxidized cellulose) 등이 있다.

엄밀하게 말해 항섬유소용해제는 아니지만 현재 혈우병 치료에 사용하는 3가지 약물 rVII, rVIII, rIX이 있다. 이들은 재조합 DNA 공법으로 생산되고, 인간 혈액에서 추출하는 것과 관련된 위험은 제거되었다. 앞에서 설명했듯이 인자VII, VIII, IX는 응고경로에서 중요한 역할을 하는데, warfarin은 이 인자들을 억제한다. 이 3가지 약물은 혈우병 환자와 warfarin 요법에 의한 심한 출혈에 사용된다.

작용기전 및 약물효과 Mechanism of Action and Drug Effects

항섬유소용해제는 여러 종류가 있다. 종류와 작용기전은 표 15.5에 설명되어 있다.

항섬유소용해제의 효과는 매우 특이적이고 제한되어 있어 혈액학적 작용 외에는 다른 효과가 별로 없다. Aminocaproic acid와 tranexamic acid는 섬유소 분해를 방해하여, 혈소판덩이가 파괴되지 않게 한다. Desmopressin은 혈장인자 VIII (von Willebrand factor)의 용량의존적 상승을 유발하고 더불어 조직플라스미노겐활성제의 혈장농도도 증가한다.

표 15.5 항섬유소용해제: 작용기전

항섬유소용해제	작용기전
aminocaproic acid (Amicar), tranexamic acid (Cyklokapron)	플라스미노겐 및 플라스민과 가역성 복합체를 형성한다. 약물이 플라스미노겐의 lysine 결합 부위에 결합하여, 섬유소 표면이 플라스민으로 대치된다. 즉 플라스민이 섬유소덩이를 용해하지 못하게 한다. 형성된 덩이에만 작용한다.
desmopressin (DDAVP)	응고인자Ⅶ(von Willebrand factor)를 증가시켜 당단백 Ib 혈소판수용체를 통해 손상된 혈관에 혈소판을 고정한다. Desmopressin은 내피세포를 자극하는 역할을 하여 응고인자Ⅷ, prostaglandin I2, 플라스미노겐활성제를 분비를 촉진한다.
tranexamic acid	플라스미노겐을 피브린으로 대체하는 가역성 복합체를 형성하여, 섬유소용해를 억제하는 결과를 얻는다.

이 약물의 전반적인 효과는 혈소판응집과 덩이형성이 증가하는 것이다.

적응증 Indications

항섬유소용해제는 전신적 섬유소과다용해(hyperfibrinolysis)나 외과적 합병증으로 인한 과다출혈을 예방하고 치료하는 데 도움이 된다. 또 가슴관(chest tube) 같은 외과적 처치 부위의 과도한 삼출을 막고, 수술 후에 출혈량과 출혈 기간을 줄이는 데에도 좋은 결과를 보인다.

Desmopressin은 A형 혈우병이나 I형 본 빌레브란트병 환자에게 사용된다. 재조합인자 VII, VIII, IX는 혈우병 치료와 warfarin 과도사용으로 인한 출혈을 멈추기 위해 사용된다.

금기증 Contraindications

항섬유소용해제 사용의 금기증은 특정 제제에 대한 약물알레르기와 파종혈관내응고이다. 이 약물을 투여하면 상태가 더 나빠진다.

유해효과 Adverse Effects

항섬유소용해제의 유해효과는 흔하지 않고 경하다. 그러나 급성 뇌혈관혈전증과 급성 심근경색증과 같은 혈전증을 유발한다는 보고가 드물게 있다. 흔한 유해효과를 표 15.6에 기술하였다.

상호작용 Interactions

Estrogen이나 경구피임약을 aminocaproic acid나 tranexamic acid와 같이 사용하면 부가효과가 나타나 응고력이 증가한다. Lithium, 고용량의 epinephrine, heparin, alcohol을 투여하는 환자에게서는 desmopressin을 주의하여 사용하더라도 특이한 상호작용이 나타난다는 보고가 있다. Chlorpropamide와 fludrocortisone은 항이뇨작용을 증가시켜 부종을 유발할 수 있다.

용량 Dosages

Aminocaproic acid와 desmopressin의 권장량은 용량표를 참조한다.

❖ 간호과정 NURSING PROCESS

응고조절약물은 (1) 말초주입카테터(PIC 또는 PICC-말초주입 중심정맥카테터)의 응고 예방 및 제거, (2) 중심정맥카테터의 개방성(응고되지 않음) 유지, (3) 관상동맥우회로이식술 시 응고 예방, (4) 주요 혈관 손상 후 응고 예방, (5) 동정맥 혈전색전증 예방을 위한 혈전정맥염 치료, (6) 보형물(심장판맥대치술) 사용 시 응고 예방, (7) 심방세동 시 응고 예방 등의 여러 목적으로 이용할 수 있다. 이렇게 다양한 목적으로 이용되는 약물은 그 작용기전도 다양하고 여러 가지의 일반적 및 특별한 간호과정의 문제가 있다.

표 15.6 항섬유소용해제: 유해효과

신체계	유해효과
심혈관계	리듬장애, 기립저혈압, 서맥
중추신경계	두통, 어지럼, 피로, 환각, 경련
위장관계	구역, 구토, 복부경련, 설사

용량표

항섬유소용해제

약물명(임신범주)	약리학적 분류	성인 상용량	적응증
aminocaproic acid (Amicar) (C)	지혈제	IV: 첫 1시간 동안 4~5g 투여 후, 1일 최고 30g이 될 때까지 1시간 간격으로 1g씩 투여	전신적 섬유소 과다용해 및 비뇨기 섬유소 용해
desmopressin (DDAVP) (B)	합성 뇌하수체 후엽호르몬	IV: 15~30분에 걸쳐 0.3mcg/kg. 수술 전 30분에 투여	수술 중 · 후 지혈, A형 혈우병 또는 I형 본 빌레브란트 병 환자의 출혈 관리
tranexamic acid	항섬유소 용해제	IV: 절개하기 최소 10분 전에 5분 동안 1,000mg 투여	수술 중 · 후 지혈

◆ 사정 Assessment

응고조절약물을 사용하기 전 간호사정은 환자의 간호력을 철저하게 수집하는 것으로 시작한다. 간호력에는 약물 및 식품 알레르기, 전신질환이나 자가면역질환 등의 현병력과 과거병력, 가족력, 식이 습관, 체중 변화, 일상수행능력, 운동 수준 및 좌식생활양식 정도, 운동 내구성, 직업 활동, 이전 치료의 성공 여부, 혈압, 맥박, 호흡, 체중, 키, 식이섭취, 수분섭취 등이 포함된다. 투약력도 조사하는데 처방약, 일반약, 허브제품, 식이보조식품, 담배, 술, 마약 등 매일 복용하는 약물을 모두 기록한다. 또한 부동, 활동 제한이나 침상안정 병력(예: 보통 3~5일 이상), 탈수, 비만, 흡연, 울혈심부전, 승모판 및 대동맥판협착, 죽상경화 및 동맥경화가 있는 관상동맥질환, 말초혈관질환, 대수술(골반, 부인과, 비뇨생식과, 복부, 정형외과, 혈관), 심장판막부전 및 대치술, 혈전정맥염 병력, 심부정맥혈전증, 폐색전 등의 혈전색전증, 심근경색증, 심방세동, 말초부종, 하지 외상, 경구피임약 사용, 최근 장시간 비행기 탑승 등과 같은 위험요인이 있는지 철저하게 사정한다. 환자가 응고질환이나 혈전색전증의 병력이 있을 때에는 종아리 부종 같은 하지 혈전정맥염 증상, 혈관 바로 위의 통증 · 온감 · 발적(표층 부위 혈전의 의미 있는 증상), 영향을 받은 종아리의 직경 증가, 경골로 종아리근육을 부드럽게 누를 때 통증, 흉통 · 기침 · 호흡곤란 · 빈호흡 · 산소포화도 감소(맥박산소측정 또는 혈액가스측정 시) · 객혈 · 빈맥 · 혈압 하강 · 쇼크 가능성 등의 폐색전 증상 등을 사정하고 기록한다. Homans sign은 신뢰성이 낮아서 심부정맥혈전증의 사정과 평가에 권장되지 않는다. 금기증, 주의사항, 약물상호작용도 모두 사정하고 기록한다. 심부정맥혈전증이 의심되는 경우에는 특정 진단검사를 의뢰할 것이다.

항응고제로 인해 피부, 구강점막, 잇몸, 소변, 대변에 출혈이 있는지 사정한다. 항응고제를 투여하는 동안 대소변에 출혈이 있거나, 쉽게 멍들거나, 양치질이나 면도할 때 출혈이 많거나, 예기치 않은 코피가 나타나는지 사정한다. 항응고제를 투여하기 전과 투여 중에 검사할 것은 CBC, Hb, Ht, 지질단백질 분획, 중성지방과 콜레스테롤, 여러 응고검사, 간기능검사 등이다.

Heparin과 LMWH를 투여할 때, 환자의 안전을 위해 피하주사 부위를 계속 사정해야 한다. 주사 시 배꼽, 개방 상처, 흉터, 벗겨진 부위, 절개, 배액관, 스토마(stoma), 타박상이나 삼출 부위에서 약 5.08cm 이내는 피하도록 한다. 이 부위는 항응고제 주사 시 조직이 손상될 위험이 크기 때문이다. Heparin과 LMWH를 피하주사하기 적당한 부위는 상박의 바깥쪽, 대퇴, 하복부의 피하지방 부위, 장골능선 사이이다.

Heparin을 비경구로 투여할 때는 환자의 안전에 유의하고 손상을 예방하며 알레르기, 금기증, 주의사항, 약물상호작용이 있는지 사정한다. 심한 고혈압, 궤양성 질환, 궤양성 대장염, 동맥류, 악성고혈압, 알코올중독, 머리 손상 등은 모두 출혈 가능성이 있으며, 비경구적 항응고요법으로 인해 출혈이 나타날 가능성이 있고, 출혈이 촉진될 수도 있다. Heparin을 투여할 때 가장 주의해야 하는 경우는 임신과 수유 시이다. 임신 중에 항응고제를 사용하는 경우에는 heparin이 일차 선택약이고, wafarin은 사용할 수 없다. 그 외의 정보는 표 15.1에 설명하였다.

환자의 안전을 위해, heparin은 다른 항응고제인 LMWH를 대체해서 사용할 수 있는 약물이 아니라는 것을 알아야 한다. Heparin sodium은 benzyl alcohol을 함유하고 있으므로, 이 성분에 대해 알레르기가 있는지를 사정해야 한다. LMWH의 유해반응은 일부 환자에서 드물게 나타나지만 특정한 금기증, 주의사항, 약물상호작용이 여전히 발생하고 있다. 투약 시 치명적인 오류가 일어나는 경우는 heparin과 enoxaparin(또는 다른 LMWH)을 함께 사용할 때이므로, heparin과 enoxaparin은 절대 함께 투여할 수 없다는 것을 명심하고 반복하여 확인한다. 그리고 LMWH는 아황산염(sulfite)과 benzyl alcohol을 함유하고 있으므로 이 물질에 대한 알레르기도 사정해야 한다. LMWH는 표준형 heparin과 다르고, 같은 종류의 약물과도 다르므로 서로 대체해서 사용할 수 없다. LMWH는 표준형 heparin만큼 집중관리는 하지 않아도 되므로 외래환자에게 사용될 수 있지만, 투여 전에 응고검사 결과를 먼저 확인한다.

경구용 warfarin의 금기증, 주의사항, 약물상호작용을 확인한다. 앞에서 설명한 사정 항목을 warfarin에도 똑같이 적용한다. Warfarin은 출혈과 응고력을 변화시키므로 치과 치료를 받기 전이나 조직괴사, 괴저, 설사, 장내세균 불균형, 지방변이 있으면 처방에 따라 투여를 중단한다. Warfarin에 대해 특별히 강조해야 할 점은 warfarin이 여러 혈전색전성질환의 예방과 장기적 치료에 사용되므로, 환자와 응고검사 결과를 지속적이고 세심하게 사정해야 한다는 것이다. 의사는 대부분 PT/INR을 기초로 약용량을 결정하는 표준규정을 이용한다. Warfarin의 시작용량은 보통 1일 5mg이나, 환자의 반응에 따라 1~10mg 범위로 처방할 수 있다. 대부분의 경우 성인의 경구용량은 1일 1~5mg이다. 또한 환자가 heparin 정맥주사 중에 warfarin이 처방될 경우, warfarin이 치료효과를 나타내는 데 며칠이 걸리는 약물동력을 이해하고 있어야 한다. 현재는 heparin과 warfarin을 적어도 5일 동안 같이 투여하는 overlap therapy를 권장하고 있다. INR이 2 이상이 되는 5일 후에 heparin을 중단한다. Warfarin도 출혈 위험 증가와 관련된 '블랙박스경고' 약물이며, 모든 항응고제가 출혈 위험이 있다는 점을 명심해야 한다. 환자 안전을 위해 경구용 항응고제인 rivaroxaban, apixaban, edxaban, betrixaban, dabigatran 투여를 조기에 중단할 때 응고가 잘 일어나는 문제와 관련된 '블랙박스경고'를 인지해야 한다. 경구용 인자Xa억제제인 rivaroxaban (Xarelto), apixaban (Eliquis), edoxaban (Savaysa), betrixaban (Bevyxxa)을 투여할 때에도 다른 항응고제와 마찬가지로 검사를 한다. 금기증, 주의사항, 약물상호작용을 반드시 확인한다. 특별히 주의할 점은 heparin, LMWH, 기타 항응고제를 동시에 투여하지 않아야 한다는 것이다.

Dabigatran (Pradaxa)은 첫 경구용 직접트롬빈억제제이다. 추가로 신장기능검사가 필요하지만 응고검사를 할 필요는 없다. Phenytoin, amiodarone과 상호작용이 있는지 사정한다. Fondaparinux (Arixtra)를 투여할 때는 신장기능을 주의 깊게 사정한다. Argatrobon을 투여할 때는 먼저 간기능검사를 한다.

항혈소판제를 투여할 때는 신체사정뿐만 아니라 간호력과 투약력을 철저히 사정한다. 약물상호작용, 주의사항, 금기증을 모두 확인해야 하지만, 출혈 징후가 있는지 철저히 사정하는 것이 가장 중요하다. Aspirin, NSAID 및 다른 항혈소판제는 출혈시간을 변화시키므로, 외과시술을 받기 전에 처방에 따라 5~7일간 중단한다. 또한 항응고제, 항혈소판제, 섬유소용해제를 동시에 사용하지 않는다. Clopidogrel 투여 시 기본적으로 심혈관계를 사정하고 기존의 흉통, 부종, 두통, 어지럼, 코피, 인플루엔자 같은 증상을 모두 기록한다. CBC, Hb, Ht, 혈소판 수, PT 및 INR 치를 확인한다. 이 검사결과는 치료 시 검사결과와 비교하는 기준치가 된다. 혈소판 수가

80,000/mm^3 이하이면 담당의사에게 알린다. 이때는 항혈소판요법을 시작하지 않거나 취소하게 될 것이다.

Aspirin은 아동과 10대, 출혈성질환, 임신 및 수유부, 비타민K가 부족하거나 소화성궤양 환자에게는 투여하지 않는다. Aspirin을 투여하면 어린 아동과 10대는 라이증후군(Reye syndrome), 임신부는 태아 기형, 비타민K 부족이나 소화성궤양 환자는 궤양과 출혈 경향이 증가하는 심각한 결과가 나타날 수 있기 때문이다. 각각의 약물이 신체에서 어떻게 작용하는지에 대해 철저하고 완전한 지식을 갖고 있으면 비판적 사고와 의사결정에 큰 도움이 된다. 예를 들어 2가지 항혈소판제를 동시에 쓰지 않아야 하는 것과 heparin, warfarin, aspirin, 기타 NSAID를 혈전용해제와 함께 쓰면 안 된다는 것을 담당의사에게 알려줄 수 있게 된다. 이러한 중요 약물 정보는 간호과정의 모든 단계에서 환자가 가장 안전하고 적절한 치료를 받도록 하는 데 매우 중요하다.

최신 항혈소판제 중 하나인 vorapaxar (Zontivity)는 혈소판에서 트롬빈의 작용을 억제하므로 뇌졸중, 일과성허혈발작, 뇌내출혈, 활성 출혈이 있는 경우에는 금기이다. 이러한 상황은 약물을 투여하기 전에 평가되어야 한다. 또한 간과 신장 기능을 평가해야 하는데 이런 환자에게는 금기이기 때문이다. Vorapaxar는 CYP3A4의 강력한 억제제 및 유도제와는 함께 사용하지 않아야 하며, NSAID 및 항응고제와도 동시에 사용하지 않아야 한다.

GP IIb/IIIa억제제(eptifibatide, tirofiban, abciximab) 투여 시에도 기본정보를 확인한다. 즉 활력징후, 병력, 흉통 또는 심장병력, CBC, Hb, Ht, 신장기능검사, 혈소판 수 등이며 부종, 서맥, 다리 통증도 사정한다. 치료 전이나 중에 혈소판 수가 90,000/mm^3 이하이면 담당의사에게 새 처방을 받는다.

혈전용해제를 투여할 때는 CBC와 응고검사를 하고, 저혈압과 심장리듬장애가 있는지 확인한다. Alteplase와 기타 혈전용해제 사용 시는 금기증, 약물상호작용을 주의 깊게 확인한다. 동맥천자, 정맥절개 부위, PICC, 중심정맥관 부위에 출혈이 있는지 항상 사정한다. 근육주사는 출혈을 유발할 수 있으므로 어느 부위에도 주사하지 않아야 한다. 혈전용해제를 응고기능이나 혈소판기능에 영향을 미치는 약물과 함께 사용하면 상처부위나 위장관, 비뇨생식기, 호흡기계에 출혈 위험성이 있으므로, 배액물, 소변, 대변, 구토물, 객담, 분비물에 출혈이 있는지를 사정한다.

항섬유소용해제를 사용할 때 혈액검사치를 주의 깊게 사정한다. 심장리듬장애, 저혈압, 서맥, 경련성질환, 구역, 구토, 복통, 설사와 같은 유해효과도 잘 살펴야 하는데 이런 증상이 있으면 약물투여량을 줄인다. 수술 전에 정맥주사로 유지하는 tranexamic acid는 활성 혈전색전증이 있거나 호르몬 피임약을 복용하는 환자에게는 투여하지 않는다. 활력징후를 평가하고 기록한다.

◆ 환자상태 Human Need Statements

1. 새로운 약물요법, 변화된 생활양식과 관련된 변화된 자기실현 요구, 지식 부족
2. 혈전과 색전 형성 등의 응고장애와 관련된 변화된 산소화, 비효과적 뇌조직관류의 위험
3. 혈액응고를 변화시키는 약물의 유해작용과 관련된 변화된 안전 요구, 상해의 위험

◆ 계획: 결과판정 Planning: Outcome Identification

1. 환자는 약물요법, 잠재적 유해효과 및 생활양식 변화의 필요성에 관해 설명한다.
2. 환자는 각성, 지남력, 안정적 신경학적 상태를 유지하면서 항응고제의 치료적 효과의 결과로 혈류 및 조직관류가 개선된다.
3. 약물복용으로 인한 출혈과 타박상 등의 상해가 없다.

◆ 수행 Implementation

항응고요법을 시작하기 전과 중, 직후에 활력징후, 심음, 말초맥박, 신경학적 상태를 정기적으로 모니터한다. 맥박수와 리듬, 혈압, 의식수준의 변화나 설명되지 않는 안절부절은 이러한 변화는 출혈을 암시하기 때문에 즉시 담당의사에게 알린다.

Heparin과 LMWH를 안전하고 효과적으로 사용하기 위해 적절한 투여방법을 알아야 한다(Box 15.1). Heparin은 근육주사가 아닌 피하주사나 정맥주사로 투여된다. Heparin 용량을 재거나 주사할 때 피하주사용 주사기를 사용하면 정맥주사를 하는 실수는 쉽게 피할 수 있을 것이다. 25~28G의 1.5cm 바늘이 붙어 있는 사전충전형주사기(프리필드시린지, prepackaged syringe)가 있다. 피하주사용량은 실수로 정맥주사를 해도 큰 해는 없다. 항응고효과를 빨리 얻으려면, heparin을 지속적 또는 간헐적 정맥투여로 처방할 수 있다. Heparin을 정맥투여하든 피하투여하든 매일 응고검사결과를 모니터하고 치료용량을 맞춘다.

Heparin의 유해효과는 protamine sulfate를 정맥주사하여 역전시킨다. Protamine sulfate는 흡수되는 용량이 일정치 않기 때문에, heparin 피하주사 시 항응고효과를 역전시키기 위해 protamine sulfate를 여러 번 투여한다. 지속적 및 간헐적 heparin 정맥투여방법은 Box 15.1을 참고한다.

LMWH 피하주사는 heparin과 같은 방법으로 깊게 주사하며, 주사 부위를 자주 바꾼다. 주사 부위의 혈종과 조직손상을 예방하기 위해 피하주사 후에 주사기 내관을 당기지 않고, 멍들지 않도록 주사 후에는 문지르지 않는다. 입원 환자와 가정치료 환자에게 모두 prefilled syringe를 이용할 수 있다. 내용물이 투명하지 않거나 연노랑색인 경우에는 사용하지 않아야 한다. 약물요법을 하는 기간은 보통 5~10일이다. LMWH 등의 약물을 투여하는 동안, 환자의 안전을 위해 어떠한 출혈 소견이라도 계속 확인한다. 치료 동안 환자를 모니터하기 위해 CBC, 혈소판, 대변 잠혈검사가 수행될 것이다. 대변 잠혈검사 도구를 이용하면 검사를 쉽게 할 수 있다. 잠혈은 LMWH나 응고에 영향을 미치는 약물의 유해효과로 나타날 수 있다.

경구용 항응고제인 warfarin은 보통 heparin 요법을 하는 중에 투여하기 시작한다. 이렇게 중복하여 투여하는 이유는 warfarin 혈중농도가 상승하는 데 시간이 걸리기 때문으로, warfarin이 치료농도에 도달하면 heparin 투여를 중단한다. Heparin과 warfarin은 적어도 5일간 중복하도록 권장하고, INR이 약 2 이상이 되는 5일 후에 heparin을 중단한다. 응고나 출혈의 문제를 파악하는 데는 응고검사는 가장 좋다. Warfarin 투여절차는 Box 15.1에 설명되어 있다.

Heparin에서 warfarin 같은 경구 항응고제로 전환할 때, warfarin의 경구용량은 보통 초기용량으로 하고 그 이후에는 PT/INR 결과에 따라 결정한다. 일단 지속적인 치료적 항응고 범위에서 warfarin이 치료농도에 도달하면, heparin과 LMWH를 줄이는 것이 아니라 바로 중단한다. 이 투약으로 인해 조절되지 않는 출혈이 발생하면, 출혈을 관리하고 환자 상태를 안정시키기 위해 응급처치를 하며, 즉시 담당의사에게 알린다.

BOX 15.1 항응고요법과 간호 시 주의사항

Heparin과 LMWH 피하주사

- 처방을 정확하게 확인한 후 환자가 알레르기, 금기증, 주의사항, 약물상호작용이 있는지 사정한다.
- 손위생을 실시하고 표준주의지침을 따르며 장갑을 착용한다. Prefilled syringe를 이용한다. 이 주사기를 이용할 수 없으면 약 1.27~1.58cm, 25~27G 바늘을 사용한다. 출혈이나 멍든 부위가 있는지 확인하고, 주사 전후에 주사 부위를 문지르지 않는다. 혈종이 생기지 않도록, 약물 주입 전에 주사기 내관을 당기지 않는다.
- 환자를 편안하게 해주고, 장갑을 벗고 손을 씻는다. 투약 결과를 기록하고, 치료효과와 유해효과가 있는지 모니터한다.

Heparin 정맥투여

- 약물을 투여하기 전에 용량, 투여속도에 관한 처방을 항상 두 번 확인한다. 과량투여하거나 잘못 투여하지 않도록 투약의 'Nine Rights'를 반드시 지킨다. 희석제가 맞는 것인지 반드시 확인해야 하며, 투여를 시작하기 전에 약물이 정확한지 확인한다.
- Heparin을 지속해서 정맥투여할 경우에는 주입속도를 정확히 하기 위해 IV pump를 사용한다.
- 지속적 투여가 간헐적 투여보다 더 좋다. 지속적 투여는 약물의 혈중농도를 유지하기 좋으나, 간헐적 투여는 비정상적 출혈의 위험성이 높기 때문이다.
- 지속적 정맥투여는 대개 부하용량으로 시작해서 유지용량으로 이어진다. 용량은 처방에 따라 정확하게 준비한다. aPTT 및 기타 응고검사 결과는 투여할 heparin의 용량을 결정하는 지표로 활용한다.
- 간헐적 투여 시 이전에는 heparin lock을 사용하였다. 요즘은 heparin lock을 intermittent infusion lock 또는 saline lock이라고 한다(lock을 heparin이 아닌 등장성 식염수로 관류하기 때문이다). 예외로 PICC와 중심정맥카테터는 여전히 heparin으로 관류한다.
- Heparin은 반감기가 짧기 때문에 간헐적 heparin 투여는 보통 4~6시간마다 시행한다. 간헐적 투여와 기타 투여 시 주사바늘을 사용하지 않도록 한다.
- 지속적 주입이든 간헐적 주입이든, 혈종이 형성되지 않도록 주사 부위에 침윤이 있는지 사정하는 것은 매우 중요하다. 침윤이 의심되면 lock을 제거하고 다른 부위에 다시 주사한 후 정확히 기록한다.
- Heparin의 치료용량은 aPTT 정상치의 1.5~2.5배가 되도록 한다. aPTT는 치료시작 24시간 이내와 24~48시간 후에 측정하고, 약 3~4주 동안 매주 평균 1~2회 측정한다. 장기간 치료 시 매달 1~2회 모니터한다.

항응고제 경구투여

- 어떤 응고조절약물이든 투여하기 전에 의사의 처방, 환자의 투약력과 병력을 다시 확인한다. 또한 밝혀지지 않은 약물 과민증이 있는지 확인한다.
- 금이 그어진 알약은 부수어서 음식과 함께 또는 음식물 없이 투여할 수 있다.
- 많은 약물이 heparin보다 경구용 항응고제(특히 단백질결합력이 높은)와 약물상호작용이 나타난다. Warfarin을 투여하기 전에 환자의 투약 목록을 항상 확인한다.
- Warfarin 용량은 INR을 기초하여 결정된다. INR은 치료효과를 모니터하기 위해서도 이용된다. Warfarin 용량은 환자마다 다르다는 것을 기억해야 한다.
- 약물의 혈중농도를 안정되게 유지하기 위해 경구용 항응고제를 매일 같은 시간에 투여한다.
- 용량, 투여시간 및 기타 관련 사항(다른 약물 등)을 기록한다.

항응고제 dabigatran (Pradaxa)은 경구용이다. Dabigatran (Pradaxa)의 FDA 안전관리 사항에서 약물은 원래 약병에 보관하고 이용하도록 하고 있다. 뚜껑에 방습제가 있는 약병에 적절히 보관하지 않으면, 약 성분이 쉽게 파괴되어 약효가 없어지므로 치료효과가 감소할 수 있다. 이런 특수 보관법은 잘 알려져 있지 않으므로 주의사항을 반드시 숙지해야 한다. 약 설명서에는 약병을 개봉한 30일 후에는 버려야 한다고 되어 있지만, 최근 자료에 의하면 약을 꺼낸 후 뚜껑을 꼭 닫고 습도가 너무 높거나 덥거나, 차갑지 않은 곳에 보관하면 60일 이상 약효가 유지된다고 한다. FDA는 Pradaxa의 보관법에 대해 다음과 같이 안내하고 있다. 원래 병이나 블리스터팩(blister package)에 보관하고, 다른 종류의 용기에 보관하지 않으며, 한 번에 한 병씩 개봉하고, 약을 꺼낸 후에는 꼭 닫으며, 60일 이상 사용하지 않고, 투여하기 전에는 블리스터팩을 열지 않는다. Idarizumab (Praxbind)은 dabigatra의 해독제로, 특히 응급수술이나 생명을 위협하거나 통제할 수 없는 출혈과 같은 상황에 사용된다. Fondaparinux (Aristra)는 피하주사약이며, dabigatran과 마찬가지로 모니터를 위한 표준 항응고검사는 없다.

항응고제의 독성효과를 치료하는 해독제가 있다. Heparin이나 LMWH 요법으로 인한 출혈(또는 통제되지 않는 출혈)의 해독제는 protamine sulfate이다. Protamine sulfate 1mg을 정맥투여하면 heparin은 100unit, LMWH는 1mg을 중화시킨다. 너무 빨리 투여하면 급성 저혈압, 서맥, 호흡곤란, 일시적인 온감과 홍조가 나타난다. Heparin을 과량투여하면 대량출혈이 일어나 농축적혈구를 투여할 수도 있다. FDA는 경구용 Xa억제제에 대한 첫 번째 해독제를 승인했다. 구체적으로 rivaroxaban (Xarelto)과 apixaban (Eliquis) 투여와 관련하여 생명을 위협하거나 통제되지 않는 출혈이 있을 때, 인자Xa억제제의 항응고효과를 역전시키기 위해 응고인자Xa [recombinant] inactivated–zhzo (andexxa)를 이용할 수 있다.

aPTT와 Ht는 보통 출혈, 응고, 출혈 위험성을 확인하기 위해 처방에 따라 이용된다. 특히 혈압과 맥박의 변화가 있는지 항상 주의 깊게 관찰한다. 경구용 항응고요법(warfarin sodium)에 대한 해독제는 비타민K이다. 비타민K를 정맥투여하면 아나필락시스가 유발되어 호흡곤란, 어지럼, 빠르고 약한 맥박, 흉통, 저혈압이 나타나고 쇼크와 심정지로 진전될 수 있다. 약물용량과 투여경로에 대한 기관의 원칙을 항상 확인한다. 환자의 활력징후, 심장상태, 출혈시간, 기타 응고검사 결과를 계속 확인하는 것은 환자의 안전을 위해 매우 중요하다. 항혈소판제(또는 응고에 영향을 미치는 약물)를 투여하는 중과 후에 코피, 혈뇨, 토혈, 멍이 쉽게 들거나 심하게 멍듦, 피가 섞인 대변, 잇몸출혈 등의 출혈 징후를 계속 확인한다. 침습적 처치나 주사 후에는, 출혈 부위를 최소 5분간 압박하거나 병원의 기준을 따른다. 2시간마다 또는 상황에 따라 출혈이 있는지 모니터한다. 서방형 약은 씹거나 부수지 않도록 한다. 장용해 aspirin은 위장불편감을 줄이기 위해 물 1컵이나 음식과 함께 먹는 것이 가장 좋다. 복용 후에는 식도 자극을 예방하기 위해 눕지 않고 30분 이상 똑바로 앉아 있도록 한다. Aspirin에서 강한 식초 냄새가 나면 버려야 한다. Clopidogrel 투여 시 중재는 aspirin과 비슷하다. 관절통, 요통, 어지럼, 심한 두통, 소화불량, 인플루엔자 유사증상, 명치통증이 있으면 알려달라고 환자에게 교육한다. 이 약은 처방에 따라 보통 수술 7일 전에는 중단한다. 그러나 일부 외과수술(예: 심혈관 수술) 중에는 항응고상태가 유지되도록 한다.

구역이 있을 때 콜라, 무염 크래커, 마른 토스트를 먹으면 유해효과가 완화된다. 이 약물이 치료농도에 도달하기 위해서는 2~3개월간 계속 치료를 한다. 항혈소판제는 현기증, 기립저혈압 같은 유해효과를 유발하기 때문에 천천히 움직이고, 누운 자세에서 앉고, 앉은 후 서도록 한다. Vorapaxar는 1일 1회 경구로 투여하고, aspirin이나 clopidogre과 함께 투여한다.

Abciximab, eptifibatide, tirofiban 등의 GP IIb/IIIa억제제 투여 시 간호는 같은 것도 있고 다른 것도 있다. 투여 중과 투여 후에 활력징후, 심전도, 말초맥박, 심음, 피부색, 체온 등을 주의 깊게 모니터한다. 이 약물은 급성 관상동맥증후군이 의심되는 사람을 치료하거나 경피경관관상동맥성형술(percutaneous transluminal coronary angioplasty, PTCA)을 할 때 heparin과 같이 사용하기 때문에 심한 출혈의 위험이 있는지, 급성 심근경색증이 진행되는지, 환자가 안정상태인지 확인한다. 환자들은 다른 의학적 합병증이 나타날 위험이 있고, 이 약물로 인해 더 위험해질 수 있다. 약물을 투여하는 동안에는 출혈을 예방하기 위해, 더 이상의 침습적 시술은 하지 않는다. 침습적 시술을 해야 한다면 출혈이 있는지 계속 모니터하고 시술 전·중·후에 활력징후를 측정한다. 정맥주사용 tirofiban은 빛을 차단해 보관하고, 주입 후 24시간이 지나면 버린다. Heparin 이외의 약물과는 함께 투여하지 않아야 하고, heparin과는 같은 정맥선으로 투여할 수 있다. PCTA를 할 때, abciximab을 일시주사하거나 지속적 정맥주입을 할 수 있는데, 이때 주입속도를 세심히 모니터한다. 주사를 놓은 사지는 바른 자세를 유지하고 사지의 말초맥박, 색깔, 온도 등을 계속 모니터한다. 장치를 제거한 후에는 손으로든 기구로든 적어도 30분간 대퇴동맥을 압박한다. 출혈이 멈출 때까지 압박드레싱을 하고, 삼출이나 출혈이 있는지를 철저히 모니터한다.

출혈이 심하면, 즉시 GP IIb/IIIa억제제와 heparin 투여를 중단하고(기관의 보편적 기준임), 환자를 철저히 모니터하며, 응급처치를 시작하기 위해 담당의사에게 연락한다. 혈종이나 출혈의 위험이 있으므로 외상이 생기지 않도록 하고, 항상 환자를 조심해서 이동시킨다. 하지에서 혈압을 재지 않고 혈압(저혈압)과 맥박(빈맥)을 꾸준히 관찰한다. 복통, 요통, 심한 두통, 어떠한 출혈 증상이나 징후도 철저히 모니터한다. 반창고나 접착성 물질을 제거할 때는 피부에 상처가 생기지 않도록 하는데, 이러한 상처가 조직손상과 출혈로 이어질 수 있기 때문이다. 시술 후에는 aPTT를 확인하고, 근육주사 부위, 동정맥천자 부위, 비위관이나 요로카테터에 출혈이 있는지 모니터한다. 혈관성형술을 하는 도중과 직후에는 가능한 침습적 절차를 피한다.

혈전용해제 투여 시의 간호는 다른 약물과 비슷하다. 특히 정맥 투여를 할 때는 제조사의 지침과 프로토콜을 따른다. 혈전용해제 투여 중에는 가능한 침습적 처치를 피하고, 근육주사를 하지 않는다. 항응고제나 항혈소판제를 동시에 투여하지 않는다. 정맥주사 부위에 출혈, 삼출이 있는지 자주 모니터한다. 잇몸이나 점막의 출혈, 코피, 혈뇨, 혈변이 있으면 즉시 담당의사에게 알린다. 활력징후를 자주 측정하여 빈맥과 혈압저하(출혈 쇼크 가능성)를 잘 모니터한다. Hb, Ht가 감소(쇼크 가능성)하면 즉시 담당의사에게 알린다. 분홍색이거나 붉거나 혼탁한 소변, 검은 타르변이나 선명한 혈액이 섞인 대변, 복통이나 흉통, 어지럼, 심한 두통이 있으면 보고하도록 환자에게 교육한다. 혈전용해제 투여 후 2~3시간이 지나기 전에 INR과 aPTT, 혈소판, 섬유소 수치를 계속 모니터한다. 섬유소용해가 나타나는지 확인하기 위해 섬유소원 수치를 측정한다. 섬유소용해가 일어나면, INR은 증가하고 aPTT는 연장된다. 출혈이 있으면, 약을 중단하고 전혈 혈장이나 cryoprecipitate를 투여하여 섬유소원을 보충할 것이다. 항섬유소용해제인 aminocaproic acid와 tranexamic acid도 투여할 수 있다. 이 부분은 환자중심간호: 환자교육을 참조한다.

항혈소판용해제를 투여할 때, 이 약물의 사용 목적을 아는 것이 중요하다. 혈전용해제 과용으로 인한 출혈을 멈추고, 심장수술을 하는 동안 출혈을 조절하는 것이 목적이다. Aminocaproic acid와 tranexamic acid는 보통 출혈이 조절될 때까지 정맥주사를 한다. 이 약물은 내출혈, 두개내출혈, 표재출혈을 일으킬 수 있으므로 환자를 주의 깊게 모니터하고, 근육 강도나 의식수준에 변화가 있으면 담당의사에게 즉시 알린다. 약물의 유해효과에 대해 알아둠으로써, 환자의 합병증을 예방하고 안전을 유지하며 건강한 상태로 회복하기 위해 사용한다. 말초맥박의 질과 강도에 유의하면서 맥박과 혈압을 모니터한다. 혈우병 환자는 발치 시 출혈을 줄이기 위해 tranexamic acid를 사용할 수 있다.

◆ 평가 Evaluation

안전하게 투약하기 위해 응고조절약물의 치료효과와 유해효과를 모니터하는 것이 중요하다. 응고조절약물은 여러 목적으로 사용되기 때문에 치료반응도 다양하다. 치료효과로 흉통과 어지럼만 줄어드는 것이 아니라 기타 신경학적 증상도 줄어든다. 항응고제의 유해효과는 출혈 및 혈종 형성(heparin), 저혈소판증(heparin, LWMH), 출혈 · 어지럼 · 호흡곤란 · 열(직접트롬빈억제제), 출혈 · 혈종 · 어지럼 · 위장장애(인자Xa억제제), 출혈 · 기면 · 근육통(warfarin) 등이 있다. 응고에 영향을 미치는 약물(항응고제 등)을 과다투여할 때, 조기 증상은 양치질 시 잇몸출혈, 설명되지 않는 코피 또는 멍, 평소보다 많은 월경량 등이다. 복통, 요통, 혈변 또는 타르변, 혈뇨, 변비, 혈액 섞인 가래, 심하거나 지속되는 두통, 구토물에 선명한 출혈이나 커피 찌꺼기 같은 물질(오래된 출혈)이 있을 때는 내출혈을 의심할 수 있다.

Clopidogrel 등의 항혈소판제의 치료효과는 일과성허혈발작과 뇌졸중 같은 혈전으로 인한 문제 발생이 줄어드는 것이다. 항혈소판제인 aspirin의 유해효과는 어지럼, 혼동, 구역, 구토, 위장관출혈 등이 있다. Clopidogrel의 유해효과는 흉통, 부종, 두통, 어지럼, 코피이다. Vorapaxar를 투여할 때는 출혈, 우울, 피부발진, 빈혈 등의 유해효과를 평가한다. 항응고제 등의 응고조절약물의 치료수준은 aPTT, PT, INR로 모니터할 수 있다. Heparin에는 aPTT를, warfarin에는 PT와 INR을 측정한다. 특정 약물 수준이 안정화되어 유지치료가 진행될 때는 그 약물과 환자의 반응, 전반적 신체상태에 따라 1~4주 간격으로 응고검사를 시행한다. 과량투여 시 heparin과 LMWH의 해독제는 protamine sulfate인 반면, 경구용 항응고제는 비타민K나 phytonadione이다.

치료를 시작할 때와 치료 중일 때 모두 내출혈이나 외출혈의 징후가 있는지 계속 모니터하는 것은 매우 중요하다. 혈전용해제의 치료효과는 급성 심근경색증 시 심장상태 향상, 심부정맥혈전증 시 혈류 증가, 신경학적 상태 향상이다. 유해효과는 출혈, 저혈압, 심장리듬장애 등이다. 항섬유소용해제의 치료효과는 수술 부위에 혈액 삼출이 멈추거나 혈액손실이 감소하는 것이다. 이렇게 사용하는 약물의 복잡성과 생명을 위협하는 특성 때문에, 치료에 대한 환자의 반응을 계속 모니터 및 재평가하고, 이에 따른 반응을 기록하며, 이를 기준점으로 관리 계획 내에서 항상 목표와 결과 기준을 유지한다. 환자는 평가 단계에서 완전한 치료효과 및 약물치료와 관련된 최소한의 부작용/독성효과가 나타나기를 기대한다.

약물요법과 관련된 검사 수치

항응고제

검사실 검사	정상범위	사정을 위한 이론적 근거
Activated partial thromboplastin time (aPTT), partial thromboplastin time (PTT)[a]	Heparin 요법 시 aPTT는 기준치의 1.5~2.5배 사이여야 한다. 정상치는 25~35초이고, 항응고의 목표치는 45~70초 사이이다.	aPTT의 치료적 수치는 응고인자와 이후의 응고 활동이 감소됨을 의미하며, heparin 요법을 모니터하기 위해 이용된다. Heparin을 계속 정맥투여할 때 aPTT 검사를 하기 위해서는 heparin 투여 4~6시간 후나 용량을 조절한 후 채혈한다. 예방적 용량(예: 5000unit q 12hr, SubQ) 투여 시에는 aPTT 검사를 하지 않는다.
Prothrombin time (PT)	PT의 정상치는 11~13초이다. 목표치는 기준치의 1.5배로 약 18초이다.	프로트롬빈은 비타민K 의존성 단백질로 주요 응고요소이다. 이는 응고활동을 반영하기 때문에 warfarin 투여 효과를 확인하는 데 이용된다. PT 값은 검사기법에 따라 다르다.
International normalized ratio (INR)	INR의 목표치 범위는 2~3 또는 평균 2.5이다. 전신적 응고나 색전의 반복 발생, 인공심장판막 시 warfarin을 투여할 때, 목표치는 2.5~3.5 또는 평균 3이다.	INR은 warfarin을 투여하는 동안 응고상태를 평가하는 기본검사이다. 약물투여를 시작할 때는 1일 투여량이 안정될 때까지 매일 INR과 PT를 측정한다(PT와 INR이 치료범위에 있으면서 출혈이 없으면 이 용량을 유지한다). INR 값은 검사 전 36~72시간에 투여한 warfarin 양을 반영한다. INR 검사의 장점은 검사 간에 일관성이 있고, warfarin 투여용량에 일관되게 도달한다는 것이다. INR과 PT를 함께 측정하기도 한다.

[a] 이 용어는 바꾸어 사용할 수 있음

환자중심간호: 환자교육

- 뇌졸중, 심장발작, 심장판막대치술 환자의 혈전형성(하지의 심부정맥혈전증), 일과성허혈발작 등의 응고와 관련된 심한 합병증을 예방하기 위해 응고조절약물을 사용하는 근거와 자주 철저히 모니터해야 하는 이유를 강조한다.
- 건강한 생활양식은 치료의 중요한 부분으로 올바른 식습관, 필요 시 체중 감소, 금연, 혈압 조절, 스트레스를 피해야 한다는 것을 환자에게 교육한다. 다른 처방(예: 치과)을 받을 때는 의사에게 투약 중인 약물을 모두 알린다.
- 응고조절약물을 너무 적게 투여하면 응고가 일어나고 너무 많이 투여하면 출혈이 일어나므로, 처방된 대로 정확하게 투여한다.
- 규칙적으로 병원을 방문하고, 투여하는 약물의 치료효과와 유해효과를 모니터하기 위해 자주 혈액검사를 한다. 혈액검사 결과는 적정 약물용량을 결정하는 데 도움이 된다.
- 환자는 항상 신분증을 휴대하고, 의료경보팔찌나 목걸이(알레르기, 진단명, 투여 중인 약물, 담당의사의 이름과 연락처, 비상연락처를 기록) 등을 항상 지니게 한다.
- 가정에서 비경구요법을 할 때는 일정 기간 주사를 맞을 수 있는데 보통 LMWH를 투여한다. Heparin을 warfarin (Coumadin)으로 변경하는 경우에는 heparin을 중단하기 전에 경구 warfarin이 치료농도에 도달할 때까지 약 3~5일 동안 두 약물을 같이 투여한다. 이러한 과정은 병원과 집 모두에 적용한다.
- 환자에게 약물지침을 완전하고 철저하게 제공한다.
- 신체의 어느 부위에서라도 비정상적 출혈이 있거나 심한 두통, 흐린시력, 토혈, 어지럼, 실신, 열, 근육 및 사지허약, 발진, 코피, 과도한 질 출혈 및 월경 등의 증상이 있으면 담당의사에게 알리도록 교육한다.
- Warfarin을 사용하는 근거와 warfarin이 비타민K 의존성 응고인자를 억제한다는 점을 강조한다. Warfarin 투여 시 비타민K가 많은 음식을 먹으면 응고를 예방하는 약물의 기능이 감소될 수 있다.
- 비타민K 함유 식품을 많이 먹거나 적게 먹으면 응고와 INR에 영향을 미칠 수 있다. 비타민K의 1일 섭취 평균 허용량은 성인 남성은 120mcg, 성인 여성은 90mcg이다. 식품과 약물상호작용에서 가장 중요한 것은 식이의 일관성과 1일 비타민K의 섭취량을 거의 비슷하게 유지하는 것이다. 비타민K가 풍부한 식품을 적게 섭취하는 것은 문제가 되지 않지만 케일, 시금치, 양배추, 콜라드/겨자 잎, 상추, 근대, 녹차는 많이 먹지 않아야 한다. 적절한 양의 비타민K란 목표 INR 범위 내에서 일정량의 warfarin을 소모할 수 있을 만큼의 양이다.
- 크랜베리주스와 알코올은 warfarin의 효과를 높일 수 있으므로 피해야 한다.
- Warfarin과 상호작용을 하여 출혈의 위험성을 높이는 허브제품은 당귀, 마늘, 은행이다. 망종화는 warfarin의 효과를 감소시킨다. 가장 안전한 지침은 담당의사가 허용하지 않은 식이보충제는 복용하지 않는 것이다.
- Dabigatran (Pradaxa)은 원래 약병에 보관하고 습기가 스며들지 않도록 한다. 약병을 개봉한 후에는 60일 이내에 투여해야 하므로 약병에 개봉한 날짜를 기록해 둔다. 약을 꺼낼 때는 필요한 만큼만 꺼내고 바로 꼭 닫는다. 소화가 잘 안 되면 약을 음식과 함께 복용한다. 캡슐을 다시 포장하거나 다른 약통에 옮기지 않는다.
- Vorapaxar는 1일 1회 경구투여한다. 환자에게 NSAIDs, 항응고제 및 강력한 CYP3A4 억제제/유도제 사용 시 금기증을 반드시 교육한다.
- 약물에 대한 환자의 느낌이 어떤지, 유해효과를 어떻게 견디고 있는지를 매일 기록하면 안전하고 효과적인 치료를 하는 데 도움이 된다.
- 심혈관질환의 위험을 줄이기 위해 저지방, 저콜레스테롤 식이, 콜레스테롤을 낮추는 약물요법, 체중 감소, 고혈압 시 혈압 조절, 금연, 스트레스 관리, 규칙적 운동을 권한다.
- 혈액순환 저하를 최소화하는 방안 등의 교육해야 할 응고 예방법은 다음과 같다. 몸에 꼭 맞는 옷 입지 않기, 장시간 앉아 있지 않기, 다리를 꼬아서 앉지 않기, 무릎과 종아리를 조이는 양말 신지 않기, 장시간 누워 있지 않기, 장시간 자동차여행 중 1~2시간마다 걷기, 물을 적절히 마시기이다. 항응고제(경구용 약물, heparin, LMWH) 또는 응고조절약물 등 어떤 약물을 투여하든 거친 칫솔로 양치질하기, 면도칼로 면도하기 등 손상 위험이 있는 행동은 하지 않는다. 면도, 손톱 다듬기, 정원 가꾸기, 거친 운동이나 접촉성 운동을 할 때는 항상 주의한다.
- 고추, 국화, 마늘, 생강, 은행, 망종화는 상호작용의 가능성이 있다. 특히 warfarin은 상호작용 가능성이 더 크다. 이러한 상호작용에 대해 환자에게 교육한다.
- 항응고제를 투여하는 중에는 식품-약물상호작용을 줄이기 위해 비타민K가 많은 식품(브로콜리, 콜라드, 케일, 상추, 겨자, 토마토 등)을 많이 먹지 않도록 한다.
- 소변량 감소, 이명이 지속됨, 발 · 발목 · 다리의 부종, 소변색이 짙어짐, 진흙색 대변, 복통, 발진(발진이 나타나면 처방에 따라 약물투여를 중단함), 흐린시야 등의 증상이 있으면 즉시 담당의사에게 알린다.
- 투약을 잊은 경우에는 담당의사를 방문하여 상담하도록 한다.
- 경구용 약물은 위장불편감을 줄이기 위해 적어도 물 1컵이나 음식과 함께 복용한다.
- 모든 약물은 아동의 손에 닿지 않게 하고, 아동이 열지 못하는 뚜껑을 사용한다. 모든 주사기와 바늘, 그 외의 물품은 아동과 다른 사람의 손이 닿지 않는 곳에 둔다.

기억해야 할 사항

- 응고조절약물은 응고형성을 예방/촉진하고, 형성된 혈전을 용해하며, 항응고제 작용을 역전시키는 기능을 한다. 응고조절약물에는 항응고제, 항혈소판제, 혈전용해제, 항섬유소용해제, 길항제가 있다.
- Warfarin은 비타민K 의존성 응고인자(II, VII, IX, X)를 억제하여 응고형성을 예방하지만 형성된 혈전을 용해할 수는 없으므로 예방 목적으로 사용한다.
- 정맥 또는 피하로 투여하는 heparin은 항트롬빈III와 결합하여 활성인자가 작용하지 못하게 함으로써 응고형성을 방지한다. 즉, 응고경로를 비활성화시켜 응고되지 않게 한다. Heparin은 형성된 혈전을 분해하지는 못한다. 항혈소판제는 응고형성과정에 혈소판이 작용하지 못하게 하여 응고형성을 막는다.
- 해독제인 andexxa는 rivaroxaban (Xarelto)과 apixaban (Eliquis) 등의 인자Xa억제제의 항응고효과를 역전시키는 데 사용된다.
- 혈전용해제는 심장혈관 등의 혈관에 형성된 혈전을 분해할 수 있다. 확인할 수 있는 치료효과는 조직관류 향상, 흉통 감소, 추후 심근 손상 예방 등이다. 응고조절약물의 가장 큰 치료효과는 순환 향상, 조직관류 향상, 통증 감소, 추후 조직 손상 예방이다. 약물을 투여하기 전에 신체검진과 관련 검사결과(예: INR, aPTT, PT)를 철저히 사정한다.
- 항섬유소용해제는 섬유소 용해를 예방하여 덩이형성을 촉진하는 약물로 항응고제와는 반대작용을 한다. 간호는 환자의 자료, 의학적 상태, 사용하는 약물 등을 철저히 사정하여 환자 개개인의 특성을 기반으로 수행된다.

REVIEW QUESTIONS

1. The nurse is monitoring a patient who is receiving antithrombolytic therapy in the emergency department because of a possible MI. Which adverse effect would be of the greatest concern at this time?
   a. Dizziness
   b. Blood pressure of 130/98 mmHg
   c. Slight bloody oozing from the IV insertion site
   d. Irregular heart rhythm

2. A patient is receiving instructions regarding warfarin therapy and asks the nurse about what medications she can take for headaches. The nurse will tell her to avoid which type of medication? Select all that apply.
   a. aspirin
   b. acetaminophen
   c. NSAIDs
   d. The herbal product gingko
   e. Caffeine

3. The nurse is teaching a patient about the self-administration of enoxaparin (Lovenox). Which statement will be icluded in this teaching session?
   a. "We will need to teach a family member how to give this drug in your arm."
   b. "This drug is given in the folds of your abdomen, but at least 2 inches away from your navel."
   c. "This drug needs to be taken at the same time every day with a full glass of water."
   d. "Be sure to massage the injection site thoroughly after administering the drug."

4. A patient is receiving dabigatran (Pradaxa) 150mg twice daily as part of treatment for atrial fi brillation. Which condition, if present, would be a concern if the patient were to receive this dose?
   a. Asthma
   b. Elevated liver enzymes
   c. Renal impairment
   d. History of myocardial infarction

5. A patient received a double dose of heparin during surgery and is bleeding through the incision site. While the surgeons are working to stop the bleeding at the incision site, the nurse will prepare to take what action?
   a. Give IV vitamin K as an antidote.
   b. Give IV protamine sulfate as an antidote.
   c. Call the blood bank for an immediate platelet transfusion.
   d. Obtain an order for packed red blood cells.

6. A patient is starting warfarin (Coumadin) therapy as part of treatment for atrial fibrillation. The nurse will follow which principles of warfarin therapy? (Select all that apply.)
   a. Teach proper subcutaneous administration.
   b. Administer the oral dose at the same time every day.
   c. Assess carefully for excessive bruising or unusual bleeding.
   d. Monitor laboratory results for a target INR of 2 to 3.
   e. Monitor laboratory results for a therapeutic aPTT value of 1.5 to 2.5 times the control value.

7. The order for enoxaparin (Lovenox) reads as follows: Give 1mg/kg subQ every 12 hours. The patient weighs 242 lb, and the medication is available in an injection form of 120mg/0.8mL. How many milligrams will this patient receive? How many milliliters will the nurse draw up for the injection? (Round to hundredths.)

8. The nurse is assessing a patient who has a new prescription for vorapaxar (Zontivity). Which of these conditions are considered contraindications to the use of vorapaxar? (Select all that apply.)
   a. Impaired renal function
   b. Impaired liver function
   c. History of myocardial infarction
   d. Peripheral artery disease
   e. History of intracranial hemorrhage

정답 **1. d** **2. a, c, d** **3. b** **4. c** **5. b** **6. b, c, d** **7. 110mg, 0.73mL** **8. a, b, e**

참고문헌

REFERENCES

Budnitz, D. S., et al. (2011). Emergency hospitalizations for ADE in elder Americans. *New England Journal of Medicine.*

Chai-Adisaksopha, C., Hillis, C., Isayama, T., et al. (2015). Mortality outcomes in patients receiving direct oral anticoagulants: a systematic review and meta-analysis of randomized controlled trials. *Journal of Thrombosis and Haemostasis,* 13, 2012.

Husted, S., Lip, G. Y., ESC Working Group on Thrombosis Task Force on Anticoagulants in Heart Disease. Response to Ansell, et al. (2014). Non-vitamin K antagonist oral anticoagulants (NOACs): no longer new or novel. *Thrombosis and Haemostasis,* 112, 842.

Martin, K., Beyer-Westendorf, J., Davidson, B. L., et al. (2016). Use of the direct oral anticoagulants in obese patients: guidance from the SSC of the ISTH. *Journal of Thrombosis and Haemostasis,* 14, 1308.

Parekh, P. J., Merrell, J., Clary, M., et al. (2014). New anticoagulants and antiplatelet agents. *American Journal of Gastroenterology,* 109(1), 9–19.

Powell, J. R. (2015). Are new oral anticoagulant dosing recommendations optimal for all patients? *JAMA: The Journal of the American Medical Association,* 313, 1013.

16

빈혈치료제

ANEMIA DRUGS

학습목표

이 장을 학습한 후 학생들은:

1. 혈구형성과정에서 철, 비타민B_{12}, 엽산의 중요성을 설명한다.
2. 빈혈 치료에 사용되는 약물의 종류를 설명한다.
3. 빈혈 치료에 사용되는 약물의 작용기전, 주의사항, 금기증, 상호작용, 적응증, 용량, 용법과 약효 증진 및 유해효과 감소를 위한 방법에 대해 설명한다.
4. 빈혈치료제 투여 시 필요한 간호과정 중 간호계획을 수립한다.

주요용어

구형적혈구(공모양적혈구, spherocytes) 중심이 오목하지 않고 색깔도 옅지 않은, 작고 둥글며 헤모글로빈으로 완전히 채워진 적혈구

글로빈(globin) 헤모글로빈 분자 중 단백질 부분, 성인에서 가장 많이 발견되는 4개의 글로빈 사슬 구조는 α_1, α_2, β_1, β_2임

망상적혈구(그물적혈구, reticulocytes) 핵의 앞부분에 실 같은 입자와 작은 입자가 그물 모양인 미성숙 적혈구

소적혈구-(작은적혈구-, microcytic) 정상 세포보다 크기가 작은 적혈구

악성빈혈(pernicious anemia) 노인에서 흔히 나타나는 거대적혈구모세포빈혈(megaloblastic anemia)의 한 유형으로, 내인자를 이용하지 못하여 장에서 비타민B_{12}(cyanocobalamin)를 흡수하지 못함

용혈빈혈(hemolytic anemias) 적혈구의 과도한 파괴로 인한 빈혈

저색소-(hypochromic) 정상 색깔보다 옅음. 헤모글로빈농도가 낮은 적혈구 및 헤모글로빈 합성이 감소된 빈혈을 의미

적혈구(erythrocyte) Red blood cell의 다른 이름

적혈구형성(적혈구생성, erythropoiesis) 적혈구를 생성하는 과정

조혈(혈액생성, 혈구형성, hematopoiesis) 골수에서 모든 혈구세포가 정상적으로 생성 및 발달하는 것

헤모글로빈(혈색소, hemoglobin) 혈중 단백질-철 복합체로, 폐에서 세포로 산소를 운반하고 세포에서 폐로 이산화탄소를 운반함

헴(heme) 헤모글로빈 분자의 일부분. 비단백 성분으로 철을 함유한 색소

적혈구형성

ERYTHROPOIESIS

새로운 혈구 세포를 생성하는 일은 뼈의 주요 기능 중 하나이다. 이러한 과정을 조혈(hematopoiesis)이라고 하며, 이는 적혈구(erythrocyte), 백혈구(leukocyte), 혈소판(hrombocyte)을 생성한다. 조혈은 골수조직에서 일어나고, 골수조직은 일부 장골의 끝부분인 골단과 두개골, 골반, 흉골, 견갑골, 늑골 등의 편평골에 있다.

적혈구형성(erythropoiesis)은 적혈구가 형성되는 과정으로, 헤모글로빈으로 가득 찬, 핵이 없는 적혈구로 성숙되는 것이다. 이 과정은 신장에서 생성되는 호르몬인 적혈구형성인자(erythropoietin)에 의해 작동된다. 적혈구형성인자는 상품으로 생산되기도 하고 일부 빈혈 치료에 사용된다.

골수세포에서 생성된 적혈구는 미성숙한 망상적혈구(reticulocyte) 형태로 순환계에 들어간다. 망상적혈구는 순환계에서 24~36시간 동안 성숙과정을 거쳐 완전한 기능을 하는 적혈구가 되고, 수명은 약 120일 정도이다.

적혈구는 1/3 이상이 헤모글로빈(hemoglobin)이고, 헤모글로빈은 헴(heme)과 글로빈(globin)으로 구성되어 있다. 헴은 붉은 색소로 철 원자 1개가 들어 있다. 글로빈은 단백질 사슬로 되어 있으며, 4가지의 서로 다른 구조인 글로빈사슬인 α_1, α_2, β_1, β_2를 대부분의 성인에서 볼 수 있다. 각각의 글로빈사슬과 연결된 4개의 헴그룹(heme group)이 모여 1개의 헤모글로빈 분자가 된다(그림 16.1).

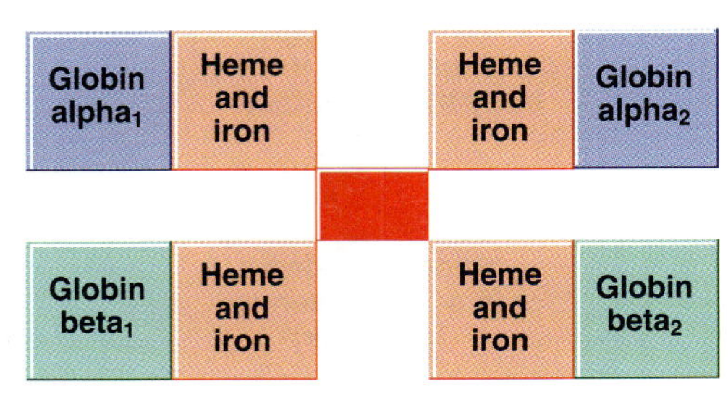

그림 16.1 헤모글로빈 분자 구조

빈혈의 유형

TYPES OF ANEMIA

빈혈은 근본 원인에 따라 4가지 유형으로 분류된다(그림 16.2). 만성빈혈은 흔한 유형의 빈혈이다. 빈혈은 혈구의 성숙장애로 발생하기도 하고, 적혈구의 과도한 파괴로 인해 2차적으로 발생하기도 한다. 성숙장애는 빈혈로 이어지고, 혈구 내의 결함 위치에 따라 2가지 유형으로 분류된다. 세포질에서는 세포질 결함이 발생할 수 있고, 세포핵에서는 핵 성숙 결함이 발생할 수 있다. 적혈구가 과도하게 파괴되는 원인은 내적 및 외적 요인 모두 있다.

그림 16.3은 세포질 성숙장애로 인한 빈혈을 설명한다. 대표적인 예로, 철결핍빈혈(iron deficiency anemia)과 글로빈 합성장애를 유발하는 지중해빈혈(thalassemia) 같은 유전질환을 들 수 있다. 이 각각의 빈혈은 혈액도말표본에서 저색소(hypochromic), 소적혈구(microcytic)의 특성을 나타낸다. 세포질 성숙장애로 인한 빈혈은 헤모글로빈 합성이 감소되거나 비정상적 합성의 결과로 발생한다. 헤모글로빈은 철과 글로빈으로 구성되기 때문에, 어느 한 가지라도 부족하면 헤모글로빈 결핍이 유발된다. 철결핍빈혈의 흔한 원인은 혈액상실, 수술, 분만, 위장관출혈(NSAIDs 복용으로 유발될 수 있음), 월경, 치핵 등이다.

그림 16.4는 핵 성숙장애로 발생하는 빈혈을 설명하고 있으며, DNA 결함이나 단백질합성장애로 발생한다. DNA와 단백질을 합성하는 데에는 적정량의 비타민B_{12}와 엽산(B_9)이 필요하다. 이 둘 중 어느 하나라도 없거나 부족하면 핵 성숙장애에 의해 2차 빈혈이 발생하고, 혈액도말표본에서 적혈구 색깔은 정상(정상색소)이지만 크기는 크게(대적혈구) 나타난다. 그 예로 악성빈혈(pernicious anemia)이 있는데 새 적혈구를 형성하는데 필요한 비타민 B_{12}가 부족한 것이 원인이다. 근본적인 원인은 위 내층이 내인자를 생성하지 못하는 것이다. 내인자는 장에서 비타민B_{12}가 흡수되도록 하는 위 당단백질이다. 또 다른 예는 엽산결핍으로 인한 빈혈이다. 악성빈혈과 엽산결핍빈혈 모두 거대적혈모구빈혈(megaloblastic anemia)로, 적혈구는 크고 미성숙하다. 내인자 결핍이 원인이 아닌 거대적혈모구빈혈은 대개 식이섭취 불량과 관련이 있고 영아기, 소아기, 임신 시 가장 흔히 볼 수 있다.

그림 16.5는 과도한 적혈구파괴로 인한 빈혈, 즉 용혈빈혈(hemolytic anemia)의 유형을 설명하고 있다. 용혈빈혈은

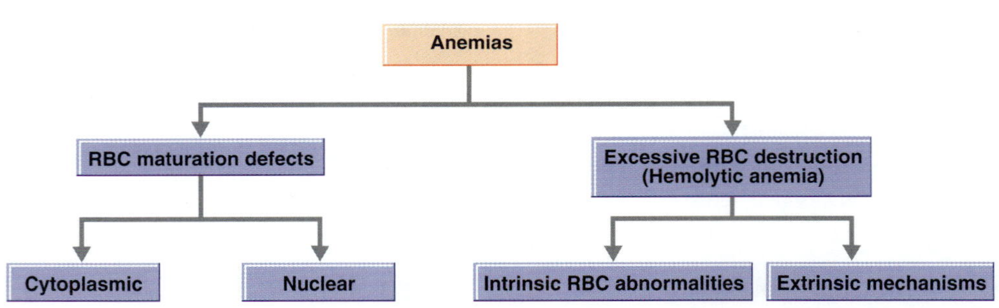

그림 16.2 빈혈은 적혈구 성숙장애 및 적혈구의 과도한 파괴로 인한 2차 요인으로 발생함

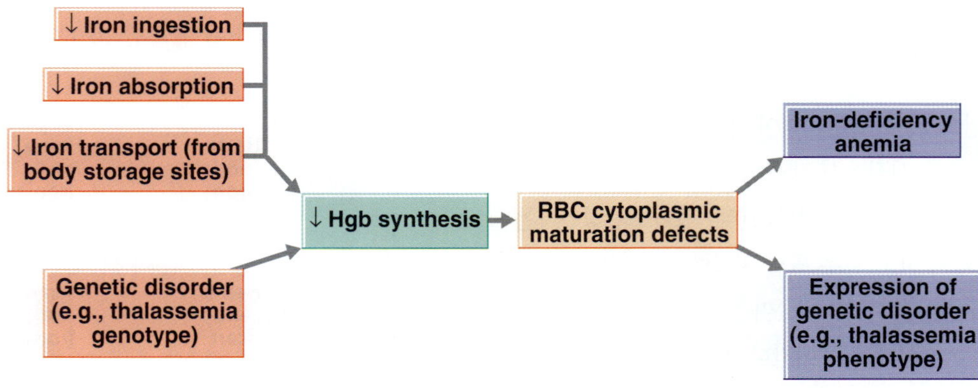

그림 16.3 적혈구 세포질 성숙장애의 흔한 원인과 결과

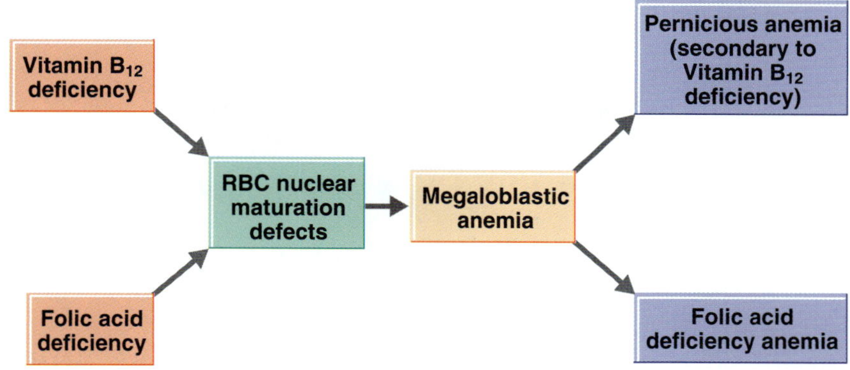

그림 16.4 적혈구 핵 성숙장애의 흔한 원인과 결과

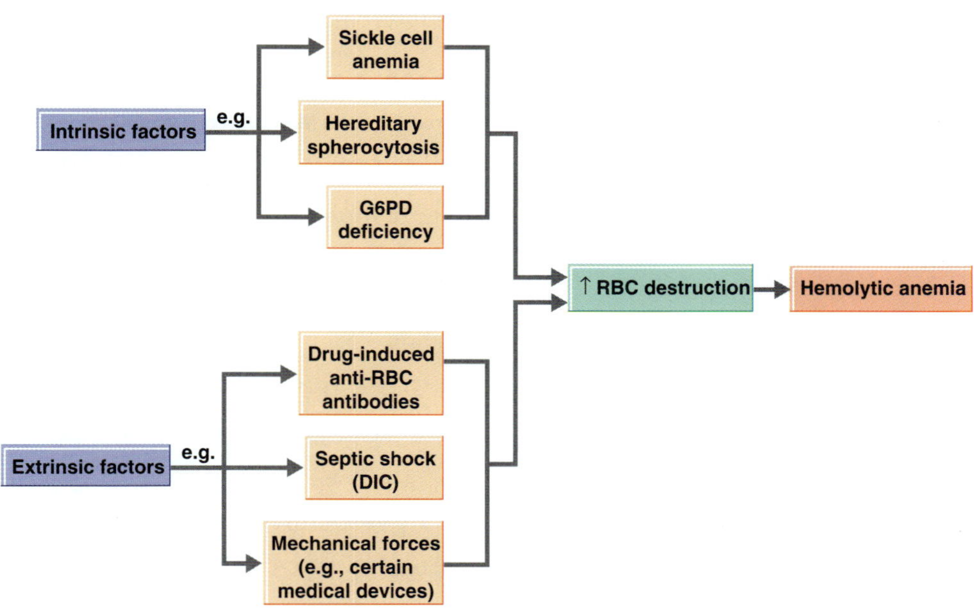

그림 16.5 적혈구가 파괴는 내 · 외적 요인에 의해 유발됨

DIC, disseminated intravascular coagulation; G6PD, glucose-6-phosphate dehydrogenase; ↑: 증가

적혈구 자체의 이상(내인자) 또는 외부 요인에 의해 발생할 수 있고, 혈액도말표본 상 모두 구형적혈구(spherocytes) 양상을 보인다. 내인자에 의한 적혈구 이상은 주로 유전적 결함 때문이다. 예를 들어 낫적혈구빈혈(sickle cell anemia), 유전구형적혈구증(hereditary spherocytosis), 6-인산포도당탈수소효소결핍증(glucose-6-phosphate dehydrogenase deficiency), 발작성야간혈색뇨(paroxysmal nocturnal hemoglobinuria)가 있다. 적혈구의 과도한 파괴를 유발하는 외적 요인으로는 적혈구를 표적으로 파괴하는 약물유발 항체, 파종혈관내응고를 유발하는 패혈쇼크, 기계적 문제(intra-aortic balloon pumps, ventricular assist device, continuous veno-venous hemodialysis) 등이 있다.

적혈구형성자극제

ERYTHROPOIESIS-STIMULATING DRUGS (ESAs)

적혈구형성자극제는 만성신장질환과 화학요법으로 인한 빈혈의 치료제이다. 또한 일부 HIV의 치료뿐만 아니라 수술 중과 후에 수혈 가능성을 줄이기 위해서도 사용된다.

철

IRON

철은 인체의 생물학적 체계가 적절한 기능을 하는 데 필요한 무기질로, 신체의 여러 부위(간, 비장, 골수)에 저장되어 있다. 철결핍은 빈혈을 유발하는 영양결핍 중 가장 흔하다. 철이 가장 많이 필요한 사람은 여성(특히 임산부)과 아동으로 철결핍빈혈이 가장 잘 발생하는 집단이다. 여성에서는 월경으로 인한 출혈도 철결핍의 원인이 된다. 남성은 철결핍빈혈이 잘 발생하지 않기 때문에, 남성용 비타민제에는 철이 아주 적게 들어 있거나 전혀 들어 있지 않다. 그럼에도 선진국의 식이 철은 남성과 여성 모두에게 충분한 편이다.

식이 철은 고기, 일부 채소, 곡류에 들어 있다. 경구용 철제제는 ferrous salt로 이용할 수 있다. 표 16.1에 현재 이용 가능한 경구용 철염과 철 함량을 소개하였다. 경구용 철을 복용할 수 없을 때는 정맥용을 투여할 수 있다. 주사용 철은 iron dextran (INFeD), iron sucrose (Venofer), ferric gluconate (Ferrlecit), ferumoxytol (Feraheme)의 4가지가 있다.

작용기전 및 약물효과
Mechanism of Action and Drug Effects

철은 헤모글로빈과 미오글로빈(myoglobin, 근육조직에서 산소를 운반하는 분자)에 있는 산소운반체로, 조직 호흡에 중요한 역할을 한다. 철은 수많은 효소계의 필수 성분이며, 사이토크롬산화효소(cytochrome oxidase)와 잔틴산화효소(xanthine oxidase) 효소계에서 에너지 운반에 필요하다. 철을 투여하면 빈혈, 연하곤란, 손톱과 피부 이상증, 입술 가장자리 균열과 같은 철결핍 증상이 교정되고, 신체기능도 유지할 수 있다.

적응증 Indications

철이 들어 있는 종합비타민과 철제제는 철결핍빈혈을 예방하고 치료할 때 사용된다. 어떤 빈혈에서든 빈혈의 근본 원인을 확인해야 한다. 원인을 알고 있다면, 단순히 증상을 완화하기보다 원인(예: 소화성궤양이나 십이지장궤양 같은 만성 혈액 상실, 결장암 병소, 크론병)을 교정하는 것이 치료에 도움이 된다. 철 보충제는 적혈구형성에 필요하기 때문에 적혈구형성요법을 할 때 사용된다.

표 16.1 Ferrous Salts: 철 함량

철 제제[a]	철 함량	성인의 1일 복용량
Ferrous fumarate	철 33% 또는 330mg/g	100mg 6~8정 또는 325mg 2~3정
Ferric gluconate	철 12% 또는 120mg/g	3~4정
Ferrous sulfate	철 20% 또는 200mg/g	3~4정
Ferrous sulfate (건조형)	철 30% 또는 300mg/g	3~4정

금기증 Contraindications

철제제 투여의 금기증은 약물알레르기, 혈색소증, 용혈빈혈, 철결핍과 관련이 없는 빈혈이다.

유해효과 Adverse Effects

경구용 철제제의 가장 흔한 유해효과는 구역, 구토, 설사, 변비, 위경련, 위통이다. 철을 과량섭취하면 철이 축적되어 독성을 유발할 수 있다(표 16.2). 노인은 적은 용량에도 약물 반응이 나타나는 경향이 있으므로, 적은 용량을 투여하여 유해효과를 감소시킬 수 있다.

독성 및 과량투여의 관리
Toxicity and Management of Overdose

철 과량복용은 미국의 소아 중독 사망의 가장 흔한 원인이다. 대부분의 철제제는 장용해제로 사탕 같은 모양을 하고 있다. 철 섭취로 인한 독성은 위장관 점막 부식작용과 다량의 철에 의해 대사와 혈역학 효과가 복합적으로 작용하여 발생한다.

치료는 대증요법과 지지요법을 기반으로 흡인 및 기도 유지, 산증 교정, 쇼크 관리, 정맥수액 공급이나 수혈을 하여 쇼크와 탈수 조절, 산소 공급, 혈관수축제 투여 등을 한다. 철제제는 방사선을 투과하지 않기 때문에 복부방사선촬영으로 확인할 수 있고, 혈청 철농도는 섭취한 양을 확인하는 데 도움이 된다. 혈중 철농도가 300mcg/dL 이상이면 심각한 독성이 나타날 수 있다. 혼수, 쇼크, 발작 같은 심각한 철 독성 증상이 있으면 deferoxamine으로 킬레이트요법(chelation therapy)을 시작한다. 2011년에 FDA 승인을 받은 deferiprone도 철 과량복용 시 사용된다.

상호작용 Interactions

철은 비타민C와 함께 투여하면 흡수가 증가하고, 제산제나 칼슘과 함께 투여하면 흡수가 감소한다. 또한 tetracycline, quinolone 등의 일부 항생제 흡수를 감소시킬 수 있다.

표 16.2 철제제: 유해효과

신체계	유해효과
위장관계	구역, 변비, 명치통증, 검은 타르변, 구토, 설사
피부계	치아의 사기질과 눈의 일시적 변색, 주사 시 통증

용량표

빈혈치료제

약물명(임신범주)	약리학적 분류	성인 상용량	적응증
epoetin alfa (Epogen, Procrit) (C)	Human recombinant hormone (erythropoietin) analogue	IV/SC: 2,000~40,000units 1~3회/주, 체중과 적응증에 따라 다름	화학요법으로 인한 빈혈, 만성신부전 관련 빈혈
ferric gluconate (Ferrlecit) (B)	Parenteral iron salt	125mg, 8회	투석 관련 철결핍
ferrous fumarate[a] (Feostat) (A)	Oral iron salt	200~325mg, 3회, 매일	중증 철결핍빈혈, 경증 및 중등도 철결핍빈혈, 예방
ferrous sulfate[a] (A)	Oral iron salt	750~1,500mg/일, 나누어 투여	철결핍
folic acid[b] (A)	Water-soluble B-complex vitamin	PO/IV/IM/SC: 정상 유지용량은 400~1,000mcg/일	엽산결핍, 열대스프루, 영양 보충, 임신 관련 보충
iron dextran[b] (INFeD, Dexferrum) (C)	Parenteral iron salt	IM/IV: 전체용량에 도달할 때까지 25~100mg/일	경구 철제제 투여가 만족스럽지 않은 철결핍
iron sucrose (Venofer) (B)	Parenteral iron salt	IV: 투석 시: 누적용량이 1,000mg이 될 때까지 매주 100mg 1~3회. 비 투석 시: 2주에 500mg 2회	만성신부전 환자의 철결핍

[a] 용량은 salt가 아닌 절대 철(elemental iron)로 표기됨

[b] 절대 철 mg으로 표기됨. 용량은 제조사의 기준에 따라 환자 체중에 맞게 계산함. 용량은 근사치임

용량 Dosages

철제제의 권장량은 용량표를 참조한다.

엽산

FOLIC ACID

엽산은 수용성 비타민B 복합체로 folate라고도 하며 음이온의 형태이다. 엽산의 경구섭취가 필요하며, 주요 공급원은 마른 콩, 완두콩, 오렌지, 푸른색 채소 등이다. 엽산결핍으로 이어질 수 있는 몇 가지 상황 중 십이지장 상부에서 흡수되어 생기는 흡수장애증후군은 엽산결핍의 가장 흔한 원인이다.

작용기전 및 약물효과 Mechanism of Action and Drug Effects

엽산은 신체에서 tetrahydrofolic acid로 전환되어, 적혈구형성과 핵산(DNA, RNA) 합성에 사용된다. DNA와 RNA를 생성하기 위해서는 엽산의 식이섭취가 필요하다. 엽산은 정상적인 적혈구형성을 위한 필수요소이다. 섭취하는 엽산은 활성화 형태가 아니지만, 섭취 후 먼저 tetrahydrofolic acid로 전환되어 핵산 생합성 시 반응하는 보조인자 역할을 한다.

적응증 Indications

엽산은 엽산결핍을 예방하고 치료하는 데 주로 사용된다. 엽산결핍으로 인한 빈혈은 엽산을 외부에서 보충하여 치료될 수 있다. 이분척추, 무뇌증, 뇌류 등의 신경관결손을 예방하는 데 엽산이 필요하다는 근거가 많다. 태아 신경관결손의 위험을 줄이기 위해, 적어도 임신 1개월 전에 엽산 투여를 시작하여 임신 초기까지 계속 복용하는 것이 좋다. 엽산은 열대스프루(tropical sprue), 흡수장애증후군 치료에도 사용된다.

금기증 Contraindications

엽산의 금기증에는 약물알레르기가 포함된다. 빈혈 치료 시, 빈혈의 근본 원인과 유형이 확인될 때까지 엽산을 투여하지 않는다. 예를 들어 악성빈혈 환자에게 엽산을 투여하면 혈액학적 변화가 교정(CBC가 정상이 됨)되어, 비타민 B_{12} 부족으로 인한 신경학적 증상 등을 확인할 수 없게 된다.

유해효과 Adverse Effects

유해효과는 드물다. 알레르기 반응 또는 소변이 노랗게 변할 수 있다.

상호작용 Interactions

엽산과 상호작용하는 특정한 약물은 없다. 그러나 경구피임제, corticosteroid, sulfonamides, dihydrofolate 환원효소 억제제(항종양제인 methotrexate), 항생제 trimethoprim은 엽산결핍 징후를 유발할 수 있으나 엽산 투여에 영향을 받지는 않는다.

용량 Dosages

엽산의 권장량은 용량표를 참조한다.

기타 빈혈약

OTHER ANEMIA DRUGS

Cyanocobalamin(비타민B_{12})은 악성빈혈과 거대적혈모구빈혈 치료와 예방에 사용된다. 비타민B_{12} 결핍을 치료할 때에는 경구와 비강 내로 투여할 수 있으나, 악성빈혈 시에는 깊게 근육주사를 한다. 빈혈이 완화되면 cyanocobalamin은 한 달에 한 번 투여한다.

❖ 간호과정 NURSING PROCESS

◆ 사정 Assessment

빈혈치료제를 투여하기 전에 환자의 과거병력과 현병력, 약물알레르기를 사정하고 기록한다. 현재 처방받은 약과 복용 중인 일반약, 비타민제, 영양제, 약초 등도 확인한다. 빈혈 증상 즉 피로, 손톱과 피부의 조직 및 색깔에 변화가 있는지 사정한다. 빈혈이 있으면 손톱은 부러지기 쉽고 변형이 되며 입술각은 갈라진다. 환자의 안전을 위해 중요한 것은 철제제를 투여하기 전에 금기증, 주의사항, 약물상호작용을 사정하는 것이다. 적혈구형성자극제(epoetin alfa, darbepoetin)는 말기 신장질환과 화학요법과 관련 있는 빈혈에 사용된다. 약물을 투여하기 전에 신체의 적정 철 저장량과 골수기능을 사정할 필요가 있다. 활력징후를 측정하여 기준점으로 기록해 두는데, 헤마토크리트가 증가하면 혈압도 올라가므로 의료적 처치가 필요할 수도 있다. 환자의 안전과 간호의 질을 높이기 위해, 간호사는 적혈구형성자극제와 관련된 주의사항과 지시사항을 잘 알고 있어야 한다.

철제제 투여의 주요 금기증은 혈색소증, 용혈빈혈 그리고 철결핍과 관련 없는 빈혈이다. 철 흡수에 영향을 미치는 약물상호작용으로 아스코르빈산(흡수 증가), 제산제(흡수 감소)가 있고, tetracycline과 quinolone은 철 흡수를 감소시킨다. 치료 전·중·후에 적혈구, 헤모글로빈, 헤마토크리트, 그물적혈구, 빌리루빈치를 측정하고, 엽산과 비타민B 복합체의 기준치를 확인한다. 환자 식단에서 철의 양에 중점을 두고 영양사정을 하는데, 24시간 식이섭취량 조사가 도움이 될 것이다. 영양 및 식이상담도 필요하다. 이 외에 환자의 에너지 수준, 일상생활 수행능력, 질병에 대한 면역력, 건강상태를 질문하여 필요한 정보를 얻도록 한다.

◆ 환자상태 Human Need Statements

1. 빈혈로 인한 피로, 졸음증과 관련된 활동 지속성 장애
2. 질병 과정과 관련된 영양불균형: 신체요구량보다 적음
3. 철제제의 유해효과와 관련된 위장관 기능장애, 변비

◆ 계획: 결과판정 Planning: Outcome Identification

1. 환자는 호흡곤란이나 힘듦이 없이 활동량을 점차 증가시켜 정상적인 활동 수준을 유지한다.
2. 영양지침을 참고하여 비약리적 방법으로 식이를 섭취하고, 철이 함유된 고기 및 특정 야채와 곡물의 섭취를 매일 증가시켜 영양상태를 개선한다.
3. 수분, 섬유질, 과일, 야채 및 부피형성완화제를 섭취하는 예방적 방법을 통해 철의 유해효과인 변비가 발생하지 않게 하거나 최소화하도록 한다.

◆ 수행 Implementation

적혈구형성자극제는 다른 약과 함께 투여하지 않고 약병을 흔들지 않는다. 치료하는 동안 항상 혈압을 확인하고, 처방에 따라 비타민B_{12} 보충제를 경구투여한다. 경구용 액상 철제제는 제조사 지시에 따라 희석하고, 치아의 사기질이 변색되지 않도록 플라스틱 빨대로 조금씩 빨아 마시게 한다. 다른 경구용 철제제를 복용할 때는 수분을 많이 마시게 하지만 제산제와 우유, 가능한 고기도 같이 먹지 않도록 하는데, 이들은 철 흡수를 감소시키기 때문이다. 그러나 대부분의 사람들은 경구용 철제제의 유해효과인 위장장애 때문에 식사나 음식과

> **약동학의 적용**
>
> 철제제는 약동학적 특성이 약물 용량과 효능에 어떻게 영향을 미치는지를 설명하는 대표적인 예이다. 경구용 철은 ferrous fumarate, ferrous sulfate, ferric gluconate 등의 여러 염(salt) 형태로 이용된다. 이들은 작용기전이 매우 비슷하더라도 염의 형태에 따라 약동학이 다르고 절대 철(elemental iron)의 함량도 다르다. Ferrous fumarate 철염은 철을 가장 많이 함유하고 있다. 예를 들어 ferrous fumarate 100mg에는 절대 철이 33mg 들어 있으나, ferrous sulfate 324mg 정에는 65mg의 절대 철이 들어 있다. 여러 경구용 철염의 약동학이 비슷하지만 100mg당 함유된 절대 철의 양은 매우 다르다. 따라서 투약오류를 예방하기 위해 서로 교환하여 사용하지 않아야 하고 매우 주의해야 한다. 흡수되지 않은 철(해롭지 않지만)로 인해 변이 검게 변하여 혈변 증상이 은폐될 수도 있다. 경구용 철제제의 흡수와 배설 등의 약동학적 특성이 비슷하다는 것도 알아야 한다. 경구용 철분제는 주스(특히 오렌지주스)나 물과 함께 복용한다. 우유와 제산제는 약물 흡수를 감소시키기 때문에 함께 복용하지 않도록 한다.

함께 복용하는 것이 좋다는 것을 알고 있다. 제산제나 유제품을 먹을 때는 경구용 철제제 복용 전후에 적어도 1~2시간 간격을 둔다. 철제제는 보통 빛과 공기를 차단하는 포장으로 되어 있다. 경구용 철제제(ferrous product)를 복용한 후에는 30분 이상 서있거나 바로 앉아 있도록 하는데, 이는 식도 자극과 손상을 최소화하기 위함이다. 또한 철제제 복용 후 변이 갈색에서 검은 타르색으로 변할 수 있음을 미리 알려준다. Epoetin alfa를 투여받는 환자도 경구용 철제제를 복용할 수 있다.

환자가 경구용 철을 복용하기 어려우면, 정맥주사용 철(iron dextran, iron sucrose, ferric gluconate)을 처방할 수 있다. Iron dextran을 시험용량으로 투여한 후 유해반응이 나타나지 않으면 한 시간 뒤 나머지 용량을 준다. 근육주사용 철은 Z-track 방법으로 큰 근육에 깊이 주사한다. 정맥용 iron dextran은 생리식염수 10mL로 정맥선을 먼저 통과시킨 후에 투여하고, 기준에 맞추어 희석하고 투여속도를 조절한다. 위험 반응을 줄이기 위해 사전에 diphenhydramine (Benadryl), acetaminophen, 정맥용 hydrocortisone을 처방할 수 있다. 아나필락시스반응을 유발할 위험이 있는 철과 일부 약물투여 시에는 이에 대비하여 epinephrine과 심폐소생장비를 항상 준비해 둔다. 또한 약물에 의한 기립저혈압을 예방하기 위하여 주사 후 30분 동안 누워 있도록 하고, 천천히 움직이게 한다.

환자중심간호: 노인 환자에 대한 고려

철제제

- 경구용 철제제 투여에 관한 지침은 안전한 투약을 위해 매우 중요하다. 모든 유형의 교육전략을 만들고, 구두 및 서면 지침을 강화한다. 감각장애 환자에게는 개인에 맞는 교육을 한다.
- 의사의 처방 없이 약용량을 높이거나, 중단하는 일이 없도록 주의한다.
- 노인 환자와 배우자, 간호제공자에게 철이 많은 식품이 무엇인지, 이 식품을 식단에 어떻게 활용할 것인지를 교육한다. 채소에 철, 무기질, 비타민이 잘 보존되도록 지나치게 익히지 않아야 한다.
- 비타민과 철이 포함된 약은 노인에게 위장장애를 일으킬 수 있다. 위장장애를 감소시키기 위해 철제제를 스낵 또는 음식을 함께 복용한다.
- 노인 환자와 배우자, 가족구성원, 간호제공자에게 적절한 지역사회 자원(지역사회노인센터, 건강증진센터)에 대해 알려 준다.

◆ 평가 Evaluation

빈혈 치료를 위해 약물을 투여할 때, 치료적 반응의 평가는 치료의 목표와 결과를 확인하고, 치료효과와 유해효과를 모니터하는 데 초점을 둔다. 적혈구형성자극제의 치료적 반응은 2~6주에 나타나므로 에너지, 식욕, 안녕감이 증진되는지 모니터한다. 약리학적 기준에 맞지 않는 환자에게 적혈구형성자극제를 사용할 때의 유해효과는 심장발작, 뇌졸중 및 사망까지 일어날 수 있다. 철제제의 치료적 반응은 영양상태 증진, 체중 증가, 활동내구성과 안녕감 증진, 피로감이 없어지는 것이다. 유해효과는 구역, 변비, 명치통증, 검은 타르변, 구토이다. 독성작용으로 쇼크가 올 수 있으며 저혈압, 빈맥, 창백의 증상이 나타난다.

환자중심간호: 환자교육

- Epoetin alfa (Epogen)는 말기 신장질환과 화학요법과 관련된 빈혈에 투여하고, 매우 주의해서 사용해야 한다. 피하주사는 정맥투여보다 작용 시작 시간이 늦으므로 투여경로를 항상 확인한다.
- 적혈구형성자극제가 함유된 경구용 철 보충제를 투여하는 이유를 환자에게 설명한다. 적혈구형성자극제는 체내 철분저장량을 증가시킬 목적으로 투여하므로 약물치료를 효과적으로 하고자 할 때 필요하다. 이러한 보충제는 신체에 적절한 철 저장소를 확보하여 약물치료가 효과적이도록 한다.
- 철제제를 권장량보다 많이 복용하면 독성이 나타날 수 있으므로 주의하여 복용하도록 한다. 경구용 철제제는 원래의 제형 그대로, 즉 부수지 않고 복용해야 한다.
- 경구용 철은 위장장애를 최소화하고 흡수를 증가시키기 위해, 적어도 물 120~180mL와 함께 복용한다.
- 경구용 철은 각각 제형이 상당히 다르므로 상호교환하여 투여할 수 없다. 각 제제는 철염의 형태가 달라서 투여하는 용량도 다르다(예외로 ferrous sulfate 300mg과 324mg은 상호 교환하여 사용할 수 있다).
- 식도 자극이나 식도 손상을 예방하기 위해 철제제를 복용한 후에는 30분 이상 서있거나 바로 앉은 자세를 취하도록 한다. 변이 검은 타르색으로 변화될 것이라고 알려준다.
- 철분이 많이 함유된 식품을 먹도록 격려한다. 철분이 많이 함유된 식품은 고기(돼지고기, 닭고기, 칠면조고기, 소간), 채소(시금치, 근대 등의 짙은 푸른잎채소), 곡류(통곡류, 강화 시리얼) 등이다.

기억해야 할 사항

- 적혈구형성자극제는 체내 철 저장량이 충분치 않을 때는 효과적이지 않다.
- 철과 엽산은 적혈구와 헤모글로빈을 적절히 형성하고 신체 전신, 특히 면역계에 영향을 미치는 영양 고갈을 방지하여, 많은 질병(예: 암)을 치료하는 데 매우 중요한 역할을 한다.
- 혈액을 형성하는 약물은 악성빈혈, 흡수장애증후군, 용혈빈혈, 출혈, 신장질환, 간질환의 치료에 흔히 사용된다.
- 철제제는 처방된 대로 정확히 복용해야 한다. 비경구적 약물은 아나필락시스와 기립저혈압을 유발할 수 있다.

REVIEW QUESTIONS

1. In administering oral iron tablets, the nurse should keep in mind that the most appropriate substance (other than water) to give with these tablets is which of these?
   a. Pudding
   b. An antacid
   c. Milk
   d. Orange juice

2. The nurse is teaching a patient about oral iron supplements. Which statement is correct?
   a. "You need to take this medication on an empty stomach or else it won't be absorbed."
   b. "It is better absorbed on an empty stomach, but if that causes your stomach to be upset, you can take it with food."
   c. "Take this medication with a sip of water, and then lie down to avoid problems with low blood pressure."
   d. "If you have trouble swallowing the tablet, you may crush it."

3. The nurse is administering an intravenous dose of iron dextran. For which potential adverse effect is it most important for the nurse to monitor at this time?
   a. Anaphylaxis
   b. Gastrointestinal distress
   c. Black tarry stools
   d. Bradycardia

4. The nurse is assessing a patient who is to receive folic acid supplements. It is important to rule out which condition before giving the folic acid?
   a. Malabsorption syndromes
   b. Pernicious anemia
   c. Tropical sprue
   d. Pregnancy

5. A patient with renal failure has had severe anemia and has been receiving darbepoetin (Aranesp) for almost a week. As the nurse assesses the patient, which condition listed will the nurse consider a contraindication to the next dose of this medication? (Select all that apply.)
   a. Uncontrolled hypertension
   b. Diabetes mellitus
   c. Hemoglobin level of 12.4 g/dL
   d. Hypothyroidism
   e. Angina

6. When iron sucrose is administered, which nursing interventions are correct? (Select all that apply.)
   a. Administer a test dose before giving the full dose.
   b. Give via deep intramuscular injection into a large muscle mass using the Z-track method.
   c. Administer large doses over 2.5 to 3.5 hours intravenously.
   d. Monitor the patient for hypertension.
   e. Monitor the patient for hypotension.

7. The order reads: "Give epoetin alfa (Epogen), 3500 units subQ, three times a week." The medication is available in a vial that contains 4000 units/mL. How many milliliters will the nurse draw up for the ordered dose? (Record your answer using two decimal places.)

8. A woman who is planning to become pregnant asks the nurse when she should start to take folic acid supplements. What is the nurse's best response?
   a. "There is no evidence to support the use of folic acid during pregnancy."
   b. "You should start taking it at least 1 month before you become pregnant and continue it throughout early pregnancy."
   c. "You need to start it as soon as you discover you are pregnant."
   d. "You should take it only during the last trimester of your pregnancy and not any earlier."

정답 1. d 2. b 3. a 4. b 5. a, c 6. c, e 7. 0.88mL(rounded from 0.875) 8. b

참고문헌

REFERENCES

Camaschella, C. (2013). How I manage patients with atypical microcytic anaemia. *British Journal of Haematology*, 160, 12.

Hara, A., Furuichi, K., Higuchi, M., et al. (2014). Autoantibodies to erythropoietin receptor in patients with immune-mediated diseases: relationship to anaemia with erythroid hypoplasia. *British Journal of Haematology*, 160, 244.

Harper, J. L. (November 14, 2016). Iron deficiency anemia medication. Medscape. Available at http://emedicine.medscape.com/article/202333-medication. (Accessed 4 May 2017).

Hempel, E. V., & Bollard, E. R. (2016). The evidence-based evaluation of iron deficiency anemia. *Medical Clinics of North America*, 100(5), 1065–1075.

Koch, C. G., Li, L., Sun, Z., et al. (2013). Hospital-acquired anemia: prevalence, outcomes, and healthcare implications. *Journal of Hospital Medicine*, 8, 506.

Tonia, T., Mettler, A., Robert, N., et al. (2012). Erythropoietin or darbepoetin for patients with cancer. *Cochrane Database of Systematic Reviews*, 12, CD003407.

17

항고지질혈증약물

ANTILIPEMIC DRUGS

학습목표

이 장을 학습한 후 학생들은:

1. 1차 및 2차 고지질혈증의 원인과 위험인자 등 병리에 대해 설명한다.
2. 심혈관질환 및 고지질혈증과 관련 있는 지질단백질의 종류와 기능에 대해 설명한다.
3. 항고지질혈증약물의 종류와 해당 약물을 열거한다.
4. 고지질혈증에 사용되는 여러 약물의 이론적 근거, 적응증, 작용기전, 용량, 투여경로, 유해효과, 독성, 주의사항, 금기증, 식품-약물 및 약물-약물상호작용 등을 비교한다.
5. 항고지질혈증약물을 투여받고 있는 환자를 위한 간호과정의 단계별 간호계획을 수립한다.

주요용어

HMG-CoA 환원효소억제제[hydroxymethylglutaryl coenzyme A (HMG-CoA) reductase inhibitors] 콜레스테롤 합성 시 속도제한단계(rate-limiting step)를 억제하여 콜레스테롤을 낮추는 약물군으로, 흔히 statin이라 함

거품세포(foam cells) 죽상경화의 특징적인 초기 병변, 지방선조(지방줄무늬, fatty streak)라고도 함

고콜레스테롤혈증(hypercholesterolemia) 혈중 콜레스테롤이 정상보다 높은 상태. 콜레스테롤 등의 지질 수치가 높으면 죽상동맥경화와 관상동맥질환 같은 심한 질병이 유발됨

스타틴(Statins) 콜레스테롤을 낮추는 약물군으로, HMG-CoA 환원효소억제제로 알려져 있음

아포지질단백질(apolipoproteins) 지질단백질의 단백질 성분

암죽미립(유미미립, 킬로미크론, chylomicrons) 지질과 단백질로 구성된 미세한 액체방울로 소장세포에 의해 생성되어 혈류로 유리됨. 주기능은 지방을 전신 조직, 특히 간으로 운반함. 중성지방 90% 정도와 소량의 콜레스테롤, 인지질 및 단백질로 구성되어 있음

외인성 지질(exogenous lipids) 체외(예: 식이지방)에서 들어오는 지질

중성지방(트라이글리세라이드, triglycerides) 지방산과 글리세롤(알코올의 한 유형)로 이루어진 물질. 동식물성 지방의 대부분을 구성하는 혈액 내 주요 지질. 단백질과 결합하여 고밀도지질단백질(high-density lipoprotein, HDL)과 저밀도지질단백질(low-density lipoprotein, LDL) 형태로 순환함

지질단백질(lipoprotein) 간에서 합성되는 결합단백질로 중성지방, 콜레스테롤, 인지질 및 단백질로 다양하게 구성되어 있음. 조성과 밀도에 따라 분류됨

콜레스테롤(cholesterol) 동물성 지방과 달걀노른자에 들어 있는 지용성 스테로이드로 체내에 광범위하게 분포함. 특히 담즙, 혈액, 뇌조직, 간, 신장, 부신, 신경섬유의 수초 등에 분포함

항고지질혈증제(antilipemic drugs) 지질 수치를 낮추는 약물

개요

OVERVIEW

항고지질혈증약물(antilipemic drug)을 이해하려면 지질의 비정상적인 병리와 지질이 관상동맥질환에 어떻게 영향을 미치는지, 콜레스테롤(cholesterol)과 중성지방(triglyceride)이 체내에서 어떻게 이동하여 세포에서 어떻게 사용되는지 알아야 한다. 지질단백질, 아포지질단백질, 수용체 및 효소계는 이러한 과정에서 중요한 역할을 한다.

지질 및 지질 이상

LIPIDS AND LIPID ABNORMALITIES

주요 지질 유형 Primary Forms of Lipids

중성지방과 콜레스테롤은 혈중 지질의 주요한 2가지 유형이다. 중성지방은 에너지원의 기능을 하고 지방조직에 저장되어 있다. 콜레스테롤은 주로 스테로이드호르몬, 세포막, 담즙산을 만드는 데 사용된다. 중성지방과 콜레스테롤은 둘 다 물에 녹지 않는 지방으로, 아포지질단백질(apolipoprotein)이라는 특수한 지질운반단백질과 결합되어 있다. 중성지방과 콜레스테롤은 아포지질단백질과 결합하여 지질단백질(lipo-

약초요법 및 식품보조제

마늘(*Allium sativum*)

개요
마늘은 활성 요소인 allicin에서 약리학적 효과를 얻는다.

적용
항연축, 살균, 항균 및 항바이러스, 항고혈압, 항혈소판, 지질 저하

유해효과
피부염, 구토, 설사, 식욕부진, 고창, 항혈소판 작용

잠재적 약물상호작용
Warfarin, diazepam, 단백질분해효소억제제와 상호작용이 일어날 수 있다. NSAID와 병용하면 출혈의 위험이 증가할 수 있음. 저혈당요법에 방해될 수 있다.

금기증
2주 내에 수술 예정인 환자, HIV 감염 환자 또는 당뇨병 환자

약초요법 및 식품보조제

아마

개요
아마는 유럽, 캐나다, 미국 등에서 자생하는 일년생 꽃식물로, 씨와 기름이 의료용으로 사용된다.

적용
죽상경화, 고콜레스테롤혈증, 고중성지방혈증, 위장장애(특히 변비), 폐경기 증상, 방광염 등

유해효과
설사, 알레르기반응

잠재적 약물상호작용
항당뇨병제, 항응고제

금기증
임신 중 사용하지 않도록 함

protein)이 된다.

지질단백질은 혈액을 따라 지질을 운반한다. 지질단백질의 유형은 포함된 아포지질단백질의 종류와 밀도에 따라 여러 가지로 분류된다. 지질단백질과 유형을 표 17.1에 분류하였다.

콜레스테롤 항상성 Cholesterol Homeostasis

콜레스테롤 항상성은 여러 생화학적 요인과 복합적으로 연관되어 있다. 그림 17.1에 주요 개념을 도식화하였다. 음식물로 섭취된 지방은 소장에서 분해되어 중성지방이 된 후, 소장벽 세포에서 암죽미립(chylomicrons)에 섞여 림프계로 흡수된다. 암죽미립의 주된 기능은 음식물로 섭취된 외인성 지질

표 17.1 지질단백질의 유형

지질 함량	지질단백질 유형	단백질 함량
많음	암죽미립	적음
↓	VLDL	↑
	LDL	
	IDL	
적음	HDL	많음

HDL, High-density lipoprotein; IDL, intermediate-density lipoprotein; LDL, low-density lipoprotein; VLDL, very-low-density lipoprotein.

(exogenous lipid)을 소장에서 간으로 운반하여 스테로이드 호르몬, 말초세포의 지질구조성분, 담즙산을 생성하는 데 사용되도록 하는 것이다.

간은 지질대사가 일어나는 주요 장기이다. 간은 내인성 및 외인성 지질로부터 초저밀도지질단백질(very-low-density lipoprotein, VLDL)을 생산한다. VLDL의 주요 역할은 내인성 지질을 말초세포로 운반하는 것이다. VLDL은 순환계에 들어가면 지질단백지질분해효소(lipoprotein lipase)에 의해 분해되어 중성지방을 잃게 된다. 이렇게 형성된 중간밀도지질단백질(intermediate density lipoprotein, IDL)은 다시 지질단백지질분해효소에 의해 분해되어 저밀도지질단백질(low density lipoprotein, LDL)이 된다. 이러한 과정 후 콜레스테롤은 LDL 내에 모두 남아있게 된다. 내분비세포같이 LDL이 필요한 조직에는 LDL 수용체가 있다. LDL과 50% 정도의 IDL은 간의 LDL 수용체에 의해 순환계에서 간으로 재흡수된다.

고밀도지질단백질(high-density lipoprotein, HDL)은 간과 장에서 생성되고, 암죽미립의 분해과정에서도 생성된다. 말초세포에서 사용되지 않은 지질은 콜레스테롤에스테르(cholesterol ester) 형태로 HDL에 전달된다. 다음으로 HDL은 콜레스테롤에스테르를 IDL로 전달하여 간으로 돌려보낸다. HDL은 콜레스테롤의 '재활용' 기능을 담당하고 있다. HDL은 심장을 보호하는 작용이 있기 때문에 좋은 지질(또는 좋은 콜레스테롤)이라고 한다.

간에 콜레스테롤이 너무 많으면 간에 있는 LDL 수용체가 감소하여 LDL이 혈액 내에 축적된다. 즉, 고콜레스테롤혈증(hypercholesterolemia)은 간의 LDL 수용체가 하향조절(생산 감소)되는 것으로 설명할 수 있다. 간의 주요 기능은 콜레스테롤을 생성하는 것으로, 이 과정에는 HMG-CoA 환원효소가 필요하다. 효소가 억제되면 간에서 콜레스테롤 생성이 감소된다.

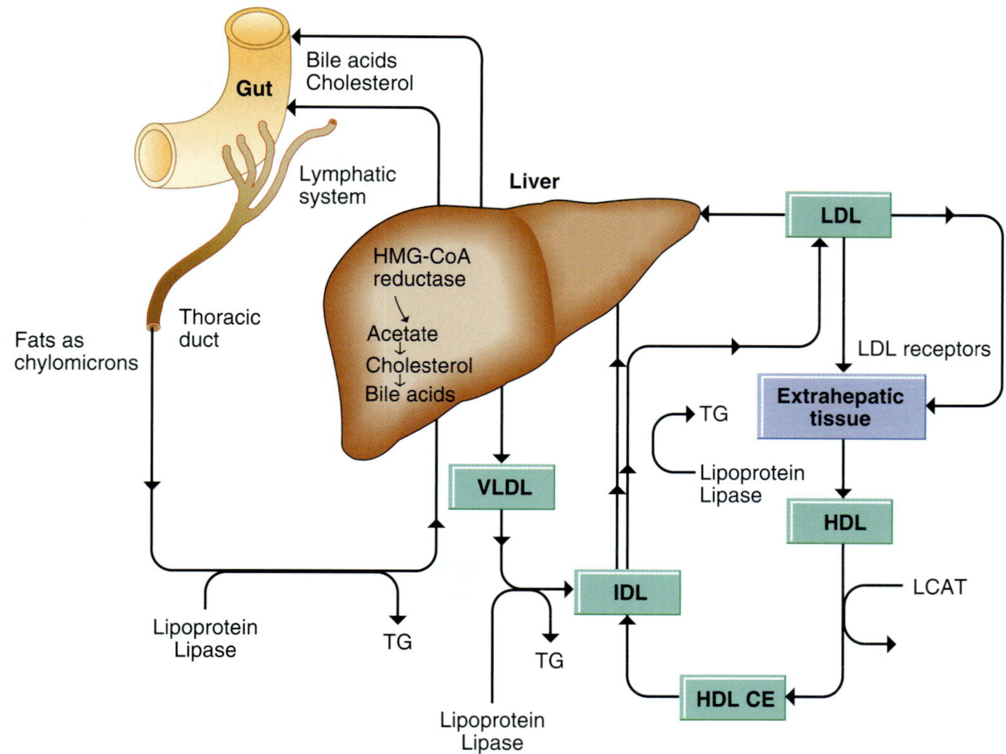

그림 17.1 콜레스테롤 항상성

CE, Cholesterol ester; HDL, high-density lipoprotein; HMG-CoA, hydroxymethylglutaryl-coenzyme A; IDL, intermediate-density lipoprotein; LCAT, lecithin cholesterol acetyltransferase; LDL, low-density lipoprotein; TG, triglyceride; VLDL, very-low-density lipoprotein.

죽상경화판 형성

ATHEROSCLEROTIC PLAQUE FORMATION

지질과 지질단백질은 죽상경화판 형성에 관여하여 관상동맥 심질환 발생을 유도할 수 있다. 혈청 콜레스테롤이 증가하면 심장혈관계의 평활근 내피세포 표면에 단핵구가 들러붙는다. 이들 단핵구는 혈관의 내피밑조직으로 파고들어 대식세포로 변환되고, 대식세포가 지방으로 채워질 때까지 순환 중인 지질단백질로부터 콜레스테롤을 흡수한다. 이로써 거품세포(foam cell)가 형성되는데, 이는 죽상경화의 특징적인 전조 병변인 지방줄무늬(fatty streak)로 알려져 있다. 일단 이런 과정이 시작되면 관상순환과 체순환 전체에 나타나게 된다.

콜레스테롤과 관상동맥심질환

CHOLESTEROL AND CORONARY HEART DISEASE

혈중 콜레스테롤이 증가하면 관상동맥질환과 관련된 질환과 사망률이 증가한다고 많이 보고되고 있다. 콜레스테롤 수치가 300mg/dL 이상인 환자의 관상동맥질환 발생 위험은 200mg/dL 이하인 환자보다 3~4배 정도 더 높다.

통계에 의하면 미국인 남녀의 절반이 심장발작으로 사망할 것이라고 한다. 치료의 방향은 2가지이다. 1차 예방은 위험요인이 있는 환자의 심장발작을 예방하는 것이고, 2차 예방은 이전에 심장발작(예: 심근경색)이 있었던 환자에서 다시 심장발작이 일어나는 것을 예방하는 것이다. 콜레스테롤을 낮추는 것이 1차 예방을 위해 중요하다는 사실은 여러 임상시험에서 입증되었다. 관상동맥질환의 위험요인이 있는 환자의 항고지질혈증 약물요법이 관상동맥질환의 발병을 줄일 수 있다는 연구결과가 많이 나와 있다. 약물치료를 하면 첫 심장발작과 심질환으로 인한 사망도 줄일 수 있다. 2차 예방을 위한 콜레스테롤 저하의 장점에 대한 연구도 상당히 이루어졌다. 관상동맥질환 환자에서 콜레스테롤을 감소시키는 약물치료는 많은 긍정적 결과를 가져온다. 즉 관상동맥 사고 감소, 관상동맥의 죽상경화 감소 및 생존율 연장 등이다.

콜레스테롤 수치를 적정한 범위 내로 낮추고 유지하기 위해, 일찍부터 조치를 하면 관상동맥질환을 예방하는 데 극적인 효과를 얻을 수 있다. 이를 위해 음식, 체중, 신체활동 등의 생활습관을 조절한다. 포화지방이 적고 섬유질이 많은 음식, sterol 및 stanol으로 알려진 식물 성분이 풍부한 음식, 동물성 단백질 대신 콩 단백질로 대체한 음식은 체내 지질 수치를 더 적정하게 유지할 수 있다. 지방함량이 풍부한 생선이

약초요법 및 식품보조제

오메가-3 지방산

개요

오메가-3 지방산은 필수지방산으로 주로 생선유 제품으로 공급되고 있다. OTC약물로도 다수가 있으며, 처방약으로는 Lovaza가 있다.

적용

콜레스테롤 저하

유해효과

발진, 트림, 알레르기반응, 체중이 증가한 고지질혈증 환자에서 총콜레스테롤과 LDL 수치가 증가할 수 있다.

잠재적 약물상호작용

항응고제 사용 시 출혈시간이 연장될 수 있다. 이론적으로는 항응고제 투여 시 출혈이 증가하는 위험이 있지만, 연구결과로는 결론을 내리지 못한다.

금기증

임신, 생선유에 대한 알레르기

나 오메가-3 지방산이 들어 있는 식품보조제를 섭취하면 중성지방과 HDL 수치에 좋은 효과를 볼 수 있다. 미국심장협회도 이를 권장하고 있으며, 약간의 체중감량과 운동만으로도 지질 성분을 개선하고 심질환의 발생을 감소시키는 데 상당한 치료효과가 있다고 강조하고 있다.

고지질혈증과 치료지침

HYPERLIPIDEMIAS AND TREATMENT GUIDELINES

콜레스테롤 수치가 높은 환자의 임상적 특성에 따라 식이요법과 항고지질혈증약물을 처방한다. 임상적 특성에는 환자의 나이, 성, 여성의 폐경 여부, 가족력, 식이요법에 대한 반응, 조기 관상동맥질환의 위험요인 유무(고지질혈증 외) 및 고지질혈증의 원인, 지속기간, 유전표현형 등이 포함된다.

미국에서 활용하는 항고지질혈증 치료는 주로 미국심장학회와 미국심장협회의 '성인의 죽상경화성 심혈관 위험을 감소시키기 위한 혈중 콜레스테롤 치료에 대한 지침'에 근거하고 있다. 2013년에 개정된 이 지침은 미국 국립심폐혈연구소, 미국심장학회, 미국심장협회에서 같이 제공되고 있다. 이 지침은 더 이상 특정 LDL 및 비HDL을 목표로 하지 않고, 대신 1차 및 2차 예방 환자를 4개 집단으로 구분하고 있다. Box 17.1에 약물치료(statins)를 해야 하는 4개의 주요 집단을 설명하였다.

약물요법을 시작할 때, 약물은 환자의 특정 지질 성분에 따라 결정된다. 고지질혈증은 5가지 유형 또는 표현형(phenotype)으로 규명되어 있는데 총콜레스테롤, 중성지방, 지질단백질분획의 혈장농도에 의해 HDL, LDL, IDL, VLDL로 구분된다. 표 17.2에 고지질혈증의 유형에 대해 정리하였고, 이러한 방법으로 환자의 지질 성분을 특징짓는 과정을 표현형 분석이라 한다.

대사증후군은 비만, 고중성지방혈증, 낮은 HDL 수치 등이 동반된 위험군으로 심혈관질환의 발생과 관련이 있다. Box 17.2에 대사증후군의 특징을 설명하였다.

현재 이상지질혈증 치료에 사용하는 약물군은 4가지로 HMG-CoA 환원효소억제제(statin), 담즙산격리제(bile acid

BOX 17.1 Statin 치료를 받아야 하는 환자군

- 임상적 죽상경화성 심혈관질환자
- LDL콜레스테롤이 190mg/dL 이상인 환자
- LDL이 70~189mg/dL이면서 죽상경화성 심혈관질환이 없는 40~75세 당뇨병 환자
- 임상적 죽상경화성 심혈관질환 또는 당뇨병은 없지만, LDL콜레스테롤이 70~189mg/dL이고, 10년 내 심혈관질환의 위험이 7.5% 이상인 환자

표 17.2 고지질혈증의 유형

	지질 구성		
표현형	상승된 지질단백질	콜레스테롤 (mg/dL)	중성지방
I	Chylomicrons	300 또는 300 이상	3,000 이상
IIa	LDL	300 이상	정상 ≃ 148
IIb	LDL, VLDL	300 이상	정상 ≃ 148
III	IDL	400 이상	600 이상 (콜레스테롤보다 1~3배 높음)
IV	VLDL	정상 또는 250 정도로 약간 상승	400 이상
V	VLDL, chylomicrons	300 이상	2,000 이상

≃, 거의 같음; IDL, intermediate-density lipoprotein; LDL, low-density lipoprotein; VLDL, very-low-density lipoprotein

BOX 17.2 대사증후군의 특징

- 허리둘레: 남성은 40인치 이상, 여성은 35인치 이상
- 혈청 중성지방: 150mg/dL 이상
- HDL콜레스테롤: 남성은 40mg/dL 이하, 여성은 50mg/dL 이하
- 혈압: 130/85mmHg 이상
- 공복혈당: 100mg/dL 이상

sequestrant), 니아신(niacin, 비타민B_3, 니코틴산), 피브린산유도체(fibrate)가 있다. 이 외에 콜레스테롤흡수억제제인 ezetimibe (Zetia)도 있고, statin인 simvastatin과 ezetimibe의 복합제제인 vytorin도 있다. Mipomersen은 주 1회 피하주사하는 약물로, 동형접합 가족성 고콜레스테롤혈증의 치료식이와 지질 저하 약물에 심한 내성이 있을 때 부가적으로 사용된다. Lomitapide (Juxtapid)는 미세소체 중성지방전달단백질억제제(microsomal triglyceride transfer protein inhibitor)이다. 2가지 신약인 alirocumab (Praluent)과 evolocumab (Repatha)은 전구단백질 전환효소 서브틸리신/켁신 9형 억제제[proprotein convertase subtilisin kexin 9 (PCSK9) inhibitors]라는 새로운 종류의 지질저하 약물에 속한다.

HMG-CoA 환원효소억제제

HYDROXYMETHYLGLUTARYL-COENZYME A REDUCTASE (HMG-COA REDUCTASE) INHIBITORS

HMG-CoA 환원효소는 콜레스테롤 합성 시 속도를 제한하는 효소이다. HMG-CoA 환원효소억제제(HMG-CoA reductase inhibitor)는 이 효소를 경쟁적으로 억제하여 LDL콜레스테롤을 감소시키는 강력한 약물이다. Lovastatin은 이 약물군 중 최초의 약물로 1987년에 승인되었다. 이후로 6가지의 HMG-CoA 환원효소억제제인 pravastatin, simvastatin, atorvastatin, fluvastatin, rosuvastatin, pitavastatin이 생산되었다. 일반명의 접미사가 똑같아서 이들 약물을 통칭하여 statin이라고 부른다.

지질 수준은 약물치료 시작 후 6~8주까지는 최대수준으로 내려가지 않을 수 있다. 다음의 약물 용량은 서로 동등한 치료효과를 나타내는데 simvastatin 20mg, pravastatin 40mg, lovastatin 40mg, atorvastatin 10mg, fluvastatin 80mg, rosuvastatin 5mg, pitavastatin 2mg이다. '2013 ACC/AHA 지침'에서 statin 치료를 고강도, 중강도, 저강도 치료로 구분하였으며, 이를 표 17.3에 기록하였다.

작용기전 및 약물효과

Mechanism of Action and Drug Effects

Statin은 콜레스테롤 생성속도를 늦추어서 혈중 콜레스테롤 수치를 감소시킨다. 간은 콜레스테롤을 합성하는 HMG-CoA 환원효소가 필요하다. Statin은 이 효소를 억제하여 콜레스테롤 생성을 감소시킨다. 콜레스테롤 합성이 감소되면 간의 LDL 수용체가 증가하여 순환계의 LDL이 간으로 되돌아가게 된다. 간에서 스테로이드와 담즙산, 세포막과 같은 물질을 합성하는 데에는 콜레스테롤이 필요하다.

표 17.3 Statin 치료의 강도

고강도	중강도	저강도
LDL콜레스테롤이 평균 50% 이상 감소하는 경우	LDL콜레스테롤이 평균 30~50% 감소하는 경우	LDL콜레스테롤이 평균 30% 이하인 경우
atorvastatin 40~80mg rosuvastatin 20mg	atorvastatin 10mg rosuvastatin 10mg simvastatin 20~40mg pravastatin 40mg lovastatin 40mg fluvastatin 40mg bid	pravastatin 10~20mg lovastatin 20mg

적응증 Indications

고콜레스테롤혈증(특히 LDL콜레스테롤이 증가된 경우)은 이상지질혈증 중 가장 흔하면서도 위험한 형태이며, statin계 약물이 1차 약물로 사용된다. Statin은 IIa형과 IIb형 고지질혈증에 사용되고, 혈장 LDL콜레스테롤 농도를 50% 이상 감소시킨다. 이는 용량 의존적으로, 용량이 높을수록 콜레스테롤을 더 많이 감소시킨다. 또한 혈장의 중성지방농도를 10~30% 정도 감소시키고, 전반적으로 HDL콜레스테롤을 2~15% 정도 증가시키는데 이는 심혈관질환의 위험을 감소시키는 좋은 요인이 된다.

이 계통의 약물이 LDL콜레스테롤을 감소시키는 효과는 거의 비슷하지만 simvastatin, atorvastatin, pitavastatin은 mg 수준에서 더 강력한 효과를 보인다. Atorvastatin은 다른 HMG-CoA 환원효소억제제에 비해 중성지방을 낮추는 효과가 더 좋다. 원하는 효과를 얻기 위해서는 2가지 이상의 항지질 약물군을 병용할 수 있다. Statin은 흔히 니아신이나 fibrate와 같이 쓰지만 유해효과의 위험은 증가할 수 있다.

금기증 Contraindications

HMG-CoA 환원효소억제제 사용에 대한 금기증은 약물알레르기반응과 임신이다. 그 외에 간질환이나 간효소 수치가 증가한 경우이다.

유해효과 Adverse Effects

HMG-CoA 환원효소억제제는 보통 환자들이 잘 견디고 심

표 17.4 HMG-CoA 환원효소억제제: 유해효과

신체계	유해효과
중추신경계	두통, 어지럼, 흐린시력, 피로, 불면
위장관계	변비, 설사, 구역
기타	근육통, 피부발진

각한 유해효과는 드물다. 복통, 발진, 두통이 가장 흔히 나타나며 표 17.4에 기록되어 있다. 간효소 수치가 증가할 수 있는데 HMG-CoA 환원효소억제제를 투여하는 환자에서 간효소 수치가 용량의존적으로 정상 상한치의 3배 이상으로 증가한다고 보고되어 있다. 혈청 CPK (creatine phosphokinase) 농도가 정상 수치의 10배 이상 증가할 수 있으나 대부분은 증상이 없다.

임상적으로 중요한 유해효과는 근육병(근육통)으로, 심각한 상태인 횡문근융해(rhabdomyolysis)로 발전될 수 있다. 횡문근융해는 근육단백질인 미오글로빈이 파괴되어 소변으로 배설되는 미오글로빈뇨(myoglobinuria)가 나타난다. 단백질이 소변으로 비정상적으로 배출되면 신장에 큰 부담을 주어 급성신부전을 일으키고 사망에까지 이를 수 있다. 이는 용량의존적이며 statin과 cyclosporine, gemfibrozil (fibrate계 약물), erythromycin과 병용할 때 더 흔히 나타난다. 이러한 증상을 인지하여 statin을 중단하면 횡문근융해는 보통 회복된다. 근육병증이 일어날 수 있는 위험 요인으로는 65세 이상, 갑상샘저하증, 신장기능부전, 약물상호작용이다. 환자에게 근육통이나 소변색의 변화와 같은 독성징후가 있으면 즉시 보고하도록 교육한다.

독성 및 과량투여의 관리
Toxicity and Management of Overdose

HMG-CoA 환원효소억제제를 복용하는 환자의 독성 및 과량투여에 대한 자료는 매우 적다. 필요시 지지요법을 하고, 나타난 증상에 따른 치료를 한다.

상호작용 Interactions

HMG-CoA 환원효소억제제의 약물상호작용은 표 17.5에 설명되어 있다. 경구용 항응고제를 복용하는 환자는 주의해서 사용해야 한다. 또한 erythromycin, azole계 항진균제, verapamil, diltiazem, HIV 및 C형간염 단백분해효소억제제, amiodarone, 자몽주스 같이 cytochrome P-450 enzyme 3A4 (CYP3A4)에 의해 대사되는 물질을 statin과 함께 투여하면 횡문근융해로 진행될 수 있다. 환자에게 자몽주스를 1일 1000cc 이하로 섭취하도록 교육한다. 자몽주스의 성분은 statin 대사에 중요한 역할을 하는 CYP3A4 효소를 비활성화시킨다. 대사되지 않은 statin이 계속 남아있으면 주요 독성작용(횡문근융해)의 위험이 증가한다. Pravastatin과 fluvastatin은 다른 statin에 비해 CYP3A4 억제작용이 적은 반면, lovastatin과 simvastatin은 가장 강력한 억제작용을 한다. Gemfibrozil과 statin은 같이 투여하지 않도록 하는데 횡문근융해의 위험을 증가시키기 때문이다.

표 17.5 HMG-CoA 환원효소억제제: 약물상호작용

약물	기전	효과
warfarin	warfarin 대사 억제	출혈 위험 증가
erythromycin, azole 항진균제, quinidine, verapamil, amiodarone, 자몽주스, HIV 및 C형간염 단백질분해효소 억제제, cyclosporine, clarithromycin, diltiazem, amlodipine	statin 대사 억제	근육병 위험 증가
gemfibrozil	상승작용	근육병 위험 증가

검사 상호작용 Laboratory Test Interactions

검사 상호작용으로 간기능검사 시 비정상적 결과를 나타낼 수 있다.

용량 Dosages

약물의 권장량은 용량표를 참조한다.

담즙산격리제
BILE ACID SEQUESTRANTS

담즙산격리제는 담즙산결합수지(bile acid-binding resin) 또는 이온교환수지(ion-exchange resins)라고도 하며, cholestyramine, colestipol, colesevelam이 이에 해당한다. Cholestyramine과 colestipol은 20년 이상 널리 사용해 온 약물로 광범위한 임상연구가 이루어져 왔다. 효능은 입증되었지만, 분말 제형이라 복용하기 다소 불편하다. Colestipol은 정제형으로도 이용할 수 있다. Colesevelam은 작용기전은 비슷하고 정제형만 있다. 담즙산격리제는 더 강한 약물인

용량표

항고지질혈증약물

약물명(임신범주)	약리학적 분류	성인 상용량	적응증
atorvastatin (Lipitor) (X)	HMG-CoA 환원요소억제제	PO: 10~80mg/일	고지질혈증
cholestyramine (Questran) (C)	담즙산격리제	PO: 4~16g/일. 다른 모든 약은 cholestyramine을 투여하기 1시간 전이나 4~6시간 후에 투여함	
ezetimibe (Zetia) (C)	콜레스테롤흡수억제제	PO: 매일 1회 10mg	
gemfibrozil (Lopid) (C)	피브린산유도체	PO: 600mg bid(오전, 오후) 식전 30분에 투여	
niacin (nicotinic acid, vitamin B_3) (A; 권장량 초과 시 C)	비타민B	ER: 500~2,000mg/일	
simvastatin (Zocor) (X)	HMG-CoA 환원효소억제제	PO: 매일 5~40mg	

statin 후에 사용하는 2차 약물로, statin을 복용할 수 없는 경우에 대체약물로 사용된다. 이들 약물은 보통 혈장 LDL콜레스테롤농도를 15~30% 감소시킨다. 또한 HDL콜레스테롤을 3~8% 증가시키고 간에서 중성지방과 VLDL 생성을 증가시켜, 중성지방이 10~50%까지 증가할 수 있다.

작용기전 및 약물효과

Mechanism of Action and Drug Effects

담즙산격리제는 담즙과 결합하여 소장에서 담즙산이 재흡수되는 것을 억제한다. 형성된 불용성의 담즙산-수지(약물) 복합체는 대변으로 배출된다. 담즙산은 간에서 콜레스테롤로부터 합성되고, 소장으로부터 콜레스테롤을 흡수하는 데 필요하다. 이는 간이 체내에서 콜레스테롤을 배출하는 한 가지 방법이다. 담즙산이 대변으로 많이 배출될수록, 간은 더 많은 콜레스테롤을 담즙산으로 전환시킨다. 이로 인해 간의 콜레스테롤 수치가 내려가고, 순환계에도 콜레스테롤이 줄어들게 된다. 이렇게 되면 간은 표면에 LDL 수용체 수를 증가시켜 콜레스테롤 손실을 보상하려고 한다. 순환계의 LDL은 수용체에 결합하여 간으로 흡수되기 때문에 혈류 내의 순환하는 LDL을 감소시키는 이점이 있다.

적응증 Indications

담즙산격리제는 2형 고지질혈증치료의 1차 약물 또는 보조약물로 사용된다. 일반적인 투약 전략은 LDL 콜레스테롤 수치를 낮출 때 부가효과를 얻기 위해 statin과 함께 사용하는 것이다. 또한 cholestyramine은 부분 담도폐쇄로 인한 가려움을 완화하기 위해 사용된다. Colesevelam은 장기이식 수혜자, 간이나 신장질환이 있는 환자 등의 다른 항고지질혈증약물에 내성이 없는 고위험군 환자에게 더 좋다.

금기증 Contraindications

담즙산격리제의 금기증에는 약물알레르기, 담관폐쇄 또는 장폐쇄, 페닐케톤뇨증이 있다.

유해효과 Adverse Effects

Colestipol, cholestyramine, colesevelam의 유해효과는 비슷하지만 colesevelam은 위장관계 유해효과와 약물상호작용이 더 적다. 변비가 가장 흔하고 속쓰림, 구역, 트림, 복부팽만감도 나타난다. 이러한 증상은 시간이 지나면 사라지는 경향이 있다. 환자들은 위장관 불편감을 조절하고 약물요법을 이행하는 데 도움이 되는 교육과 지원이 필요할 것이다. 유해효과를 줄이기 위해 저용량으로 치료를 시작하고 음식과 함께 복용하도록 교육한다. 식이섬유 섭취량을 늘리거나, psyllium (Metamucil 등)과 같은 섬유질보충제를 복용하고, 물 섭취를 늘리면 변비와 더부룩한 증상을 줄이는 데 도움이 된다. 이 약물은 중성지방을 약간 증가시킬 수 있다. 표 17.6에 담즙산격리제의 흔한 유해효과에 대해 정리하였다.

독성 및 과량투여의 관리

Toxicity and Management of Overdose

담즙산격리제는 흡수되지 않기 때문에 과량투여 시 위장관폐쇄를 일으킬 수 있다. 따라서 과량투여 시의 치료는 장관운동을 회복시키는 것이다.

표 17.6 담즙산격리제: 유해효과

신체계	유해효과
위장관계	변비, 구역, 트림, 더부룩함
기타	두통, 이명, 탄 냄새가 나는 소변

상호작용 Interactions

담즙산격리제의 약물상호작용은 동시에 투여한 약물 흡수의 효과로 인해 나타난다. 다른 모든 약물은 담즙산격리제를 복용하기 적어도 1시간 전이나 4~6시간 후에 복용해야 한다. 고용량의 담즙산격리제는 지용성비타민(A, D, E, K)의 흡수를 감소시킨다.

용량 Dosages

담즙산격리제의 권장량은 항고지질혈증약물의 용량표를 참조한다.

니아신

NIACIN

니아신(niacin, nicotinic acid)은 지질을 감소시키는 매우 특별한 약물이자 비타민B_3이다. 니아신의 지질 저하 효과는 비타민으로 사용하는 보통 용량보다 더 많은 용량에서 나타난다. 니아신은 모든 지질단백질의 농도에서 좋은 효과를 보이고 가격이 저렴하다. 지질 저하 효과를 높이기 위해 흔히 다른 항고지질혈증제와 병용한다. 가장 최근의 지침에서는 니아신을 1차 약물로 권장하지는 않는다.

작용기전 및 약물효과

Mechanism of Action and Drug Effects

니아신은 작용기전이 정확하게 알려지지는 않았지만, 지방조직에서 지질분해를 억제하고, 간에서 중성지방의 에스테르화(esterification)를 감소시키며, 지질단백지질분해효소(lipoprotein lipase)의 활성을 증가시키는 작용을 한다. 약물의 효과는 주로 콜레스테롤과 중성지방의 대사 또는 분해대사(catabolism)의 감소에 제한된다. 고용량의 니아신은 피부혈관에 국한하여 혈관을 확장시키는데 prostaglandin에 의한 효과로 보고 있다. 또한 히스타민을 유리하여 위 운동과 위산분비를 촉진한다. 섬유소용해계를 자극하여 섬유소덩이를 분해할 수 있다.

적응증 Indications

니아신은 중성지방, 콜레스테롤, 총 혈청 콜레스테롤, LDL콜레스테롤 등의 지질 수치를 감소하는 데 사용되고, HDL콜레스테롤 또한 증가시킨다. 니아신은 중증의 고중성지방혈증 환자를 제외한 지질단백질(a)의 수치를 낮출 수 있고 IIa, IIb, III, IV, V형 고지질혈증치료에 사용된다. 중성지방에 대한 니아신의 효과는 치료 1~4일 후에 나타나고 최고효과는 지속해서 치료를 한 3~5주 후에 나타난다. 최근 자료에 의하면 니아신은 statin을 복용하는 환자의 심혈관상태에는 아무 영향을 미치지 않지만, 많은 부작용과는 관련이 있다.

표 17.7 니아신(niacin, nicotinic acid): 유해효과

신체계	유해효과
위장관계	복부 불편감
피부계	피부홍조, 가려움
기타	흐린시력, 포도당불내성, 간독성

금기증 Contraindications

니아신 금기증에는 약물알레르기, 간질환, 고혈압, 소화성궤양, 출혈 상태인 경우이다.

유해효과 Adverse Effects

니아신은 홍조, 가려움, 위장관장애를 일으킬 수 있다. 저용량의 aspirin이나 NSAID는 니아신을 투여하기 30분 전에 투여하면 피부홍조를 최소화할 수 있다. 약물투여 시 저용량으로 시작해서 점차 용량을 늘리고, 음식물과 함께 복용하면 원치 않는 효과를 줄일 수 있다. 표 17.7에 니아신의 흔한 유해효과에 대해 정리하였다.

상호작용 Interactions

니아신과 관련된 약물상호작용은 매우 적다. 그러나 니아신을 HMG-CoA 환원효소억제제와 병용하면 근육병증이 발생할 가능성이 증가한다.

용량 Dosages

니아신의 권장량은 항고지혈증약물의 용량표를 참조한다.

피브린산유도체

FIBRIC ACID DERIVATIVES

현재 사용되고 있는 피브린산유도체는 gemfibrozil과 fenofibrate이다. 이들 약물은 주로 중성지방 수치에 영향을 미치지만, 총콜레스테롤과 LDL콜레스테롤을 감소시키고 HDL콜레스테롤을 증가시킬 수 있다. 이들 약물을 통칭하여 fibrate라고 부른다.

작용기전 및 약물효과
Mechanism of Action and Drug Effects

피브린산유도체는 콜레스테롤을 분해하는 효소인 지질단백지질분해효소를 활성화시켜 작용한다. 이 효소는 VLDL 또는 LDL에서 지질단백질은 남겨두고 중성지방만 분해한다. 또한 지방조직에서 지방산이 유리되는 것을 억제하고, 간에서 중성지방 합성을 억제하며, 콜레스테롤을 담즙으로 분비하게 한다. 그리고 중성지방, 혈청 VLDL 및 LDL 농도를 감소시킨다. 피브린산유도체는 지질감소 작용과 별개로 혈액응고에 변화를 일으킬 수 있다. 즉 혈소판의 유착능력을 감소시키는 경향이 있고, 섬유소를 분해하는 과정인 혈장섬유소용해를 촉진한다.

적응증 Indications

피브린산유도체인 gemfibrozil과 fenofibrate는 중성지방을 감소시키고 HDL콜레스테롤을 25% 정도 증가시킨다. IIa와 IIb형 고지질혈증 환자의 LDL 농도를 감소시키지만, IV 및 V형 고지질혈증 환자에서는 LDL 농도를 증가시킨다. 다른 종류의 항고지질혈증제가 먼저 사용되지만, III, IV, V형과 일부 IIb형 고지질혈증에 사용된다. 가장 최근의 지침에서는 fibrate를 1차 약물로 사용하는 것을 더 이상 권장하지 않는다.

금기증 Contraindications

금기증에는 약물알레르기, 중증의 간질환과 신장질환, 간경화, 담낭질환 등이 있다.

유해효과 Adverse Effects

피브린산유도체의 가장 흔한 유해효과는 복부 불편감, 설사, 구역, 두통, 흐린시력, 담석 발생 증가, 프로트롬빈시간의 연장 등이다. 간기능검사상 효소치가 증가할 수 있다. 표 17.8에 흔한 유해효과에 대해 정리하였다.

표 17.8 피브린산유도체: 유해효과

신체계	유해효과
위장관계	구역, 구토, 설사, 담석
비뇨생식계	발기부전, 소변량 감소, 혈뇨
기타	졸음, 어지럼, 발진, 가려움, 현기증

독성 및 과량투여의 관리
Toxicity and Management of Overdose

흔하지는 않지만 fibrate를 과량투여 시에는 증상에 대한 지지요법을 한다.

상호작용 Interactions

Gemfibrozil은 경구용 항응고제의 작용을 높일 수 있으므로 warfarin 용량을 주의하여 조절해야 한다. Gemfibrozil이나 fenofibrate를 statin과 함께 투여하면 근육염, 근육통 및 횡문근융해의 위험이 증가한다. Statin과 gemfibrozil은 함께 투여하지 않도록 하는데 횡문근융해의 위험이 증가하기 때문이다. Gemfibrozil을 복용하는 환자에게서 나타날 수 있는 검사 상호작용은 헤모글로빈, 헤마토크리트, 백혈구수치가 감소되는 것이다. 또한 아스파르테이트아미노전달효소(aspartate aminotransferase), 활성화응고시간(activated clotting time), 젖산탈수소효소(lactate dehydrogenase), 빌리루빈(bilirubin) 등이 증가할 수 있다.

Fenofibrate와 ezetimibe를 동시에 투여하면 fenofibrate가 ezetimibe의 혈중농도를 증가시킬 수 있다.

용량 Dosages

Gemfibrozil의 권장량은 항고지혈증약물의 용량표를 참조한다.

기타 항지질약물
MISCELLANEOUS ANTILIPEMIC DRUGS

콜레스테롤흡수억제제
Cholesterol Absorption Inhibitor

Ezetimibe

Ezetimibe (Zetia)는 현재 유일하게 이용할 수 있는 콜레스테롤흡수억제제이다. Ezetimibe는 작용기전이 새로운 약물로, 소장에서 콜레스테롤 및 관련 있는 스테롤의 흡수를 선택적으로 억제한다. 그 결과 여러 혈액 지질 수치인 총콜레스테롤, LDL콜레스테롤, 아포지질단백질B, 중성지방이 감소한다. 좋은 콜레스테롤인 혈중 HDL콜레스테롤 수치는 ezetimibe를 사용할 때 증가하는 것으로 나타났다. Ezetimibe의 유익한 효과는 statin 약물을 함께 투여할 때 더욱 강화되는 것으로 보인다. 또한 ezetimibe는 단일요법으로도 이용될 수 있다. Ezetimibe가 만성 신장질환자의 혈관성질환 위험을 줄이는 데 효과가 있다는 연구결과가 나와서, 2011년에 FDA는 이들 환자에게 ezetimibe의 사용을 확대하였다.

Ezetimibe 수준은 피브린산유도체(fibrate)에 의해 증가한다. Ezetimibe와 fibrate를 동시에 사용하는 것이 해로운지는 알려지지 않았지만 동시 사용을 권장하지는 않는다. Ezetimibe와 담즙산격리제를 함께 사용하면 ezetimibe의 혈청 수치가 55~80% 감소하는 것으로 나타났다. Ezetimibe는 과민성이 있는 환자, 활동성 간질환이나 설명되지 않는 혈청 간효소 수치 증가 환자들에게는 금기이다. 음식과 함께 또는 음식 없이도 복용할 수 있다. 처방된 경우라면 환자의 편의를 위해 statin과 동시에 투약할 수 있다.

PSCK-9 억제제

PSCK-9 INHIBITORS

PCSK9 (proprotein convertase subtilisin kexin9)은 간에서 생성되는 serine protease로, LDL콜레스테롤을 증가시킨다. PCSK9억제제는 LDL콜레스테롤을 현저히 낮추는 것으로 나타났다. 이용 가능한 2가지 약물인 alirocumab (Praulent)과 evolocumab (Repatha)은 PCSK9를 억제하는 단클론항체(monoclonal antibody)로, LDL콜레스테롤을 70%까지 감소시킨다.

Alirocumab

Alirocumab (Praluent)은 2015년 FDA가 승인한 첫 번째 PCSK9억제제이고, evolocumab (Repatha)도 곧 승인되었다. 두 약 모두 고지혈증에 승인되었으며, 2~4주마다 피하주사로 투여하는 약물이다. 둘 다 과민성이 있는 환자에게는 금기이다. 또한 두 약 모두 구조적으로 관련이 있기 때문에 교차민감도(cross-sensitivity)의 가능성을 배제할 수 없다. 약가가 비싸기 때문에 전문약국을 통해서만 구입할 수 있다. Belimumab을 제외하고는 알려진 약물상호작용은 없다. 흔한 부작용은 설사, 간기능검사 결과가 나빠짐, 인플루엔자, 과민반응, 주사 부위 반응, 근육통, 기침 등이다. 임신과 관련된 특정 정보는 없다.

❖ 간호과정 NURSING PROCESS

◆ 사정 Assessment

항고지질혈증약물 치료를 시작하기 전에 알레르기, 처방약, 일반약, 약초, 식품보조제 등의 투약력과 건강력을 수집한다. 몇 주간 먹은 음식, 식이습관, 운동, 체중, 키, 활력징후 등도 사정하여 기록한다. 담배, 알코올, 남용성 약물의 사용 횟수, 양, 기간 등을 기록한다. 일부 지질장애는 유전질환이므로 가족력도 사정한다. 콜레스테롤 질환이 발생할 위험요인이 있는지 사정한다. 위험요인은 이전의 관상동맥질환, 말초성 심장질환, 뇌졸중, 나이, 성, 기족력, 흡연, 고혈압, 당뇨병, 비만, 신체활동 저하이다.

항고지질혈증요법을 시작하기 전에 주의사항, 금기증 및 약물상호작용에 대해 사정한다. 혈청 지질과 지질단백질 수치도 사정한다. Aspartame이 함유된 cholestyramine을 사용할 때는 페닐케톤뇨증 병력 여부를 사정해야 하는데 이 질환에 금기이기 때문이다. 페닐케톤뇨증 환자는 단백질의 한 성분인 페닐알라닌(phenylalanine)을 적절히 대사하지 못하여 페닐알라닌 수치가 높은 경우 빠르면 생후 3주 내에 행동, 인지 및 학습장애가 초래된다. 평생 페닐알라닌 제한식이를 해야 하고, 성인 환자는 페닐알라닌 수치를 매달 확인해야 한다.

HMG-CoA 환원효소억제제(statin)는 간장애나 간효소가 증가된 경우에는 사용하지 않는다. 대부분의 항고지질혈증약물은 간기능장애를 일으킬 수 있기 때문에, 알코올 섭취량과 기간을 사정한다. 간 손상이 있는 경우에는 유해효과가 더 클 수 있으므로, 간기능검사의 지표인 AST, CPK, ALT 등의 간효소를 사정한다. 어떤 항고지질혈증약물을 사용하든 약물투여를 하기 전 · 중 · 후에 지질과 지질단백질 수치를 측정한다. 유해효과로 근육병이 나타날 수 있으므로 근골격계 문제가 있는지 사정한다. AST 및 ALT 수치가 증가하거나 근육병 및 횡문근융해 증상(근육궤양, 소변색 변화, 열, 권태, 구역, 구토)이 있으면, 약물투여를 중단한다. 개인의 신념이 식이 제한에 영향을 미칠 수 있으므로 문화와 관련된 행위도 사정한다. 문화적 관습으로 statin과 다른 항고지질혈증제에 금기인 약초와 유사동종요법을 할 수 있기 때문이다.

담즙산격리제를 투여할 때, 담관폐쇄나 장폐쇄 또는 페닐케톤뇨증과 같은 금기증 환자인지 사정한다. 답즙산격리제는 다른 약물의 흡수를 감소시키기 때문에 약물상호작용이 많이 나타난다. 니아신을 복용할 때는 간질환, 소화궤양, 통풍, 출혈 같은 금기증이 있는지 사정한다. 대부분의 항고지질혈증약물을 투여할 때는 간기능검사를 하여 기준치와 비교한다. 피브린산유도체는 간, 담낭, 신장질환 환자에게는 투여하지 않으므로 이러한 질병이 있는지 사정한다. Ezetimibe (Zetia)를 투여할 때는 투여 전에 간질환이 있는지, 간효소가 증가하는지 사정한다.

◆ 환자상태 Human Need Statements

1. 나쁜 식습관과 관련된 음식, 수분, 영양불균형: 신체 요구량보다 적음
2. 질병과 관련 합병증에 관한 불충분한 정보 및 약물요법에 대한 정보부족과 관련된 자아실현 변화
3. 약물요법의 유해효과 및 독성효과로 인한 간기능 손상 가능성과 관련된 위장관배설의 변화와 변비

◆ 계획: 결과판정 Planning: Outcome Identification

1. 환자는 처방대로 저지방, 저콜레스테롤, 고섬유질, 저칼로리식이(해당 시)를 강조하는 제한식이의 중요성을 설명한다.
2. 환자는 질병 과정, 장기간 약물치료의 필요성, 관련 유해효과에 대해 설명한다.
3. 환자는 항고지질혈증 약물치료와 관련된 간기능장애의 위험성 및 일어날 수 있는 문제 파악, 담당의사에게 알려야 할 황달과 복통 등의 증상에 대해 설명한다.

◆ 수행 Implementation

장기간 항고지질혈증약물을 복용하는 환자는 혈중 지용성비타민의 농도에 변화가 생기기 때문에 비타민 A, D, K 보충제가 필요하다. 항고지질혈증약물은 간, 담낭, 위장관계(변비) 문제를 일으킬 수 있다. 변비를 줄이기 위해 섬유질과 수분을 많이 섭취하도록 한다. 혈청 transaminase와 기타 간기능검사를 한다. 필수지방산인 오메가3 지방산 제품으로 Lovaza와 Epanova가 있다. HMG-CoA 환원효소억제제나 statin을 투여할 때, 의사 처방과 환자상태에 따라 치료 시작 후 첫 6개월간은 6~8주마다, 그 이후에는 3~6개월마다 혈청 transaminase와 기타 간기능검사를 한다. 지질성분검사가 처방되면, 채혈하기 전 12~14시간 동안 금식을 한다. 중증의 심혈관질환과 뇌졸중은 높은 콜레스테롤 수치와 관련이 있으므로, 특정 항고지질혈증약물을 사용하는지에 상관없이 비약물 및 약물요법을 유지하여 합병증을 예방하는 것이 중요하다. 이러한 약물, 특히 simvastatin (Zocor)을 투여할 때는 용량도 고려해야 한다. FDA는 simvastatin 80mg형에 대한 처방제한 규정을 만들었다. 즉 "새로운 환자와 이미 저용량의 약물을 투여하고 있는 환자"에게는 사용하지 않도록 하였다.

담즙산격리제는 대개 분말형이므로 음식이나 액체(적어도 120~200mL)에 잘 섞어 복용해야 한다. 분말은 처음에는 잘 섞이지 않지만 가능한 잘 섞고, 녹지 않은 부분에는 물을 더 넣어 희석한다. 분말은 적어도 1분 동안 녹여야 한다. 분말형이나 과립형은 마른 형태 그대로 먹어서는 절대 안 된다. Colestipol과 이 종류의 약물은 다른 경구용 약물을 복용하거나 식사하기 1시간 전 또는 4~6시간 후에 복용해야 하는데, 약물 및 음식 상호작용의 위험이 크기 때문이다. 담즙산격리제는 다른 약물의 흡수를 방해한다. Colestipol은 정제형으로도 이용할 수 있다. Cholestyramine은 식사 직전이나 식사와 함께 복용한다. Cholestyramine은 aspartame을 함유하고 있기 때문에 페닐케톤뇨증 환자에게는 절대로 투여하지 않는다. 인공감미료인 aspartame은 페닐알라닌으로 분해되기 때문에 페닐케톤뇨증 환자에게는 투여하지 않아야 한다. Colestipol은 변비를 유발하므로 섬유질과 수분을 많이 섭취하여 변비를 예방하도록 한다.

니아신 투여 시 유해효과로 안면홍조가 나타날 수 있다고 환자에게 알려준다. 위장장애를 줄이기 위해 음식과 함께 복용하도록 한다. 여러 제형을 이용할 수 있는데, 서방형의 흡수성은 속효성보다 느리지만 지효성보다는 빠르고 피부홍조가 덜 나타난다. 피부홍조를 줄이기 위해 용량을 조절하거나, 처방에 따라 니아신을 복용하기 30분 전에 소량의 aspirin이나 NSAID를 투여한다. 피브린산유도체를 처방대로 복용하도록 교육한다. 간기능과 신장기능검사, 프로트롬빈시간을 자주 확인한다. 콜레스테롤흡수억제제인 ezetimibe (Zetia)는 음식과 같이 먹거나 음식 없이 먹어도 되고, statin과 함께 복용해도 된다.

◆ 평가 Evaluation

간호목표와 결과 기준에 대한 평가는 약물요법의 치료와 유해효과의 균형을 유지하는 최선의 방법이다. 또한 콜레스테롤과 중성지방 수치는 치료에 대한 반응을 관찰하기 위해 이용된다. 항고지질혈증약물을 복용하는 동안, 생활양식을 전반적으로 변화시켜야 하는데 그 한 부분으로 저지방 및 저콜레스테롤 식이요법을 한다. 항고지질혈증 치료 중 치료효과와 유해효과를 확인하기 위해 모니터한다. 비약물 및 약물요법의 치료효과는 콜레스테롤과 중성지방이 정상범위 내로 감소하는 것으로 나타난다. 비약물요법으로는 저지방 및 저콜레스테롤 식이, 감독하에서 중등도의 운동, 체중감량, 금연과 금주, 이완요법이 있다. 관찰해야 할 유해효과는 위장장애, 간효소 수치 증가, 간비대, 근육통 등이다. 간과 신장기능에 잠재적인 문제가 있는지 확인하기 위해 치료 시작 전·중에 간과 신장기능을 자세히 검사한다.

약물요법과 관련된 검사 수치

관상동맥질환

검사실 검사	정상범위[a]	사정을 위한 이론적 근거
혈청 지질검사: 콜레스테롤, 중성지방, 기타 지질	혈청 콜레스테롤: 200mg/dL 이하 중성지방: 150mg/dL 이하 LDL콜레스테롤: 100mg/dL 이하 HDL콜레스테롤: 60mg/dL 이상 VLDL: 130mg/dL 이하	지질검사는 신체에서 에너지원으로 이용되는 지질, 지방, 지방성 물질의 수치를 측정하는 혈청검사이다. 지질에는 콜레스테롤, 중성지방, HDL 및 LDL이 있다. 지질검사가 처방되면 총콜레스테롤, 중성지방, HDL, LDL, VLDL, 총콜레스테롤과 HDL 비율, LDL과 HDL 비율의 모든 항목을 검사한다. 지질 수치는 주요 건강지표로, 이상이 있는 경우(콜레스테롤, 중성지방, VLDL, LDL 상승 및 HDL 저하) 심장병과 뇌졸중의 위험이 증가한다. 식이와 생활습관을 개선하면 나쁜 콜레스테롤(LDL, VLDL)을 감소시키고 좋은 콜레스테롤(HDL)을 증가시키는 데 도움이 된다.

[a]이 표의 정상치는 National Institutes of Health의 National Cholesterol Education Program에 근거한다.

환자중심간호: 환자교육

- 새로운 증상 또는 괴로운 증상이 나타나거나 위장장애, 변비, 가스, 복부팽만감, 속쓰림, 구역, 구토, 비정상적이거나 보통 때와 다른 출혈, 피부가 노랗게 변색, 근육통이 있으면 담당의사에게 알린다.
- 모든 약물은 아동의 손이 닿지 않는 곳에 보관하고, 아동이 열지 못하는 뚜껑을 사용한다.
- 수분섭취 및 식이활동에 관한 기록의 중요성을 강조한다.
- 생야채, 과일 및 밀기울이 풍부한 식사를 한다. 수분을 충분히 섭취(금기가 아니면 1일 3000mL까지)하면 약물복용으로 인한 변비를 예방할 수 있다.
- 항고지질혈증약물 등 복용하는 모든 약에 대해 다른 의료진에게 알리도록 교육한다. 이 계통의 약물은 단백결합력이 높아서 치과에서 처방되는 약물 등 많은 약물과 상호작용을 하기 때문이다. 장기간 사용할 경우에는 혈액응고시간이 변화될 수 있으므로, 치과의사에게 알리는 것은 매우 중요하다.
- 지시에 따라 감독하에 적절히 운동하도록 교육한다.
- Simvastatin 80mg을 투여할 때의 주의사항을 환자에게 알린다.
- HMG-CoA 환원효소억제제 투여 시, 위장장애를 최소화하기 위해 적어도 물 180~240mL와 함께 복용하는 것이 가장 좋다. 치료효과가 나타나는 데는 몇 주가 걸린다. 간과 신장기능 검사결과를 처방에 따라 3~6개월마다 모니터한다.
- Statin과 관련된 약물 및 식품 상호작용을 방지하기 위해 항응고제, erythromycin, verapamil, 일부 항진균제, 자몽주스를 피한다.
- HMG-CoA 환원효소억제제를 투여할 때 나타나는 근육통, 소변색 변화, 열, 구역, 구토, 권태감 등의 증상은 즉시 담당의사에게 보고한다.
- 담즙산격리제를 투여할 때는 위장장애를 방지하기 위해 식사와 함께 투여한다. 다른 약은 담즙산격리제를 투여하기 1시간 전이나 4~6시간 후에 투여한다.
- 니아신은 간질환, 소화궤양, 통풍, 고혈압, 출혈이 있는 환자에게는 금기이다. 위장장애를 예방하기 위해 식사와 함께 투여하도록 한다.
- PSCK9억제제를 사용할 경우에는 피하주사에 대한 교육이 필요하다. 설명과 재설명을 통한 교육을 한다.

기억해야 할 사항

- 지질의 2가지 주요 유형은 중성지방과 콜레스테롤이다. 중성지방은 에너지원으로 기능하고 지방조직에 저장된다. 콜레스테롤은 주로 스테로이드호르몬, 세포막 및 담즙산을 만드는 데 사용된다.
- 지질 및 지질단백질은 관상동맥질환을 일으키는 죽상경화판을 형성하는 데 관여하므로, 환자를 잘 교육하기 위해 질병의 병리를 이해해야 한다.
- 심장에 필요한 산소와 영양소를 공급하는 혈관에 판(plaque)이 생기면, 혈관 내강이 좁아져서 심장과 주요기관에 도달하는 산소와 영양이 줄어든다.
- 항고지질혈증약물은 혈액 내의 높은 지질(중성지방과 콜레스테롤) 수치를 낮추는 데 사용된다.
- 항고지질혈증약물은 HMG-CoA 환원효소억제제, 담즙산격리제, 니아신, 피브린산유도체, 콜레스테롤 흡수억제제 등으로 분류되며, 각각 고유한 약리작용이 있다.
- 간호력 수집 시 주의사항, 금기증 및 약물상호작용에 대해 사정한다.
- 항고지질혈증약물을 장기간 사용하는 경우에는 간의 지용성비타민 합성 능력에 영향을 미치게 되므로, 지용성비타민을 처방할 수 있다.
- 간과 신장기능을 주기적으로 검사하여 유해작용이 나타나는지 확인한다.
- Statin 제제는 근육조직을 파괴하여 근육통을 유발하므로 주의를 기울인다. 일부 환자는 비가역적인 신장손상과 심한 통증이 나타나므로 처방에 따라 용량을 줄이거나 약물을 바꾸어야 한다.

REVIEW QUESTIONS

1. A nurse administering niacin would implement which action to help to reduce adverse effects?
   a. Give the medication with grapefruit juice.
   b. Administer a small dose of aspirin or an NSAID 30 minutes before the niacin dose.
   c. Administer the medication on an empty stomach.
   d. Have the patient increase dietary fiber intake.

2. In administering niacin, the nurse must monitor for which adverse effects? (Select all that apply.)
   a. Flushing of the skin
   b. Muscle pain
   c. Pruritus
   d. Headache
   e. Constipation
   f. GI upset

3. Which point will the nurse emphasize to a patient who is taking an antilipemic medication in the statin class?
   a. The drug must be taken on an empty stomach before meals.
   b. A low-fat diet is not necessary while taking these medications.
   c. It is important to report muscle pain immediately.
   d. Improved cholesterol levels will be evident within 2 weeks.

4. A patient is being assessed before a newly ordered antilipemic medication is started. Which condition would be a potential contraindication?
   a. Diabetes insipidus
   b. Pulmonary fibrosis
   c. Liver cirrhosis
   d. Myocardial infarction

5. A patient is currently taking a statin. The nurse considers that the patient may have a higher risk for developing rhabdomyolysis when also taking which product?
   a. NSAIDs
   b. A fibric acid derivative
   c. Orange juice
   d. Fat-soluble vitamins

6. The nurse is administering cholestyramine (Questran), a bile acid sequestrant. Which nursing intervention(s) is(are) appropriate? (Select all that apply.)
   a. Administering the drug on an empty stomach
   b. Administering the drug with meals
   c. Instructing the patient to follow a low-fiber diet while taking this drug
   d. Instructing the patient to take a fiber supplement while taking this drug
   e. Increasing fluid intake
   f. Not administering this drug at the same time as other drugs

7. The medication order reads, "niacin, 500 mg PO, every evening." The medication is available in 250-mg tablets. How many tablets will the patient receive per dose?

8. A patient has been taking simvastatin (Zocor) for 6 months. Today he received a call that he needs to come to the office for a "laboratory check." The nurse expects which laboratory studies to be ordered at this time? (Select all that apply.)
   a. PT/INR
   b. Total cholesterol
   c. Triglycerides
   d. Liver function studies
   e. Complete blood count
   f. HDL and LDL levels

정답 **1. b** **2. a, c, f** **3. c** **4. c** **5. b** **6. b, d, e, f** **7. 2 tablets** **8. b, c, d, f**

참고문헌

REFERENCES

Kavousi, M., Leening, M. J., Nanchen, D., et al. (2014). Comparison of application of the ACC/AHA guidelines, Adult treatment panel III guidelines, and European society of cardiology guidelines for cardiovascular disease prevention in a European cohort. *JAMA: The Journal of the American Medical Association,* 311, 1416.

Muntner, P., Colantonio, L. D., Cushman, M., et al. (2014). Validation of the atherosclerotic cardiovascular disease pooled cohort risk equations. *JAMA: The Journal of the American Medical Association,* 311, 1406.

Pursnani, A., Massaro, J. M., D'Agostino, R. B., Sr., et al. (2015). Guideline-based statin eligibility, Coronary artery calcification, and cardiovascular events. *JAMA: The Journal of the American Medical Association,* 314, 134.

Stone, N. J., Robinson, J. G., Lichtenstein, A. H., et al. (2014). 2013 ACC/AHA guideline on the treatment of blood cholesterol to reduce atherosclerotic cardiovascular risk in adults: a report of the American College of Cardiology/American Heart Association Task Force on Practice Guidelines. *Circulation,* 129(S1).

US Food and Drug Administration. FDA drug safety communication: new restrictions, contraindications, and dose limitations for Zocor (simvastatin) to reduce the risk of muscle injury. Available at www.fda.gov/Drugs/DrugSafety/ucm256581.htm. (Accessed 7 January 2018).

Wei, M. Y., Ito, M. K., Cohen, J. D., et al. (2013). Predictors of statin adherence, switching, and discontinuation in the USAGE survey: understanding the use of statins in America and gaps in patient education. *Journal of Clinical Lipidology,* 7(5), 472–483.

18

항히스타민제, 충혈제거제, 진해제 및 거담제

ANTIHISTAMINES, DECONGESTANTS, ANTITUSSIVES, AND EXPECTORANTS

학습목표

이 장을 학습한 후 학생들은:

1. 항히스타민제(진정작용이 있는 것과 없는 것), 충혈제거제, 진해제 및 거담제를 설명한다.
2. 항히스타민제, 충혈제거제, 진해제 및 거담제의 작용기전, 적응증, 금기증, 주의사항, 약물상호작용, 부작용, 용량 및 투여경로에 대하여 토론한다.
3. 항히스타민제, 충혈제거제, 진해제 및 거담제를 복용하고 있는 환자의 모든 간호과정을 포함하는 간호계획을 개발한다.

주요용어

거담제(expectorants) 분비물의 점성을 줄임으로써 기도에서 액체의 흐름을 증진시키며 기침으로 점액을 제거하는 약물

경험요법(empiric therapy) 질병의 원인에 대한 정확한 지식보다는 관찰과 경험에 근거한 질병치료방법

교감신경모방약(adrenergics, sympathomimetics) 자율신경계의 교감신경 섬유를 자극하여 신경전달물질 epinephrine 또는 epinephrine과 유사한 작용을 하는 약물

교감신경흥분제(sympathomimetic drugs) 교감신경계 흥분 효과와 유사한 작용을 나타내는 약물

길항제(antagonists) 수용체에서 어떤 약물과 경쟁하거나 반대되는 작용을 하는 약물

리노바이러스(rhinovirus) 급성 호흡기감염의 약 40%의 원인균인 RNA 바이러스. 혈청학적으로 약 100종류가 있음

반사성 자극(reflex stimulation) 위장관계 자극에 의해 기도가 자극되는 것

상기도감염(upper respiration tract injection, URI) 일반적인 감기, 후두염, 인후염, 비염, 축농증과 편도선염 등의 상기도 감염증

인플루엔자(influenza) 호흡기의 전염성이 강한 감염이며, 주로 비말에 의해 전염됨

진정작용이 없는 항히스타민제(nonsedating antihistamines) 말초에서 histamine의 작용을 방해하며, 이전의 항히스타민제처럼 중추신경계 효과를 나타내지 않는 약물. 2세대 항히스타민제 또는 말초작용 항히스타민제라고도 함

진해제(antitussive) 중추신경계의 기침중추를 억제하여 기침을 억제하는 약물

충혈제거제(decongestants) 특히 상기도와 하기도의 충혈을 제거하는 약물

코르티코스테로이드(corticosteroids) 부신피질에서 생산되는 천연물 또는 합성물 형태의 호르몬. 이 호르몬들은 탄수화물과 단백질 대사, 혈당 조절, 전해질과 수분균형의 유지, 심혈관계, 근골격계, 신장과 기타 장기의 주요 기능을 조절

항원(antigens) 특정한 면역 반응을 유도하고, 특정 항체나 특이적으로 분화된 T 림프구(T lymphocytes)와 반응하는 물질로 항원은 용해성이 있거나(예: 외부 단백질) 입자성 물질이거나 비용해성(예: 박테리아 세포)임

항콜린제(anticholinergics, parasympatholytics) Acetylcholine의 작용을 억제하여 부교감신경의 흥분 전달을 억제하는 약물

항히스타민제(antihistamines) Histamine의 생리적 · 약리적 효과를 감소시키는 약물

히스타민길항제(histamine antagonists) Histamine 수용체에서 histamine과 경쟁하는 약물

개요

OVERVIEW

감기(common cold)는 바이러스성 감염에 의해 생기며, rhinovirus와 influenza virus 감염이 가장 흔하다. 이러한 바이러스들은 보통 상기도의 조직(점막)을 침범하여 상기도감염(upper respiratiory tract infection, URI)을 유발한다. 침입한 바이러스들에 의해 염증반응이 진행되어 과도한 점액분비가 촉진된다. 이러한 액체는 코에서 내려가 인두 및 식도와

하기도로 흘러 들어가서 전형적인 감기증상인 인후통(sore throat)과 기침을 야기한다. 코점막의 염증은 종종 반사적으로 재채기를 일으킨다. 또한 염증을 유발하는 여러 가지 혈관 활성물질을 분비하여 부비동의 작은 혈관들을 확장하여 비강 내 충혈을 일으킨다. 상기도감염의 증상치료에 흔히 사용되는 약물은 항히스타민제, 충혈제거제, 진해제, 거담제 등이다.

2008년, FDA(미국식품의약국)에서는 처방전 없이 살 수 있는(OTC약물) 기침약과 감기약을 2세 이하의 어린이에게 주어서는 안 된다고 경고하였다. 과잉진정, 발작, 빈맥, 심지어 사망 등의 많은 사례가 보고되었기 때문이다. 한편 이 약물들은 어린아이에게 효과적이지 않다는 보고가 있으므로 이 질병치료의 최선책은 부모가 소아과 의사와 상담하는 것이다. 2010년 연구에서는 FDA 권고 이후 응급실에 내원한 소아 환자의 획기적인 감소를 보였다.

많은 항히스타민, 비충혈제거제, 진해제, 거담제는 처방전 없이 사용이 가능하다. 그러나 이들 약물은 상기도감염의 증상만 완화시키며, 병원균을 제거할 수는 없다. 현재 효과 있는 유일한 약은 항바이러스성약물이지만, 원인 바이러스가 쉽게 밝혀지지 않는다는 한계가 있다.

그러므로 나타난 임상증상을 치료한다. 이러한 치료를 경험요법(empiric therapy)이라고 한다. 어떤 환자는 약초 약물이나 비타민C와 같이 감기 증상을 감소시킬 수 있는 다른 보충제를 사용하여 효과를 얻는다. 감기에 흔히 사용되는 약초 약물들은 echinacea와 goldenseal(약초요법 및 식품보조제 참조)이다. 임상의가 알고 있는 약초 효능, 약물-약물 또는 약물-질병 간의 상호작용에 관한 지식은 매우 미흡하다. 허브제품의 효능에 대한 연구자료는 한정되어 있다. 그리고 일부는 유의한 약물-약물상호작용 또는 약물-질병상호작용이 있을 수 있다.

항히스타민제

ANTIHISTAMINES

Histamine은 중추신경계에서 신경자극전달, 모세혈관 확장, 평활근의 수축, 위액 분비 촉진, 심장박동수를 증가시키는 등 인체 내에서 여러 가지 기능을 수행한다. Histamine 수용체에는 두 종류가 있는데 histamine 1 (H_1) 수용체는 평활근을 수축시키고 모세혈관을 확장시키며, histamine 2 (H_2) 수용체는 심장박동을 증가시키고 위액 분비를 촉진한다.

과량의 histamine 분비는 아나필락시스와 심한 알레르기를 일으킬 수 있으며, 다음과 같은 생리적 변화를 유발한다.

- 특히 위와 폐의 평활근 수축
- 인체 내 분비물의 증가
- 혈관이 확장되고 모세혈관의 투과성이 증가하여 혈관 밖과 조직 내로 액체가 이동하여 부종이 생기고 혈압이 감소한다.

항히스타민제(antihistamine)는 수용체에서 직접 histamine과 경쟁하는 약물이다. 이 약물들을 히스타민길항제(histamine antagonist)라고 부른다. H_2 수용체에서 histamine과 경쟁하는 항히스타민제를 H_2 길항제(antagonist) 또는 H_2 차단제(blocker)라고 부르며 cimetidine (Tagamet), ranitidine (Zantac), famotidine (Pepcid), nizatidine (Axid) 등이 여기에 속한다. 이 약물들은 위장관에 작용하기 때문에 28장에서 자세하게 설명한다. 이 장에서는 H_1 길항제(H_1 차단제)에 초점을 둔다. 이 약물은 항히스타민제라는 이름으로 더 흔히 알려져 있다. 일반인의 10~20% 정도가 여러 가지 환경적 항원에 알레르기를 유발하기 때문에 이 약물들이 매우 유용하게 사용된다. Histamine은 알레르기성비염

약초요법 및 식품보조제

***Echinacea* (Echinacea)**

개요

의학적으로 사용되는 echinacea는 Echinacea angustifolia, Echinacea pallida, Echinacea purpurea로 3가지이다. Echinacea는 감기증상을 완화시키고 병의 초기에 회복을 빠르게 한다는 것이 임상시험에서 나타났다. 이 작용은 면역 증진 효과 때문이라고 여겨진다. 그러나 요로감염증이나 상처치료 또는 감기 예방에 대한 효과는 충분하지 않다. 이 약초의 치료 효과와 적응증에 대해서는 보다 확실한 증거를 제공할 연구가 필요하다.

적용

면역체계의 증진, 항균, 바이러스성 감염과 독감과 같은 호흡기감염의 치료, 만성궤양과 상처치유에 사용한다.

유해효과

피부염, 위장장애 또는 구토, 어지러움, 두통, 불쾌한 향

약물상호작용

만약 amiodarone, cyclosporine, phenytoin, methotrexate, ketoconazole, barbiturates 등과 함께 8주 이상 사용하면 내성이 증가될 수 있다. 어떤 제형은 알코올 함유량이 높아서, 알코올중독치료를 위해 disulfiram (Antabuse)을 복용한 환자에게서 acetaldehyde 증후군을 유발할 수도 있다(27장 참조).

금기증

AIDS(후천성면역결핍증), 결핵, 결합 조직병, 다발성경화증

약초요법 및 식품보조제

Goldenseal (Hydrastis canadensis)

개요

Goldenseal은 미국 북서부에서부터 중동부의 숲이 우거진 지역에서 서식한다. 이 식물의 마른 뿌리에 다양한 활성이 있는 alkaloid 성분이 있다. 이 성분이 항박테리아, 항진균성 및 항원충성 작용을 갖고 있다. Berberine alkaloid는 항콜린성 작용과 항히스타민 작용을 모두 가지고 있다.

응용

상기도감염, 알레르기, 비충혈, 비뇨생식기, 피부, 눈과 귀의 염증치료

유해효과

위장장애, 감정적 불안정, 점막 궤양(예: 질세척제로 사용될 때)

약물상호작용

위산억제제: 제산제, histamine H_2 차단제(예: ranitidine), 양자 펌프 억제제(proton pump inhibitor, 예: omeprazole)와 사용하면 약초의 산-분비 촉진작용 때문에 효과가 감소된다.
항고혈압제: 약초의 혈관수축작용 때문에 효과가 감소된다.

금기증

급성 또는 만성 위장장애, 임신(자궁수축제), 심혈관계 질환이 있는 사람에게는 주의하여 사용한다.

(예: 건초열과 곰팡이, 먼지 알레르기), 아나필락시스, 혈관신경부종, 약물열(drug fever), 벌레 물림 및 두드러기(가려움증)와 같은 많은 알레르기 질병에서 주된 염증매개물질이다.

H_1 길항제는 diphenhydramine (Benadryl), chlorpheniramine (generic), fexofenadine (Allegra), loratadine (Claritin) 및 cetirizine (Zyrtec) 등이며 코알레르기, 특히 건초열(hay fever)의 치료에 탁월한 효과를 보인다. 또한 콧물과 재채기와 같은 일반 감기의 증상 완화에도 유용하다. 이 약물은 증상을 완화시키는 것이지 질병을 치유하는 것은 아니다. 즉 감기의 증상을 완화시키는 데 도움을 줄 수 있지만, 원인 바이러스를 제거할 수는 없다. 항히스타민 효과의 정도, 항콜린작용, 진정작용은 다양하지만 항히스타민제들의 약리효과는 비슷하다. 모든 항히스타민제는 혈관 주변의 평활근과 종말세기관지의 H_1 수용체에서 histamine과 경쟁한다. 이러한 약물들의 효력과 유해작용은 각각 다르며, 특히 졸림의 정도에서 차이가 있다. 흔히 사용되는 항히스타민제의 항히스타민 효과, 항콜린작용, 진정작용에 대해 그림 18.1에 요약하였다. 항히스타민제의 항콜린성 작용은 눈물샘, 침샘 및 호흡점막 분비샘의 분비에 영향을 미치므로 알레르기치료에 사용한다. 이러한 효과들은 현훈, 멀미(motion sickness), 불

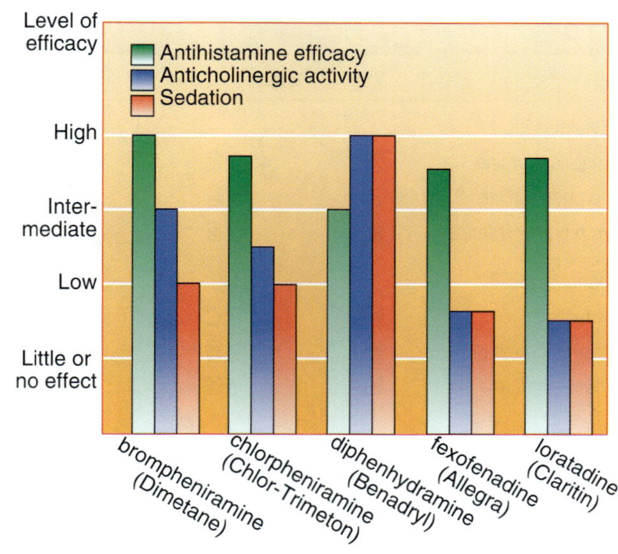

그림 18.1 항히스타민제의 효능과 유해효과

면증과 기침치료에 유용하다. 항콜린 효과와 진정작용과 함께 표 18.1에 여러 가지 항히스타민제를 소개하였다.

작용기전 및 약물효과

Mechanism of Action and Drug Effects

혈액 내에 항원이 들어오면 비만세포와 호염구 등에서 histamine을 분비하여 알레르기반응이 진행된다. Histamine은 코, 눈, 호흡기, 위장관 및 피부에 있는 세포들과 결합하거나 활성을 증가시켜 알레르기증상을 유발한다. 예를 들어, 호흡계에서 histamine은 혈관 외의 평활근(예: 기관지)을 강하게 수축시키는 반면, 항히스타민제는 평활근을 이완시킨다. 또한 histamine은 신경말단을 자극하여 가려움증을 유발하며, 항히스타민제는 이러한 가려움증을 감소시킨다. 혈중 histamine 분자는 호염구나 비만세포에 있는 histamine 수용체에 결합하여 세포 내에 저장되어 있는 histamine이 더욱 분비되게 한다. 항히스타민제는 호염구나 비만세포 표면의 histamine 수용체를 차단하여, 이 세포에 저장되어 있는 histamine의 분비를 억제시켜 histamine의 작용을 감소시킨다. 이 약물들은 세포 표면의 수용체에 이미 결합되어 있는 histamine을 떼어내지는 않으나, 아직 histamine이 결합하지 않은 수용체에 대해 유리 histamine과 경쟁한다. 그러므로 이런 약물들은 유리 histamine 분자가 세포막 수용체에 결합하기 전인 histamine 매개 반응의 초기에 투여하면 가장 효과적이다. 이러한 수용체에 H_1 차단제가 결합하면 histamine에 의한 반응을 차단시킨다. 즉 위장관, 호흡기, 침샘,

표 18.1 항히스타민제의 효과

약물군	항콜린성 작용	진정작용	비고
Alkylamine계			
brompheniramine	중간	낮음	졸음을 덜 일으키면서 중추신경을 흥분하므로 주간에 복용할 수 있다.
chlorpheniramine	중간	낮음	
dexchlorpheniramine	중간	낮음	
Ethanolamine계			
clemastine	높음	중간	항콜린 효과가 나타난다. 일반적으로 진정을 유발한다. 상용량에서 환자의 50% 정도가 졸음을 경험한다. Diphenhydramine과 dimenhydrinate는 진토약으로도 사용된다.
diphenhydramine	높음	높음	
dimenhydrinate	높음	높음	
Phenothiazine계			
promethazine	높음	높음	이 약물은 주로 항정신병약물로 사용된다. 항히스타민제, 가려움치료제, 진토제로 사용된다.
Piperidine계			
cyproheptadine	중간	낮음	흔히 멀미치료에 사용되며 hydroxyzine은 강력한 신경안정제, 진정제, 가려움치료제 및 항구토제로 사용된다.
hydroxyzine	중간	중간	
Miscellaneous계			
fexofenadine	낮거나 없음	낮거나 없음	매우 드물게 항콜린 또는 진정작용이 나타난다. 오직 항히스타민 효과만 나타난다. 진정효과가 나타나지 않으므로 낮 시간에 복용할 수 있다. 일반적으로 작용시간이 길고 다른 종류의 약물보다 유해효과가 드물다.
loratadine	낮음	낮거나 없음	

눈물샘의 분비 및 모세혈관 투과성의 증가로 인한 부종 등의 반응이 항히스타민제에 의해 억제된다. 항히스타민제의 다양한 효능은 표 18.2에 나타나 있다.

적응증 Indications

항히스타민제는 코알레르기, 계절성 또는 지속성 알레르기성 비염(예: 건초열) 그리고 감기 증상에 매우 효과적이다. 또한 이 약물은 알레르기반응, 멀미, 파킨스병(항콜린작용 때문), 어지럼증치료에 매우 유용하며 때때로 수면 보조제로 사용되기도 한다.

금기증 Contraindications

항히스타민제는 알려진 약물알레르기의 경우 사용을 금한다. 또한 급성 천식발작의 치료에 단독으로 사용해서는 안된다. 이 경우에는 albuterol과 같은 속효성 기관지 확장제나 심한 경우 epinephrine을 사용한다. 그 외에 협우각녹내장, 심장질환, 신장질환, 고혈압, 기관지천식, 만성폐쇄성폐질환, 소화성궤양, 경련, 전립선비대, 임신은 금기대상이다. Fexofenadine은 6세 이하의 어린이 또는 신장장애 환자에게 사용하지 않는다. Desloratadine은 소아 환자에게는 사용하지 않으며, loratadine은 2세 이하의 소아에게 투여하지 않는다. 항히스타민제는 수유부뿐만 아니라 간기능이나 신장기능에 문제가 있는 환자에게는 주의하여 사용해야 한다.

유해효과 Adverse Effects

항히스타민제를 복용하는 사람들이 불편해하는 주요 증상은

표 18.2 항히스타민제의 약물효과

신체계	Histamine 효과	항히스타민 효과
심혈관계(소혈관)	혈관확장, 혈관투과성 증가(조직으로 수분 이동)	혈관확장 및 투과성 감소
면역계(알레르기반응과 관련하여 다양한 물질유리)	비만세포에서 분비되어 알레르기반응을 일으킴	Histamine 수용체에 결합하여 histamine 작용을 억제함
평활근계(외분비샘에서)	침샘, 위, 눈물샘 및 기관지의 분비를 자극함	침샘, 위, 눈물샘 및 기관지의 분비를 감소시킴

졸음이며, 진정효과의 정도가 다양하다(표 18.1). 다행히도 진정작용이 없는 새로운 약들이 개발되었다. 항히스타민제의 항콜린효과로 인해 구강건조, 시력의 변화, 배뇨장애 및 변비를 야기할 수 있다. 항히스타민제의 유해효과는 표 18.3에 있다.

상호작용 Interactions

항히스타민제의 약물상호작용은 표 18.4에 나와 있다. 알레르기 전문 의사는 적어도 알레르기검사 4일 전에는 항히스타민제투여를 중단하도록 권고한다.

용량 Dosages

항히스타민제의 권장 복용량은 용량표를 참조한다.

표 18.3 항히스타민제: 유해효과

신체계	유해효과
심혈관계	부정맥, 저혈압, 심계항진, 실신
중추신경계	진정, 현기증, 근육쇠약, 모순된 흥분반응, 안절부절못함, 신경과민, 발작
위장관계	오심, 구토, 설사, 변비, 간염
기타	구강, 코 및 목의 건조, 요정체, 현훈, 시력장애, 이명, 두통

충혈제거제

DECONGESTANTS

비충혈(nasal congestion)은 과도한 콧물의 분비와 염증으로 코점막이 부어서 발생한다. 비충혈의 주 원인은 알레르기와 상기도감염, 특히 감기이다. 비충혈제거제로 가장 많이 사용되는 약물군으로 교감신경흥분제(adrenergics)와 국소적용하는 corticosteroids(비강 내 steroids)가 있다. 충혈제거제는 구강으로 복용하여 전신작용을 나타내기도 하고, 흡입하거나 코에 국소적으로 적용하여 국소효과를 나타내기도 한다. 각각의 복용방법은 장단점을 가지고 있다. 경구용 비충혈제거제에는 OTC약물(일반의약품)인 pseudoephedrine이 있다. 흔히 사용되는 스프레이형 비충혈제거제는 phenylephrine이 있으며, 이 약물도 OTC약물이다.

경구용 약물은 지속적인 충혈제거 효과를 나타내지만 국소용 제제보다 작용발현이 늦고 효과가 적다. 그러나 국소용 제제에서 나타나는 반동성 충혈(rebound congestion)이 경구용 약물에서는 거의 나타나지 않는다. 반동성 충혈은 과용량이나 비강스프레이의 의존성이 원인일 수 있는데, 이는 환자가 효과의 빠른 감소 때문에 스프레이를 자주 투여하기 때문이다. 반면 경구투여하면 위장관에서 흡수하는 데 시간이 걸리기 때문에 농도가 서서히 증가하고 치료효과가 서서히

표 18.4 항히스타민제: 약물상호작용

약물	상호작용 약물	작용기전	효과
fexofenadine	Erythromycin과 다른 CYP450 억제제	대사 억제	fexofenadine 수준 증가
	Phenytoin	대사 증가	fexofenadine 수준 감소
loratadine	Ketoconazole, cimetidine, erythromycin	대사 억제	loratadine 수준 증가
diphenhydramine, cetirizine	Alcohol, MAOIs, CNS depressants	부가효과	중추신경계 억제 증가

CNS, Central nervous system; MAOIs, monoamine oxidase inhibitor.

용량표

항히스타민제

약물명(임신범주)	약리학적 분류	성인 상용량	적응증
진정작용이 없는 항히스타민제			
loratadine (Claritin) (B)	H_1 antihistamine	PO: 1일 1회 10mg	알레르기성비염, 만성 두드러기
전통적인 항히스타민제(진정작용이 흔함)			
diphenhydramine (Benadryl) (B)	H_1 antihistamine	PO/IM/IV: 1일 3회 또는 4회 25~50mg PO: 25~50mg, 필요시 취침시/단기간 사용	알레르기 질환, 파킨슨병, 멀미 야간불면증

감소한다. 흡입용 비충혈제거제는 ephedrine, oxymetazoline, phenylephrine, tetrahydrozoline이 있다. 일반적으로 흡입용 비강적용 steroids와 항콜린약물은 반동성 충혈을 일으키지 않으며, 만성 상기도증후군을 가지고 있는 환자의 비충혈 예방에 흔히 사용된다.

사용되는 비강적용 steroid계 약물은 다음과 같다.

- beclomethasone dipropionate (Beconase)
- budesonide (Rhinocort)
- flunisolide (Nasalide)
- fluticasone (Flonase)
- triamcinolone (Nasacort)
- ciclesonide (Omnaris)

사용되는 유일한 비강적용 항콜린약물은 inpratropium 비강스프레이(Atrovent)이다.

작용기전 및 약물효과

Mechanism of Action and Drug Effects

비충혈제거제는 코점막의 충혈을 감소시키고 코의 답답함을 완화시키는 데 가장 흔하게 사용된다. 아드레날린성약물(예: ephedrine, oxymetazoline)은 원래 부비강(nasal sinus)을 둘러싸고 있는 소동맥들을 수축시킴으로써 효과를 나타낸다. 이러한 혈관들은 α-아드레날린성약물에 의해 수축한다. 이러한 혈관들이 수축되면 부어오른 코점막에서 분비되는 것을 외부 콧구멍으로 흐르게 하거나 내부의 혈관 또는 림프관을 통해 흐르도록 한다. 이 작용은 교감신경계를 자극한 것과 같은 효과를 나타내기 때문에 교감신경모방약(sympathomimetic)이라고 한다.

비강적용 steroid들은 미생물(바이러스나 박테리아) 또는 다른 항원(알레르기 유발 항원)에 의해 일어난 염증반응을 억제한다. 인체는 항원에 대해 염증반응을 일으켜 면역체계의 여러 가지 세포를 동원하여 침입한 항원을 파괴하려고 한다. Steroid는 이러한 세포들을 없애거나 반응이 일어나지 않도록 하여 항염증 효과를 나타낸다. 목표는 호흡기의 완전한 면역억제가 아니라 염증증상을 감소시켜 환자의 편안함과 공기교환을 증진시키기 위함이다. 비강 내 steroid 약물의 효과는 46장에서 더 자세하게 기술한다.

적응증 Indications

비충혈제거제는 급성 또는 만성 비염, 감기, 축농증, 고초열 또는 알레르기와 관련된 코의 충혈을 감소시킨다. 이 약들은 비강의 부종을 줄여서 수술 전 또는 진단 과정에서 코와 인두를 더 잘 볼 수 있게 한다.

금기증 Contraindications

비충혈제거제 사용의 금기는 약물알레르기이며, 아드레날린성약물의 경우, 협우각녹내장, 조절되지 않는 심혈관계 질환, 고협압, 당뇨병, 갑상샘기능항진증이다.

유해효과 Adverse Effects

아드레날린성약물은 보통 내약성이 있으며, 유해효과는 신경과민증, 불면증, 심계항진, 떨림 등이다. 비강적용 steroid의 유해효과는 코에 국한되어 나타나며 가장 흔한 유해효과는 점막 자극과 건조이다.

비록 국소적으로 적용된 아드레날린성 비충혈제거제가 혈류로 흡수될 수는 있지만, 일반적으로 흡수되는 양이 매우 적어서 정상 복용량으로는 전신 효과를 일으키지 않는다. 그러나 이러한 약물도 과다하게 복용하면 전신 효과를 일으킬 수 있으며, 고혈압과 심계항진과 같은 심혈관계 효과, 두통, 신경과민과 어지럼 같은 중추신경계 효과를 나타낸다. 이러한 전신 효과는 심장, 혈관 및 중추신경계의 α-아드레날린성 흥분으로 나타난다.

상호작용 Interactions

비충혈제거제와 심각한 약물상호작용을 나타내는 약물은 거의 없다. 다만 전신성 교감신경모방제와 교감신경계 비충혈제거제를 같이 사용하였을 경우 약물의 독성이 증가할 수 있다. MAOIs (monoamine oxidase inhibitors)는 교감신경모방 비충혈제거제와 함께 투여하면 상승적으로 혈압이 오른다. 기타 상호작용하는 약물로는 methyldopa, 요산성화제(urinary acidifier) 및 요알칼리화제(urinary alkalinizers)가 있다.

용량 Dosages

Naphazoline의 권장 복용량은 용량표를 참조한다.

진해제

ANTITUSSIVES

기침은 해로운 이물질과 기도의 과도한 분비물을 제거하는 정상적인 생리현상이다. 기침반사작용은 기관지, 폐포, 흉막(폐의 내벽)의 자극으로 일어나며, 뇌의 연수에 있는 기침

용량표

비충혈제거제, 거담제 및 진해제

약물명(임신범주)	약리학적 분류	성인 상용량	적응증
oxymetolazine (Afrin) (C)	α-아드레날린성 혈관수축제	각 콧구멍에 2 또는 3방울 스프레이를 하루 2번 3일 이상 사용하지 않아야 함	비충혈
benzonatate (Tessalon Perles) (C)	비마약성 진해제	PO: 100~200mg tid	기침
codeine (Tussar SF, Robitussin A-C 등의 성분) (C)	마약성(아편계) 진해제	PO: 10~20mg 4~6시간마다, 1일 최대 120mg	기침
dextromethorphan (Vicks Formula 44, Robitussin DM 등의 성분) (C)	비마약성 진해제	PO: 10~30mg 4~8시간마다, 1일 최대 120mg	기침
guaifenesin (glyceryl guaiacolate) (Robitussin, Mucinex 등의 성분) (C)	거담제	PO: 100~400mg 4시간마다, 1일 최대 2,400mg	호흡기 울혈, 기침

중추로 신호를 보내어 기침을 유발한다. 비록 기침이 대부분 이로운 반응이라고 하지만 오히려 해로운 경우(예: 탈장수술 후, 객담이 없는 기침, 마른 기침)도 있다. 이러한 상황에서 진해제의 사용은 환자를 편안하고 호흡기 통증을 감소시킨다. 진해제에는 두 가지 종류의 약물이 사용되는데, 마약성(아편계) 약물과 비마약성 약물로 분류한다.

Codeine과 반합성유도체인 hydrocodone이 사용되는 마약성 진해제이다. 이들 두 약물은 기침반사를 억제하며 처방대로만 복용한다면 약물의존성을 야기하지 않는다. 이 두 가지 약물은 보통 다른 호흡기계 작용 약물과 다양하게 병용되며 기침 억제 목적으로 단독 사용하는 경우는 드물다.

비마약성 진해제는 아편계 약물보다 진해 효과가 비교적 적으며, 감기와 기침에 다른 OTC약물과 병용하거나 단독으로 사용된다. Dextromethorphan은 가장 널리 사용되는 비마약성 진해제이며, 합성 아편인 levorphanol의 유도체이다. Benzonatate도 비마약성 진해제이다.

작용기전 및 약물효과
Mechanism of Action and Drug Effects

마약성 진해제인 codeine과 hydrocodone은 중추신경계(연수)의 기침중추에 직접 작용해서 기침반사를 억제한다. 마약성 진해제는 진통작용도 유발하며, 기도 분비물의 점성을 증가시켜 기도 점막을 건조시키는 효과가 있다. 이것은 콧물이 흘러내리는 증상을 줄이는 데 도움을 준다. 비마약성 진해제인 dextromethorphan도 이와 같은 방식으로 작용하지만, 이것은 마약이 아니기 때문에 진통작용을 나타내지 않으며 중독 증세나 중추신경 억제작용도 없다. 또 다른 비마약성 진해제로는 benzonatate가 있으며, 이 약의 작용기전은 호흡기의 신장수용기를 마비시켜 연수의 기침중추를 자극하지 않음으로써 기침반사를 억제한다.

적응증 Indications

아편계 약물들이 진통 효과의 특성을 가지고 있지만, 진해제는 객담이 있든 없든 상관없이 기침반사작용을 멈추기 위해 사용된다.

금기증 Contraindications

진해제의 절대적인 금기는 약물알레르기이다. 상대적 금기사항은 아편 의존성(아편계 진해제 복용 시)과 호흡저하(예: 병약한 노인 환자)이다. 이러한 환자는 소량에서 증상이 완화된다.

추가적인 금기와 주의사항은 다음과 같다.

- benzonatate: 알려진 금기는 없으나 기침이 있으면 신중하게 사용한다.
- dextromethorphan: 갑상선기능항진증, 심혈관계 질환, 고혈압, 녹내장 및 지난 14일 이내에 MAOI를 사용한 경우는 금기이다.
- diphenhydramine: 항히스타민제를 참고한다.
- codeine과 hydrocodone: 알코올과 함께 복용하는 것을 금한다. 중추신경계 억제, 무산소증(anoxia), 고탄산혈증(hypercapnia) 및 호흡 억제가 있을 때는 신중하게 사용한다. 두개내 압력의 증가, 신기능손상, 간질환, 양성전립선비대증, Addison병 및 만성폐쇄성폐질환이 있을 경우 주의하여 사용한다.

유해효과 Adverse Effects

다음은 각 진해제의 흔한 유해효과이다.

- benzonatate: 어지럼, 두통, 진정, 오심, 변비, 가려움, 비충혈
- codeine과 hydrocodone: 진정, 오심, 구토, 머리가 어찔어찔함, 변비
- dextromethorphan: 어지럼, 졸림, 오심
- diphenhydramine: 진정, 구강건조, 기타 항콜린작용

상호작용 Interactions

Benzonatate의 약물상호작용은 거의 없다. 아편계 진해제(codeine과 hydrocodone)는 다른 아편계 약물의 효과, 전신마취제, 정신안정제, 진정제와 수면제, 삼환계항우울제, 알코올과 다른 중추신경계 억제제의 효과를 증가시킬 수 있다.

용량 Dosages

진해제의 복용량은 비충혈제거제, 거담제 및 진해제의 용량표를 참조한다.

거담제

EXPECTORANTS

거담제는 호흡기관에 축적된 과다한 점액을 분해하고 묽게 만들어서 배출을 쉽게 한다. 이는 단독으로 경구투여하기도 하고, 분비물의 점성을 감소시켜 호흡기 분비물의 흐름이 용이하도록 다른 약물과 병용하기도 한다. 그러나 거담제의 의학적 효과는 다소 의심스럽다. 위약을 이용한 임상실험에서 거담제가 가래의 점성도를 감소시킴을 명확히 밝혀내지 못하였다. 그럼에도 불구하고 거담제는 대중적인 약물이며, 감기와 기침치료에 사용되는 OTC약물이다. OTC약물에서 가장 흔한 거담제는 guaifenesin이다.

작용기전 및 약물효과
Mechanism of Action and Drug Effects

Guaifenesin은 기도의 수화를 증가시키고 섬모 청소에 필요한 교질층(sol layer)을 유지하며 점액의 점도를 감소시켜 점액 제거를 촉진한다.

적응증 Indications

거담제는 감기, 기관지염, 후두염, 인두염, 백일해, 독감 및 홍역에서 기침을 완화시키기 위해 사용된다. 또한 이들은 만성 부비동염에 의한 기침을 억제하기 위해 사용되기도 한다. 가래를 분해하고 기관지 분비를 묽게 함으로써 간접적으로 기침을 줄인다.

금기증 Contraindications

만약 약물알레르기가 있다면 guaifenesin은 금기한다.

유해효과 Adverse Effects

거담제의 유해효과는 미미하다. Guaifenesin은 오심, 구토 및 위장을 자극한다.

상호작용 Interactions

Guaifenesin의 심각한 약물상호작용은 알려진 바가 없다.

용량 Dosages

Guaifenesin의 권장 복용량은 비충혈제거제, 거담제 및 진해제의 용량표를 참조한다.

❖ 간호과정 NURSING PROCESS

◆ 사정 Assessment

환자에게 기도와 관련된 증상을 치료하기 위해 약물을 투여할 때 환자상태에 대한 정보를 수집하고 알레르기반응에 의한 것인지 사정한다. 환자의 의학적 병력과 투약 경력을 알고 간호력을 아는 것은 알레르기, 감기 또는 독감과 같은 질병의 원인과 위험을 이해하는 데 매우 중요하다. 예를 들어 약물, 음식 또는 물질에 대하여 알레르기반응이 일어나면, 두드러기, 기관지수축, 빈맥, 저혈압(즉시 의학적 처치를 필요로 하는)이 나타나므로 즉시 치료를 해야 할 것이다. 그러나 만약 감기나 독감이라면 증상이 다를 것이며, 알레르기와는 완전히 다른 방식으로 치료해야 할 것이다. 약물의 선택은 증상의 정도에 따라 다르다.

대부분의 진정작용이 없는 항히스타민제(nonsedating antihistamines, 예: fexofenadine, loratadine, cetirizine)는 약물에 알레르기가 있는 경우 금기이다. 알레르기와 금기증, 주의사항 및 약물상호작용은 약물을 사용하기 전에 고려해야 한다. 만약 알레르기검사를 해야 한다면, 처방의사의 지시에 따라 적어도 검사 4일 전에 항히스타민제투여를 중단해야 한다. 약물상호작용으로 인해 다음과 같은 약물은 함께 투

여하는 것을 피해야 한다. fexofenadin과 erythromycin 기타 CYP450 억제제와 함께 투여하는 것, 항히스타민농도 증가를 유도하는 약물들, fexofenadin 농도를 감소시키는 약물들, loratadine, cimetidine, erythromycin 등을 항진균제와 함께 투여하는 것, 항히스타민농도를 증가시키는 약물과 술이나 MAOI, 중추신경억제제 등을 diphenhydramine과 cetrizine을 함께 투여하는 것 등이 이에 해당한다.

Diphenhydramine, chlorpheniramine 또는 bromp-heniramine과 같은 전통적인 항히스타민제(traditional antihistamines)를 투여하기 전에 간호사는 환자가 이 약에 대한 알레르기반응이 없다는 것을 확인해야 한다. 금기증, 주의사항 및 약물상호작용에 대해 다른 모든 약물과 함께 사정해야 한다. 급성 천식발작 환자와 하기도 질병 환자에게 이러한 항히스타민제를 사용하면 폐렴의 위험성이 있다. 이러한 상황에서 항히스타민제를 사용하지 않는 이론적 근거는 항히스타민제가 점막 분비를 막아 건조해지기 때문이다. 만약 환자가 분비물을 제거하지 못하면 분비물의 점성이 증가하여 공기의 통로를 차단하게 되며, 무기폐(atelectasis)를 야기하거나 세기관지의 감염과 폐쇄를 유발할 수도 있다. 또한 이러한 약물은 노령자에게는 어지럼, 혼란, 진정 및 저혈압뿐만 아니라 흥분성이 역설적 반응(paradoxical reaction)으로 나타날 수 있다.

충혈제거제(decongestants)를 사용할 때는 금기증, 주의사항 및 약물상호작용을 사정한다. 충혈제거제는 구강, 비강 점적약과 스프레이 및 눈 점적약의 형태로 복용이 가능하기 때문에 눈과 코의 기능적 구조나 상태가 주의사항 또는 금기의 사유가 될 수도 있다. 충혈제거제는 혈압과 심장박동을 증가시킬 수 있기 때문에 환자의 혈압, 맥박 및 다른 활력징후를 측정하고 기록해야 한다. 많은 이러한 약물들이 의사 처방 없이 일반 기침약이나 감기약에 들어 있어서 과잉진정, 경련, 빈맥, 심지어 사망과 연관되어 있으므로 사용에 있어 매우 강한 경고를 하고 있다. 충혈제거제 사용의 금기증은 약물알레르기, 협우각녹내장, 조절되지 않는 심혈관계 질환, 고혈압, 당뇨병, 전립선염이다. 국소적으로 적용하는 아드레날린성 비강충혈제거제는 순환계로 흡수된다. 그러나 흡수되는 용량은 매우 적어서 전신 효과를 일으키지는 않는다. 만약 용량이 초과되면 혈압을 올리거나, 두통을 동반한 중추신경계 흥분, 신경과민 또는 현기증과 같은 심혈관계 효과를 촉발시킨다. 함께 투여될 때 독성을 동반하는 전신적인 교감신경모방약과 교감신경모방 비충혈제거제의 사용은 몇몇 약물과 상호작용이 있다. 비충혈제거제와 함께 사정해야 할 약물상호작용에는 MAOI와 함께 사용하는 경우이다.

비강적용 스테로이드 흡입제(inhaled intransal steroids)는 환자가 비강점막의 감염이나 약물알레르기가 발생하는 상황에서는 금기이다. 비충혈제거제의 사용 시 이들 약물의 사용 전·후 증상과 증후에 대한 철저한 사정을 수행한다. 기침, 분비물, 호흡음 등을 사정한다.

진해제(antitussive) 사용 시 환자와 특정 약물에 따라 적절한 사정이 이루어져야 한다. 대부분의 항히스타민제는 진정, 어지럼 및 졸음을 유발하므로, 환자의 안전에 대한 사정이 매우 중요하다. 알레르기, 금기증, 주의사항, 약물상호작용에 대한 평가가 반드시 이루어져야 하며 그 결과를 기록한다. 호흡 소리, 기침의 유무, 기침과 가래가 있을 경우, 그 상태를 서술하고 호흡의 리듬과 깊이를 사정한다.

만성 호흡기질환을 가지고 있는 환자에게 의사는 더 심한 호흡문제나 호흡억제 등을 유발하지 않고 이들 약물사용의 안전성을 확인하기 위해 추가연구를 주문해야 한다. 활력징후의 측정과 함께 맥박산소측정(pulse oximetry)을 통해 더 많은 정보를 얻을 수 있다. Alchohol, MAOI, 항히스타민과 같은 잠재적 약물상호작용을 사정한다. Codeine과 hydrocodone antitussives의 사용 시, 알코올이나 다른 아편계 약물들과 함께 사용하는 것은 금기이다. 이들 약물들은 중추신경계 억제, 무산소증, 고탄산혈증, 호흡억제, 신기능손상과 폐기종과 같은 만성폐쇄성폐질환을 가진 사람에게 조심스럽게 사용되어야 한다. 비아편계 진해제인 dextromethorphan의 사용 시 약물남용의 흔한 경우이기 때문에 주의 깊게 모니터한다. 거담제(expectorant)는 일반적으로 용인되며, 유일한 금기는 약물알레르기이다. 거담제인 guaifensin (Mucinex)의 사용관련 사정을 위해 약물상호작용에 대해서는 알려진 것이 없다.

◆ 환자상태 Human Need Statements

1. 호흡기계통 질병 과정의 영향과 관계된 가스교환장애
2. 비효과적인 기도청결과 관련된 저산소화, 진해제 복용으로 인한 기침 감소 또는 기침반사억제
3. 환자교육 불충분으로 감기약 및 관련 용품의 효과적인 사용에 대한 지식 부족

◆ 계획: 결과판정 Planning: Outcome Identification

1. 환자는 약물치료로 정상적인 호흡음, 호흡수 및 리듬을 회

복하여 가스교환 증진을 경험한다.

2. 환자는 울혈, 통증 또는 열이 최소화하여 증상완화와 기도 청결 및 산소화가 향상된다.
3. 환자는 약물요법과 부작용에 대한 지식을 습득함으로써 인식력이 향상된다.

◆ 수행 Implementation

만약 환자가 진정작용이 없는 새로운 항히스타민제(nonsedating antihistamines)를 처방받는다면, 지시대로 조심스럽게 약물을 복용해야 한다. 나이가 들거나 신장기능이 저하된 환자에게는 용량을 감량할 필요가 있다. 이러한 새로운 H_1 수용체 길항제는 이전의 항히스타민제만큼 뇌혈관장벽을 통과하지 않으므로 진정 효과를 덜 일으킨다.

전통적인 항히스타민제(예: diphenhydramine)를 복용한 환자는 반드시 처방대로 약물을 복용해야 한다. OTC약물인 항히스타민제를 포함한 대부분의 이러한 약물은 식사와 함께 복용한다. 비록 음식이 이러한 약물의 흡수를 조금 감소시킬 수 있지만, 음식은 약물로 인한 위장장애를 최소화시키는 이점이 있다. 구강건조가 있는 환자는 사탕을 깨물거나 빨아먹거나(가능하다면 무설탕) 또는 껌을 씹도록 하며, 구강건조의 불편함을 완화시키기 위해 구강치료를 받도록 권장한다. 다른 OTC약물 또는 감기나 기침 처방약은 의사가 승인하지 않았다면 항히스타민제와 함께 복용해서는 안 된다. 왜냐하면 항히스타민제와 다른 약물들이 심각한 약물상호작용을 일으킬 수 있기 때문이다. 환자가 노인, 성인 또는 12세 이하인지, 연령에 따라 약물의 복용량과 투여경로를 고려해야 하며, 연령에 따라 적절한 복용량과 용법을 결정해야 한다. 필요하면 혈압과 다른 활력징후도 모니터해야 한다. 이러한 약물은 노인과 어린이에게서 흔히 역설적인 반응(paradoxical reaction)을 일으킬 수 있기 때문에 모니터해야 한다.

충혈제거제를 투여받고 있는 환자는 일반적으로 비강충혈제거약물을 사용한다. 이들 약물들은 경구투여 형태이며, 서방형과 씹는 형태로 제공된다. 모든 제형은 금기하지 않는 한 하루 3,000mL까지 수분섭취를 증가시키도록 환자에게 교육한다. 수분은 분비물을 용해시키고 분비물의 점성을 저하시켜 기침을 통해 분비물을 쉽게 뱉어내도록 한다. 환자에게 비강충혈제거제의 용량을 처방대로 정확히 사용하고 또 사용빈도를 증가시키지 않도록 교육한다. 충혈제거제의 비강 스프레이/점적의 과도한 사용은 반동성 울혈을 일으킬 수도 있다. 환자중심간호: 환자교육을 참조한다.

진해제의 다양한 제형이 처방대로 정확히 사용되어야 한다는 것을 환자에게 교육한다. 진해제를 사용하면 졸림 또는 어지럼이 발생할 수 있다. 따라서 환자는 차를 운전하거나 각성이 필요한 활동을 할 때는 감정이 정상으로 느껴질 때까지 조심해야 한다. Codeine을 함유한 진해제는 아편계 약물로서 중추신경계를 억제하여 호흡을 저하시킬 수 있다. Codeine이 함유된 약물뿐만 아니라 dextromethorphan과 같은 진해제도 일정 농도를 유지하기 위해서 일정 간격으로 투여해야 한다.

◆ 평가 Evaluation

항히스타민제, 진해제, 충혈제거제, 거담제는 기침, 코막힘과 부비강출혈 또는 가슴의 답답함, 콧물, 침, 눈물 과다분비, 멀미, 재채기, 빨갛거나 또는 가려운 눈, 가려운 코, 알레르기성비염, 알레르기증상 등을 완화시킨다.

과도한 구강과 코, 목의 건조와 같은 유해작용을 모니터한다(졸림, 과도한 진정, 현기증, 역설적 흥분, 오심, 설사 또는 변비, 두통, 처방된 약물에 의존하는 것).

환자중심간호: 환자교육

- 환자는 전통적인 항히스타민제의 진정 효과에 대해 교육받아야 한다. 환자는 진정작용에 대해 내성이 생기거나 근육운동기술 또는 근육운동활동에 영향을 주지 않는다고 판단될 때까지 각성을 요구하는 활동을 피하도록 교육한다. 환자교육에 꼭 포함되어야 할 것은 환자가 반드시 피해야 하는 약물 목록이며, 그 목록에 알코올과 중추신경계 억제제가 포함된다.
- 전통적인 항히스타민제와 진정작용이 없는 항히스타민제를 가습기와 같이 사용하면 가래가 쉽게 용해되고 배출이 용이하므로 가습기를 사용하도록 권장한다. 물 섭취가 금기되지 않은 경우라면 충분히 마시도록 한다.
- 상부 또는 하부 호흡기 증상이나 질병을 가진 환자는 건조한 공기, 담배 연기가 가득한 환경과 알레르기 유발물질을 항상 피해야 한다.
- 항히스타민, 충혈제거제, 진해제 또는 거담제같이 대부분의 OTC약물과 처방약을 함께 복용하면 유해작용이 일어날 수 있기 때문에 예상되는 약물 상호작용에 대해 교육한다.
- 위장장애를 막기 위해 음식과 함께 약물을 복용하도록 교육해야 한다.
- 호흡곤란, 심계항진, 환각 또는 떨림이 나타나면 의사에게 즉시 알려야 한다.
- 환자는 진해제 사용에 있어서 용량과 사용횟수를 지시대로 신중하게 복용해야 한다. 또한 환자는 발열, 가슴 답답함, 가래의 점성 정도, 가래의 색깔 변화, 호흡곤란, 활성 과민 또는 허약을 인지하면 보고하도록 교육한다.
- 환자에게 오직 처방된 충혈제거제를 사용하고 복용량과 투약횟수에 관해 지시에 따르도록 교육한다. 장기적 또는 과다한 충혈제거제 사용(경구 형태 또는 비강 흡입 형태)은 약효가 점점 줄어들어 비강이 더욱 충혈되는 반동성 충혈이 일어날 수 있음을 강조해야 한다. 이러한 경우 환자는 대개 더 많은 약물을 사용하게 되고, 충혈이 더욱 심하게 반복되는 현상이 일어날 수 있다. 환자에게 과도한 어지럼, 심계항진, 허약, 진정, 과도한 과민성이 일어나면 의사에게 알리도록 교육해야 한다.
- 거담제를 복용하는 환자는 알코올과 알코올 함유 물질을 금해야 하며, 이러한 약물을 1주일 이상 사용해서는 안 된다. 만약 기침 또는 증상이 계속된다면, 주치의와 면담해야 한다. 충분한 수분 섭취는(금기가 아니라면) 분비물을 묽게 하여 가래 배출이 더욱 용이하므로, 가능하면 많이 섭취하도록 환자에게 교육해야 한다.
- 충혈제거제와 거담제는 감기 증상을 치료하기 위해 사용하는데, 환자가 38℃ (100.4℉) 이상의 열이 나거나 기침이 4일 이상 지속될 때는 의사에게 반드시 알리도록 교육한다.

기억해야 할 사항

- 항히스타민제에는 H_1 차단제와 H_2 차단제의 두 종류가 있다. H_1 차단제는 대부분의 사람들이 항히스타민제라고 부르는 약물이다. H_1 차단제는 histamine의 유해효과를 막으며 계절에 따른 알레르기성비염, 아나필락시스, 벌레 물린 경우 등에 사용한다. H_2 차단제는 위산과다증이나 궤양과 같은 위산분비장애의 치료에 사용된다.
- 약물 처방의 목적과 예상 가능한 약물유해효과 및 약물상호작용에 대해 교육하고 의료인에게 사용하는 약물의 목록(처방, 비처방, 약초)을 알려야 한다.
- 충혈제거제는 부어 있는 혈관을 수축시켜 점막을 마르게 한다. 간호사는 이러한 약물의 작용을 이해해야 하며, 심장과 중추신경계 자극과 같은 중요한 약물 유해반응을 알아야 한다.
- 비마약성 진해제는 진정, 졸림 또는 어지럼을 유발할 수 있다. 만약 이러한 유해반응이 나타나면 자동차를 운전하거나 정신적 각성을 요구하는 활동을 해서는 안 된다. Codeine을 함유하는 진해제는 중추신경을 억제할 수 있으므로 주의해서 사용해야 하며, 알코올이 포함된 물질과 병용해서는 안 된다.

REVIEW QUESTIONS

1. When assessing a patient who is to receive a decongestant, the nurse will recognize that a potential contraindication to this drug would be which condition? Select all that apply.
   a. Glaucoma
   b. Fever
   c. Hypertension
   d. Peptic ulcer disease
   e. Allergic rhinitis

2. When giving decongestants, the nurse must remember that these drugs have alpha-adrenergic–stimulating effects that may result in which effect?
   a. Fever
   b. Bradycardia
   c. Hypertension
   d. CNS depression

3. The nurse is reviewing a patient's medication orders for prn (as necessary) medications that can be given to a patient who has bronchitis with a productive cough. Which drug will the nurse choose?
   a. An antitussive
   b. An expectorant
   c. An antihistamine
   d. A decongestant

4. The nurse knows that an antitussive cough medication would be the best choice for which patient?
   a. A patient with a productive cough
   b. A patient with chronic paranasal sinusitis
   c. A patient who has had recent abdominal surgery
   d. A patient who has influenza

5. A patient is taking a decongestant to help reduce symptoms of a cold. The nurse will instruct the patient to observe for which possible symptom, which may indicate an adverse effect of this drug?
   a. Increased cough
   b. Dry mouth
   c. Slower heart rate
   d. Heart palpitations

6. The nurse is giving an antihistamine and will observe the patient for which side effects? (Select all that apply.)
   a. Hypertension
   b. Dizziness
   c. "Hangover" effect
   d. Drowsiness
   e. Tachycardia
   f. Dry mouth

7. The order for patient reads: "Give guaifenesin, 300 mg per enteral feeding tube every 4 hours as needed for cough." The medication comes in a bottle that has 100 mg/5 mL. How many milliliters will the nurse give per dose?

8. The nurse notes in a patient's medication history that the patient is taking benzonatate (Tessalon Perles) as needed. Based on this finding, the nurse interprets that the patient has which problem?
   a. Cough
   b. Seasonal allergies
   c. Chronic rhinitis
   d. Motion sickness

정답 **1. a, c** **2. c** **3. b** **4. c** **5. d** **6. b, c, d, f** **7. 15mL** **8. a**

참고문헌

REFERENCES

National Pharmaceutical Services. Over the counter non-sedating antihistamines. Retrieved from www.fcpotawatomi.com/wp-content/uploads/2014/12/otc.pdf. (Accessed 28 February 2017).

Ratner, P., Van Bavel, J., Mohar, D., et al. (2015). Efficacy of daily intranasal fluticasone propionate on ocular symptoms associated with seasonal allergic rhinitis. *Annals of Allergy, Asthma and Immunology,* 114, 141.

Seidman, M. D., Gurgel, R. K., Lin, S. Y., et al. (2015). Clinical practice guideline: Allergic rhinitis. *Otolaryngology–Head and Neck Surgery: Official Journal of American Academy of Otolaryngology–Head and Neck Surgery,* 152, S1.

Smith, S. M., Schroeder, K., & Fahey, T. (2014). Over-the-counter (OTC) medications for acute cough in children and adults in community settings. *Cochrane Database of Systematic Reviews,* 11, CD001831.

19

호흡기계 약물

RESPIRATORY DRUGS

학습목표

이 장을 학습한 후 학생들은:

1. 호흡기의 생리학과 해부학을 설명한다.
2. 상기도와 하기도 질병과 증상에 대한 호흡기 약물의 효과에 대하여 설명한다.
3. 호흡기 질병의 치료에 사용하는 약들을 분류하고 예를 든다.
4. 기관지확장제와 호흡기계 약물의 작용기전, 적응증, 금기, 주의사항, 약물 상호작용, 투여량, 투약경로, 유해효과, 독성에 대하여 설명한다.
5. 기관지확장제와 호흡기계 약물을 사용하는 환자에 대한 모든 간호과정을 포함한 간호계획을 수립한다.

주요용어

기관지천식(bronchial asthma) 기관지와 세기관지가 좁아져서 호흡이 짧아지는 현상으로 천식이라고도 함. 주요 특성은 염증, 기관지 평활근의 경련성 수축, 객담 생산, 염증이 가장 중요함

기관지확장제(bronchodilators) 기관지 평활근을 이완시켜 기도내 공기 흐름을 개선하는 약

만성기관지염(chronic bronchitis) 기관지의 만성 염증과 낮은 수준(low-grade)의 감염. COPD 진단에 포함됨

만성폐쇄성폐질환(chronic obstructive pulmonary disease, COPD) 정상적인 호흡을 방해하는 폐공기 흐름의 만성폐쇄를 설명하는 폐질환. COPD는 완전히 되돌릴 수 없음. 만성기관지염(chronic bronchitis)과 폐기종(emphysema)이라는 용어는 이제 더 이상 사용되지 않고 COPD 진단내에 포함됨

면역글로불린(immunoglobulins) 혈청 내 특정 항체가 존재하는 단백질로 구조에 따라 5가지로 분류함. 이들은 면역반응을 담당하며 Ig로 나타냄

상기도(upper respiratory tract, URT) 흉곽 밖에 존재하는 호흡기

알레르기천식(allergic asthma) 알레르기항원에 대한 과민성에 의한 기관지 천식

알레르기항원(allergen) 알레르기반응을 유발하는 물질

천식발작(asthma attack) 호흡곤란과 천명의 발현

천식지속상태(status asthmaticus) 천식발작이 지속되는 상태

폐기종(emphysema) 세기관지 원위부의 공간이 확장되는 폐의 질병. COPD 진단에 포함됨

폐포(alveoli) 산소와 이산화탄소를 교환하는 폐 안의 미세주머니, 공기 주머니, 허파꽈리라고도 함

하기도(lower respiratory tract, LRT) 흉곽 내 호흡기

항원(antigen) 항체 형성을 유발하고 해당 항체와 특이적으로 반응하는 물질(대개 단백질)

항체(antibodies) 세균, 바이러스, 알레르기항원에 대해 림프구에 의해 생산되는 면역글로불린

개요

OVERVIEW

호흡기계의 주요 기능은 산소를 운반하고 이산화탄소를 체외로 배출하는 것이다. 호흡작용을 잘 알기 위해서는 호흡기 조직, 근육, 장기의 구조를 이해하는 것이 중요하다. 호흡기는 크게 상기도와 하기도로 나누는데, 상기도(upper respiratory tract, URT)는 흉곽의 바깥 부분에 위치하며, 코, 코인두, 구인두, 후두인두, 후두를 말한다. 하기도(lower respiratory tract, LRT)는 흉곽 내에 있으며, 기관, 기관지, 폐가 속한다. 상기도와 하기도는 4개의 주요 하부 구조로 이루어져 호흡기능을 수행한다. 그것은 구강 및 늑골로 이루어진 흉곽, 흉곽의 근육, 횡격막이다. 상기도와 하기도는 이러한 네 가지 하부 구조와 함께 호흡기계를 이루며 산소와 이산화탄소의 교환을 일정하게 수행하고 있다.

우리가 호흡하는 공기는 기체의 혼합물이다. 흡기 중에 산소는 확산에 의해 대기에서부터 폐포(alveoli)의 반투과성막을 통과하여 들어가고 폐포에서는 이산화탄소가 호기에 의해 대기 중으로 배출된다. 폐는 공기를 여과하고 따뜻하게 하며 습하게 한다. 혈관으로 들어온 산소는 적혈구 내의 헤모글로빈에 결합하여 순환혈액에 의해 세포로 운반된다. 또한 세포

내 대사 결과 노폐물인 이산화탄소는 적혈구에 의해 조직으로부터 수거되어 순환혈액을 타고 폐에 도달하면 호기에 의해 폐포막을 통해 확산되어 대기 중으로 방출된다. 그 밖에도 호흡기는 발성, 냄새, pH 조절에도 중요한 역할을 한다.

호흡기계 질병의 병태생리

PATHOPHYSIOLOGY OF DISEASES OF THE RESPIRATORY SYSTEM

여러 가지 질병이 호흡기계의 기능부전으로 발생한다. 상기도 감염증은 감기(colds), 비염(rhinitis), 건초열(hay fever) 등이 있다. 이러한 질병과 치료제는 18장에서 설명하였다. 하기도의 주요한 질병은 천식(asthma), 만성기관지염(chronic bronchitis), 폐기종(emphysema)이다. 이 질병들의 특징은 기도를 좁게 하여 공기의 흐름을 차단한다는 것이다. 만성폐쇄성폐질환(chronic obstructive pulmonary disease, COPD)은 만성기관지염과 폐기종을 말하며 이 질병들은 기도의 폐쇄가 특징적이다. 섬유성 낭종과 소아호흡곤란 증후군은 하기도 감염증과 관련된 질병이지만, 그것에 대한 치료는 약물학적 조치에 대한 것보다 비약물적인 것에 더 중점을 두고 있기 때문에 이 장에서는 논의의 초점이 아니다.

천식 Asthma

기관지천식(bronchial asthma)은 재발되고 가역적인 호흡곤란으로 정의되며, 기관지수축으로 폐의 기도가 좁아져 기관지점막에 염증과 부종이 발생하고, 점액의 점성이 증가한다. 세기관지에서 먼 쪽의 폐포관과 폐포가 좁아져서 이산화탄소가 대기 중으로 나가지 못하고 산소가 들어오지 못해서 나타나는 증상이 천명(wheezing)과 호흡곤란이다. 이와 같은 증상이 갑자기 격렬하게 나타나는 것을 천식발작(asthma attack)이라고 한다. 대부분의 천식발작은 단시간 발생하고 시간이 지남에 따라 정상적으로 회복된다. 그러나 때로는 천식발작이 지속되고 치료제에 반응하지 않을 수도 있는데, 이러한 경우를 천식지속상태(status asthmaticus)라고 하며 응급처치가 필요하다. 천식은 환자의 50%가 10세 이전의 연령에서 나타나며, 환자의 80% 정도가 40세 이전에 나타난다.

천식의 주요 분류에는 내인성(intrinsic, 알레르기의 이력이 없는 환자에서 발생), 외인성(extrinsic, 알려진 알레르기 항원에 의해 노출된 환자에서 발생), 운동이나 약물유발성(exercise induced, drug induced)이 있다. 알레르기성 천식(allergic asthma)은 알레르기항원(allergen)에 대한 과민반응에 의해 발생한다. 알레르기항원은 알레르기를 유발하는 물질이다. 계절성 천식을 가진 환자에서는 계절에 따라 꽃가루와 같은 물질이 알레르기항원이다. 계절에 관계없는 천식은 계절과 무관하게 일 년 내내 환경에 항상 존재하는 먼지, 동물의 비듬 등이 알레르기항원이다. 담배연기는 직접흡연이든 간접흡연이든 주요한 알레르기항원이며, 음식 알레르기항원으로 흔한 것은 땅콩, 달걀, 옥수수 등이다. 어떤 종류의 알레르기항원이든 환자가 접촉하면 알레르기반응을 일으키고 천식발작을 유발할 수 있다. 이러한 발작은 외부의 이물질인 알레르기항원이 항체와 결합하여 발생한다. 항체는 면역글로불린(immunoglobulin)이라는 특정 단백질로서 면역기능을 담당한다. 인체 내 항체에는 5종류(IgG, IgA, IgM, IgD, IgE)가 있는데 천식에 관련된 항체는 대부분 IgE이다. 알레르기항원에 노출되면 인체는 즉각 항원-항체반응(면역반응)을 일으킨다. 이러한 반응은 비만세포에서 histamine, leukotriene과 같은 물질들을 분비하여 면역반응을 일으킨다. 이러한 물질들을 염증매개체(inflammatory mediators)라고 하며 비만세포에서 분비되어 면역반응을 유발한다. 알레르기 천식발작의 특징적 증세인 점막 부종과 기관지수축반응에 대해서는 18장에서 설명하였다. 알레르기 천식발작의 과정은 Box 19.1에 나타나 있다.

특발성 또는 내인성 천식은 그 원인을 알 수 없다. 이것은 IgE에 의해 매개되지 않으며 가족력도 거의 없다. 그러나 이러한 환자들이 천식발작을 일으키는 호흡기 감염증, 스트레스, 차가운 날씨 등의 몇 가지 요인이 있다. 운동-유발성 천식(exercise-induced asthma)이 있는 환자는 운동을 시작할 때 기관지경축(bronchospasm)이 있는데, 이 증상은 운

BOX 19.1 알레르기성 천식발작의 단계

1. 알레르기항원의 침입은 알레르기항원에 특이적인 항체의 생산을 증가시킨다(대부분 IgE). 이로써 환자의 과민반응이 시작된다.
2. IgE 항체는 비만세포 표면에 붙어서 알레르기항원에 감작되게 한다.
3. 그 후 알레르기항원에 또다시 노출되면 비만세포 표면에서 항원-항체 반응을 일으킨다.
4. 비만세포가 자극되고 비만세포에서 화학매개체(chemical mediator)를 분비한다. 이러한 매개체로는 bradykinin, 호산구화학주성인자(eosinophil chemotactic factor), histamine, prostaglandins, 아나필락시스 지연반응물질(slow-reacting substance of anaphylaxis, SRS-A) 등이 있다.
5. 특히 histamine과 SRS-A와 같은 화학매개체는 기관지수축을 촉진하고 천식발작을 유발한다.

동을 중단하면 멈춘다. 약물-유발성 천식(drug-induced asthma)은 NSAID를 포함한 다양한 약물(38장 참조), β-차단제(9장, 12장 참조), 설파제 또는 특정 음식의 결과일 수 있다.

환자들은 나름대로 어떤 종류의 천식 환자든지 촉진인자라고 생각되는 것들을 알고 있다. 예컨대, 알레르기항원의 종류 또는 날씨 등이다. 환자는 이런 촉진인자를 가능한 한 피해야 하며, 피할 수 없을 때는 적절한 약물을 투여하여 촉진반응을 최소화해야 한다(예: 운동이나 과다한 업무를 수행하기 전에 기관지확장제를 흡입하는 방법).

National Asthma Education and Prevention Panel (NAEPP)은 1989년 천식의 진단과 관리에 대한 지침을 지속적으로 변경하여 제시하고 있다. 가이드라인 개정이 2007년 발표된 후, 2019년에 업데이트 되었다. 일반적으로 이 지침에서는 장기적인 증상의 관리와 신속한 증세의 완화에 대해 천식치료제를 분류하고 있다. 각각의 분류에 해당하는 약물은 Box 19.2에 설명하였다. 이 지침에 의하면 천식의 치료에는 단계적 접근이 필요하다고 주장한다. 각 단계의 권장치료 약물이 표 19.1에 있다.

COPD(만성폐쇄성폐질환)

Chronic Obstructive Pulmonary Disease

COPD는 정상적인 호흡을 방해하는 폐기류의 만성폐쇄로 묘사되는 폐질환이다. COPD는 완전히 되돌릴 수 없으며, 만성기관지염 및 폐기종이라는 용어는 더 이상 사용되지 않고, 이제 COPD 진단에 포함한다.

만성기관지염은 기관지에 발병한 지속적인 염증을 뜻한다. 세기관지 염증의 원인은 주로 기도폐쇄이다. 만성기관지염은 기관지 내에 과도한 점액의 분비와 특정한 병리적 변화를 나타낸다. 급성 기관지염이 재발을 반복하거나 만성 전신성 질병으로 인해 발생하기도 한다. 때로는 기관지가 자극제에 장기간 노출되어 발생한다. 가장 흔한 원인은 담배연기이다. 어떤 환자들은 유년기에 바이러스나 박테리아에 의한 폐감염과 같은 다른 선행요인들을 갖고 있다. 또한 어떤 환자들은 단백질분해효소를 불활성화시키는 능력에 결함이 있어서 기도점막조직이 손상되기도 한다. 아직 알려지지 않은 유전적인 특성들이 원인이 될 수도 있다.

BOX 19.2 천식치료에 사용되는 약물

장기 요법

LTRA
비만세포 안정화약물
흡입용 steroids
항콜린성약물
지속성 β_2-작용제 theophylline
흡입용 코르티코스테로이드와 혼합된 지속성 β_2-작용제

단기 요법

코르티코스테로이드 정맥투여
속효성 흡입 β_2-작용제(rescue agents)

표 19.1 천식관리를 위한 단계별 치료

단계	약물
1단계	필요한 경우 속효성 β_2-작용제 흡입
2단계	1차 치료: 저용량 코르티코스테로이드(low-dose inhaled corticosteroid, ICS) 대체약물: cromoylyn, nedocromil, LTRA 혹은 theophylline
3단계	1차 치료: 저용량 ICS와 LABA 혹은 중간 용량의 ICS 대체약물: 저용량 ICS와 LTRA, theophylline 또는 zileuton
4단계	1차 치료: 중간용량 ICS와 LABA 추가 대체약물: 중간용량 ICS에 LTRA, theophylline 또는 zileuton 추가
5단계	고용량의 ICS와 LABA 그리고 알레르기가 있는 경우 omalizumab 고려
6단계	고용량의 ICS와 LABA 그리고 경구용 코르티코스테로이드, 그리고 알레르기가 있는 경우 omalizumab 고려

폐기종(emphysema)은 폐포벽의 파괴가 일어나 폐포공간이 비정상적으로 팽창되어 공기의 공간이 커진 상태이다. 이것은 폐포의 염증에 대해 백혈구로부터 단백질분해효소가 분비되기 때문에 발생한다. 폐포벽이 부분적으로 파괴되면 산소와 이산화탄소가 교환할 수 있는 표면적이 줄어들어 효율적인 호흡에 지장이 생긴다. 만성기관지염의 경우와 마찬가지로, 담배연기는 폐기종을 유발하는 중요한 원인으로 여겨진다. 또한 α_1-antitrypsin 효소가 유전적으로 결핍되어서 폐기종이 유발되기도 한다.

하부 호흡기도질병의 치료

TREATMENT OF DISEASES OF THE LOWER RESPIRATORY TRACT

과거에는 천식과 COPD의 치료에 주로 기관지확장제를 사용하였다. 현재는 천식의 병태생리를 과거보다 더 폭넓게 이해

하고 있다. 연구의 초점이 기관지수축 요인에서 염증성 물질로 옮겨가고 있다. 이것은 기관지확장제가 여전히 중요한 역할을 하고 있음에도 불구하고, COPD에 다양한 치료제가 존재한다는 의미이기도 하다. 다양한 종류의 천식치료제의 작용기전에 대한 개요는 표 19.2에서 확인한다. 그림 19.1에 천식에 관한 다양한 약물을 간략하게 설명하였다.

기관지확장제

BRONCHODILATOR

기관지확장제(bronchodilator)는 모든 호흡기계 질환의 약물요법에 있어서 매우 중요한 부분이다. 이 약들은 기관지의 평활근을 이완시켜 좁아진 기관지와 세기관지들을 확장시킨다. 이러한 약물로는 3가지 종류로 β-아드레날린 작용제, 항콜린성약물, xanthine 유도체가 있다.

표 19.2 천식치료제의 작용기전

천식치료제	기전
항콜린성약물	콜린수용체를 길항하여 기관지근의 수축과 분비물을 억제한다.
LTRA	Leukotriene의 작용을 저하시켜 아라키돈산 매개 염증과 알레르기반응으로 인한 기관지수축을 감소시킨다.
β-작용제와 xanthine 유도체	세포내 cAMP의 농도를 증가시켜 기관지와 세기관지 평활근을 이완시킨다.
코르티코스테로이드	비만세포에 분비되는 물질에 의한 염증반응을 억제한다.
비만세포 안정제 (cromolyn과 nedocromil)	항원 항체반응을 일으키는 비만세포의 세포막을 안정화시켜 기관지수축을 일으키는 histamine의 분비를 억제한다.

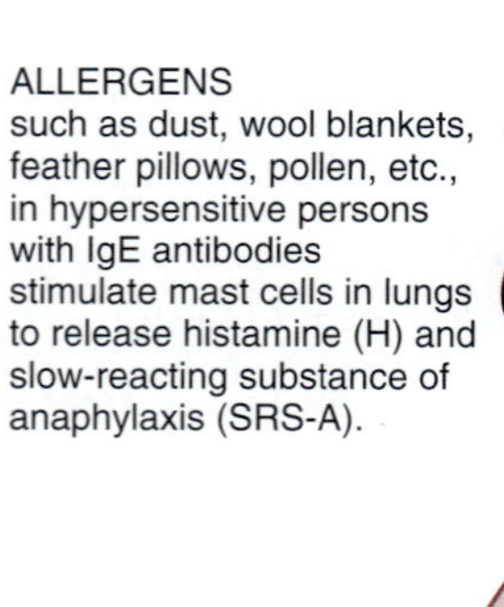

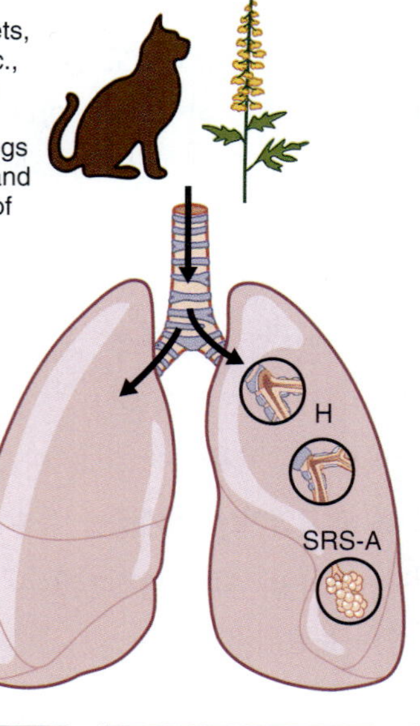

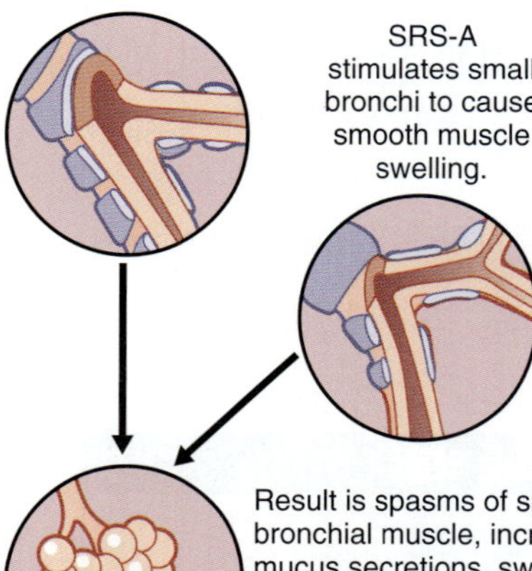

그림 19.1 여러 가지 천식치료제의 작용부위

β-아드레날린 작용제

BETA-ADRENERGIC AGONISTS

β-아드레날린 작용제는 급성 천식이 발작했을 때 폐쇄된 기도를 빠르게 이완시키고 공기의 흐름을 정상으로 회복시키기 위해 사용된다. 이 약물들은 교감신경계의 아드레날린수용체 작용제이다. β-와 α-아드레날린수용체에 대한 내용은 7장과 8장에서 논의되었다. β-작용제는 β-수용체에서 norepinephrine과 유사한 효과를 나타낸다. 따라서 이러한 약들을 교감신경모방 기관지확장제(sympathomimetic bronchodilators)라고도 한다.

β-작용제는 작용시간에 따라 분류된다. 속효성베타작용제(short-acting beta agonist, SABA) 흡입제는 albuterol (Ventolin, ProAir 등), levalbuterol (Xopenex), pirbuterol (Maxair), terbutaline (Brethine), metaproterenol (Alupent)이 있고, 지속성베타작용제(long-acting beta agonist, LABA) 흡입제는 arformoterol (Brovana), formoterol (Foradil, Perforomist), salmeterol (Serevent)이 있다. LABA는 작용지속시간이 길기 때문에 급성 치료에는 사용해서는 절대로 안 된다. 환자는 긴급구조치료로 SABA를 사용하도록 교육받아야 한다.

작용기전 및 약물효과

Mechanism of Action and Drug Effects

β-작용제는 폐 전체에 걸쳐서 분포하고 있는 β-아드레날린 수용체를 자극하여 기도를 확장시킨다.

$β_2$-수용체 작용제는 선택성에 따라 3가지의 아형으로 분류된다.

1. 비선택적 아드레날린효능약물은 α-수용체와 $β_1$-수용체(심장), $β_2$-수용체(호흡기)를 자극한다. 예로는 epinephrine이 있다.
2. β-아드레날린효능약물은 $β_1$-수용체와 $β_2$-수용체 모두 자극한다. 예로는 metaproterenol이 있다.
3. 선택적 $β_2$-아드레날린효능약물은 주로 $β_2$-수용체를 자극한다. 예로는 albuterol이 있다.

이 약물들은 투여경로에 의해 경구, 주사, 흡입의 3가지로 분류할 수 있다. 다양한 β-수용체에 작용하는 기관지확장제를 표 19.3에 정리하였다. 세기관지들은 평활근으로 둘러싸여 있다. 만약 이 평활근이 수축하면 기도는 좁아지고 산소와 이산화탄소의 교환량도 줄어든다. β-작용제로 작용하는 기관지확장제들은 자극을 받은 특정 수용체에서 작용하여 기도를 확장시킨다. 그러나 이러한 기관지확장이 일어나기 위해

표 19.3 β-작용제: 기관지확장제

약물	수용체	상품명	투여경로
단기 작용			
albuterol	$β_2$	Proventil, Ventolin	PO, inhalation
ephedrine	α/β	None (various generic)	IM, IV, subQ
epinephrine	α/β	Adrenalin	SubQ, IM
levalbuterol	$β_2$	Xopenex	Inhalation
metaproterenol	$β_1$ /$β_2$	Alupent, Metaprel	PO, inhalation
pirbuterol	$β_2$	Maxair	Inhalation
terbutaline	$β_2$	Brethine	PO, subQ, inhalation
장기 작용[a]			
salmeterol	$β_2$	Serevent, Serevent Diskus	Inhalation
formoterol	$β_2$	Foradil, Perforomist	Inhalation
arformoterol	$β_2$	Brovana	Inhalation
indacterol	$β_2$	Arcapta Neohaler	Inhalation
Vilanterol[b]	$β_2$	Breo Ellipta(vilanterol과 fluticasone) Anoro Ellipta (vilanterol과 umeclidinium)	Inhalation
olodaterol	$β_2$	Striverdi Respimat	Inhalation

[a] 장시간 작용제는 더 이상 단독으로 사용하지 않는 것이 좋음. 이들은 흡입 코르티코 스테로이드[예: Advair 흡입기(fluticasone 및 salmeterol)]와 같은 천식 조절 약물과 병용 사용함

[b] 병합제품으로만 사용 가능

세포단위에서 많은 반응이 일어나야 한다. β_2-아드레날린수용체가 β-작용제에 의해서 자극을 받으면, 고리형 AMP (cyclic adenosine monophosphate, cAMP)를 만드는데 필요한 효소인 adenylate cyclase가 먼저 활성화된다. Adenylate cyclase에 의한 cAMP의 생산 증가는 기관지 평활근을 이완시키고 기관지를 확장시켜 폐로 공기의 출입을 증가시킨다.

Epinephrine과 같은 비선택적 아드레날린 작용제들은 α-아드레날린수용체를 자극하여 혈관을 수축시킨다. 이러한 혈관수축은 점막 내 부종을 감소시킨다. 게다가 이러한 약물들은 β_1-수용체들을 자극하여 심장박동 증가, 심장수축력 증가, 혈압 상승 등의 심혈관 유해효과를 일으킨다. 또한 중추신경계에도 영향을 미쳐 신경쇠약과 떨림 등을 유발한다.

Albuterol과 같이 주로 β_2-수용체를 자극하는 약물들은 보다 더 선택적인 약물효과를 나타낸다. 주로 기관지와 혈관 평활근의 β_2-아드레날린수용체를 자극하여 기관지확장을 일으킨다.

적응증 Indications

호흡기계에 있어서 β-작용제의 일차적 치료효과는 기관지천식과 기관지염 및 다른 폐질환들과 관련된 기관지수축을 경감시키는 것이다. 그러나 이러한 약들은 호흡기계 이외에서 사용되기도 한다. 어떤 약물들은 β_1-수용체와 α-수용체 모두를 자극하는 효과를 갖고 있기 때문에 저혈압과 쇼크를 치료하기 위해서 사용될 수도 있다(7장 참조).

금기증 Contraindications

금기증은 약물알레르기반응과 조절되지 않는 심부정맥 및 뇌졸중(혈관수축 작용에 의함) 위험성이 높은 경우이다.

유해효과 Adverse Effects

α- 및 β-수용체 혼합 작용제는 바람직하지 않은 유해효과를 나타내는데, 불면증, 안절부절못함, 식욕부진, 심장자극, 고혈당증, 떨림 및 혈관성 두통 등이다. 비선택적 β-작용제의 유해효과는 β-아드레날린효과가 과다하게 나타나는 것으로 심장자극, 떨림, 협심통증, 혈관성 두통 등이다. β2 약물들은 고혈압과 저혈압 모두와 혈관성 두통 및 떨림을 야기할 수 있다. 환자를 관찰하는 동안 과량투여가 아닌지 주의 깊게 관찰해야 한다. 하지만 대부분의 아드레날린 작용제는 반감기가 비교적 짧기 때문에 신체에서 약물을 배출하는 동안에도 지속적으로 관찰해야 한다.

상호작용 Interactions

비선택적인 β-차단제가 β-작용 기관지확장제와 같이 사용될 경우 β-작용제의 기관지확장작용은 상쇄된다. β-작용제를 monoamine oxidase 억제제와 다른 교감신경성 약물과 같이 사용하면 고혈압의 위험성이 높아지기 때문에 반드시 피해야 한다. 특히 당뇨병이 있는 환자에게 epinephrine을 투여하면 혈당을 상승시킬 수 있기 때문에 복용하고 있는 혈당저하제의 용량을 조절할 필요가 있다.

용량 Dosages

선택적 β-작용제의 권장 투여량은 용량표를 참조한다.

항콜린성약물

ANTICHOLINERGICS

현재 COPD의 치료에 사용되는 항콜린성약물은 ipratropium (Atrovent)과 tiotropium (Spiriva), aclidinium (Tudorza), umeclidinium (Incruse Ellipta), glycopyrrolate (Seebri)

용량표

기관지확장제

약물명(임신범주)	약리학적 분류	성인 상용량	적응증
albuterol (Proventil, Proventil Repetabs, Ventolin, others) (C)	속효성베타작용제(SABA)	MDI: 2번 흡입 분무용액: 1일 3~4회 2.5mg	천식
ipratropium (Atrovent) (B)	항콜린성약물	MDI: 1일 2 흡입 4회	기관지수축
salmeterol[a] (Severent Diskus) (C)	지속성베타작용제(LABA)	1일 2회 흡입	천식, COPD

[a] 지속성베타작용제는 단독으로 사용할 것을 권장하지 않는다. 이는 흡입형 코르티코스테로이드[예: Advair 흡입기(fluticasone, salmeterol)]와 결합하여 천식을 제어할 필요가 있다.
COPD, chronic obstructive pulmonary disease; MDI, metered-dose inhaler.

가 있다. 이러한 항콜린성 약물을 지속성 무스카린길항제(long-acting muscarinic antagonists, LAMA)라고도 한다.

작용기전 및 약물효과
Mechanism of Action and Drug Effects

기관지 평활근에는 부교감신경계 신경전달물질인 아세틸콜린수용체가 있다. 부교감신경 말단에서 아세틸콜린(acetylcholine, ACh)이 분비되면, 이는 기관지 평활근의 아세틸콜린수용체와 결합하여 기관지를 수축시켜 기도 내강을 좁게 한다.

항콜린성약물은 아세틸콜린수용체를 차단하여 기관지수축을 억제하여 기도를 확장시킨다. 이것은 간접적으로 기도 확장을 일으킨다. 또한 항콜린성약물은 COPD 환자의 분비물을 감소시키는 데 도움을 준다.

적응증 Indications

항콜린성약물은 약효가 서서히 나타나고 오래 지속되기 때문에 만성기관지염 혹은 폐기종과 관련된 기관지수축을 예방하기 위해 사용되며 급성 증상의 치료에는 사용하지 않는다.

금기증 Contraindications

기관지확장제로 사용하는 항콜린성약물 사용의 유일한 금기증은 약물알레르기이다. 과거에는 땅콩이나 콩에 대한 알레르기가 있는 경우 ipratropium 흡입제는 금기였으나, 새로운 hydrofluroalkane (HFA)흡입제는 이러한 문제를 제거하였으므로 땅콩이나 콩 알레르기가 있는 환자에게 ipratropium의 사용을 금기하지 않는다. 급성 협우각녹내장(acute narrow angle glaucom)과 전립선비대(prostate enlargement) 환자는 주의가 필요하다.

유해효과 Adverse Effects

흡입용 항콜린성약물에 의해서 가장 많이 알려진 유해효과는 구강 혹은 인후 건조증, 비충혈, 심계항진, 위장 통증, 소변 정체, 안압 증가, 두통, 기침, 불안이다. Ipratropium은 임신범주 B이며, 그 외에는 모두 임신범주 C이다.

상호작용 Interactions

항콜린작용의 기관지확장제를 다른 항콜린작용 약물들과 함께 사용하면 독성이 부가적으로 증가할 수 있다.

용량 Dosages

상용량은 기관지확장제의 용량표를 참조한다.

Xanthine 유도체
XANTHINE DERIVATIVES

자연산 xanthine계 물질은 식물성 알칼로이드인 caffeine, theobromine, theophylline이 있다. 하지만 theophylline과 caffeine만이 최근에 의학적으로 사용된다. 합성 잔틴계 물질에는 aminophylline과 dyphylline이 있다.

작용기전 및 약물효과
Mechanism of Action and Drug Effects

Xanthine계 물질은 cAMP를 분해하는 포스포디에스테라제(phosphodiesterase)를 억제함으로써 cAMP를 증가시켜 기관지를 확장한다. 세포 내에 cAMP의 증가는 평활근을 이완시킨다. 또한 면역글로불린(IgE)으로 인한 알레르기반응(histamine), 과민증의 지연반응물질 등의 화학적 매개체의 분비를 억제한다.

Theophylline과 theobromine은 caffeine보다는 약하지만 중추신경계를 자극한다. 중추신경계 자극은 연수의 호흡중추에 직접적으로 작용하여 호흡을 촉진한다. 복용량이 많을 경우, theophylline은 심장을 자극할 수도 있다. 이 경우 심근수축력(심수축 항진작용)이 증가할 뿐만 아니라 심박수(심박수 항진작용)도 증가한다. 심근수축력의 증가는 심박출량을 증가시키고 신장 혈류량을 증가시킨다. 결국 xanthine계 유도체는 사구체여과율을 증가시키고 이뇨작용을 일으킨다.

적응증 Indications

Xanthine 유도체는 천식 또는 COPD 환자의 기도 확장을 위해서 사용된다. 경증에서 중등도의 급성 천식에 사용될 수 있으며, 만성폐쇄성폐질환의 관리에 보조적으로 사용하기도 한다. Xanthine계 물질은 최근에 약물상호작용의 가능성이 높고, 환자 개인의 치료 혈중농도의 차이가 많아서 널리 사용되지 않는다. Xanthine 유도체는 비교적 약효가 늦게 발생하기 때문에 급성 천식증상의 치료보다는 천식과 관련한 증상 드는 COPD를 예방하기 위해 더 흔히 쓰인다.

Caffeine은 각성을 유도하기 위해(장시간 운전이나 공부 시) 중추신경계 자극제나 중추흥분제(23장 참조)로 처방 없이 사용된다. 또한 caffeine은 서맥 증상이 있는 영아에게 심장자극제로 투여되거나 신생아 중환자실에서 호흡 촉진을 위해 사용하기도 한다. 이론적으로는 같은 효과를 나타낸다 하더라도 성인에게 영유아와 동일한 목적으로 caffeine을 사용하지는 않는다.

금기증 Contraindications

Xanthine 유도체는 약물알레르기, 조절되지 않는 부정맥, 발작, 갑상샘기능항진증, 소화성 궤양에 금기이다.

유해효과 Adverse Effects

Xanthine 유도체의 일반적인 유해효과는 오심, 구토, 식욕부진이고, 수면 중 위식도 역류가 발생된 사례도 있다. 심장과 관련된 부작용으로는 동성빈맥(sinus tachycardia), 기외수축(extrasystole), 두근거림(palpitation) 및 심실 부정맥이 있다. 일시적인 배뇨 증가와 고혈당증도 나타난다. Xanthine 유도체를 과다복용하거나 독성 발생 시는 활성탄을 반복투여하여 치료한다.

상호작용 Interactions

Allopurinol, cimetidine, macrolide계 항생제(예: erythromycin), quinolones(예: ciprofloxacin), 인플루엔자백신(influenza vaccine) 및 경구피임제와 xantine 유도체의 사용은 혈청 농도를 증가시키는 원인이 된다.

교감신경작용제와 caffeine을 같이 사용하면 부가적으로 심장과 중추신경계가 자극된다. Rifampin은 theophylline의 대사를 증가시켜 theophyline 농도를 감소시킨다. 흡연도 니코틴의 효소 유도작용으로 그와 유사한 영향을 미친다. 숯불구이, 고단백, 저탄수화물 음식들은 대사 유도에 의해 xanthine의 혈청 수치를 저하시킨다.

용량 Dosages

Theophylline의 용량은 용량표를 참조한다.

용량표

Theophylline salts

약물명(임신범주)	약리학적 분류	성인 상용량	적응증
theophylline (Theo-Dur, 기타) (C)	Xanthine 유도체	PO: 1일 300~600mg을 1~4회 나누어서 복용	천식

비기관지확장성 호흡기 약물

NONBRONCHODILATING RESPIRATORY DRUGS

기관지확장제(beta-adrenergic agonists, anticholinergics, xanthines)는 천식과 COPD 치료에 사용되는 약물 중 하나이다. 한편 호흡기 질병의 진행을 억제하는 약물에는 LTRA(예: montelukast, zafirlukast)와 leukotriene 생성억제제인 zileuton 및 코스티코스테로이드(예: beclomethasone, budesonide, dexamethasone, flunisolide, fluticasone, triamcinolone)가 있다. 비만세포 안정제로 알려져 있는 cromolyn과 nedocromil이 사용된다. 이들 약물들은 때로는 운동-유발성 천식에 사용된다. 이 약들은 비만세포의 세포막을 안정시켜 histamine과 같은 염증매개체의 분비를 억제한다.

Leukotriene 수용체 길항제

LEUKOTRIENE RECEPTOR ANTAGONISTS

이들 약물들이 1990년대 유용하게 사용되면서 leukotriene 수용체 길항제(leukotriene receptor antagonist, LTRAs)는 20년 넘게 천식약물로 가장 우선적으로 쓰이는 새로운 약물 분류이다.

이 약물군이 개발되기 이전, 대부분의 천식치료제는 기관지 근육을 이완하는 기관지확장제였다. 최근에 천식의 증상들이 세포단위의 면역체계에 의해서 발생한다는 것을 이해하기 시작했다. 고양이털이나 먼지 같은 알레르기항원이 체내에서 연속적인 화학반응을 일으켜 leukotriene이라고 알려진 몇 가지 물질이 생산되는데, 이것은 천식 환자에게 염증, 기관지수축과 점액 생산을 유발하고 기침, 쌕쌕거림, 숨가쁨을 야기한다.

작용기전 및 약물효과

Mechanism of Action and Drug Effects

이 계열의 약물은 천식의 염증 차단기전에 따라 2가지로 분류한다. 첫 번째는 간접적으로, leukotriene 합성에 필요한 효소인 5-lipoxygenase를 억제한다. 이러한 종류의 약물들 중 현재 zileuton (Zyflo)이 유일하게 이용되고 있다. 두 번째는 호흡기도 조직과 장기들에 있는 leukotriene D_4 (LTD_4) 수용체를 직접 길항한다. 이러한 약물에는 montelukast (Singulair)와 zafirlukast (Accolate)가 있다.

LTRA의 약물효과는 주로 폐에 제한된다. 약물의 이름에서 의미하는 바와 같이, LTRAs는 순환하고 있는 면역세포(예: 혈액의 림프구)뿐만 아니라 폐 안에 있는 국소면역세포(예: 폐포대식구)의 수용체에 leukotriene이 붙는 것을 방지한다. 이것은 염증을 감소시킴으로써 폐에서의 천식증상을 완화시키고, 기관지 평활근 수축을 방지하며, 점액분비를 감소시키고, leukotriene 합성을 감소시킴으로써 혈관투과성을 감소(부종 감소)시킨다.

또 다른 leukotrieues 길항제의 작용은 폐로 중성구와 림프구와 같은 세포의 이동을 방해하여 기도의 염증을 줄인다.

적응증 Indications

LTRA인 montelukast, zafirlukast, zileuton은 천식 예방과 장기치료에 사용된다. Montelukast는 하루에 한 번 복용하기 때문에 가장 널리 쓰이고 있는 약물이며, 알레르기비염(18장에서 다룬 질환)의 치료에도 효능이 있는 것으로 알려졌다. 그러나 이러한 약물들은 급성 천식발작의 치료에는 사용하지 않는다. 이 약물들을 사용하면 일반적으로 1주 정도면 증세가 호전된다.

금기증 Contraindications

약물알레르기나 이전의 약물유해반응이 있었을 경우 사용을 금한다. 또한 povidone, lactose, titanium dioxide 또는 셀룰로오스(cellulose) 유도체에 대한 알레르기가 있는 경우에도 사용을 금하는데, 이들은 이 약물에 포함되는 불활성 구성성분이기 때문이다.

유해효과 Adverse Effects

Zileuton의 가장 흔한 유해효과는 두통, 소화불량, 오심, 어지럼, 불면증이다. Montelukast와 zafirlukast의 가장 흔한 유해효과는 두통, 오심, 설사이다.

상호작용 Interactions

Montelukast는 zafirlukast나 zileuton에 비하면 약물상호작용이 적다. Phenobarbital과 rifampin 둘 다 효소유도작용이 있어, 이들 약물은 montelukast의 농도를 감소시킨다. Zafirlukast와 zileuton의 약물상호작용은 표 19.4를 참조한다.

용량 Dosages

Montelukast의 권장량은 용량표를 참조한다.

코르티코스테로이드

CORTICOSTEROIDS

글루코코르티코이드(glucocorticoids)로도 알려져 있는 코르티코스테로이드(corticosteroids)는 천연 형태와 합성 형태의 약물이 있으며, 항염증 작용이 있어서 COPD에 사용된다. 모두 천연 스테로이드호르몬(steroid hormone)인 cortisol과 유사한 작용을 하며, cortisol은 화학적으로 hydrocortisone과 같다. 현재 합성 스테로이드가 주로 상용되고 있다. 심한 천식의 경우 흡입, 경구 또는 정맥내 투여를 한다. 흡입용 코르티코스테로이드는 완전히 전신작용을 방지하지는 않지만, 경구용에 비해 작용이 비교적 폐에 한정되어 있다. 흡입용 코르티코스테로이드의 화학적 구조는 전신작용을 제한하기 위해 약간 변형되었다. 흡입용 코르티코스테로이드 약물은 다

용량표

Selected antileukotriene drugs

약물명(임신범주)	약리학적 분류	성인 상용량	적응증
montelukast (Singulair) (B)	LTRA	매일 저녁 10mg	천식(예방과 유지)

표 19.4 약물상호작용: LTRA

약물명	상호작용 약물	기전	결과
montelukast (Singulair)	phenobarbital, rifampin	대사 증가	montelukast 농도 감소
zafirlukast (Accolate)	aspirin	청소율 감소	zafirlukast 농도 증가
	erythromycin	생체이용률 감소	zafirlukast 농도 감소
	warfarin	청소율 감소	warfarin 농도 증가
zileuton (Zyflo)	propranolol	청소율 감소	propranolol 농도 증가
	theophylline	청소율 감소	theophylline 농도 증가
	warfarin	청소율 감소	warfarin 농도 증가

음과 같다.

- beclomethasone dipropionate (Beclovent)
- budesonide (Pulmicort Turbuhaler)
- ciclesonide (Omnaris)
- flunisolide (AeroBid)
- fluticasone (Flovent)
- mometasone (Asmanex)
- triamcinolone acetonide (Azmacort)

코르티코스테로이드의 전신적 응용은 46장을 참조한다. 호흡기질병에 사용되는 전신성 코르티코스테로이드에는 prednisone(경구)과 methylprednisolone(정맥 또는 경구)이 있다.

작용기전 및 약물효과

Mechanism of Action and Drug Effects

코르티코스테로이드는 복잡한 연속 작용을 통해서 항염증 효과를 나타낸다. 코르티코스테로이드의 일반적인 작용은 혈관 투과성을 변화(부종을 발생시킴)시키고 염증매개체를 축적하여 비특이적 염증작용을 저해한다.

이들은 해로운 기관지수축 물질을 분비하는 leukocyte 세포막을 안정화시킨다. Leukocyte의 다른 이름은 백혈구(white blood cell, WBC)이다. 백혈구에는 5가지의 종류가 있는데, 각각 고유한 특성을 갖고 있다. 코르티코스테로이드가 염증을 억제하는 방식, 염증과의 전투 그리고 기관지확장 작용에 있어서 5종류의 백혈구가 하는 역할은 표 19.5에 요약되어 있다. 염증매개체는 비만세포 혹은 폐포대식세포뿐만 아니라 순환 중의 림프구에 의해서도 분비된다. 비만세포 또는 폐포대식세포는 비순환염증세포로 기도 조직에 국한되어 있다.

코르티코스테로이드의 치료효과가 나타나기까지는 몇 주가 걸린다.

적응증 Indications

흡입용 코르티코스테로이드는 기관지경축질환의 염증성 반응을 조절하기 위한 일차선택약이며, 이것은 지속적 천식에 적용한다. 이는 흔히 β-아드레날린 작용제와 같은 기관지확장제와 병행하여 사용된다. 호흡기질환에 있어서 코르티코스테로이드 전신투여는 주로 급성 악화나 극심한 천식에만 사용된다. 코르티코스테로이드의 장기사용은 유해효과를 일으킨다. 하지만 천식이 급격히 악화되거나 COPD인 경우 등 확실한 항염증효과가 필요한 경우 코르티코스테로이드(예: methylprednisolone)를 정맥내 투여하기도 한다.

금기증 Contraindications

약물알레르기는 일차적인 금기에 해당하며, 대개는 약물제형의 다른 성분으로 인해서 생긴다. 이들 약물들은 급성 천식발작의 단독치료로는 권하지 않는다. 글루코코르티코이드 과민반응 환자, 칸디다(*Candida*)균에 대한 객담검사 결과 양성 환자 및 전신 진균감염 환자들에게 흡입용 코르티코스테로이드는 금기인데, 이는 코르티코스테로이드가 면역계를 억압시

표 19.5 백혈구

종류	염증반응에서의 역할	Corticosteroid의 효과
과립백혈구		
Neutrophils(65%)	강력한 용해소체(세포 소화효소를 갖고 있는 매우 작은 소체)를 가진다. 침입한 이물질을 파괴하는 화학물질을 분비하고 다른 백혈구를 공격하기도 한다.	염증을 유발하는 세포막을 안정화시킴으로써 염증유발물질이 분비되지 않도록 한다.
Eosinophils(2~5%)	주로 알레르기반응과 관련되어 있고 기생충 감염을 막는다. 또한 염증성 화학물질과 항원-항체 복합체를 이룬다.	효과가 거의 없다.
Basophils(0.5~1%)	염증을 유발하는 물질인 histamine을 함유한다.	세포막을 안정화시킴으로써 histamine이 분비되지 않도록 한다.
무과립백혈구		
Lymphocytes(25%)	T세포와 B세포 2종류가 있다. T세포는 감염성 미생물 혹은 암세포를 공격하며, B세포는 특정 항원에 대한 항체를 생산한다.	Lymphocyte의 활동을 감소시킨다.
Monocytes(3~5%)	혈관 밖으로 이동할 수 있는 대식세포를 생산한다. 혈관 밖의 많은 박테리아나 바이러스에 감염된 세포들을 탐식한다.	염증부위에서 대식세포의 축적을 방지함으로써, 염증반응진행을 예방한다.

킬 수 있기 때문이다.

유해효과 Adverse Effects

흡입용 코르티코스테로이드의 유해효과는 인두 자극, 기침, 구강건조, 구강내 진균감염이다. 흡입용 코르티코스테로이드를 사용한 후에는 구강을 헹구도록 환자에게 교육해야 한다. 대부분의 흡입용 코르티코스테로이드는 폐에 국소적으로 작용한다. 흡입용 투여 약물은 화학구조상, 정상적인 치료용량으로는 전신 흡수가 거의 되지 않는다. 그러나 흡입용 약물의 투여량이 증가하면 전신 흡수도 증가할 수 있다. 코르티코스테로이드의 전신 흡수가 증가하면 신체의 모든 기관에 영향을 미친다. 여기서 말하는 상당한 양의 전신 흡수는 다량이 정맥투여되었거나 복용하였을 때 일어날 가능성이 많다. 이러한 전신성 코르티코스테로이드의 영향은 부신피질부전(adrenocortical insufficiency), 감염에 대한 감수성 증가, 체액과 전해질의 불균형, 내분비계에 대한 영향, 중추신경계에 대한 영향(불면증, 신경질, 발작) 그리고 피부, 뼈 손실, 골다공증, 쿠싱증후군이 일어난다(46장 참조).

전신성 코르티코스테로이드 복용 후 흡입용 코르티코스테로이드로 바꾸는 환자들에게 있어서 한 가지 기억해야 할 중요한 사항이 있는데, 특히 이는 장기간 동안 고용량을 복용했던 환자들에게 중요하며, 투입되는 스테로이드를 체계적으로 줄이지 않으면 부신억제[에디슨발증(Addisonian crisis)]가 발생할 수 있다. 전신성 코르티코스테로이드의 복용량을 점진적으로 감소시키지 않고 갑자기 흡입용 코르티코스테로이드로 전환한 환자에게서 부신기능부전에 의한 사망이 보고되었다. 이것을 예방하기 위해서는 전신성 코르티코스테로이드의 복용량을 서서히 감소시켜야 하며(tapering), 임상적으로 주의 깊은 모니터가 필요하다. 환자가 전신성 코르티코스테로이드치료를 중단 후 회복하는 데 1년 이상의 기간이 필요할 수도 있다.

어린이와 청소년이 코르티코스테로이드를 복용하면 뼈의 성장을 억제한다는 증거가 있다. 특히 장기간 전신성(흡입하는 경우에 비해) 코르티코스테로이드를 투여한 경우에 복용량이 많을수록 뼈의 성장억제가 더 뚜렷하다. 성장억제의 명확한 증거를 알기 위해서 성장상태를 추적(예: 표준화 차트의 사용)해야 하고, 투여약물도 재평가해야 한다.

상호작용 Interactions

흡입용 코르티코스테로이드약물에 비해 전신성 코르티코스테로이드는 약물상호작용이 더 크다. 이러한 약물들은 혈당을 증가시킬 수 있기 때문에 당뇨병 약의 용량 조절이 필요할 수 있다. 또한 대사효소들과 상호작용하여 면역억제제인 cyclosporine과 tacrolimus의 혈중농도를 높인다. 항진균제인 itraconazole은 스테로이드의 배설을 감소시키는 반면에 phenytoin, phenobarbital, rifampin은 스테로이드의 배설을 증가시킨다. 또한 hydrochlorothiazide나 furosemide와 같은 칼륨 배설 이뇨제들과 함께 사용할 경우 저칼륨혈증이 일어날 수 있다.

용량 Dosages

코르티코스테로이드의 권장 투여량은 용량표를 참조한다.

용량표

코르티코스테로이드

약물명(임신범주)	약리학적 분류	성인 상용량	적응증
fluticasone propionate (Flovent) (C)	합성 글루코코르티코이드	Flovent HFA MDI, 3배의 강도 사용 가능: 44mcg, 110mcg, 220mcg; 하루 2회 흡입 Flovent 흡입성 분말, 2배의 강도로 사용 가능: 100mcg, 250mcg; 하루 2번 1~2회 흡입	천식(예방과 치료의 유지) 계절적 알레르기성 비염
methylprednisolone (Solu-Medrol injection, Medrol tablets) (C)	합성 글루코코르티코이드	하루 40~80mg 나누어서	천식의 악화 혹은 COPD

COPD, Chronic obstructive pulmonary disease; HFA hydrofluroalkare; MDI, metered-dose inhaler.

포스포디에스테라제-4 억제제

PHOSPHODIESTERASE-4 INHIBITOR

2011년, FDA는 phosphodiesterase type 4 (PDE4) 효소의 선택적 억제제인 roflumilast (Daliresp)를 승인하였다. 이 약은 기침 악화와 과잉의 점액을 방지하고, 생명을 위협하는 COPD 악화 빈도를 줄이기 위해 적용한다. 이 약은 급성 기관지경련을 치료하기 위한 것은 아니다. 가장 흔하게 보고된 유해작용은 오심, 설사, 두통, 불면증, 현기증, 체중감소, 정신과적 증상들이다. FDA는 정신과적 유해작용의 잠재적 위험성에 대해 환자에게 알리도록 투약가이드가 필요하다고 하였다. 자세한 정보는 www.daliresp.com에서 찾을 수 있다.

단클론항체 항천식제

MONOCLONAL ANTIBODY ANTIASTHMATIC

Omalizumab (Xolair), mepolizumab (Nucala), reslizumab (Cinqair), benralizumab (Fasenra)은 가장 새로운 천식 치료제이다. 이것은 면역글로불린 IgE와 선택적으로 결합하는 단일클론항체이다. 결과적으로 알레르기반응을 일으키는 매개물질의 분비를 억제한다. Omalizumab은 주사하며 아나필락시스를 일으킬 수 있으므로 과민반응을 면밀하게 모니터해야 한다.

❖ 간호과정 NURSING PROCESS

◆ 사정 Assessment

β-작용제, xanthines 유도체, 항콜린성약물, LTRA 및 코르티코스테로이드의 약물효과는 기도의 기류 흐름을 개선하여 산소 공급을 증가시키는 것이다. 약물이 투여되기 전에 주의점, 금기증, 상호작용을 사정해야 한다. 환자의 사정 시 환자의 피부색, 체온, 호흡 수(분당 12~24회), 호흡의 깊이와 리듬, 숨소리, 혈압 및 맥박을 모니터해야 한다. 또 간호사는 환자가 기침, 호흡곤란(dyspnea), 기좌호흡(orthopnea), 저산소증의 문제를 갖고 있는지 혹은 호흡곤란과 관련된 증상이 있는지를 판단해야 한다. 그리고 흉골함몰(sternal retraction), 청색증, 안절부절못함, 활동지속성 장애, 불규칙한 심장박동, 심계항진, 고혈압, 빈맥과 호흡 시 보조호흡근을 사용하는지를 사정해야 한다. 흉곽의 전후 직경을 측정하고, 맥박산소측정법을 사용하여 산소포화도도 측정해야 한다.

처방약과 OTC약물, 약초제품(herbal product), 보완대체치료, 분무기(nebulizer)나 가습기의 사용, 가정용 에어컨의 사용, 난방기나 공기정화기의 손상여부 등을 포함한 투약에 관한 완전한 기왕력을 얻도록 해야 한다. 먼지, 곰팡이, 꽃가루, 계절적 알레르기뿐만 아니라 음식 알레르기 등의 환경 알레르기에 대한 정보를 수집한다. 모든 호흡기계 증상(예: 계절유발성, 운동 또는 스트레스 유발성) 그리고 호흡기계 질환의 가족력도 참고해야 한다. 어떠한 환경 노출, 예를 들면 화학물질이나 자극물질뿐만 아니라 호흡기계 증상이나 질병과정을 촉진하거나 완화하는 요소를 확인한다. 이 외에 흡연습관도 평가해야 하는데 흡연은 호흡기 증상들을 악화시킨다. 니코틴은 호흡계 약물과 많은 상호작용을 한다.

호흡 이상에 의해 심장의 기능에 이상이 생길 수 있다. 경우에 따라 환자의 혈압, 맥박수, 심장음과 심전도를 주의 깊게 평가해야 하고 혈액가스분석에 의해 환자의 pH, 산소, 이산화탄소와 혈청 중탄산염 수치를 파악해야 한다. 또한 이상 증상(예: 곤봉증, 청색증)의 판단을 위해 손발톱을 관찰해야 하며 청색증이 있는지 입술을 관찰한다. 때로는 안절부절못함이 저산소증의 첫 증상일 수 있기 때문에 이 증상이 있는지를 평가하는 것도 중요하다. 만약 이 증상이 있다면 의사에게 보고해야 한다. 만약 단순흉부방사선사진, 스캔 또는 MRI를 하는 경우, 이 결과들도 보고해야 한다. 신체적 평가와 함께 정신적이고 감정적인 평가도 필요하다. 왜냐하면 불안, 스트레스와 공포심은 환자의 호흡상태나 산소 수치를 더 악화시킬 수 있기 때문이다. 간호사는 환자의 나이를 분명하게 알고 있어야 하는데, 이는 나이가 많은 환자나 소아 환자들이 약물에 더 민감하기 때문이다.

β-작용제(albuterol, salmeterol)를 사용하는 경우, 이러한 약물과 관련된 주의점, 금기증, 약물상호작용에 주목해야 한다. 호흡기 사정은 흡입 형태의 fluorocarbon 분사제(propellant)에 대한 알레르기 여부를 사정할 필요가 있다. 부정맥(dysrhythmias), 뇌졸중(stroke)의 위험이 있는 환자의 금기증에 대해 사정해야 한다. 카페인(초콜릿, 차, 커피, 사탕, 소다수)의 섭취와 카페인이 포함된 OTC약물(식욕억제제, 진통제)의 사용에 대해 사정해야 한다. 카페인은 교감신경유사작용이 있어서 albuterol과 다른 β-작용제의 유해효과를 더 강화시키기(예: 심장 자극에 의한 빈맥과 고혈압, 중추신경 자극에 의한 혈관성 두통, 저혈압/$β_2$- 약물을 사용하는 고혈압) 때문이다. 환자의 약물치료의 기왕력을 사정하는 것은 이들 약물이 고혈압을 악화시킬 위험이 있으므로 MAO 억제제와 함께 복용하면 안 되기 때문이다. 교육수준 및 학습준비상

태를 사정한다.

비선택적 아드레날린성 작용제인 약물 EpiPen(0.3mg epinephrine) 또는 EpiPen Jr(0.15mg epinephrine) 자동 주입기의 사용으로, 주요 적응증을 사정한다. 알레르기항원, 운동, 그 외 알려지지 않은 원인에 의해 야기되는 심한 알레르기반응에 응급으로 사용과 이들 반응에 대한 위험이 증가될 것으로 간주되는 사람들이 포함된다.

과거에 항콜린성약물 사용으로 심각한 아나필락시스반응의 사례가 보고된 콩 레시틴, 땅콩기름, 땅콩, 대두, 그 외 콩류에 대한 알레르기가 있는 환자에서 ipratropium 흡입제에 대한 심한 아나필락시스반응에 대한 우려가 있었다. 그러나 새로운 흡입제의 전달기전의 변화로 더 이상 문제가 되지 않는다. 항콜린성약물을 복용하는 환자는 약물의 유해작용에 기인한 심계항진, 위장장애, 양성전립선비대증이나 소변정체, 녹내장 등이 사정에 포함되어야 한다. Ipratropium과 Ipratropium 분무제는 기관지경축(brochospasm)과 연관되기 때문에 MDIs를 사용할 때 이전의 문제들을 사정한다. 만약 ipratropim과 albuterol이 둘 다 함유되어 있는 복합체가 처방된다면, 이들 두 가지 사용에 대한 적절성을 사정한다.

Xanthines 유도체(예: theophylline)를 처방받은 환자들은 금기증, 주의사항을 확인해야 한다. 면밀한 심혈관계 사정을 이행해야 하는데, 심박수, 혈압, 심장질환의 기왕력에 주의해야 한다. 이는 동성빈맥과 심계항진의 유해작용 때문에 중요하다. 또한 위장관 역류가 발생할 수 있으므로 역류나 궤양과 같은 질병을 기존에 갖고 있는지 장 패턴을 사정한다. 일시적인 약물-유발성 빈뇨가 있을 수 있기 때문에 기본적인 배뇨패턴을 사정한다. Allopurinol, cimetidine, erythromycin, ciprofloxacin, 경구피임약, 카페인, 교감신경계 약물과 같이 가능한 약물상호작용을 사정하기 위해 환자의 투약에 관한 기왕력을 사정할 필요가 있다. 식이습관에 대하여 탄수화물 섭취가 적은지, 고단백 식단인지, 숯불구이 고기를 먹는지를 질문한다. 이러한 식단은 theophylline 체내 제거를 증가시키므로 약물의 치료효과를 감소시킬 수 있다. 이러한 식이는 theophylline 배출을 증가시키고 약물의 치료수준을 감소시킬 수 있다. 카페인이 함유된 음식, 음료, 약초는 추가 상호작용이 있으므로 주의한다.

LTRA를 사용할 경우에는 금기증, 주의사항, 약물상호작용에 대해 사정한다. 간기능이 변화된 환자에서 이들 약물들의 사용이 우려되기 때문에 간기능을 확인해야 한다. 다른 약물과 마찬가지로 노인환자는 이 약물에 더 민감하다.

코르티코스테로이드(글루코코르티코이드 포함)를 사용하려면 활력징후(vital sign), 호흡음과 심장박동에 대한 기초평가를 시행해야 한다. 이 약물의 사용에 따라 부신이 억제될 수 있기 때문에 부신기능에 이상이 있는지를 평가해야 한다. 소아 환자에게 장기적으로 혹은 다량의 코르티코스테로이드가 투여될 경우 문제가 될 수 있으므로 나이를 기록해야 한다. 소아 환자의 전신성 코르티코스테로이드작용은 성장을 억제한다. 이러한 성장억제는 흡입투여 형태보다는 장기간에 걸쳐 많은 양을 투여받는 소아에서 더 확실하다. 이 장에서 다룬 모든 약과 마찬가지로 이 약물 역시 약물의 기본 정보, 특히 약물의 작용을 바로 인지하는 것이 안전한 사용과 투약오류를 줄이는 데 매우 중요하다. 예를 들어 글루코코르티코이드는 항염증효과가 있고, β-작용제와 xanthine 유도체는 기관지확장 효과가 있으며 항콜린제는 콜린수용체를 억제한다. 어떤 약을 왜 사용하는지에 대해서 알아야 투약오류 및 유해효과를 방지할 수 있다. 특히 전신성 대 흡입 코르티코스테로이드, 항당뇨약물, 항진균제, phenytoin, phenobarbital, rifampin 그리고 칼륨-보존 이뇨제에 대한 사정 시 약물상호작용에 유의해야 한다.

환자중심간호: 노인 환자에 대한 고려

***Xanthine* 유도체**

- Xanthine 유도체는 노인 환자에게 있어서 신중하게 모니터링하면서 조심스럽게 투여되어야 한다. 왜냐하면 약물대사가 감소하여 부작용이 증가하기 때문이다.
- 노인 환자에서 xanthine 독성 증상을 평가해야 한다. Xanthines의 독성 증상에는 오심, 구토, 안절부절못함, 불면, 과민성 및 떨림이 있다. 안절부절못함의 원인(예: 저산소증과 약물 독성)을 밝히는 것은 환자의 안전을 위해 중요하다.
- 노인 환자들은 서방정을 씹거나 부수어서는 안 되며 약물상호작용, 특히 천식과 관련된 약물들이나 기관지확장제들과의 상호작용에 대해 인지하고 있어야 한다.
- 노인 환자들이 복용량을 생략하거나 몇 배로 늘리는 행위들을 피하도록 교육한다. 복용에 잘못이 있으면 의사에게 연락하여 추후 지시를 받아야 한다.
- 독성을 방지하고 혈중 치료농도를 유지하기 위해 추후 방문하여 혈청 수치를 모니터링하는 것이 중요하다.
- 노인 환자들에 있어서 초기 투여량을 감소시킬 필요가 있다. 왜냐하면 약물에 대해 민감하고 간과 신장기능이 감소되어 있기 때문이다. 매 치료 시 유해효과와 독성을 주의 깊게 모니터링해야 한다. 심계항진과 혈압(심장혈관계와 중추신경계 흥분)의 상승도 기록하고 보고해야 한다.

안전과 질 향상: 투약오류의 예방

흡입장치로 된 캡슐의 구강섭취

일부 흡입제품은 캡슐을 사용하는데, 이것은 분말로 된 약물을 특별한 흡입기로 흡입될 수 있도록 캡슐을 관통한 장치이다. 두 제품 즉 Foradil Aerolizer (formoterol fumarate 흡입용 분말)과 Spiriva HandiHaler (tiotropium bromide 흡입용 분말)는 그러한 캡슐이 포함되어 있다. 이러한 캡슐들이 흡입기장치와 함께 포장되어 있다 하더라도, 이들은 경구용캡슐과 유사하다. 미국식품의약국(FDA)은 캡슐을 흡입대신 경구로 복용했다는 보고를 받았으며, 부주의한 경구섭취는 급성 중독 및 부작용을 초래한다. 그러나 Spirva 캡슐은 경구로 복용하면 전신에 잘 흡수되지 않는다. FDA는 제약회사들이 명확하게 포장을 표시하도록 조치를 취해 왔다. 구강제품과의 혼란을 막기 위해 이들 흡입약물의 적절한 사용과 올바른 투여경로에 대해 적절한 사용과 올바른 투약경로에 대해 환자에게 설명하도록 해야 한다.

Data from US Food and Drug Administration. Available at www.fda.gov/downloads/drugs/drugsafety/medicationerrors/ucm080689.pdf. and SPIRIVA HANDIHALER. Available at http://docs.boehringeringelheim.com/Prescribing%20Information/PIs/Spiriva/Spiriva.pdf. January 2016. Accessed March 9, 2017.

PDE4 억제제를 사용하려면 나타나 있는 증상뿐만 아니라 어떤 기준이 되는 정신과적 문제 또는 장애를 사정한다. 이들 약물들이 급성 기관지경축에는 듣지 않는다는 것을 주의해야 한다. 단클론항체 천식치료제인 omalizumab은 특정 암의 위험 때문에 추가적인 사정이 필요하다. 간호내용을 철저하게 작성하여 이러한 위험을 파악하며, 얻은 정보를 기록한다. 간호기왕력을 철저하게 작성하면 이러한 위험성을 확인하는 데 도움이 될 것이다. 발병률의 증가로 인해 과민반응의 증상 및 증후를 사정한다.

◆ 환자상태 Human Need Statements

1. 호흡기 질병에 의한 병태 생리학적 변화에 따른 가스교환 장애
2. 질병에 의한 피로와 산소포화도의 결핍과 관련된 활동의 지속성 장애
3. 원하지 않는 약물치료의 유해작용과 관련된 약물치료 불이행

◆ 계획: 결과판정 Planning: Outcome Identification

1. 질병의 과정과 증상이 개선되므로 환자는 향상된 가스교환을 경험한다.
2. 환자는 산소요구를 최소화함으로써 에너지가 증강되고, 피로를 덜 나타낸다.
3. 환자는 약물요법과 함께 비약물요법을 모두 준수하여 자아실현 욕구를 회복/유지한다.

◆ 수행 Implementation

호흡기 질병(예: COPD, 천식, 다른 상기도와 하기도장애) 환자의 간호중재에는 처방된 약물치료와 관련된 구체적인 조치들과 더불어 환자교육과 치료의 순응 및 예방을 강조해야 한다. 또한 환자에게 질병의 증상을 예방하거나 경감시키기 위한 조치들을 항상 강조해야 한다. 좋은 정보뿐만 아니라 사진, 슬라이드 쇼를 제공하는 http://www.medicinenet.com/asthma 자료들을 제공한다.

기관지확장제와 다른 호흡 관련 약물들은 처방대로(예: 비경구, 경구, 흡입, 간헐적 양압호흡에 의해서) 투여되어야 한다. 흡입형태로 투약할 경우 환자 자신이 설명할 수 있을 정도로 교육해야 한다. β-작용제, 항콜린성약물, xanthines, LTRA 그리고 그 외 호흡기계 약물은 심장자극, 고혈압 또는 저혈압, 혈관성 두통, 심계항진, 위장장애, 요정체, 위식도역류, 오심과 현기증 등의 가능한 유해작용 및 독성 때문에 처방된 용량만 투여해야 한다는 것을 강조해야 한다.

MDI의 사용은 정확하게 약물을 흡입해서 약 10%가량의 약물이 폐로 도달하게 한다. 만약 같은 약을 두 번째 흡입할 때는 흡입과 흡입 사이에 1~2분의 간격을 두도록 한다. 만약 두 번째 약물을 흡입하도록 처방되었다면, 약물과 약물 사이에 2~5분의 간격을 두거나 처방된 대로 복용한다. Spacer를 사용하면 약물이 폐에 더 많이 도달하게 할 수 있다. Chlorofluorocarbon (CFC) 흡입기와 관련된 환경 위험에 대한 정보는 법적 · 윤리적 원칙을 참조한다. 건조 분말 흡입기는 매 흡입 시 일정량의 건조 분말이 나오도록 하는 작은 휴대용 장치이다. Spacer device는 MDI 사용에 어려움이 있는 사람들에게 도움이 될 수 있는 반면 DPI는 호흡이 활성화되고 신경 및/또는 근육 협응이 있는 환자에게 더 적합할 수 있다. 분무제(nebulizer)는 작은 마우스피스나 마스크를 통해 적은 양의 약물을 증기 방울로 폐에 전달한다. 분무제가 흡입기에 비해서 폐까지 약물을 전달시키는 데 더 많은 시간이 걸림에도 불구하고 어떤 환자들에 있어서는 더 효과적이다.

β-작용제의 과다복용은 생명을 위협할 수 있기 때문에 처방대로 복용해야 한다. 경구용 서방정은 으깨거나 씹어서는 안 되고, 위장장애를 줄이기 위해 음식과 함께 섭취해야 한다는 것을 환자에게 교육한다. 약물치료 전 · 후와 약물치료 중, 호흡상태와 숨소리를 계속 평가하는 것이 중요하다. 호흡기

질병에 사용하는 항콜린제(예: ipratropium)는 MID의 적절한 사용과 함께 지시된 대로 투여되어야 한다. 이 약물의 투여와 관련된 더 많은 정보는 환자중심간호: 환자교육을 참조한다. 약물이 폐로 전달되는 것을 극대화하기 위해 두 번째 투여량을 흡입하기 전에 1~2분 동안 기다리는 것(혹은 처방된 대로 하는 것)이 중요하다. 흡입제나 분무제를 사용한 직후에는 물로 입안을 헹구어야 하며, 이는 점막 자극과 건조증을 예방하는 데 도움이 된다.

Xanthine 유도체 역시 처방대로 투여되어야 한다. 만약 비경구적으로 투여되어야 할 경우, 간호사는 항상 정확하게 희석하고 투여속도도 정확하게 해야 한다. 정맥주입 펌프는 투여량을 정확하게 확인하고 독성을 예방하기 위해 사용한다. 구강형태는 위장장애를 감소시키기 위해 음식과 함께 투여해야 한다. 너무 빠르게 주입하면 실신, 빈맥, 발작, 심지어는 심정지와 함께 심각한 저혈압을 발생시킬 수 있다. 급작스러운 약물 방출량의 증가와 위점막 자극증상을 막기 위해 서방형제제는 부수거나 씹어서는 안 된다. 좌약 형태의 약은 냉장보관되어야 하며, 직장 작열감, 가려움 혹은 이상 작용이 있을 경우 의사에게 알려야 한다. 환자는 호흡상태와 상태의 개선에 대하여 계속 모니터링해야 한다.

Leukotriene 경로에 작용하는 약물, 즉 zileuton, montelukast와 zafirlukast는 경구로 투여된다. 가장 중요한 것은 montelukast 츄잉정으로 5mg 정제 한 알에 aspartame과 약 0.842mg의 phenylamine이 함유되어 있다. 급성 천식이 아닌 만성 천식의 치료에만 이 약을 사용하도록 교육해야 한다. 이 약은 증상이 개선되어도 지속적으로 복용해야 한다. 그리고 모든 호흡기 약물에 적절하고 금기사항이 아니라면 분비물의 점성을 줄이기 위해 액체 섭취를 증가시킨다.

흡입용 코르티코스테로이드(글루코코르티코이드) 역시 처방대로 사용되어야 하며, 환자가 과다복용하지 않도록 주의해야 한다. 환자의 기분에 상관없이, 약물은 매일 지시대로 투여되어야 한다. 흔히 이 약물들(예: flunisolide)은 유지약물로 사용되며 최대 반응을 위해 1일 2회 투여된다. 기관지가 확장되도록 흡입용 코르티코스테로이드 전에 흡입용 β_2-작용제를 사용할 수 있다. 흡입용 기관지확장제는 일반적으로 코르티코스테로이드 분무제를 사용하기 이전에 2~5분 동안(혹은 처방된 대로) 투여한다. 모든 기구(흡입기 혹은 분무기)는 필터를 청소하고 교환(분무기)하여 깨끗하게 관리하고 좋은 상태가 유지되도록 한다. 특히 흡입에 문제가 있으면 spacer를 사용하도록 지시한다. 코르티코스테로이드의 흡입기나 분무기 사용 직후에 입안을 헹구도록 하는데, 이는 구강 내 균의 과다성장과 칸디다증의 발생을 예방하기 위해서이다. 소아 환자에게는 이 약물을 학교와 운동회 혹은 체육시간에도 지니고 다니도록 처방한다. 또한 질병을 보다 잘 치료하기 위해서 모든 연령의 환자들에게 최대유량 사용을 권장한다. 치료와 관련해서 최대유량 수치, 질병의 징후와 증상들, 모든 개선점 및 모든 유해효과를 기록해야 한다. 소아 환자에게 전신 코르티코스테로이드의 사용은 우려되는 점이 있다. 특히 아동에게 있어서 전신 코르티코스테로이드의 사용은 시상하부-뇌하수체-부신축을 억제하고 나중에 성장장애를 야기할 수 있다. 그러나 위험성과 비교했을 때 유익도 상당히 크다. 때때로 흡입성 형태는 소아 환자들에게 단기간의 전신치료에 사용된다. 간호사는 치료기간 동안에 호흡기, 심장, 중추신경계에 초점을 두어 환자의 상태를 계속 모니터해야 한다.

PDE4 억제제를 쓰려면 환자에게 정신과적인 어떤 변화에 대해 즉시 의사에게 보고해야 하는 것에 대한 중요성을 교육한다. Monoclonal antibody 천식치료제인 omalizumab은 지시대로 복용해야 한다. 이것은 피하주사하며 때로 자가 주사하도록 교육을 받거나 의사, 간호사 혹은 건강관리 제공자를 정기적으로 방문한다. Omalizumab은 보통 2~4주마다

법적 · 윤리적 원칙

흡입용 약물과 환경

흡입제용 투여 또는 전달방법은 환경에 대한 우려를 제기한다. 이 흡입 약물들은 종종 COPD와 같은 천식 또는 다른 호흡기 문제가 있는 사람들에게 사용된다. 전통적으로, 클로로플루오로카본(chlorofluorocarbons, CFCs)이 함유되어 있는 많은 흡입제품이나 압축가스가 오존층에 손상을 준다는 것이다. 그러나 이들 CFC 흡입제들은 단계적으로 폐지되고, 좀 더 친환경적인 제품들로 대체되고 있다. 제품의 특정한 형식이나 지리적으로 사는 곳에 따라 흡입기 및 에어로졸 제품은 가정용 쓰레기나 재활용품이 되고, 유해한 폐기물로 간주되거나 특수처리가 필요하기도 한다. 일부 흡입제품은 구멍을 뚫거나 불 또는 소각로에 던져서는 안 되기 때문에 라벨에 있는 처리지침을 읽도록 한다. 폐기물을 안전하게 처리하기 위해 해당지역의 쓰레기 및 재활용 시설에 문의하여야 한다. 자세한 내용은 www.fds/gov를 방문한다.

Modified from the US Food and Drug Administration: How to dispose of unused medications, FDA Consumer Updates, February 20, 2015. Available at www.fda.gov/forconsumers/consumerupdates/ucm101653.htm. Accessed March 13, 2015, and US Food and Drug Administration: Transition from CFC propelled albuterol inhalers to HFA propelled albuterol inhalers: Questions and answers. Updated May 9, 2016, Available at www.fda.gov/Drugs/ResourcesForYou/Consumers/QuestionsAnswers/ucm077808.htm. Accessed March 12, 2017.

투여하고, 급성 천식발작에는 사용되지 않으며, 다른 급성 천식 관련 약물과 함께 사용될 수 있다. 어떠한 알레르기 또는 과민반응에 대해 환자를 면밀히 모니터링한다.

◆ 평가 Evaluation

급성 또는 만성 호흡기 질병을 치료하기 위해 사용하는 약물과 호흡곤란(dyspnea), 천명(wheezing), 안절부절못함(restlessness), 불안이 생기지 않도록 사용하는 약물은 호흡을 정상으로 되돌리고, 동맥혈가스농도를 정상화시키며, 호흡기증상을 감소시켜 삶의 질을 개선한다. 기관지확장제(예: xanthines, β-작용제)의 치료효과는 증상을 완화시키고 호흡을 안정화시킨다. Theophylline의 혈중 수치는 5~15mcg/mL이어야 하므로 자주 모니터링해야 한다.

최대유량계는 초기에 기관지수축에 의해 발생하는 최대유량의 감소를 알아내는 데 도움을 주며 사용이 간편하고, 치료효과를 관찰하는 데 도움이 된다. 치료 중 모니터링해야 하는 약물의 유해효과는 β-작용제는 두통, 불면증, 심장자극, 진전(tremor), 항콜린제는 두통, 위장장애, 요정체, 안압 증가, xanthines은 오심, 구토, 심계항진, LTRA는 오심, 두통, 불면증, 코르티코스테로이드는 부신피질 부전, 감염민감성 증가, 수분과 전해질 불균형, 불면 등이다. 코르티코스테로이드로 부신억제가 장기간 고용량으로 발생할 수 있다. 유해작용에 대한 목록에 대해서는 이전의 논의를 참조한다.

환자중심간호: 환자교육

β-작용제

- 건강한 생활습관(예: 규칙적 건강 검진, 하루 세 번 균형 잡힌 식사를 하는 것, 지시대로 지속적인 운동하기)을 유지하도록 교육한다.
- 지속형 베타 작용제는 급성 치료에 사용되지 않기 때문에 작용 및 작용시간에 대해 교육한다.
- 천식, 기관지염, COPD를 갖고 있는 환자들은 기관지수축을 야기하거나 악화시킬 수 있는 조건이나 상황(예: 알레르기, 스트레스, 흡연, 공기오염물질)에 노출되지 않도록 해야 한다.
- MDIs, 건조 분말 흡입기 또는 다른 기구들을 적절하게 사용하고 관리하는 지침을 제공한다.
- 기관지경련의 위험성 때문에 약물남용의 중요성을 강조한다.

Xanthine 유도체

- 흡연은 aminophylline과 theophylline의 혈중농도를 감소시킨다. 흡연과 xanthine의 상호작용에 대해 교육해야 한다. Xanthine 유도체는 숯불구이 음식들과도 상호작용하여 xanthine 유도체의 혈중농도를 감소시킨다.
- 환자들에게 카페인을 함유하고 있는 음식이나 음료를 섭취하면 중추신경을 자극한다는 것을 교육한다.
- 약물의 혈중농도를 일정하게 유지하기 위해 환자들이 약을 항상 가지고 다니도록 권장한다. 서방정 형태나 다른 형태의 경구약은 으깨거나 씹어서는 안 된다. 명치의 통증, 오심, 구토, 떨림, 두통과 같은 유해효과가 나타나면 즉시 알려야 한다.
- 약물의 혈중농도와 치료효과를 모니터하는 것이 중요하기 때문에 환자가 예약진료일을 지키도록 권한다.

항콜린성약물(Anticholinergics)

- 환자에게 천식의 빈도나 중증 정도를 감소시키기 위해 ipratropium이 예방적으로 사용된다는 사실을 교육해야 한다. 또한 ipratropium은 지시대로 복용해야 하며 일반적으로 치료효과가 나타나는 데 1년 정도가 걸린다. 만약 환자가 대두류, 견과류 혹은 다른 콩류에 알레르기반응이 있다면 이 약을 투약해서는 안 된다.
- 금기만 아니라면 분비물의 점성을 줄이고 가래의 배출이 쉽도록 수분을 섭취하도록 한다.
- 이 약물이 흡입성 형태로 사용될 때, 지시한 횟수만 흡입하고, 한 차례 투여량을 2번 이상 흡입하거나 지시된 양을 초과하여 흡입하지 않도록 교육해야 한다. 환자에게 spacer와 관계없이 MDI를 적절하게 사용하는 방법, 건조 가루 흡입기 사용 방법, 기구의 세척 및 관리 방법을 교육해야 한다. 다른 흡입성 약물을 추가적으로 사용할 때 2~5분 정도(혹은 처방된 대로) 기다려야 한다.

LTRA(Leukotriene 수용체 길항제)

- Leukotriene의 합성을 방지하거나 수용체에 길항하여 천식의 염증, 기관지수축 및 점액 생산을 방지하거나 감소시킨다는 사실을 알아야 한다.
- 이 약물이 급성 천식발작의 치료가 아니라 예방을 위해서 사용되는 것임을 강조한다.

코르티코스테로이드(Glucocorticoids)

- 용량과 복용시간을 잘 지키도록 하고, 흡입용 약물의 경우 환자들은 마지막 흡입 후에 구강위생(예: 입안을 헹구는 것)이 잘 이루어지도록 훈련해야 한다. 물로 입안을 헹구는 것은 구강 내 진균감염을 예방하기 위해서 필요하다. 환자에게 매주 플라스틱 통을 제거하고 따뜻한 비눗물로 통을 세척하고, 흡입기를 깨끗이 유지하도록 교육해야 한다. 통이 마르면 통과 마우스피스를 다시 넣고 뚜껑을 닫는다. Glucocorticoid는 환자들에게 구강내 진균의 과다성장을 일으킬 수 있다. 따라서 흡입기구의 세척에 대한 교육이 필요하다.
- 환자들이 MDI의 남은 복용량을 관리하도록 다음과 같이 교육한다. 통 안의 복용량을 기록해야 하며, 날짜에 따라서 남아 있어야 할 복용량을 계산해야 한다. 예를 들어, 하루 4차례 2번씩 흡입을 해야 하는데 흡입기에 200의 양이 있다고 가정하면 하루 4차례 2번의 흡입은 하루에 8번 흡입과 같다. 200을 8로 나누면 대략 25일이 나온다. MDI가 언제 다 사용될지 그 날짜를 표시해야 하며, 그 날 이전에 보충하도록 한다. 여분의 양을 사용하는 것이 보충 날짜를 바꿀 수 있음을 명심해야 하고 만기일을 항상 확인해야 한다.

환자중심간호: 환자교육(계속)

- 기록이 중요하다. 환자의 기분이 어떤지, 투여약물, 유해효과 그리고 천식이나 질병의 촉진 물질, 천식이나 질병의 증상, 경감 물질을 기록한다.
- 의료경보팔찌나 목걸이를 항상 착용해야 한다. 또한 진단과 약물 목록, 그리고 환자의 알레르기반응 등이 기록되어 있는 의료카드를 항상 소지해야 한다. 응급상황 시 연락할 수 있는 사람과 연락처도 기록해야 한다.
- 비강내 투여약물의 사용에 있어서 투약 전에 비강을 깨끗하게 해야 한다. 머리를 앞으로 조금 기울여서 스프레이의 끝을 한쪽 비공에 삽입하고 염증이 있는 코선반을 위로 향하게 한다. 환자는 비강 안에 약물을 분사하고 다른 비공을 막은 채로 약물을 들이마신다. 이 절차를 다른 쪽 비강에도 반복한다. 유효기간이 되었거나 3개월 동안 사용되지 않은 것은 버린다.
- 전신성 코르티코스테로이드 과다 사용은 쿠싱증후군의 증세들, 즉 만월형 얼굴, 여드름, 지방 축적, 부종을 유발한다고 교육한다. 흡입 약물의 사용이 이러한 문제를 최소화하지만, 환자의 안전을 위해 교육이 중요하다. 앞에 언급한 것처럼, 이러한 증상은 전신적으로(예: 경구 혹은 비경구적 형태) 투여할 때 발생할 위험성이 더 높다.
- 전신성 코르티코스테로이드 복용을 갑자기 중지할 경우 애디슨병(Addisonian disease)과 같은 위험이 발생할 수 있음을 교육한다. 이 약은 서서히 줄이면서 중단하도록 한다. 애디슨병 유사 증세는 오심, 숨참, 관절통, 쇠약, 피로 등이다. 만약 이러한 증상이 발생하면 의사에게 즉시 연락을 취해야 한다.
- 24시간 이내에 약 0.9kg 이상 체중 증가 혹은 1주일 이내에 약 2.26kg 이상 체중 증가가 있을 경우 의사에게 보고하도록 교육한다.

포스포디에스테라제-4 억제제

- 기분 또는 감정의 변화가 있으면 즉시 의사에게 보고하도록 강조한다.

단클론항체 천식치료제

- Omalizumab은 중증도에서 극심한 천식의 치료에 사용되며 급성 천식발작에는 사용하지 않는다. 환자는 피하주사를 실시하는 방법에 대해서 설명할 수 있어야 한다. 환자는 약물과 바늘, 주사기 및 다른 기구들을 유아의 손에 닿지 않는 곳에 보관하고 사용한 바늘은 버리는 통을 따로 만들어 관리하도록 교육해야 한다. 각 바늘은 1회만 사용해야 한다.

기억해야 할 사항

- β-작용제는 β_1-수용체와 β_2-수용체를 자극한다. β_2-작용제는 폐에 특이적이다.
- Theophylline과 같은 xanthines은 phosphodiesterase를 억제함으로써 기관지의 평활근을 이완한다. Phosphodiesterase는 평활근을 이완시키는 데 필요한 cAMP를 분해시킨다.
- 항콜린성약물은 유지요법으로 사용되며, 급성 기관지수축에는 사용되지 않는다. 이것은 ACh의 기관지수축효과를 저해한다.
- 코르티코스테로이드(예: beclomethasone, dexamethasone, flunisolide, triamcinolone)는 여러 가지 질병에 사용된다. 이것은 세포막을 안정화시켜 기관지를 수축시키는 물질 분비를 억제한다.
- Zileuton은 leukotriene의 합성을 억제하며 zafirlukast는 leukotriene 수용체를 길항한다. 이것의 유해효과는 두통, 어지럼, 불면 및 소화불량이다.
- 단일클론항체 천식치료제인 omalizumab는 알레르기반응을 야기하는 매개물질의 분비를 억제하므로 예방 효과가 있다.

REVIEW QUESTIONS

1. A patient who has a history of asthma is experiencing an acute episode of shortness of breath and needs to take a medication for immediate relief. The nurse will choose which medication that is appropriate for this situation?
   a. A beta agonist, such as albuterol
   b. A leukotriene receptor antagonist, such as montelukast
   c. A corticosteroid, such as fluticasone
   d. An anticholinergic, such as ipratropium

2. After a nebulizer treatment with the beta agonist albuterol, the patient complains of feeling a little "shaky," with slight tremors of the hands. The patient's heart rate is 98 beats/min, increased from the pretreatment rate of 88 beats/min. The nurse knows that this reaction is which of these?
   a. An expected adverse effect of the medication.
   b. An allergic reaction to the medication.
   c. An indication that he has received an overdose of the medication.
   d. An idiosyncratic reaction to the medication.

3. A patient is receiving ipratropium via an inhaler. The nurse will assess the patient for which of these adverse effects? (Select all that apply.)
   a. CNS depression
   b. Dry mouth or throat
   c. Increased appetite
   d. Nasal congestion
   e. Headache

4. During a teaching session for a patient who will be receiving a new prescription for the LTRA montelukast (Singulair), the nurse will tell the patient that the drug has which therapeutic effect?
   a. Improves the respiratory drive
   b. Loosens and removes thickened secretions
   c. Reduces inflammation in the airway
   d. Stimulates immediate bronchodilation

5. After the patient takes a dose of an inhaled corticosteroid, such as fluticasone (Flovent), what is the most important action the patient needs to do next?
   a. Hold the breath for 60 seconds.
   b. Rinse out the mouth with water.
   c. Follow the corticosteroid with a bronchodilator inhaler, if ordered.
   d. Repeat the dose in 15 minutes if the patient feels short of breath.

6. The nurse is teaching a patient about the inhaler Advair (fluticasone/salmeterol). Which statements by the patient indicate a correct understanding of this medication? (Select all that apply.)
   a. "I will rinse my mouth with water after each dose."
   b. "I need to use this inhaler whenever I feel short of breath, but not less than 4 hours between doses."
   c. "This medication is taken twice a day, every 12 hours."
   d. "I can take this inhaler if I get short of breath while exercising."
   e. "I will call my doctor if I notice white patches inside my mouth."

7. A patient who is taking a xanthine derivative for COPD asks the nurse, "I miss my morning coffee. I can't wait to go home and have some." What is the nurse's best response?
   a. "I know how you feel. I'd miss my coffee too."
   b. "I can get some coffee for you. I'll be right back."
   c. "It's important not to take coffee or other caffeinated products with this medicine, as it may cause an increased heart rate as well as other problems."
   d. "You've been on this medicine for a few days. I can call your prescriber to ask whether you can have some coffee."

8. The nurse is preparing to administer the elixir form of theophylline to a patient who has a PEG tube. The dose is 240 mg daily, and the medication is available in a concentration of 80 mg/15 mL. How many milliliters of medication will the nurse give per dose?

정답 1. a 2. a 3. b, d, e 4. c 5. b 6. a, c, e 7. c 8. 45mL

참고문헌

REFERENCES

Global Initiative for Chronic Obstructive Lung Disease (GOLD). (2016). Global strategy for the diagnosis, management, and prevention of COPD. Available at www.goldcopd.org. (Accessed 16 September 2016).

Global Strategy for Asthma Management and Prevention, Global Initiative for Asthma (GINA). Available at www.ginasthma.org. (Accessed 16 September 2016).

Hanania, N. A., Celli, B. R., Donohue, J. F., et al. (2011). Bronchodilator reversibility in COPD. *Chest,* 140, 1055.

Price, D., Musgrave, S. D., Shepstone, L., et al. (2011). Leukotriene antagonists as first-line or add-on asthma-controller therapy. *New England Journal of Medicine,* 364, 1695.

Qaseem, A., Wilt, T. J., Weinberger, S. E., et al. (2011). Diagnosis and management of stable chronic obstructive pulmonary disease: a clinical practice guideline update from the American College of Physicians, American College of Chest Physicians, American Thoracic Society, and European Respiratory Society. *Annals of Internal Medicine,* 155, 179.

US Food and Drug Administration. (2015). How to dispose of unused medications. *FDA Consumer Updates.* Available at www.fda.gov/forconsumers/consumerupdates/ucm101653.htm. (Accessed 13 March 2017).

US Food and Drug Administration. Transition from CFC propelled albuterol inhalers to HFA propelled albuterol inhalers: questions and answers. Updated May 9, 2016. Available at www.fda.gov/Drugs/ResourcesForYou/Consumers/QuestionsAnswers/ucm077808.htm. (Accessed 12 March 2017).

20

진통제
ANALGESIC DRUGS

학습목표

이 장을 학습한 후 학생들은:

1. 급성통증과 만성통증을 정의한다.
2. 급성 및 만성통증의 증상, 증후, 관리를 비교하고 대조한다.
3. 암이나 그 외 특별한 통증상황과 관련된 병태생리와 특성에 대해 설명한다.
4. 급성 및 만성통증을 관리하기 위한 약물학적 · 비약물학적 접근법을 설명한다.
5. 급성 및 만성통증, 종양성통증의 관리에 사용되는 비마약성, 비스테로이드성 항염제, 아편유사제(아편작용제, 타 약물과 혼합된 아편유사제, 아편작용제-길항제와 아편길항제) 그리고 기타 약물의 사용에 관해 설명한다.
6. 비마약성-비스테로이드성 항염제, 아편작용제, 타 약물과 혼합된 아편유사제(opioid), 아편길항제(opioid antagonists)를 알아본다.
7. 비마약성-비스테로이드성 항염제, 아편작용제, 타 약물과 혼합된 아편유사제, 아편길항제(opioid antagonits)의 작용기전, 적응증, 용량, 투여경로, 유해효과, 독성, 주의사항, 금기증, 약물상호작용에 대해 간략히 기술한다.
8. 종양이나 종양말기상태의 통증관리와 급성 및 만성통증의 약물학적-비약물학적 관리를 비교한다.
9. WHO와 공동위원회에서 정의한 특수한 표준 통증관리기준을 간략히 설명한다.
10. 통증이 있는 환자의 아편계 및 비아편유사제의 적용과 관련된 간호과정에 따라 간호계획을 개발한다.
11. 모든 종류의 통증관리, 급성 및 만성통증, 특별한 통증상황에서 환자관리를 위한 포괄적인 접근방식의 증진을 위한 기준수립 및 다양한 자원과 전문그룹을 알아본다.

주요용어

관문이론(gate theory) 가장 일반적으로 설명하는 통증전달과 통증완화에 관한 이론. 손상된 조직으로부터 통증이 어떻게 뇌에 감지되는지를 설명함

급성통증(acute pain) 갑자기 발병한 통증으로, 치료하면 완화됨. 일반적으로 발병기간은 6주 이하임

길항제(antagonist) 수용체와 결합해서 반응을 차단시키는 약물

내성(tolerance) 약물의 반복적인 노출에 적응된 상태. 처음의 효과를 기대하기 위해서 용량을 증량해야 함

내장통증(visceral pain) 기관 또는 평활근에서 생긴 통증

돌발통증(breakthrough pain) 진통제를 복용하는 사이에 발생하는 통증

마약(narcotics) 1914년 해리슨 마약법에 의해 생긴 법률용어. 원칙적으로 특히 아편유사제(morphine, heroin 등)와 같이 의식둔화 또는 무감각을 일으키는 약물. 현재 의학적 사용 시에는 규제대상 약물이며, 법적으로는 불법 또는 street drug로 취급함

만성통증(chronic pain) 치료하기 어려운 지속적이거나 반복되는 통증, 3~6개월 이상 지속되는 통증, 급성 조직손상의 치유 후 1개월 이상 지속되는 통증 또는 치유되지 않는 조직손상에 동반되는 통증이 포함됨

보조진통제(adjuvant analgesic drugs) 일차약물과 함께 병합치료를 위해 이차로 추가하는 약물. 부가적이거나 독립적 진통효과가 있음

부분작용제(partial agonist) 수용체와 결합하여 완전작용제에 비하여 부분적으로 작용을 나타냄

비스테로이드성 항염제(nonsteroidal antiinflammatory drugs, NSAIDs) 진통, 소염, 해열작용이 있는 약물군. 스테로이드가 아님

비아편유사진통제(nonopioid analgecics) 아편유사제로 분류되지 않는 진통제

상승효과(synergistic effects) 2가지 이상 병합투여 시 약물을 병합한 효과의 약물상호작용으로 각각의 약물효과를 더한 값 보다 더 크게 나타나는 효과

세계보건기구(World Health Organization, WHO) 전 세계의 건강증진을 도모하기 위해 조직된 임상전문가와 전염병학자들이 포함된 보건전문가의 국제적인 조직

신경성통증(neuropathic pain) 신경의 기능장애 또는 병리적 변화의 결과로 나타나는 통증

심부통증(deep pain) 표재통증(superficial pain)과 반대로 피부 이하의 조직에서 발생하는 통증

아편 금단증상(opioid withdrawal) 장기간 사용하던 아편유사진통제 사용을 갑자기 중단할 때 나타나는 증상 및 증후

아편내성 환자(opioid tolerant) 진통제 투약 무경험자(opioid naive)와 반대로 일주일 또는 그 이상의 기간 동안 아편유사진통제를 투여받고 있는 환자

아편유사제(opioids) 통증 치료에 사용되는 약물로서, 이 용어는 대개 마약

(narcotic)이라는 용어와 같은 의미로 사용됨

아편유사제 내성(opioid tolerance) 같은 수준의 진통효과를 유지하기 위해 더 많은 용량이 사용되며, 약물의 갑작스런 중지는 금단증상을 유발함

아편유사진통제(opioid analgesics) 통증을 완화시키기 위해 아편수용체와 결합하는 약물로서 아편식물에서 추출된 천연물이거나 합성약물

암(종양)통증(cancer pain) 암 및/또는 암 전이와 관련된 다양한 원인에서 발생하는 통증

연관통증(referred pain) 통증이 일어난 기관과 떨어진 곳에서 나타나는 통증

육체적 의존성(physical dependence) 환자가 일정기간 이상 약물을 투여하는 상태에서 또 약물투여를 갑자기 중지함으로써 나타나는 불유쾌한 신체적 증상(금단증상)이 나타나는 상태

작용제(agonist) 수용체와 결합하는 물질로서 반응을 일으킴

작용제-길항제(agonists-antagonists) 수용체와 결합하여 작용제에 의한 것만큼 강하지 않은 부분반응을 일으키는 물질(partial agonist라고도 함)

정신적 의존성(psychologic dependence) 아편유사제 또는 어떤 남용성 물질의 강박적 사용으로 인해 지속적으로 그 물질을 갈망하는 것. 이러한 사람들은 진통제를 통증 완화보다는 다른 목적으로 사용함

중독(addiction) 유전적 · 심리사회적 · 환경적 요인에 영향을 받는 만성, 신경생물학적 질환(psychologic dependence와 동일)

중추성통증(central pain) 중추신경계 손상을 일으키는 질환에서 생긴 통증

진통상한효과(analgesic ceiling effect) 진통제의 최대 안전 용량을 투여했음에도 불구하고 환자의 통증이 더 이상 효과적으로 조절되지 않는 현상

진통제 투약 무경험자(opioid naive) 아편유사진통제를 처음 투여받으므로 그 약물들의 효과를 예측할 수 없는 환자

진통제(analgesics) 의식상실을 일으키지 않고 통증을 완화시키는 약물

체성통증(somatic pain) 골격근, 인대 또는 관절에서 유발되는 통증

통각(nociception) 통증감각을 유발하는 뇌의 통증신호처리

통각수용체(nociceptors) 신체 여러 부위로부터 중추신경계로의 통증신호를 전달하는 감각신경(A와 C 신경섬유)

통증(pain) 실제 또는 잠재적인 조직손상으로 인한 불쾌감과 정서적 경험

통증내성(pain tolerance) 환자가 정상적인 기능을 방해받지 않고 견딜 수 있는 통증

통증역치(pain threshold) 통증감각을 일으키는 자극의 수준

특수통증상황(special pain situations) 여러 가지 약물로 치료를 받고 있는 사람, 다양한 보건의료인력, 비약물적 치료형태(예: 마사지, 카이로프락틱 치료, 수술)와 관련된 통증 조절상황을 위해 사용되는 일반적인 용어

표재통증(superficial pain) 심부통증과 반대로 피부 또는 근막에서 출발한 통증

혈관성통증(vascular pain) 혈관 또는 혈관주위조직의 병리학적 소견으로 나타난 통증

환상통증(phantom pain) 외과적으로 제거된 신체의 영역에서 경험하는 통증

개요

OVERVIEW

통증관리는 다양한 경우와 삶 전반에 걸친 간호에서 매우 중요한 부분이라고 할 수 있다. 통증은 의료기관을 찾는 가장 흔한 이유 중 하나이다. 여러 질병과 마찬가지로 수술 및 진단절차에는 종종 통증관리가 필요하다. 통증은 많은 고통과 직장 내 생산성, 근로자의 보상 지급, 그 외 건강관련 비용 등에 막대한 경제적 부담을 안겨준다.

간호사는 양질의 간호를 제공하기 위해 약물적 · 비약물적 통증관리방법을 잘 알아야만 한다. 이 장에서는 약물적 통증관리에 중점을 둔다. 비약물적 통증관리방법은 Box 20.1에 있다.

의식의 변화 없이 통증을 경감시키는 약물을 진통제(analgesics)라고 한다. 진통제는 화학적 구조와 작동기전에 따라 분류한다. 이 장에서는 중등도의 통증부터 심한 통증에 사용되는 아편유사진통제(opioid analgesics)에 대해 우선 중점을 둔다. 다른 화학적 범주의 약물은 보조진통제로서 아편유사제를 이용한 치료계획에 포함하여 이 장 후반부에 기술하였다.

BOX 20.1 통증의 비약물적 치료법

- 지압
- 침술
- 예술치료
- 행동치료
- 바이오피드백
- 안위요법
- 상담
- 오락활동
- 뜨겁거나 차가운 팩
- 수면제
- 상상요법
- 마사지
- 명상
- 음악치료
- 애완동물치료
- 물리치료
- 공포경감요법
- 이완법
- 수술
- 치료적 목욕
- 치료적 의사소통
- 치료적 접촉
- 경피성 전기 신경자극
- 요가

통증은 흔히 실제적이거나 잠재적인 조직손상과 관계된 불쾌한 감각과 정서경험으로 정의하며, 이는 각각의 개인적인 경험이다. 또한 통증은 환자가 말로 표현하는 주관적인 증상으로 환자가 있다고 말을 함으로써 존재하게 된다. 통증기전과 통증경로의 특성이 많이 밝혀졌음에도 불구하고 환자의 통증에 대한 인지과정은 복잡하다. 통증에는 신체적 · 심리적 · 문화적 요인이 개입된다. 통증강도는 정확히 측정할 수

없기 때문에 의료인들은 적절한 간호를 제공하기 위해 환자와 상호 신뢰관계를 쌓아야 한다.

한 가지 방법으로만 해결되는 효과적인 통증관리법은 없다. 대신 통증관리는 환자 개개인의 요구에 맞추어 이루어져야 하고, 통증의 원인, 현재의 의학적 상태, 통증의 특성, 환자의 심리적 · 문화적 특성을 고려해야 한다. 또한 계속적으로 통증을 사정하고 치료효과를 평가해야 한다. 통증에 대한 환자의 정서적인 반응은 통증에 대한 심리적인 경험에 달려 있다. 통증은 통각수용체라고 하는 감각신경섬유의 자극으로부터 발생한다. 이 수용체들은 다양한 신체조직으로부터 통각신호를 전달받아 통각신호를 통증으로 처리하는 척수와 뇌로 전달하여 통증감각을 일으킨다(그림 20.1).

신체적 자극이 주어지면 통각신호가 척수와 뇌로 전달되도록 말초로부터의 여러 신경경로가 활성화된다. 통증감각이 생기기 위해 요구되는 자극 수준을 통증역치(pain threshold)라고 한다. 이것은 신경계의 생리적 반응을 기술적으로 측정한 것이기 때문에 대부분의 사람은 비슷하다. 그러나 통증감각의 다양성은 유전적일 수 있다.

통증수용체는 중추신경계(CNS) 및 다양한 신체 조직에 위치한다. 통증 인식은 μ-수용체 수와 밀접한 관련이 있다. 이 수는 단일유전자인 μ-아편유사제수용체 유전자에 의해 제어된다. 수용체의 수가 많으면 통증민감도가 감소하고 반대로, 수용체가 모두 감소되거나 누락되면, 비교적 작은 유해자극은 고통스러운 것으로 인식될 수 있다.

환자의 통증에 대한 정서적 반응은 환자의 나이, 성, 문화, 과거의 통증경험, 불안 수준에 영향을 받는다. 통증역치가 생리적인 통증요소라면 심리적인 통증요소는 통증내성이다. 통증내성은 통증이 있지만 환자가 견뎌 낼 수 있고, 정상적인 기능을 할 수 있을 만큼인 통증의 양이다. 이것은 주관적이기 때문에 통증내성은 매우 다양하며, 환자의 인격, 태도, 환경, 문화, 윤리적 배경의 영향을 받는다. 통증역치는 동일한 사람에게서도 환경에 따라 달라질 수 있다. 통증역치를 변화시킬 수 있는 다양한 상황은 표 20.1을 참조한다.

통증은 시작과 기간에 따라 급성과 만성으로 나뉘어 지기

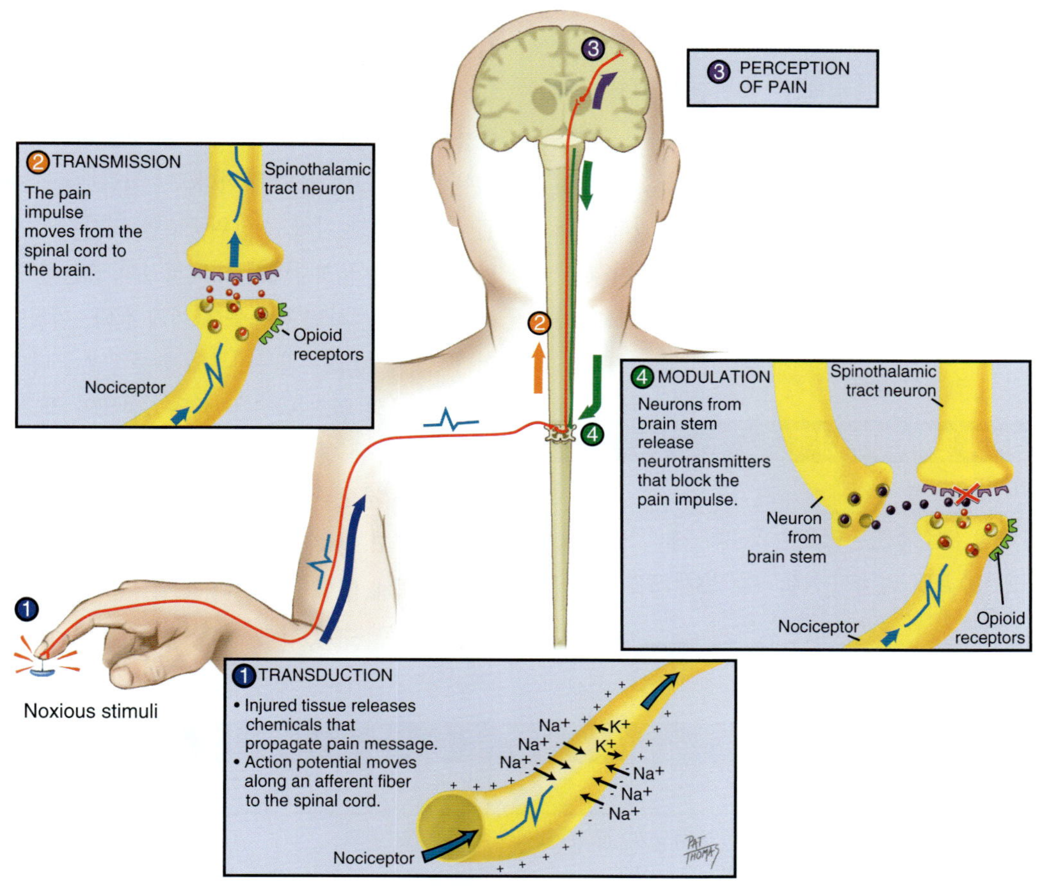

그림 20.1 통각수용의 4과정
From Jarvis C. (2016): Physical examination and health assessment (7th ed) St Louis: Saunders.

도 한다. 급성통증은 갑자기 시작되고 치료하면 빨리 사라지며, 수술 후의 통증이 이에 속한다. 만성통증은 3~6개월 동안 지속되며 재발한다. 그리고 약물용량이 증가해야 통증이 완화되는 경향이 있으며, 치료하기가 더 어렵다. 이러한 상황을 흔히 내성 혹은 약물의존이라고 부른다. 급성통증과 만성통증은 시작과 기간, 관련질병과 건강상태, 치료방향이 다르다. 표 20.2에 급성통증과 만성통증의 특성, 각각 관련된 다양한 질병과 건강상태의 차이가 있다.

통증은 원인에 의해서도 구분한다. 통증의 원인으로 가장 많이 언급되는 2가지는 체성과 내장성이다. 체성통증(somatic pain)은 근골격계, 인대, 관절에서 시작된다. 내장통증(visceral pain)은 장기와 평활근에서 시작된다. 표재통증(superficial pain)은 피부와 점막에서 시작되고, 심부통증(deep pain)은 피부아래 조직에서 시작한다. 통증의 원인을 알면 통증치료를 더 효과적으로 할 수 있다. 예를 들면 내장통증과 표재통증은 안정을 위해 아편유사제가 필요하고, 체성통증에는 비아편유사진통제와 NSAIDs에 더 잘 반응한다.

통증은 그 원인이 되는 질병이나 건강상태에 따라 세분된다. 혈관성통증은 혈관과 혈관주변조직에서 시작되며, 편두통의 원인으로 생각된다. 연관통증은 척수신경 수준의 내장신경섬유나 시냅스가 신체의 특수피하조직섬유에 근접할 때 발생한다. 예를 들어 췌장염의 통증이 등이나 어깨부근으로 방사되는 경우이다. 신경성통증은 질병이나 상해로 인한 말초나 중추신경계 신경섬유의 손상으로 발생할 수 있다고 여기지만 이유가 밝혀지지는 않았다. 환상통은 수술이나 사고로 인해 없어진 몸의 일부에서 발생하는 작열감, 가려움, 따끔따끔함, 무엇에 찔리는 듯한 느낌이 나타나는 것으로 척수손상으로 마비된 사지에서도 발생한다. 암통증은 급성일 수도 있고 만성일 수도 있으며 암덩어리가 신경, 장기, 조직을 누르는 물리적 압력으로 발생할 수 있다. 암통증의 다른 원인으로는 장기에 혈액공급이 차단되어 나타나는 저산소증, 전이, 병리적 골절, 근육경련, 방사선, 수술, 항암치료 등이 있다. 중추성통증은 암, 외상, 염증이나 중추신경계에 영향을 주는 암, 당뇨, 뇌졸중, 다발성경화 등의 질병으로 생길 수 있다.

통증의 전달과 경감을 위한 몇 가지 이론이 있는데, 가장 일반적으로 언급되는 이론은 관문이론(gate theory)이다. Melzack와 Wall에 의해 1965년에 제안된 이 이론은 자극이 손상된 조직으로부터 뇌까지 어떻게 전달되는가를 설명하기 위해 관문을 비유하였다. 우선 조직이 손상되면 손상된 세포로부터 bradykinin, histamine, potassium, prostaglandins, serotonin 등의 물질이 유리된다. 이러한 물질들의 유리와 활동을 변화시키는 약물이 있다(예: NSAID → prostaglandins, 항우울제 → serotonin). 이러한 통증을 일으키는 화학물질의 유리는 nociceptors라 불리는 통증수용체를 통해 감각신경섬유의 끝에 전기적 자극을 가하게 되고, 이러한 신경의 자극은 감각신경섬유를 따라 전도되어 척수후각의 통증수용체를 활성화시킨다. 바로 여기에 관문이 위치하여 감각섬유의 자극 흐름을 조절한다. 이 접합부 관문에 의해 자극이 멈추면 어떠한 자극도 상위중추인 뇌까지 전달되지 못한다. 반대로 관문이 척수에서 대뇌피질의 충분한 수와 강도의 활동전위가 발생하면 통증을 느끼게 된다. 이것이 nociception이다. 그림 20.2는 관문이론의 통증전달을 나타낸다.

이 관문의 열고 닫힘은 굵은 A섬유와 작고 가는 C섬유의 상대적 활동에 영향을 받는다. 문이 닫히는 것은 A섬유의 활동에 의한 것으로 보인다(표 20.3). 이것은 뇌로의 자극전달을 방해하고 통증감각을 회피시킨다. 관문 열림은 C섬유의 자극에 의해 영향을 받는다. C섬유는 자극을 뇌로 전달하고 통증을 느낄 수 있도록 한다. 관문은 뇌에서 시작해 척수에

표 20.1 통증역치를 변화시키는 상태

통증역치	상태
낮음	화, 불안, 우울, 불편, 공포, 격리, 만성통증, 불면, 피로
높음	기분전환, 감정이입, 휴식, 공감, 약물(진통제, 항불안제, 항우울제)

표 20.2 급성통증과 만성통증의 특성

통증형태	시작	기간	예
급성	갑자기 발병(몇 분에서 몇 시간), 흔히 날카롭고 국소적임, 신체적인 반응(빈맥, 발한, 창백, 혈압 상승)	제한(끝이 있다)	심근경색, 충수돌기염, 치과 치료과정, 신장결석, 수술과정
만성	느림(며칠에서 몇 달), 긴 기간, 둔하고 계속되는 통증	계속되거나 재발(끝이 없다)	관절염, 암, 하부요통, 말초 신경병증

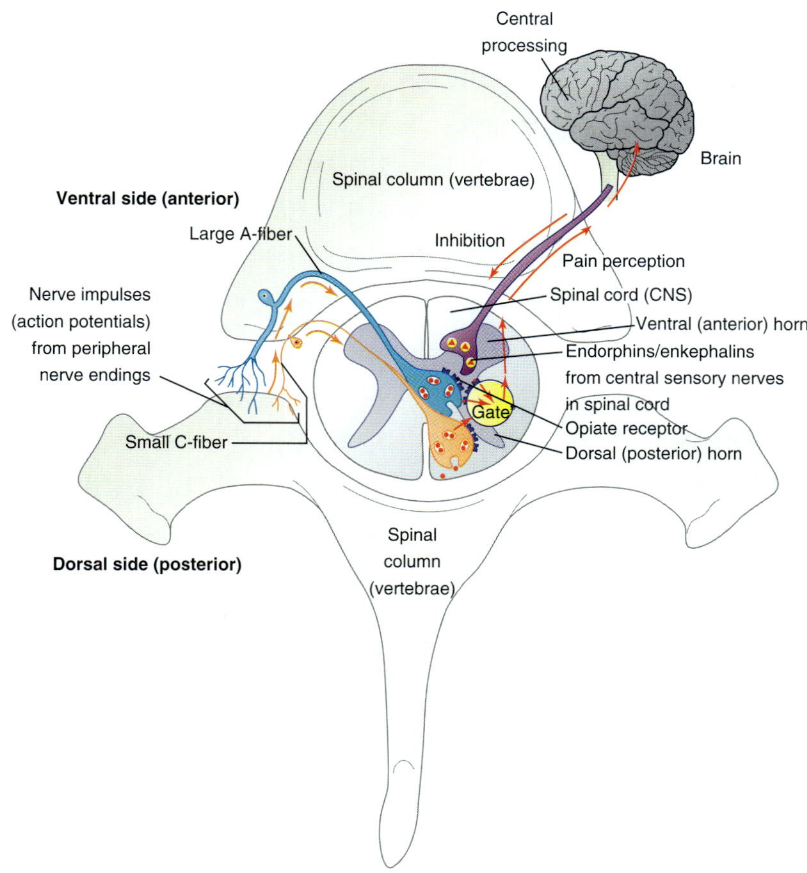

그림 20.2 통증전달의 관문이론. CNS, Central nervous system.

표 20.3 A신경섬유와 C신경섬유

섬유형태	수초	섬유크기	전도속도	통증형태
A	있음	크다	빠르다	날카롭고 국소화가 잘됨
C	없음	작다	느리다	둔하고 국소화되지 않음

있는 관문에 자극을 전달하며, 통증감각을 조정하는 신경섬유에 의해 자극을 받는다. 뇌는 이러한 신경섬유를 평가하고 통합하여 통증을 한곳에 국한시킨다. 그러므로 뇌는 관문을 닫아둘 수도 있고 자극을 받아 통증을 느낄 수 있도록 관문을 열기도 한다. 관문을 조절하는 세포에는 역치가 있다. 그 세포에 도달한 자극이 뇌로 전달되기 위해서는 자극이 역치 이상이어야 한다.

신체에는 enkephalin과 endorphin이라고 하는 내인성 신경전달물질이 있다. 이 물질들은 통증을 완화시키기 위해 몸에서 만들어지는 우리 몸의 painkiller이다. 아편유사제수용체와 결합하여 통증의 전달을 막는 기전은 아편유사진통제와 유사한 방식으로 척수관문폐쇄를 자극한다. Endorphin은 내인성 모르핀(endogenous morphine)의 대표물질이다. 이 내인성 진통제는 몸에 통증이 있거나 매우 힘든 일이 지속될 때 유리된다. 예를 들면 러너스 하이(runner's high: 비슷한 강도의 운동을 일정시간 지속하면 몸에서 endorphin이 분비되어 기분 좋은 상태가 되는 것) 현상도 이 때문이다. 그림 20.1은 이러한 전 과정을 나타낸다.

관문이론에 의해 설명되는 또 다른 통증감소 현상은 아픈 부위를 마사지하면 통증이 감소되는 것이다. 아픈 부위를 문지르거나 연고를 바르면 말초수용체로부터의 굵은 A신경섬유가 변화된 통증자극을 척수에 전달하고, 다시 A섬유는 관문을 닫아 뇌쪽으로 가는 통증감각을 감소시킨다.

특별한 상황의 통증관리

TREATMENT OF PAIN IN SPECIAL SITUATIONS

통증은 잘 이해되지 않고 종종 치료되지 않는다. 병원에서 흔히 사용하는 정맥내 투약경로는 자가조절진통(patient-controlled analgesia, PCA)이다. 환자는 PCA 주입펌프의 스위치를 스스로 눌러서 투약한다. 이 방법은 여러 환자에게서 효과적인 것으로 나타났으며, 아편유사제의 양도 감소시켰다. PCA에 흔히 사용되는 진통제는 morphine과 hydromorphone이다. PCA의 잠재적인 위험요소는 가까운 가족들이 스위치를 누를 때 발생한다. 가족들이 선의의 목적으로 너무 많은 아편유사제를 주입하기 때문이다. 이를 'PCA 대신 사용(PCA by proxy)'이라고 하며, 환자 스스로 PCA 펌프를 사용할 수 없다면 다른 방법을 사용하는 것이 바람직하다.

복합통증증후군을 가진 환자는 종종 약물 혹은 비약물적 치료를 포함한 전체적으로 다양한 치료를 받으며, 상황에 따라 효과적인 약물치료를 위해서 아편유사제와 비마약성 진통제를 사용한다. 통증관리의 목적은 통증을 줄이거나 조절함으로써 신체기능과 삶의 질을 향상시키는 것이다. 악성종양에 의한 통증의 경우 통증관리에서 가장 고려해야 할 점은 약물중독의 예방이 아니라 환자의 안위이다. 아편유사제의 내성으로 시간이 흐름에 따라 약물의 효과가 감소된다. 약물을 사용한 지 최소 1주일 후에 이러한 내성이 생길 수 있다. 병이 악화되거나 암환자들은 더 많은 용량의 아편유사제가 필요해지고, 신체적으로 이러한 약물에 더욱 의존하게 된다. 이러한 환자들은 아편유사제의 양을 갑자기 줄이거나 투약을 중단하면 금단증상을 경험할 가능성이 높아진다. 이 환자들에서 실제 심리적 의존과 중독이 일어나는 경우는 드물다. 장기적인 통증조절을 위해 경구, 정맥, 피하, 경피, 때로는 직장투여가 여러 근육주사보다 선호된다.

의사들은 아편유사제(street opioid)에 중독된 급성통증 환자에게 아편유사제를 처방하기 꺼리는 경향이 있다. 일반적으로 아편유사제 중독자들은 아편유사제 내성을 가지고 있기 때문에 고농도를 요구한다. 이러한 환자에게 methadone이나 천천히 분해되는 서방정 oxycodone이 작용시간이 짧거나 즉시 효과가 나타나는 약물보다 더 많이 선택된다. 왜냐하면 단시간 작용 약품들은 더 도취감(euphoria)을 나타내어 중독될 가능성이 높기 때문이다.

'중독'될 수도 있다는 표시 때문에 중독약물을 사용해 본 적도 없는 사람에게 통증조절약물처방을 하지 않는 것이 정당하다고 여길 수 있는데, 이것은 적절하지 않다. 이러한 상황에서는 약물중독에 대한 걱정보다 환자의 통증조절을 먼저 고려하는 것이 윤리적이다. 그러나 의사들은 실제 통증상황이 아닌 환자에게 중독약물 또는 처방약물의 남용이 현실임을 인식해야 한다. 이런 환자들은 종종 너무 많은 횟수의 처방을 요구하며, 자기 뜻대로 약을 주는 의사와 약국을 찾아다닌다.

장시간 작용하는 아편유사제를 받는 환자들에게 통증약물 투약 사이에 종종 돌발통증(breakthough pain)이 생길 수 있다. 이것은 약물이 몸에서 대사되어 제거되는 동안 진통효과가 감소하기 때문이다. Oxycodone ER과 같은 서방정 제제의 사이에 주어지는 oxycodone IR과 같은 속효성 제제를 필요시(prn) 처방하면 이러한 경우에 도움이 된다. 장시간형(extended-release) 아편유사제를 씹거나 부수어서 복용하면 지나친 진정효과, 호흡억제, 빠른 약물흡수로 인해 죽음까지 초래하는 원인이 될 수 있음을 명심해야 한다. 환자가 돌발통증으로 인해 많은 용량을 요구하면 계획한 장시간형 아편유사제의 용량을 점점 증가시키거나 좀 더 강력한 약물을 투여한다.

진통제를 보조하기 위해 사용하는 보조약물로는 NSAIDs, 항우울제, 항경련제, corticosteroid가 있다. 이 약물들을 사용하면 호흡억제, 변비, 요정체와 같은 다량의 아편유사제 사용 시 발생할 수 있는 부작용을 감소시키고, 아편유사제 사용량을 줄일 수 있다. 다른 작용기전을 가진 약물들을 사용하면 상승효과를 가져온다. 진토제와 설사약은 변비, 오심, 구토를 경감시키거나 이를 예방하기 위해 필요하다.

보조약물이 가장 흔히 사용되는 경우는 신경성통증(neuropathic pain)이다. 신경성통증은 흔히 질병(예: 당뇨, 대상포진 후 신경통, 삼차신경통, AIDS나 상해, 심흉부 수술 후 발생하는 개흉수술 후 통증증후군 같은 수술 후 이차적인 신경손상)으로 인한 2차적 신경손상으로 나타난다. 흔한 증상으로는 과민증, 강한 빛이나 핀으로 콕 찌르는 것과 같은 자극, 발에 닿는 침대시트 같은 작은 자극에 대한 통각과민(hyperalgesia)으로 나타난다. 이를 무해자극통증(allodynia)이라고도 한다. 통각과민은 환자 팔에 감겨 있는 부푼 커프 압력과 같은 불편한 자극 때문에 나타날 수도 있다. 그것은 열, 냉, 마비, 따끔거림, 작열감이나 전기감각 등으로 표현될 수도 있다. 일반적으로 이러한 경우에 사용하는 보조약물은 항우울제인 amitriptyline과 항경련제인 gabapentin과 pregabalin이다.

WHO (World Health Organigation)에 의해 정의된 3단계의 진통제 요법은 비마약성 진통제와 아편유사제 사용의 통증관리기준으로 사용된다. 첫 번째 단계는 일단 통증이 규명되고 사정되면 비마약성 진통제를 사용하는 것이다(보조약물이 사용 또는 미사용). 통증이 그대로거나 증가하면 비마약성 진통제나 보조약물을 사용할 수도 있고 사용하지 않을 수

안전과 질 향상: 투약오류의 예방

아편유사제의 유해효과와 치료방법

변비
아편유사제는 중추신경계를 억제하여 위장관계의 연동운동을 감소시킴으로써 변비를 유발한다. 대변은 위장관계 내에 오래 머물러서 이로 인해 수분이 많이 흡수되어 건조해진다. 예방방법: 변비는 수분섭취 증가, docusate sodium과 같은 대변 연화제 사용, senna와 같은 약한 설사제를 사용한다. 요즘 사용이 감소하고 있는 psyllium 부피형성 완하제 사용 시에는 분변매복이나 장폐색을 예방하기 위해 물을 많이 섭취해야 한다.

오심과 구토
아편유사제는 연동운동을 감소시키고 중추신경계의 구토중추를 자극해 오심과 구토가 종종 발생한다. 예방방법: 오심과 구토는 phenothiazine과 같은 항진토제로 치료한다.

진정과 정신적 둔화
약물 관련 CNS 우울증이 아닌 다른 원인이 배제되는지 확인하기 위해 모든 정신상태의 변화는 항상 평가되어야 한다. 호흡억제는 과도한 진정과 밀접한 관련이 있다. 예방방법: 지속적으로 약물과 관련된 진정은 아편유사제의 용량을 감소시키거나 다른 약물로 대체하거나 중추신경 자극제를 처방한다.

호흡억제
장기간 아편유사제를 사용하는 것은 일반적으로 호흡기능 감소의 내성을 일으킬 수 있다. 예방방법: 심한 호흡 억제의 경우 아편유사제 길항제(naloxone)를 사용할 수 있다.

아급성 과다투여
아급성 과다투여는 급성 호흡억제보다 더 흔하며 천천히(몇 시간에서 며칠) 졸음과 호흡억제를 일으킨다. 진통제 용량을 감소시키거나 변화시키기 전에 질병진행상황, 특히 임종 환자인지를 고려해야 한다. 예방방법: 호흡억제가 아편유사제와 관련이 있다면 아편유사진통제를 1번 또는 2번 사용하지 않는다. 이러한 방법이 효과가 있다면 대개 아편유사제 용량은 25%로 감소한다.

다른 아편유사제 유해효과
구강건조, 요정체, 소양증, 불쾌, 다행감, 수면장애, 성기능장애가 나타날 수 있으나, 앞에 서술된 부작용보다 발생빈도가 적다. 예방방법: 합당한 중재를 하기 위해 각각의 부작용에 대한 진행사정이 필요하다.

도 있다. 하지만 아편유사제를 사용하는 두 번째 단계로 넘어간다. 그래도 통증이 그대로이거나 비마약성 진통제나 보조약물의 사용에 관계 없이 중등도 또는 심한 통증이 있으면 아편유사제를 사용하는 세 번째 단계로 넘어간다. 모든 환자가 반드시 효과적인 단계법을 사용하여 치료되는 것은 아니지만, 경험 있는 통증관리전문의를 구할 필요가 있다.

약리 개요

Pharmacology Overview

아편유사제(opioid)와 마약(narcotics)이라는 용어는 종종 서로 바꿔서 사용된다. 그러나 약리학을 논의할 때 적절한 용어는 아편유사제이며, 법전문가는 마약이라는 용어를 사용한다. 아편유사제는 경증 작용제(codein, hydrocodone) 및 강한 작용제(morphine, hydromorphone, oxycodone, meperidine, fentanyl, methadone)로 분류된다. 사실 많은 병원이 경련을 포함한 중추신경계 부작용 때문에 meperidine의 사용을 금지하고 있다. 2010년, 약한 작용제(mild agonist)인 propoxyphene (Darvocet)은 부작용 때문에 시장에서 퇴출되었다. Pentazocine이나 nalbuphine 같은 아편작용제-길항제는 진통상한효과(analgesic ceiling effect)가 있다. 이것은 최고의 진통효과가 나타나는 양보다 더 많은 용량의 진통제를 투여해도 진통효과가 향상되지 않는다는 것이다. 이러한 약물은 전에 아편유사제를 투약받은 경험이 없는 사람들에게만 유용하며, 점점 악화되지 않는 중등도에서 심한 통증관리를 위해 처방된다. 주사로 인한 불편감뿐만 아니라 출혈의 위험 때문에 근육주사보다는 정맥내, 경구, 경피 경로로 약물을 투여한다.

아편유사제

OPIOID DRUGS

현재 아편유사진통제로 알려진 진통제는 양귀비 식물에서 유래했다. 아편(opium)이라는 단어는 즙을 의미하는 그리스어이다. 양귀비의 미성숙한 씨에는 10가지 이상의 알칼로이드 성분이 들어 있다.

화학구조 Chemical Structure

아편유사진통제는 매우 강한 통증완화제이며 화학구조 또는 수용체에 대한 작용으로 분류한다. 양귀비 식물로부터 얻어지는 아편에는 20가지 이상의 천연 알칼로이드가 있으며 이 중 3가지(morphine, codeine, papaverine)만이 천연물로서 의학에서 이용 가치가 있다. Morphine과 codeine은 진통효과가 있으며, papaverine은 평활근 이완작용이 있다. Morphine 유사 약물, meperidine 유사 약물, methadone 유사 약물 등의 3가지 아편유사제로 분류한다(표 20.4). 상이

한 아편유사제의 화학적 구조를 아는 것은 특정 아편유사제에 알러지가 있는 환자에게 적합한 약물을 결정하는데 중요하다. 예를 들어, 환자가 morphine 투여 후 아나필락시스를 경험한다면, fentanyl과 같은 관련 구조가 다른 약물을 투여하는 것이 적절하다.

작용기전 및 약물효과

Mechanism of Action and Drug Effects

아편유사진통제는 작용기전에 따라 분류하며, 작용제, 작용제-길항제, 길항제가 있다. 작용제는 뇌에 있는 아편유사제 통증수용체에 결합하여 통증감각을 감소시켜 진통효과를 나타낸다. 작용제-길항제는 부분작용제나 혼합작용제라 불리기도 하고, 통증수용체에 결합하지만 완전작용제보다 약한 통증반응을 유발한다. 이 부류의 약들은 κ-수용체와 μ-수용체에 결합하는 정도에 따라 작용제나 길항제로서의 효과가 다르게 나타난다. 1차적으로 사용되는 진통제는 아니지만 이 약물들은 산모와 아기에게 과잉진정효과가 없기 때문에 산과 환자의 통증관리에 유용하게 사용될 수 있다. 길항제는 통증수용체와 결합하지만 통증신호를 감소시키지는 않는다. 길항제는 수용체 부위에서 작용제 및 작용제-길항제 약물의 효과와 경쟁하고 역전시키기 때문에 경쟁적 길항제로서 작용한다.

통증감소를 위해 아편유사제가 결합하는 수용체의 특성들은 표 20.5에 있다. 아편유사제수용체의 종류는 mu (μ), kappa (κ), sigma (σ), delta (δ), epsilon (ε) 5가지이며, 이 중 μ-, κ-, δ-수용체가 약물작용에 반응을 보이는 수용체이고 그중에서도 μ-수용체가 가장 중요하다. 진정효과, 환각효과 등 아편유사제의 특성과 수용체에 대한 상대적인 친화력은 약물에 따라 다르다.

여러 가지 약물의 상대적 효과에 대한 이해는 임상에서 중요하다. 동등 진통(equianalgesia)은 용량과 투여경로를 계산하여 동등하게 통증을 감소시키는 능력을 말한다. Box 20.2는 몇 가지 일반적인 아편유사제에 대한 동등진통 용량을 나열하고 환자의 용량 변환을 계산하는 방법을 보여주고 있다. 예를 들어, hydropmorphone (Dilaudid)은 morphine보다 7배 더 강력하다. 간호사가 환자에게 morphine을 투여한 후 등가성 진통제를 인지하지 못한 채 잠시 후 동일한 환자에게 hydropmorphone을 투여한 사례가 보고되었다. 따라서 hydropmorphone이 morphine보다 7배 더 강력하다는 것을 이해하는 것이 중요하다.

표 20.4 아편유사제의 화학적 분류

화학적 분류	아편유사제
Meperidine 유사약물	meperidine, fentanyl, remifentanil, sufentanil, alfentanil
Methadone 유사약물	Methadone
Morphine 유사약물	morphine, heroin, hydromorphone, codeine, hydrocodone, oxycodone
기타	tramadol, tapentadol

표 20.5 아편유사제수용체와 특성

수용체	작용제	효과
mu	morphine	척수상부 진통, 호흡억제, 다행감, 진정
kappa	ketocyclazocine	척수 진통, 진정, 축동
delta	Enkephalins	진통

적응증 Indications

아편유사제의 주된 사용 목적은 심한 중등도의 통증완화이다. 통증이 완화되는 정도나 부작용이 발생하는 정도는 약물의 종류, 약물이 결합하는 수용체 및 화학구조에 달려있다.

Fentanyl, sufentanil, alfentanil과 같은 강력한 아편유사진통제는 흔히 수술을 하는 동안 마취약과 함께 사용된다. 통증을 경감시킬 뿐만 아니라 마취의 균형상태를 유지하기 위해 사용된다. 마취제와 함께 사용하는 것을 균형마취(balanced anesthesia)라고 한다. 수술 후와 수술과정 중 통증관리를 위해 주사하는 fentanyl은 약효가 빨리 나타나고 지속시간이 짧기 때문에 흔히 사용한다. 패치형태로 경피에 적용하는 fentanyl은 장기간 지속되는 통증관리를 위해 사용되며, 수술 후 또는 단기간의 통증관리를 위한 목적으로는 사용되지 않는다.

Morphine, hydromorphone, oxycodone과 같은 강력한 아편유사제가 수술 후 통증관리를 위해 종종 사용된다. Morphine과 hydromorphone은 주사형태로 이용할 수 있기 때문에 수술 후 사용되는 1차 진통제이다. 독성의 위험이 크기 때문에 meperidine은 사용되지 않는 경향이 있다. Oxycontin은 12시간 이상 지속되도록 만들어진 지효성 oxycodone 제제로 경구투여한다. Contin이란 이름은 최초 제조회사인 Purdue-Frederick의 지효성 형태의 약물 상표이다. 천천히 분해되는 약물은 흔히 8~24시간 동안 효과가 오래 지속되는 것을 의미한다. 합성 MS contin은 효과가 오래 지속되고 천

BOX 20.2 흔히 사용되는 아편유사제 간의 용량전환계산

	진통제 등가용량			
	경구용량(mg)	비경구용량(mg)	경구대 비경구 용량비	투약간격(시간)
morphine	30	10	3 : 1	12(지속형) 4(속방형)
hydromorphone	7.5	1.5	5 : 1	4(속방형)
oxycodone	15	해당사항 없음	해당사항 없음	4(속방형)
hydrocodone	30	해당사항 없음	해당사항 없음	해당사항 없음

기본 전환공식

$$\frac{\text{현재 투약 중인 약물의 24시간 총 용량}}{x} = \frac{\text{현재 약물의 진통제 등가용량}}{\text{원하는 약물의 진통제 등가용량}}$$

예) 대장암 환자가 현재 12시간마다 80mg의 oxycodone을 경구복용하고 있다. 장폐색이 있어서 경로를 정맥으로 바꾸고 morphine으로 전환하고자 할 때 정맥용 morphine 용량은?

1단계: **24시간 들어가는 oxycodone의 총량 계산**

80mg × 2 = 160mg

2단계: **위 표를 이용하여 oxycodone과 비경구 morphine 등가용량 계산하기**

15mg oxycodone은 10mg 비경구 morphine과 동일하다.

3단계: **공식에 맞추어 계산하기**

$$\frac{\text{24시간 oxycodone 양(160mg)}}{x} = \frac{\text{현재 oxycodone 등가용량(15mg)}}{\text{비경구 morphine의 등가용량(10mg)}}$$

x= 24시간 동안 비경구 morphine의 양

$160\text{mg} \times 10\text{mg} = 15\text{mg}\ x \quad x = \dfrac{1{,}600\text{mg}}{15\text{mg}}$

x = 107mg(약 100mg morphine을 24시간 동안 주사)

안전과 질 향상: 투약오류의 예방

Fentanyl 경피용 패치

경피용 fentanyl 패치를 환자에게 적용할 때, 간호사는 부적절한 투여를 피하기 위해 몇 가지 중요한 내용을 숙지할 필요가 있다.

- 패치는 아편유사제 내성이 고려된 환자에게만 사용해야 한다. 아편유사제 내성을 고려하여, morphine 60mg을 매일, oxycodone 30mg을 경구로 매일, 또는 hydromorphone 8mg을 경구로 매일(혹은 또 다른 아편유사제의 동일한 진통제 용량) 투여한다. 비아편유사제 내성 환자에게 경피용 fentanyl 패치를 주면 심한 호흡억제의 결과를 일으키므로 철저한 사정이 중요하다.
- 경피용 fentanyl 요법을 시작하기 전에 다른 모든 확장 방출 아편유사제를 중단하거나 줄여야 하며, 이는 아편유사제 내성 환자에게만 사용해야 하므로 최초의 아편유사제로 시작된 것은 아니다.
- 온열패드나 팩 같은 열요법은 경피용 fentanyl 패치 위에 적용해서는 안 된다는 것을 환자에게 알려야 한다. 열적용으로 증가된 순환은 약물의 흡수를 증가시키는 결과를 낳는다.
- 투약요법은 이전 진통치료요법과 중독, 남용 및 오용과 같은 요인의 위험을 고려하여 각 환자마다 개별적으로 시작해야 한다.
- 적절한 경피용 패치처리에 대해 교육해야 한다. 어린이가 사용했던 패치를 휴지통에서 끄집어내어 약물에 노출되어 죽음을 초래하기도 한다. 집에서 폐기할 때는 변기세척에 의해 처리하는 것이 좋다. 그러나 일회용 패치는 하천의 수계(water system)에 따른 영향 때문에 지역마다 처리방법이 다르다. 시설에서의 폐기물정책은 다양하지만, 사용한 패치를 물로 씻어 내리는 것보다 선명한 용기에 담아두는 것을 요구하기도 한다.
- 패치뿐만 아니라 모든 의약품은 어린이나 반려동물과 떨어진 곳에 보관해야 한다. 약물을 따뜻한 곳이나 목욕탕 같은 습한 곳에 보관해서는 안 된다.
- 안전약물실무기관(Institute for Safe Medication Practices)에서는 위의 3가지 문제점을 이행하지 않은 결과로 환자에게 생긴 치명적인 사건의 예를 설명한다. 환자가 제품의 라벨을 읽고 지시를 정확하게 수행하도록 하는 것은 환자의 안전에 필수적이다. 더 자세한 내용은 www.ismp.org 를 참조한다.

천히 분해되는 morphine으로 8~12시간 동안 통증을 경감할 수 있도록 제조한 것이다. 'MS'는 morphine sulfate를 의미한다. 두 약물 모두 흔히 사용되는 약물이다.

정제, 캡슐, 액체 형태의 속효성 oxycodone과 morphine이 있다. Meperidine은 경구와 주사형태로 투약되며 속효성 제제로만 사용된다. 세 가지 약물의 속효성 제형의 효과는 4시간 가량 유지된다.

또한 아편유사제는 연수의 기침중추를 억제한다. 이 목적으로 가장 많이 사용되는 것이 codeine이다. Hydrocodone도 이러한 목적으로 단독으로 혹은 다른 약물과 혼합하여 흔히 사용된다. 항콜린작용으로 위장관운동이 감소되어 나타나는 부작용으로 변비가 있다. 이러한 효과는 설사에 도움이 된다. 가장 흔히 사용되는 아편유사제가 포함된 지사제는 아편팅크제(paregoric)와 diphenoxylate/atrophine 정제이다.

금기증 Contraindications

약물알레르기가 있거나 심각한 천식이 있을 경우 금기이다. 많은 사람들이 오심이 있을 때 codeine 알레르기가 있다고 말하는 것은 드문 일이 아니다. 가려움이 있으면 환자들은 morphine에 알레르기가 있다고 말하지만 가려움은 histamine 유리에 의한 작용이지 알레르기반응은 아니다. 간호사는 환자가 알레르기가 있다고 말하는 상황을 정확하게 구분할 줄 알아야 한다. 이러한 상황이 절대적인 금기는 아니지만 호흡부전, 특히 재활도구를 이용할 수 없을 경우, 두개내압 상승상태, 병적인 비만이나 수면무호흡, 중증근육무력증, 마비성 장폐색증, 임신상태에서 장기간이나 고농도로 사용할 경우에는 매우 신중해야 할 필요가 있다.

유해효과 Adverse Effects

아편유사진통제의 많은 유해효과는 중추신경계보다는 다른 부위에서 약리학적 효과와 관련이 있다. 유해작용은 표 20.5에 열거된 각 약물의 수용체 선택성에 의하며, 여러 가지 신체계통에 미치는 특수한 유해작용을 표 20.6에 정리하였다.

μ-수용체에 친화력이 있는 속효성 아편유사제는 강한 도취감을 일으킨다. 이러한 이유로 남용되며 기분전환용으로도 사용된다. 모든 아편유사제는 강력한 남용 가능성을 가지고 있으며, 흔히 비교적 접근이 쉬운 건강관리전문가나 일반인들에게 남용되어 정신적 의존이 생긴다.

또한 아편유사제는 histamine을 유리시킨다. Histamine은 말초정맥과 동맥을 이완시켜 소양감, 발적, 혈류역학적 변화 등의 유해효과를 일으키며 말초동맥과 정맥을 활장시켜서 발적과 기립저혈압을 일으킨다. 아편유사진통제 histamine을 얼마나 유리시키는가는 약물의 화학적 분류에 따라 다르다. 천연 아편유사제는 histamine을 많이 유리시키지만 합성 아편유사제는 histamine 유리에 대한 작용이 적다.

표 20.6 아편유사제로 인한 신체계통의 유해효과

신체계	유해효과
심혈관계	저혈압, 홍조, 서맥
중추신경계	진정, 지남력 상실, 다행감, 불쾌, 어지럼
위장관계	오심, 구토, 변비, 담관경련
비뇨생식계	요정체
피부계	가려움, 발적, 두드러기
호흡기계	호흡억제와 천식 악화

아편유사제의 가장 심각한 부작용은 호흡억제이다. 아편유사제의 과용량으로 사망한다면 그것은 거의 대부분이 호흡억제 때문이다. 아편유사제를 투약할 때는 호흡기능에 영향을 주지 않으면서 환자의 통증을 조절할 수 있는 적정용량을 찾아야 한다. 아편유사제에 대한 환자의 반응은 다양하며 환자들은 조심스러운 용량조절에도 불구하고 때때로 호흡이 위태로워지는 경험을 할 수도 있다. 호흡억제는 작용시간이 매우 짧은 약물이나 활성대사체가 없는 약물을 사용함으로써 예방할 수 있다. 호흡억제는 천식이나 만성폐쇄성폐질환과 같은 환자들에게 더 흔히 나타난다. 호흡억제는 진정 정도와 관련이 깊다.

위장관계 유해효과 중에서 가장 흔한 것은 오심, 구토, 변비이다. 오심과 구토는 중추신경계의 화학수용체 발통대(chemoreceptor trigger zone)를 자극함으로써 나타난다. 아편유사제는 연동운동을 감소시키고 장내용물로부터 물의 흡수를 증가시킨다. 이러한 두 가지 작용이 변비를 일으킨다. 정상 장운동을 유지하기 위해 설사제가 필요할 수도 있다. 이것은 보행이 불가능한 입원 환자에서 더 심하다. 아편유사제를 복용하는 환자에게 주로 사용하는 세 가지 약물은 naloxegol (Movantik), methylnaltrexone (Relistor), naldemedine (Symproic)이며, 특히 아편유사제 유발 변비에 사용된다. 배뇨불능 또는 소변정체는 아편유사제의 또 다른 부작용이다. 아편유사제로 인한 심한 과민증이나 아나필락시스반응은 드물다. 많은 환자들이 소화기계 불편감이나 histamine과 관련된 반응들을 경험하며, 이것을 알레르기반응이라고 하지만 순수한 아나필락시스는 정맥으로 아편유사제가 투여되더라도 드물다. 일부 환자들은 주사부위에 발적, 소양감, 두드러기 등을 호소하지만 이러한 반응은 흔히 국소적이며 histamine에 의한 것이지 알레르기반응은 아니다.

독성 및 과량투여의 관리 Toxicity and Management of Overdose

아편길항제인 naloxone과 naltrexone은 모든 아편수용체(μ, κ, δ)와 결합한다. 이것은 결합부위와 강력한 친화력이 있는 경쟁적 길항제이다. 이러한 결합으로 인해 호흡억제와 같은 아편유사제로 인해 유발된 부작용을 역전시킨다. 그러므로 이러한 약물은 아편유사제 과량투여와 중독관리에 사용된다. Naloxone은 아편유사제 과다복용 관리에 사용하며, naltrexone은 알코올 및 아편유사제 중독에 사용된다. 또한 naloxone은 아편유사제 사용과 관련된 가려움증을 치료하기 위해 소량으로 사용될 수 있다.

아편유사제에 내성이 있는 환자는 어느 정도의 신체적 의존이 나타날 것이다. 아편유사제 내성은 아편유사제를 갑자기 끊거나 아편길항제가 투약될 때 분명하게 나타난다. 이것을 금단증후군(abstinence syndrome)이라고 한다. 아편유사제를 처음으로 사용하는 환자라면 아편유사제 치료를 중단한지 최소 2주 후에 발생할 수도 있다. 만성 아편유사제 사용자들은 점진적으로 약물의 용량을 줄여 금단증상으로 인한 위험과 심각성을 최소화하도록 해야 한다.

호흡억제는 아편유사제의 가장 심각한 유해작용이므로 호흡저하가 미약하게 나타날 때, 환자를 자극하는 것이 적당한 방법일 수 있다. 이 방법으로 실패했다면 백과 마스크 등의 호흡보조기구를 사용하거나 기도내삽관(endotracheal intubation)을 한다. 아편길항제(예: naloxone)가 심각한 호흡억제를 완화시키기 위해 필요한 경우에는 환자가 호흡을 스스로 시작할 때까지 약물용량을 조심스럽게 조절한다. Naloxone의 약물효과는 짧으며 약 1시간 유지된다. 장시간 효과가 지속되는 아편유사제를 사용할 때 호흡억제효과가 다시 나타날 수 있으며, 이때 naloxone이 다시 투여될 수 있다.

금단증상의 시작 시점은 사용된 아편유사진통제의 반감기와 직접 관련된다. 작용시간이 짧은 아편유사제(codeine, hydrocodone, morphine, hydromorphone)의 금단증상은 6~12시간에 나타나기 시작하여 24~72시간 후에 최고에 도달한다. 반감기가 긴 약물(methadone, levorphanol, 경피적용 fentanyl)의 금단증상은 약물 중단 후 24시간이 지나도 나타나지 않을 수 있으며 증상도 미약하다.

상호작용 Interactions

아편유사제의 약물상호작용이 중요하다. 알코올, 항히스타민제, barbiturates, benzodiazepines, phenothiazine, 기타 중추신경계 억제제와 아편유사제의 병합투여는 호흡억제효과를 더욱 악화시킬 수 있다. Meperidine과 같은 아편유사제와 selegiline 같은 MAOI(monoamine oxidase inhibitor)와 병합투여하면 호흡억제, 경련, 저혈압을 일으킬 수 있다. 다른 대안이 없는 경우에만 병합투여를 사용해야 한다. 약물상호작용으로 인한 위험에는 극심한 졸음, 호흡억제, 혼수상태 및 사망 등이 있다.

검사실검사와 상호작용 Laboratory Test Interactions

아편유사제는 serum amylase, ALT (alanine aminotransferase), ALP (alkaline phophatase), bilirubin, lipase, CK (creatinine kinase), LDH (lactate dehydrogenase) 수치를 비정상적으로 상승시킨다. 또한 소변 내의 17-KS (ketosteroid)를 감소시키고 포도당을 증가시킨다.

용량 Dosages

진통제 투약 무경험 환자들(opioid-naive)에게 권장되는 초기 투여용량은 용량표를 참조한다.

비마약성 진통제와 기타 진통제 NONOPIOID AND MISCELLANEOUS ANALGESICS

가장 광범위하게 사용되는 비아편유사진통제는 acetaminophen (Tylenol)이다. Acetaminophen은 APAP라는 약어를 공통적으로 쓰는데, APAP 약어 사용을 중지하려는 움직임이 있다. 그 이유는 환자가 acetaminophen을 처방받았다는 것을 깨닫지 못하고 처방전 없이 추가로 acetaminophen을 살 가능성이 있기 때문이다. Aspirin과 celebrex 등의 COX-2 억제제들을 포함하여 NSAIDs에 속하는 모든 약물이 비아편유사진통제이며, 이러한 약물은 38장에서 자세히 다루고 있다. 이러한 약물들은 진통효과뿐만 아니라 항염증효과도 있기 때문에 관절염과 같은 염증과 관련된 통증에 주로 사용된다. 기타 진통제로는 tramadol과 경피용 lidocaine이 있다.

작용기전 및 약물효과 Mechanism of Action and Drug Effects

Acetaminophen의 작용기전은 prostaglandin 합성 억제이다. Acetaminophen은 체온조절중추인 시상하부에 작용

약물요법과 관련된 검사 수치

진통제

검사실 검사	정상범위	사정을 위한 이론적 근거
Alkaline phosphatase (ALP)	30~120units/L	ALP는 여러 조직에서 발견되지만, 특히 간, 담도, 뼈에 고농도로 있다. 이러한 효소의 검출은 간이나 뼈의 질환을 결정하는 데 중요하다. ALP 수치의 증가는 간외 및 간내폐쇄성 담도계질환(extrahepatic and intrahepatic obstructive biliary disease)이나 간경화증(cirrhosis) 또는 그 외 간의 기형이 있을 때 증가한다.
Alanine aminotransferase (ALT); formerly serum glutamic-pyruvic transaminase (SGPT)	4~36units/L 노인의 경우 성인보다 조금 높은 양이 필요할 수 있다.	ALT는 주로 간에서 발견되고 소량이 신장, 심장, 골격근에서 발견된다. 간실질세포의 손상이나 질병이 있을 때, 간세포의 효소가 혈행으로 유리되고, ALT 수치는 상승하게 된다. 대부분의 ALT 상승은 간질환에서부터 온다. 그래서 만약 약물이 간에서 대사된다면, 이러한 대사과정은 변화되고, 약물의 독성 수준까지 이르게 할 수도 있다.
Gama-glutamyl transferase (GGT)	45세 이상의 남여: 8~38units/L	GGT는 간조직에 존재하는 효소이다. 담즙을 생산하는 간세포(hepatocytes)에 손상이 있으면, 효소는 세포막을 통해 유리되고, 혈액으로 유리된다. 조상이 아프리카계인 사람은 정상값이 백인보다 2배이다.
Aspartate aminotransferase (AST); formerly called serum glutamic-oxalocetic transaminase (SGOT)	0~35units/L	AST는 간세포질환에서 상승한다. 간세포질환이나 손상이 있을 때, 세포는 용해되고 AST는 유리되고 혈액에서 발견된다. AST의 상승은 질병이나 손상으로 수많은 세포가 직접 영향을 받은 것과 관계 있다.
Lactic dehydrogenase (LDH)	100~190units/L	LDH는 심장, 간, 적혈구, 신장, 골격근, 뇌, 폐 등 여러 조직세포에서 발견된다. 이렇게 많은 조직에 존재하기 때문에, 총 LDH 수치는 특별한 한 가지 질환을 의미하지 않는다. 만약 LDH를 함유하고 있는 세포에 질병이나 손상이 있으면, 세포는 용해되고, LDH는 세포에서 혈행으로 유리되므로 LDH가 상승한다. 이러한 효소는 변화된 간기능의 전체 그림의 한 부분이다. 만약 있다면, 약물이나 다른 화학적 화합물의 분해/대사를 감소시킬 것이다.

용량표

진통제

약물명(임신범주)	약리학적 분류	성인 상용량	적응증
Opioid			
codeine sulfate (D)	Opiate analgesic; opium alkaloid	3~4회 나누어서 15~60mg 4~6시간마다 10~20mg, 120mg/day를 초과하지 않는다.	아편유사진통제 기침완화
fentanyl (Duragesic, Oralet, Actiq[a]) (D)	Opioid analgesic	모든 용량은 최소 용량부터 시작하여 반응에 따라 조절 IV/IM: 50~100mcg/dose 연속적으로 주사하여 반응에 따라 조절 Duragesic (transdermal patch): 72시간마다 12~200mcg/hr Oralet, Actiq (buccal lozenges): 최소용량(200mcg)으로 시작하여 필요 시 조절한다. 참고: FDA는 transmucosal fentanyl에 대한 제한을 두고 있다(만성통증에만 허용).	시술 전 진정 또는 전신마취의 보조 중등도에서 심한 급성통증완화 암통증을 포함한 만성통증완화
hydromorphone (Dilaudid)	Opioid analgesic	IV/IM: 0.25~1mg IV 필요 시 4~6시간마다 PO: 2~4mg 경구 필요 시 6시간마다	Morphine보다 7배 더 강함. 1mg hydromorphone = 7mg morphine
meperidine HCl (Demerol) (D)	Opioid analgesic	PO/IV/IM/subQ: 3~4시간마다 필요 시 50~150mg	신경대사물질의 예측할 수 없는 효과로, 발작의 위험이 있기 때문에 meperidine의 사용을 권장하지 않는다.

용량표(계속)

진통제

약물명(임신범주)	약리학적 분류	성인 상용량	적응증
methadone HCl (Dolophine) (D)	Opioid analgesic	PO/IM/IV/subQ: 8~12시간마다 2.5~10mg 하루 40mg 또는 그 이상 투여	아편유사진통제, 만성통증완화, 아편해독 아편중독의 치료
morphine sulfate (MSIR, Roxanol, others) (D)	Opiate analgesic; opium alkaloid	PO: 4시간마다 필요 시 10~30mg IV/IM/subQ: 2~6시간마다 필요 시 2.5~15mg	아편유사진통제
morphine sulfate, continuous-release (MS Contin, Oramorph, Kadian) (D)	Opiate analgesic; opium alkaloid	PO: 8시간마다 15mg부터 8~12시간마다 200mg까지	중등도에서 심한 통증의 완화
oxycodone, immediate-release (OxyIR) (D)	Opioid, synthetic	PO: 4~6시간마다 필요 시 5~20mg	중등도에서 심한 통증의 완화
oxycodone, continuous-release (OxyContin) (D)	Opioid, synthetic	PO: 8~12시간마다 10~160mg	중등도에서 심한 통증의 완화
Opioid Antagonists			
naloxone HCl (Narcan)	Opioid antagonist	IV: 필요하다면 2~8분마다 0.4~2mg 반복투여 IV: 2~3분 간격으로 0.1~0.2mg 반복투여	아편남용의 치료 수술 후 마취의 전환
Nonopioids			
acetaminophen (Tylenol, others) (B)	Nonopioid analgesic, antipyretic	PO/PR: 4~6시간마다 325~650mg; 1일 3~4g을 넘지 않는다. 알코올중독자는 1일 2g을 넘지 않아야 한다.	경증 통증 또는 중등도 통증의 완화
tramadol (Ultram)	Nonopioid analgesic (with opioid-like activity)	PO: 4~6시간마다 50~100mg; 1일 400mg을 넘지 않는다.	심한 통증의 적정한 중등도 완화

[a] Actiq는 16세 이하 환자에게는 사용이 금지되어 있다.
FDA, U.S. Food and Drug Administration; HCl, hydrochloride; IM, intramuscular; IV, intravenous; IR, immediate release; MS, morphine sulfate; MSIR, morphine sulfate immediate-release; PCA, patient-controlled analgesia; PO, oral; PR, rectal; subQ, subcutaneous.
간기능이 정상적인 전형적인 성인 환자의 경우 acetaminophen의 복용량을 매일 최대 3,000mg으로 정한다. 간 손상 환자의 경우 이 용량은 2,000mg 또는 그보다 낮을 수 있다. 의심스러운 경우 특정 환자에 대한 약사 또는 처방확인이 필요하다.

하여 해열작용을 나타낸다. 하지만 NSAIDs와 다르게 항염효과는 적다. Acetaminophen은 다른 NSAIDs와 진통효과가 유사하고 부작용은 적다. 예를 들면 acetaminophen은 NSAIDs에 비해 심혈관계효과(예: 부종)와 혈소판 작용(예: 출혈)이 없다. 또한 aspirin과 관련된 소화기계 자극이나 출혈이 적다.

적응증 Indications

Acetaminophen은 약하거나 중등도의 통증이나 발열치료에 사용되며 aspirin의 효과적인 대체약물로, aspirin을 사용할 수 없거나 금기인 환자들에게 사용된다. 또한 acetaminophen은 aspirin 사용에 의한 라이증후군(Reye's syndrome)을 예방하기 위해 어린이와 청소년의 해열제로 사용된다.

금기증 Contraindications

Acetaminophen의 사용금기는 약물알레르기, 심각한 간질환, 포도당-6-인산탈수소효소결핍증(glucose-6-phosphate dehydrogenase deficiency)과 같은 유전질환이 있을 경우이다.

유해효과 Adverse Effects

Acetaminophen은 처방전 없이 흔히 사용되며 다른 처방약물과 병용된다. 부작용으로 발적, 오심, 구토가 나타날 수 있다. 흔하지는 않지만 심각하게 발생할 수 있는 유해효과는 빈혈과 같은 혈액질환, 신독성과 간독성(가장 중요함)이다. 간독성은 과도한 용량과 관련이 있다. 간질환 또는 만성알코올 음주자는 하루 2,000mg을 초과하지 않아야 한다.

독성 및 과량투여의 관리
Toxicity and Management of Overdose

많은 사람들은 acetaminophen이 OTC 약물이지만 과다복용 시 치명적일 수 있다는 것을 알지 못한다. 우울증 환자들이(특히 청소년) 죽을 수 있다는 것을 알지 못한 채 주목을 받기 위해 의도적으로 이 약물을 과다복용하는 경우가 있다.

갑자기 많은 용량의 acetaminophen을 복용하게 되면 간괴사가 일어날 수 있다. 150mg/kg(약 7~10g) 이상의 acetaminophen을 복용하게 되면 간독성이 나타난다. 급성 간독성은 acetylcysteine으로 호전될 수 있지만, 장기간의 독성은 회복이 불가능할 수도 있다.

과용량의 acetaminophen을 장기간 섭취하게 되면 비가역적인 심각한 간독성이 초래된다. 과다복용의 치료를 위해 혈장 acetaminophen 농도측정은 섭취한 지 4시간 이후에 측정해야 한다. 혈장 acetaminophen 수치를 측정할 수 없다면 과다용량으로 잠재적인 독성이 발생할 수 있으므로 acetylcysteine으로 치료를 시작한다.

Acetylcysteine은 acetaminphen의 간독성에 대한 해독제로서 acetaminphen의 간독성 대사산물이 형성되는 것을 방지한다. 과량투여 후 10시간 이내에 투여하는 것이 가장 효과적이다. 경구 acetylcysteine은 계란 썩은 듯한 냄새와 함께 나쁜 맛으로 악명이 높으며, 경구투여할 경우 흔히 구토가 발생한다. 약물을 복용한지 1시간 이내에 구토가 발생한 경우 재복용을 권장한다. Acetylcysteine (acetaolote)은 정맥투여 제형도 가능하며 환자가 훨씬 더 잘 견딜 수 있다.

상호작용 Interactions

몇몇 약물이 acetaminophen과 상호작용을 일으킬 수 있다. 알코올이 가장 위험한데 심각한 만성알코올 음주자가 지나치게 acetaminophen을 복용했을 경우 간독성의 위험성이 증가한다. 그러므로 하루 최대 용량을 2,000mg으로 제한해야 한다. 건강관리전문가들은 환자들에게 알코올을 중등도로 섭취할 경우 간기능장애나 기능부전이 초래될 수 있으므로 과량의 acetaminophen 복용을 금하도록 교육해야 한다. 매일 알코올을 세 잔 이상 마시면 안되며, 다른 간독성약물은 피해야만 한다. Phenytoin, barbiturates, warfarin, isoniazid, rifampin, β-차단제, 항콜린성 약물은 acetaminophen과 상호작용이 있다.

❖ 간호과정 NURSING PROCESS

간호사, 의사, 그 외 건강관리제공자들이 환자의 통증관리를 획일적으로 할 수는 없다. 간호사에게 어려운 점은 통증이 개인차, 통증의 특성, 질병과 건강이상상태를 바탕으로 존재하므로 기민한 사정기술을 요하는 복합적인 여러 가지 문제를 갖고 있기 때문이다.

간호조직과 의료기관은 통증사정과 관리에 관계된 기준과 치료결과를 가지고 있어야 한다. 예를 들면 Joint Commission (www.jointcommission.org)과 Agency for Healthcare Research and Quality (www.ahrq.gov/whatsnew.asp#qt)는 기준을 개발했고 WHO (www.who.int/en)도 종양통증과 관련된 기준을 개발했다. 종양간호사회, 미국간호협회 등의 전문적인 간호조직도 통증사정과 관리에 관한 간호기준을 마련하였다. 2009년 미국통증학회는 아편유사제 사용안내서를 발간했다(http://www.ampainsoc.org/).

◆ 사정 Assessment

적절한 진통제 사용을 위해 통증의 형태, 강도, 특성에 대한 전인적이고 포괄적이며 개별적인 환자사정이 필요하다. 개인의 경험상 신체적 · 심리적 안정 범위의 편안함의 정도도 사정해야 한다. 환자의 건강력, 간호사정, 병력을 가능한 빨리 혹은 환자를 처음 만나기 전에 수집해야 한다. 또한 (1) 비아편유사제, 아편유사제, 부분 혹은 혼합 작용제, 아편길항제에 대한 알레르기, (2) 약물과 약물, 약물과 음식 상호작용, (3) 질병이나 중추신경계억제의 유무, (4) 알코올, 마약, 어떤 불법 약물이나 물질사용 경력, 과거 물질남용 경력과 물질명, 양, 사용빈도에 대한 정보, (5) 혈장 ALT, ALP, GGT, 5-nucleotidase, 빌리루빈(간기능을 나타냄), BUN과 creatinine 등의 임상검사 결과; 비정상적인 간기능과 신장기능의 경우 과다투여에 의한 약물 독성을 피하기 위해 소량을 투여해야 한다. (6) 시작시점, 위치, 성격을 포함한 통증의 강도와 특성(칼로 찌르는 듯한, 욱신욱신 쑤시는, 둔한 통증, 날카로운, 광범위한, 한곳에 집중된, 전이된), 실제적인 통증을 사정하는 데 사용되는 통증사정도구, 진행, 악화와 완화요인, (7) 통증 지속기간, (8) 약리학적 · 비약물학적으로 수행되어 왔던 보조요법, 더 나아가 치료기간과 전반적인 효과 등의 질문을 해야 한다.

사정을 통해 정서적 · 영적 · 문화적 변수(통증에 대한 반응, 통증에 대한 내성, 공포, 불안, 스트레스, 수면 형태, 사회적인 영향력, 가족 역할, 성장과 발달단계, 종교, 인종, 윤리적 믿음이나 실천)뿐만 아니라 신체적 요인들(나이, 성별, 통증역치, 전반적인 건강상태, 질병과정, 병태생리)을 포함한 개인의 통증경험에 영향을 주는 요인과 변수들을 찾아야 한다. 나이에 맞는 사정도구가 사용되어야 하며 소아와 노인 환자를 위해서는 비언어적 행동이나 단서 그리고 가족구성원과 양육자로부터의 정보가 통증 수준을 규명하는 데 도움이 될 수 있다. 노인의 경우 신체적 · 인지적 손상이 통증에 영향을 줄 수 있으나 노인이 통증을 느끼지 않는다는 것을 의미하는 것은 아니다. 만성통증과 종양통증은 일상생활의 활동을 감소시키며, 불면, 우울, 사회적 위축, 불안, 인격변화, 삶의 질에 대한 관심 등 환자의 다른 불평에도 관심을 두고 전인적인 접근을 해야 하는 복잡하고 다원적인 문제이다.

환자의 신경학적 상태(지남력과 각성 수준, 진정 수준, 감각이나 운동 능력, 반사), 호흡기계 상태(호흡 횟수, 리듬, 깊이, 호흡음), 소화기계 상태(장음의 존재, 장 형태, 변비에 대한 호소, 설사, 오심, 구토, 비정상적인 불편감), 비뇨생식계 상태(배뇨, 배뇨 시 작열감이나 불편감, 요정체), 심장 상태(맥박 횟수, 리듬, 혈압, 현기증이나 졸도와 관계된 문제)에 대한 객관적, 주관적 자료를 신체기관별로 수집한다. 혈압, 맥박, 호흡, 체온, 통증 수준(5번째 활력징후)을 포함한 활력징후도 사정하고 기록해야 한다. 급성통증반응 동안 교감신경계가 활성되면 혈압(120/80mmHg 혹은 그 이상), 맥박(100회/분 또는 그 이상), 호흡 횟수와 깊이(20회/분 또는 그 이상 그리고 얕은 호흡) 등의 활력징후를 상승시킨다는 지식을 갖고 있어야 한다.

5번째 활력징후인 통증을 사정하기 위해 사용할 수 있는 통증사정도구는 다양하다. 가장 기본적인 사정도구는 숫자 통증척도(1~10 통증평가척도)이다. 환자에게 그들의 통증 수준을 가장 잘 나타내는 숫자를 고르게 하여 통증 강도를 측정한다. 또 다른 통증사정도구인 언어평가척도는 약한, 중등도의, 심한, 쑤시는, 괴로워하는, 불편함과 같은 단어 등을 사용해 통증을 말로 표현하게 한다. FACES 통증척도는 행복한 얼굴부터 슬픈 얼굴, 슬퍼서 눈물을 흘리는 얼굴까지 다양한 표정의 얼굴 시리즈가 있기 때문에 모든 연령과 다양한 교육 수준 환자들의 통증을 사정할 수 있는 도구이다. 환자들은 그들의 통증을 가장 잘 표현한 얼굴을 고름으로써 통증을 표현한다. 환자에게 급성통증이 있을 경우 가장 중요하게 사정해야 할 것은 통증의 강도이며, 통증 중재에 대한 효과를 평가해야 하는 경우에는 간단하고 1차원적인 측정이 가장 좋다. FLACC(얼굴, 다리, 활동, 울음, 위로) 통증평가척도는 비언어적이지만 외상 또는 비언어적 경험이 있는 모든 연령의 환자에게 사용할 수 있다. 얼굴, 다리, 활동, 울음 및 위로의 다섯 가지 범주에는 0, 1 또는 2 개의 점이 할당된다. 자세한 내용은 www.nhpco.org/flacc-scores를 참조한다. 노인, 특히 인지장애가 있는 경우에는 사정도구에 대한 반응시간이 오래 걸리며 큰 글씨 도구가 필요하다. 급성통증보다 만성통증을 좀 더 효과적으로 평가할 수 있는 다차원적인 도구도 있다. 그 한 예가 환자가 통증이 있는 정확한 부위를 그릴 수 있도록 몸 전체 그림이 그려져 있는 통증사정도구이다. 이 도구로 통증이 기능에 주는 영향에 대한 정보를 얻을 수 있다. 통증은 활동기와 휴식 시 통증 수준에 대해 중재 전 · 중 · 후에 측정되어야 한다.

비아편유사제 Nonopioids

비아편유사진통제(nonopioid analgesics)를 투여받고 있는 환자를 위해 전에 기술된 전반적인 자료뿐만 아니라 사용하려는 약물에 대해서도 사정해야 한다. 예를 들어 acetaminophen을 처방하기 위해 알레르기가 있는지, 환자가 임신 중인지, 수유 중인지를 알아야 한다. 또한 금기나 경고, 약물상호작용을 고려해야 한다. 언급한 바와 같이, acetaminophen은 중증간질환과 G6PD 결핍이 있는 환자에게는 금기이다. 더불어, 빈혈 등의 혈액질환, 신장/간독성 부작용의 가능성 때문에 사용주의가 필요하다. 급성 과다복용과 만성 오용에 대한 많은 내용은 약리학에 대한 설명을 참조한다. 또한 환자가 복용하는 다른 약물에 대해서도 사정해야 하는데, acetaminophen이 함유된 혼합물을 복용했을 때 용량초과의 위험이 있기 때문이다.

Acetaminophen을 장기간 사용하면 비가역적인 간손상을 일으킬 수 있다. 권장량보다 많은 양을 복용한 성인은 식욕감퇴, 황달, 오심, 구토 등의 부작용뿐만 아니라 간기능부전이 발생할 수 있으며, 또한 소아도 권장량보다 많은 양을 복용하면 간기능부전이 발생할 수 있다. Aspirin은 투여 연령이 매우 중요한데, 소아와 청소년은 라이증후군의 위험이 있기 때문에 투여하지 않는다. Aspirin은 출혈과 궤양을 일으키므로 환자의 안전을 위해 치료 시작 전 aspirin의 금기사항에 해당하는 건강상태의 경우 사용하지 않는다. Tramadol

환자중심간호: 소아 환자에 대한 고려

Opioid **사용**

- 소아 환자에 대한 사정은 어렵다. 또한 통증을 지적하는 모든 형태의 행동들, 예를 들어 근육강직, 안절부절못함, 소리 지르는 것, 움직이기를 두려워하는 것, 퇴행적 행동 등을 면밀히 관찰해야 한다.
- 어린이는 자신의 표현력이 떨어지기 때문에 적절한 통증관리를 결정하기 어렵다. 어린이는 주사에 대한 공포 때문에 통증이 있어도 말로 표현하지 않는다. 다정한 의사소통기술과 의사의 지시에 따른 대체투여경로를 이용하는 것도 이러한 상황에 도움이 될 것이다.
- 'ouch scale(아야 도구)'은 어린이에서 통증의 정도를 평가하기 위해 종종 쓰인다. 이 도구는 어린이의 통증 강도를 간단한 얼굴 다이어그램을 통해 등급 0~5로 나누었으며, 매우 행복한 얼굴은 등급 0(통증 없음)에서 슬픈 표정 등급인 5 찡그린 얼굴(심한통증)까지 있다. 소아 환자에서는 적정 용량투여가 매우 중요하다. 간호사는 항상 소아 환자를 철저히 사정해야 하며 어린이의 호소나 비언어적 행동을 과소평가해서는 안 된다.
- 환자의 기준연령, 몸무게, 키는 약물계산에서 이들 변수가 사용되므로 중요하다. 과용량을 피하기 위해 정확하게 계산하고 재확인한다.
- 진통제는 통증이 심해지기 전에 주어져야 하며, 먼저 경구용량 형태가 사용되어야 한다.
- 좌약을 사용할 때에는 용량을 정확히 투여해야 한다. 쪼개거나, 이등분하거나, 성인용량을 어린이의 용량으로 나누지 않아야 한다.
- 피하, 근육, 정맥내투여 시, 상해가 없도록 하는 간호원칙이 지켜져야 한다. 주사를 놓기 전 주사부위에 국소마취제 또는 다른 처방약으로 처치한다. EMLA (lidocaine/prilocaine)는 주사부위를 마취시키는 국소크림으로 주사하기 1시간 ~ 2시간 30분 전에 적용한다. 사용에 관해서는 의료기관의 정책 및 절차에 따른다.
- 상상요법은 유아 또는 학령전기 어린이와 같이 나이가 좀 더 있는 어린이를 위해 이용된다.
- 아편유사제를 투여받고 있는 소아는 평상시와 다른 모든 행동을 항상 면밀히 감시해야 한다.
- 현기증, 변덕스러움, 기면, 환각, 의식수준의 변화, 동공반응의 저하 등 중추신경계 변화에 관한 증상 및 증후들은 즉시 의사에게 보고해야 한다. 간호사는 의사로부터 추가 지시를 받기 전까지는 더 이상 투약을 해서는 안 된다.
- 간호사는 아편유사진통제를 투여하기 전 · 중 · 후에 항상 활력징후를 측정하고 기록해야 한다. 만약 호흡이 분당 12 이하로 떨어지거나 의식의 변화가 일어나면 투약을 보류한다. 항상 지침에 따라야 한다.
- 일반적으로, 아주 소량의 아편유사제도 소아 환자에게는 매우 면밀하게 자주 모니터링해야 한다.

hydrochloride는 75세 이상 노인에게 사용할 수 없다.

경피적용 리도카인이나 지코노타이드(ziconotide) 등의 몇몇 다양한 비아편유사진통제가 있다. 경피적용 리도카인 패치는 대상포진 후 신경통에 사용한다. 이 패치를 매우 어린 소아에게 사용했을 경우 독성이 나타날 가능성이 매우 높으며, 간기능 또한 미리 사정해야 한다.

아편유사제 Opioids

아편유사진통제(opioid analgesic)나 다른 중추신경계 억제제를 사용할 경우 활력징후, 알레르기, 호흡기계 질환, 호흡기계 기능(횟수, 리듬, 깊이, 호흡음), 두부 상처 유무(두개내압 상승의 증상이나 징후를 감출 수 있다), 의식이나 각성수준과 진정 수준에 집중한 신경학적 상태, 감각과 운동 기능, 소화기계 기능(장음과 장의 패턴), 비뇨생식계 기능(섭취와 배설)을 중점으로 사정한다. 아편유사제는 담낭의 오디괄약근에 경련을 일으킬 수 있으므로 담낭질환 환자에게 통증 완화를 이유로 사용하지는 않는다. 간과 신장기능검사가 처방되면 검사를 해야 한다. 아편유사제는 알츠하이머질환, 치매, 다발성경화증, 근이영양, 중증근무력증, 뇌혈관질환이나 뇌졸중 과정의 증상을 변화시킬 수 있고 증상을 가릴 수 있으며, 실제로 병리적인 변화가 일어나지 않을 때 의학적인 상태를 악화시킬 수 있으므로 과거와 현재의 신경학적 병력을 중시해야 한다. 이러한 상황에서는 또 다른 진통제나 통증치료가 적용될 수 있다. 다른 많은 약물과 마찬가지로 노인과 매우 어린 아이는 아편유사제에 더 민감하므로 사용 시 연령을 신중히 고려해야 한다. 노인이나 소아에서는 아편유사제의 사용은 금기이다.

아편작용제-길항제 Opioid Agonists-Antagonists

Buprenorphine hydrochloride와 같은 아편작용제-길항제를 투약받는 환자는 호흡 횟수와 호흡음과 함께 활력징후 사정이 중요하다. 임상적으로 아편작용제-길항제는 아편작용제 효과만 나타내므로 아편유사제로 사용한다. 이 약물은 효과적인 진통제이며, 중추신경계를 억제하는 효과가 있다. 환자가 아편유사제 남용자였는지를 사정한다. 왜냐하면 다른 아편유사제와 함께 이 아편작용제-길항제를 처방하면 아편유사제 효과가 나타나지 않을 수 있고, 아편유사제 금단증상이 나타날 수도 있기 때문이다. 또한 18세 이하에는 사용하지 않는다.

아편길항제 Opioid Antagonists

아편길항제는 호흡억제에 주로 사용되고 아편유사제 과다복용 시에도 사용된다. Naloxone은 신생아와 아이들을 포함하여 모든 연령대에 사용할 수 있다. 활력징후는 치료효과 사정과 기록, 더 나아가 적당한 용량을 파악하기 위해 길항제 전 · 중 · 후에 사정하여 기록한다. 간호사는 한 번의 투약이 아닌 여러 번의 반복투약으로 아편유사제의 길항작용이 나타난다는 것을 알아야 한다.

◆ 환자상태 Human Need Statements

1. 아편유사제로 인한 중추신경계와 호흡기계 억제와 관련된 가스교환장애
2. 특별한 질병과정이나 건강상태에 따른 급성통증과 다양한 수준의 통증을 일으키는 병리학적 급성통증
3. 다양한 질병과정, 건강상태나 통증을 일으키는 증후군과 관련된 만성통증
4. 소화기계에 관한 중추신경계 억제와 관련된 변비
5. 아편유사제의 사용과 부작용을 잘 알지 못함과 관련된 지식 부족

◆ 계획: 결과판정 Planning: Outcome Identification

1. 환자는 아편유사제나 그 외 다른 진통제를 투여받는 동안 기침과 심호흡, 적절한 수분섭취를 위한 올바른 기술을 말한다.
   - 환자의 호흡은 깨끗한 호흡음의 패턴을 갖고 정상적인 깊이, 속도이다.
2. 환자의 안위 수준 증가, 일상생활활동의 증가, 급성통증 호소 감소는 진통제 사용 감소로 볼 때 관련이 있고, 뿐만 아니라 1~10까지 척도로 된 통증 수준도 감소된다.
3. 환자의 안위 수준 증가는 진통제 사용 감소, 일상생활의 활동 증가, 만성통증 호소 감소로 볼 때 관련이 있고, 뿐만 아니라 1~10까지 척도로 된 통증 수준도 감소된다.
   - 환자는 완화치료, 기분전환, 안위를 증가시키기 위한 음악치료와 같이 비약물적 방법을 이용하며, 또 만성통증에 대한 약물치료법을 강화한다.
4. 환자는 수분섭취 강화, 식이에서 섬유질섭취 증가, 활동증가 등 변비발생을 피하거나 최소화하기 위한 여러 방법을 말한다.
5. 환자는 합병증과 유해작용을 최소화하기 위해 진통제를 적절히 사용한다.
   - 환자는 급성 및 만성통증의 관리를 위한 진통제 사용, 작용, 치료효과의 근거를 말한다.
   - 환자는 통증을 관리하기 위한 비약물적 접근의 근거를 말한다.
   - 환자는 처방대로 약물을 복용하는 것에 대한 중요성을 말한다.

◆ 수행 Implementation

일단 통증의 원인이 밝혀지고 다른 사정과 자료 수집이 완성되면 통증관리가 즉시 각각의 환자와 상황에 맞게 적극적으로 시작되어야 한다. 통증관리는 다양하고 여러 가지 면을 포함하며, 비약물적인 접근과 약물적인 접근이 통합되어야 한다(Box 20.1과 약초요법 및 식품보조제 참조). 통증관리전략은 통증의 특성, 기간, 촉진요인, 통증을 완화시키는 중재뿐만 아니라 통증형태와 통증강도도 고려해야 한다. 통증관리의 일반적인 원칙이 있다. (1) 전인적이고 문화적인 면을 고려하여 환자중심의 개별적인 간호계획 작성, (2) 미약한 통증에는 acetaminophen, tramadol, NSAID와 같은 비아편유사제 사용, (3) 중등도 및 심한 통증에는 아편유사제를 단계적으로 사용, 다른 진통제를 부가적으로 사용 가능, (4) 통증이 조절할 수 없을 만큼 심해지기 전에 진통제 투약, (5) 항상 동종요법, 민간요법, 약초요법, 운동, 오락, 음악이나 동물치료, 마사지, 경피적 전기자극과 같은 비약물적인 방법을 고려한다. 이러한 방법들은 항상 효과적인 것은 아니지만 일부 환자에게는 효과적일 수 있다. 진통제 사용과 관련된 환자중심 간호: 환자교육을 참조한다.

비아편유사제 Nonopioids

비아편유사진통제(nonopioid analgesics)는 열이나 통증 조절을 위해 처방된다. Acetaminophen은 간손상과 급성 중독 때문에 처방된 용량 범위 내에서 24시간에 걸쳐 투약해야만 한다. 환자가 acetaminophen과 함께 다른 OTC 약물을 복용했다면 투여된 acetaminophen의 전체 용량을 확인하고 다른 약물과의 상호작용을 주의 깊게 살펴야 한다. Acetaminophen 과다복용에 대한 증상과 징후에 대한 환자교육에서는 출혈, 에너지 감소, 열, 인후통, 쉽게 멍듦(간독성에 의함) 등을 강조해야 한다. 이러한 증상들을 즉시 간호사나 주치의에게 보고해야 한다. 또한 간호사는 환자에게 통증이 악화되거나 통증의 양상이 변화되면 바로 알릴 것을 교육해야 한다. 다른 좌약과 마찬가지로 좌약 형태의 acetaminophen은 얼음컵에 보관해야 한다. 일단 좌약의 포장이 벗겨졌다면 좌약의 삽입을 용이하게 하기 위해 찬물에 담가 습기가 있게 해야 한다. 좌약은 장갑 낀 손가락을 이용해 직장 안

으로 삽입해야 하며, 필요하다면 수용성 윤활젤을 사용할 수 있다. 또한 필요 시 acetaminophen 정제는 가루로 만들 수도 있다. 알코올중독이 있는 성인에게 권장되는 최대 용량은 간독성의 위험이 있으므로 1일 2g을 초과하지 않아야 한다. 15g 이상을 복용하면 사망할 수 있다. Acetaminophen으로 인한 간손상은 적당한 시간에 acetylcysteine을 복용함으로써 최소화시킬 수 있다. 환자들은 acetylcysteine의 계란이 썩은 듯한 불쾌한 맛과 악취를 걱정하는데, 이때는 콜라나 풍미를 증가시킨 물에 타면 복용하기가 좀 더 수월해진다. 빨대를 사용하는 것도 입안 점막과의 노출을 최소화시키므로 추천되는 방법이다. 이러한 해독제는 필요하다면 비위관이나 구강위관을 통해 투약될 수도 있다.

Tramadol은 졸음, 현기증, 두통, 오심, 변비, 호흡억제 등을 일으킬 수 있다. 어지럼, 시야 흐림, 졸음이 발생하면 간호사는 추락의 위험이나 사고를 예방하기 위해 반드시 환자를 부축해서 걸어야 한다(어지럼이나 현기증은 진통제를 복용하여 생긴 것이므로). 환자는 완전하게 걷기 전에 침대 가장자리에서 다리를 떨어뜨려 보기, 천천히 자세 변경하기, 보조기구 사용하기 등의 사고 예방에 대한 교육을 받아야 한다. 더구나 tramadol을 복용하는 환자는 정신이 맑고 명료함을 요구하는 어떠한 작업도 해서는 안 된다. 식단에서 수분과 섬유질을 늘리면 변비에 도움이 될 수 있다. 김빠진 콜라, ginger ale(생강맥주) 또는 마른 크래커를 사용하면 메스꺼움을 최소화하는 데 도움이 될 수 있다.

아편유사제 Opioids

아편유사제가 처방되면 간호사는 투약의 6가지 원칙을 확인한 후 지시대로 투약해야 한다. 처방의사의 지시를 두 번 확인한 후 투약 목록과 문서를 통해 투약 마지막 시간을 확인하고 또 다른 투약을 결정해야 한다. 호흡변화에 특히 관심을 두고 환자의 활력징후를 자주 확인해야 한다. 10회/분(혹은 12회/분)의 호흡횟수는 호흡억제를 나타내므로 주치의에게 보고해야 한다. 약물 용량, 빈도, 경로가 변화되거나 호흡억제가 나타나면 해독제(아편길항제)를 사용한다. Naloxone은 정맥이나 PCA와 같은 비경구 아편유사제 투약 형태, 경막외 주입 등으로 사용된다. Naloxone은 호흡억제와 같은 중추신경계 억제를 해결하기 위해 사용되지만 이러한 해독제는 진통효과도 반전시킴을 기억해야 한다. 환자의 24시간 동안의 소변배출량이 800~2,000mL가 되는지 확인해야 하며, 치료 기간 동안 장음을 모니터한다. 연동운동이 감소하면 섬유질이 많은 식사를 하거나 배변연화제, 약한 설사제를 사용한다. 동공반응도 사정해야 하며, 극소동공(pinpoint pupil)은 용량과다를 의미한다.

아편유사제나 진통제는 효과를 극대화하기 위해 통증이 최고에 달하기 전에 투약해야 한다. 일단 약물이 처방되면 적절한 시간에(약물의 작용발현시간과 효과를 고려하여) 부작용(앞의 통증사정도구 참조)뿐만 아니라 치료효과를 사정한다. 투약경로를 선택할 때 오심과 구토가 없다면 경구복용 형태를 먼저 추천한다. 음식과 함께 복용하면 소화기계 불편함을 줄일 수 있다. 만약 오심과 구토가 문제가 된다면 약물을 투약하기 전에 진토제를 먼저 투약한다. 침대난간을 올려두고 침대 경보기를 켜 두거나 호출벨이 제대로 작동하는지를 확인하는 것이 중요하다. 이러한 방법들은 아편유사제로 인한 낙상이나 상해를 막는 데 도움이 된다. 아편유사제와 이와 유사한 약물들은 혼동, 감각과 각성 변화, 저혈압, 운동기능 변화와 함께 중추신경계를 억제한다. 약물의 효과 때문에 모든 환자는 낙상이나 상해의 위험이 있고, 노인의 경우 더욱 위험하다. 규제약물과 마약취급에 관한 특별한 정보는 Box 20.3을 참조한다.

Morphine과 그와 유사한 약물로 통증을 치료할 때 환자 상태가 나빠지거나 활력징후가 비정상이라면 간호사는 투약을 보류하고 의사를 만나야 한다. 특히 호흡이 분당 10회 이하라면 의사를 만나야 한다. PCA 펌프, 경피 패치, 지속적인 피하주입, 경막외주입이 효과적이고 유용한 투약경로이기 때문에 근육주사는 거의 사용되지 않는다.

약초요법 및 식품보조제

화란 국화 Feverfew (Chrysanthemum parthenium)

개요
금잔화과(marigold family)의 일부가 그 자체에 소염성분이 있음이 알려져 있음

응용
편두통, 월경통, 소염, 열의 치료

유해효과
오심, 구토, 변비, 설사, 미각의 변화, 근육강직, 관절통

약물상호작용
Aspirin이나 기타 NSAIDs, dipyridamole, warfarin의 사용으로 출혈의 가능성의 증가

금기증
돼지풀, 국화, 금잔화에 알레르기가 있는 사람에서 금기

BOX 20.3 규제약물/아편유사제-반드시 해야 할 것

남용의 가능성이 있거나 규제약물(흔히 아편유사제)은 다른 약물들과 차별화를 두어 달리 관리해야 한다. 약국에서 간호실로 올라온 아편유사제와 다른 규제약물은 캐비닛에 넣고 잠그든지 아니면 자동 투약 시스템 안에 보관해야 한다. 약물을 이동시킬 때 두 명의 간호사가 잠겨 있는 캐비닛 안의 모든 아편유사제와 금지약물을 세어서 기록해야 한다. 아편유사제와 규제약물이 자동 투약 시스템을 통해 사용되면 기록할 필요가 없다. 왜냐하면 이 시스템은 자동적으로 계산해서 기록하기 때문에 소비되는 용량에 대해 간호사는 전자서명을 하게 된다. 또한 아편유사제나 규제약물의 수를 조사해야 한다. 아편유사제의 수가 맞지 않으면 즉시 건강간호관리자나 감독에게 보고해야 한다. 간호사는 아편유사제나 다른 규제약물을 줄 때 다음과 같은 지침을 준수해야 한다. (1)남아 있는 수를 확인하기 위해 아편유사제 투약기록을 확인한다. (2)개수와 실제 공급한 수를 비교한다. (3)수가 정확하다면 원하는 약물 용량을 준비한다. (4)수가 맞지 않다면 건강간호관리자나 감독에게 병원의 정책에 따라 보고한다. (5)남아 있는 수를 기록한다. 일단 사용이 되면 간호사는 환자이름, 처방의 이름, 환자의 의무기록번호, 처방된 양, 간호사의 서명을 반드시 적어야 한다. (6)방침과 절차에 따라 약물을 관리한다.

환자 거부, 오염, 활력징후나 상태의 변화, 다른 이유로 환자에게 약물을 주지 못했을 경우 그 약물은 반드시 폐기해야만 하고, 규제약물의 폐기 시에는 약물을 폐기했다는 것과 이것을 증명할 수 있는 또 다른 간호사의 서명이 필요하다. 컴퓨터 시스템으로 이 정보가 자동적으로 기록된다.

경피 패치(예: 경피용 fentanyl)는 두 가지 방법이 사용되는데, 구형 패치는 끈끈한 층에서 시작하여 지지 받침으로 끝나는 4개의 층으로 구성된 저장기 시스템이다. 첫 층과 마지막 층 사이는 삼투성의 속도결정층과 젤과 액체 형태의 약물을 보유하는 저장층이다. 신형 패치는 두 개의 층으로 이루어진 매트릭스 시스템이다. 한 층은 방출되어 들러붙은 실제 약물로 이루어진 층이고, 나머지 층은 보호하는 불침투성의 지지층이다. 저장기 시스템에 비해 매트릭스 시스템은 패치가 얇고 작으며 더 편안하고 7일간 안전하게 부착되며(기존의 저장기 시스템 패치는 3~4일간 유지되었다) 혈중 약물농도가 균일하게 유지되는 것이 장점이다. 또한 매트릭스 시스템에는 알코올이 들어 있지 않다. 저장기 시스템의 알코올은 종종 환자의 피부에 자극을 준다. 약물의 효과를 증가시키기 위해 어떤 형태의 전달시스템이 사용되는지를 아는 것은 간호사에게 매우 중요하다.

경피 패치는 깨끗하고 털이 없는 부위에 부착해야 한다. 처방대로 패치를 바꾸어야 하고 새로운 패치는 새로운 부위에 붙여야 하며, 이전에 패치가 부착되었던 부위는 약물이 남아 있지 않도록 깨끗하게 닦아야 한다. 경피 패치는 오래된 것/사용한 것은 버린다. 부착부위를 돌아가면서 바꾸면 피부의 자극을 줄이고 약물의 효과를 증진시킨다. 특히 며칠 동안 투약해야 하는 경우, 진통제의 경피투여는 초회통과대사를 피하고, 환자의 순응을 향상시키며, 반복투약을 줄일 수 있다. 환자에게 패치로 인해 접촉성피부염이 생기는지 자세히 살펴봐야 하며, 가정에서도 통증을 계속 기록해야 한다. 통증 관련 기록은 간호사, 건강간호관리자, 환자, 환자의 통증조절을 사정하는 가족에게 치료효과를 확인할 수 있는 정보를 제공한다.

아편작용제를 정맥으로 투약할 경우, 간호사는 항상 제조회사의 지침에 따라 주입기간뿐만 아니라 특수한 희석 용량과 용액을 사용한다. PCA를 사용할 경우 투여량과 시간을 기록으로 남겨두어야 한다. 그러나 펌프를 사용한다고 해서 100% 믿을 만하거나 안전하다는 것은 아니다. 주의 깊은 모니터링이 필요하며, 모든 기구는 자주 체크해야 한다. 더불어, 비경구적 아편유사제를 투여받고 있는 경우 통증 정도, 투약에 대한 반응, 활력징후를 자주 모니터링해야 한다. 간호사는 아편작용제, 작용제-길항제의 용량범위에 따라야 하며, 특히 morphine과 morphine 유사제의 적정 투약용량을 지켜야 한다. 정맥주입의 경우 간호사는 정맥주사부위와 주입횟수를 확인하며 모든 유해작용이나 합병증을 기록해야 한다. 아편유사제뿐만 아니라 다른 진통제 투약 시 간호사가 기억해야 할 또 다른 중요한 것은 정맥투여가 가장 빨리 작용을 나타내지만(예: 수분) 각 약물의 작용 시작 시점, 최고 약효를 나타내는 시간, 작용시간이 다르다는 것이다.

아편유사제의 과다투여나 아편유사제로 인한 호흡억제를 치료하기 위해서 naloxone과 같은 아편길항제를 투여한다. Naloxone은 희석해서 정맥으로 천천히 투여해야 하며(15초 이상 혹은 처방대로, 표 20.7), 약물사용안내지침에 따라야 한다. 또한 호흡억제나 심장마비를 대비해서 응급구조장비도 준비해야 한다.

아편작용제-길항제 Opioid Agonists-Antagonists

아편작용제-길항제는 단독으로 투여했는지 혹은 다른 약물과 함께 투여했는지에 따라 매우 다른 반응이 나타날 수 있다는 것을 알아야 한다. 단독으로 투약할 경우, 아편유사제수용체에 결합하여 작용제의 효과를 나타내기 때문에 진통제 역할을 한다. 그러나 다른 아편유사제와 동시에 투여할 경우 아편유사제수용체를 막는 역할을 하기 때문에 진통효과의 반전을 일으키거나 급성 금단증상을 야기할 수 있다. 간호사는 활

환자중심간호: 노인 환자에 대한 고려

아편유사제의 사용

- 간호사는 아편유사제치료를 시작하기 전 환자의 몸무게와 키를 기록해야 한다. 활력징후의 변화, 의식수준 또는 호흡뿐만 아니라 중추신경계 억제의 변화를 주의 깊게 감시해야 한다. 모든 변화를 기록해야 한다.
- 기관에 수용된 또는 입원하고 있는 대부분의 노인 환자는 통증에 대해 매우 금욕적이다. 노인 환자는 통증의 경험이 다른 방식으로 나타나므로 공통된 질병에 대해서 다른 표현을 하거나 그들의 느낌을 명확한 방식으로 간단히 진술하는 것이 불가능하다. 나이에 관계없이 환자는 철저한 통증 사정과 적절하고 정확한 통증관리를 받을 권리가 있다. 나이가 들수록 사람의 통증역치는 증가한다. 인지장애와 치매는 종종 통증 평가의 주요 장애가 된다. 그럼에도 불구하고, 많은 노인 환자들은 중등도에서 중증의 인지장애가 있더라도 통증을 보고하는 데 여전히 신뢰할 만하다.
- 시간이 지나면서 노인은 만성통증을 정확히 보고하지 못한다. 특히 75세 이상의 노인은 통증관리가 너무 지나치거나 너무 적어서 매우 높은 위험에 처해 있다, 간호사는 젊은 사람보다 노인에서 약물의 작용기간이 더 길다는 것을 기억해야 한다.
- 중추신경계 억제제에 대한 민감도가 증가하고 신장 및 간 기능이 감소하기 때문에 일반적으로 더 소량의 아편유사제를 사용하는 것이 좋다. 또한 역설적(반대의) 반응과 기대하지 않았던 약물반응들이 이들 연령대에서 더 발생될 수 있다.
- 양성전립샘비대증 또는 폐쇄성 비뇨기계 질환이 있는 남성 노인 환자에서 요정체는 아편유사제의 사용과 연관이 있다. 이들 환자에서 요배출이 더욱 감소되며 유해작용 또는 합병증을 일으킬 수 있다. 의사에 의해 용량의 조정이 필요하다.
- 다약제치료는 노인에서 문제를 일으킬 수 있다. 그러므로 환자가 현재 복용하고 있는 모든 약물 목록과 약물상호작용과 약물중복을 사정하는 것이 간호사에게 중요하다.
- 노인 환자는 자주 사정해야 한다. 간호사는 비상벨의 작동 또는 침대 전등 등의 환경이 안전한지를 확인하고 의식수준, 의식의 명료성, 인지능력에 주의를 기울여야 한다.
- 혈액순환 감소는 근육내 또는 정맥투여의 흡수 억제를 야기한다.
- 통증관리에 관한 미국노인협회의 발표에 따르면, NSAIDs는 신장 및 위장계의 독성 때문에 주의하여 사용해야 한다. Acetaminophen은 경한 통증에서 중등도의 통증완화에 사용하지만 간과 신독성 때문에 용량의 주의가 필요하다. 진통제는 경구투여가 선호된다. 순응도를 향상시키기 위해 가능한 한 간단해야 하며, 아편유사제에 대한 이례적인 경고, 보고, 기록을 확실히 해야 한다. 저혈압과 호흡기계 억제는 아편유사제를 복용하는 노인 환자에서 흔히 일어나므로 매우 주의 깊은 관찰이 필요하다.

표 20.7 아편유사제의 투여지침

일반명	상품명
buprenorphine과 butorphanol	IV로 투약하는 경우 권유시간(보통 3~5분) 이상 천천히 주입해야 한다. 사용 전 · 중 · 후에 항상 호흡을 사정하고 처방대로 IM으로 준다.
codeine	소화기에 불편감을 최소화하기 위해 음식과 함께 경구투여한다. 경구복용 codeine의 최고효과는 투약용량을 증가시킨다고 증가되는 것이 아니다.
fentanyl	중추신경계 억제와 심폐정지를 예방하기 위해 처방대로 혹은 제조회사의 설명에 따라 mg/min으로 비경구적으로 투약한다. 경피 패치의 용량은 다양하며, 또한 fentanyl lollipops 사용 가능하다. 새로운 패치를 사용하기 전에 전에 사용한 패치의 잔유량을 제거하며, 아이와 반려동물이 만지지 못하도록 패치를 제거한다.
hydromorphone	SuQ, 직장, IV, PO, IM으로 투약할 수 있다.
meperidine	다양한 방법으로 줄 수 있다(IV, IM, PO). 단백질과의 결합이 강력하므로 상호작용과 독성을 관찰해야 한다. 노인 환자에게 민감하다.
morphine	피하, IM, PO, IV, 지속성과 속효성, 경막외주입을 위한 morphine sulfate (Duramorph)의 다양한 형태로 사용할 수 있다. 항상 호흡 횟수를 사정한다.
nalbuphine	희석하지 말고 5분 이상에 걸쳐 10mg을 IV한다.
naloxone	아편유사제 과다투여 시 길항제를 투여한다. 보통 0.4 mg을 IV로 15초에 걸쳐서 투여한다.
oxycodone	경구투여만 가능하며 남용 가능성이 매우 높다.

력징후, 특히 호흡 횟수를 면밀하게 사정하며 아편작용제의 수행을 중재할 뿐만 아니라 용량과 경로에 주의해야 한다. 현기증, 해결되지 않는 변비, 소변정체, 진정 등의 보고의 중요성을 강조해야 한다. 환자에게 강조할 점은 약물이 진통 반대 효과뿐만 아니라 금단증상을 촉진한다는 것이다(다른 아편작용제가 주어진다면). 다른 아편작용제 목록뿐만 아니라 환자와도 공유해야 한다.

아편길항제 Opioid Antagonists

아편길항제는 처방대로 투여해야 하고, 특히 PCA를 통해 환자에게 아편유사제를 투약할 경우, 아편유사제를 처음 투약받는 환자와 지속적으로 아편유사제를 투약하는 경우에 쉽게 이용할 수 있다. 아편유사제의 반복적인 투약은 종종 적절한 아편길항제를 필요로 하는 경우가 있다. 환자는 오심, 빈맥이 있을 경우 알려야 한다.

고려 사항 GENERAL CONSIDERATION

간호사는 약한 통증에서 중등도, 심한 통증 및 특별한 상황에서의 통증(예: 암통증)관리의 차이점뿐만 아니라 특별한 약물에 중점을 둔 통증관리 계획과 현재 사용되는 모든 형태의 진통제에 대한 업데이트된 지식을 유지할 책임이 있다. WHO의 3단계 진통단계는 암환자의 통증관리 기준을 제공하므로 필요에 따라 참고한다.

통증관리를 위한 약물 용량은 치료계획에서 매우 중요하다. 전에 언급된 바와 같이 일단 전체적인 사정이 이루어져야 하고, 통증은 5번째 활력징후이므로 심각해지기 전에 중재가 이루어지는 것이 가장 좋다. 통증이 하루에 12시간 이상 존재한다면 진통제 투약은 개인적으로 차이를 두어야 하며, 필요할 때마다 제공하는 것보다 규칙적으로 제공하는 것이 효과적이다. 각각의 약물 사용을 위한 투약지침하에 투약되어야 한다. 약물농도가 안정적으로 유지되고 약물의 변화와 통증이 점점 증가하는 것을 예방하기 위해 규칙적으로 투약해야 한다. 모든 환자의 통증을 동일한 수준으로 완화시킬 수 있는 진통제의 정해진 용량은 없고, 개인에 따라 적정용량이 증가될 수도 있고 감소될 수도 있으며, 진통이 필요하다면 계속 제공되어야 한다. 어려운 통증조절 환자나 암환자 통증의 경우 지나치게 많은 용량이 필요할 수도 있다. 심각한 통증, 전이통증, 뼈로 전이된 통증을 가진 환자는 진통제 용량을 계속 증가시키게 된다. 이러한 특수한 통증은 morphine과 같은 아편작용제가 요구되는데, 이는 원하는 반응이 성취되거나 유해작용이 나타날 때까지 적정하게 조절되어야 할 필요가 있다. 1~10까지 있는 측정도구를 사용할 때 환자가 4점 이하의 통증을 호소하면 효과적인 통증조절로 간주한다.

통증이 한 가지 치료로 적절하게 관리되지 않으면 다른 약물이나 보조치료제가 진통제의 효능을 향상시키기 위해 추가로 사용될 수 있다. 이에 해당되는 약물로는 NSAID(진통, 항염증효과), acetaminophen(진통효과), corticosteroid(기분

표 20.8 암통증의 치료를 위해 추천하지 않는 약물

분류	약물	추천하지 않는 이유
계속 투약해야 하는 아편유사제	Meperidine	짧은(2~3시간) 진통효과, 중추신경계 독성을 야기할 수 있다.
기타	Cannabinoids	부작용으로 불쾌감, 졸음, 저혈압, 서맥이 있다. 화학요법으로 인한 심한 오심과 구토에 사용될 수 있다.
아편작용제-길항제	Pentazocine, butorphanol, nalbuphine	아편유사제 의존 환자의 금단증상을 예견할 수 있다. 진통최고효과, 불쾌한 정신적 부작용이 발생할 수 있다(불쾌, 망상, 환각).
	buprenorphine	진통최고효과, 아편유사제 투약 시 금단증상을 예견할 수 있다.
아편길항제	naloxone	호흡억제와 같은 중추신경계 억제효과뿐만 아니라 진통효과를 역전시킨다.
혼합제제	Brompton 칵테일	한 가지 아편유사진통제를 사용하는 것보다 효과가 나을 것이 없다.
	DPT[a] (meperidine, promethazine, chlorpromazine)	다른 진통제와 비교하여 효능이 떨어지며 유해작용 발생률이 더 높다.
항불안제(단독) 또는 진정-수면제(단독)	Benzodiazepines (예: alprazolam)	신경성통증의 일부 상황을 제외하고 진통효과가 없다. 신경학적 합병증의 위험이 매우 높고 진정의 위험이 있다.
	Barbiturates	진통의 속성은 밝혀진 것이 없고 진정이 문제이므로 사용을 제한한다.

[a] DPT: Demerol, Phenergan, Thorazine

상승, 항염증, 구토방지, 식욕자극효과), 항경련제(신경성통증), TCAs(신경성통증, 진통제의 본래 특성과 아편유사제효과 강화), 신경이완제(만성통증증후군 치료), 국소마취제(신경성통증관리), hydroxyzine(진정효과, 약한 항불안효과, 항히스타민효과, 약한 진통효과), 신경자극제(아편유사제 용량으로 효과적이지 않았을 경우 아편유사제로 인한 진정작용의 감소)가 있다. 표 20.8은 암통증이 있는 환자에게 사용하면 안되는 약물 목록이다.

투약형태도 중요하며 특히 만성통증과 암통증의 경우에 중요하다. 경구투약은 항상 선호되는 방법이지만 모든 환자에게 적용이 가능한 것은 아니며, 심지어 통증관리를 위해 사용할 수 없는 방법일 수도 있다. 만일 경구투여가 적합하지 않다면 비침습적으로 직장이나 경피로 투여하는 방법이 있다. 직장투약형태는 안전하고 경제적이며 효과적이다. 또한 오심, 구토, 정신상태의 변화가 있는 환자들에게 도움이 된다. 그러나 이 방법은 설사, 위염, 혈구수가 낮은 환자에게는 적합하지 않다. 경피 패치로는 7일간 통증조절이 가능하며, 안정적인 진통효과에만 사용할 수 있고, 빠르게 용량조절을 할 수 없다. Morphine과 fentanyl의 지효성 제제는 경피 패치이다. 간헐적인 주사와 지속적인 정맥이나 피하주입 방법은 호스피스간호나 만성적인 암통증과 같은 특별한 상황에서 통증이 있는 경우에 가정에서 투여할 수 있다. 피하주입은 정맥주입이 불가능한 경우에 사용된다. 아편유사제의 정맥, 경피, 심지어 척수강 주입을 위해 PCA펌프를 사용할 수 있고 가정간호나 가정에서 호스피스 환자의 관리에 사용할 수도 있다. 척수강 내 혹은 경막외 경로를 사용하기 위해서는 특별한 기술과 전문성이 요구되며, 이러한 경로를 통해 통증약물을 투약하는 것은 가정간호전문가만이 가능하다. 장기간 척수강 내 아편유사제를 주입하는 경우는 주로 조절하기 어려운 통증이다. 코를 통해 약물을 주입하는 방법에는 작용제-길항제인 butorphanol이 적합하지만 이러한 투약방법은 일반적으로 사용되지 않고 권장되지도 않는다. 특별한 약물이나 사용되는 용량형태와 관계없이 빠른 효과를 나타내는 약물이 암통증이 있는 환자와 통증관리가 어려운 환자에게 사용된다. 통증관리 계획을 위해 사용되는 약물과 관계없이 간호사가 통증관리의 효과와 질을 위해 고려해야 할 가장 중요한 것 중 하나가 개별화된 치료라는 것을 늘 기억해야 한다. 또한 간호사는 다음을 고려해야 한다.

- 통증치료를 시작할 때 모든 관련된 과거력, 임상검사 결과, 환자의 의무기록에 있는 진단 결과들을 재검토한다. 만약 근본적인 문제를 갖고 있다면, 존엄성과 공감을 갖고 환자를 다루는 것을 절대로 잊지 않으면서 이들 변수들을 고려해야 한다. 환자는 통증이 있고, 안전이 기본이 되고, 질적인 간호를 받아야 한다는 사실이 어떤 다른 문제들에 가려지도록 내버려두어서는 안 된다. 항상 보고 들어야 한다.
- 항상 환자와 가족, 친지 및 간호인들이 함께 통증관리를 위한 목표를 세워야 한다. 이 목표는 일상생활활동과 보행 증가와 더불어 편안함이 증가되어야 한다.
- 환자가 입원 중이나 가정에 있을 때(예: 암환자나 만성통증 환자)에도 필요하다면 쉽게 행할 수 있는 계획을 세우기 위해 다른 건강관리팀의 구성원과 협력한다.
- 급성통증관리를 위한 가장 좋은 계획은 속효성 아편유사제에 NSAIDs와 같은 약물을 포함한다는 것을 명심한다.
- 지식부족으로 진통이 이루어지지 않거나 과량투여를 할 수 있기 때문에 아편유사제의 등가용량을 알아야 한다.
- 상황에 적합한 진통제를 사용한다(예: 심근경색, 수술, 신장결석에 뒤따르는 이차 통증의 경우 속효성 아편유사제를 사용한다). 암통증의 경우 속효성 아편유사제로 시작하며 결국에는 지효성 제제로 전환된다.
- 유해작용을 관리하기 위한 예방법을 사용한다. 환자가 통증관리에 이 약물이 적당하지 않다는 것이 인지되면 가능한 한 빨리 바꾸도록 한다.
- 특히 만성통증이나 암통증이 있는 환자의 경우 진통제 보조요법 선택을 고려한다. 이에 해당되는 것으로는 corticosteroids, 항우울제, 항경련제, 근이완제이다. OTC 약물과 약초제품도 도움이 될 수 있다.
- 돌발성통증 환자와 같이 특별한 요구가 필요한 환자를 주의한다. 일반적으로 이러한 통증을 위해 사용되는 약물은 장기간 작용하는 아편유사제의 속효성 제제이다(예: 서방형 morphine을 사용하는 동안 돌발성통증에 morphine을 사용한다).
- 환자, 가족, 친지들을 도울 수 있는 지역사회자원을 확인한다. 이러한 자원은 다양한 웹사이트를 참고한다. 통증이나 통증클리닉이란 단어를 이용해서 검색하면 많은 다른 통증관리 사이트들을 찾을 수 있다.
- 통증관리, 통증교육, 통증에 대한 약물과 비약물치료요법,

특수한 통증상황에 대한 주제에 대해 현재 운영되고 있는 온라인검색을 자주 실시한다. 다음의 전문간호사나 처방가에 맞춰진, 즉 일반적인 통증관리에 대한 주제의 웹사이트 목록이 www.painedu.org/resources.asp에 나와 있다: www.aapainmanage.org, www.painmed.org; www.painfoundation.org; www.ampainsoc.org; www.aspmn.org; www.asam.org ; www.pain-educators.org; www.asra.com; www.iasp-pain.org; www.painpolicy.wisc.edu; www.painmedicinenews.com; www.pain-topics.org; www.pain.com; and www.painandhealth.org. 만성통증에 관한 주제는 다음의 웹사이트가 있다: www.theacpa.org and www.arthritis.org. 암(종양)통증에 관한 주제는 www.cancer.org; www.apos-society.org; www.asco.org; www.cancercare.org; www.cancer.gov; and www.ons.org에 나와 있다.

- 환자관리에 있어서 낙상 예방이 가장 중요하기 때문에 진통제를 투약한 후 환자를 자주 모니터해야 한다. 환자 관찰 프로그램과 함께 활력징후를 자주 측정하고 침상 경보 사용을 추천한다.
- 활동을 제한하는 것이 많은 손상의 원인이 될 수 있으므로 활동제한이 필요하다면 특수 기관 정책과 규율에 따라 적합한 절차를 시행해야 한다. 활동제한 이유에 대해 사정하고, 모니터하며, 평가하고 기록한다. 또한 환자의 행동, 사용한 활동제한의 종류, 활동제한 시행 후 환자의 사정에 대해서도 기록한다. 활동제한 시 침상 관찰 시스템과 휠체어 경보를 사용한다. 환자와 가족, 간호제공자에게 낙상위험과 안전에 대한 교육을 해야 한다. 장기간 간호시설에서는 활동제한을 하지 않는다.

◆ 평가 Evaluation

Acetaminophen 사용의 긍정적인 치료효과는 증상, 발열과 통증을 감소시키는 것이다. 간호사가 확인해야 할 유해작용에는 빈혈과 전에 언급되었던 간독성으로 인한 문제가 포함된다. 복통과 구토는 처방의에게 보고하여야 한다. Tramadol, 아편유사제, 아편작용제-길항제 혼합약물을 아편유사제를 투약하는 동안이나 후에 간호사는 치료효과와 유해작용을 확인해야 한다. 치료효과는 통증호소의 감소뿐만 아니라 편안감이 향상되고 일상생활활동 수행과 식욕과 안녕감의 증가 등으로 나타난다. 각 약물의 유해작용은 다양하나 오심, 구토, 변비, 현훈, 두통, 시야 흐림, 소변량 감소, 졸음, 기면, 진정, 심계항진, 서맥, 느린 호흡, 호흡곤란, 저혈압이 있다. 활력징후의 변화, 환자 건강상태의 악화, 지속되는 통증이 있을 경우 의사는 환자를 즉시 접촉하고 면밀히 관찰해야 한다. 호흡 횟수가 분당 10회 이하로 감소되거나 호흡곤란, 호흡음 감소, 얕은 호흡 등으로 호흡억제가 나타날 수 있다. 통증조절에 대한 평가는 다양한 효과 측면과 비약물학적 접근에서도 이루어져야 한다.

환자중심간호: 환자교육

- Capsaicin은 고추(peppers)의 다른 종류에서 만든 국소제품으로서, 근육통증과 관절/신경통이 있는 경우 도움이 될 것이다. 이것은 국소반응을 일으킬 수 있으며, 안전한 사용에 대해 환자와 정보를 공유해야 한다.
- 아편유사제는 처방이 없는 한 진정제 효과가 악화되기 때문에 알코올이나 다른 중추신경계 억제제와 함께 사용하면 안 된다. 처방받은 약뿐만 아니라 처방전 없이 살 수 있는 약의 성분을 환자와 간병인이 알 수 있도록 중요성을 강조한다. 이는 환자가 acetaminophen과 hydrocodone (Vicodin, Norco) 또는 oxycodone (Percocet, Tylox)과 같은 아편유사제 약물을 함께 복용하는 경우 acetaminophen 과량투여의 위험 때문에 특히 중요하다.
- 통증관리는 바이오피드백, 심상(imagery), 이완, 심호흡, 유머, 동물치료, 음악치료, 마사지, 온 · 냉 찜질, 약초제품 사용 등의 사용으로 총체적으로 해야 한다.
- 현기증, 호흡곤란, 저혈압, 과수면(진정), 혼동, 기억상실 등의 증상을 간호사, 의사 또는 건강전문가에게 말해야 한다.
- Morphine은 변비를 일으키므로 제한하지 않는 한 하루 3L까지 수분을 권장하며, 섬유질 소비를 증가시키고, 견딜 수 있는 만큼 운동하도록 권장한다. 또한 배변연화도 필요하다.
- 오심 또는 구토도 보고하여야 한다. 항구토제가 처방될 것이다.
- 만약 기면 또는 진정을 경험한다면 정신적 명료를 요구하는 어떠한 활동이라도 반드시 피해야 한다. 이동 시 주의하고 보조해 준다.
- 건강전문가와 중독에 대한 과거를 공유하는 것은 환자를 위해 중요하다, 그러나 이러한 환자가 통증이 있어서 아편유사진통제가 필요할 때, 간호사는 환자가 평안해야 할 권리가 있음을 이해해야 한다. 중독문제는 아편유사제를 사용하는 동안과 후에도 관리되어야 한다. 상담 및 기타 치료방법 시행 시 열린 마음을 갖고 중독성 행동을 다루는 것이 중요하다.
- 만약 통증이 한 가지 약물로 관리되지 않는다면, 여러 가지 약물을 병합투여한다. 항불안제, 진정제, 수면제 또는 항경련제 등이 사용된다.
- 암환자 또는 특별한 요구를 하는 환자에게 통증관리 차원에서 다른 방법 또는 약물의 용량, 통증조절이 필요하다. 예를 들면 경피용 패치, 구강용 정제를 사용할 수 있고. 지속적 주입은 환자가 움직이거나 집에 머무르는 동안 통증관리에 도움이 된다. Morphine 또는 morphine 유사약물이 사용되는 경우 중독도 중요하지만 특별한 상황에서, 삶의 질 관련된 통증관리에 관해서는 중독보다 더욱 중요할 수 있다.
- 대다수 병원들은 통증클리닉에서 입원 환자 및 외래 환자를 치료한다. 환자는 여러 가지 방법으로 치료를 받을 수 있다.
- 아편유사제는 내성을 일으킨다. 만약 처방 용량에서 통증이 남아 있다면 환자는 의사나 기타 건강관리전문가의 도움을 받아야 한다. 환자는 처방이 있지 않는 한 어떠한 형태의 약물을 두 배로 올리거나 용량을 변화시키는 일은 절대로 해서는 안 된다.

기억해야 할 사항

- 통증은 개별적인 것이며, 불쾌감과 불쾌정서를 포함한다. 나이, 문화, 인종, 영적(spirituality) 그리고 인간의 모든 다른 측면에 의해 영향을 받는다.
- 통증은 실제적 또는 잠재적 조직손상과 연관이 있으며, 치료나 통증의 형태에 따라 악화 또는 완화되기도 한다.
- 진통제의 종류는 다음과 같다.
- Nonopioids(비아편유사제), acetaminophen, aspirin, NSAIDs.
- 아편에서 추출한 천연 또는 합성 약물과 아편유사제와 아편작용제-길항제
- Morphine의 소아용량은 체중에 주의해서 매우 조심성 있게 계산되어야 한다. 일반적으로 신중한 용량의 상향조정은 표준이다.
- 노인 환자에게 특히 아편유사제와 아편작용제-길항제 기대했던 것보다 다르게 반응한다.
- 간호사는 노인 환자들이 일반 집단에서와 같이 통증을 경험한다는 것을 알아야 한다. 그러나 이들은 통증을 말하는 것을 꺼려하며, 아편유사제의 대사가 느려서 진정이나 호흡억제와 같은 유해작용의 위험이 증가된다. 저용량에서 시작하며, 자주 재평가하고, 적정선까지 천천히 증량해야 한다.

REVIEW QUESTIONS

1. For best results when treating severe pain associated with pathologic spinal fractures related to metastatic bone cancer, the nurse should remember that the best type of dosage schedule is to administer the pain medication is which of these?
   a. As needed
   b. Around the clock
   c. On schedule during waking hours only
   d. Around the clock, with additional doses as needed for breakthrough pain

2. A patient is receiving an opioid via a PCA pump as part of his postoperative pain management program. During rounds, the nurse finds him unresponsive, with respirations of 8 breaths/min and blood pressure of 102/58 mmHg. After stopping the opioid infusion, what should the nurse do next?
   a. Notify the charge nurse.
   b. Draw arterial blood gases.
   c. Administer an opiate antagonist per standing orders.
   d. Perform a thorough assessment, including mental status examination.

3. A patient with bone pain caused by metastatic cancer will be receiving transdermal fentanyl patches. The patient asks the nurse what benefits these patches have. The nurse's best response includes which of these features?
   a. More constant drug levels for analgesia
   b. Less constipation and minimal dry mouth
   c. Less drowsiness than with oral opioids
   d. Lower dependency potential and no major adverse effects

4. Intravenous morphine is prescribed for a patient who has had surgery. The nurse informs the patient that which common adverse effects can occur with this medication? (Select all that apply.)
   a. Diarrhea
   b. Constipation
   c. Pruritus
   d. Urinary frequency
   e. Nausea

5. Several patients have standard orders for acetaminophen as needed for pain. While reviewing their histories and assessments, the nurse discovers that one of the patients has a contraindication to acetaminophen therapy. Which patient should receive an alternate medication?
   a. A patient with a fever of 103.4℉ (39.7℃)
   b. A patient admitted with deep vein thrombosis
   c. A patient admitted with severe hepatitis
   d. A patient who had abdominal surgery 1 week earlier

6. The nurse is administering an intravenous dose of morphine sulfate to a 48-year-old postoperative patient. The dose ordered is 3 mg every 3 hours as needed for pain. The medication is supplied in vials of 4 mg/mL. How much will be drawn into the syringe for this dose?

7. An opioid analgesic is prescribed for a patient. The nurse checks the patient's medical history knowing this medication is contraindicated in which disorder? (Select all that apply.)
   a. Renal insufficiency
   b. Severe asthma
   c. Sleep apnea
   d. Severe head injury
   e. Liver disease

8. A patient with renal cancer needs an opiate for pain control. Which opioid medication would be the safest choice for this patient?
   a. fentanyl
   b. hydromorphone (Dilaudid)
   c. morphine sulfate
   d. methadone (Dolophine)

정답 **1. d** **2. c** **3. a** **4. b, c, e** **5. c** **6. 0.75mL** **7. b, c, d** **8. d**

참고문헌

REFERENCES

Acetadote (acetylcysteine) injection (prescribing information). (2013). Cumberland Pharmaceuticals, Nashville, TN. Available at www.acetadote.net. (Accessed 19 August 2016).

The American Pain Society in conjunction with the American Academy of Pain Medicine. Guideline for the use of chronic opioid therapy in chronic noncancer pain: Evidence review. Available at http://americanpainsociety.org/uploads/education/guidelines/chronic-opioid-therapy-cncp.pdf. (Accessed 19 August 2016).

Assil, K. Opioids: prescribe with care. PainEDU: Improving Pain Treatment Through Education. September 28, 2016. Available at www.painedu.org.

Dowell, D., Haegerich, T. M., & Chou, R. (2016). CDC guideline for prescribing opioids for chronic pain—United States, 2016. *Morbidity and Mortality Weekly Report. Recommendations and Reports,* 65, 1.

Duke, G., Haas, B. K., Yarborough, S., et al. (2013). Pain management knowledge and attitudes of baccalaureate nursing students and faculty. *Pain Management Nursing,* 14, 11–19.

Duragesic (fentanyl) transdermal system (prescribing information). (2015). Ortho-McNeil-Janssen Pharmaceuticals, Titusville, NJ. Available at www.duragesic.com. (Accessed 19 August 2016).

Franklin, G. M., & American Academy of Neurology. (2014). Opioids for chronic noncancer pain: a position paper of the American Academy of Neurology. *Neurology,* 83, 1277.

Gilron, I., Baron, R., & Jensen, T. (2015). Neuropathic pain: principles of diagnosis and treatment. *Mayo Clinic Proceedings,* 90, 532.

Jarvis, C. (2016). *Physical examination and health assessment* (7th ed.). St Louis: Saunders.

Lidoderm (lidocaine patch 5%) (prescribing information). (2015). Endo Pharmaceuticals, Chadds Ford, PA. Available at www.lidoderm.com/prescrib.aspx. (Accessed 19 August 2016).

Melzack, R., & Wall, P. (1965). Pain mechanisms: a new theory. *Science,* 150(3699), 971–979.

US Food and Drug Administration. Opioid pain or cough medicines combined with benzodiazepines: drug safety communication—FDA requiring boxed warning about serious risks and death. Available at www.fda.gov/NewsEvents/Newsroom/PressAnnouncements/ucm518697.htm. (Accessed 2 September 2016).

US Food and Drug Administration. FDA limits acetaminophen in prescription combination products; requires liver toxicity warnings. Available at www.fda.gov/NewsEvents/Newsroom/PressAnnouncements/ucm239894.htm. (Accessed 19 August 2016).

21

전신마취제와 국소마취제

GENERAL AND LOCAL ANESTHETICS

학습목표

이 장을 학습한 후 학생들은:

1. 마취를 정의한다.
2. 전신마취와 국소마취의 차이를 설명한다.
3. 가장 흔히 사용되는 전신마취제와 국소마취제의 종류, 관련된 위험에 대해 열거한다.
4. 탈분극 근이완제와 비탈분극 근이완제의 차이점과 그 약물들이 환자에게 주는 영향에 대해 설명한다.
5. 중등도 진정(moderate sedation) 혹은 얕은 진정(conscious sedation)에 사용되는 약물을 포함한 전신마취제와 국소마취제의 작용기전, 적응증, 유해효과, 투약경로, 주의사항, 금기증, 약물상호작용을 비교한다.
6. 전신마취와 관련된 마취 전 · 중 · 후 간호계획을 세운다.
7. 국소마취와 중등도 진정(moderate sedation) 혹은 얕은 진정(conscious sedation)이 진행되는 동안 환자를 위한 간호계획을 기술한다.

주요용어

Overton-Meyer 이론(Overton-Meyer theory) 마취제의 지방용해와 그 효과 사이의 관계를 설명하는 이론

감시마취관리(monitored anesthesia care, MAC) 국소마취 시 진정과 통증감각 소실을 함께 계획하는 마취절차

국소마취(local anesthesia) 약물로 인해 말초신경이나 척수신경의 신경전도가 변화되어 그 신경가지에 의해 지배되는 조직의 통증과 감각이 감소되거나 없어지는 것

균형마취(balanced anesthesia) 마취를 위해 다른 종류의 약물을 혼합 사용하는 기술

마취(anesthesia) 마취제나 의학적 중재로 인한 통증을 느끼는 능력이 소실된 상태

마취전문가(anesthesia provider) 마취시행 면허증을 가진 의료전문가. 마취과의사(anesthesiologist, MD), 마취전문간호사(certified registered nurse anesthetist, CRNA) 또는 마취 보조자

마취제(anesthetics) 중추신경계나 말초신경을 억제하여 의식, 감각 자극에 대한 반응을 소실시키고 근이완을 발생시키는 약물

보조마취제(adjunct anesthetics) 마취의 유해효과를 조절하고 환자의 마취상태를 유지하기 위해 마취제와 함께 사용되는 약물

악성고열(malignant hyperthermia) 빈맥, 빈호흡, 발한과 함께 급격한 체온상승이 특징. 전신마취의 주요한 유해효과

전신마취(general anesthesia) 약물을 이용하여 중추신경계의 신경전도 변화를 유발하여 통증과 감각이 감소된 상태로, 의식이 완전히 소실되고 호흡이 억제됨

중등도 진정(moderate sedation) 일반적으로 호흡은 억제되지 않고 부분적이거나 완전한 의식소실을 가져오는 약한 전신마취형태

척수마취(spinal anesthesia) 척수 근처에 마취제를 주사하여 주사 부위에서 멀리 떨어진 신경을 마취하는 국소마취

개요

OVERVIEW

마취제는 중추신경계와 말초신경계 신경기능을 억제하여 통증을 감소시키거나 제거하는 약물로, 마취제로 신경기능이 감소된 상태를 마취라고 한다. 마취는 전신마취와 국소마취로 나뉜다. 전신마취는 완전한 의식소실과 신체 반사소실, 호흡근 마비를 포함한다. 이러한 정상적인 호흡기능이 상실되면 뇌손상과 질식(호흡정지에 의한 사망)을 예방하기 위해 기계적 또는 수동적 환기가 필요하다. 국소마취는 호흡근이 마비되지 않지만 마취된 신경이 분포한 조직의 통증감각이 소실된다. 자율신경계 중 부교감신경계의 가지(branch)가 영향을 받을 수 있다. 또한 자율신경계의 하나인 부교감신경계의 기능에 영향을 줄 수도 있다. 감시마취관리(moniterd anesthesia care, MAC)는 진정과 통증감각의 소실과 함께 국소마취 시 계획되는 절차이다. MAC의 기본 요소는 안전한 진정, 불안 및 통증조절을 포함한다. MAC 하에 있는 환자는 적절하게 대답할 수 있고 기도를 보호할 수 있다. MAC을 적용한 경우, 시술 후 조기 퇴원이 가능하다.

전신

GENERAL ANESTHETICS

전신마취제는 전신마취를 유도하는 약물로, 외과적 수술을 하는 동안 신경감각을 완전히 감소시키기 위해 사용된다. 전신마취는 마취전문가[(anesthesiologist, nurse anesthetist (CRNA), anesthesia assistants)]의 관리 하에서만 적용해야 한다. 전신마취는 한 가지 또는 그 이상의 약물을 사용한다. 흔히 각 약물의 적은 용량으로 환자의 마취상태를 효과적으로 조절하기 위해 약물을 조합하여 사용한다. 흡입마취제는 마취를 유도하기 위해 산소와 혼합하는 휘발성 액체나 가스이다. 전신마취의 역사적 발전은 Box 21.1을 참조한다.

비경구마취제(표 21.1)는 주로 정맥으로 투약되고 전신마취 유도와 유지, 기억상실을 유도하기 위해 사용되거나 흡입형태(표 21.2)의 마취제에 보조적으로 사용하며, 특별한 목적을 위해 약물을 사용하기도 한다. 일반적인 정맥마취제에는 etomidate와 propofol 같은 전신마취제가 있다.

마취보조제 또는 보조제들이 추가로 사용되기도 하는데, 보조제는 다른 약물이나 시술과정에 동시 사용했을 때 환자상태를 향상시키는 약을 말한다. 보조제는 마취제의 작용을 보완하기 위해 사용하는 것으로 마취유도, 진정, 불안 감소, 기억상실을 위해 전신마취제와 동시에 사용한다. 보조제에는 신경근차단제(neuromuscular blocking drugs, NMBDs), propofol, benzodiazepines(예: diazepam, midazolam), barbiturates(예: thiopental)와 같은 진정수면제 또는 항불안제, 아편유사진통제(예: fentanyl), 항콜린제(예: atropine), 항구토제(예: ondansetron)가 있다. Propofol은 용량에 따라 전신마취제로 사용될 수도 있고 진정수면제로도 사용된다. 전신마취제와 보조제를 동시에 사용하는 것을 균형마취(balanced anesthesia)라고 한다. 일반적인 마취보조제를 표 21.3에 정리하였다.

BOX 21.1 전신마취: 역사적 발전

전신마취는 일정한 단계를 통해 이루어진다. 일반적으로 흡입마취제가 전신마취제로 사용되어 왔으며, 숙련된 사람이라면 전신마취의 단계를 쉽게 알 수 있다. 단계에 따라 마취 정도를 예상할 수 있는 신체 변화를 일으킨다. 동공 크기가 변화하고 흉곽만을 사용한 호흡에서 횡격막을 사용하는 호흡으로 발전하고, 활력징후의 변화 및 다른 여러 변화가 각 단계에서 나타난다. 그러나 과거의 약물에 비해 새로운 흡입마취제나 정맥마취제는 약효가 빠르게 나타나며 전신분포도 빠르다. 그러므로 전신마취의 단계는 과거에 사용했던 약물을 통해 구별할 수 있었지만 최신의 약물사용에서는 구별할 수 없다. 그러므로 마취의 단계라는 개념은 현대 수술실에서는 오래된 개념이라고 볼 수 있다. 마취전문가가 되기 위해 충분히 훈련받은 간호사들은 이것이 간호실무영역에 도움이 되는 것을 알고 있다.

표 21.1 비경구마취제

일반명	상품명
etomidate	Amidate
ketamine	Ketalar
methohexital	Brevital
propofol	Diprivan
thiopental	Pentothal

표 21.2 흡입마취제

일반명	상품명
흡입가스	
산화질소(웃음가스)	
흡입 휘발성 액체	
Desflurane	Suprane
Isoflurane	Forane
Sevoflurane	Ultane

표 21.3 마취보조제

약물	약리학적 분류	적응증
alfentanil (Alfenta), fentanyl (Sublimaze), sufentanil (Sufenta)	아편유사진통제	마취유도
diazepam (Valium), midazolam (Versed)	benzodiazepine	기억상실과 불안 감소
atropine, glycopyrrolate (Robinul)	항콜린성 약물	지나친 분비물 건조
meperidine (Demerol), morphine	아편유사진통제	통증 예방과 통증 감소
hydroxyzine (Atarax, Vistaril), promethazine (Phenergan)	항히스타민제	진정, 오심/구토 예방, 불안 감소
pentobarbital (Nembutal), secobarbital (Seconal)	진정 수면제	기억상실증과 진정
dexmedetomidine (Precedex)	α_2-작용제	진정

작용기전 및 약물효과 Mechanism of Action and Drug Effects

전신마취의 작용기전을 설명하는 이론이 많다. 약물의 화학구조는 다양하여 작용기전을 화학구조-수용체 관계로 간단히 설명할 수 없다. 마취제농도에 따라 나타나는 마취상태 또한 매우 다양하다. Overton-Meyer 이론은 초기 마취학부터 마취제의 특성을 설명하기 위해 사용되어 왔다. 이 이론에 따르면 모든 마취제의 강도는 지방에 녹는 정도에 따라 다양하다. 즉, 마취제의 강도는 지용성 약물이 수용성 약물보다 더 강력하다. 뇌나 척수, 뇌혈관장벽처럼 신경세포막에는 지방성분이 많다. 그러므로 지용성 마취제는 쉽게 뇌혈관장벽을 통과하여 신경세포막에 도달될 수 있다.

전신마취제의 전반적인 효과는 감각과 운동성 중추신경계 기능을 점차적으로 감소시키는 것이다. 정도와 속도는 사용하는 마취제와 보조제의 투여용량과 경로에 따라 달라진다. 전신마취제는 의식소실과 함께 시각, 촉각, 미각, 후각, 청각을 상실시킨다. 심폐기능은 흔히 끝까지 유지된다. 왜냐하면 심폐기능은 뇌간(brain stem)의 연수(medulla oblongata)에 의해 조절되는데, 이 부위는 전신마취의 영향을 가장 나중에 받는 곳이기 때문이다. 전형적인 마취 '단계(stage)'가 뚜렷하다. 전신마취에서는 흔히 기계환기가 필요하다. 광범위한 수술 특히 심장수술의 경우 약리학적으로 사용되는 심장 보조제는 아드레날린성 작용약물과 심근수축촉진약이다. 전신마취로 인한 다양한 신체계 반응은 표 21.4를 참조한다.

적응증 Indications

전신마취는 심한 우울증의 전기충격요법뿐만 아니라 수술하는 동안 골격근과 평활근의 이완과 무의식을 유도하기 위해 사용된다(26장 참조).

금기증 Contraindications

약물에 알레르기반응이 있는 경우 해당 약물의 사용은 금기한다. 약물에 따라서는 임신, 급성 포피린증, 협우각녹내장, 이전의 마취제 사용 경험으로 인해 악성고열(malignant hyperthermia)에 감수성이 있는 경우에는 금기이다.

유해효과 Adverse Effects

전신마취제의 유해효과는 용량에 달려 있으며, 약물의 종류에 따라 다양하게 나타난다. 심장, 말초순환, 간, 신장, 호흡기는 우선적으로 영향을 받는 부위이다. 전신마취의 주요 합병증 중 하나는 저혈압으로, 위 언급된 기관의 관류에 영향을 주어 발생한다. 새로 개발된 약물을 사용함으로써 간독성이나 심근기능의 저하와 같은 과거 유해효과로 인한 문제가 감소되었다. 균형마취가 광범위하게 사용되어서 오심, 구토, 혼동과 같은 유해효과가 감소하고 있다. 새로운 마취제를 사용한 경우 수술 후 오심구토증(postoperative nausea and vomiting, PONV) 문제가 회복실과 중환자실에서 성인과 아동에게 여전히 남아있다. PONV의 원인이 아직 정확하게 밝혀지지는 않았으나 다양한 요인이 작용하는 것으로 생각된다. 특히 수술 후 통증이 PONV와 관련이 있는 것으로 추측되므로 PONV를 줄이기 위해 통증관리가 잘 되어야 한다.

악성고열은 흔하지 않으나 사망에 이를 수 있는 전신마취의 유해작용으로 유전적 요인에 의해 발생한다. 이것은 탈분극 NMBD (Neuromuscular Blocking Drugs)인 succinylcholine뿐만 아니라 휘발성 흡입마취제에서도 나타난다. 증상으로는 체온 상승, 빈맥, 빠른 호흡(tachypnea), 근육경직 등이 있다 통계적으로 악성고열이 매우 위험하다고 알려진 환자군은 근골격계 질환자들이다. 악성고열로 인한 심장과 폐기능을 안정화시키기 위해 심폐기능 보조치료를 적용하

표 21.4 흡입마취제와 정맥마취제의 효과

신체계	반응
호흡기계	가스교환변화와 산소화장애, 기도보호기전의 저하, 기도 자극과 후두경련
심혈관계	심근 감소, 저혈압과 빈맥, 미주신경 자극에 의한 서맥
뇌혈관계	두개내압의 증가
위장관계	간 혈류 감소로 인한 간청소율 감소
신장계	신사구체 여과 감소
근골격계	골격근이완
피부순환계	혈관이완
중추신경계	중추신경계 기능저하, 흐린시력, 안구진탕, 중추신경계 기능저하로 인한 각성도(alertness) 및 감각 감소, 의식수준 감소

고 근골격이완제인 dantrolene를 사용한다. 법적으로 전신 마취를 실시하는 모든 기관은 악성고열에 대비하여 일정량의 dantrolene을 보유해야 한다.

독성 및 과량투여의 관리
Toxicity and Management of Overdose

모든 마취제의 과다사용은 심폐정지로 인해 죽음에 이르게 된다. 그러므로 이러한 약물들은 최신의 심장보조훈련을 받은 사람의 통제 하에 제한적으로 투여한다. 또한 이 약물들은 매우 빠르게 대사된다. 새로운 약물들은 과거의 약에 비해 지질용해도가 더 강하므로 효과가 매우 빠르게 나타나고 지속시간도 짧다. 이러한 이유로 마취제와 과용량 사용에 의한 부작용은 거의 없고 부작용이 나타나더라도 문제를 쉽게 해결할 수 있다. 약물학적 관점에서 마취제는 과거에 비해 안전해졌다.

상호작용 Interactions

전신마취제와 상호작용하는 흔한 약물은 전신마취제와 병용될 때 부가적인 효과를 나타내는 항고혈압제와 β-차단제이다(예: 항고혈압제로 인한 저혈압효과 증가와 β-차단제로 인해 증가된 심근저하). 상호작용에 대한 유의성이 보고된 바는 없다.

중등도 진정을 일으키는 약물
DRUGS FOR MODERATE SEDATION

중등도 진정(moderate sedation), 얕은 진정(conscious sedation), 절차 진정(procedural sedation)은 동의어로, 의식소실이 완전하지 않고 호흡중지가 일어나지 않은 마취상태이다. 더 많은 소수술 절차가 전통적인 수술실 환경에서 외래환자 수술센터 또는 사무실 기반 진료로 이동해 감에 따라 중등도 진정제의 사용은 계속적으로 증가할 것이다. 이 마취기법은 환자를 편안하게 하고 불안을 감소시키며, 환자 스스로 기도를 유지할 수 있고 질문에 대답할 수 있는 상태를 유도한다. 중등도 진정을 제공할 때는 반드시 기준을 준수해야 한다. 중등도 진정약물을 투여하는 사람은 최신의 심장소생보조훈련을 받아야 하고, 환자가 점점 더 진정상태로 빠져들어 기도개방이 유지되지 않을 때는 기관삽관 능력이 있어야 한다. 또한 환자를 모니터링하는 것만을 전문으로 하는 인력이 있어야 한다.

일반적으로 중등도 진정을 위해 가장 흔히 사용되는 약물은 단기간 작용 아편유사제인 fentanyl 또는 morphine과 함께 사용되는 benzodiazepine, 일반적으로 midazolam이 포함된다. Propofol 또한 흔히 사용되는 제제이다. Propofol 주입을 누가 해야 하는지에 대한 문제가 의사들의 전공 사이에 일부 논쟁이 있지만 propofol은 일반적으로 마취과 전문의에 의해 투약된다. Midazolam을 fentanyl이나 morphine과 같은 아편유사제와 병용투여할 경우, 용량을 30~50%로 줄여야 한다. Midazolam으로 인해 경증의 기억살실증이 나타나는데 이는 종종 환자들이 고통스러운 의료 시술을 기억하지 않게 돕는다는 점에서 바람직하지만, 이것이 이점은 아니다. 수술실에 있는 의사, 간호사 또는 다른 의료인들은 환자가 진정(마취)된 기간동안 자신들이 말하는 것을 아무것도 기억하지 못할 것이라고 확신해서는 안된다. 간호사는 환자가 중증도의 진정이나 전신마취하에 있다고 하더라도 항상 환자가 완전한 의식이 있는 것처럼 말하고 행동해야 한다. 중증도 진정은 전신마취보다 회복시간이 더 빠를 뿐만 아니라 심폐기계의 위험율이 낮기 때문에 보다 안전한 것으로 판단된다.

경구투약은 소아 환자에게 흔히 사용한다. Midazolam 시럽형태는 단독으로 사용하거나 주사제제의 아편유사제와 동시에 사용한다. 이러한 기술은 상처소독이나 CT검사나 MRI 검사와 같이 움직임을 제한하는 검사를 받을 때, 특히 소아 환자들에게 도움이 될 수 있다.

환자중심간호: 노인 환자에 대한 고려

마취

- 노인 환자들은 젊은이나 성인에 비해 마취제의 유해효과가 조금 더 많이 나타난다. 나이가 들수록 장기들은 약해진다. 간기능 감소는 약물의 대사기능을 감소시키고, 신장기능 감소는 약물의 배설을 감소시킨다. 이 중 어느 하나라도 해당되면 과다용량으로 약물 독성이 나타날 수 있다. 간과 신장이 모두 제대로 기능하지 못하면 약물의 독성과 과다용량의 가능성이 더 증가한다. 또한 나이가 들수록 약물이 중추신경계에 주는 영향은 더욱 커진다.
- 현재 심장이나 호흡기질환이 있는 노인 환자는 수술이나 마취 후 심부정맥, 저혈압, 호흡억제, 무기폐, 폐렴의 가능성이 매우 높다.
- 노인들이 복용하는 약물은 어떠한 형태의 마취를 할 것인가를 결정하는데 영향을 준다. 많은 노인성 질환으로 인해 노인들은 흔히 한 가지 이상의 약물을 복용하게 된다. 복용하는 약물이 많으면 마취제와의 상호작용으로 유해효과, 약물상호작용의 가능성이 더욱 커진다.

국소마취제

LOCAL ANESTHETICS

국소마취는 척수강마취(intraspinal anesthesia)를 포함하며 말초신경계의 통증감각을 감소시킨다. 또한 국소마취는 특정 부위에 통증감각소실을 일으키므로 부위마취(regional anesthesia)라고도 한다. 이는 의식소실 없이 적용한 부분만 신체 일부분의 신경전도를 방해하여 신경전도를 차단한다. 국소마취는 의식소실이 필요 없는 경우에 사용된다. 즉, 출산이나 다른 척수마취가 필요한 상황, 치과치료, 피부열상봉합, 진단과정(예: 요추천자, 흉수천자, 생검)에 사용된다.

국소마취제는 esters와 amides의 유기화합물로 분류하거나 주사용 마취제(parenteral anesthetics)와 표면마취제(topical anesthetics)로 구분한다. 주사용 마취제는 진피나 신경 주변의 연부조직에 주사하며, 다양한 척수주사기술로 투약한다(Box 21.2). 표면마취제는 피부나 점막에 직접 적용한다. 표면마취제는 용액, 연고, 젤, 크림, 파우더, 좌약, 점안액 등 여러 형태로 사용 가능하다(표 21.5).

척수 근처로 국소마취제를 주입하는 것을 척수 또는 신경축 마취라고 한다. 이 마취는 주사 부위의 말초로 퍼져 있는 모든 말초신경을 차단하기 위해 흔히 사용된다. 그 결과 해당 조직을 지배하는 골격근과 평활근을 마비시키고 통증을 소실시킨다. 아편유사제인 morphine, hydromorphine, fentanyl, mepedrine과 국소마취제인 lidocaine과 bupivacaine이 척수마취에 사용될 수 있다. 척수마취는 중추신경계를 억압하여 의식의 소실을 일으키지 않으므로 전신마취라기보다는

BOX 21.2 국소마취형태

중추

- **척수나 척수내 마취:** 약물은 척추강 내 척수 근처 부위에 주입된다. 척수내 마취는 흔히 하나 또는 두 개의 주입기술로 수행된다.
  - **척수강마취**는 지주막하공간(subarachnoid space)에 약물을 주입하는 것이다. 척수강마취는 전신마취를 이용하여 주요 복부 수술이나 사지 수술에 사용하는 것이 위험하거나, 의식이 깨어 있는 상태에서 수술하는 것을 선호하는 대상자에게 적용된다. 심각한 만성통증 환자에게 최근 이식된 약물 펌프를 이용해서 척수강 내로 마취제를 투여한다.
  - **경막외마취**는 작은 관을 통해 경막을 뚫지 않고 경막외공간으로 약물을 주입하는 것이다. 경막외마취는 흔히 진통과 분만하는 동안 산모의 불편을 감소시키기 위해 사용되거나 주요 복부나 골반 수술 후 급성통증을 치료하기 위해 사용된다. 통증치료에 널리 사용하는 형태이다.

말초

- **침윤마취:** 수술 부위 주변 조직에 소량의 마취용액을 주입하는 것이다. 이러한 마취는 봉합이나 치과치료과정에 흔히 사용된다. 국소혈관수축을 일으킴으로써 작용을 국소 부위로 제한한다.
- **신경전달마취:** 조직에 분포한 특수 부위에 마취제를 주입한다. 이 방법은 전신에 영향을 미치지 않고 매우 특별한 부위에만 전달될 수 있도록 다량의 약물이 사용된다. 이 방법은 종종 암통증이나 만성 정형외과 통증과 같은 치료하기 어려운 통증을 완화시킨다.
- **표면마취:** 마취제를 직접 피부, 눈, 점막에 적용하여 통증을 경감시킨다. 이 방법은 흔히 진단적 눈 검사와 피부봉합 시 이용된다.

표 21.5 표면마취제

약물	투여경로
benzocaine (Dermoplast, Lanacane, Solarcaine)	표면, 에어로졸, 스프레이
cocaine	표면
dibucaine (Nupercainal)	주사, 표면
dibucaine	표면
dyclonine (Dyclone, Sucrets)	표면
ethyl chloride (Chloroethane)	표면
lidocaine (Lidoderm)	표면
proparacaine (Alcaine, Ophthetic)	눈
prilocaine/lidocaine (EMLA)	표면
tetracaine (Pontocaine)	주사, 표면, 눈

표 21.6 선택적 비경구 국소마취제*

일반명	상품명	강도	작용시작	기간
lidocaine	Xylocaine	중간	즉시	60~90분
mepivacaine	Carbocaine	중간	즉시	120~150분
procaine	Novocaine	낮음	2~5분	30~60분
tetracaine	Pontocaine	높음	5~10분	90~120분

*다른 일반적인 비경구 마취제에는 bupivacaine (Marcaine, Sensorcaine), chloroprocaine (Nesacaine), etidocaine (Duranest), propoxycaine (Ravocaine), ropivacaine (Naropin)이 있다.

비교적 넓은 범위의 국소마취로 볼 수 있다. 국소마취의 형태는 Box 21.2에 있고 국소마취제의 약동학은 표 21.6에 정리되어 있다.

말초신경 국소마취의 특수한 형태로 신경전달마취(nerve block anesthesia) 또는 침윤마취(infiltration anesthesia)가 있다. 신경전달마취는 주요 신경줄기나 신경절 근처 부위에 비교적 깊게 약물을 주입한다. 이는 비교적 신체의 다양한 부위에 적용할 수 있지만 척추마취만큼 적용 범위가 광범위하지는 않다. 그와 달리 침윤마취는 제한적이고 부분적인 국소마취를 위해 적은 양(경피, 피하, 점막하, 근육내)을 여러 번 주사한다. 국소마취의 또 다른 형태로는 피부, 점막, 눈 표면에 약물을 적용하는(예: lidocaine) 표면마취가 있다. 국소마취제를 투약하는 새로운 방법은 국소마취제를 포함한 펌프에 부착된 말초신경 카테터를 통하는 것이다. 이러한 펌프들은 수술 후에 며칠 동안 수술 부위에 신경을 분포시키는 신경주변으로 국소마취제를 주입하기 위해 고안된 것이다. 카테터(도관)는 수술 중에 이식되고 정상적으로 마취제가 주입되었으면 집에서 정상적으로 환자에 의해 제거된다. 흔한 상품명은 Pain Buster와 On-Q pump이다.

작용기전 및 약물효과 Mechanism of Action and Drug Effects

국소마취는 신경전도를 방해하여 특수 신체 부위에서 통증을 느끼지 못하게 한다. 국소마취가 적용된 부위는 신경전도가 차단되지만 의식이 소실되지는 않는다. 국소마취는 자극 생성과 전도에 중요한 이온(나트륨, 칼륨 및 칼슘)의 활동을 막아 모든 신경섬유(감각, 운동, 자율신경계)의 신경자극 생성과 전도를 차단한다. 이러한 약물 중 몇몇은 신경 세포막의 안정화를 유도하기 위해 이온들이 신경섬유 내부와 외부로 출입하지 못하도록 한다. 세포막 안정화 효과는 처음에는 작은 신경섬유에서 일어나고 그 후 큰 신경섬유에서 일어난다. 자율신경계의 활동이 가장 먼저 영향을 받고 그 후 통증과 다른 감각기능이 소실된다. 운동기능은 가장 나중에 소실된다. 국소마취효과가 사라지면 회복은 반대로 이루어져서 운동기능이 가장 먼저 돌아오고 그 다음으로 감각기능, 마지막으로 자율신경계 기능이 회복된다.

국소마취제가 순환기와 호흡기계에 미치는 유해효과는 약물투여경로에 달려 있다(예: 척수의 어느 수준에 주입되었는지 또는 약물의 국소적용 부위). 국소마취제는 교감신경 차단 작용도 있다. 즉, 국소마취제가 교감신경계의 두 신경전달물질인 epinephrine과 norepinephrine의 활성화를 차단한다.

적응증 Indications

국소마취제는 다양한 형태의 수술, 치과치료나 진단과정뿐만 아니라 만성통증 관리에도 사용된다. 척수마취는 수술과정이나 분만과정의 통증을 관리하기 위해 사용된다. 신경차단마취제는 수술, 치과치료나 진단과정, 만성통증을 치료하기 위한 목적으로 사용된다. 침윤마취는 비교적 소수술이나 치과시술에 사용된다.

금기증 Contraindications

약물알레르기가 있을 경우 금기이다. 안과 용도로 제작된 특수형태가 있다.

유해효과 Adverse Effects

국소마취제의 유해효과는 적은 편이어서 대개 임상에서 중요하지 않다. 유해효과는 흔히 부주의한 정맥주입, 지나친 양과 주입횟수, 대사가 느리거나, 혈관이 많은 조직으로 주입되어 약물이 혈장에 고농도로 축적되어 발생한다. 척수마취의 유해효과로 가장 흔한 것은 척추마취두통(spinal headache)이다. 척추마취두통은 환자의 70% 이상에서 발생하는데 이는 경막외마취나 척수강내마취를 하는 동안 주사바늘에 의한 경막 천자에 의해 구멍이 난 것 때문이다. 척추마취두통 시에는 스스로 침대에서 안정을 취해야 하며 일반적으로 사용하는 진통제를 투약한다. 때때로 중추신경계 흥분제인 카페인이 경구나 정맥주사로 사용된다. 두통이 심한 경우 소량의 환자 정맥혈(약 15mL)을 경막외 공간에 주입하여 치료할 수 있다. 정맥혈이 구멍이 난 경막을 막는 역할을 함으로써 두통이 감소된다. 혈액봉합술(blood patch)의 기전은 명확히 밝혀지지 않았지만 척추마취두통이 있는 환자의 90% 이상에서 효과가 있다.

국소마취제의 알레르기반응은 드물지만 피부발적, 두드러기, 부종에서 아나필락시스쇼크까지 발생할 수 있다. 이러한 알레르기반응은 ester형 마취제에서 나타난다. Box 21.3에 ester와 amide형으로 화학적 분류를 하였다. ester 국소마취제와 amides가 다른 점 중 하나는 "-caine" 앞에 "i"가 있다는 것이다. 국소마취제의 종류를 분류하여 이해하는 것은 중요한데, 이는 amide형보다 ester형의 약물에서 알레르기를 보이는 경우가 많기 때문이다.

인체 내에서 이들 두 그룹의 마취제가 분해되는 데에는 서

BOX 21.3 국소마취제의 화학적 분류

Ester형	Amide형
• benzocaine	• bupivacaine
• chloroprocaine	• dibucaine
• cocaine	• etidocaine
• procaine	• lidocaine
• proparacaine	• mepivacaine
• propoxycaine	• prilocaine
• tetracaine	

로 다른 효소가 필요하다. Ester형 약물들은 혈장과 간에 있는 cholinesterase에 의해 대사되어 파라아미노벤조산(para-aminobenzoic acid, PABA)로 전환되며, 이것이 주로 알레르기반응을 일으킨다. 반대로 amide형 마취제는 간의 효소에 의해 대사된다. 다른 화학적 분류의 약물을 사용하면 국소마취제의 유해작용을 피할 수 있다.

독성 및 과량투여의 관리
Toxicity and Management of Overdose

국소마취제는 거의 독성을 일으키지 않지만 전신순환계 내로 많은 양이 흡수되면 전신반응이 일어날 수 있다. 이러한 반응을 방지하기 위해 epinephrine과 같은 혈관수축제를 국소마취제와 병용하면 약물작용을 국소적으로 유지시킬 수 있다(예: lidocaine/epinephrine 또는 bupivacaine/epinephrine). Epinephrine은 소수술 과정 동안 혈액의 손실을 줄인다. 국소로 투여된 마취제의 상당량이 전신으로 흡수된다면 심혈관과 호흡기능에 영향을 줄 수 있다.

상호작용 Interactions

임상적으로 국소마취제와 심각한 약물상호작용을 일으키는 약물은 거의 없다. Enflurane, halothane, epinephrine과 함께 사용되면 부정맥이 나타날 수 있다.

근이완제
NEUROMUSCULAR BLOCKING DRUGS

근이완제(neuromuscular blocking drug, NMBD)는 골격근과 평활근의 신경전도를 차단하여 마비를 유도한다. 수술하는 동안 전신마취상태를 보조하기 위해 흔히 사용된다. 또한 근이완제는 호흡하는 동안 늑간근과 횡격막의 골격근을 마비시키기도 한다. 환자가 자발호흡을 할 수 없는 경우, 뇌손상이나 질식으로 인한 사망을 방지하기 위해 기계환기(mechanical ventilation)가 필요하다. 근이완제를 다른 약물로 착각하고 사용했을 경우와 기계환기가 이루어지지 않고 있는 사람에게 사용했을 경우에는 환자가 사망한다. 대부분의 병원에서는 근이완제를 다른 약물과 구별되는 장소에 보관하거나 적어도 경고 스티커로 표시하도록 예방조치를 취하고 있다. 간호사는 근이완제를 주기 전에 환자의 호흡과 근이완제가 부적절하게 투여되는지를 재확인해야 한다. 실수가 발생하면 환자는 의식은 있으나 말을 할 수도 없고 움직일 수 없는 끔찍한 상태를 맞이하게 된다.

인체에는 뱀과 식물에 포함되어 있는 마비를 유발시키는 물질의 수용체가 있음을 발견하였다. 흔히 남아메리카에서 화살독이라 부르는 curare는 근이완제의 시초이다. 많은 curare 유사약물들이 현재 임상에서 사용되고 있다. Curare로부터 추출되어 의학적으로 사용된 최초의 약물은 1940년에 마취제로 소개된 d-tubocurarine이며, 현재는 새로운 약물로 대체되었다.

작용기전 및 약물효과
Mechanism of Action and Drug Effects

근이완제(NMBDs)는 작용기전에 따라 탈분극과 비탈분극의 2가지로 분류한다. 탈분극성 근이완제는 acetylcholine(ACh)과 유사한 작용을 한다. Acetylcholine이 작용하는 위치에서 근육신경의 운동종말과 신경근접합부 부위 콜린성(cholinergic)수용체에 결합한다. 그러므로 경쟁적 작용제이다. 1기(탈분극기간) 동안 근육은 근섬유다발수축(fasciculate twitch)을 일으킨다. 탈분극이 계속 진행되면 근육은 더

안전과 질 향상: 투약오류의 예방

신경근차단제

신경근차단제는 잘못 사용되면 심한 상해를 유발하거나 때로는 사망에 이를 수도 있기 때문에 위험성이 큰 약물로 간주된다. 미국의 Institute for Safe Medication Practices에서는 신경근차단제와 관련하여 유발될 수 있는 손상과 사망 등의 사례를 발표하였다. 이들 약물은 호흡근을 마비시키기 때문에 잘못 투여하면 환자를 사망에 이르게 할 수 있다. 이름이 비슷하여(예: vancomycin과 vecuronium) 투약오류가 발생하기도 한다. 대부분의 시설에서는 이들 약물에 대해 접근을 제한하는 권고를 따르고 있으며, 경고를 나타내는 라벨과 표시를 하여 이들 약물에 대한 경각심을 높이고 있다.

자세한 내용은 visit www.ismp.org을 참고한다.

이상 acetylcholine에 반응하지 않으며 근육의 강도는 유지되지 않고 마비된다. 이것이 2기 또는 탈감작 기간이다. 탈분극성 근이완제에는 succinylcholine이 있다. 기관삽입이 용이하도록 succinylcholine을 한 번 투약한 경우 작용시간은 약 5~9분인데, 이는 succinylcholine을 대사하는 효소인 콜린에스테라아제에 의해 약물 분해가 빠르기 때문이다.

비탈분극성 근이완제 또한 신경근접합부의 acetylcholine 수용체와 결합하지만 acetylcholine과 유사한 활동을 하는 대신에 acetylcholine의 역할을 막는 작용을 한다. 그러므로 이 약물은 acetylcholine의 경쟁적 길항제이다. 결론적으로 신경세포막이 탈분극되지 않으면 근섬유는 자극되지 않고 골격근 수축 또한 일어나지 않는다. 비탈분극성 근이완제에는 cisatracurium, rocuronium, vecuronium과 pancuronium이 있으며 작용기간에 따라 단기간형, 중간형, 장기간형 등 3가지로 나눌 수 있다. Cisatracurium은 유일하게 생체내 변화를 일으키는 약물이며, 대부분의 약물은 간에서 생체내 변화를 일으키고 신장에서 배설된다. Cisatracurium는 Hoffman 배설을 와해하는데, 이는 pH와 온도에 영향을 받는다. 이러한 이유로 말기신부전환자에게 적용할 수 있는 약이다.

수술 동안 근이완제로 인한 시간별 마비과정은 아래와 같다. 첫 단계는 일반적으로 근육이 약해졌음을 느끼는 것이다. 이것은 전체적인 이완마비 후에 나타난다. 일반적으로 손가락이나 눈처럼 작고 빠르게 움직이는 근육이 먼저 마비된다. 그 후에 사지, 목, 몸통이 마비되고 늑간근과 횡격막은 가장 나중에 마비되어 호흡정지를 일으킨다. 근이완제를 단독으로 사용할 경우 진정효과, 통증이나 항불안효과를 나타내지 않으므로 통증이나 불안을 완화하기 위해 적당한 보조제를 투여해야 한다. 마취제의 중단 후 근육활동은 흔히 마비가 일어난 순서와 반대로 회복된다. 그러므로 횡격막이 가장 먼저 기능을 되찾는다.

적응증 Indications

근이완제의 주요 치료적 적용은 수술 중 기계환기를 위해 골격근을 마비시키는 것이다. 단기간작용 근이완제는 종종 기도내 삽관을 용이하게 하기 위해 사용한다. 이것은 후두경검사, 기관지경검사, 식도경검사 등의 다양한 진단과정 또는 기계호흡이 필요한 환자에게 이용된다. 이러한 목적으로 사용할 때 근이완제는 흔히 항불안제, 진통제, 마취제와 함께 사용한다.

금기증 Contraindications

탈분극성 근이완제는 알려진 약물알레르기가 있을 경우, 악성고열의 과거력, 안구관통상, 협우각성녹내장, 화상, 최근 뇌졸중이 있었던 경우 등에서는 사용 금기이다.

유해효과 Adverse Effects

근육마비를 위해 succinylcholine과 같은 탈분극성 근이완제를 사용할 경우 가끔 근육을 손상시킬 수 있는 근경련이 선행되기도 한다. 이러한 근육연축을 근연축(muscle fasciculation)이라고 하며 손, 발, 얼굴의 근육에서 가장 흔히 나타난다. 근육세포의 손상은 수술 후 근육통을 일으킬 수 있고 순환기 내로 칼륨을 방출하여 가역적인 고칼륨혈증을 일으킨다. 마취하는 경우 고칼륨혈증은 우선적인 고려사항이다. 간호사는 환자의 칼륨 수치를 주기적으로 모니터링해야 한다. 적은 용량의 비탈분극성 근이완제를 사용하는 경우 근연축을 최소화하기 위해 succinylcholine을 사용한다. Succinylcholine은 작용이 빨라 신경근차단이 잘 일어나고, 작용기간이 짧으므로 널리 사용되고 있다. 그러므로 빠른 연속마취(rapid-sequence induction) 유도를 위해 탈분극성 근이완제를 흔히 사용한다(예: 응급삽관).

심혈관계 효과는 사용한 근이완제와 환자 개개인에 따라 다양하다. 혈압과 심박동수는 올라갈 수도 있고 내려갈 수도 있다. 일부 근이완제는 histamine을 유리하여 기관지경련, 저혈압 및 과도하게 기관지 혹은 침샘분비를 자극한다. 소화기계의 영향은 드물지만 운동과 긴장이 감소되어 변비나 장폐색을 일으키기도 한다.

근이완제의 유해효과를 줄이기 위해서는 적정 용량만 사용한다. 비탈분극성 근이완제는 적당히 사용하면 유해효과가 적다. 심혈관계에 muscarinic 수용체 차단으로 빈맥이 있을 수 있으며, histamine 유리에 의한 저혈압이 나타난다. 그러나 탈분극성 근이완제인 succinylcholine을 사용하면 전에 기술한 악성고열뿐만 아니라 고칼륨혈증, 부정맥, 경련, 근육통, 미오글로빈뇨, 안압 증가, 장내 압력 증가, 두개내압 증가가 나타날 수 있다.

독성 및 과량투여의 관리
Toxicity and Management of Overdose

근이완제가 과다투여되었을 때 가장 중요한 것은 장기간 기계환기를 요하는 지속성 마비이다. Histamine 유리로 심혈관

표 21.7 신경근 차단 약물에 의한 신경절 차단 효과

부위	신경계 차단 부위	생리적 효과
세동맥	교감신경	혈관확장과 저혈압
정맥	교감신경	확장
심장	부교감신경	빈맥
위장관	부교감신경	위장의 긴장성 및 운동성 감소; 변비
방광	부교감신경	요정체
침샘	부교감신경	구강건조(입마름)

허탈이 나타날 수 있으며 다양한 임상 상황에서 독성을 일으킬 수 있다(Box 21.4). 다량의 근이완제가 필요한 경우도 있는데, 이는 Box 21.5를 참조한다.

Neostigmine과 pyridostigmine, edrophonium과 같은 항콜린에스테라아제 약물은 해독제이며 근육마비를 치료하기 위해 사용된다. 이 약물들은 acetylcholine을 분해하는 효소인 콜린에스테라아제를 방해한다. 이 약물들은 운동신경 종말판에서 acetylcholine의 활동을 도와 비탈분극성 근이완제의 작용을 막아 신경을 처음 상태로 회복시킨다. 악성고열로 알려진 대사증후군은 근이완제, 특히 succinylcholine 사용 시 나타날 수 있다.

상호작용 Interactions

많은 약물들이 근이완제와 상호작용하여 상승적이거나 길항적 효과를 나타낸다. Aminoglycosides를 근이완제와 함께 사용하면 상가작용이 나타난다. 칼슘채널차단제는 근이완효과를 상승시킨다. 근이완제와 상호작용을 나타내는 주요 약물들을 Box 21.6에 정리하였다.

용량 Dosages

근이완제의 권장량은 용량표를 참조한다.

BOX 21.4 신경근 차단 약물의 독성 효과를 유발하는 상태

- 산증
- 저칼슘혈증
- 저칼륨혈증
- 저체온증
- 중증 근무력증
- 신생아
- 하지대마비

BOX 21.5 근이완제의 효과를 길항하는 상태

- 복수을 동반한 간경화
- Clostridial 감염
- 반신마비
- 고칼슘혈증
- 고칼륨혈증
- 말초신경 가로절단
- 말초신경병증
- 화상

BOX 21.6 근이완제와 상호작용하는 약물

상승효과

- aminoglycosides
- calcium channel blockers
- clindamycin
- cyclophophamide
- cyclosporine
- dantrolene
- furosemide
- 흡입마취제
- 국소마취제
- 마그네슘
- quinidine

상쇄효과

- carbamazepine
- corticosteroids
- phenytoin

❖ 간호과정 NURSING PROCESS

◆ 사정 Assessment

마취제는 일반적으로 자격증을 가진 마취전문가가 아니라면 투여되지 않는다는 사실에 주목해야 한다. 예외로는 화학요법 도중 사용될 수 있는 입 안을 헹구고 삼키는 swish and

용량표

근이완제

약물명(임신범주)	약리학적 분류	성인 상용량	적응증
rocuronium (Zemuron)	비탈분극성 근이완제(중간시간 작용)	IV: 0.6~1.2mg/kg 지속적 주입: 0.8~12mcg/kg/min	삽관, 기계호흡
succinylcholine (Anectine, Quelicin)	탈분극성 근이완제(단시간 작용)	IV: 0.3~1.1mg/kg IM: 3~4mg/kg	삽관

BOX 21.7 비탈분극성 근이완제의 분류

중간작용	장시간작용
• atracurium (Tracrium)	• pancuronium (Pavulon)
• cisatracurium (Nimbex)	
• rocuronium (Zemurin)	
• vecuronium (Norcuron)	

약동학의 적용

중등도 진정이나 마취에 사용되는 약물의 약동학적 특성을 이해하는 것은 매우 중요하다. 예를 들어 midazolam 정맥주사는 1분 내지 5분이면 약효가 나타나고, 20~60분에서 최고 혈장농도를 보이며, 1~4시간에 걸쳐 투약 약물의 반 정도가 제거된다. 그리하여 2~6시간 정도 작용이 지속되는 것이다. 그러므로 중등도의 진정을 위해 midazolam을 사용한다면, 1~5분 내에 진정작용이 나타나고, 20~60분 사이에 최고의 효과를 느낄 것이다. 이 약의 작용은 2~6시간까지 지속되므로 외래환자에서 사용되기에 유리한 점이 있다. 이렇게 약물의 약동학적 특성을 알게 되면, 약의 작용발현, 최고효과, 지속시간을 예측할 수 있게 되는 것이다.

swallow 용액이나 통증 경감을 위한 lidocaine patch와 같은 국소 형태의 처방이다. 전신마취 및 국소마취 시 약물과 관련된 사항을 광범위하고 자세하게 사정해야 한다. 우선 어떤 형태의 마취이든 마취의 어느 단계이든 중요하게 사정해야 할 것은 기도, 호흡, 순환(airway, breathing, circulation, ABCs)에 관한 변수이다. 알레르기, 처방약물, 처방전 없이 구입할 수 있는 약물, 약초제품, 보조제, 사회적 · 법적 불법약물의 사용에 대한 사정이 이루어져야 한다.

알코올과 흡연에 대한 사정도 중요하다. 지나친 알코올의 사용은 전신마취에 대한 환자의 반응을 변화시킬 수 있다. 알코올에 대한 내성이 있는 경우 마취제에 대한 내성이 나타날 수 있다. 또한 환자가 알코올남용 기왕력이 있다면 일반적으로 마취와 수술 회복 중에는 금단증상이 나타나지 않는다. 이러한 유형의 환자는 수술 후 술을 마시지 않은 기간과 진정제나 마취제를 더 이상 투여받지 않을 때가 임상적으로 중요한 시기이다. 호흡수, 리듬과 깊이, 호흡음, 산소포화도 수치 등의 호흡기계를 사정해야 한다. 특히 과거에 흡연을 했거나 현재 흡연을 하고 있는 경우에도 호흡기계사정이 필요하다. 왜냐하면 니코틴이 호흡기도의 섬모효과를 마비시키기 때문에 환자의 흡연력이 중요하다. 섬모가 제 역할을 하지 못하면 폐로부터 이물질을 제거할 수 없고, 점액이나 분비물을 쉽게 기침으로 제거할 수 없게 된다. 결과적으로 섬모의 기능장애는 무기폐나 폐렴을 일으킬 수 있다. 마취에 필요한 다른 객관적인 자료는 키와 몸무게이다. 마취과의사나 외과의사가 요구하는 검사는 심전도, 흉부방사선사진, 신장기능검사(BUN, 크레아틴, 요비중검사), 간기능검사(알부민, 빌리루빈, ALP, AST, ALT)가 있다. 그 외에 헤모글로빈, 헤마토크릿, 백혈구 백분율(WBC with differential count)과 응고능력을 나타내는 PT-INR, aPTT, 혈소판 수를 측정한다. 전해질의 비정상적인 수치는 마취합병증을 악화시키기 때문에 칼륨, 나트륨, 염소, 인, 마그네슘, 칼슘 등 전해질 수치에 대한 검사결과를 확인하는 것도 중요하다. 지시가 있다면 마취제로 인해 기형이 발생할 수 있으므로 가임기 여성에서 임신반응을 검사하는 것도 중요하다.

신경계 사정 시 환자의 정신상태를 살펴본다. 마취에 앞서 의식수준, 사람, 장소, 시간에 대한 지남력을 측정하고 기록하는 것이 중요하다. 그 외에 신경계 사정에는 좌우 사지의 힘, 반사, 잡기, 지시대로 움직이기 등을 사정한다. 감각 사정은 같은 해부학적 위치에서 날카롭고, 둔하고, 부드럽고 차갑거나 따뜻한 것과 같은 다양한 자극에 대한 반응을 비교한다. 연하능력과 개구반사를 사정하고 기록하는 것도 중요하다. 이러한 운동, 감각, 인지지표들이 정상범위 안에 있다면 신경계가 정상이라는 증거이다.

전신마취 환자에게 나타나는 매우 중요한 반응 중 하나는 악성고열이다. 이것은 고열이 빠르게 진행되는 것으로, 빨리 인지하여 치료하지 않는다면 치명적일 수 있다. 환자와 가족의 병력에서 증상과 징후와 관련된 질문을 통해 유전적 경향을 기록하고 보고하는 것이 중요하다. 악성고열의 가족력은 환자를 위험에 빠뜨릴 수 있다. 악성고열의 증상과 징후는 체온의 급격한 상승, 빈맥, 빈호흡, 근경직, 청색증(cyanosis), 불규칙한 심장박동, 피부반점, 심한 발한(diaphoresis) 및 혈압 불안정이다. 전신마취와 관련된 문제가 나타나지 않거나 환자가 전신마취가 처음이라면 매우 치밀하고 주의 깊게 환자의 병력과 투약력을 살펴보는 것이 중요하다. 어느 형태의 마취든 간호사와 건강관리전문가가 알게 된 미미한 활력징후, 다른 활력지표, 임상검사결과의 변화가 마취 시 환자의 반응에 영향을 미칠 수 있다. 악성고열이 마취과정과 수술진행 중 발생할 수 있다는 것을 유념해야 하지만 마취 후에도 계속해서 세심한 관찰이 중요하고 필요하다. 정맥마취제는 진정-수면제, 항불안제, 아편유사제 또는 비아편유사제,

진토제, 항콜린제 같은 보조제와 함께 사용된다. 또한 이러한 약물들은 흡입마취제의 유해효과를 일부 감소시키기 위해서도 사용한다. 그러한 약물을 사용할 때는 병력과 투약 목록을 포함하여 각각의 약물을 완벽하게 사정해야 한다. 간과 신장 기능검사는 독성과 합병증의 위험을 예견할 수 있기 때문에 중요하다.

근이완제와 함께 마취를 하는 환자의 경우 병력과 투약력을 완벽하게 사정해야 한다. 탈분극성이든 비탈분극성 근이완제이든 환자의 신경근육기능에 근이완제가 작용하기 때문에 경고, 금기, 약물상호작용을 사정해야 한다. 또 다른 고려사항으로는 안압과 두개내압의 상승이다. 그러므로 이러한 마취제는 녹내장이나 폐쇄성 두개손상이 있는 환자에게는 사용해서는 안되며, 안압이나 두개내압을 면밀히 관찰할 수 있는 상황에서만 사용을 고려해야 한다.

근이완제는 호흡기계에 대한 효과가 있기 때문에 호흡기계 사정이 필요하다. 이 약물은 호흡에 사용되는 근육을 마비시키므로 기계환기 시 삽관을 수월하게 하기 위해 사용된다. 호흡근의 마비는 환자가 인공호흡기에 의한 환기에 저항하는 시점에서 일어난다. 또한 근이완제를 사용할 때는 혈장 전해질, 특히 칼륨과 마그네슘 수치를 주의 깊게 사정해야 한다. 전해질의 불균형은 근이완제의 작용과 독성효과를 증가시킨다. 이 약물의 알레르기반응은 발적, 열, 호흡곤란, 소양증으로 나타난다. 약초와의 약물상호작용은 약초요법 및 식품보조제를 참조한다.

얕은 진정 또는 중등도 진정 시에는 알레르기, 주의사항, 금기, 상호작용에 대한 사정이 중요하다. 중등도 진정은 모든 연령에서 흔히 사용하기 때문에 간이나 신장손상과 같은 신체 내부에 높은 약물농도를 일으킬 수 있는 질병이나 건강상태의 기록을 자세하게 사정해야 한다.

척수마취는 ABCs, 호흡기능, 활력징후 특히 혈압을 중점으로 사정해야 한다. 호흡횟수, 리듬, 깊이 및 호흡음의 기저치가 중요하다. 맥박 산소측정기(pulse oxymetry)로 산소포화도를 측정한다. 그리고 척수마취로 인해 혈관이 확장되므로 기저치의 혈압과 맥박을 기록한다. 마취에 대한 과거의 반응, 알레르기, 모든 투약 목록 및 비정상적인 반응을 마취과 의사와 외과의사에게 보고해야 한다. 비정상에 대한 기록뿐만 아니라 하지의 감각과 운동기능의 기저수준 사정도 매우 중요하다. 경막외마취의 경우 활력징후와 산소포화도 모니터가 신체의 전신상태를 파악하는 데 특히 중요하다. 기본적인 사지의 감각과 운동기능을 중요하게 사정해야 한다. 척수성 두통은 척수마취와 경막외마취 모두에서 나타날 수 있으며, 두통에 대한 기저치 사정이 중요하다.

Lidocaine과 같은 국소마취제는 침윤 또는 신경차단마취에 사용하며 epinephrine과 같은 혈관수축제와 함께 사용하기도 한다. 혈관수축제와 함께 사용할 경우 투약한 부위의 마취효과를 한정시키는 데 도움이 되며, 마취제의 전신흡수를 막고, 출혈을 감소시킨다. 혈관수축제가 혈류를 통해 전신적으로 흡수되면 환자의 생명을 위협할 정도로 혈압이 상승되며, 특히 고위험 환자(예: 기존에 동맥질환이 있는 환자)는 더욱 현저하다. 혈관질환, 동맥류, 고혈압과 같은 기존의 질병을 사정하기 위해 환자의 병력을 검토하는 것이 중요하다. 왜냐하면 이러한 경우에는 마취제와 혈관수축제를 동시에 사용하는 것은 금기이기 때문이다. 더구나 국소마취 시 약물에 대한 알레르기뿐만 아니라 활력징후의 기저치도 사정해야 한다. 가능한 약물상호작용을 사정하며 처방약물, 약초제품, 보조제, OTC약물도 모두 기록해야 한다. 결론적으로 어떤 마취일지라도 약물을 실제 투약하기 전, 환자의 평상시 상태를 미리 확인하는 것이 중요하다. ABC뿐만 아니라 활력징후와 맥박 산소측정기를 통해 알 수 있는 산소포화도, 심혈관계, 호흡기계, 신경계기능을 사정한다.

◆ 환자상태 Human Need Statements

1. 호흡횟수와 호흡노력(호흡횟수 감소, 깊이 감소), 전신마취에 의한 중추신경계 기능 억제효과와 관련된 산소화 변화
2. 마취의 전신효과와 관련된 심박출량 감소와 관련된 산소화 변화
3. 경막외마취로 인한 척수마취두통의 유해효과와 관련된 급

약초요법 및 식품보조제

마취제와 함께 투여하였을 때 신체 변화를 일으키는 약초제품

Feverfew: 편두통, 불면증, 불안, 관절의 뻣뻣함, 출혈 위험성 증가

Garlic: 혈압 변화, 출혈 위험성 증가

Ginger: 진정효과, 출혈 위험성 증가, 특히 아스피린이나 은행잎과 함께 복용 시

Ginseng: 과민성, 불면, 유해한 심장작용

Kava: 진정효과, 간독성 가능성, 약물과 관련된 부가적인 효과의 위험성

St. John's Wort: 진정, 혈압 변화

성통증의 경감

4. 마취에 대한 정보 부족, 관련된 지식 부족과 관련된 자율성 침해
5. 마취형태에 따른 중추신경계의 손상과 관련된 안전 요구 및 손상 위험의 변화(예: 중추신경계 기능 억제, 감각 감소)

◆ 계획: 결과판정 Planning: Outcome Identification

1. 환자는 호흡기계의 확장을 위한 방법으로 기침, 심호흡, 체위변경 및 보행(허락할 경우) 등을 말할 수 있다.
2. 환자는 금기증이 아니라면 수분공급을 위한 수분섭취의 증가, 순환을 촉진하기 위한 보행을 시행할 수 있다.
3. 마취 후/경막마취 후 척수성통증의 합병증인 급성통증을 최소화하기 위해 24~48시간 동안 침상안정, 수분공급을 하고 있음을 관찰할 수 있다.
4. 환자는 마취효과를 극대화하기 위해 수술 전 금식, 처방에 의한 약물복용 등 마취 전 준수 사항을 이행하고, 마취 후의 문제를 최소화하기 위한 지식을 습득한다.
5. 환자는 보행하는 동안 도움을 요청하거나 처방된 약물을 복용하고, 보행 전 짧은 기간 동안 앉아 있거나 수분을 섭취하는 것, 회복기간에 충분한 영양섭취를 하는 것, 집에서 혼자 회복하는 경우 도움을 받음으로서 낙상으로 인한 손상이나 상해를 경험하지 않는다.

◆ 수행 Implementation

마취의 유형에 관계없이 마취 전 · 중 · 후 간호에 있어서 모든 신체 부위를 자세히 자주 관찰하는 것이 가장 중요하다. 간호의 ABC, 활력징후, 맥박 산소측정기를 통해 산소포화도 파악에 중점을 둔다. 이러한 중재에서 얻은 관찰결과를 기록하고 필요하다면 반복해서 중재하며, 이는 환자의 상태와 마취유형에 따른 표준 간호방침에 따라 이루어진다. 활력징후는 필요하다면 환자의 상태에 따라 자주 측정하고 5번째 활력징후인 통증도 포함해야 한다.

전신마취가 진행되는 동안 악성고열의 가능성 때문에 환자의 체온 사정이 특히 중요하며, 마취되어 있는 동안 악성고열이 발생할 수 있으므로 자세히 관찰해야 한다. 악성고열은 체온이 40℃(104℉) 이상으로 갑자기 상승하는 것으로 마취 도중과 직후에 응급처치를 해야 할 뿐만 아니라 수술 후 간호 동안에도 자세하게 관찰해야 한다. 정맥, 흡입, 다른 형태의 마취 시 응급구조장비와 아편길항제를 포함한 약물은 심폐기능장애나 마비 시 수술실이나 회복실에서 쉽게 사용할 수 있어야 한다. 마취의사는 마취제를 조절하고 수술실과 마취 후 회복실에서도 응급상황에 대한 책임이 있다. 호흡저하는 전신마취나 다른 형태의 마취의 합병증일 수 있기 때문에 호흡음을 지속적으로 관찰하는 것이 중요하다. 마취 및 수술하는 동안 발생할 수 있는 호흡억제를 회복하기 위해 전신마취나 다른 형태의 마취 후에 산소를 공급한다. 산소도 약물이기 때문에 환자에게 적용하기 위해서는 의사의 처방이 필요하며 산소포화도의 지속적인 관찰은 중요하다. 더구나 저혈압과 기립성저혈압은 마취 후 나타날 수 있는 문제이며, 정규적인 혈압 모니터 외에 자세(눕거나 서거나)에 따른 혈압 측정도 필요하다. 간호중재 시 반사, 말하는 대로 반응하는 것, 의식 및 진정 수준, 빛에 대한 동공반응과 같은 신경지표들을 확인해야 한다. 신경차단이나 척수마취를 한 경우 마취 부위가 정상적으로 유지되고 있는지에 대한 확인이 중요하기 때문에 간호 시 사지의 감각과 움직임의 변화, 말초 맥박, 체온 및 색깔변화를 모니터하도록 한다.

일단 마취가 끝나면 환자에게 통증관리를 하게 되는데 간호사는 사용한 마취제나 다른 보조제들의 약물작용이 지속되고 있다는 것을 기억해야 한다. 그러므로 통증을 경감시키기 위해서 진정-수면제, 아편유사제, 비아편유사제 및 다른 중추신경계 억제제들을 조심스럽게 투여해야 하며 활력징후를 자세히 모니터해야 한다. 수술 후 환자에게 이러한 약물을 투약했다면 투약 용량을 기록해야 하고, 환자가 또 다른 병동으로 이동할 때마다 기록을 전달해야 한다. 환자가 이동하면 외과의사나 마취과의사는 추가로 진통제를 처방한다. 만약 진통제 처방이 없으면 환자가 통증을 느끼게 되므로 처방을 받아야 한다. 여기서 중요한 점은 환자는 적정량의 진통제를 투여 받아야 한다는 것이다.

기계환기 유도과정의 일부로 근이완제를 사용하는 환자는 기계환기 중이나 시작 후에 자세하게 관찰해야 한다. 환자들은 중환자실이나 응급처치실에 있으며, 삽관 후 중재에 대한 지침이 많은 곳이다. 여기에는 활력징후 측정과 감각, 손의 악력과 같은 신경학적 사정이 포함된다. 기계환기를 사용했을 때 환자와 가족에게 마비의 의미(기계환기를 한다는 것에 대한 논쟁을 방지하기 위함)에 대한 교육이 이루어져야 하고, 환자가 들을 수 있으나 말은 할 수 없음을 알려줘야 한다. 환자와 환자를 방문하는 사람들에게 설명을 해줌으로써 공포와 불안을 감소시킨다.

마취제로 중등도 진정을 유지하려는 환자는 과정 전 · 후로 환자교육을 받는다. 마취로부터 회복은 심폐 위험이 있는

전신마취보다 빠르고 안전하다. 전신마취 시 간호사는 ABC, 활력징후, 맥박 산소측정기를 통해 알 수 있는 산소포화도, 의식이나 진정의 수준을 확인해야 한다. Box 21.8에 중등도 진정에 관한 더 많은 정보가 있다.

척수마취를 환자에게 간호를 제공할 때 마취제 주입 부위 아래의 감각과 운동기능의 회복을 계속적으로 모니터한다. 마취제가 척수 위로 올라가면 호흡에 영향을 줄 수 있기 때문에 호흡기계와 호흡상태를 꾸준히 모니터해야 한다. 마취제는 체위가 중요하기 때문에 침상머리가 올라간 상태를 유지해야 한다. 이 합병증은 마취과의사에 의해 흔히 발견되어 치료되며, 간호사는 모든 호흡기계 위험이 확인되고 적절하게 관리되지 않은 경우 병실로 돌아가게 하면 안 된다는 것을 기억해야 한다. 척수마취에서 중요한 또 다른 관심사는 혈압이 갑자기 내려갈 위험이 있다는 것이다. 혈압이 내려가는 것은 마취제가 교감신경계를 차단하여 2차적으로 일어난 혈관확장 때문이다. 마취 후 환자를 이동시키기 전에 활력징후와 산소포화도는 정상으로 회복되어야 한다. 또한 활력징후는 이동 후에도 자주 계속적으로 측정해야 한다.

척수강마취의 또 다른 유해효과는 척수마취두통이다. 이것은 척수강마취와 경막외마취 모두에서 나타날 수 있지만 경막외마취에서 더 흔하다. 척수강 척수 바늘의 디자인이 기술적으로 많이 향상되었기 때문에 척수마취두통은 드물게 발생한다. 그러나 경막외마취는 큰 구경 바늘을 사용하므로 부주의하게 경막을 통과한다면 척수마취두통이 일어날 가능성이 더 높다. 환자는 마취과의사가 권하는 대로 수액을 유지하고 침상안정을 취해야 한다. 이러한 두통과 치료에 관한 설명은 Box 21.9를 참조한다.

경막외마취(epidural anesthesia, 어떤 교재에서는 regional anesthesia라고 함)의 경우 호흡기계 합병증의 위험이 동일하지는 않지만 활력징후와 맥박 산소측정기를 통해 알 수 있는 산소포화도와 같은 전반적인 항상성을 모니터해야 한다. 또한 운동감각과 촉감의 회복도 확인해야 한다. 피부분절(dermatome, 척수의 특수분절이 분포하는 피부영역)을 따라 양쪽의 감각이 회복되는지 자주 확인해야 하는데, 이

BOX 21.8 중등도 또는 얕은 진정: 무엇을 기대하고 질문해야 하는가

1. 환자와 간병인에게 중등도 또는 얕은 진정 기술에 관해 무엇을 질문할 것인가?
   - 이 형태의 마취를 누가 하는가?
   - 누가 나와 나의 사랑하는 가족을 모니터하는가?
   - 혈압, 맥박횟수, 호흡횟수, 체온을 지속적으로 모니터링하고 있는가?
   - 적당한 응급구조 장비가 있는가?
   - 개별화된 적합한 약물을 투약받는가? 생명유지에 적합한 약물을 투여받고 있는가?
   - 가정에서의 간호에 있어서 내가 알아야 할 것은 무엇인가? 내가 도울 수 있는가? 시술 후 운전할 수 있는가?
2. 중등도 또는 얕은 진정의 유해효과는 무엇인가?
   - 짧은 기간의 기억상실
   - 두통
   - 숙취
   - 오심과 구토
3. 시술 후 즉시 해야 하는 것은 무엇인가?
   - 잦은 모니터링
   - 수술 후 지침과 간호에 관한 설명서
   - 중등도 진정 이후 적어도 24시간 동안 운전 금지
   - 전화를 이용하여 환자에게 확인한 후 추후 접촉
4. 의식을 유지하는 진정은 누구에 의해 처방되는가?
   - 중등도 또는 얕은 진정은 전문가에 의해 시행될 때 안전하다. 마취전문가, 다른 의사, 치과의사, 구강외과의사가 의식진정을 관리할 수 있는 자격이 있다.
5. 중등도 진정이 필요한 경우는 무엇인가?
   - 유방 생검
   - 정관절제
   - 작은 다리 수술
   - 작은 골절 교정
   - 성형수술, 재건 수술
   - 치과 인공보철물이나 재건 수술
   - 내시경(위, 대장, 방광암 진단을 위한 검사와 치료 등)
6. 이러한 형태의 마취로 얻을 수 있는 이점은 무엇인가?
   - 이 방법은 소수술이나 진단에 사용할 때, 안전하고 효과적이다.
   - 이 방법은 회복시간이 빠르고 상대적으로 짧은 기간에 정상적인 활동을 재개할 수 있다.
7. 얕은 진정을 위해서는 매일의 약물이나 약초 복용에 있어서 어떤 점을 주의해야 하는가?
   - 어떤 형태의 마취제에 있어서도 간호사뿐만 아니라 마취의사는 환자의 안전에 있어서 매우 중요하다.
   - 마취 전에 투여 약물과 반대 반응을 일으킬 수 있는 약초, 음식 또는 액체류 등의 모든 섭취에 관하여 세밀하게 지시를 따르도록 한다.
   - "Before anesthesia"라고 명시된 AANA 브로슈어 같은 책자나 팸플릿에 관하여 알아보도록 한다. 이러한 적극적인 태도는 차이나는 결과를 만들 것이다.

Data from Council for Public Interest in Anesthesia. Conscious sedation: What patients should expect. Patient Pamphlet. Available at www.aana.com. Accessed March 31, 2015. Publication date unavailable

BOX 21.9 척수마취두통: 끔직한 통증에 대한 간략한 설명

척수마취두통은 왜 발생하는가? 척수경막이 관통되어 삽입 부위로 뇌척수액이 유출되기 때문이다. 뇌척수액 유출이 많으면 척수마취두통이 발생하게 된다. 이 두통은 큰 바늘을 사용하는 경막외마취에서 척수강마취보다 흔하게 발생한다.

척수마취두통의 증상은 무엇인가? 환자들은 이 두통이 다른 어떤 형태의 두통보다 심하다고 호소한다. 똑바로 서 있을 때 두통이 심해지므로 누워야 한다. 마취 후 5일까지 생길 수 있고 경막외마취 후 침상 안정을 하면 예방할 수 있다.

어떻게 척수마취두통을 치료하는가? 정맥을 통한 적절한 수액요법이 뇌척수액 압력 상승에 도움이 된다. 또 다른 방법으로는 카페인이 많은 음료를 섭취하거나 24~48시간 동안 반듯한 침대에서 안정을 취하도록 권유한다. 그러나 두통이 조절되지 않으면 마취과의사는 더 이상의 유출을 막는 'blood patch'를 만들어야 한다. 이것은 마취제가 삽입되었던 공간이나 바로 인접한 공간 속으로 바늘을 삽입하는 것이다. 환자 혈액을 소량 경막외 공간에 삽입하여 혈전을 형성하여 유출을 막는다. 유출 부위가 막히면 두통이 감소된다.

Data from American Association of Nurse Anesthetists (2005). Conscious sedation: what patients should expect, 2005, available at www.aana.com; Bezov D, Ashina S, Lipton R. (2010). Post-dural puncture headache: part II-prevention, management, and prognosis, Headache 50(9):1482-1498.

러한 확인은 환자에게 안심을 주기 위해서만 아니라 실제로 환자의 안전을 위해 서로 중요하다. 촉각은 손으로 눌러보거나 피부를 살짝 꼬집어서 사정할 수 있다. 간호사는 감각회복을 정확히 확인하기 위해 경막외마취의 부분을 알 필요가 있다. 확인과정은 흔히 회복실에서 이루어지며 환자가 감각과 사지의 자발적인 움직임이 있기 전까지는 병동으로 환자를 보내지 않는다.

국소마취[topical 또는 local anesthesia(예: epinephrine과 함께 또는 단독으로 lidocaine을 사용함)] 시 용액이 맑지 않고 뿌옇게 보이거나 변색되었으면 사용하지 않는다. 일부 마취과의사는 주입 동안 국소통증을 감소시키기 위해 탄산수소나트륨용액과 혼합하지만 이것은 감각마취를 더 빠르게 시작하게 하고 더 오래 지속시킨다. 마취 연고나 크림을 사용하는 경우 간호사는 약을 적용하기 전에 적용될 부위를 깨끗이 하고 건조시켜야 한다. 국소마취제가 코나 인후로 사용된다면 간호사는 이것이 상부호흡기계의 마비와 무감각을 일으킬 수 있고 이로 인해 흡인을 일으킬 수 있음을 기억해야 한다. 정확한 약물용량과 투약시간과 간격을 지켜야 한다. 국소마취제는 처방의사가 지시하지 않는 한 삼켜서는 안 된다. 만일 삼켰다면 간호사는 환자를 자세히 관찰하고 오심반사를 확인하며, 감각과 오심반사가 돌아올 때까지 금식시킨다.

일단 환자가 마취와 수술에서 회복되고 퇴원준비가 되면 환자교육을 완료해야 한다. 환자교육은 환자요구가 무엇이며 가정에서 이러한 요구를 어떻게 할 것인지에 초점을 두어야 한다. 가정건강관리와 재활 서비스가 필요할 수 있으며, 이러한 조정은 환자가 퇴원하기 전에 이루어져야 한다. 상처간호, 처치 교환, 수술 부위 간호, 검사를 위한 혈액 채취, 정맥내, 근육내, 피하경로를 통한 다양한 약물의 투약 등의 과정에 도움이 필요할 수 있다. 어떤 환자는 가정에서 약을 복용할 때에도 도움이 필요할 수 있다. 통증관리는 완전히 개별적으로 환자를 교육하며 가정건강관리가 필요한 환자에게도 교육이 필요하다. 또한 지역사회자원에 관한 정보공유가 중요하며 이동할 때, 식사할 때, 회복 기간 중 가사, 건강관리전문가의 서비스(예: 물리치료, 작업치료)가 추가적으로 필요할 수 있다. 어떤 지역사회자원은 그 지역의 사회서비스프로그램에 의해 지원되는 정책일 수도 있다. 예를 들어 노인 시민지원 그룹, 교회가 지원하는 그룹 등이 있다. 대부분 이러한 자원은 무료이거나 원가만 받는다.

◆ 평가 Evaluation

전신마취나 국소마취의 치료효과는 전신마취 동안 의식과 반사의 소실 및 국소마취 동안 특정 부위의 감각소실(예: 각막이식을 하는 동안의 감각소실)이다. 전신마취를 하고 있는 동안 마취 유해효과가 일어나는지 끊임없이 관찰해야 한다. 심근저하, 경련, 호흡억제, 알레르기성 비염, 신장과 간기능 저하 등의 유해효과가 발생할 수 있다. 국소마취환자도 서맥, 심근 저하, 저혈압, 부정맥 등의 유해효과가 발생하는지 꾸준히 관찰해야 한다. 앞에 언급한 것처럼 국소마취제를 과량 사용하거나 정맥으로 직접 주입하면 순환기 허탈이나 심폐억제가 나타날 수 있다. 척수마취의 치료효과는 투약 부위 이하의 감각소실이다. 유해효과는 저혈압, 저환기, 요정체, 감각과 운동 저하기간의 연장 가능성, 주사 부위의 감염 등이다. 경막외마취의 효과는 척수강내 마취와 유사하지만 유해효과는 척수마취두통과 투약 부위 이하의 운동과 감각 소실이다. 중등도 진정은 전신마취의 합병증 없이 감각을 감소시킨다. 사용한 약물에 따라 중추신경계 억제가 일어날 수 있다.

환자중심간호: 환자교육

- 전신마취를 하기 전에 어떤 약을 중단할 것인지 혹은 점점 감소시킬 것인지 의사의 처방전에서 강조한다.
- 마취, 투약경로, 유해효과, 특별한 주의사항을 확실하게 교육한다.
- 마취와 수술과정에 관한 모든 공포와 불안은 개방적으로 토의되어야 한다.
- 환자와 가족들에게 수술 후 과정과 활력징후, 호흡음, 신경학적인 관찰이 필요함을 설명한다. 환자는 체위를 자주 바꾸고, 기침과 심호흡을 해서 무기폐와 폐렴을 방지해야 한다.
- 처방이 있다면 환자가 도움을 받고 움직일 수 있도록 격려한다. 움직임은 혈액순환을 증가시키고 폐내 폐포의 호흡을 향상시킨다. 그 결과 다리의 혈액순환이 향상되어 혈액 정체를 방지하고 다리 정맥내 혈전을 막는다. 마취회복이 완전하지 않다면 낙상과 손상을 방지하기 위해 도움이 필요할 수 있다.
- 통증이 너무 심해지기 전에 필요하다면 환자가 스스로 통증 약물을 요구하도록 교육해야 한다. 마취제가 투약되었다 하더라도 시술 중이나 수술로 인한 불편함이나 통증은 여전히 존재할 수 있음을 환자에게 알려야 한다. 마취는 풀릴 것이고 적당한 진통제가 필요할 것이다. 통증이 없는 0에서 가장 극심한 통증인 10까지의 통증 측정단위로 통증을 측정한다.
- 마취에 관한 어떠한 처치나 과정에 관한 합리성(예: 경막외 카테터 위치, 산소운반, 가스 처방, 다양한 튜브, 카테터, 정맥 연결선의 사용)을 설명해야 한다. 적절한 교육은 공포와 불안을 줄이고 합병증의 부작용을 방지하는 데 도움을 준다.
- 환자의 감각이 떨어졌다면 침대 난간을 올리고 호출버튼을 침대 가장자리에 놓아야 한다. 이러한 행동은 환자의 안전에 중요하다. 침대를 난간 대신 사용할 수도 있다. 마취 및 수술 후 부서에 근무하는 모든 사람은 이러한 안전법을 교육받아야 한다.
- 국소마취를 받는 환자는 부작용뿐만 아니라 국소마취의 목적과 효과에 대해 이해해야 한다.
- 척수마취를 받는 환자는 활력징후를 자주 측정하고 마취과정 중과 후에 신체를 계통별로 사정한다.

기억해야 할 사항

- 마취는 마취제를 투여함으로써 통증 감각을 소실하는 것을 의미한다. 전신마취는 중추신경의 신경자극을 변화시켜 전신의 감각을 완전히 소실하고 호흡억제를 유도하여 통증을 줄이는 약물유도반응이다.
- 전신마취제는 정맥주사용 마취제 투여에 의하며, 흡입마취제 또한 전신마취제인데 주로 휘발성 액체이거나 기체이다.
- 국소마취제는 말초 또는 척수 신경자극을 변화시켜 통증과 감각을 감소시킨다. 척수마취나 부분마취제는 국소마취제를 의미한다.
- 중등도 진정이나 얕은 진정은 부분적인 또는 완전한 의식의 소실로 이어지는 전신마취의 한 형태이다. 그러나 정상적인 호흡을 억제하지는 않는다.
- 마취보조제는 전신마취의 유도를 도와주는 약물로 신경근차단, 진정수면제, 또는/그리고 불안억제제와 항구토제를 포함한다.
- 비탈분극성 신경근차단제는 수술이나 기계환기과정에서 골격근을 이완시켜 전신마취제의 보조제로 사용된다.
- 간호사정은 마취 중이거나 마취 후 환자의 안전을 위해 매우 중요하다. 그러나 전신마취와 관련된 중요한 문제는 악성고열로, 이를 신속히 감지하여 정확하게 대처하지 못하면 환자를 사망에 이르게 할 수도 있다. 그 증상은 급격한 체온 상승, 빈맥, 빠른 호흡, 근경직, 불안정한 혈압이다.

REVIEW QUESTIONS

1. The physician has requested "lidocaine with epinephrine." The nurse recognizes that the most important reason for adding epinephrine is which of these factors?
   a. It helps to calm the patient before the procedure.
   b. It minimizes the risk for an allergic reaction.
   c. It enhances the effect of the local lidocaine.
   d. It reduces bleeding in the surgical area.

2. The surgical nurse is reviewing operative cases scheduled for the day. Which of these patients is more prone to complications from general anesthesia? (Select all that apply.)
   a. A 79-year-old woman who is about to have hip replacement surgery
   b. A 49-year-old male athlete who quit heavy smoking 12 years ago
   c. A 19-year-old male who has a history of substance and alcohol abuse
   d. A 30-year-old woman who is in perfect health but has never had anesthesia
   e. A 50-year-old woman scheduled for outpatient laser surgery for vision correction

3. Which human need statement is appropriate for a patient who is now recovering after having been under general anesthesia for 3 to 4 hours during surgery?
   a. Altered urinary elimination, decreased, related to the use of vasopressors as anesthetics
   b. Decreased self control related to the effects of general anesthesia
   c. Altered safety with risk for falls related to decreased sensorium for 2 to 4 days postoperatively
   d. Altered oxygenation, decreased, due to the CNS depressant effect of general anesthesia

4. A patient is recovering from general anesthesia. What is the nurse's main concern during the immediate postoperative period?
   a. Airway
   b. Pupillary reflexes
   c. Return of sensations
   d. Level of consciousness

5. A patient is about to undergo cardioversion, and the nurse is reviewing the procedure and explaining moderate sedation with propofol. The patient asks, "I am afraid of feeling it when they shock me." What is the nurse's best response?
   a. "You won't receive enough of a shock to feel anything."
   b. "You will feel the shock but you won't remember any of the pain."
   c. "These medications will help ease any pain during the procedure, and many patients often report having no recollection of the procedure."
   d. "They will give you enough pain medication to prevent you from feeling it."

6. The nurse is administering an NMBD to a patient during a surgical procedure. Number the following phases of muscle paralysis in the order in which the patient will experience them. (Number 1 is the first step.)
   a. Paralysis of intercostals and diaphragm muscles
   b. Muscle weakness
   c. Paralysis of muscles of the limbs, neck, and trunk
   d. Paralysis of small rapidly moving muscles (fingers, eye)

7. During a patient's recovery from a lengthy surgery, the nurse monitors for signs of malignant hyperthermia. In addition to a rapid rise in body temperature, which assessment findings would indicate the possible presence of this condition? (Select all that apply.)
   a. Respiratory depression
   b. Tachypnea
   c. Tachycardia
   d. Seizure activity
   e. Muscle rigidity

8. A patient will be receiving diazepam (Valium), 2 mg, IV push as part of preprocedure sedation. The medication is available in an injectable solution of 5 mg/mL. How many milliliters will the nurse give for this dose?

정답 **1. d** **2. a, c** **3. d** **4. a** **5. c** **6. a=4, b=1, c=3, d=2** **7. b, c, e** **8. 0.4mL**

참고문헌

REFERENCES

Chang, W. Pediatric sedation. Available at http://emedicine.medscape.com/article/804045-overview. Updated June 27, 2016. (Accessed 27 September 2016) .

Desai, A., & Macario, A. Anesthesia, general. Available at http://emedicine.medscape.com/article/1271543-overview. (Accessed 20 August 2016).

Gan, T. J., Diemunsch, P., Habib, A. S., et al. (2014). Consensus guidelines for the management of postoperative nausea and vomiting. *Anesthesia & Analgesia,* 118, 85.

Petro-Yura, H., & Walsh, M. B. (1983). *Human needs 2 and the nursing process.* Washington, DC: Catholic University of America Press.

Prabhakar, H., Singh, G. P., Ali, Z., et al. (2016). Pharmacological and non-pharmacological interventions for reducing rocuronium bromide induced pain on injection in children and adults. *Cochrane Database of Systematic Reviews,* 2, CD009346.

Press, C. D. General anesthesia. Updated November 30, 2015. Available at http://emedicine.medscape.com/article/1271543-overview. (Accessed 28 September 2016).

Reddy, J. I., Cooke, P. J., van Schalkwyk, J. M., et al. (2015). Anaphylaxis is more common with rocuronium and succinylcholine than with atracurium. *Anesthesiology,* 122, 39.

22

중추신경계 억제제와 근이완제

CENTRAL NERVOUS SYSTEM DEPRESSANTS AND MUSCLE RELAXANTS

학습목표

이 장을 학습한 후 학생들은:

1. 중추신경계의 기능을 간략히 서술한다.
2. 진정수면제와 중추신경계 흥분제의 작용을 비교한다.
3. 수면제, 급속안구운동, REM 간섭, REM 반동, 진정제, 진정수면제, 수면, 치료지수 등의 용어를 정의한다.
4. 수면장애에 대한 문제를 간단히 토의한다.
5. 중추신경계 억제제 약물의 각 범주 내에서 특정 약물을 규명한다: benzodiazepines, nonbenzodiazepines, muscle relaxants, orexin receptor antagonists, 기타 약물
6. Benzodiazepines, nonbenzodiazepines, 근이완제, 기타 약물의 작용기전, 적응증, 부작용, 독성효과, 주의사항, 금기증, 투약형태, 투약경로 및 상호작용을 비교한다.
7. 진정수면제 또는 근이완제를 투여받은 환자의 간호와 관련된 간호과정을 토론한다.
8. 수면장애의 치료를 위한 약물적 접근과 비약물적 접근과 관련된 간호계획을 개발한다.

주요용어

Barbiturates계 약물(barbiturates) barbituric acid의 화학적 유도체의 한 부류로 진정수면을 유도함

Benzodiazepine계 약물(benzodiazepines) 진정수면과 불안완화제로 가장 흔히 처방되는 약물의 종류

REM 간섭(REM interference) 약물에 의한 REM 수면시간의 감소를 유도

REM 반동(REM rebound) 수면을 변동시키는 약물의 중단에 의하여 과도한 REM 수면이 이어짐

감마아미노부티르산(gamma-aminobutyric acid, GABA) 뇌에서 발견되는 대표적인 억제성 전달물질. 진정(sedative), 항불안(anxiolytic), 향정신성(psychotropic), 근육이완(muscle relaxing medication)에 영향을 미치는 화합물

급속안구운동수면[rapid eye movement (REM) sleep] 수면주기의 한 단계로, REM 수면의 특징은 안구의 급속한 운동, 생생한 꿈, 불규칙한 호흡임

비급속안구운동수면[non-rapid eye movement (non-REM) sleep] 정상 수면주기의 대부분을 차지하며, 4단계로 나누고, REM 수면에 선행함

수면(sleep) 신체적 활동과 의식의 저하가 있는 휴식의 일시적 · 가역적 · 주기적인 상태

수면구성(sleep architecture) 정상적이고 비정상적인 수면양상을 포함하여 수면주기의 다양한 요소를 포함한 구조

수면제(hypnotics) 적거나 적당한 용량으로 투약하면 수면유도 없이 중추신경계를 안정시키지만 고용량인 경우 수면을 야기함

진정수면제(sedative-hypnotic) 신체 내에서 진정제 또는 수면제로 작용함

진정제(sedatives) 수면을 야기하지 않고, 중추신경계의 긴장, 흥분, 과민 정도를 억제하는 효과가 있는 약물

치료지수(therapeutic index) 약물의 독성농도와 치료농도 사이의 비율. 만약 지수가 낮다면, 치료와 독성 약물농도의 차이가 적으므로 안전하지 않다고 할 수 있음

개요

OVERVIEW

중추신경계를 억제하거나 진정효과를 가지는 약물을 진정제(sedative) 또는 수면제(hypnotic)라고 한다. 이는 중추신경계의 신경자극전달을 억제하는 정도에 따라 진정제 또는 수면제로 분류한다. 진정제는 수면을 유발하지 않고, 긴장, 흥분, 민감성을 감소시킨다. 그러나 만약 진정제가 고용량으로 투여되면 수면을 일으킨다. 수면제는 수면을 유도하고, 진정제보다 중추신경계에 훨씬 더 강력한 효과를 가진다. 신체 내에서 진정제 또는 수면제로 작용하는 대부분의 약물은 복용량과 환자의 민감한 정도에 의존하며 진정제 또는 수면제로 작용하므로 진정수면제라고 부른다. 진정수면제(sedative-hypnotic)는 화학적으로 barbiturates, benzodiazepines, 기타 약물의 세 가지 주요 그룹으로 분류한다.

수면생리

PHYSIOLOGY OF SLEEP

수면은 신체적 활동과 의식이 저하된 일시적 · 가역적 · 주

기적인 상태로 정의할 수 있다. 정상적인 수면은 주기적이고 반복적이며, 대상자의 감각적 자극에 대한 반응이 수면 동안 현저하게 감소한다. 신체는 깨어 있는 시간 동안 시각, 청각, 촉각, 후각, 미각을 자극하는 자극을 많이 받게 되고, 이러한 자극이 자발적이고 비자발적인 운동과 기능을 이끌어낸다. 대상자는 수면 동안 주변 환경의 감각적 자극에 대해 더 이상 의식하지 않는다. 수면연구는 수면양상 때로는 수면구성(sleep architecture)을 연구한다. 수면의 구성은 두 가지 기본요소인 급속안구운동수면[rapid eye movement (REM) sleep]과 비급속안구운동수면[non-rapid eye movement (non-REM) sleep]으로 구성되며 주기적으로 발생한다. 수면단계의 정상적인 주기는 표 22.1에 요약되어 있다. 여러 가지 진정수면제는 정상수면양상에 영향을 미친다. 진정수면제를 장기간 사용하게 되면 REM 수면의 양이 감소된다. 이것을 REM 간섭(REM interference)이라고 한다. REM 수면은 편안한 수면의 특정 구성요소를 제공하기 때문에 낮 시간 동안 피로해진다. 진정수면제를 중단하게 되면 대상자는 생생한 꿈을 자주 꾸는 비정상적으로 많은 양의 REM 수면이 있는 REM 반동(REM rebound)이 발생할 수 있다. 진정수면제는 남용과 오용이 흔하므로 사용 시 주의해야 한다(27장 참조).

BENZODIAZEPINE계 및 기타 수면약물

BENZODIAZEPINES AND MISCELLANEOUS HYPNOTIC DRUGS

역사적으로 benzodiazepine계 약물은 가장 흔히 처방되어 온 진정수면제였으나 요즘에는 nonbenzodiazepine계 약물이 자주 처방되고 있다. 수면제로 흔히 사용되는 다른 약물로는 diphenhydramine(18장 참조), trazodone, amitriptyline(26장 참조)이 있다. Benzodiazepine계 약물은 적절히 사용하면 유해작용 측면, 효능, 안전성에서 좋은 면을 보여준다. Benzodiazepine계 약물은 일차적인 사용용도에 따라 진정수면제(sedative-hypnotic)나 항불안제(anxiolytic)로 분류된다. 항불안제는 불안감의 강도를 감소시키기 위해 사용된다. 그러나 이들 약물들은 용량과 환자 민감도에 따라 진정제 및 수면제 또는 항불안제로서의 연속선상에서 기능을 할 수 있다. Benzodiazepines의 불안완화제로서의 응용은 26장에 기술되어 있으며, 진정수면제로 주로 사용되는 benzodiazepine계 약물은 5가지가 있다. 또한 수면제로 주로 사용되는 약물로 ramelteon이 있는데, 효과는 benzodiazepine과 유사하지만 화학적으로는 별개이다. 약물명은 표 22.2를 참조하며, 작용기전은 이 장의 후반부에 별도로 기술한다.

작용기전 및 약물효과

Mechanism of Action and Drug Effects

Benzodiazepines의 진정과 수면작용은 중추신경계 억제효과이다. 이 약이 영향을 미치는 특정 부위는 뇌의 시상하부, 시상과 변연계이다. 비록 작용기전이 확실한 것은 아니지만, 뇌 안에 benzodiazepines의 특정 수용체가 있다고 추정된다. 이들은 gamma-aminobutyric acid (GABA)수용체에 작용한다. GABA는 뇌의 주요 억제성 신경전달물질로 흥

표 22.1 수면단계

단계	특징	수면 중
Non-REM Sleep		
1	꾸벅꾸벅 졸거나 어느덧 잠이 드는 느낌이다. 쉽게 깨어날 수 있다. 불면증에서는 정상보다 이 단계가 길다.	2~5%
2	깊은 수면, 환자를 깨우려면 더 높은 각성역치값이 요구된다.	45~50%
3	깊은 수면, 깨우기가 어렵다. 호흡수, 맥박, 혈압이 감소한다. 3단계와 4단계는 종종 델타수면 또는 저파수면으로 같이 지칭하기도 한다. 델타수면은 가장 높은 각성역치값과 관련된다.	3~8%
4	깨우기 매우 어렵다. 만약 깨어난다면 매우 기진맥진할 수 있으며, 특히 하루 중 사건에 대해 꿈을 꾸고, 몽유병이나 이불에 오줌을 쌀 수도 있다.	10~15%
REM Sleep		
	REM 발생, 생생한 꿈을 꾸고, 호흡이 불규칙하다.	25~33%

NOTE: Four to five cycles are completed during normal sleep for adults. Non-REM sleep constitutes approximately the first third of the night, and REM sleep is more prominent during the last third of the night.
REM, Rapid eye movement.
Modified from Urden, L. D., Stacy, K. M., & Lough, M. E. (2014). Priorities in critical care nursing (7th ed.). St. Louis: Mosby.

표 22.2 진정수면제로 사용되는 Benzodiazepines와 기타 약물

성분명	상품명
Long Acting	
clonazepam	Klonopin
diazepam	Valium
flurazepam	Dalmane
Intermediate Acting	
alprazolam	Xanax
lorazepam	Ativan
suvorexant	Belsomra
temazepam	Restoril
Short Acting	
eszopiclone[a]	Lunesta
midazolam	Versed
ramelteon[a]	Rozerem
triazolam	Halcion
zaleplon[a]	Sonata
diazolpidem[a]	Ambien

[a]이 약은 benzodiazepines와 유사하지만, 기타 수면제로 분류된다.

분을 억제함으로서 중추신경계 활성을 조절한다. GABA처럼 benzodiazepine은 중추신경계 기능을 억제한다. 이 약은 과거에 사용하던 barbiturates 종류와 비교해서 많은 장점이 있다. 이 약은 barbiturates와 같은 정도로 REM 수면을 억제시키지 못한다. 또한 간의 미세소체효소(microsomal enzyme)를 유도하지 않는다. 따라서 효소계에 의해 대사되는 약물을 사용하는 환자들에게 안전하게 사용할 수 있다.

적응증 Indications

Benzodiazepines은 다양한 치료에 응용된다. 일반적으로 진정작용, 불안의 완화, 우울증의 치료, 수면 유도, 골격근 이완(손상받은 후), 간질발작장애치료에 사용된다. Benzodiazepine계는 종종 마취제, 진통제 그리고 신경근육차단제와 함께 균형마취에 사용하며 중등도의 진정작용이 있다(21장 참조). 그리고 고통스러운 시술이나 처치의 기억을 줄이기 위해서도 사용된다. 또한 중추신경계에서 benzodiazepine 수용체는 알코올중독에서의 역할과 동일한 영역에 있다. 따라서 일부 benzodiazepines(예: diazepam)은 알코올 금단증상의 예방 및 치료에 사용된다(27장 참조). Benzodiazepine계를 불면증치료에 사용할 경우 임상적인 의존성이 나타날 수 있으므로 이를 피하기 위해서 단기간 사용을 권유하고 있다.

금기증 Contraindications

Benzodiazepines의 금기증은 약물알레르기, 협우각녹내장(narrow-angle glaucoma)과 임신이다.

유해효과 Adverse Effects

Benzodiazepines의 부작용은 전반적으로 견딜 수 있을 정도로 미약하며, 주로 중추신경계에 나타난다. 그러나 알코올과 복용하거나 과용량을 투여했을 때에는 위험해질 수 있다. 유해작용은 두통, 어지럼이나 현기증, 인지장애 그리고 무기력이다. 하지만 benzodiazepines은 노인 환자에게 위험하므로 사용하지 않아야 한다. 이들 약물은 정상적인 수면주기에서는 효과가 적지만 '숙취'효과가 가끔 보고되어 있다(주간졸림증). 반동불면증(치료 전보다 더 심한 불면증)과 같은 금단증상은 약물사용을 갑자기 중단하면 발생할 수 있다.

독성 및 과량투여의 관리 Toxicity and Management of Overdose

Benzodiazepines의 과다복용으로 졸림, 혼란, 혼수, 반사감소의 증상 중 하나 또는 여러 가지 증상이 발생할 수 있다. Benzodiazepines 단독 과다복용에 의한 저혈압과 호흡억제 증상은 거의 희박하다. 주로 알코올 또는 barbiturates와 같은 다른 중추신경계의 기능억제제와 병용할 때 흔히 나타난다. 알코올 또는 barbiturates와 같은 중추신경계억제제와 병용하지 않는다면 benzodiazepines 과량투여에 의한 사망은 드물다.

Benzodiazepines 중독치료는 일반적으로 대증요법과 지지요법이다. Flumazenil은 중추신경계에서 benzodiazepine와 직접적으로 경쟁함으로써 중추신경계에 대한 benzodiazepines의 작용을 길항한다. Flumazenil은 경구과다복용 또는 과다한 정맥내 진정의 경우에 사용한다. Benzodiazepines 과용에 의한 진정 또는 전신마취의 회복에 대한 관리는 표 22.3에 요약되어 있다.

상호작용 Interactions

Benzodiazepine을 다른 중추신경계의 억제제(예: 알코올, 아편유사제, 근이완제)와 함께 투여하면 심각한 상호작용이 나타난다. 이 약물들은 혈압 감소, 호흡횟수 감소, 진정, 혼

표 22.3 Flumazenil 치료요법

적응증	추천 요법	작용시간
중등도 진정 또는 전신마취 역전	0.2mg (2mL) IV를 15초간 투여한다. 그리고 의식이 돌아오지 않을 경우 0.2mg을 투여하는데 60초 간격으로 반복하며 최대 4번까지 실시한다(최대 투여량 1mg).	1~4시간
Benzodiazepine의 과량투여 의심	0.2mg (2mL)을 30초간 투입한 후 30초간 기다린다. 그리고 의식이 돌아오지 않을 경우, 0.3mg (3mL)을 30초간 투여한다. 추가투여는 0.5mg (5mL)를 1분 간격으로 30초간 반복 실시하며 최대 투여량은 3mg이다.	1~4시간

NOTE: Flumazenil은 비교적 짧은 시간에만 효과가 있어 1~4시간 정도 지속된다. 그러므로 만약 flumazenil로 장시간 작용하는 benzodiazepine의 효과를 반전시키려고 할 때는 반전에 사용된 약물이 사라져도 환자는 다시 진정되므로 flumazenil을 더 많이 사용한다.

수상태 및 반사 감소를 포함하는 중추신경계 억제효과를 나타낸다. 이러한 주요 약물상호작용은 표 22.4를 참조한다. Benzodiazepines과 상호작용을 일으키는 약초제제는 kava와 valerian으로 이들은 중추신경계를 더 억제한다. 음식–약물상호작용은 자몽이나 자몽주스와의 상호작용이 해당되는데, 이는 cytochrome P–450계의 억제를 통해 약물대사를 억제시키며 약물효과의 연장, 약효나 독성의 증가 등을 일으킨다. 2016년 미국식품의약국(FDA)은 병용의 위험에 관한 모든 아편유사제 및 모든 benzodiazephine에 대해 블랙박스경고를 발령했다. 이는 다른 대안이 없는 경우에만 병용해야 한다. 위험에는 극심한 졸음, 호흡억제, 혼수상태 및 사망 등이다.

표 22.4 Benzodiazepines: 약물–음식상호작용

약물	작용기전	결과
Azole antifungals, verapamil, diltiazem, protease inhibitors, macrolide antibiotics, grapefruit juice	benzodiazepines 대사억제	benzodiazepines 작용의 지속
CNS depressants	부가적인 효과	CNS 억제 증가
olanzapine	알 수 없음	benzodiazepines 작용의 증가
rifampin	대사 증가	benzodiazepines 효과의 감소

CNS, Central nervous system.

약초요법 및 식품보조제

Kava (Piper methysticum)

개요
Kava는 Piper methysticum의 건조된 구근(뿌리줄기/땅속줄기)이고, 이 약은 Kava pyrones (kawain)을 갖고 있다. 지속적으로 섭취하면 피부, 머리카락 및 손톱에 일시적인 노란색의 변색 현상을 일으킬 수 있다.

일반적 용법
불안 완화, 스트레스 완화, 안절부절못함 완화, 수면증진

유해효과
피부변색, 동공확장과 조절장애, 피부가 비늘처럼 벗겨짐(장기간 투약 시)

약물상호작용
알코올, barbiturates, 정신작용제

금기증
파킨슨병, 간질환, 알코올중독, 중장비 취급자, 임산부와 모유수유 여성

약초요법 및 식품보조제

Valerian (Valeriana officinalis)

개요
가공하지 않은 valerian 뿌리는 monoterpene과 sesquiterpene (valerianic acid) 등과 같은 필수지방산을 포함하고 있다.

일반적 용법
불안과 안절부절못함 완화, 수면증진

유해효과
CNS 억제, 간독성, 오심, 구토, 식욕부진, 두통, 안절부절못함, 불면증

약물상호작용
CNS 억제제, MADIs 억제제, phenytoin, warfarin: 진정작용이 있는 약(알코올 포함)이나 다른 약물(다른 약초 제품을 포함)과 함께 투여할 경우에는 약물상호작용 및 부작용을 일으킬 수 있다.

금기증
심장질환, 간질환, 중장비 취급자

용량 Dosages

Benzodiazepines의 상용량은 용량표를 참조한다.

BARBITURATE계 약물

BARBITURATES

Barbiturates는 1903년 처음으로 임상에 도입되었으며 불면증치료와 진정작용을 일으키는 표준치료제였다. 화학적으로 그것들은 barbituric acid 유도체이다. 미국에서 거의 50여 가지의 barbiturates가 임상사용을 승인받았지만, benzodiazepines이 개발되었기 때문에 지금은 소수만을 임상에

용량표

Benzodiazepines과 기타 진정수면제

일반명(상품명)	작용기간	성인 상용량	적응증/사용
diazepam (Valium) (D)	Long acting	PO: 1일 2~10mg 3~4회 분할복용 IV: 2~10mg	근육이완, 처치 전 진정, 간질지속상태 (status epilepticus), 급성 불안/진정
eszopiclone[a] (Lunesta) (C)	Short acting	PO: 1~3mg 취침 시	수면유도
ramelteon[a] (Rozerem) (C)	Short acting	PO: 8mg 취침 시	수면유도
suvorexant[a] (Belsomra) (C)	Long acting	PO: 10~20mg 취침 시	수면유도
temazepam (Restoril) (D)	Intermediate acting	PO: 7.5~30mg 취침 시	수면유도
zaleplon (Sonata)[a] (C)	Short acting	PO: 5~10mg 취침 시	수면유도
zolpidem[a] (Ambien) (C)	Short acting	PO: 5~10mg 취침 시	수면유도

[a]Nonbenzodiazepine drugs.

서 사용하고 있다. Barbiturates는 생리학적 습관을 일으키고 치료지수(therapeutic index)가 낮아서 유해작용이 많다. Barbiturates는 발현과 작용시간에 따라 4그룹으로 분류한다(표 22.5).

작용기전 및 약물효과 Mechanism of Action and Drug Effects

Barbiturates는 망상체(reticular formation)라고 하는 뇌간에 주로 작용하는 진정수면제이다. 그들의 진정수면효과는 대뇌피질이라는 뇌 영역을 지나는 신경자극을 억제하고, 신경충동전달을 억제하는 GABA의 작용을 증가시킨다. Barbiturates는 발작역치를 증가시키며, 발작(seizure)을 치료하기 위해 사용될 수도 있다.

표 22.5 진정수면제 barbiturates

성분명	상품명
초단기간작용(Ultrashort Acting)	
methohexital	Brevital
thiopental	Pentothal
단기간작용(Short Acting)	
pentobarbital	Nembutal
secobarbital	Seconal
중간기간작용(Intermediate Acting)	
butabarbital	Butisol
장기간작용(Long Acting)	
phenobarbital	Generic
mephobarbital	Mebaral

적응증 Indications

모든 barbiturates는 동일한 진정수면효과를 가지고 있지만 효능, 작용시간 및 작용기간은 다르다. 그들은 수면제, 진정제, 항경련제 및 외과 처치 중 마취제로도 사용될 수 있다. Barbiturates의 사용은 더 이상 수면유도제로 추천되지 않는 것을 유의해야 한다. Barbiturate는 다음과 같은 치료목적으로 다양하게 사용된다; (1) 초단기간작용(ultrashort acting): 단시간 외과적 처치, 마취유도, 경련치료, 신경외과 수술 환자의 두개내압 감소, (2) 단기간작용(short acting): 진정작용, 수면유도 및 경련치료, (3) 중간기간작용(intermediate acting): 진정작용, 수면유도 및 경련치료, (4) 장기간작용(long acting): 수면유도, 뇌전증 발작의 예방적 치료.

금기증 Contraindications

Barbiturates의 금기증은 약물알레르기, 임신, 심한 호흡기장애, 심한 신장 및 간질환이다. Barbiturates는 진정작용에 의한 낙상위험이 있으므로 노인 환자에게 주의해서 사용해야 한다.

유해효과 Adverse Effects

Barbiturates와 관련된 중추신경계 주요 부작용은 졸음, 혼수, 현기증, 숙취(졸음, 기면, 현기증의 연장), 역설적인 초조 및 흥분이다. 또한 장기간 사용하면 정상적인 수면구조에 해로운 효과를 줄 수 있다. 수면 연구에서 REM 수면이 적당해야만 수면에서 휴식을 얻을 수 있음이 발표되었다. Barbiturates는 REM 수면을 제거하여 초조와 일상의 스트레스를 해결하지 못하고 불안해하도록 한다. Barbiturate를 중지하면

REM 반동현상이 발생할 수 있다. REM 수면이 반동하는 동안에 환자의 꿈의 시간이 전체 수면의 큰 비율을 차지하며, 자주 악몽을 꾸게 된다. Barbiturate의 흔한 유해효과는 표 22.6을 참조한다. 대부분의 진정제처럼 barbiturate도 노인에게 사용 시 낙상사고가 증가한다. 그렇기 때문에 노인 환자에게는 상용량의 반을 사용해야 한다.

독성 및 과량투여의 관리 Toxicity and Management of Overdose

과량투여 시 우선 대증요법을 실시한다. 주요 치료방침은 기도를 유지하고, 환기를 도와주며, 필요 시 산소를 공급하고, 처방에 따라 수액과 혈압상승제를 투여하는 것이다. 활성탄(activated charcoal)이 투여될 수 있는데, 임상적 결과의 개선이 나타나지 않는 이유로 최근에는 사용하지 않는다. Phenobarbital과 mephobarbital은 산성 약물이므로 소변을 알칼리화시켜(pH 올림) 신장으로 빨리 배설되도록 한다. 소변 내에 약물을 머물게 하고 순환계로 재흡수되지 못하도록 한다. 이뇨제(예: furosemide)를 사용하여 강제이뇨를 유도하고 알칼리화하여 배설을 촉진시킨다.

표 22.6 Barbiturates: 유해작용

신체계	유해작용
심혈관계	혈관확장, 저혈압, 특히 너무 빨리 투여하는 경우
위장관계	오심, 구토, 설사, 변비
혈액계	과립구결핍증, 혈소판감소증
신경계	늘어짐, 기면, 현훈
호흡기계	호흡 억제, 기침
기타	과민반응: 두드러기, 혈관부종, 발진, 발열, 스티븐스-존슨증후군

상호작용 Interactions

Barbiturate계는 잘 알려진 효소유도제이다. 이들은 간에서 효소의 작용을 자극하여 많은 약물의 파괴 또는 대사에 관여한다. 이들 효소의 작용을 자극함으로써 많은 약물들은 더욱 빨리 대사되며, 결국 약물의 작용지속을 단축한다. Barbiturates의 약물상호작용은 대부분 간효소계에 대한 것으로, barbiturates는 간의 마이크로솜 또는 cytochrome P-450 효소의 활동을 증가시킨다. 이 과정을 효소유도(enzyme inducer)라고 한다. 효소가 유도되면 약물의 대사와 분해가 빨라지는데 만약 두 가지 약물이 대사될 때 서로 같은 효소계를 이용하려고 경쟁한다면 결과적으로 대사가 억제된 약물은 대사가 억제된 정도에 따라 독작용이 다양하게 증가한다. 효소유도제로는 rifampin과 phenytoin이 있다.

또한 CSN 억제는 barbiturate와 알코올, 항히스타민, benzodiazepines, 아편유사제, 진정제와의 병용투여로 발생한다. Barbiturate와의 상호작용이 가장 두드러질 수 있는 약물에는 모노아민 산화효소억제제(monoamine oxidase inhibitors, MAIOs), 항응고제, 글루코코르티코이드, 삼환계 항우울제, 경구피임약이다. MAOIs와 barbiturates를 병용투여하면 barbiturates의 신경안정제효과가 연장된다. 항응고제와 barbiturates의 병용투여는 항응고제 작용을 감소시킴으로써 응고가 발생할 수 있다. Barbiturates와 경구피임약의 병용투여 시 피임약의 대사가 빨리 일어나서 계획하지 않는 임신이 될 수도 있으므로 다른 피임방법을 추가적으로 고려해야 한다.

용량 Dosages

Barbiturates는 용량에 따라 진정제 또는 수면제로 작용한다. Barbiturates의 진정 및 수면용량은 용량표를 참조한다.

용량표

Barbiturates

약물명(임신범주)	작용기간	성인 상용량	적응증
pentobarbital (Nembutal)	Short acting	IM: 150~200mg IV: 100 mg	수술 전 진정제
phenobarbital	Long acting	PO: 1일 30~120mg 분할복용 IM/IV: 수술 60~90분 전에 100~200mg	진정제 수술 전 진정제

근이완제
MUSCLE RELAXANTS

외상, 염증, 불안 및 통증상태에서 급성 근연축(acute muscle spasm)이 일어날 수 있다. 골격근의 강직 현상을 경감시킬 수 있는 요법으로서 완전히 만족할 만하지는 않지만, 근이완제는 일부 경감효과를 보여주는데 중추신경계 내에서 주로 작용하여 골격근 경련과 관련된 통증을 경감시킨다. 중추작용성 근이완제(centrally acting muscle relaxants)는 구조 및 작용면에서 diazepam과 같은 다른 CNS 억제제와 유사하다. 근이완 효과는 이 CNS 억제제 작용과 관련이 있는 것으로 여겨진다. 그중 유일하게 dantrolene만이 골격근에 직접 작용한다. 이는 직접 작용근이완제로 알려진 이완제의 그룹에 속하며, GABA와 매우 유사하다.

작용기전 및 약물효과
Mechanism of Action and Drug Effects

대부분의 근이완제는 중추신경계에 작용한다. 이 약물들의 효과는 근육을 직접 이완시키는 것보다는 진정효과에 의해서 나타난다. Dantrolene은 중추신경계가 아니라 말초 골격근섬유의 흥분수축결합(excitation–contraction coupling)에 직접적으로 작용한다. 이 약물은 골격근에 직접적으로 작용하여 자극에 대한 근육의 반응을 감소시키며, 근섬유의 근소포체 내 저장소로부터 유리되는 칼슘의 양을 감소시킴으로써 근수축을 억제한다. 모든 근이완제가 근육이나 신경전도 또는 신경–근접합부에 효과를 직접 나타내지는 않고 중추신경계에 억제적 효과를 갖는다. 근육이완효과는 뇌간(brainstem), 시상(thalamus), 기저핵(basal ganglia) 및 척수(spinal cord)에서 일차적으로 중추신경계를 억제한 결과이다. 근이완제의 효과는 골격근의 약화, 횡문근 이완, 근수축력 감소 및 근육경직 등이다. 그 외 진정, 졸음, 실조, 호흡기 및 심혈관계 억제 등 중추신경계 억제증상이 나타날 수 있다.

적응증 Indications

근이완제는 주로 부상 후 허리염좌와 같이 근경련과 같은 통증을 수반한 근골격계 증상에 사용되며 물리치료와 함께 사용할 때 효과적이다. 또한 이 약물은 류마티스성 장애, 뇌성마비, 뇌병변에 의한 근수축, 다발경화증과 같은 심한 만성장애와 관련한 경직치료에 사용된다. 어떤 이완제는 헌팅턴 무도병(Huntington's chorea) 환자의 무도성 움직임을 감소시키기 위해, 파킨슨증후군을 가진 환자의 강직을 감소시키기 위해, 삼차신경병증 통증을 경감시키기 위해 사용된다. Dantrolene의 정맥주사는 악성고열(malignant hyperthermia)의 골격근경련의 치료를 위해 사용되고, Baclofen은 딸꾹질 경감에 효과가 있다.

금기증 Contraindications

근이완제 사용에 대한 금기는 약물알레르기이다. 또한 심각한 신장장애 환자에게 사용을 금한다.

유해효과 Adverse Effects

근이완제의 주된 유해작용은 중추신경계에서 나타난다. 다행증, 머리가 어찔어찔함, 졸림, 어지럼, 피로 및 근육약화를 치료 초기에 자주 경험하게 된다. 이러한 유해작용은 잠시 나타나며 일반적으로 시간이 지나면서 참을 수 있게 된다. 근이완제에 의해 나타나는 흔하지 않은 유해작용으로는 설사, 두통, 근육강직, 불분명한 발음, 변비, 남성의 성기능장애, 저혈압, 빈맥, 체중 증가 등이 있다.

독성 및 과량투여의 관리
Toxicity and Management of Overdose

근이완제의 독작용과 과량투여 시 주로 중추신경계에 증상이 나타난다. 특별한 해독제가 없기 때문에 보조적인 지지요법이 가장 좋은 치료이다. 일반적으로 근이완제가 다른 진정수면제와 같이 사용되었을 때에는 좀 더 적극적인 치료가 필요하다. 적절하게 기도를 유지하며, 인공호흡기를 즉시 이용할 수 있어야 한다. 또한 심전도검사를 하고, 수액을 충분하게 투여하여 결정뇨(crystalluria)를 피해야 한다.

상호작용 Interactions

근이완제가 알코올, benzodiazepine과 같은 억제제와 함께 과량투여되지 않도록 주의해야 한다. 약물상호작용으로는 정신혼란, 불안, 떨림, 저혈당증이 보고되어 있다. 용량을 줄이거나 하나 또는 두 개의 약물을 중지하는 것이 좋다.

용량 Dosages

근이완제의 상용량은 용량표를 참조한다.

용량표

근이완제

약물명(임신범주)	약리학적 분류	성인 상용량	적응증
baclofen (Lioresal) (C)	Centrally acting	PO: 1일 3회 5~20mg(최대 1일 4회 20mg)	경련(spasticity)
cyclobenzaprine (Flexeril) (B)	Centrally acting	PO: 1일 3회 5~10mg	경련

❖ 간호과정 NURSING PROCESS

◆ 사정 Assessment

Benzodiazepines, nonbenzodiazepines, 근이완제 또는 barbiturates, orexin 수용체 길항제, 기타 중추신경억제제와 같은 진정수면제를 투여하기 전에 간호사는 다음 항목을 포함하여 사정해야 한다: (1) 발병시기나 기간, 빈도, 약물요법뿐만 아니라 비약물요법과 관련된 불면증의 호소, (2) 수면장애, 수면양상, 수면의 어려움, 얼마나 자주 깨어나는지 등에 대한 환자와 가족의 우려, (3) 잠드는 시간과 깰 때의 에너지 수준, (4) 혈압(누워 있는 자세와 서 있는 자세 둘 다 측정); 맥박수와 리듬; 호흡수와 리듬, 깊이; 체온; 통증유무, (5) 철저한 신체사정/검사의 기준치 비교, (6) 정신적 상태, 기억, 인지능력, 지남력(사람, 장소, 시간) 또는 진정의 정도, 기분변화, 우울 또는 다른 정신적 장애, 감각의 변화, 불안, 공황발작 등의 변화에 초점을 둔 신경학적 결과, (7) 기타 정보: 알레르기, 음주와 흡연, 카페인 섭취, 과거와 현재에 복용하고 있는 처방약과 처방전 없이 살 수 있는 약물, 보완대체요법, 건강상태의 변화, 체중, 영양, 운동, 생활의 스트레스, 생활습관의 변화.

Benzodiazepines 또는 benzodiazepine 유사약물을 투여하는 환자는 앞서 언급한 항목과 상호작용하는 약물뿐만 아니라 이들 약물 사용에서의 주의사항과 금기를 사정해야 한다. 빈혈, 자살 시도 환자, 약물남용과 알코올남용 또는 기타 물질남용 과거력이 있는 환자는 특히 주의 깊게 모니터할 필요가 있다. 특히 임산부, 수유부뿐만 아니라 약물에 대한 민감성이 증가되어 있는 노인이나 소아에게 약물을 투여할 때 주의해야 한다. 노인이나 소아는 운동실조와 과도한 진정작용이 나타날 수 있으므로 더 낮은 용량을 사용한다. Benzodiazepines과 barbiturates를 포함하여 대부분의 진정수면제를 투여할 때 의사는 CBC 혈액검사를 지시한다. 또한 신기능검사(BUN 또는 creatinine)와 간기능검사(ALP)로 장기의 손상 정도를 미리 예상함으로써 대사와 배설의 감소로 인한 잠재적 독작용 또는 합병증을 막을 수 있다. Benzodiazepines의 약물상호작용에 대해서는 표 22.3을 참조한다. 간호사는 다른 진정수면제를 사용할 때 특별히 주의해야 한다. 동시에 사용하면 혈압, 호흡수, 반사작용, 의식 수준의 심각한 저하가 올 수 있다.

Zaleplon과 zolpidem tartrate 같은 nonbenzodiazepines 사용 시 머리에서 발끝까지의 신체사정과 활력징후와 기타 지표의 측정과 함께 철저한 투약력을 사정해야 하고, 이 약물과 aspirin에 대한 알레르기를 사정하고 문서화해야 한다. 만약 환자가 aspirin에 대한 알레르기가 있다면, nonbenzodiazepines 알레르기로 인해 위험해질 수 있다. 특히 노인은 약물에 대한 민감성의 증가 때문에 혼동과 어지럼에 대한 사정이 필요하다. Eszopiclone은 18세 이하 청소년에게 사용해서는 안 된다. 그리고 약물남용과 알코올남용의 과거력이 있다면 매우 주의해야 한다. 다른 CNS 억제제와 상호작용이 있다. FDA에서 여성의 권장 복용량을 줄였기 때문에 환자의 성별도 고려해야 한다.

근이완제 사용 전에 약물알레르기를 주시해야 하고, 신체검진은 신경계 중심으로 철저하게 사정해야 한다. 노인의 경우 환각, 혼동, 지나친 진정과 함께 CNS 독성의 위험이 많기 때문에 철저한 건강력과 투약력, 검사결과를 완벽하게 사정해야 한다. 이미 기술한 주의사항, 금기 및 약물상호작용을 참조한다.

Barbiturates는 24장에서 다른 항간질성 약물과 함께 기술되었다. 그러나 주의사항, 금기, 약물상호작용뿐만 아니라 환자사정의 중요성을 강조하기 위해 간단히 서술하고자 한다. 이 약은 태반을 통과하고, 모유로도 배설되어 태아나 신생아의 호흡을 억제하기 때문에 임신하거나 분만 중인 여성에게 사용하면 안 된다. 임신 마지막 3개월 동안 barbiturates를 복용해왔던 여성에게서 태어난 신생아에게 금단증후군이 나타난다. 또한 barbiturates는 소아에게 역설적 흥분을, 노인에게 우울증을 일으킬 수 있으므로 신경학적 사정을 해야 한다. 노인에서는 독작용을 피하기 위해 신장과 간기능검사를 해야 한다.

기타 약물인 ramelteon은 불면증에 사용되는 새로운 약이다. 이 약은 CNS를 억제하지 않으며, 남용과 의존성이 없고, 치료 중단 시 금단증상도 없다. 그러므로 이 약물은 진정수면제 남용성이 있는 환자에게 사용할 수 있다. 필요하다면 수면양상이나 습관도 사정한다. 이 약은 간장애를 가진 환자에게는 사용할 수 없기 때문에 간기능검사를 투약 전에 실시한다. 호흡기계와 활력징후를 사정한다. 만일 만성폐쇄성폐질환이나 수면무호흡 등의 호흡기계 질환이 있거나 소아라면 투여하지 않는다.

◆ 환자상태 Human Need Statements

1. 중추신경억제제와 관련된 호흡억제로 인해 변화된 또는 감소된 산소화
2. 여러 가지 중추신경계 약물에 관한 부적절한 정보와 처음 사용과 관련된 자기결정력 감소
3. 감각지각 감소의 부작용과 관련된 안전욕구의 변화, 손상위험성
4. 약물상호작용과 관련된 약물과다복용 또는 부작용과 관련된 안전성요구, 손상위험, 약물-약물상호작용(예: 알코올, 신경안정제, 진통제와의 병용), 각성수준 감소 및 불안정한 걸음걸이
5. 중추신경계 약물에 대한 신체적 또는 정신적 의존성과 관련된 변화된 안전욕구, 손상위험성

◆ 계획: 결과판정 Planning: Outcome Identification

1. 환자는 기침, 심호흡과 같은 정상적인 가스교환을 유지하기 위한 방안, 처방된 용량만 복용한다.
2. 환자는 이들 약물 대부분의 수면방해뿐만 아니라 알려진 숙취효과와 연관된 사용하고 있는 진정제/수면제의 특성, 중추신경계 억제효과, 변화된 호흡의 부작용, 변화된 기침, 혼동, 졸림, 그 외 중추신경계 억제제와의 상호작용에 대한 적절한 지식을 설명한다.
3. 환자는 진정수면제를 복용하는 동안 손상/낙상의 위험을 줄이기 위한 안전한 방법들, 예를 들어 처방된 대로 약물을 복용, 활동반경에 있는 모든 카페트는 제거(특히 밤에), 움직임이나 체위변경을 천천히 하는 것, 조심히 걷는 것 등에 대한 이해를 나타낸다.
4. 환자는 진정수면제와 함께 피해야 하는 약물들, 예를 들어 기타 중추신경억제제, 아편유사제, 약초제품, 알코올, OTC약물(예: diphenydramine)에서 발견되는 진정작용이 있는 제품들과 보통 상용하는 약물들의 약물상호작용에 대해 잘 말한다.
5. 환자는 약물의존성이 없고, 자해행동을 하지 않으며, 약물효과의 저항성 증가, 과도한 진정 또는 같은 약물효과를 얻기 위해 더 많은 투약의 필요성을 느끼는 등에 대한 문제를 보고한다.

◆ 수행 Implementation

Benzodiazepines과 기타 진정수면제를 투여받는 환자에게 진정과 운동실조가 나타나면 안전조치를 해야 한다. 병원 또는 시설은 난간이나 침상 경보 같은 안전한 예방책을 갖고 있어야 한다. 환자가 이들 약물의 유해작용을 경험하고 있거나 진정상태라면 보호자와 함께 보행해야 한다. Barbiturates와 같은 정도는 아니지만, benzodiazepine도 의존성을 유발한다. 이들 약물들을 투여받는 동안 환자는 정신적 각성을 요구하는 활동이나 운전을 피해야 한다. 이들 약물의 작용발현이 빨리 일어나기 위해서는 공복에 복용해야 하지만 종종 위장관을 자극하기 때문에 음식, 가벼운 스낵 또는 식사와 함께 섭취해야 한다. Benzodiazepine을 경구투여하면 30분~6시간 동안 작용이 나타난다. 적절한 시간과 용량의 간격은 약물의 특성에 의해 결정된다. 예를 들어 만약 환자가 수면유도를 위해 benzodiazepine 혹은 어떤 중추신경계 약물을 투여하려고 할 때 약물작용발현 시간이 30~60분이라면 그 약물은 잠들기 60분 전에 투여해야 한다. 이들 약물에서 약물내성이 나타나면 환자는 동일한 치료효과를 얻기 위해 더 많은 용량이 필요해진다.

Benzodiazepines 중에서 flurazepam, quazepam, estazolam은 REM 간섭이 적다. 왜냐하면 이러한 약물들은 활성 대사산물이 없기 때문이다. REM 간섭과 반동불면증이 약물치료의 3~4주에 나타날 수 있다. REM 간섭을 최소화하기 위해 비약물적 방법이 실패했을 때 benzodiazepines을 사용하고, 수면장애를 가진 모든 환자는 단기간 사용하도록 해야한다. Zolpidem은 수면장애의 장기간 관리를 위해 유용하다. Benzodiazepines과 모든 진정수면제는 점차적으로 용량을 줄일 것을 권고한다. 숙취효과는 진정수면제 대부분에서 나타나며, barbiturates에 비해 benzodiazepines과 nonbenzodiazepines은 덜 나타난다.

Nonbenzodiazepines(예: zaleplon)은 처방된 시간에 투여해야 한다. Zaleplon은 작용발현이 빠르기 때문에 잠자기 바로 전에 투여해야 한다. 또한 약물의 작용을 방해하기 때문에 약물투여 2시간 이내에는 과식이나 고지방식사를 피한다. Zolpidem은 위가 비워지는 취침시간에 투약하면 최적의 흡수가 되므로 경구용 제제를 부수거나 씹지 않는다. 이 약물은 드물게 일시적인 기억상실을 나타낼 수도 있다. 이러한 유해작용을 피하기 위해서는 수면보조제의 사용유무와 관계없이 지난 밤 충분한 수면(최소 7~8시간)을 취하지 않았다면 투여하지 않을 것을 권고한다. 일부 진정수면제는 정신적 각성을 요구하는 업무를 하는 사람이라면 그 사람이 약물의 반응을 알 때까지 피해야만 한다. 내성과 의존성은 장기간 사용 시 나타나며 용량을 점차 줄여야 한다. Orexin 수용체 길항제인 suvorexant (Belsomra)의 경우 부작용이 여성에게 더 흔하게 발생한다는 점에 유의해야 한다. 반감기가 길기 때문에 주간 졸음 및 야간의 진정악화에 대한 안전 문제의 중요성이 강조된다.

근이완제는 일반적으로 경련에 사용된다. 유해작용과 독작용이 나타난다면 기도, 호흡, 순환에 대한 감시가 자주 필요하다. 독성을 조기에 발견하면 호흡기계와 기타 진정수면제효과를 예방하고 즉각적인 치료를 제공할 수 있다. 근이완제를 사용하고 있다면 모든 생명지표와 의식이나 진정의 수준을 면밀하게 감시할 필요가 있다. 그리고 조심스러운 보행을 권장하며, 실신이나 어지럼증을 예방하기 위해 체위변경을 천천히 하도록 권고한다. 저혈압에 대한 가장 큰 위험은 보통 투약 1시간 이내에 일어난다. 이 시간 동안 환자의 활동에 대해 많은 주의를 해야 한다.

Ramelteon은 알코올과 함께 투약하면 안 된다는 것을 강조해야 한다. 그 외 중요한 점은 취침 30분 전에 투여해야 하고, 고지방식사 후에 즉시 복용하지 않아야 한다.

Barbiturates는 매우 면밀하게 감시하고 극도로 주의해서 사용해야 한다. 환자의 의식이나 진정수준, 사람, 장소, 시간에 대한 지남력, 호흡수, 산소농도, 활력징후에 대해 관찰하고 기록한다. 식사 또는 가벼운 스낵과 함께 복용하며, 복용하는 약의 형태를 변화시켜서는 안 된다. 침상경보시스템 또는 침상난간 등 예상되는 상해를 예방한다. Barbiturates는 숙취효과가 있다. 또한 중간시간 또는 장시간 작용 수면제는 유해작용이 많으므로 주의 깊게 관찰하여야 한다. 장기간 barbiturates를 사용한 후 갑작스럽게 중단하면 악몽, 환각, 섬망에서 발작까지 유해작용이 나타난다. Barbiturates를 투여받는 중에는 빈혈이 유해작용으로 나타날 수 있으므로 환자의 적혈구, 헤모글로빈, 헤마토크리트 수치를 검사해야 한다. Barbiturates를 장기간 사용하는 경우 치료적 약물혈중농도를 감시해야 한다. 예를 들어 혈청 phenobarbital 수치가 15~40mcg/mL이어야 한다. 40mcg/mL 이상이면 독성 작용이 확실하게 나타나 차고 축축한 피부, 분당 10회 미만의 호흡수, 기타 심각한 중추신경계 억제를 경험하게 된다.

Benzodiazepines을 정맥투여하려면 생리식염수 또는 기타 지시하는 용액에 희석해야 한다. 정맥투여 시 안전한 사용을 위해 희석비율을 엄격하게 따라야 한다. 약물의 대부분이 1mg/kg/min보다 빠르게 투여되어서는 안 된다. 간호사는 이들 약물들을 투여하기 전에 권장하는 주입속도에 대한 믿을 만한 약물관련자료들(예: 최신의 약물소책자/참고문헌 또는 제조사의 삽입글)을 참조해야 한다. Barbiturates가 너무 빠르게 주입되면 심한 저혈압과 호흡억제를 나타낸다. 정맥침윤이 있는 경우 그 부위에 부종, 발적, 압통이 나타난다. 특수한 약물의 자극성분으로 인해 침윤 부위에 조직괴사가 일어난다. Barbiturates의 정맥주입 해결방법이 있다(예: phenobarbital 정맥침윤 시 침범받은 부위에 0.5% procaine 용액을 주사한다). 정맥주사약의 침윤관리를 위한 프로토콜을 항상 중재 전에 점검해야 한다. 왜냐하면 어떤 상황에서는 정맥카테터 내에 용액이 방어하는 약물이 주입될 때까지 남아 있을 수 있기 때문이다. 정맥주사제로서 barbiturates는 amphotericin B, hydrocortisone, hydromorphone과 함께 투여할 수 없다. 약물들은 생리식염수로 적절하게 씻긴 정맥주사라인으로만 투여할 수 있다. 또한 근육주사 시 조직허물을 예방하기 위하여 대근육 속에 깊게 주입해야만 한다. 근육주사는 반드시 필요한 경우에만 사용해야 한다.

요약하자면, 진정수면제로 수면을 유도하기 전에 비약물적인 방법을 시도해 보는 것은 항상 중요하다(BOX 22.1). 약물요법을 사용할 때에는 호흡억제와 중추신경계 관련 다른 문제들을 예방하는 것이 일차적으로 중요하다. 시간은 항상 정확하고, 명확하게 기록되어야 하고, 약물에 대한 환자의 반응도 기록해야 한다. 간호사가 약의 용량, 경로, 시간을 기록하는 것도 중요하다.

◆ 평가 Evaluation

주요 평가기준은 수면의 증가, 수면 중 깨는 횟수의 감소, 짧은 수면 유도 시간, 숙취효과와 같은 유해작용의 경험 감소 및 개선된 수면에 의한 웰빙에 대한 감각 향상이다. 근이완제는 경련 감소, 헌팅턴무도병의 움직임 감소, 파킨슨증후군의 강직 감소, 삼차신경통의 통증 경감에 치료효과가 있다. 간호사는 barbiturates, benzodiazepines, 근이완제의 부작용에 대해 반드시 일관성 있게 관찰하고 기록해야 한다. 각의 약물 부작용에 대해서는 이전의 논의를 참조한다. 간호사는 진정수면제의 독작용을 반드시 평가해야 한다. 중추신경계 억제작용에 대한 평가를 위해 특히 호흡수와 깊이 감소 및 혈압저하 등의 호흡기계와 순환기계 허탈을 모니터링한다.

BOX 22.1 수면일지와 수면장애에 대한 비약물적 치료법

수면일지 정보

- 보통 몇 시에 자고 몇 시에 깨나요?
- 얼마나 오랫동안, 얼마나 잘 자나요?
- 자는 동안 깨나요?
- 잠드는 것이 얼마나 쉽나요?
- 아침에 일어나는 것이 얼마나 쉽나요?
- 카페인이나 알코올을 어느 정도 드시나요?
- 마지막 식사나 음료는 언제 하셨나요?
- 자기 전에 스낵을 드시나요?
- 요즘 감정이나 스트레스는 어떤가요?
- 요즘 드시고 있는 약이 있나요?
- 담배는 피시나요? 만약 그렇다면 얼마나, 오랫동안 피우셨나요?
- 술을 드시나요? 만약 그렇다면 얼마나, 오랫동안 마셨나요?
- 처방전 없이 살 수 있는 약을 복용하고 계신가요? 만약 그렇다면 어떤 약을 왜 드셨나요? 그리고 얼마나 많이, 얼마나 오랫동안 복용하셨나요?
- 약초(herbals)를 드시나요? 어떤 약초제품을 드시나요? 무엇을 위해 그리고 얼마나 오랫동안 드셨나요?

비약물적인 수면중재

- 언제 자러 갈지 수면계획을 세운다. 그리고 아침에 규칙적인 시간에 일어나고 이것들을 계속 지켜야 한다. 이것은 신체 내부의 시계를 다시 조정한다.
- 아주 상쾌하다고 느낄 정도만 자야 한다. 너무 많은 수면은 수면패턴을 깨고 얕은 수면을 가져올 것이다.
- 가능하다면 침대온도를 적절하게 맞춰야 한다.
- 큰 소음을 피한다.
- 낮잠을 피한다.
- 오후 늦게 운동하는 것은 피한다.
- 취침 시간에 카페인, 니코틴, 알코올과 같은 자극제는 피한다. 저녁에 술을 마시지 않는다. 술은 잠들게 하기보다는 질적인 수면을 방해하기 때문이다.
- 잠들기 최소 6시간 전에는 카페인 음료 및/또는 카페인 함유 식품 섭취를 삼가한다. 카페인 함량은 일부 에너지 드링크의 160mg에서 초콜릿이 첨가된 음료의 1온스에 약 4mg까지 다양하다. 카페인은 일부 OTC약물 진통제/두통 완화제, 감기약, 다이어트약에는 16~200mg까지 들어있다. 디카페인 커피에도 약간의 카페인이 들어 있다.
- 잠들기 전에 부드러운 음악, 요가, 이완요법, 심호흡 등으로 몸을 이완한다.
- 우유, 캐모마일 차 같은 따뜻하고 카페인이 없는 음료를 마시도록 한다.
- 20분 이상 침대에서 깨어 있다면 일어나서 이완활동을 한 후 다시 잠을 청한다.
- 건강한 수면주기를 유지하는데 도움이 되므로 자연광에 적절히 노출한다.
- TV를 보거나 라디오를 듣거나 책을 읽지 말고 침대를 TV보기, 라디오 듣기, 책 읽기보다는 오직 수면과 연관한다.

환자중심간호: 환자교육

- 수면습관, 수면양상 및 약물과 비약물에 대한 반응을 모두 일지에 적도록 격려한다.
- 비약물적인 방법은 수면을 강화시키기 위해 먼저 수행되어야 한다. 중추신경계 억제제는 REM 수면을 방해하고 부작용, 내성의 위험이 있기 때문에 매우 중요하다.
- 카페인은 신체에서 약 50%를 제거하는데 약 5~7시간, 75%를 제거하는데 8~10시간이 걸린다. 아침에 카페인을 섭취하는 것은 밤에 잠을 방해하지 않는다. 그러나 나중에 카페인을 섭취하면 수면을 방해할 수 있다. 대부분 개인의 경우, 최소 취침 6시간 전에 카페인을 피하면 수면에 영향을 미치지 않는다.
- 약물이 효과가 없는 것 같다고 의사의 지시 없이 약물용량을 환자가 늘이거나 줄이면 안 된다.
- 운전, 중장비 또는 장비 작동 및 이러한 약물을 복용하는 동안 정신적 주의집중이 필요한 활동에 참여하는 데 필요한 시간 제약에 대해 교육한다.
- 침대에서 나올 때 낙상을 방지하기 위해 도움을 청하도록 격려한다.
- 수면을 위해 투여하는 약은 아침에 어렵게 깨는 것을 예방하기 위해 자정 전에 준다.
- 과잉진정을 예방하기 위해 환자에게 약물상호작용(예: 진통제 또는 기타 CNS 억제제)에 대해 교육한다.
- 가능한 경우 불면증을 피하기 위해 이러한 약물을 갑자기 중단하거나 철회하지 않도록 한다.
- 진정수면제(수면증진을 위한)는 부작용, REM 수면장애 및 중독성으로 인해 장기간 사용하지 않는다.
- 환자들은 이런 약물들에는 대부분 부작용이 있다는 것을 명심해야 한다. 그리고 이러한 부작용들은 노인이나 신장질환, 간기능에 문제가 있는 사람에게 더 심각하다.
- 침대에서 금연하는 것과 같이 약물에 대한 안전에 대해 철저한 교육을 실시한다.
- Benzodiazepines과 자몽 또는 자몽주스의 효과에 대해 교육한다. 자몽은 cytochrome P-450 시스템을 억제시켜 약물대사를 감소시킨다. 그리하여 약물효과를 연장시키고 또 benzodiazepines의 독성을 일으킬 수 있다.
- Orexin 수용체 길항제인 suvorexant의 부작용은 여성 환자에서 더 일반적으로 발생한다는 것을 강조한다. 특히 이 약물의 주간 졸음 및/또는 의식이 없는 야간 행동의 위험 때문에 안전성에 대한 교육을 포함한다.

기억해야 할 사항

- 수면을 증진시키기 위한 비약물적인 방법은 약물치료를 사용하기 전에 항상 사용해야 한다.
- 간호사들은 barbiturates의 분류와 약동학을 잘 이해해야 한다. 단기간작용하는 barbiturates는 pentobarbital sodium, secobarbital이다. 중간기간작용하는 barbiturates는 amobarbital, aprobarbital, butabarbital이다. 장기간작용 barbiturates는 phenobarbital과 mephobarbital이다.
- Barbiturates 각 그룹의 약동학은 특징이 있다. 간호사는 이러한 약들이 어떻게 경구로 흡수되고 비경구로 사용되는지, 또한 약물의 발현시간과 최고발현시간을 잘 알아야 한다. 이들 약물들은 너무 빠르게 주입되면 호흡기계 또는 심장정지 등의 생명위협이 예측된다는 것을 알아야 한다.
- Benzodiazepines은 일반적으로 진정, 불안완화, 골격근 이완, 급성 간질발작의 치료에 쓰인다.
- 대부분의 진정수면제는 REM 수면을 억제한다. 그러므로 권장된 시간대에만 사용해야 한다. 이 기간은 사용되는 특정 약물에 따라 다르다.
- 장기간작용하는 benzodiazepin은 clonazepam, diazepam, flurazepam이다. 중간기간작용하는 benzodiazepine은 alprazolam, lorazepam, temazepam이다. 단기간작용하는 benzodiazepines은 eszopiclone, midazolam, ramelteon, triazolam, zaleplon, zolpidem이다.
- Suvorexant (Belsomra)와 같은 orexin 수용체 길항제는 여성에게 더 많은 부작용을 초래한다.

REVIEW QUESTIONS

1. A patient has been admitted to the emergency department because of an overdose of an oral benzodiazepine. He is very drowsy but still responsive. The nurse will prepare for which immediate intervention?
   a. Hemodialysis to remove the medication
   b. Administration of flumazenil
   c. Administration of naloxone
   d. Intubation and mechanical ventilation

2. An older adult has been given a benzodiazepine for sleep induction, but the night nurse noted that the patient was awake most of the night, watching television and reading in bed. The nurse documents that the patient has had which type of reaction to the medication?
   a. Allergic
   b. Teratogenic
   c. Paradoxical
   d. Idiopathic

3. The nurse is preparing to administer suvorexant (Belsomra) for sleep. The nurse will need to include which teaching about this drug? (Select all that apply.)
   a. This drug needs to be taken approximately 30 minutes before bedtime.
   b. It needs to be taken 2 hours before bedtime because of its slow onset.
   c. The patient needs to be cautioned about the high incidence of daytime somnolence and unconscious nighttime behaviors that may occur.
   d. This drug is less likely to interact with alcohol.
   e. This drug is available over the counter.

4. The nurse will monitor the patient who is taking a muscle relaxant for which adverse effect?
   a. CNS depression
   b. Hypertension
   c. Peripheral edema
   d. Blurred vision

5. A hospitalized patient is complaining of having difficulty sleeping. Which action will the nurse take first to address this problem?
   a. Administer a sedative-hypnotic drug if ordered.
   b. Offer tea made with the herbal preparation valerian.
   c. Encourage the patient to exercise by walking up and down the halls a few times if tolerated.
   d. Provide an environment that is restful, and reduce loud noises.

6. Which considerations are important for the nurse to remember when administering a benzodiazepine as a sedative-hypnotic drug? (Select all that apply.)
   a. These drugs are intended for long-term management of insomnia.
   b. The drugs can be administered safely with other central nervous system depressants for insomnia.
   c. The dose needs to be given approximately 1 hour before the patient's bedtime.
   d. The drug is used as a first choice for treatment of sleeplessness.
   e. The patient needs to be evaluated for the drowsiness that may occur the morning after a benzodiazepine is taken.

7. A patient is to receive diazepam 4 mg IV push as a "now" order for sedation. The medication is available for injection with a concentration of 5 mg/mL. How many milliliters will the nurse give for this dosage?

8. The nurse is reviewing the prescriptions for a patient who will be discharged to home after being hospitalized for a hysterectomy. The patient asked for a sleeping pill, and the surgeon wrote a prescription for Ambien, 10 mg at bedtime as needed for sleep. What is the nurse's priority action at this time?
   a. Review the potential adverse effects with the patient.
   b. Suggest that the patient try drinking a glass of wine at bedtime.
   c. Contact the prescriber to question the dose of the Ambien.
   d. Assist the patient to find a pharmacy to fill the prescription on her way home.

정답 **1. b** **2. c** **3. a, c** **4. a** **5. d** **6. c, e** **7. 0.8mL** **8. c**

참고문헌

REFERENCES

Hartescu, I., Morgan, K., & Stevinson, C. D. (2015). Increased physical activity improves sleep and mood outcomes in inactive people with insomnia: a randomized controlled trial. *Journal of Sleep Research,* 24, 526.

McLarnon, M. E., Monaghan, T. L., Stewart, S. H., et al. (2011). Drug misuse and diversion in adults prescribed anxiolytics and sedatives. *Pharmacotherapy,* 31(3), 262–272.

Michelson, D., Snyder, E., Paradis, E., et al. (2014). Safety and efficacy of suvorexant during 1-year treatment of insomnia with subsequent abrupt treatment discontinuation: a phase 3 randomised, double-blind, placebo-controlled trial. *The Lancet. Neurology,* 13, 461.

National Sleep Foundation website. Available at https://sleepfoundation.org. (Accessed 28 September 2016).

Qaseem, A., Kansagara, D., Forciea, M. A., et al. (2016). Management of chronic insomnia disorder in adults: clinical practice guideline from the American College of Physicians. *Annals of Internal Medicine,* 165, 125.

Tom, S. E., Wickwire, E. M., Park, Y., et al. (2016). Nonbenzodiazepine sedative hypnotics and risk of fall-related injury. *Sleep,* 39, 1009.

Urden, L. D., Stacy, K. M., & Lough, M. E. (2014). *Priorities in critical care nursing* (ed. 7). St Louis: Mosby.

US Food and Drug Administration. Opioid pain or cough medicines combined with benzodiazepines: drug safety communication—FDA requiring boxed warning about serious risks and death. Available at www.fda.gov/NewsEvents/Newsroom/PressAnnouncements/ucm518697.htm. (Accessed 2 September 2016).

Vermeeren, A., Sun, H., Vuurman, E. F., et al. (1803). On-the-road driving performance the morning after bedtime use of suvorexant 20 and 40 mg: a study in non-elderly healthy volunteers. *Sleep,* 38, 2015.

23

중추신경흥분제와 관련 약물

CENTRAL NERVOUS SYSTEM STIMULANTS AND RELATED DRUGS

학습목표

이 장을 학습한 후 학생들은:

1. 중추신경흥분제를 중심으로 중추신경계의 해부, 생리, 기능을 간략하게 알아본다.
2. 중추신경계와 흥분제, 관련된 주요용어를 알아본다.
3. 다양한 중추신경흥분제를 알아본다.
4. 여러 가지 중추신경흥분제의 작용기전, 적응증, 용량, 투약경로, 금기증, 주의사항, 약물상호작용, 유해효과 및 중추신경흥분제 독성에 대해 논의한다.
5. 중추신경흥분제와 관련약물을 복용하는 환자의 간호과정을 포함하는 간호계획을 수립한다.

주요용어

각성제(analeptics) 뇌간과 척수에 작용하여 외부자극에 대한 반응을 증가시키고 호흡을 자극하는 중추신경흥분제

교감신경모방약(sympathomimetic drugs) 교감신경계 흥분과 유사한 작용을 하는 교감신경계 작용제와 같은 중추신경계 자극물질

기면증(narcolepsy) 갑작스럽게 수면에 빠지는 상태(sleep attacks), 허탈발작, 수면마비와 잠자는 동안 환시 또는 환각을 경험하는 증후군

세로토닌 수용체 작용제(serotonin receptor agonists) 새로운 중추신경흥분제의 일종으로 편두통치료에 사용; 이러한 약물은 선택적 세로토닌수용체 길항제 또는 triptans계 약물이라고 한다.

식욕억제제(anorexiants) 식욕을 조절하거나 억제하기 위해 사용하는 약물

암페타민류(amphetamines) 최초로 합성된 amphetamine sulfate와 이 약물의 유도체를 포함한 모든 흥분제를 총칭

에르고트 알칼로이드(ergot alkaloids, 맥각 알칼로이드) 뇌혈관을 수축시켜 편두통을 완화시키는 약물

주의력결핍과다활동장애(attention deficit hyperactivity disorder, ADHD) 아동, 청소년 및 성인에서 주어진 과업에 지속적으로 집중하기 어렵고 과다활동이 주 특징인 증후군

중추신경흥분제(CNS stimulants) 뇌 또는 척수의 특정 영역을 흥분시키는 약물

편두통(migraine) 머리의 박동성, 일측성 통증 및 눈부심 등의 전조증상이 특징인 재발성 두통

허탈발작(cataplexy) 갑작스러운 근육허약과 기쁨, 웃음, 분노, 공포, 또는 놀람과 같은 감정적인 자극에 의해 유발되는 근긴장 저하가 주 특징인 상태로 기면증과 관련됨

개요

OVERVIEW

중추신경계 활동은 뇌와 척수에 존재하는 흥분성 · 억제성 신경전달물질과 수용체에 의해서 균형이 조절되고 있다. 중추신경계 흥분작용은 과도한 흥분성 뉴런의 자극이나 억제성 뉴런의 차단에 의해 발생할 수 있다. 중추신경흥분제는 뇌 또는 척수의 특정 영역을 흥분시키는 약물의 종류들을 말한다. 대부분의 중추신경흥분제는 뇌의 흥분성 뉴런을 자극한다. 이러한 뉴런은 dopamine (dopamine성 약물), norepinephrine (noradrenaline성 약물) 및 serotonin (serotonin성 약물)을 포함한 흥분성 신경전달물질 수용체를 갖고 있다. Dopamine은 norepinephrine의 전구물질이며 자율신경계 신경전달물질이다.

중추신경흥분제를 분류하는 방법에는 3가지가 있다. 첫 번째, 화학구조의 유사성을 기본으로 분류한다. 중추신경흥분제의 주요 화학적 분류에는 amphetamines류, 교감신경모방약(sympathomimetics) 및 xanthines류가 있다(표 23.1). 두 번째, 중추신경계의 치료적 작용 부위에 따라 분류할 수 있다(표 23.2). 마지막으로 중추신경흥분제의 주요 치료적 응용에 따라 ADHD치료제, 기면증치료제, 식욕억제제 및 각성제로 분류한다(표 23.3). 식욕억제제(anorexiant drug)는 비만을 조절하기 위해 사용되고, 각성제는 어떠한 임상적 상황에서 특정 중추신경계를 흥분시키기 위해 사용한다.

표 23.1 중추신경흥분제의 분류

분류	약물명
Amphetamines	dextroamphetamine, methamphetamine, benzphetamine, methylphenidate, dexmethylphenidate
Serotonin 작용제	almotriptan, eletriptan, frovatriptan, naratriptan, rizatriptan, sumatriptan, zolmitriptan
교감신경모방	phentermine
Xanthines	caffeine, theophylline, aminophylline
기타	modafinil, armodafinil, orlistat (lipase 억제제), doxapram (각성제)

표 23.2 중추신경흥분제: 작용 부위

주요 작용 부위	중추신경흥분제
뇌혈관계, 5-$HT_{1D/1B}$ 수용체	효능약
대뇌피질	Amphetamines, phenidates, modafinil, armodafinil
시상하부와 변연계	식욕억제제
연수와 뇌간	각성제

ADHD(주의력결핍과다활동장애)

ATTENTION DEFICIT HYPERACTIVITY DISORDER

주의력결핍장애(attention deficit disorder, ADD)로 알려졌던 주의력결핍과다활동장애(attention deficit hyperactivity disorder, ADHD)는 아동에게 흔히 발생하는 정신장애로 학령기 아동의 4~10%에서 발생한다. ADHD는 여아보다 남아에게서 3배 정도 더 많이 발생한다. ADHD의 주요증상으로는 집중상태를 유지하는 능력의 부족, 과다활동과 충동성이며 이러한 장애에서는 현저한 집중력 결핍, 현저한 과다활동 또는 충동성이 서로 결합하여 발생하기도 한다. 일반적으로 대부분 7세 이전에 발생하지만 가끔 3~6세 사이에도 발생한다. 진단은 지난 6개월 동안 '정신장애에 관한 진단통계 매뉴얼(DSM-5)' 진단기준에 의해 적어도 두 개의 증상이 서로 다른 환경(예: 가정 및 학교)에서 발생했을 때 확진을 내릴 수 있다. 대부분 ADHD는 아동에게 진단되지만 성인도 ADHD가 있다. 아동과 성인의 ADHD 약물치료는 본질적으로 같다. 그러나 과진단(overdiagnosis)과 과진단에 대한 과도한 약물사용과 관련된 몇 가지 사회적 논란이 있다.

기면증

NARCOLEPSY

기면증은 일상생활 중 발작적으로 졸음에 빠져드는 신경학적 질환이다. 이러한 '잠의 공격(sleep attacks)'은 자동차 사고의 원인이 되거나 환자의 70% 이상이 위기일발의 위험한 상황을 경험하게 된다. 허탈발작(cataplexy)은 기면증 환자들의 70%가 경험하는 증상으로 갑작스런 골격근의 허약이 나타난다. 이러한 상태는 강한 감정(예: 기쁨, 분노)과 자주 관련되며 일반적으로 무릎이 비틀리면서 깨어 있는 상태에서 바닥으로 쓰러지게 된다. 미국의 약 100,000사례에 의하면 남자와 여자의 기면증 유병율은 같으며, 기면증을 가진 환자의 절반 정도는 편두통을 경험한다.

비만

OBESITY

적어도 미국 인구의 35%가 비만이며, 약 2/3(64.5%)인 약 7천 8백만 명이 과체중이다. 비만은 여성과 소수민족에서 더 많다. 과거에는 비만을 키, 체격 및 성별 인구학적 통계를 기초로 하여 자신의 이상적인 체중보다 20% 이상으로 정의하

표 23.3 중추신경흥분제의 임상응용별 분류와 약물명

분류	약물
ADHD 치료	dextroamphetamine, lisdexamfetamine, methamphetamine, methylphenidate, atomoxetine (norepinephrine 재흡수억제제)
기면증치료제	dextroamphetamine, methamphetamine, methylphenidate, modafinil, armodafinil
식욕억제제	methamphetamine, phentermine, phendimetrazine, diethylpropion, benzphetamine, orlistat (lipase 억제제), loracaserin
항편두통	almotriptan, eletriptan, frovatriptan, naratriptan, rizatriptan, sumatriptan, zolmitriptan (serotonin 작용제); dihydroergotamine mesylate, ergot-amine tartrate with caffeine (ergot alkaloids)
각성제	caffeine, doxapram, aminophylline, theophylline, modafinil, armodanafil (antinarcoleptic)

ADHD, Attention-deficit/hyperactivity disorder.

였다. 최근에는 비만의 기준을 체중(kg)을 키(m^2)로 나눈 body mass index (BMI)를 말한다(예: BMI = 체중(kg) ÷ [키(m)]^2). 과체중은 BMI 25~29.9까지로 정의하며, 비만은 BMI 30 이상으로 정의한다. 대개 여성의 1/3과 남성의 1/4이 비만을 조심하여, 체중을 줄이려고 시도한다. 1980년대 이후에 6~19세의 젊은 층의 비만 발생률이 3배 이상 증가하였다. 비만은 고혈압, 이상지질혈증, 관상동맥질환, 뇌졸중, 제2형 당뇨병, 담낭염, 통풍, 골관절염, 수면 무호흡을 비롯하여 유방암과 대장암 등의 위험을 증가시킨다. 미국 내 당뇨 환자의 약 70%가 비만과 관련이 있다. 당뇨 환자 중 30만 명이 해마다 비만으로 이환되고, 비만은 예견된 두 번째 사망 원인이 된다. 비만과 관련된 보건의료비용은 대략 1천 400억 달러 이상으로 추정된다. 대개 건강상의 이유보다는 미용을 위해 체중 감소를 시도한다. 때로는 전문의료인들조차도 비만 환자들을 비난하기도 한다.

편두통

MIGRAINE

편두통은 대개 4~72시간 동안 지속되며, 재발하는 두통이다. 전형적인 특징은 박동성 통증으로 보통 한쪽 측면에서만 발생하지만 이마의 양쪽 측면에서 발생할 수도 있다. 오심, 구토, 광선과민증 및 소리과민증 등의 증상이 나타나며 일부 편두통에서는 시각이나 다른 감각의 변화를 느끼는 전조증상을 동반하지만, 대부분은 전조증상이 없다. 미국 인구의 약 3천 7백만 명이 편두통 환자이며, 여성이 남성보다 대략 3배 정도 더 많은 것으로 보고되어 있다. 일반적으로 편두통은 10세 이후에 발생하며, 20대 중반에서 40대에 가장 많이 발생하고, 50세 이후에 대부분 사라진다. 편두통은 또한 가족력이 있다. 편두통의 유발요인으로는 스트레스, 감정상태, 저혈당, 월경, 에스트로겐, 운동 및 알코올 섭취, caffeine, cocaine, nitroglycerin, aspartame, 식품에 포함된 monosodium glutamate (MSG)가 있다. 편두통의 원인과 관련하여 '혈관가설', '신경혈관가설'을 포함한 여러 가지 가설이 있으나 가장 최근에는 serotonin 농도의 감소가 편두통과 관련 있다고 한다. 그러므로 현재 serotonin 농도를 증가시킬 수 있는 약물에 대한 연구가 대부분 진행되고 있다.

각성제에 의한 호흡억제증후군

ANALEPTIC-RESPONSIVE RESPIRATORY DEPRESSION SYNDROMES

신생아 중환자실에서 신생아무호흡 또는 호흡이 주기적으로 멈추는 상태가 흔히 관찰된다. 이러한 증상은 조산아의 약 25%에서 발생되며, 이는 조산으로 인해 호흡을 조절해야 하는 폐와 중추신경계의 구조가 임신기간 동안 완전하게 발달하지 못했기 때문이다. 높은 압력에서 장기간 기계환기치료를 받는 영아들은 만성적폐질환인 기관지폐형성장애가 발생할 수 있다. 환자가 마취 후 자발적인 호흡이 적절하게 이루어지지 않을 경우 호흡억제가 나타나는데, 호흡억제는 일부 약물을 남용한 후에 2차적으로도 발생할 수 있다. 과탄산혈증 또는 이산화탄소의 혈중농도의 상승은 만성폐쇄성폐질환(COPD)을 악화시킬 수 있는 요인이다. theophylline, aminophylline, caffeine, doxapram은 이러한 증상치료에 사용된다.

ADHD와 기면증 치료제

DRUGS FOR ATTENTION DEFICIT HYPERACTIVITY DISORDER AND NARCOLEPSY

중추신경흥분제는 ADHD와 기면증에 사용하는 1차 약물로 내성과 심리적 의존성이 높은 약물이다. 이러한 약물은 규제약물법령(Controlled Substance Act)에 의해 Schedule II 약물로 분류되었다. 이러한 약물을 사용하는 데 몇 가지 공통된 논란이 존재함에도 불구하고 이 약물을 사용하는 환자의 증상이 위약을 사용한 군보다 65~75%가 향상되었다. 일반적으로 중추신경흥분제는 기분을 상승시키며, 에너지와 각성상태를 증가시키고, 식욕감퇴 및 피로나 지루함으로 인해 손상된 업무수행능력을 향상시킨다. 중추신경흥분제로 알려진 가장 오래된 약물로는 cocaine과 amphetamine이 있다. 이 두 가지 약물이 기본형이다. 커피와 차에 포함된 caffeine은 식물에서 추출된 중추신경흥분제이다.

Amphetamine sulfate는 1800년대 처음으로 합성되었으며 이후 기면증치료에 사용되었다. 이후에 이 약물 유도체인 d-isomer dextroamphetamine sulfate, methamphetamine hydrochloride 및 amphetamine과 dextroamphetamine이 혼합된 복합 amphetamine salts가 있다. 이 모든 약들을 흔히 간단하게 amphetamine류로 총칭한다. Methylphenidate는 amphetamine으로부터 추출된 합성 amphetamine으로 1958년 소아의 과다활동을 치료하는 약물로 처

음 사용되었다. 모든 amphetamine과 관련된 약물은 ADHD 및 기면증의 치료에 사용된다. 비amphetamine 흥분제로는 modafinil과 pemoline이 있다. Atomoxetine은 ADHD의 치료제로 사용되는 비흥분성 약물로서, norepinephrine 재흡수 억제제이다. Atomoxetine은 amphetamine류가 아니기 때문에 불면증의 발생률이 낮고 남용의 가능성이 낮다. ADHD에 사용되는 새로운 약물인 lisdexamfetamine (Vyvanse)은 dextroamphetamine의 전구체이다.

작용기전 및 약물효과
Mechanism of Action and Drug Effects

Amphetamine은 각성상태와 관련 있는 대뇌피질과 시상을 자극한다. 약리작용은 중추신경계의 교감신경계 흥분작용과 흡사하며, 신체에서는 호흡기계가 우선적으로 영향을 받는다. 중추신경계 효과로는 기분 상승 또는 다행감, 각성상태 및 작업능력의 증가, 피로와 졸음의 감소, 장기간 각성상태 등이다. 호흡기계에서 가장 일반적으로 보이는 증상으로는 기관지근의 이완, 호흡수의 증가 및 폐동맥의 확장이다.

Amphetamine과 phenidate는 중추신경계 연접에서 norepinephrine과 dopamine의 재흡수를 차단하고 유리를 증가시켜 norepinephrine과 dopamine의 효과를 증가시킨다. 이러한 결과로 이 두 신경전달물질은 수용체와의 접촉이 길어지고 작용기간이 길어진다. Modafinil과 armodafinil은 각성제로 amphetamine과 phenidate처럼 각성시간을 촉진시키며, 교감신경모방 속성은 없지만 주로 뇌내 gamma-aminobutyric acid (GABA)에 의한 신경전달을 감소시킨다. GABA는 뇌에서 중요한 억제성 신경전달물질이다. 비흥분성인 atomoxetine은 norepinephrine의 재흡수를 선택적으로 억제한다.

적응증 Indications

Methylphenidate를 포함하여 다양한 amphetamine 유도체가 ADHD와 기면증에 사용된다. Dexmethylphenidate는 일반적으로 ADHD치료에 단독으로 사용되는 약물이다. Amphetamine sulfate 또한 20세기 초기에서 중기까지 비만치료제로 사용되었다. 그러나 현재 비만치료제로 승인받은 amphetamine은 단지 benzphetamine과 methamphetamine뿐이다. 비amphetamine성 흥분제인 modafinil과 armodafinil은 기면증에 사용한다.

전문가들은 가끔 흥분제의 중독 경향을 완화시키기 위해 약물을 복용하지 않는 '휴약기(drug holidays)'를 권장한다. 학령기 아동은 흔히 주말이나 방학 동안에 휴약기를 갖는다.

금기증 Contraindications

Amphetamine류와 비amphetamine류 약물에 알레르기가 있을 경우에는 사용할 수 없으며 불안 또는 초조, Tourette 증후군과 고혈압, 녹내장을 악화시킬 수 있기 때문에 사용할 수 없다. 약물을 복용하기 전 14일 이내에 MAOI계 약물을 복용하지 않아야 하며, 이러한 금기증은 atomoxetine에도 적용된다.

유해효과 Adverse Effects

Amphetamine류 약물과 비amphetamine류 약물의 유해효과는 광범위하며 치료적 용량보다 많이 투약될 때 흔히 발생한다. 이러한 약물은 신체 전체를 상승시키는 효과가 있다. 예를 들어 심혈관계 증상으로는 심박수 및 혈압 상승이 나타난다. 그 외 유해효과로는 협심증, 불안, 불면증, 두통, 떨림, 시력 저하가 있으며 신진대사속도를 증가시키고(비만치료의 이점이 있음), 위장관계 장애 및 구강건조가 있다. 또 다른 유해효과로는 기존의 조증, 정신증이나 공격성과 같은 정신질환이 심해지거나 새롭게 발병할 수 있다. Atomoxetine과 관련된 일반적인 부작용에는 두통, 복통, 거식증, 구토, 기침 등이 있다.

상호작용 Interactions

약물 간의 상호작용은 다양한 약물의 분류에 따라 다르다. 표 23.4에는 약물분류에 따른 일반적인 약물상호작용에 대하여 소개하고 있다.

용량 Dosages

용량에 대한 다른 정보들은 용량표를 참조한다.

식욕억제제
ANOREXIANTS

식욕억제제는 식욕을 억제하는 약물로 비만한 사람의 체중을 감소시키는 중추신경흥분제이다. 이러한 약물에는 phentermine (Ionamin), benzphetamine (Regimex), methamphetamine (Desoxyn) 그리고 diethylpropion (Tenuate)이 있다. 2010년 Sibutramine (Meridia)은 심혈관계 위험성으로 인하여 퇴출되었다.

표 23.4 중추신경흥분제: 일반적인 약물상호작용

약물	상호작용약물	기전	결과
Amphetamine과 Nonamphetamine 흥분제			
Amphetamines (various salts) methylphenidate	중추신경흥분제 MAOIs	독성 증가 catecholamine 유리 증가	심혈관계 유해효과, 신경과민, 불면 두통, 심부정맥, 고혈압
Atomoxetine	교감신경모방약	교감신경 흥분 증가	심혈관계 유해효과
	CYP2D6 억제제 (MAOIs, paroxetine)	atomoxetine 대사 감소	atomoxetine 독성 증가
식욕억제제와 각성제			
phentermine	중추신경흥분제	독성 증가	신경과민, 불면, 심부정맥, 발작
	MAOIs	catecholamine 유리 증가	두통, 심부정맥, 악성 고혈압
	Serotonin성 약물	독성 증가	심혈관계 유해효과, 신경과민, 불면, 발작
Serotonin 작용제			
sumatriptan과 기타 약	에르고트 알칼로이드, SSRIs, MAOIs	독성 증가	심혈관계 유해효과, 신경과민, 불면, 발작
에르고트 알칼로이드			
D.H.E.45, Caffergot	Protease 억제제, azole antifungals, macrolide계 항생제	에르고트 증가	급성 에르고트 독성; 오심, 구토, 저혈압 또는 고혈압, 발작, 혼수, 사망; 에르고트 알칼로이드와 병용은 금기임

CYP2D6, cytochrome P-450 enzyme 2D6; D.H.E.45, dihydroergotamine mesylate; MAOIs, monoamine oxidase inhibitors; SSRIs, selective serotonin reuptake inhibitors.

Orlistat (Xenical)는 비만을 치료하기 위해 사용하는 비중추신경흥분제이다. 이것은 소장과 대장에 국소작용을 일으켜 지방성분이 함유된 음식을 섭취했을 때 칼로리 흡수를 억제한다. lorcaserin (Belviq), Qsymia (phentermine and topiramate), Contrave ER (naltrexone and bupropion)과 같은 몇몇 새로운 약물들은 비만치료를 위해 사용된다. 2015년 FDA에서 승인한 liraglutide (Saxenda)는 당뇨병치료제로 Victozs라는 이름으로 판매되고 있다.

작용기전 및 약물효과
Mechanism of Action and Drug Effects

식욕억제제는 뇌의 식욕조절중추를 억제하는 중추신경흥분제이다. 또한 신체의 기초대사율을 향상시키며, 저장된 지방조직을 유통시키고, 세포의 포도당 재흡수를 확장시키며 또한 지방흡수를 감소시킨다.

이러한 각 식욕억제제 약물 작용에는 약간의 차이가 있다. Phentermine, diethylpropion, methamphetamine, benzphetamine은 amphetamine sulfate와 화학구조 및 중추신경계 효과가 비슷하다. 이러한 약물은 식욕억제제와 교감신경모방약으로 분류된다. 그러나 모든 약물은 dopamine과 norepinephrine이 매개하여 중추신경계에서 식욕중추의 억제가 나타난다.

식욕억제제로 사용되는 새로운 약물로 orlistat가 있다. 이것은 다른 약물과 달리 중추신경흥분제가 아니며, 지방분해효소인 lipase를 비가역적으로 억제한다. 결과적으로 장에서 음식물의 지방 흡수가 감소하며, 대변에서 지방 배설을 증가시킨다. Lorcaserin (Belviq)은 세로토닌 2C 수용체 길항제로 이 약물의 정확한 약물기전은 알려지지 않았다. 또 다른 비만치료제로는 phentermine과 topiramate (Qsymia) 복합제, naltrexone과 bupropion (Contrave), liraglutide (Saxenda)와 같은 약물이 있다. Naltrexone은 아편길항제이며 liraglutide는 간질치료를 위해 사용되는 항간질증제이다.

적응증 Indications

식욕억제제는 비만치료에 사용된다. 그러나 다이어트와 운동을 포함한 행동수정을 동반하지 않으면 약물효과는 매우 적게 나타난다. 식욕억제제는 BMI 30 이상의 고위험 환자에게 사용하거나 고혈압 또는 콜레스테롤이 높거나 당뇨 환자 중 BMI가 27인 경우에 사용한다.

금기증 Contraindications

이 약물에 알레르기가 있거나, 심각한 심혈관질환, 조절되지 않는 고혈압, 갑상샘기능항진증, 녹내장, 정신적 초조(mental agitation), 약물남용력, 섭식장애 및 MAOI약물을 복용한 경우에는 사용할 수 없다. Orlistat는 만성 흡수장애증후군 또는 담즙정체의 경우에 사용할 수 없다.

유해효과 Adverse Effects

Diethylpropion을 제외한 식욕억제제는 고용량 복용 시 혈압을 상승시키고 심계항진과 심박장애를 일으킨다. 오히려 치료농도에서 반사적으로 심박수가 느려진다. 그러나 diethylpropion은 심혈관계와 관련된 유해효과는 거의 없다. 그 외 식욕억제제의 유해효과로 불안, 초조, 현기증, 두통이 발생할 수 있다. Orlistat의 가장 흔한 유해작용은 두통, 상부 호흡기감염(메커니즘 불확실), 위장관계 장애, 변실금이다.

상호작용 Interactions

표 23.4를 참조한다.

용량 Dosages

용량에 대한 다른 정보들은 용량표를 참조한다.

편두통치료제

ANTIMIGRAINE DRUGS

1990년대에 처음 도입된 세로토닌 작용제(serotonin agonists)는 뇌의 serotonin 수용체를 자극함으로써 편두통 치료에 혁명적 역할을 하였다. 이러한 약물로는 sumatriptan (Imitrex), almotriptan (Axert), eletriptan (Relpax), naratriptan (Amerge), rizatriptan (Maxalt), zolmitriptan (Zomig), frovatriptan (Frova)이 있으며, 통칭하여 triptan계 약물이라고 한다. 이러한 약물은 심혈관계질환이 있는 환자에게는 주의 깊게 사용해야 한다. 에르고트 알칼로이드(ergot alkaloid)는 전통적으로 편두통치료의 주요약물로 사용되었으나, 이후 triptan계 약물로 대체되었다.

작용기전 및 약물효과

Mechanism of Action and Drug Effects

Serotonin의 화학명은 5-hydroxytryptamine 또는 5-HT이다. 생리학자들은 최고의 효과를 갖고 있는 2개의 5-HT 수용체 아형(5-HT_{1B}, 5-HT_{1D})을 발견하였으며, triptan은 대뇌동맥에서 이러한 수용체들을 자극하며, 혈관을 수축하여 두통을 감소 또는 제거한다. 에르고트 알칼로이드는 뇌혈관을 수축시켜 증상을 완화시킨다. 편두통의 원인은 완벽하게 밝혀지지 않았지만 비정상적인 뇌혈관 확장과 관련 있다고 본다.

적응증 Indications

편두통치료제인 triptan은 급성 편두통증상치료에 사용한다. Triptan은 전구증상을 동반하는 두통이 있는 환자에게 사용하며, 예방적인 효과는 없다. 편두통 발작이 1주에 1일 1회 또는 그 이상 발생한다면 예방적 치료의 적응증이 된다. 예방적 치료에 사용되는 1차 약물로는 propranolol, amitriptyline, valproic acid, topiramate가 있다. 2차 약물로는 에르고트 알칼로이드 약물인 dihydroergotamine mesylate (D.H.E.45)와 naproxen을 포함하는 비스테로이드성 항염제(nonsteroidal antiinflammatory drug), 칼슘통로차단제, 안지오텐신수용체차단제 등이다. 흔히 사용되는 약품으로는 acetaminophen이나 aspirin과 Barbiturate계 약물인 butalbital, 각성제인 caffeine, codeine 포함되어 있거나, 포함되지 않은(Fiocet) 약물이 혼합된 형태이다. Caffeine은 에르고트 알칼로이드의 장내흡수를 강화시켜 진통제 효력을 높일 수 있으며, 혈관수축효과를 통해 두통을 완화시켜 대뇌혈관 흐름을 감소시킨다. 또한 이뇨효과가 있으며, 혈관용적을 감소시키기 때문에 대뇌혈류 흐름을 감소시킬 수 있다. 가장 흔히 처방되는 약물은 triptan계 약물이다.

금기증 Contraindications

Triptan계 약물은 혈관수축성 효과 때문에 이 약물에 알레르기가 있거나 심각한 심혈관질환이 있는 경우에는 사용하지 않는다. 에르고트 알칼로이드는 조절되지 않는 고혈압, 뇌, 심장 또는 말초혈관의 질환, 심박장애, 녹내장 및 관상동맥질환 또는 허혈성 심장질환이 있을 경우에는 사용할 수 없다.

유해효과 Adverse Effects

Triptan계 약물은 혈관수축효과가 강력하여, 관상순환에 영향을 준다. 주사제제는 주사 부위의 국소염증의 원인이 된다. 그 외 유해효과로는 욱신욱신 쑤시는 느낌, 홍조(피부가 따뜻하고 붉어짐), 머리나 가슴에서의 울혈된 느낌이 있다. 에르고트 알칼로이드의 유해효과는 오심, 구토, 손과 발의 차갑거나 축축한 느낌, 근육통증, 어지럼, 저림, 무감각, 불안한 감정, 입이나 목, 코에서 느껴지는 자극감(비강 분무제 형태에서 나타남) 등이다. 과용량 사용에 의해 반사성 두통이 나타날 수 있다.

상호작용 Interactions

표 23.4를 참고한다.

용량 Dosages

용량에 대한 다른 정보들은 용량표를 참조한다.

용량표

중추신경흥분제 및 관련 약물

약물명(임신범주)	약리학적 분류	상용량
amphetamine/dextroamphetamine (Adderall) (C)	중추신경흥분제	**소아 3~5세** PO: 1일 2.5mg, 바람직한 효과가 나타날 때까지 매주 증량 **6세 이상의 소아와 성인** PO: 매일 5mg씩 1일 1회 또는 2회 투여, 바람직한 효과가 나타날 때까지 매주 증량 (1일 투여 최고 용량 40mg)
atomoxetine (Strattera) (C)	선택적 norepinephrine 재흡수억제제	**소아(70 kg미만)** PO: 1일 0.5~1.2mg/kg; 1일 1회 또는 나누어 2회 복용 **성인(70kg 이상)** PO: 1일 40~100mg; 1일 1회 또는 나누어 2회 복용
caffeine (B)	Xanthine 대뇌 자극	**성인** PO: 300~400mg IV: 500mg **조산아** IV(오직 caffeine citrate): 20mg/kg 주입 후 1일 1회 5mg/kg 투여
doxapram (Dopram) (B)	호흡자극제(각성제)	**성인과 12세 이상의 소아** IV: 0.5~1mg/kg, 2mg/kg까지 2시간동안 1~2mg/min 주사
methylphenidate, extended release (Concerta) (C)	중추신경흥분제	**소아와 성인** 1일 18~72mg 투여(single dose)
methylphenidate (Ritalin) (C)	중추신경흥분제	**6세 이상의 소아와 노인** PO: 아침식사와 점심식사 전 5mg씩 2회 복용, 바람직한 약물효과가 나타날 때까지 주단위로 용량 증가(최대 1일 약물용량, 60mg) **성인** PO: 1일 2~3회 나누어서 20~60mg/day
methylphenidate, extended release (Ritalin-SR) (C)	중추신경흥분제	**소아와 성인** 1일 20~60mg 투여(single dose)
modafinil (Provigil) (C)	중추신경흥분제	**성인** PO: 1일 1회 아침에 200mg 투여, 만약 2차적 용량이 필요하다면 정오에 투여
orlistat (Xenical, Alli) (B)	Lipase 억제제	**성인** PO: 지방이 포함된 식이와 함께 120mg씩 1일 3회 투여
sumatriptan (Imitrex) (C)	Serotonin 수용체 작용제	**성인** PO: 25, 50, 100mg, 2시간 후에 반복투여(1일 최대 200mg) SubQ: 4~6mg, 1시간 내 반복투여 가능(일일 최대 2회 주사) Nasal spray: 5, 10, 20mg, 2시간 이후에 반복투여(1일 최대 40mg)

호흡억제증후군에 사용하는 약물: 각성제

DRUGS FOR SPECIFIC RESPIRATORY DEPRESSION SYNDROMES: ANALEPTICS

각성제에는 doxapram (Dopram)과 methylxanthine 약물인 aminophylline, theophylline과 caffeine이 있다. 일반적으로 이러한 약물은 수술 후 호흡억제나 신생아 호흡억제 시 사용하지만 신생아에게서 더 흔히 사용된다.

작용기전 및 약물효과

Mechanism of Action and Drug Effects

각성제는 호흡에 관여하는 수질과 척수를 중심으로 중추신경계를 자극한다. Methylxanthine계 각성제(caffeine, aminophylline, theophylline)는 phosphodiesterase를 억제한다. 이 효소는 cyclic adenosine monophosphate (cAMP)를 분해한다. 각성제가 이 효소를 차단하면 cAMP는 체내에 누적되어 그 결과로 기도의 평활근이 이완되며 폐의 세동맥은 확장되고, 전반적으로 중추신경계가 자극을 받는다. Aminophylline은 전구물질로 체내에서 theophylline 가수분해되고 결국 theophylline은 caffein으로 대사된다. Caffeine은 본질적으로 강력한 중추신경흥분제로 커피, 홍차, 청량음료에 포함되어 있다. 이전에 언급했듯이 caffeine은 편두통을 치료하는 진통제의 효력을 높여주며 이뇨작용이 있다. Caffeine의 자극효과는 뇌의 adenosine 수용체를 차단하며, 이는 수면 촉진과 관련되어 있다. Doxapram의 작용기전은 methylxanthine과 유사하지만 이 약물은 이산화탄소 함유량을 감지하는 뇌의 영역에 큰 지속효과를 나타낸다. 혈액 내의 이산화탄소 함유량이 높을 때, 뇌의 호흡중추는 유입된 산소와 이산화탄소를 교환하기 위해 깊고 빠르게 호흡하도록 자극받는다.

적응증 Indications

최근에 사용되는 각성제에 대한 적응증은 신생아무호흡, 기관지폐이형성증(bronchopulmonary dysplasia), COPD와 관련된 과탄산혈증, 수술 후 호흡억제 및 약물남용(아편유사제, 알코올 또는 barbiturate)에 의한 2차적 호흡억제이다. 수술 후 호흡억제는 마취에서 깨어날 때까지 일반적으로 기계환기(mechanical ventilation)를 통해 치료한다. 신생아에게 caffeine을 투여할 경우에는 theophylline 또는 aminophylline을 투여할 때보다 빈맥, 중추신경흥분, 감정의 불안정이 덜 나타난다. 또한 theophylline과 aminophylline은 신생아 서맥뿐만 아니라 아동이나 성인의 천식치료제로도 사용된다.

금기증 Contraindications

각성제는 이 약물에 알레르기가 있거나 소화성궤양, 심각한 심혈관질환이 있는 경우에는 사용할 수 없다. 또한 phosphodiesterase를 억제하는 약물인 sildenafil을 함께 사용할 수 없다.

Doxapram 주사형 약물에 benzyl alcohol이 포함되어 있기 때문에 신생아에게는 사용하지 않는다. Benzyl alcohol은 영아에서 가쁜호흡 증후군(gasping syndrome)과 연관이 있고 또한 혈액순환에서 알부민 결합 부위로부터 bilirubin을 혈액 내로 이동시킨다. 이는 결과적으로 고위험 영아에서 흔한 상태인 고빌리루빈혈증(hyperbilirubinemia)을 유발하거나 악화시킬 수 있다. 또한 뇌전증(epilepsy)이나 알레르기, 뇌손상, 심혈관계 손상 또는 심각한 고혈압 및 뇌졸중을 경험

표 23.5 Caffeine이 포함된 음료와 약물

약물 또는 음료	Caffeine 양
비처방약물	
진통제	
Anacin	32mg/정
Excedrin, Excedrin Aspirin-Free, Excedrin Migraine	65mg/정
흥분제	
NoDoz Maximum Strength	100mg/정
Vivarin	200mg/정
Zantrex-3 (marketed as anorexiant)	200mg/정
처방약물(편두통에 대한)	
Fioricet, Fiorinal	40mg/정
Esgic	40mg/정
Cafergot	10mg/좌약
음료	
Coffee (brewed, instant)	80~150mg/150mL
Coffee (decaffeinated)	2~20mg/150mL
Tea (brewed)	30~75mg/150mL
Soft drinks	35~60mg/360mL
Cocoa	5~40mg/150mL
Supplemented water (Red Bull, Propel, Vitamin Water)	~50mg/360mL
Coffee-flavored or chocolate ice cream	30~45mg/15mL

한 경우에도 사용하지 않는다.

유해효과 Adverse Effects

고용량에서 각성제는 미주신경, 혈관운동신경, 뇌간의 호흡중추 및 골격근을 자극한다. 미주신경이 자극을 받으면 위액분비의 자극, 설사, 반사성 빈맥이 나타난다. 혈관운동신경이 자극을 받으면 홍조, 피부에 땀이 나며, 호흡기계에서는 호흡수가 증가되고, 골격근에서는 근육긴장과 떨림이 발생하며 신경계에서는 심부건반사가 감소된다.

상호작용 Interactions

표 23.4를 참조한다.

용량 Dosages

용량에 대한 다른 정보들은 용량표를 참조한다.

❖ 간호과정 NURSING PROCESS

◆ 사정 Assessment

중추신경흥분제는 다양한 증상 및 질환에 사용된다. 따라서 이러한 약물을 사용하기 전에는 (1) 이전 또는 현재의 질병 상태를 중심으로 한 내과적 병력(특히 혈관, 뇌혈관, 신경계, 신장 및 간), (2) 과거 또는 현재의 중독이나 약물남용력, (3) 환자가 복용하는 처방약물, OTC약물, 약초제품 및 알코올, 흡연, (4) 환자의 영양상태 및 식이와 같은 사정 자료가 수집되어야 한다. 모든 중추신경흥분제는 혈압 및 맥박을 증가시키고 발작, 두개내출혈을 유도할 수 있기 때문에 이러한 약물을 사용하기 전에 모든 영역에서 사정이 이루어져야 한다. 중추신경흥분제는 실제적으로 호흡기계에 유용하게 사용된다. 특히 수술 후 중추신경억제로 고통받는 환자들에게 유익하다. 식욕억제를 위해 식욕억제제를 사용하거나 부적절하게 처방될 경우 합병증을 유발할 수 있다. 따라서 이러한 약물을 투여할 경우에 먼저 키와 체중, 섭취량을 초기 투약부터 사정해서 기록해야 하며, 활력징후는 혈압과 맥박수에 주의하여 사정한다.

간호력 사정 시 생활패턴, 운동, 영양 습관 및 패턴을 포함하며 교육 수준, 이전에 성공이나 실패의 경험, 가족이나 친구와 같은 유용한 지지집단, 자존감, 스트레스 정도, 정신상태 및 정신건강(약물은 정신병을 악화시킬 수 있음), 당뇨 유무(당뇨 환자는 혈당치를 모니터하고 혈당관리를 철저히 해야 함), 금기증, 주의사항, 약물상호작용과 관련된 정보에 대해 충분한 사정이 이루어져야 한다(표 23.4).

ADHD를 치료하기 위한 약물의 선택은 매우 신중해야 하며 지속적인 사정이 필요하다. 소아 환자에 대한 사정 시 키와 체중의 기준치, 성장발달패턴, 활력징후, CBC, 심장기능 사정, 정서적/정신적상태 사정, 수면 습관 및 패턴에 대한 사정이 포함되어야 한다. 특히 행동과 관련하여 치료 전과 치료하는 동안 비교자료로 활용하기 위해 비정형성 행동, 집중력의 상실 및 사회적 문제 또는 학교에서의 문제발생 경력도 사정하고 기록한다. ADHD 아동들의 성공적인 치료에는 부모가 치료에 참여하는 것이 매우 중요하므로 가족과 가정 환경도 사정해야 한다. 약물치료 시, 체중 감소에 대한 위험이 있기 때문에 약물치료를 받기 전 식이섭취에 대한 사정이 필요하며, 소아 환자는 적절한 체중을 유지하기 위해 철저한 영양과 식이관리가 필요하다.

성인에서도 키와 체중, 활력징후 및 CBC에 대한 기준치 사정이 필요하다. 수면습관 및 패턴에 대한 일반적인 사정과 기록이 필요하며 이를 통해 수면장애를 예견하고, 적절하게 대처한다. 중추신경흥분제를 사용할 경우 심장기능평가가 매우 중요하므로 혈압, 맥박, 심음, 흉통, 심계항진과 이에 관련된 병력에 관심을 가져야 한다. 처방약에 대한 금기증, 주의사항 및 약물상호작용을 사정하고 기록한다. 확인한 사항과 환자가 처방받아 복용하는 약물, OTC약물(비충혈치료제나 자극제 등), 허브 성분의 약물, 특히 인삼과 caffeine 등을 기록한다.

편두통치료를 위해 사용되는 serotonin 작용제는 유해반응, 금기증, 주의사항, 약물상호작용이 나타날 수 있다. 심장과 관련된 과거력, 혈압, 맥박과 리듬을 사정해야 한다. 고혈압이 있는 환자가 이 약을 사용할 경우 위험수준으로 혈압이 상승할 수 있으므로 간호사정과 기록지를 주의깊게 확인한다. 사실 일반적으로 이러한 약물은 관상동맥질환이 있는 편두통 환자에게는 처방되지 않는다. 간호사정 시 환자가 복용하는 약물 중에서 에르고트 알칼로이드, 선택적 세로토닌 수용체억제제(selective serotonin receptor inhibitors) 및 MAOI 약물 등과 같이 약물상호작용을 유발하는 약물을 식별할 수 있어야 한다. Serotonin 작용제를 다음의 약물을 사용한 지 2주 이내에 사용하면 독성 발생위험이 높다. 독성은 신경과민, 불면증, 심혈관 합병증 및 경련의 증상으로 나타난다.

에르고트 알칼로이드를 복용 전 주의사항, 금기사항과 약

약초요법 및 식품보조제

신경계 자극에 사용하는 선택적 약초 화합물

일반명	용도	가능한 약물상호작용(동시 사용 금지)
Ginkgo biloba, ginkgo	정신적 각성상태를 향상; 기억이나 치매를 개선	warfarin, heparin
Ginseng	장애가 있는 정신기능과 집중력 향상	혈당을 낮추는 당뇨를 위한 약물(예: insulin, oral hypoglycemic drugs), monoamine oxidase inhibitors

물상호작용에 대해 사정하고 기록한다. 환자의 편두통 병력과 패턴, 악화요인, 이전에 통증을 완화시켜주는 치료법들에 대한 자료를 수집해야 한다. 항편두통제(예: 세로토닌 길항제, 에르코드 알칼로이드)를 사용한 후 통증을 성공적으로 조절했거나 실패한 경험이 있는지 확인한다.

Doxapram과 같은 각성제는 주로 병원 내의 중환자실이나 회복실에서 중추성 호흡흥분제로 사용된다. 약물의 주의사항이나 금기증, 약물상호작용은 다른 중추신경흥분제와 유사하며, 환자의 활력징후 및 심장박동과 리듬, 혈압을 주의해서 관찰하도록 한다. 혈압이나 맥박이 상승된 환자는 합병증 고위험군으로 볼 수 있다. 발작의 위험과 관련하여 신경학적 사정이 이루어져야 하며, 심부건반사와 같은 기본적인 반사기능을 사정한다.

◆ 간호요구 Human Need Statement

1. 심박출량 감소와 같은 중추신경계자극의 부작용과 관련된 산소화 요구 변화(예: 심계항진, 빈맥)
2. 중추신경계 유해효과와 관련된 음식, 수분, 영양소섭취 변화(예: amphetamines, 항식욕억제제)
3. 만성편두통의 불편함과 관련된 통증의 감소에 의한 변화
4. 중추신경흥분제의 작용 및 유해효과와 관련된 수면양상의 변화

◆ 계획: 결과판정 Planning: Outcome Identification

1. 심계항진과 흉통 같은 심장 증상과 부작용이 나타나는 동안 환자의 혈압(120/80)과 맥박(60~100)의 활력징후를 정상범위로 유지하고, 필요시 의사에게 즉시 보고한다.
2. 치료하는 동안 환자의 영양상태를 유지하여 정상체중과 BMI를 유지한다.
3. 편두통을 관리하는 동안 두통의 감소와 향상된 일상생활활동과 안녕을 보고한다.
4. 환자는 효과적인 약물치료를 경험하는 동안 충분한 휴식이 되는 수면을 취한다. 마사지, 피드백, 음악치료, 호흡이완, 방을 조용하고 편안한 온도로 유지하는 것과 같은 수면을 향상시키는 비약물적 방법을 사용한다.

◆ 수행 Implementation

ADHD치료제를 복용할 때 복용량은 개별적으로 처방되어야 하며, 학교생활을 하는 동안 환자가 약물치료를 필요로 하는 시점을 고려한다. 성공적인 치료를 위한 투약계획 시 학교, 선생님, 보건교사, 가족과 환자 간의 친밀한 의사소통이 매우 중요한 영향을 미친다. 그리고 약물을 투여하는 시기도 중요하다. 약물이 충분하고 적절하게 투약될 때 환자의 행동은 보다 잘 조절되며, 학교생활은 개선될 것이다. 오랫동안 질병에 대한 편견이 있어서 학교 내에서 약물복용이 지장을 받았다. 이러한 경우에는 장시간 작용하는 약물을 사용하거나 약물복용시간을 변경해야 한다. 일반적으로, 1일 1회 투약하는 서방형 제제를 사용한다. 만약 서방형 제제라면 학생이 학교에서 약물을 복용하지 않아도 된다. 불면증치료제는 하루 중 마지막 투약을 잠들기 4~6시간 전에 해야 한다. 치료하는 동안에는 환자의 키와 체중을 중심으로 신체적 성장을 지속적으로 관찰해야 한다. 의사는 약물에 대한 요구를 재평가하거나 민감성을 증가시키기 위해 약물을 정기적으로 중단하며, 주말이나 휴일 또는 방학기간 동안 약물을 처방하지 않는다.

일반적으로 식욕억제제는 단기간 동안 사용되며, 치료에 대한 긍정적인 결과를 얻기 위해 환자는 과식하지 말아야 한다. 또한 건강한 체중 감소를 돕기 위해서는 적절한 식사와 운동 프로그램이 필요하다. 일반적으로 수면을 방해하지 않기 위해 약물은 아침에 복용하며, 잠들기 전 4~6시간 내에는 복용하지 않는다. 만약 환자가 이러한 약물을 장기간 복용하였다면, 약물복용을 중단하기 전에 금단증상을 조절하고 식욕이 다시 증가되는 것을 피하기 위해 단계적으로 약물을 감량해야 한다. 환자는 일기를 작성하여 섭취량뿐만 아니라 약물치료에 대한 반응, 유해효과, 사회활동, 운동 및 매일 느끼는 감정을 기록하도록 권장한다. 구강건조를 완화하기 위해 구강간호를 자주 받거나 무설탕 껌이나 딱딱한 캔디를 복용하도록 교육한다. 또한 얼음을 녹여 먹거나 생수를 갖고 다니도록 하면 도움이 될 것이다. 두통이 발생하면 대부분 acetaminophen이 처방되는데 이때 커피 또는 차, 탄산음료, 초콜릿에 포함된 어떠한 형태의 caffeine도 복용하지 않도록 한

다. Caffeine이 포함된 상품은 OTC약물 진통제, 월경증후군을 치료하기 위한 OTC약물, 감기, 기침, 독감 또는 비강출혈 치료를 위한 OTC약물, ergotamine과 caffeine이 포함된 진통제, aspirin과 caffeine이 포함된 butalbital 등이 있다. 지용성 비타민은 caffeine이 포함된 약물과 함께 사용한다. 식욕억제제는 치료하는 동안 내성을 확인하는 것은 중요하다. 비만 환자를 간호할 경우에는 최면, 바이오피드백, 심상요법을 포함한 전인적인 접근방법을 사용하며, 환자들이 지속적으로 의사를 방문하여 추후관리를 받도록 격려하여야 한다.

SSRs는 다양한 경로로 투여할 수 있다. Rizatriptan은 경구약으로 유용할 뿐만 아니라 혀에서도 분해되는 구강 붕해정 또는 wafer제로 사용된다. 후자의 제형은 보다 빠르게 흡수된다. Serotonin 작용제의 비강분무형 또는 자가주사형은 특히 편두통이 있는 환자들에게 발생하는 오심이나 구토에 효과가 있다. 비강분무형과 자가주사형은 정제형보다 작용발현시간이 짧은 이점이 있다. 정제형을 복용했을 경우 작용발현시간이 1~2시간이지만 비강분무형은 10~15분이다. 주사형태가 처방된다면 환자는 주사를 사용하는 지침이나 방법에 대한 교육을 받아야 한다. 보다 많은 정보는 환자중심간호: 환자교육을 참고한다.

에르고트 알칼로이드는 정확하게 물 180~240mL로 복용해야 한다. Ergotamine tartrate와 관련된 약물을 복용할 경우 일반적으로 사용하는 최대용량은 두통에는 6정을 사용할 수 있으며, 7일 동안 10정을 복용할 수 있다. 에르고트는 의존성을 유발할 수 있으며, 만약 약물을 갑작스럽게 중단하게 되면 두통이 다시 발생한다. 환자들은 의사에게 특징적이거나 일반적이지 않는 두통뿐만 아니라 지속적인 두통, 두통의 악화, 심각한 오심 및 구토, 어지러움과 불안정에 대해서도 말해야 한다. 또한 느리거나 빠른 또는 불규칙적인 심박동, 손가락 또는 발가락의 따끔거림, 통증, 시림이나 감각의 소실, 근육통증 또는 허약, 위 또는 배의 심각한 통증, 허리통증, 소변량도 말해야 한다. 환자에게 흉통이나, 시각 변화 또는 불분명한 발음이 발생된다면 즉각적으로 의사의 도움을 구해야 한다. 이러한 약물은 triptan계 약물과 함께 복용해서는 안 된다.

각성제인 doxapram은 정맥 내로 투여할 수 있지만 그 목적에 따라 용량에 차이가 있다. Doxapram의 정맥주입은 정맥펌프(intravenous pump)를 사용하여 투입하며, 면밀히 관찰해야 한다. 이러한 상황에서 환자의 감각은 감소되기 때문에 기도흡입을 예방하기 위해 환자의 자세는 심스 체위(Sim's position) 또는 반좌위 체위(semi-Fowler's position)를 취하도록 한다. 환자의 기도유지, 호흡 및 순환을 유지하는 것은 매우 중요하며, 유해효과가 발생하면 의사에게 알려야 한다.

◆ 평가 Evaluation

ADHD약물에 대한 치료적 반응으로 과다행동의 감소, 집중력의 범위와 정도의 증가, 행동의 개선이 나타난다. 유해효과는 식욕의 감소, 불안정, 불면증, 심계항진, 오심 및 두통이다. 식욕억제제의 치료효과는 식욕조절 및 체중 감소로 나타난다. 식욕억제제의 유해효과는 구강건조, 두통, 불면증, 변비, 빈맥, 심장의 불규칙적인 변화, 고혈압, 정신상태 또는 감각의 변화, 정서 또는 정동의 변화, 수면패턴의 변화와 발작이다. 또한 정서불안과 금단증상(두통, 오심, 구토)을 평가하는 것도 매우 중요하다. 만약 식욕억제제가 지방대사에 영향을 준다면 기름기가 있는 배변이나 실금, 긴급대변과 같은 유해효과가 나타날 수도 있다. 또한 이때 지방 흡수에 영향을 받는 지용성 비타민(A, D, E, K)의 감소 수준을 면밀히 평가할 필요가 있다. 기면증치료에 사용하는 약물의 치료적 반응은 수면 감소와 깨어 있는 시간의 증가로 나타난다. 유해효과로는 두통, 오심, 신경과민과 불안이 나타난다. Serotonin 작용제의 치료적 반응은 편두통의 빈도, 시간, 심각성의 감소이며 두통이 감소됨으로써 일상생활수행능력이 향상된다. 유해효과로는 통증과 주사 부위를 포함(자가 주사할 경우 일시적인 통증이 있다)하여 홍조, 흉부압박감, 허약, 진정작용, 어지럼, 발한, 혈압 및 맥박이 증가하며, 비강분무제를 사용할 경우에는 불쾌한 맛을 느껴 오심이 발생할 수 있다.

법적 · 윤리적 원칙

처방약 다루기

간호사는 모든 처방약을 취급할 때 아래의 법령을 이해하고 따라야 한다. 간호사는 다음의 행동을 하지 않는다.

- 투약되는 약물의 형태를 임의로 혼합하거나 조제
- 자격증 없는 간호사가 약물을 배분
- 어떠한 불법 약물을 제조, 판매하거나 소지
- 법적 처방에 대한 승인된 권한이 없는 간호사가 중추신경흥분제나 중추신경억제제와 같은 약물을 소지

법적 처벌을 피하기 위해 약물관리와 관련된 법 또는 실무에 대한 지침을 이행하는 것이 중요하다.

환자중심간호: 환자교육

일반적인 정보

- 중추신경자극제를 복용하는 경우, 약물남용이나 약물 판매 가능성이 있는 청소년이나 어린이를 보호하기 위해 안전한 곳에 약을 보관한다.
- Serotonin 작용제는 처방받은 대로 정확한 시간과 횟수에 맞게 복용해야 한다.
- 약물복용을 건너뛰거나, 생략하거나 복용량을 임으로 추가하지 않고 약물을 처방대로 정확하게 복용해야 한다.
- Alcohol, OTC 감기약, 기침시럽에는 alcohol, nicotine, caffeine이 포함되어 있기 때문에 caffeine이 포함된 모든 식품은 복용하지 않도록 한다.
- 일상적인 활동, 약물치료와 유해효과에 대한 반응을 일지에 기록하도록 격려해야 한다.
- 약물을 갑작스럽게 중단하지 않는다.

ADHD치료제

- 약물의 최대효과를 얻기 위해 음식을 섭취하기 30~45분 전 공복에 약물을 복용하도록 한다.
- 환자가 추후관리 약속을 이행하는 것은 환자의 약물치료결과를 관찰하는데 중요하다.
- 만약 의사가 약물을 중단하고자 결심했다면 면밀한 관찰 하에 점차적으로 단계적 감량을 해야 한다.
- 서방형 제제는 으깨거나, 씹거나, 부수거나, 어떠한 방법으로든 변화시켜서는 안 되며 지시대로만 복용해야 한다.
- 약물과 관련된 합병증을 유발할 수 있기 때문에 환자 또는 가족들이 복용량을 증가시키거나 감소시켜서는 안 된다. 만약 약물에 대해 또는 약물복용량, 유해효과에 대한 의문이 생긴다면 환자나 간호제공자들은 의사에게 문의한다.

식욕억제제

- 환자는 약물, 식이 및 운동과 관련된 모든 의사의 지시를 이행해야 한다.
- 이러한 약물의 일부는 각성상태와 생각할 수 있는 능력을 손상시키기 때문에 환자들은 모든 활동에 주의해야 한다.
- 약물에 대한 불쾌한 맛 또는 구강건조 시 입 헹굼, 얼음조각이나 무설탕 껌, 딱딱한 사탕을 먹음으로써 완화시킨다.

편두통치료제

- Tyramine이 포함된 식품은 심각한 두통 또는 편두통을 유발할 수 있기 때문에 편두통을 경험하는 환자들은 tyramine이 포함된 식품을 피해야 한다. Tyramine이 포함된 식품에는 맥주, 와인, 오래된 치즈, 식품첨가제, 방부제, 인공감미료, 초콜릿, caffeine이 있다.
- 비강분무형 편두통치료제를 사용하기 전에 환자는 비강통로가 깨끗하도록 코를 부드럽게 풀도록 한다. 머리를 똑바로 한 다음, 환자의 콧구멍 하나는 막고 다른 콧구멍에 노즐을 삽입한다. 코를 통해 숨을 들여 마시는 동안 스프레이에서 약물이 방출된다. 다음으로 노즐을 제거하며, 환자는 10~20초 동안 가볍게 코를 통해 숨을 들이쉬고 입을 통해 숨을 내뱉도록 한다. 일부 환자들은 불쾌한 맛을 경험할 수 있다.
- 편두통을 치료하는 동안 환자는 각성상태나 빠른 기술적인 움직임이 요구되는 활동을 피한다. 어두운 방 안에서 쉬거나 소음을 줄이면 도움이 된다. 지속적으로 두통이 나아지지 않고 구토가 발생한다면 환자는 의사에게 탈수와 관련된 추가적인 문제를 해결할 수 있는 처방을 받도록 한다.
- 병록지에 모든 두통의 종류, 처방, 완화방법을 기록해야 하며 두통은 0~10까지의 척도로 평가한다. 이때 0은 두통이 없는 상태, 10은 두통이 가장 심한상태를 말한다. 환자는 이 외에도 광선공포증, 오심, 구토의 증상을 기록하며 이러한 증상의 발생빈도와 시간을 함께 기록한다.
- Triptan을 복용하는 경우, 만약 환자가 심계항진, 흉통, 사지의 통증과 허약감을 경험하면 즉시 의사를 만나도록 한다.
- Sumatriptan 주사형 제제는 피하로 투여해야 한다. 환자는 편안하고 안전한 수준으로 자가투여할 수 있도록 병원에서 간호사에게 적절한 주사법을 교육받아야 한다.
- Prefilled syringe인 자동주사기(autoinjectors)를 사용한다. 주사기는 사용 후 적합한 용기나 그릇에 폐기 처분해야 하며, 어린이의 손이 닿지 않는 곳에 버려야 한다.
- Sumatriptan을 24시간 동안 2번 이상 투여할 수 없으며, 최소한 1시간 간격을 두고 주사한다.
- 주사형 sumatriptan을 사용하는 환자가 눈이 붓거나, 가슴 또는 목에 통증이나 조여짐, 천명음(쌕쌕거림), 가슴 두근거림을 호소한다면 즉시 의사를 만나거나 응급치료를 받는다.
- 통증 완화, 편두통 발작과 같은 증상의 완화뿐만 아니라 편두통 발작을 예방하는 약물이 있다. 두통이 악화되기 이전에 약물을 투여하면 빠르게 두통을 완화시킬 수 있다. 구강, 혀 아래 또는 허벅지 주사 등으로 한다. 발작치료약물은 sumatriptan과 같은 triptan이 있다. Triptan에 반응하지 않는다면 dihydroergotamine, ergotamine tartrate가 처방될 것이다. 항구토제, 항우울제, 항뇌전증 약물, β-차단제가 편두통 예방에 사용될 수 있다.

기억해야 할 사항

- 중추신경흥분제는 뇌 또는 척수를 흥분시킨다.
- 이러한 흥분제의 작용은 교감신경계(예: norepinephrine, dopamine 및 serotonin) 흥분과 유사하다.
- 중추신경흥분제에는 ADHD, 기면증, 식욕조절치료에 사용하는 amphetamine, 각성제, 식욕억제제가 포함된다.
- Serotonin 작용제는 피하주사, 비강분무, 경구용제제로 투여할 수 있다. 만약 흉통, 가슴 조임, 떨림, 구토 또는 증상의 악화가 나타날 경우 의사에게 즉시 보고해야 한다.
- 식욕억제제는 식욕을 조절하거나 억제한다. 이러한 약물은 중추신경계를 자극시키는 데 사용하며, 뇌의 식욕조절중추를 억제한다.
- 식욕억제제 및 다른 중추신경흥분제는 과민증, 발작, 경련장애 및 간기능장애가 있을 때는 사용하지 않는다.
- Triptans는 편두통치료에 사용한다. 이러한 약물은 관상동맥질환이 있는 환자에게는 사용하지 않는다.
- Amphetamines는 기분을 고양시켜 다행감을 유발하며, 각성상태와 작업능력을 증가시키고, 피로와 졸음을 감소시켜 깨어있는 시간을 연장시킨다.
- 일지를 기록하면 ADHD, 비만, 편두통, 기면증치료에 사용한 모든 약물의 효과를 평가하는 데 도움이 된다.

REVIEW QUESTIONS

1. A patient with narcolepsy will begin treatment with a CNS stimulant. The nurse expects to see which adverse effects? (Select all that apply.)
   a. Bradycardia
   b. Anxiety
   c. ncreased blood pressure
   d. Tremors
   e. Drowsiness at night

2. A patient at a weight management clinic who was given a prescription for orlistat (Xenical) calls the clinic hotline complaining of a "terrible side effect." The nurse suspects that the patient is referring to which problem?
   a. Nausea
   b. Sexual dysfunction
   c. Urinary incontinence
   d. Fecal incontinence

3. The nurse is developing a plan of care for a patient receiving an anorexiant. Which human need statement is most appropriate?
   a. Altered oxygenation
   b. Altered sexual needs
   c. Altered freedom from pain
   d. Altered food and nutrient intake

4. A patient has a new prescription for sumatriptan (Imitrex). The nurse providing patient teaching on self-administration will include which information?
   a. Correct technique for intramuscular injections
   b. Take the medication before the headache worsens.
   c. Allow at least 30 minutes between injections.
   d. Take no more than 4 doses in a 24-hour period.

5. The nurse is reviewing the history of a patient who will be starting the triptan sumatriptan (Imitrex) as part of treatment for migraine headaches. Which condition, if present, may be acontraindication to triptan therapy?
   a. Cardiovascular disease
   b. Chronic bronchitis
   c. History of renal calculi
   d. Diabetes mellitus type 2

6. The nurse is reviewing medication therapy with the parents of an adolescent with ADHD. Which statement is correct? (Select all that apply.)
   a. "Be sure to have your child blow his nose before administering the nasal spray."
   b. "This medication is used only when symptoms of ADHD are severe."
   c. "The last dose should be taken 4 to 6 hours before bedtime to avoid interference with sleep."
   d. "Be sure to contact the physician right away if you notice expression of suicidal thoughts."
   e. "We will need to check your child's height and weight periodically to monitor physical growth."
   f. "If adverse effects become severe, stop the medication for 3 to 4 days."

7. The medication order reads: "Atomoxetine (Strattera) 1.2 mg/kg/day in 2 divided doses." The child weighs 66 lbs. How much will be given with each dose?

8. A patient with narcolepsy is having problems with excessive daytime sleepiness. The nurse expects which drug to be prescribed to improve the patient's wakefulness?
   a. phentermine (Ionamin)
   b. almotriptan (Axert)
   c. modafinil (Provigil)
   d. methylphenidate (Ritalin)

정답 **1. b, c, d** **2. d** **3. d** **4. b** **5. a** **6. c, d, e** **7. 18mg/dose** **8. c**

참고문헌

REFERENCES

ADHD by the numbers: facts, statistics, and you. Available at www.healthline.com/health/adhd/facts-statistics-infographic. (Accessed 25 August 2016).

American Psychiatric Association (2013). Attention-deficit/hyperactivity disorder. In *Diagnostic and Statistical Manual of Mental Disorders* (5th ed., p. 59). Arlington, VA.: American Psychiatric Association.

Centers for Disease Control and Prevention. Adult obesity facts. Available at www.cdc.gov/obesity/data/adult.html. (Accessed 25 August 2016).

Centers for Disease Control and Prevention. Overweight and obesity: defining overweight and obesity. Available at www.cdc.gov/nccdphp/dnpa/obesity/defining.htm. (Accessed 20 August 2016).

Jensen, M. D., Ryan, D. H., Apovian, C. M., et al. (2014). 2013 AHA/ACC/TOS guideline for the management of overweight and obesity in adults: a report of the American College of Cardiology/American Heart Association Task Force on Practice Guidelines and The Obesity Society. *Circulation,* 129, S102.

Magis, D., Sava, S., d'Elia, T. S., et al. (2013). Safety and patients' satisfaction of transcutaneous supraorbital neurostimulation (tSNS) with the Cefaly ® device in headache treatment: a survey of 2,313 headache sufferers in the general population. *Journal of Headache and Pain,* 14(95), 1–8.

Wolraich, M., et al. (2011). Subcommittee on Attention-Deficit/Hyperactivity Disorder, Steering Committee on Quality Improvement and Management. ADHD: clinical practice guideline for the diagnosis, evaluation, and treatment of attention-deficit/hyperactivity disorder in children and adolescents. *Pediatrics,* 128, 1007.

Zerarsky, K. Nutrition and healthy eating. Available at www.mayoclinic.org/healthy-lifestyle/nutrition-and-healthy-eating/expert-answers/caffeinated-drinks/faq-20057965. July 30, 2014. (Accessed 30 September 2016).

24

항뇌전증약물

ANTIEPILEPTIC DRUGS

학습목표

이 장을 학습한 후 학생들:

1. 뇌전증의 병태생리를 간략하게 설명한다.
2. 항뇌전증약물(antiepileptic drug, AED)을 사용하기 위한 이론적 근거에 대하여 논의한다.
3. Iminostilbene, benzodiazepine, barbiturate, hydantoin 및 기타 약물군을 알아본다.
4. AEDs 작용기전, 적응증, 주의사항, 금기증, 상용량, 투약경로, 유해효과, 독성효과, 혈중치료농도 및 약물상호작용을 알아본다.
5. AED를 복용하는 환자의 간호과정을 기반으로 환자교육을 포함한 간호계획을 수립한다.

주요용어

경련(convulsion) 뇌에 있는 뉴런의 과도한 자극으로 수의근의 경련성 수축이 특징인 발작

긴장간대발작(tonic-clonic seizures) 수축과 이완이 교대로 진행되는 신체 전반에 나타나는 초기 근육수축이 나타나는 발작

뇌전도(뇌파도, electroencephalogram, EEG) 외부 두개골에 붙인 전극으로부터 파생되는 뇌의 신경세포에서 자발적으로 발생하는 전기활동기록

뇌전증(epilepsy) 경련성발작, 감각장애, 비정상적인 행동, 의식소실 또는 이러한 증상이 결합된 삽화가 반복적으로 발생하는 신경계질환. 과거에는 간질이라고 함

뇌전증지속상태(status epilepticus) 반복적으로 발생하는 긴장간대발작이 일반적 특징인 발작

발작(seizure) 갑작스러운 비정상적인 신경세포 활동을 유발하는 뇌의 신경세포의 과도한 자극의 결과로, 주요한 감각과 운동에 영향을 미치는 대뇌 기능의 일시적 변화

일차뇌전증(원발성 뇌전증, primary epilepsy) 분명한 원인 없이 발생하는 뇌전증으로, 특발성 뇌전증이라고도 함

자가유도(autoinduction) 약물이 효소의 생산을 자극하여 시간이 지나면서 자기 대사율이 강화되어 이로 인해 치료적 약물농도를 감소시키는 대사과정

전신발작(generalized onset seizures) 양쪽 대뇌반구에서 동시에 발생하는 발작

초점(성) 발작(focal onset seizure) 뇌의 특정 부위에서 발생하는 발작. 일반적으로 부분발작(partial onset seizures)이라고 부름

치은증식증(gingival hyperplasia) 잇몸 조직의 과증식과 잦은 페니토인의 부작용

항경련약물(anticonvulsants) 심각한 뇌전증이나 다른 경련성발작을 예방하거나 감소시키는 약물

항뇌전증약물(antiepileptic drugs) 경련성발작이 아닌 여러 가지 뇌전증발작 정도를 예방하거나 줄이는 데 사용하는 약물

뇌전증

EPILEPSY

뇌전증(간질, epilepsy)은 중추신경계의 역기능적 상태에서 나타나는 광범위한 증후군으로, 순간적인 감각장애에서부터 경련발작에 이르기까지 다양한 증상으로 나타난다. 뇌전증은 가장 일반적인 만성 신경계질환으로 대뇌피질 또는 회백질로 알려진 뇌의 표면에 위치한 신경세포의 과도한 전기적 활동의 결과로 나타난다. 경련, 발작 및 뇌전증의 용어는 자주 혼용되어 사용되기도 하지만 같은 의미의 용어는 아니다. 발작은 뇌의 신경세포에서 비정상적인 전기적 활동으로 나타나는 단순한 삽화로 경련을 동반하거나 동반하지 않을 수 있다. 경련은 좀 더 심각한 발작으로 골격, 얼굴 및 안구 근육을 포함한 모든 신체의 수의근 일부 또는 전체에서 발생하는 불수의적인 경련성 수축이 특징적이다. 일반적인 증상으로는 비정상적인 운동기능, 의식소실, 감각인식의 변화, 심리적 변화가 발생한다. 반대로 뇌전증은 만성적이며, 재발되는 발작의 형태이다. 이러한 과도한 전기적 방전(electrical discharge)은 종종 뇌전도(electroencephalogram, EEG)에 의해 감지될 수 있으며, 이는 뇌전증을 진단하는데 도움이 된다. 뇌전증 환자 중 50% 이상은 정상적인 EEG 결과를 나타내기 때문에 정확한 진단을 내리기 위해서는 병력을 신중하게 사정해야 한다. 그 외에도 CT, MRI와 같은 뇌 방사선촬영이 진단에

이용된다. 이러한 방법들은 뇌종양과 같은 뇌전증의 구조적 원인을 추측할 수 있도록 도와준다. 발작, 약물부작용, 삶의 질을 조절하는 것이 뇌전증 환자의 치료목표가 된다.

뇌전증은 아동이나 노인에게서 가장 흔히 발생한다. 원인을 알 수 없는 뇌전증을 일차뇌전증(primary epilepsy) 또는 특발성(idiopathic) 뇌전증이라고 한다. 일차뇌전증은 모든 뇌전증의 약 50%를 차지하고 있으며, 유전적 경향이 매우 강력하지만 원인이 분명하게 확인되지는 않았다. 약물유전학 분야에서는 항뇌전증제치료 선택을 돕기 위해 유전적 영향 요소를 규명하는 연구를 하고 있다.

뇌전증은 외상, 감염, 뇌혈관장애 또는 다른 질환으로도 발생이 가능한데, 이러한 유형을 이차뇌전증(secondary epilepsy) 또는 증후성(symptomatic) 뇌전증이라고 한다. 아동이나 유아에게 나타나는 이차뇌전증의 주요 원인은 발달상의 결함, 대사성질환, 출생 시 외상이다. 열성경련(febrile seizure)은 6개월에서 5세까지의 아이에게 발생하며 주요원인은 고열이다. 그러나 아동은 일반적으로 발작 경향을 갖고 있기 때문에 이러한 발작을 아동의 만성질환으로 분류하면 안 된다. 이 경우 해열제(예: acetaminophen)는 급성치료를 위해 사용할 수 있다. 성인에서 발생되는 뇌질환은 이차뇌전증이 주요원인이며 일부에서는 머리외상, 뇌 또는 척수질환, 감염, 뇌졸중, 대사질환, 약물유해효과(예: meperidine, theophylline), 뇌암 또는 전이성 뇌암, 다른 비특이성 신경학적 질환에 의해 발생한다고 생각한다. 노인은 뇌전증의 발생빈도가 높지만 흔히 약물치료로 잘 치료된다.

발작은 현재 나타나는 특징을 바탕으로 분류한다. ILAE (International League Against Epilepsy)는 2017년 뇌전증을 발작의 시작 부위, 발작 동안 의식 유무, 발작의 다른 특징 등 세 가지 특징에 따라 분류하였다. 세 가지 주요 분류 기준은 전신발작(generalized onset seizure), 초점발작(focal onset seizue), 미분류발작(unclassified seizure)의 3가지 범주로 분류한다(Box 24.1). 전신발작은 대발작(grand mal seizure)이라고도 한다. 이것은 뇌의 양쪽 반구의 회백질에서 동시에 발생되는 신경세포의 활동이 주 특징이며, 다시 몇 가지 종류로 분류된다. 긴장간대발작(tonic–clonic seizure)은 전신적 근육수축으로 시작되어(긴장성 발작기), 수축과 이완이 번갈아 발생(간대성 발작기)하면서 진행된다. 긴장성 발작(tonic seizure)은 팔꿈치가 굴곡되면서 상체에 경련이 발생한다. 간대성 발작(clonic seizure)은 긴장간대발작과 같으나 긴장성 발작이 나타나지 않는다. 무긴장성 발작(atonic seizure)은 갑자기 근육이 약화되면서 기절하는 것과 같이 푹 쓰러지는 형태로 나타난다. 근간대성 발작(myoclonic seizure)은 단순한 근경련이 발생하는 것으로 다른 유형에 비해 심각하지 않다. 소발작(absence seizure)은 의식의 단순한 소실로 반복적인 경련성 눈의 깜박임이 30초 이상 발생한다. 이러한 유형은 아동에게서 주로 발생하며 14세 이후에는 드물다.

초점발작은 뇌의 국소 부위에서 출발하는 것으로 의식수준, 운동성 유무에 따라 3가지 유형으로 나뉜다. 시작을 알 수 없는 발작을 의미하는 '알 수 없는 발작'은 어느 누구에게도 목격되지 않으므로, 다른 어떤 범주에 포함시키기 어렵다. 유의할 점은 이러한 분류 체계 변경의 새로운 특성 때문에 2017년 이전에 승인된 약물은 이전의 발작 분류 체계를 활용한다는 것이다.

BOX 24.1 발작의 분류

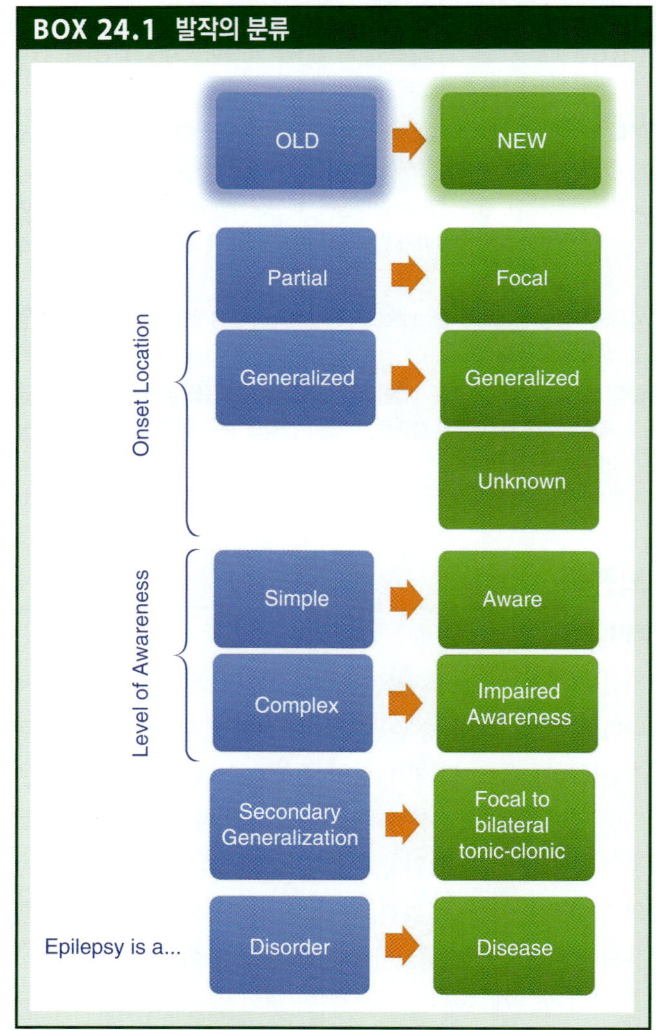

Figure from Falco-Walter, J. J., Scheffer, I. E., & Fisher, R. S. (2018). The new defi nition and classifi cation of seizures and epilepsy. Epilepsy Research, 139 , 73–79. doi:10.1016/j.eplepsyres.2017.11.015.

뇌전증 지속증은 여러 발작이 일어나면서 그 사이에 회복이 안 되는 상태를 말한다. 적절한 치료를 신속하게 시작하지 않으면 저혈압, 저산소증, 뇌손상, 사망 등이 빠르게 뒤따를 수 있으므로 응급 상황으로 간주된다.

항뇌전증약물

ANTIEPILEPTIC DRUGS

항뇌전증약물은 항경련제라고도 한다. 이러한 약물은 단지 경련에만 필요한 약이 아닌 모든 유형의 뇌전증을 치료하는 데 사용하기 때문에 항뇌전증약물이라는 용어가 좀 더 적절하게 사용된다. 항경련제(anticonvulsant)는 경련성발작을 예방하는 데 사용되는 약물로 본질적 뇌전증과 연관성이 있다.

항뇌전증약물치료의 목적은 삶의 질을 유지하기 위해 발작상태를 조절하거나 예방하는 것이다. 환자의 약 70%에서는 대부분 한 가지 약물을 복용하여, 발작의 소실을 기대할 수 있다. 나머지 30%의 환자는 복잡한 뇌전증발작으로 복합적인 약물치료를 필요로 한다. 많은 항뇌전증약물에서는 유해효과가 발생하고 있기 때문에 약물의 유해효과를 피하면서 발작상태를 통제하기가 어렵다. 치료 목적은 약물로 인한 독성을 최소화하면서 발작을 최대한 감소시키는 것이다. 많은 환자들은 이러한 약물을 평생 동안 복용해야 한다. 그러나 1~2년 동안 항뇌전증제를 복용하는 동안 발작이 나타나지 않는 경우 의료인의 감독하게 약물복용을 중단할 수도 있다. 약물의 갑작스러운 복용 중단은 금단발작을 일으킬 수 있다.

아동이든 성인이든 첫 번째 부분발작 또는 전신발작 이후에 40%가 발작의 재발을 경험하게 된다. 따라서 단독발작 이후에는 뇌전증약물치료가 권장되지는 않지만 2번 이상 발작을 경험한 환자에게는 항뇌전증약물치료를 권장한다.

뇌전증치료에는 다수의 약물들이 사용되고 있으며, 때로는 약물병용요법이 사용된다. 각각의 환자에게 최적의 약물을 선택하기 위해서는 발작 형태에 적절한 약물의 효능과 유해효과, 약물상호작용의 가능성, 비용, 사용의 편리성 및 소아에게 사용 가능한 제형에 대하여 알아야 한다. 이러한 다양한 약물은 정신장애, 편두통 및 신경병증성 통증증후군과 같은 다른 질환을 치료하는 데도 사용된다. 일반적으로 2가지 약물 또는 복합 약물치료(multidrug therapy)를 시도하기 전에 먼저 단독 약물로 치료한다. 환자들은 일반적으로 항뇌전증 단일 약물로 시작하여 발작이 조절되거나 임상적으로 독성이 발생하기 전까지 그 용량을 서서히 증가시킨다. 만약 첫 번째 항뇌전증약물에 효과가 없다면 두 번째 약물을 도입하는 동안 천천히 감량해야 한다. 항뇌전증약물이 심각한 유해효과를 발생하지 않는다면 갑자기 중단하는 일은 없어야 한다. 때로는 단독 약물로 발작을 조절하기가 어렵지만 단일요법(monotherapy)은 높은 혈중약물농도를 나타내어 효과적이고 유해효과가 적다.

혈중약물농도의 치료약물농도감시(therapeutic drug monitoring)는 치료의 효과를 평가하는 유용한 지침이다. 예를 들어 너무 낮은 혈중농도인 경우, 환자가 처방한 약물을 제대로 복용하지 않고 있음을 의미할 수도 있다. 혈중농도가 정상범위이라면 간호사는 다음 용량을 결정하기 전에 의사와 상의해야 한다. 치료적 범위 안에서 혈중약물농도를 유지하는 것은 발작을 조절할 뿐만 아니라 유해효과를 감소시키는 데도 도움이 된다. 치료지수(therapeutic index)가 낮은 약물은 치료약물농도감시를 통해 정기적으로 혈중약물농도를 관찰해야 한다(표 24.6). Phenytoin, phenobarbital, carbamazepine, levetiracetam, primidone의 혈중농도는 valproic acid, ethosuximide, clonazepam보다 발작 조절과 독성이 좀 더 중요하다. 개별적으로 환자를 관찰하여 개인에 맞게 복용량을 조정한다. 약물의 농도는 치료범위보다 약간 낮거나 약간 높게 유지하는 것이 바람직하다. 치료범위를 유지하는 목적은 발작장애를 조절할 수 있는 가장 낮은 수준의 효과적인 혈중약물농도의 적정 수준을 맞추기 위함이다. 이는 약물의 유해효과 및 약물상호작용의 위험성을 감소시킨다. 성공적인 치료는 적절한 약물 선택과 용량을 정하고, 약물 독성이 없는 상태에서 치료약물에 대해 환자가 잘 순응할 때에 이루어진다.

발작을 치료할 때 전통적으로 사용된 항뇌전증약물은 barbiturates, hydantoins 및 iminostilbenes, plus valproic acid가 있으며 그 외에도 새로 개발된 약물이 있다(표 24.1). 새로운 약물은 전통적인 약물보다 유해효과와 약물상호작용이 적기 때문에 특히 노인 환자들에게 유용하게 사용된다. 그러나 전통적인 약물보다 새로운 약물이 좀 더 이점이 있는지에 대한 의견은 계속 논쟁이 되고 있다.

대부분의 항경련약물들은 일반 명칭의 약물이 사용된다. 복제약물(generic drugs)을 판매하려는 제약회사에서는 최초 개발되어 사용된 브랜드명 약물(original brand-name drugs)과 생물학적 동등성(bioequivalency)을 입증하는 연구데이터를 제공해야 한다(2장 참조). 이러한 검증 절차에도 불구하고 미국신경과학회(American Academy of Neurolo-

표 24.1 현재 사용하는 항뇌전증약물

일반명	상품명	투여경로
전통적인 항뇌전증약물		
Barbiturates		
phenobarbital	Generic	PO, IV
primidone	Mysoline	PO
Hydantoins		
phenytoin	Dilantin	PO, IV
fosphenytoin	Cerebyx	IV, IM
Iminostilbenes		
carbamazepine	Tegretol, Carbatrol	PO
oxcarbazepine	Trileptal	PO
기타 항뇌전증약물		
brivaracetam	Briviact	PO
clobazam	Onfi	PO
ezogabine	Potiga	PO
eslicarbazepine	Aptiom	PO
gabapentin	Neurontin	PO
lacosamide	Vimpat	PO, IV
lamotrigine	Lamictal	PO
levetiracetam	Keppra	PO
pregabalin	Lyrica	PO
perampanel	Fycompa	PO
tiagabine	Gabitril	PO
topiramate	Topamax	PO
valproic acid	Depakene, Depakote	PO
	Depacon	IV
zonisamide	Zonegran	PO
vigabatrin	Sabril	PO

gy)와 미국뇌전증학회(American Epilepsy Society)에서는 복제약물이 브랜드명 약물보다 효과가 적을 수 있음을 우려하고 있다. 건강보험회사는 약물효과에서 차이가 없을 경우 복제약물을 사용하기를 원한다. 브랜드명 약물에서 복제약물로 변경할 경우 환자 모니터링을 강화할 필요가 있다.

작용기전 및 약물효과

Mechanism of Action and Drug Effects

항뇌전증약물에는 다양한 종류가 있으며 그들의 작용기전은 분명하게 알려지지 않았다. 그러나 항뇌전증약물은 sodium, potassium, calcium, magnesium 이온의 이동에 관여한다.

환자중심간호: 소아 환자에 대한 고려

항뇌전증약물

- Phenytoin을 복용하는 아동 또는 영아에게 피부발진이 발생하면 약물을 즉각적으로 중단하고 처방의에게 알려야 한다.
- 씹어 먹을 수 있는 제형의 항뇌전증약물은 1일 1회 투여하는 약물로 사용할 수 없다. Barbiturate 또는 phenytoin은 근육주사를 하면 안 된다.
- 가족구성원, 부모 또는 간호제공자들은 발작하기 전 · 중 · 후를 비롯하여 항뇌전증약물치료 전 · 중 · 후에서 환자의 징후 및 증상을 기록하는 데 협조해야 한다.
- 진단과 치료약물에 대한 정보가 기입된 의료 주의용 팔찌 및 목걸이를 하루 종일 착용하도록 해야 한다.
- 현탁액 제형은 사용하기 전에 잘 흔들어서 복용해야 한다. 이 약제를 좀 더 정확하게 투여하기 위해서는 눈금이 매겨진 기구 또는 구강 주사기를 사용해야 한다.
- 소아환자는 barbiturate계 약물에 좀 더 과민하기 때문에 예상 용량보다 더 낮은 용량에 반응을 보일 수 있다. 또한 소아 환자는 항뇌전증약물과 관련하여 우울, 혼동 또는 흥분과 같은 심각한 중추신경계의 억제효과가 나타날 수 있다.
- 항뇌전증약물을 복용하는 소아 환자에게 어떠한 과도한 진정작용, 혼동, 기면, 저혈압, 느린 호흡, 빈맥 또는 움직임의 감소가 나타날 경우 즉시 의사에게 보고해야 한다.
- Carbamazepine은 위장관계 장애를 감소시키기 위해 식사와 함께 투여해야 한다. 모든 현탁액 형태의 약물은 복용하기 전에 흔들어서 복용한다.
- Valproic acid의 경구형 약물을 우유와 함께 복용할 경우 조기에 용해되어 점막을 자극하므로 우유와 함께 복용하지 않는다. 또한 탄산음료도 함께 복용하지 않는다.

항뇌전증약물로 인한 이온의 이동 변화는 세포막을 좀 더 안정화시키고 흥분되지 않도록 한다.

항뇌전증약물의 주요 약리 효과는 3가지로 분류된다. 첫 번째, 운동피질(motor cortex)이라고 하는 대뇌 영역의 활동 역치(threshold)를 증가시킨다. 다른 말로 표현하면 항뇌전증약물은 신경이 흥분되는 것을 좀 더 어렵게 하거나 전기적 · 화학적 자극에 의한 신경반응을 감소시킨다. 두 번째, 항뇌전증약물은 발작이 발생한 원지점에서부터 뇌 전체로 확산되는 것을 막는다. 즉 약물은 하나의 신경에서 다음의 신경으로 자극이 전송되는 것을 억제한다. 세 번째, 신경세포 내에서 신경자극의 속도(speed of nerve impulse)를 감소시킬 수 있다. 일부 약물은 신경전달물질인 gamma-aminobutyric acid (GABA)의 효과를 증대시킨다.

낮은 농도의 GABA는 발작과 관련이 있다. 많은 항뇌전증약물은 GABA의 수준을 정상범위로 증가시킴으로써 발작 발생을 잠재적으로 감소시킨다. 작용기전과 상관없이 항뇌전증약물은 신경세포를 안정시켜 과도한 흥분상태가 되는 것을 막고, 극단적인 신경자극이 신경세포 인접까지 전파되지 않도록 한다.

적응증 Indications

항뇌전증약물은 발작을 예방하거나 조절하는 데 사용한다. Box 24.1에 뇌전증의 다양한 발작 종류가 있다. 뇌전증은 매우 다양한 질병이므로 이에 따라 다양한 약물이 적용된다. 2017년 이전에 사용하던 용어를 재정비한 것에 맞추어 최근에 FDA에서 승인한 약물의 적응증을 표 24.2에 제시하였다. 일부 약물은 특정 발작 유형에 적합하지 않을 수 있기 때문에 정확한 진단을 내리는 것이 매우 중요하다. 예를 들어, carbamazepine은 간대성근경련발작이나 소발작을 더욱 악화시키는 것으로 알려져 있다. 특정 항뇌전증약물과 발작의 종류를 표 24.2에 제시하였다.

항뇌전증약물은 뇌전증치료를 위해 오랜 기간동안 사용되어 왔다. 급성 뇌전증지속상태인 경우 diazepam이나 lorazepam이 최우선 선택약이다. 뇌전증지속상태를 치료하기 위한 다른 약물은 표 24.3에 제시되어 있다. 뇌전증지속상태는 일단 증상을 조절한 이후에 추후 뇌전증 발생을 예방할 수 있는 다른 약물을 이용하여 장기적인 약물치료를 시작된다. 뇌수술을 받았거나 심각한 뇌손상을 받은 적이 있는 환자의 경우 예방적 차원에서 항뇌전증치료를 받아야 한다.

금기증 Contraindications

항뇌전증약물은 일반적으로 이 약물에 약물알레르기가 있는 사람은 사용할 수 없다. 임신 동안 약물의 사용은 금기이지만 치료하지 않은 산모의 뇌전증과 뇌전증발작 산모가 영아에 미치는 위험성을 충분히 고려하여 처방해야 한다. 새로 개발된 항뇌전증약물은 과거의 약물에 비해 임신부에게 보다 안전하므로, 이 약물은 임신부에게 투여할 수 있다.

유해효과 Adverse Effects

항뇌전증약물에서 나타나는 유해효과로 약물 사용이 가끔 중지되었고, 이로 인해 많은 환자들로부터 외면을 받았다. 많은 환자들이 약물의 유해효과를 견디지 못해 약물치료를 중단한다. 약물치료를 받는 것과 관계없이 유아의 선천성 결손의 발생률은 뇌전증 산모가 정상 산모보다 높았다. 임신한 뇌전증 환자는 임신기간 동안 산부인과와 신경과 의사로부터 면밀히 진찰받아야 한다. 각각의 항뇌전증약물은 다양한 유해효과를 갖고 있는데, 이는 표 24.4에 제시되어 있다. 오심, 구토증이나 설사와 같은 위장관계 부작용은 항뇌전증약물에서 공통적

표 24.2 항뇌전증약물의 일반적인 적응증

부분발작	전신성 긴장성-간대성 발작	소발작	간대성근경련발작
carbamazepine	carbamazepine	ethosuximide	clonazepam
clonazepam	clonazepam	lamotrigine	lamotrigine
clorazepate	fosphenytoin	valproic acid	valproic acid
fosphenytoin	lamotrigine	zonisamide	zonisamide
gabapentin	oxcarbazepine		
lamotrigine	phenobarbital		
levetiracetam	phenytoin		
oxcarbazepine	primidone		
phenobarbital	tiagabine		
phenytoin	valproic acid		
pregabalin	zonisamide		
primidone			
tiagabine			
topiramate			
valproic acid			
zonisamide			

표 24.3 뇌전증지속상태에 사용하는 항뇌전증약물

약물	IV용량(mg/kg)	작용발현	작용기간	반감기	유해효과
diazepam	5~30mg	즉시	15~60min	20~50hr	무호흡, 저혈압, 졸음
fosphenytoin	15~20 phenytoin equivalents/kg	15~30min	12~24hr	10~60hr	phenytoin과 유사(조금 덜한 편임)
lorazepam[a]	4mg	5min	Hours	15hr	무호흡, 저혈압, 졸음
phenobarbital	15~20mg/kg	5min	6~12hr	50~120hr	무호흡, 저혈압, 졸음
phenytoin	15~20mg/kg	1~2hr	12~24hr	7~42hr	심부정맥, 저혈압

[a] Off-label로 사용함(FDA에서 제시한 적응증이 아님), 그러나 여전히 유용함

으로 나타나는 부작용이다.

2008년 12월 미국식품의약국(FDA)에서는 모든 항뇌전증약물 사용에 의한 자살충동과 행동의 위험성에 대한 우려를 발표하였다. 그러므로 항뇌전증약물을 복용하는 환자들에게 우울증, 자살충동 또는 행동, 비정상적인 정서의 변화가 나타나거나 악화 현상이 보이는지 관찰해야 한다.

상호작용 Interactions

항뇌전증약물과 함께 일어날 수 있는 약물상호작용은 아주 많고 표 24.5에 요약되어 있다. 많은 항뇌전증약물은 서로 상호작용할 수 있고 환자에 대한 면밀한 감시가 요구된다. 이러한 약물들의 많은 종류가 간 대사를 유발하기 때문에 경구피임약을 포함하여 다른 약물들의 효과가 감소될 수 있다. 피임약 효과의 감소로 임신 가능성이 높아지므로, 필요한 경우에는 다른 피임법을 사용하는 것에 대해 상담받을 수 있는 기회를 제공한다. Carbamazepine이 항뇌전증약물을 증가된 독성에 이르게 할 수 있으므로 Carbamazepine은 자몽과 함께 섭취하지 않도록 해야 한다.

용량 Dosages

항뇌전증약물 중 일부는 안전농도와 독성농도가 매우 비슷하며 치료 범위는 매우 좁다. 표 24.6에는 대표적인 항뇌전증약물의 유효 혈중농도가 있다. 용량 정보는 용량표를 참조한다.

❖ 간호과정 NURSING PROCESS

◆ 사정 Assessment

어떤 종류의 항뇌전증약물을 복용하더라도 환자에 대한 신체사정이 완전하게 수행되어야 하며, 전반적인 건강과 약물

표 24.4 항뇌전증약물의 유해효과

약물 종류	유해효과
Barbiturates: phenobarbital, primidone	어지럼, 졸음, 기면, 역설적 불안, 위장장애
Hydantoins: phenytoin, fosphenytoin	안구진탕, 운동실조, 졸음, 발진, 치은증식증, 혈소판감소증, 무과립구증, 간염, 위장장애
Iminostilbenes: carbamazepine, oxcarbazepine	오심, 두통, 어지럼, 비정상적 눈 움직임, 시각 변화, 행동 변화, 발진, 복통, 위장장애
valproic acid and derivatives, including valproate sodium and divalproex sodium	어지럼, 졸음, 위장장애, 체중 증가, 간독성, 췌장염
ethosuximide	오심, 복통, 어지럼, 졸음
gabapentin	어지럼, 졸음, 오심, 시각 및 언어 변화, 부종
pregabalin	어지럼, 졸음, 말초부종, 시야 흐림
lamotrigine	졸음, 운동실조, 두통, 오심, 시야 흐림 또는 복시
levetiracetam	어지럼, 졸음, 과잉행동, 불안과 같은 행동변화, 적개심, 초조, 자살충동
tiagabine	어지럼, 졸음, 초조, 무기력, 위장장애, 복통, 발진, 떨림
topiramate	어지럼, 졸음, 위장장애, 운동실조
zonisamide	졸음, 식욕부진, 운동실조, 혼동, 초조, 인지장애

표 24.5 항뇌전증약물의 약물상호작용

약물 종류	상호작용 약물	기전	결과
Barbiturates			
	Beta blockers, corticosteroids, oral contraceptives, calcium channel blockers, metronidazole, theophylline	CYP450 효소 대사 변화	약물 효과 감소
	ethanol (alcohol)	CNS 억제	치명적일 수 있음
Hydantoins			
phenytoin	amiodarone, benzodiazepines, azole antifungals, isoniazid, proton pump inhibitors, sulfonamide antibiotics	CYP450 효소 대사 변화	phenytoin 청소율 감소 및 효과 증가
	carbamazepine	CYP450 효소 대사 변화	phenytoin 청소율 증가로 효과 감소
	cyclosporine, meperidine, rifampin, quetiapine, theophylline	대사 증가	약물 효과 감소
	warfarin	혈장단백질 결합 부위에서 warfarin 대체	유리 warfarin 농도 증가로 출혈 위험 증가
Iminostilbenes			
carbamazepine	Azole antifungals, diltiazem, isoniazid, macrolides, protease inhibitor antiretrovirals, SSRIs, valproic acid, verapamil	CYP450 효소 대사 변화	carbomatepine 농도 증가로 독성 위험 증가
	Barbiturates, hydantoins, rifampin, succinimides, theophylline	CYP450 효소 대사 변화	carbomatepine 농도 감소 및 효과 감소
	acetaminophen	CYP450 효소 대사 변화	acetaminophen의 간 대사와 독성 위험 증가와 효과 감소
	Antipsychotics, antidepressants, benzodiazepines, cyclosporine, oral contraceptives	CYP450 효소 대사 변화	효과 감소, 환자 반응 모니터 필요
	Monoamine oxidase inhibitors (MAOIs)	CYP450 효소 대사 변화	MAIO 독작용 증가
oxcarbazepine	Barbiturates, hydantoins	CYP450 효소 대사 변화	barbiturate와 hydantoin 농도 증가와 oxcarbazepine 농도 감소
	valproic acid, verapamil	CYP450 효소 대사 변화	oxcarbazepine 농도 감소
	lamotrigine	CYP450 효소 대사 변화	lamotrigine 농도 감소
	Oral contraceptives	CYP450 효소 대사 변화	경구피임약 농도 감소와 임신 가능성 증가
Valproic Acid and Derivatives			
valproic acid, valproate sodium and divalproex sodium	aspirin	혈장단백질 결합 부위에서 valproic acid 분리	유리 valproic acid 농도 증가 및 독성 증가
	carbamazepine, oxcarbazepine, lamotrigine	CYP450 효소 대사 변화	valproic acid 효능 감소; lamotrigine 농도 증가; carbamazepine 농도 증가 또는 감소
	lorazepam	간 대사 변화	lorazepam 독성 위험 증가
	rifampin	CYP450 효소 대사 변화	valproic acid 효능 감소
	Tricyclic antidepressants	CYP450 효소 대사 변화	삼환계 항우울제 독성 증가
Succinimides			
ethosuximide	Hydantoins, barbiturates, valproic acid	CYP450 효소 대사 변화	관련 약물의 청소율 증가 또는 감소

표 24.5 항뇌전증약물의 약물상호작용(계속)

약물 종류	상호작용 약물	기전	결과
Miscellaneous AEDs			
gabapentin	Alcohol	상가적인 CNS 억제	CNS 억제 증가
pregabalin	None listed		
lamotrigine	Hydantoins, oral contraceptives, oxcarbazepine, rifampin	CYP450 효소 대사 변화	lamotrigine 농도와 효능 감소; 용량 증가 필요 가능
	CNS depressants	상가작용	CNS 억제 증가
	valproic acid	CYP450 효소 대사 변화	lamotrigine 농도와 효능 감소; 용량 증가 필요 가능
levetiracetam	None listed		
tiagabine	CNS depressants	상가작용	CNS 억제 증가
topiramate	carbamazepine, hydantoins, valproic acid, oral contraceptives	CYP450 효소 대사 변화	대상약물 활성 감소
zonisamide	CYP450 enzyme inducers or inhibitors	CYP450 효소 대사 변화	청소율과 효과의 증가 또는 감소

AED, Antiepileptic drug; CNS, central nervous system; CYP450, cytochrome P-450.

표 24.6 항뇌전증약물의 유효 혈중농도

항뇌전증약물	유효 혈중농도(mcg/mL)
carbamazepine	4~12
levetiracetam	12~46
phenobarbital	15~40
phenytoin	10~20
primidone	5~12
valproic acid	50~125

에 대한 정보가 수집되어야 한다. 그 다음으로 약물알레르기의 가능성과 약물상호작용, 유해효과, 주의사항 및 금기증을 확인한다. 환자의 내과력도 철저히 검토해야 하며, 발작의 유형, 예견되는 발작 상황과 발작 활동의 기간, 빈도 및 강도를 파악해야 한다. 또한 발작하기 전 · 중 · 후에 따른 징후나 증상을 비롯하여 함께 발생할 수 있는 다른 문제에 대한 정보를 수집해야 한다. 발작의 고위험과 관련된 불안과 높은 스트레스로 인한 공황발작에 대한 가능성도 사정해야 한다. 일부 항뇌전증약물은 편두통의 예방 및 다루기 힘든 신경병리나 신경병증성 통증의 치료와 같은 내과적 질환에 사용될 수 있기 때문에 이에 대한 사정 또한 추가되어야 한다. 항뇌전증약물을 투여하기 전의 기본적인 중추신경계 기능에 대한 철저한 신경학적 사정과 기록이 중요하다. 여기에는 심부건반사, 좌우 상하지 감각 및 운동 반응을 비롯하여 현재 나타나는 두통이나 광선민감성, 전조증상 및 시각 변화를 사정한다.

평가해야 할 기타 정보에는 발작 전 · 중 · 후에 발생하는 다른 문제나 불편감 또는 증상 및 징후가 포함된다. 높은 수준의 불안이나 스트레스로 인해 공황발작이 나타나는 경우 발작(seizure)의 촉발 요인이 될 수 있으므로 이러한 위험 요소에 대해 질문해야 한다. 불안이나 스트레스와 관련된 자율신경계 반응의 징후와 증상[추위, 축축한 손, 과도한 땀(다한증), 불안, 사지 떨림 등]을 사정한다. 몇몇 항경련약물은 편두통 예방이나 헤르페스 후 신경통 치료, 신경성 통증과 같은 다른 의학적 문제를 치료하기 위해서도 사용되므로, 기존의 다른 문제나 증상에 대한 추가 사정이 매우 중요하다. 항경련약물을 투여하기 전에 신경학적 기능을 사정을 하고 중추신경계 상태를 기록해두는 것 또한 매우 중요하다. 여기에는 심부건반사 반응, 상하지의 감각 기능과 운동 기능 검사, 두통 유무, 광과민성, 전조증상, 시각 기능의 변화 등이 포함된다.

약물을 투여하기 전, 기본적으로 CBC, 혈액응고검사 및 신장 또는 간기능 검사를 시행한다. 이 결과는 약물치료 초기에 발생 가능한 비정상적인 상태를 확인하는 데 도움이 된다. 또한 유해효과, 주의사항, 금기증 및 약물상호작용을 사정할 때 비교 기준치로서 활용된다. 뇌전증이나 발작장애 이외의 의식의 변화나 소실을 발생시키는 요인으로는 실신, 무호흡

용량표

항뇌전증약물

약물명(임신범주)	약리학적 분류	상용량
carbamazepine (Tegretol, Tegretol XR) (D)	Iminostilbene	PO: 1일 400~1,200mg
ethosuximide (Zarontin) (C)	Succinimide	PO: 1일 500mg, 조정
fosphenytoin (Cerebyx) (D)	Hydantoin	IV: 10~20PE[a]/kg 초기량; 유지용량 1일 4~6PE/kg
gabapentin (Neurontin) (C)	Miscellaneous	PO: 1일 900~3,600mg
lamotrigine (Lamictal) (C)	Miscellaneous	PO: 1일 50~600mg
levetiracetam (Keppra) (C)	Miscellaneous	PO: 500mg을 2회 분복, 1일 3,000mg까지 투여 가능
oxcarbazepine (Trileptal) (C)	Iminostilbene	1일 600~2,400mg
phenobarbital (oral, injectable) (D)	Barbiturate	PO/IV: 1일 3~6mg/kg
phenytoin (Dilantin) (D)	Hydantoin	PO: 1일 300~400mg
pregabalin (Lyrica) (C)	Miscellaneous	PO: 1일 150~600mg를 2~3회 분할복용
primidone (Mysoline) (D)	Barbiturate	PO: 1일 750~1,500mg
topiramate (Topamax) (C)	Miscellaneous	PO: 1일 25~400mg
valproic acid derivatives (Depacon, IV Depakote, Depakene oral) (D)	Miscellaneous	PO/IV: 1일 30~60mg/kg
zonisamide (Zonegran) (C)	Miscellaneous	1일 100~400mg

[a]One PE = 1.5mg fosphenytoin = 1mg phenytoin. 따라서 fosphenytion 1.5mg에 대한 각 phenytion의 정해진 요구량을 확인한다.
뇌전증지속상태에 사용되는 약물의 투여량을 표 24.3을 참조한다.
AED, Antiepileptic drug; PE, phenytoin equivalent

표 24.7 Phenytoin sodium과 fosphenytoin sodium의 비교

	Phenytoin Sodium (Dilantin IV)	Fosphenytoin Sodium (Cerebyx IM/IV)
pH	12	8.6~9
최대 주입속도	50mg/min	150mg PE[a]/min
혼합	0.9% 생리식염수	0.9% 생리식염수 또는 5% 포도당

[a]150mg fosphenytoin sodium = 100mg phenytoin sodium.
PE, phenytoin sodium equivalents.

안전과 질 향상: 투약오류의 예방

발음과 철자가 유사한 약물: Cerebryx와 Celebrex

약물의 이름에 주의해야 한다. Cerebryx와 Celebrex는 약물 상품명의 발음과 철자가 매우 비슷하다. 그러나 이 둘은 전혀 다른 약물이다. Cerebryx는 hydantoin계 뇌전증치료제인 fosphenytoin의 상품명이다. 반면에 Celebrex는 COX-2 저해 항염증제인 Celecoxib의 상품명으로, 골관절염과 류마티스관절염에 통증치료제로 사용하는 약물이다. 따라서 이들 두 약물의 상품명이 매우 유사하지만 그 적응증은 전혀 다르다. 이들 두 약물의 경우에서 약물처방 시 상품명과 일반명을 동시에 사용해야 하는 중요성을 알 수 있다.

상태, 일과성허혈발작, 약물남용, 대사질환, 감염, 두부외상, 종양 및 심리적 문제가 있다. 따라서 뇌전증의 진단을 내리기 위해서는 이러한 장애나 예측되는 요인을 제거해야 한다. 간호사는 모든 유용한 자료를 분석할 수 있어야 한다. EEG는 뇌전증의 진단에 필요한 정보를 제공하며, 그 외 진단에 대한 유익한 검사로는 MRI가 있다.

만약 barbiturate계 약물이 처방되었다면 이 약물은 중추신경계를 억제하므로 신경학적 시스템뿐만 아니라 활력징후까지 반드시 주의 깊게 사정하여야 하며, 앞서 언급된 사정자료도 확보해야 한다. 또한 환자의 과도한 진정작용에 대한 위험도 확인해야 하며, 만약 환자가 응급실에 있다면 환경의 안전성(침대 난간을 올렸는지, 기관경찰을 부를 때 사용할 수 있는 알람 시스템이 침대에 있는지)에 대한 조치와 소음의 정도, 발작의 예방책이 적절한지 확인한다. 환자의 나이가 매우 어리거나 노인인 경우 이러한 약물에 좀 더 민감하기 때문에 약물에 대한 역설적 반응이나 과민성 및 과다활동이 발생할 수 있다. 따라서 환자의 연령을 고려하여 사정해야 한다.

Hydantoins은 홍역과 비슷한 발진이 나타날 가능성이 있기 때문에 발진상태에 관한 피부사정을 기록해야 한다. 또한 유해효과로 치은증식증이 발생할 수 있기 때문에 환자의 기본적인 구강위생 습관 및 잇몸과 치아의 상태도 평가해야 한다. 항뇌전증약물을 복용할 경우 기본적인 신경학적 기능에 관한 사정이 명확해야 하며 (1) 비정상적인 시력과 안구 운동 관찰, (2) 조화로운 움직임, 보행 및 반사와 관련된 기본적인 신경근육의 안정성, (3) 명확한 발음과 적절하게 언어를 표현할 수 있는 능력과 같은 내용이 포함되어야 한다.

Carbamazepine 같은 iminostilbene계 약물은 유해효과로 빈혈(예: 재생불량성 빈혈)이 발생할 수 있기 때문에 투약하기 전에 CBC검사결과를 사정해야 한다. 시각에 변화가 발생할 가능성이 있으므로 기본적인 시력을 측정해야 하며, 그 외에도 비정상적인 상태를 사정한다. 드물지만 골수억제가 나타날 수 있으므로 골수억제가 있는 환자에게는 사용하면 안 된다. Gabapentin은 기본적인 활력수준, 전반적인 시력, 감각과 운동기능 및 발음의 변화를 중심으로 철저한 신경학적 사정을 해야 한다. 또한 간호사는 gabapentin의 사용에 대한 이론적 근거를 이해하고 환자와 가족에게 적절한 교육과 지침을 제공해야 한다. Gabapentin은 발작치료에 사용되지만 대상포진 후 발생되는 신경통과 신경병적 통증 및 편두통 예방에도 사용한다. 환자에게 적합한 교육은 적절한 사정자료를 기반으로 수립해야 한다. Pregabalin은 gabapentin과 비슷한 약물로서 기본적인 사정 내용은 같다.

Ethosuximide와 같은 succinimide는 소발작에 사용되는 약물로 이 약물을 사용하기 위해서 간호사는 기본적인 신경학적 사정을 해야 하며, 위장관계 질환 및 문제점을 비롯하여 체중 증가, 어지럼, 수분정체상태를 파악해야 한다.

Tiagabine, topiramate, zonisamide와 같은 약물은 최근에 개발된 항뇌전증약물로 금기증과 주의사항 및 약물상호작용이 지속적으로 논의되고 있다(표 24.4, 표 24.5 참조). 활력징후 및 정신상태는 환자의 발작 전 상태, 발작이 진행될 때의 상태, 발작 후에 감각에 대한 집중력, 각성상태 또는 의식 수준, 우울증을 사정하는 데 이용된다. Tiagabine과 topiramate의 유해효과는 어지럼, 졸음, 혼동 및 위장관계 증상이다.

Lamotrigine의 일반적인 유해효과는 두통, 시각 변화 및 졸음이며 유해작용에 의한 신체적 변화를 확인하기 위해서는 약물투여 전 에너지수준의 기준치, 시력 및 두통에 대한 병력을 포함한 완벽한 신경학적 사정이 이루어져야 한다. 새로운 기타 항뇌전증약물에는 levetiracetam, topiramate, zonisamide, tiagabine, pregabalin이 있다. 이 약물도 다른 항뇌전증약물처럼 일반적인 사정이 필요하다. 예를 들어 levetiracetam은 초조, 우울, 불안 및 다른 정서 또는 행동 변화가 발생할 수 있기 때문에 신경정신과적 증상과 관련된 부분이 사정되어야 한다. Levetiracetam의 약물상호작용은 적다. 또한 모든 항뇌전증약물은 어떤 방법으로든 중추신경계를 억제하기 때문에 다른 중추신경억제제를 복용하고 있는지를 철저하게 사정해야 한다. 치료 초기에는 간과 신장기능에 대한 사정이 이루어져야 한다. Topiramate는 발작을 치료할 뿐만 아니라 군발성두통(cluster headache) 및 신경병성 통증(neuropathic pain)에도 사용한다. 그러므로 약물 사용에 대한 근거를 이해하기 위해 내과적 병력 및 약물력을 전반적으로 사정해야 하며 에너지 수준의 기준치를 알고 있어야 한다.

Valproic acid는 환자의 내과적 병력, 투약력, 발작과 관련된 정보를 얻기 위한 신경학적 시스템에 대한 사정이 끝난 후에 투여해야 한다. 또한 약물알레르기, 주의사항, 금기증 및 약물상호작용에 대한 사정도 투약 전에 검토되어야 한다. 이 밖에도 기본적인 체중 및 간검사, 췌장염에 대한 병력을 사정해야 한다.

◆ 환자상태 Human Need Statements

1. 항뇌전증약물의 사용에 대한 지식과 경험 부족과 관련된 자율성 변화
2. 발작장애 진단과 항뇌전증약물의 안전한 사용에 대한 이해도와 지식부족과 관련된 안전요구, 상해 위험의 변화
3. 항뇌전증약물의 작용과 유해작용과 관련된 중추신경계 억제 및 감각 소실에 의한 안전 요구, 상해 위험의 변화

◆ 계획: 결과판정 Planning: Outcome Identification

1. 환자는 항뇌전증약물의 부작용과 약물과 관련된 진정, 혼동, 착란, 운동실조(조화운동불능), 졸음, 기면을 감소시키기 위한 조치들 뿐만 아니라 치료적 약물효과(예: 최소한에서 뇌전증 활동이 없는 수준까지)를 말한다.
2. 환자는 항뇌전증약물치료에서 자기안전처방을 통해 약물치료효과는 극대화하고 유해작용은 최소화한다.
3. 환자는 집/직장에 있는 동안 안전하게 행동함으로써 항뇌전증약물치료과 관련된 상해로부터 자유로워지고 과도한 진정, 혼동, 기면, 어지럼 등의 증상이 나타날 경우 의사에게 보고한다.

◆ 수행 Implementation

모든 항뇌전증약물을 복용하는 환자들을 위한 중재는 안전에 대한 대책을 마련하고 기도, 호흡, 순환을 확보하면서 환자를 모니터하는 것을 목적으로 한다. 발작하는 동안 혀의 긴장이 풀려 뒤로 빠져서 기도를 부분적으로 막을 수 있기 때문에 뇌전증 환자의 기도유지는 매우 중요하다. 환자의 기도유지는 심폐소생술하는 동안 아래턱을 올리거나 턱을 밀어올리는 방법으로 유지시킨다. 만약 환자가 호흡하지 않는다면 5초당 1회 구조호흡을 한다. 반면에 만약 환자가 호흡을 한다면 기도는 적절한 방법으로 개방 유지시켜야 한다.

항뇌전증약물을 투여할 때에는 약물의 용량과 횟수를 처방대로 정확하게 따르는 것이 중요하다. 투약에 대한 자세한 모니터링은 치료적 혈중농도를 달성하는 데 중요하다. 예를 들어 항뇌전증약물이 처방되어 6시간마다 투약되어야 한다면, 정확한 약물투여가 중요하기 때문에 정확한 혈중농도를 유지하기 위해 시계를 제공한다. 매일 같은 시간에 항뇌전증약물을 투여하는 것은 혈중농도를 유지하는 데 중요하다. 그 외 더 많은 정보는 환자중심간호: 환자교육을 참조한다.

약물을 복용할 때는 최소한 180~240mL의 물을 복용하고 위장장애를 감소시키기 위해 음식이나 간식을 권장한다. 주스, 우유, 탄산음료는 약물상호작용의 가능성이 있기 때문에 피해야 한다. 경구용 현탁액은 복용하기 전, 용액이 완전히 섞이도록 흔들어야 하고, 캡슐은 으깨거나 열거나 씹어서는 안 된다. 특히 서방형 제제라면 더욱 그렇다. 서방형 제제는 일반적으로 하루에 한 번 투약한다. 간호사는 서방형 제제를 복용하는 데 주의해야 하며, 특히 처방된 빈도 및 용량을 항상 확인하고 또 확인해야 한다. 또한 약물의 혈중농도가 너무 낮거나 너무 높지 않도록 조절하는 것이 중요하다.

만약 약물처방에 대한 어떠한 의문점이 있다면 의사와 즉각적으로 연락하여 명확하게 확인해야 한다. Topiramate와 valproic acid 정제와 서방형 제제는 어떠한 방법으로든 변형해서는 안 된다. 그러나 캡슐이 서방형 제제가 아니라면 필요에 따라 캡슐을 개방하여 음식에 뿌려 복용할 수 있다.

다음은 특정 약물에 대한 중재법이다.

- Carbamazepine: 포도주스는 항뇌전증약물과 함께 복용할 경우 독성을 증가시키기 때문에 carbamazepine과 함께 복용하지 않는다. Carbamazepine을 다른 항뇌전증약물 대신에 사용할 경우에는 초기용량은 이전의 약물보다 적어야 한다. 혈중유효농도는 표 24.6을 참조한다.
- Hydantoins: Fosphenytoin 150mg은 phenytoin 100mg과 동등하다. 복용량, 농도 및 fosphenytoin의 주입속도(infusion rate)는 phenytoin과 동등하다. 희석 용액으로는 5% dextrose와 0.9% NaCl을 사용한다. 주입속도는 제조사의 지침을 따라야 하며, 보통 저혈압과 심혈관계 및 호흡기계 억제를 예방하기 위해 150mgPE/min 이하로 주입한다. 심박장애 또는 저혈압이 발생한다면 주입을 즉시 중단하고, 환자의 활력징후를 관찰하여 즉각적으로 주치의에게 연락해야 한다. 항뇌전증약물을 복용하는 환자들은 부작용으로 운동실조증 및 어지럼이 발생할 수 있기 때문에 움직이려는 환자는 부축해주고 환자 스스로 목적을 가지고 천천히 움직이도록 도와줘야 한다. 정맥투입 시 작용이 빠르게 나타나기 때문에 투약 시 좀 더 주의해야 한다. 또한 중추신경억제가 발생할 수 있으므로 항상 환자의 활력징후를 자세히 관찰해야 한다. 현재 IV 선이 있고 이 부위로 약물을 주입하고자 한다면 약물 주입 전과 주입 후 생리식염수를 주입하여 침천물 생성을 피해야 한다. 만약 정맥주사 주위 조직으로 침윤된다면 약물의 알칼리성이 높아서 허혈과 조직손상이 초래된다. 침윤이 발생하면 수액 주입을 중단해야 하며, 주치의의 처방이 있을 때까지 왼쪽에 IV 선을 유지하여 처방이 내려질 때 IV 카테터를 통해 해독약물을 즉시 투입하여야 한다. 경구용 약물은 서방형 제제이기 때문에 구멍을 내거나 씹거나 쪼개면 안 된다. 다른 일반적인 형태의 약물은 필요 시 으깰 수 있다. 유해효과로 나타나는 치은증식증을 예방하기 위해 매일 치아를 관리하고 치과검진을 자주 받아야 한다. CBC는 치료 첫 해에는 매달에 한 번씩, 이후에는 3달에 한 번씩 검사한다.
- Barbiturate계 약물(예: phenobarbital): 갑작스런 금단은 발작활동이 재발할 가능성이 있기 때문에 피하도록 한다. 대부분의 경구용 약물은 물과 함께 복용해야 하며 elixirs는 과일주스, 우유 또는 물과 복용할 수 있다. 만약 정맥주입이 처방되었다면 안전한 용량을 계산하여 주입펌프를 통하여 약물을 투입한다. 정맥내로 너무 빠르게 주입하면 심혈관 허탈 및 호흡기계 억제를 유발시킬 수 있다. 또한 활력징후와 정맥주입속도를 자주 관찰하여 환자차트에 기록한다. 만약 심혈관 및 호흡기계에 대한 어떠한 증후 및 증상이 발생한다면 약물의 주입을 보류하고 주치의와 즉시 연락한다. 간호사는 기도, 호흡 및 순환을 유지해야 한다.
- Gabapentin: Gabapentin은 식사와 관계 없이 복용할 수

있는 항뇌전증약물이다. 만약 약물을 중단하도록 지시가 내려진다면 발작의 재발을 방지하기 위해 최소한 1주일 이상 복용량을 점차적으로 감량해야 한다.

- Lamotrigine: 처방에 따라 복용한다. 복용량에 대한 자세한 정보는 이전의 약리학적 토론을 참고한다. 간호사는 약물상호작용을 확인해야 하며, 자살사고가 나타날 경우 즉시 보고해야 한다.
- Levetiracetam: 가장 일반적인 유해효과는 졸음, 허약, 어지럼, 감염이다. 만약 극단적인 유해효과나 움직임, 걷기 또는 정서/행동에 변화가 발생할 경우 의사에게 알려야 한다. 다른 항뇌전증약물과 마찬가지로 복용하는 동안 운전이나 무거운 기계를 작동한다거나, 중요한 결정에 관여하지 말도록 해야 한다.
- Oxcarbazepine: 이 약물은 처방대로 복용해야 하며, 일반적으로 1일 2회 분복한다. 약물상호작용을 투여하기 전에 확인해야 하며, 음식, 간식과 함께 복용한다. 유해효과는 발진, 경련, 비정상적인 걸음, 움직임, 복부통증이다.
- Pregabalin: 일반적으로 1일 복용량을 2~3회 나누어 복용한다. 환자에게 과도한 어지럼, 눈 또는 시각적 변화, 부종이 관찰된다면 발생 즉시 보고하도록 한다.
- Tiagabine: 이 약물은 음식과 복용할 수 있으며, 일반적인 허약, 떨림, 발진 또는 복부통증을 나타내는 문제점들을 보고해야 한다.
- Valproic acid: 구강형 제제는 탄산음료와 복용하지 않으며, 최소한 180~240mL의 물과 함께 복용하도록 한다. 또한 위장관계 장애를 최소화하기 위해 과일, 음식 또는 간식과 함께 복용한다.
- 기타 신약: Ezogabine (Potiga)의 경우 자살의 위험성이 있으므로, 이에 대한 교육이 필요하며, 영구적인 피부변색이 나타날 수 있으므로 다른 약물에 반응하지 않는 경우에만 사용하도록 한다. Perampanel (Fycompa)의 경우 자살 사고/행동장애가 나타날 수 있고 양극성 장애, 정신병, 조현병 환자에게는 블랙박스경고가 적용된다. Vigabatrin (Sabril) 복용 후 시각적 변화나 장애 증상이 나타날 경우 즉시 내원하여 진료를 받도록 한다.

◆ 평가 Evaluation

항뇌전증약물의 치료는 환자의 발작을 완치한다는 의미가 아니라 발작상태를 감소시키거나 거의 없도록 하는 것이다. 간호사는 약물의 어떠한 반응이라도 반드시 기록하도록 한다. 항뇌전증약물은 만성통증과 편두통치료에도 사용되며, 유해효과를 최소화하면서 현존하는 문제점이나 장애를 개선시킨다. 또한 간호사는 항뇌전증약물의 효과를 관찰하고 평가할 때 환자의 정신상태/의식 수준, 감정, 안과적 문제점 또는 시각 변화, 인후통 및 고열의 변화를 지속적으로 사정해야 한다. 항뇌전증약물의 혈중농도 측정은 기본적으로 치료 초기에 측정하기 시작하며, 그 이후로 치료약물의 농도가 치료 수준 이하인지, 치료적 수준인지, 독성 수준인지를 결정하기 위해 자주 측정한다. 치료 수준 이하는 약물을 증가시킬 필요가 있다는 의미이며, 독성 수준은 약물 복용량을 중단하거나 감소시켜야 한다는 의미이다. 혈중 유효치료농도는 표 24.6을 참조한다.

환자중심간호: 환자교육

- 환자가 약물의 진정효과로 인해 안전을 위협받지 않기 위해 적절하게 교육해야 한다. 환자는 진정효과가 일어나는 동안에는 운전, 무거운 기계 조작 또는 중요한 결정을 내리지 않도록 한다.
- 환자가 어떠한 자살 생각이라도 든다면 보고해야 하며, 알코올, 카페인 섭취 및 흡연을 피해야 한다.
- 항뇌전증약물 복용을 갑자기 중단할 경우 발작이 재발할 수 있기 때문에 항뇌전증약물 복용을 갑자기 중단해서는 안 된다.
- 항뇌전증약물과 관련된 가장 일반적인 유해효과는 졸음, 위장관계 장애 및 중추신경억제이다. 이러한 유해효과는 약물 복용 후 몇 주가 지나면 감소될 것이라고 환자에게 알려주어야 한다.
- 환자에게 약물처방을 제대로 이행하지 않으면 발작이 재발될 수 있다는 것을 알려주어야 한다.
- 항뇌전증약물은 광과민증을 일으키므로 햇빛을 쬐거나 태닝하는 것은 피하도록 한다. 환자들은 일광차단제와 햇빛 차단의복을 입도록 교육해야 한다.
- 환자에게 뇌전증은 평생 동안 치료 받아야 하는 질병이며, 처방된 약을 잘 복용하여야 치료효과를 높일 수 있음을 강조해야 한다. 또한 지역사회와 다른 적당한 자원에 대하여 환자와 논의해야 한다.
- 환자는 선부종, 발열, 인후통, 흑색변, 허리통증, 혈뇨, 기면 또는 구강궤양이 나타날 경우 주치의에게 즉시 보고하도록 교육시켜야 한다.
- Topiramate를 복용하는 가임기 여성에게는 사후피임약을 권장한다.
- 항뇌전증약물을 복용하는 동안 환자가 안전하게 일상생활을 할 수 있도록 여러 가지 방법에 대해 의논한다.
- 주방: 전기 스토브 사용, 버너 후면에서 요리하기, 전자레인지를 사용하는 것이 가장 안전한 방법이다. 낙상 예방을 위해 카펫은 쿠션역할을 할 것이며, 가능하면 유리 대신 플라스틱 용기를 사용하도록 한다.
- 욕실: 수도꼭지에서 열 제어장치를 사용하도록 한다. 카펫을 타일 대신 사용한다. 욕실 문은 잠그지 않도록 하여 필요 시 도움을 받도록 한다. 욕조에는 물을 가득 채우지 않으며, 만약 발작이 충분히 조절되지 않는다면 목욕하는 동안 집 안에 누군가가 남아 있어야 한다.
- 활동하는 동안: 운동을 할 때 누군가가 항상 곁에 있어야 하며, 그 사람은 기도유지방법과 발작에 대한 지식이 있는 사람이어야 한다. 자전거를 탈 때에는 헬멧을 착용하고 있어야 하며, 만약 발작을 관리하는 방법을 아는 성인이 동반한다면 수영과 물과 관련된 스포츠도 가능하다.
- 대부분의 뇌전증 환자들은 정규직을 가지고 있고 성공적인 삶을 산다. 일부 사람들은 일을 할 수 없지만 뇌전증은 개인적으로 직업을 얻는 데 제한을 받지 않는다. 1990년 미국장애인법(Public Law 101-336)에 의하면 차별은 불법이다.
- 환자는 항상 의료 경고용 팔찌 또는 목걸이를 착용하도록 교육해야 한다.
- 매일 일기 또는 일지를 쓰는 것이 중요하다. 이것은 환자, 처방의, 간병인에게 도움이 된다. 발작시간과 관련된 자료를 기록하고, 약물용량, 질병 및 기타 정보에 대한 모든 세부적인 사항도 기록해야 한다.

기억해야 할 사항

- 뇌전증은 만성질환으로 재발할 수 있는 특성을 가진 뇌질환이다. 발작은 비정상적인 뇌의 전기적 활동에 의해 나타난다.
- 발작은 뇌의 특정 부위에서 발생하는 부분발작, 전신적 긴장간대발작이 반복적으로 발생하여 나타나는 뇌전증지속상태, 전신적으로 근육수축이 발생한 후 수축과 이완이 교대로 발생하며 진행하는 긴장간대발작으로 분류한다.
- 간호사는 환자의 발작이 발생하기 전 · 중 · 후에 따른 환자의 증상, 발작상태, 문제점의 사정과 기록을 통해 발작 유형의 차이를 구분할 수 있어야 한다. 이러한 정보는 환자가 경험하는 발작의 형태를 진단하는 데 도움을 줄 것이다.
- 약물처방의 불이행은 약물치료에 실패하는 가장 중요한 요인이 된다.
- 환자가 약을 복용하는 동안 치료제의 혈중농도를 관찰해야 하며, 항뇌전증약물의 갑작스런 중단은 발작의 재발을 예방하기 위해 피해야 한다.
- 항뇌전증약물을 정맥주사하는 것은 매우 위험하며, 병원이나 제조사의 지침대로 주의해서 투여해야 한다. 빨리 투여하면 심장이나 호흡기계를 억제할 수 있기 때문이다.
- 노인 환자는 항뇌전증약물에 의해 역설적인 반응을 보일 수 있는데, 진정작용 대신에 과다활동을 보이거나 불안정한 상태를 나타낼 수 있다.

REVIEW QUESTIONS

1. The nurse is preparing to give medications. Which is an appropriate nursing action for intravenous (IV) phenytoin (Dilantin)? (Select all that apply)
   a. Give IV doses via rapid IV push.
   b. Administer in normal saline solutions.
   c. Administer in dextrose solutions.
   d. Use a filter for IV infusions.
   e. Ensure continuous infusion of the drug.

2. The nurse is reviewing the drugs currently taken by a patient who will be starting drug therapy with carbamazepine (Tegretol). Which drug may raise a concern for interactions?
   a. digoxin (Lanoxin)
   b. acetaminophen (Tylenol)
   c. diazepam (Valium)
   d. warfarin (Coumadin)

3. Which response would the nurse expect to find in a patient with a phenytoin (Dilantin) level of 25 mcg/mL?
   a. Ataxia
   b. Hypertension
   c. Seizures
   d. No unusual response; this level is therapeutic.

4. A patient is taking pregabalin (Lyrica) but does not have a history of seizures. The nurse recognizes that this drug is also indicated for which of these?
   a. Postherpetic neuralgia
   b. Viral infections
   c. Parkinson's disease
   d. Depression

5. The nurse is assessing a newly admitted patient who has a history of seizures. During the assessment, the patient has a generalized seizure that does not stop for several minutes. The nurse expects that which drug will be ordered for this condition?
   a. valproic acid (Depakote)
   b. neurontin (Gabapentin)
   c. carbamazepine (Tegretol)
   d. diazepam (Valium)

6. The nurse is administering an antiepileptic drug and will follow which guidelines? (Select all that apply)
   a. Monitor the patient for drowsiness.
   b. Medications may be stopped if seizure activity disappears.
   c. Give the medication at the same time every day.
   d. Give the medication on an empty stomach.
   e. Notify the prescriber if the patient is unable to take the medication.

7. The nurse is preparing to administer phenobarbital. The order reads: "Give phenobarbital, IV, 2 mg/kg/day at 0900." The patient weighs 253 pounds. How many milligrams will the patient receive for each dose?

8. The nurse is providing education for a patient who will be taking an antiepileptic drug for the first time. Which statement by the patient indicates that further teaching is indicated?
   a. "I will take the medicine at the same time every day."
   b. "I will check with my doctor before taking any over-the-counter drugs."
   c. "I will keep the appointments to check my bloodwork."
   d. "I can drive to work again once my drug levels are normal."

정답 **1. b, d** **2. b** **3. a** **4. a** **5. d** **6. a, c, e** **7. 230mg per dose** **8. d**

참고문헌

REFERENCES

Bailey, D. G., Dresser, G., & Arnold, J. M. (2013). Grapefruit-medication interactions: forbidden fruit or avoidable consequences? *CMAJ,* 185(4), 309–316.

Centers for Disease Control and Prevention. Epilepsy. Available at www.cdc.gov/epilepsy/. (Accessed 20 August 2016).

Epilepsy Foundation. Discontinuing antiepileptic drugs. Available at www.epilepsyfoundation.org/about/treatment/medications/ discontinuing.cfm . (Accessed 20 August 2016).

Falco-Water, J. J., Scheffer, I. E., & Fisher, R. S. (2017). The new definition and classification of seizures and epilepsy. *Epilepsy Research,* 139, 73–79.

Fischer, R. S., Cross, J. H., French, J. A., et al. (2017). Operational classification of seizure types by the International League Against Epilepsy: position paper of the ILAE Commission for Classifi cation and Terminology. *Epilepsia,* 58, 522.

Glauser, T., Ben-Menachem, E., Bourgeois, B., et al. (2014). Updated ILAE evidence review of antiepileptic drug efficacy and effectiveness as initial monotherapy for epileptic seizures and syndromes. *Epilepsia,* 54, 551.

Heuberger, R. (2012). Polypharmacy and food-drug interactions among older persons: a review. *Journal of Nutrition in Gerontology and Geriatrics,* 31(4), 325–403.

International League Against Epilepsy. Seizure types, 2010. Available at www.ilae.org/visitors/centre/Defi nition_Class.cfm. (Accessed 20 August 2016).

Margolis, J. M., Chu, B. C., Wang, Z. J., et al. (2014). Effectiveness of antiepileptic drug combination therapy for partial-onset seizures based on mechanisms of action. *JAMA Neuorology,* 71, 985.

Redden, L., Pritchett, Y., Robieson, W., et al. (2011). Suicidality and divalproex sodium: analysis of controlled studies in multiple indications. *Annals of General Psychiatry,* 10(1), 1–5.

Stephen, L. J., & Brodie, M. J. (2011). Pharmacotherapy of epilepsy: newly approved and developmental agents. *CNS Drugs,* 25(2), 89–107.

25

항파킨슨병약물

ANTIPARKINSON DRUGS

학습목표

이 장을 학습한 후 학생들은:

1. Acetylcholine과 dopamine이 뇌에 미치는 영향에 대하여 토의한다.
2. 파킨슨병의 병태생리에 대하여 설명한다.
3. 파킨슨병치료에 사용하는 1차 약물과 2차 약물의 종류를 알아본다.
4. 항파킨슨병약물의 작용기전, 용량, 적응증, 투여경로, 금기증, 주의사항, 약물상호작용, 유해효과 및 독성에 대하여 논의한다.
5. 항파킨슨병약물을 복용하는 환자의 모든 간호과정을 포함하는 간호계획을 수립한다.

주요용어

TRAP 파킨슨병의 증상인 떨림, 경직, 운동불능, 자세불안정의 머리글자를 따서 만든 말(Tremor, Rigidity, Akinesia, Postural instability)

개시종료효과(on-off phenomenon) 파킨슨병에 대한 약물치료를 받는 사람들이 겪는 흔한 경험으로, 증상이 잘 조절되는 기간('on' 기간)과 증상이 덜 조절되는 기간('off' 기간)이 교대로 나타나는 현상

경직(rigidity) 수동적 움직임에 대한 근육의 저항. 파킨슨병에서의 경우 '톱니바퀴' 경직을 유도함

근육긴장이상(dystonia) 머리, 목, 발 등의 신체 부위에 대한 수의적 움직임이 손상되거나 비뚤어진 상태

떨림(tremor) 파킨슨병의 증상으로 안정 시에 주로 나타나는 사지의 흔들림

무도병(chorea) 손가락이 휘어지고 길게 뻗거나, 어깨가 올라갔다 내려가는, 또는 얼굴을 찡그리는 것과 같이 불수의적이고 목적이 결여된 빠른 움직임

보조약물(adjunctive drugs) 1차 약물과 함께 병용요법으로 첨가되는 2차 약물로, 첨가제 또는 독립적 성질을 지닌 약물

시냅스이전(presynaptic) 신경시냅스이전에서 항파킨슨병 효과를 발휘하는 약물

약물불응증(wearing off phenomenon) 여러 약물을 최대치로 복용함에도 불구하고 환자들에 대한 약물의 효력이 상실되어 파킨슨병의 증상이 점차 악화되는 현상

외인성(exogenous) 몸의 외부에서 생성된 어떤 물질이 체내로 유입되는 것을 설명하는 용어(예: 약물, 음식 또는 환경 독소)

운동불능(akinesia) 흔히 "움직임이 없는 상태"로 정의됨. 움직임 결여 또는 부족으로 인해, 마스크를 쓴 것 같은 얼굴표정과 자세반사이상

운동완만(bradykinesia) 느린 움직임. 파킨슨병의 전형적 증상

운동이상(dyskinesia) 비정상적이고 고통스러운 불수의적인 움직임. levodopa 요법의 부작용으로 자주 나타나며, 움직임을 제어할 수 없는 상태

자세불안정(postural instability) 파킨슨병에서 발생하는 증상으로, 걸음걸이를 시작하거나 멈추려 할 때 나타나는 불안정하고 주저하는 움직임이나 보행 또는 앉을 때 왼쪽 혹은 오른쪽으로 몸이 기울어지는 것을 유도하는 운동 및 근육 움직임의 감소 또는 변화

파킨슨병(Parkinson's disease) 느리게 진행되는 퇴행성 신경학적 질환으로, 안정 시의 떨림, 손으로 환약을 빚는 듯한 동작, 마스크를 쓴 것과 같은 얼굴, 땅을 끄는 듯한 걸음, 구부정한 등, 자세반사의 소실 및 근경직과 근위축이 특징적으로 나타남

파킨슨병의 병태생리

PATHOPHYSIOLOGY OF PARKINSON'S DISEASE

파킨슨병은 뇌의 도파민 생성 뉴런에 영향을 미치는 만성 진행성 신경퇴행성질환이다. 파킨슨병은 1817년에 처음으로 알려졌으며 그 당시에는 진전마비(shaking palsy)로 불렸다. 그 후 James Parkinson(1755~1824)은 질환의 초기 및 진행단계에 대한 증상을 좀 더 자세히 기술하였다. 그러나 근본적인 병리적 원인은 1960년대가 되어서야 발견되었다. 이후에 파킨슨병은 기저핵(basal ganglia)에 포함된 흑색질(substantia nigra)의 dopamine 결핍에 기인하는 것으로 알려졌다. 또한 창백핵(globus pallidus)이라는 인접 조직도 관련이 있는 것으로 알려졌다. 이 3가지 구조는 자세, 근긴장도, 평활근 활동을 포함하는 운동 기능에 관여하는 추체외로계(extrapyramidal system)를 구성한다. 시상은 뇌의 충동을 전달

하며, 소뇌는 신체동작의 조정력을 조절한다(그림 25.1).

이러한 뇌의 영역에서 dopamine은 억제성 신경전달물질로 acetylcholine은 흥분성 신경전달물질로 작용한다. 자세, 근긴장 및 수의적 운동의 조정이 적절하게 이루어지려면 두 신경전달물질 간의 균형이 필요하다. 파킨슨병은 기저핵에서 두 신경전달물질의 불균형에 의해서 발생한다. 이러한 불균형은 dopamine을 생성하는 흑색질에서 신경종말의 이상에 의해 발생한다. Dopamine은 기저핵에서 움직임을 조절하는 역할을 한다. 파킨슨병으로 인한 흑색질의 파괴는 dopamine의 감소를 초래한다. 이는 정상적인 dopamine성 균형효과의 결핍으로 인한 acetylcholine의 과도하고, 무저항의 활동을 초래한다. 그림 25.2는 정상인과 파킨슨병 환자에서의 신경전달물질 농도의 차이를 설명하고 있다.

일부에서는 파킨슨병의 원인이 이전의 머리외상 또는 흑색질의 과도한 철분에 의한 뇌의 산화와 활성산소의 생성 때문이라고 주장한다. 또 다른 이론에서는 dopamine의 농도가 연령과 함께 자연스럽게 감소하기 때문에 파킨슨병은 환경적 · 생화학적 요인 또는 그 두 가지 요인에 의한 흑색질 선조세포(nigrostriatal cell)의 조기노화로 설명한다. 동물실험에서는 살충제와 중금속 등의 환경 독소도 파킨슨병의 발병을 유발할 수 있다고 설명한다.

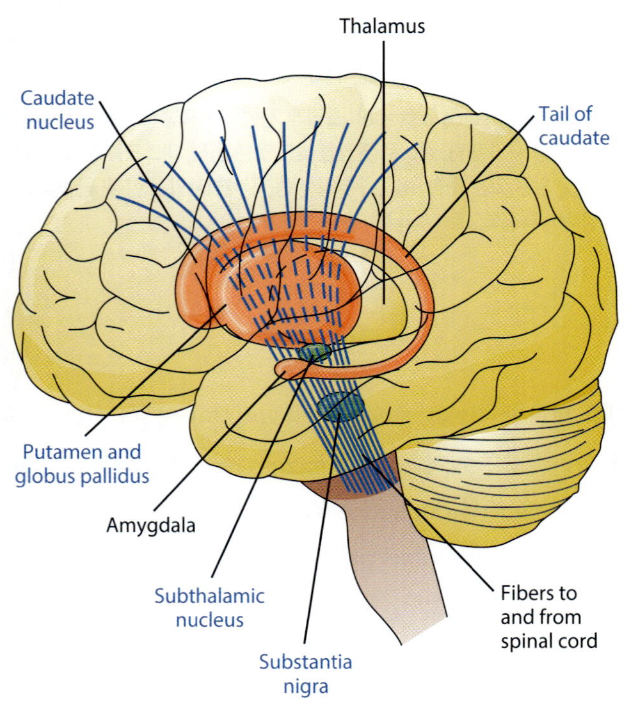

그림 25.1 뇌와 기저핵과 관련된 구조.

From Copstead-Kirkhorn L. C., Banasik J. L. (2014) Pathophysiology, (5th ed.) St Louis: Saunders.

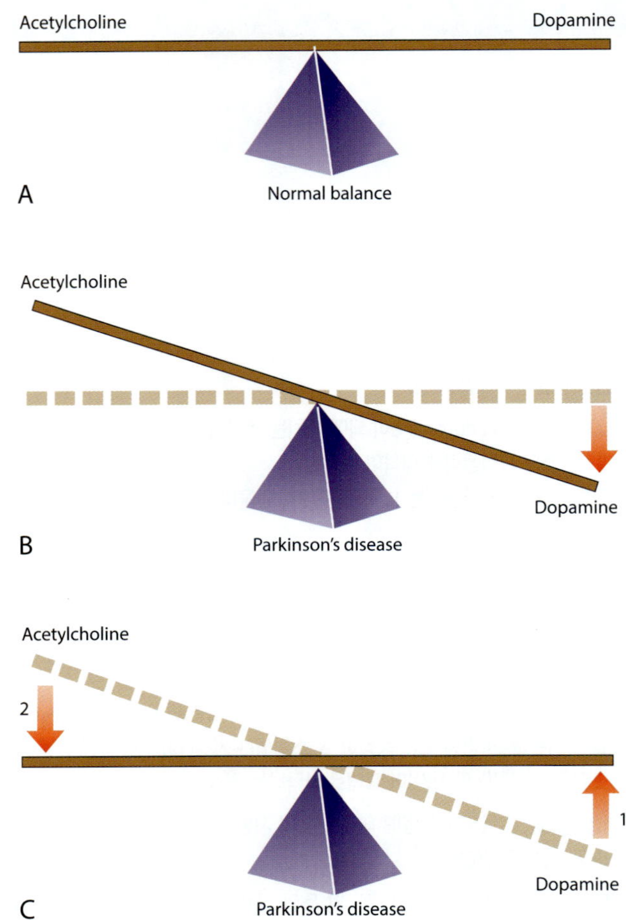

그림 25.2 파킨슨병에서 나타나는 신경전달물질의 비정상.

미국에는 적어도 1백만 명 이상, 세계적으로는 적어도 약 4백만 명 이상의 파킨슨병 환자가 있다. 이것은 알츠하이머병에 이어 세계에서 두 번째로 흔한 퇴행성 신경질환이다. 어떤 환자들은 파킨슨병과 알츠하이머병의 증상을 모두 가지고 있다. 알츠하이머병은 45~65세에 주로 나타나며, 평균 발병 연령은 56세이다. 파킨슨병 환자들은 노인의 증가와 더불어 지속적으로 늘어날 것으로 생각된다. 가끔 젊은 층에서 급성 뇌염이나 일산화탄소중독 및 금속중독 이후에 파킨슨병이 발생하기는 하지만, 대부분 원인불명이다. 전 생애에 걸쳐 파킨슨병에 걸릴 확률은 2% 정도이다. 남성과 여성의 발병률 비율은 3 : 2로 남성이 여성보다 더 높다. 최근 유전적 배경에 대한 연구를 통해 환자의 20% 이상에서 가족력이 있음이 밝혀졌다.

파킨슨병을 확실하게 진단하는 유용한 검사는 아직 없다. 일반적으로 특징적 증상과 신체적 이상소견을 토대로 진단을 내린다(표 25.1). 파킨슨병의 증상은 운동완만(bradykinesia), 자세불안정(postural instability), 경직(rigidity), 떨림[tremor; TRAP (Tremor, Rigidity, Akinesia, Postural instability)]이다.

불행히도, 파킨슨병은 진행성 질환이다. 시간이 지나면서 생존하는 dopamine성 종말(dopaminergic terminal) 신경세포 숫자가 감소하기 때문에 신체 내에서 dopamine으로 변환할 수 있는 전단계물질인 levodopa를 투여하여 dopamine으로 전환되도록 한다. Levodopa 치료에 대한 반응으로 개시종료효과(on-off phenomenon)가 나타난다. Dopamine이 부족할 경우 파킨슨병이 악화되며, 과도한 경우 운동이상(dyskinesia)이 발생한다. 반대로, 항파킨슨병약물의 효과가 감소하기 시작하면 약물불응증(wearing off phenomenon)이 나타나서 최대 용량을 투여함에도 불구하고 치료효과가 없다. 운동이상증(dyskinesia)은 파킨슨병에서 흔히 나타나는, 수의운동을 수행하기 어려운 상태를 말한다. 항파킨슨병 치료와 관련하여 가장 흔히 발생하는 2가지 운동이상증으로는 무도병(Chorea: 사지 혹은 안면근육의 불규칙적이고 흥분한 듯한 불수의적인 움직임)과 근긴장이상(dystonia: 불완전하고 정상적이지 않은 움직임을 유발하는 비정상적인 근긴장)이다. 주로 머리, 목, 발에서 발생하는 근긴장이상은 파킨슨병 환자에서 흔한 증상이다. 이러한 운동합병증은 파킨슨병을 장애의 주요 원인으로 만든다. 치매 역시 파킨슨병에 의해 발병할 수 있으며, 이러한 치매를 '파킨슨병 연관 치매'라고 한다. 파킨슨병 환자의 40%가 정신병과 환각을 경험한다. 2016년 신약인 Pimavanserin (Nuplazid)이 정신병 관련 환각과 망상의 치료제로 승인이 되었다. Pimavanserin은 선택적 serotonin 5-HT2A 역작용제이며 dopamine 수용체에 영향을 미치지 않는다.

표 25.1 파킨슨병의 증상

증상	설명
운동불능	정신운동 활동의 결여로 발생하는 마스크를 쓴 것 같은 얼굴표정이다.
운동완만	느린 움직임을 보인다.
경직	'톱니바퀴' 경직, 수동적 움직임에 대한 저항이다.
떨림	알약을 굴리는 듯한 동작(pill-rolling movement): 엄지와 검지가 서로 맞닿아 떨리는 증상이 나타난다. 대부분 안정 시에 나타나며, 수의적 활동을 하는 동안에는 덜 심각해 보인다. 일반적으로 한쪽에서 시작하고 다른 쪽으로 진행되어 간다. 이러한 증상은 파킨슨병 환자의 70%에게서 나타난다. 손 떨림 및 사지의 떨림으로 나타나기도 한다.
자세불안정	낙상의 위험을 초래하는 불안정한 자세 및 앉아 있는 상태에서도 몸이 한쪽으로 기우는 형태도 포함한다.

파킨슨병의 증상은 흑색질에 저장된 dopamine 저장량의 약 80%가 모두 고갈될 때까지 나타나지 않는다. 즉, 이것은 파킨슨병을 진단받는 시기에 환자의 dopamine성 신경종말의 정상 기능이 약 20%만 남아 있다는 것을 의미한다.

파킨슨병의 치료

TREATMENT OF PARKINSON'S DISEASE

파킨슨병치료의 첫 번째 단계는 환자와 가족구성원 및 다른 가까운 사람들에게 이 질환을 자세히 설명하는 것이다. 물리치료, 언어치료, 작업치료는 약물치료 이후의 단계에서 필요하며, 일반적인 주치료는 약물치료이다. 그러나 이러한 환자들에게 신체활동은 필수이다. 많은 전문가들은 신체활동 역시 약물치료와 더불어 중요하다고 생각하며, 이 2가지를 병행하는 것이 환자의 운동성을 크게 개선해 준다고 생각한다. 병세가 심각한 환자들에게는 심부뇌자극술(deep brain stimulation)을 이용한 외과적 시술을 한다.

약리 개요

PHARMACOLOGY OVERVIEW

파킨슨병을 dopamine과 acetylcholine의 불균형에 의한 것으로 보기 때문에, 약물치료의 목적은 병의 진행을 지연시키기 위해 dopamine의 농도를 증가시키거나 acetylcholine의 영향을 길항시키는 것이다. 불행히도 현재의 약물치료는 병의 진행을 느리게 하지 못하고 증상의 진행을 느리게 할 뿐이다. 파킨슨병의 치료에 유용한 약물을 표 25.2에 소개하였다. 부작용과 약물효과에 대해 환자를 면밀히 관찰해야 한다.

표 25.2 항파킨슨병에 사용하는 약물

일반명	상품명	투여경로	적응증
간접 작용 dopamine 수용체 작용체(MAO-B 억제제)			
rasagiline	Azilect	PO	질환의 초기 단계에서 Carbidopa-levodopa와 결합하여 사용한다. 증상이 오락가락하는 현상을 개선하는 데 도움이 된다.
selegiline	Eldepryl, Zelapar[a]	PO	
Dopamine 조절제			
amantadine	Symmetrel	PO	주로 병의 초기단계에 사용하지만, 중등도 또는 진전된 단계에서도 효과가 나타난다. 진전과 근경직을 개선한다.
COMT 억제제			
entacapone	Comtan	PO	증상이 오락가락하는 현상을 개선하기 위해 carbidopa-levodopa에 첨가되는 경우가 많다. 약물의 off 기간을 늦추며 levodopa의 용량을 줄이는 역할도 한다.
tolcapone	Tasmar	PO	
직접 작용 dopamine 수용체 작용제			
Ergot			
bromocriptine	Parlodel	PO	주로 젊은 환자들에게 사용하며 노인 환자들에게는 1차 또는 2차 선택 요법에 사용한다. 또한 levodopa의 off 기간에 보조하여 사용한다. 말기 단계에서 발생하는 근긴장이상을 개선하는 데에 사용된다.
Nonergot			
pramipexole	Mirapex	PO	
ropinirole	Requip	PO	
rotigotine	Neupro	Transdermal	
Dopamine 대체약물			
carbidopa-levodopa	Sinemet, Rytary	PO	환자들의 기능손상이 시작되자마자 사용하는 약물. 대부분의 노인 환자들에게 사용한다.
항콜린성약물[b]			
benztropine	Cogentin	PO, IV	진전/근경직을 개선하기 위한 2차 약물로 사용한다.
trihexyphenidyl	Generic only	PO	
항히스타민제[c]			
diphenhydramine	Benadryl	PO, IV	진전/근경직을 개선하기 위한 2차 약물로 사용한다.

[a] 구강붕해정(2장 참조)
[b] 6장 참조
[c] 18장 참조
COMT, Catechol ortho-methyltransferase; IV, intravenous; MAO-B, monoamine oxidase type B

간접 작용 dopamine성 약물

INDIRECT-ACTING DOPAMINERGIC DRUGS

모노아민산화효소억제제

MONOAMINE OXIDASE INHIBITORS

모노아민산화효소(monoamine oxidase, MAO)는 체내에서 catecholamine을 분해시킨다. MAO는 dopamine, norepinephrine, epinephrine을 포함하며 체내의 catecholamine을 대사시킨다. MAO는 MAO-A와 MAO-B 2가지가 있다.

1965년대 초 MAO-A와 MAO-B를 모두 억제하는 비선택적 모노아민산화효소억제제(monoamine oxidase inhibitors, MAOI)는 이들의 대사에 의한 분해를 막음으로써 levodopa의 치료효과를 개선시켰다. 그것들은 또한 우울증치료에도 사용된 첫 번째 약물이었으나 이후 새로운 약물 종류로 대체되었다. 비선택적 MAOIs의 주요 유해효과는 MAO-A에 대한 억제효과로 인해 tyramine이 포함된 음식(치즈, 레드와인, 맥주, 요거트)과 상호작용을 한다는 것이다. 이를 치즈효과(cheese effect)라고 하며, 이 결과로 심각한 고혈압이 나타날 수 있다. Rasagiline과 selegiline은 선택적 MAO-B 억제제로서 고전적 치즈효과를 유발할 가능성이 훨씬 적으며, 두 약물의 약물상호작용과 유해효과는 비슷하다. Safinamide (Xadago)는 종료(off) 현상을 경험하는 환자에서 보조치료에 적용되는 B형 MOAI이다.

작용기전 및 약물효과

Mechanism of Action and Drug Effects

MAO는 전반적으로 신체에 고루 분포하고 있으며 간, 신장, 위, 장벽 및 뇌에서 농도가 높다. MAO 효소의 일차적인 역할은 dopamine, norepinephrine, epinephrine과 같은 catecholamine과 serotonin을 분해하는 것이다. Rasagiline과 selegiline과 같은 MAO-B 억제제를 투여하면 중추신경계에 dopamine성 신경활성의 증가를 초래한다. 이것은 파킨슨병에서 나타나는 dopamine 결핍 치료에 도움이 된다. Selegiline은 levodopa의 투여용량을 감소시킬 수 있다(이 장의 후반부에서 더 설명한다). 신체기능과 증상의 호전이 나타날 수 있으나, 환자의 대략 50~60% 정도만이 긍정적인 반응을 보인다.

적응증 Indications

Selegiline과 rasagiline은 파킨슨병치료에서 단독으로 사용하거나 levodopa 요법과 병용하여 사용한다. Rasagiline은 하루 한 번 투여하지만 selegiline은 아침, 점심식사와 함께 하루 두 번 투여한다. 연구결과에서 selegiline 치료를 받은 환자들이 대조군에 비해 약 1.8배 기간 후에 levodopa 치료를 받는 것으로 나타났다.

금기증 Contraindications

Selegiline과 rasagiline에 약물알레르기가 있을 경우 사용할 수 없다. 아편유사진통제인 meperidine과 MAOIs 간에는 약물상호작용이 발생하기 때문에 함께 복용해서는 안 된다.

유해효과 Adverse Effects

Selegiline과 rasagiline의 일반적인 유해효과는 미미한 수준이다(표 25.3). 두 약물 모두 권장 복용량에서는 선택적 MAO-B 억제 기능을 유지하지만 더 높은 용량에서는 비선택적 MAOI의 역할을 한다.

상호작용 Interactions

Selegiline은 meperidine과 상호작용하며, 섬망, 근경직, 고열 및 과도한 불안정 상태와도 관련이 있다. 보고된 다른 반응은 표 25.4에 기술되어 있다. Selegiline은 카테콜 오르토-메틸전이효소(catechol ortho-methyltransferase, COMT)와 동시에 복용할 수 있다. 고용량의 selegiline을 복용하는 환자는 숙성 치즈, 소시지 및 맥주와 같이 tyramine이 들어 있는 음식을 피해야 한다.

용량 Dosages

용량에 대한 정보는 용량표를 참조한다. 또한 '안전과 질 향상: 투약오류의 예방'을 참조한다.

표 25.3 항파킨슨병약물의 유해효과

약물 종류	유해효과
MAO-B 억제제: selegiline	두통, 불면증, 어지럼증, 오심, 저혈압, 혼돈, 발진, 체중감소, 설사, 구내염, 운동이상증, 요통, 졸음, 충동조절장애
Dopamine 조절제: amantadine	기립저혈압, 말초부종, 어지럼증, 불면, 초조, 불안, 두통, 환각, 오심, 구강건조
COMT 억제제: entacapone	위장관장애, 운동이상증, 기립저혈압, 실신, 어지럼증, 피로, 환각, 불안, 졸음, 발진, 호흡곤란, 운동이상증의 악화, 소변색의 변화
항콜린성약물: benztropine	빈맥, 혼돈, 기억 손상, 발진, 고체온증, 변비, 인후건조증, 오심, 구토, 요정체, 흐린시력, 발열
Ergot 유도체: bromocriptine	운동실조, 어지럼증, 두통, 우울, 기면, 장관장애, 시각변화
Nonergot 유도체: pramipexole, ropinirole	부종, 피로, 실신, 어지럼, 기면, 위장관장애
Dopamine 대체약물: levodopa, carbidopa-levodopa 복합체	심계항진, 저혈압, 요정체, 우울증, 운동이상증

COMT, Catechol ortho-methyltransferase; MAO-B, monoamine oxidase type B.

표 25.4 항파킨슨병약물의 약물상호작용

약물	상호작용 약물	기전	결과
MAO-B 억제제: selegiline	meperidine과 기타 아편유사제, tramadol, cyclobenzaprine, dextromethorphan, 기타 MAOI, 세로토닌항우울제, oxcarbazepine	부가적으로 중추신경계를 자극함	세로토닌증후군
	carbamazepine, 경구피임약	Selegiline 청소율 감소	잠재적 selegiline 독성
	buspirone	확실하지 않음	고혈압
Dopamine 조절제: amantadine	항콜린성약물	상가효과	항콜린성 유해효과의 증가
COMT 억제제: entacapone	MAOIs, catecholamines	Catecholamine 대사 감소	빈맥, 심박 불규칙, 고혈압
Ergot 유도체: bromocriptine	erythromycin	Cytochrome P-450과의 상호작용	Bromocriptine 효과의 증가로 인한 독성의 위험성
	교감신경흥분제	상가효과	고혈압, 심박 불규칙
	항고혈압제	상가효과	저혈압
Nonergot 유도체: pramipexole	warfarin, ciprofloxacin	Cytochrome P-450과의 상호작용	Ropinirole 청소율 감소로 인한 독성의 위험성
	항정신병약물	항도파민성 작용	Ropinirole의 효능 저하
Dopamine 대체약물: levodopa, carbidopa	비선택적 MAOIs	부가 독성	고혈압 반응
	Benzodiazepines, 항정신병약물	Levodopa의 효능 저하	치료효과의 감소

COMT, catechol ortho-methyltransferase; MAO-B, monoamine oxidase type B; MAOI, monoamine oxidase inhibitor.

용량표

항파킨슨병약물

약물명(임신범주)	약리학적 분류	성인 상용량	적응증
amantadine (Symmetrel) (C)	Dopamine 조절자	PO: 1일 100~400mg 12시간마다	파킨슨병
benztropine (Cogentin) (C)	항콜린성약물	PO: 0.5~6mg/day	
bromocriptine (Parlodel) (D)	직접 작용 dopamine 작용제; ergot 유도체	PO: 2.5~100mg/day	
carbidopa-levodopa (Sinemet, Sinemet CR) (C)	항파킨슨병약물	PO: 10/100, 1정을 1일 3~8회 복용; 25/250, 1정을 1일 3~6회 복용	
		CR: 50/200mg, 초기용량은 깨어 있는 동안 4~8시간 간격으로 사용	
entacapone (Comtan) (C)	COMT 억제제	PO: levodopa의 개별적인 용량에 맞춰 1,600mg/일까지 사용	
ropinirole (Requip) (C)	직접 작용 dopamine 작용제, non-ergot 유도체	PO: 0.25mg 1일 3회 복용, 1일 최대 용량은 24mg/일로 천천히 증량	
selegiline (Eldepryl, Zelapar) (C)	선택적 MAO-B 억제제	PO: 5mg씩 1일 2회, 아침식사와 점심식사 시 복용(구강붕해정 [Zelapar]), 아침식사 전 1일 1회 1.25~2.5mg	

COMT, Catechol ortho-methyltransferase; CR, Controlled release; MAO-B, monoamine oxidase type B.

안전과 질 향상: 투약오류의 예방

보기에 비슷한 또는 발음이 비슷한 약물: Selegiline과 Salagen

보기에 비슷한 또는 발음이 비슷한 약물을 주의하라! 약 이름이 비슷할 경우 투약오류가 발생할 수 있다. Selegiline과 Salagen은 발음이 비슷하지만 매우 다른 약물이다. Selegiline은 파킨슨병치료에 사용되는 MAOI이다. 필로카르핀 염산염의 경구제제인 Salagen은 쇼그렌증후군이 있거나 방사선요법을 받은 적이 있는 환자들의 구강건조증을 치료하기 위해 처방된다. 이 두 약물을 더욱 혼동하는 이유는, 두 약물 모두 5mg 복용 형태가 주로 이용된다는 것이다. 처방지시를 받을 때 두 약물의 이름과 사용 용도를 반드시 한 번 더 확인하고, 환자들이 약국에서 약을 받을 때 약 이름을 꼭 확인하도록 한다. 또한 외형의 차이가 있다면 반드시 보고하도록 한다.

자세한 내용은 www.ismp.org. 참고

DOPAMINE 조절제

DOPAMINE MODULATOR

Amantadine (Symmetrel)은 처음에는 항인플루엔자바이러스약물로 소개되었으며 인플루엔자바이러스 감염을 치료하는 데에 사용되었다. 지금도 이 용도로 사용되고 있지만(34장 참조), 파킨슨병치료제로도 사용되고 있다.

작용기전 및 약물효과

Mechanism of Action and Drug Effects

Amantadine은 파킨슨병에 의해서 아직 파괴되지 않은 기저핵의 시냅스이전 신경섬유 내 소포라고 불리기도 하는 저장소로부터 dopamine 등과 다른 catecholamine의 유리를 촉진함으로써 항파킨슨병 효과를 나타낸다. 또한 amantadin은 신경세포 내로 dopamine이 재흡수되는 것을 차단한다. 그리하여 신경세포 사이의 시냅스 내의 dopamine의 수준을 증가시키고, 신경세포 간의 dopamine 신경전달을 증진시킨다. Amantadine이 직접 dopamine 수용체를 자극하지는 않으므로 간접 작용약물이라고 여겨진다. Amantadine은 항콜린성 작용도 있는데(6장 참조), 이 작용은 운동이상의 증상을 제어함으로써 파킨슨병치료에 도움이 된다.

적응증 Indications

Amantadine은 기저핵에 손상받지 않은 신경세포가 남아 있는 상태, 즉 초기단계의 파킨슨병치료에 주로 사용되지만 중간단계에서부터 진전된 단계까지 많이 쓰인다. 대개 6~12개월만 효과가 있고 그 이후에는 운동감소증(hypokinesia)이나 경직(rigidity) 완화 효과가 감소한다. 일단 효과가 없어지면 bromocriptin과 같은 dopamine 작용제를 사용한다. 또한 이 약물은 carbidopa-levodopa와 연관된 운동이상을 치료하는 데 자주 사용되며 인플루엔자바이러스 감염 치료에 사용되기도 한다.

금기증 Contraindications

Amantadine에 약물알레르기가 있는 사람은 복용할 수 없다.

유해효과 Adverse Effects

Amantadine과 관련된 유해효과는 대개 경증이며, 유해효과에는 어지럼, 불면, 오심이 있다.

상호작용 Interactions

Amantadine은 항콜린성약물과 같이 사용하였을 때 항콜린성 유해효과의 빈도가 증가한다.

용량 Dosages

용량표를 참조한다.

카테콜 오르토-메틸전이효소 억제제

CATECHOL ORTHO-METHYLTRANSFERASE INHIBITORS

간접적으로 작용하는 dopamine성 약물의 3번째 범주로는 카테콜 오르토-메틸전이효소(catechol Ortho-Methyltransferase, COMT) 억제제가 있다. 현재 이 범주에 속하는 약물은 tolcapone (Tasmar), entacapone (Comtan)이다.

작용기전 및 약물효과

Mechanism of Action and Drug Effects

Tolcapone과 entacapone은 amantadine처럼 시냅스이전에 작용하며, 두 약물 모두 COMT를 억제한다. COMT는 신체의 catecholamine 분해를 매개하는 효소이다. Tolcapone은 중추와 말초에서 작용하나, entacapone은 혈뇌장벽(blood-brain barrier)을 가로지를 수 없으므로 오로지 말초에서만 작용한다. 이러한 약물의 긍정적인 효과는 levodopa의 작용기간을 연장시킬 수 있다는 것이다. 이것은 levodopa를 carbidopa(dopamine 대체약물 부분 참조)와 함께 투여했을 때 효과가 더욱 분명하게 나타난다. 따라서 약물불응증 현상이 감소된다.

적응증 Indications

COMT 억제제는 파킨슨병의 치료제로 사용한다.

금기증 Contraindications

COMT 억제제(tolcapone와 entacapone)에 약물알레르기가 있는 경우 사용할 수 없다. Tolcapone은 간기능장애가 있는 경우에 금기이다.

유해효과 Adverse Effects

일반적으로 보고된 두 COMT 억제제의 유해효과는 위장관 장애와 소변색 변화이다. 또한 이 두 약물들은 이미 존재하는 운동이상을 악화시킬 수 있다(표 25.3). Tolcapone은 심각한 간기능장애를 일으킨다. 그러므로 1998년 FDA는 COMT 억제제를 다른 파킨슨병 약물치료에 반응하지 않는 환자에게만 사용하도록 권고하였다.

상호작용 Interactions

Tolcapone과 entacapone은 비선택적 MAOIs와 병용하면 catecholamine 대사를 감소시키므로 심혈관 위험이 나타날 수 있다. 그러나 선택적 MAO-B 억제제인 selegiline은 COMT 억제제와 함께 안전하게 병용될 수 있다.

용량 Dosages

용량표를 참조한다.

직접 작용 DOPAMINE 수용체 작용제

DIRECT-ACTING DOPAMINE RECEPTOR AGONISTS

직접 작용 dopamine 수용체 작용제는 파킨슨병을 치료하는데 사용되는 약물이며, 종종 진단 시 사용되는 가장 중요한 약물이다. 이 약물의 두 가지 하위체계는 비dopamine 수용체 작용제(nondopamine dopamine receptor agonists, NDDRAs)와 dopamine 대체약물이다. NDDRA는 세부적으로 ergot(맥각)에서 추출한 유도체 bromocriptine (Parlodel)과 nonergot 약물인 pramipexole (Mirapex), ropinirole (Requip), rotigotine (Neupro)이 있다.

비DOPAMINE 수용체 작용제

NONDOPAMINE DOPAMINE RECEPTOR AGONISTS

작용기전 및 약물효과

Mechanism of Action and Drug Effects

모든 NDDRAs는 뇌에서 시냅스이전이나 시냅스이후 뇌의 dopamine 수용체를 직접 자극한다. 파킨슨병의 초기 또는 후기에 사용할 수 있다.

화학적으로, bromocriptine은 ergotamine과 유사한 ergot 알칼로이드이다. Bromocriptine은 시냅스이전 dopamine 수용체를 활성화시켜 더 많은 dopamine의 생성을 자극함으로써 작동하며 주요 활성부위는 dopamine 수용체의 D_2 하위체계에 작용한다. Pramipexole, ropinirole, rotigotine은 nonergot NDDRAs이다. 이 약물 모두 파킨슨병의 초기와 후기 단계에 효과가 있다.

적응증 Indications

Ergot 제제와 nonergot 제제 모두 파킨슨병의 다양한 단계에서, 단독 또는 다른 약물과 병용된다. Bromocriptine은 유즙을 분비하는 prolactin 분비를 억제한다. 이런 이유 때문에 과도한 유즙분비(유즙분비증)를 가진 여성의 치료제로 사용하며 또한 prolactin 분비성 종양(prolactin-secreting tumors)을 치료하는 데 사용한다. 또한 ropinirole과 rotigotine은 밤에 숙면을 방해할 정도로 다리를 움직이는 하지불안증후군(restless legs syndrome)을 치료에도 쓰인다.

금기증 Contraindications

Dopamine성 약물에 약물알레르기가 있는 경우에는 사용하지 않는다. 또한 adrenaline 작용제와 함께 복용할 경우 과도한 catecholamine 활성으로 인해 심혈관 위험이 발생할 수 있으므로 병용하지 않는다.

유해효과 Adverse Effects

많은 잠재적 유해효과가 dopamine성 약물과 관련되어 있다. 표 25.3을 참조한다.

상호작용 Interactions

다양한 약물 간의 상호작용은 표 25.4를 참조한다.

용량 Dosages

용량표를 참조한다.

DOPAMINE 대체약물

DOPAMINE REPLACEMENT DRUGS

파킨슨병치료에 전통적으로 뇌의 dopamine 합성을 위해 dopamine의 생화학적 전구물질인 levodopa를 사용하였다. 그러나 levodopa는 뇌에 도달하기 전에 대사가 될 수 있으므로 또 다른 물질인 carbidopa와 병용투여한다. Carbidopa는 levodopa의 증강제이며, levodopa를 훨씬 적은 농도로 사용할 수 있게 함으로써 고용량과 관련된 부작용을 감소시킨다. Carbidopa–levodopa 복합제는 흑질에서 dopamine을 직접 대체하는 외인성 dopamine을 제공한다. 이 약물들은 dopamine 대체약물로 분류되며 파킨슨병의 후기 단계에서 선택된다. 파킨슨병이 진행됨에 따라 levodopa로 치료하기가 더 어려워진다. 궁극적으로, levodopa는 더 이상 질병을 조절할 수 없으며 환자는 심각하게 쇠약해지고 이는 일반적으로 levodopa 요법 시작 후 5~10년 사이에 발생한다.

작용기전 및 약물효과

Mechanism of Action and Drug Effects

Dopamine 대체약물은 dopamine 수용체를 자극하여 뇌의 dopamine 수치를 높인다. 외부에서 투여된 dopamine은 혈뇌장벽을 통과할 수 없기 때문에 levodopa는 경구로 투여해야 한다. Levodopa는 dopamine의 생물학적 전구물질이며 중추신경계에 침투할 수 있다. Levodopa는 도파 탈이산화탄소효소(dopa decarboxylase)에 의해 중추신경계 외부로 분해되며, 적절한 수준에 도달하기 위해서는 상당한 용량의 경구용 levodopa가 필요하다. 이는 carbidopa와 함께 투여한다. 다량 투여에 의하여 말초조직에서 dopamine 수치가 상승하면 많은 유해작용을 일으킨다. 유해효과에는 혼돈, 불수의적 움직임, 위장관계의 극심한 불편감, 저혈압, 심박장애 등이 있다. 이러한 문제는 levodopa를 carbidopa와 병용하면 막을 수 있다. Carbidopa는 도파 탈이산화탄소효소 억제제(dopa decarboxylase inhibitor)로 단독으로 사용할 때는 약리작용이 거의 없다. 하지만 levodopa와 병용하면 carbidopa는 말초에서 levodopa가 분해되는 것을 억제하여 levodopa를 소량 사용할 수 있게 한다. 소량의 levodopa는 유해효과를 감소시킨다.

적응증 Indications

Dopamine 대체약물은 파킨슨병에서 직접적으로 dopamine의 작용을 회복시키는 데 사용된다. Dopamine 자체는 중환자실(7장 참조)에서 주사제로 사용한다.

금기증 Contraindications

Levodopa 및 carbidopa는 안압을 상승시키기 때문에 폐쇄각녹내장(angle–closure glaucoma) 환자에게는 사용할 수 없다. 그러나 개방각녹내장(open–angle glaucoma) 환자에게는 주의하여 사용할 수 있다. Levodopa와 carbidopa 모두 악성흑색종(malignant melanoma)을 악화시키기 때문에 진단받지 않은 피부병변이 있는 환자에게는 사용하지 않는다.

유해효과 Adverse Effects

Dopamine 대체약물로 인한 유해효과에는 심박장애, 저혈압, 무도병, 근경축 및 위장관계 불편감 등이 있다(표 25.3).

상호작용 Interactions

피리독신(비타민 B_6)과의 상호작용이 나타날 수 있다. 피리독신은 carbidopa–levodopa의 효과를 감소시킨다. 그러나 이러한 상호작용을 극복하기 위해 복용량을 조정하여야 한다. 식이 단백질과 carbidopa–levodopa의 가능한 상호작용에 대한 논의는 "수행"을 참조한다. 기타 상호작용은 표 25.4에 기술되어 있다.

항콜린성약물

ANTICHOLINERGIC DRUGS

항콜린성약물은 뇌 및 신체의 콜린성수용체에서 신경전달물질인 아세틸콜린의 효과를 차단한다. 이에 대해서는 6장에서 더 자세히 설명되어 있다. 항콜린제는 항진전 특성이 있어 파킨슨병의 보조약물요법으로 사용되며, 뇌에서 과도한 콜린성 활동을 줄이기 위해 사용된다.

파킨슨병에서 아세틸콜린의 축적은 콜린성 흥분성 경로의 과도한 자극을 유발하여 떨림과 근강직을 유발한다. 그 예로는 톱니바퀴경직(cogwheel rigidity)이 있으며, 이는 수동적 움직임에 대한 저항으로 정의되고, 팔을 몸쪽으로 구부렸다가 펼 때 관찰된다. 일반적으로 근육떨림은 환자가 휴식을 취할 때 악화되는데 알약굴리기 움직임(pill–rolling movement)과 머리 움직이기 등이 포함된다. 항콜린성약물은 이러한 불편한 증상을 완화하는 데 도움이 된다. 그러나 항콜린제는 서동(bradykinesia) 완화에는 거의 도움이 되지 않는다.

아세틸콜린은 타액분비 증가, 눈물흘림, 배뇨, 설사 위장관운동 증가 및 구토를 일으킨다. 항콜린제는 반대 효과가 있다. 구강건조 또는 타액 감소, 소변정체, 위장관운동성 감소(변비), 동공 확장, 평활근 이완을 유발할 수 있다. 항콜린제는 쉽게 혈뇌장벽을 통과하여 뇌의 파킨슨병 병리 부위인 흑질에 도달할 수 있다. 전통적으로 항콜린제인 atropine

과 scopolamine이 사용되어 왔으나 이러한 항콜린제는 구강 건조, 소변정체, 시야의 흐려짐 등의 항콜린성 유해효과가 과도할 수 있다. 이에 유해효과가 덜한 합성 항콜린제가 개발되었고, benztropine (Cogentin)과 trihexyphenidyl이 가장 일반적으로 사용되는 항콜린제이다. 항히스타민제(18장 참조)도 상당한 항콜린성 특성을 가지고 있으며, 파킨슨병의 콜린성 증상을 조절하는 데에도 사용할 수 있다. 혼돈, 요실금, 흐린시력, 심계항진, 안압 상승과 같은 잠재적 부작용이 있을 수 있기 때문에 항콜린제는 고령자에게 주의해서 사용해야 한다.

❖ 간호과정 NURSING PROCESS

◆ 사정 Assessment

환자들은 파킨슨병을 진단받으면 일상생활의 모든 움직임과 활동에 영향을 받게 된다. 환자들의 삶이 이전과 같을 수 없기 때문에 약물치료를 비롯한 기타 방법을 통하여 그들의 삶의 질을 유지하는 방법을 배우게 된다. 파킨슨병 환자는 약물치료를 받기 전에 활력징후(혈압, 맥박, 호흡, 체온, 통증)와 ABC(기도유지, 호흡, 순환)를 사정하고 기록해야 한다. 또한 간호력에는 약물치료 현황을 포함하여 신체사정을 철저하게 기술해야 한다. 약물의 치료반응이 나타나기까지는 많은 시간이 걸리며, 정확하게 사정하고 주의 깊게 환자를 관찰하는 것이 간호사정에 중요하다. 환자의 건강력, 신체기능, 감각, 운동능력 등을 철저하게 사정한다. 또한 입원이나 증상에 대한 불만/내과적 치료를 받았던 사건/두부외상, 발작, 당뇨, 고혈압, 심장질환 또는 암에 관한 병력/신경근육 또는 신경학적 질환, 심장질환, 당뇨, 암, 발작, 뇌혈관 문제(뇌졸중) 또는 파킨슨병과 관련된 가족력 등의 정보도 수집해야 한다. 다음으로 파킨슨병의 잠재적 영향과 관련된 다음과 같은 영역에서 주관적 및 객관적 정보를 수집한다.

- 중추신경계: 두통, 피로, 쇠약, 마비, 어지럼 및 실신과 관련된 정보를 수집한다. 보행이나 움직임의 변화, 경직이나 근육 움직임의 증가, 일상생활수행능력 변화에 주목한다. 사지의 감각 변화, 시각과 청각의 변화, 조정능력의 변화, 보행과 균형의 변화, 활력 수준의 변화도 중요하다. 또한 기본적인 각성상태 수준의 변화, 기억의 변화(단기 또는 장기), 일시적 기억상실(blackouts) 또는 발작, 마비, 따끔거리는 느낌, 사지의 비정상적인 감각, 기분 변화, 근육 움직임 및 근력의 변화(예: 근육 마비 여부), 불수의적 운동 조절의 변화, 근육경직 및 떨림에 대해서도 사정한다. 그리고 자극에 대한 반응, 동공의 크기, 모양, 불빛에 대한 반응, 대칭 반응을 사정하고, 양쪽 힘에 주의하여 심부건반사를 사정한다. 환자의 보행능력, 보행형태 그리고 상하, 좌우 사지의 힘을 관찰하고 기록한다. 스스로 음식을 먹을 수 있는지 그리고 일상생활수행에 대해서도 사정하고 기록한다.
- 비뇨생식기와 위장관계: 복부 시진, 장음 청진 및 팽만감이나 압통 촉진 등을 전반적으로 조사하며, 장음 자극을 방지하기 위해 촉진보다 청진을 먼저 하도록 한다. 방광 또는 장 기능의 소실이나 변화, 배변활동의 변화 및 소변과 장의 전반적인 상태를 파악한다. 이러한 배변 기능들에 도움이 매번 필요한지를 사정한다. 음식을 삼키는 데 어려움이 있는지, 스스로 음식을 먹거나 식사를 준비하는 데 문제가 있는지 사정한다. 그 다음에는 환자의 영양과잉 또는 영양결핍에 대하여 사정한다.
- 피부 및 구강점막: 피부의 색깔, 촉감, 탄력 및 취약성, 피부의 상처, 타박상, 병변, 덩어리 및 부종을 사정한다. 구강과 점막의 손상여부와 색깔, 수화상태를 사정한다.
- 호흡기계: 호흡수, 리듬, 깊이, 노력 및 호흡음, 비정상 호흡음 여부를 중점적으로 사정하고 호흡곤란 여부를 질문한다.
- 심리정서적 상태: 최근 또는 과거의 정서 및 정동의 변화 혹은 인격의 변화를 사정한다. 그 외 질병과 관련된 우울증, 기분 상승과 저조 및 불안정의 증가, 사회적 위축, 성기능의 변화 및 친근감의 변화에 주의한다.
- 기능적 능력: 환자의 개인적 또는 직업적 생활에서 기능 변화를 매일 사정한다. 직장 업무수행능력의 변화, 병으로 인해 일을 미루는지, 병가에 대하여 사정하며, 운동능력, 운전, 시장보기 등을 사정한다.

Amantadine과 같은 간접 작용 dopamine 수용체 작용제 그리고 carbidopa-levodopa와 ropinirole과 같은 직접 작용 dopamine 수용체 작용제를 복용하는 환자의 간호사정에서 활력징후 측정 시, 바로 누운 자세와 선 자세에서의 혈압(약물에 의한 기립저혈압 여부를 알아보기 위함), 키, 몸무게를 측정하고, 복용하고 있는 약물 및 내과적 병력을 사정해야 한다. 또한 가족이나 다른 중요한 친인척 및 간병인에 대한 정보를 수집하고 사정한다. 이러한 약물(약리학 논의 참조)을 투여하기 전에는 약물에 대한 금기증, 주의사항 및 약물 상호작용에 대해 확인한다. 운동능력 및 결핍, 무동증, 운동완만, 자세 불안정, 경직, 떨림, 비틀거리는 걸음 또는 침흘림 등의 운동기능을 사정한다(표 25.1). 배뇨양상의 사정은 약물과 관련된 요정체를 확인하는 데 매우 중요하다. BUN과 creatinine 수치는 신장기능에 대한 지표로 사용되기 때문에 정기적으로 검사를 해야 한다. Alkaline phosphatase 수치 또한 간기능상태를 파악할 수 있는 지표이므로 처방에 따라 검사한다. 신장과 간기능에 변동이 있으면 독성을 피하기 위해 항파킨슨병약물의 용량을 줄일 가능성이 높기 때문에 신장과 간의 기초검사 수치는 환자의 신장 혹은 간기능상태의 저하 여부를 판단하는 데 있어 중요하다.

생애주기에 따른 사항을 고려할 때, 환자의 부인과 과거력(gynecologic history)과 환자가 임산부이거나 수유 중인지를 아는 것이 중요하다. 일부 dopamine 대체약물은 태반과 유즙을 통과하여 영아와 소아에게 잘 알려지지 않은 작용을 할 수 있기 때문이다. 이러한 약물과 관련된 약물상호작용과 항파킨슨병약물의 분류와 하위분류는 각각 표 25.4와 표 25.2를 참조한다.

항콜린성약물을 처방할 때 환자의 위장관계, 비뇨생식계, 시각, 심장 및 신경계 등 파킨슨병에 의해 영향을 받는 신체기능을 주의 깊게 사정해야 한다. 혼돈, 불안 또는 정신병적 행위와 같은 정신상태의 현재 또는 과거에 환자에게 일어난 변화에 민감해야 한다. 특히 노인들은 간기능이 저하되고 쇠퇴하며 유해효과와 잠재적 독성(항파킨슨병약물 및 일반적 약물에 의한 독성)에 대한 민감성이 전반적으로 증가되어 있기 때문에 주의사항, 금기증, 약물상호작용을 미리 알고 있어야 한다.

항바이러스성약물이기도 한 간접 작용 dopamine 수용체 작용제(시냅스이전 dopamine 방출 증강제 하위분류)의 경우 앞서 논의된 기본적이고 일반적인 사정 정보를 적용한다. 약물의 작용이 나타나기까지 수일 내지 그 이상 지연될 수 있기 때문에 파킨슨병(항바이러스성약물로서 사용할 때에 대해서도 마찬가지)의 약물 사용에 대한 환자의 지식과 인식이 분명해야 한다. 치료 시작 후 6~12개월 뒤에 약물효과의 감소[구체적으로는 운동감소증(hypokinesia)]가 일어날 수 있기 때문에 환자의 상태와 파킨슨병 관련 증상 호전에 대한 지속적인 사정이 중요하다.

◆ 환자상태 Human Need Statements

1. 불완전한 방광 비우기로 인한 질병과정의 병태생리학적 효과와 관련된 소변 배설의 변화 및 소변정체

환자중심간호: 노인 환자에 대한 고려

항파킨슨병약물

- Carbidopa-levodopa를 노인 환자에게 사용할 경우에는 면밀한 관찰하에 신중하게 사용해야 한다. 특히 심장, 신장, 간, 내분비계, 폐, 궤양 또는 정신과질환의 과거력이 있는 노인에서 주의한다.
- Carbidopa-levodopa를 복용하는 노인 환자들은 유해효과의 위험이 증가할 수 있으며, 특히 혼돈, 식욕감퇴 및 기립저혈압을 유의해야 한다.
- 노인 환자들은 carbidopa-levodopa와 같은 약물에 민감하므로 치료 후반에 고용량의 약물을 복용할 필요성에 대비하여 치료 초기에는 낮은 복용량에서 시작한다.
- 과도한 열은 항콜린성약물을 복용하는 환자에게 문제점을 유발하기 때문에 따뜻한 날씨에 과도한 운동을 하거나 과도한 열에 노출되는 것을 피해야 한다.
- Carbidopa-levodopa의 장기 복용에 대한 주요 문제 중 하나는 약물의 효과가 지속되는 기간이 감소된다는 것이다. 이것은 노인들에게서 더욱 문제가 된다. COMT 억제제는 약물불응증을 경험하는 노인 환자에게 많은 도움이 된다. 이 약물은 불응기(off)를 효과기(on)로 전환하기 때문이다.

Amantadine(프로락틴 억제제)이 처방된 경우, 이 약물이 수유억제에도 사용된다는 것을 알아야 한다. 따라서 사용이 적합한지를 판단해야 한다. 이 약을 복용하는 환자는 현기증, 두통, 불면증, 불안 등의 유해작용으로 인해 추가적인 중추신경계 평가가 필요하다. 또한 환자가 이 약물을 장기간 복용하는 경우 환자의 안전을 위해 기립저혈압 및 현기증에 대한 평가가 중요하다.

Selegiline과 같은 간접 작용 dopamine 수용체 작용제(MAO-B 억제제의 하위체계)로 분류된 항파킨슨병약물은 앞서 논의된 동일한 변수의 많은 평가가 필요하다. 그러나 저혈압의 유해효과 가능성으로 인해 심장상태를 사정하고 기록하는 것이 중요하다. 다른 항파킨슨병약물과 마찬가지로, 초기에는 낮은 용량으로 시작하여 약 3~4주 동안 점진적으로 증가하기 때문에 용량에 대한 사정이 중요하다. 또한 이 약물들은 두통, 불면증 및 혼돈 등의 유해효과로 인해 신중한 신경학적 사정이 필요하다(표 25.3 참조).

간접 작용 dopamine 수용체 작용제-COMT 억제제(예: entacapone, tolcapone)는 서있을 때와 누웠을 때의 혈압을 추가로 측정하여 기초 활력징후를 사정한다. 기립저혈압과 실신 등의 유해효과로 인해 활력징후와 자세에 따른 혈압 수치는 중요하다. 혈압의 이러한 자세 변화는 다른 항파킨슨병약물보다 COMT 억제제에서 더 자주 발생하므로 주의와 관심이 필요하다. 이러한 약물을 식사 1시간 전 또는 2시간 후에 투여하지 않으면 생체 이용률에 악영향을 줄 수 있으므로 투약 시간 평가도 중요하다. 간기능 부전의 유해작용이 있으므로 tolcapone으로 약물치료 전과 도중에 혈청 transaminase 수준을 평가한다. 환자의 ALT 수치가 정상 이상으로 높게 상승하면 간부전 위험이 높아 투약을 중단할 가능성이 높다.

2. 질병과정과 연관된 위장관 연동 감소와 관련된 위장관 배설의 변화 및 변비
3. 약물치료의 부작용뿐만 아니라 질병과정과 관련된 음식 및 영양소 섭취의 변화 및 영양결핍
4. 질병과정 및 다양한 항파킨슨병약물의 유해효과와 관련된 신체활동 장애
5. 질병과정으로 인한 외모 및 움직임 변화와 관련된 자존감 변화와 신체상 감소

◆ 계획: 결과판정 Planning: Outcome Identification

1. 환자는 정상적인 배뇨양상을 최대화하며 물을 많이 마시고, 약물을 처방된 대로 복용하며, 규칙적인 간격으로 방광을 비우는 것과 기타 해결되지 않은 문제를 보고하는 등 약물로 인해 변화된 배뇨(방광정체)와 관련된 문제를 최소화하는 방법에 대해 논의한다.
2. 환자는 장의 팽창과 과일과 채소를 포함한 식이로 섬유질을 증가시키고, 수분섭취를 많이 하며, 가능한 활동적인 상태를 유지하는 등 정상적인 장배설을 유지하는 여러 가지 방법을 적용한다.
3. 환자는 단백질 증가를 위한 매일의 메뉴를 이행하여 균형 잡힌 영양상태를 유지한다. 주요 식품군을 6차례에 걸쳐 소량으로 나누어 식사하고, 영양보충제와 비타민을 복용한다.
4. 환자는 적절한 보조기구의 사용, 가정에서 안전한 이동을 방해하는 장애물 제거, 능동적 · 수동적 관절가동범위운동 혹은 가정에서의 물리치료 또는 작업치료를 통해 일상생활활동에 참여한다.
5. 환자는 긍정적인 자존감과 신체상을 유지하고 의료팀, 지원 직원, 가족과 지지집단 구성원에게 두려움, 불안 및 신체적 변화를 구두로 표현한다.

◆ 수행 Implementation

다양한 항파킨슨병약물을 복용하는 환자들에 대한 간호중재는 약물의 종류에 따라 차이가 있으나, 어느 약물이든지 공통적으로 면밀한 관찰과 포괄적인 환자교육이 필요하다. 약물치료를 개시하면서 환자와 그의 가족 혹은 간호제공자로 하여금 달력이나 일지에 처방받은 약물, 용량, 복용 빈도 및 시간, 치료로 인한 변화 및 유해효과를 매일 기록하도록 격려한다. Dopamine 대체약물을 복용할 경우 어지럼과 실신이 발생할 수 있으므로 치료하는 동안 환자는 보행 시 도움을 받아야 한다. 또한 이러한 약물들의 유해효과로 알려진 불면증의 발생 가능성을 줄이기 위해 취침 몇 시간 전에 투약해야 하며, 위장관장애를 최소화하기 위해 경구용 제제는 음식과 함께 투약해야 한다. 비타민은 levodopa 흡수를 억제하기 때문에 비타민 B_6 (pyridoxine)와 levodopa의 상호작용은 주요 문제 중 하나였다. 그러나 carbidopa–levodopa 복합제를 복용하는 대부분의 환자에게서는 비타민 B_6와 관련된 문제가 발생하지 않는다. 미국국립파킨슨병재단(www.pdf.org)은 levodopa의 효과에 대해 매우 민감한 환자들만이 비타민 B_6와 관련된 문제가 있다고 보고하였다. 만약 환자에게 상기 문제가 발생한다면, 환자는 주치의에게 알려 차후 지시사항을 받아야 한다. 또한 고단백식이는 약물의 흡수를 느리게 하거나 방해하므로 환자는 carbidopa–levodopa를 복용하고 있는 동안 고단백질(예: 육류, 생선, 가금류, 유제품류)을 계속 섭취할 수는 있지만 섭취량을 부분적으로 조절을 해야 한다. 그리고 약물은 단백질이 포함된 식사를 하기 30분 전이나 1시간 후에 복용한다. 하루에 소비되는 단백질의 양보다 섭취 시간이 더 중요하다. 환자들은 영양학적 자문을 통해 자신의 식단을 계획하는 데 도움을 받을 수 있다. 영양사는 환자에게 하루에 완전히 소화될 수 있는 1일 단백질의 총량을 소량으로 나누는 법을 교육함으로써 환자가 단백질의 최소량을 결정하여 하루에 걸쳐 적절한 시간 내에 소비할 수 있도록 한다. 또한 수분을 증가시킨 균형이 잘 잡힌 식사가 중요하다. 환자는 금기가 아닌 이상 하루에 최소 3,000mL의 물을 섭취해야 한다. 물을 마시는 것은 갈증이나 탈수 때문이 아니라 유해효과로 나타나는 변비를 예방하기 위함이다. 비타민, 미네랄, 섬유질과 복합탄수화물을 제공하는 곡물식품, 채소와 과일 등을 많이 먹도록 격려한다. 유해효과로 구강건조가 나타난다면 물을 마시거나 딱딱한 사탕을 입 안에서 녹여서 먹으면 도움이 될 것이다. 만약 오심이나 구토가 발생하거나 부종이 지속적(환자의 체중이 24시간에 약 0.9kg 증가하거나 1주일 내로 약 2.26kg 또는 그 이상 증가)으로 나타난다면 주치의에게 즉시 알려야 한다.

항콜린성약물을 복용할 경우 환자는 처방된 대로, 식사 직후나 취침시간에 약물을 복용하고 다른 약물과 같은 시간에 동시에 복용해서는 안 된다. 또한 환자는 약물효과(예: 진전의 개선)가 나타나기까지 며칠 혹은 수주가 걸릴 수 있다는 점을 알아야 한다. 항콜린성약물은 위장장애(예: 오심, 구토)를 일으킬 위험이 있기 때문에 진저 에일이나 크래커, 생강차 등과 같은 간식거리와 함께 먹는 것이 좋다. 생강차는 위

장관장애에 도움을 준다. 이러한 약물은 진정작용이 있으므로 대부분 밤에 복용한다. 구강건조를 예방하고 치료하기 위한 방법으로는 수분섭취를 증가시키거나 무설탕으로 된 딱딱한 사탕을 녹여 먹도록 권장한다. 항콜린성약물의 사용, 중재, 유해효과의 보고에 대한 더 많은 정보는 6장을 참조한다. Bromocriptine은 처방대로 복용해야 하며 복용을 갑자기 중단해서는 안된다. 또한 위장관장애를 일으키므로 스낵과 함께 복용하는 것이 좋다. 심각한 어지럼, 위장관장애, 운동실조, 과도한 졸음 혹은 시각변화가 나타나면 즉시 보고해야 한다.

MAO-B 억제제인 selegiline은 지시된 대로 정확하게 투여해야 한다. Selegiline은 carbidopa-levodopa 복용량을 감소시키면서 조정된 용량을 투여한다. 구강붕해정은 혀 위에 두고 녹여야 하며 다 녹을 때까지는 삼키지 않도록 한다. 이러한 제형은 음료 없이 복용해야 하고, 아침식사 전 오전에 투여하도록 한다. 그리고 음식과 음료는 약물을 복용하기 전후 5분 동안에는 먹지 않도록 한다. 기립저혈압이 일시적으로 발생하기 때문에 움직이거나 자세를 변화시킬 경우에는 목적을 갖고 천천히 움직이도록 해야 한다. 만약 어지럼이 심각하거나 환각이 발생한다면 주치의에게 알려 차후 지시를 받아야 한다.

새로운 COMT 억제제는 파킨슨병이 꽤 진행된 환자에게서 큰 효능을 보이는 것으로 나타났다. 다양한 투약 형태의 levodopa나 carbidopa-levodopa를 치료에 먼저 사용한 후에 COMT 억제제를 추가한다. COMT 억제제는 약물의 치료효과가 빠르게 나타나며, 식사나 음식에 관계 없이 복용한다. COMT 억제제는 절대로 갑자기 복용을 중단하지 말아야 하며, 파킨슨병의 악화 또는 다른 위험한 영향을 피하기 위해 단계적으로 감량해야 한다. 간호사는 환자에게 주치의와의 약속을 반드시 지키도록 강조하며 지시받은 대로 검사실검사를 받도록 한다. 또한 환자는 약물복용과 관련된 기립저혈압으로 인해 발생하는 실신을 피하기 위해 자세를 서서히 바꾸어야 한다. 간호사는 환자에게 entacapone이 소변색을 짙게 변화시킬 수 있지만 그것이 유해한 증상이 아니라는 점을 알려주도록 한다. 다른 모든 약물들과 같이, 환자는 처방약물, OTC 약물, 비타민, 미네랄 및 약초요법(herbal therapy) 등이 적혀 있는 자신만의 약물 목록을 소지하여야 한다. 이 약물 목록은 자주 갱신하여야 하며 주치의를 방문하거나 환자가 입원할 때마다 가져가야 한다. 이것은 모든 건강관리제공자에게 지속적인 정보를 제공할 수 있으며, 약물을 누락 처방하거나 잘못 처방하는 일을 막을 수 있다. 간호사는 환자가 요통 혹은 복통(특히 오른쪽 윗배가 아픈 경우), 타박상 및 황달이 발생할 경우 tolcapone(표 25.3)과 관련된 간기능 손상의 징후일 수 있으므로 즉시 주치의에게 알리도록 한다.

파킨슨병 환자를 간호할 때 중요한 것은 지지집단, 수중에어로빅, 작업치료 또는 물리치료 등의 다양한 치료가 도움이 된다는 것이다. 지역사회자원은 공동체 차원의 오락시설, 교통서비스 및 포장마차(Meals on Wheels: 공장지대나 공사지역을 누비는 음식판매대) 등 주변에서 이용 가능한 것들이다. 파킨슨병의 특성이 장기적이고 진행성 질병이라는 점을 고려해볼 때, 환자의 가족을 비롯하여 간호제공자들과 함께 교육적 자료와 정서적 지지자원을 공유할 필요가 있다. 새로운 치료방법에 관해서 연구기관에 문의를 하는 것도 환자와 그의 가족들에게 또 하나의 선택사항이 될 수 있다. 그 외 필요한 정보는 환자중심간호: 환자교육을 참고한다.

◆ 평가 Evaluation

항파킨슨병약물에 대한 환자의 반응을 관찰하는 것은 치료의 성공 또는 실패를 기록하는 데 도움이 된다. 항파킨슨병약물에 대한 치료적 반응은 향상된 안녕감, 정신상태의 호전, 식욕 증가와 일상생활수행능력 및 집중력의 증가, 명확한 사고능력 그리고 파킨슨병 증상의 감소(예: 진전의 감소, 질질 끄는 걸음의 감소, 근경직의 감소, 불수의적 움직임의 감소)로 나타난다. 추가적으로 간호사는 치료적 반응과 함께 어지럼, 환각, 오심, 불면(selegiline, amantadine, entacapone, tolcapone 등의 간접 작용 dopamine성 약물), 운동실조, 우울(bromocriptine과 같은 직접 작용 dopamine 수용체 작용제와 levodopa 및 carbidopa와 같은 dopamine 대체약물), 두근거림, 저혈압, 요정체와 같은 유해효과도 관찰한다. 또한 환자는 약물의 과량복용으로 인해 과도한 연축(excessive twitching), 침흘림 또는 눈 경련과 같은 징후와 증상이 나타날 경우 주치의에게 즉시 보고하는 것이 중요하다는 것을 알아야 한다. COMT 억제제(예: entacapone)의 치료효과는 수일 내로 나타나는 반면, 다른 항파킨슨병약물은 약물효과가 명백하게 나타나기까지 수주가 걸리는 경우도 있다. COMT 억제제의 유해효과는 이미 언급한 바와 같으며, 운동이상은 dopamine 작용제보다 적게 나타난다.

환자중심간호: 환자교육

- 모든 약물은 처방된 대로 복용해야 한다. 특히 혈중 dopamine 작용제의 경우 혈중농도를 유효 수준으로 유지하기 위해 대개 24시간 동안 약물을 투여하는 것으로 처방된다.
- 일부 환자들에게는 각자의 개별적 필요에 따라 약물복용량을 자유롭게 약간씩 조절하는 것이 허용된다. 환자가 여행 중이거나 행사에 참여하는 경우에는 운동장애를 극복하기 위해 약물을 추가로 복용해야 하는 경우가 있다.
- 알코올, OTC 약물과 약초는 처방의의 승인하에 복용하도록 한다.
- 환자에게 처방된 대로 약물을 복용해야 하며 복용을 중단하지 말 것을 강조한다. 환자/가족/간병인이 약물을 처방된 용량대로 정해진 시간에 복용해야 하는 것을 인식하는 것이 중요하다. 이를 지키지 않을 경우 증상의 악화와 합병증을 유발할 수 있다. 30분 정도일지라도 복용시기가 지켜지지 않은 것으로 인해 약물의 효과가 발현되지 않을 수 있으며, 이는 몇 시간 동안 지속될 수 있다.
- 만약 환자가 용량을 지키지 못한 경우, 반드시 주치의에게 알려 차후 지시를 받아야 한다. 만약 환자가 기억한지 얼마 되지 않아 복용량을 잊었고, 다음 복용시간이 임박한 상태라면, 몇몇 주치의들은 그 시간은 건너뛰고 다음 시기에 복용하도록 이르기도 한다.
- 만약 기립저혈압을 경험한다면 환자에게 자세를 천천히 변화시켜야 하는 근거를 교육하고, 금기가 아니라면 수액을 증가시키거나 압박스타킹을 착용하게 한다. 만일 환자가 울혈성 심부전의 병력이 있다면, 매우 주의하여 수분을 섭취해야 한다.
- 서방형 제제는 부수거나 씹거나 또는 투여방법을 변화시켜서는 안 된다. 약물은 원래 형태 그대로 복용한다. 이에 대한 예외는 Sinemet CR을 복용하는 경우인데 최초 1회에 한해 쪼개어 투여가 가능하며, 이러한 이유(약리학 논의 참조)로 인해 분할 투약 형태가 가능하다.
- 항콜린성약물을 복용하는 환자에게 구강건조와 같은 유해효과가 발생할 수 있음을 알려준다. 이때 인공적으로 침을 유발하는 사탕을 사용하도록 하며, 껌이나 구강간호, 물 마시기 및 무설탕 껌이나 사탕을 입 안에서 녹여 먹으면 도움이 될 것이다.
- 말하기와 삼키기에 어려움이 있는 경우 언어치료사의 도움을 받아 해결할 수 있다.
- Entacapone을 사용하는 환자의 경우 땀과 소변색이 짙게 변할 수 있으나 무해하다는 사실을 알려준다.
- 어느 항파킨슨병약물을 복용하든 시각의 변화(예: 초점 흐림), 각성상태의 감퇴, 혼돈 혹은 기면증이 발생하면 주치의에게 보고하도록 교육한다. 또한 배뇨의 어려움, 불규칙한 맥박, 심각하게 조절되지 않는 사지의 움직임 또한 보고하도록 교육한다.
- 환자 및 가족은 항파킨슨병약물이 환자의 반응을 적정하게 하며, 약물반응이 분명하게 나타나는 데 3~4주의 시간이 소요될 수 있음을 알아야 한다.
- Nonergot 약물인 ropinirole은 기면, 피로 및 실신을 유발할 수 있다. 안전을 위해서 유해효과를 어떻게 대처해야 하는지 강조한다.
- 음료와 식이섬유는 약물요법뿐만 아니라 질병 진행에 따른 변비를 예방하는 데 도움을 준다.
- 환자에게 entacapone과 tolcapone과 같은 COMT 억제제는 위장관장애를 최소화하기 위해 음식, 식사 또는 간식과 함께 복용해야 함을 교육한다. Entacapone을 복용할 경우 황달이나 요통, 복통과 같은 간기능 손상 증상이 나타나거나 그 징후가 보이면 즉시 알리도록 한다.
- 머리, 목, 몸통에서 발생하는 어떠한 비정상적인 수축뿐만 아니라 실신, 낙상, 가려움, 황달이 발생할 경우에 즉시 주치의에게 보고하도록 교육한다.
- 특히 약물불응증을 치료하기 위해 entacapone을 복용하는 환자에게 약물치료 목적을 교육한다. 약물복용증은 다음 levodopa 투여계획을 세우기 전에 고려해야 할 일종의 경고이며, 운동능력을 감소시키고, 질병의 악화를 초래한다. 만약 carbidopa-levodopa에 COMT 억제제가 추가되면 약물불응증이 감소하며 약물의 치료효과가 증대된다. 환자는 'off' 시간이 최소화되고 파킨슨병치료의 목적인 약물의 효과가 하루 종일 지속되는 것을 기대할 수 있다.
- Carbidopa-levodopa 병용제제를 복용하는 환자는 단백질섭취와의 상호작용 및 약물과의 상호작용을 이해하는 것이 중요하다. 환자는 부분 조절을 사용하여 고단백질 식품(예: 육류, 생선, 가금류 및 유제품)을 계속 섭취할 수 있고, 단백질 함유 식사를 먹기 전 30분 전이나 1시간 후에 약물을 복용할 수 있다. 환자가 하루 중 후반에 또는 하루 동안 소량으로 고단백질 함유 식품을 섭취하도록 권장한다.
- 유산소 운동은 삶의 질과 사회화를 향상시키면서 환자에게 긍정적인 영향을 줄 수 있다. 운동이 질환의 진행을 늦출 수 있는지는 입증되지 않았지만, 환자가 정신적으로나 육체적으로 나아지도록 도울 수 있다.
- 태극권은 다양한 균형감, 유연성 및 강도를 향상시키는 것으로 나타났다.
- 파킨슨병 환자는 간단한 스트레칭과 강화 운동이 중요하다. 모든 운동은 환자의 의료서비스 제공자의 승인을 받아야 한다.
- 낙상 예방은 파킨슨병 환자를 돌보는 데 중요하다. 낙상위험을 줄이려면 샤워 또는 욕조에 손잡이 설치, 특히 밤에 집안의 적절한 조명 설치, 넘어질 위험을 증가시킬 수 있는 느슨한 깔개 제거 등이 있다.

기억해야 할 사항

- 파킨슨병의 신경전달 관련 이상은 뇌에서 만성적이고 진행되는 dopamine 생성 뉴런의 변성을 포함한다. 이러한 질병을 가진 환자들은 acetylcholine 농도가 증가하고 dopamine 농도가 저하되어 있다.
- 이러한 질병 진행에서 나타나는 증상과 징후로는 운동완만(느린 움직임), 근경직(톱니바퀴경직), 떨림(손가락으로 알약을 굴리는 듯한 동작), 자세불안정, 운동이상, 근긴장이상(신체 조직에서 발생하는 비정상적인 근긴장)이 있다.
- 일부 항파킨슨병약물에서는 유해효과로 이상운동증(dyskinesias)이 발생할 수 있다. 여기에는 수의적으로 움직이는 도중에 운동장애가 발생하는 경우가 포함된다.
- 파킨슨병약물치료에는 amantadine, benztropine, bromocriptine, carbidopa-levodopa, entacapone, ropinirole, selegiline 등의 약물을 사용한다. 이러한 약물들은 다양한 작용기전과 많은 유해효과, 약물상호작용 및 투약 문제가 있다. 영양 문제에는 환자가 적절한 섬유질, 채소 및 과일을 섭취하고 금기사항이 아닌 경우 수분섭취를 늘리는 것이 포함된다. Levodopa/carbidopa를 복용하는 경우 하루동안의 단백질 섭취 분포를 추가적으로 고려해야 한다. 약물은 단백질 함유 식사 전 30분 또는 1시간 후에 복용해야 한다.
- 소리가 비슷한 약물에 주의한다. Selegiline은 MAOI이고, Salagen은 쇼그렌증후군 환자 또는 방사선요법을 받는 환자의 구강건조를 관리하는 데 사용되는 경구 형태의 pilocarpine이다.
- Tolcapone은 심각한 간부전과 관련이 있으며 간독성과 관련된 경고를 나타낸다.
- 파킨슨병을 가진 가족구성원의 치료방법에 따른 개인 및 가족 지지 제공을 고려한다. 환자와 가족의 측면에서 전인적인 접근을 고려하여 배려하는 것이 간호의 질을 결정하는 중요한 열쇠가 된다.

REVIEW QUESTIONS

1. Which condition will alert the nurse to a potential caution or contraindication regarding the use of a dopaminergic drug for treatment of mild Parkinson's disease?
   a. Diarrhea
   b. Tremors
   c. Angle-closure glaucoma
   d. Unstable gait

2. A patient is taking entacapone (Comtan) as part of the therapy for Parkinson's disease. Which intervention by the nurse is appropriate at this time?
   a. Notify the patient that this drug causes discoloration of the urine.
   b. Limit the patient's intake of tyramine-containing foods.
   c. Monitor the results of renal studies because this drug can seriously affect renal function.
   d. Force fluids to prevent dehydration.

3. The nurse is reviewing the medication orders for a patient who has been taking selegiline (Eldepryl). Which of these medications or medication classes, if ordered, would cause a problem due to an interaction? (Select all that apply.)
   a. warfarin (Coumadin)
   b. meperidine (Demerol)
   c. A cough syrup that contains dextromethorphan
   d. Serotonergic antidepressants
   e. erythromycin

4. A patient will be taking selegiline (Eldepryl), 5 mg daily, in addition to dopamine replacement therapy for Parkinson's disease. The nurse will implement which precautions regarding selegiline?
   a. Teach the patient to avoid foods containing tyramine.
   b. Monitor for dizziness and orthostatic hypotension.
   c. Inform the patient that this drug may cause urine discoloration.
   d. Monitor for weight gain.

5. A patient with Parkinson's disease will start taking entacapone (Comtan) along with the carbidopa-levodopa (Sinemet) he has been taking for a few years. The nurse recognizes that which of these is an advantage of taking entacapone?
   a. The entacapone can reduce on-off effects.
   b. The levodopa may be stopped in a few days.
   c. There is less GI upset with entacapone.
   d. I t does not cause the cheese effect.

6. The nurse is assessing a patient who has begun therapy with amantadine (Symmetrel) for Parkinson's disease. The nurse will look for which possible adverse effects? (Select all that apply.)
   a. Nausea
   b. Palpitations
   c. Dizziness
   d. Insomnia
   e. Fatigue

7. The order reads, "Bromocriptine (Parlodel) 10 mg per day PO." The medication is available in 2.5-mg tablets. How many tablets will the nurse give per dose?

8. A patient who has been taking carbidopa-levodopa for Parkinson's disease for over 1 year wants to start a low-carbohydrate/high-protein weight-loss diet. The nurse tells the patient that this type of diet may have what effect on his drug therapy?
   a. There will be no problems with this diet while on this medication.
   b. The high-protein diet can slow or prevent absorption of this medication.
   c. The high-protein diet may cause increased blood levels of this medication.
   d. The high-protein diet will cause no problems as long as the patient also takes pyridoxine (vitamin B_6).

정답 **1. c** **2. a** **3. b, c, d** **4. b** **5.** a **6. a, c, d** **7. 4tablets** **8. b**

참고문헌

REFERENCES

Ceravolo, R., Cossu, G., et al. (September 2013). *Movement Disorders: Official Journal of the Movement Disorder Society,* 28(10), 1391–1397.

Connolly, B. S., & Lang, A. E. (2014). Pharmacological treatment of Parkinson disease: a review. *JAMA: The Journal of the American Medical Association,* 311, 1670.

Cummings, J., Isaacson, S., et al. (2014). Pimavanserin for patients with Parkinson's disease psychosis: a randomized, placebo controlled phase 3 trial. *Lancet,* 383, 533–540.

michaeljfox.org. Understanding Parkinson's. Available at www.michaeljfox.org/understanding-parkinsons. (Accessed 9 October 2016).

National Parkinson Foundation. (2016). Neuroprotective benefi ts of exercise. Available at www.parkinson.org/understanding-parkinsons/treatment/Exercise/Neuroprotectiv e-Benefits-of-Exercise. (Accessed 9 October 2016).

Parkinson's disease. Available at www.ninds.nih.gov/disorders/parkinsons_disease/pubs_parkinsons_disease.htm. (Accessed 9 October 2016).

Parkinson's disease. Available at http://my.clevelandclinic.org/health/diseases_conditions/hic_Parkinsons_Disease_An_Overview/hic_Exercise_for_People_with_Parkinsons_Disease. Updated 2016. (Accessed 9 October 2016).

Pondal, M., Marras, C., et al. (February 2013). *Journal of Neurology, Neurosurgery, and Psychiatry,* 84(2), 130–135.

26

정신치료약물

PSYCHOTHERAPEUTIC DRUGS

학습목표

이 장을 학습한 후 학생들은:

1. 다양한 정신질환에 대하여 간략하게 논의한다.
2. 항불안제, 항우울제, 기분안정제, 항정신병약물 등과 같은 정신치료약물의 종류를 파악한다.
3. 정신치료약물의 작용기전, 적응증, 치료효과, 유해효과, 독성효과, 약물상호작용, 금기증 등에 대하여 논의한다.
4. 정신치료약물을 복용하는 환자를 위한 모든 간호과정의 단계를 포함하는 간호계획을 개발한다.
5. 정신치료약물을 복용하는 환자에게 적합한 환자중심간호: 환자교육을 개발한다.

주요용어

Dopamine가설(dopamine hypothesis) 뇌의 어떤 영역에서의 dopamine 조절장애가 정신병을 발생시키는 주요 원인 중 하나라고 보는 이론

Serotonin증후군(serotonin syndrome) serotonin의 과도한 활동으로 초래되는 증상들로 항우울제 또는 buspirone과 같은 정신작용약물로 인해 뇌에서 serotonin 활동이 확장되어 발생하는 증상

감마아미노부티르산(gamma-aminobutyric acid, GABA) 중추신경계의 억제성 신경전달물질

경조증(hypomania) 심각성이 적은 조증의 한 형태

광장공포증(agoraphobia) 집 등의 친근한 장소를 떠나는 것에 대해 두려워하는 증상

고혈압성 위기(Hypertensive crisis) 심각하게 높아진 혈압을 가리키는 용어. 고혈압 위기 또는 고혈압 응급으로 나타남

근긴장이상(dystonia) 운동이상을 초래하는 급성 근경련상태

대사증후군(metabolic syndrome) 심장질환, 뇌졸중, 당뇨병 발생 위험을 증가시키는 증상이 동시다발적으로 생김(혈당 수치 증가, 혈압 증가, 비정상적인 콜레스테롤 수치, 허리 주변의 과도한 지방 축적)

불안(anxiety) 마음이 불유쾌한 상태로 실재적 사실 또는 추측이나 과장된 상상의 위험에 의해 발생

생체아민가설(biogenic amine hypothesis) 뉴런과 시냅스의 아민류(catecholamine인 dopamine, norepinephrine과 indolamine인 serotonin, histamine)의 농도 변화로 인해 우울증과 조증이 발생한다는 이론

신경전달물질(neurotransmitters) 뉴런 간에 신경자극전달에 관여하는 내인성 화학물질

양극성장애(bipolar disorder) 우울증과 조증 또는 우울증과 경조증이 서로 번갈아 발생하는 정신장애로 조울증이라고도 함

우울증(depression) 슬픔, 침울, 낙담, 무가치, 허탈, 절망과 같은 감정을 과도하게 표현하는 부적절하고 현실성이 떨어지는 비정상적인 감정상태

운동이상(dyskinesia) 비정상적이고 불수의적 움직임에 대한 일반적인 용어

정동장애(affective disorders) 정서적 변화가 특징인 기분장애

정신병(psychosis) 중증 정신질환 중의 하나로 현실이 아닌 것을 현실이라고 생각하며, 상상과 실제 환경 및 사건을 구분하지 못함

정신작용제(psychotropic) 정신과정에 영향을 미치는 일반적인 약물

정신치료약물(psychotherapeutics) 정동장애 또는 정신장애를 치료하는 약물

정좌불능(좌불안석증, akathisia) 정신치료약물을 복용하는 많은 사람들에게 나타나는 약물부작용 중의 하나로, 조절할 수 없는 근육 움직임으로 가만히 있지 못함

조절장애가설(dysregulation hypothesis) 우울증과 정동장애의 원인을 단순히 catecholamine과 serotonin의 증가나 감소가 아닌 이러한 신경전달물질의 수치를 조절하는 뇌의 장애로 보는 이론

조증(mania) 극단적인 흥분, 의기양양함, 과다활동, 불안, 말이 많음, 사고의 비약, 집중력 감소, 정신운동성 활동 증가, 때로는 폭력적이거나 파괴적이며 자기학대적 행동을 포함하는 광범위한 감정상태가 주 특징인 급성질환

지연발생운동이상증(tardive dyskinesia) 항정신병약물의 복용과 관련된 비정상적이고 불수의적인 몸의 움직임과 근긴장이 주 특징인 심각한 약물 유해효과

추체외로증상(extrapyramidal symptoms) 항정신병약물 복용과 관련된 유해효과 중 하나로 파킨슨병과 유사한 다양한 운동장애를 포함하는 증상으로 뇌의 추체외로의 인접부분에서 발생

항정신병약물악성증후군(neuroleptic malignant syndrome) 항정신병약물을 복용하는 사람에게 드물게 나타나는 심각한 유해효과로, 고열과 심혈관의 불안정성(cardiovascular instability), 미오글로빈혈증(myoglobinemia)이 특징적 증상

허용가설(permissive hypothesis) serotonin의 감소를 정동장애의 위험인자로 보는 이론

개요

OVERVIEW

대부분의 사람은 정상적으로 특정 사건이나 상황에 따라 불안이나 우울, 흥분, 슬픔과 같은 감정(emotion)을 경험한다. 치료가 필요한 경우, 정신요법(psychotherapy)과 단기간의 약물요법을 시행한다. 하지만 개인의 감정이나 행동이 장기간에 걸쳐 개인의 삶의 질, 정상적인 일상활동수행능력, 사회기능, 직업기능 등을 위태롭게 하는 경우에는 일반적으로 정신요법과 함께 장기간 약물치료를 하게 된다.

정신장애의 정확한 원인은 알려지지 않았으나 정신장애의 원인과 병태생리를 설명하는 많은 이론이 있다. 생화학 불균형 이론에 의하면 정신질환은 뇌의 신경전달물질(neurotransmitter)로 알려진 내인성 화학물질의 비정상적인 수치에 의해 발생한다고 생각한다. 정신질환의 병태생리와 약물요법의 작용기전은 뇌의 신경전달에 근거한다. 뇌의 catecholamine (dopamine, norepinephrine)과 indolamine (serotonin, histamine)의 수치가 정신건강을 유지하는 데 중요한 역할을 한다고 알려져 있다. 그 외 정상적인 정신기능을 유지하는 데 필요한 생화학적 물질로는 억제성(inhibitory) 신경전달물질인 감마아미노부티르산(gamma-aminobutyric acid, GABA), 콜린성 신경전달물질인 acetylcholine 그리고 나트륨(sodium), 칼륨(potassium), 마그네슘(magnesium) 등과 같은 다양한 무기이온이 있다. 불안, 정동장애(affective disorder), 정신병(psychoses) 등의 치료에 사용하는 약물은 정신기능 유지에 주요 역할을 하는 내인성 신경전달물질을 유리 또는 억제시킴으로써 그 작용을 나타낸다.

정신질환에서 나타나는 증상들은 다양하고 복합적일 뿐만 아니라 환자들의 증상이 매우 주관적이기 때문에 정확한 진단을 내리는 데 어려움이 있다. 미국정신과협회에서 출판된 정신장애진단 및 통계편람 제5판(Diagnostic and Statistical Manual of Mental Disorders, 5th edition, Text Revison, DSM-5)은 진단을 내리는 데 널리 사용되며, 인구통계학적 정보 및 정신장애에 대한 진단기준이 기술되어 있다. 만성적으로 우울한 성인의 절반 이상에서 성격장애가 동시에 나타나기도 하며, 1/3가량이 동시에 불안장애를 갖고 있거나 약물남용자라는 연구보고가 있다. 정신질환자들은 일반 환자집단에 비해 신체적 건강 문제를 갖고 있으며, 정신질환자들의 경우 비만과 흡연에 노출되어 있는 경우가 많다. 또한 그들이 처한 다양한 경제적 · 교육적 · 심리사회학적 문제로 정신질환자들은 정신보건의료의 혜택에서 배제되어 왔으며, 많은 환자가 알코올과 흡연에 노출되어 있을 뿐만 아니라 불법으로 약물을 사용하기도 한다.

정신질환을 치료하는 약물을 정신치료약물(psychotherapeutic)이라고 한다. 이상적인 정신보건의료에는 다양한 요소가 포함되어 있다. 그 요소에는 상세한 환자 면담과 신중한 약물선택, 정기적인 약물 모니터링이 포함된다. 비약물적(nonpharmacologic) 치료에는 심리치료, 지지집단, 사회 및 가족 지지체계, 영적지지체계가 포함된다. 정신건강을 향상시키는 다른 방법으로는 신체적 운동, 좋은 영양상태, 명상이나 시각화와 같은 정신운동이 포함된다. 우울증이 심각한 경우에는 전기충격요법(electroconvulsive therapy)이 사용되기도 한다.

이 장은 불안, 정동장애 및 정신병과 같은 3가지 유형의 질병을 중심으로 기술되어 있다. 불안에 사용되는 약물은 불안을 완화한다. 안정제와 항우울제는 정동장애치료를 위해 사용되며, 항정신병약물은 정신질환치료를 위해 투여한다.

불안(anxiety)은 공포와 두려움으로 마음이 불쾌한 상태이다. 이는 예정된 수술처럼 예견되는 사건이나 이전에 학대받았던 경험과 같이 과거의 경험에 근거하여 발생하기도 한다. 또는 부정적인 상황을 상상하거나 일반적인 일상경험에 근거하여 정신적으로 건강한 사람에게도 가벼운 불안은 발생할 수 있다. 임상에서 지속적으로 불안이 나타나는 질환은 다음과 같다.

- 강박장애(obsessive-compulsive disorder)
- 외상후스트레스장애(posttraumatic stress disorder)
- 범불안장애(generalized anxiety disorder, GAD)
- 광장공포증을 동반하거나 동반하지 않는 공황장애(panic disorder with or without agoraphobia)
- 사회공포증(social phobia)
- 단순공포증(simple phobia)

불안은 정상적인 생리적 감정이다. 그러나 역학조사에 의하면 미국 성인인구의 5~8%가 범불안장애로 고통받고 있으며, 공황장애는 2.7%, 외상후스트레스장애는 6.8~12%, 광장공포증은 3.8%로 나타났다. 강박장애는 정신분열병(schizophrenia)이나 공황장애보다 2배나 더 많다. 불안은 광범위한 내과적 질환(심혈관 또는 폐질환, 갑상샘기능저하증, 갑상샘기능항진증 및 저혈당)이 있는 경우에 발생하기도 한다.

기분변화가 특징적으로 나타나는 정동장애(affective disorder)는 정서장애라고도 하며 조증(mania)과 우울증(depression)으로 분류된다. 조증과 우울증이라는 두 극단적인 감정을 주기적으로 경험하는 장애를 양극성장애(bipolar disorder)라고 한다. 경조증(hypomania)은 조증의 한 형태로 조증보다는 덜 심각하며 위험성이 적다.

양극성장애는 전체 인구의 약 2.6%에서 발생한다. 우울증의 유병률은 8~12%이다. 주요우울장애(major depressive disorders)의 증상에는 무가치함, 즐거운 활동에서의 흥미 감소, 활력 감소, 동기부족, 일상적인 책임을 유지하는 능력 상실, 식욕의 급격한 증가 또는 감소, 불면증 또는 과다수면, 죽음이나 자살사고 등이 있다. 이 외에도 삶의 질과 직업적, 사회적 기능의 감소도 동반된다. 우울증 환자의 80% 이상이 수면장애가 있다. 최근 우울증 약물치료가 발전하고 있음에도 불구하고 치료에 관해서는 여러 가지 난제가 있다.

정신병(psychosis)은 심각한 정신장애로 정신기능을 손상시키므로 일상생활을 수행하는 데 중대한 장애를 일으킨다. 정신병의 주된 특징은 현실성의 결여이다. 주요 정신장애는 정신분열병과 우울증, 약물로 유발된 정신병이 있다. 정신분열병은 전체 인구의 1.1%이며 환각, 망상, 편집증을 동반한다. 도파민 가설(dopamine hypothesis)은 정신병 환자의 뇌에서 과도한 dopamine 활동이 관찰되면서 성립되었다. 그러므로 정신분열병의 약물치료 목적은 과도한 dopamine 활동을 억제하는 데 있다.

약리 개요

PHARMACOLOGY OVERVIEW

정신작용약물(psychotropic drug)은 미국에서 가장 흔하게 처방되는 약물 중 하나이다. 진단과 환자의 처방 및 정신질환의 증상 간에는 다양한 변수가 존재하기 때문에 다른 약물보다 정신작용약물의 효과를 측정하기가 더 어렵다. 예를 들어 정신작용약물이 일반적으로 체내에서 얼마 동안이나 작용하고 있는지 정확히 알 수 없기 때문에 약물치료에 대한 효과는 환자들의 현재 사회적 · 직업적 · 기능적 수준을 고려한 환자 진술을 토대로 측정한다.

환자가 처방을 거부하는 것은 정신작용약물치료에서 흔히 일어나는 문제이다. 많은 사람이 정신질환에 대한 낙인 때문에 정신과적 진단을 거부한다. 결국 정신질환자들은 정신작용약물을 복용해야 하는 필요성을 부정하며 증상을 조절하기 위해 약물을 복용하는 것을 두려워한다. 그러나 정신질환자들은 지지집단을 비롯한 다른 사회적집단의 지지를 받길 원하고 있다. 정신질환자가 자신의 병에 대한 진단을 수용하면, 정신건강을 유지하기 위한 다양한 치료적 혜택을 충분히 받을 수 있을 것이다.

불안장애

ANXIETY DISORDERS

항불안제

ANXIOLYTIC DRUGS

주요 항불안제는 benzodiazepine계 약물과 buspirone이 포함된다(표 26.1). Alprazolam, diazepam, lorazepam과 같은 benzodiazepine계 약물은 일반적으로 급성 및 만성 불안장애의 일차 약물(first-line drug)로 사용된다.

작용기전 및 약물효과

Mechanism of Action and Drug Effects

모든 항불안제는 중추신경계의 과다활동을 줄여 불안을 감소시킨다. Benzodiazepine계 약물은 GABA의 활동을 증가시켜 중추신경계 내의 신경전달을 차단함으로써 뇌에서의 신경전달을 방해한다. Benzodiazepines은 뇌간(brainstem)과 대뇌변연계(limbic system)의 활동을 위축시켜 불안증을 감소시킨다.

표 26.1 최근 사용하는 항불안제

일반명	상품명	투여경로
Benzodiazepines		
alprazolam	Xanax	PO
clorazepate	Tranxene T-Tab	PO
chlordiazepoxide	Librium	PO, IM, IV
clonazepam	Klonopin	PO
diazepam	Valium	PO, PR, IM, IV
lorazepam	Ativan	PO, IM, IV
oxazepam	Serax	PO
기타		
buspirone	BuSpar	PO
meprobamate	Miltown	PO
hydroxyzine	Vistaril	PO, IM

적응증 Indications

Benzodiazepine계 약물은 불안을 치료하는 다른 약물보다 여러 가지 이점이 있기 때문에 일반적으로 가장 많이 사용된다. 항불안제는 광범위한 치료효과를 나타내므로 불안 이외에도 알코올성 금단, 불면증과 근경련, 발작장애 및 마취보조제로 사용된다. 또한 우울증의 보조치료제로 사용된다.

금기증 Contraindications

Benzodiazepine계 약물에 알레르기가 있거나 폐쇄각녹내장이 있는 환자에게는 투여하지 않는다. 또한 진정효과와 태아 기형 유발의 위험성 때문에 임신 중에는 사용하지 않는다.

유해효과 Adverse Effects

항불안제의 가장 바람직하지 않는 효과는 치료효과가 지나치게 과다하여 나타나는 중추신경계 억제이다. Benzodiazepines은 저혈압을 유발할 수도 있다. 특별히 주목할 점은 과다활동과 공격적인 행동을 포함한 benzodiazepine의 모순반응(정상적으로 기대되는 증상들과는 정반대의)이다. 그러한 반응들은 아동, 청소년 그리고 치매가 있는 노인에게 일어날 가능성이 더 높다. 노인들에게서 benzodiazepine의 용량을 서서히 줄이거나 중단할 때 반동탈억제(rebound disinhibition)가 일어날 수 있다. 반동탈억제에서 노인 환자는 1~2시간 동안 뚜렷한 진정을 경험한 이후 몇 시간 동안 뚜렷한 동요, 불안과 착란, 혼동을 경험한다. 모든 benzodiazepines은 잠재적으로 습관성이 되고 중독성이다(Schedule IV). 비록 benzodiazepines이 상당한 증상 경감을 제공하지만 증상 조절을 위해 필요한 최소한의 효과적인 용량으로 반드시 신중하게 사용되어야 한다. 부작용/유해효과에 대한 더 많은 정보는 표 26.2를 참조한다. 노인 환자들은 benzodiazepines의 진정효과에 대해 더 민감한 경향이 있고, 이는 낙상의 위험을 증가시킬 수 있어서 일반적으로 더 낮은 용량이 필요하다.

표 26.2 항불안제의 유해효과

약물 종류	유해효과
Benzodiazepines	기억상실, 식욕부진, 진정, 기면, 피로, 혼동, 졸음, 어지럼, 운동실조, 두통, 시각변화, 저혈압, 체중 증가 또는 감소, 오심, 약화
기타	
buspirone	역설적 불안, 어지럼, 흐린시력, 두통, 오심

독성 및 과량투여의 관리
Toxicity and Management of Overdose

Benzodiazepine계 약물을 알코올 같은 중추신경계억제제와 함께 복용할 경우 심각한 결과를 초래할 수 있다. Benzodiazepine계 약물의 과다복용으로 나타나는 증상은 졸음, 혼동, 혼수, 호흡억제이다. Benzodiazepine계 독성 증상치료는 일반적인 대증요법과 지지요법이다. Flumazenil (Romazicon)은 benzodiazepine계 약물의 길항제로 benzodiazepine계 약물의 효과를 상쇄할 목적으로 사용한다. Flumazenil은 장기간 benzodiazepine계 약물을 복용하는 사람에게서 급성 금단증상과 발작을 일으킬 수 있기 때문에 신중하게 사용한다.

상호작용 Interactions

Benzodiazepine계 약물을 알코올 또는 중추신경억제제와 함께 투여할 경우 중추신경이 억제되어 사망할 수 있다. 특히 신장이나 간에 문제가 있는 환자에게 발생할 가능성이 좀 더 높다. 다른 약물과의 상호작용은 표 26.3에 기술되어 있다.

용량 Dosages

항불안제의 권장량은 용량표를 참조한다.

용량표

항불안제

약물명(임신범주)	약리학적 분류	성인 상용량	적응증
alprazolam (Xanax) (D)	Benzodiazepine	PO: 0.25~2mg씩 하루에 3번, 1일 4mg을 초과하지 않음	불안
diazepam (Valium) (D)	Benzodiazepine	PO: 2~10mg 1일 2~4회 투여	불안
lorazepam (Ativan) (D)	Benzodiazepine	PO: 1일 2~6mg을 2~3회 나누어 투여	불안, 알코올 금단, 초조

표 26.3 항불안제의 약물상호작용

약물 종류	상호작용 약물	기전	결과
Benzodiazepines	중추신경억제제(예: alcohol, opioids)	상가작용	중추신경억제 증가 (예: 진정, 혼동, 운동실조)
	경구피임제, azole 항진균제, SSRIs, verapamil, diltiazem, opioids, valproic acid	간에서 benzodiazepine의 제거 손상	benzodiazepine 효과 증가 (예: 중추신경억제)
	rifampin	benzodiazepine 청소율 증가	치료효과 감소
	theophylline	길항효과	진정효과 감소
	phenytoin	청소율 감소	digoxin과 phenytoin 독성 증가
기타			
buspirone	CYP3A4 inhibitors, azole 항진균제, verapamil, diltiazem	buspirone의 간대사 손상	buspirone 효과 증가
	rifampin	buspirone 청소율 증가	치료효과 감소
	MAOIs	알려지지 않음	혈압 상승

CYP3A4, cytochrome P-450 enzyme 3A4; MAOIs, monoamine oxidase inhibitors; SSRIs, selective serotonin reuptake inhibitors.

정동장애

AFFECTIVE DISORDERS

정동장애를 치료하는 약물에는 기분안정제(mood stabilizer)와 항우울제(antidepressant drug)가 있다.

기분안정제

MOOD-STABILIZING DRUGS

기분안정제(mood stabilizer)는 양극성장애(조증, 경조증, 우울증을 반복하는)를 치료하는 데 사용한다. Serotonin을 포함한 catecholamine (dopamine과 norepinephrine)을 조증의 중요한 요인으로 간주한다. Valproic acid, lamotrigine, oxcarbazepine, topiramate와 같은 항뇌전증약물은 조증치료를 위한 선택적 치료제로 사용되기도 한다. 앞서 언급된 약물들은 조증, 경조증에 효과가 있으며, 우울증상의 감소에는 효과가 적다. 조증과 경조증의 치료에 있어서는 비정형 항정신병약물인 aripiprazole, asenapine, lurasidone, risperidone, olanzapine, quetiapine, ziprasidone이 효과가 있다. 새로운 항정신병약물인 cariprazine (Vraylar)은 양극성장애치료를 위해 2016년에 선보인 약물이다. Lithium은 급성조증과 양극성장애치료유지를 위해 사용해온 약물로, lithium carbonate와 lithium citrate 두 형태로 사용되어 왔다. Lithium은 잠재적인 serotonin성 신경전달물질로 간주된다. Lithium은 치료범위가 좁아서(0.6~1.2mEq/L) 혈중농도 감시가 필요하다. 기분안정제로 사용가능한 약물은 표 26.4에 기술되어 있다.

항우울제

ANTIDEPRESSANT DRUG

항우울제는 주요우울장애에 사용하는 선택적 치료제이다. 항우울제는 우울증치료에 매우 효과적일 뿐만 아니라 기분부전증(dysthymia, 만성적 기분저하증), 정신분열증(보조제로서), 섭식장애, 성격장애에도 유용하다. 일부 항우울제는 편두통, 만성 통증증후군, 수면장애, 월경전증후군, 폐경과 관련된 일과성 열감을 포함한 다양한 내과적 문제를 치료하는 데 사용한다. 사용 가능한 항우울제는 표 26.4를 참고한다.

항우울제는 중추신경계에서 serotonin (5-hydroxytryptamine 또는 5-HT), dopamine, norepinephrine 등의 신경전달물질을 증가시킨다. 이들 신경전달물질 수준의 변화는 우울증의 원인으로 알려져 있다. 생체아민가설(biogenic amine hypothesis)에 따르면 우울증은 뉴런과 시냅스의 catecholamines(주로 norepinephrine)의 결핍에 기인하며, 조증은 대뇌의 아드레날린수용체 부위의 아민류 과잉에 의한다. 그림 26.1은 이 가설을 설명하고 있다.

우울증에 대한 다른 가설로는 허용가설(permissive hypothesis)이 있다. 이 가설을 기반으로 선택적 serotonin 재

표 26.4 최근 사용되는 기분안정제와 항우울제

일반명	상품명	투여경로
기분안정제		
Lithium carbonate, lithium citrate	Lithobid, generic	PO
Antiepileptics (valproic acid, lamotrigine, topiramate, oxcarbazepine)	Depakote, Depakene, Lamictal, Topamax, Trileptal	PO
Atypical antipsychotics (aripiprazole, lurasidone, brexpiprazole, others)	Abilify, Latuda, Rexulti	PO
항우울제		
1세대		
Tricyclics		
amitriptyline	Elavil	PO
amoxapine	Generic	PO
clomipramine	Anafranil	PO
desipramine	Norpramin	PO
doxepin	Sinequan	PO
imipramine	Tofranil	PO
nortriptyline	Pamelor	PO
protriptyline	Vivactil	PO
trimipramine	Surmontil	PO
Tetracyclics		
maprotiline(1세대)	Generic	PO
mirtazapine(2세대)	Remeron	PO
MAOIs		
isocarboxazid	Marplan	PO
phenelzine	Nardil	PO
tranylcypromine	Parnate	PO
2세대		
SSRIs		
citalopram	Celexa	PO
escitalopram	Lexapro	PO
fluoxetine	Prozac	PO
fluvoxamine	Generic	PO
paroxetine	Paxil	PO
sertraline	Zoloft	PO
vortioxetine	Brintellix	PO
SNRIs		
duloxetine	Cymbalta	PO
levomilnacipran	Fetzime	PO
venlafaxine	Effexor	PO
desvenlafaxine	Pristiq, Aptryxol	PO
기타		
bupropion	Wellbutrin	PO
nefazodone	Generic	PO
trazodone	Generic, Oleptro	PO
vilazodone	Viibrya	PO

MAOIs, Monoamine oxidase inhibitors; SNRIs, serotonin–norepinephrine reuptake inhibitors; SSRIs, selective serotonin reuptake inhibitors.

흡수 억제제(selective serotonin reuptake inhibitor, SSRI)가 개발되었다. 허용가설에서는 serotonin 농도의 감소가 정동장애를 유발하는 요인이라고 설명하고 있다. 우울증은 serotonin과 catecholamine의 농도 감소로 발생하는 반면, 조증은 dopamine과 norepinephrine의 농도 증가와 serotonin의 농도 감소로 나타난다. 그림 26.2에 허용가설이 설명되어 있다. 정동장애의 원인을 설명하는 새로운 이론으로 조절장애가설(dysregulation hypothesis)이 있다. 이 가설은 생체아민가설을 본질적으로 재정립한 것으로 우울증과 기타 정동장애를 단순히 catecholamine 활동의 증가나 감소가 아닌 시스템 조절의 장애로 간주한다.

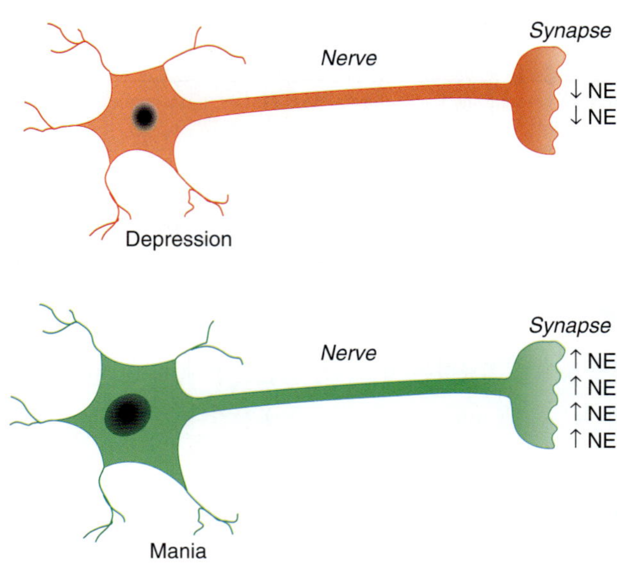

그림 26.1 생물학적 아민가설. NE, Norepinephrine.

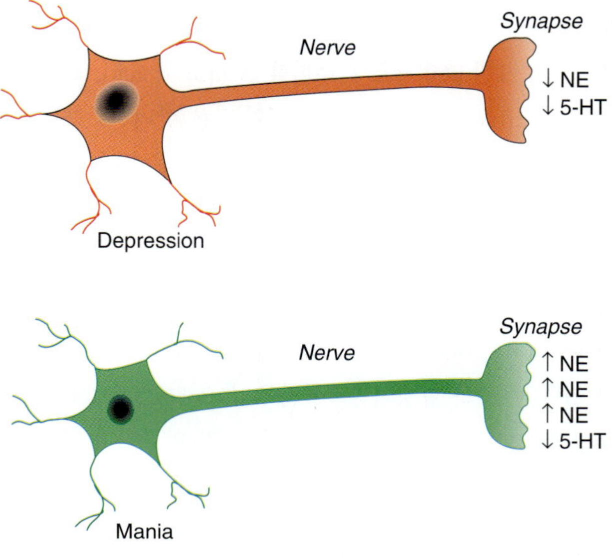

그림 26.2 허용가설. NE, Norepinephrine; 5-HT, serotonin.

최근 연구에 의하면 초기에 적극적으로 항우울제 치료가 이루어지면 완치율이 높다고 한다. 치료 시작 후 첫 6~8주는 급성기에 해당하며, 이 기간 동안 약물치료의 주요 목표는 약물치료의 반응을 통해 환자의 증상을 개선시키는데 있다. 항우울제 치료는 우울증상을 회복한 후에도 8~14개월 동안 유효한 용량을 투여해야 한다. 항우울제 선택 시 환자가 이전에 복용하던 정신작용약물에 대한 효과를 고려해야 한다. 이때, 우울증을 갖고 있는 가족구성원의 약물반응에 대한 정보도 도움이 된다. 치료효과는 주로 환자의 주관적인 반응에 근거한다. 환자의 주관적인 반응을 정량화하기 위해서는 몇 가지 측정도구를 사용한다. 우울증에는 Hamilton Rating Scale과 간이증상척도(Symptom Checklist-90) 중 anxiety factor scale을 사용한다.

일반적으로 불안 및 우울증은 동시에 발생하고 서로의 증상응을 촉진시킨다. 따라서 항우울제와 항불안제는 서로 증상을 고려해서 사용한다. 적정 약물용량으로 최소 6주 이상 치료를 했을 때에도 증상이 개선되지 않을 경우 항우울제 치료에 반응이 없다고 판단할 수 있다. 일반적인 항우울제 용량에서 반응이 없는 환자 중 20~30%는 더 높은 용량에 반응할 수 있다. 그러므로 약효가 없다고 판단하기에 앞서 여러 주에 걸쳐 약물 용량을 적정 수준까지 신중하게 증가시킨다. 종종 다른 종류의 항불안제를 사용할 필요도 있다. 40~60%의 환자에서 이차 선택 약물에 반응을 보이기도 한다. 항우울제와 정신치료제를 함께 사용하는 경우 더 좋은 약물효과를 나타내기도 한다.

약물요법에도 반응하지 않는 심각한 우울증인 경우 전기경련요법을 시행할 수 있다. 전기경련요법은 간단한 전신마취 이후에 회복실에서 시행한다. 외부의 전기충격이 뇌로 전달되어 마취상태에서 발작이 일어난다.

우울증치료의 실패 원인은 오진이거나, 우울증과 함께 동반된 정신질환(예: 불안장애, 약물남용) 또는 비정신과적 질환(예: 갑상샘기능저하증) 치료의 실패이다. 또한 약물치료의 불순응에 의해 치료가 실패할 수도 있다. 유해효과의 최소화를 위해 약물을 신중하게 선택하여 치료에 대한 환자의 순응도와 치료 결과를 향상시킨다. 항우울제의 치료효과를 얻으려면 수주 동안 복용해야 한다. 효과적인 정신치료와 지지집단치료는 환자를 격려하여 그들에게 처방된 정신작용약물치료를 지속적으로 이행하도록 도와준다.

2005년 미국식품의약국(The U.S. Food and Drug Administration, FDA)에서는 성인과 소아 환자군에서 항우울제의 모든 계층의 약물의 사용에 관하여 특별한 블랙박스경고를 발표했다. FDA로부터의 자료는 이러한 약물들을 복용하는 환자들에서 더 높은 자살 위험을 시사했다. 결과적으로, 항우울제를 투여받는 모든 환자에 대한 최근의 권고는 특히 약물복용을 시작하거나 용량이 변경될 때 악화되는 우울증상의 징후에 대한 규칙적인 모니터가 포함된다. 환자는 자신이 보고하거나 또는 다른 사람들이 악화되는 우울의 징후나 다른 정서적인 불안정성을 관찰한다면 즉각적인 평가가 필요하다. 대부분의 환자들은 이러한 약물들로부터 심각한 유해효과 또는 부작용을 경험하지 않고 많은 환자들은 상당한 완화를 경험한다.

삼환계항우울제

TRICYCLIC ANTIDEPRESSANTS

삼환계항우울제(tricylic antidepressant, TCA)는 1세대 항우울제로 3개의 링 모양이 있는 공통적인 화학적 구조 때문에 명명되었다. 우울증치료제로 많이 사용되던 TCAs는 현재 SSRIs와 SNRIs로 대체되었다.

작용기전 및 약물효과

Mechanism of Action and Drug Effects

TCAs는 중추신경 말단부위에서 신경전달물질인 serotonin과 norepinephrine이 시냅스 이전으로 재흡수되는 것을 차단함으로써 뇌 안의 인접 뉴런에 신경자극을 전달할 수 있게 한다(생물학적 아민 가설).

적응증 Indications

TCAs는 우울증치료를 목적으로 사용되었으나, 지금은 신경병성 통증증후군 및 불면증치료에 사용된다. 일부 TCAs는 예를 들어 imipramine은 어린이의 야뇨증치료제로 사용되며, clomipramine은 강박장애치료에 효과적이다. TCAs는 식욕증가에 따른 체중 증가가 나타나므로 신경성 식욕부진을 치료하기 위해 사용되기도 한다.

금기증 Contraindications

TCA에 약물알레르기가 있거나, 14일 이내에 모노아민산화효소억제제(monoamine oxidase inhibitors, MAOI)를 복용한 적이 있거나, 임신 중에는 사용할 수 없다. 급성 또는 만성 심장질환이 있거나 발작에 대한 병력이 있는 환자가 TCA를 과량 복용할 경우 사망할 가능성이 높기 때문에 TCA를 투약하지 않는다.

유해효과 Adverse Effects

TCA의 유해효과는 무스카린성수용체를 비롯한 아드레날린수용체, histamine 수용체, dopamine성 수용체, serotonin 수용체에 대한 작용과 관련이 있다. TCA에 의한 콜린성수용체의 차단으로 변비, 요정체를 비롯한 다양한 항콜린성 유해효과가 발생하며 아드레날린수용체 및 dopamine성 수용체가 억제되면 저혈압 및 심장전도장애를 유발할 수 있다. 항히스타민 작용으로 진정작용이 나타날 수 있으며, serotonin 수용체의 차단은 발작의 역치를 변화시켜서 성기능장애를 일으킨다(표 26.5).

독성 및 과량투여의 관리 Toxicity and Management of Overdose

TCA를 과다 복용하면 치명적인 결과가 초래된다. 특히 알코올과 함께 TCA를 과다 복용한 경우, 환자들의 70~80%가 병원에 도착하기 전에 사망한다. 중추신경계와 심혈관계에 대한 독작용으로 대개 발작이나 심박장애로 사망하게 된다.

TCA의 독성 작용을 치료할 수 있는 해독제는 없다. 활성탄(activated charcoal)을 투여하여 약물 흡수를 억제할 수 있다. Sodium bicarbonate를 투여하면 소변을 알칼리화 시켜서 TCA 배출을 촉진할 수 있다. 중추신경계 손상은 diazepam을 통해 그 손상을 최소화할 수 있으며, 심혈관 문제는 심혈관 심박장애를 조절하는 항부정맥제를 투여하여 손상을 최소화시킨다. 그 외 중환자실에서 심폐소생술을 할 수 있다. 이러한 중재는 장기의 기능이 정상적으로 충분히 회복될 때까지 계속 이루어져야 한다.

상호작용 Interactions

TCAs를 항콜린성약물 및 phenothiazine계 약물과 함께 복용할 경우 항콜린성 효과가 증가한다. MAOIs와 TCAs를 함께 복용할 경우 과도한 발열 증세를 비롯하여 치료효과 및 독성효과가 증가된다. 기타 상호작용은 표 26.6을 참고한다.

용량 Dosages

TCA의 권장량은 용량표를 참조한다.

표 26.5 기분안정제와 항우울제의 유해효과

약물 종류	유해효과
기분안정제	
lithium salts	위장장애, 떨림, 혼동, 진정, 발작, 심장박동장애, 졸림, 불분명한 발음, 운동능력 저하, 체중 증가, 운동실조, 저혈압
Antiepileptic drugs	어지럼, 졸음, 위장장애, 체중 증가, 간독성, 췌장염, 비정상적 안구운동, 시각변화, 행동 변화, 운동실조
항우울제	
1세대	
Tricyclics	식욕부진, 구강건조, 흐린시력, 변비, 여성형유방, 성기능감퇴, 혈당수치 변화, 요저류, 불안, 운동실조, 인지장애, 진정, 두통, 불면, 피부발진, 광과민증, 체중 변화, 기립저혈압, clozapine의 경우 혈액이상
MAOIs	어지럼증, 운동실조, 오심, 실신, 저혈압
2세대	
Tetracyclics	
mirtazapine, maprotiline	졸음, 비정상적인 꿈, 구강건조, 변비, 식욕증가, 무력감(근약화)
SSRIs	불안, 어지럼, 졸음, 두통, 위장장애, 성기능장애, 무력감, 떨림
SNRIs	어지럼, 졸음, 두통, 위장장애, 식욕부진, 간독성
Miscellaneous	
trazodone, bupropion	어지럼, 두통, 진정, 오심, 흐린시력, 빈맥

표 26.6 기분안정제와 항우울제의 약물상호작용

약물 종류	상호작용 약물	기전	결과
기분안정제			
lithium salts	Thiazide 이뇨제, angiotensin converting enzyme inhibitors, verapamil, diltiazem, NSAIDs	lithium 배설 감소	lithium 독성 증가
Antiepileptic drugs	표 24.5 참조		
항우울제			
1세대			
Tricyclics	carbamazepine, rifamycins	TCA 배설 촉진	치료효과 감소
	carbamazepine	carbamazepine 청소율 감소	carbamazepine 독성 증가
	MAOIs	serotonergic 효과 증가	serotonin증후군
	valproic acid	TCA 청소율 감소	TCA 독성
	Anticholinergics	항콜린효과 증가	마비성 장폐색
	Sympathomimetics	교감신경효과 증가	심장박동장애
2세대			
Tetracyclics			
mirtazapine, maprotiline	Alcohol, CYP inhibitors	상가작용	독성 증가
SSRIs	MAOIs, linezolid, lithium, metoclopramide, buspirone, sympathomimetics, tramadol	상가작용	serotonin증후군 증가
	Benzodiazepines	대사 감소	benzodiazepine 독성 증가
	warfarin, phenytoin	단백결합 변화	warfarin이나 phenytoin 독성 증가
	propafenone	propafenone level 증가	propafenone 독성 증가
SNRIs			
duloxetine	SSRIs, triptans	상가작용	serotonin증후군 위험
	NSAIDs, warfarin	상가작용	출혈 위험
	Alcohol	상가적 간독성	간독성 위험 증가
기타			
trazodone, bupropion	Azole 항진균제, phenothiazines, protease inhibitors	간대사 손상	효과 증가
	Carbamazepine	대사증가	치료효과 감소
	Alcohol, 중추신경억제제	상가작용	중추신경억제제

모노아민산화효소억제제

MONOAMINE OXIDASE INHIBITORS

모노아민산화효소억제제(monoamine oxidase inhibitors, MAOI)는 TCA와 함께 1세대 항우울제로 분류된다. MAOI는 안전성 문제로 우울증치료에 거의 사용하지 않는 약물이지만 파킨슨병에 사용하기도 한다. MAOI에서 나타나는 심각한 문제는 tyramine이 함유된 음식과 함께 약물을 복용하게 될 경우 고혈압위기(hypertensive crisis)가 발생할 수 있다는 것이다. Tyramine이 함유된 음식 및 음료는 표 26.7을 참고한다. 고혈압위기는 급격한 혈압 상승(180/110 이상의 혈압) 또는 응급 고혈압(180/120 이상의 혈압)으로 나타난다. 환자는 응급으로 의학적 처치를 받아야 한다.

최근 MAOIs 항우울제로 4가지 약물이 사용된다. Isocarboxazid, phenelzine, tranylcypromine는 MAO-A와 MAO-B의 비선택적 억제제이다. Selegiline은 선택적 MAO-B 억제제로 경피적 약물요법으로 사용된다. 이러한 약물은 중추신경 내의 MAO 효소 시스템을 억제하여 dopamine, serotonin, norepinephrine과 같은 amine류의 대사

용량표

기분안정제와 항우울제

약물명(임신범주)	약리학적 분류	상용량	적응증
기분안정제			
lithium carbonate (D)	무기염	1일 600~1,800mg 2~3회에 나누어 복용	급성 조증, 조증 예방
항우울제			
1세대			
amitriptyline (generic only; formerly Elavil) (C)	Tricyclic	PO: 1일 10~300mg	우울(불면과 신경병적 통증에 흔히 사용됨)
2세대			
bupropion (Wellbutrin) (C)	기타	PO: 1일 200~450mg, 2회에 나누어 복용 PO/서방정: 1일 200~400mg	우울(Wellbutrin) 금연(Zyban)
duloxetine (Cymbalta) (C)	SNRI	PO: 1일 20~40mg 또는 1일 60mg 2회에 나누어 복용	우울, GAD, 당뇨병성 말초신경병증
fluoxetine (Prozac) (C)	SSRI	PO: 1일 10~20mg; 고용량은 80mg/day 1일 2회에 나누어 복용	우울, OCD, 신경성 거식증, 공황장애, 월경전증후군
mirtazapine (Remeron) (C)	Tetracyclic	PO: 15~45mg 취침 시	우울, 양극성장애
trazodone (Desyrel) (C)	Triazolopyridine	PO: 25~600mg/day, 많은 양이면 나누어 복용	우울(불면에 흔히 사용됨)

GAD, generalized anxiety disorder; SNRI, serotonin-norepinephrine reuptake inhibitor; SSRI, selective serotonin reuptake inhibitor.

를 억제하여 뇌 내 신경전달물질의 농도를 높여 우울증상을 완화한다.

MAOI의 유해효과는 음식과 상호작용으로 나타난다. 또한 다양한 OTC약물과의 상호작용으로 심혈관계 부작용을 일으킬 수도 있다. MAOIs 약물을 복용하는 환자는 어떠한 약물을 복용하든 약사로부터 도움을 받거나 약물 사용법을 확인해야 한다.

교감신경모방약물과 MAOI의 상호작용으로 고혈압위기가 발생할 수 있다. MAOI는 meperidine의 약물효과를 현저히 높일 수 있기 때문에 두 약물을 동시에 사용하면 안 된다. 또한 MAOI와 SSRI를 동시에 사용하면 serotonin증후군이 발생할 수 있다. 약물과 약물 간에는 2~5주 동안의 휴약 기간을 갖도록 한다.

약초요법 및 식품보조제

St. John's Wort (Hypericum perforatum)

개요

세인트존스워트(St. John's Wort)는 hypericum perforatum 개화 시 얻는 약초제제이다. 이 약초는 다양한 경구 형태로 개발되어 비처방 약초제제로 시판되고 있으며, 때로는 허브 Prozac이라고 불리기도 한다.

적용

우울, 불안, 수면장애, 과민증

유해효과

위장장애, 알레르기반응, 피로, 어지럼, 혼란, 구강건조, 광과민

잠재적 약물상호작용

Monoamine oxidase inhibitors, selective serotonin reuptake inhibitors, tricyclic antidepressants, benzodiazepines, phenytoin, valproic acid, phenobarbital, zolpidem and other hypnotic drugs, cyclosporine and other immunosuppressants, sympathomimetic amines, tyramine-containing foods, opioids, digoxin, estrogens, theophylline, warfarin, triptans, dextromethorphan, loratadine, cetirizine, fexofenadine, HIV drugs, and oral contraceptives

금기증

양극성장애, 정신분열병, 알츠하이머병, 치매

2세대 항우울제

SECOND-GENERATION ANTIDEPRESSANTS

2세대 항우울제는 1980년에 소개되어 오늘날까지 사용되고 있다. 오늘날 사용하고 있는 2세대 약물은 표 26.4에 기술되어 있다. 2세대 항우울제는 TCA와 MAOI보다 항콜린성 효과 및 심혈관계에 나타나는 심각한 유해효과, 특히 항콜린성 효과와 심혈관계 부작용이 매우 적다. 따라서 TCA와 MAOI보다 우선적으로 우울증치료제로 선택한다. 2세대 약물이 임상적으로 최대 효과를 나타내려면 TCAs와 MAOIs와 비슷하게 보통 4~6주의 시간이 소요된다.

표 26.7 Monoamine oxidase inhibitor 복용 시 피해야 할 음식

식품	예
Tyramine 다량 함유(허용되지 않음)	
숙성 치즈	체다치즈, 블루치즈, 스위스치즈
훈제 또는 초절임 육류	청어, 소세지, 소금 절임 비프, 훈제어류 또는 가금류, 살라미, 페페로니
숙성 육류	닭고기나 소고기 간 페이트, 낚시로 잡은 물고기, 가금류
효모 제제	맥주 효모
레드 와인	Chianti, burgundy, sherry, vermouth
이탈리아 음식	잠두
Tyramine 중등량 함유(용량에 따라 허용 가능)	
육류	Bouillon, consomme
저온 살균되거나 담백한 맥주	
숙성 아보카도	
Tyramine 소량 함유(허용 가능)	
증류수	Vodka, gin, 호밀, scotch (in moderation)
비숙성 치즈	아메리칸치즈, 모짜렐라치즈, 코티지치즈, 크림치즈
초콜릿과 카페인 함유 음료	
과일	무화과, 바나나, 건포도, 포도, 파인애플, 오렌지
콩 소스	
요거트, 사워크림(sour cream)	

작용기전 및 약물효과 Mechanism of Action and Drug Effects

SSRIs의 작용기전은 serotonin 재흡수를 억제하는 것으로, norepinephrine과 dopamine의 재흡수에도 약한 효과를 보인다. SNRIs는 serotonin과 norepinephrine 모두의 재흡수를 억제한다.

적응증 Indications

2세대 약물은 우울증에 주로 사용하며 양극성장애, 비만, 섭식장애, 강박장애, 공황발작 및 공황장애, 사회불안장애, 외상후스트레스장애, 월경전증후군, 간대성근경련증, 알코올과 같은 약물남용 등 다른 정신적 · 신체적 문제를 치료하기 위해서도 사용한다. 치료저항성 우울증에서 비정형 항정신병약물이 효과가 있다.

금기증 Contraindications

약물알레르기가 있거나 약물을 복용하기 14일 이전에 MAOI를 복용하였거나 thioridazine 또는 mesoridazine과 같은 항정신병약물치료 중인 사람은 2세대 항우울제를 사용할 수 없다. Bupropion은 발작 역치를 낮출 수 있으므로 발작장애에는 사용하지 않는다.

유해효과 Adverse Effects

일반적으로 2세대 항우울제는 TCAs와 MAOIs보다 유해효과가 적다. 그러나 우울증 환자의 2/3는 약물의 부작용 때문에 치료를 중단한다. 가장 흔한 유해효과는 불면증(부분적으로 REM 수면 감소), 체중 증가와 성기능장애이다. SSRIs로 인한 성기능장애는 오르가즘 불능과 관련이 있다. 단독 사용 또는 병합요법에 의한 잠재적인 유해작용 중의 하나는 serotonin 증후군(serotonin syndrome)이다. 이 증후군의 증상은 Box 26.1에 설명되었다. Serotonin증후군은 일반적으로 원인이 되는 약물을 중단하면 소실된다(표 26.2). SSRIs를 중단할 경우 금단증상이 나타날 수 있으므로 약물을 서서히 중단해야 한다. 반감기가 짧은 SSRIs (citalopram, escitalopram, sertraline, paroxetine)가 약물중단 증상과 관련이 있다. 이 증상은 독감과 유사한 느낌, 집중력 저하, 현기증, 위장관계 증상을 포함한다. 약물을 서서히 감량하는 경우에도 금단증상 때문에 SSRI를 다시 복용하는 경우도 있다. 다시 약을 복용하게 되면 금단증상은 완화된다. SSRIs와 관련된 금단증상이 나타나는 동안 venlafaxine, desvenlafaxine, duloxetine, milnacipram, levomilnacipram과 같은 SNRIs를 대체약물로 사용할 수 있다.

상호작용 Interactions

2세대 항우울제는 albumin과 결합력이 높다. 그러므로 단백결합력이 높은 약물(예: warfarin 또는 phenytoin)과 함께 투여할 경우, 2세대 항우울제는 albumin의 결합부위에서 경쟁하게 된다. 그 결과 단백질과 결합되지 않는 약물이 좀 더 약리작용을 크게 나타낸다. 2세대 항우울제와 MAOI 간에 발생할 수 있는 약물상호작용을 예방하기 위해서는 2~5주간의 휴약기간(washout period)이 필요하다. 항생제인 linezolid (Zyvox)와 SSRI를 함께 사용할 경우 serotonin증후군이 발생할 수 있으므로 두 가지 약물을 함께 사용해서는 안 된다. 세인트존스워트(St. John's wort) 식물 성분은 항우울제와 상호작용을 일으킬 수 있다. 다른 약물과의 상호작용은 표 26.6을 참고한다.

BOX 26.1 Serotonin증후군의 일반적 증세

일반증세	좀 더 심한 경우
• 섬망	• 고체온
• 초조	• 발작
• 빈맥	• 횡문근융해
• 발한	• 신부전
• 근경련	• 심부정맥
• 반사항진	• 파종혈관내응고
• 떨림	
• 거칠게 떨림	
• 발바닥 신장근육 반응	

용량 Dosages

2세대 항우울제의 권장된 용량은 용량표를 참조한다.

정신병장애

PSYCHOTIC DISORDERS

항정신병약물

ANTIPSYCHOTIC DRUGS

항정신병약물은 정신분열병 및 자폐증과 같은 심각한 정신질환을 치료하는 데 사용한다. 또한 극심한 조증(lithium의 보조제), 양극성장애, 다른 치료에 저항을 나타내는 우울증, 뚜렛증후군(Tourette's syndrome)과 같은 운동장애와 오심이나 잘 멈추지 않는 딸꾹질과 같은 다른 내과적 증상, 외상후스트레스증후군 등을 치료하는 데도 사용한다. 항정신병약물은 평온한 상태를 만들어 내거나 비정상인 신경기능에 작용하기 때문에 정온제(tranquilizer) 또는 신경이완약(neuroleptic)으로도 불린다.

1950년대 이전에는 정신질환치료를 위해 격리, 신체적 억제, 충격요법, 뇌엽절제술과 같은 방법을 사용했지만 항정신병약물을 사용함으로써 조기에 정신질환을 치료할 수 있게 되었다.

Phenothiazine계 약물은 항정신병약물의 화학적 분류에 있어 가장 폭이 넓은 약물로 모든 항정신병약물의 2/3를 차지한다. 현재 사용하는 항정신병약물은 표 26.8을 참고한다.

종래의 약물 또는 1세대 약물, 항정신병약물 간의 작용기전은 전반적으로 큰 차이가 없다. 따라서 환자의 내성과 유해효과를 최소화하는 것이 항정신병약물을 선택하는 근거가 된다. 항정신병약물은 정신병을 근본적으로 치료하지는 못하지만 질병의 증상을 화학적으로 조절할 수 있다.

최근 들어 새로운 세대의 항정신병약물이 개발되었는데, 이 약물을 비전형 항정신병약물이라고 한다. 비전형 항정신병약물은 1세대의 약물인 전통적 항정신병약물보다 유해효과 면에서 개선되었다. 비전형 항정신병약물에도 여전히 유해효과가 있지만, 1세대 약물보다 심각하지 않다. 개인차가 있기는 하지만 비정형 항정신병약물은 체중 증가를 유발한다.

표 26.8 최근 사용되는 항정신병약물

일반명	상품명	투여경로
정형 약물		
Phenothiazines		
chlorpromazine	Thorazine	PO, PR, IM, IV
fluphenazine	Generic	PO, IM
perphenazine	Generic	PO
prochlorperazine	Compazine	PO, PR, IM, IV
trifluoperazine	Generic	PO
thioridazine	Generic	PO
Thioxanthene		
thiothixene	Navane	PO
Phenylbutylpiperidines		
haloperidol	Haldol	PO, IM
pimozide	Orap	PO
Dihydroindolone		
molindone	Moban	PO
비정형 약물		
Dibenzodiazepines		
clozapine	Clozaril	PO
loxapine	Loxitane	PO
olanzapine	Zyprexa	PO, IM
quetiapine	Seroquel	PO
asenapine	Saphris	sublingual
Benzisoxazoles		
lurasidone	Latuda	PO
paliperidone	Invega	PO
risperidone	Risperdal	PO, IM
ziprasidone	Geodon	PO, IM
iloperidone	Fanapt	PO
Quinolinone		
aripiprazole	Abilify	PO, IM
brexipiprazole	Rexulti	PO

작용기전 및 약물효과
Mechanism of Action and Drug Effects

모든 항정신병약물은 공통적으로 대뇌의 dopamine 수용체를 차단하여 중추신경계에서의 dopamine 농도를 감소시킨다. 특히, 구세대 약물인 phenothiazine계 약물은 변연계와 기저핵과 같은 특정 중추신경계 영역에서 dopamine의 시냅스후수용체를 차단한다. 변연계와 기저핵은 감정, 인지 및 운동기능과 관련된 영역으로 dopamine 수용체 차단은 정신질환자의 정신상태를 평온하게 만든다. 항정신병약물의 치료효과와 독성효과 모두 dopamine 차단과 직접적인 관련이 있다. 2세대 비전형 항정신병약물은 dopamine 2 (D_2) 수용체뿐만 아니라 serotonin 2 (5-HT_2) 수용체도 차단한다. 항정신병약물은 효능(efficacy)과 안전성을 개선하는 방향으로 발전하였다.

모든 항정신병약물은 환각, 망상, 사고 분열과 같은 정신분열병의 양성증상 개선에 효능이 있다. 1세대 약물은 무감동, 사회적 위축, 무표정, 언어의 빈곤 및 긴장증과 같은 음성증상(negative symptom)을 조절하는 데 효과가 거의 없으나 비전형 항정신병약물은 양성증상과 음성증상치료에 효과가 있다.

적응증 Indications

항정신병약물은 대부분 정신분열병치료에 사용한다. 일부 전형약물은 우울증의 보조요법으로 사용하기도 한다. Prochlorperazine과 같은 항정신병약물은 대뇌의 화학수용체 유발영역(chemoreceptor trigger zone)에서 dopamine 수용체를 차단하여 위장관계(gastrointestinal tract)의 미주신경 신경전달을 억제하여 항구토효능을 나타낸다. 그 밖에 항정신병약물은 뇌간의 망상시스템의 dopamine 수용체를 차단하여 항불안 효과를 나타낸다.

금기증 Contraindications

이 약물에 알레르기가 있거나 혼수상태, 심각한 중추신경억제, 뇌손상, 간 또는 신장질환, 혈액질환 또는 조절되지 않는 뇌전증(epilepsy)이 있을 경우에는 사용할 수 없다.

유해효과 Adverse Effects

일반적으로 유해효과는 dopamine, muscarinic (cholinergic), histamine 및 α-adrenergic 수용체를 차단함으로써 나타난다(표 26.9). 혈액계 유해효과로는 호중구감소증과 심각한 무과립구증(agranulocytosis), 용혈성빈혈(hemolytic anemia)이 나타날 수 있다. 중추신경계에 나타나는 유해효과는 졸음, 항정신병약물악성증후군(neuroleptic malignant syndrome), 추체외로증상(extrapyramidal symptom), 지연발생운동이상증(tardive dyskinesia)이 있다. 항정신병약물 악성증후군은 고열, 불안정한 혈압과 미오글로빈혈증(myoglobinemia)으로 나타나며, 이는 생명을 위협할 수도 있다. 추체외로증상은 파킨슨병과 유사한 불수의적 운동장애를 보인다. 약물로 유발되는 이 상태를 가성파킨슨증(pseudoparkinsonism)이라고 한다. 특징적 증상은 정좌불능(akathisia), 급성 근긴장이상(acute dystonia)이다. 이러한 증상에는 항콜린성약물인 benztropine (Cogentin)과 trihexyphenidyl (Artane)이 사용된다. Tardive는 '늦게 나타나는'의 의미로 지연발생운동이상증은 항정신병약물치료를 오랜 기간 지속적으로 받았을 때 흔히 나타나는 증상이다. 구강 및 안면근육의 불수의적 수축(예: 비자발적으로 혀를 내미는)과 무도성 운동장애(choreoathetosis)가 특징적으로 나타난다. 이론상으로 이러한 영향은 비전형 항정신병약물과 전형 항정신병약물에서 나타나는 비율이 같다고 하지만 신약에서 발생률이 더 낮은 것으로 나타났다. 2017년, valbenazine (Ingrezza)는 성인에서 나타나는 지연발생운동이상증을 치료하기 위한 1차 약물로 승인되었다.

모든 항정신병약물의 블랙박스경고문에는 치매를 가진 노인 환자에게 적용하는 경우 사망률이 증가할 수 있으며, 어린이와 젊은층에서 자살사고가 증가할 수 있음이 표기되어 있다. 2011년 FDA는 임산부에게 항정신병약물을 사용하는 것과 관련하여 더 강력한 문구를 포함하도록 제약회사에게 요구하였다. 새로운 표기에는 임신3기에 이러한 약물들로 치료

표 26.9 항정신병약물: 수용체 관련 유해효과

수용체	유해효과
α-adrenergic	기립저혈압, 광과민성 두통, 반사성빈맥
Dopamine	추체외로 운동 증후군, 근긴장이상, 파킨슨병, 안절부절못함, 지연성이상운동증
Endocrine	Prolactin 분비(젖분비과다, 여성형유방), 월경이상, 성행위장애
Histamine	진정, 졸음, 저혈압, 체중 증가
Muscarinic (cholinergic)	흐린시력, 폐쇄각녹내장 악화, 구강건조, 빈맥, 변비, 요저류, 땀분비 감소

받은 산모의 신생아에서 비정상적인 근육운동(추체외로 증상)과 금단증상의 잠재적 위험에 대해 더 일관성 있는 정보들을 포함한다. 다른 유해효과는 표 26.10에 기술되어 있다. 모든 항정신병약물은 조제 시 약물 가이드를 포함하도록 권고하고 있다. 항정신병약물은 금단 정신병이 나타날 위험이 있기 때문에 갑자기 투여를 중단해서는 안된다.

상호작용 Interactions

주요 약물상호작용은 표 26.11에 제시하였다. 항고혈압약과 복용할 경우 저혈압 효과가 부가적으로 나타날 수 있으며 중추신경억제제와 복용할 경우에는 중추신경억제 효과가 부가

표 26.10 정신병약물의 유해효과

약물 종류	유해효과
정형 약물 (예: haloperidol)	정좌불능, 추체외로증상, 고혈압, 악성증후군, 혼돈, 두통, 위장장애, 구강건조, 무월경, 여성형유방, 시각장애, 고열, 부종, 지연발생운동이상증, 피부발진, 광과민,체중 증가, 요저류, 지연성 운동장애
비정형 약물 (예: clozapine, risperidone)	진정, 졸음(somnolence), 빈맥, 정좌불능, 불안, 무기력, 운동실조, 발작, 이상운동증, 어지러움, 졸림(drowsiness), 두통, 불면증, 구강건조증, 소화불량, 식욕 증가, 체중 증가, 추체외로 증상, 지연성 운동장애(정형약물보다 위험도는 낮음). 클로자핀은 심각한 호중구감소증을 일으킬 수 있음

표 26.11 정신병약물의 약물상호작용

약물 종류	상호작용 약물	기전	결과
정형 약물과 비정형 약물	Alcohol, 다른 CNS 억제제	상가적 약물효과	중추신경억제 증가; 알코올과 병용 시 근긴장이상(dystonia)
	항고혈압약	항고혈압효과 증가	저혈압 가능성 있음
정형 약물: Phenothiazines	항콜린약	상가적, 길항적 작용	phenothiazine 효능 감소; 항콜린 효과 증가
	β-차단제	상가작용	어떤 약물에서든 독성 가능성 있음
	Opioids	상가작용	진정과다, 저혈압
	levodopa/carbidopa	Uncertain	항파킨슨 효과 저하
	phenytoin	Uncertain	phenytoin level 변화
	Thiazide diuretics	이뇨 청소율 감소	저혈압 가능성 있음
기타 약물	CYP3A4 작용제(예: ketoconazole)	항정신병약물 청소율 감소	항정신병 독성
	carbamazepine	항정신병약물 청소율 증가	치료효과 감소

CNS, Central nervous system; CYP3A4, cytochrome P-450 enzyme 3A4.

용량표

항정신병약물

약물명(임신범주)	약리학적 분류	상용량	적응증
1세대(대표적 약물)			
haloperidol (Haldol) (C)	Butyrophenone, phenylbutylpiperidine	PO, IM/IV: 1일 2~3회 0.5~5mg	정신분열병, 뚜렛증후군, 심한 불응성 행동장애 또는 과잉행동
2세대(기타 약물)			
aripiprazole (Abilify) (C)	Quinolinone	PO: 10~15mg/day IM: 매월 400mg	정신분열병, 양극성 장애, 심각한 우울증, 자폐증과 관련된 무반응증
clozapine (Clozaril) (B)	Dibenzodiazepine	PO: 1일 2회 12.5mg, 일일 최대 투여량은 900mmg. 고용량은 1일 3회 나누어서 복용	정신분열병, 자살시도 반복
risperidone (Risperdal) (C)	Benzisoxazole	PO: 1일 2~8mg을 1회 또는 2회 투여 IM depot 형태(Risperdal Consta): 25~50mg을 격주로 투여	정신분열병, 조증, 자폐증과 관련된 무반응증

IM, intramuscular; IV, intravenous.

되어 나타난다. 포도주스는 CYP-450(cytochrome P-450) 효소 시스템에 의한 대사 감소에 의해 clozapine의 대사가 강화되어 약물효과를 증대시킬 수 있다. 포도주스는 P-450 시스템에서 많은 효소에 영향을 줄 수 있으므로 다양한 약물을 복용하는 환자에서는 이러한 음식을 피하도록 해야 한다.

용량 Dosages

항정신병약물의 권장량은 용량표를 참조한다.

❖ 간호과정 NURSING PROCESS

◆ 사정 Assessment

정신치료약물을 투여하기 전에 환자의 신체사정과 정신상태 검사가 완벽하게 이루어져야 한다. 환자의 신경학적 기능사정 시 의식상태, 정신상태, 운동 및 인지기능을 포함하고 결과를 기록한다. 이 데이터는 치료법을 적용한 후의 기초자료로 활용될 것이다.

의식수준, 각성상태와 운동 및 인지기능 수준을 포함하여 대상자의 신경학적 기능을 완벽하게 사정한다. 간이정신상태검사(Mini-Mental State Examination, MMSE)는 인지기능을 사정하는 도구로 정신질환자들의 인지 손상을 확인하는 데 도움이 된다. MMSE 사용방법은 비교적 간단하고 비용효과적이며, 검사에 소요되는 시간은 약 20분이다. 이 도구는 환자의 지남력, 집중력, 계산력, 기억력 영역을 측정하는 것이다. 그 외 사용되는 다른 정신건강사정도구로는 Blessed Orientation-Memory-Concentration Test, clock drawing task, Functional Activities Questionnaire(치매용), Alzheimer's Disease Assessment Scale, Mattis Dementia Rating Scale, Severe Impairment Battery, Hamilton Rating Scale for Depression 등이 있다. 여기에 추가하여 기본적인 운동반응과 반사를 비롯하여 성격변화를 사정하고, 자율신경계 반응변화를 확인하기 위해 손이 차갑고 땀이 나는지와 발한, 창백한 정도를 사정한다.

어떠한 자살사고나 자살경향에 대한 지속적인 사정도 중요하다. 즉, 명백한 신호(암시)뿐만 아니라 자살에 대한 명백한 사고도 집중해서 사정해야 한다. 정신치료약물을 복용하는 경우 다른 약물이나 알코올의 사용 유무와 관계 없이 자살의 잠재적 위험성이 높기 때문에 이는 매우 중요하다. 자살사정 도구는 개인의 자살행동의 위험성을 확인하는 데 유용하다. "당신이 병원을 방문한 이유는 무엇입니까?", "어떻게 치료받길 원하십니까", "당신이 최근 걱정하고 있거나 관심 갖고 있는 일은 무엇입니까?", "당신의 기분을 설명해 주시겠습니까?", "당신의 생각을 말해 주시겠습니까?"와 같은 질문은 자살 위험성을 사정함으로써 적절한 시기에 중재를 하도록 도움을 줄 수 있다.

정신치료약물을 복용하는 많은 사람들은 의기소침해지며 불면증, 자기학대로 인해 고통을 경험한다. 신체적 질병, 체중 증가나 감소와 같은 신체적 문제와 관련하여 복잡한 문제를 갖고 있다. 그러므로 수면과 식사습관, 신체적 병력과 같은 영역의 사정도 중요하며, 이러한 상태는 치료 후 환자의 상태를 비교하는 데 사용된다. 또한 약물알레르기와 약물에 대한 금기증 등의 주의할 점을 비롯한 약물상호작용도 사정해야 한다. 약물치료를 시작하기 전과 치료를 받는 중 그리고 치료 후에 혈압과 맥박을 측정하여 기록한다. 이는 약물과 관련된 유해효과로 기립저혈압과 현기증이 나타날 수 있으므로 중요하다. MAOIs나 TCAs와 같은 약물은 현저한 혈압 감소와 실신을 일으킬 수 있으므로 면밀하게 사정하고 관찰해야 한다.

이전에 시행되었던 검사결과나 약물치료 또한 검토해야 한다. 이것은 장기간 약물치료를 받는 사람들에서 나타나는 합병증이나 독성에 의한 다른 유해효과를 조기에 확인하거나 예방하는 데 중요하다. 환자에게 시행해야 할 검사항목은 혈중치료 약물농도, CBC, ESR, serum electrolyte level,

환자중심간호: 노인 환자에 대한 고려

정신치료약물

- 노인 환자는 약물의 분포와 대사, 혈청 albumin 감소, 체지방 감소, 체내 수분 분포 감소, 체지방 증가 등의 영향으로 정신병치료를 위한 혈중 약물농도가 다소 높게 나타난다. 따라서 노인 환자는 일반적으로 독성의 위험을 줄이기 위해 항정신병약물과 항우울약물의 용량을 감소할 필요가 있다.
- 기립저혈압, 항콜린성 유해효과, 진정작용 및 추체외로증상은 항정신병약물을 복용하는 노인 환자에게서 흔히 나타난다,
- 신경학적 결과를 포함하여 신중한 사정과 기본적인 측정의 기록은 약물의 안전한 사용을 위해 중요하다.
- 심장질환 병력이 있는 환자는 박동장애, 빈맥, 뇌졸중, 심근경색, 심부전의 위험이 증가한다.
- Lithium 독성은 노인 환자에게 더욱 흔히 나타나므로, 치료효과를 위해 용량을 줄여야 하는 필요성이 종종 있다. 따라서 안전한 약물 사용을 위하여 노인 환자에게 자세한 모니터링을 실시하는 것이 중요하다. 중추신경과민, lithium으로 인한 갑상샘종, 갑상샘기능저하증 등은 노인 환자에게 흔히 나타난다.

glucose level, BUN, 혈중 비타민 B_{12} 수치, 간기능검사, 갑상샘기능검사 등이다. 만약 환자가 치매증상이 있다면 유전자검사, MRI, CT 촬영을 한다.

정신치료약물을 경구로 투여할 때 간호사는 환자가 약물을 완전히 잘 삼키는지 확인하기 위해 환자의 입을 확인한다. 환자가 약물을 볼에 숨기거나 입 안에 감추는 행동을 할 수 있기 때문에 간호사는 환자의 입을 확인함으로써 환자의 이러한 불순응적 태도를 조기에 발견한다. 만약 약물독성이나 과다복용과 같은 위험이 사정되었다면 액체형 제제를 사용할 수 있다. 다른 사정 내용에는 환자의 식욕, 수면패턴, 중독성 행동, 배설장애, 알레르기반응이 있다. 새로운 증상이나 문제들을 기록한다.

항불안제 Anxiolytic Drugs

항불안제인 benzodiazepine계 약물을 사용할 때에는 금기증, 주의사항 및 약물상호작용을 확인해야 한다. 이러한 약물을 복용할 경우 CBC, 혈청전해질, 간이나 신장기능을 검사한다.

약물 사용과 관련된 기립저혈압이 나타날 수 있기 때문에 혈압측정이 중요하다. 기본적인 신경학적검사에는 의식, 지남력, 감각과 운동기능에 대한 사정을 포함하며 운동실조, 두통과 같은 비정상적인 신경학적 징후 또한 파악해야 한다. 완벽한 약력을 작성하기 위해서는 정신치료에 사용되는 약물, 처방약물, OTC약물, 비타민, 미네랄, 허브 제제 등 환자가 복용하는 모든 약물을 리스트로 만든다. Benzodiazepine계 약물 중 흔히 처방되는 약물인 diazepam은 발작장애와 수술 전 진정효과에 효과가 있는 약으로, 이 약물들과 관련된 사항을 사정해야 한다. 소아 환자와 노인 환자를 간호하는 동안 특별히 고려해야 할 사항은 환자중심간호: 소아 환자에 대한 고려에 제시하였다. 노인은 약물에 더 민감하여 유해효과가 많이 나타나므로 약물을 복용하는 동안 과도한 진정작용 및 중추신경억제가 나타나는지 지속적으로 관찰을 해야 한다.

Benzodiazepine계 약물은 안과적 문제를 유발할 수 있으므로 기본적인 시력검사를 실시해야 한다. Clonazepam을 복용할 경우 알레르기반응에 의해 발적이 나타날 수 있다. 비만인의 경우 정상인에 비해 독성이 더 짧은 시간에 나타날 수 있다. 이는 항불안제가 지용성이고 지방조직에 친연성이 있기 때문에 비만 환자에 있어 반감기가 증가할 수 있다. Lorazepam은 자살시도에 사용될 수 있기 때문에 환자가 자살의 위험성이 있다면 매우 주의하여 투여하도록 한다. Alprazolam은 정신상태, 정서, 감각 및 수면양상을 면밀히 사정한 후에 투약하며, 이때 환자가 불안 또는 현기증을 경험하고 있는지도 확인한다.

일부 benzodiazepine계 약물은 모양이 비슷하거나 약물이름이 비슷하여 투약오류가 발생할 수 있다. 올바른 약물을 투약하기 위해 약물처방 내용을 정확하게 확인함으로써 환자에게 발생할 수 있는 부정적인 결과를 예방할 수 있다. Klonopin (clonazepam)과 clonidine, diazepam과 Ditropan (oxybutynin), lorazepam과 alprazolam, 그리고 Versed (midazolam)과 VePesid (etoposide), Vistaril (hydroxyzine)은 약물이름이 서로 비슷하여 혼동하기 쉽다.

Buspirone은 비benzodiazepine계 약물로 진정작용 및 의존성과 같은 유해작용이 적다. 그러나 약물상호작용을 비롯하여 주의사항, 금기증에 대하여 신경학적검사와 정신건강 사정을 철저하게 해야 한다.

환자중심간호: 소아 환자에 대한 고려

정신치료약물

- 소아 환자는 항정신병약물을 복용하였을 경우 추체외로증상과 같은 유해효과가 더욱 흔히 나타난다.
- 수두, 중추신경계 감염, 홍역, 급성질환, 탈수 및 항정신병약물을 복용하는 소아에게서 라이증후군(Reye's syndrome)을 비롯한 유해효과 발생률이 더욱 높다.
- Lithium은 아동의 골밀도 감소 또는 골형성을 감소시키기 때문에 우선 lithium 독성 및 뼈와 관련된 장애 징후와 증상을 면밀히 관찰해야 한다. 6세 이하 아동에 대한 lithium 사용량의 안전성과 효능은 확립되어 있지 않다.
- 일반적으로 TCA는 12세 이하의 아동에게는 처방하지 않는다. 그러나 야뇨증이 있는 아동, 집중력결핍장애, 주요우울장애에는 사용될 수 있으며, 유해효과로는 심전도 변화, 신경증, 수면장애, 피로, 혈압상승 및 위장장애가 있다.

안전과 질 향상: 투약오류의 예방

약물이름이 비슷한 약물: Bupropion과 Buspirone

Bupropion인가? Buspirone인가? 이 둘은 약 이름이 비슷하고 둘 다 중추신경계에 작용하는 약물이지만 적응증이 다르기 때문에 주의를 요한다.

Bupropion (Wellbutrin)은 우울을 경감시키기 위한 항우울제이며, Zyban 제제는 니코틴 금단증상치료에 사용된다. Bupropion은 75~100mg의 정제로 다양하게 사용되며, 서방형 제제로는 100mg, 150mg, 200mg, 300mg까지 있다. Buspirone hydrochloride (BuSpar)는 불안증상의 단기 또는 장기치료에 사용되는 항불안제이며, 용량은 1정당 5~30mg이다.

항조증약물 Mood-stabilizing Drugs

Lithium과 같은 항조증약물을 투약하기 전에 신경학적검사를 완벽하게 수행해야 한다. 예를 들면 활력징후, 특히 혈압에 대한 사정이 중요하며, 또한 수분상태, 식이섭취, 피부색과 전반적 부종상태를 사정해야 한다. 또한 기본적인 의식상태, 각성상태, 걸음걸이와 움직임의 정도, 전반적인 운동기능에 대한 사정도 중요하다. 이는 항조증약물의 독성 수준을 나타내는 증상(조정기능 저하, 진전, 허약 등)을 확인하는 데 도움이 된다. 약물치료를 받는 동안에 요검사를 실시하여 serum sodium, albumin, uric acid 및 요비중을 측정해야 한다. Lithium의 독성은 저나트륨혈증과 저혈량증에 영향을 받기 때문에 나트륨의 혈청수준을 확인하는 것이 중요하다. 약물치료가 시작되면 lithium 혈중농도는 3~4일에 한 번씩 확인한다. 특히 초기 치료단계에서는 lithium의 농도를 약물복용 후 8~12시간 이후에 측정하는 것이 좋다(치료적 농도: 0.6~1.2mEq/L, 독성 농도: 1.5mEq/L 이상). 소변 분석과 요비중은 체액상태를 반영한다.

항우울제 Antidepressants

항우울제를 복용하기 전에 약물에 대한 주의사항과 금기증, 약물상호작용을 사정해야 한다. 또한 자살은 정신치료약물을 복용하는 환자에 있어 위험요인으로 항상 고려해야 하며, 환자의 자살사고 또는 경향을 파악하는 것이 중요하다. 항우울제 또는 다른 중추신경계에 변화를 유발하는 약물이나 정신치료약물을 단독으로 사용하거나 다른 약물 또는 알코올과 병용할 때에도 항상 자살의 잠재적 위험성을 염두에 두어야 한다.

항우울제 중 오래된 약물군인 TCAs는 효과가 좋지만 심각한 유해작용이 따른다. 그러나 일부 환자들은 TCAs에 순응도를 보인다. 환자가 TCAs를 복용할 때에는 잠재적인 유해효과를 면밀히 관찰해야 한다. 세인트존스워트 같은 허브 제품은 병용하지 않도록 해야 한다. Amitriptyline은 최근 심근경색증이 있었던 환자에게는 사용하지 말아야 하는데, 이는 잠재적인 항콜린작용을 일으켜 구강건조, 변비, 흐린시력, 요정체와 심장리듬의 변화를 유발할 수 있기 때문이다.

MAOIs를 투여받는 환자에게서 자살시도나 자살사고가 있는지 면밀히 관찰해야 한다. 특히 환자들은 약물을 몰래 숨길 수 있으며, 이러한 행동은 자살로 이어질 수 있기 때문에 자살사고와 자살시도를 면밀히 살펴야 한다. 그리고 이러한 환자는 정신건강전문가나 의사, 간호사 등 건강관리전문가의 관리가 필요하며 파괴적 행동을 면밀히 관찰해야 한다. MAOIs는 meperidine, 다른 아편유사제, 다른 MAOIs, SSRIs, 경구용 피임약, buspirone과 같은 약물과의 상호작용에 대해 알고 있어야 한다. MAOIs를 tyramine이 포함된 음식과 함께 복용할 경우 고혈압이 발생할 위험이 있으므로 혈압과 자세변화에 따른 혈압을 항상 확인하여야 한다. 기립저혈압은 MAOIs의 유해작용 중의 하나로, 어지러움증, 현기증이 나타날 수 있으며 이로 인해 낙상이나 외상과 같은 고위험 상황을 초래할 수 있다. 입원한 환자의 경우, 환자의 혈압은 적어도 8시간마다 또는 그 이상 자주 관찰해야 하며 누운 자세, 선 자세, 앉은 자세에 따라 각각 측정하도록 한다. 간호사는 누운 자세로 혈압을 측정한 1~2분 후에 선 자세 또는 앉은 자세로 혈압과 맥박을 측정한다. 임상적 검사에는 CBC, 신장 및 간기능검사를 포함해야 한다. 추체외로 유해효과는 노인 환자들의 일상생활에 장애를 유발하고 활동에 점진적인 악화를 초래하기 때문에 기본적인 운동과 신경학적 사정을 해야 한다.

2세대 항우울제는 TCAs나 MAOIs와 같은 1세대 항우울제보다 유해효과가 적고 덜 심각하다. 2세대 약물에는 SSRIs (fluoxetine [Prozac])와 SNRIs (duloxetine[Cymbalta])가 있다. SSRIs 투여 시 신경근과 위장관계 기능을 사정하고 그 결과를 기록해야 한다. 노인환자의 경우 독성이 나타날 수 있으므로 주의해서 사용해야 한다. Serotonin증후군의 발생 또한 고려해야 한다. Serotonin증후군(Box 26.1)에서는 초조, 빈맥, 발한, 근육의 떨림과 같은 증상이 나타난다. 14일 이내에 이 약물이나 일부 항정신병약물을 투여한 경우 MAOIs

약초요법 및 식품보조제

인삼(Ginseng)

개요
북아메리카에서는 Panax quinquefolius, 아시아에서는 Panax ginseng, 러시아에서는 Acanthopanax senticosus이다.

적용
스트레스를 감소시키고 생리 활성을 개선한다.

유해효과
혈압 상승, 흉통, 심계항진, 불안, 불면, 두통, 오심, 구토, 설사

상호작용의 가능성이 있는 약물
항응고제와 면역억제제의 효력은 감소시킬 수 있으며, 항발작제와 당뇨병치료제의 효과는 증가시킬 수 있다.

금기증
어린이, 임신부

를 투여해서는 안된다. Warfarin과 phenytoin 같이 단백질 결합을 증가시키는 약물과의 상호작용을 사정한다. 폐쇄성 협우각녹내장 환자나 MAOIs를 복용하는 환자에게는 duloxetine과 같은 SNRIs 약물을 투여해서는 안된다. 이 약물은 간독성을 일으킬 수 있으므로 간기능검사를 주기적으로 해야 한다. 기타 항우울제인 bupropion은 다른 항우울제에 비해 항콜린성 효과, 항아드레날린성 효과 및 심장독성이 적다. 약물을 투여하기 전에 환자의 기본적인 신경학적 사정과 정신상태, 심장기능을 사정한다. 또한 약물치료의 효과가 늦게 나타나기 때문에 환자의 안전을 위해 특히 자살사고나 자살경향을 보이는 환자를 간호할 경우 치료효과가 나타나기 전까지, 즉 4주 동안 가족의 지지나 지지자원을 잘 활용해야 한다.

항정신병약물 Antipsychotics

항정신병약물을 사용하기 위해서는 먼저 심혈관, 뇌혈관, 신경학적 상태, 위장관계, 비뇨기계, 신장, 간 및 혈액기능에 대한 모든 신체적 상태에 대한 사정이 이루어져야 한다. 신체의 질병상태는 약물에 대한 유해효과를 일으킬 수 있으므로, 용량 조절이 필요할 수도 있다. 그러므로 약물치료 전과 그 이후에도 지속적으로 신중하게 사정해야 한다. 약물의 유해효과로 체중이 증가한 경우 다른 약으로 변경할 수 있다. 자살사고, 자세변화에 의한 혈압 변화, 추체외로증상, 혼동, 두통, 위장관계장애, 비정상적인 근육운동, 발진, 구강건조가 일어날 수 있다. 그러므로 약물치료 전에 간호력과 정신상태 검사를 통해 이러한 사실의 유무를 확인한 이후에 약물치료를 시작해야 한다. 간호사는 환자가 현재 복용하고 있는 다양한 약물과의 상호작용을 파악하기 위해 OTC약물과 허브 제제, 환자가 복용하고 있는 항정신병약물의 금기증이나 주의사항을 확인한다. Phenothiazine은 추체외로증상 및 구강건조, 배뇨지연, 변비와 같은 항콜린성 효과가 유해효과로 나타난다.

Haloperidol은 강력한 항정신병약물로 진정효과는 다른 약물보다 덜하지만 추체외로증상은 더 많이 발생한다. 일부 환자들은 dopamine 수용체차단과 관련하여 진전과 근연축(muscle twitching) 같은 추체외로증상을 경험한다. 이러한 증상은 파킨슨병증상과 유사하며 환자에게 불편을 준다. 따라서 환자의 기본적인 운동 및 감각기능에 대한 사정과 기록이 중요하다.

Aripiprazole (Abilify), clozapine (Clozaril), lurasidone (Latuda), risperidone (Risperdal)과 같은 비정형 약물의 금기증과 주의사항, 약물상호작용을 확인한다. 정신상태검사, 그리고 기본적인 치료와 다른 항정신병약물치료의 결과를 기록한다. 환자의 안전을 위해 근골격계 기능을 사정하고 추체외로 반응을 관찰하는 것도 중요하다. 치료를 시작하기 전과 치료 중에 간과 신장기능검사, CBC, 요분석 검사를 시행한다. 기립저혈압과 같은 잠재적인 유해효과를 확인하기 위해 혈압은 각 체위별로 구분하여 측정한다. 수축기혈압이 20mmHg 이상 떨어지는 것은 위험 경고로 즉각적인 관심과 중재가 필요하다. 또한 노인 환자일 경우에는 독성 예방을 위해 용량을 줄일 필요가 있다. 이러한 약물은 진정작용이 심하기 때문에 노인 환자와 낙상의 가능성이 있거나 운동 또는 감각기능에 문제가 있는 환자에게는 반드시 필요한 용량만 사용한다. 심음을 주의깊게 사정하고 약물 사용과 관련하여 비정상적인 심장박동이 있는지 관찰한다.

◆ 환자상태 Human Need Statements

1. 정신건강 장애 그리고/또는 정신치료약물 사용과 관련된 수분과 영양소, 음식섭취의 변화, 영양소섭취의 부족
2. 정신치료약물의 부작용과 관련된 요배설의 변화 및 요정체
3. 정신치료약물의 부작용과 관련된 위장관 배설의 변화 및 변비
4. 정신치료약물과 관련된 부작용에 의한 성기능장애의 유해효과와 관련된 자아효능감 감소
5. 구체적인 정신치료약물과 그것들의 부작용에 대한 정보 부족과 관련된 지식의 부족
6. 질병이나 다른 사람으로부터의 격리로 인해 환자가 느끼는 여러 가지 불충분함과 관련된 사회적 상호작용장애
7. 성기능장애를 포함한 정신치료약물의 부작용에 의한 정신건강장애와 관련된 자아효능감 변화와 자아효능감 저하
8. 정신건강장애 그리고/또는 정신치료약물효과로 나타날 수 있는 부작용과 관련된 안전 욕구의 변화와 자해의 위험성

◆ 계획: 결과판정 Planning: Outcome Identification

1. 환자는 적절한 체중 증가 그리고 미국 농무성(U.S Department of Agriculture MyPlate)에서 권장한 음식을 포함하는 건강한 영양섭취 습관을 보인다(www. choosemyplate.gov/).

2. 환자는 적절한 수분섭취로 요배설의 변화가 최소화되며 배뇨지연, 요절박, 정체 또는 하복부 부위의 불편감이 발생한 경우 이를 보고한다.
3. 환자는 수분과 과일, 채소 등 식이섬유섭취를 보다 많이 섭취함으로써 건강한 위장관 배설 패턴을 유지한다.
4. 환자는 약물치료와 관련된 성기능장애를 개선하기 위해 처방자와 자신의 파트너에게 개방적으로 의사소통한다.
5. 환자는 처방된 대로 약을 정확하게 복용하고, 약물 안전조치와 더불어 약물치료지침을 준수한다.
6. 환자는 건강한 의사소통 패턴과 사회적 통합에 있어 자기파괴적인 증상을 보이지 않거나 증상이 개선되며, 의심이나 편집증 없이 가족, 친구, 중요한 다른 사람들과 건강관리팀의 구성원과 함께 하는 활동에 참여한다.
7. 환자는 가족, 친구, 의미있는 사람과 매일 상호작용하는 동안 자기파괴적이고 부정적인 행동들에 대한 더 적은 에피소드를 경험하면서 건강하고 긍정적인 자아개념과 자아효능감을 유지한다.
8. 환자는 천천히 움직이고, 천천히 자세변경을 하며 실신이나 지나친 어지럼증을 보고하는 등의 자가간호방법과 안전하게 일상생활활동을 할 수 있음을 보여주며 외상이 없다.

◆ 수행 Implementation

처방된 정신치료약물의 종류와 관계없이 안전한 투약을 위한 간호활동이 중요하다. 첫 번째이자 가장 중요한 것은 치료적 관계를 형성하는 동안 확고하고, 차분하며 공감적인 태도로 치료적 의사소통기술을 적용하는 것이다. 환자의 판독 수준과 효과적인 교육 및 학습 방법이 확인되면 환자에게 약물, 약물의 작용 및 치료효과를 예상할 수 있는 시간에 대해 설명해야 한다. 또한 환자를 간호할 때, 정신사회적 · 전인적인 접근방법을 활용한다. 특히 약물치료를 시작하는 동안 활력징후를 모니터링하고 결과를 기록한다. 노인 환자나 고혈압과 심장질환을 가진 환자에게 정신치료약물을 투여할 때는 항상 주의해야 하며, 모든 정신치료약물들은 처방대로 정확하게 매일 같은 시간에 복용해야 한다. 약물복용을 하지 않은 사실을 알게 된 경우 이에 대처할 수 있는 이전의 지침에 따라 조치를 취하거나, 처방 의사에게 연락하여 안내를 받도록 한다. 갑자기 금단현상이 나타날 경우 환자의 신체적 · 정신적 상태에 부정적인 영향을 미칠 수 있다. 환자치료에 도움을 주는 가족구성원 또는 다른 사람들에게 도움을 요청하여 약물투여에 필요한 도움을 제공한다. 약물 순응도는 효과적인 약물치료에 중요하기 때문에 모든 가족을 포함한 모든 지지체계와 자원을 환자가 약물에 순응할 수 있도록 활용해야 한다.

항불안제 Anxiolytic Drugs

항불안제 사용과 관련된 간호중재에서는 활력징후의 관찰, 특히 혈압과 자세별 혈압의 측정과 관찰은 기립저혈압을 확인하기 위해 필요하다. 만약 기립저혈압이 나타난다면 압박스타킹을 착용하거나, 자세변화를 천천히 하여 기립저혈압과 어지럼을 줄일 수 있다. 환자가 자살사고를 보인다면 터놓고 솔직하게 의사소통을 해야 한다. 그 외에도 환자가 약물을 입안에 감추는 행동을 관찰해야 하며, 자살의 위험성을 최소화하기 위해 약물을 배분하여 투약하는 것도 좋은 방법이다. 정맥으로의 약물 주입은 처방에 의해서만 시행하고, 올바른 희석제로 권장된 시간 동안 제조사나 처방자에 의해 지시된 속도로 투여한다. 항상 처방된 대로 또는 지시된 대로만 큰 근육 부위에 근육주사 용량 형태로 주입하여야 한다. 더 많은 정보는 환자중심간호: 환자교육을 참조한다.

항조증약물 Mood-stabilizing Drugs

항조증약물인 lithium은 탈수상태 또는 저나트륨혈증에서 독성작용을 나타내기 때문에 수분과 전해질상태 관찰이 중요하다.

문화적 영향

정신치료약물

약물 반응은 인종과 민족에 따라 매우 다양하다. 예를 들어 아시아인은 백인보다 효소가 적어서 약물대사활성이 낮은 편이다. 아시아인은 benzodiazepine계 약물과 TCA를 사용할 때, 이들을 대사하는 효소(예: CY02D6)를 적게 가지고 있어 이들 약물에 대해 민감해지기 때문에 보다 적은 용량을 사용해야 한다.

Diazepam은 중국인과 일본인의 경우 서로 다른 대사경로를 나타내며, 둘 다 대사가 원활하지 않은 편이다. 중국인과 일본인의 20%는 diazepam을 대사하는 데 결함을 보여 약물 축적을 유발한다. 따라서 독성을 예방하기 위해서는 저용량을 사용해야 한다. 간호사는 다양한 문화적 변수를 고려하여 약물을 복용하고 있는 환자의 진정작용, 과다사용 및 기타 유해효과를 파악할 필요가 있다.

연구에 의하면 항우울제의 반응을 예측할 수 있는 유전적 요인들이 밝혀지고 있다. 80여 명의 멕시코계 미국인 우울증 환자들이 fluoxetine을 복용한 경우 특정 유전인자가 있는 환자가 그렇지 않은 환자보다 70% 이상의 불안 감소를 나타내었고, 30% 이상의 우울 감소를 보였다는 연구가 있다.

항우울제 Antidepressants

항우울제는 처방대로 정확하고 신중하게 투약해야 한다. TCAs, MAOIs, 2세대 항우울제의 치료효과가 확실하게 나타나는데는 4~6주 가량의 시간이 소요되므로 이 기간 동안 증상이 호전되지 않았더라도 간호사는 환자가 처방대로 약물을 지속적으로 복용하도록 교육해야 한다. 이 시기에 간호사의 면밀한 관찰과 지지적 간호는 치료효과를 나타내는 데 중요한 역할을 할 것이다. 치료효과가 나타나기 전까지 환자가 상해 또는 자살과 같은 고위험에 노출되어 있다고 생각해야 한다. 만약 환자가 허약하거나 노인, 자세 변경 시 현기증이 있다면 그들이 이동할 때 도움을 주도록 한다. 적절한 용량에서도 약물의 유해효과가 나타날 수 있으며 성기능장애가 올 수도 있다는 설명을 해준다. 만약 성기능장애가 발생한다면 다양한 정보를 제공한다. SSRIs의 대표 약물인 Citalopram (Celexa)은 반감기가 짧아 투약 중단에 의한 금단증상을 유발할 수 있다.

MAOI 및 TCA를 투여받는 환자를 위한 간호중재에는 약물유해효과, 약물과 음식 간의 상호작용, 환자가 복용하는 모든 약물의 보관과 체위 변경 시 주의사항에 대한 교육이 포함된다. 또한 약물복용을 중단하였을 경우 발생할 수 있는 증상에 대한 정보도 제공한다. TCA를 복용하는 환자들에게는 시각장애, 극심한 졸음, 나른함, 요정체와 변비가 발생할 수 있다. 특히 2세대와 3세대 약물을 복용하는 사람들에게는 치료효과가 4~6주 후에도 나타나지 않을 수 있으며, 진정작용이 나타날 수 있다는 것을 설명해야 한다.

항정신병약물 Antipsychotics

환자들은 약물이 효과를 나타내기 위해 항정신병약물을 처방된 대로 정확하게 복용해야 한다는 것을 알아야 한다. 편집증이나 망상 정도에 따라 환자는 의료진들을 불신할 수 있으므로 일관성을 유지하고, 공감하며, 약물 이행을 돕기 위한 치료적 의사소통을 확립함으로써 환자와의 신뢰 수준을 유지할 수 있다. 정신질환자의 경우 약을 복용하지 않을 위험이 높고, 후속 진료 예약을 지키지 않을 위험이 높으며, 이에 필요한 신뢰성이 부족하기 때문에 이들에게는 약물의 순응 또는 이행의 문제가 매우 중요하다. 특히 haloperidol과 같은 약물을 복용하는 환자의 혈청농도는 특정 치료범위 내에 있어야 환자의 기분이나 기능이 호전되기 때문에 의료 및 치료약에 대한 환자들의 순응 정도가 중요하다. 만약 haloperidol의 혈중농도가 4ng/mL 미만일 경우 환자는 정신장애증상을 보일 것이다. 반면 혈중농도가 22ng/mL보다 높은 수준이라면 독성증상이 나타나게 된다. 따라서 성공적인 치료를 위해서는 항정신병약물과 용량에 대한 선택, 투약의 경로, 독성 위험, 잠재적인 자살뿐만 아니라 의사소통과 환자교육 모두 중요하다. 대부분의 항정신병약물은 매우 강력한 효능을 갖고 있기 때문에 과량복용 시 치명적인 결과를 초래할 수 있다. 또한 간호사는 경구투약 시 환자가 약물을 잘 삼키는지, 입 안에 약물을 숨기는지, 혀 밑에 의도적으로 감추는지를 확인해야 한다. 일반적으로 항정신병약물의 경구용 제제는 잘 흡수되며, 음식이나 물 한 컵과 함께 복용한다면 위장관장애는 거의 발생하지 않는다. 구강건조를 완화시키기 위해 딱딱한 사탕이나 껌을 씹으면 도움이 된다. 어떤 약물을 복용하면 땀이 많이 날 수 있기 때문에 환자는 약물을 복용하기 전에 과도한 활동이나 열이나 습도에 노출되는 격렬한 활동을 피하도록 한다. 과도한 땀은 탈수를 일으키며 이로 인해 약물독성이 나타날 수 있다.

Haloperidol은 과량투여 시 독성의 위험과 과도한 유해효과가 발생할 수 있으므로(표 26.10) 다른 항정신병약물(예: clozapine 및 risperidone)이 선택되기도 한다. Clozapine과 risperidone은 지연발생운동이상증과 추체외로증상의 발생률이 매우 적고 인지행동을 개선시키는 효과가 있다. Clozapine은 의사의 지시대로 분할하여 투약해야 하며 적절한 복용량을 유지하는 것은 치료효과에 매우 중요하다. 혈구수(예: 백혈병)에 변화가 있거나 비정상적인 심장기능(예: 빈맥)이 확인되면 즉시 의사에게 알린다. 이러한 경우, 처방에 따라 약물투여를 중단하고 환자를 면밀하게 관찰하도록 한다. 이 과정에서 환자의 정신질환이 악화되거나 자살경향이 있는지에 대한 상세한 관찰이 필요하다.

Risperidone은 근육주사할 수 있는데, 이때 깊은 근육 부위에 주사하도록 한다. 항상 의료기관 그리고/또는 약물주입 지침을 확인하도록 한다. 근육주사는 일반적으로 2~4주마다 투여되어야 일정한 용량이 유지된다. 근육주사 시에는 조직 및 근육상태가 중요하기 때문에 근육주사 시 주사부위를 항상 다르게 해야 한다. 그리고 그 부위의 피부색깔, 상태, 염증의 유무를 항상 확인해야 하며, 변화상태를 기록하고 보고하도록 한다. 시럽, 정제 및 구강용은 유용하게 투약할 수 있는 약물 형태인데, 시럽은 콜라나 녹차와 함께 복용해서는 안되며, 구강용은 물과 함께 삼키지 않도록 하고 혀 밑에서 녹여 복용한다. 약물투약은 의사의 처방을 따라야 한다. 일반적으로 1일 용량을 2회 분할하여 투약할 수 있으며, 노인 환자나 신장 또는 간기능에 손상이 있는 환자는 용량을 줄인다. 과도한 진정작용이나 불안, 추체외로증상, 지연발생운동이상증 또는 뇌졸중과 유사한 증상이 나타나면 즉시 보고한다. 또한 활력징후를 측정하여 기립저혈압을 관찰하는 것이 중요하다.

항정신병약물치료의 초기단계에서는 환자의 혈중약물농도를 측정하면서 환자의 상태를 면밀히 관찰해야 한다. 만약 약물에 대한 불순응이 의심되거나 혈중약물농도가 정상 수준 이하로 측정된다면 환자의 상태를 재평가하여 약물을 바꾸거나, 복용 형태를 변화시킬 필요가 있다. 비경구 제형인 depot (longer-releasing) dosage formulation은 2~4주 간격으로 투약하여, 약물순응도를 높이고 치료 결과를 향상시킨다.

치료약물과 관련된 환자교육과 환자의 약물순응도는 정신질환과 관련 없이 성공적인 치료에 매우 중요하다. 그러나 가끔은 정신질환 그 자체가 약물에 대한 비순응의 원인이 되기도 한다. 따라서 환자, 가족 그리고 간병인과 개방적 의사소통을 유지하여 신뢰와 공감대를 형성하는 것이 약물치료에서 중요하다.

◆ 평가 Evaluation

항정신병약물과 환자의 질병진행과정에 대한 모든 치료효과는 약물치료 전부터 약물치료를 하는 동안 모니터링되어야 한다. 지남력, 인지, 정동, 정서 및 일상의 활동, 식욕 및 수면 등 모든 영역을 상세히 관찰하고 기록한다. 환자가 약물 이외의 다른 치료를 받아야 한다면 좀 더 효과적인 대처기술이 요구된다. 약물 이외의 다른 치료로는 정신요법, 이완요법, 스트레스 감소 및 생활의 변화가 포함된다. 약물의 혈중농도는 중요하며, 혈중농도 모니터링을 통해 환자의 치료적 이행 수준과 독성 상태를 확인할 수 있다.

항불안제의 치료효과는 지남력, 인지와 기분상태로 확인한다. 즉 불안과 공황발작의 감소, 호전된 수면양상과 식욕, 자신과 타인에 대한 관심 증가, 긴장과 불안정의 감소, 공포감정과 스트레스의 감소 등으로 파악된다. 항불안제의 일반적인 유해효과는 저혈압, 무기력, 피로, 졸음, 혼동, 변비, 구강건조, 혈액질환, 불면증이다.

기분안정제인 lithium은 조증을 감소시켜 환자의 정서를 안정시킨다. Lithium은 조증상태에 있는 환자에게 더 효과적이다. Lithium의 유해효과에는 심부정맥, 저혈압, 진정, 불분명한 발음, 느린 움직임, 체중 증가 등이 있으며 위장관의 불편감도 나타난다.

항우울제의 일반적인 유해효과로는 졸음, 구강건조, 변비, 어지럼, 기립저혈압, 진정작용, 혈액질환 및 성기능장애이다. 약물의 과량복용에 의해 발작과 심부정맥 증상이 나타난다.

항우울제로 사용하는 SSRIs와 SNRIs가 약물의 최대효과를 나타내기 위해서는 4~6주 정도의 시간이 걸린다. 이 약물들의 치료적 반응은 우울증상 또는 정신상태의 개선으로 일상생활활동이 증가하고, 불면증과 기분장애가 개선이 되며 체중증가, 두통, 위장관 불편감, 불면증, 어지럼, 진정 및 성기능장애와 같은 부작용이 가능한 나타나지 않는 것이다. 초조, 빈맥, 과다반사 반응, 진전과 같은 serotonin증후군 증상이 나타나는지 자주 관찰해야 한다.

항정신병약물은 정서 및 정동상태를 개선하는 데도 효과가 있으며 환각, 편집 망상, 정신병적 증상을 완화시킨다. 이 약물치료로 불안정한 정서, 환각, 편집증, 망상, 잘 알아들을 수 없는 발음과 같은 증상이 완화될 것이다. 약물치료를 시작하고 증상이 개선되는 사이에 자해나 타인에 대한 공격성이 나타날 수 있으므로 주의 깊게 관찰해야 한다. Clozapine 사용 시 혈구 수치를 모니터 하고, Haloperidol 사용 시 손, 얼굴, 목, 머리의 움직임에서 틱과 유사한 떨림증상과 구강건조 증상이 나타나는지 관찰한다.

환자중심간호: 환자교육

항불안제

- 환자들에게 앉아 있거나 비스듬히 기댄 자세에서 일어나려고 할 때 어지럼 또는 실신을 예방하기 위해 자세를 천천히 변화시키도록 교육해야 한다. 또한 진정작용이나 졸음이 나타나기 때문에 운전이나 중량이 큰 기계를 작동하는 것은 피하도록 한다.
- Benzodiazepine계 약물을 장기간 사용하는 것은 진정작용에 대한 내성이 발생할 수 있음을 교육한다.
- OTC약물 또는 약초제품은 의사의 조언 없이 복용하지 않는다.
- 모든 정신치료약물은 아동의 손이 닿지 않는 곳에 보관한다.
- 알코올과 정신치료약물, 다른 중추신경억제제를 같이 복용하지 않는다.
- 이동 시 진단명, 복용 약물, 모든 알레르기 정보 등을 기록한 것을 지참하도록 하며 이는 최소 3개월마다 업데이트하도록 교육한다.
- 약물은 의사의 처방대로 정확하게 복용해야 한다. 약물의 금단증상을 피하기 위해서는 단계적으로 감량해서 약물을 중단해야 한다.

항조증약물

- Lithium은 매일 같은 시간에 복용해야 하며, 약물복용을 잊어버렸을 경우 그 대처방법에 대한 지침을 알려주어야 한다.
- 환자에게 lithium의 유해효과는 일반적으로 일시적인 증상임을 설명해야 한다. 그러나 과도한 진전, 증가된 갈증, 소변량 증가, 오심, 설사, 식욕부진, 근력의 약화, 어지럼, 실신 및 과도한 진정작용은 즉시 의사에게 보고하도록 교육한다.

MAOI와 TCA

- 만약 맥박의 증가, 발작상태, 호흡, 기억 또는 각성상태의 변화, 불안정상태와 같은 과량복용 증상 및 독성 증상이 발생한다면 즉시 의사에게 보고한다.
- MAOIs를 복용하고 있다면 OTC약물 감기약 및 tyramine이 함유된 음식 또는 음료를 피해야 한다.
- 환자가 TCA계 약물을 복용할 때 시각장애, 과도한 졸음, 나른함, 요정체 또는 변비가 있다면 의사에게 즉시 보고한다.
- 환자에게 의료 경보 목걸이 또는 팔찌의 착용을 권장하고 현재의 진단 및 약물 리스트를 보여준다.
- Amitriptyline은 소변 색깔을 변화시키는 것으로 알려져있다.
- Mirtazapine은 항우울제로 식욕을 증가시킨다.

SSRI와 serotonin-norepinephrine 재흡수억제제(항우울제)

- 식이섬유와 수분섭취의 증가는 변비를 예방하는 데 도움이 된다. 식이섬유는 약물흡수를 방해할 수 있기 때문에 약물복용 2시간 이후 또는 2시간 이전에 복용하도록 한다.
- 환자가 약물과 위장관계 불편감, 성기능장애 또는 떨림 등과 같은 유해효과에 대한 감정을 솔직하게 말하도록 격려한다.
- SSRIs와 MAOIs, 세인트존슨워트(허브 제품), tryptophan(음식물 내에 있는 serotonin 전구체) 간의 강력한 상호작용과 같은 약물과 약물 간의 상호작용에 대한 정보를 제공한다. serotonin증후군의 위험성을 설명한다. OTC약물은 반드시 처방을 받아 복용하도록 한다.
- SSRIs는 주의해서 처방하도록 한다. 자살사고의 증가나 극도의 감정 변화가 나타날 경우 의사에게 즉시 알리도록 한다.
- 걱정되는 것이 있거나 질문이 있는 경우 의사와 상의하도록 한다. SSRIs와 SNRIs 복용을 중단하길 원하는 경우 처방에 따라 1~2달에 걸쳐 서서히 감량해야 함을 교육한다. 약물복용 중단으로 나타나는 증상은 감량기간에 상관없이 나타난다; 이 증후군은 독감증상, 집중하기 어려움, 어지러움, 현기증, 설사와 같은 위장관계증상으로 나타난다. 환자에게서 이러한 증상이 관찰되는 경우 즉각적으로 검진을 받아야 한다.
- SSRIs의 대표 약물인 Citalopram (Celexa)은 이러한 불연속성증후군과 관련이 있다.
- 구강건조를 완화시키기 위해 껌을 씹거나 딱딱한 사탕을 입 안에서 녹여 먹도록 하며, 이때 무설탕 껌이나 사탕을 이용한다.
- 경피흡수제를 사용할 경우 접착부위는 털이 없는 건강한 피부여야 하며 돌아가면서 부착한다. 새로운 경피흡수제는 이전에 붙였던 패치를 부드럽게 제거한 후에 붙인다.
- 항정신병약물을 사용할 때 열패드, 전기 담요, 사우나 또는 더운 온도에 노출될 경우 혈압 저하, 특히 기립저혈압이 심해질 수 있다. 어지러움증이나 현기증으로 인해 외상을 입을 수 있다.
- Haloperidol과 다른 항정신병약물 복용을 갑자기 중단할 경우 금단증상을 포함하여 고위험 상황이 유발될 수 있다.
- Closapine는 WBC 수치를 감소시킬 수 있으므로 인후통, 불쾌감, 열 또는 출혈이 있는 경우 즉시 의사에게 알리도록 한다.

기억해야 할 사항

- 정신병은 주요 정서장애로 정신기능을 손상시킨다. 정신병을 경험하는 사람은 일상생활에 참여하기 어려우며, 현실성이 결여되어 있다.
- 정동장애는 정서의 변화가 주 특징인 정서장애로 조증(비정상적으로 기분이 고조되어 있음)과 우울증(비정상적으로 감정이 결여되어 있음)이 있으며 불안증을 포함한다.
- 상황성 불안(situational anxiety)은 특별한 사건에 대한 반응으로 간호사정의 핵심은 환자의 위험을 사정하는 데 있다.
- SSRIs와 SNRIs는 구세대 항우울제보다 우수하기 때문에 자주 처방된다.
- Aripiprazole (Abilify)과 lurasidone (Latuda)와 같은 비정형 항정신병약물은 양극성장애 또는 우울증에 사용될 수 있다.
- 정신치료약물과 관련된 간호에서는 과거, 현재에 대한 내과적 병력, 신체검진 및 완벽한 약물력을 중심으로 한 기술적인 사정이 필요하다. 약물은 처방대로 정확하게 복용해야 한다.
- 이러한 약물(또는 어떤 약물이든)을 제조할 때에는 투약 가이드를 항상 제공함으로써 환자 안전을 지키는 것이 중요하다.

REVIEW QUESTIONS

1. In caring for a patient experiencing ethanol withdrawal, the nurse expects to administer which medication or medication class as treatment for this condition?
   a. lithium (Eskalith)
   b. Benzodiazepines
   c. buspirone (BuSpar)
   d. Antidepressants

2. Patient teaching for a patient receiving an MAOI would include instructions to avoid which food products? (Select all that apply.)
   a. Orange juice
   b. Swiss cheese
   c. Shrimp
   d. Milk
   e. Pepperoni pizza

3. After a patient has been treated for depression for 4 weeks, the nurse calls the patient to schedule a follow-up visit. What concern will the nurse assess for during the conversation with the patient?
   a. Weakness
   b. Hallucinations
   c. Suicidal ideation
   d. Difficulty with urination

4. The nurse is caring for a patient who has been taking clozapine (Clozaril) for 2 months. Which laboratory test(s) should be performed regularly while the patient is taking this medication?
   a. Platelet count
   b. WBC count
   c. Liver function studies
   d. Renal function studies

5. The nurse is giving medications to a patient. Which drug or drug class, when administered with lithium, increases the risk for lithium toxicity?
   a. Thiazides
   b. levofloxacin
   c. calcium citrate
   d. Beta blockers

6. The nurse is teaching a patient about treatment with an SSRI antidepressant. Which teaching considerations are appropriate? (Select all that apply.)
   a. The patient should be told which foods contain tyramine and instructed to avoid these foods.
   b. The patient should be instructed to use caution when standing up from a sitting position.
   c. The patient should not take any products that contain the herbal product St. John's wort.
   d. This medication should not be stopped abruptly.
   e. Drug levels may become toxic if dehydration occurs.
   f. The patient should be told to check with the prescriber before taking any over-the-counter medications.

7. A patient with a feeding tube will be receiving risperidone (Risperdal) 8 mg in two divided doses via the feeding tube. The medication is available in a 1 mg/mL solution. How many milliliters will the nurse administer for each dose?

8. A patient who has been taking lithium for 6 months has had severe vomiting and diarrhea from a gastrointestinal flu. The nurse will assess for which potential problem at this time?
   a. Anxiety
   b. Chest pain
   c. Agitation
   d. Dehydration

정답 **1. b** **2. b, e** **3. c** **4. b** **5. a** **6. b, c, d, f** **7. 4mL per dose** **8. d**

참고문헌

REFERENCES

Anxiety and Depression Association of America. Facts & statistics. Available at https://www.ada.org/about-add/press-room/facts-statistics. (Accessed 25 August 2016).

Anxiety disorders among adults. Available at www.nimh.nih.gov/health/statistics/prevalence/any-anxiety-disorder-among-adults.shtml. (Accessed 21 August 2016).

Frye, M. A. (2011). Clinical practice. Bipolar disorder—a focus on depression. *New England Journal of Medicine,* 364(1), 51–59.

Fusar-Poli, P., Papanastasiou, E., Stahl, D., et al. (2015). Treatments of negative symptoms in schizophrenia: meta-analysis of 168 randomized placebo-controlled trials. *Schizophrenia Bulletin,* 41, 892.

Gommoll, C., Durgam, S., Mathews, M., et al. (2015). A double-blind, randomized, placebo-controlled, fixed-dose phase III study of vilazodone in patients with generalized anxiety disorder. *Depression and Anxiety,* 32, 451.

Harrow, M., Jobe, T. H., & Faull, R. N. (2014). Do all schizophrenia patients need antipsychotic treatment continuously throughout their lifetime? A 20-year longitudinal study. *Psychological Medicine,* 42, 2145.

ISMP Medication Safety Alert. Cultural diversity and medication afety. September, 2005, v.3(9). Available at www.ismp.org/Newsletters/nursing/Issues/NurseAdviseERR200509.pdf. (Accessed 5 October 2016).

ISMP Medication Safety Alert. Cultural diversity and medication safety, September 4, 2003. Available at www.ismp.org/newsletters/acutecare/articles/20030904.asp. (Accessed 12 October 2016).

National Institute of Mental Health. What is schizophrenia? (fact sheet). Available at www.nimh.nih.gov/health/publications/schizophrenia/what-is-schizophrenia.html. (Accessed 21 August 2016).

Owenby, R. K., Brown, L. T., & Brown, J. N. (2011). Use of risperidone as augmentation treatment of major depressive disorder. *Annals of Pharmacotherapy,* 45(1), 95–100.

Rush, A. J., Trivedi, M. H., Stewart, J. W., et al. (2011). Combining medications to enhance depression outcomes (CO-MED): acute and long-term outcomes of a single-blind randomized study. *The American Journal of Psychiatry,* 168, 689.

Scott, K. M., Al-Hamzawi, A. O., Andrade, L. H., et al. (2014). Associations between subjective social status and DSM-IV mental disorders: Results from the World Mental Health surveys. *JAMA Psychiatry,* 71, 1400.

Swann, A. C., Lafer, B., Perugi, G., et al. (2013). Bipolar mixed states: An international society for bipolar disorders task force report of symptom structure, course of illness, and diagnosis. *American Journal of Psychiatry,* 170, 31.

US Food and Drug Administration. Class suicidality labeling language for antidepressants. Available at www.accessdata.fda.gov/drugsatfda_docs/label/2005/020415s018,021208s009lbl.pdf?utm_campaign. (Accessed 21 August 2016).

US Food and Drug Administration Safety Communication. Antipsychotic drug labels updated on use during pregnancy and risk of abnormal muscle movements and withdrawal symptoms in newborns. Available at www.fda.gov/Drugs/DrugSafety/ucm243903.shtm. (Accessed 21 August 2016).

Yan, J. FDA extends black box warnings to all antipsychotics. Available at www.psychnews.psychiatryonline.org/doi/10.1176/pn.43.14.0001. (Accessed 21 August 2016).

27

물질사용장애

SUBSTANCE USE DISORDER

학습목표

이 장을 학습한 후 학생들은:

1. 물질남용과 이로 인해 발생되는 문제의 중요성에 관해 토의한다.
2. 가장 흔히 남용되는 약물과 화학물질을 규명한다.
3. 약물이나 화학물질 남용의 가장 흔한 증상과 징후를 비교한다.
4. 가장 흔히 남용되는 아편유사제, 중추신경억제제, amphetamine, 기타 중추신경흥분제, 니코틴(nicotine), 알코올(alcohol)의 금단증상치료법을 비교한다.
5. 증상과 징후, 경도에서 중증의 알코올 금단증상 및 치료에 중점을 두고 알코올남용증후군에 대해 설명한다.
6. 기타 물질남용증후군, 증상과 징후, 금단증상 및 치료에 대해 설명한다.
7. 물질남용의 간호사정에 사용하는 다양한 사정도구를 알아본다.
8. 물질남용 및 의존치료를 위한 모든 간호과정을 포함하는 간호계획을 개발한다.

주요용어

광란의 파티(raves) 흔히 춤, 음주, 다양한 불법약물을 사용하여 밤새 열리는 파티

금단(withdrawal) 중독상태를 유지하기 위해 규칙적으로 복용하던 정신활성물질의 사용을 멈추거나 감량할 때 나타나는 물질과 관련된 특별한 정신상태

기면증(narcolepsy) 낮에 잠을 자는 것으로, 밤에는 잠을 잘 못자며 탈력발작, 수면마비, 수면 환각 등을 특징으로 하는 수면장애

루피스(Roofies) benzodiazepine계로 분류되는 약. 화학적으로 flunitrazepam으로 알려졌으며 최근 휴식 목적으로 흔히 사용됨

배뇨(micturition) 소변을 보고 싶은 욕구나 빈뇨

베르니케뇌병증(Wernicke's encephalopathy) 무감동, 기면, 운동실조, 안검하수, 눈근육마비를 특징으로 하는 신경계질환. 이는 만성알코올중독에 의한 티아민(비타민 B_1) 부족으로 일어남

불법약물사용(illicit drug use) 불법으로 약물을 사용하거나, 의도하지 않았으나 지속적으로 약물이나 물질을 사용하게 되는 경우

습관화(habituation) 신체 · 심리 의존은 없으나 지속된 의학적 사용으로 약물의 내성이 생기는 경우

신체의존(physical dependence) 약물에 신체의존을 특징으로 하는 건강상태. 흔히 약리작용에 대한 내성과 약물사용을 중단할 때 금단증상이 발생함

심리의존(psychologic dependence) 약물을 사용하고자 하는 강렬한 욕망

암페타민(amphetamine) 중추신경계를 흥분시키는 약물

야뇨증(enuresis) 본인의 의지와 관계없이 밤에 무의식적으로 소변을 보는 증상

물질남용(substance abuse) 건강, 안전, 사회적 및 직업적 기능을 위협하는 부적응적 방법으로 기분이나 행동과 관련된 약물을 사용하는 것으로 불법적인 문제를 일으킴

정신작용성질(psychoactive properties) 기분, 행동, 인지과정과 정신상태에 영향을 주는 약물성질

중독(intoxication) 화학적 물질로 인한 자극, 흥분, 마비

코사코프정신병(Korsakoff's psychosis) 만성 알코올남용과 관련된 작화증이 있는 전향성 · 후향성 기억상실증후군으로 종종 베르니케뇌병증과 함께 발생함

탐닉(addiction) 약물이나 다른 향정신성 물질에 정신적 · 신체적으로 강력하게 의존하는 것

해독(detoxification) 체내에서 독성물질이 제거되는 과정; 알코올 또는 아편유사제 중독 의학적 관리프로그램

개요

OVERVIEW

물질남용(substance abuse)은 모든 연령, 성별, 윤리 및 사회경제적 그룹에 영향을 준다. 약물의 신체의존(physical dependence), 심리의존(psychologic dependence)은 다른 만성 질병과 마찬가지로 완화와 재발을 반복하는 만성질환이다. 재발이란 치료의 실패를 의미하는 것이 아니라 좀 더 강력한 치료가 필요함을 나타내는 징후이므로, 신체 · 심리의존을 인지하고 치료를 위한 기본적이고 다양한 지침을 이해하는 것은 물질남용 환자 개개인을 돌보는 데 있어 중요한 기술이 된다. 습관은 환자가 특정 약물에 익숙해지고, 심리의존을 보이는 것으로 충동적 용량 증가, 약물갈망행동(drug-seeking behavior), 약물중단에 의한 금단증상(withdrawal symptom) 등을 동반한다. 이러한 현상은 수술 후 몇 주간 마약성진통제를 투약받은 환자에게도 일어날 수 있다.

2013년에 미국물질남용연구소(Office of Applied Studies of the U.S. Substance Abuse)와 정신건강서비스관리국(Mental Health Services Administration)에서 실시한 조사에 의하면 12세 이상의 미국인 2,310만 명이 불법약물을 사용하고 있는 것으로 나타났다. 가장 흔히 남용되는 불법약물은 마리화나(marijuana)이며, 정신치료약물(psychotherapeutic drug), 진통제(pain reliever), 신경안정제(tranquilizer), 흥분제(stimulant), 진정제(sedative)도 불법약물에 속한다.

가정의학과를 방문하는 거의 50%의 성인이 알코올이나 약물로 인한 장애가 있고, 입원 환자의 25~40%가 물질남용이나 그로 인한 후유증이 있으며, 외래를 통해 일반적인 약물을 처방받는 환자의 10~16%가 물질남용과 관련된 문제에 대한 치료가 필요하다. 또한 물질남용은 여러 정신질환과도 밀접한 관련이 있다. 남용약물들은 매우 위험한 상호작용이 있기 때문에 물질남용을 치료하기가 매우 어렵다. 이러한 환자를 돌보는 데에는 사정, 중재, 약물처방, 세심한 중독중재 전략, 회복에 대한 모니터링이 필수적이다.

이 장은 일반적으로 남용되는 물질 3군, 2가지 약물에 중점을 두었다. 약물군과 약물의 효과, 중독증상(intoxication symptom)과 금단증상(withdrawal symptom)의 증상과 징후, 금단증상이 최고로 나타나는 시기와 기간, 금단증상을 치료하기 위해 사용되는 약물을 다룬다. Box 27.1의 남용약물 목록이 전부는 아니며, 현재 가장 많이 사용되는 약물이다.

금단증상을 치료하기 위해 사용되는 약물은 주요약물군이나 금단증상치료에서 설명할 것이다. 약물치료로 환자의 생명을 위협하는 경련, 진전섬망 등의 금단증상을 예방하고, 중독치료의 심리사회적 순응도를 높인다.

BOX 27.1 흔히 남용되는 물질

주요약물군
아편유사제(opioids)
흥분제(stimulants)
억제제(depressants)

약물
Alcohol
Anabolic steroids(48장 참조)
Cocaine
Dextromethorphan
Fentanyl
Heroin
Hydrocodone
Hydromorphone
Lysergic acid diethylamide (LSD)
Marijuana
Methamphetamine
Methylenedioxymethamphetamine (MDMA, ecstasy, Molly)
Morphine
Nicotine
Oxycodone
Phencyclidine (PCP)

아편유사제

OPIOIDS

아편유사진통제(opioid analgesic)들은 통증을 감소시킬 목적으로 사용되는 물질이다. 천연식물 복합물을 아편제(opiate)라고 부른다. Heroin으로 더 잘 알려진 diacetylmorphine과 아편(opium)은 아편제이다. Heroin과 opium은 Schedule I(남용의 가능성이 매우 높고, 의료용으로 사용될 수 없는 약물)으로 분류되며 미국에서는 치료적 목적으로 사용할 수 없는 약물이다. Heroin은 강력한 중독성과 급격하게 증가하는 중독자들로 인해 미국에서는 1924년 강력하게 금지되었다. 유럽에서 heroin은 통증치료에 사용되며, 범죄를 감소시킬 목적으로 중독자에게 heroin을 사용하는 정부프로그램도 있다.

Heroin은 가장 흔하게 남용되는 아편유사제이며 그 외 흔하게 남용되는 아편유사제로는 codeine, hydrocodeine, hydromorphine, meperidone, morphine, opium, oxycodone, propoxyphene 등이 있다. 현재 heroin은 미국에서 10위 안에 드는 남용약물이며, cocaine과 혼합하여 사용되기도 한다. Heroin은 주사, 흡입, 담배연기 형태로 몸 안으로 들어와 뇌에 분포되어 있는 아편수용체에 작용한다. 그 결과 돌진(rush)이라 불리는 강한 도취감을 느끼게 된다. 이 돌진은 잠시 나타나지만 곧이어 이완감이 2시간 동안 지속된다. 다른 아편유사제와 마찬가지로 heroin도 고용량에서 호흡을 감소시키거나 멈추게 할 수 있다.

작용기전 및 약물효과
Mechanism of Action and Drug Effects

아편유사제는 중추신경계의 수용체에 작용한다. 아편유사제와 결합하는 수용체의 종류는 μ, δ, κ로 3가지이다(20장 참조). 아편유사제가 남용되는 이유 중의 하나는 도취감을 일으키기 때문이다.

아편유사제의 약효는 중추신경계에 나타나며 중추신경계 외에는 유해효과가 나타난다. 또한 아편유사진통제는 졸음, 도취감, 진정 및 기타 기분장애를 일으킨다. 아편유사제의 효과는 감각반응 감소, 특히 통증반응을 감소시킨다. 이러한 이유로 아편유사진통제를 마약(narcotics)이라 부르기도 하며, 법적으로 규제한다.

적응증 Indications

아편유사제는 통증완화, 기침억제, 지사작용이 있으며 마취를 유도하는 작용이 있다. 이는 남용 가능성이 높아 Schedule II에 속한다. 이완과 도취감이 가장 흔히 나타나는 효과이며 남용과 심리의존을 일으킨다. 지속형 oxycodone(예: OxyContin)은 과잉처방, 오용, 남용문제가 있는 아편유사제이다. Oxycodone을 12시간 동안 사용하거나, 지속형 oxycodone을 부수어서 복용하면 사망할 수 있다.

Methadone은 아편 의존을 치료하기 위해 사용된다. 이 약물은 반감기가 12~24시간으로 길기 때문에 1일 1회 투여한다. 이러한 약물 투약의 궁극적인 목적은 환자가 약물 없이 생활할 수 있도록 약물의 용량을 점차적으로 감소시키는 것이다. 이러한 치료에도 불구하고 재발률이 증가하고 있다. 그러나 병원에서 장기간 methadone 대치요법을 받는다면 재발을 예방할 수 있다.

금기증 Contraindications

알려진 약물알레르기, 임신(고농도나 장시간 사용 시), 호흡저하 또는 심한 천식(응급소생도구를 사용할 수 없을 경우) 및 마비성장폐색에는 금기한다.

유해효과 Adverse Effects

아편유사제의 유해효과는 중추신경계와 중추신경계 이외로 나눌 수 있다. 중추신경계 유해효과는 이뇨, 축동, 경련, 오심, 구토, 호흡억제 등이다. 중추신경계 이외의 유해효과는 histamine 유리에 의한 혈관이완으로 나타나는 저혈압이 있다. Histamine은 피부혈관확장으로 인한 얼굴, 목, 상흉부의 발적, 발한, 두드러기, 가려움을 일으킨다. 또한 변비, 방광 경련에 의한 요정체를 일으킨다.

독성 및 과량투여, 금단증상의 관리
Management of Withdrawal, Toxicity and Overdose

Box 27.2에 아편유사제의 금단증상, 징후, 증상이 나타나는 기간이 있다. 금단증상이 일어나는 동안 대부분의 환자에게 해독프로그램이 필요하다. 금단증상은 오심, 불쾌, 근육통, 눈물, 콧물, 동공확대, 입모(hair standing on end), 발한, 설사, 하품, 고열 및 불면이다. Box 27.3의 치료방법은 아편유사제남용 욕구를 감소시키고, 금단증상을 줄인다. 가장 심각한 유해효과이며 흔한 사망원인은 호흡억제이다. Naltrexone은 아편유사제남용이나 의존 환자의 경우 아편길항제로 naltrexone을 투여한다. Naltrexone은 아편수용체를 차단함으로써 도취감이 나타나지 않도록 한다. Naltrexone을 곧바로 사용하면 금단증상이 나타날 수 있으므로 환자는 적어도

BOX 27.2 아편유사제 금단증상 및 징후

최대발현기간
1~3일

지속기간
5~7일

징후
약물갈망, 동공확대, 입모, 발한, 콧물, 눈물, 구토, 설사, 불면증, 혈압과 맥박 상승

증상
약물에 대한 강한 욕망, 근경련, 관절통, 불안, 오심, 권태

BOX 27.3 아편유사제 금단증상 치료제

Clonidine (Catapres)
Clonidine은 금단증상이 나타나는 5~7일 동안 필요 시 4~6시간마다 0.1mg이나 0.2mg을 경구복용한다. 약물을 제거하는 과정에서 환자가 가장 힘들어하는 시간은 보통 2~4일이다. 투약 전 혈압을 측정하여 저혈압이라면 투약하지 말아야 한다.

Methadone 대체
Methadone 20~30mg은 증상을 완화시키기 위해 충분한 용량이다. 필요하다면 5~10mg를 2~4시간 간격으로 투여 가능하고, 하루 총 용량은 15~30mg이다. 2~3일 동안은 총 하루 용량을 2회에 나누어 투약(안정용량)한 후 투약이 종료될 때까지 하루 5~10mg으로 감소시킨다.

naltrexone 투약 전 1주일간 아편유사제의 사용을 금해야 한다. Naltrexone은 알코올 갈망이 감소하고 다시 알코올을 사용해도 과거와 같은 상태로 되돌아가는 것을 감소시키는 효과가 있다. 다른 아편길항제인 naloxone도 아편의존 환자에게 사용한다. Buprenorphine (Subutex)과 함께 또는 단독으로(Suboxone) 사용한다.

중추신경흥분제

STIMULANTS

중추신경흥분제의 남용은 기분 상승, 피로 감소, 기민성 증가, 활동성 증가와 관련이 있다. 중추신경계 흥분제로 가장 흔히 사용되는 것이 amphetamine이다. 화학적으로 amphetamine, dextroamphetamine, methamphetamine의 3가지 amphetamine이 존재한다. Amphetamine류의 효능과 말초효과는 다양하다. 중추신경계를 강력하게 흥분시키는 남용성 흥분제로 cocaine이 있다. Cocaine은 처음에 법적으로 마약으로 분류되었다. 하지만 아편유사제와는 다르게 cocaine은 혼수상태(narcosis)를 유도하지 않기 때문에 흥분제로 구분하는 것이 맞으며, 현재는 흥분제로 분류되고 있다. 이 부류에 속하는 흔한 남용약물로는 methylphenidate, dextroamphetamine, phenmetrazine이 있다. Amphetamine은 중추신경계 흥분제로 가장 많이 남용되는 약물이다. 화학적 성분이 조금씩 다른 많은 종류의 amphetamine이 존재하고, 표 27.1에 흔히 남용되는 amphetamine과 cocaine의 종류 및 속명(street name)이 있다.

이러한 조제된 약물들(designer drugs)은 각각의 특성에 따른 다른 신경활성 특성을 가지며, 이러한 신경활성의 효과는 남용의 가능성과 관계가 있다. Methamphetamine은 amphetamine과 화학적으로 유사하지만, 다른 amphetamine보다 훨씬 강력한 중추신경계 효과를 나타낸다. Methamphetamine은 알약형태로 경구복용하거나, 가루형태로 코로 흡입 혹은 주사제로 사용되며, 이 부류는 amphetamine sulfate보다 15~20배 강하다. Ice, crystal, crystal meth로 알려진 정제된 methamphetamine은 담배형태로 흡입이 가능하며, 효과가 더욱 강력하다. 주사로 methamphetamine을 사용하는 사람들은 주삿바늘을 공유하여 사용하기 때문에 HIV, AIDS, B형간염과 C형간염에 노출될 수 있다. Methamphetamine 남용자들은 마리화나와 알코올도 흔히 사용하는데 methamphetamine과 관련된 사망기록을 보면 대부분 알코올, heroin, cocaine 등의 한 가지 이상의 물질과 methamphetamine을 동시에 사용했을 때 발생했음을 알 수 있다. OTC 약물(일반의약품) 충혈완화제인 pseudoephedrine은 비밀리에 methamphetamine을 합성하는 데 사용되는 재료이다. 이러한 약물을 합성하는 과정들이 물질남용을 증가시키는 원인이 된다. 2005년에는 이러한 methamphetamine 남용을 감소시키기 위해 OTC 약물 중 pseudoephedrine이 포함된 모든 약물 판매가 금지되었다. 뒷거래로 판매되는 것을 엄격하게 관리하기 위해 사진 인증제, 전자 또는 서류상 판매를 기록하게 하고, 매달 소비자에게 판매할 수 있는 양을 제한하였다.

표 27.1 다양한 형태의 amphetamine과 cocaine 속명

화학명	속명(street name)
dimethoxymethyamphetamine	DOM, STP
methamphetamine(결정화)	ice, crystal, glass
methamphetamine(가루형태)	speed, meth, crank
methylenedioxyamphetamine	MDA, love drug
methylenedioxymethamphetamine	MDMA, ecstasy, molly
cocaine(가루형태)	coke, dust, snow, flake, blow, girl
cocaine(결정화)	crack, crack cocaine, freebase rocks, rock

또 다른 합성 amphetamine은 methylenedioxymethamphetamine (MDMA, 'ecstasy', 'E')로 흔히 집에서 불법으로 만들어진다. 이 약물은 다른 amphetamine 약물보다 진정효과가 더 크다. 주로 알약으로 복용하지만 코로 흡입하거나 주사로도 사용된다. 사회적 유대감과 다른 사람들과의 수용을 강화하므로 '사랑의 약물'이라고 불린다. 이 약물은 에너지를 넘치게 하므로 밤새도록 광란의 파티(raves)를 할 수 있다. Molly는 MDMA의 순수 결정체이고, 점점 인기가 점점 많아지고 있는 남용약물이다. 신경자극제로 도취감을 유발하고, 빠른 심장박동, 고혈압, 혈관수축, 발한, 위험할 정도의 체온 상승, 혼란, 우울, 수면 문제가 발생할 수 있다.

또 다른 불법약물은 cocaine이다. Cocaine은 남아메리카 코카식물에서 추출된 하얀 가루로 코로 흡입하거나 정맥주사한다. Cocaine은 일시적으로 무한한 환상과 에너지를 갖게 하지만 그 후에는 더 우울하고 초조해지므로 남용자들은 cocaine을 더욱 갈망하게 된다. Crack은 화학적으로 변형된 흡연형태이다. Cocaine과 crack은 중독성이 매우 강하여 심리 · 신체의존이 일어나 몸과 정신건강을 좀먹고 삶의 모든 면을 강력하게 지배한다.

작용기전 및 약물효과
Mechanism of Action and Drug Effects

흥분제는 신경말단의 저장창고로부터 biogenic amines을 유리시키는데 주로 norepinephrine을 유리시켜서 중추신경계를 자극한다. 흥분제는 혈압 상승, 심박동 증가, 부정맥 등의 심혈관계를 자극한다. 또한 평활근을 자극하여 방광조임근의 수축을 야기하여 야뇨증에 도움을 주는 반면, 배뇨를 고통스럽고 어렵게 만들기도 한다. 특히 amphetamine 같은 흥분제는 매우 강력한 중추신경계 흥분제이다. 일반적으로 이러한 중추신경계 흥분제는 각성효과, 피로 감소, 기분 상승, 주도력 상승, 자기확신, 집중력 향상, 의기양양과 도취감 및 행동과 말을 빠르게 한다.

적응증 Indications

많은 흥분제가 치료목적으로 사용된다. 주로 주의력결핍장애나 주의력결핍과다활동장애에 사용된다. 또한 기면증(narcolepsy) 환자에게 피로와 수면을 방지하기 위해 사용할 수도 있다. 또 다른 amphetamine의 효과는 호흡기계의 활성화이며 경우에 따라 마취 후 호흡계를 자극하기 위해 사용되기도 한다. 비만을 치료하기 위해 식욕억제제로 사용되기도 하지만 내성이 쉽게 생기므로 치료에 한계가 있다.

금기증 Contraindications

약물알레르기, 당뇨, 심혈관계 질환, 흥분상태, 고혈압, 물질남용 기왕력, 뚜렛증후군(Tourette syndrome)인 경우에는 금기한다.

유해효과 Adverse Effects

흥분제의 유해효과는 일반적으로 치료효과의 확장이다. 중추신경계와 관련된 유해효과는 안절부절못함, 졸도, 현기증, 진전, 과잉반사, 다변, 긴장, 과민성, 허약, 불면, 고열 등이며 가끔씩 도취감이 나타날 수도 있다. 특히 정신질환 환자에게는 혼란, 공격성, 성욕 증가, 불안, 섬망, 편집증적 환상, 공황상태, 자살이나 살인충동이 나타날 수 있으며 중추신경계 자극 후에는 흔히 피로와 우울이 동반된다. 심혈관계 효과는 흔히 두통, 오한, 창백함이나 발적, 심계항진, 빈맥, 부정맥, 흉통, 고혈압이나 저혈압, 순환허탈이 나타날 수 있고 지나친 발한도 나타날 수 있다. 소화기계에는 구강건조, 금속성 맛, 식욕부진, 오심, 구토, 설사, 복통 등이 나타날 수 있다. 가끔 약물로 인한 지나친 혈관수축으로 치명적인 고혈압이 나타날 수 있다.

독성 및 과량투여, 금단증상의 관리
Management of Withdrawal, Toxicity and Overdose

Box 27.4는 흥분제의 금단증상과 징후이다. 또한 이러한 증상들의 최대발현 기간이 나타나 있다. 사망원인은 중독되거나 금단증상으로 나타나는 경련, 혼수, 뇌출혈이다. 과량투여 시 치료는 지지요법이며 대개 진정이 필요하다.

억제제
DEPRESSANTS

억제제는 불안(anxiety), 과민성(irritability), 긴장(tension)을 감소시키기 위해 사용된다. 또한 경련이나 마취유도 목적으로 사용되기도 한다. 중추신경억제제의 가장 대표적인 두 가지 약물은 benzodiazepines과 barbiturates이다. 이 중에서 benzodiazepines이 상대적으로 안전하다. 이 약물들은 불안과 불면을 위해 사용된 기존의 약물들보다 많은 장점이 있지만, 의도적이든 아니든 오용될 가능성은 있다. Benzodiazepines을 알코올과 함께 섭취하면 치명적일 수 있다. Benzodiazepines이나 barbiturates 이외의 억제제로는 마리화나가 있다. 대마초로부터 추출되는 마리화나는 가장 흔하게 남용되며 일반적으로 담배나 시가형태로 흡입되거나 음식이나 차에 타서 먹기도 한다.

최근 기분전환을 위해 많이 사용되는 benzodiazepines은

BOX 27.4 중추신경흥분제의 금단 증상 및 징후

최대발현기간
1~3일

지속기간
5~7일

징후
사회적 위축, 정신운동퇴행, 수면과다, 식욕 항진

증상
우울, 자살사고와 행동, 편집증적 망상

치료
약물에 대한 갈망을 줄이거나 급성 독성증상을 호전시키기 위한 약물학적 중재는 없으며 길항제도 없다.

flunitrazepam이다. Flunitrazepam은 불법약물이지만 60여 개국에서 불면증에 합법적으로 사용된다. 젊은 사람들에게 roofies라고 알려진 이 약물은 수면과 이완을 유도하며 술에 취한 듯한 느낌을 2~8시간가량 유지시킨다. Roofies는 일반적으로 알코올이나 다른 약물과 혼합하여 사용하며 heroin의 효과를 증강시키기 위해 또는 cocaine이나 crack의 불쾌한 느낌을 완화하기 위해 사용되기도 한다. 알코올과 함께 사용할 경우에는 억제효과가 감소되거나 기억상실이 초래될 수도 있다.

Roofies는 최근에 '데이트 강간'이라는 약물로 알려져 있다. 여성들이 roofies가 들어 있는 음료수를 마신 후 본의 아니게 강간을 당한 사례가 있기 때문이다. 이 약물은 맛과 냄새가 없으므로 약물을 알아챌 수가 없다. 약물을 복용한지 10분이 지나면 현기증을 느끼고 방향감각을 잃게 되며, 뜨겁거나 차가운 감각을 동시에 느끼고, 메스꺼움을 느끼게 된다. 말하기도 힘들고 움직이기도 어려워지다가 결국 의식을 잃게 된다. 또한 약물이 효과가 있을 당시의 상황을 기억하지 못하게 된다. 또 다른 강간약물로 많이 사용되는 것이 감마히드록시부티르산(gamma-hydroxybutyric acid, GHB)이다. GHB는 신경전도억제물질인 감마아미노부티르산(gamma aminobutyric acid, GABA)과 유사한 작용을 하며 '액체엑스터시'로 불리기도 한다. 이러한 약물들은 억제와 환각효과 때문에 쉽게 사용된다.

작용기전 및 약물효과
Mechanism of Action and Drug Effects

Benzodiazepines과 barbiturates는 GABA의 활동을 활성화시키는 역할을 한다. GABA는 중추신경계에서 신경전도를 억제하는 신경전달물질이다. 중추신경계 GABA 활동의 변화로 불안의 완화, 진정, 근육이완과 더불어 기억상실, 무의식이 나타난다. 우선적으로 중추신경계를 억제하지만, 미약한 혈압 감소 등의 중추신경계 이외에도 효과가 나타난다.

Cannabinoid라 불리는 마리화나의 활성성분은 delta-9-trans-tetrahydrocannabinol (THC)이다. THC는 중추신경계 내 2종류의 cannabinoid 수용체에 작용한다. 담배 형태로 흡입하면 급격한 감각변화가 초래되는데 3분 이내에 효과가 나타나서 20~30분에 최고에 도달하며 2~3시간 지속된다. 흡입은 경구섭취보다 효과가 오래 지속된다. 약간의 도취감, 기억력 감퇴, 구강건조, 식욕 증가, 움직이기 어려움, 시간과 장소에 대한 지남력장애 등이 나타난다. 또한 THC는 심장의 교감신경수용체를 자극하고 부교감신경수용체를 억제하므로 빈맥이 나타난다. 그 외의 효과로는 환각, 불안, 편집증, 불안정한 걸음 등이 있다.

적응증 Indications

중추신경억제제는 많은 의학적 용도로 사용 가능하다. Benzodiazepines은 광범위하게 사용되며 더 안전하다고 느끼기 때문에 barbiturates보다 더 흔히 남용된다. Benzodiazepines은 불안 감소, 수면유도, 억제, 경련예방에 우선적으로 사용되고 barbiturates는 수면제, 억제제, 항경련제, 마취유도제로 사용된다. 마리화나는 논란의 여지가 있지만 암이나 AIDS 같은 소모성 질환 환자들의 통증관리, 암치료와 관련된 오심과 구토 억제, 식욕증진을 위해서 사용되기도 한다. Dronabinol은 이러한 목적으로 사용할 수 있도록 FDA에서 승인한 합성 THC이다. 그러나 마리화나 흡입보다 효과가 적어 많이 사용되지는 않는다.

금기증 Contraindications

알려진 약물알레르기, 호흡곤란이나 기도폐색, 협우각녹내장, 포르피린증에는 금기한다.

유해효과 Adverse Effects

Benzodiazepines과 barbiturates의 가장 흔한 유해효과는 치료작용의 연장선에서 나타난다. 이 약물들의 유해효과는 중추신경계에 주로 나타나며 혼동, 억제, 조절능력 상실, 현훈, 흐린시력, 두통, 불면, 과잉흥분, 환각 등이다. 때때로 오심, 구토, 변비, 구강건조, 산통 등의 소화기계 유해효과가 나타나기도 하며, 소양증과 피부발적이 나타나기도 한다. 마리화나의 장기간 사용은 담배의 유해효과와 유사한 만성 호흡기계 증상과 기억력과 주의력결핍문제를 야기한다. 만성적으로 우울한 의욕상실증후군(amotivational syndrome)은 주로 젊은 사람들에게 나타난다.

독성 및 과량투여, 금단증상의 관리
Management of Withdrawal, Toxicity and Overdose

Box 27.5에는 중추신경억제제의 금단증상과 징후, 최대발현시간과 지속기간이 나타나 있다. Benzodiazepines만을 단독으로 복용했을 경우에도 치명적일 수 있지만, 알코올이나

BOX 27.5 중추신경억제제의 금단증상과 징후

최대발현기간
단기간 작용약물은 2~4일, 장기간 작용약물은 4~7일

지속기간
단기간 작용약물은 4~7일, 장기간 작용약물은 7~12일

징후
증가된 정상운동활동, 흥분, 근육 약화, 고열, 발한, 섬망, 경련, 혈압, 맥박과 체온 상승, 안검, 혀와 손의 경련

증상
불안, 우울, 도취감, 비합리적 사고, 적대행위, 떠벌림, 지남력장애, 환촉, 환청, 환시, 자살사고

Benzodiazepines 금단의 치료
7~10일 감소요법(장시간 작용 benzodiazepines은 10~14일)의 경우 첫날은 diazepam을 하루에 네 번 경구로 10~20mg을 제공하고, 다음날은 5~10mg까지 줄인다. 요구에 따라 투약하면 안 된다. 환자의 의학적 상태에 따라 약물용량을 결정해야 한다.

Barbiturates 금단의 치료
7~10일 또는 10~14일 동안 약물을 감소시킨다. Barbiturates의 등가를 계산하여 원래 용량의 50%만 투약하되 요구대로 투약하지 않는다.

barbiturates와 병용투여하면 치명적이다. 사망원인은 호흡마비이다. Benzodiazepines을 몇 달에서 몇 년간 장기 복용하다가 갑자기 중단하면 자율신경계금단증상(autonomic withdrawal symptom), 발작, 섬망, 반복되는 불안, 간대성 근경련, 근육통, 수면장애 등의 금단증상이 나타날 수 있다.

Flumazenil은 benzodiazepines의 길항제로 중추신경계에서 benzodiazepines이 수용체에 결합하는 것을 방해함으로써 길항효과를 나타내며, 투여용량은 의식의 정도나 benzodiazepines으로 인한 억제 정도에 따라 결정된다.

Barbiturates와 benzodiazepines은 흔히 자살을 하기 위한 목적으로 알코올과 함께 복용되기도 한다. 일반적으로 중추신경억제제는 장기간 통상적으로 처방되는 약물이 아니라서 경우에 따라 경우에 따라 상대적으로 안전한 benzodiazepines과 같은 수면제가 정서장애 환자에게 처방되기도 한다. 수면제와 알코올을 병용하면 불면은 잘 조절되지 않고, REM 수면이 감소되며, 금단증상이나 약물의존 등의 결과를 초래할 수 있다.

마리화나는 몇 시간 내에 효과가 소실된다.

알코올

ALCOHOL

알코올은 인간 문명이 시작되면서 계속 사용되어왔다. 장기간에 걸친 과다한 섭취는 중요한 사회적 · 의학적 문제를 초래한다.

작용기전 및 약물효과

Mechanism of Action and Drug Effects

알코올인 에탄올은 중추신경계의 지방막을 용해시켜 중추신경계를 억제한다. 최근 한 가설은 에탄올이 뇌지방막의 일부를 무질서하게 만들며, 이를 막유동화(membrane fluidization)라고 하였다. 또한 에탄올은 GABA 중개 시냅스를 활성화시키는 기능이 있어 GABA의 작용으로 중추신경계가 억제된다. 에탄올이 존재하는 한 중추신경계는 계속적으로 억제되지만 적절한 양의 에탄올은 호흡을 증가시키거나 감소시킨다. 순환계에 대한 에탄올의 효과는 상대적으로 별로 없다. 적당한 양의 에탄올은 혈관확장 효과가 있으며, 이로 인해 특히 피부혈관 확장, 열감, 피부홍조가 나타날 수 있다. 알코올 섭취는 피부와 위에 혈액순환을 증가시키므로 열감을 초래할 수 있다. 또한 발한이 증가할 수도 있다. 그러므로 신체 내부 체온이 빠르게 감소하게 된다. 중독될 정도로 많은 양을 단기간이나 장기간 섭취하게 되면 간기능에 문제가 나타난다. 에탄올은 항이뇨호르몬분비를 억제하고 신장의 수분재흡수 기능을 감소시킴으로써 이뇨작용을 나타내기도 한다.

적응증 Indications

에탄올과 알코올은 치료적 목적으로 일부 사용되기도 한다. 에탄올은 좋은 용해제로 약물의 혼합에 많이 이용되는 재료이며, 피부에 국소적으로 적용하는 에탄올은 냉각제로 작용하므로 열을 내릴 때 에탄올 스펀지를 사용한다. 에탄올은 바르는 약으로도 사용된다. 에탄올은 국소적으로 적용하는 소독제 중 가장 흔하게 사용되는 소독제이다. 피부에 알코올보다 더 일반적으로 사용되는 것은 이소프로필 알코올이며, 이것은 에탄올과 구조는 비슷하지만 독성이 더 강하며 마실 수 없다.

에탄올은 메틸알코올과 에틸렌글리콜 중독치료에도 체계적으로 사용된다. 또한 소량의 에탄올은 심혈관에 도움이 된다.

유해효과 Adverse Effects

장기간의 지나친 에탄올 섭취는 심각한 신경학적 · 정신적 질환의 직접적인 원인이 된다. 이러한 신경학적 질환은 경련의 원인이 되고, 영양학적으로 비타민결핍(특히 비타민 B)은 베르니케뇌병증(Wernicke's encephalopathy)과 코사코프 정신병(Korsakoff's psychosis), 다신경염, 니코틴산결핍 뇌병증을 일으킬 수 있다.

적당한 양의 에탄올 섭취는 호흡기계를 자극하거나 억제시킨다. 많은 양의 에탄올 섭취는 치명적으로 호흡기계를 억제한다. 에탄올의 순환기계 효과는 상대적으로 적지만 급성 중증 알코올중독 시 심혈관계가 억제된다. 에탄올을 장기간 과도하게 사용하면 비가역적인 심근병증(cardiomyopathy)을 야기한다.

정기적으로 다량을 섭취하면 알코올성 간염이나 간경화와 같은 유해효과가 나타난다. 임신초기에 에탄올을 섭취하게 되면 배아세포분열에 직접적으로 작용하여 기형아 출생 확률이 높아진다. 두개와 얼굴기형, 중추신경계 기능부전, 출생 전 · 후 영아기 성장부전 등을 특징으로 하는 태아알코올증후군(fetal alcohol syndrome)을 나타낸다. 임신부의 알코올 섭취금지를 강력하게 홍보해야 하며, 알코올과 다른 물질남용에 대한 관리와 상담이 이루어져야 한다.

약물상호작용 Interactions

알코올은 중추신경계에 작용하는 약물(예: 진정수면제, benzodiazepines, 항우울제, 정신치료약물, 아편유사제)의 진정효과를 증폭시킨다. 알코올과 metronidazole 항생제를 함께 복용하면 disulfiram 효과가 일어난다. 알코올을 acetaminophen과 함께 복용하면 심한 간독성이 일어날 수도 있다. 급성 알코올 복용은 warfarin의 생체이용률을 증가시켜 출혈을 증가시킨다. 만성적으로 복용하면 warfarin의 효과가 감소하여 혈액응고의 위험이 증가한다.

독성 및 과량투여, 금단증상의 관리
Management of Withdrawal, Toxicity and Overdose

에탄올의 일반적인 금단증상과 징후는 Box 27.6을 참고한다. 증상과 징후는 개인의 알코올 사용형태, 선호하는 에탄올의 종류, 동반 질환에 따라 다양하게 나타난다. 에탄올 금단증상은 생명을 위협한다.

알코올중독관리의 한 가지 방법으로 disulfiram의 사용을 들 수 있다. Disulfiram은 에탄올의 대사를 변화시킨다.

BOX 27.6 알코올 금단증상 및 치료

증상과 징후

약한 금단

수축기혈압이 150mmHg 이상이거나 이완기혈압이 90mmHg 이상, 맥박이 분당 110회 이상, 체온이 37.7℃ 이상, 진전, 불면, 흥분

중등도 금단

수축기혈압이 150~200mmHg 이상이거나 이완기혈압이 90~140mmHg 이상, 맥박이 분당 110~140회 이상, 체온이 37.7~38.3℃ 이상, 진전, 불면, 흥분

심각한 금단(진전섬망)

수축기혈압이 200mmHg 이상이거나 이완기혈압이 140mmHg 이상, 맥박이 분당 140회 이상, 체온이 38.3℃ 이상, 진전, 불면, 흥분

치료

에탄올 금단치료를 위해 benzodiazepines을 사용할 수 있다. 용량은 병원에 따라 다양하고 다르다. 저용량은 약한 금단증상에 사용하고, 고용량은 심각한 금단증상에 사용한다. 경구투여를 선호하지만 환자가 심각한 금단증상을 경험하면 정맥으로 투여해야 한다. 심각한 금단증상이 있는 사람은 중환자실에서 심폐기능, 체액과 영양상태 교정, 활력징후, 정신상태를 확인해야 한다. 만약 혼란스러워하거나 흥분상태라면 자신과 타인을 보호하기 위해 억제가 필요할 수도 있다(진전섬망은 위험하고 목숨을 위협하는 상황이다). 티아민 처방, 수액요법, 마그네슘 교정을 금단상태의 심각성에 따라 결정한다.

표 27.2 Disulfiram의 유해효과: 아세트알데히드증후군

영향을 받는 신체 조직	결과
심혈관계	신체 전반에 걸친 혈관이완, 저혈압, 직립 시 졸도, 흉통
중추신경계	박동성 두통, 발한, 불안 증가, 허약, 현훈, 흐린시력, 혼동을 일으키는 머리와 목의 심각한 박동
위장관계	오심, 다량의 구토, 갈증
호흡기계	호흡곤란

Disulfiram은 알코올중독의 치료제는 아니지만 알코올중독자의 금주 의지를 도울 수 있다. Disulfiram을 복용한 후 최소 3~4일에 알코올을 섭취하게 되면 괴로운 경험인 아세트알데히드증후군(acetaldehyde syndrome)을 경험하게 되므로 자연스럽게 금주를 하게 된다(표 27.2). 이는 불쾌한 경험이며 다른 질병이 있는 사람에게는 위험할 수도 있다. 이러한 이유로 disulfiram은 금주 의지는 있으나 다른 치료에 실패한 심각한 알코올 환자의 치료에 사용되는 최후의 방법이다. 이미 disulfiram을 투여받은 사람이 에탄올을 섭취하게 되면 혈

중 아세트알데히드 농도가 disulfiram을 복용하지 않은 사람에 비해 5~10배 상승하게 된다. 알코올 섭취 후 5~10분 안에 안면에 열감을 느끼게 되고 발적된다. 그 후 목과 머리가 지끈거리며 오심, 심한 구토, 발한, 호흡곤란, 과호흡, 현훈, 흐린시력, 혼동 등이 나타나게 된다. 민감한 사람은 알코올 7mL 이하의 섭취에도 가벼운 증상이 나타날 수 있다. 이러한 증상은 30분에서 몇 시간까지 계속될 수 있으며, 증상이 사라진 후에는 탈진되어 몇 시간 동안 잠을 자게 된다. 이러한 모든 증상은 알코올과 disulfiram을 동시에 복용했을 때 신체 내의 아세알데히드 농도가 증가하기 때문에 발생하는 것이다.

덜 유해한 약물치료는 앞에서 언급했던 naltrxone이다. 알코올중독 치료에 사용하는 최신 약물은 acamprosate로 GABA 작용제/glutamate 억제제이다. 이는 금주 환자가 금주유지 약물을 시작하고 추가적으로 심리사회적 지원이 필요할 때 사용된다.

니코틴
NICOTINE

니코틴은 1828년 담배잎에서 처음으로 분리되었다. 니코틴이 의학적으로 문제가 되는 이유는 독성과 의존성 때문이다. 니코틴과 담배를 장기간 사용함으로써 나타나는 결과는 심각하다. 많은 사람들은 담배가 그들의 신경을 안정시킬 것이라는 믿음으로 흡연을 하지만, 흡연은 오히려 epinephrine과 심리적인 스트레스를 유발하는 호르몬을 분비시킨다. 안정효과는 흡연과 관련된 심호흡과 관계가 있다. 또한 담배의 사용은 습관적이며 대부분의 흡연자는 니코틴에 대한 내성이 생겨 원하는 효과를 위해 더 많은 양을 필요로 하게 된다. 신체 · 심리의존성이 생기며, 금단증상이 있다. 200종의 알려진 독소를 포함하여 4,000가지의 화학물질이 포함된 담배는 특히 청소년들의 성장에 해롭고 중독성이 강하다. 고등학생 때부터 담배를 시작한 사람의 60% 이상이 7~9년이 지난 지금도 흡연을 하는 것으로 나타났다.

작용기전 및 약물효과
Mechanism of Action and Drug Effects

니코틴은 자율신경계의 신경절에서 니코틴수용체를 직접 자극한다. 니코틴수용체는 자율신경계 신경절뿐만 아니라 부신, 근골격계, 중추신경계 등에 존재한다.

소량의 니코틴은 신경절을 직접 자극하지만, 다량의 니코틴은 자극전달을 봉쇄하여 마비시킨다. 또한 니코틴은 호흡기계 자극과 함께 중추신경계를 자극한다. 니코틴은 심혈관에 심박동이나 혈압을 상승시키며, 장관의 활동성을 증가시켜서 오심, 구토나 설사를 일으킨다.

적응증 Indications

니코틴(예: 담배 식물)은 임상적으로 사용되지 않는다. 오히려 니코틴은 그 중독성과 독성 때문에 치료가 필요하다. 니코틴 갈망을 줄이기 위해 금연용 제형으로 만들어져 있으며 껌, 경피용 패치, 기화, 비강스프레이 형태로 사용된다.

유해효과 Adverse Effects

니코틴은 우선적으로 중추신경계에 영향을 준다. 많은 양을 흡입하게 되면 진전이나 경련을 유발할 수 있으며 흔히 호흡기계를 자극한다. 중추신경계의 자극은 억압으로 나타나는데 호흡중추마비나 말초호흡근 활동부전 등의 호흡기계 작용은 사망으로 이어질 수 있다. 위장관계에서 니코틴의 효과는 부교감신경 항진으로 장관의 움직임이 증가한다. 니코틴에 의한 구토는 뇌의 화학수용체부위 자극 때문이다.

독성 및 과량투여, 금단증상의 관리
Management of Withdrawal, Toxicity and Overdose

금연은 니코틴 금단증상의 가장 중요한 원인이며 담배의 사용을 중단하면 담배에 대한 갈망, 불안정, 안절부절못함, 심박동과 혈압 감소 등의 금단증상이 나타난다. 심혈관계 증상은 3~4주 후에는 사라지지만 담배에 대한 갈망은 몇 달 혹은 몇 년간 지속된다.

니코틴 경피용 패치와 니코틴 껌은 담배의 발암물질 없이 니코틴을 공급하며 처방전 없이 살 수 있는 약물(OTC)이다. 패치는 점차적으로 니코틴 용량을 감소시켜 사용하며, 껌보다 치료 순응도가 좋다. 급성 금단증상의 완화를 위해 가장 쉽게 사용할 수 있는 것은 껌으로, 이는 니코틴을 쉽게 유리시킬 수 있으며 흡연자들이 평균 담배 한 개비로부터 얻는 니코틴의 약 절반에 해당되는 니코틴이 들어 있다. 작용시점은 흡연은 10분 미만인 데 반해 껌은 30분이다.

항우울제인 bupropion의 서방형은 금연에 가장 우선적으로 사용되는 약물이다. Bupropion은 니코틴 의존을 치료할 때 가장 처음으로 처방되는 니코틴이 없는 약물이다. 표 27.3의 약물들은 니코틴 금단증상을 위해 현재 사용되는 것

표 27.3 니코틴 금단치료제

약물	상용량	사용기간
경피 니코틴 시스템		
Habitrol, Nicoderm	7 mg/일	2~4주
	14mg/일	2~4주
	21mg/일	4~8주
Nicotrol	5 mg/16hr	2~4주
	10mg/16hr	2~4주
	15mg/16hr	4~12주
Nicotrol inhaler	6~16 카트리지 흡입/일, 이후 용량 줄임	6~12주
Nicotrol NS nasal spray	콧구멍에 각각 1-2회 한번 분사/시, 최대 5회/시, 40회/일	
Nicotine gum	흡연충동이 강할 때 껌 1개, 최대 24개/일	
Nicotine lozenge	흡연욕구가 강할 때 1정, 최대 20정/일	
항우울제		
bupropion (Zyban)	150mg 서방형 제제	1~3일에 150mg, 이후 7~12주간 150mg 1일 2회
니코틴 부분 작용제		
varenicline (Chantix)	0.5 또는 1mg 제제	12주 계획, 0.5mg 1일 2회 경구복용을 시작으로 8일까지 1일 1mg으로 올림

들이다.

Varenicline (Chantix)은 뇌의 $\alpha_4\beta_2$로 구성된 니코틴수용체의 부분작용제이며 앞에 언급한 bupropion보다 더 효율적이다. 이 약물은 금연유지가 필요한 환자에게 추가적인 이차 12주치료로 처방된다. 가장 일반적인 유해효과는 오심, 구토, 두통, 고창(flatulence), 불면, 미각장애(taste disturbance) 등이다. 졸음이 발생할 수 있기 때문에 FDA는 정신상태에 대한 약물효과를 판단하기 전까지 운전이나 기타 위험한 활동을 자제할 것을 권유하고 있다. 많은 흡연 중독자들은 varenicline 효과를 말했지만 2008년 FDA는 이 약물 사용에 대해 경고를 하였다. 약을 복용하는 동안 기존의 정신질환이 악화되고, 초조, 우울, 자살과 같은 정신적인 증상들이 두드러지게 나타날 수 있다. 최근 연구에서는 플라시보와 비교했을 때 정신적 증상에의 차이는 없었다. Varenicline은 임신범주 C에 해당된다.

❖ 간호과정 NURSING PROCESS

◆ 사정 Assessment

물질남용 사정의 목적은 물질남용이 존재하는지를 결정하고, 다른 건강문제와 남용 간의 상호관계를 판단하여 효과적인 건강증진과 건강회복 계획을 실행하기 위해서이다. 전문간호사는 환자의 위험한 행동을 처음으로 규명하는 역할을 하게 된다. 환자들의 남용문제는 상처, 질병, 수술 등으로 입원하는 기간 동안 발생할 수도 있다. 물질남용이 의심되지 않더라도 일반적인 간호사정과 병력에 알코올, 니코틴, 아편유사제 등의 사용에 관한 질문을 포함해야 한다. 중독은 수명을 단축시키고 모든 의료환경에서 접할 수 있는 문제이기 때문에 모든 환자에게 약물의 사용과 오용에 관한 질문을 해야 한다. 청소년들의 물질남용과 오용은 부모에게 처방된 약물을 훔쳐 사용할 수 있기 때문에 가족원 모두를 사정해야 한다.

물질남용에 대한 간호사의 책임과 간호과정은 훌륭한 대인관계기술을 바탕으로 우호적으로 시작되어야 한다. 간호사는 마약과 알코올 사용 또는 남용에 대한 자신의 개인적인 신념과 환자의 기존 대처법이나 중독된 가족을 다루는 방법을 잘 알고 처리하는 것이 중요하다. 이 과정을 통해 간호사는 환자 집단의 잠재적 반응과 행동을 예상할 수 있고, 이러한 느낌에 대한 해결책을 찾을 수 있다. 적절한 관심과 윤리적인 면에서 환자에 대한 믿음을 가지므로써 간호사는 어떤 개인적인 증오, 비판적인 태도, 거부, 권위적인 태도 등을 해결할 수 있다. 일단 해로운 행동과 장애들이 책임 있고 비판단적인 간호로 된다면, 환자에게 집중하고 환자의 다른 부정적인 행동을 이끌어 내거나 조정하는 것을 하지 않아야 한다.

환자사정과 개인력 사정 시에는 약물사용경력, 남용기간, 신체적 · 정신적 건강과의 관련, 금단잠재성까지 자세하게 질문해야 한다. 물질남용이 의심되거나 확실히 물질남용을 하는 환자의 진실성(가족이나 가까운 지인뿐만 아니라 환자 자신)은 약물사용 질문에 대한 대답에서 찾을 수 있다. 그러므로 간호사는 개방적인 질문을 하고 간호과정 중이나 환자와의 모든 접촉 시에 비판단적인 태도로 접근해야 한다. 약물력에는 처방약물, OTC약물, 약초, 식이보조제, 불법약물 및 길거리 약물 등 사용한 모든 약물에 대한 정보가 있어야 한다. 간호사는 행동이나 정서변화를 포함하여 환자, 가족, 의미 있는 다른 사람이 표현하는 단서에 집중해야 한다. 환자가 여러 의사를 찾아다니거나 많은 약물을 복용한다는 환자의 말은 남용의 가능성이 있는 위험 경고이다. 그리고 신장과 간기능 검사와 특정 약물검사 등의 검사결과를 사정하는 것도 중요하다. HIV와 간염검사결과도 확인해야 한다. 또한 기본적인 활력징후를 측정하고 기록해야 한다.

간호사와 건강전문가가 환자의 약물이나 물질남용, 그들의 타당성과 신뢰도를 추정할 때 많은 사정도구를 사용할 수 있다. 알코올이나 다른 약물의 남용이나 중독에 대한 적정 검사 목적은 알코올이나 약물과 관련된 문제를 가지고 있거나 발생할 위험이 있는 사람들을 찾아내고 그들을 사정하는 것이다. 그리하여 진단과 남용문제가 있는 환자의 정확한 치료를 돕는다. 혈중이나 요중의 알코올 또는 다른 약물들을 감지해내는 데에는 임상검사가 유용하다. 이러한 임상검사는 오래 전의 약물사용이나 의존보다는 최근의 물질남용을 규명하기 위해 사용된다. 그러나 환자를 판별(screening)하기 보다 진단을 확실히 하기 위해 환자사정 시 널리 사용되는 검사들이 있다(Box 27.7). 성인의 알코올이나 약물사용을 판별하는 데 알코올중독전문가들이 많이 사용하는 도구인 CAGE 질문지가 있다. 이것은 간단하지만(단 4개의 질문) 정확도는 93%이다. CAGE 질문지는 성인에서 사용하는 약물에도 적합하다 [CAGE-AID (Alcoholism Screening Test Adapted to Include Drug)]. SASSI (Substance Abuse Subtle Screening Inventory)도 있다. 노인 환자들에게는 MAST-G (Michigan Alcoholism Screening Test)가 유용하고 청소년 판별도구로는 POSIT (Problem Oriented Screening Instrument for Teenagers)가 적당하다. 질문지에서 문제가 나타났다면 다음 단계는 환자의 알코올 또는 약물 사용에 관한 과거력과 문제점들을 찾아내는 것이다. DSM-5에서의 물질사용장애와 중독장애는 합쳐지고, 업데이트 된 진단적 기준은 Box 27.7에 제시하였다. 더 나아가 신체적 · 심리적 · 사회적 의존과 기능장애에 대한 관찰이 필요하다. 가족과의 대화를 통해 유용한 정보를 얻을 수도 있다. 남용은 과거력, 신체사정, 약물력, 판별검사, 남용에 대한 환자의 말로써 알 수 있으며, 기밀유지, 사생활과 비판단적 행동은 윤리적 간호수행에 핵심이다. 물질남용은 핵심 의료진에게 보고되어야 하며, 간호사는 보고할 때 미국간호협회의 간호사를 위한 윤리규범을 따라야 한다.

BOX 27.7 의존성 진단

정신장애 진단과 통계 매뉴얼(DSM-5)의 최신판에는 "물질관련 및 중독성 장애"장이 실질적으로 변경되었다. DSM-5의 물질사용장애는 DSM-IV에 있는 물질남용 및 물질의존성 카테고리를 경증에서 중증의 단일 장애로 합쳤다. 각각의 특정 물질은 전체 기준에 기초한 거의 모든 물질과 함께 별도의 '사용장애'(예: 알코올장애, 자극제 사용장애 등)로 나타난다. 위의 장애들에 대한 기준이 결합되고 강화되었다. 이전에 물질남용의 진단에서는 하나의 증상이 필요한 경우지만 DSM-5에서는 경미한 물질장애는 11개 목록에서 2~3개의 증상이 필요하다. 환자가 실제로 DSM-5 기준을 사용하여 경험하고 있는 것과 더 일치하는 증상이 있을 것이다. 자세한 정보는 다음을 참고한다. *www.DSM5.org, www.psychiatry.org,* 또는 *www.healthyminds.org.*

American Psychiatric Association: Substance-related and addictive disorders. (2013). Available at www.dsm5.org/Documents/Substance%20Use%20Disorder%20Fact%20Sheet.pdf. Accessed November 9, 2014.

아편유사제남용의 사정에는 전에 진술했던 사정자료와 약물투약경로(예: 경구 또는 정맥주사)가 포함된다. 정맥주사의 경우 HIV · AIDS나 간염 같은 유해효과가 나타날 수 있다. 아편유사제를 과다복용했을 경우 호흡이 억제되기 때문에 호흡횟수와 리듬을 사정하는 것이 매우 중요하다. 다른 특이한 증상과 징후는 앞에서 언급을 하였고, 처방이 있다면 기준 검사 값이 확보될 수 있도록 한다.

중추신경계 자극제남용의 사정 시, 유해효과, 독성, 금단증상과 징후에 대한 조심스러운 질문과 관찰이 필요하다. 널리 남용되는 중추신경계 자극제로는 dextroamphetamine, methamphetamine, cocaine이 있다. 혈압의 변화, 맥박의 상승 등의 중추신경계 자극제의 증상과 징후는 앞에서 언급하였으며, 머리에서 발끝까지 검진하고 구토, 초조, 진전, 경련, 과반사증, 발적, 두통, 고체온, 동공확대 등을 환자가 호소하거나 관찰되면 상세히 기록해야 한다. 활력징후와 의식수준도 반드시 자주 확인해야 한다. 빈맥, 부정맥, 운동이나 말의 증가, 치명적일 정도의 고체온은 즉시 의사에게 보고해야 한다. 금단증상이 가장 심한 물질은 barbiturates, benzodiazepines, cannabinoids와 같은 중추신경계 억제제이다. 중추신경계 억제제의 남용은 활력징후와 의식기능의 감소로 나타난다. 그러므로 활력징후와 의식수준을 자주 확인한다. 약물에 관한 자세한 간호력과 의학적인 분석이 반드시 필요하다. 남용의 추가적인 증상과 징후인 진전과 초조는 환각으로 발전할 수 있고 남용이 지속되면 사망으로 이어질 수 있다. 초기 금단증상은 맥박과 혈압 상승, 의식 수준의 변화 등으로 나타난다. 호흡과 순환계를 억제할 위험이 있기 때문에 ABC (airway, breathing, circulation)에 대한 사정이 반드시 이루어져야 한다. 마리화나는 중추신경억제제로서 현훈, 지남력장애, 도취감, 말과 행동하기가 어려워지는 증상이 나타날 수 있다. 장기간 사용하면 만성적이고 우울한 동기에서 어떤 행동을 초래할 수 있다.

알코올 금단 및 중독증상과 징후는 Box 27.6을 참고한다. 아편유사제, 진정제, 수면제 등의 중추신경계 억제제 등과의 상호관계에 대한 자료를 수집한다. 건강문제, 증상 및 징후는 직접적인 관련이 있기 때문에 혈중 알코올 농도 측정이 중요하다.

중추신경계 흥분제인 니코틴은 맥박과 혈압 상승 등의 유해효과와 관련이 있다. 또한 구토와 장운동 항진 등이 나타날 수 있다. 영양실조, 만성폐질환, 뇌졸중, 암, 심장질환, 신장과 간기능부전이 있을 수 있기 때문에 환자에게 적절한 임상검사를 시행하고 간호사 및 환자의 건강을 돌보는 사람들은 그 결과를 검토한다. 사정 시 활력징후, 호흡음, 산소포화도, 신경학적 기능 변화(의식 수준, 감각 · 운동문제)에 중점을 두어야 한다. 입원 환자가 갑자기 금연하게 되면 금단증상이 생길 수 있음을 염두에 두어야 한다. 화를 잘 내고 안절부절못하고, 맥박과 혈압이 감소하면 니코틴갈망에 대한 초기 증상임을 알아야 한다.

◆ 환자상태 Human Need Statements

1. 물질남용과 관련된 비효과적인 자기건강관리
2. 남용과 중독으로 인한 행동과 장기간 관리에 관한 정보부족으로 인한 지식부족
3. 물질남용과 관련된 자존감 저하
4. 물질남용과 갑작스런 금단증상과 관련된 상해나 낙상 위험성

◆ 계획: 결과판정 Planning: Outcome Identification

1. 환자는 중독과 남용에 대한 치료요법에 건강한 참여와 협조를 통해 보다 효과적인 자기통제 및 건강유지 패턴을 보여준다.
2. 환자는 물질남용과 회복을 기대할 수 있는 치료요법의 이점과 치료의 장 · 단기 효과를 자유롭게 토론한다.
3. 환자는 물질남용의 치료 중과 후에 자존감이 향상된다.
4. 환자는 물질남용과 중독질환의 치료 중과 후에 손상이 없다.

◆ 수행 Implementation

간호사는 남용행동, 중독, 금단증상 환자를 돌보는 데 필수적인 역할을 한다. 또한 간호사는 환자와 치료적 관계가 형성된 후 간호과정을 통해 환자가 기본적인 욕구를 충족하도록 돕고 환자, 가족, 의미 있는 지인들에게 중독이 그들의 삶에 어떠한 영향을 주는지에 대해 교육한다. 사정에서 도출된 간호진단을 위해 실제적 또는 잠재된 건강문제를 위한 간호전략을 수행한다. 물질남용 환자를 돌보는 간호사는 이해와 공감뿐만 아니라 견고한 지식기반도 필요하다. 물질남용과정과 관련된 삶의 형태에 관한 훈련, 세미나, 교육에 참여하면 간호사가 환자를 이해하고 포괄적으로 간호계획을 세우는 데 도움이 된다. 결론적으로 간호중재는 치료계획을 최대화하고 남용행동을 일으키는 모든 요인들을 최소화시키는 것이다. 치료적 관계가 형성되어 환자-간호사-건강관리제공자의 의견이 같으면 최대로 회복된다. 환자의 특별한 신체적 · 정서적 문제를 바탕으로 기본적인 욕구를 우선으로 하여 적절히 순서대로 중재를 수행한다. 예를 들어, 환자가 금단증상 때문에 환각을 경험한다면 간호사는 평온하고, 조용하며, 비판단적이고 비위협적인 환경 하에서 ABC 관리와 활력징후, 신경학적 상태를 관찰한다. 경련이 일어날 수 있으므로 적정호흡, 침대난간에 패딩대기, 다른 경련 예방을 위한 행동 등의 예방적 방법을 사용한다.

노인의 물질남용은 간과되고 있고, 종종 무시된다. 나이 든 약물 남용자들은 가난하고, 허약하며 의료전문가 및 서비스 제공자에게 잘 노출되지 않는다. 이러한 문제들과 관련된 낙인은 문제들을 계속 유지할 뿐만 아니라 가족구성원도 이러한 문제를 보고하는 것에 나서지 않는다. 비록 물질남용 전체 비율은 젊은 층보다 노인이 낮지만, 노인에서의 물질남용은 중요하며 문제가 커질 수도 있다. 노인의 알코올남용은 많은 남용자가 처방약과 OTC약물 사용하고 있어서 복잡하다. OTC약물은 단독복용하더라도 유해효과를 일으키며, 알코올과 함께 복용하면 치명적인 결과를 초래할 수 있다. 알코올과 다른 약물을 함께 복용하면 약물의 작용이 강화되므로 주요 문제가 나타나게 된다(예: 항고혈압제와 알코올을 함께 복용 시 저혈압 효과가 높아진다). 이것은 유해작용이 증가하여 부정적인 결과(어지러움과 혈압 강하로 인한 현기증은 낙상이나 상해를 입을 수 있음)를 초래한다. 노인 환자에서 알코올 또는 알코올과 약물 관련 문제의 신호 중 일부는 술이나 약물복용 후 기억력장애가 있다는 것이다. 즉 조정능력 소실, 불안정한 걸음, 자주 넘어짐, 수면습관 변화, 알 수 없는 타박상, 불안정함, 슬픔, 우울, 자신에 대한 확신 없음을 말한다.

환자중심간호: 노인 환자에 대한 고려

알코올과 물질남용

알코올남용과 알코올중독증은 성별, 민족 및 국적에 상관없이 만연되어 있다. 상당수의 노인들이 권장량 이상을 마시고 있다. 즉, 알코올남용이 증가하고 있으나 건강전문가들은 흔히 무시하거나 간과하고 있다. 실제로 노인 환자의 알코올과 물질남용은 숨겨진 전염병과 같은 것이다. 최근 인구조사 데이터에 따르면 미국의 65세 이상은 3,500만 명으로 추정된다. 약 550만 명의 노인에서 알코올남용문제가 있는 것으로 확인된다. 물질남용 및 정신건강서비스 관리국은 노인이 물질을 오용한 경우 거의 알코올일 가능성이 높으며, 진정제(sedatives)는 4번째로 많다. 그러나 60세 이상(약물 오용 포함)의 물질남용은 현재 인구의 약 17%를 차지하고 있다. 2020년까지 물질남용문제가 있는 노인의 수는 2배가 된 것으로 예상된다. 알코올과(또는) 물질남용과 함께 노인인구의 증가는 치료가 필요한 사람의 수가 증가함에 따라 국가의 건강관리 및 정신건강관리에 막대한 영향을 미친다. 분명, 알코올과 물질남용은 노인인구의 관심사이고, 이 환자 그룹에서 약물/화학적 남용을 위한 철저한 조사가 필요하다. 노인인구에 영향을 미치는 이러한 놀랄만한 통계는 미국 전역의 지역사회에서 정책개발, 정신건강관리 규정, 예방교육, 지원서비스가 필요한 의학, 간호 및 정신관리의 관심과 조치가 요구된다.

Data from SAMSHA, Center for Behavioral Health Statistics and Quality. (2015). Behavioral health trends in the United States: results from the 2014 National Survey on Drug Use and Health (HHS Publication No. SMA 15-4927, NSDUH Series H-50). Available at www.samhsa.gov/data/. Accessed January 16, 2017.

물질금단증상은 약물적 · 비약물적 중재를 포함한 다양한 접근방법으로 다루어져야 한다. 간호사는 환자가 회복하고 재활하는 동안 비판단적인 태도를 유지해야만 한다. 간호사는 다양한 치료와 재활 프로토콜뿐만 아니라 남용되는 여러 가지 물질에 관한 최신정보를 알아야 한다. 간호에서 기본적인 ABC, 환자의 금단증상에 대한 간호계획의 실천, 회복과 재활 등의 모든 중재 중 환자의 안전이 가장 중요하다. 환자, 가족, 의미 있는 지인들에게 장기간 삶의 형태에 대한 변화가 필요하다는 것을 이해시킨다. 알코올남용 시 disulfiram 치료, 니코틴 금단증상에 bupropion 치료 등 환자에게 자신의 치료계획에 대한 자세한 설명과 정보를 제공한다.

BOX 27.8 미국의 물질남용과 관련있는 전문기관

Alcoholics Anonymous
American Council for Drug Education
American Society of Addiction Medicine
International Nurses Society on Addictions
National Center on Addiction and Substance Abuse at Columbia University
National Clearinghouse for Alcohol and Drug Information
National Council on Alcoholism and Drug Dependence
National Inhalant Prevention Coalition
National Institute on Alcohol Abuse and Alcoholism
National Institute on Drug Abuse
Partnership for a Drug-Free America
Substance Abuse and Mental Health Services Administration
U.S. Drug Enforcement Administration

물질남용은 가족구성원과 배우자에게 큰 영향을 준다. 가

환자중심간호: 소아 환자에 대한 고려

물질남용

미국보건복지부(US Department of health & Human Services)에 따르면 청소년에서의 주요 남용물질은 알코올, 마리화나, 담배이다. 고등학생의 35%가 술을 마시고, 21%는 마리화나를, 11%는 담배를 피운다고 보고하였다. 이 보고서에 따르면 10명의 고등학생 중 3명 이상이 '지난달' 이내에 술을 마셨고, 6명 중 한 명이 지난 2주 동안 매일 '폭음'을 하였다. 청소년에서 흡연은 2000년 초부터 급격히 감소했지만 10명 중 한 명 정도는 흡연을 하고 있는 것으로 나타났다. 불법과 비불법약물 사용과 관련하여 12학년까지 불법물질남용 경험이 한 번 정도 있는 청소년이 반 이상을 차지하였다(불법약물, 처방약, 가정용물질). 2014년에는 12~17세 사이의 20명 중 약 1명이 현재 흡연자였다. 12세 이상의 "지난달 알코올 음주자"는 대략 1억 397만 명이 알코올 폭음을 하였고, 1,600만 명이 과음을 하였다. 미성년자 알코올 사용(12~20세)은 줄었지만 우려는 남아 있다. 2014년 청년의 3분의 1 이상이 알코올 폭음을 하고 있고, 10명 중 한 명은 과음을 하고 있음을 강조하는 것이 중요하다. 2014년 12세 이상인 약 2,150만 명이 알코올사용장애가 있다. 이 중 170만 명이 불법약물사용장애가 있고, 알코올사용과 불법약물사용장애가 있는 자는 260만 명이었다. 위의 통계에서 보여준 일부 감소와 상관없이 청소년의 알코올과 물질남용은 미국의 주요 관심사이다. 교육은 이렇게 만연해 있는 것을 극복하는데 중요하고, 초등학교에서 교육을 조기에 시작하여 어린이들이 현실에 노출되기 전에 뇌에 미치는 해로운 영향과 문제점에 대해서 배우도록 해야 한다. 교육과 인식은 남용과 학대 행동을 예방하는데 중요하고, 어린이는 이러한 유형의 기능장애 및 생명을 위협하는 행동에 대해 배우기에 어리지 않다. 부모, 가족이나 친척, 간병인도 남용되는 약물뿐만 아니라 이러한 특별한 행동, 관련된 증상과 징후에 관한 실제적인 교육과정에 참여해야 한다.

Data from SAMSHA, Center for Behavioral Health Statistics and Quality. (2015). Behavioral health trends in the United States: results from the 2014 National Survey on Drug Use and Health (HHS Publication No. SMA 15-4927, NSDUH Series H-50). Retrieved from www.samhsa.gov/data/. Accessed January 12, 2017.

족도 관리와 치료적 지지가 필요할 수 있다. 환자와 가족에게 회복과 재활의 전반적인 과정에 필요한 도움을 준다. 물질남용 형태와 관계없이 ANA 윤리 규약뿐만 아니라 비판단적인 태도, 돌봄, 감정이입 그리고 양질의 간호는 환자권리 측면에서 가장 중요한 부분이다. 평생관리가 필요할 수 있고, 긴 회복과정 동안 가족 내에서나 지역사회의 지지가 절대적으로 필요하다. 회복과 재발을 최소화하는 방법은 환자 개인마다 차이가 있다. 개인적이든 공적이든 이용할 수 있는 모든 자원을 활용해야만 한다. 의사소통 기술을 강화하고 환자의 가치와 이익에는 민감해야 한다. 가족구성원들은 모든 치료에서 절대 필요한 부분이며, 모든 교육과정에 참여해야 한다.

◆ 평가 Evaluation

환자의 안전은 간호기간 내내, 특히 환자가 금단증상을 경험하는 동안 매우 중요하다. 환자는 하루 이틀 사이에 가벼운 금단증상부터 심각하거나 생명을 위협할 정도의 금단증상을 경험할 수도 있기 때문에 환자와 주변 환경에 대한 완벽한 평가가 이루어져야 한다. 치료의 효과 측정과 물질남용에 의한 신체적 · 심리적 회복과 재활과정에 대한 결과는 중요하다. 이 평가결과의 일부는 입원기간이나 자원의 이용 가능성 검토에 이용될 수 있다. 비정상적인 활력징후, 임상검사결과, 의식상태 등은 빨리 보고해야 한다. 정서적 · 사회적 · 문화적 · 영적 · 재정적 지지를 검토하고 요구에 따라 간호계획을 변경해야 한다.

환자중심간호: 환자교육

- 특수한 남용문제, 증상, 징후, 금단증상이 있는 환자, 가족 및 지인에게 알고 있는 정보가 치료계획에 유용한지 확인한다. 정확한 정보에 근거하여 만들어진 치료계획은 회복과 재활과정에 유용하다.
- 환자, 가족, 지인에게 이용 가능한 지지그룹과 지역사회자원에 대해 교육한다.
- 환자는 남용문제에 관한 치료계획을 포함하여 현재 모든 투약목록을 아는 것이 중요하다. 약물과 작용기전, 왜 약물을 사용하는지와 어떻게 사용하는지, 부작용, 주의사항, 약물-약물 및 약물-음식 간의 상호작용, 금기, 용량, 복용하지 않을 경우의 영향에 관한 정보를 포함한다.
- 환자는 윤리적이고 감정 이입된 치료를 받을 권리가 있다는 것을 교육받아야 한다.

기억해야 할 사항

- 신체의존은 물질에 대한 내성과 약물사용을 중단했을 때 금단증상으로 나타난다.
- 심리의존은 물질을 사용하고자 하는 강한 욕망이 특징으로 나타난다.
- 습관화란 환자가 어떤 약물에 길들여진(내성 발생) 상황이다. 약물에 대한 약한 심리의존이 있을 수 있으나 약물을 찾는 행동이 강박적이지 않으며, 약물을 중단했을 때 주요한 금단증상을 보이지 않는다.
- Acamprosate는 금주를 위해 처음 사용하거나 추가적인 심리적 · 사회적 지지가 필요한 환자에게 금주를 지속시키기 위해 사용된다. 작용기전은 정확히 밝혀지지 않았다.
- 금연치료에 bupropion보다 효과적인 새로운 약물은 varenicline이다.
- 약물금단증상은 약물의 종류에 따라 다양하며, 심지어 약물의 효과와 반대일 수도 있다. 아편유사제 금단증상과 징후는 한 번 이상 처방된 약물을 찾는 것, 동공확대, 눈물, 발한, 입모, 설사, 불면, 혈압과 맥박상승이다.
- 중추신경계 흥분 금단증상과 징후는 사회적 격리나 위축, 정신운동 퇴행, 과다수면이다. 중추신경계 억제증상과 징후는 정신운동활동의 증가, 흥분, 근육약화, 고열, 발한, 섬망, 경련, 혈압, 맥박, 체온의 상승, 안검진전이다.
- 에탄올 금단은 특별히 혈액 알코올 수준에 따라 증상과 징후가 다양하다. 진전섬망증은 고혈압 위기, 빈맥, 고열이 특징적이며 생명을 위협할 수 있다.
- 치료계획의 효과와 남용물질의 중단에 의한 신체적 · 심리적 부적절한 효과를 재활과정에서 확인한다.

REVIEW QUESTIONS

1. A patient is experiencing withdrawal from opioids. The nurse expects to see which assessment findings most commonly associated with acute opioid withdrawal? (Select all that apply.)
   a. Elevated blood pressure
   b. Decreased pulse
   c. Lethargy
   d. Diaphoresis
   e. Vomiting
   f. Constipation

2. During treatment for withdrawal from opioids, the nurse expects which medication to be ordered?
   a. Amphetamine (Dexedrine)
   b. Clonidine (Catapres)
   c. Diazepam (Valium)
   d. Disulfiram (Antabuse)

3. The nurse is presenting a seminar on substance abuse. Which drug is the most commonly used illicit drug in the United States?
   a. Crack cocaine
   b. Heroin
   c. Marijuana
   d. Methamphetamine

4. A patient who is taking disulfiram as part of an alcohol treatment program accidentally takes a dose of cough syrup that contains a small percentage of alcohol. The nurse expects to see which symptom as a result of acetaldehyde syndrome?
   a. Lethargy
   b. Copious vomiting
   c. Hypertension
   d. No ill effect because of the small amount of alcohol in the cough syrup

5. The nurse is assessing a patient for possible substance abuse. Which assessment finding indicates possible use of amphetamines?
   a. Lethargy and fatigue
   b. Cardiovascular depression
   c. Talkativeness and euphoria
   d. Difficulty swallowing and constipation

6. A patient experiencing ethanol withdrawal is beginning to show severe manifestations of delirium tremens. The nurse will plan to implement which interventions for this patient? (Select all that apply.)
   a. Doses of an oral benzodiazepine
   b. Doses of an intravenous benzodiazepine
   c. Restraints if the patient becomes confused, agitated, or a threat to himself or others
   d. Thiamine supplementation
   e. Oral disulfiram (Antabuse) treatment
   f. Monitoring in the intensive care unit

7. A patient has been admitted to the emergency department after a suspected overdose of benzodiazepines mixed with alcohol. The patient is lethargic and cannot speak. The nurse expects which immediate measures to be implemented? (Select all that apply.)
   a. Prepare to administer naloxone (Narcan).
   b. Prepare to administer flumazenil.
   c. Monitor the patient for convulsions.
   d. Prepare for potential respiratory arrest.
   e. Apply restraints.

8. The nurse is teaching a class about the effects of alcohol. Long-term excessive use of alcohol is associated with which of these problems? (Select all that apply.)
   a. Coronary artery disease
   b. Wernicke's encephalopathy
   c. Polyneuritis
   d. Seizures
   e. Cirrhosis of the liver
   f. Korsakoff's psychosis

정답 **1. a, d, e 2. b 3. c 4. b 5. c 6. b, c, d, f 7. b, c, d 8. b, c, e, f**

참고문헌

REFERENCES

Center for Substance Abuse Treatment. (1998). *Substance abuse among older adults.* Treatment Improvement Protocol (TIP) series, No. 26. HHS Publication No. (SMA) 12-3918. Rockville, MD: Substance Abuse and Mental Health Services Administration. Revised 2012.

Fantegrossi, W. E., Moran, J. H., Radominska-Pandya, A., et al. (2013). Distinct pharmacology and metabolism of K2 synthetic cannabinoids compared to Δ(9)-THC: mechanism underlying greater toxicity? *Life Sciences,* 97, 45.

Finkle, W. D., Der, J. S., Greenland, S., et al. (1883). Risk of fractures requiring hospitalization after an initial prescription for zolpidem, alprazolam, lorazepam, or diazepam in older adults. *Journal of the American Geriatrics Society,* 59, 2011.

Griffin, M. R. Teen drug abuse of cough and cold medicine. WebMD Feature in collaboration with Consumer Healthcare Products Association (CHPA). Available at www.webmd.com/parenting/teen-abuse-cough-medicine-9/teens-and-dxm-drug-abuse.

Gunderson, E. W., Kirkpatrick, M. G., Willing, L. M., et al. (2014). Substituted cathinone products: a new trend in "bath salts" and other designer stimulant drug use. *Journal of Addiction Medicine,* 7, 153.

Hazeldon Betty Ford Foundation. (August, 2015). Alcohol addiction. Available at www.hazeldenbettyford.org/articles/drugs-of-abuse-alcohol.

National Institute on Drug Abuse. Commonly abused drugs. Available at www.drugabuse.gov/drugs-abuse/commonly.abused drugs.

National Institute on Drug Abuse. Emerging trends and alerts. Available at www.drugabuse.gov/drugs-abuse/emerging-trends-alerts.

SAMSHA, Center for Behavioral Health Statistics and Quality. (2015). Behavioral health trends in the United States: results from the 2014 National Survey on Drug Use and Health (HHS Publication No. SMA 15-4927, NSDUH Series H-50). Available at www.samhsa.gov/data/.

Slaymaker, V. J., & Owen, P. (2008). Alcohol and other drug dependence severity among older adults in treatment: measuring characteristics and outcomes. *Alcoholism Treatment Quarterly,* 26, 259–273.

28

산 조절약물

ACID-CONTROLLING DRUGS

학습목표

이 장을 학습한 후 학생들은:

1. 소화궤양, 위염, 경련성 대장, 역류성식도염, 위산과다증과 같은 병태생리학적인 영향이 환자의 건강과 위장계에 미치는 영향에 대해 논할 수 있다.
2. 산을 조절하는 약물(제산제, 히스타민수용체 길항제, PPI, 산 저하제)의 작용기전, 적응증, 주의사항, 금기증, 상호작용, 유해효과, 용량, 투여경로를 말할 수 있다.
3. 산 조절약물을 투여받고 있는 환자들에 대한 간호계획을 세울 수 있다.

주요용어

벽세포(parietal cells) 위에서 염산을 생산하고 분비하는 세포

염산(hydrochloric acid, HCl) 위의 pH가 1~4를 유지할 수 있도록 위벽세포에서 분비되는 산성 물질

위산과다증(gastric hyperacidity) 위산이 과도하게 분비되는 현상

위선(gastric glands) 벽세포(parietal cell), 주세포(chief cell), 점액세포(mucous cell), 내분비세포(endocrine cell), 장크롬친화세포(enterochromaffin cell)가 있는 위장의 분비선

점액세포(mucous cells) 염산의 소화 속성에 대응하는 보호 점액 코팅제로 점액을 분비하는 위의 세포. 표면상피세포로 불리기도 함

제산제(antacids) 여러 조합의 산-중화 이온 염분으로 구성된 염기 화합물

주세포(chief cells) 펩신(pepsin)의 전구체인 펩시노겐(pepsinogen)을 분비하는 위장내세포

펩신(pepsin) 위에서 단백질을 분해하기 위해 분비하는 효소

개요

OVERVIEW

위장에 약물치료가 필요한 경우 중 하나가 위산과다 또는 산 분비가 증가되는 경우이다. 이 상황을 치료하지 않으면, 위산과다는 산 역류, 궤양, 식도 손상 및 식도암을 유발시킬 수 있다. 위산이 과분비되는 경우를 위산과다증(gastric hyperacidity)이라고 한다.

산과 관련된 병태생리

ACID-RELATED PATHOPHYSIOLOGY

위장은 다양한 생리기능을 가지는 다음의 물질을 분비한다.

- 염산(hydrochloric acid): 소화를 돕고, 감염을 방어하는 산성물질
- 중탄산염(bicarbonate): 위산과다(hyperacidity)를 막기 위한 염기물질
- 펩시노겐(pepsinogen): 단백질 소화효소인 펩신(pepsin)의 전구물질(precursor)
- 내인인자(intrinsic factor): 위에서 비타민 B_{12} 흡수를 촉진시키는 당단백질(glycoprotein)
- 점액(mucus): 염산이나 소화효소로부터 위벽을 보호하는 물질
- 프로스타글란딘(prostaglandin): 다양한 항염증 및 보호 기능을 가지는 물질(38장 참조)

위장은 하나의 구조로 되어 있지만 3개의 기능적 영역으로 나눌 수 있고, 각각의 영역에 특정한 샘(glands)이 있다. 이 샘들은 다양한 세포들로 구성되어 있고, 세포에 따라 각각의 물질을 분비한다. 그림 28.1은 위의 3가지 기능적 영역과

그에 따른 위장샘들의 분포를 나타낸 것이다.

위에 분포하는 3개의 샘은 분문선(들문샘, cardiac gland), 유문선(날문샘, pyloric gland), 위선(위샘, gastric gland)이다. 이들은 위의 분포 위치에 따라 명명되었다. 분문선은 위식도괄약근(gastroesophageal sphincter)이라고도 하는 분문괄약근(cardiac sphincter) 주위에 위치해 있고, 위선은 위바닥(gastric fundus)에, 유문선은 유문부위와 유문과 위바닥 사이의 이행부위(transitional area)에 위치해 있다. 위선은 다른 샘들보다 수가 많고, 산과 관련된 질환이나 약물요법에서 가장 중요하게 다루어진다.

위선은 고도로 분화된 분비선으로서 다양한 형태의 세포, 즉 벽세포(parietal cell), 주세포(으뜸세포, chief cell), 점액세포(mucous cell), 내분비세포(endocrine cell), 장크롬친화세포(enterochromaffin cell)로 구성되어 있다. 각각의 세포는 특정 물질을 분비한다. 이들 중 가장 중요한 3가지 세포 유형은 벽세포, 주세포, 점액세포이다(그림 28.1).

벽세포는 염산을 생산하고 분비한다. 산과 관련된 질환 치료를 위해 사용하는 많은 약물들의 작용부위이기도 하다. 주세포는 펩시노겐을 분비한다. 펩시노겐은 효소전구체(proenzyme)로 산에 의해 활성화되어 펩신으로 전환된다. 펩신은 단백질을 분해하는 단백질분해효소(proteolytic enzyme)이다. 점액세포는 점액을 분비하는 세포로 표면상피세포(surface epithelial cells)라고도 한다. 분비된 점액은 염산이나 소화효소들의 소화작용에 대한 보호막 역할을 한다.

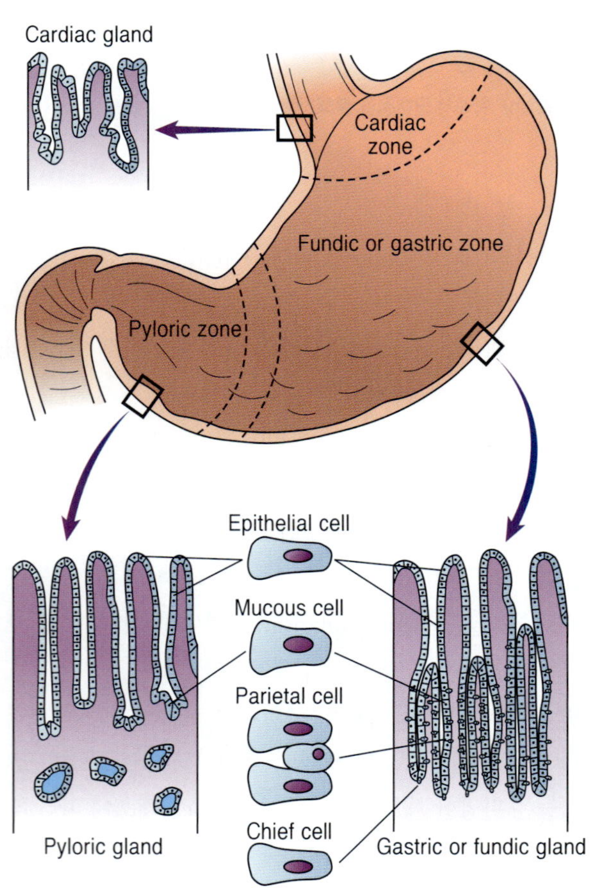

그림 28.1 위의 3개 영역과 관련된 샘.

이들 3가지 세포는 소화과정에 중요한 역할을 한다. 이들 세포의 균형이 깨지거나 분비장애가 일어나면 산 관련 질환(acid-related disease)이 발생할 수 있다. 가장 해로운 질병은 산의 과다분비(hypersecretion), 소화궤양(peptic ulcer), 식도암(esophageal cancer)이다. 하지만 가장 흔한 상태는 약한 정도부터 중등도의 위산과다이다. 소화불량, 신맛 위(sour stomach), 가슴앓이(heartburn), 산성 위(acid stomach)의 용어들은 벽세포에서 염산이 과다 생산된 상태를 나타낸다. 위산과다는 가끔 위식도역류질환(gastroesophageal reflux disease, GERD)을 일으킨다. 이는 과다한 위산이나 산성화된 음식물이 식도하부로 역류하여 들어가는 것으로, 이러한 상태가 지속되면 미란성식도염(erosive esophagitis)이나 바렛 식도(barrett esophagus, 암 전 단계)와 같은 심각한 질환에 이를 수 있다. 그러므로 이러한 심각한 질환이 일어나는 것을 막고, 환자 안위를 촉진시키기 위해 GERD와 같은 질환은 1가지 또는 1가지 이상의 약물로 철저하게 치료해야 한다.

염산은 위벽의 벽세포에서 분비되는 산이다. 이는 위장의 pH가 1~4까지 유지될 수 있도록 위에서 분비되는 주요 물질이다. 염산은 음식이 적당하게 소화되도록 산성화시키고, 위장관의 미생물 감염을 방어하는 역할을 한다. 음식, 카페인, 초콜릿, 알코올과 같은 물질들은 벽세포에서 염산 분비를 자극한다. 이러한 음식은 적당히 섭취하면 문제가 되지 않지만 많은 양의 지방함유 음식이나 알코올, 정신적인 스트레스는 벽세포에서 과량의 염산 분비를 촉진시키고, 소화궤양과 같은 위산과다분비 질환을 일으킨다.

벽세포는 염산 생산의 근원지이며, 산과 관련된 질환을 치료하기 위한 약물의 효과를 볼 수 있는 주요한 부분이다. 벽세포가 염산을 생산하고 분비하는 과정을 이해하는 것은 산과 관련된 질환에 사용되는 약물의 작용을 이해하는 데 많은 도움을 줄 것이다.

벽세포는 아세틸콜린(acetylcholine, ACh), 히스타민(histamine), 가스트린(gastrin)의 3가지 수용체(receptor)를 가지고 있다(그림 28.2). 이 3가지 중 하나가 화학적 자

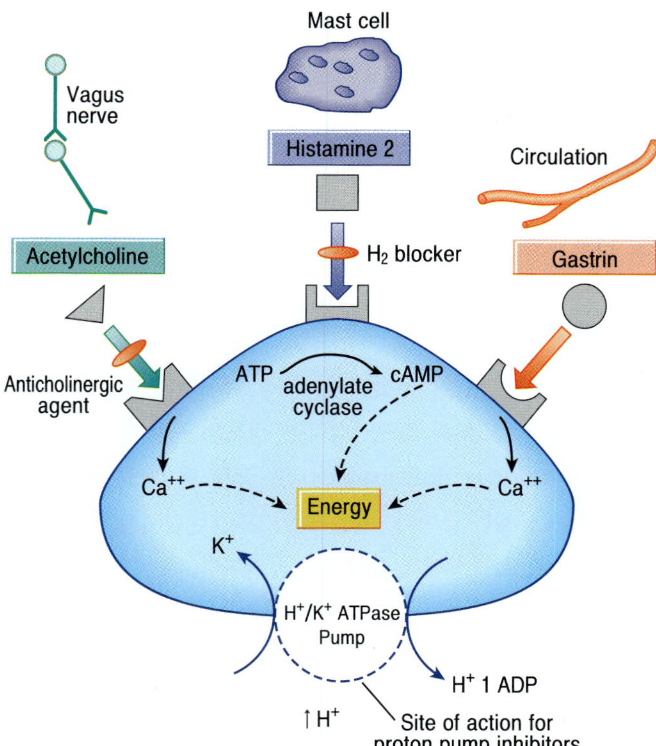

그림 28.2 벽세포 자극과 분비. ADP, Adenosine diphosphate; ATP, adenosine triphosphate; ATPase, adenosine triphosphatase; cAMP, cyclic adenosine monophosphate.

극제(chemical stimulant: 아세틸콜린, 히스타민, 가스트린의 처음 신호이다)로 작용할 때 벽세포는 염산을 생산하고 분비하게 된다. 일단 이 수용체들이 작동하면 두 번째 신호가 세포 안으로 보내진다. 예를 들어 히스타민수용체가 작동하게 되면, 아데닐레이트 사이클레이즈(adenylate cyclase)가 생산된다. 아데닐레이트 사이클레이즈는 삼인산아데노신(adenosine triphosphate, ATP)을 고리형 AMP(cyclic adenosine monophosphate, cAMP)로 전환시켜 벽세포에 있는 양성자 펌프(proton pump)에 에너지를 제공한다. 양성자 펌프는 정확히 말하면 H^+-K^+ ATPase 펌프로서 H^+를 운반한다. 이 펌프가 작동하기 위해서는 에너지가 필요하다. 에너지가 있으면 양성자 펌프가 작동하게 되고, 이 펌프가 염산에 필요한 H^+를 운반한다.

아세틸콜린이나 가스트린수용체의 경우, 양성자 펌프를 작동하기 위한 두 번째 신호는 cAMP가 아닌 칼슘이온이다. 아트로핀(atropine)과 같은 항콜린약물(anticholinergic drug, 6장 참조)들은 아세틸콜린수용체의 작용을 차단하여, 벽세포의 H^+ 분비를 감소시킨다. 하지만 이 약들은 위산분비 억제제로 사용되지 않고 다른 종류의 약물이 사용된다. 또한 가스트린 호르몬과 결합하는 것을 방해하는 약물은 현재까지는 없다.

소화궤양은 위궤양과 십이지장궤양을 일컫는다. 펩신은 음식 중 단백질만 분해하며 펩시노겐의 활성형이다. 펩시노겐은 위의 벽세포에서 분비되는 염산에 의해 주세포에서 생산된다. 음식을 보는 것, 냄새, 맛, 위장내 음식이 벽세포에서 염산을 분비하는 주요 자극원들이다. 궤양의 과정은 단백분해에서 비롯되며 이는 염산과 펩신의 부조화로 나타나는 산-소화성 질환(acid-peptic disorders)이다.

1983년 위염 환자로부터 그람 음성 나선균인 *Campylobacter pylori*를 채취하여 몇 년 동안 연구한 결과 이 균은 소화궤양을 일으키고, helicobacter 종의 특성을 많이 지니고 있었기에 공식적인 명칭을 헬리코박터 파이로리(*Helicobacter pylori, H. pylori*)로 바꾸었다. *H. pylori*의 발병률을 보면, 60세 이상 환자에게서는 대략 40~60% 정도 되지만 30세 미만에서는 10% 정도이다. 이 균은 십이지장궤양 환자의 90%, 위궤양 환자의 70%에서 발견된다. 이 균은 소화궤양이 없는 환자에게서도 많이 발견이 된다. 궤양천공과 같은 급성질환과는 관계가 없다. 2007년 미국소화기대학협회(American College of Gastroenterologists)에서는 *H. pylori* 치료에 대한 표준지침을 발표하였다. 첫 번째로 쓸 수 있는 치료는 양성자펌프억제제(proton pump inhibitor, PPI), clarithromycin, amoxicillin(또는 metronidazole, 32, 33장 참조)의 3가지 약물 병용과 PPI, bismuth subsalicylate(29장 참조), 항생제인 tetracycline과 metronidazole(32, 33장 참조)의 4가지 약물 병용을 10~14일 동안 사용한다. 여러 가지 병용요법이 사용되지만, 모든 치료는 앞에서 언급한 주요 약물들이 병용된다.

스트레스와 관련한 점막 손상은 환자에게 있어서 중요한 문제이다. 스트레스궤양(stress ulcer)의 예방(심각한 위장 손상을 예방하기 위한 치료)은 심각한 질환들이 대부분인 중환자실에서 시작해야 한다. 위장관계 손상은 중환자실 환자들에게 나타나는 흔한 증상으로 특히 입원한 지 24시간 이내에 나타난다. 스트레스와 관련한 점막 손상에 대한 병인 및 병태생리는 다차원적이므로 완전하게 이해하기 어렵다. 이와 관련된 요소로는 혈류량의 감소, 점막 허혈, 관류저하, 재관류 손상이 있으며 중환자들에게 공통적으로 수행되는 절차, 즉 비위관 삽관 및 인공호흡기(ventilator) 작동 등은 환자의 위장관출혈을 쉽게 일으킨다. 응고병증(coagulopathy), 소화궤양이나 위장관출혈의 과거력이 있는 경우, 패혈증(sepsis), 스테로이드 사용, 중환자실에 일주일 이상 입원한 경험, 잠혈(occult bleeding)은 위장관 손상에 영향을 주는 매우 높은 위험요소들이다. 표준지침은 이와 같은 환자들에게 히스타민수용체 억제제나 PPI를 투여할 것을 제시하고 있다. 그러나 중환자실에서 퇴원하는 환자의 스트레스궤양 예방을 위해 계속 투여하지 않는다.

제산제

ANTACIDS

제산제는 위산을 중화시키기 위해 사용되는 염기성 화합물이다. 일반적으로 의사처방이 필요 없는 것이며, 알루미늄, 마그네슘, 칼슘, 나트륨 염이 이에 속한다. 이것들은 산과 관련된 질환을 지닌 환자들의 치료를 위해 고대부터 사용되어 왔다. 1세기에 고대 그리스에서는 소화불량(dyspepsia) 환자를 치료하기 위해 산호(calcium carbonate)를 갈아서 사용하였다. 제산제는 1970년대 히스타민2수용체 길항제(H_2 receptor antagonist, H_2RA)가 소개되기 전까지는 항콜린성(anticholinergic) 약물과 함께 궤양치료에 주로 사용하던 약으로 이용되었다. 제산제는 의사처방 없이도 살 수 있어 여전히 널리 이용되고 있다. 제산제는 조제 형태가 다양하며, 어떤 제산제들은 하나 이상의 항산성제 염(antiacid salt)을 포함하고 있다. 알루미늄과 칼슘제제를 기본으로 제조된 많은 약은 마그네슘을 포함하고 있다. 마그네슘은 산 중화 능력이 있을 뿐만 아니라 칼슘이나 알루미늄으로 인해 나타날 수 있는 변비를 상쇄하는 작용이 있다. 신부전(renal failure) 환자는 마그네슘을 포함한 제산제를 피해야 한다. 또한 많은 제산제에 simethicone과 같은 가스나 더부룩함을 감소시켜주는 항고창(antiflatulent, antigas) 약물이 들어 있다.

작용기전 및 약물효과

Mechanism of Action and Drug Effects

제산제는 위산을 중화시키는 역할을 한다. 즉, 제산제는 산이 과잉 생산되는 것을 방지하는 것이 아니라 분비된 산을 중화시키는 것이다. 또한 제산제는 적은 용량으로도 위산 점막의 방어기전을 촉진시키고, 위샘에 있는 세포로부터 점액, 프로스타글란딘, 중탄산염 분비를 자극하여 점막을 보호한다. 점액은 염산의 위벽 파괴와는 반대작용인 위벽을 보호하는 역할을 하고, 중탄산염은 염산에 의한 산성화를 완충시킨다.

제산제의 주요 효과는 통증이나 역류(가슴앓이)와 같이 산에 의해 나타나는 증상을 감소시킨다. 제산제로 위 산도를 1.3에서 1.6으로(0.3 증가) 올리면 위 산성화를 50%까지 줄일 수 있는 반면에, 산도가 1.3에서 2.3까지 올라가면 산성화는 90%까지 줄어든다.

적응증 Indications

제산제는 소화궤양, 위염, 위산과다, 가슴앓이와 관련된 증상을 단시간에 완화시키기 위해 사용한다.

금기증 Contraindications

제산제에 대한 일반적인 금기는 특정 약제품에 대해서 알려진 약물알레르기이다. 또한 심각한 정도의 신부전이나 전해질장애(electolyte disturbances), 위장관 폐색(GI obstruction)은 제산제를 금한다. 예를 들어, 마그네슘제산제는 설사를 일으키므로 소장폐색 환자에게 금기한다.

유해효과 Adverse Effects

제산제는 유해효과가 거의 없지만 마그네슘 제산제, 특히 마그네시아유(milk of magnesia)는 설사를 유발하고, 알루미늄과 칼슘을 포함한 제산제는 변비를 일으킬 수 있으며, 칼슘제는 신장결석(kidney stones)을 일으킬 수 있다. 제산제의 과다한 복용은 전신 알칼리증(systemic alkalosis)을 유발하는데, 중탄산염나트륨 복용 시 흔히 나타난다. 칼슘이 포함된 제품의 유해효과는 반동성 위산과다(rebound hyperacidity)이며, 환자들은 제산제 복용을 중단했을 때 이러한 위산과다를 경험한다. 제산제를 오랜 기간 동안 임의로 복용한 경우에는 출혈성궤양(bleeding ulcer)이나 악성종양(malignancy)과 같은 질환의 증상이 가려질 수도 있다. 이러한 증상이 있는 환자들은 추가적인 약물치료나 다른 중재요법이 필요할 수 있으므로 정기적인 진찰이 필요하다. 제산제를 복용하는 환자들에게 고려해야 할 간호에 대해 Box 28.1에 제시하였다.

상호작용 Interactions

제산제는 다른 약과 몇 가지 상호작용을 일으킨다(표 28.1). 제산제가 상호작용을 일으키는 기본적인 기전 4가지는 다음과 같다.

- 제산제에 대한 다른 약물의 흡수: 제산제는 다른 약물이 몸에 흡수되는 것을 감소시킨다.
- 킬레이트화(chelation): 불용성 복합체(insoluble complexe)를 만드는 약들에 대하여 화학적 불활성화(insoluble complexe)를 일으킨다.
- 위의 pH 증가: 알칼리성 약물의 흡수를 증가시키고 산성

BOX 28.1 제산제를 복용하는 환자간호 시 고려할 점

위산 감소에 사용되는 알루미늄은 인과 결합하여 고칼슘혈증(hypercalcemia)을 유발할 수 있다. 고칼슘혈증의 조기증상은 변비, 두통, 심한 갈증, 구강건조, 식욕 저하, 과민성(irritability), 금속성 맛을 느끼는 것이 특징이다. 고칼슘혈증의 후기 증상과 징후는 혼동, 졸림, 혈압 상승, 불규칙한 맥박, 오심, 구토, 배뇨 증가이다. 알루미늄 제산제는 저인산혈증(hypophosphatemia)을 유발하며, 식욕 저하, 권태감, 근육 약화, 골통증이 특징이다. 칼슘을 포함한 제산제(예: 탄산칼슘)는 우유-알칼리증후군(milk-alkali syndrome)을 일으키고, 두통, 신경성 식욕부진, 오심, 구토, 이유없는 피곤감을 나타낸다. 만약 중탄산염나트륨을 오랫동안 사용하거나 남용한다면 대사성알칼리증(metabolic alkalosis)을 일으킬 수 있다. 알칼리증은 과민성, 근경련, 무감각, 저림, 청색증, 느리고 얕은 호흡, 두통, 갈증, 오심을 나타낸다. 반동성 산분비(acid rebound)는 산을 중화시키기 위해 고농도로 사용한 제산제를 끊었을 때나 제산제를 남용하고 오용했을 때 일어난다. 만약 산 중화가 높은 농도로 갑작스럽게 일어난다면, 즉각적인 증가로 인해 pH가 알칼리성이 되고, 장은 더욱 더 산성상태가 된다.

표 28.1 제산제: 약물상호작용

상호작용 약물	기전	결과
Benzodiazepines Sulfonylureas Sympathomimetics Valproic acid	pH 영향	효과 증가
Allopurinol Tetracycline Thyroid hormones Captopril Corticosteroids Digoxin Histamine antagonists Phenytoin Ketoconazole Methotrexate Nitrofurantoin Phenothiazines Salicylates Quinolone antibiotics	위장관 흡수 감소	효과 감소

약물의 흡수를 감소시킨다.

- 소변의 pH 증가: 산성 약물의 배출을 증가시키고, 알칼리성 약물의 배출을 감소시킨다.

대부분의 약들은 약산성(weak acid)이거나 약알칼리성(weak base)이다. 그러므로 위장과 요로계의 pH 상태는 약물 흡수에 영향을 미친다. 제산제로 인하여 약의 효과를 높일 수 있는 약은 benzodiazepines, sulfonylurea(포함된 약물에 따라 효과가 감소할 수도 있음), sympathomimetic, valproic acid가 있다. 제산제가 위장관 흡수를 방해함으로써 약물 효능을 감소시킬 수 있다. 이러한 상호작용을 나타내는 약물에는 allopurinol, tetracycline, 갑상샘호르몬, captopril, corticosteroids, digoxin, 히스타민 길항제, phenytoin, isoniazid, ketoconazole, methotrexate, nitrofurantoin, phenothiazines, salicylates, quinolone계 항생제가 있다. 제산제를 복용하기 적어도 1~2시간 전후에 약물상호작용을 일으킬 수 있는 약에 대해서 환자에게 알려줘야 한다. Quinolone계 항생제(ciprofloxacin, levofloxacin)를 제산제와 함께 복용한다면 환자에게 악영향을 미칠 수 있다. 이 항생제들은 중증 감염을 치료하기 위해 경구투여하는데 제산제는 이 약의 흡수를 50% 이상 감소시킨다. 그러므로 제산제는 quinolone계 항생제를 투여한 2시간 후나 2시간 전에 복용해야 한다.

용량 Dosages

제산제의 상용량은 용량표를 참조한다.

히스타민2수용체 길항제

H_2 RECEPTOR ANTAGONISTS

히스타민2수용체 길항제(H_2RA)는 히스타민2수용제 차단제(H_2 receptor blocker)라고도 부르며, 원형 산분비 길항제(prototypical acid secretion antagonist)이다. 이 약은 위산의 분비를 줄이지만 완전히 차단하지는 않는다. 히스타민2수용체 길항제는 산과 관련된 질환(소화궤양을 포함)을 치료하는 데 가장 널리 알려진 약이다. 또한 약의 효능(efficacy)과 안전성(safety)이 확보된 약이다. Cimetidine, ranitidine, famotidine, nizatidine이 여기에 속하며 효능에 있어서는 차이가 거의 없고, 처방전 없이 이용할 수 있는 약물들(OTC)이다.

작용기전 및 약물효과

Mechanism of Action and Drug Effects

히스타민2수용체 길항제는 산분비를 하는 벽세포의 히스타민2수용체를 완전히 차단시킨다. 또한 히스타민뿐만 아니라 아세틸콜린(ACh)과 가스트린에 의한 산분비도 억제한다(그림 28.2). 히스타민을 차단하면 미주신경(vagal nerve)이나 가스트린에 의한 산분비가 완전히 차단되지는 않더라도 90%

용량표

제산제[a]

약물명(임신범주)	약리학적 분류	성인 상용량	적응증
aluminum hydroxide (Amphogel) (A)	알루미늄-함유 제산제	PO: 1일 4회 600~1,200mg	위산과다
aluminum hydroxide & magnesium hydroxide (Maalox, Mylanta) (A)	복합 제산제	PO: 10~20mL 필요할 때마다	위산과다
calcium carbonate (Tums) (A)	칼슘-함유 제산제	PO: 0.5~3g 필요할 때마다	위산과다
magnesium hydroxide (milk of magnesia) (A)	마그네슘-함유 제산제	PO: 400~1,200mg 필요할 때마다 1일 4회까지 사용	위산과다(흔히 하제로 사용)

[a]이 표에 나타난 것보다 더 많은 제산제 제품들을 시장에서 이용 가능하다. 주어진 용량은 활성성분의 대략적인 용량이다. 같은 제품에 대해서도 다른 제품들과 다른 용량의 형태들 간에 차이가 있을 수 있다.

까지 차단된다. 이 약의 효과는 벽세포에서 분비되는 H^+ 분비의 감소인데, 이로 인하여 위의 pH는 증가되고, 위산과다와 관련된 증상이 완화된다.

적응증 Indications

히스타민2수용체 길항제는 GERD, 소화궤양, 미란성식도염 치료에 사용되고, 상부위장관출혈(upper GI tract bleeding) 조절을 위한 부가적인 치료뿐만 아니라 졸린거-엘리슨증후군(Zollinger-Ellison syndrome)과 같은 병적 위산과다(pathologic gastric hypersecretory condition) 치료에도 사용된다. 졸린거-엘리슨증후군은 위산과다증(hyperchlorhydria 또는 excessive gastric acidity)의 한 형태이다. 일반적으로 히스타민2수용체 길항제는 중환자들의 스트레스궤양을 예방하기 위해 사용되고 있다.

금기증 Contraindications

히스타민2수용체 길항제의 유일한 일반적인 금기증은 약물 알레르기이다. 간이나 신장질환은 복용하는 약용량에 따라 조절이 가능하므로 상대적인 금기증이다.

유해효과 Adverse Effects

히스타민2수용체 길항제의 유해효과 발생은 3% 미만이다. 히스타민2수용체 길항제의 4가지 약들은 여러 면에서 유사하지만 유해효과 측면에서는 약간의 차이가 있다(표 28.2). 이 약들을 복용한 환자의 1% 미만에서 중추신경계와 관련된 유해효과가 나타나는데, 주로 노인 환자에게 나타난다. 이러한 유해효과로는 혼동(confusion)과 지남력장애(disorientation)가 있다. 간호사가 새로운 환자를 담당하게 되어 이 약

표 28.2 히스타민2수용체 길항제: 유해효과

신체계	유해효과
심혈관계	저혈압(정맥 주입 시 나타날 수 있으므로 모니터 필요)
중추신경계	두통, 무기력, 혼동, 우울, 환각, 어눌한 언어, 흥분
내분비계	prolactin 분비 증가, 여성형유방(cimetidine 복용 시)
위장관계	설사, 오심, 복부경련
비뇨생식계	발기부전, 혈액요소질소 증가, 크레아틴 상승
간담도계	간효소 수치 상승, 황달
혈액계	무과립구증, 혈소판 감소, 재생불량성 빈혈
피부계	두드러기, 발진, 탈모증, 발한, 홍조, 박탈성 피부염

을 투여할 경우에는 정신상태 변화를 반드시 주시해야 한다. Cimetidine은 estradiol 대사를 억제시키고, 말초 androgen 결합부위에 dihydrotestosterone을 치환시킴으로써 발기부전(impotence) 및 여성형유방(gynecomastia)을 유발시킨다. 히스타민2수용체 길항제의 4가지 모두 뇌하수체전엽(anterior pituitary)의 프로락틴(prolactin) 분비를 증가시킨다. Ranitidine과 famotidine은 혈소판감소증(thrombocytopenia)을 유발시킨다.

상호작용 Interactions

Cimetidine은 특히 노인에게 있어서 다른 3가지 약물보다 약물상호작용으로 인한 위험성이 더 많다. 이 약들의 상호작용은 임상적으로 중요하다. Cimetidine은 간의 시토크롬(cytochrome) P-450 효소의 약물대사 경로를 억제한다. 이것은 간에 있는 효소로서 여러 약물의 대사에 관여하는데, 이러한 경로를 통하여 대사되는 약물의 대사를 차단함으로써 그 약물들의 혈중 농도를 증가시킬 수 있다. Ranitidine은

cimetidine의 시토크롬 P-450 효소와 결합률이 10~20% 정도이나 nizatidine과 famotidine은 영향이 없다. 이러한 상호작용이 대부분의 약에서는 임상적으로 중요하지 않지만 theophylline, warfarin, lidocaine, phenytoin과 같은 치료범위(therapeutic range)가 좁은 약물에서는 매우 중요하다. 또한 ketoconazole과 같은 약물은 위에서 잘 흡수되기 위해 산성화된 위장관의 환경이 필요한데, 모든 히스타민2수용체 길항제는 이러한 약물의 흡수를 방해할 수 있다. 담배는 히스타민2수용체 길항제의 효과를 감소시킨다. 히스타민2수용체 길항제는 제산제 투여 1~2시간 전에 복용해야 적절한 효과를 볼 수 있다.

용량 Dosages

히스타민2수용체 길항제의 권장량은 용량표를 참조한다.

양성자펌프억제제(PPI)

PROTON PUMP INHIBITORS

양성자펌프억제제(proton pump inhibitors, PPI)는 H^+-K^+-ATPase 펌프를 직접적 · 비가역적으로 차단시킨다. 이로 인해 벽세포의 H^+ 분비가 완전히 차단된다. 현재 사용되는 PPIs제제는 lansoprazole (Prevacid), omeprazole (Prilosec), rabeprazole (AcipHex), pantoprazole (Protonix), esomeprazole (Nexium), dexlansoprazole (Dexilant) 등이다. Zegerid는 omeprazole과 중탄산염나트륨의 복합제이다.

작용기전 및 약물효과

Mechanism of Action and Drug Effects

H^+-K^+-ATPase 펌프는 벽세포에서 산분비를 하는 과정의 마지막 단계에 작용한다(그림 28.2). 만약 이 펌프를 작동시킬 에너지가 있다면 펌프는 벽세포에서 H^+를 수송하게 되고, 이는 위강 내의 산도를 높이고, pH를 낮춘다. PPI는 양성자 펌프에 비가역적으로 결합하여 벽세포로부터 나온 H^+가 위강 내로 움직이는 것을 방해하여 모든 위산분비를 차단한다. PPI는 24시간 이상 동안 효과가 지속되고, 산분비의 90% 이상을 억제하여 일시적으로 산이 없는 상태를 만든다. 그러나 음식 흡수에는 영향을 미치지 않는다. PPI 투여를 중단한 후에는 산분비가 정상으로 돌아가고, 벽세포는 새로운 H^+-K^+-ATPase 펌프를 합성한다. H^+-K^+-ATPase는 벽세포에서만 볼 수 있으며 H^+-K^+-ATPase 펌프 작용은 위산분비에 대해서만 작용을 나타낸다.

적응증 Indications

PPI는 최근에 미란성식도염, 히스타민2수용체 길항제 치료에 반응이 없는 증상성 위식도역류질환(symptomatic GERD), 활동성 십이지장궤양(active duodenal ulcer) 및 활동성 양성 위궤양(active benign gastric ulcer)의 단기치료, 위산과다(예: Zollinger-Ellison syndrome), 비스테로이드성항염증제(NSAID)로 인한 궤양, 스트레스궤양 예방에 대한 치료 시 우선적으로 사용되는 약물(first-line therapy)이다. 모든 PPI제제는 *H. pylori* 감염 환자를 치료하기 위해서

용량표

히스타민2수용체 길항제

약물명(임신범주)	성인 상용량	적응증
cimetidine (Tagamet, Tagamet HB) (B)	PO: 1일 2회 200mg	소화불량, 가슴앓이
	PO: 1일 4회 300mg 또는 1일 2회 400mg 또는 취침 시 800mg	궤양
	PO: 1일 1,600mg을 2~4회로 분할 복용	GERD
	PO/IM/IV: 300~600mg 3회 및 취침 시, 1일 최대 2,400mg	병리학적 과분비
famotidine (Pepcid, Pepcid AC) (B)	PO: 1일 2회 10mg	소화불량, 가슴앓이
	PO: 1일 40mg을 취침 시 또는 1일 2회 20mg	궤양
	PO: 20~160mg을 6시간 간격으로	병리학적 과분비
	PO/IV: 1일 2회 20~40mg	GERD
ranitidine (Zantac) (B)	PO: 1일 2회 75mg	소화불량, 가슴앓이
	PO: 1일 2회 150mg 또는 취침 시 300mg	궤양
	PO: 1일 4회 150mg	미란성식도염

GERD, Gastroesophageal reflux disease.

항생제와 병용하여 사용할 수 있으며 구강, 비위관 튜브(NG tube), 경피적 위장관 튜브(percutaneous enterogastric tube)를 통해 투여가 가능하다. 예를 들어 esomeprazole 캡슐을 열어서 캡슐 안에 있는 알갱이(granule)를 50mL 물에 용해하고, 튜브를 통해 용해한 물을 투약하는 방식 등이 있다. 구강 현탁액(oral suspension)인 lansoprazole 캡슐과 omeprazole 파우더 역시 튜브로 투여한다. 마약제제는 정확한 약물 사용에 대한 지도가 필요하므로 자문을 의뢰한다. 만약 사용하려는 용해제와 튜브 사이즈가 있다면 간호사는 약의 입자 크기를 알아야 한다. 예를 들어 pantoprazole 과립을 투여할 때에는 비위관 튜브가 16 gauge보다 더 커야 한다. 만약 그보다 작은 튜브를 사용하게 되면 튜브가 막히게 된다. 몇몇의 PPI는 현재 정맥주사용으로 사용이 가능하다.

금기증 Contraindications

PPI에 대한 일반적인 금기증은 약물알레르기이다.

유해효과 Adverse Effects

PPI 유해효과의 빈도는 히스타민2수용체 길항제나 위약(placebo)의 유해효과 빈도와 비슷하다. PPI를 장기간 사용하면 악성 위종양(malignant gastric tumor)을 촉진시킬 우려가 있지만 아직까지 입증된 바는 없다. 우려되는 것은 이 약이 과다하게 처방될 수 있고, 정상균을 감소시킴으로써 환자들이 위장관 감염에 걸리기 쉬워진다는 것이다. 또한 PPI를 장기간 사용하게 되면 골다공증(osteoporosis)이 발생할 수도 있다. 이는 위산 억제에 의하며, PPI가 뼈의 미네랄 손실을 촉진하는 것으로 추정된다. 2010년 FDA가 PPIs를 고용량 사용하면 *Clostridium difficile* 감염, 손목, 골반 및 척추골절 및 폐렴의 위험이 있다는 경고를 채택하였다. 2011년에는 마그네슘을 제외하도록 경고문에 추가하였다. 또한 PPIs와 치매 및 전신홍반루프스(systemic lupus erythematosus)의 관련성이 제기되고 있다.

상호작용 Interactions

PPI와 상호작용을 일으키는 약물은 거의 없다. 하지만 PPI는 diazepam과 phenytoin의 혈중 농도를 증가시킬 수 있고, PPI와 warfarin을 같이 복용한 환자는 출혈이 일어날 확률이 높아질 수 있다. 다른 상호작용으로는 ketoconazole, ampicillin, iron salts, digoxin의 흡수를 방해한다. Omeprazole을 clopidogrel과 병용하면, clopidogrel의 효과가 감소한다. 이는 clopidogrel이 CYP-450 효소계, 특히 CYP2C19에 의해서 활성대사체로 변하지 못하기 때문이다. Omeprazole은 CYP2C19의 강력한 억제제이다. 다른 PPIs제제는 CYP2C19를 덜 억제하므로 대신 사용할 수 있다. Sucralfate는 PPI의 흡수를 지연시킨다. 음식은 PPI의 흡수를 감소시키므로 공복 시 복용을 권장한다.

용량 Dosages

상용량은 용량표를 참조한다.

기타 산 조절약물

MISCELLANEOUS ACID-CONTROLLING DRUGS

산 조절약물은 이 외에도 sucralfate, misoprostol, simethicone이 있다. 또한 bismuth subsalicylate는 29장, metoclopramide는 30장에서 설명하였다.

용량표

PPI

약물명(임신범주)	성인 상용량	적응증
lansoprazole (Prevacid) (B)	PO: 1일 30mg	GERD, 궤양, 미란성식도염
omeprazole (Prilosec) (C)	PO: 1일 20mg, 4~8주 동안 PO: 처음 1일 60mg로 시작. 점차 증량. 1일 한 번 또는 여러 번. 최고 1일 3회 120mg	식도염, 십이지장궤양, 위산과다분비상태
pantoprazole (Protonix) (B)	PO/IV: 1일 20~80mg(적응증에 따라 다름)	GERD, 궤양, 스트레스궤양 예방

GERD, Gastroesophageal reflux disease.

❖ 간호과정 NURSING PROCESS

◆ 사정 Assessment

산 조절약물을 투여하기 전에, 과거와 현재의 치료 내력, GERD나 궤양의 증상과 징후, 위장관계와 관련된 질환을 주시하며 환자를 사정한다. 현재 장의 패턴, 위장관기능이나 장 패턴의 변화, 위장관과 관련된 통증도 사정하고 기록한다. 혈청 화학검사결과는 간기능(예: serum ALP, ALP, AST)과 신장기능(serum creatinine)에 특히 주의하여 사정해야 한다. 금기증, 주의점, 약물상호작용은 이미 언급되었고, 이러한 것들은 사정을 통해서 이루어진다. 산을 조절하는 약물은 상호작용이 많이 발생하기 때문에 환자가 먹는 모든 약물을 사정해야 한다. 그러므로 처방된 약, OTC약물, 약초제품을 포함한 복용약의 정보를 얻는 것은 중요하다. 사정해야 할 다른 요소로는 신체검진 수행과 심장과 관련된 병력(심부전, 고혈압, 기타 심장질환, 부종의 유무, 수분과 전해질불균형, 신질환)이 있다. 이것을 사정하는 이유는 나트륨이 많이 포함된 제산제는 심장문제, 신기능부전, 수분 및 전해질에 악영향을 미칠 수 있기 때문이다.

알루미늄과 마그네슘을 포함한 제산제를 사용할 때에는 환자가 복용하는 다른 약들을 반드시 살펴보고, 주의점과 금기증에 대해 반드시 알려줘야 한다. 마그네슘과 알루미늄이 모두 포함된 병용 약제는 단독제형의 제산제를 사용하는 것보다 유해효과가 적다. 예를 들면 알루미늄이 포함된 제산제는 변비를, 반면에 마그네슘이 포함된 제산제는 설사를 일으킨다. 이 2가지의 약물을 혼합하면 유해효과로 나타났던 것들이 균형을 이루고, 장 패턴 변화에 의한 문제도 해결된다. 칼슘 제산제 역시 칼슘의 원천으로 사용될 수 있다. 하지만 이것은 반동성 위산과다, 우유-알칼리증후군(milk-alkali syndrome), 전신 pH 변화(change in systemic pH)와 같은 위험이 있다. 중탄산염나트륨(sodium bicarbonate)에도 나트륨이 많이 포함되어 있으므로 고혈압(hypertension), 심부전(heart failure), 신부전(renal insufficiency) 환자들에게는 매우 위험하다.

히스타민2수용체 길항제를 복용하는 환자들은 약과 관련하여 유해효과 가능성이 있으므로 신장과 간기능 및 의식상태의 수준을 반드시 사정해야 한다. 이 약을 복용한 노인의 경우 더 혼미해지고, 지남력이 떨어지는 것으로 나타났다. Cimetidine이나 famotidine은 제산제와 동시에 같이 투여하면 안 된다. 이 2가지를 같이 사용해야 한다면 1시간 간격으로 투여하는 것이 좋다. Nizatidine이나 ranitidine을 복용하는 환자는 투약을 시작하기 전에 간과 신장기능을 체크해야 하고, 이를 위해 혈액 화학검사(BUN, creatinine, bilirubin, ALP, AST, ALT) 결과를 반드시 검토하도록 한다.

PPI(예: lansoprazole, omeprazole, pantoprazole)를 구강으로 투여할 때는 캡슐의 크기 때문에 삼키는 능력을 사정해야 한다. 신장과 간기능 사정, 전혈구 측정은 약물을 복용하기 전에 시행한다. 또한 약물상호작용이 있으므로 약물을 복용하기 전에 환자의 약을 항상 검토해야 한다.

위장관계 질환을 가지고 있는 환자들이 복용하는 약들에는 sucralfate와 simethicone이 있다. Simethicone과 sucralfate를 복용할 때에는 환자의 장 패턴과 장음, 복부의 팽창이나 경직을 사정해야 한다. 소화궤양의 치료에 항생제(*H. pylori* 균 박멸)와 다른 약들을 함께 사용한다. 위장관계를 사정하고, 증상이나 증후를 주시해야 한다.

◆ 환자상태 Human Need Statements

1. 위산과다 치료 약물 및 알루미늄이 포함된 제산제의 유해효과와 관련된 배변의 변화 및 변비
2. 위산과다 치료 약물 및 마그네슘이 포함된 제산제의 유해효과와 관련된 배변의 변화 및 설사
3. 제산제, 히스타민2수용체 길항제, PPIs의 사용 및 잠재적인 유해효과와 관련된 인식 및 지식 결핍

◆ 계획: 결과판정 Planning: Outcome Identification

1. 환자는 지시한대로 또는 처방대로 단일제제 및 알루미늄과 마그네슘복합제에 의한 변비가 없거나 적다.
2. 환자는 마그네슘만 포함된 제산제 복용을 피하고, 알루미늄과 마그네슘이 혼합된 제산제를 복용함으로써 설사가 없거나 적다.
3. 환자는 위산과다분비 관리를 위한 제산제, 히스타민2수용체 길항제, PPIs 복용에 대한 인식과 지식 및 이와 관련된 여러 가지 유해효과를 설명한다.

◆ 수행 Implementation

산 조절약물을 투여할 때, 환자에게 씹어야 하는 정제를 주었을 때 환자가 그 약을 씹을 수 있는 능력이 되는지 항상 확인하고, 약이 액체 형태일 때는 그것을 투여하기 전에 충분하게 흔들어서 투약한다. 빠르게 용해되는 약물 같은 새로운 형태를 제외하고는 위에서 제산제가 잘 흡수되도록 물

240mL(8oz)와 함께 복용해야 한다. 변비나 설사는 1가지 성분으로 된 약물에서 발생하므로 알루미늄과 마그네슘이 혼합된 약물을 권하고, 알루미늄이나 마그네슘과 같은 단일제제 사용 시 나타날 수 있는 유해효과에 대해 교육해야 한다. 제산제는 다른 약과 함께 복용 시에는 약 흡수에 영향을 주므로 다른 약물투여 후 1~2시간 이내에는 투여하지 않는 것이 좋다. 간호사는 투약에 대한 스케줄을 계획하여 다른 약의 효과에 방해를 주지 않으면서 환자가 안전하게 약을 복용할 수 있게 한다. 만약 의사가 제산제와 함께 복용하는 약을 처방할 때는 그 용량이 달라진다. 제산제를 과용(overuse) 또는 오용(misuse)하거나 산 중화능력이 높은 제산제를 갑작스럽게 끊었을 경우 반동성 산분비(acid rebound)가 나타날 수 있으므로 제산제는 반드시 처방된대로 사용해야 한다.

히스타민2수용체 길항제와 다른 산 조절약물은 OTC약물이므로 적절한 사용에 대해서 환자에게 교육하는 것이 중요하다. 예를 들어 cimetidine은 음식과 함께 복용하고, 제산제와 함께 사용해야 한다면 cimetidine 복용 1시간 전이나 후에 제산제를 복용해야 한다. Cimetidine을 정맥투여하는 것은 famotidine 정맥주사와 비슷하다. Famotidine은 음식과 상관없이 정제나 현탁액의 형태로 경구투여할 수 있다. Famotidine은 환자 혀 밑에서 빨리 용해되므로 물 없이도 복용 가능하다. Ranitidine을 제산제와 함께 투여할 경우에는 의사처방이 필요하고, 제산제 복용 1시간 전이나 1시간 후에 투여한다. Famotidine이나 ranitidine의 정맥주사 형태는 적당한 용매로 희석하여 계획된 시간에 맞춰 투여한다. Ranitidine을 정맥으로 빠르게 투여하면 심부정맥과 저혈압이 발생할 수 있다. 간호사는 정맥주사와 특정한 약물에 대한 정보를 찾을 수 있는 방법을 알려주어야 한다. 히스타민2수용체 길항제가 정맥으로 투여되는 동안 저혈압을 일으킬 수 있으므로 필요하다면 혈압을 모니터해야 한다. 또한 궤양이나 위장장애와 함께 위장관출혈을 지속적으로 모니터해야 한다. 대변에 혈액이 보인다거나 검은색일 경우는 의사에게 알린다. 간호사는 장음을 잘 들어야 하며, 가능한 합병증을 모니터하기 위해 복부검진을 해야 한다.

PPIs인 lansoprazole은 물과 함께 복용한다. 만약 환자가 캡슐을 삼키기 힘들다면, 캡슐을 열고 알갱이를 빼내어 적어도 한 스푼의 사과주스에 적셔서 복용하게 한다. 간호사는 복부 통증, 팽만, 장음을 모니터해야 한다. Omeprazole은 식전에 투여해야 하고, 캡슐을 갈거나 열거나 씹어서는 안 되며, 캡슐 전체를 삼켜야 한다. 처방전이 있다면 제산제와 함께 복용할 수 있다. 간호사는 비슷한 약 이름의 혼란을 피하고 확실하게 하기 위해서 항상 약의 이름과 용량을 이중 확인해야 한다. Pantoprazole은 알약을 부수거나 쪼개지 않고 경구투여해야 한다. Pantoprazole의 정맥제는 정해진 시간 동안, 처방된 적절한 희석용액을 이용하여 정확하게 투여해야 한다.

Simethicone과 같은 다른 약들은 PPI제제와 함께 투여될 수 있다. Simethicone은 식사 후나 취침 시에 투여한다. 이 정제는 잘 씹어야 하고, 현탁액일 경우에는 사용 전에 잘 흔들어서 사용한다. Sucralfate는 식사 1시간 전이나 취침 시에 투여한다. 정제들은 필요하면 갈거나 물에 용해시킬 수 있다. 제산제는 sucralfate 투여 30분 전이나 후에는 복용을 피하는 것이 좋다. Misoprostol은 항상 음식과 함께 그리고 취침 시에 복용한다. 이 약들에 대해서 환자를 교육할 때에 필요한 내용들을 환자중심간호: 환자교육에 기술하였다.

◆ 평가 Evaluation

제산제, 히스타민2수용체 길항제, PPI, 산 조절약물과 관련된 약물투여에 대한 치료효과는 소화궤양, 위염, 식도염, 위산과다분비, 열공탈장[hiatal hernia(예: 상복부통증, 포만감, 복부팽창의 감소)]과 같은 증상의 완화이다. 우유-알칼리증후군, 반동성 산, 고칼슘혈증, 대사성알칼리증은 많은 제산제와 관련되어 나타난 합병증으로 알려져 있다. 유해효과와 이를 해결하거나 예방하기 위해 환자를 반드시 평가해야 한다. 이 장에서 논의된 여러 가지 약물군에 속하는 약물들의 치료적 반응은 설정해 놓은 목표와 성과지표가 일치하는지를 평가함으로써 판단한다.

환자중심간호: 환자교육

- 증상 촉발요인과 완화요인에 대하여 매일 기록하도록 한다.
- 처방된 약은 제산제를 복용하기 1~2시간 이내에 복용한다.
- 모든 제산제는 다른 경우 약물처럼 물 240mL로 복용해야 흡수가 잘 된다.
- 환자가 변비나 설사가 심각한 수준이거나 오랫동안 지속되고, 복부통증의 증가, 복부 팽만, 오심, 구토, 객혈, 검은색 변(위장관출혈징후) 등과 같은 상황을 경험한다면 즉시 의사에게 알린다.
- 환자는 제산제가 장용코팅약(enteric-coated medication)을 조기에 용해시킴을 알아야 한다. 약물이 손상되면서 일어날 수 있는 위장장애(stomach upset)를 감소시키는 데 장용코팅약이 이용된다. 코팅된 약이 위에서 조기 용해된다면 위장장애가 나타날 수 있다.
- 제산제를 처방없이 장기복용하지 않아야 한다. 2주 자가투여한 후에는 의사와 상담해야 한다.
- 환자가 처방된 히스타민2수용체 길항제 약물을 정확하게 복용하도록 격려한다. 담배가 왜 cimetidine과 제산제의 효과를 감소시키는지에 대한 정보를 환자에게 제공한다. 제산제는 cimetidine 투여 전후 1시간에 복용한다.
- Cimetidine에 의해서 여성형유방(gynecomastia)과 발기부전(impotence)이 일어날 수 있다.
- Ranitidine은 2주 이상 복용하지 않는다. 취침 전 1일 1회 복용한다.
- Omeprazole과 그 외 PPIs 약물은 식전에 복용해야 하고, lansoprazole은 캡슐 안에 있는 알갱이를 사과주스에 녹여 복용한다.
- GERD 또는 위산과다증이 있는 환자는 후추, 카페인, 알코올, 매운 음식, 뜨거운 음식을 피하도록 교육한다.
- 환자가 simethicone을 복용할 때는 제약회사의 설명서에 따라야 한다. 씹어야 하는 약은 철저하게 씹어야 하고, 물 형태의 약은 투약 전 완전하게 흔들어서 잘 혼합되도록 한다. 가스 생성과 관련되어 문제가 있는 환자는 가스 생성을 일으키는 음식이나 탄산음료를 피하도록 교육한다.
- Sucralfate는 공복 시에 복용해야 하고, 제산제를 피해야 한다. 만약 제산제를 복용하려면 sucralfate 투여 30분 전후에 복용한다.
- *H. pylori* 감염과 관련된 소화궤양을 성공적으로 치료하기 위해서는 환자에게 항생제를 포함하여 각각의 약에 대한 복용 이유를 설명하는 것이 중요하다. 만약 계획된 치료대로 따르지 않는다면, 그 상태가 재발된다.

기억해야 할 사항

- 위는 많은 물질을 분비한다(염산, 펩시노겐, 점액, 중탄산염, 내적인자, 프로스타글란딘).
- 벽세포는 산을 생성한다.
- 산과 관련된 질병은 위에서 분비된 물질들의 균형이 깨어진 상태이다.
- 히스타민2수용체 길항제는 벽세포에 위치해 있는 히스타민2수용체를 억제한다. 이 약물은 세포들이 자극에 대해 덜 반응하도록 하게 함으로써 세포의 산분비를 줄어들게 한다. 히스타민2수용체 길항제는 산분비의 90%까지 억제할 수 있다.
- PPI는 산 생성 경로의 마지막 단계, 즉 H^+-K^+-ATPase 펌프를 차단함으로써 산분비를 차단한다.
- Sucralfate는 소화궤양과 스트레스와 관련된 궤양치료에 사용된다. Sucralfate는 위궤양 부분의 단백조직과 결합하고, 궤양 부분이 위산에 노출되는 것을 막아준다.
- Misoprostol은 위산분비를 막아주는 프로스타글란딘(prostaglandin) E1 합성제이고, NSAID와 관련하여 생긴 궤양을 치료하는 데 사용된다.
- 제산제 사용 시 심부전, 고혈압, 기타 심장질환이나 나트륨 제한이 엄격하게 요구되는 환자(특히 제산제는 나트륨이 많이 포함됨)에서는 주의해야 한다.
- 산 조절약물은 많은 약물과 상호작용을 일으키므로 제산제 복용 후 1~2시간 이내에는 다른 약을 복용하지 않는다. 때로는 다른 종류의 산 조절약물을 복용할 때 제산제 복용을 피하는 것이 좋다.
- 마그네슘-알루미늄이 복합된 제산제는 변비나 설사와 같은 유해효과를 예방하기 위해 사용된다. 제산제 복용에 있어 심각하게 우려되는 것은 반동성 산분비, 고칼슘혈증, 우유-알칼리증후군, 대사성알칼리증이다.

REVIEW QUESTIONS

1. A patient is taking simethicone for excessive flatus associated with diverticulitis. The nurse is teaching about the mechanism of action of simethicone. Which statement is correct?
   a. "It neutralizes gastric pH, thereby preventing gas."
   b. "It buffers the effects of pepsin on the gastric wall."
   c. "It decreases gastric acid secretion and thereby minimizes flatus."
   d. "It causes mucus-coated gas bubbles to break into smaller ones."

2. The nurse is evaluating the medication list of a patient who will be starting therapy with an H_2 receptor antagonist. Which of these drugs may cause an interaction?
   a. codeine
   b. penicillin
   c. phenytoin
   d. acetaminophen

3. Which is the correct action when the nurse is administering sucralfate? (Select all that apply.)
   a. Giving the drug with meals
   b. Giving the drug on an empty stomach
   c. Instructing the patient to restrict fluids
   d. Waiting 30 minutes before administering other drugs
   e. Giving other drugs 2 hours before giving the sulcrafate

4. A patient with a history of renal problems is asking for advice about which antacid he should use. The nurse will make which recommendation?
   a. "Patients with renal problems cannot use antacids."
   b. "Aluminum-based antacids are the best choice for you."
   c. "Calcium-based antacids are the best choice for you."
   d. "Magnesium-based antacids are the best choice for you."

5. A patient who is taking oral tetracycline complains of heartburn and requests an antacid. Which action by the nurse is correct?
   a. Give the tetracycline, but delay the antacid for 1 to 2 hours.
   b. Give the antacid, but delay the tetracycline for at least 4 hours.
   c. Administer both medications together.
   d. Explain that the antacid cannot be given while the patient is taking the tetracycline.

6. When the nurse is administering a proton pump inhibitor (PPI), which actions by the nurse are correct? (Select all that apply.)
   a. Giving the PPI on an empty stomach
   b. Giving the PPI with meals
   c. Making sure the patient does not crush or chew the capsules
   d. Instructing the patient to open the capsule and chew the contents for best absorption
   e. Administering the PPI only when the patient complains of heartburn

7. The order reads: "Give pantoprazole (Protonix) 40 mg in 100 mL normal saline IVPB once daily. Infuse over 30 minutes." The infusion pump can only be programmed to deliver over 1 hour (mL per hour). The nurse will set the pump to deliver how many mL per hour for each IVPB dose?

8. The nurse is preparing to administer the first dose of misoprostol (Cytotec) for a patient who has been diagnosed with a gastric ulcer. What condition would be a contraindication to this medication?
   a. Hypothyroidism
   b. Type 2 diabetes mellitus
   c. Pregnancy
   d. Hypertension

정답 1. d 2. c 3. b, e 4. b 5. a 6. a, c 7. 200mL/hr 8. c

참고문헌

REFERENCES

Gomm, W., von Holt, K., Thome, F., et al. (2016). Association of proton pump inhibitors with risk of dementia. *JAMA Neurology,* 73(4).

Haenisch, B., von Holt, K., Wiese, B., et al. (2015). Risk of dementia in elderly patients with the use of proton pump inhibitors. *European Archives of Psychiatry and Clinical Neuroscience,* 265, 419.

Jena, A. B., Sun, E., & Goldman, D. P. (2013). Confounding in the association of proton pump inhibitor use with risk of community-acquired pneumonia. *Journal of General Internal Medicine,* 28, 223.

Kwok, C. S., Arthur, A. K., Anibueze, C. I., et al. (2012). Risk of clostridium difficile infection with acid suppressing drugs and antibiotics: meta-analysis. *American Journal of Gastroenterology,* 107, 1011.

Targownik, L. E., Leslie, W. D., Davison, K. S., et al. (2012). The relationship between proton pump inhibitor use and longitudinal change in bone mineral density: a population-based study [corrected] from the Canadian Multicentre Osteoporosis Study (CaMos). *American Journal of Gastroenterology,* 107, 1361.

29

장관질환약물

BOWEL DISORDER DRUGS

학습목표

이 장을 학습한 후 학생들은:

1. 연동운동과정을 포함한 위장관계의 해부 및 생리에 대해 논의한다.
2. 배변 또는 배변 형태에 영향을 미치는 다양한 요인을 정의한다.
3. 배변, 특히 설사, 변비, IBS치료에 사용되는 다양한 약물군을 열거한다.
4. 다양한 지사제, 완하제, IBS약물의 작용기전, 적응증, 주의사항, 금기증, 약물상호작용, 용량, 투여경로, 유해효과 등에 대해 논의한다.
5. 지사제, 완하제, IBS약물을 복용하는 환자를 위한 간호과정의 모든 단계를 포함하는 간호계획을 세운다.

주요용어

과민대장증후군(irritable bowel syndrome, IBS) 복부팽만, 고창 및 변비와 설사가 교대로 나타나는 특성을 가진 재발성 장관질환

변비(constipation) 하부 위장관계를 통한 변의 배출이 어렵고 비정상적으로 느린 상태

설사(diarrhea) 묽은 변의 배출이 비정상적으로 잦은 상태

완하제(laxatives) 분변의 팽창, 대변의 연화, 장벽의 윤활을 증가시켜서 장 배설을 향상시키는 약물

지사제(antidiarrheal drugs) 설사를 멈추게 하는 약물

개요

OVERVIEW

설사 및 그와 관련된 질환은 연간 5~8백만 명의 영아 및 소아 사망과 관련이 있고, 후진국의 사망 및 이환율(morbidity)의 주요 원인 중 하나이다. 위장질환의 주요 증상은 복통, 오심, 구토, 설사로서, 설사는 비정상적인 대변의 횟수, 유동성 및 대변량, 물 배설의 증가로 정의한다. 급성 설사(acute diarrhea)는 건강한 사람에게 갑자기 발생하는 설사이다. 이는 3일에서 2주간 지속되며 후유증 없이 저절로 회복된다. 만성 설사(chronic diarrhea)는 3~4주 이상 지속되며 재발되는 설사와 더불어 발열, 식욕 상실, 오심, 구토, 체중 감소, 만성 쇠약(chronic weakness) 등이 나타난다.

약물요법을 수립하기 전에 설사를 유발하는 원인을 고려해야 한다. 급성 설사의 원인에는 약물, 박테리아, 바이러스, 영양인자, 원생동물 등이 있으며 만성 설사의 원인에는 종양, AIDS, 당뇨병, 갑상샘기능항진증, 애디슨병(Addison's disease), 과민대장증후군(irritable bowel syndrom, IBS) 등이 있다. 치료는 설사와 관련된 잦은 배변의 중단, 복부경련(abdominal cramps)의 완화, 수분 및 전해질 보충, 흡수저하에 의한 체중 감소 및 영양결핍의 예방에 초점을 맞춘다. 때로는 수분보충만으로 치료가 가능한 경우도 있다. 박테리아나 기생충감염과 연관된 설사 환자에게 지사제를 사용해서는 안 된다. 왜냐하면 감염원이 더 오랫동안 체내에 머물게 되어 회복을 지연시키기 때문이다.

지사제

ANTIDIARRHEALS

지사제는 설사치료에 사용하는 약물로 특정 작용기전에 따라 흡착제(adsorbent), 항콜린약물(anticholinergic)과 아편제제(opiates)와 같은 장운동억제제(antimotility drug), 프로바이오틱스(probiotics) 또는 균교대약물(bacterial replacement drug)이라고도 하는 장내세균조절제(intestinal flora modifier) 등으로 나눈다. 자세한 내용은 표 29.1에 정리하였다.

작용기전 및 약물효과

Mechanism of Action and Drug Effects

지사제는 작용기전이 다양하다. 흡착제는 위장관 벽을 코팅

표 29.1 지사제: 분류와 해당 약물

분류	지사제
흡착제(adsorbents)	Activated charcoal, aluminum hydroxide, bismuth subsalicylate, cholestyramine, polycarbophil
항콜린약물(anticholinergics)	Atropine, hyoscyamine
아편제제(opiates)	Opium tincture, paregoric, codeine, diphenoxylate, loperamide
프로바이오틱스와 장내세균조절제 (Probiotics and intestinal flora modifiers)	*Lactobacillus acidophilus, Lactobacillus GG, Saccharomyces boulardii*

함으로써 작용을 나타내는데, 원인이 되는 박테리아나 독소(toxin)가 흡착제의 표면에 흡착되어 대변으로 배설된다. 흡착(adsorption)은 흡수(absorption)와 비슷하지만, 흡착제의 표면에 물질(예: 이온, 박테리아독소)이 화학적으로 결합한다는 점에서 차이가 있다. 흡착제인 bismuth subsalicylate는 aspirin (acetylsalicylic acid)의 형태이므로 aspirin과 유사한 약물효과를 가진다. 활성탄(activated charcoal)은 위장관 벽을 코팅하여 박테리아를 흡착할 뿐만 아니라 약물과 결합하는 성질 때문에 약물 과량투여(overdose) 시 치료에도 유용하다. 항고지질혈증약물(antilipemic drugs)인 colestipol과 cholestyramine(17장 참조)은 양이온교환수지(cationic exchange resins)로서 흡착제로 작용하므로 지사제로 사용한다. 이들 약물은 설사를 일으키는 독소와 결합할 뿐만 아니라 담즙산과 결합하여 담즙산의 재흡수를 방해한다. 그리하여 간에서 콜레스테롤로부터 새로운 담즙산생성을 증가시킴으로써 혈중콜레스테롤 수치를 감소시킨다.

항콜린약물은 위장관의 율동적인 수축과 평활근의 긴장상태를 감소시키고 연동운동을 감소시킨다. 이 계통의 약물은 흡착제 및 아편제제와 함께 사용된다.

장내세균조절제(intestinal flora modifier)는 정상균무리(normal bacterial flora)의 대부분인 *Lactobacillus* 배양균으로부터 얻는다. 이들 세균은 일반적으로 항생제에 의해 잘 파괴된다. 장내세균조절제는 정상균무리의 균형을 회복시키고 설사를 일으키는 박테리아의 성장을 억제한다.

설사에 대한 아편제제의 주요 작용은 장운동 감소이다. 또한 직장경련(rectal spasms)을 줄임으로써 설사와 관련된 고통을 감소시킨다. 이들 약물은 위장관을 통한 음식물의 이동시간을 증가시켜 장의 흡수표면과 장 내용물의 접촉시간을 증가시키므로 장으로부터 물, 전해질, 기타 영양소의 흡수를 증가시키고 배변의 빈도와 전체 양을 감소시킨다.

적응증 Indications

지사제는 다양한 형태의 설사치료에 사용된다. 흡착제는 경도의 설사에 사용되며, 항콜린약물과 아편제제는 심한 경우에 사용된다. 장내세균조절제는 항생제로 유발된 설사에 도움이 된다.

금기증 Contraindications

지사제 사용에 따른 금기증에는 약물알레르기와 장폐쇄(intestinal obstruction) 또는 대장염(colitis)과 같은 급성 위장관장애가 포함된다.

유해효과 Adverse Effects

지사제의 유해효과는 각 약물군에 따라 다르며 생명을 위협하는 작용은 없다. 각 약물군의 주요 유해효과는 표 29.2에 제시되어 있다. 장내세균조절제는 유해효과가 없다.

상호작용 Interactions

대부분의 약물은 장에서 혈류로 흡수되어 작용부위로 전달되지만 일부 지사제는 다른 약물의 흡수를 증가시키거나 감소시킨다. 흡착제는 특정 약물의 흡수를 감소시킴으로써 약물의 효과를 감소시킬 수 있다. 효과를 감소시킬 수 있는데 digoxin, quinidine, 혈당강하제가 여기에 해당된다.

표 29.2 지사제의 유해효과

약물	유해효과
bismuth subsalicylate	출혈시간 증가, 변비, 검은 변, 혼동, 이명, 금속성 맛, 청색 잇몸
atropine, hyoscyamine	요정체와 배뇨지연, 발기부전, 두통, 어지럼, 불안, 졸음, 서맥, 저혈압, 피부건조, 홍조, 흐린시력
codeine, diphenoxylate	졸음, 어지럼, 기면, 오심, 구토, 변비, 저혈압, 요정체, 홍조, 호흡억제

경구용 항응고제인 warfarin은 흡착제와 함께 투여될 때 출혈시간(bleeding time)이 증가하거나 멍(bruising)이 생길 수 있다. 이것은 흡착제가 혈액응고인자를 만드는 데 필요한 비타민 K 흡수를 억제하기 때문에 발생한다. 비타민 K는 장내에서 정상균무리에 의해 합성된다. Methotrexate의 독작용은 흡착제와 함께 복용할 때 더 잘 유발된다.

항콜린성 지사제의 치료효과는 제산제(antacids)와 함께 복용하면 감소된다. 항콜린약물과 amantadine, tricyclic antidepressants, monoamine oxidase inhibitors, 아편제제, antihistamine 등을 함께 사용하면 항콜린약물의 효과가 증가된다. 아편제제 지사제는 중추신경계억제제, 알코올, 마약(narcotic), 진정수면제(sedative-hypnotic), 항정신병약물(antipsychotic), 골격근이완제(skeletal muscle relaxant) 등과 함께 사용하면 부가적으로 중추신경계 억제효과가 나타난다.

Bismuth subsalicylate를 aspirin과 같은 비스테로이드항염증약물(nonsteroidal antiinflammatory drug)이나 warfarin과 함께 병용하면 출혈시간의 증가와 멍이 유발될 수 있다. 또한 노인 환자에게 혼동을 일으킬 수 있다. Cholestyramine은 2시간 이내에 함께 복용한 약물의 흡수를 감소시키므로 cholestyramine 투여 2시간 전후로 어떤 약물도 투여하지 않는 것이 중요하다.

용량 Dosages

지사제의 상용량은 용량표를 참조한다.

환자중심간호: 소아 환자에 대한 고려

지사제

- 만약 설사가 열, 권태감(malaise) 또는 복통을 동반하면 과도한 수분과 전해질이 손실될 가능성이 있기 때문에 즉시 의사에게 연락한다. 소아 환자는 탈수와 전해질 손실이 매우 빠르게 나타날 수 있는데, 이는 대변을 통한 체액량과 전해질 손실의 민감도 때문이므로 환아의 체구와 연관된다.
- 만약 6세 이하이거나 지사제의 용량에 대한 의문이 있다면, 적정 용량에 대해 의사와 약사에게 문의한다. 소아 환자에게 권장된 약물에 관해서 걱정이나 질문이 있다면 의사와 연락하는 것을 절대로 주저하지 말아야 한다.
- Bismuth subsalicylate는 화학적 구조상 subsalicylate이다. 그러므로 Reye's syndrome의 위험성 때문에 수두나 인플루엔자로부터 회복 중인 어린이와 청소년에게서는 주의해서 사용해야 한다.
- 약물복용 24~48시간 후 복부팽만(abdominal distention), 단단한 복부(firm abdomen), 복통, 설사가 좋아지지 않거나 악화되면 의사에게 즉시 알려야 한다. 사용한 기저귀 갯수에 의한 설사량의 측정 또는 하루 배변의 횟수는 중요한 정보가 된다.
- 지사제는 소아 환자에게 항상 주의하여 투여하여야 한다. 만약 증상이 지속되거나 탈수가 발생하면(예: 어린이에게 소변이 감소하고 눈물이 안 나옴) 의사에게 연락한다.
- 만약 환자가 둔해지거나 무기력하거나 혼동, 설사에 혈액이 섞이면, 즉시 의사에게 연락하거나 가까운 응급실을 방문한다.
- 청소년을 포함한 소아 환자는 완하제 사용 및 오용과 관련한 거식증, 폭식증과 같은 섭식장애가 있는지 항상 사정해야 한다.

용량표

지사제

약물명(임신범주)	약리학적 분류/적응증	성인 상용량	작용발현시간
belladonna alkaloids/phenobarbital combinations (Donnatal Elixir, Donnatal capsules and tablets, (C to X)	항콜린복합체/설사	PO: Donnatal Elixir, 1일 3~4회 5~10mL Donnatal 캡슐과 정제, 1~2정(캡슐)을 1일 3~4회	1~2시간
bismuth subsalicylate (Pepto-Bismol) (D)	항균제, 지사제/설사	PO: 30mL 또는 2정(캡슐) 30~60분마다 반복투여, 최대 1일 8회	0.5~2시간
diphenoxylate with atropine (Lomotil) (C)	아편유사제-항콜린복합제/설사	처음에는 하루에 5mg(2 tabs)을 3~4회 투여, 그 후 2.5mg(1 tab)으로 감량하여 3~4회 투여(하루 최대 용량 8 tabs)	40~60분
Lactobacillus acidophilus (Bacid, Lactinex) (A)	프로바이오틱/보조식품, 설사, 미생물대체요법이 필요한 경우	PO (Bacid): 1일 2~4회 2캡슐 PO (Lactinex): 1일 3~4회 물이나 음식과 함께 1팩; 1일 3~4회 물이나 음식과 함께 4정	모름
loperamide (Imodium A-D) (B)	아편계 지사제/설사	PO: 설사 시 4mg 투여하고 2mg 추가 (1일 16mg을 초과하지 말아야 함)	1~3시간

완하제

LAXATIVES

완하제는 변비(constipation)치료에 사용되는 약물이다. 변비는 하부위장관을 통한 배변의 횟수가 비정상적이고 어려운 상태이다. 변비는 질병이 아니라 증상으로, 질병과 약물의 다양한 원인으로 야기될 수 있는 결장(colon) 또는 직장(rectum)을 통한 장 내용물의 이동 장애이다. 변비의 유발 원인들은 표 29.3을 참고한다.

위장관계에서는 (1) 음식물 섭취, (2) 기본 영양소로 음식물 소화, (3) 기본 영양소 흡수, (4) 배변을 통한 배설물의 저장과 배설 등에 관한 소화과정이 이루어지며, 이것을 요약하면 섭취(ingestion) → 소화(digestion) → 흡수(absorption) → 저장과 배설(storage and removal)의 순서이다(그림 29.1).

섭취에서 배설까지 대략 걸리는 시간은 24~36시간이다. 위장관의 마지막 부분인 대장(결장)은 (1) 배설물로부터 과도한 물을 제거함으로써 변을 형성, (2) 배설될 때까지 변을 일시적으로 저장, (3) 장의 박테리아로부터 필수적인 비타민 생성(특히 비타민 K) 등을 책임진다. 결장의 길이는 120~150cm이며 회결장판(ileocecal valve)에 의해 소장과 분리되어 있고 직장으로 계속 이어지며 항문에서 끝난다. 직장은 흡수되지 않고 소화되지 않은 물질로 구성된 변의 일시적인 저장소이다. 직장 내용물의 배출은 장의 운동에 의해 이루어진다.

표 29.3 변비의 원인

원인	예
유해약물효과	진통제, 항콜린약물, iron supplement, aluminum 제산제, calcium 제산제, 아편제제, calcium 통로차단제
생활방식	장운동 저하와 관련된 습관: 자발적 배변을 억제하면 변비가 됨 식이: 빈약한 분비액 섭취 또는 찌꺼기가 적은 식품 혹은 유제품의 과도한 소비 육체적 활동: 적절한 운동 부족 심리적 요인: 불안, 스트레스, 건강 염려증
대사 및 내분비장애	당뇨병, 갑상샘기능저하, 임신, 고칼슘혈증, 저칼륨혈증
신경성 질환	자율신경장애, 장 유사폐색, 다발경화증, 척추 손상, 파킨슨병, 뇌졸중

장의 운동(배설)은 평활근과 골격근의 반사작용이다. 배설물이 직장으로 들어가면 연동운동이 시작되어 장관이 움직인다. 그러나 배설의 자발적인 시작과 멈춤은 골격근에 의한다.

변비의 치료는 환자의 연령과 변비의 기간과 정도, 잠재적인 요소들을 고려하여 개별적으로 이루어진다. 치료는 외과적(심한 경우)·비외과적 치료가 있으며 비외과적 치료는 식

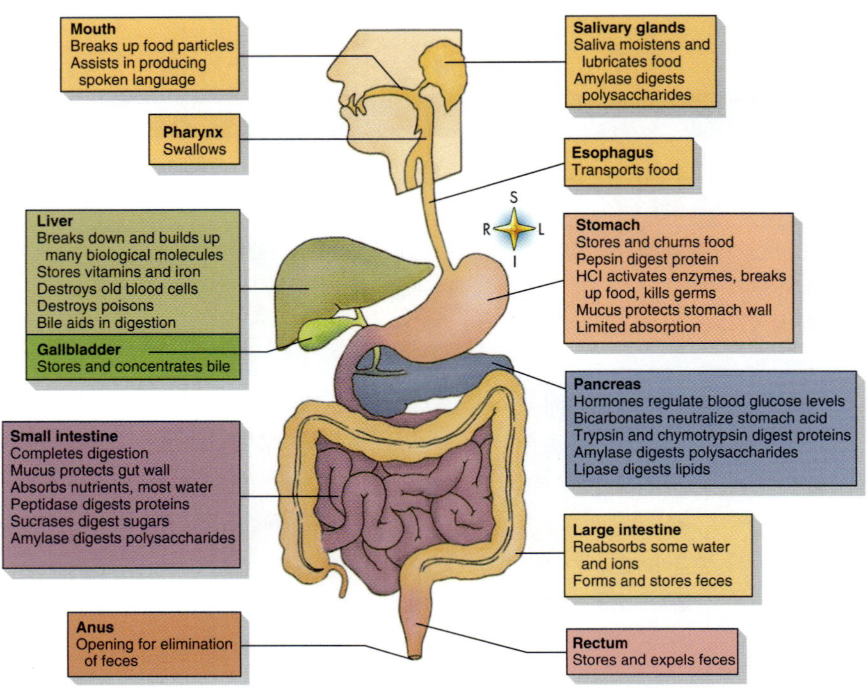

그림 29.1 소화기계

From patton K.T., Thibodeau G.A.[2013]. Mosby's handbook of anatomy and physiology, St Louis: Mosby.

이(예: 섬유질 공급), 행동(예: 신체적 활동 증가), 약물치료로 나누어 볼 수 있다. 이 장에서의 중점은 약물치료이다.

완하제는 가장 많이 사용되는 OTC약물 중 하나이다. 완하제의 장기간 사용과 부적절한 사용은 완하제 의존성, 장손상, 또 다른 장의 문제를 야기할 수 있다. 팽창성(bulk forming) 형태를 제외하고 완하제는 오랫동안 사용해서는 안 된다. 완하제는 작용기전에 근거하여 팽창성 완하제, 완하제(emollient), 고삼투성(hyperosmotic), 염류(saline), 자극성(stimulant) 완하제의 5개 주요 그룹으로 나뉜다(표 29.4). 완하제의 작용 시점은 이 약물군별로 가장 중요한 약동학적 특성이며 용량표에 기술되어 있다.

작용기전 및 약물효과
Mechanism of Action and Drug Effects

모든 완하제는 장의 운동을 증진시키지만, 각 완하제의 군마다 작용기전은 다르다. 완하제는 (1) 변의 농도에 영향을 주며, (2) 결장에서 변의 이동을 증가시키고, (3) 직장을 통한 배설을 촉진시킨다.

팽창성 완하제(bulk forming laxative)는 음식물에 자연적으로 함유된 섬유질과 비슷한 방식으로 작용한다. 이들은 장으로부터 물을 흡수하고 장운동을 촉진시키기 위해 장을 팽창시킨다.

대변완하제(emollient laxatives)는 대변연하제(fecal softeners) 또는 윤활제 완하제(mineral oil)라고도 하며 위장관액의 표면장력을 낮추어 더 많은 수분과 지방이 대변과 장에 머물도록 한다. 윤활제는 배설물과 장의 벽을 부드럽게 하고 장의 수분흡수를 방해한다. 장에서 수분은 변을 부드럽게 하고 변의 양을 늘린다. 이것이 장을 팽창시키고 연동운동을 자극하여 배설되게 한다.

고삼투성 완하제(hyperosmotic laxative)는 배설물의 수분 함유를 증가시켜 팽창시키고 연동을 증가시켜 배설을 촉진한다. 이 약물이 작용하는 곳은 대장(large intestine)이다. 염류 완하제(saline laxative)는 장 벽에서 장 내부(lumen)로 수분흡수를 억제시키고, 수분과 전해질(소금) 분비를 증가시켜 소장에서의 삼투압을 높인다. 이로 인해 변이 묽어지고 장 내용물이 팽창해 연동운동이 증가하여 배설이 촉진된다. 직장 관장제인 sodium phosphate는 투여 2~5분 후에 배변을 유발시킨다.

이름에서 알 수 있듯이 자극성 완하제(stimulant laxative)는 장을 자극하는 신경에 영향을 주어 결과적으로 연동운동을 증가시킨다. 이 약물은 결장에서 수분을 증가시켜 변을 팽창시키고 부드럽게 만든다. 표 29.5는 완하제의 분류에 따른 약물효과를 정리한 것이다.

2008년 아편유사제의 사용으로 인한 변비와 장절제에 의한 변비치료를 위해서 새로운 분류의 완하제가 승인되었다. 말초적으로 작용하는 아편길항제는 methylnaltrexone (Relistor)과 alvimopan (Entereg)이다. 이 약물은 아편유사제가 장세포로 진입하는 것을 차단하여 장기능을 정상화시킨다. Methylnaltrexone은 아편유사제로 인한 변비가 있는 말

표 29.4 완하제: 분류와 해당 약물

분류	약물명
팽창성 완하제	psyllium, methylcellulose
대변완하제	docusate salts, mineral oil
고삼투성 완하제	polyethylene glycol, lactulose, sorbitol, glycerin
염류 완하제	magnesium hydroxide, magnesium sulfate, magnesium citrate
자극성 완하제	senna, bisacodyl

표 29.5 완하제: 약물효과

약물효과	팽창성 완하제	대변완하제	고삼투성 완하제	염류 완하제	자극성 완하제
연동운동 증가	Yes	Yes	Yes	Yes	Yes
소장 내 수분과 전해질 분비 증가	Yes	Yes	No	Yes	Yes
소장 내 수분흡수 억제	Yes	Yes	No	Yes	Yes
소장 내 수분의 투과성 증가	No	Yes	No	No	Yes
대장 내에만 작용	No	No	Yes	No	No
대변의 수분 증가	Yes	Yes	Yes	Yes	Yes
대변 연화	Yes	Yes	Yes	Yes	Yes

기 암 환자에게만 승인되었다. 오직 주사제로만 투여하며 하루에 1회만 투여한다. Alvimopan은 부분적으로 소장·대장 절제술 후에 위장관 회복시간을 촉진하는 데 사용된다. 입원 환자들에게만 alvimopan을 투여한다. Naloxegol은 경구로 이용이 가능하며, 아편유사제로 인한 변비에 대해 처방된다. Naldemedine (Symproic)은 가장 최근에 승인된 말초 작용 아편길항제이다.

적응증 Indications

완하제의 일반적인 응용은 다음과 같다.

- 비활동성 결장 또는 항문·직장의 질병을 가진 환자의 장운동 촉진
- 간성뇌병증(hepatic encephalopathy)에서 암모니아 흡수의 감소를 위해(lactulose의 경우에만)
- 약물로 발생한 변비에 대한 치료
- 임신으로 발생한 변비에 대한 치료
- 신체적 활동 감소 또는 식이습관으로 발생한 변비에 대한 치료
- 체내에서 독소물질의 제거
- 거대결장(megacolon)의 배설 촉진
- 결장의 진단적 검사 또는 수술 준비

표 29.6은 각 완하제의 치료적 적응증이다.

표 29.6 완하제: 적응증

분류	적응증
팽창성 완하제	급성/만성 변비, IBS, 게실증
대변연화제	급성/만성 변비, 배변장애
고삼투성 완하제	만성 변비, 진단적·외과적 절차를 위한 장 준비
염류 완하제	변비, 진단적·외과적 절차를 위한 장 준비
자극성 완하제	급성 변비, 진단적·외과적 절차를 위한 장 준비

금기증 Contraindications

모든 완하제의 일반적인 금기증과 주의점은 동일하다. 즉 약물에 대한 알레르기가 있는 경우에는 피해야 하며, 급성 외과적 상황의 복통(오심, 구토, 복부통증과 같은 충수염 증상), 대변막힘(fecal impaction, mineral oil 관장은 제외), 장폐쇄(intestinal obstruction), 진단되지 않은 복통 등이 있을 때에는 신중한 사용이 필요하다.

유해효과 Adverse Effects

완하제의 종류에 따라 약물의 유해효과가 다르고, 대부분 완하제의 유해효과는 장관에 국한되어 나타나지만 완하제의 과용과 오용은 정상적인 사용에서 예상하지 못한 효과를 야기한다. 완하제 약물의 주요한 유해효과는 표 29.7에 기술되어 있다.

상호작용 Interactions

완하제는 장의 기능을 변화시키므로 다른 약물과 상호작용할 수 있다. 왜냐하면 많은 약물이 장관 내에서 흡수되기 때문이다. 팽창성 완하제는 antibiotic, digoxin, nitrofurantoin, salicylate, tetracycline, warfarin의 흡수를 감소시킬 수 있다. Mineral oil은 지용성 비타민(A, D, E 및 K)의 흡수를 감소시킬 수 있다. 고삼투압성 완하제는 barbiturate, 전신마취제, 아편유사제, 항정신병약물 등과 함께 투여되면 중추신경계의 억제를 증가시킬 수 있다. 경구용 항생제는 lactulose의 효과를 감소시킬 수 있으며 자극성 완하제는 항생제, digoxin, nitrofurantoin, salicylate, tetracycline, 경구용 항응고제의 흡수를 감소시킨다.

용량 Dosages

완하제의 권장량은 용량표를 참조한다.

표 29.7 완하제: 유해효과

분류	적응증
팽창성 완하제	협착 이상의 매복(impaction above strictures), 수분 장애(fluid disturbances), 전해질불균형, 가스 형성, 식도 막힘, 알레르기반응
대변연화제	피부발진, 비타민 흡수의 감소, 지질폐렴(lipid pneumonia), 전해질불균형
고삼투압 완하제	복부팽만(abdominal bloating), 직장 자극(rectal irritation), 전해질불균형
염류 완하제	마그네슘 독성(신부전 시), 전해질불균형, 경련, 설사, 갈증 증가
자극성 완하제	영양분 흡수부전, 피부발진, 위 자극(gastric irritation), 전해질불균형, 소변 변색, 직장 자극

용량표

완하제

약물명(임신범주)	약리학적 분류	성인 상용량	작용발현시간
bisacodyl (Dulcolax) (C)	자극성 완하제	5~15mg 경구 또는 10mg 좌약	경구: 6~12시간 직장: 15~60분
docusate sodium[a] (Colace, others) (C)	대변연하제, 대변완하제	PO: 1일 4회 나누어서 50~300mg	1~3일
gycerin (Sani-Supp, Colace, Fleet Babylax) (C)	고삼투성 완하제	직장: 좌약 1개, 1일 2회, 필요하다면 15~30분 머물도록 한다. 좌약을 장내에 넣으려고 녹이지 않아야 한다.	16~36분
lactulose[b] (Enulose, others) (B)	이당류(disaccharide), 고삼투성 완하제	PO: 15~30mL을 1일 1~2회	24시간
magnesium citrate (generic only), magnesium sulfate (Epsom salts by various manufacturers) (B)	염류 완하제	PO: Citrate, 120~300mL 1회	0.5~3시간
methylcellulose (Citrucel, others) (B)	팽창성 완하제	PO: 하루에 3번 240mL 차가운 물에 한 스푼 가득	12~24시간
mineral oil (Plain, Fleet Mineral Oil Enema) (B)	대변완하제	PO: 잠잘 때 15~45mL oil PR: Rectal enema, 118mL 1회	6~8시간
polyethylene glycol (Colyte, GoLYTELY, Half-Lytely, MiraLAX) (C)	고삼투성 완하제	PO: 4L 용액, 이 용액을 마시기 전에 적어도 4시간 금식해야 한다. MiraLax: 17g 하루 한 번	1시간
psyllium (Metamucil, Fiberall, others) (B)	팽창성 완하제	240mL의 물이나 주스에 1둥근숟가락만큼 타서 하루 3번	12~24시간
senna[c] (Senokot, others) (C)	자극성 완하제	PO(정제): 1일 2정으로 시작(최대: 1일 2회 4정) PO(liquid): 1일 15mL(최대: 1일 2회 30mL)	6~24시간

[a] Docusate sodium is available in both capsule and liquid forms. Docusate calcium is available in capsule form only.
[b] Rectal route is sometimes used to reverse certain types of coma.
[c] Many dosage forms; consult product labeling if in doubt. Most common dosage forms are 8.6-mg sennosides in tablet form and 8.8 mg/5 mL of sennosides in liquid form.
BM, Bowel movement; PR, per rectum.

BOX 29.1 염류 완하제

Magnesium laxatives
- Sulfate (epsom salts)
- Hydroxide (milk of magnesia)
- Citrate (citrate of magnesia)

Sodium laxatives
- Fleet Enema

과민대장증후군(IBS)에 사용하는 약물

DRUGS FOR IRRITABLE BOWEL SYNDROME

과민대장증후군(irritable bowel syndrome, IBS)은 경련(cramps), 설사 또는 변비가 특징인 만성적 대장 불편감이 나타난 상태이다. 남성보다 여성에게서 더 많이 나타나는 이 증상을 견디기 위한 방법은 자극적인 음식을 피하거나 OTC 약물 완하제나 지사제를 복용하는 것이다. IBS 치료에 사용되는 약물은 변비를 동반한 IBS (IBS with constipation, IBS-C)에 사용되는 약물과 설사를 동반한 IBS (IBS with diarrhea, IBS-D)에 사용되는 약물로 구분된다. IBS-D 치료에 사용되는 약물은 크게 3가지로 alosetron (Lotronex), rifaximin (Xifaxan), eluxadoline (Viberzi)이 있다. 그리고 IBS-C 치료에 사용되는 약물은 크게 2가지로 lubiprostone(Amitiza) 및 linaclotide (Linzess)가 있다.

Alosetron (Lotronex)은 기존의 전통적인 치료방식에 실패한 여성에서 중증의 만성적인 설사가 주된 증상인 IBS의 치료에 적응증이 되는 선택적 세로토닌 5-HT_3 수용체 길항제(selective serotonin 5-HT_3 receptor antagonist)이다. 4주 후 반응이 충분하지 않다면 약물은 중단되어야 한다. Alosetron은 변비나 허혈성 대장염의 징후가 발생한다면 반드시 즉시 중단되어야 한다. FDA는 허혈성 대장염을 포함하여 드물지만 심각한 GI 부작용에 대해 경고하고 있다. Rifaximin은 장내 세균을 감소시키거나 변형시킴으로서 작용하는 항생제이다. Eluxadoline은 IBS-D의 최신약물로서 복통과 설사를 줄이기 위해 신경계의 수용체를 활성화시키는 혼합 아편유사제수용체 작용제이다. Lubiprostone (Amitiza)은 여성의 만성 특발성 변비와 18세 이상의 IBS-C 환자 치료에 사용하는 chloride 통로 활성제이다. 가장 일반적인 유해효과로는 오심, 설사, 복통이 있다. 이것은 임신범주 C이며, 장폐쇄(bowel obstruction)이거나 장폐쇄가 의심되는 환자는 금기한다. Linaclotide (Linzess)는 최소로 흡수되는 peptide guanylate cyclase-C 작용제로서 IBS-C 및 만성 특발성 변비의 치료에 사용된다. 위장관폐쇄 환자와 17세 미만의 어린이에게는 금기이다. 가장 흔한 유해반응으로는 설사가 있는데 이것은 심각한 복통 및 고창일 수 있다. 공복에 복용해야 하는 경우 경구 캡슐의 형태로 제공된다.

❖ 간호과정 NURSING PROCESS

◆ 사정 Assessment

지사제 투여 전에 간호사는 장의 운동양상, 일반적인 건강상태, 최근 병력, 식이 변화를 사정해야 한다. 타진과 촉진 전에 복부 전체를 검사하고, 복부 전체에서 장음(bowel sound)을 청진해야 한다. 타진 전에 청진과 검사를 함으로써 연동운동을 일으킬 수 있는 자극 또는 장음의 생성을 방지한다. 일반적으로 장음은 분당 6~32회 사이이며, 복부의 4부분에서 소리와 움직임을 정확하게 기술하는 것이 중요하다. 고음조(high-pitched), 저음조(low-pitched), 꽐꽐 소리(gurgling), 딸랑딸랑 소리(tinkling) 등의 표현으로 소리의 특성을 기술한다, 반면에 움직임은 활동 저하(분당 6 이하), 정상 활동(분당 6~32), 활동 증가(정상범위 이상)로 기술한다. 복부 전체에 대한 압통(tenderness), 경직(rigidity), 외형의 변화, 팽창(bulges), 연동운동을 기록한다. 빈도, 굳기, 양, 색깔, 변의 냄새(있는 경우)도 사정하여 기록한다. *Clostridium difficile* 감염 또는 다른 감염성 설사의 가능성을 확실히 배제하는 것이 환자 안정성에 중요하다. 또한 금기증, 주의사항, 약물상호작용을 사정하고 기록한다. 복통, 혈변, 장음이 없는 저활동성, 열이 있으면 바로 의사에게 보고해야 한다. Diphenoxylate를 atropine과 함께 투여할 때는 구강건조, 복통, 빈맥 및 흐린시력이 발생할 수 있으므로 주의해야 한다. 노인 환자들은 수분과 전해질의 결핍에 더 민감하기 때문에 수분상태(hydration)에 대한 세심한 사정이 필요하다.

완하제 사용은 복부 사정과 과거의 대장상태에 대한 상세한 사정을 요구한다. 예를 들어 배변양상의 변화, 완하제의 사용기간(환자들은 완하제 의존성이 있기 때문), 설사, 음식물과 수분섭취 등에 관해 질문한다. 특히 혈압 같은 활력징후, 체중, 섭취와 배설, 수분과 전해질수준 등을 사정하고 저혈압과 체액 및 전해질의 결핍 가능성을(장시간 완하제 사용 시) 기록한다. 직장출혈, 오심, 구토가 있는지도 평가하고 기록한다. 또한 노인 및 청소년 환자에서의 완하제 남용을 주의 깊게 평가해야 한다. 청소년기의 특정 환자는 완하제 사용을 평가함과 동시에 섭식장애에 대해서 평가해야 한다.

완하제 종류에 따라 완하제에 대한 환자의 반응이 다르기 때문에 특별한 사정이 필요하다. 팽창성 완하제는 만성 변비를 치료하는 데 종종 사용되며 유해효과가 적다. 그러나 기본적인 복부와 대장상태검사와 이와 관련된 과거력 조사가 필요하다. 금기증, 주의사항, 약물상호작용들을 사정하고 기록한다. Docusate는 노령자에게 주의하여 사용하며 앞에서 언급한 사정을 해야 한다.

고삼투성 완하제(예: polyethylene glycol, lactulose, sorbitol, glycerin)로인한 전해질 결손을 식별하기 위해 이들 약물을 사용하기 전 체액과 전해질 수치를 사정해야 한다. 이 약물은 현재 복부검진과 대장상태에 관한 사정도 필요하지만, 복통, 연동운동의 정도, 오심, 구토, 체중 감소 등의 최근 병력도 사정해야 한다. 노령자에게는 이 군의 완하제 유해효과가 더 많이 나타나므로, 이 약물을 사용하지 않는다.

염류 완하제(예: magnesium hydroxide, magnesium sulfate, magnesium citrate)는 탈수와 전해질결핍 때문에 노인들에서 주의하여 사용해야 한다. 또한 신장이 손상된 환자에게 마그네슘 독성을 유발할 수 있다. 따라서 위험군의 기준 신장기능을 평가하는 것이 중요하다.

자극성 완하제(예: senna, bisacodyl) 또한 전해질불균형을 유발할 수 있으므로 기준 전해질 수치를 평가하고 모니터링 하는 것이 중요하다.

IBS 약물을 복용하는 환자에게 크론병, 간질환, 장유착/협착/폐쇄/천공 및 궤양성 장염의 병력을 평가해야 한다. 복부사정 시 촉진 및 장음을 주의해서 사정한다. 장음에 자극을 주는 것을 피하기 위해 타진과 촉진 전에 복부 전체를 검사하고 복부 전체에서 장음을 청진해야 한다.

Methylnatrexone (Relistor), alvimopan (Entereg), naloxegol (Movantik)은 마약류를 지속적으로 사용해도 장이 정상적으로 기능하도록 하는 새로운 그룹의 약물이다. 환

자가 적절한 약물을 섭취하는지 확인하려면 각 약물과 관련된 적응증을 알고있는 것이 중요하다. 만성적인 마약류섭취는 마약류로 인한 변비를 유발하며 이때 naloxegol 구강섭취가 도움이 될 수 있다.

◆ 환자상태 Human Need Statements

1. 적절하지 못한 식이 및 수분섭취와 관련된 변비
2. 음식, 박테리아, 바이러스, 병인으로 인한 위장관자극과 관련된 설사
3. 잦은 묽은 변으로 인한 수분 및 전해질 손실과 관련된 체액량 부족

◆ 계획: 결과판정 Planning: Outcome Identification

1. 환자는 수분섭취 강요, 부피가 큰 음식과 식이섬유섭취 증가, 신체활동 증가와 같은 변비를 예방하기 위한 조치를 함으로써 변비가 거의 없다.
2. 환자는 부피가 큰 음식섭취 증가, 커피와 자극적인 음식과 음료 피하기, 처방된 지사제 복용과 같이 설사를 예방하기 위한 조치를 함으로써 설사가 거의 없다.
3. 환자는 비약물적과 약물적인 치료로 체액과 전해질균형을 유지/회복하고, 쇠약감, 기면, 감소된 소변량, 현기증과 같이 체액과 전해질 소실 시 나타나는 징후와 증상을 의사에게 보고한다.

◆ 수행 Implementation

지사제는 용량, 회수, 간격 등 처방된 대로 정확하게 복용해야 한다. 간호사는 건강상태를 해칠 수 있거나 이미 나타난 증상을 악화시킬 수 있는 수분섭취와 음식에 대하여 환자에게 교육한다. 환자는 설사를 완화시키는 방법에 대해 알아야 하고 증상이 지속된다면 의사에게 즉시 연락해야 한다. 변비 또는 설사 시 배변양상의 변화, 체중, 체액량, 섭취와 배설, 치료의 시작 전 · 중 · 후의 점막상태를 기록해야 한다. 환자는 bismuth subsalicylate가 변을 검게 또는 회색으로 변하게 한다는 것을 알고 있어야 한다. 약물복용 시 적어도 1컵의 물과 함께 삼키기 전에 완전히 씹어야 한다. 이 약물은 salicylate를 함유하므로 다른 salicylate와 함께 복용하면 독성의 위험성이 있으므로 금한다. Reye 증후군의 위험성 때문에 수두나 인플루엔자와 같은 바이러스 감염이 있는 소아, 청소년에게 bismuth subsalicylate를 줄 때 주의하도록 보호자에게 교육한다.

Diphenoxylate hydrochloride와 loperamide는 음식섭취와 무관하게 투여하지만 적절한 수분섭취가 필요하다. 또한, 처방대로 투여해야 하고 특별한 용량지침을 따라야 하는데, 최대량을 초과해서는 안 된다. 만약 설사가 계속되거나 다른 증상(예: 열, 복통, 혈변)이 나타나면 즉시 의사에게 즉시 연락해야 한다. 더 많은 정보는 환자중심간호: 환자교육을 참조한다.

프로바이오틱스는 설사든 변비든 다양한 배변양상의 변화가 있을 때 사용을 권장한다. 프로바이오틱스는 유산균(lacto-bacillus) 또는 쌍기간균(bifidobacterium)에서 얻을 수 있고, 음식, 식이 보충제, 캡슐, 알약, 가루약 형태로 이용 가능하다. 환자에게는 프로바이오틱스에 대해 교육해 주고, 적절한 양을 복용 시에 건강상 얻을 수 있는 이점에 대해 설명해 주는 것이 중요하며, 프로바이오틱스 복용법에 대해 정확하게 알려주어야 한다. 프로바이오틱스가 포함된 음식은 요거트, 발효 유제품, 주스, 콩음료이다.

Methylcellulose 같은 팽창성 완하제는 반드시 동봉된 설명서 또는 처방받은 대로 복용해야 한다. 분말형 methylcellulose를 완전히 물에 섞은 후에 1컵의 물과 함께 복용해야 하는데, 시간이 지날수록 응결이 되기 때문에 인후나 식도에 약물이 걸리는 것을 피하기 위해 물을 즉시 마셔야 한다. 건조 형태의 약물로 복용해서는 안 된다.

Docusate는 다양한 경구제제가 있으며(예: 캡슐, 알약, 시럽, elixir) 모든 것은 적어도 1컵의 물 또는 다른 액체와 함께 복용한다. 부드러운 변이 되도록 추가적으로 하루에 물 6~8잔을 마시는 것이 좋다. Bisacodyl은 공복에 복용하는 것이 가장 좋으며, 알약을 씹거나 부수면 안된다. 약물복용 1시간 내에 우유, 제산제, 주스를 먹어서는 안 된다. 직장좌약의 경우 너무 부드러운 경우 삽입 전에 단단하게 하기 위해 얼음이 담긴 컵 안에 넣어 둘 수 있다. 일단 덮개를 제거하여 수용성 윤활제를 바르고, 즉시 직장 안으로 좌약을 삽입한다. 이때 장갑이나 손보호 커버를 사용한다. 환자는 약물이 용해되도록 적어도 15~30분간 왼쪽으로 누운 자세를 유지해야 한다. Lactulose는 맛을 향상시키기 위해 주스, 우유, 물과 함께 복용할 수 있다. 용액의 정상적인 색깔은 옅은 노란색이다. 처방이 되면 희석된 약물로 정체관장(retention enema)을 하고, 환자에게 30~60분 동안 참으라고 교육한다. 정체관장 시 기구의 끝에 윤활제를 바르고 왼쪽으로 누워 있는 환자의 배꼽을 향해 노즐을 주의 깊게 삽입하며, 시행할 때 환자가 심한 복통을 호소한다면 즉시 중단한다. 만약 장시간 약

물처방을 하게 된다면 전해질균형을 반드시 관찰해야 한다.

Magnesium-based laxatives는 일반적으로 효과가 강력하기 때문에 오직 처방에 의해서 특정 상황에서만 사용된다. 반드시 수분을 섭취해야 하고 의사의 지시나 설명서의 지침을 따라야 한다. 약을 차갑게 하면 더 먹기가 좋으며 정확하게 처방된 형태의 약물을 복용하는 것이 중요하다. PEG-electrolyte 용액은 처방된 대로 마시기 전에 잘 흔들어 물이나 좋아하는 스포츠 음료와 함께 마실 수 있다. 차가운 용액이 더 복용하기 좋으며 빨리 마실 것을 권한다.

IBS 약물들은 처방된 대로 일반적으로 식전 공복에 투여되어야 한다. Alosetron (Lotronex)은 일반적으로 1일 2회 투여된다. 환자가 alosetron의 각 처방과 함께, FDA승인의 약품 가이드를 제공받았는지 확인해야 한다. 또한 처방자가 약물치료의 효과를 확인하는 것을 돕기 위해 일지를 매일 쓰도록 격려한다.

◆ 평가 Evaluation

약물의 치료적 반응은 위장관 관련 증상과 징후(예: 설사와 변비의 감소) 향상과 정상적인 장음을 가진 정상적인 배변양상과 복부상태로 되돌아가는 것이다. 유해효과에 대한 환자의 모니터는 약물에 따라 다양하다. 계획: 결과판정은 변비나 설사 또는 어떤 경우든 각 문제와 관련된 간호계획을 평가하기 위한 수단이 된다.

환자중심간호: 환자교육

- 처방된 대로 정확한 용량을 복용해야 한다.
- 지사제는 진정작용을 하는 유해효과 때문에 실제로 약물이 환자에게 미치는 영향이 명확하기 전까지 정신적 각성도, 운동능력을 요구하는 임무 수행을 사정하면서 주의해서 투여해야 한다.
- 약물로 인한 복부팽만 · 강직, 복통, 증상의 악화(혹은 좋아짐이 없음), 직장출혈, 회복되지 않는 변비나 설사, 열, 오심, 구토, 위장관계와 관련한 증상과 징후, 현기증, 근약화, 근경련 등은 의사에게 즉시 보고해야 한다.
- 구강건조와 같은 유해효과는 구강간호, 수분섭취 또는 무설탕 껌이나 사탕이 도움이 된다.
- 환자는 bismuth subsalicylate로 인하여 변이 검게 변할 수 있다는 것을 알고 있어야 하고 혈변이 나타나면 의사에게 보고해야 한다.
- Salicylate를 함유한 다른 약물의 복용은 피해야 한다. 특히 소아 환자를 위해서는 항상 약물의 주의사항과 금기증을 확인해야 한다.
- 운동, 수분섭취의 증가, 고섬유성 음식과 곡물, 녹색잎 채소, 과일이 변비 감소에 도움이 된다.
- 환자의 배변양상이 어떤 사람에게는 정상이지만 다른 사람에게는 정상적이지 않을 수 있다는 것을 교육한다.
- 모든 지사제와 완하제는 어린이의 손이 닿지 않는 곳에 두어야 한다.
- 분말 형태의 methylcellulose를 복용하는 환자는 분말을 적어도 물 1컵에 완전히 섞어야 하며, 식도 또는 인후의 장애를 피하기 위해 즉시 휘저어 마시도록 강조한다.
- 프로바이오틱스는 용량과 제품명이 다양하고, 처방전 없이도 살 수 있다. 환자에게 정확한 복용법을 교육하고, 걱정할 만한 부작용은 없음을 알려주어야 한다. 발효된 요구르트와 우유에 프로바이오틱스가 들어 있다.
- 환자에게 senna 복용 1시간 이내에 다른 약물을 복용해서는 안 된다는 것과 경구용 완하제의 효과가 나타나기 위해서는 6~12시간이 걸린다는 것을 알려주어야 한다.
- Alosetron을 복용하는 중에 심한 변비, 피냄새 나는 설사, 직장출혈 또는 복통의 악화가 발생하면 즉시 알리는 것이 중요하다고 교육한다. 증상의 개선에 최대 4주가 소요되며, 약물은 치료가 아니라 증상의 조절을 위한 것임을 알린다.
- 설사를 치료하는 데 사용되는 약물에는 흡착제, 항콜린제, 아편제제, 프로바이오틱스가 포함된다.
- 항콜린제는 부교감차단을 통해 장의 연동운동을 감소시킴으로서 효과가 나타난다. 유해작용으로는 요저류, 두통, 혼돈, 발진, 흐린시력 등이 포함된다.
- 흡착제는 장관의 벽을 덮고 장에 남아서 원인균 또는 독소를 흡수표면에 묶어 대변을 통해 몸밖으로 제거될 수 있도록 한다. 이 약물의 유해작용으로는 출혈, 변비, 검은 변, 검은 혀 등이 있다.
- 프로바이오틱스 또한 설사를 관리하기 위해 사용된다. 이것은 감염이나 항생제로 인해 파괴된 정상 장내균을 회복시키고 설사의 원인인 박테리아의 성장을 억제한다.
- 아편제제는 장의 연동운동을 감소시키고, 이를 통해 장 내용물이 더 오래 장의 흡수표면과 접촉하도록 한다. 또한 아편제제는 직장경련(rectal spasm)과 연관된 통증을 줄이는 데 도움이 된다.
- 삼투압성 완하제는 수분과 전해질 손실의 원인이 될 수 있다.
- 환자들은 완하제의 남용과 완하제 의존성 및 오용과 관련된 문제들을 알아야 한다.
- 대변연화제와 팽창성 약물은 수분과 전해질 손실에 대한 문제를 일으키지 않으므로 변비치료에서 다른 약물보다 선호된다.
- IBS 치료에 사용되는 약물은 유해작용 때문에 주의해서 사용하여야 한다.
- Methylnatrexone (Relistor), alvimopan (Entereg), naloxagol (Movantik)은 마약류를 지속적으로 사용해도 장이 정상적으로 기능하도록 하는 새로운 그룹의 약물이다. Naloxagol은 만성적인 마약류섭취로 인한 변비 관리에 도움이 된다.

REVIEW QUESTIONS

1. A patient is being prepared for a colonoscopy. The nurse expects which laxative to be used as preparation for this procedure?
   a. Methylcellulose
   b. Docusate sodium
   c. PEG-3350
   d. Glycerin

2. The nurse is administering oral methylcellulose (Citrucel), keeping in mind that a major potential concern with this drug is which of these?
   a. Dehydration
   b. Tarry stools
   c. Renal calculi
   d. Esophageal obstruction

3. A 45-year-old woman has been diagnosed with irritable bowel syndrome (IBS) and will be taking linaclotide (Linzess). Which of these conditions that may be a contraindication to this drug will the nurse look for during the assessment?
   a. Constipation
   b. Bowel obstruction
   c. Renal calculi
   d. Anemia

4. When the nurse teaches a patient about taking bisacodyl tablets, which instruction is correct?
   a. "Take this medication on an empty stomach."
   b. "Chew the tablet for quicker onset of action."
   c. "Take this medication with juice or milk."
   d. "If it upsets your stomach, take this medication with an antacid."

5. A patient has been receiving long-term antibiotic therapy as part of treatment for an infected leg wound. He tells the nurse that he has had "spells of diarrhea" for the last week. Which medication is most appropriate for him at this time?
   a. bismuth subsalicylate
   b. *L. acidophilus*
   c. diphenoxylate with atropine
   d. codeine

6. A parent calls to ask about giving a medication for diarrhea to his child, 15 years of age, who is recovering from the flu. The nurse expects the prescriber to recommend which medication?
   a. bismuth subsalicylate (Pepto-Bismol)
   b. *Lactobacillus GG* (Culturelle)
   c. belladonna alkaloid/phenobarbital combination (Donnatal Elixir)
   d. loperamide (Imodium A-D)

7. A patient has been instructed to use an over-the-counter (OTC) form of the bulk-forming laxative methylcellulose (Citrucel) to prevent constipation. The nurse will advise the patient of potential adverse effects, including which of these? (Select all that apply)
   a. Electrolyte imbalances
   b. Decreased absorption of vitamins
   c. Gas formation
   d. Darkened stools
   e. Discolored urine

8. A patient has been given a new prescription for alosetron (Lotronex), and the nurse is providing education about this medication. Which statement by the patient indicates a need for further education?
   a. "I will not take a double dose in the afternoon if I forget my morning dose."
   b. "I should be seeing improvement within a few days."
   c. "I will call my doctor if I experience severe constipation or bloody diarrhea."
   d. "This drug will improve symptoms but won't cure my IBS."

정답 **1. c** **2. d** **3. b** **4. a** **5. b** **6. d** **7. a ,c** **8. b**

참고문헌

REFERENCES

Ford, A. C., Moayyedi, P., Lacy, B. E., et al. (2014). American College of Gastroenterology monograph on the management of irritable bowel syndrome and chronic idiopathic constipation. *American Journal of Gastroenterology*, 109(Suppl. 1), S2.

Gordon, M., MacDonald, J. K., Parker, C. E., et al. (2016). Osmotic and stimulant laxatives for the management of childhood constipation. *Cochrane Database of Systematic Reviews*, 8, CD009118.

Lembo, A. J., Lacy, B. E., Zuckerman, M. J., et al. (2016). Eluxadoline for irritable bowel syndrome with diarrhea. *New England Journal of Medicine*, 374, 242.

Peery, A. F., Dellon, E. S., Lund, J., et al. (2012). Burden of gastrointestinal disease in the United States: 2012 update. *Gastroenterology*, 143, 1179.

US Food and Drug Administration. FDA approves Linzess to treat certain cases of irritable bowel syndrome and constipation. Available at www.fda.gov/NewsEvents/Newsroom/PressAnnouncements/ucm317505.htm. (Accessed 15 April 2017).

30

항구토약물 및 항구역약물

ANTIEMETIC AND ANTINAUSEA DRUGS

학습목표

이 장을 학습한 후 학생들은:

1. 오심과 구토를 일으키는 유발인자나 질환의 병태생리를 설명할 수 있다.
2. 다양한 항구역약물과 항구토약물에 대해 알게 되며, 이를 분류할 수 있다.
3. 항구역약물과 항구토약물의 작용기전, 적응증, 금기증, 주의사항, 약물상호작용을 말할 수 있다.
4. 항구역약물 및 항구토약물을 복용하고 있는 환자들을 위한 간호계획을 세울 수 있다.

주요용어

구토(emesis) 위(때로는 장)의 내용물을 구강을 통해 배출되거나 비우는 것

구토중추(vomiting center) 오심과 구토와 같은 생리적 현상을 자극하는 뇌의 영역

오심(nausea) 구토할 것 같은 느낌

항구토약물(antiemetic drugs) 오심과 구토를 완화시키기 위한 약물

화학수용체 유발영역(chemoreceptor trigger zone, CTZ) 오심과 구토를 담당하는 뇌 영역

오심과 구토

NAUSEA AND VOMITING

오심과 구토는 대단히 불쾌한 느낌이 들 수 있는 위장관질환으로 적절한 치료가 이루어지지 않을 경우, 심각한 합병증을 가져올 수 있다. 오심은 주로 구토 전에 나타나는 불쾌한 느낌을 일컫는다. 만약 자연적으로 사라지지 않거나 약에 의해서 완화되지 않을 경우 구토(vomiting, emesis)가 유발될 수 있다. 구토는 위(때로는 장)의 내용물이 구강을 통하여 강제적으로 비워지거나 배출되는 것을 말한다. 오심과 구토를 유발할 수 있는 원인은 역한(foul) 냄새나 맛, 불쾌한 광경, 위나 장의 자극(irritation), 약물(ipecac, 항암제) 등으로 다양하다.

구토중추(vomiting center)는 오심 및 구토의 생리반응을 담당하는 뇌의 한 영역이다. 오심 및 구토를 유도하는 뇌의 영역인 화학수용체 유발영역(chemoreceptor trigger zone, CTZ)으로부터 신경전달물질(neurotransmitter)에 의한 신호가 구토중추로 전달된다. 일단 CTZ와 구토중추가 자극되면, 구토반사자극이 시작된다. 이러한 과정에 관련된 신경전달물질과 해당 수용체를 표 30.1에 정리하였다. 구토중추에 신호를 보내는 몸의 여러 부위와 경로들은 그림 30.1을 참고한다. 화학요법과 수술 후에 나타나는 오심 및 구토의 경우, 증상이 더 심각하게 나타나므로 일반적인 오심 및 구토보다 적극적으로 치료를 해야 한다.

표 30.1 오심 및 구토와 관련된 신경전달물질

신경전달물질(수용체)	구토 경로 위치
아세틸콜린	구토중추, 내이의 전정(vestibular)과 미로(labyrinthine) 경로
도파민	위장관계, 뇌의 CTZ
히스타민	구토중추, 내이의 전정과 미로 경로
프로스타글란딘	위장관계
세로토닌	위장관계, 뇌의 CTZ, 구토중추
Substance P (Neurokinin 1)	뇌줄기(brain stem)

환자중심간호: 소아 환자에 대한 고려

이피캑 시럽(Syrup of Ipecac, 토근)과 중독

- 미국소아과협회(American Academy of Pediatrics, AAP)는 2003년 11월부터 어린이들이 삼킨 독극물(poisonous substance)을 구토시키기 위해 이피캑 시럽(syrup of Ipecac)을 사용하는 것에 대한 반대 입장을 강하게 표명하였다. 2003년 11월 소아과학회지(Pediatrics)에 발표된 내용으로 미국소아과협회는 집에서 독성 물질에 대한 치료를 위해 더 이상 이피캑 시럽을 사용하지 말 것을 권고하였고, 현재도 이피캑 시럽의 사용을 권장하지 않고 있다. 더 자세한 내용은 http://www.aap.org/publiced/BR_Poison을 참조한다.
- 소아가 독성물질에 노출되면 보호자는 국제독극물통제국(national poison control, 전화번호 800-222-1222)에 연락해야 한다. 이 전화는 지역 독극물통제센터나 가장 가까운 응급실로 연결된다.
- 우발적인 독극물 노출을 예방하기 위해 미국소아과협회에서는 다음과 같은 단계를 제시하였다. (1)독성을 일으킬 수 있는 물질을 시야에 두지 말고, 어린이들의 손에 닿지 않는 곳에 둔다. (2)독극물이 들어 있는 용기가 완전하게 밀폐되어 있는지 그리고 독극물을 사용한 후에는 독극물을 넣어둔 캐비닛이 완전히 닫혀 있고 잠겨 있는지를 항상 확인한다. (3)처음 넣어 두었던 독극물 용기에서 다른 용기로 독극물을 절대 옮기지 않는다. (4)사용하지 않거나 불필요한 모든 약물들은 안전하게 처리한다. (5)약물을 '사탕'이라고 언급하지 않는다.
- 미국소아과협회는 어린이들에게서 독극물치료를 할 때 수행해야 할 단계를 다음과 같이 명시하였다. (1)만약 독극물을 삼켰을 때, 첫 번째로 국제독극물통제국으로 전화를 한다. (2)만약 독극물이 피부나 눈에 들어 갔다면 피부나 눈을 수돗물에 15~20분 동안 흐르게 한다. (3)만약 독극물을 흡입했다면 그 장소를 떠나게 한다. (4)모든 독극물의 경우, 만약 피해자가 의식이 있다면 지역 독극물통제센터로 연락을 한다. 만약 피해자가 쓰러졌거나 호흡이 멈추었을 경우에는 병원으로 응급이송이 필요하므로 119에 전화를 한다.
- 건강관리센터를 포함한 어느 센터에서도 이피캑 시럽은 사용되지 않는다.

Modified from American Academy of Pediatrics.(2003). Poison treatment in the home, Pediatrics 112, 1061–1064, Tips for poison prevention and treatment, Available at http://www.healthychildren.org.

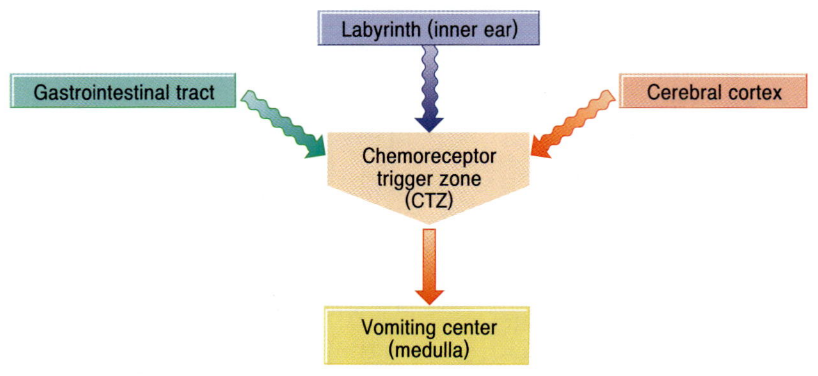

그림 30.1 신체부위에서 구토중추로 가는 구토신호전달 경로.

항구토약물

ANTIEMETIC DRUGS

오심과 구토를 완화시키기 위해 사용되는 약을 항구토약물(antiemetic drugs)이라고 한다. 이 전에 개발되었던 약들의 작용을 이해하면서 개발한 신약은 현재, 구토와 오심을 치료하는 방법에 극적인 영향을 주었다. 모든 항구토약물은 구토경로(vomiting pathway)에 작용한다. 이는 기전에 따라 크게 7가지의 약으로 분류된다. 다른 부류의 약들이 혼합되면 한 개 이상의 구토경로가 차단되므로 항구토약물의 효과는 더욱 더 증가하게 된다. 일반적으로 쓰이는 항구토약물은 표 30.2를 참고한다. 구토경로에서 항구토약물이 작용하는 부위는 그림 30.2에 제시하였다. 글루코코르티코이드(예: dexamethasone)는 항암화학요법과 관련된 오심 및 구토에 자주 사용된다.

작용기전 및 약물효과

Mechanism of Action and Drug Effects

오심과 구토를 예방하기 위해 사용되는 약의 작용기전은 다양하다. 대부분 구토경로의 한 부분을 차단함으로써 작용을 나타낸다(그림 30.2). 항구토약물은 작용기전에 따라 7가지로 분류된다(표 30.3).

항콜린제 Anticholinergic Drugs

항콜린제는 전정핵에 있는 아세틸콜린(acetylcholine, ACh) 수용체에 결합하여 항구토작용을 나타낸다. 아세틸콜린이 수

표 30.2 항구토약물의 분류 및 적응증

분류	항구토약물	적응증
항콜린제(아세틸콜린 차단제)	scopolamine	멀미(motion sickness), 수술 전 분비물 감소, 오심 및 구토
항히스타민제(H_1 수용체 차단제)	dimenhydrinate, diphenhydramine, meclizine	멀미, 마른 기침, 진정(sedation), 비염(rhinitis), 알레르기증상, 오심 및 구토
항도파민제	prochlorperazine, promethazine, droperidol	정신장애(조증, 정신분열증, 불안), 난치성 딸꾹질(intractable hiccups), 오심 및 구토
뉴로키닌 길항제	aprepitant, fosaprepitant, rolapitant	급성 및 지연된 항암화학요법과 관련된 구토
위장운동촉진제	metoclopramide	위장배출지연(delayed gastric emptying), 위식도역류(gastroesophageal reflux), 오심 및 구토
세로토닌 차단제	dolasetron, granisetron, ondansetron, palonosetron	항암화학요법과 관련된 오심 및 구토, 수술 후 오심과 구토
Tetrahydrocannabinoids	dronabinol	항암화학요법과 관련된 오심과 구토, AIDS와 암으로 인한 환자들의 체중 감소와 관련된 식욕부진(anorexia)

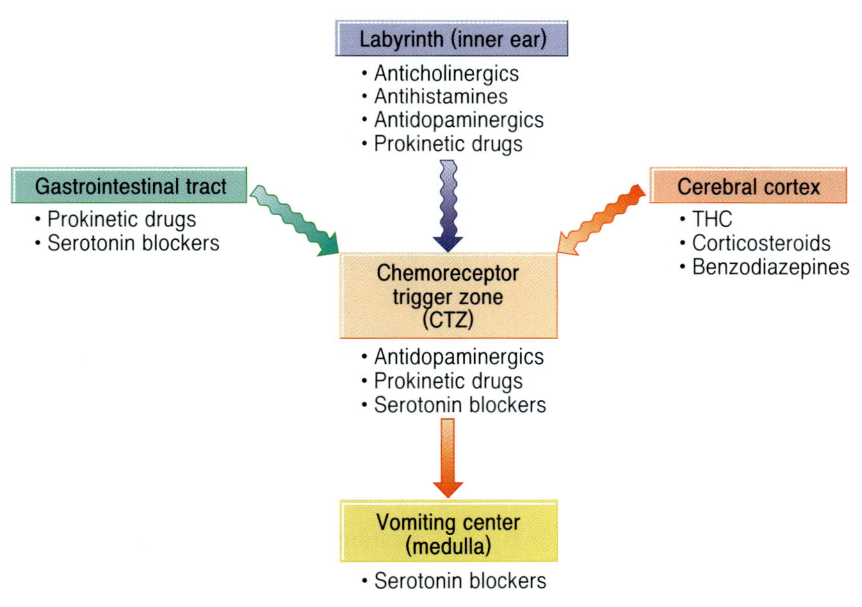

그림 30.2 항구토제의 작용부위. THC, Tetrahydrocannabinol.

용체에 결합하는 것이 방해되면, 이 영역에서 생기는 오심-유도 신호는 CTZ로 전달될 수 없다. 또한 항콜린제는 망상계에 위치한 수용체를 차단하여 이 영역에서 발생하는 오심-유도 신호가 구토중추로 전달될 수 없도록 한다. 그리고 항콜린제는 위장관계에서 나오는 분비물과 평활근 경련을 감소시키며, 이 두 가지 효과는 오심과 구토를 포함하는 급성 위장관계 증상을 줄이는데 도움이 된다.

항히스타민제 Antihistamines

항히스타민제(히스타민1[H_1]수용체)는 항콜린제와 매우 유사한 방식으로 전정자극을 억제한다. 이 약물은 주로 H_1 수용체에 결합하여 위장관계의 분비물과 평활근 경련 방지효과를 포함하여 강력한 항콜린작용을 한다. 오심과 구토는 전정핵 및 망상계가 자극될 때 발생하는데, 항히스타민제는 전정핵 및 망상계 모두에서 콜린성 자극을 방해한다. 히스타민1

표 30.3 항구토약물의 작용기전

분류	작용 기전
항콜린제	전정핵과 망상계에서의 아세틸콜린수용체 차단
항히스타민제	히스타민1수용체를 차단함으로서, 전정핵과 망상계에서의 아세틸콜린수용체 차단
항도파민제	전정핵과 망상계에서의 아세틸콜린수용체 차단
뉴로키닌 길항제	뇌줄기에서 substance P-neurokinin 1 수용체 억제
위장촉진제	CTZ의 도파민 차단 또는 위장관계의 아세틸콜린수용체 자극을 차단
세로토닌 차단체	위장관계, CTZ, 구토중추의 세로토닌수용체 차단
tetrahydrocannabinoids	망상계, 시상, 대뇌피질에 억제효과를 가짐

CTZ, chemoreceptor trigger zone.

수용체 차단제와 위산을 조절할 때 사용되는 히스타민2수용체 차단제(histamine2 receptor antagonist)를 혼동하지 말아야 한다(28장 참조).

항도파민제 Antidopaminergic drug

항도파민제(antidopaminergic drug)는 전통적으로 항정신성효과(antipsychotic effects, 26장 참조)를 위해 사용되어 왔지만 이 약 또한 CTZ에 있는 도파민수용체를 차단함으로써 오심이나 구토를 예방한다. 많은 항도파민제 또한 항콜린 작용을 하며 중추신경계를 진정시킨다.

뉴로키닌 차단제 Neurokinin Blockers

뉴로키닌 차단제는 뇌줄기(brain stem)에서 substance P-neurokinin 1 수용체를 억제한다. 이 약물은 세로토닌 차단제, 글루코코르티코이드와 함께 사용된다. 이 약물들의 사용은 항암화학요법과 관련된 오심 및 구토의 급성 및 지연 단계를 억제한다.

위장관운동 촉진제 Prokinetic drugs

위장관운동 촉진제(prokinetic drugs)는 CTZ의 도파민수용체(dopamine receptor)를 차단함으로써 항구토작용을 한다. 그 예가 metoclopramide이며 이 약의 주 작용은 위장관계의 연동운동자극이다. 이 약물은 위 내용물이 십이지장(duodenum)으로 이동하여 위를 비우며 장의 운동을 활성화시킨다.

세로토닌 차단제 Serotonin blocker

세로토닌 차단제(serotonin blocker)는 위장관계와 CTZ의 세로토닌수용체를 차단함으로써 효과를 나타낸다. 세로토닌 수용체는 많은 아형들(subtype)이 있으며 중추신경계, 평활근(smooth muscle), 혈소판(platelet), 위장관계(GI)에 분포되어 있다. 오심과 구토와 관련이 있는 수용체 아형은 5-hydroxytryptamine 3 (5-HT_3) 수용체이다. 이 수용체의 부위를 차단하는 세로토닌 차단제로는 ondansetron, grainsetron, dolasetron, palonosetron이 있다.

Tetrahydrocannabinol (THC)

Tetrahydrocannabinol (THC)은 마리화나에 들어 있는 주요 향정신성물질(psychoactive substance)이다. Dronabinol은 THC 약물로 기전이 확실하지 않으나 뇌의 구토중추 주변에 있는 cannabinoid 수용체 CB1 아형을 자극하여 항구토효과를 나타낸다. THC는 일반적으로 사용되는 약물은 아니지만 암(cancer)이나 AIDS 환자들의 구토와 오심치료에 효과가 좋다. 이 두 환자군에게 있어서 dronabinol은 식욕을 촉진시키며 일반적으로 이 환자군에서 영양 소비증후군(nutritional wasting syndrome)이 나타난다. 또한 이 약은 녹내장(glaucoma) 증상 조절에도 효과가 있다.

적응증 Indications

항구토약물의 치료적 사용은 약의 분류에 따라 다양하다(표 30.2).

금기증 Contraindications

항구토약물의 주요한 금기증은 약물알레르기이다.

유해효과 Adverse Effects

항구토약물의 일반적인 유해효과는 여러 수용체의 비선택적인 차단과 관련이 있다. 항구역약물의 분류별로 흔한 유해효과를 표 30.4에 기술하였다.

상호작용 Interactions

항구토약물과 관련된 약물상호작용은 각각의 약물 분류에 따라 특이적으로 나타난다. 항콜린제(anticholinergic)를 항히스타민제(antihistamine)와 항우울제(antidepressant)와 같이 투여하면 심한 건조감이 나타난다. 항히스타민성 항구토약물을 barbiturates, 아편유사제, hypnotics, tricyclic antidepressants, 알코올과 같이 투여를 하였을 때에는 중추신경계 억제(CNS depression)가 더욱 더 증가된다. 알코올이나 중추신경억제제를 항도파민제와 함께 투여했을 때에도 중추신경계 억제가 증가된다. 알코올과 metoclopramide를 혼합하여 투여했을 때도 중추신경계 억제가 나타날 수 있다. 항콜린제와 마취제는 장의 운동성에 관한 metoclopramide의 효과를 차단시킬 수 있다. 뉴로키닌 길항제인 aprepitant는 와파린의 대사를 유도하고, 경구피임약의 효과를 감소시킬 수 있다. Aprepitant는 cytochrome P-450 enzyme system의 주요 억제제이므로 azol계열 항진균제, clarithromycin, diltiazem, nicardipine, protease inhibitors, verapamil 등과 함께 투여할 때 주의를 기울여야 한다. 세로토닌 차단제와 THC의 약물상호작용은 없다.

표 30.4 항구토약물의 유해효과

분류		유해효과
항콜린제	중추신경계	어지럼, 졸음, 지남력장애
	심혈관계	빈맥
	이비인후	흐린시력, 동공확대, 구강건조
	비뇨생식계	배뇨장애, 변비
	피부계	발진, 홍반
항히스타민제	중추신경계	어지럼, 졸음, 혼동
	이비인후	흐린시력, 동공확대, 구강건조
	비뇨생식계	요저류
항도파민제	심혈관계	기립저혈압, 빈맥
	중추신경계	추체외로증후군, 지연성이상운동증(tartdive dyskinesia), 두통
	이비인후	흐린시력, 건조한 눈
	비뇨생식계	요저류
	위장관계	구강건조, 오심 및 구토, 신경성 식욕부진증, 변비
뉴로키닌 수용체 길항제 (Neurokinin Receptor Antagonists)	심혈관계	저혈압, 서맥
	중추신경계	피로, 어지러움
	위장관계	설사, 소화불량, 복통, 위염
위장촉진제	심혈관계	저혈압, 상심실상빈맥
	중추신경계	진정, 피로, 안절부절못함, 두통, 근긴장이상
	위장관계	구강건조, 오심 및 구토, 설사
세로토닌 차단제	중추신경계	두통
	위장관계	설사
	기타	발진, 기관지경련, 심전도상 길어진 QT 간격
Tetrahydrocannabinoids	중추신경계	졸림, 어지러움, 불안, 혼동, 다행감
	이비인후	시력장애
	위장관계	구강건조

용량 Dosages

항구토약물의 권장량은 용량표를 참조한다.

❖ 간호과정 NURSING PROCESS

◆ 사정 Assessment

항구토약물이 투여되기 전에 간호력[오심 및 구토증상에 대한 경험, 과거 및 현 병력, 최근까지 복용했던 약(OTC약물, 약초, 처방약, 술, 담배), 사용한 대체요법] 및 신체사정을 실시해야 한다. 또한 오심과 구토를 촉진시키는 요인이 있다면 이를 찾아야 한다. 체중 감소에 주의를 기울여야 하고, 초기 활력징후 및 섭취와 배설량을 측정한다. 피부와 점막의 탄력성 및 색깔을 확인하며, 모세혈관 재충전(capillary refill)이 5초 미만인지 확인한다. 검사실검사(serum sodium, potassium, chloride 수치, hemoglobin 수치, hematocrit, RBC, WBC, 소변검사)를 실시한 후에는 결과를 확인하고, 초기 기준치를 확보하기 위해 검사결과를 기록해 둔다. 또한 약의 금기증 및 주의점, 약물상호작용, 알레르기에 대해 조사한다.

항콜린약물인 scopolamine은 환자의 건강력과 약물 사용력을 주의 깊게 사정한 다음 투여해야 한다. 멀미(motion sickness)를 예방하기 위해 일반적으로 사용되는 패치형태는 협우각녹내장(narrow-angle glaucoma) 환자에서는 금

용량표

항구역약물 및 항구토약물

약물명(임신범주)	약리학적 분류	성인 상용량	적응증
항콜린제			
scopolamine (Transderm-Scop) (C)	항콜린제, belladonna alkaloid	3일마다 귀 뒤의 털이 없는 곳에 패치를 부착 (여행하기 적어도 4시간 뒤에 시작)	멀미 예방
항히스타민제			
meclizine (Antivert, Bonine) (B)	항콜린제, 항히스타민제	PO: 여행 1시간 전 25~50mg을 투여하고 여행 동안 매일 반복투여	멀미 예방
		PO: 1일 25~100mg, 1일 1~4회 나누어 투여	어지럼증 치료
항도파민제			
prochlorperazine (Compazine) (C)	Phenothiazine	PO: 5~10mg, 1일 3~4회 IM: 3~4시간마다 5~10mg(1일 최대 40mg) PR: 25mg, 1일 2회 IV: 6시간마다 5~10mg	항구토
promethazine (Phenergan) (C)	Phenothiazine	IV, IM, PO, PR: 12.5~25mg 4~6시간 간격	항구토
aprepitant (Emend) (B)	Substance P-neurokinin inhibitor	첫날 125mg 구강섭취, 그 다음부터 하루 80mg 섭취	항암화학요법으로 인한 항구토
위장촉진제			
metoclopramide (Reglan) (B)	도파민 차단제	IV: 1~2mg/kg(항암화학요법 30분 전, 2시간마다 2번 반복투여 후 3시간마다 3번) IM: 수술이 끝날 무렵 10~20mg을 1회 투여; 필요한 경우 4~6시간 간격으로 반복투여	항암화학요법으로 인한 항구토 수술 후 나타나는 오심 및 구토 예방
세로토닌 차단제			
ondansetron (Zofran) (B)	항세로토닌	PO: 8mg을 3번 투여 IV: 0.15mg/kg를 4시간마다 투여	항암화학요법으로 인한 항구토
Tetrahydrocannabinoids			
dronabinol (Marinol) (C)	Marijuana-derived antiemetic	PO: 항암화학요법 1~3시간 전 5mg/m^2 용량을 투여 후 항암화학요법 2~4시간 후 3일 동안 하루에 최대 6회 투여	항암화학요법의 항구역제

기하고, 다른 종류의 항구토약물이나 항구역약물을 사용해야 한다. 협우각녹내장 환자는 항히스타민제(예: meclizine) 사용에 있어서도 마찬가지다. 또한 항히스타민제는 역설적 반응(paradoxical reactions)을 일으킬 수 있으므로 소아 환자나 흥분(agitation), 의식 혼동(mental confusion), 저혈압(hypotension), 약에 대해 정신병적 반응(psychotic-type reaction)을 일으키는 노인 환자에게는 주의를 기울여서 투여해야 한다. 다른 약물도 이러한 반응들이 일어날 수 있으므로 투여 시 고려해야 한다.

Promethazine과 같은 항도파민제는 피부의 탄력성 정도를 평가하여 탈수 및 전해질불균형을 사정하고, 혓바닥의 갈라짐(longitudinal furrow)을 보기 위해 혀를 검진한 후에 약을 투여한다. 또한 기립저혈압, 빈맥의 유해반응이 나타날 수 있기 때문에 활력징후 특히, 혈압 및 맥박을 잘 관찰해야 한다. 그리고 이러한 약물은 추체외로증상을 일으킬 수 있기 때문에 비정상적인 움직임이 있는지 관찰해야 한다. 약 이름을 2회 반복해서 확인하는 것 또한 중요하다(예: prochlorperazine과 promethazine을 혼동하기 쉽다).

뉴로키닌수용체 길항제인 apprepitant는 와파린, 경구피임약, azole계 항진균제, clarithromycin, verapamil, corticosteroid와 같은 여러 약물과 상호작용한다. 일반적으로 항암화학요법 첫날 125mg을 경구투여하고, 다음날부터 80mg/day 또는 처방된 용량대로 투여한다.

위장관운동 촉진제(예: metoclopramide)는 위장관운동장애치료 및 항암약물 또는 방사선치료와 관련한 구토 및 오심을 치료하는 데 종종 사용된다. 이 약물은 항콜린제나 아편제제(opiates)와 함께 복용하면 약의 효과가 감소된다. 어린이나 노인의 경우 지연성이상운동증의 위험성이 높기 때문에 나이가 중요하다. 발작 장애, 위장관 폐쇄, procaine 또는 procainamide에 대한 약물과민반응이 있는 경우 금기증이다. FDA는 이 약을 장기간 사용할 때 유해반응에 대한 주의를 당부하고 있다.

Graisetron과 같은 세로토닌 차단제는 활력징후 및 나이(2세 이하는 안정성이 확보되지 않았음)를 사정한 후에 투여해야 한다. Ondansetron은 건조한 점막 및 혓바닥의 갈라짐을 검진하고, 피부의 탄력성을 평가하여 탈수 및 전해질불균형의 증상 및 징후를 사정한 다음 투여한다. 사용 시 심부정맥 위험이 발생할 수 있으므로 주의한다.

Dronabinol과 같은 tetrahydrocannabinoid를 복용하는 환자는 이 약을 복용하기 전에 적은 소변량, 건조한 점막, 저하된 피부탄력성, 무기력감과 관련된 탈수증상 및 징후를 사정해야 한다. 항구역약물 및 항구토약물 치료 시에도 수분의 양과 전해질의 불균형상태에 대한 치료를 해야 하므로 수분상태에 대한 철저한 사정이 중요하다. 또한 운동 및 인지능력도 사정하고, 머리부터 발끝까지 신경학적 검진을 수행해야 한다.

안전과 질 향상: 투약오류의 예방

올바른 경로는 필수

일반적으로 사용되는 항구토제 2가지가 잘못된 경로로 투여되면 환자에게 치명적일 수 있다.

Hydroxyzine (Vistaril)은 구강이나 근육주사로 투여되는 항히스타민계 항구토약물이다. 그러나 많은 항구토약물이 정맥으로 투여되므로 hydroxyzine도 정맥으로 투여되는 오류를 범하기 쉽다. Hydroxyzine을 정맥내, 동맥내 또는 피하로 투여하게 되면 심각한 조직손상, 혈전, 괴저를 일으킬 수 있으므로 주의해야 한다.

Promethazine (Phenergan)은 일반적으로 사용되는 또 다른 항구토약물로 구강과 근육으로 주로 투여된다. 일반적으로 정맥투여가 이용되지만 권장되는 투여경로는 아니다. 만약 이 약물이 동맥내로 투여된다면 심각한 조식손상으로 절단까지 할 수 있다.

여기에서는 약물투여에 있어 '올바른 경로'의 중요성을 언급하고자 2가지 약물에 대해서만 예시하였다.

약초요법 및 식품보조제

생강(생강 추출물)

개요

아시아 열대지방에서 발견되었고, 현재 미국의 일부 주를 포함한 다른 대륙에서도 경작을 하고 있다. 사용할 수 있는 식물의 부분은 뿌리줄기(rhizome)와 뿌리(root)로, 활성성분(active ingredients)인 gingerols와 gingerdione을 포함하고 있다.

적용

항산화제(antioxidant)로 목이 아프거나 편두통, 오심 및 구토(항암화학요법을 받고 있는 암 환자에 의해 유발되는 오심 및 구토 포함, 입덧, 멀미)와 같은 증상을 완화시키기 위해 사용하며 기타 다른 경우에도 사용한다.

유해효과

피부반응, 식욕부진, 오심, 구토

약물상호작용

모든 경구약물의 흡수를 증가시킨다. 항응고제[예: warfarin (Coumadin)], 항혈소판제[예: clopidogrel (Plavix)]의 경우 출혈의 위험성을 증가시킨다.

금기증

알레르기를 일으키는 경우에는 금기이다. 이는 담석증을 더 악화시킬 수 있고, 유산의 가능성이 있으므로 임신 동안은 사용하지 않도록 한다.

◆ 환자상태 Human Need Statements

1. 약물의 유해효과 및 질환과 관련된 오심
2. 항구토약물의 유해효과(진정, 기면, 혼동)와 관련된 신체 기동성의 장애
3. 항구토약물의 유해효과(진정, 어지럼)와 관련된 상해(낙상)의 위험성
4. 오심과 구토 및 제한된 구강 섭취와 관련된 수분 결핍의 위험성

◆ 계획: 결과판정 Planning: Outcome Identification

1. 환자는 자극적인 매운 음식/음료를 피하는 비약물적 요법과 약물적 요법으로 오심과 구토가 없다.
2. 환자는 필요에 따라 걷기와 일상생활활동에 대한 보조기구 사용으로 약물치료 중 이동상태를 회복하고, 안정적인 이동성을 유지한다.
3. 환자는 자세 바꾸기, 천천히 일어나기, 처방된 약물복용, 오심과 구토가 가라앉으면 수액 시작과 같은 안전조치로 항구토제약물치료 동안 손상이 없다.

◆ 수행 Implementation

희석되지 않은 diphenhydramine을 정맥으로 투여할 때는 주의를 기울여야 하고 25mg/min 속도로 투여할 것을 권장한다. 근육주사는 큰 근육(ventral, gluteal)에 투여해야 하고, 만약 반복해서 투여해야 한다면 주사부위를 옮겨가며 놓아야 한다. Meclizine을 복용하는 환자는 혈압을 자주 측정해야 한다(특히, 노인). 진정작용이 있으므로 환자의 안전에 주의를 요한다. 또한 구강건조를 일으키므로 무설탕 껌이나 딱딱한 사탕을 사용하면 증상이 경감된다.

Promethazine은 음식과 상관없이 구강으로 투여하며, 필요하다면 좌약형태(suppository forms)로도 가능하다. 좌약형태의 약은 사용하기 전까지 포일(foil)을 벗기지 말아야 하고, 일단 포일이 벗겨지면 직장에 약을 넣기 전에 물이나 수용성의 윤활제로 축축하게 만든다. 환자를 왼쪽으로 눕히고 좌약을 넣은 다음 흡수가 잘 되게 하기 위해 가능한 한 오랫동안 왼쪽으로 누운 자세를 유지한다. 환자가 어느 곳에 있든지(집, 병원) 활력징후를 자주 측정하고 추체외로증상이 있는지 모니터해야 한다. 이 약을 사용하는 동안에는 카페인, 중추신경억제제, 알코올은 피해야 하고, 운동 조정이나 정신집중을 요하는 활동이나 운전도 피해야 한다.

Aprepitant는 종종 항암화학요법으로 인한 오심 및 구토를 예방하기 위해 다른 약들과 혼합하여 사용되며, 처방에 따라 수술 후 나타나는 오심과 구토에도 투여된다. 의사는 이외의 다른 약들을 처방할 수 있고, 투약시간대도 각각 다르게 처방할 수 있다. 경구용 약은 처방대로 투여한다.

Metoclopramide는 잠자리에 들기 전이나 음식을 먹기 30분 전에 구강으로 투여하고, 정맥주사는 권장하는 주입시간 동안 투여해야 한다. 또한 주사액은 빛을 차단해야 하며 48시간 이내만 효력이 있다. Metoclopramide는 다른 어떤 약과도 혼합해서 투여하면 안 된다(예: phenothiazines, 추체외로반응을 악화시킴). 추체외로반응이 나타나면 즉시 의사에게 알려야 한다. 불수의적 신경운동(involuntary neurologic movement)인 지연성이상운동증의 발병은 metoclopramide를 장기간 사용할 때 나타난다. 그러므로 이 문제에 대해 환자를 교육하고 모니터링해야 한다.

Scopolamine 경피패치(transdermal patch)는 귀 뒤에 부착해야 한다. 패치를 붙이기 전에 귀 뒤를 깨끗이 닦고 건조시킨다. 패치가 떨어졌을 경우에는 약이 남아 있을 수 있으므로 깨끗하게 씻어내고 새것으로 다시 붙인다. 이 약을 사용하는 동안에는 정신 집중을 요하거나 운동기능을 요하는 업무는 하지 않는 것이 좋다. 경피패치는 처방대로 72시간 동안 부착해 두며 일반적으로 이 약물은 수술 후 오심 및 구토를 예방하기 위해 처방된다.

Granisetron은 정맥이나 경구로 투여한다. 정맥주사제는 희석해서 사용해야 하고, 권장하는 주입시간을 지켜서 투여한다. 일시적으로 미각(taste)장애가 올 수 있지만(특히, 항암제와 함께 투여 시) 이 약을 지속적으로 사용하면 곧 없어질 것이다. 환자는 이완요법(relaxation technique) 및 이미지(imagery)요법과 같은 대체요법(complementary therapy)을 사용할 수 있다. Ondansetron는 구강, 근육, 정맥으로 투여할 수 있다. 근육주사 시에는 큰 근육을 통해 약을 주입한다. 정맥주사는 대개 2~5분에 걸쳐서 주사하며, 제약 회사의 가이드라인이나 의사처방에 따라 15분 동안 주입한다. 구강투여는 음식과 무관하게 투여 가능하다. 이 약을 투여받고 있는 동안에는 중추신경억제제와 알코올은 피해야 하고, 주의집중을 요하거나 운동기능을 요하는 활동은 피해야 한다. 수술후 오심 및 구토를 예방하기 위해 세로토닌 차단제를 처방하는 경우에는 보통 수술 종료 30분 전에 투여된다. 항암화학요법과 관련된 오심, 구토를 예방하고 치료하기 위해서

ondansetron을 처방하는 경우에는 보통 치료 30~60분 전에 투여된다.

Dronabinol은 항암제 1~3시간 전에 투여해야 하고, 항암치료 전 가정에서도 투여할 수 있다. 오심 및 구토는 구강투여 후 15분 이내에 완화된다.

◆ 평가 Evaluation

항구역약물 및 항구토약물의 치료효과는 오심 및 구토 감소 또는 제거, 수분 및 전해질불균형, 체중 감소와 같은 합병증이 없는 상태이다. 이 치료를 받고 있는 환자에게 위장장애, 졸음, 무기력, 쇠약, 추체외로증상, 기립저혈압 등과 같은 유해효과가 나타나는지를 모니터한다. 검사실검사(예: 전해질, 혈중요소질소, 소변분석)를 평가한다. 계획한 목표와 성과는 치료효과를 평가하는 데 사용될 수 있다.

환자중심간호: 환자교육

- 항구토약물이나 항구역약물의 사용으로 졸음이 나타날 수 있으므로 이 약을 복용하는 동안에는 어떤 업무를 수행하거나 운전을 하는 것 등은 주의를 요한다. 또한 항구역약물이나 항구토약물을 중추신경억제제나 알코올과 함께 복용할 때에는 독성 및 중추신경억제를 악화시키므로 주의를 요한다.
- 항히스타민제인 meclizine은 현기증과 멀미에도 사용된다. 이는 진정작용을 일으킬 수 있으므로 주의해서 사용해야 한다.
- Scopolamine 경피패치(transdermal patch)를 붙이는 자리는 한 곳이 아닌 여러 곳으로 변경하여 붙이고, 귀 뒤에 자극적이지 않는 곳에 부착한다. 패치를 부착하기 전 · 후 철저하게 손을 씻어야 한다.
- Ondansetron은 심박수 이상, 두통과 같은 유해효과가 있음을 교육한다. Acetaminophen과 같은 진통제를 복용하면 두통이 감소될 수 있지만 aspirin을 함유한 제품은 피해야 한다. 항암화학요법 동안 사용되는 경우 항암제투여 30~60분 전에 투여한다. 항구토제 사용은 일반적으로 항암요법 전반에 걸쳐 계속된다.
- Dronabinol은 저혈압을 일으켜 실신(syncope)이나 어지럼(dizziness)을 유발하는데, 이를 예방하기 위해서 환자는 자세를 천천히 바꾸어야 함을 주지시킨다. 환자는 항구토약물과 중추신경억제제를 함께 복용하는 것을 피해야 하고, 주의집중을 요하는 활동을 할 때에는 주의해야 한다. Phosphorated carbohydrate solution (Emetrol)은 가벼운 오심을 완화시키기 위해 경구로 제공되며 심한 오심 및 구토에는 효과적이지 않다.

기억해야 할 사항

- 항구토약물은 구토를 조절하는 데 도움이 되고, 오심을 예방하거나 감소하는 데 유용하다. 항구토약물은 멀미를 예방하고, 수술 전 분비물을 감소시키며, 위 배출시간을 지연시키고, 수술 후 오심 및 구토를 예방한다. 이 약의 대부분은 졸음(drowsiness)을 유발시킨다.
- 항콜린제는 전정핵 및 망상계의 아세틸콜린수용체를 차단함으로써 작용한다. 항콜린제는 오심을 일으키는 자극원에 의해서 활성화되는 뇌 부분을 차단한다.
- 항히스타민은 히스타민1수용체를 차단하여 항구토효과를 나타내며, 항콜린제와 동일한 효과를 나타낸다. 항도파민 항구역약물은 CTZ의 도파민수용체를 차단하고, ACh 수용체를 차단할 수 있다. Prokinetic은 CTZ의 도파민수용체를 차단하다.
- 세로토닌 차단제(granisetron, ondansetron)는 효과가 아주 좋은 항구토약물이다. 이 약은 항암화학요법으로 인한 오심 및 구토를 예방하는 데 흔히 사용된다.
- 항구토약물은 항암화학요법 시작 30~60분 전에 투여하고(시간은 약의 종류에 따라 다양함), 항암화학요법 동안에도 투여될 수 있다.
- Dronabinol은 항암화학요법으로 인한 오심 및 구토를 예방하기 위해 사용되지만 이는 저혈압을 일으킨다.
- 항구역약물 또는 항구토약물을 복용하고 있는 환자는 어지럼 및 저혈압이 나타날 수 있으므로 주의해야 하고, 이 약을 복용하는 동안에는 중장비 기계를 사용하거나 운전하는 것은 피해야 한다.

REVIEW QUESTIONS

1. The nurse is providing patient teaching regarding scopolamine transdermal patches (Transderm-Scp) to a patient who is planning an ocean cruise. Which instruction is most appropriate?
   a. "Apply the patch the day before traveling."
   b. "Apply the patch at least 4 hours before traveling."
   c. "Apply the patch to the shoulder area."
   d. "Apply the patch to the temple just above the ear."

2. A middle-aged woman is experiencing severe vertigo associated with motion sickness. The nurse expects that this patient will receive which drug?
   a. meclizine (Antivert)
   b. prochlorperazine (Compazine)
   c. metoclopramide (Reglan)
   d. dronabinol (Marinol)

3. A patient is in the outpatient cancer center for his first round of chemotherapy. Which schedule does the nurse consider most appropriate in terms of timing for the intravenous antiemetic drug?
   a. Four hours before the chemotherapy begins
   b. Thirty to sixty minutes before the chemotherapy begins
   c. At the same time as the chemotherapy drugs are given
   d. At the first sign of nausea

4. In reviewing the various types of antinausea medications, the nurse recognizes that prokinetic drugs are also used for which condition(s)? (Select all that apply.)
   a. Motion sickness
   b. Vertigo
   c. Gastroesophageal reflux
   d. Delayed gastric emptying
   e. GI obstruction

5. A patient who has been receiving chemotherapy tells the nurse that he has been searching the Internet for antinausea remedies and that he found a reference to a product called Emetrol (phosphorated carbohydrate solution). He wants to know if this drug would help him. What is the nurse's best answer?
   a. "This may be a good remedy for you. Let's talk to your prescriber."
   b. "This drug is used only after other drugs have not worked."
   c. "This drug is used only to treat severe nausea and vomiting caused by chemotherapy."
   d. "This drug may not help the more severe nausea symptoms associated with chemotherapy."

6. The nurse is preparing to administer dronabinol (Marinol) to a patient. Which statements about dronabinol therapy are true? (Select all that apply.)
   a. It is approved for nausea and vomiting related to cancer chemotherapy.
   b. It is approved for use with hyperemesis gravidarum (nausea and vomiting associated with pregnancy).
   c. It is approved to help stimulate the appetite in patients with nutritional wasting due to cancer or AIDS.
   d. It may cause extrapyramidal symptoms.
   e. It may cause drowsiness or euphoria.

7. The order reads: "Give promethazine (Phenergan) 12.5 mg IM q4hr prn nausea/vomiting." The medication is available in 25-mg/mL vials. How many milliliters will the nurse draw up for this dose?

8. The nurse is reviewing the current medications for a patient who has a new prescription for aprepitant (Emend). Which of these medications may have an interaction with aprepitant? (Select all that apply.)
   a. digoxin
   b. warfarin
   c. Oral contraceptives
   d. Nonsteroidal antiinflammatory drugs
   e. Corticosteroids

정답 1. b 2. a 3. b 4. c, d 5. d 6. a, c, e 7. 0.5mL 8. b, c, e

참고문헌

REFERENCES

Bashashati, M., & McCallum, R. W. (2014). Neurochemical mechanisms and pharmacologic strategies in managing nausea and vomiting related to cyclic vomiting syndrome and other gastrointestinal disorders. *European Journal of Pharmacology,* 722, 79.

dos Santos, L. V., Souza, F. H, Brunetto, A. T., et al. (2012). Neurokinin-1 receptor antagonists for chemotherapy-induced nausea and vomiting: a systematic review. *Journal of the National Cancer Institute,* 104, 1280.

Flake, Z. A., Linn, B. S., & Hornecker, J. R. (2015). Practical selection of antiemetics in the ambulatory setting. *American Family Physician,* 91(5), 293–296.

Pierre, S. (2013). Nausea and vomiting after surgery. *BJA Education,* 13(1), 28–32.

Stanghellini, V., Chan, F. K., Hasler, W. L., et al. (2016). Gastroduodenal disorders. *Gastroenterology,* 150, 1380.

Tran, D. (2012). Ginger to reduce nausea and vomiting during pregnancy: evidence of effectiveness is not the same as proof of safety. *Compementary Therapies in Clinical Practice,* 18(1), 22–25.

31

비타민과 무기질

VITAMINS AND MINERALS

학습목표

이 장을 학습한 후 학생들은:

1. 우리 몸에 정상적인 기능을 유지하기 위해 필요한 비타민과 무기질의 중요성을 설명한다.
2. 비타민과 무기질의 불균형을 일으킬 수 있는 급성질환과 만성질환의 상태 및 조건에 대해 토론한다.
3. 비타민과 무기질의 불균형 시 나타나는 병리학적 문제를 설명한다.
4. 비타민과 무기질 불균형에 대한 치료방법을 설명한다.
5. 비타민과 무기질의 작용기전, 적응증, 주의점, 금기증, 약물상호작용, 용량, 일일 권장량, 투여경로를 설명한다.
6. 비타민과 무기질의 사용과 관련된 간호계획을 수립한다.

주요용어

각기병(beriberi) Thiamine(비타민 B_1)의 흡수 결핍으로 인해 말초신경염이 발생하는 병. 증상으로는 피로, 설사, 식욕부진 및 체중 감소, 사지마비를 일으키는 신경기능장애, 부종, 심부전이 나타남

구루병(rickets) 비타민 D 결핍으로 일어나는 병

괴혈병(scurvy) 비타민 C 결핍으로 일어나는 병

로돕신(rhodopsin) 단백질, 옵신, retinol(비타민 A)의 유도체로 만들어진 망막에 있는 막대기 모양의 보라 색소

무기질(minerals) 효소나 유기분자와 관련 있는 것으로 섭취에 의해 얻어지는 무기물질

보조효소(coenzyme) 효소를 활성화시키기 위해 단백분자와 결합하는 비단백 물질

비타민(vitamins) 몸의 생리적 기능 및 대사기능을 정상적으로 하기 위해 필요한 적은 양의 필수 유기화합물

수용성 비타민(water-soluble vitamins) 물에 용해되는 비타민

지용성 비타민(fat-soluble vitamins) 지방에 용해되는 비타민

토코페롤(tocopherols) 비타민 E 화합물로서 생물학적으로 활성화된 화학물질

펠라그라(pellagra) Tryptophan이 niacin(비타민 B_3)으로 전환하는 과정이 방해를 받는 경우, 즉 대사장애나 niacin의 결핍으로 나타나는 질환

효소(enzyme) 유기물에서 생화학반응을 촉진시키는 단백질

개요

OVERVIEW

신체가 성장하고 이를 유지하기 위해서는 탄수화물, 지방, 단백질이 기본적으로 필요하고, 비타민과 무기질은 이들 영양소를 효과적으로 이용하기 위해서 필요하다. 비타민은 조직의 성장이나 복구와 같은 정상 대사 및 생화학적 기능을 위해서 소량이 필요한 유기분자이다. 무기질은 자연에 존재하는 무기질 성분과 소금이다. 효소(enzyme)는 세포내 단백질로, 이는 촉매제(catalyst)로 작용하여 화학반응을 유도한다. 보조효소(coenzyme)는 효소의 작용을 촉진하거나 증강시키는데 필요한 물질이다. 비타민이나 무기질은 효소에 결합하여 효소의 적절한 기능을 가능하게 하는 필수적인 물질이며, 이 두 물질은 주로 효소에 결합하여 동화작용을 활성화시키는 보조효소로 작용한다. 예를 들면 coenzyme A는 신체의 에너지를 생산하는 주요 대사반응의 하나인 시트르산회로(citric acid cycle)의 중요한 운반분자(carrier molecule)이다. 시트르산회로를 완성시키기 위해서는 pantothenic acid(비타민 B_5)가 필요하다.

비타민과 무기질은 우리의 생활에 필수적인 물질이다. 비타민과 무기질의 하루 필요량은 대부분 일상에서 수분섭취와 균형 잡힌 식사로 해결된다. 음식섭취를 통해 필요한 비타민과 무기질이 우리 신체에 적절하게 공급되며, 장의 크기나 구조가 유지되고, 호르몬과 효소가 작용하고, 유해한 박테리아의 성장이 억제된다.

다양한 질환에서 비타민, 무기질, 전해질(electrolytes) 및 수분의 급성 또는 만성 결핍이 일어날 수 있으므로 영양상태를 보충해야 한다. 일반적인 예로 광범위한 화상이나 후천성면역결핍증(acquired immunodeficiency syndrome,

AIDS)을 들 수 있다. 영양부족, 항암화학요법이나 방사선치료 후에 삼키기 어려운 상황이나, 신경성 식욕부진(anorexia)과 같은 정신장애 시 과도한 비타민과 무기질의 손실이 나타날 수 있다. 다양한 위장관흡수장애증후군(gastrointestinal malabsorption syndorme)에 의해 영양결핍이 발생할 수도 있다. 또한 술과 약물남용은 종종 비타민과 무기질의 부적절한 섭취를 초래한다. 단백질, 지방, 탄수화물 결핍도 흔히 나타난다.

약리 개요

PHARMACOLOGY OVERVIEW

인간은 신체를 유지하기 위한 기본 구성요소로 최소량의 비타민이 매일 필요한데, 이것은 식물성이나 동물성 음식으로부터 얻거나 어떤 경우에는 우리 신체 자체가 비타민을 합성한다. 위장관계에 있는 정상 세균은 비타민 B와 K를 합성하고, 피부가 햇빛에 노출되면 피부에서 비타민 D를 합성한다.

여러 가지 음식으로부터 영양섭취가 부족하면 비타민결핍을 일으킨다. 1941년 미국과학아카데미의 식품영양국(Food & Nutrition Board of the National Academy of Sciences)에서는 필수영양소에 대한 1일 권장량(recomended daily allowance, RDA), 즉 식이섭취기준량(dietary reference intake, DRI)의 목록을 발표하였다. 1일 권장량은 최소한의 영양요구량을 나타내는 반면, 식이섭취기준량은 건강유지를 위한 최적의 영양섭취량을 나타낸다. 미국은 법으로 자세한 영양정보를 음식 포장지에 명시하도록 하고 있다. 1일 백분율값(percentage daily values)은 상업용 식품 라벨에 표시하는 수치로, 1회 제공량에 해당하는 식품에 들어 있는 식이섭취기준량을 백분율로 표시한 것이다. 비타민은 지용성 또는 수용성으로 분류한다. 수용성 비타민(water-soluble vitamin)은 물에 용해되어 쉽게 소변으로 배출된다. 지용성 비타민(fat-soluble vitamin)은 지방에 용해되어 간이나 지방세포에서 오랫동안 저장된다. 수용성 비타민(비타민 B 복합체 및 비타민 C)은 신체에 많은 양이 저장될 수 없으므로 비타민결핍을 막기 위해 매일 섭취해야 한다. 반대로, 지용성 비타민(비타민 A, D, E, K)은 간이나 지방세포에 상당량이 저장되므로 매일 먹을 필요는 없다. 이러한 비타민결핍은 흡수장애질환이나 음식 공급이 적절하게 오랫동안 되지 않았을 때 일어난다. 지용성 및 수용성 비타민의 종류는 표 31.1을 참고한다.

비타민과 관련된 논쟁 중 하나는 다양한 질병의 치료와 건강유지 및 증진을 위한 전략으로써 대용량(megadosing)의 비타민을 사용하는 것이다. 어떤 암 환자들은 일반적인 암치료를 받고 있는 사람들보다 치료효과를 훨씬 더 강화시키고자 하는 목적으로 특정 영양소를 대용량 사용한다. 미국영양학회에서는 대용량의 정의를 권장량의 10배 또는 10배 이상의 용량이라고 하였다. 1968년 노벨상을 받은 Linus Pauling 박사는 Orthomolecular medicine(몸의 분자성분을 영양으로 조절)을 병을 치료하기 위해 고용량의 비타민을 예방적으로 또는 치료적으로 사용하는 것이라고 정의하였다. Pauling 박사의 가장 유명한 주장은 대용량의 비타민 C가 감기나 암을 예방 또는 치료할 수 있다는 것이다. 많은 연구가 이 주장을 지지하지는 못했지만, 다음과 같이 대용량 영양소(nutrient megadosing)의 사용이 유용한 경우가 있다.

- 오랜 기간 동안 약물요법으로 인하여 비타민 축적을 고갈

표 31.1 지용성 비타민과 수용성 비타민

지용성(fat soluble)		수용성(water soluble)	
명칭	이름	명칭	이름
비타민 A	retinol	비타민 B_1	thiamine
비타민 D	D_3, cholecalciferol; D_2, ergocalciferol	비타민 B_2	riboflavin
비타민 E	tocopherols	비타민 B_3	niacin
비타민 K	K_1, phytonadione	비타민 B_5	pantothenic acid
	K_2, menaquinone	비타민 B_6	pyridoxine
		비타민 B_9	folic acid
		비타민 B_7	biotin
		비타민 B_{12}	cyanocobalamin
		비타민 C	ascorbic acid

시키거나 비타민의 기능을 방해할 경우: 일반적인 예로 결핵치료 시 isoniazid 약을 복용하는 환자에게 비타민 B_6(pyridoxine)를 사용한다(35장 참조).

- 중증 대장염과 낭포성 섬유증(cystic fibrosis) 환자에게 위장관 흡수장애가 있는 경우(단백질, 지방, 탄수화물, 비타민, 무기질과 같은 모든 주요 영양소)
- 비타민 B_{12} 결핍으로 인한 악성빈혈(pernicious anemia)을 치료하는 경우: 위장관계는 비타민 B_{12}를 흡수하기 위해서 복잡한 기전을 사용한다. 특히 내인자(intrinsic factor)로 알려진 당단백질(glycoprotein)이 위샘(gastric glands)의 벽세포(porietal cell)에서 분비된다. 내인자는 장에서 비타민 B_{12} 흡수를 촉진시킨다. 이 과정이 제대로 이루어지지 않을 때에는 비타민 B_{12}의 대용량을 다른 흡수 기전을 통해 투여하면 적은 용량이라도 장점막(intestinal mucosa)을 통해 확산될 수 있다.
- 대용량의 비타민이 약으로 작용하는 경우: 가장 일반적인 예가 niacin(비타민 B_3, nicotinic acid)이다. 1일 20mg까지 복용 시 비타민으로서 기능하지만 50~100mg 이상은 중성지방(triglycerides)과 저밀도지질단백 콜레스테롤(low-density lipoprotein cholesterol)을 감소시킨다(17장 참조).

앞에서 말한 것과는 반대로 해를 주는 경우도 있다. 예를 들어, 하나 또는 그 이상의 과잉 영양소는 장점막의 흡수부위에서 경쟁함으로써 다른 영양소의 결핍을 초래한다. 이것은 칼슘, 구리, 철, 아연과 같은 대용량의 무기질인 경우 더욱더 현저하며, 대용량의 비타민인 경우 미약한 것 같다. 대용량 지용성 비타민은 비타민과다증(hypervitaminosis)을 일으키며, 축적 시에는 치명적일 수 있다. 특히 지용성 비타민인 A, D, K에서 볼 수 있다. 그러나 비타민 E는 식이섭취기준량의 10~20배의 용량일지라도 안전하다. 수용성 비타민은 요로계를 통해서 쉽게 배출되기 때문에 비타민 B 복합체, 비타민 C에서는 비타민과다증이 드물다. 그럼에도 불구하고 식이섭취기준량의 50~100배의 비타민 B_6의 대용량 복용은 신경손상을 일으킬 수 있다.

환자들에게 대용량 식이요법이 처방이 되더라도 이들은 적어도 대용량요법을 견딜 수 있는 사람이어야 한다. 예를 들면 대용량요법은 질환 때문에 이미 약해진 위장관계에 더욱더 부담을 줄 수 있다. 항암화학요법 및 방사선치료는 산화과정을 통해 암세포를 파괴하는데, 대용량은 이러한 치료를 방해한다. 그리고 항산화를 포함한 영양보충제는 이러한 치료

표 31.2 영양소의 음식 공급원

비타민/무기질	음식
비타민 A	간, 생선, 유제품, 노른자, 암록색잎(dark green leafy), 노란색-오렌지색의 채소와 과일
비타민 D	유제품, 강화(fortified) 시리얼과 강화 오렌지 주스, 간, 생선 간유, 바다 생선, 버터, 달걀
비타민 E	생선, 노른자, 고기, 채소 오일, 견과류, 과일, 밀 씨눈, 곡물, 강화 시리얼
비타민 K	치즈, 시금치, 브로콜리, 양배추, 케일, 순무의 어린 잎, 대두 오일
비타민 B_1 (thiamine)	효모, 간, 농축된 통곡물 제품, 콩
비타민 B_2 (riboflavin)	고기, 간, 유제품, 달걀, 콩, 견과류, 농축된 통곡물 제품, 녹색잎 채소, 효모
비타민 B_3 (niacin)	간, 칠면조 고기, 참치, 땅콩, 콩, 농축된 통곡물 빵과 시리얼, 밀 씨눈
비타민 B_6 (pyridoxine)	내장육, 고기, 가금류, 생선, 달걀, 땅콩, 통곡물 제품, 채소, 견과류, 밀 씨눈, 바나나, 강화 시리얼
비타민 B_{12} (cyanocobalamin)	간, 신장, 조개, 가금류, 생선, 달걀, 우유, 우유로 만든 미국식 치즈, 강화 시리얼
비타민 C (ascorbic acid)	브로콜리, 피망, 시금치, 방울양배추, 귤, 토마토, 감자, 딸기, 양배추, 간
칼슘	유제품, 강화 시리얼과 칼슘-강화 오렌지 주스, 정어리, 연어
마그네슘	고기, 해산물, 우유, 치즈, 요거트, 녹색잎 채소, 브랜 시리얼(bran cereal), 견과류
인	우유, 요거트, 치즈, 완두콩, 고기, 생선, 달걀
아연	붉은색의 고기, 간, 굴, 특정 해산물, 유제품, 달걀, 콩, 견과류, 통곡물, 강화 시리얼

Modified from USDA: Dietary guidelines for Americans, 2010. Available at http://health.gov/dietaryguidelines. Accessed March 1, 2015.

기전을 방해한다. 환자가 특별한 영양 식이요법을 계획하고 있다면 반드시 건강관리전문가와 상의하는 것이 바람직하며, 특히 심각한 질병을 가지고 있는 환자일수록 상담이 필요하다.

지용성 비타민

FAT-SOLUBLE VITAMINS

지용성 비타민은 소변으로 배출되지 않고 우리 몸에 축적된다. 그러므로 건강을 유지하기 위해서 지용성 비타민을 매일 섭취할 필요는 없고, 만약 매일 섭취한다면 오히려 비타민과다증이 될 수 있다.

지용성 비타민은 A, D, E, K가 있고, 이들은 다음과 같은 특성을 지닌다.

- 식물성이나 동물성 식품에 존재한다.
- 간에 저장된다.
- 대사가 느리다.
- 변을 통해 배출된다.
- 양이 과다하면 독성을 일으킨다.

비타민 A Vitamin A

비타민 A (retinol)는 유제품, 달걀, 고기, 간, 생선 간유와 같은 동물성 지방으로부터 얻는다. 비타민 A는 식물(녹황색 채소 및 황색 과일)의 카로틴에서도 얻을 수 있고, 식물성 또는 동물성 식품 둘 다에서 얻을 수 있는 외인성 물질이다. 식물성 식품 중에는 카로티노이드(carotenoid) 화합물을 만들 수 있는 것이 600가지 이상이나 된다. 이들 중에서 40~50가지는 일반적으로 인간이 먹는 음식을 통해 만들어진다. β 카로틴(beta carotene)이 가장 흔하고, 그 다음으로 α 카로틴(alpha carotene)과 크립토잔틴(cryptoxanthin)이다. 이들은 우리 몸에서 비타민 A의 여러 형태로 대사되므로 provitamin A carotenoid라고 한다.

작용기전 및 약물효과 Mechanism of Action and Drug Effects

비타민 A는 로돕신(rhodopsin)이라 불리는 주요한 망막색소의 한 부분으로서, 이는 야간 시력과 일반 시력에 있어서 필수요소이다. β 카로틴은 신체에서 레티날(retinal, retinaldehyde)로 대사되고 레티날은 알코올화합물인 retinol과 카르복시산화합물(carboxylic acid compound)인 레티노익산(retinoic acid)으로 전환된다. 레티노익산은 시력에 직접적인 영향을 주지 않지만 정상 세포의 성장과 분화, 많은 부분의 신체 발달(형태발생, morphogenesis)에 필수적이다. 뼈와 치아의 성장 및 발달에 필요할 뿐만 아니라 생식, 점막과 상피 표면 보전, 콜레스테롤과 스테로이드 합성 등의 과정들에도 필요하다.

적응증 Indications

비타민 A는 정상인이나 필요가 증가된 경우, 즉 영아, 임신 및 수유 여성에게 사용할 수 있다. 정상적인 식단은 적당량의 비타민 A를 포함하지만 정상보다 많은 양을 필요로 하는 사람이나 음식섭취가 부적절한 경우에는 비타민 A 보조제가 필요하다. 비타민 A 결핍의 증상은 야맹증(night blindness), 각막건조증(xerophthalmia), 각막연화증(keratomalacia), 피부와 공막(sclera)의 각질층의 과각화증(hyperkeratosis), 정신지체의 유아 성장(retarded infant growth), 전신허약, 점막 감염의 감수성 증가를 일으킨다. Isotretinoin과 같은 비타민 A 화합물은 여드름(acne), 건선(psoriasis), 모낭각화증(keratosis follicularis)과 같은 피부치료에 사용된다.

금기증 Contraindications

비타민 A 보조제는 비타민 제품에 알레르기가 있는 경우에 금기한다. 비타민과다증, 권장량을 초과한 과다섭취, 특히 임신 동안이나 구강흡수장애증후군이 있는 경우는 금기이다.

유해효과 Adverse Effects

비타민 A 복용과 관련하여 나타나는 급성 유해효과는 거의 없지만, 다량의 비타민 A를 장기간 복용하면 나타날 수 있다. 유해효과는 일반적으로 뼈, 점막, 간, 피부에 나타난다. 장기간 다량의 비타민 A를 복용한 경우에 나타나는 증상을 표 31.3에 제시하였다.

표 31.3 비타민 A: 유해효과

신체계	유해효과
중추신경계	두통, 뇌압상승, 무기력, 권태감
위장관계	구역, 구토, 식욕부진, 복통
피부계	건조증, 소양증, 색소침착, 식은땀
대사계	월경과소증, 고칼슘혈증
근골격계	관절통, 성장지연

독성 및 과량투여의 관리. 비타민 A의 주요한 독성은 과다복용했을 때 나타나며, 대부분 어린아이들에게 나타난다. 과량(25,000units/kg 이상)의 비타민 A가 투여된 몇 시간 후에 과민성, 졸음, 현기증, 정신착란, 혼수, 구토, 설사가 일어날 수 있다. 영아의 경우, 과량의 비타민 A는 뇌압을 증가시켜 영아의 천문 돌출, 두통, 유두부종, 안구돌출증, 시력장애와 같은 증상을 일으킨다. 유두부종(papilledema)은 시신경원판(optic disc)에 혈액이나 수분의 부종이다. 시신경원판은 망막 뒤쪽에 위치하며, 시신경은 섬유다발로 이루어져 있다. 몇 주 후에는 피부가 벗겨지거나 홍반이 나타날 수도 있다. 이러한 증상들은 약을 끊으면 며칠 이내에 사라지는데, 이것이 과다복용 시에 할 수 있는 유일한 치료법이다.

상호작용 Interactions

비타민 A는 윤활성 완하제(lubricant laxatives) 및 cholestyramine과 함께 사용 시 흡수가 잘되지 않는다. 또한 isotretinoin과 비타민 A 보조제를 함께 사용 시 부가적으로 작용하여 독성을 일으킬 수 있다.

용량표

비타민

약물명	약리학적 분류	성인 상용량	적응증
비타민 D-활성 화합물			
calcifediol (hydroxylvitamin D_3) (Calderol)	지용성	PO: 50mcg, 1일 1회	혈액투석 환자의 저칼슘혈증
calcitriol (dihydroxyvitamin D_3) (Rocaltrol, Calcijex)	지용성	PO/IV: 1일 0.25~2mcg	부갑상샘저하증, 규칙적으로 혈액투석을 받는 환자에서의 저칼슘혈증
ergocalciferol[a] (비타민 D_2) (Drisdol, Calciferol)	지용성	PO: 매일 50,000~200,000units	구루병(rickets), 부갑상샘저하증, 신부전
비타민 B-활성 화합물			
비타민 B_1 (thiamine) (Thiamilate)	수용성, B 복합체 그룹	일반 식이가 가능할 때까지 1일 100mg 투여 2주 동안 10~20mg IM한 후 30일 동안 1일 5~30mg	알코올로 인한 결핍 각기병
비타민 B_2 (riboflavin) (Lactoflavin)	수용성, B 복합체 그룹	PO: 1일 5~30mg	결핍
비타민 B_3 (niacin, nicotinic acid) (Nicotinex)	수용성, B 복합체 그룹	PO: ER: 1일 500~2,000mg PO: 1일 500mg까지	고지질혈증 펠라그라병(결핍)
비타민 B_6 (pyridoxine) (Aminoxin, Vitelle)	수용성, B 복합체 그룹	PO/IV: 1일 2.5~10mg PO/IV: 1일 100~200mg	결핍 약물로 인한 신경염(예: 결핵치료약인 isoniazid)
비타민 B_{12} (cyanocobalamin) (Nascobal)	수용성, B 복합체 그룹	IM/subQ: 매달 1,000mcg 비강내 젤: 1주에 500mcg	결핍, 빈혈
비타민 A, C, E, K			
비타민 A (Aquasol A, 기타)	지용성	PO: 1일 100,000unit를 3일 동안 투여 후 1일 50,000unit를 14일 동안 투여	결핍
비타민 C (ascorbic acid) (Vita-C, Dull-C, 기타)	수용성	PO/IV/IM/subQ: 1일 100~250mg을 1~2회 투여	결핍, 괴혈병
비타민 E (d-alpha tocopherol) (Aquavit E, 기타)	지용성	PO: 1일 60~75unit	영양 보조
비타민 K (phytonadione) (Mephyton, AquaMEPHYTON)	지용성	PO: 1일 1.25~10mg 단독용량 IM/IV: 1~10mg 단독 용량	warfarin에 의한 저프로트롬빈혈증

ER, Extended release.
a투여량은 개별적이다. 고용량 투여는 치료에 대한 반응에 따라 필요할 수도 있다.

용량 Dosages

비타민 A의 권장량은 용량표를 참조한다.

비타민 D Vitamin D

햇빛 비타민(sunshine vitamin)이라고도 불리는 비타민 D는 칼슘과 인이 신체에서 적절하게 사용되도록 한다. 비타민 D 군에서 가장 대표적인 것은 비타민 D_2 (ergocalciferol)와 비타민 D_3 (cholecalciferol)이다. 이들의 출처는 각각 다르지만 신체에서는 비슷한 기능을 한다. Ergocalciferol은 식물에 존재하므로 음식을 통해서 얻을 수 있다. 자외선에 노출되었을 때 피부에서 만들어지는 자연 형태의 비타민 D는 7-dehydrocholesterol(비타민 D_3)이다. 대체로 비타민 D_3의 인체 내 생합성은 일일 요구량에 맞는 양을 생산한다. 비타민 D는 인체 내 생합성과 음식에 포함되어 있는 비타민 D_2[생선 오일, 연어, 정어리, 청어, 강화(fortified) 우유, 빵, 시리얼, 동물의 간, 참치, 달걀, 버터]를 섭취하여 얻는다.

작용기전 및 약물효과 Mechanism of Action and Drug Effects

비타민 D의 기본적인 기능은 칼슘과 인을 흡수하고 적절한 이용을 조절하는 것이다. 이는 뼈의 정상적인 석회화를 위해서 반드시 필요하다. 비타민 D는 부갑상샘호르몬(parathyroid hormone), 칼시토닌(calcitonin)과 함께 소장으로부터 칼슘 흡수를 증가시키거나 필요하다면 뼈로부터 칼슘을 나오게 함으로써 혈청 칼슘 수준을 조절한다. Ergocalciferol과 cholecalciferol은 비활성화 상태지만 생물학적 활동을 나타내기 위해서는 활성화된 대사형태로 전환되어야 한다. 비타민 D_2와 비타민 D_3는 부갑상샘호르몬에 의해 변환된다. 여기에서 얻어진 화합물인 calcifediol은 신장으로 이동되고, 생리학적으로 가장 활성이 있는 비타민 D와 calcitriol로 변화된다. Calcitriol은 장내의 칼슘과 인 흡수를 촉진하고, 칼슘과 인을 뼈와 치아에 축적되도록 촉진한다.

비타민 D의 효과는 비타민 A와 모든 비타민 및 무기화합물의 효과들과 매우 유사하다. 이것은 일일 요구량이 증가된 사람, 즉 영아, 임신 및 수유 중인 여성에게 보조제로 사용된다.

적응증 Indications

비타민 D는 영양보조제나 비타민 D 결핍을 예방하거나 치료할 때 사용된다. 장기간의 비타민 D 결핍으로 인해 나타날 수 있는 영아구루병(infantile rickets), 테타니(tetany, 불수의적인 근수축), 골연화증(osteomalacia)을 교정 및 치료하기 위해 비타민 D를 사용한다. 구루병은 비타민 D 결핍상태이다. 증상은 뼈가 연하고 휘기 쉬워서 외반슬(bowlegs) 및 내반슬(knock knees)과 같은 기형, 뼈의 끝 부분과 옆면의 큰 결절, 근육통증, 커진 두개골, 흉곽 기형, 척추만곡, 간 및 비장의 비대, 다한증, 접촉 시 통증을 호소한다. 비타민 D는 칼슘과 인의 흡수를 촉진시키므로 골다공증을 예방하는 데 중요하다. 또한 골이영양증(osteodystrophy), 저칼슘혈증, 부갑상샘저하증, 가성부갑상샘저하증(pseudohypoparathyroidism), 저인산염혈증(hypophosphatemia)의 치료 및 영양 보충제로 사용된다.

금기증 Contraindications

비타민 D에 대한 금기증은 비타민 D 제품에 대해 알레르기가 있거나 고칼슘혈증, 신기능장애, 고인산염혈증이 있는 경우이다.

유해효과 Adverse Effects

비타민 A처럼 비타민 D 복용으로 나타나는 급성 유해효과는 거의 없다. 단지 비타민 D를 오랜 기간 동안 복용할 때 위장관계 및 중추신경계에 나타나는 유해효과를 표 31.4를 참고한다.

독성 및 과량투여의 관리. 다량의 비타민 D 복용으로 나타나는 주요 독성효과는 주로 어린이에게서 발생한다. 비타민 D를 중단하고 칼슘섭취를 줄이면 독성상태를 완화시킬 수 있다. 독성상태를 유발하는 비타민 D의 양은 개인마다 차이가 있지만 성인의 경우 ergocalciferol의 하루섭취량이 1.25~2.5mg, 영아와 유아에서는 하루섭취량이 25mcg일 때 나타난다.

비타민 D의 독성효과는 고혈압, 허약감, 피로, 두통, 신경성 식욕부진, 구강건조, 금속성 맛, 오심, 구토, 복부경련, 운

표 31.4 비타민 D: 유해효과

신체계	유해효과
심혈관계	저혈압, 부정맥
중추신경계	피로, 쇠약, 졸음, 두통
위장관계	오심, 구토, 신경성 식욕부진, 경련(cramps), 금속성 맛, 구강건조, 변비
비뇨기계	다뇨증(polyuria), 알부민뇨(albuminuria)
근골격계	뼈 성장 감소, 뼈와 근육의 통증

동실조, 뼈 통증으로 나타난다. 만약 이를 인지하지 못해 치료하지 않으면 이러한 증상들은 신기능손상 및 골다공증으로 진전될 수 있다.

상호작용 Interactions

비타민 D 흡수는 윤활성 완하제 및 cholestyramine과 함께 사용할 때 감소된다. Digitalis를 복용하는 환자가 과용량의 비타민 D를 복용하면 부정맥(dysrhythmias)이 발생할 수 있다.

용량 Dosages

비타민 D의 권장량은 용량표를 참조한다.

비타민 E Vitamin E

Tocopherol (alpha, beta, gamma, delta)이라고 불리는 4개의 생리활성 화학물질이 비타민 E 화합물을 구성하고 있다. Alpha tocopherol은 가장 생물학적으로 활성화된 자연형태의 비타민 E로서 식물성 및 동물성 식품의 어디에서나 얻을 수 있다.

작용기전 및 약물효과 Mechanism of Action and Drug Effects

비록 비타민 E가 강력한 항산화제이고, 식단의 필수 요소이지만 정확한 기능은 밝혀지지 않았다. 비타민 E의 주요한 결핍증후군은 조산아에게 일어난다. 비타민 E 결핍은 불안, 부종, 혈전증(thrombosis), 용혈빈혈(hemolytic anemia)을 일으킨다.

비타민 E의 효과가 다른 지용성 비타민처럼 잘 밝혀진 것은 없으나 세포막의 구성요소인 복합 불포화지방산(polyunsaturated fatty acids)을 보호한다고 한다. 또한 산소에 아주 민감하고 쉽게 산화되는 비타민 A와 C의 파괴를 저해하므로 항산화제로 작용한다.

적응증 Indications

비타민 E는 대개 결핍을 치료하거나 영양보조제로 사용된다. 조산아(premature infants)는 비타민 E 결핍 시 위험한 합병증을 일으킨다. 비타민 E는 항산화제로 많은 주목을 받고 있다. 산화 예방 물질은 신체 내에 유독성 물질의 형성(암을 일으킬 수 있음)을 막는다. 비타민 E가 암, 심장질환, 월경전증후군(premenstrual syndrome), 성기능장애(sexual dysfunction) 환자들에게 효능을 입증하는 이론은 없지만 일반적으로 사용되고 있다. 그러나 미국심장학회(American Heart Association)는 심장질환을 예방하기 위해 고용량의 비타민 E 사용을 더 이상 권장하지 않는다. 사실, 최근 연구들에 의하면 효과가 없거나 오히려 해가 될 수 있다고 한다.

금기증 Contraindications

비타민 E 제품에 대한 알레르기가 있으면 사용을 금한다. 비타민 E 주사제제는 없다.

유해효과 Adverse Effects

비타민 E는 상대적으로 무독성이므로 비타민 E 복용과 관련된 급성 유해효과는 거의 없다. 유해효과는 일반적으로 위장관계나 중추신경계에서 나타난다(표 31.5).

용량 Dosages

비타민 E의 권장량은 용량표를 참조한다.

비타민 K Vitamin K

비타민 K는 지용성 비타민(A, D, E, K) 중 하나이다. 비타민 K는 phytonadione(비타민 K_1), menaquinone(비타민 K_2), menadion(비타민 K_3)의 3가지 형태가 있다. 대량의 비타민 K가 체내에 축적되지 않으며, 비타민 K_2는 장의 정상 세균에 의해 합성되어 공급된다.

비타민 K는 간에서 혈액응고인자를 합성할 때 필요하다. 비타민 K에 의존적인 혈액응고인자들은 factor II, VII, IX, X이다. Factor II는 prothrombin, factor VII은 proconvertin, factor IX은 Christmas factor, factor X은 Stuart-Prower factor라고도 한다.

작용기전 및 약물효과 Mechanism of Action and Drug Effects

비타민 K는 factor II, VII, IX, X의 간 생합성을 촉진시키므로 혈액응고에 필수적이다. 비타민 K 결핍은 저프로트롬빈혈증(hypoprothrombinemia)을 일으켜 응고장애(coagulation disorder)를 일으킨다. 응고인자에 영향을 미치는 응고인자

표 31.5 비타민 E: 유해효과

신체계	유해효과
중추신경계	피로, 두통, 흐린시력
위장관계	오심, 설사, 고창(flatulence)
비뇨기계	혈중요소질소(BUN) 수치 상승.
근골격계	허약감(weakness)

결핍 시 비타민 K를 투여하면 치료할 수 있다. 정상인에서는 장내 세균이 충분한 양을 합성하므로 비타민 K의 결핍은 거의 없다. 만약 결핍이 되었다면 비타민 K 보조제로 치료한다.

적응증 Indications

비타민 K는 결핍상태를 치료하거나 영양을 보충하는 데 이용된다. 비록 결핍상태가 드물지만 부적절한 영양섭취나 광범위한 항생제투여로 인해 장내 세균이 감소되면 결핍상태가 발생될 수 있다. 결핍상태는 신생아에서도 볼 수 있는데, 이는 담즙량 부족이나 특정 약물에 의한 흡수장애로 발생한다. 그러므로 병원에서 태어난 신생아는 신생아실 도착 시에 예방적 측면에서 비타민 K를 근육주사한다. Warfarin은 비타민 K 의존 응고인자인 II, VII, IX, X을 차단함으로써 혈액응고를 방해한다. 그러므로 비타민 K는 warfarin의 해독제로 사용된다. 비타민 K를 투여한 후 약 1주일 정도는 warfarin이 더 이상 반응하지 않음을 명심해야 한다.

금기증 Contraindications

비타민 K 치료를 위한 유일한 금기증은 약물에 대한 알레르기이다.

유해효과 Adverse Effects

비타민 K는 비교적 무독성이므로 유해효과가 거의 없다. 심각한 반응은 과민반응(hypersensitivity)이나 아나필락시스(anaphylaxis)로, 정맥주사 후 즉시 또는 주사하는 동안에 나타날 수 있지만 이는 극히 드물다. 유해효과는 주사부위와 관련한 반응과 과민반응이다. 신체계통별로 나타나는 주요한 유해효과는 표 31.6에 제시하였다.

독성 및 과량투여의 관리. 비타민 K는 주로 신생아에게 사용할 때 독성이 나타난다. 적혈구의 용혈이 일어날 수 있으며, 특히 glucose-6-phosphate dehydrogenase가 부족한 신생아에게 나타난다. 심한 경우 혈액 제품으로의 대체가 필요하다.

표 31.6 비타민 K: 유해효과

신체계	유해효과
중추신경계	두통, 뇌손상(다량투여 시)
위장관계	구역, 간효소 수치 저하
혈액계	출혈성 빈혈, 헤모글로빈뇨증, 고빌리루빈혈증
피부계	발진, 두드러기

용량 Dosages

비타민 K의 권장량은 용량표를 참조한다.

수용성 비타민

WATER-SOLUBLE VITAMINS

수용성 비타민은 비타민 B 복합체(vitamin B complex)와 비타민 C (ascorbic acid)이며, 식물성 및 동물성 식품에 들어 있다. 비타민 B 복합체는 화학적으로 유사하지 않고, 대사기능도 다르지만 음식에 들어 있는 10개의 비타민으로 구성되어 있다. 비타민 B군은 출처가 동일하지 않기 때문에 비타민 B 복합체라고 한다. 비타민 C (ascorbic acid)는 또 하나의 주요 수용성 비타민으로, 신맛의 과일에 많이 포함되어 있다. 임상에서 비타민 B는 일반명뿐만 아니라 상품명으로 사용되는 경우도 많다. 예를 들어 비타민 B_{12}는 일반명인 cyanocobalamin보다 더 많이 사용되지만, 엽산(folic acid)은 비타민 B_9보다 더 많이 쓰이고 있다. 가장 흔히 사용되는 비타민 B 복합체와 비타민 C에 대한 내용은 Box 31.1을 참고한다. 엽산(비타민 B_9)은 조혈작용(hematopoiesis)에 중요한 역할을 한다(16장 참고).

수용성 비타민은 물에 녹는 성질이 있다는 공통점이 있다. 그리고 지용성 비타민처럼 중요한 대사과정에서 보조효소 또는 산화환원(oxidation reduction) 물질로 작용한다. 지용성 비타민과 다르게 수용성 비타민은 몸에 많은 양이 축적되지 않는다. 수용성이여서 소변으로 배출되고, 반감기(half-life)

BOX 31.1 수용성 비타민 다른 이름

명칭	다른 이름
비타민 B 복합체	
비타민 B_1	thiamine
비타민 B_2	riboflavin
비타민 B_3	niacin
비타민 B_5	pantothenic acid
비타민 B_6	pyridoxine
비타민 B_9	folic acid
비타민 B_{12}	cyanocobalamin
비타민 C	ascorbic acid

가 짧기 때문에 음식섭취를 통해 적절하게 조절해야 한다. 그렇지 않으면 결핍상태가 발생할 수 있다. 신체는 더 이상 필요로 하지 않은 양은 배출하기 때문에 수용성 비타민의 유독성 반응은 거의 없다.

비타민 B_1 Vitamin B_1

비타민 B_1 (thiamine)의 결핍은 각기병(beriberi)이나 베르니케뇌병증(Wernicke's encephalopathy)을 일으킨다. 각기병은 뇌병변(brain lesions), 말초신경의 다발신경병증(polyneuropathy), 장액 삼출물(신체 조직에 수분이 비정상적으로 축적), 심장의 해부학적 변화를 일으킨다. 비타민결핍은 적절하지 못한 음식, 장기간 열이 있는 경우, 갑상샘기능항진증, 간질환, 알코올중독, 흡수장애, 임산부, 모유수유 여성에게 나타날 수 있다.

작용기전 및 약물효과 Mechanism of Action and Drug Effects

비타민 B_1 (thiamine)은 thiamine pyrophosphate의 전구물질이다. Thiamine은 삼인산아데노신(adenosine triphosphate, ATP)과 결합하여 thiamine pyrophosphate coenzyme을 형성한다. 이 과정은 탄수화물의 주요 대사 부분인 구연산회로(citric acid cycle, Krebs cycle)뿐만 아니라 다른 대사과정에서도 이루어진다. 또한 thiamine은 말초신경계, 심혈관계, 위장관계를 유지하는 데 있어서 중요하다.

적응증 Indications

Thiamine은 대사장애치료에 유용하다. 즉 아급성 괴사성 뇌척수병증(subacute necrotizing encephalomyelopathy), 단풍시럽뇨병(maple syrup urine disease), pyruvate carboxylase 효소 결핍과 hyperbetaalaninemia와 관련된 젖산혈증(lactic acidosis) 등이다. Thiamine은 각기병, 베르니케뇌병증, 펠라그라(pellagra, niacin 결핍)와 관련된 말초신경염(peripheral neuritis), 임산부의 신경염(neuritis)에 유용하다. Thiamine은 알코올중독, 간경화, 위장관계질환에 의한 흡수장애 시 결핍을 치료하거나 예방하기 위해 영양보조제로 사용된다. Thiamine은 식욕부진관리, 궤양성대장염(ulcerative colitis), 만성 설사(chronic diarrhea), 소뇌증후군(cerebellar syndrome) 또는 운동실조(ataxia, 근육 조정 장애)에도 효과가 있다. 또한 먹는 방충제로도 사용된다.

금기증 Contraindications

비타민 B 복합제의 유일한 금기증은 비타민 제품에 대한 알레르기이다.

유해효과 Adverse Effects

유해효과는 드물지만 과민성 반응, 오심, 안절부절못함, 폐부종, 소양증, 두드러기, 쇠약, 발한, 혈관부종, 청색증, 심장혈관허탈이 나타난다. 근육주사는 국소적인 통증을 일으킬 수 있고, 정맥주사 시에는 아나필락시스를 유발할 수 있다.

상호작용 Interactions

Thiamine은 알칼리성 및 아황산염이 포함된 용액과 함께 사용 시 효과가 없다.

용량 Dosages

비타민 B_1의 권장량은 용량표를 참조한다.

비타민 B_2 Vitamin B_2

비타민 B_2 (riboflavin) 결핍은 입술증(cheilosis, 트고 갈라진 입술), 지루피부염(seborrheic dermatitis), 각막염(keratitis) 등 피부, 구강, 각막에서 변화를 일으킨다.

작용기전 및 약물효과 Mechanism of Action and Drug Effects

Riboflavin은 신체에서 중요한 몇 가지의 기능을 한다. Riboflavin은 조직호흡에 필수적인 2개의 보조효소(flavin mononucleotide와 flavin adenine dinucleotide)로 전환된다. Riboflavin은 탄수화물대사에 중요한 역할을 한다. 비타민 B_6 (pyridoxine)가 작용하기 위해서는 riboflavin이 필요하다. Riboflavin은 tryptophan을 niacin으로 전환하고, 적혈구의 정상상태를 유지시키는 데 필요하다. Riboflavin 결핍은 드물게 나타나며 건강한 사람에게는 일어나지 않는다.

적응증 Indications

Riboflavin은 결핍상태를 치료하기 위해서 사용되고, 영양보조제로도 이용된다. 장기간의 감염, 간질환, 알코올중독, 악성 암, probenecid를 복용하는 환자들은 riboflavin 결핍을 경험한다. Riboflavin 보조제는 소구성 빈혈(microcytic anemia), 여드름, 편두통, 선천성 메트헤모글로빈혈증(congenital methemoglobinemia), 근경련(muscle cramps), Gopalan 증후군, riboflavin 결핍으로 의심되는 증상(사지저림 증상이 pantothenic acid, 비타민 B_5 부족 시에도 나타나며 burning feet syndrome이라고도 한다)에 효과적이다.

금기증 Contraindications

Riboflavin의 유일한 금기증은 복용하고 있는 비타민 제품에 대한 알레르기이다.

유해효과 Adverse Effects

Riboflavin은 매우 안전하고 효과가 뛰어난 비타민이다. 현재까지 유해효과나 보고된 독작용은 없다. 다만 많은 용량을 복용할 경우 소변의 색깔이 오렌지색에서 황색으로 변한다.

용량 Dosages

Riboflavin의 권장량은 용량표를 참조한다.

비타민 B_3 Vitamin B_3

소량의 비타민 B_3 (niacin)는 필수아미노산인 tryptophan으로부터 인체에서 생산된다. Niacin(비타민 B_3)의 결핍은 펠라그라를 일으키는데, 이 증상은 정신질환, 신경쇠약증후군, 신경질적, 홍반, 피부 낙설, 비늘 피부염, 염증(구강, 질, 요도점막, 설염), 설사 또는 혈액성 설사로 나타난다.

작용기전 및 약물효과 Mechanism of Action and Drug Effects

Niacin의 작용은 섭취된 형태의 niacin이 아니라 대사산물인 nicotinamide에 의한다. Nicotinamide는 탄수화물, 단백질, 퓨린, 지질대사, 조직호흡과 같은 많은 대사반응에 필요하다. NAD (nicotinamide adenosine dinucleotide)와 NADP (nicotinamide adenosine dinucleotide phosphate)는 글리코겐 분해(glycogenolysis, 저장된 글리코겐을 사용 가능한 당으로 분해)로서 탄수화물 경로에 필요하다. Niacin 자체는 항지질약물(antilipemic drug)로 이용된다(17장 참조). 항지질효과를 나타내는 niacin 용량은 영양이나 대사 과정에서 요구되는 양보다는 상당히 많아야 한다.

표 31.7 Niacin(비타민 B_3): 유해효과

신체계	유해효과
심혈관계	기립저혈압, 부정맥
중추신경계	두통, 어지럼, 불안
위장관계	오심, 구토, 설사, 소화성궤양
비뇨기생식계	고요산혈증
간	비정상적인 간기능검사 결과, 간염
피부계	홍조, 건조한 피부, 홍반, 소양감, 각화증
대사계	당내성 저하

적응증 Indications

Niacin은 펠라그라를 예방 및 치료하기 위해 사용된다. 비타민 B_3 결핍은 흔히 흡수장애 시 나타난다. Niacin은 고지혈증(hyperlipidemia)치료에 사용되며, 말초혈관질환에도 매우 유용하다.

금기증 Contraindications

Niacin은 다른 비타민 B 복합체와 다르게 약에 대한 알레르기 이외에 간질환, 심각한 저혈압, 동맥 출혈, 활동성 소화성 궤양 시에 금기한다.

유해효과 Adverse Effects

얼굴 홍조, 소양증, 위장관장애가 가장 빈번한 유해효과이다. 고지혈증을 치료하기 위해서 대용량의 niacin을 사용하면 이러한 증상이 흔히 나타나고, 지속적으로 niacin을 사용하면 증상은 완화된다.

용량 Dosages

Niacin의 권장량은 용량표를 참조한다.

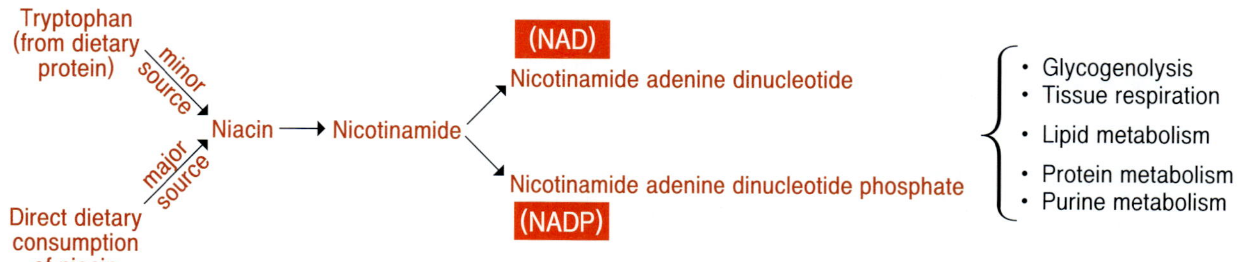

그림 31.1 Niacin은 체내에서 NAD와 NADP로 전환된다. 이것은 여러 가지 대사과정에서 조효소로 작용한다.

비타민 B_6 Vitamin B_6

비타민 B_6 (pyridoxine)는 pyridoxine, pyridoxal, pyridoxamine의 3가지 화합물로 구성되어 있다. 비타민 B_6 결핍은 철적모구빈혈(sideroblastic anemia), 신경학적 장애, 지루피부염, 입술증, 크산투렌산뇨증(xanthurenic aciduria, 소변에 xanthine crystals나 돌이 형성)을 일으킨다. 또한 경련(특히 신생아나 유아), 저색소성 소구성 빈혈(hypochromic microcytic anemia), 설염(glossitis), 입 안의 점막 궤양도 나타난다. Pyridoxine 결핍은 부적절한 섭취 및 흡수로 유발되며, 말초신경, 피부, 점막에 영향을 미친다. 비타민 B_6 결핍은 요독증(uremia), 알코올중독, 간경화, 갑상샘기능항진증, 흡수장애증후군, 심부전을 일으킬 수 있다. 비타민 B_6 결핍은 isoniazid, cycloserine, ethionamide, hydralazine, penicillamine, pyrazinamide에 의해서 유발될 수 있다.

작용기전 및 약물효과 Mechanism of Action and Drug Effects

Pyridoxine, pyridoxal, pyridoxamine은 적혈구에서 비타민 B_6의 활성 조효소형태인 pyridoxal phosphate와 pyridoxamine phosphate로 전환된다. 이 화합물은 신체에서 단백질, 탄수화물, 지질대사에 필요하다. 이들은 아미노산 tryptophan이 niacin과 세로토닌 신경전달물질로 전환되는데 중요한 역할을 한다. 또한 중추신경계의 억제성 신경전달물질인 감마아미노부티르산(gamma-aminobutyric acid, GABA) 합성에 필요하다. 헴(heme) 합성과 조혈계(hematopoietic system) 유지에 중요하며 말초신경, 피부, 점막의 보전에도 필요하다.

적응증 Indications

Pyridoxine은 비타민 B_6 결핍을 치료하거나 예방하기 위해 사용된다. Isoniazid, hydralazine, 피임제(contraceptives)에 의해 비타민 B_6가 결핍될 수 있다. 비타민 B_6의 결핍은 드물지만, 부적절한 음식섭취나 pyridoxine의 흡수 저하로 인해 유발된다. 일반적인 치료에 반응하지 않는 간질, 임신에 의한 입덧, 여러 대사장애에서 pyridoxine이 사용된다.

표 31.8 Pyridoxine(비타민 B_6): 유해효과

신체계	유해효과
중추신경계	감각이상(paresthesias), 홍조, 두통, 무기력
피부계	주사부위 통증

금기증 Contraindications

Pyridoxine 알레르기가 있는 환자에게는 사용을 금한다.

유해효과 Adverse Effects

Pyridoxine의 유해효과는 드물고, 상용량 복용 시에는 일어나지 않는다. 고용량 및 오랫동안 사용할 경우에 유해효과가 나타나며 이에 대한 설명은 표 31.8을 참고한다. 독성은 몇 달 동안 고용량을 복용했을 때에 나타난다. 대부분 신경독성이 나타나지만 pyridoxine 복용을 중단하면 완화된다.

상호작용 Interactions

Pyridoxine은 levodopa의 작용을 감소시키므로 비타민 B_6가 포함된 약물을 levodopa를 복용하고 있는 환자에게 투여해서는 안 된다. 그러나 levodopa와 carbidopa를 함께 복용하고 있는 환자에게는 pyridoxine을 투여하여도 약물상호작용이 없다.

용량 Dosages

비타민 B_6의 권장량은 용량표를 참조한다.

비타민 B_{12} Vitamin B_{12}

비타민 B_{12} (cyanocobalamin)는 코발트(cyano의 의미는 blue)를 포함한 수용성 B 비타민이다. 이는 미생물에 의해 합성되며, 2개의 다른 조효소, adenosylcobalamin과 methylcobalamin으로 존재한다. 비타민 B_{12}는 탄수화물, 지방, 단백질 합성 등의 여러 가지 대사경로의 조효소이다. 또한 세포성장, 세포복제, 조혈작용, 핵단백질, 수초 합성에도 관여한다(그림 31.2).

비타민 B_{12} 결핍은 위장관계 병변, 퇴행성 중추신경계 병변(degenerative CNS lesion)을 일으키는 신경성 변화, 거대적아구성 빈혈(megaloblastic anemia)을 초래한다. 비타민 B_{12} 결핍의 주 원인은 흡수장애이다. 다른 가능한 원인은 극히 드물지만 부적절한 음식섭취, 만성 알코올중독, 만성 출혈이다.

작용기전 및 약물효과 Mechanism of Action and Drug Effects

핵단백질(nucleoprotein)과 수초(myelin) 합성, 세포복제, 정상적인 성장, 조혈기능을 유지하기 위해서는 cyanocobalamin이 필요하므로 사람은 비타민 B_{12}를 섭취해야 한다. 비타민 B_{12}가 가장 많이 필요한 세포는 상피세포, 골수, 골수성세포(myeloid cells)와 같이 빨리 분화되는 세포들이다.

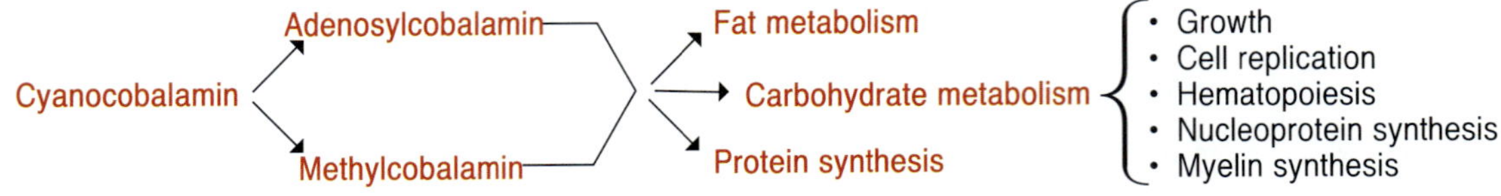

그림 31.2 Cyanocobalamin은 체내 여러 과정에서 조효소로 작용한다.

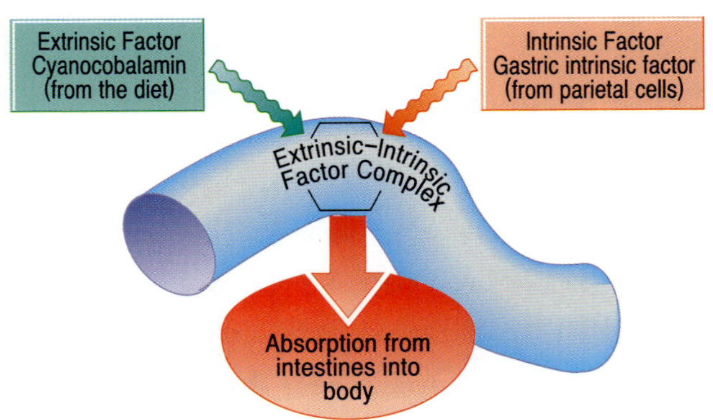

그림 31.3 Cyanocobalamin의 경구 흡수에는 내인자가 필요하며, 이는 위의 벽세포에서 분비된다.

환원 설프하이드릴기(sulfhydryl, −5H)는 단백질, 탄수화물, 지방을 대사하는 데 필요하다. 환원형 비타민 B_{12}는 설프하이드릴기를 유지시켜준다. 비타민 B_{12} 결핍 시 수초 생산이 방해되어 신경학적 손상이 일어나고, 축삭(axon)과 신경두(nerve head)의 점진적 퇴행성 변화가 일어난다.

Cyanocobalamin은 외인자(extrinsic factor) 또는 캐슬 인자(Castle factor)로, 간에서 추출된 항악성빈혈 인자(anti−pernicious anemia factor)로 작용한다. Cyanocobalamin의 흡수를 위해서는 위의 벽세포(parietal cell)에 의해 분비되는 당단백질인 내인자가 필요하다. 두 인자에 의해서 하나의 복합체가 형성되어 장에서 흡수된다(그림 31.3).

적응증 Indications

Cyanocobalamin은 불충분한 비타민 섭취로 인하여 나타난 결핍상태를 치료하기 위해 사용된다. 비타민 B_{12}는 영양보조제인 비타민 복합체에 포함되어 있다. 비타민 B_{12}의 주 공급원은 동물성 식품이며 결핍상태는 대부분 영양흡수장애나 부적절한 영양섭취(엄격한 채식주의 식단)에 의해 발생한다.

비타민 B_{12} 결핍의 가장 흔한 상태는 악성빈혈이다. 악성빈혈과 거대적아구성 빈혈의 경우 비타민 B_{12}를 사용하면 거대적아구성 골수(megaloblastic bone marrow)가 정상적아구성 골수(normoblastic bone marrow)로 빠르게 전환된다. 거대적아구성 골수를 치료하기 위한 비타민 B_{12}의 투여경로는 근육주사이다. 결핍상태를 치료하지 않으면 거대적아구성 빈혈과 비가역성 신경손상을 일으킬 수 있다. 비타민 B_{12}는 내인자의 부족에 의해 발생한 악성빈혈을 치료하는 데 유용하다.

금기증 Contraindications

비타민 B_{12}의 유일한 금기는 제품과 관련된 알레르기이다. 코발트는 cyanocobalamin 화학구조의 일부분으로 코발트에 민감한 사람에게는 금기이다. 유전성시신경위축(hereditary optic atrophy, Leber's disease) 또한 금기증이다.

유해효과 Adverse Effects

비타민 B_{12}는 무독성이다. 대용량 복용 시에는 가려움, 일시적인 설사, 발열을 일으킨다. 기타 유해효과를 신체계통별로 표 31.9에 제시하였다.

상호작용 Interactions

항경련제(anticonvulsants), aminoglycoside계 항생제, 장기간 작용성 칼륨제(long−acting potassium)와 함께 복용 시 비타민 B_{12}의 흡수가 감소된다. 또한, chloramphenicol은 비타민 B_{12}의 혈액학적 작용을 길항한다.

용량 Dosages

비타민 B_{12}의 권장량은 용량표에 있다.

표 31.9 Cyanocobalmin(비타민 B_{12}): 유해효과

신체계	유해효과
심혈관계	말초혈관이나 혈관의 혈전증, 폐부종
중추신경계	홍조, 시신경위축
위장관계	설사
피부계	가려움, 홍반, 주사부위 통증
대사계	저칼륨혈증

비타민 C Vitamin C

비타민 C (ascorbic acid)는 여러 가지 치료목적으로 사용될 수 있다. Ascorbic acid의 장기간 결핍은 괴혈병(scurvy)을 일으키고 쇠약, 부종(edema), 치은염(gingivitis), 치은출혈, 치아 손실, 빈혈, 피하출혈, 뼈 병변, 연조직과 뼈의 치유 지연, 다리근육 경화를 일으킨다. 괴혈병은 수세기 동안 나타났는데, 특히 선원들에게 많았다. 1795년 영국 해군은 이 질환을 예방하기 위해 라임을 먹도록 하였다.

작용기전 및 약물효과 Mechanism of Action and Drug Effects

비타민 C는 가역적으로 탈수소아스코르빈산(dehydroascorbic acid)으로 산화되고, 산화와 환원반응에 작용한다. 콜라겐 합성 및 결합조직 유지, 조직 재생, 뼈와 치아 및 모세혈관 유지, 엽산대사(특히 엽산을 활동성 대사로 바꾸는 것)에 필요하다. 또한 적혈구생성에 필수적이다. 비타민 C는 철 흡수를 촉진시키고 지질, 단백질, 스테로이드 합성에 필요하며 세포호흡과 감염 예방에 도움을 주는 것으로 알려져 있다.

적응증 Indications

비타민 C는 비타민 C 결핍과 관련된 질환치료 및 영양보조제로 사용된다. 임신, 수유, 갑상샘기능항진증, 발열, 스트레스, 감염, 외상, 화상, 흡연, 추위에 노출, estrogen, 경구용 피임제, barbiturate, tetracycline, salicylate와 같은 약물복용 및 일일 요구량이 많은 경우에 사용된다. 비타민 C는 산이기 때문에 소변을 산화시키는 제제로 사용될 수 있다. 일반적으로 감기치료 및 예방을 위해 비타민 C를 복용하지만, 많은 연구가 비타민 C는 감기 예방제로 효과가 거의 없거나 아예 없다고 밝히고 있다.

금기증 Contraindications

비타민 C의 금기증은 비타민 제품에 대한 알레르기이다.

유해효과 Adverse Effects

비타민 C는 과량이 투여되지 않는다면 독성이 없다. 대용량 투여 시 오심, 구토, 두통, 복통을 유발할 수 있고, 소변을 산성화시킴으로써 cystine, 수산염(oxalate), 요산(urate) 신결석을 일으킬 수 있다. 대용량 비타민 C를 중단하면 괴혈병 같은 증상을 경험할 수 있다.

상호작용 Interactions

Ascorbic acid는 많은 약물과 상호작용을 한다. 그러나 상호작용에 대한 임상경험은 없다. Penicillin G 또는 erythromycin과 같이 화학적 변화를 일으키기 쉬운 산성 약물을 함께 투여하는 것은 피해야 한다. 대용량의 비타민 C는 소변을 산성화시키고 염기성 약물의 배출을 촉진시키며 산성 약물의 배출을 지연시킨다.

용량 Dosages

비타민 C의 권장량은 용량표를 참조한다.

무기질

MINERALS

무기질은 무기화합물로 분류되는 필수영양소이다. 무기질은 신체구조를 형성하기 위해 빌딩의 벽돌과 같은 역할을 하며, 생리적 기능에 필수적인 요소이다. 세포 내 및 세포 외 체액의 전해질균형을 유지한다. 철(iron)은 헤모글로빈 생산에 필수 요소이며, 이는 신체에 산소를 수송하는 데 필요하다. 무기질은 근육의 수축, 신경전달에 필요하고, 필수 효소의 구성성분에도 필요하다.

무기화합물은 이온결합을 가진 금속성과 비금속성 성분으로 구성되어 있다. 이 화합물이 물에 용해될 때 금속성 양성자와 전자로 분리된다(그림 31.4). 무기질은 중요한 신체기능에 필요한 필수 성분으로 많은 양을 필요로 하는 무기질을 다량무기질(macrominerals)이라 하고, 적은 양을 필요로 하는 무기질은 미량무기질(micromineral) 또는 미량원소(trace elements)라고 한다. 다량무기질 또는 미량무기질과 금속성 또는 비금속성의 영양소를 분류하여 표 31.10에 제시하였다.

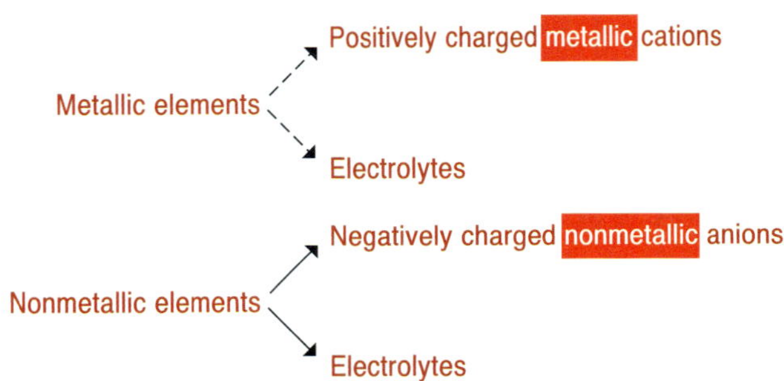

그림 31.4 무기질이 물에 녹으면 양전하를 띤 금속성 양이온과 음전하를 띤 비금속성 음이온으로 분리된다.

표 31.10 무기질 성분

성분	원소	종류	이온/전해질 형태
다량무기질			
calcium[a]	Ca	metal	Ca^{2+} calcium cation(양이온)
chlorine	Cl	nonmetal	Cl^- chloride anion(음이온)
magnesium[a]	Mg	metal	Mg^{2+} magnesium cation
phosphorous[a]	P	nonmetal	PO_4^{3-} phosphate anion
potassium	K	metal	K^+ potassium cation
sodium	Na	metal	Na^+ sodium cation
sulfur	S	nonmetal	SO_4^{2-} sulfate anion
미량무기질			
chromium	Cr	metal	Cr^{3+} chromium cation
cobalt	Co	metal	Co^{2+} cobalt cation
cooper	Cu	metal	Cu^{2+} cooper cation
fluorine	F	nonmetal	F^+ fluoride anion
iodine[a]	I	nonmetal	I^+ iodide anion
iron[a]	Fe	metal	Fe^{2+} ferrous cation
manganese	Mn	metal	Mn^{2+} manganese cation
molybdenum	Mo	metal	Mo^{6+} molybdenum cation
selenium[a]	Se	metal	Se^{2-} selenium cation
zinc[a]	Zn	metal	Zn^{2+} zinc cation

[a]무기질 성분은 1일 권장량(RDA)을 따른다.

칼슘 Calcium

칼슘은 신체에 가장 풍부한 무기원소로 체중의 2%를 차지한다. 칼슘이 가장 많이 축적되는 곳은 뼈와 치아이다. 칼슘을 충분히 흡수하기 위해서는 적당량의 비타민 D가 필요하다.

칼슘결핍은 저칼슘혈증(hypocalcemia)을 일으키고 신체 기능에 많은 영향을 미친다. 칼슘결핍의 원인은 부적절한 칼슘섭취와 흡수 촉진을 위한 불충분한 비타민 D, 부갑상샘저하증, 흡수장애증후군(특히, 노인)이 있다. 칼슘결핍은 영아구루병, 성인 골연화증, 근경련, 골다공증(osteoporosis, 특히 폐경기 여성), 부갑상샘기능저하증, 신기능장애(renal dysfunction) 시 나타난다. 칼슘결핍을 일으키는 원인과 질환은 표 31.11을 참고한다.

표 31.11 칼슘결핍: 원인 및 질환

원인	질환
부적절한 섭취	영아구루병
불충분한 비타민 D	성인 골연화증
부갑상샘저하증	근경련
흡수장애증후군	골다공증

작용기전 및 약물효과 Mechanism of Action and Drug Effects

칼슘은 생리적 기능과 신체구조를 유지함에 있어서 빌딩의 벽돌과 같은 역할을 한다. 특히, 칼슘은 치아와 골격을 유지 및 발달시키는 데 필요하다. 또한 혈액응고경로에서 촉매 역할을 한다. 칼슘은 thromboplastin의 내적 및 외적 경로의 응고반응의 보조인자(cofactor)로 작용한다. Thromboplastin에 의해 prothrombin이 thrombin으로 전환할 때, fibrinogen이 fibrin으로 전환 시 보조인자로 작용한다. 칼슘은 신경, 근육, 골격계, 세포막, 모세혈관 투과성의 기능 및 유지를 위해서도 필수적이다. 신경전달, 심장 및 평활근과 골격근의 수축, 신장기능, 호흡, 혈액응고과정에서 촉매제로 중요한 역할을 한다. 칼슘은 신경전달물질과 호르몬의 저장 및 방출, 백혈구 및 호르몬 활동, 아미노산 흡수 및 결합, 장내의 비타민 B_{12} 흡수와 gastrin 분비를 조절한다.

적응증 Indications

칼슘염(calcium salts)은 영양섭취가 적절하지 않거나 칼슘이 고갈되는 것을 예방 또는 치료하기 위해 사용된다. 성장기

표 31.12 칼슘염: 칼슘양

칼슘염	칼슘양(g당)
phosphate tribasic	400mg(20mEq)
carbonate[a]	400mg(20mEq)
phosphate dibasic anhydrous	290mg(14.5mEq)
chloride	270mg(13.5mEq)
acetate	253mg(12.7mEq)
phosphate dibasic dehydrate	230mg(11.5mEq)
citrate[a]	211mg(10.6mEq)
glycerophosphate	191mg(9.6mEq)
lactate	130mg(6.5mEq)
gluconate[a]	90mg(4.5mEq)
gluceptate	82mg(4.1mEq)
glubionate	64mg(3.2mEq)

[a]가장 일반적으로 사용되는 골다공증의 예방법이다.

어린이, 임산부 또는 수유부는 칼슘 요구량이 매우 높다. 칼슘결핍은 무위산증(achlorhydria), 알칼리증(alkalosis), 만성 설사, 고인산혈증(hyperphosphatemia), 부갑상샘저하증, 폐경(menopause), 췌장염, 임신과 수유, 생리전증후군, 신부전(renal failure), 스프루(sprue), 지방변(steatorrhea), 비타민 D 결핍 시 나타난다. 칼슘은 성인 골연화증, 부갑상샘기능저하증, 영아구루병 또는 테타니, 근경련, 골다공증, 신부전을 포함한 칼슘결핍상태를 치료하기 위해 사용된다. 또한, 칼슘은 임신과 수유 여성에게 영양보조제로 이용된다.

12개 이상의 칼슘염제제가 있으며 치료나 영양보조제로 사용된다. 각각의 칼슘염은 칼슘염 g당 칼슘양이 다르다. 칼슘염과 성분에 대해 표 31.12에 제시하였다.

금기증 Contraindications

고칼슘혈증, 심실세동, 칼슘 제품에 알레르기가 있는 사람은 칼슘투여를 금한다.

유해효과 Adverse Effects

유해효과와 독성이 드물지만 고칼슘혈증이 일어날 수 있다. 식욕부진, 오심, 구토, 변비와 같은 증상이 일어난다. 또한 칼슘염을 근육주사나 피하주사로 투여하면 화상, 조직괴사, 봉와직염, 연조직의 석회화를 포함하여 경미한 증상부터 심각한 국소반응을 일으킬 수 있다. 정맥주사 시 정맥 염증(venous irritation)이 나타날 수 있다. 칼슘염(경구 또는 비경구 투여)의 유해효과는 표 31.13에 있다.

독성 및 과량투여의 관리. 오랜 기간 동안 다량의 칼슘을 복용하면 심부정맥, 섬망(delirium), 혼수(coma)를 일으킬 수 있는 심각한 고칼슘혈증이 된다. 급성 고칼슘혈증의 치료는 투석이지만 가벼운 경우에는 칼슘섭취를 중단하면 된다.

상호작용 Interactions

칼슘염은 tetracyclines 및 quinolones과 결합하여 불용성 복합체를 생성한다. 만약 digitalis를 복용하고 있는 환자가 고칼슘혈증이 되면 심각한 심부정맥을 일으킬 수 있다.

용량 Dosages

칼슘 권장량은 용량표를 참조한다.

마그네슘 Magnesium

마그네슘은 세포내액(intracellular fluid)의 주요한 양이온 중의 하나이며, 에너지대사와 관련된 많은 효소계에 필요하다. 마그네슘 결핍은 흡수장애(특히 칼슘 복용이 많은 자), 알코올중독, 장기간 정맥 영양공급, 이뇨제 사용, 갑상샘기능항진증이나 당뇨병케톤산증과 같은 대사장애 시 발생한다. 저마그네슘혈증의 증상은 심혈관장애, 신경근육장애, 정신장애 등이다. 채소나 다른 음식을 통한 영양섭취는 마그네슘 결핍을 예방할 수 있다. 그러나 단백질이 풍부한 음식, 칼슘, 인의 함량이 높은 음식을 먹는 사람의 경우에는 더 많은 양의 마그네슘을 필요로 한다.

표 31.13 칼슘염: 유해효과

신체계	유해효과
심혈관계	출혈, 반동성 고혈압
위장관계	변비, 구역, 구토, 고창
비뇨기생식계	신기능장애, 신결석, 신부전
대사계	고칼슘혈증, 대사성 알칼리증

안전과 질 향상: 투약오류의 예방

모든 칼슘 형태가 똑같은 것은 아니다!

칼슘을 투여할 때에는 올바른 형태를 사용하는 것이 필수이다. Calcium chloride는 저칼슘 테타니와 심정지 시 주로 사용된다. Calcium carbonate (Os-Cal, Tums, Caltrate)와 calcium citrate (Citracal)는 제산제로 사용되고 칼슘결핍 예방 및 고인산혈증치료에 사용된다. 그러나 calcium acetate (PhosLo)는 칼슘 보충제로 사용하지 않는다. 이는 신부전 말기 환자의 고인산혈증을 조절하기 위해서만 사용된다. 이 2개의 다른 형태가 서로 호환성이 없다는 것을 명심해야 한다.

용량표

무기질

약물명	약리학적 분류	성인 상용량	적응증
calcium carbonate (Tums, 기타)	무기염	PO: 1일 1,000~1,500mg	산중화, 영양 관련 칼슘 보조, 신부전과 관련한 고인산혈증
magnesium oxide (Max-Ox 400, 기타)	무기염	PO: 1일 1~2회 400mg	마그네슘 보조, 저마그네슘혈증

작용기전 및 약물효과 Mechanism of Action and Drug Effects

마그네슘의 효과에 대한 정확한 기전은 알려져 있지 않다. 마그네슘은 효소계에서 사용되는 보조인자이다. 이는 근수축과 신경기능에 필요하다. 또한 마그네슘은 간질상태에서 신경근 전달을 차단함으로써 항간질효과를 나타낸다.

적응증 Indications

마그네슘은 마그네슘 결핍을 치료하는 데 사용되고, 총비경구영양(total parenteral nutrition) 및 비타민 복합제의 영양보조제로 이용된다. 마그네슘은 마그네슘 결핍으로 인한 발작, 전자간증(preeclampsia)과 자간증(eclampsia)을 포함한 임신 합병증의 치료, 조산 시 자궁수축을 막기 위한 분만억제제, 소아 급성 신장병, 다양한 심부정맥, 단기간 변비치료에 사용된다.

금기증 Contraindications

마그네슘 제품에 알레르기가 있는 경우, 심장차단(heart block), 신부전, 부신기능부전(adrenal gland failure, Addison's disease), 간염인 경우에는 금기한다.

유해효과 Adverse Effects

마그네슘 유해효과는 고마그네슘혈증에 의한 것이고, 이에 의해 건반사 소실(tendon reflex loss), 장운동 감소, 중추신경억제, 호흡부전, 심장차단, 저체온증이 나타난다.

독성 및 과량투여의 관리. 독성은 오랜 기간 동안 마그네슘 제품을 사용함으로써 고마그네슘혈증으로 나타난다. 심각한 고마그네슘혈증에는 정맥으로 칼슘과 이뇨제인 furosemide를 사용한다.

상호작용 Interactions

신경근을 차단하는 약물이나 중추신경억제제를 마그네슘과 함께 사용하면 상가효과가 나타난다.

인 Phosphorus

인은 음식에 넓게 분포되어 있으므로 영양결핍이 드물다. 결핍상태는 흡수장애, 광범위한 설사나 구토, 갑상샘기능항진증, 간질환, 알루미늄이나 칼슘 제산제의 장기간 사용으로 나타난다.

작용기전 및 약물효과 Mechanism of Action and Drug Effects

인은 인산염 그룹(phosphate group) 형태이며, 음이온(PO_4^{3-})인 인은 신체에 필수적인 화학물질들의 전구체(precursor)이고, 신체구조의 형성에 있어서 빌딩의 벽돌과 같은 중요한 역할을 한다. 인은 핵산(nucleic acid)과 세포 에너지 이동을 위해 필요한 adenosine phosphate 화합물(AMP, adenosine monophosphate; ADP, adenosine diphosphate; ATP, adenosine triphosphate)을 합성하는 구조 단위이다. 이는 골격계와 치아의 유지 및 발달을 위해 필요하다. 골격을 이루는 뼈에는 신체에 분포되어 있는 인의 85%가 있다. 또한 인을 복용할 때에는 비타민 B 복합제도 적절하게 복용해야 한다. 인은 생리적 완충 시스템의 필수 구성성분이기도 하다.

적응증 Indications

인은 결핍상태치료 및 영양보조제로 사용된다.

금기증 Contraindications

고인산혈증과 저칼슘혈증인 경우에는 인과 인산염의 투여를 금한다.

유해효과 Adverse Effects

유해효과는 인 대체제품 사용과 관련하여 나타나고 설사, 오심, 구토, 다른 위장관장애, 혼동, 쇠약, 호흡곤란이 나타난다.

독성 및 과량투여의 관리. 인에 대한 독성 반응은 지극히 드물며, 순수 원소를 복용한 후에만 일어난다.

상호작용 Interactions

제산제는 경구투여한 인의 흡수를 감소시킨다.

아연 ZINC

금속성 원소인 아연은 무기질 보조제로서 황산염의 형태로 가끔 경구투여한다. 아연은 탄수화물과 단백질의 효소를 이용한 대사반응에 중요하다. 특히 조직의 성장 및 재생에 중요하다.

❖ 간호과정 NURSING PROCESS

◆ 사정 Assessment

비타민을 투여하기 전에 간호사는 환자의 혈액검사(헤모글로빈, 헤마토크리트, 백혈구와 적혈구 수, 혈청 알부민 및 총단백질) 결과를 검토하여 환자의 영양장애를 사정해야 한다. 영양보조요법을 하기 전에 환자의 영양섭취량, 식이패턴, 식단계획, 식료품 구매와 습관, 문화적 영향을 사정해야 한다. 비타민 A에 대한 결핍을 사정하기 위해서는 야맹증, 피부 및 점막을 검사하고 기록한다. 비타민 A는 혈청에서 20mcg/dL (성인의 경우) 미만 시 결핍이다. 금기증, 주의점, 약물상호작용을 주의 깊게 관찰해야 한다.

비타민 D 결핍 환자는 기형을 염두에 두고 골격근 형성을 사정해야 하며, 혈청 칼슘 수치도 측정해야 한다. 혈청 칼슘 수치가 7.5mg/dL 미만이라면 비타민 D 결핍을 의미한다. 무기물 인과 혈청 구연산염의 기준치를 알아야 한다. 비타민 E 결핍은 저프로트롬빈혈증으로 나타나므로 비타민 E를 투여하기 전에 환자에게 저프로트롬빈혈증이 있는지를 사정한다. 출혈 및 조혈계 문제, 피부상태, 부종 유무, 근육의 허약, 쉽게 멍이 드는지, 출혈과의 관련을 철저하게 사정한다.

비타민 K는 응고기능과 관련이 있다. 그러므로 환자의 프로트롬빈시간(prothrombin time, PT), 국제표준화비율(international normalized ratio, INR), 혈소판 수(platelet count)를 점검해야 한다. 피부에 멍, 점상출혈, 홍반이 있는지를 사정하고, 잇몸에 출혈 유무를 검사하며 혈압과 맥박수같은 활력징후를 포함하여 측정한다. 만약 정맥주사제 형태라면 얼굴 홍조, 흉통, 약한 맥박, 다한증, 저혈압 등을 일으키므로 피부색, 온도, 활력징후를 측정해야 한다. 지용성 비타민을 다량 섭취하면 신체 조직에 축적되어 독성을 일으킬 수 있다. 그러므로 처방되어 요법을 시작하기 전에 비타민 A, D, E, K의 기저치(baseline value)를 반드시 알고 있어야 한다.

비타민 B_1 (thiamine)의 과민반응은 피부발진과 천명이다. 그러므로 비타민 B 복합체에 알레르기반응의 유무를 조사해야 한다. 비타민 B 복합체 중 단 한 가지만 결핍되는 일은 거의 없으므로 치료를 시작하기 전에 모든 비타민 B의 결핍을 체크해야 한다. 활력징후와 정신상태의 사정을 수행하고 소변의 thiamine 수치를 검사한다(성인의 경우 소변 thiamine이 27mcg/dL 이하이면 결핍을 의미한다). 비타민 C는 특별한 부작용은 없지만 영양결핍상태나 과거 섭취량, 알레르기에 대해 사정한다.

다량무기질(예: 칼슘, 마그네슘)과 관련된 사정을 할 때에는 금기증, 주의, 약물상호작용, 영양상태, 영양과 관련된 혈액검사(예: 헤모글로빈, 헤마토크리트, 적혈구 및 백혈구 수, 다량무기질의 수치)를 사정한다. 칼슘과 마그네슘이 투여되기 전 환자의 혈청치를 알아야 하고, 기록해 두어야 한다. 칼슘은 많은 약물과 상호작용을 하므로 약물상호작용에 대한 가능성을 검토해보는 것이 중요하다. 만약 심질환 병력이 있다면 칼슘요법을 하기 전에 심전도를 해야 한다. 만약 QT 간격의 감소와 T파의 역전이 관찰된다면 칼슘투여를 중지하거나 용량을 줄여야 한다. 마그네슘은 몇 가지 약물과 상호작용을 하므로 약물치료를 시작하기 전에 약물상호작용의 가능성이 있는지 검토해야 한다. 마그네슘은 전신적인 효과가 있으므로 환자의 신장상태를 사정해야 한다. 약물 사용의 이유와 이행에 대한 의사의 처방을 검토하는 것도 중요하다. 약물을 투여하는 이유(예: 대체, 제산제, 지사제 목적)에 대해서도 완전하게 이해하고 있어야 한다. 또한 비경구로 투여되는 칼슘, 마그네슘, 철분 처방도 철저하게 검토해야 한다.

◆ 환자상태 Human Need Statements

1. 비타민 D와 E의 결핍 및 피로(비타민 B 결핍과 빈약한 영양섭취)로 인한 저조한 근육 발달과 관련된 신체 기동성 장애
2. 비타민 C 결핍과 관련된 조직 통합성 장애 및 상처치유 지연
3. 비타민 A 결핍으로 인한 야맹증 또는 변화된 시력과 관련된 상해 위험성

◆ 계획: 결과판정 Planning: Outcome Identification

1. 환자는 처방된 운동과 균형잡힌 음식과 수분섭취를 통해 정상 또는 정상에 가까운 신체기동력과 근골격계 기능을 회복 또는 유지한다.
2. 환자는 구강간호와 피부간호를 자주 하여 피부와 조직의 통합성을 유지한다.
3. 환자는 집에서 장애물을 최소화하고 야간등을 켜놓는 것과 같은 안전조치로 상해가 없다.

◆ 수행 Implementation

간호사는 비타민 A를 투여하기 24시간 전에 환자의 식이섭취량에 대해 조사하여 기록한다. 비타민과다증이나 고카로틴혈

증(hypercarotenemia)의 증상과 징후도 기록해야 한다. 비타민 D는 신장기능과 혈청 칼슘 수치를 평가한 후 투여해야 한다. 비타민 B_1은 처방에 따라 투여한다. 비타민 B_2는 유해효과나 독성효과와 관련이 없지만 많은 용량 투여 시 소변색이 노란색 또는 오렌지색으로 변할 수 있음을 알려준다. Niacin은 위장관계장애를 줄이기 위해 우유나 음식과 함께 투여한다. 비타민 B_6는 약물로 인한 B_6 결핍이 나타나는데, 항결핵약물인 isoniazid (INH)와 항고혈압제인 hydralazine이 그 예이다. 비타민 B_{12}는 흡수를 증가시키기 위해 음식과 함께 경구로 투여해야 한다. 비타민 C는 경구투여하며, 경구 발포성 형태(oral effervescent forms)는 적어도 177mL(6oz)의 물이나 주스로 용해해야 한다. 만약 비타민 C를 정맥으로 투여할 때는 적절한 주입속도와 희석 용액을 체크해야 한다. 만약 소변의 산성화를 위해 투여한다면 간호사는 소변의 pH를 자주 측정해야 한다.

다양한 경구용 칼슘제제는 칼슘원소의 양의 차이(예: calcium carbonate 1,250mg은 칼슘원소 500mg과 같음)로 인해 투약오류가 일어날 수 있고, 다양한 용량의 OTC약물들로 인해 약간의 혼동이 일어날 수 있다. 주사용 칼슘제 역시 혼란을 줄 수 있으므로 처방전을 주의 깊게 검토하고 약도 체크한다(투약오류의 예방 참조). 정맥투여용 칼슘은 정맥염을 일으키므로 적절하게 희석하여 약물자동주입기를 통해 투약하는데, 이때 정맥으로 너무 빨리 주입하면 심부정맥이나 심정지(cardiac arrest)가 나타날 수 있으므로 천천히 주입하고, 제약회사의 지침에 따라 주입한다(보통 1mL/min 미만). 또한 이후 발생할 문제를 예방하기 위해서 주입한 후 15분 동안은 횡와위(recumbent)를 유지시킨다. 정맥용 칼슘제가 혈관 밖으로 나오는 일이 발생되면 간호사는 즉시 주입을 중단하고 정맥용 카테터를 제거한다. 주사부위의 혈관경련과 조직 주변에 칼슘으로 인한 염증작용을 줄이기 위하여 1% procaine과 다른 해독제 또는 수액이 처방된다. 의료기관의 정책 및 가이드라인이나 제약회사에서 제시한 지침을 따르면 된다. 또한 정맥주사부위(예: 홍반, 부종, 배액)의 상황을 반드시 기록해야 한다. 경구용 칼슘제는 식후 1~3시간 사이에 투여해야 한다.

마그네슘은 제약회사의 지침에 따라 투여한다. 정맥주사용 magnesium sulfate는 매우 주의해서 투여해야 한다. 약물자동주입기를 사용해야 하고, 약물용량과 희석은 제약회사의 지침을 따른다. Magnesium sulfate를 정맥으로 투여하는 동안 환자의 EKG와 활력징후를 감시하고, 슬개골 또는 무릎반사를 체크해야 한다. 반사장애는 약물로 인한 중추신경계 억제로 간주할 수 있다. 중추신경계 억제는 호흡 및 심장 억제를 유발할 수 있으므로 자주 모니터해야 하며, 활력징후와 반사를 반드시 기록해야 한다. 반사의 강도가 감소하거나 호흡수가 12회/분 미만으로 줄어들면, 즉시 의사에게 알리고 주입을 중단해야 하며 더 주의 깊게 환자를 관찰한다. 주의를 요하는 다른 징후로는 혼동, 부정맥, 경련, 비정상적인 피로, 가벼운 두통, 어지럼 등이 있다. 마그네슘 중독의 해독제(antidote)는 calcium gluconate이다. 마그네슘을 처방에 따라 경구로 정확한 용량을 투여한다. 비타민, 무기질, 다른 원소와 관련된 중요점은 환자중심간호: 환자교육에 제시하였다.

◆ 평가 Evaluation

평가는 목표와 성과가 일치하는지를 검토하고, 비타민과 무기질의 유해효과 및 치료반응을 모니터한다. 비타민 A에 대한 치료적 반응은 정상적인 시력과 피부로 나타나며 유해효과는 무력감, 피부 및 각막의 변화, 유아에서는 사망으로 나타난다. 비타민 D에 대한 치료반응은 뼈의 성장과 형성의 향상, 뼈가 손상되지 않는 것이다(기저상태의 골격근 기형, 약함, 불편함과 비교하였을 때 통증 감소 또는 전혀 통증이 없는 것). 유해효과는 변비, 신경식욕부진증, 금속성 맛, 구강건조이다. 비타민 E의 치료효과는 증가된 근육의 힘, 향상된 피부상태, 정상범위의 alpha tocopherol 수치이다. 유해효과는 흐린시력, 두통, 피로, 오심, 설사, 쇠약으로 나타난다. 비타민 K의 치료적 반응은 응고반응이다. 유해효과는 본장의 비타민 K와 관련된 부분을 참조한다. 비타민 B_1의 치료효과는 정신상태를 향상시키고 혼돈을 줄여준다. 비타민 B_2, B_3, B_6, B_{12}는 건강한 피부상태, 정상 시력, 향상된 정신상태, 정상 적혈구 수와 헤모글로빈 및 헤마토크리트로 나타난다. 비타민 B의 유해효과는 드물다. 비타민 C의 치료효과는 정상적인 모세혈관과 피부와 점막상태, 치유 정도, 활력상태, 정신상태 등의 증진이 나타난다. 마그네슘의 치료효과는 신체의 많은 효소기능 강화와 함께 항경련제, 자간전증과 자간증의 치료, 다양한 이상증의 관리를 포함한다. 유해효과는 반사 손실, 우울증, 변비, 호흡곤란, 심장차단이 있다.

환자중심간호: 환자교육

- 수용성 및 지용성 비타민과 원소와 무기질의 가장 좋은 음식 출처에 대해 교육해야 한다. 다양한 음식에 포함된 영양성분은 표 31.2를 참고한다.
- 비타민, 무기질(원소)을 복용하고 있는 환자는 치료효과 및 유해효과를 주의 깊게 모니터해야 한다. 간호사는 환자 자신이 치료받고 있는 과정에 대해 느끼고 있는 자신의 건강상태가 어떠한지를 확인하고, 건강상태와 관련하여 나타나는 변화를 잘 알아차릴 수 있도록 격려해야 한다. 수분섭취 역시 비타민과 무기질 복용 시 함께 섭취할 것을 격려해야 한다.
- 회장이나 위절제 환자와 악성빈혈 환자에게 비타민 B_{12}를 주사해야 하는 필요성을 교육한다.
- 비타민 C를 하루에 600mg까지 복용하는 환자는 소변량이 약간 증가할 수 있고, 비타민 C를 하루에 1g 이상 복용하는 환자는 설사 가능성이 있음을 교육한다.
- 다량의 무기질을 복용하는 환자는 처방대로 약을 복용해야 하며, 수분섭취도 충분히 해야 한다(표 31.10).
- 환자는 칼슘치료요법과 칼슘과 결합하는 약물 및 음식에 대해 교육받아야 한다. 예를 들어 칼슘은 tetracycline 항생제와 결합하므로 병용하게 되면 항생제효과가 감소된다.
- 신장결석형성의 위험을 줄이기 위해 칼슘 보충제와 함께 수분섭취를 늘리도록 권장한다. 대부분의 신장결석은 칼슘과 옥살산(oxalic acid)으로 구성되어 있다. 만약 환자가 칼슘 보충제를 복용하고 있고, 신장결석과 같은 과거 병력이 있다면 시금치, 대황, 코코아와 같은 옥살산이 많은 음식 제한에 대해 교육한다. 비타민 D의 과다복용은 신장결석을 유발하고, 나트륨을 섭취가 많으면 칼슘 옥살산 결석의 위험을 증가시킬 수 있다.

기억해야 할 사항

- OTC 약물인 비타민과 무기질의 남용은 심각한 문제 및 유해효과를 발생시킨다. 그러므로 보조제를 복용하기 전에 의사와 상의해야 한다.
- 간호사는 비타민 및 무기질요법을 하는 동안 포괄적인 간호를 제공하기 위해 간호계획에 환자의 영양상태를 파악하고 작성한다.
- 비타민과 무기질의 신체 및 식이요구에 대한 정보를 제공하는 것 또한 건강증진과 건강관리에 대한 간호사의 책무이다.
- 비타민과 무기질 대체제와 관련된 환자교육은 특별한 영양에 대한 식이 출처, 약과 음식의 상호작용, 유해효과를 중점으로 교육해야 한다.
- 비타민과 무기질을 환자의 전체적인 건강상태와 잠재적 질병에 대한 사전조사 없이 투여한다면 비타민과 무기질은 환자에게 위험을 줄 수도 있다.
- 비타민이나 무기질이 유해반응이나 독성이 없을 것으로 생각하면 절대 안 된다. 대부분의 비타민과 무기질은 고용량에서 독성을 일으킬 수 있다.

REVIEW QUESTIONS

1. When giving calcium intravenously, the nurse needs to administer it slowly, keeping in mind that rapid intravenous administration of calcium may cause which problem?
   a. Ototoxicity
   b. Renal damage
   c. Tetany
   d. Cardiac irregularities

2. The nurse will assess which laboratory test results before the administration of vitamin K?
   a. Prothrombin time and international normalized ratio
   b. Red blood cell and white blood cell counts
   c. Phosphorous and calcium levels
   d. Total protein and albumin levels

3. A patient has GI malabsorption due to severe intestinal damage from a gastrointestinal infection. The nurse will need to assess for signs of a deficiency of which vitamin?
   a. vitamin A (retinol)
   b. vitamin B_{12} (cyanocobalamin)
   c. vitamin B_6 (pyridoxine)
   d. vitamin E (tocopherols)

4. The nurse is providing wound care for a patient with a stage IV pressure ulcer and expects that the patient will receive which supplements to assist in wound healing? (Select all that apply.)
   a. vitamin K
   b. vitamin B_1
   c. zinc
   d. calcium
   e. vitamin C

5. While caring for a newly admitted patient who has a long history of alcoholism, the nurse anticipates that part of the patient's medication regimen will include which vitamin(s)? (Select all that apply.)
   a. vitamin B_1 (thiamine)
   b. vitamin B_2 (riboflavin)
   c. vitamin B_6 (pyridoxine)
   d. vitamin C (ascorbic acid)
   e. vitamin A (retinol)

6. When administering vitamin and mineral supplements, the nurse implements which appropriate interventions? (Select all that apply.)
   a. Not administering oral calcium tablets along with oral tetracyclines
   b. Administering intravenous calcium via a rapid intravenous push infusion
   c. Monitoring the heart rhythm (ECG) of a patient receiving an intravenous magnesium infusion
   d. Giving oral niacin with milk or food to decrease gastrointestinal upset
   e. Monitoring for the formation of renal stones in patients taking large doses of vitamin C

7. The order reads: "Give vitamin K (AquaMEPHYTON) 0.5 mg IM within 1 hour of birth." The medication is available in a vial that contains 1 mg/0.5 mL. How many milliliters will the nurse draw up for the injection? (Round to two decimal places)

8. The nurse is assessing a patient who has been recently admitted to the hospital after living on the streets for over 1 year. The nurse notes that the patient has severely chapped and fissured lips. This could be a sign of which vitamin deficiency?
   a. vitamin B_2 (riboflavin)
   b. vitamin B_6 (pyridoxine)
   c. vitamin C (ascorbic acid)
   d. vitamin E (tocopherols)

정답 **1. d** **2. a** **3. b** **4. c, e** **5. a, b, c** **6. a, c, d, e** **7. 0.25mL** **8. a**

참고문헌

REFERENCES

Bjelakovic, G., Nikolova, D., Gluud, L. L., et al. (2012). Antioxidant supplements for prevention of mortality in healthy participants and patients with various diseases. *Cochrane Database of Systematic Reviews,* 3, CD007176.

Heaney, R. P. (2012). Vitamin D: baseline status and effective dose. *New England Journal of Medicine,* 367, 77.

Institute of Medicine (US) Committee to Review Dietary Reference Intakes for Vitamin D and Calcium. (2011). Dietary reference intakes for calcium and vitamin D. In A. C. Ross, C. L. Taylor, A. L. Yaktine, et al. (Eds.), *The National Academies Collection: reports funded by National Institutes of Health.* Washington (DC): National Academies Press (US).

US Preventive Services Task Force. (2016). Final recommendation statement: vitamin D deficiency: screening. Available at www.uspreventiveservicestaskforce.org/Page/Document/RecommendationStatementFinal/vitamin-d-deficiency-screening. (Accessed 19 December 2018).

32

항생제 1편

ANTIBIOTICS PART 1

학습목표

이 장을 학습한 후 학생들은:

1. 항생제치료의 일반적 원칙을 설명할 수 있다.
2. 항생제가 감염균을 제거하는 데 어떻게 작용하는지 설명할 수 있다.
3. 방부제와 소독제의 특성과 사용법을 비교할 수 있다.
4. 가장 흔히 사용되는 방부제(피부소독제)와 소독제(기구소독제)를 열거할 수 있다.
5. 방부제와 소독제와 연관된 간호 시 고려사항에 대해 설명할 수 있다.
6. 항생제의 오 · 남용과 약물내성에 대한 주의사항 및 항생제 사용의 득과 실에 대해 설명할 수 있다.
7. Sulfonamides, penicillins, cephalosporins, macrolides, tetracyclines 등으로 다양한 항생제를 분류할 수 있다.
8. Sulfonamides, penicillins, cephalosporins, macrolides, tetracyclines의 약리작용, 적응증, 금기증, 투여경로, 상호작용에 대해 설명할 수 있다.
9. 각 항생제군별로 약물들의 유해효과와 독성효과를 구분하고 이를 줄일 수 있는 방법을 설명할 수 있다.
10. 중복감염의 원인과 예방방법에 대해 설명할 수 있다.
11. Sulfonamides, penicillins, cephalosporins, macrolides, tetracyclines을 투여받는 환자들에 대해 모든 단계의 간호과정이 포함된 간호계획을 수립할 수 있다.

주요용어

감염(infection) 신체조직에 미생물이 침입하고 증식하는 것

거짓막대장염(pseudomembranous colitis) 주로 항생제요법과 연관된 괴사성 염증성 대장염으로 클로스트리듐디피실레(*Clostridium difficile*)가 주요 원인균임. 조금 더 일반적으로 사용되는 용어는 거짓막대장염으로 알려진 항생제 관련 대장염임

경험적요법(empiric therapy) 감염의 원인으로 가능성이 높은 병원균이라는 판단에 따라 항생제를 투여하는 것. 배양검사결과가 나오기 전 치료가 지연되는 것을 막기 위해 추측을 바탕으로 치료를 하는 것

기형유발물질(teratogen) 출생 전 태아의 정상적인 발달을 방해하는 물질

느린 아세틸화(slow acetylation) 유전적으로 어떤 약물의 아세틸화(acetylation) 대사속도가 감소된 경우

미생물(microorganism) 현미경으로 보이는 살아있는 균으로 microbes라고도 함

방부제(피부소독제, antiseptic) 2가지 국소항균제 중 하나로 미생물을 사멸시키지 않고 성장과 번식을 억제하는 화학제. 정균제라고도 함

베타락탐(beta-lactam) Penicillins, cephalosporins, carbapenems, monobactams의 4개 군을 포함하는 광범위한 주요 항생제군을 말함. 이 군에 속하는 모든 약물의 화학구조에는 베타락탐 고리가 있기 때문임

베타락탐아제(beta-lactamase) 베타락탐 항생제에서 중요한 베타락탐 고리를 대사하는 효소

베타락탐아제억제제(beta-lactamase inhibitors) 베타락탐아제 효소의 작용을 차단하는 약물

살균제(bactericidal antibiotics) 세균을 사멸시키는 항생제

소독제(disinfectant) 2가지 국소항균제 중 하나로 미생물을 사멸시키기 위해 무생물적 대상에 적용하는 화학제로 살균제라고도 함

숙주인자(host factors) 감염에 대한 환자의 감수성과 여러 항생제에 대한 반응에 영향을 미치는 환자의 특유한 요소(예: 낮은 호중구 수치, 혈액 내 항체를 운반하는 면역글로불린의 부족 등)

예방적 항생제요법(prophylactic antibiotic therapy) 감염이 발생하는 것을 예방하기 위해 예상되는 감염성 균에 노출되기 전에 항생제를 미리 투여하는 것

의료 관련 감염(health care-associated infection) 건강간호시설에서 치료를 받는 동안 획득하는 감염. 입원 당시에는 존재하지 않거나 잠복기가 아닌 감염으로 병원감염으로 알려져 있음

정균항생제(bacteriostatic antibiotics) 세균을 사멸시키지는 않지만 성장을 억제시키는 항생제

중복감염(균교대감염, superinfection) (1) 감염으로 인해 항균제치료를 받는 동안 항균제에 감수성이 없는 다른 균에 의한 감염. (2) 먼저 발생한 1차 감염으로 인해 발생한 2차감염. 주로 첫 번째 감염으로 환자의 면역체계가 약해져서 발생함

지역사회 관련 감염(community-associated infection) 병원에 입원한 적이 없거나 최근(1년 안에)에 의학적 시술을 받은 적이 없는 사람이 감염된 경우

집락화(colonization) 유해한 임상증상과 징후 없이 피부, 개방상처, 점막, 분비물 등에 미생물이 성장하고 증식한 것

최적요법(definitive therapy) 감염의 원인이 되는 병원균을 확인하기 위한 배양검사와 감수성검사결과를 바탕으로 항생제를 투여하는 것

치료용량 이하(subtherapeutic) 일반적으로 불충분한 용량에 의한 치료농도보다 낮은 혈중 약물농도를 말하며 감염을 치료하기에 비효과적임. 원인으로는 부적절한 약물요법, 불충분한 약물 용량, 세균의 약물내성 등이 있음

치료적(therapeutic) 혈액이나 기타 조직에 충분한 치료농도로 특정한 세균성 병원균에 효과적인 항생제요법을 말함

포도당-6-인산탈수소효소결핍[glucose-6-phosphate dehydrogenase (G6PD) deficiency] 적혈구세포 내 포도당 대사에 관여하는 중요 효소인 포도당-6-인산탈수소효소의 부분적 또는 완전결핍이 발생하는 유전장애

항균 관리(antimicrobial stewardship) 항생제의 적절한 사용을 장려하는 조정된 프로그램으로 환자 결과를 개선하고 미생물 내성을 감소시킴

항생제(antibiotic) 생물체의 발달을 파괴하거나 방해하는 능력을 가지는 것. 이 용어는 세균억제약물을 언급하는 데 가장 흔히 사용함

미생물 감염

MICROBIAL INFECTION

미생물은 외부환경과 신체 내부환경 어디에나 존재한다. 미생물들은 인체에 해를 끼칠 수도 있고, 정상적인 상황에서는 이로울 수도 있지만 상황이 달라지면 해를 끼치기도 한다. 인체는 숙주방어기전이 있기 때문에 정상적으로 감염성 미생물에 저항하여 건강을 유지할 수 있다. 이러한 방어는 손상이 없는 피부, 호흡기 점막의 섬모와 같은 실제 신체방어와 위산, 항체와 같은 면역인자를 포함한 생리적 방어 등의 여러 형태로 이루어진다. 기타 방어로는 망상내피계의 일부인 포식세포(대식세포와 다형핵 호중구)가 있다.

인간을 감염시킬 수 있는 균은 모든 미생물군에 존재하며, 그 종류로는 세균, 바이러스, 진균, 원충류가 있다. 이 단원에서는 흔한 세균성 감염에 초점을 맞추었다.

세균은 여러 형태를 가지고 있으며, 형태별로 분류된다(그림 32.1). 서로 다른 세균을 분류하는 가장 중요한 방법은 그람염색방법이다. 그람염색에서 보라색으로 염색되는 세균의 종(species)을 그람양성균으로 분류하며, 붉은색으로 염색되는 것은 그람음성균으로 분류한다. 이것은 항생제치료 시 약물을 선택하는 데 매우 중요한 기준이 된다. 그람양성균은 펩티드글리칸(peptidoglycan)이라는 매우 두꺼운 세포벽(과 두꺼운 외층)이 있다. 그람음성균은 얇은 외층과 펩티드글리칸층, 2개(외막, 내막)의 세포막으로 된 좀 더 복잡한 세포벽 구조를 가진다(그림 32.2). 이러한 차이로 그람음성균 감염 치료가 좀 더 어려운데, 그 이유는 약물 분자가 그람음성균의 복잡한 세포벽을 뚫고 들어가기 어렵기 때문이다.

인체의 숙주방어가 정상적으로 작용하지 않을 때 감염이 일어난다. 미생물이 신체 조직에 침입하여 증식하는 감염과정이 체내 방어체계를 압도하게 되면 감염의 임상증상이 나타난다. 환자는 대개 열, 오한, 발한, 발적, 통증, 부종, 피로, 체중 감소, 백혈구 증가, 농 형성 등의 전형적인 증상과 징후를 나타낸다(모든 환자가 감염의 증상을 나타내는 것은 아니며, 특히 노인이나 면역력이 약화된 환자에게 잘 나타난다). 감염과 싸우는 신체의 정상방어기전을 돕기 위해 항생제치료

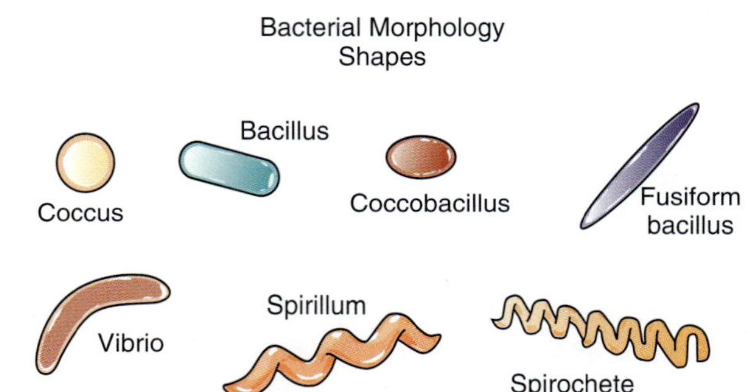

그림 32.1 세균의 일반적 형태. From Murray, P.R., Rosenthal K.S.,&Pfaller, M.A.[2015] Medical microbiology [8th ed.] St. Louis: Mosby.

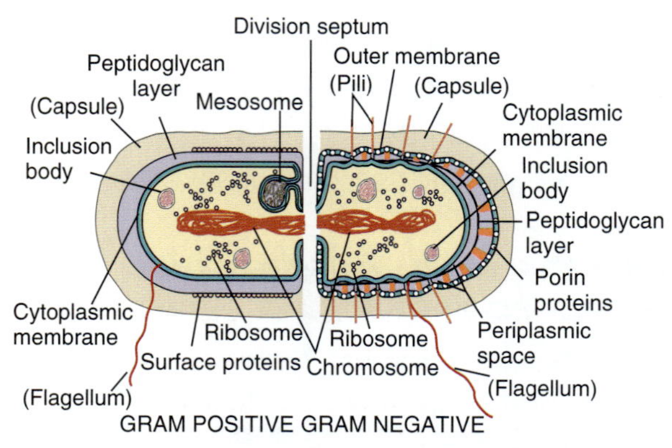

그림 32.2 그람양성균과 그람음성균. 그람양성균은 두꺼운 펩티드글리칸 층이 있다(왼쪽). 그람음성균은 얇은 펩티드글리칸층과 외벽이 있다(오른쪽). 괄호 안의 구조는 모든 세균에서 발견되지 않는다. From Murray, P.R., Rosenthal K.S., & Pfaller, M.A.[2015] Medical microbiology [8th ed.] St. Louis: Mosby.

가 필요하다. 항생제는 신체방어기전과 협력할 때 가장 효과적이다. 종종 세균의 집락화가 일어나는데, 이러한 환자에게는 세균이 개방상처, 분비물, 점막, 피부에 존재할지라도 명백한 감염 증상이 나타나지 않는다. 세균의 집락화는 항생제 치료가 필요하지 않지만, 내성균 발생의 원인이 된다.

의료 관련 감염 Health Care-Associated Infection

지역사회 관련 감염(community-associated infection)은 최근(1년 이내)에 병원에 입원한 적이 없거나 의학적 시술(투석, 수술, 카테터삽입 등)을 받은 적이 없는 사람이 감염되는 경우로 정의한다. 이전에는 병원감염이라고 불렸던 의료 관련 감염(health care-associated infection)은 건강간호시설에서 다른 이유로 치료를 받는 동안 획득된 감염을 말한다. 즉, 입원 당시에는 존재하지 않거나 잠복기가 아니었던 감염을 말하며, 입원 48시간 이후에 가장 많이 발생한다. 의료 관련 감염은 미국에서 10대 사망원인 중 하나이다. 이것은 치료가 어려운데 원인 미생물이 이미 과거에 강력한 항생제에 노출되어 왔고, 대부분이 약물에 내성을 가지고 있으며, 독성이 강하기 때문이다. 의료 관련 감염의 원인이 되는 특정한 미생물은 시간이 지나면서 변화해왔으며, 가장 흔한 것이 메티실린 내성 *Staphylococcus aureus* (methicillin-resistant *Staphylococcus aureus*, MRSA)이다. 그 외에 심각한 병원균으로는 *Enterococcus*, *Klebsiella*, *Acinetobacter*, *Pseudomonas aeruginosa* 등이 있다. 이러한 미생물의 대부분은 흔히 사용하고 있는 항생제에 내성이 있다.

의료 관련 감염은 하루에 입원 환자 25명 중 1명에서 발생한다. 가장 흔한 의료 관련 감염은 요로감염(UTI), 수술 부위 감염, 혈류 감염과 폐렴을 포함한다. 이러한 감염은 종종 다양한 기구, 즉 인공환기기, 정맥주입 라인, 카테터, 투석기구로부터 감염된다. 의료 관련 감염이 되기 쉬운 곳은 중환자실, 투석실, 종양병동, 장기이식병동, 화상병동 등이다. 이러한 곳들은 전형적으로 감염에 취약하며, 숙주방어가 저하된 환자들이 있는 곳이기 때문이다. 70%가 넘는 의료 관련 감염은 예방이 가능하다. 의료 관련 감염의 가장 흔한 전파양식은 직접 접촉이다. 손씻기는 건강간호전문가들이 잠재적으로 치명적인 감염의 전파를 예방할 수 있는 가장 중요한 것이다. 의료 관련 감염을 감소시킬 목적으로 소독제와 방부제를 사용한다. 소독제(disinfectant)는 무생물에 존재하는 미생물을 사멸시킬 목적으로 사용한다. 소독제는 때때로 살균(cida)제로 불린다. 일반적으로 방부제(antiseptic)는 미생물의 성장을 억제시키기 위해 사용하며, 살아있는 조직에 사용한다. 또한 방부제는 정균(static)제로 불린다. 소독제와 방부제의 차이점은 표 32.1에 요약되어 있다.

표 32.1 방부제와 소독제의 비교

	방부제	소독제
대상	살아있는 조직	무생물
역가	낮음	높음
미생물에 대한 작용	세균성장 억제	세균 사멸

약리 개요
PHARMACOLOGY OVERVIEW

항균제를 선택하기 위해서는 임상적 판단과 약리학적, 미생물학적 지식이 필요하다. 항생제는 세 가지 용도로 사용되는데 경험적요법, 최적요법, 예방적요법이다. 항생제 약물요법은 이미 언급한 감염의 증상과 징후가 있는지를 판단하기 위해 임상적으로 사정해야 한다. 항생제요법 중과 후에 약물효과를 평가하고, 약물의 유해작용을 모니터하며, 감염의 재발 여부를 확인하기 위해 환자를 사정해야 한다.

종종 원인 미생물균이 확인되기 전에 감염의 증상과 징후가 나타날 수 있으며, 치명적인 위험이나 심각한 합병증(예: 급성 뇌막염이 의심되는 경우) 발생 시 항생제를 즉시 투여해야 한다. 감염의 원인으로 알려진 미생물을 가장 잘 사멸시킬 수 있는 항생제를 선택해야 한다. 이러한 것을 경험적요법(empirical therapy)이라고 한다. 경험적요법을 시작하기 전에 원인 미생물을 확인하기 위해 감염 부위에서 배양검사를 위한 검체(specimen)를 채취한다. 배양검체는 항상 약물요법이 시작되기 전에 채취해야 한다. 만약 그렇지 않으면 조직 안에 존재하는 항생제로 인해 배양검사결과를 잘못 해석할 수 있다. 그러나 적절한 시간 안에 검체를 취할 수 없는 상황에서는 검체 채취 없이 항생제요법이 개시된다. 미생물이 확인되면 항생제에 대한 감수성검사를 하게 된다. 검사결과에 의해 선택한 경험적요법이 확인된 균을 제거하는 데 적절한지를 확인할 수 있다. 만약 그렇지 않다면 특정 감염성 균에 최적의 효과가 나타나도록 항생제 선택요법을 조정할 수 있다. 배양검사와 감수성검사가 가능할 때(보통 48~72시간 내), 감수성검사에 기초하여 가장 좁은 범위의 최소 독성 약물을 사용함으로써 항생제요법을 조정한다. 이것을 최적요법(definitive therapy)이라고 한다. 광범위 항생제(broad-spectrum antibiotics)는 다수의 균(그람양성, 그람음성, 무산소성)에 효과적이다. 좁은 범위 항생제(narrow-spectrum antibiotics)는 몇 가지 균에만 효과적이다. 일단 배양검사와 감수성검사결과를 이용할 수 있다면 확인된 특정 균을 표적으로 하는 항생제를 사용하는 것이 좋다(즉, 좁은 범위 항생제). 광범위 항생제의 과다 사용은 내성을 유발한다. 감수성 결과를 이용할 수 있다면 가장 좁은 범위의 약물을 사용하는 것이 항상 치료의 목표가 되어야 한다.

또한 예방적 항생제요법(prophylactic antibiotic therapy)은 감염을 예방하는 데 이용된다. 예를 들어 환자가 수술이 예정되어 있을 때 수술 중이나 수술 후 위험한 미생물 오염 경향이 높을 경우 항생제를 예방적으로 사용하는 것이다. 감염 위험은 시행되는 시술에 따라 다양하다. 예를 들어 수술 전 표준 피부준비를 마친 관상동맥우회수술 환자는 자동차 사고로 인해 응급으로 복강내수술을 앞두고 있는 환자보다 감염위험률이 낮다. 후자의 경우, 위장관의 세균에 의한 감염이 복강내에 일어나기 쉽다. 예방적 항생제는 조직침투 효과를 높이기 위해 시술 30분 전에 투여한다.

항생제요법을 최적화하기 위해 치료효과(therapeutic efficacy)와 유해작용을 계속적으로 관찰해야 한다. 항생제에 대한 치료반응은 감염증상과 징후의 감소이다(예: 열, 백혈구 증가, 발적, 염증, 배액, 통증). 증상과 징후가 개선되지 않을 때 치료용량 이하(subtherapeutic)라고 한다. 이것은 약물투여경로가 잘못되었거나, 부적절한 배농, 감염 부위에 약물이 잘 침투하지 않은 경우, 불충분한 약물 혈청 수준이나 약물에 대한 세균의 내성으로 인해 초래된다. 항생제요법 시 항생제의 혈청 수준이 너무 높거나 환자가 약물에 대한 알레르기나 유해반응이 있는 경우에는 독성이 나타난다. 독성 반응에는 발진, 가려움, 두드러기, 열, 오한, 관절통, 호흡곤란, 천명 등이 있다. 위장관 불편감이나 설사와 같은 비교적 경한 유해 약물반응은 항생제요법에서 매우 흔하며, 이는 약물을 중지할 정도로 심각하지는 않다.

중복감염(superinfection)은 항생제가 여러 장기에서 정상적 기능유지에 필요한 세균과 진균으로 구성된 정상세균총을 감소시키거나 완전히 제거했을 때 발생한다. 항생제에 의해 정상세균총이 사멸했을 때 다른 세균이나 진균이 자라나서 감염의 원인이 될 수 있다. 항생제요법에 의해 정상 질 세균총이 감소되고 이스트 성장이 증가하여 균형이 더 이상 지켜지지 않을 때 발행하는 질진균감염(vaginal yeast infection)이 항생제에 의한 중복감염의 한 예이다. 항생제 사용은 설사 발생과 연관성이 깊다. 항생제 관련 설사는 항생제의 흔한 유해효과이다. 그러나 이것이 클로스트리듐디피실레 감염(*C. difficile* infection)에 의한 감염일 때 심각한 중복감염이 된다. 이런 감염은 거짓막대장염 또는 항생제 관련 대장염이다. 이것은 정상적인 대장 세균총이 파괴될 때 일어나며, 원인은 *C. difficile*의 과잉성장이다. *C. difficile*의 가장 흔한 증상은 물과 같은 설사, 복통, 열이다. 이전에 항생제로 치료를 받은 적이 있는 사람은 물과 같은 설사를 할 때마다 *C. difficile* 감염에 대한 검사를 받아야 한다. 검사결과 양성이라면 환자는 심각한 중복감염에 대한 치료를 받아야 한다. *C. difficile*에 의한 감염은 표준치료에 점점 내성을 갖게 된다. 프로바이오틱스(probiotics)가 *C. difficile* 감염을 예방하는 데 도움이 될 수 있다는 증거가 있다.

또 다른 중복감염의 유형은 초기 1차감염 후 2차감염이며, 신체의 정상세균총에 대립하는 외부요인에서 발생한다. 흔한 예는 이미 바이러스성 호흡기 감염이 있는 환자에게 2차로 세균성 감염이 발생한 경우이다. 이것은 1차감염에 의해 면역체계의 기능이 약화되었기 때문이다. 바이러스성 감염은 항생제요법에 반응하지 않지만, 2차 세균성 감염치료에는 항생제요법이 필요하다. 색깔이 있는 객담(녹색, 황색)은 바이러스성 호흡기 질환이 있는 상태에서 발병한 세균성 중복감염의 증상일 수 있다. 종종 환자들은 세균성 중복감염의 증상이 없더라도 항생제 처방을 희망한다. 환자는 질병으로부터 빠른 회복을 위해 '아픔'에 대한 '약'을 원하므로, 이는 처방자에게 진단상의 혼동과 감정의 딜레마를 겪게 한다.

수십 년에 걸쳐 많은 치료 가능한 세균성 감염이 항생제에 내성을 갖게 되었다. 이러한 현상의 가장 중요한 원인 중 하나는 임상에서의 항생제 과잉 처방이다. 현재 항생제 내성은 가장 시급한 의료문제 중의 하나가 되고 있다. 또 다른 요소로는 많은 환자들이 항생제 복용을 처방대로 끝까지 완료하지 않는다는 것이다. 환자가 더 이상 아프지 않다고 느끼더라도 처방된 항생제를 다 복용해야 하는지 상담을 받아야 한다.

음식-약물상호작용과 약물-약물상호작용은 항생제 경구섭취 시 흔히 발생하는 문제이며, 항생제치료의 효과에 영향을 미칠 수 있다. 가장 대표적인 예는 우유나 치즈와 tetracyclines의 상호작용인데, 이는 tetracyclines의 위장관 흡수 저하를 초래한다. 약물 간 상호작용의 예로는 quinolone계 항생제와 제산제 또는 철분이 포함된 종합비타민제이며, 이는 quinolones의 흡수를 저하시킨다. Quinolone계 항생제는 심각한 감염의 치료를 위해 경구로 사용되며, 흡수가 되지 않으면 치료의 실패로 이어진다.

항생제 사용 시 이해해야 하는 기타 중요한 요소는 숙주특이인자 또는 숙주인자이다. 이것은 환자와 관련된 특정 요인이며 항생제요법의 성공과 실패에 중요한 영향을 미친다. 숙주인자로는 연령, 알레르기 경험, 신장과 간기능, 임신상태, 유전적 특성, 감염 부위, 숙주 방어 등이 있다.

연령 연관 숙주인자는 연령 범위의 양쪽 끝에 있는 환자들에게 적용된다. 예를 들어, 영아와 아동에게 치아나 뼈의 발달에 영향을 주는 tetracyclines이나 아동에서 뼈나 연골에 영향을 주는 quinolones, 알부민(albumin)으로부터 빌리루빈(bilirubin)을 치환하고 핵황달(고빌리루빈혈증)을 촉진하는 sulfonamides와 같은 항생제는 투여할 수 없다. 노화는 신체 여러 장기의 기능에 영향을 미친다. 성인에서는 항생제의 대사와 배설을 일차적으로 책임지는 신장이나 간의 기능이 점점 감소한다. 그러므로 노인에서는 신장과 간기능 수준에 따라 용량 조정이 필요하다.

환자의 알레르기반응 병력은 환자에게 가장 적절한 항생제를 선택하는 데 중요한 역할을 한다. Penicillins과 sulfonamides는 많은 사람들에게 알레르기성 아나필락시스 반응을 유발하는 두 가지 약물군이다. 아나필락시스 증상은 홍조, 가려움증, 두드러기, 불안, 빈맥, 혀와 인두의 부종 등이다. 이러한 반응의 가장 위험한 상태는 호흡정지로 인한 질식이다. 그러므로 약물알레르기에 대한 지속적인 관찰 기록과 모든 알레르기에 대한 기록이 매우 중요하다. 보고된 모든 약물알레르기를 신중하게 받아들여야 하며, 이는 약물투여를 결정하기 전에 조사되어야 한다. 많은 환자들은 위장장애나 구역과 같은 경한 유해효과를 경험하였을 때 '알레르기 체질'이라고 말한다. 이전 알레르기반응의 표현을 유도하기 위해 개방형 질문을 사용한다. 환자의 의무기록지에 기록해야 할 약물에 대한 심각한 반응으로는 호흡곤란, 발진, 두드러기, 기타 피부반응, 심각한 위장관 불내성 등이 있다.

임신한 경우에는 항생제가 태반을 통과하여 태아에게 해를 입힐 수 있기 때문에 적절한 항생제 선택이 중요하다. 태아 발달이상의 원인이 되는 물질을 기형발생물질(teratogens)이라고 하며, 임신한 여성이 이러한 약물을 사용하는 경우에는 태아의 결손상태를 초래한다.

어떤 환자들은 여러 가지 효소결핍이 유전적 이상으로 나타나며, 이로 인해 체내에서 약물작용의 유해효과가 나타날 수 있다. 유전적 효소결핍의 가장 흔한 2가지 예는 포도당-6-인산탈수소효소결핍[glucose-6-phosphate dehydrogenase (G6PD) deficiency]과 느린 아세틸화(slow acetylation)가 있다. 포도당-6-인산탈수소효소결핍을 가진 환자에게 sulfonamides, nitrofurantoin, dapsone과 같은 항생제는 용혈이나 적혈구의 파괴를 초래한다. 아세틸화 반응이 느린 환자는 아세틸화(acetylation) 단계에서 특정 약물이 보통보다 더 느리게 대사되어 약물 축적으로 인한 독성을 유발할 수 있다.

감염된 부위의 해부학적 위치는 항생제의 사용뿐만 아니라 용량, 투여경로, 치료기간을 결정할 때 고려되는 또 다른 중요한 숙주인자이다. 어떤 항생제는 폐나 뼈, 농양과 같은 감염 부위를 침투하지 못하므로 치료에 실패할 수 있다.

이러한 숙주인자를 고려하여 환자 개인의 최적의 약물을 선택한다. 항생제요법에 대한 계속적인 환자 사정과 적절한 모니터링은 안전하고 효과적인 항생제요법에 필수적이다.

항생제

ANTIBIOTICS

항생제는 화학적 구조에 의하여 다양한 범주로 분류된다. 크게 sulfonamides, penicillins, cephalosporins, macrolides, quinolones, aminoglycosides, tetracyclines으로 분류한다. 화학적 구조 외에 약물을 분류하는 기타 특성은 항생제 작용범위, 작용기전, 효능, 독성, 약물 동력학적 특성이 있다. 일반적인 항생제의 작용기전은 (1) 세포벽 합성 방해, (2) 단백질합성 방해, (3) 핵산[deoxyribonucleic acid (DNA)와 ribonucleic acid (RNA)]의 복제 방해, (4) 세균의 대사를 억제하는 항대사작용 등이다. 그림 32.3은 주요 항생제 분류에 사용되는 기전을 나타낸다. 대부분의 항생제는 미생물의 1가지 유형에 대해 작용한다(예: 세균, 바이러스, 진균, 원충류). 그러나 소수의 약물은 1가지 이상의 미생물군에 작용한다. 내성을 가진 세균성 균주의 출현으로 인해 감염성 질환의 치료범위는 계속 넓어지고 있으며, 감염성질환의 치료 분야는 지속적으로 진화를 하고 있다. 내성균주의 지속적인 출현으로 이전에 효과적인 항감염치료에 대한 내성이 다양한 세균종에서 생기기 때문이다. 이러한 이유로 약물 표시

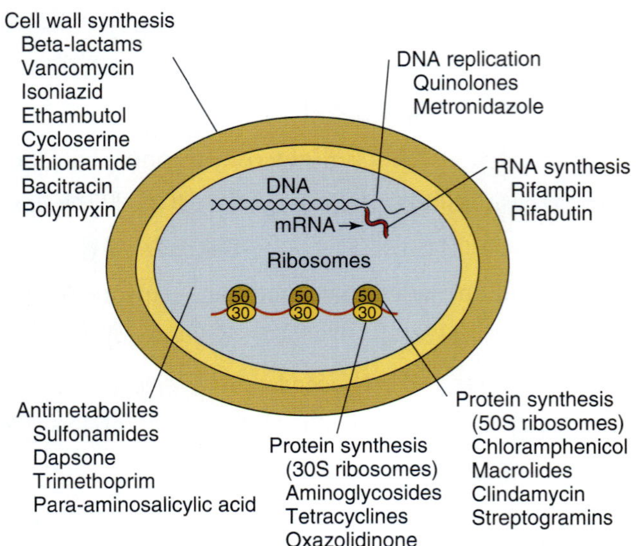

그림 32.3 항생제 작용의 부위. DNA, Deoxyribonucleic acid; mRNA, messenger ribonucleic acid; RNA, ribonucleic acid. (From Murray P.R., Rosenthal K.S., Pfaller, M.A.[2015]. Medical microbiology[8th ed.] St. Louis, Mosby.)

를 매년 자주 변경하고 최신 참고자료를 확인하거나 동료(간호사, 약사 등)들과 질문하거나 상담을 하는 것이 바람직하다. 많은 병원들은 현재 감염성질환의 치료에 특별히 훈련되고 항균 관리 활동에 참여하는 약사들을 보유하고 있다.

SULFONAMIDES

SULFONAMIDES

Sulfonamides는 처음으로 사용된 항생제군이다. Sulfonamide군에는 여러 가지 화합물이 있지만 Bactrim, Septra, co-trimoxazole 또는 SMX-TMP로 불리는 trimethoprim (nonsulfonamide 항생제)과 결합되어 있는 sulfamethoxazole만이 임상에서 사용되고 있다. Erythromycin (macrolide계 항생제)과 결합된 sulfisoxazole은 소아과에서 자주 사용된다. 또 다른 sulfonamide인 sulfasalazine은 궤양대장염(ulcerative colitis)과 류마티스관절염(rheumatoid arthritis)에 사용되며, 항생제로는 사용되지 않는다.

작용기전 및 약물효과 Mechanism of Action and Drug Effects

Sulfonamides는 세균을 사멸시키지 않지만 성장을 억제하기 때문에 정균항생제로 여겨진다. 핵산(DNA, RNA)의 화학적 구성요소 중 하나인 퓨린 합성에 필요한 비타민 B 복합체인 엽산의 세균 내 합성을 방해하여 세균의 성장을 억제한다. 엽산의 화학적 구성요소는 paraaminobenzoic acid (PABA), pteridine, glutamic acid이다. Sulfonamides는 세균이 엽산을 만드는 단계 중 PABA가 dihydropteroic acid로 합성되는 단계에서 PABA와 경쟁한다. Sulfonamides는 생합성 경로에서 특정한 단계를 억제하기 때문에 항대사제라고도 한다. Trimethoprim은 엽산경로에서 dihydrofolate가 tetrahydrofolic acid로 전환되는 단계를 억제한다.

적응증 Indications

Sulfonamides는 그람양성균과 그람음성균에 대해 광범위 항균작용을 가진다. 이 항생제는 신장에서 매우 높게 농축되어 배설되므로 sulfamethoxazole/trimethoprim은 주로 요로감염치료에 사용된다. 이 두 약물의 병용은 부가적인 항균효과를 나타낸다. 일반적으로 감수성이 있는 미생물은 Enterobacter species (spp.), Escherichia coli, Klebsiella species, Proteus mirabilis, Proteus vulgaris, S. aureus이다. 다른 항생제군과 마찬가지로 내성균주가 문제가 되고 있다. 배양검사와 감수성검사의 결과들은 개별적인 경우에서 약물 선택을 최적화하는 데 도움이 된다. 종종 비뇨기 진통제인 phenazopyridine (Pyridium)은 요로 감염과 관련된 통증을 완화하기 위해 항생제와 함께 투여된다. 또한 sulfamethoxazole/trimethoprim은 호흡기계 감염에도 사용된다. 그러나 상기도와 인두의 streptococci 감염에는 효과가 적다. Sulfamethoxazole/trimethoprim은 사람면역결핍바이러스(human immunodeficiency virus, HIV) 감염 환자에서 기회감염의 예방과 치료에도 사용되는데, 특히 HIV 관련 폐렴의 흔한 원인인 Pneumocystis jirovecii에 의한 감염의 예방과 치료에 사용된다. 또한 sulfamethoxazole/trimethoprim은 *Stenotrophomonas maltophilia*에 의한 감염에 선택적 치료제이다. 이 감염은 흔하지는 않지만 장기 입원을 요한다. 지역사회에서 MRSA의 감염률이 높아지면서, sulfamethoxazole/trimethoprim은 외래환자의 staphylococcus 감염치료에 흔히 사용된다.

금기증 Contraindications

Sulfonamide에 알레르기가 있는 경우에 금기이다. Sulfonylureas, thiazide와 고리이뇨제(loop diuretics), carbonic anhydrase 억제제와 같이 sulfonamide와 화학적으로 연관이 있는 약제들은 일반적으로 안전하지만 주의해야 한다. 단, cyclooxygenase-2 inhibitor celecoxib (Celebrex)는 sulfonamide에 알레르기가 있는 사람에게 사용하면 안 된다. Sulfite와 sulfonamide를 구분하는 것은 중요하다. Sulfite는 일반적으로 와인에서부터 음식, 주사약제에 방부제로 사용된다. Sulfonamide에 알레르기가 있는 사람은 sulfite 방부제에 알레르기가 있을 수도 있고, 없을 수도 있다. Sulfonamides는 만삭인 임신부와 2달 미만인 영아에게는 금기이다.

유해효과 Adverse Effects

Sulfonamide제제는 흔히 알레르기반응을 일으킨다. 이것을 'sulfa allergy' 또는 'sulfur allergy'라고 한다. 즉각적인 반응이 발생할 수 있지만, sulfonamides는 전형적으로 지연성 피부반응을 유발한다. 이러한 반응은 흔히 발진 뒤에 발열이 시작된다. 광과민반응(photosensitivity reactions)은 피부반응의 또 다른 유형으로 sulfonamide 요법 동안 햇빛에 노출되어 발생하며 심각한 화상을 야기하기도 한다. 기타 sulfonamides에 의한 반응은 점막피부, 위장관, 간, 신장, 혈액학적 합병증으로 나타나며 이 모든 것이 심한 경우에는 치명적일 수 있다. 이는 면역매개성이거나 약물대사에 의한 반응들이다. Sulfonamides의 유해효과는 표 32.2에 정리되어 있다.

상호작용 Interactions

Sulfonamide는 여러 다른 약물들과 임상적으로 중요한 상호작용이 있다. Sulfonamide는 당뇨치료제인 sulfonylureas의 저혈당효과, phenytoin의 독성효과, warfarin의 항응고효과를 증가시킬 수 있다. Sulfonamide는 cyclosporine에 의한 신독성을 증가시키는 경향이 있다. 위에서 언급한 약물을 병합투여하는 경우에는 더욱 더 자주 모니터링을 해야 한다. 또한 sulfonamide는 경구용 피임제의 효능을 감소시키므로 이 약을 투여받는 환자에게 추가적인 피임방법을 권고해야 한다.

표 32.2 Sulfonamides: 유해효과

신체계	유해효과
혈액계	무과립구증, 재생불량성 빈혈, 용혈성 빈혈, 저혈소판증
위장관계	구역, 구토, 설사, 췌장염, 간독성
피부계	표피 괴사용해, 박탈피부염, Stevens-Johnson 증후군, 광과민성
기타	경련, 결정뇨, 독성 신장증, 두통, 말초신경염, 두드러기, 기침

용량 Dosages

Sulfonamide의 권장량은 용량표를 참조한다.

베타락탐항생제

BETA-LACTAM ANTIBIOTICS

베타락탐항생제는 매우 흔히 사용되는 약물로 화학구조 상 베타락탐고리 때문에 붙여진 이름이다(그림 32.4). 이 약물들을 penicillins, cephalosporins, carbapenems, monobactams의 4가지 약물군으로 세분되며 일반적인 구조와 작용기전은 동일하다. 이들은 세균의 펩티드글리칸 세포벽 합성을 억제한다. 어떤 세균 균주는 베타락탐아제(beta-lactamase)라는 효소를 생산하는데, 이 효소는 베타락탐고리 구조에서 탄소(C)와 질소(N)원자 사이의 화학적 결합을 절단하여 항균 효능을 잃게 만들어 항생제에 대한 내성을 나타내게 된다. 이로 인해 베타락탐아제억제제로 알려진 추가 약물들은 베타락탐아제 생성 균주에 대해 더 강력한 약물을 만들기 위해 여러 penicillin 항생제에 첨가된다. 베타락탐항생제의 4가지 약물군을 다음의 내용에 자세히 기술하였다. 베타락탐항생제는 시간의존살균을 보여준다(박테리아를 죽이려면 농도가 최소 억제 농도 이상이어야 한다). 이러한 특성으로 인

용량표

***Sulfonamide* 복합약제**

약물명(임신범주)	약리학적 분류	성인 상용량[a]	적응증
Sulfamethoxazole/trimethoprim (co-trimoxazole, SMX-TMP) (Bactrim, Septra) (C)	Sulfonamide와 엽산 항대사제	IV/PO: 8~20mg/kg/day 하루 2번(trimethoprim 기준)	요로감염, 세균성 이질 장염, 노카르디아증과 *Pneumocystis jirovecii* 감염에는 더 많은 용량
		PO: 160mg TMP/800mg SMX 하루 2번(12시간마다)	*P. jirovecii* 예방, 만성기관지염의 급성 악화

[a]용량 범위를 일반적으로 따르지만, 총량 제한에 의해 꼭 정량을 따르지 않는다. 임상적 변이가 발생할 수 있으므로 drug handbook을 확인해야 한다.

그림 32.4 베타락탐고리를 보여주는 penicillins의 화학적 구조. R, 약물의 화학구조에 있어 가변부분

해 지속적인 IV 주입으로 투여된다. 또한 간헐적 주입으로도 투여된다(4~6시간마다).

PENICILLINS

PENICILLINS

Penicillins은 빵이나 과일에서 자주 볼 수 있는 곰팡이(진균)로부터 처음 추출된 항생제로서 여러 약물이 서로 화학적으로 연관이 있다. Penicillins은 구조와 세균의 항균범위를 근거로 4개의 하위 그룹으로 나뉘는데 천연 penicillins, penicillins 분해효소 내성(penicillinase-resistant) penicillins, aminopenicillins, 광범위(extended-spectrum) penicillins이다. 각 그룹에 속하는 항생제의 예와 간단한 특성은 표 32.3을 참고한다.

Penicillins은 세균사멸 항생제(bactericidal antibiotics)로, 그람양성균 및 그람음성균을 사멸시킨다. 그러나 어떤 세균은 penicillin을 파괴하는 효소를 가지고 있다. 앞서 언급한 것과 같이 이러한 효소를 베타락탐아제(beta-lactamase)라고 하며, 베타락탐고리를 절단하여 penicillin 분자를 불활성화시킨다. Penicillin 분자를 불활성화시키는 베타락탐아제를 penicillinase (penicillin 분해효소)라고도 한다. 베타락탐아제억제제로는 clavulanic acid, tazobactam, sulbactam 및 avibactam 등이 있다. 항상 효과적이지는 않지만 이러한 약물들은 penicillin 분자를 파괴하는 베타락탐아제효소와 결합하여 베타락탐구조의 해체를 억제한다. Penicillin과 베타락탐아제억제제의 복합제제는 다음과 같다.

- ampicillin/sulbactam (Unasyn)
- amoxicillin/clavulanic acid (Augmentin)
- ticarcillin/clavulanic acid (Timentin)
- piperacillin/tazobactam (Zosyn)
- ceftazidime/avibactam (Avycaz)

작용기전 및 약물효과

Mechanism of Action and Drug Effects

Pencillin은 pencillin 결합단백질(penicillin binding proteins)이라 불리는 단백질에 결합하고 펩티도글리칸을 억제하여 정상 세포벽합성을 방해한다. 이는 불안정하고 쉽게 파괴되는 불완전한 세포벽을 형성하게 된다(그림 32.3). 세균은 약물에 의해 세포벽 구조의 붕괴로 인한 세포벽의 용해(파열)로 사멸된다.

적응증 Indications

Penicillin은 감수성이 있는 세균에 의해 야기되는 감염의 예방과 치료에 사용된다. Penicillin에 의해 가장 흔히 사멸되는 미생물은 *Streptococcus* species, *Enterococcus* species, *Staphylococcus* species를 포함하는 그람양성균이다. 대부분의 천연 penicillin은 그람음성균을 사멸시키지 못한다. 그러나 광범위 penicillin[예: piperacillin/tazobactam (Zosyn)]은 그람양성균, 그람음성균, 혐기성균에 효과가 우수하다. 이러한 이유로 광범위 penicillins은 폐렴, 복강내 감염, 패혈증 등의 병원 관련 감염을 치료하는 데 사용한다.

표 32.3 Penicillins의 분류

세분류	일반명	설명
천연 penicillins	penicillin G, penicillin V	원래의 원형(곰팡이에서 생산된) 구조에서 많은 변경이 있어 왔지만, 일반적으로 지금은 두 가지만이 사용된다. Penicillin G는 IV나 IM의 주사형태로 사용되며 penicillin V는 경구 형태이다(정제와 액상).
Penicillinase-내성 penicillins	cloxacillin, dicloxacillin, nafcillin, oxacillin	대부분의 staphylococcal penicillinases (natural penicillins을정상적으로 파괴시키는 효소)에 의한 가수분해에 대해 안정적이다.
Amino-penicillins	amoxicillin, ampicillin	기본 penicillin 구조에 아미노 그룹이 붙은 것으로 천연 penicillin과 비교하여, 그람음성균에 대한 작용이 더 강하다.
광범위 penicillins	piperacillin, ticarcillin, carbenicillin, piperacillin/tazobactam	다른 모든 penicillins보다 넓은 작용 범위를 가지고 있다.

금기증 Contraindications

Penicillin은 대개 안전하지만 유일하게 흔한 금기증은 약물 알레르기이다. Penicillin에 대한 알레르기가 있다고 말하는 환자의 알레르기반응 유형에 관한 정확한 과거력을 조사하는 것은 매우 중요하다. Penicillin계 약물의 상품명이 반드시 'cillin'으로 끝나는 것은 아니다(예: Zosyn, Augmentin). 많은 투약오류를 분석해 보면, penicillin계 약물을 상품명으로 부르며 penicillin 알레르기가 있는 환자에게 투약하는 경우에 발생한다.

유해효과 Adverse Effects

Penicillin 알레르기반응은 치료과정 중 0.7~4%에서 발생한다. 가장 흔한 반응은 두드러기, 가려움증, 혈관부종이다. 반구진발진, 호산구증가증, Stevens-Johnson 증후군, 박탈피부염 등의 다양한 특이 약물반응이 발생할 수 있다. 반구진발진은 천연 penicillin 치료과정 중 2%, ampicillin은 5.2~9.5%에서 발생한다. 아나필락시스반응은 매우 드물며, 0.004~0.015% 환자에게서 발생한다. 심각한 반응은 대부분의 항생제의 경우에서처럼 경구로 투여된 penicillin보다는 주사제로 투여된 경우에 더욱 흔하다. Penicillin에 알레르기가 있는 환자들은 기타 베타락탐항생제에 대한 알레르기 위험도 있다. Cephalosporins과 penicillin 사이의 교차반응 발생빈도는 1~4%이다. Penicillin 알레르기가 있다는 환자들에게 이전의 알레르기반응을 조사하여 반응의 유형을 기록하는 것은 간호사에게 매우 중요하다. 이 경우 cephalosporin으로 대체하여 치료를 계속할 것인지에 대한 결정은 종종 penicillin 제제에 대한 보고된 이전 반응의 심각도와 감염의 원인, 감염 미생물의 약물 감수성, 기타 대체 항생제에 대한 환자의 내성에 기초하여 임상적으로 판단한다. 일반적으로 인두부종(throat swelling)이나 두드러기 과거력이 있는 환자는 cephalosporin을 투여받지 못한다. 피부반응검사와 탈민감화(desensitization)를 하는 경우도 있다.

Penicillin은 일반적으로 잘 견딜 수 있고, 유해효과가 적다. 많은 약물들처럼 가장 흔한 유해효과로 위장관증상을 포함한다. Penicillin의 IV제제는 많은 양의 나트륨과 칼륨을 가지고 있으므로 신기능장애 환자의 경우 투여량을 조절해야 한다. Penicillin의 가장 흔한 유해효과는 표 32.4에 기술되어 있다.

> **안전과 질 향상: 투약오류의 예방**
>
> ***Penicillin에 대하여 정확히 알고 있나요?***
>
> 투약오류는 간호사가 penicillin 알레르기가 있는 환자에게 penicillin계 약물을 투여하여 발생하는데, 보통 상품명에 접미사 'cillin'이 붙지 않은 약물들을 투여하는 경우에 발생하였다. 대표적인 약물로는 Zosyn과 Unasyn이 있다. 이 두 약물 모두 penicillin의 구조와 베타락탐아제억제제를 가진다. Zosyn은 piperacillin과 tazobactam의 복합제제이고, Unasyn은 ampicillin과 sulbactam의 복합제제이다. 투약오류들을 분석해본 결과 간호사들이 약물명에 'cillin'이 붙지 않은 경우 penicillin계 약물이라는 것을 알아차리지 못했다는 것이 밝혀졌다.
>
> 이러한 오류는 약물투여 시, 상품명과 일반명을 모두 사용해야 한다는 것을 시사한다. 환자에게 투약하는 약물이 무엇인지 아는 것은 매우 중요하다. 투약하는 약물의 상품명과 일반명을 모두 확인하고, 환자의 알레르기상태를 확인할 것을 명심해야 한다.

상호작용 Interactions

많은 약물들이 penicillins과 상호작용을 한다. 임상적으로 중요한 penicillin 사용과 관련된 약물상호작용은 표 32.5에 설명되어 있다.

용량 Dosages

Penicillins의 권장량은 용량표를 참고한다.

CEPHALOSPORINS

CEPHALOSPORINS

Cephalosporins은 임상에서 널리 사용되는 (반합성) 항생제이다. Cephalosporins은 penicillins처럼 세포벽 합성을 방해하여 세균을 사멸시킨다. 이들은 앞서 기술했던 세균 내부의 penicillin 결합단백질과 결합한다.

Cephalosporins은 광범위하게 세균을 사멸시킬 수 있으며, 이는 기본 cephalosporin 구조의 화학적 변화와 직접 관련이 있다. 구조 변경에 따라 cephalosporins은 5세대까지 개발되었다. 각 세대에 따라 그람양성균, 그람음성균, 혐기성

표 32.4 Penicillins: 유해효과

신체계	유해효과
중추신경계	기면, 불안, 우울, 발작
위장관계	구역, 구토, 설사, 미각변화, 구강칸디다증
혈액계	빈혈, 골수억제, 과립백혈구감소증
대사계	고칼륨혈증, 저칼륨혈증, 알칼리증
피부계	가려움증, 두드러기, 발진

표 32.5 Penicillins: 약물상호작용

상호작용 약물	기전	결과
Aminoglycosides (IV)와 clavulanic acid	상가효과	세균 사멸에 더욱 효과적
methotrexate	methotrexate의 신장배설 감소	혈중 methotrexate 농도 상승
NSAIDs	경쟁적 단백질결합	단백질 비결합 penicillin의 증가(유익하다고 할 수 있음)
경구용 피임제	불명확	피임제의 효능을 감소시킬 수 있음
probenecid	경쟁적 배출	penicillin의 효과 연장
rifampin	억제	penicillin의 사멸효과 억제
warfarin	장내세균총의 비타민 K 생성 감소	warfarin의 항응고 효과 증가

용량표

Penicillins

약물명(임신범주)	약리학적 분류	성인 상용량	적응증
amoxicillin (Amoxil, generics) (B)	Aminopenicillin	PO: 8시간마다 250~500mg	중이염, 부비동염, 호흡계, 피부, 요로 감염, 치과치료 시 세균성 심내막염 예방, *Helicobacter pylori* 감염
ampicillin (generic only) (B)	Aminopenicillin	PO/IV/IM: 4~6시간마다 1~12g/day 분할투여	*Shigella, Salmonella, Escherichia, Haemophilus, Proteus, Neisseria* spp.와 같은 그람음성균에 의한 1차감염
nafcillin (generic only) (B)	Penicillinase-내성 penicillin	IV: 4~6시간마다 500~2,000mg	penicillinase 생성, staphylococci에 의한 감염
penicillin V potassium (Pen-Vee K) (B)	천연 penicillin	PO: 6~8시간마다 125~500mg	Streptococcus와 같은 그람양성균에 의한 1차감염 (*Streptococcus pneumoniae* 포함)

균에 다르게 작용한다. 이 약물들은 진균이나 바이러스 또는 장구균(enterococci)에는 작용하지 않는다. 일반적으로 그람음성균에 대한 항균범위는 2, 3세대로 갈수록 증가한다. 1세대 약물은 대부분 그람양성균을 적용범위로 하며, 후반 세대는 대부분 그람음성균에 작용한다. 혐기성균의 항균작용은 2세대 약물에서 나타난다. Cefepime, cefdinir, cefditoren pivoxil은 경구용 3세대 cephalosporins이다. 가장 최신의 cephalosporine인 ceftaroline과 ceftolozane은 5세대 cephalosporine으로 불린다. Ceftaroline (Teflaro)는 광범위 항생제로 MRSA를 포함한 그람양성균과 그람음성균에 효과적이다. Ceftolozane은 베타락탐아제억제제인 tazobactam과 결합되어 있고, Zerbaxa로 불려진다. 이것은 그람음성균에 더 효과적이다. 주사 및 경구용으로 가능한 cephalosporin 항생제는 표 32.6에 나열되어 있다. 주사제 약물은 경구용으로 투여된 약물보다 높은 혈청 농도를 유지할 수 있으므로 심각한 감염에 사용된다.

Cephalosporin의 안전성, 금기, 임신범주는 penicillin과 유사하다. 가장 흔한 유해효과는 경한 설사, 복부 경련, 발진, 가려움증, 발진, 부종이다. Cephalosporin은 penicillin과 화학적으로 매우 유사하기 때문에 penicillin에 알레르기반응이 있는 사람은 cephalosporin에도 알레르기반응을 나타낼 수 있다. 이것을 교차과민성(cross-sensitivity)이라고 한다. Penicillin과의 교차과민성 발생 빈도는 1~4% 정도이다. Penicillin에 심각한 아나필락시스반응이 있는 환자는 cephalosporin을 절대로 투여해서는 안되지만 cephalosporin은 안전하고, 효과적인 항생제이다.

Penicillin과 cephalosporin은 작용기전, 약물효과, 치료효과, 유해효과가 거의 동일하다. 모든 세대의 cephalosporin은 임신범주 B로 분류되는 매우 안전한 약물이다. Cephalosporin에 알레르기가 있는 사람과 penicillin에 치명적인 알레르기반응 과거력이 있었던 사람에게는 금기이다. 약물상호작용은 표 32.7을 참고한다.

표 32.6 Cephalosporins: 비경구 및 경구용 제제

1세대		2세대		3세대		4세대	5세대
IV	PO	IV	PO	IV	PO	IV	IV
cefazolin cephradine	cefadroxil cephalexin cephradine	cefoxitin cefuroxime cefotetan	cefaclor cefuroxime axetil cefprozil	cefotaxime ceftizoxime ceftriaxone ceftazidime ceftazidime/avibactam	cefpodoxime ceftibuten cefdinir	cefepime	ceftaroline ceftolozane/tazobactam

용량 Dosages

Cephalosporins의 권장량은 용량표를 참조한다.

CARBAPENEMS

CARBAPENEMS

Carbapenem은 현재까지 어떠한 항생제보다 넓은 항균작용을 가진다. 이들은 세포벽 합성을 억제하며 세균을 사멸시키며, 여러 가지 그람양성균에 효과적이다. Carbapenem 사용 시 주의할 점은 약물에 의한 발작이다. 발작은 적절한 용량 조정에 의해 감소시킬 수 있다. Penicillin 알레르기와는 교차과민성의 위험이 있기 때문에 Penicillin에 대해 아나필락시스반응이 있는 환자에게는 carbapen-

표 32.7 Cephalosporins: 약물상호작용

상호작용 약물	기전	결과
Ethanol (alcohol)	에탄올의 acetaldehyde 대사산물의 축적	Cefotetan 복용 후 72시간 이내 알코올 음료를 마신 경우, 급성 알코올 불내성 발생(disulfiram과 같은 반응).위경련, 오심, 구토, 발한, 가려움증, 두통, 저혈압을 포함한 증상
Antacids, iron	특정 경구용 cephalosporins (cefdinir, cefditoren)의 흡수 감소	약물효과 감소
probenecid	신장배설 감소	cephalosporin 혈중농도 증가
경구용 피임제	미상(unknown)	의도하지 않은 임신 위험 증가

용량표

Cephalosporins

약물명(임신범주)	약리학적 분류	성인 상용량	적응증
cefazolin (Kefzol, Ancef) (B)	1세대	IV/IM: 8시간마다 500~2,000mg	그람양성균, 몇몇 penicillinase 생산균, 몇몇 그람음성균에 의한 감염; 외과적 수술 전과 후의 감염 예방
cefoxitin (Mefoxin) (B)	2세대	IV/IM: 6~8시간마다 3~12g/day	감염; 그람양성균에 대한 항균범위가 좁으나 그람음성균과 혐기성균에 대한 항균범위는 더 넓음
cefuroxime[a] (Zinacef); cefuroxime axetil (Ceftin, tablet form) (B)	2세대	PO(정): 하루 2회 125~500mg IV/IM: 8시간마다 750~1,500mg	cefazolin류와 유사하며, 그람음성균에 대한 항균범위는 더 넓음
ceftazidime (Fortaz, Tazidime) (B)	3세대	IV/IM: 6~12시간마다 500~2,000mg	감염; *Pseudomonas* spp.를 포함한 그람음성균에 광범위한 항균범위를 보임
ceftriaxone (Rocephin) (B)	3세대	IV/IM: 하루에 1~2g 뇌수막염의 경우 하루 2회	ceftazidime류와 유사함
cefepime (Maxipime) (B)	4세대	IV/IM: 하루 2회 500~2,000mg	감염; 그람음성균에 광범위한 항균범위를 보이며, 그람양성균에 대해 3세대보다 넓은 항균범위를 가짐(복부감염의 원인이 되는 미생물을 포함한)
ceftaroline (Teflaro) (B)	5세대	12시간마다 600mg	MRSA와 그람음성 감염을 포함하여 광범위한 항균범위를 제공(pseudomonas와 acinetobacter는 제외)

[a]Cefuroxime axetil과 cefditoren pivoxil은 PO 사용의 prodrug로 장내에서 가수분해된다.

em을 투여하지 말아야 한다. 일반적으로 사용되는 carbapenem에는 imipenem/cilastatin, meropenem, ertapenem, doripenem 그리고 meropenem과 베타락탐아제억제제의 새로운 결합체인 varobactam (Vabomere) 등이 있다. Carbapenem은 약 60분에 걸쳐 주입한다.

MONOBACTAMS

MONOBACTAMS

현재, 임상 용도로는 단 하나의 monobactam이 있다. Aztreonam이 penicillin 알레르기가 있는 환자에서 그람음성 범위가 필요할 때 가장 흔한게 사용된다.

MACROLIDES

MACROLIDES

Macrolides는 1950년대 초반에 erythromycin이 소개되면서 처음으로 사용하게 된 항생제 그룹이다. Macrolides는 세균 성장을 저지하는 것으로 생각되지만 고농도에서는 세균을 사멸시키기도 한다. 현재 널리 사용되고 있는 macrolide 항생제는 azithromycin, clarithromycin, erythromycin과 fidaxomicin 등이다. Azithromycin과 clarithromycin의 항균 작용 범위는 erythromycin과 유사하지만 전자가 erythromycin보다 작용시간이 길어서 투여 횟수를 줄일 수 있다. 이들은 erythromycin보다 위장관 유해작용이 적으며, erythromycin보다 단기간 사용한다. Azithromycin과 clarithromycin은 다양한 세균에 효과가 있으며, 조직침투능력이 더 좋다. Erythromycin은 쓴맛이 있고 위산에 의해 파괴되기 때문에, 이러한 점을 피하기 위해 여러 가지 염(salt)의 형태나 다양한 제형으로 제조되어 있다. 2018년, 미국식품의약국(FDA)은 clarithromycin에 대한 경고 성명을 발표했다. 심장 질환 환자에게 투여하면 심장 문제 또는 사망 위험이 증가 할 수 있다는 것이다. Fidaxomicin (Dificid)은 최신 Macrolides 항생제로 *C. difficile*에 의한 설사치료에만 사용되고 있다. 흔한 부작용으로 오심, 구토, 위장관계 출혈이 있으며, 임신범주 B에 속해있다. macrolide 항생제는 아니지만 *C. difficile* 관련 설사를 치료하는 신약이 최근 개선되었다. Bezlotuxumab (Zinplava)은 단일 IV 용량으로 주어지는 단일 클론 항체이다.

작용기전 및 약물효과
Mechanism of Action and Drug Effects

Macrolides 항생제는 감수성이 있는 미생물의 50S 리보솜에 가역적으로 결합함으로써 단백질합성을 억제하여 세균의 성장을 저지시킨다. Macrolides는 광범위한 감염에 사용된다. Macrolides는 Streptococcus와 Haemophilus에 의한 상·하기도 호흡기계, 피부, 연조직감염, 매독과 같은 스피로헤타 감염, 라임병, 임질, *Chlamydia*, *Mycoplasma*, *Corynebacterium* 감염에 사용된다. 임질은 macrolide 단독요법으로 치료하기가 어려우므로 cephalosporins과 같은 다른 항생제와 병용해서 사용되기도 한다. Macrolides는 혈액 또는 간질 내에 있기만 하는 것이 아니라 숙주 내에서 번식하는 균주에 효과가 있다는 특이점이 있다. 이러한 균주에는 *Listeria*, *Chlamydia*, *Legionella*, *Neisseria*, *Campylobacter* 등이 있다.

적응증 Indications

Streptococcus pyogenes (group A beta-hemolytic streptococci)와 *Haemophilus influenzae*에 의한 상·하기도 감염은 macrolides에 의해 억제된다. Erythromycin은 스피로헤타감염 치료에 효과적이며, 기타 macrolides는 매독과 라임병에 치료효과가 있다. 또한, 임질과 Chlamydia, Myco-

용량표

Carbapenems과 Monobactams

약물명(임신범주)	약리학적 분류	성인 상용량	적응증
aztreonam (Azactam) (B)	Monobactam	IV/IM: 6~12시간마다 500~2,000mg	그람음성균에 의한 일차 요로감염, 심각한 전신감염
imipenem/cilastatin (Primaxin) (C)	Carbapenem	IV: 6~8시간마다 250~500mg IM: 12시간마다 500~750mg	그람양성균, *pseudomonas aeruginosa*를 포함한 그람음성균, 혐기성균에 의한 감염. 뼈, 관절, 피부, 연조직, 심내막염, 폐렴, 요로감염, 복강내 및 골반 감염, 패혈증

plasma 감염에도 치료효과가 있다.

Erythromycin은 항생제효과 이외에 평활근과 위장관운동을 자극하여 위장관을 자극할 수 있다. 이것은 당뇨병 환자의 당뇨성 위마비(diabetic gastroparesis)와 같은 위장관운동이 감소되어 있는 환자에게는 이익이 될 수 있다. 위에서 소장으로 이동을 촉진한다. Azithromycin과 clarithromycin은 Mycobacterium avium-intracellulare 복합감염의 예방과 치료에 효과적이다. 이는 HIV 감염/AIDS의 기회감염으로 흔하다. Clarithromycin은 *Helicobacter pylori* 감염과 연관있는 위궤양 환자의 치료에 omeprazole, amoxicillin과 병용된다.

금기증 Contraindications

Macrolides 사용에 대한 금기는 약물알레르기이다. Macrolides는 베타락탐항생제에 알레르기가 있는 환자에게 대체약물로 사용된다.

유해효과 Adverse Effects

Erythromycin 제제는 많은 위장관계 부작용을 야기하는데, 특히 오심과 구토가 있다. Azithromycin과 clarithromycin은 위장관 합병증의 발생빈도가 낮다. 보고된 유해효과는 표 32.8에 기술되어 있다.

상호작용 Interactions

Macrolides는 여러 가지 약물과 상호작용할 가능성이 있는데, 그 이유는 macrolides가 단백질과의 결합력이 강하고 간에서 대사가 이루어지기 때문이다. 간의 대사효소인 cytochrome P-450에 대하여 약물들이 서로 경쟁한다. 이는 일반적으로 단백질결합에 대한 경쟁보다 더욱 현저한 약물상호작용을 유발한다. 결과적으로 상호작용하는 약물의 제거가 지연되어서 독성효과를 나타난다. 간대사에서 macrolides와 경쟁하는 약물들의 예로는 carbamazepine, cyclosporine, digoxin, theophylline, warfarin 등이 있다. Macrolides를 이러한 약들과 함께 투여하면 효과가 강하게 나타나고 후자 약물들의 독성이 나타날 가능성이 있으므로 병용하지 말아야 한다. Macrolides가 상기의 약물들과 함께 투여될 때에는 환자의 약물 독성 증상 관찰과 적절한 검사실 검사(예: 혈중 약물 농도)가 이루어져야 한다. Macrolides는 경구용 피임약의 효능을 감소시킬 수 있으며 Clarithromycin과 erythromycin은 moxifloxacin, pimozide, thioridazine이나 기타 QT간격을 연장시키는 약물과 함께 사용하지 않도록 한다. 이는 심각한 부정맥이 발생할 수 있기 때문이다. 또한 clarithromycin이나 erythromycin은 simvastatin이나 lovastatin과 병용을 금한다. Azithromycin은 cytochrome P-450 효소에 대한 작용이 미약하므로 다른 macrolides처럼 상호작용은 나타나지 않는다.

표 32.8 Macrolides: 유해효과

신체계	유해효과
심혈관계	심계항진, 심장통증, QT 연장
중추신경계	두통, 현기증, 현훈
위장관계	구역, 간독성, 속쓰림, 구토, 설사, 고창, 담즙정체황달, 식욕부진, 미각 이상
피부계	발진, 두드러기, 정맥내주사 부위의 정맥염
기타	청각상실, 이명

용량 Dosages

Macrolide의 권장량은 용량표를 참조한다.

TETRACYCLINES

TETRACYCLINES

Tetracyclines은 세균의 30S 리보솜과 결합함으로써 세균의 단백질합성을 억제시켜 성장을 저지시키는 약물이다. 천연 tetracyclines은 demeclocycline, oxytetracycline, tetracycline 등의 3종류이다. 반합성 tetracyclines으로는 doxycycline과 minocycline이 있으며, 이는 뛰어난 흡수력과 조직 침투력을 가지고 있다. Tigecycline은 구조적으로 monocycline과 연관이 있으나, glycylcyclines이라는 새로운 종류에서 첫 번째이다. Tigecycline은 IV 주입으로 투여하며, 피부와 연조직 감염, 복강내 감염, 폐렴이 적응증이며, 많은 내성균에 효과적이다. 사용되고 있는 tetracycline 항생제는 Box 32.1에 기술되어 있다.

Tetracyclines은 화학적 · 약리학적으로 유사하다. 가장 중요한 화학적 특성은 불용성 복합체를 형성하는 2가(Ca^{+2}, Mg^{+2})와 3가(Al^{+3})의 금속이온들과 결합(chelate)한다. 그러므로 우유, 제산제, 철분염(iron salts)과 함께 복용하면 tetracycline의 흡수가 감소된다. 그리고 칼슘에 대해 친화력이

용량표

Macrolides

약물명(임신범주)	약리학적 분류	성인 상용량	적응증
azithromycin (Zithromax) (B)	Semisynthetic macrolide	PO: 500mg 1회 투여 후 1일 250mg씩 4일간 투여 IV: 매일 500mg	erythromycin과 유사하나 특히 비뇨생식기감염과 MAC 감염을 포함한 호흡기감염에 사용
clarithromycin (Biaxin) (C)	Semisynthetic macrolide	PO: 하루 2회 500mg	erythromycin과 유사하나 특히 비뇨생식기감염과 MAC 감염을 포함한 호흡기감염에 사용
erythromycin[a] (E-mycin, EryPed, Eryc, E.E.S., many others) (B)	Natural macrolide	PO: 하루 4회 250~500mg	다양한 그람양성균, 그람음성균, 기타 미생물에 의한 호흡기, 위장관, 피부감염

[a]많은 제형이 있으며, 그에 따른 용량에 차이가 있을 수 있다.
MAC, mycobacterium avium-intracellulare complex.

강하기 때문에 8세 이하의 소아에서는 치아 착색을 초래하므로 사용을 금지한다. 이 약물들은 임신부나 수유부에서도 역시 삼가야 한다. 약물이 모유로 가, 모유수유를 받는 소아에게 치아의 착색을 초래할 수 있기 때문이다.

작용기전 및 약물효과 Mechanism of Action and Drug Effects

Tetracyclines은 감수성이 있는 세균에서 단백질합성을 억제한다. 다양한 그람양성균과 그람음성균뿐만 아니라 rickettsia, chlamydia, mycoplasma의 성장을 억제한다. 이 약물들은 매독과 라임병과 같은 스피로헤타 감염과 골반 염증질환의 치료에 사용한다. Demeclocycline은 항이뇨호르몬의 작용을 억제하는 독특한 효과를 가지고 있어 항이뇨호르몬 분비장애(syndrome of inappropriate secretion of antidiuretic hormone, SIADH)의 치료에도 유용하다.

적응증 Indications

Tetracyclines은 작용 범위가 넓다. 여러 그람음성균과 그람양성균의 성장억제는 물론 일부의 원충류를 억제하며, 청소년과 성인의 여드름치료에 사용한다. 다음의 미생물에 의한 감염치료에 사용된다.

- *Chlamydia*: 성병림프육아종, 앵무새병(psittacosis), 비특이성 자궁경부, 직장, 요로감염
- *Mycoplasma*: *Mycoplasma* 폐렴
- *Rickettsia*: Q열, 리케차 두창(rickettsial pox), 록키산 홍반열(Rocky Mountain spotted fever), 발진티푸스
- 기타: 여드름, 브루셀라증, 연성하감(chancroid), 콜레라, 세혜부 육아종, 세균성 이질, 스피로헤타성 재귀열, 라임병, 소화성 궤양질환과 연관된 *H. pylori* 감염(치료요법의 일부로 사용), 매독(penicillin 알레르기가 있는 환자의 대체 약물로 사용), tetracyclines은 내성균주의 발달로 요즘은 임질치료에 효과적이지 못함
- 원충류: 대장섬모충증(balantidiasis)

BOX 32.1 사용되고 있는 tetracycline계 항생제

- demeclocycline
- tetracycline
- doxycycline
- minocycline
- tigecycline

금기증 Contraindications

약물알레르기가 있는 사람에게는 금기이다. 임신부나 수유부에게 삼가고, 8세 이하 아동에게 투여하면 안 된다.

유해효과 Adverse Effects

태아와 아동에서 영구적인 치아 변색과 치아 에나멜 형성 저하증의 원인이 되며, 임신하고 있는 동안 복용하면 태아 골격 발달 지체를 초래할 수 있다. 또 다른 유해효과는 광과민성이며, 이는 demeclocycline을 복용하는 환자에서 자주 발생한다. 대장과 질 세균총의 변화로 설사와 질 칸디다증, 신생아에서 가역적으로 천문이 부풀어 오르고, 혈소판 저하증, 응고장애 가능성, 용혈성 빈혈, 전신홍반루푸스의 악화가 초래된다. 또한 위장장애, 소장대장염, 반구진발진 등이 나타날 수도 있다.

상호작용 Interactions

Tetracyclines의 사용과 관련된 여러 가지 중요한 약물상호작용이 있다. Tetracyclines을 제산제, 지사제, 유제품, 칼슘, 장관영양이나 철분제제 등과 함께 복용했을 때 tetracycline의 경구 흡수가 감소한다. Tetracyclines은 경구용 항응고제의 효과를 증가시키므로 항응고제의 효과를 더욱 자주 점검하고 이에 따라 용량을 조정한다. 또한 경구용 피임제의 효과를 길항할 수 있다. 용량에 따라 혈액요소질소(BUN)치가 증가할 수 있다.

용량 Dosages

Tetracyclines의 권장량은 용량표를 참조한다.

❖ 간호과정 NURSING PROCESS

◆ 사정 Assessment

항생제를 투여하기 전에 과민증이나 알레르기반응에 관한 과거력을 수집하는 것이 중요하다. 경미한 반응으로 발진, 가려움증, 두드러기 등이 있고, 심각한 반응으로는 후두부종, 기관지경련, 저혈압, 심장마비 등이 있다. 추가적으로 환자의 나이, 체중과 체온 및 기본 활력징후을 결정하는 것이 중요하다. 의사지시에 따른 검사결과, 즉 간기능검사(AST, ALT), 신기능검사(BUN, creatinine), 심장기능검사(관련 검사실검사, 심전도), 초음파검사, 배양검사 및 감수성검사, CBC, 혈소판 및 응고검사 등에 관하여 자세하게 사정한다. 항생제 치료를 시작하기 전에 처방된 배양에 대한 검체를 확보해야 한다. 이는 특정 유기체를 식별하는 데 중요하며 적절한 항생제를 선택하는 데 필요하다. 배양 전에 항생제를 복용하면 위음성 결과가 나타날 수 있다.

가능하다면 섭취량과 배설량을 기록한다(예: 30mL/hr 이상이나 600mL/day). 중추신경계 유해효과 때문에 기본적인 신경학적 사정 소견을 기록해 두는 것이 중요하다. 장음과 장운동양상은 항생제 관련 위장관계 유해효과 때문에 사정해야 한다. 금기증, 주의사항, 약물상호작용에 대해 사정하고, OTC약물, 약초제품, 영양제를 모두 포함하여 복용 중인 약물 목록을 만들어야 한다. 민간요법이나 대체요법의 사용뿐만 아니라 문화적 배경에 대한 사정도 중요하다. 안전한 약물복용을 위한 교육이 필요하기 때문에 학습의 의지와 준비, 학습수준을 사정하는 것도 필요하다. 기본적으로 구강점막, 호흡기, 비뇨생식기 사정이 중요하며, 이는 이 부위에 중복감염(superinfection)의 위험이 있기 때문이다. 중복감염은 열, 기면, 구강 궤양, 회음부 소양증 등의 증상으로 나타난다. 항생제 내성이 증가하고 있기 때문에 환자나 간병인에게 항생제의 사용 기간, 용량 및 남용에 관한 질문을 해야 한다.

경구용 sulfonylureas(당뇨치료제)와 같은 sulfa 유형의 약물들과 thiazide 이뇨제에 대한 사정은 sulfonamide를 복용하는 환자의 안전을 위해 필요하므로 세심하게 사정한다. 또한 잠재적인 약물상호작용을 사정한다. 약물요법 동안 철저한 피부사정이 중요한데, 이는 Stevens-Johnson 증후군의 유해효과가 발생할 수 있기 때문이다. 약물과 연관된 빈혈/혈액 질환 가능성 때문에 sulfonamide 요법 시작 전 일반혈액검사를 확인해야 한다. 자주 또는 장기간 치료 시, 약물에 의해 결정뇨가 발생할 수 있기 때문에 BUN, creatinine, 소변검사와 같은 신기능을 검사해야 한다. 환자의 G6PD 증상과 아세틸화 반응이 느려진 것과 관련된 약물복용과 복용 과거력 또한 확인해야 한다.

용량표

Tetracyclines

약물명(임신범주)	약리학적 분류	성인 상용량	적응증
demeclocycline (Declomycin) (D)	Tetracycline	PO: 150mg를 하루 4회 또는 300mg를 하루 2회	감염; 피부, 호흡기, 위장관, 비뇨생식기 감염치료를 포함한 광범위 항균작용
doxycycline (Vibramycin, others) (D)	Tetracycline	PO: 첫날 100mg 하루 2회 후 하루 100mg 매일	demeclocycline과 동일
tigecycline (Tygacil) (D)	Glycylcycline	IV: 100mg 1회 투여 후 12시간마다 50mg	피부와 피부구조 감염, MRSA 감염, 복강내 감염

[a]아동의 치아변색의 위험이 있어 8세 이하 아동과 임산부에 사용이 금지된다.
MRSA, methicillin-resistant Staphylococcus aureus.

과민성 발생빈도가 높기 때문에 penicillins 요법을 시작하기 전 약물알레르기를 확인하여야 한다. 잠재적인 약물 간 상호작용은 표 32.5를 참고한다. 천식, 다양한 알레르기원에 대한 과민성, 아스피린 알레르기, cephalosporins에 대한 민감성 등의 과거력도 사정해야 한다. 이러한 요인들은 penicillin 알레르기의 높은 위험과 관련이 있다. Procaine penicillin을 투여한다면 procaine 광과민성 또한 사정해야 한다. 치료의 적절성을 확정할 때 즉시 배양검사와 감수성검사결과를 기록해야 한다. 중추신경계나 위장관계 유해효과 때문에 신경학적, 복부, 장의 상태를 철저하게 사정해야 한다. 특히 일부 penicillin 제제는 나트륨과 칼륨이온이 많이 농축되어 있기 때문에 전해질장애, 심장질환, 신장질환자들은 혈청 나트륨과 칼륨치를 사정해야 한다. 예를 들어 penicillin G는 100만 units당 1.7mEq 칼륨이온과 100만 units당 2mEq의 나트륨이온이 포함되어 있다. 환자가 심부전이나 체액과부하, 심부정맥이 있는 상태에서 고나트륨혈증과 고칼륨혈증이 발생한다면, 위 약물들은 이러한 문제를 악화시킬 수 있다. Penicillin 투여 시 어떠한 제형에서든지 즉시 또는 지연된 알레르기반응의 가능성이 있기 때문에 환자의 안전 여부를 사정하는 것이 중요하다. 약물처방을 확인할 때 많은 경우에 이러한 약물들이 'cillin'으로 끝나지 않으며 상용 이름으로 쓰이기에 주의해야 한다. 예로 Zosyn과 Augmentin이 있다(안전과 질향상: 투약오류의 예방 참조).

Carbapenem은 입원환자가 합병증으로 결합조직감염을 가지게 된 경우에 사용된다. 진전이나 경련 같은 중추신경계 유해효과가 나타날 수 있으므로 신경기능과 발작의 유무에 대한 사정이 필요하다. Cephalosporin의 경우, 교차과민성의 가능성 때문에 penicillin 알레르기를 포함한 철저한 알레르기 사정이 필요하다. 신장과 간기능검사 결과뿐만 아니라 기본적인 활력징후, CBC, 출혈과 응고시간을 사정하고 모니터링하여야 한다. 이 약물류를 복용하는 환자에서 심각한 설사, 혈변, 복통이 유해효과로 나타날 수 있으므로 사정이 필요하다. 5가지 세대 cephalosporin은 각 세대별로 특징적인 유해효과와 합병증을 나타내므로, 약물이 속한 cephalosporin의 세대와 각 약물에 대한 정보를 얻는 것이 중요하다.

Tetracyclines은 배양검사와 감수성검사를 주의 깊게 사정해야 한다. 신장이나 간질환자는 신장과 간기능검사가 필요하다. 또한 치아가 변색되므로 8세 이하에는 사용하지 말아야 하며, 임신부가 복용하면 태아에게 문제가 발생할 수 있다. 질 가려움증, 통증, 치즈 같은 분비물(질 칸디다증 때문)뿐만 아니라 구강점막에 흰색의 궤양(칸디다 또는 이스트 감염)의 사정은 중복감염의 초기 증상이므로 치료해야 한다. 제산제, 지사제, 유제품, 칼슘, 위장관 영양, 철분제 등의 사용과 함께 약물 간 상호작용을 사정해야 한다. 이러한 약물들이 tetracycline의 흡수를 감소시키기 때문이다. Tetracycline은 경구용 피임제의 효과를 감소시키기도 한다. 경구용 항응고제를 복용하는 환자는 출혈 가능성이 있기 때문에 주의깊게 관찰하여야 한다.

Macrolides는 심계항진, 흉통, ECG 변화 등을 가져올 수 있으므로 기본적인 심장기능과 활력징후를 사정해야 한다. 약물성 청력손실, 이명의 가능성이 있기 때문에 기본적인 청력기능을 기록해야 하며, 간독성의 위험이 있기 때문에 간기능과 간질환의 과거력을 사정해야 한다. 약물 간 상호작용에 대해 앞에서 언급하였는데 특히 warfarin, digoxin, theophylline은 약물에 대해 독성을 가질 수 있으므로 더욱 주의해야 한다. Macrolides는 경구용 피임제의 효과를 감소시키기도 한다. Box 32.2에 있는 이 약제들을 사용할 때 간호 관련 고려사항을 참조한다.

BOX 32.2 방부제와 소독제 사용에 대한 간호사의 고려사항

- 사용하기 전에 알코올, 염소, 과산화수소 또는 방부제와 소독제에 포함된 화합물 같은 화학 물질에 대한 알레르기를 확인한다.
- 만약 약품에 요오드가 들어있다면(예: povidone-iodine), 요오드나 해산물에 알레르기가 있는지를 반드시 물어본다. 알레르기가 있다면 그 약품을 사용해서는 안 된다. 항세균 국소제제에 대해 이전에 알레르기 반응이 있었다면 방부제에 대한 반응의 위험성이 높다. 소독제에도 역시 알레르기반응을 일으킬 수 있다.
- 화학제품을 알아보고 특정한 지시 및 적용 방법을 숙지한다.
- 기본적인 주의점을 항상 지켜야 한다. 오염된 붕대는 생물학적 폐기물통에 넣어 버린다.
- 손상이 없는 피부라면 다른 지시가 없는 한 멸균되지 않은 장갑을 사용할 수 있다. 반면에 손상이 있는 피부라면 멸균장갑을 착용하고 멸균방법을 사용한다.
- 방부제로 조직파편(예: 농, 배액)이나 잔유 약품을 깨끗이 세척해야 한다. 생리식염수나 미지근한 물과 비누가 세척에 사용될 수도 있다. 설압자, 면봉이나 장갑 낀 손가락 등을 사용하여 소독제액을 바른다. 부종, 발적, 배액과 같은 비정상적인 소견을 기록한다.
- 각 소독제의 설명서대로 사용한다.
- 방부제의 유해효과는 과도한 피부건조, 피부나 점막의 화상, 수포, 피부얼룩 등이 있다.
- 환자는 방부제 사용과 관련된 발적, 배액, 통증, 부종의 증가, 발열을 보고하도록 교육해야 한다.

◆ 환자상태 Human Need Statements

1. 변경된 자기실현 요구 사항, 감소, 치료요법에 대한 정보 부족과/또는 필요한 약물을 구입하는 능력이 없음과 연관
2. 변경된 안전 요구, 부상 위험, 감염/질병 과정 및 처방된 약물요법에 대한 지식 부족과 연관
3. 변경된 안전 요구, 부상 위험, 중복감염의 잠재적 발전과 연관

◆ 계획: 결과판정 Planning: Outcome Identification

1. 환자는 처방된 항생제요법에 대한 지식 습득/이해를 통해 자기실현 요구를 회복/유지한다.
2. 환자는 부작용에 대한 설명과 함께 감염 및 관련 항생제 약물요법에 대한 정보보고를 통해 안전하고 부상이 없다.
3. 환자는 항상성 및 건강한 면역체계를 유지하고 중복감염의 징후와 증상이 없는 상태를 유지하면서 안전하고 부상이 없다.

◆ 수행 Implementation

항생제에 적용하는 일반적인 간호수행은 다음과 같다. (1) 지시된 대로 시간을 지켜서 경구용 항생제와 음식 및 수분을 공급한다. (2) 모든 약물은 처방대로 복용해야 하고, 효과적인 약물농도를 유지하기 위해 처방된 약을 모두 복용해야 한다. (3) 약을 생략하거나 두 배로 복용해서는 안 된다. (4) 경구용 항생제는 제산제나 칼슘보충제, 철분제제, 마그네슘이 포함된 하제, 고지혈증치료제와 동시에 주어서는 안 된다. (5) 허브제제나 식이보충제과 상호작용이 없다면 사용한다. (6) 과민성은 30분 이내에 즉각적으로 나타나지 않을 수도 있기 때문에 초기 사정기간 후에도 계속해서 모니터링한다. 1~72시간 안에 악화될 수도 있으며, 72시간 이후에도 지연반응(delayed response)이 나타날 수 있다. 천명, 호흡곤란, 혀나 손의 부종, 안면부종, 가려움증, 발진 등의 증상이 특징이다. (7) 과민반응의 증상이 있으면 간호사는 즉시 약물투여를 중지하고 의사에게 연락한 후 환자를 면밀히 관찰한다.

Sulfonamides는 환자가 G6PD 또는 아세틸화 반응이 느린 경우(slow acetylation)에 피해야 한다. Sulfonamides의 경우 약물로 인한 결정뇨를 예방하기 위해 많은 양의 수분(하루 2,000~3,000mL)을 섭취해야 한다. 또한 경구투여 시 위장장애를 최소화시키는 음식과 함께 복용하도록 한다. 복부경련 악화, 위의 통증, 설사, 혈뇨, 심각하고 악화되는 발진, 호흡곤란, 열과 같은 증상들을 의사에게 즉시 보고하는 것이 중요하다. 다른 항생제들처럼 penicillin도, 위장관 내 정상세균총을 파괴함으로써 *C. difficile* 등이 과잉 성장할 수 있다. 이러한 과정은 유산균이 포함된 제품, 보충제 또는 발효 유제품(요거트, 버터밀크, kefir) 등과 같은 프로바이오틱스(proloiotics)를 복용하여 예방할 수 있다. Kefir는 양, 염소, 소의 젖을 사용하여 만든 것으로 두유 kefir 역시 상품화되어 있다. 다양한 penicillin 제제를 줄 때 중요한 점은 다음과 같다. (1) 최소한 180mL(약 6oz)의 물과 함께 복용한다. 산성 액체가 약물의 항균작용을 약화시키기 때문에 주스와 함께 복용하지 말아야 한다. (2)Penicillin V, amoxicillin, amoxicillin/clavulanate의 흡수를 최대화하기 위해 식사 1~2시간 전 또는 2시간 후에 물과 함께 복용한다. 그러나 위장장애 때문에 스낵이나 음식과 함께 복용할 필요가 있다. (3) Procaine과 benzathine salt penicillins은 진한 농도의 용액으로 지시대로 투여하여야 하며, 최소 21G 바늘을 사용하여 근육주사하고, 부위를 바꿔가며 대근육에 투여한다. (4) 근육주사용 imipenem/cilastatin은 멸균생리식염수로 혼합해야 하며, 환자가 알레르기가 없다면 근육이 많은 부위에 투여한다. (5) 다른 정맥요법처럼 정맥주사용 penicillins(예: ampicillin)은 적절한 희석제를 사용하여야 하며, 권장하는 시간에 걸쳐 주입한다. 정맥주입 속도와 부위의 부종, 종창, 열감, 발적, 통증을 점검하여야 한다. (6) 주입하기 전 정맥 용액(IV fluids)과 약물의 친화성을 점검한다. (7) Penicillin에 아나필락시스반응이 나타나면 epinephrine, 기타 응급약물을 처방대로 투여하고, 항상 지지치료(예: 산소)할 준비가 되어 있어야 한다.

경구용 cephalosporin은 위장장애를 감소시키기 위해 음식과 함께 투여해야 한다. 어떤 cephalosporin은 disulfiram 유사반응(급성알코올불내성)을 유발하므로 알코올과 알코올 함유 제품들은 삼간다. Disulfiram 유사반응은 cefotetan 복용 후 72시간까지 발생할 수 있으며 위경련, 오심, 구토, 두통, 발한, 가려움증, 저혈압 등의 증상을 동반한다. Cephalosporins은 약 이름이 유사하여 비슷하게 들리기 때문에 약물투여오류를 일으킬 수 있으므로 간호사는 환자의 안전을 위해 약물 이름을 철저히 확인해야 한다.

Tetracyclines은 광과민성을 일으키므로, 햇빛에 노출을 삼간다. 경구투여 시 최소 240mL(약 8oz)의 물과 함께 복용하고, 위장장애를 최소화하기 위해 음식과 함께 복용한다. 그러나 tetracyclines은 유제품, 제산제, 중탄산나트륨, 카올린

이나 펙틴, 철분과 함께 주어서는 안 되는데, 이것들은 항생제와 결합하여 항생제효과를 감소시키기 때문이다. 이러한 상호작용때문에, 환자는 유제품, 제산제 또는 철분의 동시 사용을 피해야 한다. 상호작용을 예방하기 위해 상호작용하는 음식과 약물은 tetracycline 투여 전 2~3시간 전에 준다. 정맥주사용 doxycycline은 정맥혈관에 자극이 매우 심하므로 정맥주입 부위를 자주 점검해야 하며, 정맥에 매우 자극적이므로 환자의 부상을 방지하기 위해 정맥의 개통(patency)을 자주 확인해야 한다. 환자에게 복통, 구역, 구토, 시각변화, 황달 등이 있는 경우 보고한다. Tetracyclines은 어린이에게 치아 에나멜 변색을 일으킬 수 있으며, 임산부가 복용한 경우에는 태아의 지연된 골격 성장을 일으킬 수 있다. 장내 또는 질내 균무리의 변화로 야기되는 설사나 칸디다성 질염도 지속적으로 감시해야 한다.

◆ 평가 Evaluation

목표, 기대하는 결과, 치료효과, 유해효과를 포함하여 모니터링한다. 항생제의 치료효과는 감염의 증상과 징후가 감소하는 것이다. 즉, 체온을 포함한 정상 활력징후를 회복하고, 배양검사와 감수성검사결과가 음성이며, 정상 CBC 수치와 식욕과 활력 증진 등이다. 유해효과의 평가는 특정 약물에 따른 유해효과를 평가한다.

환자중심간호: 환자교육

- 알코올이나 산성 과일주스, 유제품과 같이 항생제와 상호작용할 수 있는 음식과 음료수의 목록을 환자에게 알려준다.
- 심각한 유해효과는 의사에게 보고하고 추후방문 약속을 이행하여 치료효과를 모니터하도록 충고한다. 방문 시 검사실 검사(예: CBC) 또한 실시한다.
- 요거트, 버터밀크, kefir 같은 발효유제품은 중복감염(예: 질 이스트 감염)의 예방에 효과가 있다. 프로바이오틱스는 위장관 내의 자연 세균총을 복구시킬 수 있다.
- 출산조절을 위해 경구용 피임제를 복용하는 환자들에게는 특정 항생제와의 상호작용에 대해 교육한다. 이는 특정 항생제로 인해 경구용 피임제의 효과가 감소하기 때문이다. 항생제와 경구용 피임제를 함께 복용할 때에는 부가적 또는 다른 피임방법을 함께 권한다.
- 약물알레르기가 있다면 의학적 경고 목걸이나 팔찌의 착용을 권장한다.
- Sulfonamide는 약물에 의한 결정뇨나 신장에서 결석 생성을 예방하기 위해 물을 많이 마셔야 한다(2,000~3,000mL). 또한 위장관 유해효과를 감소시키기 위해 음식과 함께 복용해야 한다.
- Penicillin은 다른 모든 항생제와 같이 처방된 대로 정확하게 처방된 기간 동안 복용해야 한다. 경구투여 시, 물과 함께 복용해야 하고 카페인이 포함된 음료수나 감귤류, 콜라, 과일주스, 토마토주스는 항생제 효과를 감소시키므로 삼가야 한다. 만약 환자가 하루에 4번 penicillin을 복용해야 한다면 환자는 휴대폰이나 시계 알람을 통해 복용시간을 상기시켜 약물의 혈중 농도가 일정한 수준을 유지할 수 있도록 한다.
- Cephalosporins 투여 시 환자에게 설사, 구역과 같은 위장관계 증상이 있다면 즉시 의사에게 보고하도록 한다. 알코올은 금하도록 한다.
- Tetracycline의 경우 광과민성 때문에 환자에게 일광욕 등 햇빛에 직접 노출되지 않도록 하고 자외선차단제나 보호 복장을 하도록 한다. 광과민성 효과는 특히 약물복용 후 수분에서 수시간 내에 발생할 수 있으며 약물복용을 중지한 후에도 수일간 지속될 수 있다.
- Macrolide의 경우, 환자에게 처방대로 약물을 복용하고 동시에 복용한 다른 약물들과의 상호작용을 점검하도록 교육한다. 특히, erythromycin과 기타 약물들 사이의 상호작용을 점검한다. 간호사는 항상 환자가 적절한 용량과 약물의 복용지시를 따르고 있는지를 사정해야 한다.

기억해야 할 사항

- 항생제는 세균성장을 저지(정균)하거나 사멸시킨다. 정균항생제는 세균의 성장을 억제하지만 직접 사멸시키지 않는다. 세균을 사멸시키는 항생제는 세균을 직접 죽인다.
- 대부분의 항생제는 세균의 세포벽 합성을 억제한다. 세균은 주변환경에 대한 적응을 통해 오랜 기간 동안 생존해 왔다. 만약 주변환경에 항생제가 포함되면, 시간이 지남에 따라 세균은 항생제의 공격에도 생존할 수 있는 방법으로 변형될 수 있다. 베타락탐아제의 생산은 세균이 항생제의 효과를 막을 수 있는 한 방법이다.
- 간호사는 항생제의 오심, 구토, 설사와 같은 가장 흔한 유해효과를 알아채야 한다. 환자에게 항생제는 처방된 기간 동안 모두 복용해야 한다고 교육한다.
- 간호사는 각 항생제군과 관련되어 있는 특정한 경고, 금기, 상호작용, 유해작용을 철저히 사정하고 모니터한다.
- 항생제요법 동안 정상적으로 상주하는 세균이 사멸되면서 중복감염이 발생할 수 있다. 중복감염은 열, 회음부 가려움증, 질 자극 및 분비물, 기침, 기면과 같은 증상과 징후로 나타난다.
- Ceftolozane/tazobactam (Zebaxa)은 가장 최근의 5세대 cephalosporin이고 metronidazole과 병용하여 복강내 감염의 치료와 신우신염을 포함한 복잡한 요로감염을 위해 승인되었다.

REVIEW QUESTIONS

1. A patient is scheduled for colorectal surgery tomorrow. His WBC count is normal, he has no fever, and he is otherwise in good health. However, there is an order to administer an antibiotic on call just before he goes to surgery. The nurse knows that the rationale for this antibiotic order is which of these?
   a. To provide empiric therapy
   b. To provide prophylactic therapy
   c. To treat for a superinfection
   d. To reduce the number of resistant organisms

2. A teenage patient is taking a tetracycline drug as part of treatment for severe acne. When the nurse teaches this patient about drug-related precautions, which is the most important information to convey?
   a. When the acne clears up, the medication may be discontinued.
   b. This medication needs to be taken with antacids to reduce GI upset.
   c. The patient needs to use sunscreen or avoid exposure to sunlight, because this drug may cause photosensitivity.
   d. The teeth should be observed closely for signs of mottling or other color changes.

3. A newly admitted patient reports a penicillin allergy. The prescriber has ordered a second-generation cephalosporin as part of the therapy. Which nursing action is appropriate?
   a. Call the prescriber to clarify the order because of the patient's allergy.
   b. Give the medication, and monitor for adverse effects.
   c. Ask the pharmacy to change the order to a first-generation cephalosporin.
   d. Administer the drug with a nonsteroidal antiinflammatory drug to reduce adverse effects.

4. During patient education regarding an oral macrolide, such as erythromycin, the nurse will include which information? (Select all that apply.)
   a. Use another form of birth control if the patient is taking oral contraceptives.
   b. If GI upset occurs, the drug will have to be stopped.
   c. The drug needs to be taken with an antacid to avoid GI problems.
   d. The patient needs to take each dose with a sip of water.
   e. The patient may take the drug with a small snack to reduce GI irritation.

5. A woman who has been taking an antibiotic for a UTI calls the nurse practitioner to complain of severe vaginal itching. She has also noticed a thick, whitish vaginal discharge. The nurse practitioner suspects which of these?
   a. This is an expected response to antibiotic therapy.
   b. The UTI has become worse instead of better.
   c. A superinfection has developed.
   d. The UTI is resistant to the antibiotic.

6. The nurse is reviewing the orders for wound care, which include use of an antiseptic. Which statements best describe the use of antiseptics? (Select all that apply.)
   a. Antiseptics are appropriate for use on living tissue.
   b. Antiseptics work by sterilizing the surface of the wound.
   c. Antiseptics are applied to nonliving objects to kill microorganisms.
   d. The patient's allergies must be assessed before using the antiseptic.
   e. Antiseptics are used to inhibit the growth of microorganisms on the wound surface.

7. The order for a patient reads: "Give ampicillin via PEG tube, 500 mg every 6 hours." The oral suspension has 250 mg/5 mL. How many milliliters will the nurse give for each dose?

8. The nurse is reviewing the orders for a patient who has been admitted for treatment of pneumonia. The antibiotic orders include an order for doxycycline. However, when the patient is asked about his allergies, he lists "doxycycline" as one of his allergies. What is the nurse's first action at this time?
   a. Call the prescriber to clarify the order because of the patient's allergy.
   b. Ask the patient to explain what happened when he had the allergic reaction.
   c. Ask the pharmacy to order a different antibiotic.
   d. Administer the drug with an antihistamine to reduce adverse effects.

정답 **1. b** **2. c** **3. a** **4. a, e** **5. c** **6. a, d, e** **7. 10mL per dose** **8. b**

참고문헌

REFERENCES

Kalil, A. C., Metersky, M. L., et al. (2016). Management of adults with hospital-acquired and ventilator-associated pneumonia: 2016 clinical practice guidelines by the Infectious Diseases Society of America and the American Thoracic Society. *Clinical Infectious Diseases.* doi:10.1093/cid/ciw353.

Liu, C., Bayer, A., Cosgrove, S. E., et al. (2011). Clinical practice guidelines by the Infectious Diseases Society of America for the treatment of methicillin-resistant *Staphylococcus aureus* infections in adults and children. *Clinical Infectious Diseases,* 52(3), e18.

Rowbotham, S. (2013). Resisting patient demand for antibiotics. *Nursing Times,* 109(31/32).

Tamma, P. D., Cosgrove, S. E., & Maragakis, L. L. (2012). Combination therapy for treatment of infections with gram-negative bacteria. *Clinical Microbiology Reviews,* 25, 450.

Vardakas, K. Z., Tansarli, G. S., Bliziotis, I. A., et al. (2013). β-lactam plus aminoglycoside or fluoroquinolone combination versus β-lactam monotherapy for *Pseudomonas aeruginosa* infections: a meta-analysis. *International Journal of Antimicrobial Agents,* 41, 301.

33

항생제 2편

ANTIBIOTICS PART 2

학습목표

이 장을 학습한 후 학생들은:

1. Aminoglycosides, fluoroquinolones, clindamycin, metronidazole, nitrofurantoin, vancomycin 등의 항생제에 대해 32장에서 다루어진 항생제 요법의 일반원칙을 복습한다.
2. 항생제의 과량사용과 남용, 약물내성의 발생, 균교대증, 항생제 관련 대장염 등을 포함한 항생제 사용과 관련된 장점과 단점을 기술할 수 있다.
3. Aminoglycosides, fluoroquinolones, clindamycin, metronidazole, nitrofurantoin, vancomycin 등의 항생제의 적응증, 주의사항, 금기증, 작용기전, 독성효과, 투여경로, 약물상호작용을 논의할 수 있다.
4. 항생제투여 환자를 위한 간호과정의 모든 단계를 포함한 간호계획을 수립할 수 있다.

주요용어

거짓막대장염(pseudomembranous colitis) 괴사성 염증성 장의 상태로 종종 항생제요법과 관련이 있음. 일부 항생제(예: clindamycin)에서 유발되는 경향성이 높다. 일반적으로 항생제 관련 대장염(antibiotic-associated colitis), 클로스트리듐디피실레에 의한 설사(clostridium difficile diarrhea) 클로스트리듐디피실레 감염(*C. difficile* 감염)라고도 함

광범위 베타락탐아제(extended-spectrum beta-lactamases, ESBLs) 모든 베타락탐 항생제(penicillin과 cephalosporin)와 aztreonam에 내성이 있는 미생물에 의해 생성되는 베타락탐아제를 억제하는 약물군. 이러한 미생물에 의해 감염된 환자들은 접촉을 주의해야 하고, 적절한 손씻기가 감염전파를 예방하는 최선책임

농도의존살균(concentration-dependent killing) 몇몇 항생제, 특히 aminoglycosides의 한 특성으로, 높은 혈장약물농도가 세균을 죽이는 데 가장 효과적임(시간의존살균과 비교)

다약제내성 미생물(multidrug-resistant organisms) 하나 또는 그 이상의 항균제에 내성이 있는 세균. 다약제내성 황색포도상구균, 광범위 베타락탐아제 생성 미생물, KPC 생성 미생물 등이 있음

마이크로그램(microgram) 그램(gram)의 100만 분의 1. 그램의 천 분의 1인 밀리그램(milligram)과 혼동하지 않도록 해야 함. 1mg보다 1,000배 작음. 두 단위를 혼동하면 투약오류를 초래할 수 있음

메티실린내성 황색포도상구균(Methicillin-resistant *Staphylococcus aureus*, MRSA) 베타락탐아제 penicillin인 methicillin에 내성을 보이는 황색포도상구균(*Staphylococcus aureus*). 현재는 여러 약물 군에 내성을 일으키는 황색포도상구균주를 언급하는 것으로 사용되고 있음. 다약제내성 황색포도상구균(multidrug-resistant S. aureus)이라고도 함

반코마이신내성 장구균(vancomycin-resistant *enterococcus*, VRE) 베타락탐 항생제와 vancomycin에 내성이 있는 장구균. 대부분 *Enterococcus faecium*균

상승효과(synergistic effect) 2개의 항생제를 함께 사용할 때, 세균 사멸효과가 2개 약물의 효과의 합보다 큰 약물상호작용

시간의존살균(time-dependent killing) 유지되는 시간-의존적으로 살균력이 증가하는 특성(농도의존살균과 비교). 대부분의 항생제에서 나타내는 한 특성으로 효과적으로 세균을 죽이기 위해 지속적으로 혈장의 치료농도를 유지하는 것이 중요

신독성(nephrotoxicity) 신장에 대한 독성으로, 종종 약물에 의해 야기되며 신장기능 약화가 나타남. 보통 약을 끊으면 회복할 수 있음

이독성(ototoxicity) 귀에 대한 독성으로, 약물에 의해 야기되며 영구적 청력상실 등의 증상이 다양하게 나타남

최소억제농도(minimum inhibitory concentration, MIC) 표준화된 세균량을 사멸시키는 데 필요한 약물의 최소 농도

치료약물농도감시(therapeutic drug monitoring) 혈장약물농도의 진행 중인 감시와 신장 및 간기능검사 결과와 같은 검사실 결과 수치를 기초로 한 투약조정. 종종 약사가 의사, 간호사, 검사실과 협조하여 시행함

카바페넴내성장내세균(carbapenem-resistant Enterobacteriaceae, CRE) 유기체가 모든 카바페넴 항생제뿐만 아니라 베타락탐 항생제 및 monobactam에 내성을 갖도록 만드는 카바페넴아제을 가지고 있는 균으로 매우 심각한 내성 감염을 초래함. CRE는 폐렴간균 카바페넴아제(Klebsiella pneumoniae carbapenemase, KPC)와 CRO (carbapanemase-resistant organism)으로 알려져 있음

항생제요법 후 효과(postantibiotic effect) 특히 aminoglycosides, carbapenems와 같은 항생제 약물군에 단기 노출 후 계속적으로 세균이 억제되는 기간을 말하며 기전은 확실치 않음

개요

OVERVIEW

이 장에서 논의되는 많은 약물들은 비경구(주사)로 투여하는데, 이는 일반적으로 병원에서 심각한 감염치료에 사용한다. 이 장에서는 특히 메티실린내성 황색포도상구균(methicillin-resistant *Staphylococcus aureus*, MRSA), 반코마이신내성 장구균(vancomycin-resistant *enterococcus*, VRE), 광범위 베타락탐아제(extended-spectrum beta-lactamases, ESBLs) 생성 미생물, 폐렴간균의 카바페넴아제(*Klebsiella* pneumoniae carbapenemase, KPC) 생성 미생물 등 다약제내성 미생물을 중점으로 다루고자 한다.

내성 감염의 병태생리

PATHOPHYSIOLOGY OF RESISTANT INFECTIONS

하나 또는 그 이상의 항미생물 약물군에 내성이 있는 미생물을 다약제 내성균(multidrug-resistant organisms)이라고 하며 MRSA, VRE, ESBL 및 CRE 등이 있다. MRSA는 수년 동안 존재해 오고 있으며 다행스럽게도 MRSA를 치료하기 위해 새로운 항생제가 개발되고 있다. MRSA는 더 이상 병원에서만 볼 수 있는 것이 아니라 지역사회에도 퍼져 있으며, 지역에 따라서 황색포도상구균 감염의 약 50%가 MRSA인 경우도 있다. VRE는 주로 요로감염에서 보인다. VRE를 성공적으로 치료하는 새로운 항생제가 개발되었다. ESBL과 CRE는 다약제 내성균 중에 가장 걱정되는 균으로, ESBL 생성균은 모든 베타락탐 항생제(penicillins, cephalosphrins)와 aztreonam에 내성이 있다. 카바페넴(carbapenems)과 fluoroquinolone으로만 치료된다. ESBL 생성균 감염치료에 카바페넴을 주로 사용하였으나 불행하게도 새로운 저항 수단인 즉, 효소 카바페넴아제(carbapenemase)를 생산하는 능력을 만들어 모든 카바페넴을 비효과적으로 만든다. 환자가 CRE에 감염되면 이러한 감염을 치료하는 데 사용할 수 있는 알려진 항생제가 거의 없다. 이 항생제들에 대한 내성은 계속 발표되어 왔고 환자들은 치료가 되지 않은 채 있다. 다약제 내성균은 세계적으로 가장 큰 문제 중의 하나이다. 환자가 이러한 균에 감염이 되었을 때는 전파를 막기 위해서 격리시켜야 하고, 적절한 손위생이 매우 중요하다. 이러한 미생물들은 접촉에 의해 전파되므로, 모든 의료인들은 환자와 접촉 전·후에 손을 잘 씻어야 한다. 손씻기의 중요성은 아무리 강조해도 지나치지 않다. 2017년 2월, 세계보건기구(WHO)는 전 세계적으로 가장 중요한 항생제 내성 유기체를 CRE, ESBL, *Pseudomonas aeruginosa* 및 *Acinetobacter baumannii*로 나열했으며 MRSA, VRE, Neisseria gonorrhoeae (fluoroquinolone 및 3세대 cephalosporin 내성) 및 *Salmonella* spp.(fluoroquinolone 내성)을 최우선 순위로 하였다. 새로운 항생제 개발을 위한 연구 및 자금 지원을 안내하기 위해 항생제내성 박테리아의 글로벌 우선 순위 목록이 게시되었다. Box 33.1은 현재의 내성 감염치료 선택을 나열한다.

AMINOGLYCOSIDES

AMINOGLYCOSIDES

Aminoglycosides는 천연과 반합성 항생제로 살균제로 분류된다(32장 참조). 이들은 매우 강력한 항생제로 특히 악성 감염치료의 선택 약물이다. 일반적으로 사용되는 aminoglycoside 항생제는 표 33.1에 나열되어 있다. 이 약물들은 여러 경로로 투여할 수 있지만 경구투여 시 흡수가 잘 되지 않기 때문에 경구로 투여하지는 않는다. 하지만 단 하나의 예외로 neomycin이 있다. 전신감염치료에 가장 흔히 사용되는 세 가지 약물은 amikacin, gentamycin 및 tobramycin이다.

투여량의 효능은 최대로, 독성 위험은 최소화하는 최적의 수준으로 유지되도록 조정한다. 이 과정은 치료약물농도감시

BOX 33.1 내성 감염과 항생제 치료

감염	치료
MRSA	Vancomycin, daptomycin, linezolid, tedizolid, telavancin, oritavancin, dalbavancin, ceftaroline(32장 참고)
VRE	Daptomycin, linezolid, tedizolid
ESBL	Carbapenems(32장 참고)
CRE	Colistin, tigecycline(32장 참고)

CRE, Carbapenemase-resistant Enterobacteriaceae; ESBL, extended-spectrum beta-lactamase; MRSA, methicillin-resistant *Staphylococcus aureus*; VRE, vancomycin-resistant *Enterococcus*

표 33.1 Aminoglycoside계 항생제

	최고		최저	
약물농도	하루 여러 번 용량[a]	하루 1회 용량	하루 여러 번 용량	하루 1회 용량
amikacin	15~30mcg/mL[b]	보통 측정되지 않음	5~10mcg/mL	10mcg/mL 이하
gentamicin과 tobramycin	4~10mcg/mL	보통 측정되지 않음	1~2mcg/mL	1mcg/mL 이하

[a]8시간마다 또는 12시간마다

[b]mcg, microgram; note that 1 microgram = 1/1000(one-thousandth) of a milligram or 1/1,000,000(one-millionth) of a gram. Also note that microgram is abbreviated mcg, while milligram is abbreviated mg.

(therapeutic drug monitoring)하에 이루어진다. 가장 일반적인 투여량은 혈장 크레아티닌(creatinine)으로부터 산출된 크레아티닌청소율 수치에 기초한 환자의 신기능 정도에 의해 조정된다. 적정 aminoglycosides의 혈장치는 독성을 예방할 뿐만 아니라 약물의 효과를 나타내는 농도이며, 이는 최소억제농도(minimum inhibitory concentration, MIC)의 최소 8배 정도가 된다. MIC는 표준량의 세균을 사멸시키는 데 필요한 항생제의 가장 낮은 농도이다. 시간의존살균(time-dependent killing)을 통해 작용하는 베타락탐과 다른 항생제군은 MIC 이상에서 시간의 양이 최대 살균에 매우 중요하다. 그러나 aminoglycosides는 일반적으로 농도의존살균(concentration-dependent killing)을 통해 작용하며, 이것은 단기간이라도 MIC 이상의 일정 수준의 혈장약물농도에 도달하면 효과적으로 세균을 사멸시킨다. 이러한 이유로 이 약물들은 원래 하루에 3번 정맥으로 투여하지만, 최근 하루에 1번 투여하는 것으로 경향이 바뀌고 있다. Gentamycin 또는 tobramycin의 용량은 하루에 5~7mg/kg이고, amikacin은 15mg/kg이다. 용량을 하루에 여러 번 나누어서 투여하는 것과 비교해보면, 하루에 한 번 투여하는 것은 독성은 같거나 낮으면서 세균 사멸에 충분한 혈장약물농도에 도달하는 것으로 보고되고 있다.

하루에 1번 투여하는 약물의 최고농도는 짧게 올라갔다가 적정한 시간 내에 떨어지기 때문에 보통 측정하지 않는다. 그러나 약물의 최저농도는 약물에 대한 적절한 신장 청소율을 확인하고 독성을 피하기 위해 주기적으로 측정한다. Aminoglycosides의 용량 정보는 용량표에 기술되어 있다.

혈액 내 약물농도의 측정은 용량을 하루 1번 투여한 경우, 투약 후 최소 8~12시간 후에 실시한다. 치료목표는 1mcg/mL 또는 그 이하로, gentamycin과 tobramycin은 거의 탐지가 되지 않는 수준이다. 2mcg/mL 이상이면 이독성과 신독성 위험이 높아진다. 혈청크레아티닌 수치가 증가되었다는 것은 신장에서 크레아티닌청소율이 감소하고, 신장기능이 저하되었다는 것을 의미한다. 최저농도(trough level)는 처음에 모니터링하고 그 후에는 약물요법이 끝날 때까지 5~7일에 1번씩 실시한다. 환자의 혈청크레아티닌 수치는 신장기능의 지표로서 최소 3일마다 측정하고, 신장기능 변화 시 약물 용량을 조정한다.

전통적인 aminoglycosides 투약방법(예: 하루 3번)은 여전히 사용되고 있으며, 이러한 방법으로 줄 때는 최고 및 최저 수준을 측정한다. 최고농도의 측정은 주입 30분 후에 하고, 최저농도 측정은 다음 용량의 투여 전에 한다. 약사는 이러한 약물동력학적 평가를 기초로 용량을 조정할 수 있다. 이러한 기존 방식대로 약물을 투여할 때, 희망 최고농도는 미생물의 종류와 감염의 부위에 따라 달라진다. 폐렴을 치료할 때는 요로감염치료와는 달리 고농도를 투여해야 한다. Aminoglycosides는 신장으로 배설되기 때문에 소변에 약물이 농축되므로 요로감염에는 적은 용량을 사용한다. 그러나 감염 종류와 관계없이 최저 수준은 2mcg/mL 이하를 유지하는 것이 바람직하다. 표 33.1은 이 약물들의 전통적인 치료약물농도이다. 또한 aminoglycosides는 폐 감염치료를 위해 흡입을 통해 투여될 수 있다.

작용기전 및 약물효과

Mechanism of Action and Drug Effects

Aminoglycosides의 작용은 30S 리보솜과 결합하여 세균의 단백질합성을 억제하는 tetracyclines의 작용과 유사하다(그림 32.3 참조). Aminoglycosides는 종종 여러 가지 감염치료에 베타락탐이나 vancomycin과 함께 사용되는데, 각 약물의 작용의 합보다 효과가 더 크기 때문에 이것을 상승효과(synergistic effect)라고 한다. Aminoglycosides와 베타락탐 항생제(예: penicillins, cephalosporins, monobactams)의 병용 시 베타락탐 항생제를 먼저 사용한다. 이는 베타락탐

항생제가 세균의 세포벽을 분해하여 Aminoglycosides가 작용할 리보솜에 접근할 수 있도록 해주기 때문이다. Aminoglycoside는 또한 항생제요법 후 효과(postantibiotic effect)가 있다. 이것은 하루 1번씩 aminoglycosides를 단기간 투여한 후 발생하는 지속적인 세균의 성장억제 기간을 말한다. 카바페넴도 항생제요법 후 효과가 있는 항생제군이다. 항생제요법 후 효과는 더 높은 최고 약물농도와 베타락탐 항생제를 동시에 사용할 때 더 크게 나타난다.

대부분의 항생제 종류의 경우와 마찬가지로, aminoglycosides에 대한 내성의 다양한 박테리아 메커니즘이 이전의 이러한 약물에 대해 더 의심되는 그람양성 및 그람음성 종 모두에서 나타났다. 이러한 내성의 유병률과 강도는 약물, 유기체, 환자 인구, 질병상태, 지리적 처방 패턴에 따라 다르다. 일반적으로 amikacin은 내성 감염을 위해 비축되어 있다.

적응증 Indications

Aminoglycosides 관련 독성은 심각한 그람음성균 또는 그람양성구균 감염 시 치료의 제한을 주며, 이때는 gentamicin과 penicillin을 병용하여 사용한다. Aminoglycosides로 치료되는 일반적인 그람음성균 감염은 슈도모나스속(*pseudomonas* species)에 의한 감염과 통성혐기성 그람음성간균인 장내세균과(enterobacteriaceae family)에 속하는 대장균(*Escherichia coli*), 프로테우스속(*Proteus* species), 클레브시엘라속(*Klebsiella* species), 세라티아속(*Serratia* species) 및 아시네토박터속(*acinetobacter* species)에 의한 감염이 있다. 이러한 감염은 aminoglycoside와 광범위 penicillin군, 3세대 celphalosporin이나 carbarpenem으로 치료한다. Aminoglycosides로 치료하는 그람양성균 감염은 장구균속(*Enterococcus* species)과 *S. aureus*에 의한 감염과 연쇄상구균(streptococcal)으로 인해 발생하는 세균성 심내막염 등이다. 하루에 3번 용량요법은 그람양성균 감염에 더 흔하게 사용되는데 그 이유는 다른 항생제와 상승작용을 일으키기 때문이다. Aminoglycosides는 그람양성균 감염에 단독으로 사용하지 않는다. 장구균성 균혈증의 높은 위험 때문에 위장관이나 비뇨생식기의 시술에 예방적으로 사용한다. 또한 aminoglycosides는 심장판막질환의 과거력이 있는 수술 환자에게 ampicillin이나 vancomycin과 병용하여 사용할 수 있는데, 이는 심장판막 질환자가 장구균에 더 잘 감염되는 경향이 있기 때문이다.

Aminoglycosides는 조산아나 신생아에게 사용할 때 주의하여야 하는데, 아직 신장이 성숙하지 않아 aminoglycosides의 작용이 지연되고 독성의 위험이 높기 때문이다. 폐렴, 뇌막염, 요로감염 등을 포함한 심각한 소아 감염에 aminoglycosides가 일반적으로 사용된다. 소아나 성인에서 약물의 선택은 원인균의 감수성에 의한다. 표 33.2에 특정 aminoglycosides의 항균범위에 대한 더 자세한 정보가 있다. Streptomycin은 미코박테륨속(*Mycobacterium* species)에 작용하는 반면 paromomycin은 아메바성 이질, 원충에 의한 장관 질환 치료에 사용된다. Aminoglycosides는 진균, 바이러스, 대부분의 혐기성세균에 효과가 없다.

금기증 Contraindications

유일한 금기증은 약물알레르기이다. 이 약물의 임신범주는 C에서 D이다. Aminoglycosides는 태반을 통과하므로 임신한 여성에게 투여하였을 때 태아에게 해를 미칠 수 있다. 임신기간 동안 aminoglycosides를 투여받은 여성의 자녀들에서 비가역성의 양측성 선천성 난청이 보고되고 있다. 따라서 aminoglycoside는 더 안전한 약물이 효과가 없을 때 생명을 위협하는 감염이 발생한 경우에만 임산부에게 사용된다. 이 약물들은 모유를 통해서도 전달될 수 있다. 그러나 제한된 전신 노출이 예상된다.

표 33.2 Aminoglycosides: 항균범위

Aminoglycoside	항균범위
amikacin	*Acinetobacter* spp., *Enterobacter aerogenes*, *Escherichia coli*, *Klebsiella pneumoniae*, *Proteus* spp., *Providencia* spp., *Pseudomonas* spp., *Serratia* spp., *Staphylococcus*
gentamicin	*E. aerogenes*, *E. coli*, *K. pneumoniae*, *Proteus* spp., *Pseudomonas* spp., *Salmonella* spp., *Serratia* spp. (nonpigmented), *Shigella* spp.
neomycin	독성으로 위장관계에 사용 제한(간성혼수, *E. coli* 설사, 살균제), 국소적 항균제로서 사용
streptomycin	*Klebsiella granulomatis*(서혜부 육아종), Yersinia pestis(페스트), *Francisella tularensis*(야생토끼병), *Mycobacterium tuberculosis*(결핵), *Streptococcus* spp.(비용혈성 심내막염)
tobramycin	*Citrobacter* spp., *Enterobacter* spp., *E. coli*, *Klebsiella* spp., *Proteus* spp., *Providencia* spp., *P. aeruginosa*, *Serratia* spp.

spp., species.

유해효과 Adverse Effects

Aminoglycosides는 매우 강력한 항생제로, 신독성과 이독성이 있다. 신독성은 대개 5~25%의 환자에서 발생하며 소변원주(urinary cast, 눈에 보이는 파괴된 신장세포의 찌꺼기), 단백뇨, BUN 증가, 혈청크레아티닌 수치 증가 등이 나타난다. 이것은 대개 가역적이지만 치료하는 동안 환자의 신기능을 모니터링해야 한다. 이독성은 흔하지 않으며 대개 3~14%의 환자에서 발생하고, 비가역적이다. 약물요법의 기간과 용량에 따라 다양한 정도의 영구적인 청력상실을 초래할 수 있다. 이것은 와우전정신경(cochleovestibular nerve)이나 청신경(auditory nerve)으로 불리는 8번 뇌신경 상해로서 양쪽 와우 손상(청력상실)과 전정 손상이 초래된다. 어지러움, 이명, 귀의 충만감, 청력상실 등의 증상이 나타난다. 드물게 두통, 감각이상, 현기증, 발진, 열, 감수성이 없는 미생물의 과잉성장, 신경근육 마비(매우 드물고, 가역적임) 등이 나타난다.

상호작용 Interactions

Vancomycin, cyclosporine, amphotericin B와 같은 신독성 유발 약물과 동시에 사용하면 신독성의 위험이 더욱 증가할 수 있다. 고리이뇨제를 동시에 사용하면 이독성의 위험이 증가된다. 경구용 aminoglycosides는 장관 세균총을 사멸시킨다. 이로 인해 장관 세균총이 만들어내는 비타민 K의 양이 감소하게 된다. 정상세균총은 warfarin (Coumadin) 같은 경구용 항응고제의 작용을 조절하므로 aminoglycosides는 warfarin 독성을 높일 수 있다. 근이완제와 동시에 사용하면 근이완작용 기간이 연장될 수 있다.

용량 Dosages

Aminoglycosides의 권장량은 용량표를 참조한다.

QUINOLONES

QUINOLONES

Quinolones은 fluoroquinolones으로 불리며 매우 강력한 광범위 살균 항생제이다. 일반적으로 이용 가능한 quinolone계 항생제로는 norfloxacin, ciprofloxacin, levofloxacin, moxifloxacin, gemifloxacin 및 가장 최근의 delafloxacin (Baxdela) 등이 있다. Norfloxacin을 제외하고 이 계열에 속하는 대부분의 항생제는 경구흡수가 우수하며, 대부분의 경우에서 경구흡수의 효과가 IV제제의 효과와 비슷하다.

작용기전 및 약물효과 Mechanism of Action and Drug Effects

Quinolones 항생제는 세균의 효소인, DNA gyrase와 topoisomerase IV를 방해하여 DNA 복제를 방해함으로써 세균을 파괴한다(그림 32.3 참조). 이들 약물은 감수성이 있는 대부분의 그람양성균과 그람음성균들을 사멸시킨다. 일부 quinolones은 인간의 호중구세포로 확산되고 농축되어서, *S. aureus*, *Serratia marcescens*, *Mycobacterium fortuitum*과 같은 세균들을 사멸시킨다. Quinolone계 항생제에 대한 내성 세균은 녹농균(*Pseudomonas aeruginosa*), *S. aureus*, 폐렴구균속(*Pneumococcus* species), 장구균속, *E. coli*를 포함하는 장내세균과의 여러 세균 종류에서 확인되고 있다.

용량표

***Aminoglycosides*[a]**

약물명(임신범주)	성인 상용량	적응증
amikacin (generic only) (D)	IV: 1일 15mg/kg/day 2~3회 분할투여, 15~20mg/kg/day 하루 1회	주로 심각한 황색포도상구균 감염이 있는 gentamicin과 tobramycin에 내성이 있는 그람음성균 감염
gentamicin (generic only) (C)	IV/IM: 3~5mg/kg/day(빈도는 신장기능에 따른다)	주로 심각한 황색포도상구균 감염이 있는 그람음성균 감염
neomycin (C)	PO/PR: 4~12g/day 분할투여	수술 전 장 세척(또한 간성뇌병증에 다른 용량으로 사용할 수 있다)
tobramycin (D)	IV/IM: 1일 3~6mg/kg/day(빈도는 신장기능에 따른다)	주로 심각한 황색포도상구균 감염이 있는 그람음성균 감염

[a]약물의 용량과 주기는 환자의 나이에 따라 달라진다.

적응증 Indications

내성이 보편화되고 있지만, Quinolones은 다양한 그람음성균과 일부 그람양성균에 작용한다. 신장에서 일차적으로 배설되기 때문에 광범위 그람음성균 감염과 요로감염치료에 사용한다. 또한 호흡기, 피부, 위장관, 뼈, 관절감염, 성매개질환 치료에 일반적으로 사용된다.

Ciprofloxacin (Cipro)은 최초의 quinolone계 약물이며 아직까지 널리 이용되고 있다. *Pseudomonas*와 일부 연쇄상구균속(*Streptococcus species*)에서 내성이 보고되었다. Levofloxacin (Levaquin)과 moxifloxacin (Avelox)은 ciprofloxacin보다 *Enterococcus*와 *S. aureus*뿐만 아니라 폐렴연쇄상구균(*Streptococcus pneumoniae*)과 같은 그람양성균에 더 효과적이다. 그러나 MRSA와 VRE는 moxifloxacin에 내성이 있다. 또한 moxifloxacin은 혐기성세균에 대해 약간의 시험관내 활성을 가지고 있다. 불행히도, 모든 quinolone에 대한 내성이 널리 퍼져있다. Norfloxacin은 경구 흡수에 제한이 있지만 경구용 형태로만 이용 가능하므로 비뇨생식기계 감염 사용에 제한이 있다. Delafloxacin은 MRSA 및 기타 그람음성 병원체에 효과적인 것으로 나타났다.

사춘기 전 아동에게 quinolones 사용은 대개 권고되지 않는데, 이러한 약물들이 동물 연구에서 연골 발달에 영향을 주는 것으로 나타났기 때문이다. 그러나 최근 연구에서는 아동에서의 적절한 사용은 이전에 생각하던 것보다 덜 위험한 것으로 나타났으며, 낭포성 섬유증(cystic fibrosis)환자의 감염 예방에 일반적으로 사용한다. Box 33.2는 일반적으로 quinolone에 감수성이 있는 미생물들이며, 약물 간에 다소 차이가 있다. 표 33.3은 각 약물의 일반적인 적응증이다.

금기증 Contraindications

금기증은 약물알레르기이다.

유해효과 Adverse Effects

Quinolones은 여러 가지 유해효과를 일으키며, 가장 흔한 것은 표 33.4에 나와 있다. 세균의 과잉성장은 quinolones의 또 다른 합병증으로 이것은 장기투여와 관련이 있다. EKG상 QT 간격을 연장시킨다. 이는 disopyramide와 amiodarone과 같은 class Ia와 class III 항부정맥약물을 투여할 때 더욱 많이 발생하므로 병용을 삼가야 한다. 미국 FDA는 모든 quinolone에 대해 말초신경증, 중추신경계 효과(발작), 중증근무력증의 악화뿐만 아니라 건염과 건파열에 위험성을 경

BOX 33.2 Quinolones에 감수성이 있는 미생물

- 그람양성균: *Streptococcus* (*Streptococcus pneumoniae* 포함), *Staphylococcus, Enterococcus, Listeria monocytogenes*
- 그람음성균: *Neisseria gonorrhea, Neisseria meningitidis, Haemophilus influenzae, Haemophilus parainfluenzae, Enterobacteriaceae* (*Escherichia coli, Enterobacter, Klebsiella, Proteus mirabilis, Salmonella, Shigella* 포함), *Acinetobacter, Pseudomonas aeruginos*[a], *Pasteurella multocida, Legionella, Mycoplasma pneumoniae, Chlamydia*
- 혐기성세균: *Bacteroides fragilis, Peptococcus, Peptostreptococcus* (moxifloxacin strongest)
- 기타: *Rickettsia* (ciprofloxacin만)

[a]대부분의 pseudomona 감염은 quinolone 요법에 내성이 있다.

표 33.3 Quinolones: 일반적 적응증

약물명(상품명)	항균범위	적응증
norfloxacin (Noroxin)	광범위한 그람음성균과 선택적인 그람음성균에 작용	요로감염, 전립샘염, 성매개감염
ciprofloxacin (Cipro)	norfloxacin과 유사	탄저병(흡입, 노출 후); 호흡기, 피부, 요로, 전립선, 복강내, 위장관, 뼈, 관절 감염; 장티푸스, 몇몇 병원성 폐렴
levofloxacin (Levaquin)	ciprofloxacin과 유사하며 그람음상균에 대한 항균범위가 더 넓음	호흡기와 요로감염; 여러 가지 경직장, 경요도전립선 외과적 시술에 대한 예방요법
moxifloxacin (Avelox)	levofloxacin과 유사하며 혐기성균에 대한 항균효과가 있음	호흡기와 피부감염; PRSP에 의한 지역사회 관련 폐렴 혐기성균 감염
gemifloxacin (Factive)	ciprofloxacin과 유사	지역사회 관련 폐렴, COPD 악화
delafloxacin (Baxdela)	ciprofloxacin과 유사하나 MRSA에 대해 활동성이 있음	급성 세균성 피부 및 피부 구조 감염 치료

COPD, chronic obstructive pulmonary disease; MRSA, methicillin-resistant *Staphylococcus aureus*; PRSP, penicillin-resistant streptococcal pneumonia.

표 33.4 Quinolones: 보고된 유해효과

신체계	유해효과
중추신경계	두통, 어지러움, 불면, 우울, 안절부절못함, 경련, 신경장애
위장관계	오심, 변비, 혈중 AST와 ALT의 상승, 고창, 가슴쓰림, 구토, 설사, 구강칸디다증, 연하곤란
피부계	발진, 가려움, 두드러기, 홍조
기타	건파열 및 건염, 열, 오한, 흐린시력, 이명, QT 연장

고하였다. 건파열은 노인, 신부전 환자, 스테로이드요법(예: prednisone)을 병용하는 환자에서 더욱 흔하다. 새로운 증거는 노인에게 간손상을 일으킬 수도 있음을 시사한다. 2016년, FDA는 다른 옵션을 사용할 수 있는 단순 요로 감염, 급성 부비동염 및 급성 기관지염에서 quinolone 사용의 이점보다 위험이 크다는 안전 경고를 발행했다. 2018년, FDA는 정신건강 부작용 및 심각한 혈당 장애에 대한 기존 경고를 강화하기 위해 모든 quinolone 라벨링을 변경할 것을 요구했다. Quinolones은 정맥을 통해 1~1.5시간에 걸쳐서 주입해야 한다.

상호작용 Interactions

Quinolones과 상호작용하는 약물에는 여러 가지가 있다. 제산제, 철분, 아연제제, 유제품, sucralfate와의 병용은 quinolone의 경구 흡수를 감소시킨다. 환자는 quinolone을 복용하기 최소 1시간 전 · 후에 칼슘과 마그네슘을 복용하여야 한다. 튜브 영양법(tube feeding) 또한 quinolones의 흡수를 감소시킬 수 있다. Probenecid는 quinolones의 신장 배설을 감소시키고, quinolones과 theophylline이나 카페인을 함께 사용하는 것은 quinolones의 효과를 증가시킬 수 있다. 이 장의 뒷부분에서 나오는 nitrofurantoin은 quinolones의 항균작용을 억제한다.

용량 Dosages

Quinolones의 권장량은 용량표를 참조한다.

기타 항생제

MISCELLANEOUS ANTIBIOTICS

앞에서 언급한 범주에 해당되지 않는 여러 항생제가 있다. 대부분은 독특한 적응증이나 특정 유형의 감염에 사용된다. 다른 주요군의 약물들처럼 일반적으로 사용되지는 않지만 임상적으로는 중요하다. 이 약물들의 용량 정보는 용량표를 참조한다.

❖ 간호과정 NURSING PROCESS

◆ 사정 Assessment

32장과 다르게 이 장에서 논의된 항생제들은 좀 더 심한 감염에 사용되는 약물들이며 주로 비경구적용제제로 사용된다. 따라서 환자와 약물에 대한 숙련되고 철저한 사정이 요구된다. 이러한 항생제들은 과민성이나 알레르기반응(발진, 소양증, 두드러기와 같은 경한 증상부터 후두부종, 기관지경련, 저혈압, 심장마비 가능성 등의 심한 증상까지)의 과거력 또는 최근의 증상들에 관하여 철저하게 사정해야 한다. 신체사정과 연령, 체중, 기초 활력징후(체온 포함)와 필요한 검사실 검사는 (1) 간기능사정을 위한 AST와 ALT, (2) 신장기능사정을 위한 소변검사, BUN, 혈청 크레아티닌, (3) 심장기능사정을 위한 심전도, 심장초음파, 초음파 촬영, 심장효소, (4) 감염된 조직이나 혈액의 배양검사와 항생제 감수성 검사, (5) 기초 혈액 수치, 백혈구 수, hemoglobin 수치, 헤마토크리트, 적혈구 수, 혈소판과 응고 관련 수치 등이 있다. 중추신경계 유해효과의 가능성 때문에 기본적인 감각 및 운동, 감각과 의식 수준 변화와 같은 신경학적 기능의 변화를 사정한다. 위장관 유해효과의 가능성을 예견하기 위해 기본적인 복

용량표

Quinolones

약물명	약리학적 분류	성인 상용량	적응증
ciprofloxacin (Cipro) (C)	Fluoroquinolone	IV: 8~12시간마다 200~400mg PO: 12시간마다 250~750mg	전신에 걸쳐 있는 광범위한 범위의 그람양성균과 그람음성균 감염
levofloxacin (Levaquin) (C)	Fluoroquinolone	IV/PO: 250~750mg 하루 1회	다양한 감수성이 있는 세균감염

미성숙한 동물연구에서 근골격계 유해효과가 나타났기 때문에 18세 이하의 아동 또는 학생에게 권하지 않는다. 소아 환자에게는 다른 옵션이 제한될 때 사용되었다.

용량표

기타 항생제

약물명(임신범주)	약리학적 분류	성인 상용량	적응증
clindamycin (Cleocin) (B)	Lincosamide	PO: 6시간마다 150~450mg IV: 1.2~2.7g/day 나눠서	혐기성균 감염, 뼈, 피부, 호흡기, 비뇨생식기계의 연쇄상구균이나 포도상구균 감염
colistimethate (Colistin) (C)	Polypeptide	2.5~5mg/kg/day 나눠서	CRE-생성균 치료, 신장, 신경독성이 흔함
daptomycin (Cubicin) (B)	Lipopeptide	IV: 7~14일 동안 1일 1회 4~6mg/kg/day	복잡한 피부 및 연조직 감염
linezolid (Zyvox) (C)	Oxazolidinone	IV/PO: 12시간마다 600mg	VRE 감염; 다양한 포도상구균과 연쇄상구균에 의한 피부와 호흡기 감염
metronidazole[a] (Flagyl) (B)	Nitroimidazole	IV/PO: 6~12시간마다 250~500mg	주로 복강, 피부, 호흡기, 비뇨생식기계의 혐기성, 그람음성균 감염
nitrofurantoin (Macrodantin, Furadantin) (B)	Nitrofuran	PO: 1일 4회 50~100mg	주로 그람음성균과 포도상구균이 원인인 요로감염
quinupristin/dalfopristin (Synercid) (B)	Streptogramins	IV: 8~12시간마다 7.5mg/kg	VRE 감염; 연쇄상구균에 의한 피부감염과 포도상구균 감염
telavancin (Vibativ) (C)	Lipoglycopeptides	IV: 10mg/kg/day	MRSA, VRE에 의한 심각한 그람양성균 감염
vancomycin (Vancocin, Vancoled) (B, oral; C injection)	Tricyclic glycopeptide	IV: 15~20mg/kg/day (투약주기는 신기능에 따라) PO[b]: 6시간마다 125~500mg	MRSA 감염을 포함한 심각한 포도상구균 감염, 연쇄상구균 감염을 포함한 기타 심각한 그람양성균 감염

[a]아메바증 치료 외에는 일반적으로 어린에게 사용하지 않는다.
[b]경구용은 흡수되지 않으며 오직 C. difficile 설사에만 사용한다.
CRE, Carbapenemase-resistant Enterobacteriaceae; MRSA, methicillin-resistant Staphylococcus aureus; spp., species; VRE, vancomycin-resistant Enterococcus.

부 및 위장관 사정이 중요하며 장 움직임과 장음에 초점을 둔다. 금기증, 주의점, 약물상호작용 역시 주목해야 하며, OTC 약물, 약초제품, 식이보충제 등을 포함한 환자의 약물 목록을 작성한다.

간호사는 항생제요법 동안 정상세균총의 파괴로 발생하는 중복감염이나 2차 감염을 사정하는 것이 중요하다(32장 참조). 진균성 중복감염은 열, 기면, 회음부 가려움증 등의 증상이 나타난다. 환자의 면역체계 상태와 전반적인 상태의 사정이 중요하며, 이는 면역결핍(예: 암, 루프스나 면역결핍증후군, 자가면역장애 환자, 기타 만성질환)이 있으면 환자가 감염에 대항하는 능력이 감소되기 때문이다. 항생제내성은 항생제요법에 있어 계속적으로 관심을 두어야 하는 부분으로, 특히 소아과나 대형 건강간호시설, 장기간호시설에서 관심 있게 사정해야 한다. 이러한 항생제에 대한 내성은 감염과 중복감염을 일으키므로 환자의 증상에 관해 자세히 사정해야 한다. 더욱이 생성되는 심각한 내성 감염 때문에 CRE를 지속적으로 평가하는 것이 중요하다.

Aminoglycosides의 경우 주의사항, 금기증, 상호작용하는 약물이 많기 때문에 간호사는 환자의 과민성과 현재 상태, 변경된 신경학적 및 신장기능, 환자가 복용하고 있는 모든 약물의 목록을 사정해야 한다. Aminoglycosides는 이독성과 신독성이 있으므로 기초 청력검사, 전정기능 사정, 신기능검사(BUN, 소변검사, 혈청과 소변 크레아티닌)를 실시하고 그 결과를 기록한다. 신장의 기초기능이 감소되거나 비정상인 경우 신독성 때문에 투여량을 조정해야 할 필요가 있다. 신독성과 신경학적 기능 손상 합병증의 위험이 있기 때문에 신경근육을 철저하게 사정해야 한다. 예를 들면 중증근무력증이나 파킨슨병 환자는 이 항생제의 신경근육차단작용 때문에 근육이 더 약화될 수 있을 것이다. 신생아(신경과 신장계통의 미성숙 때문)와 노인(신경학적, 신장기능의 저하 때문)은 신독성, 신경독성, 이독성 위험이 아주 높으므로 약물요법 전 · 후에 세심한 사정이 필요하다. 수화상태(hydration status)도 사정해야 한다. 독성은 기저 신질환이 있는 자, 다른 신독성이 있는 약물을 복용하는 자, aminoglycosides를 장기간 또는 높은 용량을 복용한 자에게 더욱 높다.

Ciprofloxacin, levofloxacin과 같은 quinolones은 약물 알레르기에 대해 세심하게 사정해야 한다. 이미 중추신경계 이상이 있는 상태(예: 발작, 뇌졸중장애)에서 이러한 약물을 사용하면 증상이 악화되기도 하므로 이 계통의 약물들을 투여하기 전에 세심하게 과거력을 수집해야 한다. Quinolones이 말초신경병증을 촉진할 수 있기 때문에 기존 신경병증을 평가해야 한다. 또한 위험한 심장부정맥의 가능성이 있으므로 심장질환의 과거력과 부정맥 관련 약물복용 여부를 사정해야 한다. Quinolones으로 간손상이 발생할 수 있으므로 기준 간기능을 평가해야 한다. 제산제, 철분, 복합비타민 제제, 아연 등을 포함한 여러 약물과의 상호작용을 기억하는 것도 중요하다. 그러한 약물은 quinolones의 흡수를 감소시키기 때문에 quinolones 복용 후 2시간 내에 투여하지 않아야 한다. 혈당 수준과 신장 · 간 기능검사를 사정하고 기록하며, 섭취와 배설량도 사정하고 기록한다.

Clindamycin이나 관련 화합물에 대한 환자의 과민성을 사정하고, aspirin에 대한 알레르기뿐만 아니라 과민성도 기록한다. Clindamycin은 궤양성 대장염 환자와 1개월 이하의 영아에게는 사용하지 않는다. 또한 약물성 거짓막대장염, 구토, 설사의 가능성이 있기 때문에 위장관장애, 장음, 대변의 빈도와 경도에 대한 사정을 철저히 해야 한다. 환자가 수술 전 또는 ICU에서 clindamycin을 복용하는 경우, clindamycin은 신경근 기능을 과도하게 차단하며 호흡마비의 가능성이 있으므로 신경근차단제의 복용을 사정해야 한다.

Linezolid는 병원감염(의료 관련 감염), 폐렴, 피부감염 및 MRSA 감염의 치료에 사용된다. Methicillin과 oxacillin의 사용은 치료의 선택사항이 아니며 다른 약물학적 치료기능을 한다. SSRIs와 같은 세로토닌 작동성 약제 복용은 serotonin syndrome 위험이 있으므로 사정해야 한다. 추가적으로 고혈압 위험이 있기 때문에 치즈, 와인, 간장, 훈제연어, 훈제연육 같은 티라민이 함유된 음식 섭취 또한 사정해야 한다.

Metronidazole을 복용하는 환자는 기타 nitroimidazole 유도체에 대한 알레르기를 사정해야 할 필요가 있다. 모든 약물들처럼 금기증, 주의사항, 약물상호작용을 사정하고 자세히 기록한다. 치료를 시작하기 전 배양과 감수성 결과를 검토해야 한다. 그러나 결과가 나오기 전에 약물요법을 시작하는 것 또한 중요하며 결과가 나오는 대로 약물을 바꿀 수 있다. 신경계(예: 어지러움증, 감각이상, 저림, 기타 감각 및 운동 비정상), 위장관계(장음, 장증세, 장유형), 비뇨생식기계(소변 유형, 소변색, 섭취량과 배설량)의 기초 사정 또한 수행해야 한다. 알코올은 약물과 상호작용하며 차후 급성 알코올 과민반응 위험이 있으므로 간호사는 알코올 섭취에 관하여 질문한다. Benzodiazepines, 칼슘통로차단제, 항고혈압제, warfarin 등의 잠재적인 약물상호작용을 사정해야 한다.

Nitorfurantoin의 경우, 약물알레르기를 사정한다. 간독성 부작용의 가능성과 신장기능장애가 있는 노인에서의 투여량 감소가 필요하기 때문에 신장 및 간기능도 평가하는 데 중요하다. 비가역적일 수 있는 말초신경병증의 가능한 부작용 때문에 감각 또는 운동 문제에 대한 기준 평가를 완료한다. 약물과 관련된 경증에서 중증 피부 반응의 가능성으로 인한 환자의 피부색, 피부긴장도, 온전함 및 발진 여부를 평가한다. Quinupristin/dalfopristin의 경우, 활력징후는 물론 약물로 인한 관절통과 근육통으로 인한 통증을 평가한다.

Vancomycin의 경우 특히 신독성이나 이독성에 관하여 사정한다. 약물을 주입하는 동안 혈압에 대한 세심한 주의와 함께 활력징후를 사정한다. 그리고 위장관 유해효과가 나타날 수 있기 때문에 장 유형과 장음을 사정한다. 이독성 때문에 기초 청력상태를 사정하고, 신독성 위험이 있으므로 소변양상도 사정해야 한다. 약물요법 동안 최저 약물농도를 모니터해야 한다. 최고농도는 더 이상 사용되지 않는다. Red man 증후군 때문에 환자의 피부색을 주목해야 한다. Red man 증후군은 해를 입히지 않으나 얼굴, 머리, 목, 상체가 빨갛게 되는 특징이 있다. 이는 약물 주입속도가 매우 빠를 때 발생한다(수행 참조). 또한 빠른 주입은 저혈압을 야기하므로 혈압을 포함한 활력징후를 사정해야 한다. 여러 약물과 희석으로 인한 부적합 반응이 일어날 수 있으므로 간호사는 수액과 약물상호작용을 사정해야 한다.

Daptinomycin은 현재 MRSA의 피부와 연조직에 대한 감염합병증의 지정 약물이다. 약물 주입 전과 주입 중의 혈압과 활력징후를 사정해야 한다.

다약제 내성균(예: MRSA, VRE, ESBL-과 CRE-생성균)이 발생할 수 있으므로 의료진과 간호인들은 철저하게 손씻기를 실천해야 한다. 환자가 치료 받는 모든 항생제를 기록하는 것도 중요하다.

Dalbavancin (Dalvance)은 telavacin과 유사한 새로운

항생제이다. 반감기가 길고 매주 1회 투약되기 때문에 투약 정보에 대한 투약 순서를 구체적으로 평가해야 한다.

◆ 환자상태 Human Need Statements

1. 약물요법에 대한 지식, 정보 및 경험 부족과 관련하여 자율 선택 변경, 감소
2. 항생제로 인한 정상 식물군 소실과 관련된 감염/중복감염으로 인한 안전 요구, 부상 위험 변경
3. Aminoglycoside 항생제와 관련된 이독성 및/또는 신독성의 약물 관련 부작용으로 인한 변경된 안전 요구, 부상 위험

◆ 계획: 결과판정 Planning: Outcome Identification

1. 환자는 항생제치료의 이론적 근거와 항생제의 전체 과정을 거쳐야 할 필요성에 대한 적절한 지식을 보여준다.
2. 환자는 중복감염의 발생 없이 부상이 없고 발열, 통증 및/또는 불쾌감을 보고한다.
3. 환자는 특정 항생제로 인한 장기 기능 손상을 최소화하거나 전혀 손상시키지 않는다.

◆ 수행 Implementation

Aminoglycosides는 적절한 수분공급과 함께 처방대로 정확히 투여해야 한다. 특히 경구용 제제인 경우, 금기가 아닌 한 하루 3,000mL까지 수분을 섭취하도록 한다. 비경구 형태가 일반적이다. Neomycin만 경구투여가 가능한데, 경구용 neomycin은 수술 전 장준비, *E. coli*에 의한 설사, 간성뇌증과 같은 특수한 상황에 사용된다. 이 약물은 신독성과 이독성이 있기 때문에 정확한 용량을 주어야 하며, 치료하는 동안 환자의 신장기능을 모니터링해야 한다. 투여량은 환자의 혈청 크레아티닌 수치로부터 계산된 크레아티닌청소율에 기초하여 조정한다. 환자의 신장기능에 대한 주의 깊은 관찰은 독성을 예방하는 데 도움이 된다. 약물요법 동안 BUN과 GFR (glomerular filtration rate) 또한 사정해야 한다. 청각, 전정, 신기능에 변화가 있다면 약물 용량을 조정하거나 약물 중지를 고려한다. 요거트나 버터밀크를 섭취하는 것은 항생제로 인한 중복감염의 예방에 도움이 된다.

Aminoglycosides를 복용하는 환자에게는 청력 변화, 이명, 귀의 충만감을 의사에게 알리도록 교육한다. 구역, 운동 시 구토, 운동실조, 안구진탕증 등도 즉시 보고하도록 교육한다. 눈의 발적, 열감, 가려움증은 안제제에 대한 유해반응이며, 피부의 발적은 국소제제의 유해반응이다. 근육주사 부위의 경결을 관찰해야 한다. 경결이 관찰된다면 의사에게 즉시 보고하고 그 부위를 다시 사용하지 않도록 한다. 규정이나 지침에 따라 정맥주사 부위의 열감, 부종, 발적, 통증, 정맥염 등을 점검한다.

Gentamicin sulfate의 경로에 따른 특별한 고려사항은 다음과 같다. (1) 근육: 불편감을 최소화하기 위해 깊이, 천천히 준다. (2) 정맥: 다른 약들과의 부적합 여부를 점검하고, 맑은 용액만 사용/주입한다. 희석액[즉, 생리 식염수(NS) 또는 D_5W]에 대한 제조업체의 지침을 따르고 규정된 비율로 주입한다.

Quinolone은 치료의 전과정 동안 정확하게 투약되어야 한다. 제산제, 철분 · 아연 보충제, 멀티비타민, sucral fate는 항생제의 흡수를 감소시키므로 quinolone과 함께 복용하지 않도록 한다. 마그네슘과 칼슘은 1시간 간격을 두고 섭취하도록 한다. 금기사항이 아니라면 수분 섭취가 권장된다. 자세한 내용은 환자중심간호: 환자교육을 참조한다.

Clindamycin의 경우, 환자에게 처방된 약을 복용하도록 지시한다. 흡수율을 높이려면 최소 6~8 온스의 물 또는 기타 액체와 함께 경구투여 형태를 복용하는 것이 좋다. 다른 유형의 액체가 특정 약물에 금기사항이 아닌지 확인한다.

국소용 형태는 누적효과를 방지하기 위해 여드름 박리나 연마제, 비누, 알코올이 함유된 화장품과 함께 사용하지 않아야 하고, 국소형 제제는 적용 부위에 얇게 발라야 한다. 정맥투여 형태는 처방대로 피기백(piggyback)기법으로 주입한다. 너무 빨리 정맥으로 주입하면 심각한 저혈압과 심장마비가 올 수 있다. 근육 내 투약할 때는 근육 깊숙히 투여해야 한다.

Linezolid는 일반적으로 경구나 정맥으로 투여한다. 이는 vancomycin과 유사한 범위의 항생제를 장기복용해야 하거나 외래복용하는 환자에게 이점이 된다. 경구투여 시 위장관 장애를 피하기 위해 음식이나 우유와 함께 투여한다. 구강 현탁액 형태는 조제 후 21일 안에 주어야 한다. 정맥투여는 빛을 차단하고, 30~120분에 걸쳐 주입해야 하고, 다른 약물과 혼합해서는 안 된다. 약물을 복용하는 동안에 치즈, 와인, 간장, 훈제연어, 훈제연육 같은 혈압을 높일 수 있는 티라민이 함유된 음식을 피하도록 한다. Linezolid와 유사한 Tedizolid (Sivextra)는 하루에 한 번 경구 또는 정맥투여 형태로 제공된다.

Metronidazole의 경구용 형태는 위장관증상을 줄이기 위해 음식과 함께 준다. 서방형 제제는 씹어 먹어서는 안 되며, disulfiram과 유사한 반응(예: 심한 구토)의 위험이 있으므로 metronidazole과 함께 알코올 섭취를 피해야 한다. 질내투여는 취침 전에 투여하고, 국소용 크림이나 로션은 얇게 발라야 한다. 일반적으로 약물에 불필요한 노출을 방지하기 위해 장갑을 착용하며, 이는 간호사의 표준주의(standard precaution)에 따른 행위이다. 도포기는 질내 용량에도 사용해야 한다. 국소제제 형태는 자극을 피하기 위해 눈 가까이에 적용하지 않는다. 정맥내투여 제형은 상온에 보관하고 즉시 사용이 가능한 주입백으로 공급한다.

Nitrofurantoin은 경구용으로 가능하며 위장장애를 감소시키기 위해 충분한 양의 물, 음식, 우유와 함께 복용하고 치아 착색과 위장장애를 방지하기 위해 정제를 깨뜨리지 않도록 한다. 중복감염, 간독성, 말초신경염(비가역적임)이 올 수 있기 때문에 간호사는 이러한 유해효과의 증상과 징후를 계속적으로 모니터하고 관찰된 소견을 기록해야 한다. 황달, 가려움증, 발진, 간비대와 같은 증상은 간독성을 시사하며, 무감각이나 저림은 말초신경염의 증상이다. 또한 영구적인 폐기능의 손상이 올 수 있으므로 호흡음과 호흡양상을 지속적으로 모니터하고 기침을 관찰한다.

Quinupristin/dalfopristin은 정맥투여만 가능하며, 주사용 약물은 5% 포도당을 사용하여 조제한다. 빙글빙글 돌리는 동작으로 거품이 최소한으로 생기도록 약물을 혼합한다. 약물이 희석된 주입백은 6시간까지 또는 냉장고에서는 54시간 동안 안정적이다. 이러한 특성에 대한 지식은 부적절한 합병증을 예방하기 위해 중요하다. 일반적으로 최소 60분에 걸쳐 주입한다. 다른 항생제처럼 중복감염, 간독성, 항생제 유발 대장염 등을 모니터한다. 열을 동반한 설사, 복통, 점액이나 혈액이 섞인 대변, 부어있는 얼굴이나 혀의 증상을 의사에게 보고하는 것이 중요하다. 이러한 증상이 발생한다면 의사로부터 지시가 있을 때까지 환자를 모니터하고 약물을 보류한다.

Vancomycin은 경구로 사용할 수 있으나 잘 흡수되지 않기 때문에 비경구적 투여 형태로 더 많이 사용되며 위장관 내 미생물치료에만 사용된다(예: staphylococcal enterocolitis). 비경구적 투여 형태는 위장관 내막의 바깥층 감염치료에 사용된다. 정맥투여 형태는 지시대로 조제(예: 5% 포도당이나 생리식염수)해야 하고, 최소 60분에 걸쳐 주입해야 한다. 지나치게 빠른 vancomycin 주입이나 정맥으로 밀어넣기(intravenous push)는 심각한 저혈압이나 red man 증후군을 유발한다. Red man 증후군은 목이나 얼굴의 홍조와 혈압저하가 특징이다. 혈관외유출(extravasation)은 국소피부 자극과 손상을 일으키므로 정맥주사 부위의 모니터링이 필요하다. 약물에 의한 신경독성, 신독성, 이독성 중복감염에 대한 지속적인 모니터링은 환자의 안전에 중요하다. 적절한 수분공급(금기가 아닌 한 24시간마다 최소 2L)이 신독성을 예방하기 위해 가장 중요하다. 세 번째 또는 네 번째 투여 전에 최저혈중농도의 측정이 필요하며 최고혈중농도는 더 이상 사용되지 않는다.

새로운 약인 telavancin은 매우 조심스럽게 다루어져야 하는데, 부모에게 신부전이 있는 경우 더욱 주의해야 한다. 용량을 정확하게 주입하며 QT 분절 변화 등 ECG 변화를 모니터링해야 한다. Dalbavancin은 메스꺼움, 설사 및 두통의 부작용에 대한 예방조치와 함께 처방된 대로 투여해야 하며, MRSA에 효과적이다.

다약제 내성균 때문에 항생제를 오용하거나 과용하지 않도록 환자와 가족에게 교육하고, 항생제요법으로 해결되지 않거나 반응하지 않는 감염의 증상과 징후를 항상 보고하는 것이 중요하다. 약물관리와 관계 없이 가정과 외부환경뿐만 아니라 의료환경(응급 또는 장기시설, 병원사무실, 응급간호센터, 응급부서)에서 적절하고 철저한 손씻기 방법을 교육하고, 시범을 보여야 한다. 손씻기를 자주해야 하며, 특히 감기나 인플루엔자 유행기간, 요리하기 전과 후, 화장실 다녀온 후, 기저귀 교환 후 등의 경우에 반드시 손을 씻는다. 또한 맨손으로 신체 부위를 만지는 것, 기침, 재채기 또는 손수건이나 일회용 티슈 사용, 먹거나 마시는 것, 담배 사용, 전화 사용, 악수, 애완 동물과 놀이 후에도 손을 씻어야 한다. 적절한 손씻기 기술에 대한 정보는 www.cdc.gov/features/handwashing/index .html 또는 현재 간호 교과서의 기본사항을 참조한다.

◆ 평가 Evaluation

목표, 기대하는 결과, 치료효과, 유해효과에 초점을 맞춘 평가가 계속 되어야 한다. 환자는 상해가 없고, 통증이 감소할 뿐만 아니라 감염의 증상이 감소되어야 한다. 치료효과는 식욕과 활력의 증진뿐만 아니라 모든 혈액 수치와 활력징후가 회복되고 배양검사와 감수성 검사의 결과가 음성이여야 한다. 또한 감염증상과 징후가 해결되어야 한다. 또 다른 평가의 측면은 중복감염, 항생제에 대한 대장염, 신독성, 이독성, 신경독성, 간독성, 기타 약물 특이적 유해효과이다.

환자중심간호: 환자교육

Aminoglycosides

- 환자는 약물의 목적, 치료 후에도 발생할 수 있는 청력상실의 위험과 같은 유해효과에 관한 교육을 받아야 한다. 어떠한 청력의 변화라도 의사에게 즉시 보고한다.
- 특히 구강 흡수를 최대화하고 유해효과를 최소화하기 위해 금기가 아닌 한 1일에 3,000mL를 섭취하도록 한다.
- 지속적인 두통, 오심, 어지러움을 의사에게 보고한다. 설사, 질분비물, 구내염, 후두개염, 기침과 같은 중복감염의 증상과 징후에 관해 교육한다.

Quinolones

- Quinolone과 같은 특이한 항생제를 사용하여 감광성의 발생에 대해 교육한다. 약물에 포함된 화학물질은 구두로 또는 국소적으로 도포할 때 자외선(UV)에 대한 피부의 민감도를 증가시킨다. 감광된 피부는 태닝 베드/부스와 같은 태양 또는 기타 자외선에 노출되면 화상을 입을 수 있으며 물집이 생길 수 있다. 태양과 태닝 베드에 대한 노출을 피하는 중요성을 강조해야 한다. 매일 및 1년 동안 선글라스와 자외선차단제를 사용할 것을 권장한다.
- 환자는 어지러움, 안절부절못함, 위장장애, 두통, 건의 염증, 불규칙하고 빠른 심장박동을 의사에게 보고한다.
- 칼슘, 마그네슘, probenecid, nitrofurantoin, 경구용 항응고제, 제산제, 철, 수크랄페이트 및 아연제제와 함께 발생할 수 있는 약물상호작용에 대해 교육한다. 환자에게 quinolone을 복용하기 최소 1시간 전후에 칼슘 및 마그네슘 보충제를 복용하도록 지시한다. Probenecid는 항생제의 배설을 줄이고 독성을 유발할 수 있다. Quinolone은 장의 체질을 변화시켜 비타민 K 합성을 변화시킬 수 있으므로 이러한 항생제를 복용하는 환자에게는 경구용 항응고제를 주의해서 사용해야 한다.
- 환자에게 ciprofloxacin과 levofloxacin을 처방대로 정확하게 복용하도록 지시한다.

Clindamycin

- 환자에게 자극을 피하기 위해 벗겨진 부위나 눈 근처에 국소용 제제를 사용하지 않도록 교육해야 한다.
- 질투여 형태를 사용할 때 환자는 치료 동안 성교를 하지 않도록 교육해야 하고, 최대 치료효과를 얻기 위해 처방대로 항생제를 투여해야 한다.
- 잘못하여 크림 형태가 눈에 들어간 경우 즉시 차가운 수돗물로 눈을 여러 번 세척한다.

Linezolid

- 처방된 치료기간 동안 치료를 계속받아야 한다(모든 항생제에서와 같이).
- 환자는 약물을 복용하는 동안 티라민이 포함된 음식(예: 적포도주, 숙성된 치즈)을 삼가야 함을 교육한다.
- 심한 복통, 열, 심한 설사와 감염의 증상과 징후는 즉시 의사에게 보고하도록 한다.

Metronidazole

- Disulfiram 유사 반응(예: 심한 구토)의 위험 때문에 약을 복용하는 동안 알코올이나 알코올이 포함된 약품(기침약, 엘리시르 제제)을 삼가도록 주의를 준다.
- 환자는 항균제나 항진균제를 사용하는 목적에 관한 교육을 받아야 치료효과를 얻을 수 있고, 유해효과를 방지할 수 있다.

Nitrofurantoin

- 복통, 어지러움, 심각한 피부반응이나 황달이 있으면 의사에게 보고하도록 알려준다.

Vancomycin

- 환자는 울리거나 귀의 충만감과 같은 청력의 변화를 보고해야 한다. 또한 오심, 구토, 불안정한 걸음걸이, 어지럼, 일반적인 저림(대개 정맥투여 후), 오한, 열, 발진, 두드러기도 보고해야 한다.
- 치료하는 동안 치료적 혈청농도를 모니터한다. 환자에게 혈청 내 약물농도를 측정하고, 독작용을 모니터하기 위해서 추적검사를 위한 약속이 중요함을 환자에게 강조한다.

기억해야 할 사항

- 시간이 지남에 따라 세균은 항생제와 상호작용하는 효소와 기전이 발달되어, 항생제의 효과가 없어지게 된다. 임상적으로 다약제 내성이 중요한 문제이며, 내성균주에는 ESBL-과 KPC-생성세균, MRSA, VRE 등이 있다.
- Aminoglycosides는 살균제로 분류되며 매우 강력하며 심각한 독성(예: 신독성, 이독성)이 있는 반합성 항생제군이다.
- Quinolones은 매우 강력한 광범위 살균 항생제로 norfloxacin, ciprofloxacin, levofloxacin, moxifloxacin이 있다.
- Clindamycin은 lincomycin의 합성 유도체이다.
- Linezolid는 VRE라고 불리는 Vancomycin 내성 *Enterococcus faecium* 감염치료를 위해 사용되는 항균제이다. VRE는 치료하기 어려운 감염과 병원 감염(의료 관련 감염) 치료에 종종 사용된다.
- Nitroimidazole군 항균제인 metronidazole (Flagyl)은 혐기성균에 효과가 있어서, 복강과 여성생식기 감염에 널리 사용된다. 또한 원충감염(예: 아메바증, 트리코모나스증)치료에도 사용된다.
- Nitrofurantoin (Macrodantin)은 nitrofuran 약물군이다. *E. coli*, 황색포도상구균(*S. aureus*), *Klebsiella* species, *Enterobacter* species에 의한 요로감염에 일차적으로 사용된다.
- Quinupristin과 dalfopristin (Synercid)은 streptogramin 항균제로 균혈증의 정맥내 치료와 VRE에 의한 치명적 감염, *S. aureus*와 *S. pyogenes*가 원인인 복잡한 피부감염치료에 사용한다.
- Daptomycin (Cubicin)은 복잡한 피부조직 감염치료에 사용한다.
- 항생제를 사용하기 위해 과민성과 알레르기반응과 최근 증상을 사정한다.
- 항생제 사용에 의한 정상세균총의 피괴로 인한 중복감염 사정과 2차 감염 사정은 간호사에게 매우 중요하다. 중복감염은 구강, 호흡기, 위장관, 비뇨생식기, 피부에 발생한다. 진균감염은 열, 기면, 회음부 가려움증 및 기타 증상들이 나타난다.

REVIEW QUESTIONS

1. While assessing a woman who is receiving quinolone therapy for pneumonia, the nurse notices that the patient has a history of heart problems. The nurse will monitor for which potential cardiac effect of quinolone therapy?
   a. Bradycardia
   b. Dysrhythmias
   c. Tachycardia
   d. Prolonged QT interval

2. A patient is receiving intravenous linezolid as part of treatment for an infected leg ulcer. The nurse will watch for which possible drug interactions with linezolid? (Select all that apply.)
   a. Oral anticoagulant
   b. Selective serotonin reuptake inhibitor antidepressant
   c. Thyroid replacement hormone
   d. Vasopressor
   e. Beta blocker

3. When administering vancomycin, the nurse knows that which of these is most important to assess before giving the medication?
   a. Renal function
   b. WBC count
   c. Liver function
   d. Platelet count

4. During therapy with an intravenous aminoglycoside, the patient calls the nurse and says, "I'm hearing some odd sounds, like ringing, in my ears." What is the nurse's priority action at this time?
   a. Reassure the patient that these are expected adverse effects.
   b. Reduce the rate of the intravenous infusion.
   c. Increase the rate of the intravenous infusion.
   d. Stop the infusion immediately.

5. When giving intravenous quinolones, the nurse needs to keep in mind that these drugs may have serious interactions with which drugs?
   a. Selective serotonin reuptake inhibitor antidepressants
   b. Nonsteroidal antiinflammatory drugs
   c. Oral anticoagulants
   d. Antihypertensives

6. The nurse is administering an intravenous aminoglycoside to a patient who has had gastrointestinal surgery. Which nursing measures are appropriate? (Select all that apply.)
   a. Report a trough drug level of 0.8 mcg/mL, and hold the drug.
   b. Enforce strict fluid restriction.
   c. Monitor serum creatinine levels.
   d. Instruct the patient to report dizziness or a feeling of fullness in the ears.
   e. Warn the patient that the urine may turn darker in color.

7. The order reads: "Give vancomycin, 1,250 mg in 250 mL NS, IVPB, every 12 hours. Infuse over 90 minutes." The nurse will set the infusion pump to what setting for mL/hour? Round to a whole number.

8. A patient has been receiving therapy with the aminoglycoside tobramycin, and the nurse notes that the patient's latest trough drug level is 3 mcg/mL. This drug is given daily, and the next dose is to be administered now. Based on this trough drug level, what is the nurse's priority action?
   a. Administer the drug as ordered.
   b. Hold the drug, and notify the prescriber.
   c. Call the laboratory to have the test repeated and verified.
   d. Hold this dose, but administer the next dose as scheduled.

정답 **1. d　2. b, d　3. a　4. d　5. c　6. c, d　7. 167mL/hr　8. b**

참고문헌

REFERENCES

Capone, A., Giannella, M., Fortini, D., et al. (2013). High rate of colistin resistance among patients with carbapenem-resistant klebsiella pneumoniae infection accounts for an excess of mortality. *Clinical Microbiology and Infection*, 19, E23.

FDA Drug Safety Communication: FDA advises restricting fluoroquinolone antibiotic use for certain uncomplicated infections; warns about disabling side effects that can occur together. Available at www.fda.gov/Drugs/DrugSafety/ucm500143.htm. (Accessed 23 September 2016).

Guh, A. Y., Bulens, S. N., Mu, Y., et al. (2015). Epidemiology of carbapenem-resistant enterobacteriaceae in 7 US communities, 2012-2013. JAMA: *The Journal of the American Medical Association*, 314, 1479.

Mudd, P. A. (2016). Ototoxicity. *Medscape*. Available at http://emedicine.medscape.com/article/857679-overview. (Accessed 27 March 2017).

Rello, J., Borgatta, B., & Lisboa, T. (2013). Risk factors for pseudomonas aeruginosa pneumonia in the early twenty-first century. *Intensive Care Medicine*, 39, 2204.

Stevens, D. L., Bisno, A. L., Chambers, H. F., et al. (2014). Practice guidelines for the diagnosis and management of skin and soft tissue infections: 2014 update by the infectious diseases society of America. *Clinical Infectious Diseases*, 59, 147.

Tacconelli, E., & Magrini, N. Global priority list of antibiotic-resistant bacteria to guide research, discovery, and development of new antibiotics. World Health Organization. Available at www.who.int/medicines/publications/. (Accessed 5 December 2018).

34

항바이러스약물

ANTIVIRAL DRUGS

학습목표

이 장을 학습한 후 학생들:

1. 면역의 여러 유형에 따른 면역계의 작용에 대해 설명할 수 있다.
2. 바이러스가 신체에 미치는 영향을 설명할 수 있다.
3. 비 HIV 항바이러스약물과 HIV 항바이러스약물 또는 항레트로바이러스약물을 분류할 수 있다.
4. HIV 감염을 포함하는 바이러스에 감염된 환자가 보이는 면역억제 과정과 더불어, 인플루엔자바이러스, 단순헤르페스바이러스, 수두대상포진바이러스, 거대세포바이러스, 간염바이러스로 인해 발생하는 병리학적 현상에 대해 설명할 수 있다.
5. 후천성면역결핍증(AIDS)과 질환 관리에 사용되는 다양한 약물을 설명할 수 있다.
6. HIV 항바이러스약물과 더불어 B형간염 및 C형간염을 포함하는 비 HIV 항바이러스약물을 포함한 다양한 종류의 항바이러스약물의 작용기전, 적응증, 금기증, 주의사항, 투여경로, 유해효과, 독성효과 등을 설명할 수 있다.
7. 비 HIV와 HIV 항바이러스약물을 투여받는 환자들을 위한 간호과정의 모든 단계를 포함한 간호계획을 수립할 수 있다.

주요용어

기회감염(opportunistic infections) 면역기전이 약화된 숙주에서 발생하는 미생물에 의한 감염. 정상적인 면역능력이 있는 숙주에서는 발생하지 않음

뉴클레오시드(nucleoside) 당 분자에 붙어 있는 퓨린이나 피리미딘 염기로 구성되어 있는 핵산 분자(DNA나 RNA)의 구조적 구성 요소

뉴클레오티드(nucleotide) DNA와 RNA 분자의 측면 사슬 '중추(backbone)'를 구성하는 인산기에 부착된 뉴클레오시드

단백분해효소(protease) 개별 아미노산을 연결하는 펩티드결합을 화학적으로 분리시킴으로써 단백질 분자의 아미노산 구조를 파괴하는 효소

데옥시리보핵산(deoxyribonucleic acid, DNA) 유전 정보를 전달하는 뉴클레오티드 단위로 구성된 핵산이며, 주로 세포의 핵에서 발견됨[리보핵산(RNA)과 비교]

레트로바이러스(retroviruses) 이들 바이러스는 게놈으로서 RNA (DNA와는 대조적으로)를 포함하며, 역전사효소(reverse transcriptase)를 사용하여 복제함. 일반적으로 임상적으로 가장 중요한 레트로바이러스는 HIV임

리보핵산(ribonucleic acid, RNA) 유전 정보를 전달하며 세포의 핵과 세포질에서 발견되는, 뉴클레오티드 단위로 구성된 핵산(DNA와 비교)

면역글로불린(immunoglobulins) Immune globulins과 동의어. 체액면역체계가 신체에 들어온 이물질(항원)을 공격하거나 사멸시키기 위해 합성한 당단백(glycoproteins)

바이러스(viruses) 미생물 분류 중 가장 작은 것으로 알려져 있으며, 숙주 세포 내에서만 복제됨

복제(replication) 모든 살아 있는 유기체의 재생과정 동안에 일어나는 핵산 분자(DNA나 RNA)의 복제와 같은 복제 또는 재생과정. 또한 감염된 숙주 내 미생물의 세포 안에서만 발생하는 바이러스 재생의 전체 과정을 기술하는 용어로도 사용

비리온(virion) 성숙한 바이러스 입자

사람면역결핍바이러스(human immunodeficiency virus, HIV) AIDS의 원인이 되는 레트로바이러스

세포매개면역(cell-mediated immunity) 주요 면역체계 두 가지 중 하나. T림프구(T세포)에 의해 일차적으로 중개되는 비특이적 면역반응과 또 다른 면역체계 세포(예: 단핵구, 대식세포, 호중구)로 구성됨. 단 항체 생산 세포(B림프구)는 구성 요소에 포함되지 않음

숙주(host) 세균이나 바이러스와 같은 미생물에 감염되는 유기체

역전사효소(reverse transcriptase) RNA 지향적 DNA 폴리머라아제 효소. 이러한 효소는 정상과정과 반대로 RNA 분자로부터 DNA 분자 합성을 촉진되며, HIV가 이러한 방법으로 복제됨

유전체(genome) 어떤 유기체의 유전물질 일체. 고등 유기체는 여러 개의 염색체(DNA나 RNA 분자 그룹)로 구성됨. 세균에는 단일 염색체가 존재하지만 바이러스는 한 개나 두 개의 RNA 혹은 DNA로 구성됨

융합(fusion) 바이러스 복제를 위해 세포를 감염시켜 자신을 복제하기 위한 준비를 하기 위해 바이러스가 그들끼리 스스로 붙거나 숙주세포의 세포막과 융합하는 과정

인플루엔자바이러스(influenza viruses) 호흡기계의 급성 바이러스 감염인 인플루엔자의 원인 바이러스

체액면역(humoral immunity) 두 가지 주요 면역체계 중 한 가지. 특정 항원에 대해 B림프구로부터 생산되는 항원-특이항체의 형태인 특이적 면역반응으로 이루어짐

항레트로바이러스약물(antiretroviral drugs) HIV와 같은 레트로바이러스에 작용하는 항바이러스약물

항바이러스약물(antiviral drugs) 직접 또는 간접적으로 바이러스의 복제를 억제하여 바이러스를 사멸시키는 약물

항원(antigen) 숙주에 대해 이물질로 작용하여 항체를 형성하거나 항체와 특

정하게 반응하는 단백질 물질. 항원에는 세균 외독소, 바이러스 및 기타 모든 알레르기항원이 있으며, 알레르기항원(예: 먼지, 꽃가루, 곰팡이)은 알레르기반응을 일으키는 특정한 종류의 항원을 말함

항체(antibody) 특정 항원의 아미노산을 갖고 있는 면역글로불린 분자이며 특정 항원에 노출 시 체액성 면역체계(B림프구에서 생산되는 항체)에 의해 합성되는 물질, 항원 분자를 공격하고 파괴함

핵산(nucleic acids) DNA와 RNA를 일컫는 일반적인 용어. 이러한 복합 생체 분자는 후손들에게 전달되는 유전물질을 포함하고 있음

헤르페스바이러스(herpesviruses) 여러 형태의 헤르페스 감염의 원인인 Herpesviridae군에 속하는 바이러스

후천성면역결핍증(acquired immunodeficiency syndrome, AIDS) human immunodeficiency virus (HIV)에 의한 감염으로 숙주의 면역체계를 약화시킴으로써 병원균에 의한 기회감염이 발생할 가능성이 높아짐

바이러스학의 일반 원리

GENERAL PRINCIPLES OF VIROLOGY

바이러스는 매우 작은 미생물로, 본질적으로 세포가 아니지만 세포를 감염시키며, 세포 안에서 자신을 복제하는 입자이다. 바이러스는 숙주의 세포 내에서만 스스로를 복제할 수 있으며, 성숙한 바이러스 입자는 비리온으로 잘 알려져있다. 다른 유기체들에 비해 비리온은 게놈, 캡시드(capsid), 외피(envelope)로 구성된 비교적 단순한 구조이다. 게놈은 비리온의 내부 핵(inner core)이며, 이것은 단일 또는 이중가닥 데옥시리보핵산(deoxyribonucleic acid, DNA) 혹은 리보핵산(ribonucleic acid, RNA) 분자로 구성되어 있으나, 2가지 모두로 구성되는 경우는 없다. 바이러스 캡시드는 게놈을 둘러싸고 보호하는 단백질막이다. 캡시드는 비리온과 숙주세포 사이의 융합 과정에 작용하는데, 융합은 비리온이 세포를 감염시키기 위한 준비과정에서 숙주세포에 부착할 때 발생한다. 외피는 비리온의 가장 바깥층이며 모든 바이러스의 구조에 외피가 존재하는 것은 아니다.

바이러스는 적어도 4가지 경로, 즉 호흡기, 위장관, 태반, 피부나 점막을 통해 체내로 들어간다. 접촉경로에는 성접촉, 수혈, 주사기나 주삿바늘의 공동 사용, 장기이식, 교상(인간, 동물, 곤충, 거미 등에 의한) 등이 있다. 일단 비리온이 신체 내부에 들어오면 그림 34.1과 같이 숙주세포의 외막에 달라붙는다. 바이러스 게놈은 형질막을 뚫고 숙주세포의 세포질을 통과하여 세포핵으로 들어간 후, 그곳에서 복제과정을 시작한다. 숙주세포의 핵에서는 바이러스 게놈이 바이러스의 핵산과 단백질을 합성하기 위해 숙주세포의 유전물질(핵산 RNA와 DNA)을 사용하여 새로운 완전한 비리온을 만든다. 새로운 비리온은 형질막을 통한 출아(budding)를 통해 감염된 숙주세포를 탈출하고, 다른 숙주세포를 감염시키기 위한 복제과정을 거친다

바이러스는 환경에 널리 퍼져 있으며, 숙주의 면역체계에 의해 제거되기 전에 대부분의 바이러스 감염이 발견되지 않을 수도 있다. 바이러스 감염에 대한 숙주면역반응은 비특이적 또는 특이적으로 분류할 수 있다. 비특이적 면역반응은 호

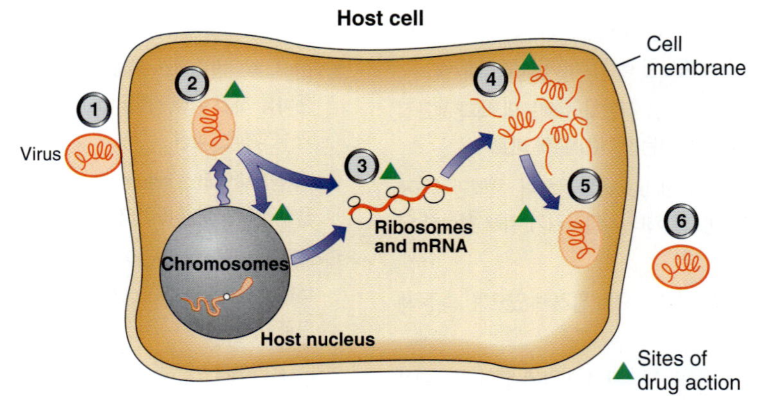

그림 34.1 바이러스 복제. 일부 바이러스는 숙주 염색체에 통합되어 잠복기에 들어간다.
mRNA, Messenger RNA. (Modified from Brody, T.M., Larner J & Minneman K.P.(2010) Human pharmacology: molecular to clinical (5th ed). St Louis: Mosby.)

중구, 대식세포, 단핵세포, T림프구(T세포)와 같은 백혈구에 의한 바이러스 입자의 포식작용(phagocytosis)을 포함한다. 또 다른 중요한 비특이적 면역반응은 백혈구로부터의 시토카인(cytokine) 생성이다. 시토카인은 보호적 면역기능을 자극하는 생화학적 물질(예: 히스타민, 종양괴사인자)이다. 더불어, 이러한 활성화된 면역계 세포는 감염의 전파를 억제하기 위해 감염된 숙주세포를 잡아먹을 수 있다. 이러한 면역반응의 유형을 세포매개면역(cell-mediated immunity)이라고 한다. 세포매개면역은 주어진 항원(antigen)에 대한 특이적인 항체(antibody)가 관여하지 않는다는 점에서 비특이적인 면역반응이라고 한다. 반대로 특이적 면역반응은 B림프구(B세포)로부터의 항체가 생성되는 반응이다. 이런 유형의 면역반응을 체액면역(humoral immunity)이라고 한다.

바이러스 질환과 치료 개요

OVERVIEW OF VIRAL ILLNESSES AND THEIR TREATMENT

인간을 감염시키는 것으로 알려진 최소 6가지 군의 DNA 바이러스와 14가지 군의 RNA 바이러스가 있다. 주요 바이러스 질환은 천연두(poxvirus), 인후염과 결막염(adenovirus), 사마귀(papovavirus), 인플루엔자(orthomyxovirus), 호흡기 감염(coronavirus, rhinovirus), 위장염(rotavirus, Norwalk-like virus), HIV/AIDS (retrovirus), 헤르페스(herpesvirus), 간염(hepadnavirus) 등이다. 효과적인 약물치료는 일반적으로 소수의 활발한 바이러스성 감염에 대해서만 가능하다. 이 중 HIV의 경우는 레트로바이러스라고 불리는 비교적 특이한 바이러스에 속해 있으며, 이 장 내에서 별도로 자세히 다룰 것이다.

다행히도 많은 바이러스성 질환(예: 수두)은 생존 가능한 경우가 많다. 일부 이러한 질병의 발생은 그에 대한 효과적인 백신(예: 소아마비, 천연두, 홍역 및 수두 백신, B형간염)을 개발함으로써 많이 줄어들었다. 그러나 다른 많은 바이러스성 질환 중에는 치명적이거나 혹은 장기적으로 심각한 문제(예: 간염, HIV감염)를 일으키는 것도 있다.

항바이러스약물은 화학적으로 비리온을 파괴하거나 그것의 복제능력을 억제함으로써 바이러스를 사멸시키거나 억제하는 약물이다. 그렇지만 최근 사용되는 가장 좋은 약물도 숙주로부터 바이러스를 완전히 제거하는 것은 불가능하다. 그러나 인체의 면역체계는 바이러스의 자기복제능력이 억제될 때 바이러스성 감염을 더욱 잘 조절하거나 제거할 수 있다. 비리온을 실제로 파괴하는 약물에는 여러 가지 소독제와 면역글로불린이 있다. 현재의 항바이러스약물들은 모두 합성제제이며, 성숙한 비리온 자체를 직접 파괴하거나 바이러스 복제를 억제함으로써 간접적으로 작용한다. 현재의 약물치료로는 알려진 바이러스들 중 비교적 일부만 제어할 수 있는데, 이러한 바이러스 종에는 거대세포바이러스(cytomegalovirus, CMV), 간염바이러스(hepatitis viruses), 헤르페스바이러스(herpesviruses), HIV, 인플루엔자바이러스(Influenza virus, 'flu' virus), 호흡기세포융합바이러스(respiratory syncytial virus, RSV) 등이 있다.

활동성 바이러스 감염은 세균과 같은 다른 미생물에 의한 것보다 제거가 훨씬 더 힘들다. 그러한 이유 중 하나는 바이러스가 숙주세포 내에서만 복제되고, 항바이러스약물은 바이러스 복제를 방해하기 위해 감염된 세포에 진입해야 하기 때문이다. 1980년대 초반에 처음으로 발생한 HIV/AIDS는 항바이러스약물 연구에 박차를 가하는 계기를 만들었다. HIV를 치료하는 데에 이용되는 많은 약물이 미국식품의약국(Food and Drug Administration, FDA)에 의해 승인되었는데, 이는 상기 질병의 특성 때문에 다른 약물들에 비해 승인이 빠르게 이루어졌음을 의미한다.

바이러스가 복제되기 위해서는 융합(fusion) 과정에서 비리온이 숙주의 세포막에 부착되어야 한다. 세포 안쪽에서 바이러스 게놈이 핵산과 단백질을 만들면, 이들은 새로운 바이러스 입자나 비리온을 만드는 데 사용된다(그림 34.1). 항바이러스약물은 여러 가지 방법으로 이러한 복제과정을 방해한다. 대부분의 항바이러스약물은 바이러스가 들어간 동일한 세포 내로 들어가는데, 이러한 약물은 바이러스의 핵산 합성을 방해한다. 다른 항바이러스약물은 바이러스의 융합과정 자체를 방해한다.

항바이러스약물요법의 효과는 면역능력이 있는 환자에게 가장 잘 나타난다. 면역체계는 바이러스 작용을 제거 또는 억제하는 약물과 함께 작용할 때 면역작용의 효과가 더욱 향상된다. 면역이 저하된 환자들의 경우 미생물에 의한 기회감염의 위험이 증가하는데, 이러한 기회감염의 경우 정상적인 면역능력이 있는 사람들에게는 거의 해를 입히지 못한다(Box 34.1). 이러한 감염들은 숙주 면역기능이 약해져 있기 때문에 감염 예방과 재발을 방지하기 위한 장기적인 예방적 항감염제요법이 필요하다.

살아 있는 생물에서 발견되는 핵산에 DNA와 RNA의 2가지 종류가 존재함을 기억해야 한다. 뉴클레오시드는 염기와 그 염기에 부착된 당 분자로 구성된 단일분자이다. 뉴클레오티드는 인산 분자와 결합되어 있는 뉴클레오시드이다. 많은 항바이러스약물이 합성 퓨린 혹은 피리미딘 뉴클레오시드이거나 뉴클레오티드 유사체이다. 특히 항레트로바이러스약물은 AIDS를 일으키는 HIV에 의한 감염을 치료하는 데에 사용된다. 항바이러스약물의 효능은 환자들에 따라 다양하며 심지어 같은 환자라도 시간에 따라 달라질 수 있다.

BOX 34.1 AIDS의 질환의 지표

기회감염

원충성

- 뇌 톡소포자충증(toxoplasmosis)
- 설사를 동반한 크립토스포리듐증(cryptosporidiosis)
- 설사를 동반한 포자충증(isosporiasis)

진균성

- 식도, 기관, 폐의 칸디다증
- *Pneumocystis jiroveci* 폐렴
- 크립토코쿠스증(폐외)
- 히스토플라즈마증(산재성)
- 콕시디오이데스진균증(산재성)

바이러스성

- CMV 질환
- 바이러스 감염(지속성 또는 산재성)
- 진행성 다초점백질뇌병 (Progressive multifocal leukoencephalopathy)
- Epstein-Barr 바이러스에 의한 털백반증(Hairy leukoplakia)

세균성

- Mycobacterium avium-intracellulare complex 복합감염(산재성)
- 비정형 미코박테리움 질환
- 폐외 결핵
- 살모넬라 패혈증(재발성)
- 화농성 세균성 감염(다발성, 재발성)

기회감염성 신생물

- 카포시육종(Kaposi's sarcoma)
- 일차성 뇌림프종(Primary lymphoma of the brain)
- 기타 비호지킨림프종(non-Hodgkin's lymphomas)

기타

- HIV 쇠약성증후군(HIV wasting syndrome)
- HIV 뇌증(HIV encephalopathy)
- 림프구간질폐렴(Lymphoid interstitial pneumonia)

AIDS, 후천성면역결핍증; HIV, 사람면역결핍바이러스
Data from Mandell, G. L., Bennett, J. E., Dolin, R., et al. (2010). Mandell, Douglas, and Bennett's principles and practices of infectious diseases(7th ed.). Philadelphia: Churchill Livingstone

HERPES SIMPLEX VIRUS와 VARICELLA-ZOSTER VIRUS 감염

HERPES SIMPLEX VIRUS AND VARICELLA-ZOSTER VIRUS INFECTIONS

모든 헤르페스 감염의 원인이 되는 바이러스는 herpesviridae군으로 알려져 있다. Herpes simplex virus type 1 (HSV-1)은 입 주위에 물집의 형태('열성수포' 혹은 '입술헤르페스')로 나타나는 점막헤르페스의 원인이다.

Herpes simplex virus type 2 (HSV-2)는 성기헤르페스를 유발한다. Human herpesvirus 3 (HHV-3)는 수두와 대상포진을 모두 유발하며, 흔히 herpes zoster virus 또는 varicella-zoster virus (VZV)로 잘 알려져 있다. Epstein-Barr virus로 더 잘 알려진 human herpesvirus 4 (HHV-4)는 전염성 단핵증과 만성 피로증후군 등과 관련이 있다. CMV로 더 잘 알려져 있는 human herpesvirus 5 (HHV-5)는 면역저하 환자에게서 흔히 나타나는 CMV 망막염(심각한 바이러스성 감염)과 CMV 질환을 유발한다. Human herpesvirus 6과 7은 임상적으로 중요하지 않으며, Kaposi's sarcoma herpesvirus라고 불리기도 하는 human herpesvirus 8은 종양 발생을 유발하는 바이러스로, AIDS 관련 종양인 카포시육종의 원인으로 여겨진다. Herpes virus 3~7형까지는 면역력이 저하된 환자를 제외하면 보통 약물치료가 필요할 정도의 질환을 일으키지는 않는다. 그러나 HSV(1형과 2형)와 VZV (HHV-3)는 처방된 약물을 통해 일상적으로 치료해야 하는 질환을 일으킨다.

단순헤르페스바이러스 Herpes Simplex Virus

2가지 유형의 헤르페스바이러스에 대해 해부학적으로 중복되는 부분이 많을 수 있기는 하지만, HSV-1 감염은 입 주위에 생기는 물집과 주로 관련이 있으므로 '구강헤르페스'라고 불린다. 반면, HSV-2 감염은 남성과 여성의 성기에 생기는 물집과 주로 관련이 있으므로 '성기헤르페스'라고 불린다. 이들은 심각하거나 생명을 위협하는 질환은 아니지만 둘 다 모두 불편하고, 밀접한 접촉을 통해 전파되기 매우 쉽다. 통증이 있는 피부병소의 급성 발병이 간헐적으로 발생하며, 급성 발병 사이에는 (궤양이나 기타 증상이 없는) 잠복기가 존재한다. 항바이러스약물은 임상적으로 치료적이지는 않지만, 관해과정을 촉진시키고 통증기간을 감소시킬 수 있다. 특히 증상이 발생하자마자 약물치료가 즉시 시작되는 경우 더욱 그

렇다. 급성 발병 예방을 위해 환자에게 낮은 농도의 항바이러스약물을 처방할 수 있다. HSV 감염은 면역력이 저하된 환자나 신생아에게서 발생할 경우 그 증세가 심각하거나 심지어 생명에 위협적일 수도 있다. 신생아 헤르페스는 종종 생명을 위협하는 감염으로 이어지기 때문에, 산부인과 의사들은 성기헤르페스 병소가 있는 산모에게 제왕절개수술을 권유한다.

수두대상포진바이러스 Varicella-zoster virus

VZV는 아동기 수두의 가장 흔한 원인인 헤르페스바이러스(HHV-3)의 종류로 수년간 잠복한 채로 있다가 성인기에 통증이 있는 대상포진(shingles, herpes zoster)으로 재발할 수 있다.

수두는 걸리면 성가신 질병이긴 하지만 이 질병의 감염은 어린이에 국한된다. 그러나 수두는 매우 전염성이 높으며, 분비물이 있는 병소를 직접 접촉하거나 비말 흡입 등을 통해 쉽게 전파된다. 대상포진은 아동기에 수두를 앓은 지 수십 년 후에 잠복상태로부터 VZV가 재활성화되어 발생한다. 이것은 간단히 zoster라고 부르기도 한다. 가장 흔한 증상은 신경경로를 따라 피부표면에 피부분절(dermatomes)이라는 피부병소를 형성하는 것이다. Zoster 병소는 매우 아프며, 어떤 환자들은 통증 조절을 위해 아편유사제를 사용해야 하기도 한다. 또한 노인 환자의 50% 정도는 대상포진후신경통(postherpetic neuralgia)이 계속 남는다. Acyclovir와 같은 항바이러스약물을 조기에 투여하면(증상 발현 후 72시간 이내에) 회복 속도는 빨라지지만, 그 효과가 극적이지는 않다. 수두백신은 1995년에 승인되었고, 수두를 앓지 않은 1세 이상의 건강한 아동에게 권고되고 있다. 새로운 예방접종백신인 Zostavax는 50세 이상 노인에게서 헤르페스를 예방하는 데 유용하다.

간염

HEPATITIS

간염은 간에 염증이 생기는 것으로, 이러한 염증은 세포 손상과 간기능장애를 초래할 수 있다. 간염은 알코올남용, 약물, 바이러스를 포함한 몇 가지 요인에 의해 유발될 수 있다. 간염은 급성 또는 만성적인 것으로 더욱 세분해 특징할 수 있다. 급성간염은 일반적으로 치료가 가능한 반면, 만성간염은 간기능부전으로 이어질 수 있다. B형간염은 일반적으로 C형간염보다 증상이 가볍지만 간기능저하와 사망으로 이어질 수 있으며, B형간염바이러스는 혈액과 체액 노출을 통해 전염된다. 또한 영아는 바이러스를 가진 어머니로부터 태어날 때 병에 걸릴 수도 있다. B형간염은 특정 백신을 투여하여 예방할 수 있다. B형간염에 대한 항바이러스약물요법에는 42장에서 다룰 항바이러스제 lamivudine, tenofovir, telbivudine, alfa-interferon 등이 있다. C형간염은 간기능저하로 이어지는 대표적인 원인이다. C형간염의 증상은 초기에는 경미하지만 대다수 환자에서 만성 간질환으로 진행된다. C형간염의 전염은 주로 감염된 혈액과의 접촉에서 발생하지만 성접촉에서도 발생할 수 있다. 알코올성 간질환을 앓고 있는 사람 또한 C형간염에 걸리는 경향이 있다. C형간염에 대한 표준 약물치료는 최근 여러 신약의 승인과 함께 변경되었고, 이후 논의되었으며, 모두 C형간염에 대한 주요한 획기적인 치료법으로 간주되고 있다.

비 HIV 항바이러스약물

ANTIVIRALS(NON-HIV)

이 장에서 논의되는 약물들은 influenza viruses, HSV, VZV, CMV 등에 의한 비 HIV 바이러스 감염의 치료에 사용되는 약물이다.

작용기전 및 약물효과

Mechanism of Action and Drug Effects

최근 대부분의 항바이러스약물들은 새로운 바이러스 유전체의 합성을 자극하는 폴리머라아제(polymerase) 효소 활동을 차단하는 방식으로 작용한다. 그 결과 바이러스 복제가 손상되어 환자의 면역체계가 바이러스를 제거하기에 충분할 만큼 바이러스의 농도가 낮아진다. 이러한 일이 일어나지 않더라도 바이러스가 휴면 상태로 들어가거나 계속적인 약물요법으로 인해 복제가 낮은 수준으로 유지된다.

적응증 Indications

이 장에서 논의되는 항바이러스약물은 HSV, VZV, CMV, B형간염, C형간염 감염치료에 사용되는 것들이며 표 34.1에 열거되어 있다.

금기증 Contraindications

많은 종류의 항바이러스약물은 비 HIV 바이러스성 감염치료에 사용되며 순응도가 매우 높다. 가장 흔한 금기증은 심각한 약물알레르기뿐이다. 그러나 일부 항바이러스약물에 대한 약간의 금기증 역시 열거하였다. Amantadine은 수유하는 여성, 12세 미만 아동 및 습진성 발진 환자에게 투여해서는 안 된다. Famciclovir는 famciclovir 자체 혹은 입술헤르페스(herpes labialis)치료에 국소적으로 사용되는 penciclovir라는 유사약물에 알레르기가 있는 경우에는 사용을 금한다. Ribavirin은 약물알레르기 외에 추가적인 특별한 금기가 있다. 기형 발생 가능성 때문에 임신부와 배우자에게도 금기이다. 에어로졸 형태의 약물은 현재 임신부이거나 약물 사용 중 임신할 계획이 있는 여성에게 사용해서는 안 된다. 이는 약물 간접 흡입의 가능성 때문에 약물을 에어로졸 형태로 투여하는 의료인들에게도 해당된다.

유해효과 Adverse Effects

항바이러스약물의 유해효과는 약물에 따라 다르다. 각 약물은 특유의 유해효과를 가지고 있다. 바이러스는 인간의 세포 내에서 복제되므로 선택적 사멸이 어렵고, 이러한 약물의 심각한 독성으로 인해 바이러스에 감염된 세포와 함께 건강한 인체 세포가 죽게 된다. 그렇지만 이러한 현상은 건강한 세포를 더욱 많이 사멸시키는 화학적 항암치료에 비해서 뚜렷하지는 않다. 더욱 중요한 유해효과는 표 34.2를 참조한다.

상호작용 Interactions

항바이러스약물로 발생하는 중요한 약물상호작용은 정맥이나 구강과 같이 전신적 경로로 투여할 때 주로 발생한다. 이러한 항바이러스약물의 대부분은 눈이나 신체에 국소투여하며, 이러한 경로로 투여되는 경우 약물상호작용이 훨씬 적게 일어난다. 항바이러스약물과 항레트로바이러스약물의 선택된 약물상호작용은 표 34.3을 참조한다.

용량 Dosages

자주 사용되는 일부 항바이러스약물의 용량에 대해서는 용량표를 참조한다.

HIV 감염과 AIDS

HIV INFECTION AND AIDS

HIV 감염은 흔하면서도 파괴적인 바이러스 감염이다. 2012년 자료에 따르면, 세계 3,500만 명이 넘는 사람들이 HIV에

표 34.1 항바이러스약물의 예(비 HIV)

약물	적응증
헤르페스바이러스 치료제	
acyclovir, valacyclovir	HSV-1, HSV-2, 대상포진, 수두
trifluridine	Herpes simplex 결막염
간염 치료제	
simeprevir, sofosbuvir, ledipasvir/sofosbuvir, sofosbuvir/velpatasvir, elbasvir/grazoprevir, sofosbuvir/velpatasvir/voxilaprevir, glecaprevir/pibrentasvir	C형간염
telbivudine, lamivudine, tenofovir	B형간염
인플루엔자바이러스 치료제	
amantadine	인플루엔자 A
rimantadine	인플루엔자 A
zanamivir, oseltamivir	인플루엔자 A와 B
기타 항바이러스약물	
ribavirin	RSV 감염
cidofovir	CMV 감염
foscarnet	CMV 감염, acyclovir herpes simplex 감염

표 34.2 항바이러스약물: 유해효과

약물	유해효과
acyclovir	오심, 설사, 두통, 국소 적용 시 일시적인 작열감
amantadine, rimantadine	불면증, 신경질, 가벼운 두통, 식욕부진, 오심, 항콜린성 효과, 기립고혈압, 흐린시력
didanosine	췌장염, 말초신경장애, 발작
foscarnet	두통, 발작, 급성신부전, 골수억제, 오심, 구토, 설사
ganciclovir	골수 독성, 오심, 구토, 두통, 발작
indinavir	오심, 복통, 등 혹은 측부 통증, 두통, 설사, 구토, 허약, 미각변화, 산역류, 신장결석
nevirapine	발진, 고열, 오심, 두통, 간 효소 수치 증가
ribavirin	발진, 결막염, 빈혈, 경미한 기관지경련
simeprevir	광선과민증, 발진, 가려움증, 오심, 근육통
sofosbuvir	피로, 두통
trifluridine	안과적 효과: 작열감, 부종, 찌르는 듯한 느낌, 광선공포증, 통증
telbirudine	젖산산증, 피로, 근육병증, 말초신경병증, 오심
vidarabine	안과적 효과: 작열감, 눈물과잉, 각막염, 이물감, 통증, 광선공포증, 포도막염
zidovudine	골수억제, 오심, 두통

표 34.3 항바이러스약물: 상호작용

약물	상호작용 약물	상호작용
비 HIV 약물		
acyclovir	interferon	부가적인 항바이러스효과
	probenecid	신장청소율 감소로 인한 acyclovir 수치 증가
	zidovudine	신경독성의 위험 증가
amantadine	항콜린성약물	유해한 항콜린성 효과의 증가
	중추신경계 자극제	부가적인 중추신경계 자극 효과
ganciclovir	foscarnet	CMV와 HSV-2에 대한 부가적인 또는 상승 효과
	imipenem	경련 위험의 증가
	zidovudine	혈액학적 독성 위험 증가(예: 골수억제)
ribavirin	뉴클레오시드 역전사효소 억제제	간독성과 젖산산증 위험 증가
HIV 약물		
indinavir	CYP3A4 간 미세소체 효소 체계에 의해 대사되는 약물들(azole antifungals, clarithromycin, doxycycline, erythromycin, isoniazid, nefazodone, nicardipine, 프로테아제 억제제, quinidine, statins, telithromycin 및 verapamil)	혈액 수치 증가와 잠재적 독성의 결과로 인한 대사 경쟁
	rifabutin과 ketoconazole	rifabutin과 ketoconazole의 혈장 농도 증가
	rifampin	indinavir 대사 증가
nevirapine	CYP3A4 간 미세소체 효소체계에 의해 대사되는 약물들(indinavir 참조)	이러한 약물들의 대사 증가
	경구피임약	경구피임약의 혈장농도 감소
	프로테아제 억제제	프로테아제 억제제 혈장농도 감소
	rifampin과 rifabutin	nevirapine 혈청농도 감소
tenofovir	acyclovir, cidofovir, ganciclovir, valacyclovir	tenofovir의 혈청농도가 증가될 수 있음
	프로테아제 억제제	tenofovir의 혈청농도 증가
maraviroc	CYP3A4 억제제(indinavir 참조)	maraviroc 독성을 증가시킬 수 있음
	CYP3A4 유도제(phenytoin, carbamazepine, rifampin)	maraviroc의 효과 감소
	고추나무(St. John's wort)	maraviroc의 효과를 감소시킬 수 있음
raltegravir	atazanavir (ritonavir와 함께 또는 단독으로)	raltegravir 효과를 증가시킬 수 있음
	rifampin	raltegravir 효과를 감소시킬 수 있음
zidovudine	acyclovir	신경독성 증가
	interferon beta	zidovudine의 혈청 수치 증가
	세포독성 약물	혈액학적 독성 위험의 증가
	didanosine	HIV에 대한 부가 또는 상승 효과
	ganciclovir와 ribavirin	zidovudine의 항바이러스 작용을 길항함

CMV, Cytomegalovirus; CNS, central nervous system; HIV, human immunodeficiency virus; HSV, herpes simplex virus.

감염되어 있으며 이중 120만 명이 넘는 환자가 미국에서 보고되었다. 다행스러운 소식이 있다면 2005~2014년의 기간 동안 신규 HIV 감염 건수가 19% 감소하였다는 것이다. 가장 흔한 HIV 전파경로는 성관계, 정맥약물 사용 및 주산기(perinatal) 전파이다. HIV에 감염되는 경우는 아프리카계 미국인이 백인계 미국인보다 7배 더 많았다. 그러나 HIV 전파 경로로 포옹, 키스, 기침, 재채기, 수영장에서의 수영, 음식, 물 및 식기 등을 공유하는 것, 화장실 변기 등을 포함한 일상적인 접촉은 명확히 증명되지 않았다. 또한 HIV는 다른 바이러스성 질환과는 다르게 곤충에 물려서 전파되지 않는다. 경피(주사침 자상)를 통한 병원직원의 전파 위험은 약 0.3%이다. 환자 간호 동안 손 위생을 철저히 하고 모든 체액과의 접촉을 금하는 표준주의가 감염위험을 크게 감소시킨다. 만일 실수로 체액에 노출될 경우, 의료종사자는 예방치료를 받아야 한다(표 34.5). 사전노출 예방접종(PrEP)은 사람들이 HIV에 매우 높은 위험에 처할 때 주어진다. Tenofovir와 emtricitabine (Truvada)의 조합은 HIV 음성 환자가 HIV 양성 파트너 또는 주사제를 사용하는 HIV 양성 파트너로부터 HIV에 걸리지 않도록 돕기 위해 PrEP로 일일 사용이 가능하도록 FDA로부터 승인된 것이다. PrEP를 규정된 대로 사용

용량표

항바이러스약물(비 HIV)

약물명(임신범주)	약리학적 분류	상용량	적응증
acyclovir (Zovirax) (B)	Antiherpesvirus	**성인** IV: 5~10mg/kg, 매 8시간마다 7~10일 PO: 200~800mg, 매일 1일 5회씩 7~10일	성기헤르페스, 점막피부헤르페스 및 헤르페스 뇌염을 포함한 HSV-1 및 HSV-2 감염, 대상포진, 급성기 고농도요법, 바이러스 억제를 위한 저농도요법
amantadine (Symmetrel) (C)	Antiinfluenza	**성인** 1일 100~200mg 또는 두 번에 나눠서	인플루엔자 A
ganciclovir (Cytovene) (C)	Antiviral	**성인** IV: 5mg/kg/day,12~24시간 간격으로 나눠서 PO: 1일 1,000mg 3회	CMV 망막염의 치료 또는 유지
oseltamivir (Tamiflu) (C)	Antiinfluenza	**성인** 5일에 걸쳐 75mg 1일 2회	인플루엔자 A 또는 B
ribavirin (Virazole) (X)	Anti-RSV	**소아** 에어로졸: 하루 지속적으로 1일당 12~18시간에 걸쳐 3~7일 동안 투여	입원한 영아 및 유아의 심각한 RSV 감염
zanamivir (Relenza) (C)	Antiinfluenza	**성인** 흡입[a]: 1일 2회 10mg	인플루엔자 A 또는 B

[a]만일 해당된다면 먼저 기관지 확장제 흡입기를 사용한다.
HIV, Human immunodeficiency virus; HSV-1, HSV-2, herpes simplex virus types 1 and 2; RSV, respiratory syncytial virus.

하면 HIV 예방에 효과가 높다는 연구결과가 나왔으며, 일관성 있게 복용하지 않았을 경우에는 그 효과가 훨씬 저하된다. HIV/AIDS와 관련된 주요 역학 개념은 Box 34.2에서 논의된다.

안전과 질 향상: 투약오류의 예방

철자가 비슷하거나 소리가 비슷한 약물: Zostrix와 Zovirax

유사한 약 이름인 Zostrix와 Zovirax를 혼동한 사건이 있었다. 환자는 자신이 성기헤르페스치료에 'Zostrix' 연고를 바르고 있었다고 하였고, 이에 의사는 그 강도를 명시하지 않은 채 Zostrix 연고를 처방하였다. 약국은 당시 처방할 수 있었던 유일한 강도의 Zostrix를 처방하였다. 그러나 간호사는 Zostrix가 고추에서 추출된 캡사이신이며, 성기헤르페스 병소에 이 연고를 사용하는 것은 적절하지 않음을 알고 있었다.

Zostrix는 관절통, 근육통, 관절염치료에 국소적으로 사용된다. Zovirax 5% 연고는 항바이러스제인 acyclovir의 국소적 형태로 성기헤르페스치료에 사용된다. 유사한 약물 이름들은 쉽게 혼동될 수 있다.

이 사건은 의약품 처방(예: 특정 농도 및 특정 사이트에 대한 적용)에서 지침을 명확히 하는 것이 얼마나 중요한지, 그리고 일반적 이름을 사용하는 것이 의약품 오류를 피하는 데 어떻게 도움이 될 수 있는지를 보여준다. 또한 이것이 간호사가 투여하고 있는 약물의 징후를 숙지하는 것이 얼마나 중요한지를 보여준다.

Modified from ISMP Medication Safety Alert: NURSE Advise-ERR, 2 (5), May 2004. Available at www.ismp.org/newsletters/nursing/issues/nurseadviseerr200405.pdf. Accessed June 11, 2017.

BOX 34.2 HIV 감염의 역학

바이러스 감염의 특징
- 바이러스는 쉽게 불활성화되며 체액으로 전파된다.
- 긴 전구기나 잠복기를 가진다.
- 바이러스는 증상이 나타나기 전에 전파될 수 있다.

전파
- 바이러스는 혈액, 정액, 질분비물에 존재한다.

위험군
- 정맥 약물 남용자, 여러 명의 동성과 이성의 파트너와 활발하게 성생활을 하는 사람, 성매매자, HIV 양성인 모성으로부터 출생한 신생아
- 1985년 이전 혈액과 장기 수혜자, 혈우병 환자(선별 프로그램 전)

지리학적 요인
- 계속적으로 세계적으로 퍼져 유행하고 있다.
- 특별한 계절적 양상이 없다(인플루엔자와는 다르다).

관리방법
- 항바이러스약물은 질환의 진행을 억제한다.
- 예방과 치료를 위한 백신은 연구 중이다.
- 한 사람과의 성생활이 전파를 제한한다.
- 멸균 주삿바늘을 사용한다.
- 수혈, 장기이식, 혈우병 환자들에게 응고인자에 대한 검사를 위한 대규모 선별 프로그램을 개발한다.

HIV, Human immunodeficiency virus.
Data from US Department of Health and Human Services. AIDSinfo (AIDS information website). Available at www.aidsinfo.nih.gov

HIV는 레트로바이러스군에 속해있으며, 이 군은 독특한 복제과정의 특징을 발견함으로써 명명되었다. 레트로바이러스는 모두 RNA 바이러스이며 복제과정 동안 역전사효소(reverse transcriptase)를 사용하는 특징이 있다. 이 효소는 바이러스의 RNA 유전체로부터 보체 DNA 분자의 합성을 촉진한다. 두 번째 효소인 인터그라제(integrase)는 바이러스 DNA가 숙주세포 DNA로 융합되는 것을 촉진한다. 이러한 두 DNA 융합체를 provirus라고 한다. 이것은 새로운 바이러스 RNA 유전체와 단백질을 생산하여 다른 숙주세포를 감염시키는 성숙한 비리온을 생성한다. 또 다른 중요한 효소는 단백분해효소(protease)로 바이러스 단백질 분자로부터 새로운 바이러스 RNA를 화학적으로 분리한다. 이러한 구성체는 처음에 하나의 거대한 고분자 가닥으로 합성된 후, 단백분해효소에 의해 분해되어 주요 구성 요소로 변한다. 그림 34.2는 HIV 비리온의 주요 구조이며, 그림 34.3은 HIV 비리온 복제과정의 단계를 설명한 것이다. 역전사효소는 숙주세포에서는 정상적으로 발견되지 않으며, 역전사효소와 인터그라제 모두 바이러스 자신에 의해 전달되는 효소이다. 복제과정을 '역전(reversal)'하므로 이 효소를 역전사효소로 명명하고, 이 바이러스군을 레트로바이러스로 명명하였다. 복제과정에서 역전사효소가 바이러스 RNA 게놈을 DNA 분자로 전사(transcription)하는 동안 퓨린과 피리미딘 염기가 배열될 때 오류가 많이 발생한다. 따라서 HIV 비리온들 사이에서 유전학적 돌연변이가 쉽게 나타나고, 바이러스가 약물과 환자의 면역체계 모두에 내성을 갖게 된다. 이러한 돌연변이로 인하여 바이러스 백신의 개발이 어렵다. HIV를 치료하는 약물들을 항레트로바이러스약물이라 한다.

치료되지 않거나 치료에 내성을 지닌 HIV 감염의 경우 결과적으로 심각한 면역계 부전을 초래하는데, 이는 이차적 기회감염에 의해 사망으로 연결된다. AIDS는 종종 수년의 진행과정을 거친다. CDC와 WHO와 같은 다양한 건강 단체들이 감염 '단계'를 설명하는 분류 시스템을 구축하였다. 가장 최근에 발효된 WHO의 시스템의 경우 감염단계를 다음과 같이 4단계로 구분한다.

- 1단계: 무증상 감염
- 2단계: 초기, 일반적 증상
- 3단계: 중등도 증상
- 4단계: 심각한 증상, 종종 사망 초래

그림 34.4는 HIV 감염의 4단계와 대략적으로 상관관계가 있는 내용을 보여주고 있다. 이 그림은 치료를 받지 않는 환자에서 단계에 따른 가상의 질병 진행을 보여준다. 효과적으로 약물치료를 받은 환자들은 모든 단계에서 진전이 되지 않거나, 적어도 이러한 진행이 상당히 느려진다(년 단위로). 항레트로바이러스약물요법의 발달로 인해 HIV 감염의 장기 생존자 수가 많이 증가되었다. 고활성 항레트로바이러스요법(highly active antiretroviral therapy, HAART)은 항레트로바이러스약물의 병합(칵테일요법)을 말하며, 지금은 HIV 감염 환자를 치료하는 데에 표준으로 이용되고 있다. 병합요법(HAART)은 보통 HIV 감염이 확진되면 바로 시작한다. 기회감염은 감염 특이적 항균제로 치료를 시작한다. 기회감염에 대한 예방적 치료 역시 흔하며, 환자의 CD4 수치가 200cells/mm^3 이하로 떨어질 때 시행한다. 카포시육종이나 림프종과 같은 기회적 악성종양 역시 방사선이나 수술뿐만 아니라 특정 항신생물 약물로 치료한다(방사선치료 혹은 수술을 하는 경우 또한 포함하여 40장과 41장에서 다룰 것이다). 장기 생존은 감염 후 최소 10~15년 동안 HIV 감염상태에서 생존하는 경우로 정의한다. 효과적인 항HIV백신을 개발하려는 연구들이 전 세계에서 시도되고 있다. 그러나 효과적인 HIV 백신이 언제 개발될지 알 수 없는 상황이다.

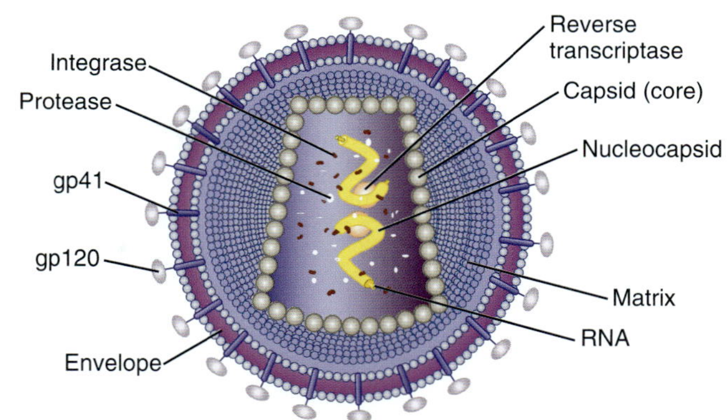

그림 34.2 HIV. 핵심 캡시드 안에 이배수, 단일가닥, 양성가닥 RNA는 핵단백질에 복합체를 구성한다.

gp, Glycoprotein. From Dorland's illustrated medical dictionary, [2012]. [32nd ed.] Philadelphia, Saunders.

HIV 감염치료약물

DRUGS USED TO TREAT HIV INFECTION

HIV가 전염병으로서 퍼지는 것에 대한 대중의 인식과 절박함의 증가는 면역학과 약리학 분야에서 더 많은 연구가 진행되도록 자극하였다. 이는 일반적인 항바이러스약물들과 함

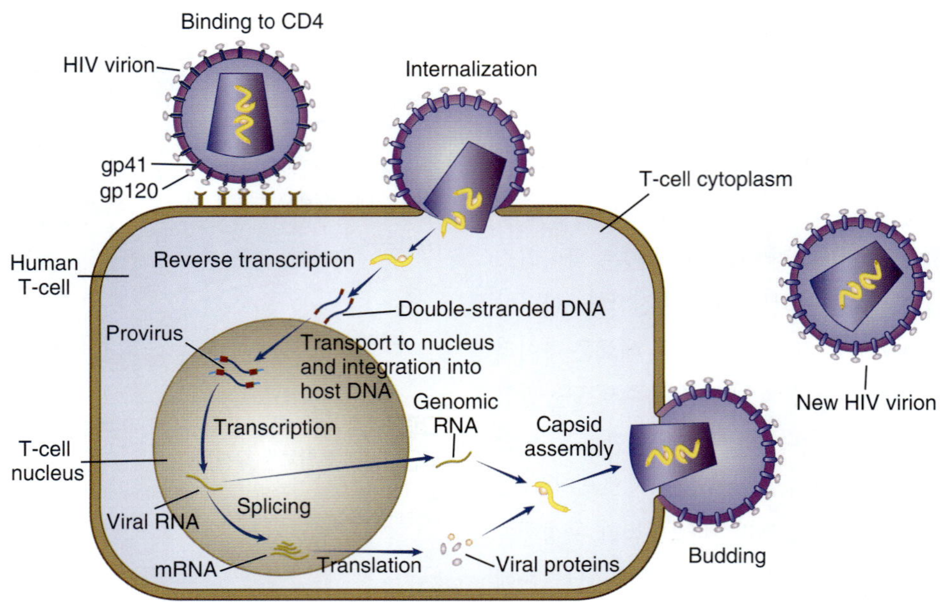

그림 34.3 HIV의 생애주기. 세포외막 단백질 gp120은 막경유 단백질 gp41이 세포막의 바이러스외막의 융합을 중개하는 동안 T림프구나 단백 식세포의 표면에 있는 CD4와 결합한다.

DNA, Deoxyribonucleic acid; gp, glycoprotein; mRNA, messenger RNA. (From Dorland's illustrated medical dictionary (2012, 32nd ed.). Philadelphia: Saunders.)

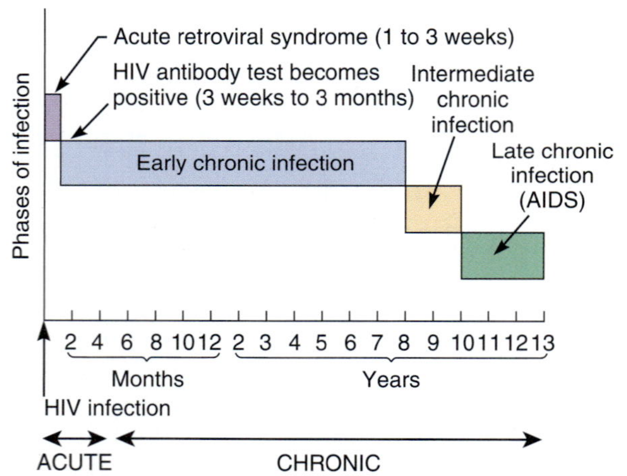

그림 34.4 치료하지 않은 HIV 감염의 경과. 감염시점에 나타나는 임상증세.

From Lewis, S. L., Dirksen, S. R., Heitkemper, M. M., et al. Medical-surgical nursing: Assessment and management of clinical problems (8th ed). Philadelphia: Elsevier.

께, 몇몇 효과적인 항레트로바이러스약물의 개발로 이어졌다. 새로운 약물 조합이 수명을 연장시켰지만, 이러한 약물은 자주 상당한 독성을 수반한다. 그리고 HIV/AIDS는 아직까지도 완치가 가능한 질병으로 고려되지 않는다. 현재 항레트로바이러스약물에는 역전사효소 억제제, 프로테아제 억제제, 융합 억제제 및 가장 최근에 추가된 분류인 진입 억제제(entry inhibitor)–CCR5 coreceptor 길항제와 HIV 인터그라제 가닥 전환 억제제 등의 다섯 가지 분류가 있다. 역전사효소의 하위분류군으로는 뉴클레오시드 역전사효소 억제제(nucleoside reverse transcriptase inhibitor, NRTI)와 비뉴클레오시드 역전사효소 억제제(non–nucleoside reverse transcriptase inhibitor, NNRTI)가 있다. 이러한 약물군의 약들은 사용을 용이하게 하기 위해 단일 약물 용량으로 병용된다. 표 34.4에 약물과 약물군이 기술되어 있다. 2012년에 FDA는 Truvada를 고위험군 환자에 대해 HIV 예방에 사용할 수 있는 약물로서 승인하였다. Cobicistat (Tybost)는 다른 항레트로바이러스약물과 결합해 Reyataz (atazanavir) 또는 Prezista (darunavir)의 약 수준을 높이는 촉진제로 쓰인다. Prezcobix (darunavir and cobicistat)도 이용할 수 있다. HIV 약물치료는 빠르게 변화하고 있으며, 독자는 최신 치료법과 최신 약물 조합에 대해 http://aidsinfo.nih.gov/guidelines을 참조하도록 한다.

작용기전 및 약물효과

Mechanism of Action and Drug Effects

HIV/AIDS는 매우 복잡한 질환이지만 약물의 작용기전은 간단하고 분명하다. 각각 약물 분류의 이름은 바이러스 복제과정을 억제하는 역할에 대해 상기할 수 있도록 한다. 예를 들면 역전사효소 억제제는 역전사효소의 작용을 억제한다. 역

표 34.4 HIV 치료에 사용되는 항바이러스약물

일반명	상품명
뉴클레오시드 역전사효소 억제제	
abacavir	Ziagen
abacavir/lamivudine	Epzicom
abacavir/zidovudine/lamivudine	Trizivir
didanosine (enteric coated)	Videx EC
didanosine (dideoxyinosine)	Videx
emtricitabine	Emtriva
lamivudine	Epivir
stavudine (d4t)	Zerit
tenofovir	Viread
tenofovir/emtricitabine	Truvada
zidovudine	Retrovir
비뉴클레오시드 역전사효소 억제제	
delavirdine	Rescriptor
efavirenz	Sustiva
etravirine	Intelence
nevirapine	Viramune
프로테아제(단백효소) 억제제	
atazanavir	Reyataz
darunavir	Prezista
fosamprenavir	Lexiva
indinavir	Crixivan
lopinavir/ritonavir	Kaletra
nelfinavir	Viracept
ritonavir	Norvir
saquinavir mesylate	Invirase
tipranavir	Aptivus
융합억제제	
enfuvirtide	Fuzeon
진입억제제-CCR5 Coreceptor 길항제(CCR5 길항제)	
maraviroc	Selzentry
HIV Integrase Strand Transfer Inhibitor(인테그라제 억제제)	
dolutegravir	Tivicay
elvitegravir	Vitekta
raltegravir	Isentress
복합제	
efavirenz/emtricitabine/tenofovir	Atripla
abacavir/lamivudine	Epzicom
abacavir/lamivudine/zidovudine	Trizivir
lamivudine/zidovudine	Combivir
lopinavir/ritonavir	Kaletra
Elvitegravir/cobicistat/emtricitabine/tenofovir	Stribild
Darunavir/cobicistat	Prezcobix
abacavir/dolutegravir/lamivudine	Triumeq

HIV, human immunodeficiency virus.

전사효소는 RNA 유전체로부터 새로운 바이러스 DNA 분자들의 합성을 촉진한다. 프로테아제 억제제는 프로테아제 레트로바이러스 효소를 억제한다. 이 효소는 바이러스 복제에 필요한 과정에서 단백질 분자 사슬의 붕괴를 촉진한다. Lopinavir와 ritonavir가 모두 포함된 프로테아제 억제제도 있다. Ritonavir는 lopinavir의 cytochrome P-450 중개의 효소대사를 억제한다. 융합억제제는 바이러스 융합을 억제하는 방향으로 작용한다. 진입 억제제-CCR5 coreceptor 길항제나 CCR5 길항제는 세포로 진입하기 위해 HIV 비리온이 이용하는 CD4에 있는 type 5 chemokine coreceptor에 선택적이고, 가역적으로 결합하여 작용을 나타낸다. 인터그라제 가닥 전환 억제제는 인테그라제 억제제로 불리며, 효소 인테그라제를 억제함으로써 인간 DNA로 provirus 유전자가 융합되는 것을 방해한다.

현재까지 가장 효과적인 치료방법은 HAART이다. HAART는 적어도 3개의 약물을 사용한다. 가장 흔히 권고되는 병용약물은 2개 또는 3개의 NRTI, 2개의 NRTI에 1개 또는 2개의 프로테아제 억제제, 1개 또는 2개의 프로테아제 억제제와 NRTI에 NNRTI를 추가한다. HAART의 효용성에도 불구하고, 주치의들은 만일에 일어날 수 있는 주요 약물 불내성(유해효과 참조) 혹은 약물내성 등의 현상에 대비해 주어진 약물요법에 변화를 가할 필요가 있다. 특히 한 약물요법이 지속적으로 행해질 경우에는 어느 약물요법에 대해서도 HIV 가닥이 내성을 지니게 되는데, 이는 환자의 HIV 가닥이 시간이 지나면서 여전히 진화하고 변이될 수 있기 때문이다. 약물내성의 징후로는 관리하에서 주어진 약물요법의 지표대로 약물을 복용한 환자에서 CD4 수치의 감소와 바이러스 양의 증가가 있다.

모든 항레트로바이러스약물은 바이러스 양을 줄인다는 점에서 유사한 치료효과를 지닌다. 50copies/mL 이하의 바이러스 양은 바이러스가 거의 발견되지 않는 것으로 간주되며, 이는 항레트로바이러스요법의 1차 목표이기도 하다. HIV 감염 환자들은 의사의 광범위한 교육 및 감염질환에 대한 전문적인 약물치료에 따라야 한다. 치료가 효과적일 경우, 사망률과 기회감염 발생을 유의하게 낮출 수 있으며, 환자의 신체활동을 향상시키고, T세포 수를 유의하게 증가시킨다.

적응증 Indications

최근의 항레트로바이러스약물들의 적응증은 간혹 B형간염의 경우도 있으나 대부분 활성화된 HIV 감염이다. 감염된 산모의 예방적 항레트로바이러스치료는 영아 감염을 최소 3분의

2로 감소시키는 것으로 나타났으며, 일반적으로 산모나 영아에게 해롭지 않다. 또한 일반적으로 생후 6주 동안 신생아를 대상으로 예방접종을 실시할 수 있다. HIV 감염이 확인된 유아와 아동은 대개 약물치료를 계속해야 한다. 예방요법은 병원 직원과 HIV에 노출될 가능성이 있는 고위험 영아에게 실시한다[예: 병원에서의 바늘찔림손상(표 34.5)].

금기증 Contraindications

HIV 감염의 잠재적인 치명적 결과 때문에 심각한 약물알레르기나 기타 불내성 독성만이 흔한 금기에 해당한다. 환자가 약물에 대해 특히 불내성을 지닐 경우를 대비하여 현재 대부분의 항레트로바이러스약물군은 선택할 수 있는 몇몇 대안 약물이 있다.

유해효과 Adverse Effects

흔한 항레트로바이러스의 유해효과는 표 34.2에 열거되어 있다. 유해효과 때문에 약물요법을 수정하는 것은 꽤 흔한 일이다. 목표는 환자의 감염상태를 가장 잘 조절할 수 있는 요법을 찾는 것과 가능한 한 약물 유해효과를 견뎌내는 것이다. 각 환자들의 약물내성도는 다양하며, 이는 시간이 지나면서 바뀌기도 한다. 그러므로 약물요법은 반드시 전략상 개개인에게 맞춰져야 하며, 환자의 병 진행단계에 따라 발전시켜야 한다.

미국의 HIV 감염 환자의 대략 25%는 HIV 환자에게 더 심각한 증세를 가져오는 C형간염에도 감염되어 있다. HAART는 C형간염 관련 간질환으로 인해 증가된 사망률과 밀접하게 연관되는데, HIV 약물은 해당 약물이 간을 통해 신진대사될 때 간에 가닥을 만들기 때문이다.

프로테아제 억제제의 주요 유해효과는 지방이상증(lipodystrophy) 또는 피하지방 저장의 재분배를 포함한 지질 이상이다. 이는 환자에게 외형적으로 바람직하지 않은 결과를 초래하는데, 그 예로 목 뒤쪽의 혹, 골격만 남은 얼굴과 같은 외모를 포함한다. 또한 고중성지질혈증과 같은 이상지질혈증이 발생하고, 인슐린 저항성과 2형 당뇨 증상이 초래된다. 프로테아제 억제제에서 NNRTI로 바꾼 환자는 항레트로바이러스 효능의 감소 없이 이러한 증상을 감소시킬 수 있다. 장기적인 질병 생존 때문에 장기간의 항레트로바이러스 약물치료가 증가되는 것은 이러한 약물들과 연관된 또다른 장기간의 유해효과인 골탈회(bone demineralization)와 골다공증을 유발할 수 있다. 이러한 상태가 나타날 경우 칼슘, 비타민 D

표 34.5 직업적 HIV 노출 시 예방적 용법에 대한 권고

노출 종류	원인	예방	치료
HIV에 대한 모든 직업상의 노출	눈으로 보이는 혈액이나 기타 잠재적으로 감염된 체액이나 조직	권장	Raltegravir + Truvada (emtricitabine and tenofovir)

NOTE: Recommendations vary and change often, and the reader is referred to the CDC website (www.cdc.gov) for updated guidelines.
HIV, Human immunodeficiency virus.

및 비스포스포네이트(bisphosphonates, 47장 참조) 등과 같은 골다공증에 대한 표준 약물요법을 통한 치료가 요구된다.

상호작용 Interactions

HIV 약은 수많은 약물상호작용에 관여하고 있으며, 그 중 다수는 증세가 심각하고 대안요법이 필요하다. 항레트로바이러스약물과 기타 항바이러스약물의 상호작용은 표 34.3을 참고한다.

용량 Dosages

항바이러스약물요법은 빠르게 변화하고 용량과 질환이 복잡하기 때문에 선별된 용량만을 기술한다(용량표 참조). 용량에 대한 최신 약물 정보를 참고한다.

❖ 간호과정 NURSING PROCESS

◆ 사정 Assessment

항바이러스약물을 투여하기 전에 간호사는 신체적 · 의학적 사정 및 투약력을 사정해야 한다. 그리고 모든 약물에 대한 알레르기에 대해 기록한다. 환자의 영양상태와 기초 활력징후를 사정해야 하는데, 이는 특히 환자가 면역저하상태일 경우 바이러스 질환이 생리학적으로 미치는 심각한 영향 때문이다. 금기, 주의사항 및 약물상호작용에 대해 사정한다.

비 HIV 항바이러스약물의 사용과 관련된 사정에서 환자에게 약물알레르기 여부를 묻도록 한다. 치료를 시작하기 전에 에너지 수준, 체중 감소, 활력징후와 눈에 보이는 병소 특성을 사정한다. 또한 기초적인 비교에 대한 기록을 해야 한다. Amantadine은 12세 미만 소아에게 사용하지 않기 때문에 환자의 나이 역시 사정에 있어서 중요하다. Cidofovir는 신장기능 사정이 필요하며, 신장기능에 문제가 있거나 다른 신장

용량표

HIV/AIDS 치료제

약물명(임신범주)	약리학적 분류	상용량
enfuvirtide (Fuzeon) (B)	융합억제제	**성인** Subcut: 90mg 매일 2번
indinavir (Crixivan) (C)	프로테아제 억제제	**성인** PO: 800mg 8시간마다
maraviroc (Selzentry) (B)	CCR5 길항제	**성인** PO: 300mg 매일 2번
nevirapine (NVP) (Viramune) (C)	비뉴클레오시드 역전사효소 억제제	**성인** PO: 200mg 매일 14일간, 이후 매일 2번
raltegravir (Isentress) (C)	인테그라제 억제제	**성인** PO: 400mg 매일 2번
tenofovir (Viread) (B)	뉴클레오티드 역전사효소 억제제	**성인** PO: 300mg 매일 1회
zidovudine (AZT, ZDV) (Retrovir) (C)	뉴클레오시드 역전사효소 억제제	**임산부** PO: 분만 전까지 임신기간 동안 100mg 5번 매일, 이후 2mg/kg을 IV bolus로 1시간 이상 주고 난 후 제대결찰을 할 때까지 1mg/kg/hr를 IV로 줌

AIDS, Acquired immunodefi ciency syndrome; CCR5, chemokine receptor 5; HIV, human immunodefi ciency virus.

독성 약물을 사용하는 환자에게는 금기이다. Ribavirin은 기형아 출산 가능성이 있기 때문에 임산부에게는 물론 그 배우자에게도 금기이며, 임신 동안이나 임신할 가능성이 있는 병원직원이 이 약을 다루는 것 또한 삼가야 한다. Ribavirin의 경우, 객담을 이용한 호흡기 분비물 분석이 약물요법을 시작하기 이전에 진단 목적으로 시행될 수 있다. 호흡기질환과 함께 호흡음, 호흡수, 호흡양상, 기침, 객담, 열을 포함한 활력징후도 사정하고 기록한다. Ganciclovir의 용량에 따른 독성은 골수억제이므로 적혈구, 백혈구, 혈소판을 포함한 혈액세포 수치의 세심한 검토가 필요하다. Foscarnet과 cidofovir는 신장 독성 가능성 때문에 혈액요소질소(BUN), 혈청크레아티닌, 예상된 사구체여과율(GFR)의 신장기능을 사정해야 한다.

Acyclovir를 주기 전, 활력징후와 투약력을 철저히 조사해야 한다. 약물의 사용으로 통증이 감소되므로 약물을 투여하기 전에 zoster 병소와 관련된 통증 정도를 사정한다. Famciclovir 역시 알레르기에 대한 사정이 필요하다. 인플루엔자바이러스 유형 A와 B에 대해 유용한 oseltamivir와 zanamivir는 독감 증상 발생 후 2일 이내에 처방된 대로 투약해야 한다. 따라서 증상 표시와 발병 날짜에 대한 사정은 효과적인 사용에 있어 가장 중요하다. Ganciclovir는 골수 억제와 관련이 있으므로 사용 전 및 사용 중에 CBC를 사정한다.

Interferon, ribavirin과 함께 만성 C형간염치료에 사용되는 simeprevir (Olysio)는 sulfa성 화학물질을 함유하고 있어, sulfonamides에 대한 잠재적인 약물알레르기 여부를 사정하는 것이 중요하다. 또한 아시아계의 환자들이 더 높은 수준의 약을 경험하며, 따라서 더 많은 부작용을 가지고 있기 때문에 인종적-민족성을 사정하는 것이 중요하다. 강력한 CYP3A4 억제제/유도제인 의약품과의 상호작용을 사정한다. 특정 효소 '3A4'는 2장의 표 2.5를 참조하면 CYP3A4 억제제/유도제로 간주되는 일부 약물의 목록을 확인할 수 있다. C형간염치료에도 쓰이는 sofosbuvir (Sovaldi)는 '돌파구적인' 약물로 여겨져 다른 치료제와 병행해 사용될 것이다. 피로와 두통의 역효과로 인한 기준 에너지 수준과 기존 두통의 불만 사항을 사정한다. Simeprevir와 마찬가지로, CYP3A4 유도체와 약초제품인 St. John's Wort와의 약물상호작용이 있다. 만성 B형간염에 사용되는 telbivudine (Tyzeka)은 신장기능의 평가가 필요하며, 환자가 신장기능을 변화시킨 경우 후속 투여량 조정이 필요하다. 신장독성 약물과 동시에 사용하는 경우에는 신중한 사용이 필요하다.

HIV 항바이러스약물을 사용하거나 항레트로바이러스약물의 경우, 알레르기, 주의사항, 금기증 및 약물상호작용에 대해 주의 깊게 사정한다. HIV 감염의 심각성과 치명적 경과의 잠재적 위험성 때문에 심각한 약물알레르기와 기타 독성이 주요 금기이다. 프로테아제 억제제를 사용할 때는 환자의 의학력, 활력징후, 기초 체중, 알레르기, CBC, 신장 및 간 기능검사 결과에 대한 사정이 필요하다. 또한 이러한 검사결과는 일반적으로 치료의 각 단계마다 요구되며 그 결과를 정확하게 기록한다. 이러한 신체상에 대한 유해효과가 일어날 수 있으므로 환자의 정서상태와 지지체계(support system)에 대해 사정한다. 장기적인 사용으로 인한 골탈회 역시 또 다른 유해효과이므로 칼슘과 비타민 D 수치에 대한 사정 역시 약물 사용 전후와 약물 사용 중에 환자의 안전에 있어 매우 중요하다. Indinavir (Crixivan)에 대해서는 신장결석의 침전 위험이 있으므로, 과거 신장결석 이력 여부와 환자의 수화 정도를 사정한다.

항레트로바이러스약물인 maraviroc은 상호작용하는 약물이 많으므로 환자가 복용하는 약물 목록을 검토하는 것뿐만 아니라 알레르기 및 간기능 사정이 필요하다. Raltegravir는 근병증과 근육세포 붕괴를 일으키므로, 기초 골격근기능과 통증 수준을 파악하는 것이 환자의 안전에 있어 중요하다. 또한 기회감염의 가능성 때문에 기초 검사를 시행하며 열을 포함한 활력징후를 자주 확인한다. 주치의는 약물투여 전 · 중 · 후에 CBC와 기타 검사를 시행할 수 있다. 간기능에 문제가 있는 환자들에게는 tenofovir를 투여하지 않도록 한다. 골수억제는 zidovudine의 투여량을 제한하는 요소이므로 약물투여 전과 약물치료 중에 혈액세포 수치와 혈액응고검사를 하도록 한다.

이 장에서 설명한 약물들, 특히 HIV 감염을 제어하는 약물을 투여할 시 질병에 대해서 그리고 장기적인 심지어 평생의 약물치료가 필요하다는 것을 환자가 아는 것은 매우 중요하다. 또한 질병에 대한 환자의 지식 수준 및 환자의 교육 수준, 읽기 수준, 환자가 가장 잘 학습할 수 있는 방법, 지역사회자원과의 친밀감에 대한 사정은 환자교육을 효과적으로 수행하는 데 중요하다. 만성질환이 초래하는 심리적 영향 때문에 환자의 마음상태와 정서상태에 대해 사정하도록 한다. 가치체계, 사회적 패턴, 취미, 지지체계 및 영적 믿음에 대한 것도 기록한다. 현재의 경제 사정과 자원상태에 대해서도 사정해야 한다. 환자들은 사회적 서비스에 대해서도 알아야 하는데, 이는 건강보험이 부족하고 많은 약물이 평생 동안 투여되어야 할 것들이기 때문이다. 만성질환을 가진 환자들에 있어서 이러한 정보들의 통합은 완전하고 체계적인 간호계획을 수립하는 데에 도움을 준다

◆ 환자상태 Human Need Statements

1. 바이러스 감염의 병리학적인 2차적 허약과 관련된 신체활동의 변화와 불내성
2. 바이러스 감염, 전파, 치료, 장기 약물치료의 필요성에 대한 정보 및 경험의 부족과 관련된 자기결정의 변화와 감소
3. 바이러스 질환의 면역억제 효과 및 약물치료와 관련된 안전요구의 변화와 상해 위험

◆ 계획: 결과판정 Planning: Outcome Identification

1. 환자는 치료를 받는 동안 안위, 에너지, 활동수준의 증진된다.
2. 환자는 질병의 진행과 전파, 치료, 평생치료의 필요성에 대한 지식이 증가하였음을 표현할 수 있다.
3. 환자는 비 HIV 및 HIV 약물을 복용하는 동안 상해와 면역체계에 대한 손상에서 자유로움을 유지한다.

◆ 수행 Implementation

비 HIV 항바이러스약물을 투여받는 환자에 대한 적절한 간호중재는 연고, 흡입 분말 또는 정맥제나 경구용 형태의 약물을 투여할 때 적절한 방법을 사용하는 것이다. 약물을 투여하기 전후에 장갑을 착용하고, 손을 잘 씻는 것은 감염 부위의 오염과 감염의 전파를 예방하는 데 필요하다. 표준주의의 철저한 준수는 환자와 간호사 모두의 안전을 위해 중요하다. 항바이러스약물이나 항레트로바이러스약물뿐만 아니라 비 HIV 항바이러스약물의 사용은 중복감염을 일으킬 수 있으며, 간호사는 이를 예방하기 위해 감염상태를 지속적으로 모니터해야 한다.

경구용 항바이러스약물은 환자의 위장관 불편감을 최소화하기 위해 식사와 함께 제공해야 한다. 캡슐 형태의 약물은 실온에서 보관해야 하며 으깨거나 부숴서는 안 된다. Acyclovir는 여러 가지의 투약 형태가 가능하며, 약물마다 철자가 미묘하게 다르므로 특정 약물과 용량 형태를 처방하기 전 약물 이름을 반드시 한 번 더 확인해야 한다. 국소투여 형태(예: acyclovir)는 자기접종(autoinoculation)을 예방하기 위해 손가락덮개나 장갑을 착용하고 발라야 하며, 눈에 접촉하지 않도록 해야 한다. 정맥용 acyclovir는 실온에서 12시간 동안 안정적이며 냉장상태에서는 종종 침전된다. 정맥주입 시 5% 포도당이나 생리식염수에 희석하고 주의하여 투여하도록 한다. 빠른 속도의 주입은 신세뇨관을 손상시킬 수 있으므로 1시간 이상에 걸쳐 주입하는 것이 권장된다. 약물 관련 신장결석을 예방하기 위해 약물을 주입하는 동안과 주입 후 수시간 동안 적절한 수분을 공급해야 한다. 또한 정맥 부위를 계속 사정한다. 발적, 열감, 통증, 부종, 붉은 선 등은 정맥염의 가능성을 나타내므로 기록하고 주치의에게 알린다. 그리고 병소의 특징을 기록한다. 수두 및 대상포진이 있는 경우에는 적절히 격리하고 안위를 위해 진통제를 투여한다. Acyclovir의 흔한 유해효과로는 오심, 설사 및 두통이 있다. 안위 정도를 체크하는 것이 필요할 수 있다.

Amantadine과 기타 항바이러스약물은 전체 치료과정 동

안 잘 복용해야 하며, 투약시간을 잊어버렸다면 기억나는 즉시 복용하거나 가능한 한 빨리 의사를 만나 상담하여야 한다. 항콜린효과로 인해 입 안이 마르는 경우 무설탕 사탕이나 껌을 씹는 것이 도움이 된다. 치실을 이용한 구강 간호와 정기적으로 예방적 치과 방문을 하도록 한다. 침 대체물이 필요할 수 있으며, 구강건조가 2주 이상 계속 된다면 차후 관리방법을 위해 의사와 상담해야 한다. 또한 기립저혈압이 발생할 수 있으므로 치료 중 체위성 혈압을 포함한 활력징후를 모니터하는 것이 중요하다. Ganciclovir를 정맥주입 시 5% 포도당이나 생리식염수에 희석하여 농축시켜 주입하고, 처방된 주입시간을 준수하도록 한다. 혈관 자극을 최소화하기 위해 큰 정맥에 투여한다.

Ganciclovir 용액을 다룰 때 눈이나 점막, 피부에 닿는 것을 피하며, 약을 다루거나 준비할 때 라텍스 장갑과 눈보호 안경을 착용한다. 약물이 묻으면 눈은 물로 씻어내고, 다른 부위는 물과 비누로 철저히 씻는다. 미국 산업안전보건청(The Occupational Safety and Health Administration, OSHA)은 눈에 자극이 되거나 부식성이 있는 위험한 화학물질을 취급하는 모든 작업장에는 눈세척시설을 설치할 것을 요구하고 있다. 자세한 내용은 www.osha.gov을 참조하도록 한다. 골수 독성의 가능성이 있으므로 치료 중에 혈액 수치를 포함한 검사 수치를 모니터한다. Ribavirin은 비강과 경구 흡입으로 복용하지만 임신한 여성에게는 투여하지 않으며, 임신부나(혹은 임신 예정인) 병원 직원이 다루지 않도록 한다. 경미한 기관지경련으로 인한 천명음과 같은 호흡음의 변화를 지속적으로 모니터한다. 항바이러스약물을 투여할 때 약물의 처방지시를 세심하게 검토해야 하는데, 이는 약물의 철자가 비슷하거나 발음이 비슷하기 때문이다. 예를 들어 acyclovir는 valacyclovir 혹은 famciclovir와 혼동될 수 있다. 인플루엔자를 치료하기 위해 oseltamivir와 기타 비 HIV 항바이러스약물을 복용할 때, 인플루엔자 증상이 처음 발견된 지 2일 안에 투약을 시작하는 것이 가장 효과적이다.

Ribavirin을 투여받는 환자와 작은 입자 에어로졸 발생기(small particle aerosol generator, SPAG)를 통해 호흡기융합바이러스(respiratory syncytial virus) 치료를 위한 유사약물들을 투여받는 환자들에게는 약물 혼합방법과 투여방법을 정확하게 교육한다. Ribavirin과 같은 약물(특히 ribavirin 분말제제일 경우)은 제조업자의 지침에 따라 혼합해야 한다. 기구에 남겨진 오래된 용액은 새 약물을 추가하기 전에 버려야 한다. 에어로졸 발생기는 투여 후 남은 용액은 버리고 24시간마다 교환한다. SPAG 기구를 사용하는 약물은 매일 12~18시간 동안 7일간 투여하며, 증상 발생 3일 이내에 시작한다. SPAG와 흡입 ribavirin에 대한 완전한 논의에 대해서는 www.idmp.ucsf.edu를 참조한다. 인공호흡기를 사용하는 환자는 이 약물의 사용에 관한 금기사항이 많으며, 특별히 훈련받은 건강관리전문가들만이 투여할 수 있다. 인공호흡기 안에 떨어지는 물방울은 자주 비워야 하며, 간호사는 환자가 인공호흡기치료 중이든 아니든 이 약물을 흡입형태로 투여받는 환자의 호흡음을 항상 모니터해야 한다. Zanamivir는 Diskhaler라는 기구를 사용하여 흡입해 투여한다. 환자가 제일 처음에 완전하게 숨을 내쉬는 것이 중요하다. 이후 치아 사이에 마우스피스를 물고 있는 동안 편안하게 혀를 아래로 하며, 환자는 입을 통해 숨을 깊게 들이 마시고 내쉬기 전에 가능한 한 오래 호흡을 멈추도록 한다. 입은 자극과 건조를 막기 위해 물로 헹궈야 하며, 이때 환자가 Diskhaler쪽으로 내뱉지 않도록 한다.

만성 C형간염 치료제인 simeprevir (Olysio)와 sofosbuvir (Sovaldi)를 함께 사용하면서 단일요법으로 사용해서는 안 된다는 점을 기억해야 한다. 어느 약이든, 주문할 때 매일 1회 복용하도록 되어 있다. Simeprevir는 위경련을 줄이기 위해 음식과 함께 먹는 것이 좋다. 광감도는 태양이나 광원의 자외선에 노출될 때 이 약물에 의해 촉발된 피부 반응(발진)이라는 것을 교육한다. 예방에는 자외선차단제와 보호복을 착용하거나 햇빛을 받지 않는 것이 포함된다. Sofosbuvir는 음식과 함께 복용하거나 또는 음식 없이 복용할 수 있으며, Telbivudine (Tyzeka)도 음식과 함께 또는 음식 없이 복용할 수 있다.

HIV 항바이러스약물 또는 항레트로바이러스약물이라고 불리는 많은 약물이 있다. 투여 형태를 고려할 때 일부 약물들에 대해서는 특별한 지시사항과 취급지침이 있다. Zidovudine의 경우 간호사는 적혈구, 백혈구, 혈소판 및 기타 혈액 수치를 체크함으로써 골수억제의 유해효과를 모니터한다. 환자가 기회감염 징후와 증상(예: 호흡기 징후와 증상, 고열, 구강점막에 일어나는 변화)을 경험하는 경우 주치의를 즉시 방문한다. 환자가 두통을 겪을 수 있으므로 처방에 따른 적절한 형태의 진통제를 제공한다. 다양한 항바이러스약물과 연관된 유해효과는 표 34.2에 열거되어 있다.

필름 코팅 구강 제제는 환자가 변형시켜서는 안 된다. Ritonavir의 맛은 투약 1시간 전에 초콜릿 우유나 영양음료와 함께 혼합하면 개선될 수 있다. Ritonavir는 빛을 피해 보관해야 함을 환자와 그 가족에게 강조한다. 음식이나 우유와 함께 복용하는 것이 경구 zidovudine의 흡수를 방해하지는 않으나, 약물을 투여하는 동안 식도 궤양을 예방하기 위해 투약 30분 후까지 똑바른 자세로 일어나 있거나 침대머리를 올려 놓은 상태를 유지한다. 정맥투여 제제는 용액이 깨끗하고 다른 물질이 섞이지 않은 상태에서 사용하여야 한다. 그리고 적절한 용량, 희석 및 주입 시간을 지키도록 한다. 경구투여하는 경우에는 음식과 함께 먹도록 권고한다. Zidovudine과 다른 항레트로바이러스약물들은 일반적으로 항정상태(steady-state)를 유지하기 위해 처방에 따라 24시간 동안 일정한 간격으로 투여한다. 모든 경구용과 비경구용 투약 형태의 항레트로바이러스약물을 사용하는 경우 체중 변화, 식욕부진, 장운동과 양상의 변화뿐만 아니라 오심과 구토가 있는지 관찰해야 한다. Maraviroc과 tenofovir는 경구투여가 가능하며 처방대로 주어야 한다.

치료 전반에 걸쳐 항상 기억해야 할 치료목적은 환자가 가장 견딜 수 있는 유해작용과 함께 환자 개인의 감염을 최상으로 통제할 수 있는 치료요법을 찾는 것이다. 환자의 약물 순응도는 다르기 때문에 약물치료는 신중하게 개별화하여야 한다. 이러한 약물들과 관련된 간호중재는 다음과 같다. (1) 위장관, 신경계, 신장, 간과 같은 여러 장기에 초점을 두고 치료 과정을 통해 계속적으로 유해효과를 모니터한다. (2) Nevirapinem, zidovudine과 유사 약물들은 발진과 관련이 있다. 그러나 발진이 물집, 열, 권태감, 근육통, 구강 병소, 부종, 결막염 등을 동반한다면 의사와 즉시 상담해야 한다. (3) 만약 약물요법이 증상과 징후를 더 나쁘게 한다면 의사와 즉시 상담하고 약물 사용을 중지한다. HIV 약물 치료법은 끊임없이 변화하고 있으며, 참조할 만한 좋은 자료는 www.fda.gov/ForPatients/Illness/HIVAIDS에서 구할 수 있다. (4) 검사 수치(CBC, 신장 및 간 기능, HIV RNA 수치)를 지속적으로 모니터하고, 이상이 있는 경우 의사에게 보고한다.

◆ 평가 Evaluation

비 HIV 항바이러스약물과 HIV 항바이러스약물 또는 항레트로바이러스약물의 치료효과는 바이러스 감염증상을 감소시키거나 바이러스를 제거하는 것이다. 여기에는 인플루엔자 유사 증상과 헤르페스 병소의 확산, 기타 피부 병소의 빈도 감소뿐만 아니라 HIV 감염과 AIDS의 진행을 지연시키는 것도 있다. 치료가 성공적으로 이루어지면, 헤르페스 병소는 가피가 붙고 재발 빈도가 감소할 것이다. 또한 특정 항바이러스약물 또는 항레트로바이러스약물의 유해효과와 독성 발생에 대해 지속적으로 평가해야 한다. 유해효과에 대한 구체적인 설명은 표 34.2에 기술되어 있다. 목표와 결과가 일치하는지 확실하게 하기 위해 간호 계획은 계속적으로 재평가되어야 한다. 새로운 바이러스와 인플루엔자 증상과 관련된 CDC나 기타 정부 건강조직, 공중보건조직의 검토 보고에 지속적으로 관심을 가지도록 한다.

환자중심간호: 환자교육

- 항바이러스약물을 복용하고 있는 동안 어지럼의 유해효과에 대해 환자에게 주의시키고, 운전이나 주의를 요하는 활동에 참여하는 동안 주의하도록 교육한다. 모든 약물들은 처방대로 정확하게 모두 복용하도록 한다.
- 환자에게 OTC약물을 포함하여 약물상호작용에 대해 교육한다.
- 면역기능이 저하된 환자는 사람이 많은 곳과 감염된 사람이 있는 곳을 삼간다.
- HIV 양성인 사람과 같은 성전파성 바이러스 질환을 가진 환자에게 표준주의와 안전한 성생활 방법을 알려주어야 한다. 콘돔의 사용은 바이러스 감염과 기타 성전파성 질환의 예방을 위해 필요하다. 성기헤르페스가 있을 경우 성생활을 삼가야 한다.
- 성기헤르페스가 있는 여성 환자는 6개월마다 또는 바이러스와 치료의 효과를 모니터하기 위해 의사의 지시에 따라 Pap 검사를 시행하여야 한다.
- 환자에게 소변량의 감소, 경련, 실신, 황달, 숨가쁨, 비정상적인 손과 발의 감각변화, 구토, 설사와 같은 유해반응을 의사에게 보고하도록 한다.
- 환자에게 특별한 적용 방법(예: 안과약투여, 병소에 약물을 적용할 때 손가락덮개나 장갑의 사용, 호흡기 흡입 형태 사용)에 대한 적절한 시범과 보조기구를 이용한 교육을 제공한다. 약물을 적용할 때 장갑이나 손가락덮개를 사용하는 것과 병소의 전파를 예방하기 위해 세척이 필요함을 설명한다.
- 금기가 아닌 이상 하루에 3,000mL 정도의 수분을 섭취하도록 한다.
- 환자는 바이러스를 치료하는 것이 아니라 억제하는 항바이러스약물이 제공된다는 사실을 교육받아야 한다.
- 환자에게 재발하는 성기헤르페스나 대상포진의 첫 증상이 있을 때 (valacyclovir나 다른 항바이러스약물과 같은) 약물투여를 시작해야 함을 알려준다. 또한 증상이 발생한지 24~48시간 내에 치료하는 것이 증상을 완전히 치료하는 데에 있어 꼭 필요함을 설명한다.
- 호흡곤란, 급격한 혈압의 변화, 새로운 증상, 감염의 악화, 열이나 오한, 기타 흔하지 않은 문제들이 발생할 경우 즉시 의사에게 보고하도록 한다. 추후 예약의 중요성을 강조한다.
- Ribavirin (Virazole)은 기형발생(teratogenesis)과 관련이 있으며, 임산부나 약물에 노출되는 동안 임신이 될 수 있는 여성이 복용해서는 안 된다. 환자에게 이 문제에 대해 교육하고 적절한 피임 조치에 대한 교육과 상담을 제공하도록 한다.
- Simeprevir 사용과 관련된 광감성으로 인한 피부 반응의 예방에 대해 환자에게 교육한다.
- Telbivudine (Tyzeka)은 음식과 관계없이 복용할 수 있으며 피로, 두통, 설사, 메스꺼움, 근병증, 간염 등의 일반적인 부작용과 관련이 있다.

기억해야 할 사항

- 바이러스는 인간의 세포 안에서 살기 때문에 사멸시켜 치료하기 어려우며, 대부분의 항바이러스약물들은 바이러스의 복제를 억제함으로써 작용한다. 이 장에서 항바이러스약물들은 비 HIV 항바이러스약물 또는 HIV 항바이러스약물(항레트로바이러스약물)로 분류한다.
- 비 HIV 항바이러스약물에는 amantadine, rimantadine, acyclovir, ganciclovir, oseltamivir, zanamivir, ribavirin 등이 있다. HIV 항바이러스약물에는 enfuvirtide, indinavir, maraviroc, nevirapine, raltegravir, tenofovir, zidovudine 등이 있다.
- 항레트로바이러스약물은 처방자의 지시를 읽고 이해한 후, 심음, 신경학적 상태, 위장관기능뿐만 아니라 환자의 영양상태, 체중, 기초 활력징후 및 신장과 간기능 간호사정을 한 후 투여한다.
- 약물치료에는 안위 조치와 지지간호가 수반되어야 한다. 환자는 약물의 일정한 혈중 농도를 유지하기 위해 충분한 양의 물을 마시고 지시에 따라 24시간 약물을 투여해야 한다.

REVIEW QUESTIONS

1. During treatment with zidovudine, the nurse needs to monitor the patient for which potential adverse effect? (Select all that apply.)
   a. Retinitis
   b. Nausea
   c. Kaposi's sarcoma
   d. Headaches
   e. Bone marrow suppression

2. After giving an injection to a patient with HIV infection, the nurse accidentally receives a needlestick from a too-full needle disposal box. Current recommendations for occupational HIV exposure may include the use of which drug(s)?
   a. didanosine
   b. lamivudine and enfuvirtide
   c. emtricitabine and tenofovir
   d. acyclovir

3. When the nurse is teaching a patient who is taking acyclovir for genital herpes, which statement by the nurse is accurate?
   a. "This drug will help the lesions to dry and crust over."
   b. "Acyclovir will eradicate the herpes virus."
   c. "This drug will prevent the spread of this virus to others."
   d. "Be sure to give this drug to your partner, too."

4. A patient who has been newly diagnosed with HIV has manyquestions about the effectiveness of drug therapy. After a teaching session, which statement by the patient reflects a need for more education?
   a. "I will be monitored for side effects and improvements while I'm taking this medicine."
   b. "These drugs do not eliminate the HIV, but hopefully the amount of virus in my body will be reduced."
   c. "There is no cure for HIV."
   d. "These drugs will eventually eliminate the virus from my body."

5. After surgery for organ transplantation, a patient is receiving ganciclovir, even though he does not have a viral infection. Which statement best explains the rationale for this medication therapy?
   a. Ganciclovir is used to prevent potential exposure to the HIV virus.
   b. This medication is given prophylactically to prevent influenza A infection.
   c. Ganciclovir is given to prevent CMV infection.
   d. The drug works synergistically with antibiotics to prevent superinfections.

6. The nurse is reviewing the use of multidrug therapy for HIV with a patient. Which statements are correct regarding the reason for using multiple drugs to treat HIV? (Select all that apply.)
   a. The combination of drugs has fewer associated toxicities.
   b. The use of multiple drugs is more effective against resistant strains of HIV.
   c. Effective treatment results in reduced T-cell counts.
   d. The goal of this treatment is to reduce the viral load.
   e. This type of therapy increases the incidence of opportunistic infections.

7. The order for a patient who has a severe case of shingles is for acyclovir (Zovirax) 10 mg/kg IV every 8 hours for 7 days. The patient weighs 165 pounds. How much is each dose?

8. The nurse notes in the patient's medication history that the patient is taking sofosbuvir (Sovaldi) with ribavirin. Based on this finding, the nurse interprets that the patient has which disorder?
   a. Cytomegalovirus
   b. Genital herpes
   c. Chronic hepatitis C
   d. Respiratory syncytial virus infection

정답 1. b, d, e 2. c 3. a 4. d 5. c 6. b, d 7. 750mg per dose 8. c

참고문헌

REFERENCES

American Liver Foundation (June 2016). Advances in medications to treat hepatitis C. Available at www.hepc.liverfunction.org. (Accessed 9 August 2017).

Centers for Disease Control. PrEP. Available at www.cdc.gov/hiv/basics/prep.html. (Accessed 20 May 2018).

FDA Drug Safety Communication (2015). FDA warns of serious liver injury risk with hepatitis C treatments Viekira Pak and Technivie. Available at www.fda.gov/Drugs/DrugSafety/ucm468634.htm. (Accessed 24 September 2016).

Günthard, H. F., Aberg, J. A., Eron, J. J., et al. (2014). Antiretroviral treatment of adult HIV infection: 2014 recommendations of the International Antiviral Society—USA Panel. *JAMA: The Journal of the American Medical Association*, 312, 410.

European Association for Study of Liver. (2015). EASL recommendations on treatment of hepatitis C, 2015. *Journal of Hepatology*, 63, 199.

Hey-Cunningham, W. J., Murray, J. M., Natarajan, V., et al. (2015). Early antiretroviral therapy with raltegravir generates sustained reductions in HIV reservoirs but not lower T-cell activation levels. *AIDS (London, England)*, 29, 911.

Krilov, L. R. (2016). Respiratory syncytial virus infection treatment and management. *Medscape*. Available at www.emedicine.medscape.com. (Accessed 16 December 2018).

Monthly Prescribing Reference (MPR). Available at www.empr.com. (Accessed 9 August 2017).

University of California, San Francisco. (2013). Infectious diseases management program at UCSF: guidelines for use of inhaled ribavirin. Available at https://idmp.ucsf.edu/guidelines-use-inhaled-ribavirin. (Accessed 5 December 2018).

35

항결핵약물

ANTITUBERCULAR DRUGS

학습목표

이 장을 학습한 후 학생들은:

1. 결핵치료에 사용되는 다양한 1차 및 2차 약물을 확인한다.
2. 다양한 항결핵약물의 작용기전, 용량, 유해효과, 투여경로, 용량 관련 고려사항, 주의사항, 금기증, 약물상호작용 등에 대해 논의한다.
3. 항결핵약물을 투여받는 환자를 위한 모든 단계의 간호과정을 포함하는 간호계획을 세운다.
4. 결핵 및 항결핵약물에 대한 포괄적인 교육지침을 개발한다.

주요용어

Isoniazid 일차적으로 가장 흔히 처방되는 항결핵성 약물

결절(tubercle) 결핵의 특징적 병소로 작고 둥근 회색의 반투명한 육아종 병소이며, 대개 내부가 건락화하는 경향이 있음

결핵(tuberculosis; TB) *Mycobacterium*에 의한 감염성 질환

결핵균(tubercle bacilli) 막대 모양의 결핵성 세균의 또 다른 이름. *Mycobacterium tuberculosis*와 동의어

느린 아세틸화 반응자(slow acetylator) 결핵을 치료하는 데에 가장 많이 쓰이는 약물 isoniazid을 대사하는 데 필요한 효소의 결핍을 초래하는 유전적 결함을 가진 사람

다약제내성 결핵(multidrug-resistant tuberculosis; MDR-TB) 2가지 또는 그 이상의 약물에 대해 내성을 지닌 결핵

막대균(bacillus) 막대 모양의 세균(간균)

산소성(aerobic) 생명을 유지하는 데 산소가 필요한 특성

육아종(granulomas) 염증성 세포의 작은 결절성 집합체(예: 대식구, 림프구). 결핵(tuberculosis)과 같이 대개 명백하게 범위가 있는 것이 특징

항결핵약물(antitubercular drugs) *Mycobacterium* species에 의한 감염을 치료하는 데 사용되는 약물

결핵의 병태생리

PATHOPHYSIOLOGY OF TUBERCULOSIS

결핵(tuberculosis, TB)은 *Mycobacterium*으로 알려진 세균에 의한 감염질환이다. 결핵은 폐의 육아종(granulomas)이 가장 큰 특징이다. 이들은 뚜렷한 경계의 벽이 있는 염증세포의 결절성 축적물(nodular accumulations, 예: 대식세포, 림프구)이며, 그 중심부에는 치즈 같은(cheesy) 또는 건락변성(caseated)이 있다[카제인(casein)이라는 이름의 단백질은 치즈와 우유에 많이 들어 있음] 결핵의 원인이 되는 *Mycobacterium*균종은 *Mycobacterium tuberculosis* (MTB)와 *Mycobacterium bovis* 두 종류이지만 MTB에 의한 감염이 훨씬 더 흔하다. 또 다른 *Mycobacterium*균종으로는 나병의 원인인 *Mycobacterium leprae*와 *Mycobacterium avium–intracellulare* 복합체를 비롯한 여러 다른 mycobacteria 종이 있다. 이러한 세균들에 의한 감염은 공중보건 문제를 그리 많이 일으키지 않으므로 이 장에서 자세히 다루지는 않는다.

MTB는 산소성 막대균(aerobic bacillus)으로 성장과 번식에 많은 산소공급(aerobic)이 필요한 막대 모양의 미생물(bacillus)이기 때문에 *Mycobacterium* 감염은 산소공급이 매우 높은 폐에 주로 발생한다. 흔한 다른 감염부위로는 성장하는 뼈의 말단이나 뇌(대뇌피질)를 들 수 있다. 신장, 간, 비뇨생식기 등과 같은 인체 내 다른 조직과 기관은 감염이 드물다.

이들 결핵균(tubercle bacilli, MTB의 동의어)은 사람, 가축(bovine, 이 이유로 균종의 이름이 M. bovis이다) 또는 새(avian)를 통해 전파되며, 동물이나 새에 의한 전파보다 사람에 의한 전파가 더 흔하다. 결핵균은 감염된 사람이나 동물이 기침이나 코를 풀 때 방출되는 비말을 새로운 숙주가 흡입할 때 전달된다. 감염성 비말을 흡입한 뒤 감염은 혈액과 림프체계를 통해 감수성이 있는 장기에 전파된다. MTB는 매우 느리게 성장하는 미생물로, 대부분의 다른 세균감염보다 치료하기 어렵다. 사용되는 약물은 미생물을 직접 죽이기보다

는 성장을 방해함으로써 결핵을 치료한다. 매우 느리게 성장하는 미생물이 더 사멸시키기 어려운 이유는 그것이 빠르게 성장하는 미생물처럼 세포대사가 활발하지 않기 때문이다. 대부분의 세균을 사멸시키는 약물들은 미생물의 세포대사과정을 방해한다. 그러므로 약물감수성이 가장 큰 미생물은 대사활동 속도가 더 빠르다.

첫 감염은 1차 결핵 감염으로 간주되며 재감염은 질환의 만성형태를 나타낸다. 그러나 결핵이 세균에 노출된 모든 사람에게서 발생하는 것은 아니다. 일부 사례의 경우 세균이 석회화되거나 섬유화된 조직에 의해 차단된 채 잠복한다. 이 환자들의 경우 세균에 노출되었기 때문에 검사결과에서는 결핵 양성 반응이 나오겠지만, 세균이 휴면상태이므로 전염성이 있다고 보지는 않는다. 면역이 저하된 환자들에게 결핵은 파괴적이고 비가역적인 손상을 야기한다. 결핵의 진단 단계는 Box 35.1을 참고한다.

1953년 미국에서 국가 수준에서의 결핵 유병률을 보고하였다. 그 이후 결핵 발생은 1985년까지 감소되어 왔다. 이 시점에서 사람면역결핍바이러스(human immunodeficiency virus, HIV) 감염이 크게 유행하였고 HIV와 동시에 결핵에 감염된 환자들이 발생하였기 때문에 20년 만에 처음으로 결핵 발생률이 증가하였다. 이러한 기조는 1992년에 절정에 올랐으나, 그 이후로는 그 기세가 매년 감소하였다. 이것은 HIV 감염뿐만 아니라 결핵의 예방, 진단, 치료를 겨냥한 더욱 강화된 공중보건 노력의 덕분이다. 그러나 최근에는 나날이 증가하는 다제내성 결핵(multidrug-resistant tuberculosis, MDR-TB) 감염사례에 주목한다.

결핵의 성장과 유병률은 세계적으로 계속 증가하고 있으며, 결핵은 전 세계 인구의 3분의 1을 감염시킨다. 그것은 현재 단일 감염성 미생물에 의한 사망자의 수에서 HIV 감염에 버금간다. 세계보건기구(WHO)에 따르면 MDR-TB는 isoniazid와 rifampin은 모두에 내성이 있는 결핵으로 정의된다. MDR-TB 환자와 밀접 접촉한 사람들의 경우에도 치료해야 한다. 광범위 다제내성 결핵(extensively drug-resistant tuberculosis, XDR-TB)은 비교적 희귀한 형태의 MDR-TB이다. 이는 현재 최선의 1차 약물로 여겨지는 isoniazid와 rifampin과 그외의 2차 약물을 포함하여 결핵치료에 사용되는 거의 모든 약물에 내성이 있다. XDR-TB는 가장 강력한 1차 및 2차 약물에 내성이 있기 때문에 환자들은 훨씬 덜 효과적이고 종종 더 나쁜 치료결과를 갖는 치료 선택지를 갖게 된다. XDR-TB는 AIDS에 걸리거나 다른 면역이 결핍된 환자들에게 더욱 문제가 되는데, 이러한 환자들은 결핵에 걸릴 가능성이 더 높을 뿐만 아니라, 결핵으로 사망할 가능성도 더 높기 때문이다. 이러한 보건 위기에 여러 요인이 있지만 노숙인, 영양실조나 영양이 부족한 사람, HIV 감염자, 약물남용자, 암 환자, 면역억제약물 복용자, 위생이 좋지 않은 시설에서 집단으로 사는 사람들과 같이 감염에 특히 민감한 집단의 수가 늘어나고 있는 것이 한 가지 주요 요인이다. 이러한 모든 상황은 약물내성 감염에 걸리는 것을 용이하게 한다. 소수민족 집단의 구성원들은 백인 인구보다 더 큰 위험에 처해 있고 새로운 사례의 3분의 2를 차지한다. 아시아와 히스패닉계 이민자들이 고위험군이며, 미국의 외국인 획득 결핵 사례의 절반 이상을 차지하고 있다.

BOX 35.1 결핵의 진단

1단계: 투베르쿨린 피부반응검사(Mantoux test)

2단계: 피부반응검사 결과가 양성이라면 흉부방사선검사

3단계: 흉부방사선검사가 결핵을 나타낸다면 객담(sputum)[a]이나 위분비물의 배양검사

[a]항상균 도말검사보다 확실한 진단이 이루어질 때까지 결핵치료 및 예방이 필요한지를 판정하는 빠른 방법으로 가래를 검사한다.

항결핵약물

ANTITUBERCULAR DRUGS

모든 유형의 *Mycobacterium*에 의한 감염을 치료하는 약물을 항결핵약물이라고 하며, 1차 및 2차 약물의 2가지 범주로 분류한다. 1차 약물은 첫 번째로 적용되는 약물인 반면 2차 약물은 1차 약물에 내성이 있는 경우와 같이 좀 더 복잡한 경우에 사용한다. 항미코박테리아 작용(antimycobacterial activity), 효능, 잠재적 유해 및 독성효과에 따라 약물을 분류한다. Isoniazid는 1차 항결핵약물이며 가장 광범위하게 사용된다. 이 약물은 결핵의 예방 목적으로 단독으로 사용하며 결핵치료를 위해 다른 약물과 병합하여 사용하기도 한다. 다양한 1차 및 2차 약물은 Box 35.2에 열거되어 있다. 2가지의 결핵 관련 주사제가 있는데, 하나는 진단용이며 다른 하나는 백신으로, Box 35.3에 기술되어 있다.

약물 선택 시 가장 중요한 고려사항은 약물 내성 미생물과 약물 독성 가능성이다. 다음은 효과적인 치료를 위한 계획과 수행에서 중요한 점이다.

BOX 35.2 1차 및 2차 항결핵약물

1차 약물
- ethambutol
- isoniazid (INH)
- pyrazinamide (PZA)
- rifabutin
- rifampin
- rifapentine
- streptomycin

2차 약물
- bedaquiline
- capreomycin
- cycloserine
- ethionamide
- kanamycin
- levofloxacin
- ofloxacin
- para-aminosalicylic acid (PAS)

BOX 35.3 결핵 관련 주사제

Purified protein derivative (PPD): 결핵균 노출을 알아내기 위해 5 튜베르쿨린 단위(0.1mL)를 피내에 주사한다. 결핵균으로부터 유래된 단백질 침전물로 구성되었다. 양성 반응은 의사 이름에서 명명된 Mantoux 반응으로 알려진 주사 부위의 경결로 나타낸다(홍반이 아님).

Bacille Calmette-Guerin (BCG): *Mycobacterium bovis*의 불활성화 균주로부터 유래된 백신이다. 위험도가 높지 않기 때문에 일반적으로 미국에서는 사용하지 않지만 많은 나라에서 결핵예방으로 아동에게 사용된다. 감염을 예방하지는 않지만 활동성 결핵을 60~80%까지 감소시키는 것으로 나타나며 신체 전체에 감염이 퍼진 심각한 사례에서 더욱 효과적이다. 결핵 때문에 BCG 백신을 맞으면 결핵균 피부검사에서 BCG에 의해 위양성 반응(false-positive results)이 나올 수도 있다.

- 결핵의 발생을 예방하기 위해 환자의 검체에서 처음 분리된 *Mycobacterium*균종에 대한 약물감수성검사를 실시한다.
- 감수성검사 결과를 알기 전에 isoniazid, rifampin, pyrazinamide (PZA), ethambutol 또는 streptomycin으로 구성된 4가지 약물요법을 시작해야 하며 이렇게 4가지 약물을 함께 쓰는 것은 감염을 최소화하는 데 95% 정도 효과가 있다. 여러 약물의 사용은 미생물의 약물 내성 가능성을 감소시킨다.
- 일단 약물감수성 결과가 나오면 약물요법은 그에 따라 조정해야 한다.
- 환자의 약물요법 순응도가 낮고 약물의 유해효과가 크므로, 환자가 처방된 약물을 잘 복용하는지 여부 및 유해효과에 대해 주의하여 관찰한다.

작용기전 및 약물효과

Mechanism of Action and Drug Effects

항결핵약물의 작용기전은 약물에 따라 다르다. MTB에 작용하는 이러한 약물들은 단백질합성 억제, 세포벽합성 억제 또는 여러 기전에 의해 작용한다. 항결핵약물(antitubercular drug)을 작용기전에 따라 표 35.1에 열거하였다. 약물요법의 주 효과는 기침의 감소로 나타나며, 이로써 환자의 감염성이 감소된다. 이는 보통 약물요법 시작 후 2주 내에 일어나며,

표 35.1 항결핵약물: 작용기전

약물	특징
단백질합성억제제	
kanamycin, capreomycin, rifabutin, rifampin, streptomycin	Streptomycin과 kanamycin은 정상적인 단백질합성을 방해하며 불완전 단백질을 생산하게 한다. Rifampin과 capreomycin은 streptomycin, kanamycin과는 다른 경로로 단백질합성과정에 작용한다. Rifampin은 RNA 합성을 억제하며 DNA 합성 역시 억제한다. 인간세포는 *Mycobacterium* 세포처럼 민감하지 않으며 높은 약물 농도를 제외하고는 rifampin에 영향을 받지 않는다. Capreomycin은 리보솜에서 전위(translocation)을 방해하여 단백질합성을 억제한다.
세포벽합성억제제	
cycloserine, ethionamide, isoniazid	Cycloserine은 세포벽합성에 관련된 아미노산(D-alanine)을 억제한다. Isoniazid와 ethionamide는 세포벽 구성요소의 합성을 부분적으로 억제하지만 이 두 약물의 기전은 아직 확실하게 알려진 바가 없다.
기타 기전	
ethambutol, ethionamide, isoniazid, paraaminosalicylic acid, pyrazinamide	Isoniazid는 mycobacteria 세포에 흡수되어 isonicotinic acid로 가수분해를 일으킨다. Ethionamide는 isoniazid처럼 결핵에 유해한 효과를 나타내는 미콜산(mycolic acid)의 합성을 직접적으로 억제한다. Ethambutol은 지질합성에 영향을 끼쳐 미콜산이 세포벽으로 결합되는 것을 억제하고 따라서 단백질합성을 억제한다. Para-aminosalicylic acid는 엽산합성에서 para-aminobenzoic acid의 경쟁적 억제제로 작용한다. 결핵 억제에 있어 pyrazinamide의 작용기전은 잘 알려져 있지 않다. 이것은 정균 또는 살균작용을 일으키며 특정한 *Mycobacterium* 균주의 민감성과 감염부위에 도달하는 약물 농도에 의존한다.

이를 통해 환자의 결핵 균주가 약물에 감수성이 있다고 추정한다. 적절한 항생제치료를 통해 대부분의 결핵은 치료될 수 있다. 성공적인 치료를 위해서는 최소 6개월에서 최대 1년 동안의 항생제 처방이 있을 수 있다.

적응증 Indications

항결핵약물은 폐와 폐 외 결핵을 포함한 결핵 감염치료에 사용한다. 대부분의 항결핵약물은 임신부에 대한 효과에 대해 완전하게 시험을 거치지는 않았다. 그러나 임상적으로 결핵이 명백한 임신부에게 기형발생의 합병증 없이 치료하는 데에 isoniazid와 ethambutol를 병용하여 사용하고 있다. 임신 동안 사용해도 안전한 또 다른 약물인 rifampin은 질병이 좀 더 진행된 경우에 사용한다.

항결핵약물은 초기 결핵의 치료에 사용되는 것 외에도 치료실패와 재발관리에 효과적인 것으로 입증되었다. MTB 감염 이외에 *Mycobacterium* species에 의한 감염 역시 이 약물들로 성공적으로 치료되었다. 비결핵성 Mycobacteria 역시 항결핵약물에 감수성이 있다. 그러나 일반적으로 항결핵약물은 기타 종류의 *Mycobacterium* species에는 MTB처럼 효과적이지 않다.

요약하면, 항결핵약물은 일차적으로 결핵의 예방이나 치료에 사용된다. 이 약물의 효과는 감염의 종류, 적절한 용량, 충분한 치료기간, 약물요법의 준수, 효과적 약물 병용에 따라 달라진다. 각기 다른 항결핵약물의 적응증은 표 35.2에 열거되어 있다.

금기증 Contraindications

항결핵약물의 사용에 대한 금기증은 심각한 약물알레르기와 심각한 신장 및 간기능부전 등이다. 그러나 잠재적으로 치명적인 감염에 대한 치료의 긴급성은 어떠한 일반적인 금기증과도 균형을 이루어야 한다는 점을 알아야 한다. 극단적인 경우, 환자가 약에 대해 어느 정도의 알레르기가 있을 때 적어도 약물치료를 견딜 수 있게 지지요법을 하면서 약을 주는 경우가 있다.

표 35.2 항결핵약물: 임상적 용도

약물	임상적 용도
bedaquiline	MDR-TB를 위해 격리에도 활성화된 3개 이상의 다른 약물과 함께 사용된다.
capreomycin	1차 약물치료 실패 후, 약물 내성이나 독성이 있는 경우 MTB에 의한 폐결핵치료를 위해 다른 항결핵약물과 함께 사용한다.
cycloserine	1차 약물치료 실패 후 활동성 폐결핵과 폐 외 결핵치료에 다른 항결핵약물과 함께 사용한다.
ethambutol	결핵치료를 위한 1차 약물
ethionamide	1차 약물치료 실패 후 결핵치료에 기타 항결핵약물과 함께 사용하며 다른 종류의 *Mycobacterium*감염치료에 사용한다.
isoniazid	결핵의 치료와 예방을 위해 단독 혹은 다른 결핵약물과 병용 사용한다.
para-aminosalicylic acid	1차 약물치료 실패 후 폐결핵과 폐 외 MTB 감염치료에 사용하며 다른 항결핵약물과 병용한다.
pyrazinamide	결핵치료에 다른 항결핵약물과 함께 사용한다.
rifabutin	중증 HIV 감염 환자에서 *Mycobacterium avium-intracellulare* 균혈증과 산재성 감염의 예방이나 발생 지연을 위해 사용한다.
rifampin	결핵치료에 다른 항결핵약물과 함께 사용한다. MTB보다는 mycobacteria에 의한 질환을 치료하는 데에 사용한다. Isoniazid 내성 MTB에 노출된 환자에서 예방적 요법에 사용한다. 수막구균 수막염 위험이 높은 경우 무증상 Neisseria meningitidis 보균자의 비인두로부터 수막구균을 제거하기 위해 사용한다. HiB 감염 환자와 접촉 후 화학예방요법에 사용한다. 한센병치료에서 최소한 1가지의 다른 항감염약물과 함께 사용한다. MRSA에 의한 심내막염, 만성 황색포도알균성 전립샘염, 다제항감염 내성 폐렴알균 치료에 사용한다.
rifapentine	결핵치료에서 다른 항결핵약물과 함께 사용한다.
streptomycin	결핵과 기타 Mycobacterium 질환의 치료에서 다른 항결핵약물과 병용하여 사용한다.

HiB, Haemophilus influenzae type b; HIV, human immunodefi ciency virus; MDR, multidrug-resistant tuberculosis; TB, tuberculosis.

지지요법에 사용되는 예로는 해열제(예: acetaminophen), 항히스타민(예: diphenhydramine)이나 코르티코스테로이드(예: prednisone, methylprednisolone) 등이 있다. Ethambutol과 연관된 금기증은 시신경염이다. 특히 간손상이 있는 만성 음주는 모든 항결핵약물치료에 있어서 금기이다. 특정 약물에 대한 다른 금기증이 존재한다면 이 장 후반에서 설명할 약물정보에서 찾을 수 있다.

유해효과 Adverse Effects

항결핵약물은 비교적 내약성이 좋다. 주 치료제의 하나인 isoniazid는 pyridoxine 결핍증과 간독성을 일으킨다. 그러므로 pyridoxine(비타민 B_6; 31장 참조)을 isoniazid와 함께 투여한다. 가장 문제가 많은 약물들과 그것에 관련된 유해효과는 표 35.3에 열거되어 있다.

상호작용 Interactions

항결핵약물과 상호작용할 수 있는 약물들은 심각한 결과를 초래할 수 있다. 선택적 상호작용에 관해 표 35.4에 기술되어 있다. 이러한 약물상호작용 외에 isoniazid는 요당(urine glucose)검사에서 위양성을 보일 수 있고(예: Clinitest) 간기능효소 alanine aminotransferase와 aspartate aminotransferase 혈청 수치가 증가한다.

용량 Dosages

항결핵약물의 권장량은 용량표를 참조한다.

표 35.3 항결핵약물: 흔한 유해효과

약물	유해효과
bedaquiline	두통, 흉통, 오심, QT prolongation
capreomycin	이독성, 신독성
cycloserine	정신병적 행위, 발작
ethambutol	구후시신경염(retrobulbar neuritis), 실명
ethionamide	위장관장애, 간독성
isoniazid	말초신경병증, 간독성, 시신경염과 시각장애, 고혈당
para-aminosalicylic acid	위장관장애, 간독성
pyrazinamide	간독성, 고요산혈증
rifabutin	위장관장애, 발진, 호중구감소증, 소변, 대변, 침, 가래, 땀, 눈물 및 피부가 적황빛 갈색으로 변하는 현상
rifampin	간염, 혈액학적 장애, 소변, 눈물, 땀 및 가래가 적황빛 갈색으로 변하는 현상
rifapentine	위장관장애, 눈물, 땀, 피부, 치아, 혀, 가래, 침, 소변, 대변 및 뇌척수액이 적황빛 갈색으로 변하는 현상
streptomycin	이독성, 신독성, 혈액질환

표 35.4 항결핵약물: 약물상호작용

약물	상호작용 약물	기전	결과
streptomycin	Nephrotoxic and neurotoxic drugs 경구용 항응고제	부가효과 장내 세균 변화	독성 증가 출혈 경향 증가
rifampin	β-차단제, benzodiazepines, cyclosporine, 경구용 항응고제, 경구용 당뇨병약, 경구용 피임제, phenytoin, quinidine, sirolimus, theophylline	대사 증가	약물의 치료효과 감소

용량표

항결핵약물

약물명(임신범주)	약리학적 분류	상용량	적응증
bedaquiline (Sirturo) (B)	MDR-TB 사용되는 ATP 합성효소억제제	1~2주차 1일 400mg씩, 3~4주차 1일 200mg씩. 1주 3회 복용	활동성 결핵
ethambutol (Myambutol) (B)	합성 1차 항결핵약물	PO: 1일 15~25mg/kg, 주당 2회로 나누어 줄 수 있으며, 용량으로 주당 3회 투약	
isoniazid (INH), generic only (C)	합성 1차 항결핵약물	PO: 1일 5mg/kg(최대 300mg) 또는 1주당 15mg/kg, 1~3회(최대 900mg/dose)	
pyrazinamide (generic only) (C)	합성 1차 항결핵약물	PO: 1일 15~30mg/kg(최대 2g)	
rifabutin (Mycobutin) (B)	반합성(semisynthetic) 1차 항결핵 항생제	PO: 300mg 1일 1회 또는 150mg 1일 2회	
rifampin[a] (Rifadin, Rimactane) (C)	반합성 1차 항결핵 항생제	PO/IV: 10mg/kg으로 600mg까지 증량, 1일 1회	
rifapentine (Priftin) (C)	반합성 1차 항결핵 항생제	PO: 처음 2달 동안 주당 600mg 2회, 이후 4달 동안 주당 1회	
streptomycin (generic) (D)	결핵치료에 사용되는 다른 약물과 결합되는데 이용되는 aminoglycoside계 항생제	심부(Deep) IM: 1일 15mg/kg	

TB, tuberculosis.
[a]근육주사와 피하주사는 연부조직 독성으로 인해 금기사항이다.

❖ 간호과정 NURSING PROCESS

◆ 사정 Assessment

항결핵약물을 투여하기 전에 약물을 안전하고 효과적으로 사용하기 위해 간호사는 병력과 약물력 및 간호력을 철저하게 조사하여야 한다. 환자의 머리부터 발끝까지 신체사정을 실시하고, 결핵 증상 또는 진단력을 확인한다. 환자의 과거 정제단백질유도체(purified protein derivative, PPD) 또는 결핵 피부반응검사와 피내주사부위 반응을 측정한다. 그리고 가장 최근의 흉부방사선검사 결과를 검토한다. 간 그리고/또는 신부전은 금기증이므로 간기능검사(예: 빌리루빈 수치, 간효소 수치) 및 신장기능수치[예: 혈액요소질소(BUN), 크레아티닌 청소율]의 사정이 필요하다. 이러한 검사 값들은 치료하는 동안 비교 가능한 기본 수치를 제공한다. 일부 약물들이 말초신경병증을 유발할 수 있기 때문에 치료요법 전에 기본적인 신경기능에 대해서 확인한다. 특히 streptomycin을 사용하는 경우에는 약물과 관련된 이독성이 있을 수 있으므로, 환자의 청력상태를 사정한다. Isoniazid, levofloxacin, ofloxacin 사용 시 유해효과로 시각장애와 시신경염이 발생할 수 있으므로 전체적인 눈검사가 중요하다. Ethambutol을 사용할 시 실명을 유발할 수 있다.

노인에서 관련 간기능과 신기능부전으로 인한 유해반응과 독성이 증가하는 경향이 있으므로 연령의 사정 역시 중요하다. 덧붙여 13세 이하 아동에서의 이러한 약물들의 안전성은 확립되어 있지 않다. Isoniazid, streptomycin, rifampin은 혈액질환을 일으킬 수 있으므로 간호사는 이러한 약물들을 처방하기 전에 환자의 CBC를 체크해야 한다. Streptomycin 사용은 신독성과 관련이 있으므로, 크레아티닌청소율과 BUN과 같은 신장기능 수치는 streptomycin 요법 전에 측정해야 한다. Pyrazinamide 사용 시 약물 유발 유해효과인 요산혈증과 통풍 증상이 있을 수 있으므로 기본적인 요산 수치를 기록하여야 한다. 또한 적절한 약물요법을 결정하기 위해 객담분석을 한다. 금기증, 주의사항, 약물상호작용은 앞에 기술되어 있다. 알코올, 미페프리스톤(mifepristone) 및 강력한 CYP3A4 약물을 포함한 bedaquiline (Sirturo) 사용과 약물 상호작용을 사정한다.

◆ 환자상태 Human Need Statements

1. 장기간 치료에 대한 지식 부족으로 인한 항결핵치료의 순응도 저하와 관련된 안전 요구변화와 상해위험
2. 질병 과정과 관련 치료 프로토콜에 대한 지식 부족과 관련된 인식의 변화와 비효율적 인식

3. 약물요법에 대한 비순응과 전반적으로 약화된 건강상태와 관련된 안전요구의 변화와 상해 위험

◆ 계획: 결과판정 Planning: Outcome Identification

1. 환자는 향상된 치료요법 관리와 약물순응도를 경험하며, 가족 및 가정 환경 내의 기타 인물들이 질병/감염과정 및 전파방법 그리고 환자가 처방된 대로 약물을 복용할 필요성을 이해한다.
2. 환자의 인식은 항균제 약물치료에 대한 지식이 증가와 함께 유지되며, 부작용 및/또는 증상 재발에 대한 보고와 함께 처방된 기간 동안 정기적으로 약을 복용한다.
3. 환자는 결핵 약물에 대한 처방을 준수하여 질병과 관련있는 부상을 입지 않는다.

◆ 수행 Implementation

약물요법은 결핵치료의 중심이기 때문에 대개 24개월까지 지속하며, 환자교육이 중요하고 환자교육 시 약물요법의 준수를 특히 강조한다. 시청각 자료와 가정용 정보를 적절하게 사용한 단순명료하고 간결한 교육자료를 환자에게 제공한다. 여러 약물을 사용하는 것이 치료율을 높인다는 사실을 환자교육에 포함한다. 환자는 모든 지침을 이해하여 말할 수 있을 정도가 될 필요가 있다. 결핵의 영향을 받은 많은 환자가 다른 국가 혹은 문화권에서 왔을 수 있으므로 통역사를 이용하는 것이 중요하다.

모든 항결핵약물은 처방대로 정확하게 매일 같은 시간에 복용하여야 한다. 일관된 투약은 혈중 농도를 일정하게 유지하고 약물요법에 대한 내성 기회를 최소화하는 데 중요하다. 환자교육에는 치료요법을 철저하게 준수하여야 함을 항상 강조해야 한다. 덧붙여 환자가 증상이 개선된다고 느끼더라도, 주치의가 처방한 약물을 환자가 처방된 기간 동안 전부 복용해야 함을 강조한다. 성공적인 치료는 약물치료의 준수에 달려 있다.

많은 약물이 최대한의 흡수를 위해 공복에 주어야 하지만, 항결핵약물들은 위장장애를 최소화하기 위해 음식과 함께 복용하도록 한다. 피로, 황달, 오심, 구토, 갈색 소변 및 식욕부진 등 기능부전 증상과 같은 징후의 여부를 지속적으로 눈여겨보도록 한다. 이러한 징후들이 보이면 즉시 의사에게 보고하도록 한다. 또한 신장기능(예: BUN, creatinine)을 체크하며 기능의 수치에 변화가 나타났다면 의사에게 알린다. 특히 ethambutol을 사용하는 경우 시각 변화(예: 색깔 지각 변화, 시력 변화)가 나타난다면 의사에게 바로 알려야 한다. 치료 기간 동안 요산 수치를 모니터하여야 하고, 열감이 있으면서 통증이 있는 부어 오른 엄지발가락, 무릎이나 발목 등과 같은 통풍 증상이 있는지 관찰하여야 한다. 또한 말초신경질환(예: 무감각, 작열감, 사지 저림) 증상과 징후가 있다면 의사에게 보고해야 한다. Pyridoxine(비타민 B_6)은 isoniazid에 의한 말초신경질환에 효과가 있다. 항산균검사를 위한 객담검사가 처방된다면 아침 일찍 채취한 검체가 가장 좋다. 일반적으로 3번 연속 아침에 검체를 채취하며, 몇 주 후에 반복하여 채취한다. 모든 약물은 지시대로 복용하여야 하고, 최대의 치료결과를 위해 투약을 생략하는 일이 없어야 한다. Bedaquiline (Sirturo)은 음식물과 함께 복용하여 흡수를 돕도록 한다.

추후 방문은 치료효과와 유해효과 및 독성을 모니터하기 위해 중요하다. 항결핵제가 정맥제제로 처방된다면 간호사는 적절한 방법으로 희석하여 권고된 시간에 걸쳐 주입하여야 한다. 혈관바깥유출액(extravasation)으로 인한 조직 염증(예: 발적, 열감, 부종 등)의 가능성이 있으므로 정맥주사부위를 매시간 관찰해야 한다. 항결핵약물에 대한 더욱 자세한 정보는 환자중심간호: 환자교육을 참조한다.

환자가 활동성 결핵일 때 모든 가족구성원에 대한 철저한 교육이 필요하며, 어떤 가족구성원에게는 최대 1년 동안 예방적 치료가 필요할 수도 있다. 밀접한 접촉이 있는 공동체나 좁은 장소에서 생활하는 문화적 환경인 경우 교육을 통해, 전염성이 매우 강한 이 질환의 전파가 적절하게 예방되고 있는지를 확인하는 것이 중요하다. 모든 가족구성원 혹은 환자와 밀접하게 접촉하는 사람들은 약물을 복용하는 동안 약물복용의 준수와 건강 유지에 관한 철저한 교육을 받아야 한다.

◆ 평가 Evaluation

치료에 대한 환자의 반응이나 부족한 점을 항상 기록한다. 항결핵약물에 대한 치료적 반응은 기침이나 열과 같은 결핵 증상의 감소나 체중 증가로 나타난다. 검사실검사(배양검사와 감수성검사) 결과와 흉부방사선검사로 호전되는 임상적 소견을 확인한다. 감염이 적절하게 치료되었는지, 약물치료가 합병증이나 독성 없이, 최소 유해효과로 치료적 완화가 이루어졌는지를 확인하며 목적과 결과 판단기준에 부합하는지도 평가한다.

또한 청력상실(이독성), 신독성, 발작, 시각변화, 실명, 극심한 위장관장애, 피로, 오심, 구토, 열, 황달, 무감각, 저림 혹은 사지의 작열감, 복통 및 멍 등 항결핵약물로 인해 발생하는 유해반응을 모니터링한다. 장기간 치료가 필요하며 때로는 가족이나 밀접하게 접촉하는 사람들의 치료도 필요하기 때문에 치료 중과 치료 종료 후의 개인에 대한 추후 평가도 중요하다.

환자중심간호: 환자교육

- 장기치료와 철저한 약물요법 준수에 주의하여 약물을 처방 지시대로 정확하게 복용하도록 환자를 교육한다. 환자가 증상이 호전되기 시작했다고 하여 약물을 간헐적으로 복용하거나 복용을 멈출 경우 치료가 효과적으로 이루어지지 않을 수 있다.
- 감염과 치료효과를 세심하게 관찰하기 위한 추후 예약의 중요성을 강조한다.
- 환자가 항결핵약물을 복용하는 중에는 antacids, phenytoin, carbamazepine, β-차단제, benzodiazepine, 경구용 항응고제, 경구용 당뇨병약, 경구용 피임제 및 theophylline과 같은 약물을 피하도록 교육한다. 약물치료를 시작하기 이전에 환자에게 모든 약물상호작용에 대하여 설명한다.
- Isoniazid를 복용하는 환자들에게 사지의 무감각/저림, 복통, 황달 및 시각변화의 유해효과가 발생할 수 있음을 교육한다.
- Pyridoxine(비타민 B_6)은 isoniazid와 관련된 말초신경병과 사지의 지각이상, 저림, 작열감 등을 예방할 수 있다.
- Rifampin을 복용하는 환자들에게 발열, 오심, 구토, 식욕 감퇴, 황달 및 비정상적 출혈의 유해효과가 일어날 경우 의사에게 알리도록 한다. 이러한 징후들은 간염이나 여러 혈액질환의 유해효과가 발생할 가능성을 암시할 수 있다.
- 자외선차단제를 바르고, 옷을 입어 자외선에 노출되지 않도록 한다. 약물 관련 광선감수성 반응은 태양 노출을 예방함으로써 발생하지 않게 할 수 있다.
- Rifampin을 처방 받은 여성이 경구용 피임제를 복용하는 경우 가족계획을 바꾸도록 해야 한다. Rifampin과 함께 복용하는 경우 경구용 피임제의 효과가 없기 때문이다.
- 결핵 초기에 환자가 손을 잘 씻게 하고, 기침이나 재채기를 할 때 입을 가리도록 노력해야 한다. 분비물을 적절하게 버리는 방법을 강조한다.
- 적절한 휴식, 좋은 수면습관, 적절한 영양, 일반적 건강상태를 유지하는 것이 중요함을 강조한다. 항결핵약물과 기타 약물들은 아동의 손에 닿지 않는 곳에 보관하도록 한다.
- 피로, 기침, 객담의 증가, 혈액이 섞인 객담, 비정상적인 출혈, 황색 피부나 눈이 보이면 즉시 의사에게 보고한다.
- Rifampin, rifabutin이나 rifapentine을 복용하는 환자들은 약물유해효과로 피부, 땀, 눈물, 대변, 객담, 침 및 혀가 적황빛 갈색으로 변색되는 것을 경험할 수 있다. 변색은 약물복용을 중단하면 다시 되돌아오지만 콘택트 렌즈의 경우 영구적으로 염색된다.
- Bedaquiline (Sirturo)을 복용하는, 환자의 경우, 약의 흡수를 돕도록 음식과 함께 복용해야 함을 교육한다. 또한 알코올, 미페프리스톤, 강력한 CYP3A4 억제제 및 QT간격연장을 유발할 위험이 높은 약물과의 중요한 약물상호작용에 대해 교육한다.

기억해야 할 사항

- 모든 항결핵약물은 처방된 대로 정확하게 복용하여야 한다. 건강한 생활습관과 더불어 장기투약과 치료요법의 준수가 중요함을 강조한다.
- 치료효과는 폐와 폐 외의 MTB 감염의 해결이다.
- 비타민 B_6는 isoniazid와 연관된 말초신경병을 예방하는 데 필요하다.
- Rifampin을 처방받고 경구용 피임제를 복용하는 여성은 경구용 피임제의 효과가 없으므로 가족계획을 변경할 것을 상담하도록 한다.
- 환자에게 상태의 호전이나 치료를 위해 약물요법의 철저한 준수가 중요함을 교육한다. 약물상호작용과 약물을 복용하는 동안 알코올을 삼갈 것을 서면 또는 구두로 알려준다.

REVIEW QUESTIONS

1. The nurse is teaching a patient who is starting antitubercular therapy with rifabutin. Which adverse effects would the nurse expect to see? (Select all that apply.)
   a. Headache and neck pain
   b. GI tract disturbances
   c. Reddish brown urine
   d. Numbness or tingling of extremities
   e. Gynecomastia
   f. Neutropenia

2. During antitubercular therapy with isoniazid, a patient received another prescription for pyridoxine. Which statement by the nurse best explains the rationale for this second medication?
   a. "This vitamin will help to improve your energy levels."
   b. "This vitamin helps to prevent neurologic adverse effects."
   c. "This vitamin works to protect your heart from toxic effects."
   d. "This vitamin helps to reduce gastrointestinal adverse effects."

3. The nurse is counseling a woman who is beginning antitubercular therapy with rifampin. The patient also takes an oral contraceptive. Which statement by the nurse is most accurate regarding potential drug interactions?
   a. "You will need to switch to another form of birth control while you are taking the rifampin."
   b. "Your birth control pills will remain effective while you are taking the rifampin."
   c. "You will need to take a stronger dose of birth control pills while you are on the rifampin."
   d. "You will need to abstain from sexual intercourse while on the rifampin to avoid pregnancy."

4. When counseling a patient who has been newly diagnosed with TB, the nurse will make sure that the patient realizes that he or she is contagious during which time?
   a. During all phases of the illness.
   b. Any time up to 18 months after therapy begins.
   c. During the postictal phase of TB.
   d. During the initial period of the illness and its diagnosis.

5. While monitoring a patient, the nurse knows that a therapeutic response to antitubercular drugs would be which of these?
   a. The patient states that he or she is feeling much better.
   b. The patient's laboratory test results show a lower white blood cell count.
   c. The patient reports a decrease in cough and night sweats.
   d. There is a decrease in symptoms, along with improved chest x-ray and sputum culture results.

6. The nurse is monitoring for liver toxicity in a patient who has been receiving long-term isoniazid therapy. Manifestations of liver toxicity which of these? (Select all that apply.)
   a. Orange discoloration of sweat and tears.
   b. Darkened urine.
   c. Dizziness.
   d. Fatigue.
   e. Visual disturbances.
   f. Jaundice.

7. The order for isoniazid (INH) reads: "Give 5 mg/kg PO daily." The patient weighs 275 pounds. What is the amount per dose? Is this a safe dose?

8. Bedaquiline (Sirturo) is prescribed for a patient, and the nurse is providing instructions to the patient about the medication. Which statement by the patient indicates a correct understanding of the instructions?
   a. "I will take this with food."
   b. "I need to take this 1 hour before breakfast."
   c. "I can stop this drug if the side effects bother me."
   d. "It's okay to have a glass of wine while taking this drug."

정답 **1. b, c, f 2. b 3. a 4. d 5. d 6. b, d, f 7. 625mg/dose, No, the maximum dose is 300mg 8. a**

참고문헌

REFERENCES

Nahid, P., Dorman, S. E., Alipanah, N., et al. (2016). Official American Thoracic Society/Centers for Disease Control and Prevention/Infectious Diseases Society of America clinical practice guidelines: treatment of drug-susceptible tuberculosis. *Clinical Infectious Diseases*. doi:10.1093/cid/ciw376.

Udwadia, Z. F., Amale, R. A., Ajbani, K. K., et al. (2012). Totally drug-resistant tuberculosis in India. Clinical *Infectious Diseases*, 54, 579.

World Health Organization (2016). WHO treatment guidelines for drug-resistant tuberculosis: 2016 update. Geneva: WHO. Retrieved from www.who.int/tb/MDRTBguidelines2016.pdf?ua=1. (Accessed 30 September 2016).

항진균약물

ANTIFUNGAL DRUGS

학습목표

이 장을 학습한 후 학생들은:

1. 다양한 항진균약물을 파악한다.
2. 항진균약물의 작용기전, 적응증, 금기증, 투약경로, 유해 및 독성 효과, 약물상호작용 등에 대해 기술한다.
3. 항진균약물을 투여받는 환자를 위한 간호과정의 모든 단계가 포함된 간호계획을 개발한다.

주요용어

곰팡이(mold) 균사체(mycelium)로 알려진 복잡한 가지가 있는 형태로 엉켜 있는 균사(hyphae)라고 불리는 분지 단섬유가 특징인 다세포 진균

병원성진균(pathologic fungi) 진균증의 원인이 되는 진균

스테롤(sterols) 폴리엔 항진균약물에 결합하는 진균의 세포막 물질

에르고스테롤(ergosterol) 진균막의 주요 스테롤

진균(fungi) 진핵 미생물의 매우 큰 다양한 그룹으로 외부 탄소원을 필요로 하며 엽상체(thallus)라고 불리는 식물 구조 형태임. 진균은 효모(yeast)와 곰팡이(mold)로 구성됨

진균증(mycosis) 진균감염의 일반적 용어

피부사상균(dermatophyte) 진균의 하나로 토양이나 감염된 피부, 손톱 혹은 머리카락에서 흔히 발견됨

항대사물질(antimetabolite) 수용체 길항제 또는 정상적인 인간 대사산물과 유사한 약물이나 물질로, 수용체나 효소에 대해 경쟁함으로써 신체의 기능을 방해함

효모(yeasts) 발아로 생식하는 단일세포 진균

진균감염

FUNGAL INFECTIONS

진균(fungi)은 모든 효모균(yeast)과 곰팡이(mold)를 포함하는 매우 크고 다양한 미생물군이다. 효모균은 발아(모세포로부터 떨어져 나와 딸세포를 형성하는 것)에 의해 생식하는 단일세포 진균이다. 이들 미생물은 빵의 발효나 알코올 제조에 흔히 사용된다. 곰팡이는 길게 가지를 뻗는 미세섬유(filament)의 특징을 지니는 다세포 생물이다. 일부 진균은 피부, 구강, 장, 질의 정상균무리(normal flora)의 일부이다.

진균에 의한 감염은 진균증(mycosis)이라고 부른다. 다양한 진균이 임상적으로 중요한 감염 혹은 진균증을 일으킬 수 있다. 이들을 병원성진균(pathologic fungi)이라고 하며, 감염의 정도는 성가신 증상[예: 무좀(athlete's foot)]이 일어나는 정도의 경증으로부터 생명을 위협하는 정도까지 다양하다. 진균은 다양한 경로를 통해 감염되는데, 입으로 섭취될 수도 있고 피부, 머리카락, 손톱에서 자랄 수도 있으며, 만약 진균포자(fungal spores)가 공기로 전파된다면 흡입할 수도 있다. 진균감염에는 전신, 피부, 피하, 표재(표피)와 같은 4가지의 일반적 유형이 있다. 후자의 3가지 유형은 외피(피부, 머리카락 또는 손톱) 여러 층의 감염이다. 외피 감염을 일으키는 진균을 피부사상균(dermatohytes)이라고 하며, 이러한 감염을 피부진균증(dermatomycoses)이라고 한다. 가장 심각한 전신 진균감염은 일반적으로 면역이 손상된 환자에게서 나타난다. 흔히 이들 환자는 면역억제제를 복용하는 장기이식 환자, 화학요법으로 인해 면역손상이 나타난 암 환자와 AIDS 환자들이다. 또한 항생제의 사용, 항신생물제 혹은 corticosteroids와 같은 면역억제제를 복용하는 경우 *Candida albicans*의 집락(colonization)을 초래하며 이는 전신감염으로 이어진다. 입이 감염되었을 경우 구강칸디다증(oral candidiasis) 혹은 아구창(thrush)이라고 한다. 이는 신생아나 면역손상 환자에게 흔하게 나타난다. 질칸디다증(vaginal candidiasis)은 일반적으로 이스트감염(yeast infection)이라고 하며, 임산부나 당뇨가 있는 여성, 항생제를 복용하는 여성 및 경구피임약을 복용하는 여성에게서 자주 발생한다. 전신, 피부 및 표재성 진균감염의 특징에 대해서는 표 36.1에 정리하였다.

표 36.1 진균감염

진균증	진균	감염지역	병원소	전파	일차 침범조직
전신 감염					
아스페르길루스증	*Aspergillus spp.*	전 세계	흙	흡입	폐
분아균증	*Blastomycesdermatitidis*	북아메리카	흙, 동물 분뇨	흡입	폐
칸디다증	*Candida albicans, glabrata, krusei, tropicalisis, parapsilosis*	전 세계	인간	직접 접촉, 감수성이 없는 항생제를 사용한 치료에 대한 반응으로 과잉 성장	혈액, 폐
콕시디오이데스진균증	*Coccidioidesimmitis*	미국 남서부	흙, 먼지	흡입	폐
크립토코쿠스증	*Cryptococcus neoformans*	전 세계	흙, 조류와 닭의 분뇨	흡입	폐, 뇌막
히스로플라스마증	*Histoplasmacapsulatum*	전 세계		흡입	폐
표재/국소 감염					
칸디다증	*Candida albicans*	전 세계	인간	직접 접촉, 감수성이 없는 항생제를 사용한 치료에 대한 반응으로 과잉 성장	점막, 피부에 산재됨(전산적)
피부진균증, 백선	*Epidermophyton spp.* *Microsporum spp.* *Trichophyton spp.*	전 세계	인간	감염된 사람과의 직접 및 간접 접촉	두피, 피부 (예: 서혜부, 발)
어루러기 (Tinea versicolor)	*Malassezia furfur*	전 세계	인간	알려지지 않음[a]	피부

spp., Species.
[a] Malassezia 균종은 인간의 정상세균총이며 선택적인 개인에 대해 감염의 원인이 된다.

항진균약물

ANTIFUNGAL DRUGS

진균감염치료에 사용하는 약물을 항진균약물이라고 한다. 전신진균감염과 일부 피부 또는 표재성 진균감염의 경우 경구나 비경구 약물로 치료한다. 항진균제는 종류가 그리 많지 않다. 약물의 종류가 다양하지 않은 이유는 감염의 원인이 되는 진균을 사멸시키기 어렵고, 향상된 신약을 개발하는 연구의 진행 속도가 더디기 때문이다. 신약 개발을 저해하는 한 가지 문제점은 실험 약물의 효과가 인체가 견딜 수 없는 약물농도에서 나타난다는 점이다. 중증의 피부진균증뿐만 아니라 전신진균증에 그 효과가 입증된 약물에는 amphotericin B, caspofungin, fluconazole, flucytosine, griseofulvin, itraconazole, ketoconazole, micafungin, nystatin, terbinafine, anidulafungin, isavuconazonium, voriconazole 등이 있다. 이 약물들을 이 장에서 주로 다룰 것이다.

국소적 항진균약물은 가장 흔히 사용되고 있으며, 구강과 질 진균증뿐만 아니라 피부진균증 치료에 처방전 없이 가장 흔하게 사용된다. 국소적 약물요법이 주로 쓰이기는 하지만, 중증이거나 재발하는 경우에는 전신적으로 경구약물이 사용되는 경우도 있다.

Flucytosine과 griseofulvin은 화학적 구조에 따라 특별하게 분류하지는 않는다. 나머지 약물들은 polyenes (amphotericin B, nystatin), imidazoles (ketoconazole), triazoles (fluconazole, itraconazole, voriconazole, posaconazole, isavuconazonium), echinocandins (caspofungin, micafungin, anidulafungin) 등과 같은 4가지 특정한 화학적 분류에 포함된다. Imidazole과 triazole은 일반적인 이름인 azole 항진균약물로 불리기도 한다. 또한 이 군 중 일부는 국소 약물이 포함되어 있다.

작용기전 및 약물효과

Mechanism of Action and Drug Effects

다양한 항진균약물의 작용기전은 각 하위 약물군에 따라 다르다. 5-fluorocytosine(5-FC)으로 알려진 flucytosine은 항바이러스약물과 거의 비슷한 작용기전을 갖는다. 이 약물은 항대사물질(antimetabolite)로 진균세포의 세포성 대사경로를 방해한다. 일단 감수성이 있는 진균세포 안에 접근하면 cytosine deaminase 효소에 의해 탈아미노화하여 5-fluorouracil(5-FU)이 된다. 인체 세포는 이 효소를 가지고 있지 않기 때문에 이러한 항대사물질에 의해 해를 입지 않는다. 그러나 일단 5-FU가 진균세포 내에서 생성되면 진균 DNA 합성을 방해하며, 그 결과 세포 성장과 생식이 모두 억제되어 세포가 파괴된다. 5-FU는 항신생물제(항암제)로 사용되기도 하며 40장에서 더 자세히 논의될 것이다.

Griseofulvin은 flucytosine과 함께 오래된 항진균약물 중 하나이다. 이 약물은 감수성이 있는 진균의 생식을 억제한다. 이 약물은 에너지 수송시스템을 통해 진균세포에 진입하고, microtubules이라고 알려진 중요 구조에 결합하여 진균의 유사분열을 억제한다. Griseofulvin은 결함이 있는 DNA의 생산을 유발하여 그러한 DNA가 복제할 수 없게 한다. Griseofulvin과 flucytosine 모두 여전히 미국 시장에서 판매되고 있지만, 임상에서는 새로운 항진균약물군으로 많이 대체되고 있다.

Polyenes (amphotericin B, nystatin)은 진균 세포막 안의 스테롤(sterols)과 결합함으로써 작용한다. 진균 막의 주요 스테롤은 에르고스테롤(ergosterol)이다. 인간 세포막은 에르고스테롤 대신 콜레스테롤을 가지고 있다. Polyene 항진균제는 콜레스테롤 대신 에르고스테롤에 강한 화학적 친화력이 있고 인간 세포막과 결합하지 않기 때문에 인간 세포에 해가 없다. Polyene 분자가 에르고스테롤과 결합하면 칼륨과 마그네슘 이온이 진균세포 밖으로 누출되도록 하는 통로가 진균세포막에 형성된다. 이온 상실은 진균의 세포대사를 변화시켜 세포를 사멸시킨다.

Imidazole과 triazole (ketoconazole, fluconazole, itraconazole, voriconazole, isavuconazonium, posaconazole)은 진균 농도에 따라 진균 정균제나 진균 사멸제로 작용한다. 이 약물들은 빠르게 성장하는 진균을 억제하는 데 가장 효과적이며, 진균세포의 cytochrome P-450 효소를 억제한다. 이 효소는 에르고스테롤 생산에 필요하다. Allylamine terbinafine도 유사한 기전에 사용된다고 여겨진다. 에르고스테롤 생산이 억제될 경우, polyene 항진균약물이 유발하는 세포막 결손, 즉 새는 구멍이 있는 세포막으로 필요한 전해질이 빠져나가는 것과 비슷한 결함을 유발하는 methylsterols이라는 다른 스테롤이 생산된다. 해당 진균세포는 세포대사를 더 이상 수행할 수 없기 때문에 사멸한다.

Echinocandins (caspofungin, micafungin, anidulafungin)는 포유류 세포에는 없는 진균세포벽의 기본 구성물인 글루칸(glucan) 합성을 저지한다. 이것도 진균세포의 사멸에 기여한다.

적응증 Indications

다양한 항진균약물의 적응증은 약물에 따라 특이적이다. 새로운 항진균제의 유해효과는 적은 편이며, 이전의 약물보다 유해효과가 별로 없고 정도 또한 덜 심각한 편이다. 그러나 대부분의 심각한 전신 진균감염의 치료제로 선택되는 amphotericin B는 주요한 유해효과가 있다. Amphotericin B는 효과적인 광범위 항진균약물이다. 때때로 칸디다와 크립토쿠스 감염치료에 flucytosine을 함께 주는데, 이는 두 약물의 상승작용 때문이다. Amphotericin B는 아스페르길루스증(aspergillosis)이나, 분아균증(blastomycosis), 칸디다증(candidiasis), 콕시디오이데스진균증(coccidioidomycosis), 크립토코쿠스증(cryptococcosis), 진균 심내막염(fungal endocarditis), 히스토플라스마증(histoplasmosis), 털곰팡이증(zygomycosis) 및 진균 패혈증(fungal septicemia)과 같은 많은 기타 전신 진균감염치료에 효과적이다. Nystatin의 작용은 amphotericin B와 비슷하지만, amphotericin B와 동일한 항진균작용을 나타내는 용량을 투여하면 독작용이 심하기 때문에 사용이 제한된다. 비경구 형태로는 사용이 불가능하다. 아구창이라고 하는 구인두 칸디다증(oropharyngeal candidiasis) 치료에 가장 일반적으로 사용하며, 국소 분말 형태로 자주 사용된다.

Fluconazole과 ketoconazole, itraconazole, voricon azole, isavuconazonium, posaconazole은 합성 azole 항진균제이다. Fluconazole은 식도, 구인두, 복강, 요로, 질과 전신 칸디다감염, 크립토코쿠스 뇌막염치료에 사용한다. Ketoconazole은 다른 치료제로 실패하는 경우 외에는 더 이상 권고되지 않는다. Itraconazole은 분아균증, 히스토플라스마증, 아스페르길루스증, 손발톱진균증(oncychomycosis)에 사용한다. Voriconazole은 침습적 아스페루길루스증, 칸디다감염증, *Fusarium* 감염치료에 사용한다. Isavuconazonium은 침습적 아스페루길루스증과 침습적 점막균증(mucomycosis) 치료에 사용하며, posaconazole은 침습적 아스페루길루스증의 예방적 치료와 심각한 면역저하환자의 칸디다감염에 사용한다.

Flucytosine은 amphotericin B와 함께 심내막염과 크립토쿠쿠스 수막뇌염치료에 사용하며, griseofulvin은 백선증(tinea infection)에 사용한다. Terbinafine은 손톱이나 발톱에 생기는 손발톱진균증(onychomycoses) 감염치료에 사용하는 전신적 경구 형태의 합성 allylamine 유도체이다. Terbinafine의 국소용 제형은 다양한 피부 감염에 사용된다.

금기증 Contraindications

약물알레르기는 가장 흔한 항진균제의 금기증이다. Terbinafine은 급만성 간부전에, Griseofulvine은 포르피린증에 금기증이다. Itraconazole은 심각한 심장질환 환자의 손발톱진균증치료에 사용해서는 안 되며, voriconazole은 임신부 여성에게 사용할 경우 태아에게 해를 입힐 수 있다.

표 36.2 항진균약물: 일반적인 유해효과와 주의사항

신체계	유해효과	주의사항
Amphotericin B (Sy)		
심혈관계	심부정맥	Amphotericin B 유형과 용량을 재확인
중추신경계	신경독성, 이명, 시각장애, 손과 발의 무감각, 저림, 통증, 경련	
신장계	신독성, 칼륨 소실, 저마그네슘혈증	
호흡계	호흡기 침윤	
기타(주입 관련)	열, 오한, 두통, 권태, 오심, 가끔 발생하는 저혈압, 위장관장애, 빈혈	
Fluconazole (Sy)		
위장관계	오심, 구토, 설사, 복통	신장이나 간기능부전이 있는 환자에서 주의하여 사용
기타	간 효소 수치 증가, 어지럼	
Caspofungin (Sy)		
중추신경계	열, 오한, 두통	간기능부전이 있는 환자의 경우 투여량을 조절하여 사용
심혈관계	저혈압, 말초 빈혈, 빈맥	
위장관계	오심, 구토, 설사, 간독성	
혈액계	헤모글로빈, 헤마토크리트, 백혈구 감소 및 빈혈	
피부계	발진, 안면부종, 소양증	
Voriconazole (Sy)		
중추신경계	환각	
위장관계	오심, 구토	
간	간 효소 수치 증가	
피부계	발진	
기타	광선공포증, 저칼륨혈증	
Nystatin (T)		
위장관계	오심, 구토, 설사, 경련	국소 자극 발생
피부	발진, 두드러기	
Terbinafine (Sy, T)		
중추신경계	두통, 어지럼	드물게 자극 발생
위장관계	오심, 구토, 설사	
피부계	발진, 소양증	
기타	탈모증, 피로	

Sy, Systemic; T, topical.

유해효과 Adverse Effects

항진균제치료를 받는 환자에서 약물상호작용과 간독성이 일차적인 문제이며, 여러 가지 항진균약물의 가장 흔한 유해효과는 표 36.2에 기술되어 있다. Amphotericin B는 여러 가지 유해효과와 관련이 있으며, 의사는 amphotericin B의 주입 시 유해반응을 최소화하거나 예방하기 위해 여러 가지의 전처치 약물(항구토약물, 항히스타민제, 해열제 및 corticosteroids)을 처방한다. 이 반응들은 보통의 약물 주입 시간에 비해 천천히(2~6시간 동안) 약물을 주입함으로써 감소시킬 수 있다.

상호작용 Interactions

항진균약물과 관련된 여러 중요한 약물상호작용이 있으며 그중에는 생명을 위협하는 것도 있다. 왜냐하면 다른 약물들과 마찬가지로 여러 항진균약물들이 cytochrome P-450 효소 체계를 통해 대사되기 때문이다. 이 체계에 의해 대사되는 두 약물을 병용투여하게 되면 두 약물의 효소는 제한되어 있기 때문에 경쟁하게 되어 결과적으로 둘 중 한 약물이 체내에 축적된다. 또한 itraconazole과 posaconazole은 위장관 P-glycoprotein의 억제제이다. 전신적 항진균약물의 주요 약물상호작용은 표 36.3에 요약되어 있다.

용량 Dosages

항진균약물의 용량 정보는 용량표를 참조한다.

❖ 간호과정 NURSING PROCESS

◆ 사정 Assessment

모든 항진균약물의 용량 형태와 관련된 간호과정을 아는 것은 중요하다. 항진균요법 전에 활력징후, 체중, 헤모글로빈 수치, 헤마토크리트, 적혈구 수치, CBC (differential), 간과 신장기능검사, 배양검사 및 감수성검사 결과를 사정하고 기록한다.

Amphotericin B(혹은 기타 항진균약물)를 투여하기 전에 금기, 주의사항 및 약물상호작용 여부를 확인한다(표 36.2와 표 36.3 참조). 간독성과 신장독성의 유해효과가 발생할 수 있으므로 일반적으로 기초 신장기능검사와 간기능검사를 시행한다. 가능한 한 기타 신장독성 약물을 삼가야 한다. Amphotericin B를 정맥 제제로 투여할 시 심각한 유해효과(예: 심장리듬이상, 두통, 오한, 권태, 오심, 저혈압, 빈혈 및 위장관장애)가 발생할 위험이 있다. Amphotericin B를 처방하기 전에 항구토약물, 항히스타민제, 해열제는 소염제와 같은 전처치 약물을 처방받은 적이 있는지를 사정한다. Amphotericin B의 또 다른 금기증으로 골수억제가 있다.

저혈압, 빈맥, 간독성 및 헤모글로빈, 헤마토크리트, 백혈구 수치 감소의 잠재적 유해효과 때문에, caspofungin의 사용은 혈압, 맥박, 간기능, 적혈구 수치 및 백혈구 수치에 대한 세심한 사정이 요구된다. Fluconazole의 경우 이러한 체계에 영향을 미치는 유해효과 때문에 이전부터 위장관, 신장 및 간기능에 문제가 있었는지에 대해 주의 깊게 사정하는 것

표 36.3 항진균약물: 약물상호작용

약물	가능한 상호작용 효과
Amphotericin B	
Digitalis glycosides	Amphotericin B에 의해 유발되는 저칼륨혈증으로 인한 digitalis 독성 증가
신독성 약물	부가적 신독성
Thiazide 이뇨제	심각한 저칼륨혈증 또는 corticotrophin에 대한 부신피질 반응 감소
Azole 항진균약물	
cyclosporine, sirolimus, tacrolimus, calcium channel blockers, benzodiazepines	Target drug의 혈장 농도 증가
경구용 항응고제	항응고효과 증가
경구용 저혈당제, statines	저혈당 및 statins 대사 감소, 독성 증가
quinidine	심전도 QT 간격 지연
phenytoin, rifampin, phenobarbital, carbamazepine	Azole 항진균약물 수준 감소

용량표

항진균약물

약물명(임신범주)	약리학적 분류	성인 상용량	적응증
amphotericin B (Amphocin, Fungizone) (B)	Polyene antifungal	IV: 초기 하루 용량으로 0.25mg/kg: 1일 0.5~1.5mg/kg이 적정 용량	광범위 진균의 전신적 감염
amphotericin B 지질 복합체; 제제에 따라 용량은 다양 Abelcet (B) Amphotec (B) AmBisome (B)	Polyene antifungal	 IV: 5mg/kg 매일 1회 IV: 1일 3~4mg/kg IV: 1일 3~5mg/kg	 전신 진균감염
caspofungin (Cancidas) (C)	Echinocandin antifungal	IV: 첫날 70mg, 이후 1일 50mg을 주입	다른 약물에 내약성이 없거나 반응이 없는 침습적 아스페르길루스증
fluconazole (Diflucan) (C)	합성 triazole antifungal	PO: 1회 복용 시 150mg IV/PO: 1일 100~400mg를 2~5주 동안 투여(용량과 기간은 감염의 심각도에 따름) IV/PO: 뇌척수액 배양검사 음성 결과 후 1일 200~400mg씩 10~12주 투여	질 칸디다증 비인두, 식도 칸디다증, 전신 칸디다증 크립토코쿠스 뇌수막염
nystatin (Nilstat, Mycostatin, Nystex) (C)	Polyene antifungal	PO: 400,000~600,000units(4~6mL)의 경구현탁액을 매일 구강에 4회 국소적(크림, 로션 혹은 파우더): 매일 2~3회 적용	구강칸디다증 국소 칸디다증
terbinafine (Lamisil) (B)	합성 allylamine antifungal	PO: 1일 250mg을 6주(손톱) 또는 12주(발톱)씩 국소 크림이나 용액: 침범된 부위에 매일 2회씩 1~4주 동안	손발톱진균증(손톱이나 발톱에 생기는 진균감염) 무좀(tinea pedis), 샅진균증(tinea cruris), 백선(tinea corporis)
voriconazole (Vfend) (D)	합성 triazole antifungal	PO: 200mg를 12시간마다 IV: 6mg/kg 12시간마다 2회 투약 후, 4mg/kg씩 12시간마다	침습적 아스페르길루스증, 다른 약물에 대해 내약성이 떨어지거나 혹은 반응이 없는 기타 주요 진균감염

CSF, Cerebrospinal fluid

이 요구된다. 5세 미만의 아동에게는 nystatin 함당정제(lozenges)를 사용하지 않는다. 더 많은 정보와 구체적인 유해효과를 보려면 표 36.2와 표 36.3을 참조한다.

◆ 환자상태 Human Need Statements

1. 감염 증상과 관련된 통증(급성)의 완화
2. 항진균약물요법에 대한 지식 및 경험 부족과 관련된 자아실현요구의 변화
3. 약물치료요법의 유해효과와 관련된 안전과 상해 위험의 완화
4. 치료요법의 종결에 대한 불이행 가능성과 관련된 안전과 상해 위험의 완화

◆ 계획: 결과판정 Planning: Outcome Identification

1. 환자는 치료가 시작된 후 진균감염에 의한 통증이 사라지고, 해열이 되며, 불편감이 최소화된다.
2. 환자는 항진균제에 대한 지식이 증진되고, 항진균제의 적용, 유해효과, 처방된 전체 치료기간에 약물을 복용을 보고한다.
3. 환자는 항진균요법의 유해효과와 관련되어 상해를 최소한으로 경험하며, 건강상태를 지속적으로 모니터링하기 위해 의사에게 보고한다.
4. 환자는 전체 치료과정을 완전히 마치는 것과 관련된 상해를 최소한으로 경험한다.

◆ 수행 Implementation

항진균약물을 투여받는 환자에게 적절한 간호중재는 약물에 따라 다르다. 정맥 용제로 투여하는 경우 제약사의 지침에 따라 필터가 있는 정맥주사 튜브를 사용하고, 주사 부위의 일혈 여부를 관찰한다. Amphotericin B를 정맥투여할 때는 혼탁

하거나 침전물이 존재하는 용액을 사용하면 안 되며, 정맥주입장치를 사용하는 것을 권장한다. 정맥주입이 시작되면, 심장리듬장애, 시각장애, 감각이상(손발의 무감각 또는 저림), 호흡곤란, 통증, 열, 오한 및 오심 등의 유해반응을 사정하기 위해 15분마다 또는 필요 시 활력징후를 체크하도록 한다(표 36.2 참조). 심각한 반응(유해효과의 악화, 활력징후의 감소)이 발생한다면 환자를 계속 주의깊게 관찰하며 동시에 주입을 중지해야 하고 의사에게 알린다. 정맥 부위는 병원의 지침에 따라 정맥염의 증상(예: 열감, 통증 및 정맥 발적)을 모니터한다. 섭취량과 배설량을 모니터링하고 소변량이 240mL/8시간 이하 또는 0.5mL/k 미만인 경우 의사에게 알린다. 약물요법이 진행되는 동안 모든 검사결과를 지속적으로 모니터한다. 장기적으로 약물치료를 하거나 가정에서 치료를 할 때 체중을 자주 기록한다. 24시간 동안 약 0.9kg 또는 1주 이내에 약 2.26kg 이상 증가하는 것은 약물로 인한 신장손상과 적절한 의학적 주의를 필요로 하는 것을 나타낸다. 간호사는 특별한 희석용액이나 정맥주입 속도 등에 대한 약물사용지침과 의사의 처방을 따른다. 차후 정보에 대해서는 환자중심간호: 환자교육을 참조한다.

맑은 caspofungin 용액만을 사용해야 하며 권고된 생리식염수의 양으로 희석해야 한다. 포도당이 포함된 제제로 희석해서는 안되며 bolus로 투여하지 않는다. 대부분의 정맥과 마찬가지로 상온에서 투여한다. 간독성이 발생할 수 있으므로 간기능검사를 처방에 따라 모니터한다. 또한 빈맥, 저혈압, 열, 오한 또는 두통이 발생할 수 있기 때문에 환자를 지속적으로 모니터한다. 그리고 약물로 인해 빈혈이 유도될 수 있기 때문에 헤모글로빈과 헤마토크리트 수치도 자주 모니터해야 한다. Fluconazole은 경구나 정맥으로 투여하며 특정한 적응증이 있거나 경구용 투약 형태로 투약하기 어려운 경우에는 정맥으로 투여한다. 정맥으로 투여하는 약물은 용액이 맑은 상태에서만 사용해야 하며, 용액에 다른 약물을 첨가하지 않는다. 정맥주사 제제는 습기와 빛을 차단해야 한다. 희석된 용액은 24시간 동안만 안정적으로 사용이 가능하다. 소양증이나 발진이 발생하는 경우에는 주입을 중단하고, 활력징후를 측정해야 하며, 의사에게 즉시 보고한다. Nystatin은 함당정제나 구내정제 형태로 경구로 줄 수 있으며, 최적의 효과를 위해 입에서 천천히 완전하게 녹여 먹어야 하고, 씹거나 전체를 통째로 삼키면 안 된다. 현탁액을 사용한다면 환자는 삼키기 전에 가능한 한 오래 입 안에서 소리를 내며 약물을 움직이도록 한다. Terbinafine (Lamisil) 경구제제는 음식과 관계없이 복용할 수 있다. 과립은 푸딩이나 비산성 음식물에 뿌려서 섭취할 수 있고 씹지 않고 삼킨다. 수포, 소양증, 삼출물, 발적, 부종 등과 같은 국소 피부반응은 보고해야 한다. 경구용 voriconazole은 식사하기 1시간 전이나 1시간 후에 복용해야 한다. 정맥용을 5% 포도당이나 생리식염수에 희석하여 권고된 시간에 걸쳐 정확한 용량을 투여한다. 이 약을 줄 때(특히 28일 이상 처방이 될 때) 시력을 측정해야 하며, 이때 변화가 있다면 의사에게 보고한다.

◆ 평가 Evaluation

항진균약물의 치료요법을 환자가 완전히 이행하였다면 진균감염의 증상과 징후가 개선되고 해결된다. 개선된 활력수준과 정상 체온 및 기타 활력징후가 동반된 전반적인 행복감의 증진은 치료적 반응을 나타낸다. 환자가 받는 이러한 약들의 특정 유해효과 중 모니터링해야 하는 것은 표 36.2에 기술되어 있다. 간호계획의 배경에서 목표와 결과판단기준을 평가한다.

환자중심간호: 환자교육

- 질감염치료를 위해 항진균약물을 복용하는 여성 환자에게 치료가 완전히 끝나고, 감염이 없어질 때까지 성생활을 삼가해야 하고, 월경 중에도 약물을 계속 복용하도록 교육한다. 환자는 치료가 완전히 끝나고 증상이 지속된다면 의사에게 알려야 한다.
- Amphotericin B를 투여받는 환자들은 오랜 기간 치료를 필요로 한다(예: 2주에서 3개월까지). 이 경우 가능한 유해효과는 이명, 시야 흐림, 주입 부위의 열감이나 가려움, 두통, 발진, 발열, 오한, 저칼륨혈증, 위장관장애 및 빈혈 등이다. 출혈, 멍, 연조직 부종 등이 나타나면 의사에게 알린다.
- Aspirin, acetaminophen, ibuprofen; 항히스타민제, 항구토제, 진경제는 amphotericin B와 관련된 유해효과의 증상 관리를 위해 처방할 수 있다.
- Caspofungin을 복용하는 환자의 경우 호흡곤란, 소양감, 부종이나 발진들의 문제가 발생할 시 즉시 의사에게 보고해야 한다.
- 환자가 올바른 손씻기를 하도록 격려한다.
- 환자에게 nystatin에 대한 적절한 투약교육(예: 구강 제제의 경우 소리를 내며 입 안에서 움직이고, 삼킨다)을 한다. 환자가 질정을 처방받았다면 장갑을 착용하고 질 위쪽으로 넣고난 후 손을 잘 씻는다.
- 환자는 침범된 신체부위를 깨끗하고 건조하게 유지하도록 해야 하며, 가볍고 시원한 옷을 입어야 한다. 눈, 입, 코 혹은 기타 점막에 국소 투여하지 않는다.
- Fluconazole을 투약하는 환자에게 약을 복용하는 동안 피임법과 황달, 오심, 구토, 점토색 대변, 어두운색의 소변을 보면 의사에게 알리도록 교육한다.
- Terbinafine (Lamisil)을 사용하면 발톱 감염의 경우 최대 10주, 손톱 감염의 경우 4주까지 장기치료를 해야 하는 것에 대해 교육한다.
- Voriconazole은 감염 유형에 따라 종종 최대 3개월까지 지속해서 사용하며, 식사 1시간 전이나 1시간 후에 복용한다. 환자에게 이 약물로 인해 발생하는 유해효과인 광선공포증에 대해 미리 알려주도록 한다.

기억해야 할 사항

- 진균은 효모와 곰팡이로 이루어진 매우 크고 다양한 미생물이다. 효모는 해(예: 감염)가 될 수도 있고 도움(예: 빵을 굽거나 맥주를 만듦)이 되기도 하는 단일 세포 진균이다. 곰팡이는 다세포이며, 균사라고 불리는 길고 분지가 있는 단섬유가 특징이다.
- 칸디다증은 *C. albicans*가 원인인 기회 진균감염이고, 면역기전이 저하된 환자뿐만 아니라 광범위 항생제, 항신생물이나 면역억제제를 복용하고 있는 환자에게도 발생한다. 입에 칸디다증이 발생한 경우를 구강칸디다증이나 아구창이라고 한다. 구강칸디다증은 신생아나 면역기전 저하 환자에게 더욱 흔하게 나타난다.
- 질칸디다증은 효모균 감염이며 당뇨병 환자, 경구피임약을 복용 중인 여성 및 임신부, 항균제치료 후에 가장 흔하게 발생한다.
- 항진균약물은 전신적 또는 국소적으로 투여한다. 가장 흔한 전신적 항진균약물은 amphotericin B와 fluconazole이며, 대표적인 국소적 항진균약물은 nystatin이다.
- 항진균약물을 투여하기 전에 간호사는 환자가 복용하는 처방약, OTC약물, 약초제품 등을 포함한 기타 약물들과의 약물상호작용뿐만 아니라 알레르기를 세심하게 사정해야 한다.
- Amphotericin B는 제조자 지침에 따라 적절하게 희석해야 하며, 정맥주입펌프를 사용하여 주입한다. 정맥주입부위에서 fluconazole의 조직유출은 조직괴사를 일으키므로, 주사 부위를 매시간 관찰하고 사정하여 기록한다.

REVIEW QUESTIONS

1. The nurse is assessing a patient who is about to receive antifungal drug therapy. Which problem would be of most concern?
   a. Endocrine disease
   b. Hepatic disease
   c. Cardiac disease
   d. Pulmonary disease

2. While monitoring a patient who is receiving intravenous amphotericin B, the nurse expects to see which adverse effect(s)? (Select all that apply.)
   a. Hypertension
   b. Bradycardia
   c. Fever
   d. Headache
   e. Chills
   f. Nausea and vomiting

3. When administering antifungal drug therapy, the nurse knows that a patient's factor that contributes to many of the drug interactions with antifungals is which of these?
   a. History of cardiac disease
   b. History of gallbladder surgery
   c. Ethnic background
   d. The patient's cytochrome P-450 enzyme system

4. During an infusion of amphotericin B, the nurse knows that which administration technique may be used to minimize infusion-related adverse effects?
   a. Forcing of fluids during the infusion
   b. Infusing the medication quickly
   c. Infusing the medication over a longer period of time
   d. Stopping the infusion for 2 hours after half of the bag has infused, and then resuming 1 hour later

5. When teaching a patient who is taking nystatin lozenges for oral candidiasis, which instruction by the nurse is correct?
   a. "Chew the lozenge carefully before swallowing."
   b. "Dissolve the lozenge slowly and completely in your mouth."
   c. "Dissolve the lozenge until it is half the original size, and then swallow it."
   d. "These lozenges need to be swallowed whole with a glass of water."

6. When monitoring a patient who is receiving caspofungin, the nurse will look for which serious adverse effects? (Select all that apply.)
   a. Blood dyscrasias
   b. Hypotension
   c. Pulmonary infiltrates
   d. Tinnitus
   e. Hepatotoxicity

7. The order reads, "Give nystatin (Mycostatin) suspension, 500,000 units by mouth (swish and swallow) 4 times a day for 1 week." The medication is available in a suspension of 100,000 units per mL. How many milliliters will the nurse give per dose?

8. The nurse notes in a patient's medication history that the patient is taking terbinafine (Lamisil). Based on this finding, the nurse interprets that the patient has which disorder?
   a. Vaginal candidiasis
   b. Cryptococcal meningitis
   c. Invasive aspergillosis
   d. Fungal infection of toenails or fingernails

정답 **1. b** **2. c, d, e, f** **3. d** **4. c** **5. b** **6. a, b, e** **7. 5mL** **8. d**

참고문헌

REFERENCES

Flowers, C. R., Seidenfeld, J., Bow, E. J., et al. (2013). Antimicrobial prophylaxis and outpatient management of fever and neutropenia in adults treated for malignancy: American Society of Clinical Oncology clinical practice guideline. *Journal of Clinical Oncology: Official Journal of the American Society of Clinical Oncology*, 31, 794.

Hidalgo, J. A. Cadidiasis treatment & management. Available at https://emedicine.medscape.com/article/213853-treatment. (Accessed 12 April 2018).

Pappas, P. G., Kauffman, C. A., Andes, D. R., et al. (2016). Clinical practice guideline for the management of candidiasis: 2016 update by the infectious diseases society of America. *Clinical Infectious Diseases*, 62, e1.

항말라리아약물, 항원충약물 및 구충제

ANTIMALARIAL, ANTIPROTOZOAL, AND ANTHELMINTIC DRUGS

학습목표

이 장을 학습한 후 학생들은:

1. 말라리아, 원충감염, 기생충감염과 관련된 감염과정을 간단하게 논의한다.
2. 말라리아, 원충감염, 기생충감염의 증상과 징후를 비교한다.
3. 흔히 사용되는 항말라리아약물, 항원충약물 및 구충제를 식별한다.
4. 항말라리아약물, 항원충약물 및 구충제의 작용기전, 적응증, 주의사항, 금기증, 유해효과, 용량, 약물상호작용, 투여경로 등에 대해 논의한다.
5. 항말라리아약물, 항원충약물 및 구충제를 투여받는 환자를 위한 간호계획을 수립할 수 있다.

주요용어

구충제(anthelmintic) 기생충의 감염을 예방하거나 파괴하는 약물. vermicide 라고도 함

기생원충(parasitic protozoans) 인체 또는 동물 내에서 기생하면서 그 과정에서 질환을 야기하는 해로운 원충

기생충(parasite) 숙주 유기체에게 다양한 정도의 해를 야기하는 방식으로 또 다른 생명체(숙주)에서 영양을 취하는 유기체

기생충감염(helminthic infections) 기생충에 감염되는 것

말라리아(malaria) 열원충속(*Plasmodium*)의 4개의 종에 의해 야기되는 원충 감염질환

원충(protozoans) 동물계에서 가장 작고 가장 간단한 단일세포의 유기체

항말라리아약물(antimalarial drugs) 인체 숙주에서 말라리아 기생충(*Plasmodium sp.*)의 성장을 막거나 파괴하는 약물. 항말라리아약물은 항원충약물 범주의 하위범주 중 하나임

항원충약물(antiprotozoal) 인체 숙주에서의 원충(protozoans) 성장을 막거나 파괴하는 약물

개요

OVERVIEW

원충(protozoans)은 단일세포의 유기체로 28,000개 이상의 종류가 있다고 알려져 있다. 인체 내에 사는 것은 기생원충(parasitic protozoans)이라고 불린다. 세계적으로 수십억 명의 사람들이 이들에 감염되고 있어 심각한 공중보건 문제로 인식되고 있다. 흔한 원충감염에는 말라리아(malaria), 리슈만편모충증(leishmaniasis), 파동편모충증(trypanosomiasis), 아메바증(amebiasis), 편모충증(giardiasis), 질편모충증(trichomoniasis) 등이 있다. 이러한 감염은 흔하지 않으나, AIDS에 감염된 사람들이나 면역이 손상된 사람들에서는 증가 추세에 있다. 특히 원충병(protozoal diseases)은 열대 기후에 살고 있는 사람들에게 만연한데, 원충은 연중 따뜻하고 습기가 많은 기후의 환경에서 생존하고 전파되기가 더 쉽기 때문이다. 미국의 경우, 국제여행과 이러한 감염이 만연한 다른 국가로부터의 이민으로 인해 감염에 대한 노출이 증가하고 있다.

말라리아의 병태생리

PATHOPHYSIOLOGY OF MALARIA

말라리아는 이환율(morbidity)과 사망률에 있어 가장 중요한 원충질환이다. 전 세계적으로, 3.5~5억 명의 감염환자가 있고, 연간 사망률은 100~200만 명에 이르는 것으로 추산되고 있으며, 아프리카에서는 매년 1백만 명 이상의 영아가 말라리아로 사망하고 있다. 가장 높은 유병률을 보이는 지역은 아프리카의 사하라사막 남쪽지역, 동남아시아, 라틴아메리카 등이다. 미국에서는 해마다 약 1,200건의 말라리아 감염이 있으며, 이는 대부분 말라리아 감염지역 여행자에 의한 것이다. 말라리아로 인한 새로운 사례와 사망률은 2000년과 2014년 사이에 급격히 감소했다.

말라리아는 열원충(*Plasmodium*)이라고 불리는 원충의 특정 속에 의해 야기된다. 이들 4가지 종은 삼일열원충(*Plasmodium vivax*), 열대열원충(*Plasmodium falciparum*), 사일열원충(*Plasmodium malariae*), 난형열원충(*Plasmodium ovale*)이다. 4가지 중 *P. vivax*가 가장 만연해 있고, *P. fal-*

*ciparum*은 거의 비슷한 정도로 만연해 있지만 약물저항성과 관련된 더 큰 문제를 야기한다. 나머지 2종류는 발병률이 적고 발생에 있어서 지리적으로 훨씬 제한적이지만, 여전히 심각한 말라리아 감염을 야기할 수 있다.

일반적으로 말라리아는 감염된 암컷 얼룩날개모기(anopheline mosquito)에 물려 전염된다. 이 종류의 모기는 많은 열대지역에 퍼져 있다. 또한 말라리아는 감염된 태반을 통해 모체로부터 영아에게 선천적으로 전염될 수 있으며, 수혈이나 오염된 바늘의 사용을 통해 전염될 수도 있다.

*Plasmodium*의 생애주기는 아주 복잡하며 많은 단계를 포함한다. 2가지 상호의존적인 생애주기, 즉 모기 내에서 일어나는 성주기(sexual cycle)와 사람숙주에서 일어나는 무성주기(asexual cycle)를 가진다(그림 37.1). 보통 기생충의 무성주기는 적혈구 밖(주로 간 조직 내)의 적혈구외주기(exoerythrocytic phase or tissue phase)와 적혈구내발육기(erythrocytic phase or blood phase)로 구성된다.

말라리아 증상과 징후는 종종 전형적 말라리아발작(classic malaria paroxysm)으로 묘사된다. 발작(paroxysm)은 증상의 갑작스러운 재발이나 악화를 나타내는데, 이는 40°C(104°F)까지의 발열 후 오한과 경직 및 극도의 피곤함과 기면을 일으키는 발한을 특징으로 한다. 이러한 증상은 48~72시간의 주기로 반복된다. 다른 일반적인 증상에는 두통, 구역, 관절통 등이 있다.

항말라리아약물

ANTIMALARIAL DRUGS

검사결과에 의해 확인될 때까지는 말라리아치료를 시작하지 않지만, 일단 말라리아라는 것이 확진되면, 항말라리아치료를 즉시 시작해야 한다. 치료는 3가지 주요 요소에 의해 결정된다. 말라리아원충의 종류, 환자의 임상상태, 감염이 발생한 지리학적 위치에 의해 추정되는 감염 기생충의 약물 민감성이다. 내성경향(resistance patterns)이 지리학적 위치에 따라 계속 변하기 때문에, 가장 최신의 정보를 얻기 위해 미국 질병통제예방센터(CDC)의 웹사이트인 http://www.cdc.gov/malaria/diagnosis_treatment/clinicians2.htm을 참조한다. 특정 지역을 여행하는 사람들은 항말라리아 예방이 필요하며 의사나 CDC 웹사이트를 통해 약물치료를 확인해야 한다.

항말라리아약물은 기생충이 모기 내에 있는 성주기 동안에는 영향을 줄 수 없지만, 기생충이 인체 내에 있는 무성주기 동안에 작용한다. 이러한 약물들은 부가 또는 상승효과를 보기 위해 다양한 조합으로 투약된다. Atovaquone과 proguanil (Malarone)이 복합된 항원충약물이 있으며, pyrimethamine과 sulfadoxine (Fansidar)도 흔히 병용되는데, 특히 약제 내성이 있는 유기체에 의한 감염에 사용한다.

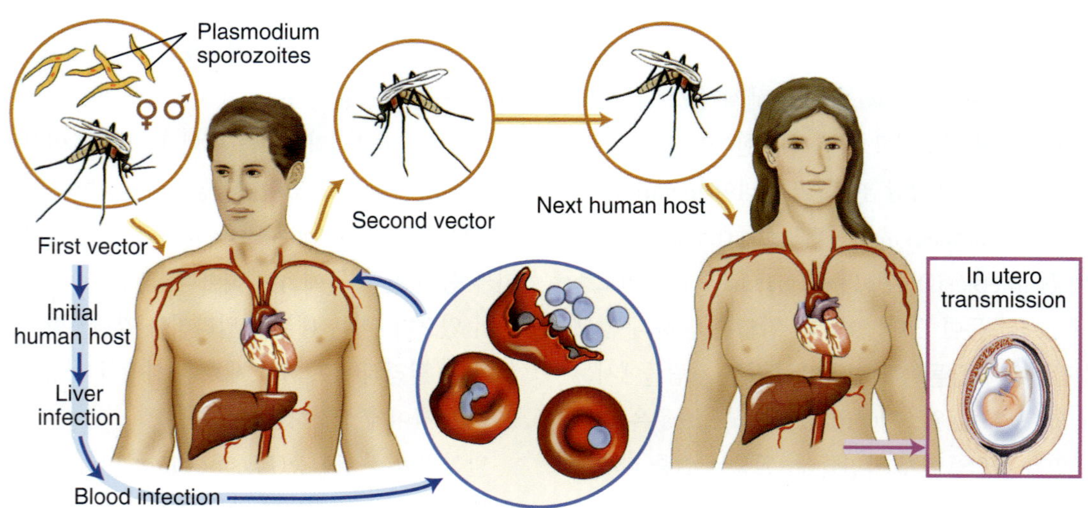

그림 37.1 감염된 얼룩날개모기가 인간에게 기생충을 옮겨 말라리아를 일으킨다. 이 기생충은 간에서 성장한 후 혈류로 들어가 적혈구를 파괴한다. 말라리아에 감염된 임신부는 태아에게 이 질환을 전파시킬 수 있다.

작용기전 및 약물효과

Mechanism of Action and Drug Effects

다양한 항말라리아약물의 작용기전은 각 약물이 속한 화학물질군에 따라 다르다. 4-aminoquinoline 유도체(chloroquine과 hydroxychloroquine)는 기생충 세포의 DNA와 RNA 합성에 필수적인 효소인 DNA polymerase와 RNA polymerase를 억제함으로써 작용한다. 단백질합성은 적절한 핵산(DNA와 RNA)의 기능에 의존하기 때문에, 결국 기생충의 단백질합성 또한 억제된다. 이러한 약물들은 기생충 내의 pH를 높이는데, 이는 기생충의 대사작용과 적혈구의 헤모글로빈을 사용하는 능력을 방해한다. 이는 적혈구외주기 동안 이들 약물이 효과가 없는 이유 중의 하나이다. Quinine, quinidine, mefloquine은 기생충 내의 pH를 상승시킨다는 점에서, 그 작용기전이 4-aminoquinoline 유도체와 유사한 것으로 생각된다.

Diaminopyrimidine (pyrimethamine과 trimethoprim, 32장 참조)은 말라리아 기생충의 중요 물질 생성에 필요한 효소인 dihydrofolate reductase를 억제한다. 특히, 이 효소의 억제는 말라리아 기생충의 성장과 생존에 필수적인 퓨린과 피리미딘(핵산 구성요소) 및 특정 아미노산의 전구물질인 테트라히드로엽산(tetrahydrofolate)의 합성을 저해한다. 이 두 약물은 적혈구주기 동안에만 효과적이다. Pyrimethamine과 trimethoprim은 상승효과를 위해 종종 sulfonamide (sulfadoxine 또는 dapsone)와 함께 사용된다. Doxycycline(32장 참조) 같은 tetracyclines과 clindamycin(33장 참조) 같은 lincomycin 또한 상승효과 때문에 다른 항말라리아약물과 함께 병합하여 사용할 수 있다.

8-aminoquinoline인 primaquine은 앞서 언급된 4-aminoquinoline과 구조적으로 유사하며, 기생충 DNA와 결합하여 이를 변성시키는 적혈구외주기에 작용하는 몇 안 되는 약물 중 하나이다. Atovaquone/proguanil 또한 핵산 합성을 방해한다.

항말라리아약물은 주로 *Plasmodium*종의 기생충을 박멸하는 목적으로 사용되지만, 일부 약물은 다른 치료목적으로 사용되기도 한다. Hydroxychloroquine은 항염증효과가 있어 가끔 류마티스관절염과 전신홍반루푸스(systemic lupus erythematosus)치료에 사용된다. 또한 quinine과 quinidine은 심장과 골격근의 흥분을 감소시킬 수 있으며, quinidine은 특정 심장부정맥치료에 여전히 사용되고 있다 (10장 참조).

적응증 Indications

항말라리아약물은 말라리아를 일으키는 기생충인 *Plasmodium*을 박멸하기 위해 사용된다. 앞서 설명한 바와 같이, 각각의 항말라리아약물은 인체 내에서 기생충 성장의 다양한 주기에 작용한다. 적혈구주기 동안 4종류의 말라리아 원충 모두에게 가장 효과적인 항말라리아약물은 chloroquine, hydroxychloroquine, pyrimethamine이며, 이외의 약물로는 quinine, quinidine, mefloquine 등이 있다. 그러나 이러한 약물은 적혈구외주기 동안에는 효과가 없기 때문에 감염을 예방할 수는 없다. 적혈구외주기 동안 가장 효과적인 항말라리아약물은 primaquine으로 실제로 두 주기 모두에 작용한다. 특히 primaquine은 *P. vivax*의 감염치료를 위해 사용된다. Chloroquine과 hydroxychloroquine(4-aminoquinolines)은 말라리아 기생충 중 감수성(susceptible) 균주의 치료를 위한 1차 약물(drug of choice)이다. 이 약물들은 *P. falciparum*의 내성 균주를 제외한 모든 *Plasmodium*에 높은 독성을 나타낸다.

Quinine은 뇌에 영향을 미치는 클로로퀸 저항성 열대열원충(chloroquine-resistant *P. falciparum*)감염에 사용된다. Quinine은 일반적으로 pyrimethamine, sulfonamide 또는 tetracycline (doxycycline과 같은) 등과 함께 병용된다. Pyrimethamine은 chloroquine-resistant *P. falciparum*과 *P. vivax*를 예방할 목적으로 sulfonamide계 항생제인 sulfadoxine과의 복합제형(Fansidar)으로 사용된다. Mefloquine은 *P. falciparum* 또는 *P. vivax*에 의한 말라리아의 예방과 치료 모두에 사용할 수 있는 새로운 항말라리아 약물이다. Atovaquone/proguanil (Malarone)의 복합제형 또한 *P. falciparum* 감염의 예방과 치료에 사용된다.

금기증 Contraindications

항말라리아약물의 금기증에는 약물알레르기, 이명, 임신(quinine) 등이 있다. 또한 심각한 신장, 간 또는 혈액학적 기능장애는 항말라리아약물의 금기증이 될 수 있다.

유해효과 Adverse Effects

항말라리아약물은 다양한 유해효과를 야기하며, 이는 표 37.1에 각 약물별로 정리되어 있다. 2013년 미국식품의약국(FDA)은 mefloquine과 관련된 심각한 신경학적 및 정신적 부작용에 대한 경고를 발표했다.

표 37.1 항말라리아약물: 흔한 유해효과

신체계	유해효과
Chloroquine과 hydroxychloroquine	
위장관계	설사, 식욕부진, 오심, 구토
중추신경계	어지러움, 두통, 발작, 인격 변화
기타	탈모, 발진, 가려움
Mefloquine	
중추신경계	두통, 피로, 이명, 현기증, 균형 상실, 불안, 우울증, 환각
위장관계	위 통증, 식욕부진, 오심, 구토,
기타	열, 오한, 발진, 근육통
Primaquine	
위장관계	오심, 구토, 복부불쾌감
기타	두통, 가려움, 검은색의 소변, G6PD 결핍으로 인한 용혈빈혈
Pyrimethamine	
위장관계	식욕부진, 구토, 미각장애, 혀의 통증, 발적, 부종 또는 화끈거림, 설사, 인후통, 연하곤란, 입안 통증 및 궤양, 목 쓰림
기타	권태감, 허약, 발진, 비정상적 피부색소침착, G6PD 결핍으로 인한 용혈빈혈, 심각한 과민반응
Quinine	
중추신경계	시각장애, 어지러움, 두통, 이명
위장관계	설사, 오심, 구토, 복부통증
기타	발진, 가려움, 두드러기, 호흡곤란

G6PD, Glucose-6-phosphate dehydrogenase.

상호작용 Interactions

항말라리아약물과 관련된 일부 공통적인 약물상호작용은 표 37.2에 정리되어 있다.

용량 Dosages

일부 항말라리아약물과 권장용량에 대해서는 용량표를 참조한다.

기타 원충감염

OTHER PROTOZOAL INFECTIONS

다수의 다른 흔한 원충감염에는 이질아메바(*Entamoeba histolytica*)에 의해 발생하는 아메바증, 람플편모충(*Giardia lamblia*)에 의해 발생하는 편모충증, 사람폐포자충(*Pneumocystis jirovecii*, 이전에는 *Pneumocystis carinii*)에 의해 발생하는 폐포자충증(pneumocystosis), 톡소포자충(*Toxo-*

표 37.2 항말라리아약물: 약물상호작용

약물	기전	결과
Chloroquine		
divalproex, valproic acid, anthelmintics, beta blockers	해당 약물의 혈청농도 감소	해당 약물의 치료 실패
digoxin	digoxin의 혈청농도 증가	잠재적 독성
Mefloquine		
Beta blockers, calcium channel blockers, quinidine, quinine	알려지지 않음	부정맥, 심장마비 및 발작의 위험 증가
Primaquine		
기타 용혈제	알려지지 않음	골수독성효과에 대한 위험 증가(근약화에 대한 관찰을 요함)

용량표

항말라리아약물

약물명(임신범주)	약리학적 분류	성인 상용량	적응증
chloroquine (Aralen) (C)	합성 항말라리아약물, 항아메바제	PO: 매주 300mg, 풍토병 지역에 방문하기 2주 전부터 복용을 시작하여 방문 후 8주간 지속 PO: 초회 600mg 복용 후 6시간, 2일째, 3일째에 300mg 복용	말라리아 예방 말라리아 치료
hydroxychloroquine (Plaquenil) (C)	합성 항말라리아약물	PO: 매주 400mg, 풍토병 지역에 방문하기 1~2주 전부터 복용을 시작하여 방문 후 4주간 지속 PO: 초회 800mg, 복용 후 6시간, 2일째, 3일째에 310mg 복용	말라리아 예방 말라리아 치료
mefloquine (Lariam) (C)	합성 항말라리아약물	PO: 매주 250mg, 풍토병 지역에 방문하기 1~2주 전부터 복용을 시작하여 방문 후 4주간 지속 PO: 1회 1,250mg(5정)	말라리아 예방 말라리아 치료
primaquine (generic only) (C)	합성 항말라리아약물	PO: 매일 30mg, 여행 전 1~2일간, 풍토병 지역을 떠난 후 7일간 매일 복용. 약제내성 말라리아의 경우 약물용량이 다름 PO: 30mg, 14일간 매일 복용	말라리아 예방 말라리아 치료
pyrimethamine (Daraprim) (C)	엽산 길항제, 항말라리아약물, 항톡소플라스마제	PO: 매주 25mg, 노출된 후 10주간 계속해서 복용 PO: 50mg 2일간 매일 복용	말라리아 예방 말라리아 치료

plasma gondii)에 의해 발생하는 톡소플라스마증, 질편모충(*Trichomonas vaginalis*)에 의해 발생하는 질편모충증 등이 포함된다. 말라리아와 같이 이들 질환도 열대 지역에 만연해 있다. HIV, AIDS의 합병증으로 흔히 나타나는 사람 폐포자충에 의한 폐포자충증은 원충감염에 속하였었으나 현재는 진균감염으로 분류된다. 원충감염은 다양한 방법으로 전파될 수 있는데, 사람에서 사람으로(예: 성적 접촉을 통해), 오염된 물 또는 오염된 음식물의 섭취를 통해, 기생충과의 직접적인 접촉에 의해, 곤충(모기 또는 진드기)에게 물려 전염될 수 있다. 이러한 감염은 전신성이거나 특정 부위에 국소적으로 발생할 수 있다. 예를 들어, 아메바증은 일반적으로 위장관계에 영향을 주는 반면(아메바이질), 폐포자충증은 대부분 폐에 감염을 일으킨다.

표 37.3에 흔한 원충감염에 대한 간단한 설명과 치료에 사용되는 항원충약물이 정리되어 있는데, 일부 약물만이 설명되었다. 특히 면역기능이 저하된 환자들은 원충감염에 걸릴 위험성이 높으며, 종종 이러한 감염은 치명적이다.

표 37.3 원충감염의 종류와 일반적인 약물요법

감염	설명	항원충약물
아메바증	*Entamoebahistolytica*에 의해 발생. 감염은 주로 대장 내에 국한되나 간과 같은 다른 신체 부위로 이동할 수 있음. 대개 오염된 음식 또는 물로 전염됨	chloroquine, metronidazole, paromomycin, iodoquinol
편모충증	*Giardia lamblia*에 의해 발생. 주로 장점막(대개 십이지장)에 기생하는 가장 일반적인 장 원충감염. 설사 또는 복부팽만, 냄새가 심한 대변을 야기할 수 있음. 감염된 사람의 대변과 접촉하거나 오염된 음식과 물에 의해 전염됨	metronidazole, nitazoxanide, quinacrine, furazolidone, albendazole, paromomycin
폐포자충증	면역력이 저하된 사람에게 주로 발생하는 *pneumocystis jirovecii*[a]에 의한 폐렴으로, 치료하지 않으면 치명적임	trimethoprim/sulfamethoxazole, dapsone, atovaquone, primaquine, pentamidine, clindamycin
톡소포자충증	*Toxoplasma gondii*에 의해 발생. 대개 고양이와 같은 애완동물이 배설물을 통해 기생충의 난포체(oocysts)를 옮기는 중간숙주 역할을 함	pyrimethamine과 sulfonamides clindamycin, metronidazole
질편모충증	*Trichomonas vaginalis*에 의한 성병	metronidazole

[a]*Pneumocystis jirovecii*는 현재 곰팡이로 분류된다.

항원충약물

ANTIPROTOZOAL DRUGS

말라리아를 치료하는 항말리리아약물 중 일부는 비말라리아 원충감염을 치료하기도 하며, chloroquine, primaquine, pyrimethamine, atovaquone 등이 있다. 비말라리아 원충감염에 사용하는 다른 항원충약물에는 iodoquinol, metronidazole, paromomycin, pentamidine 등이 있다.

작용기전 및 약물효과

Mechanism of Action and Drug Effects

항원충약물은 몇 가지 다른 기전에 의해 작용한다. 일반적으로 많이 사용되는 약물의 그 작용기전에 대한 간단한 설명은 표 37.4를 참조한다. Pyrimethamine과 chloroquine은 말라리아 부분에서 이미 언급되었다. 항원충약물의 효과는 주로 다양한 형태의 원충을 죽이는 효과에 국한되어 있다.

표 37.4 항원충약물: 작용기전

약물	작용기전
atovaquone	선택적으로 미토콘드리아의 전자이동을 억제하여 ATP의 합성을 감소시킨다. 또한 핵산합성도 억제한다.
metronidazole	DNA에 작용해 단백질합성을 억제하고 세포를 사멸시킨다.
pentamidine	DNA와 RNA 같은 중요한 물질의 생성을 억제한다. 리보솜과 결합하여 응집시킬 수 있다. 포도당 대사 및 단백질과 RNA 합성, 세포 내의 아미노산 이동을 억제함으로써 *pneumocystis jirovecii*[a]에 치명적인 작용을 한다.

[a]*Pneumocystis jirovecii*는 현재 곰팡이로 분류된다.

표 37.5 항원충약물: 적응증

약물	적응증
atovaquone	co-trimoxazole을 사용할 수 없는 환자에서 급성 경도부터 다소 심각한 정도의 *pneumocystis jirovecii* 폐렴
iodoquinol	Entamoeba histolytica의 무증상보균자의 장아메바증, Giardia lamblia와 Trichomonas vaginalis의 감염
metronidazole	박테리아(혐기성 세균 포함), 원충 및 기생충감염
pentamidine	*pneumocystis jirovecii*[a] 폐렴

[a]*Pneumocystis jirovecii*는 현재 곰팡이로 분류된다.

적응증 Indications

항원충약물은 장아메바증(intestinal amebiasis)부터 폐포자충증까지의 다양한 원충감염을 치료하는 데 사용된다. 일부 약물의 적응증은 표 37.5에 나와 있다. Atovaquone과 pentamidine은 *P. jirovecii* 감염의 치료에 사용하며, iodo-

표 37.6 항원충약물: 유해효과

신체계	유해효과
atovaquone	
혈액계	빈혈, 중성구감소증, 백혈구감소증
피부계	가려움, 두드러기, 발진
위장관계	식욕부진, 간효소 상승, 오심, 설사
중추신경계	어지럼증, 두통, 불안, 열
대사계	고칼륨혈증, 저혈당증, 저나트륨혈증
기타	기침
Iodoquinol	
혈액계	무과립구증
피부계	발진, 가려움, 피부, 머리, 손톱의 변색
중추신경계	두통, 초조, 말초신경병증
이비인후계	흐린시력, 인후통, 시신경염, 시각상실
위장관계	식욕부진, 위염, 오심, 구토, 설사
Metronidazole	
중추신경계	두통, 어지럼증, 혼동, 피로, 말초신경병증, 허약
이비인후계	흐린시력, 인후통, 구강건조, 금속성 맛, 설염
위장관계	식욕부진, 구토, 설사, 변비
비뇨생식계	배뇨통, 방광염
혈액계	중성구감소증
피부계	발진, 가려움증, 두드러기
Paromomycin	
위장관계	위경련, 오심, 구토, 설사
중추신경계	청력 상실, 어지럼, 이명
Pentamidine	
심혈관계	저혈압, 흉통, 심장박동장애
혈액계	백혈구감소증, 혈소판감소증, 중성구감소증
피부계	주사 부위 통증, 가려움, 두드러기, 발진
비뇨생식계	신장 독성
위장관계	간효소수치 증가, 췌장염, 금속성 맛, 오심, 구토, 설사
호흡기계	기침, 쌕쌕거림, 호흡곤란, 인두염
대사계	고혈당 후에 오는 저혈당
기타	피로, 오한, 야간발한

quinol, metronidazole, paromomycin 등은 장아메바증치료에 사용된다. Metronidazole은 원충과 장내 기생충뿐만 아니라 혐기성세균을 포함한 박테리아에 대해 효과적이다(33장 참조). 기생충증(helminthiasis)은 이 장의 뒷부분에서 논의된다.

금기증 Contraindications

항원충약물은 과민성이 있는 환자에서는 금기이다. 다른 금기증으로는 환자의 전반적인 상태에 영향을 주는 심각한 감염을 동반한 중증의 신장, 간 또는 기타 질병 등이 있다.

유해효과 Adverse Effects

항원충약물의 유해효과는 약물에 따라 크게 다르며 표 37.6에 나와 있다.

상호작용 Interactions

항원충약물의 사용과 관련된 일반적인 약물과 검사실검사 간의 상호작용은 표 37.7에 나와 있다. 이들 상호작용 중 일부는 심각한 독성효과를 야기할 수 있으며, 따라서 이를 잘 숙지하고 관련된 기전을 이해하는 것이 중요하다.

용량 Dosages

일부 항원충약물의 용량에 대한 정보는 용량표를 참조한다.

기생충감염

HELMINTHIC INFECTIONS

기생충감염은 전 세계적인 문제이다. 세계 인구의 3분의 1이 기생충에 감염된 것으로 추정되고 있으며, 특히 위생상태가 열악한 개발도상국에서 흔히 발생한다. 하수처리가 잘 되어

표 37.7 항원충약물: 약물과 검사실검사의 상호작용

약물	기전	결과
atovaquone	단백질에 결합하기 위해 경쟁하므로 자유(활성) 형태의 atovaquone 증가	단백질 결합력이 높은 약물(예: warfarin, phenytoin)은 atovaquone 약물농도와 유해효과의 위험성을 증가시킬 수 있다.
iodoquinol	단백질결합 혈청 요오드 농도의 증가로 요오드 131 흡수를 감소시킴	특정 갑상선기능검사 결과에 영향을 미칠 수 있다.
metronidazole	비타민 K 흡수에 필요한 박테리아를 제거하여 장으로부터 비타민 K의 흡수가 감소. 이는 알코올섭취 후 혈장 아세트알데히드 농도의 증가를 일으킨다.	알코올은 disulfiram-like reaction을 일으킨다. Warfarin의 작용이 증가될 수 있다(출혈 위험의 증가).
pentamidine	신독성효과의 증가	Aminoglycoside, amphotericin B, colistin, cisplatin 또는 vancomycin과 함께 사용하면 신독성을 일으킬 수 있다.

용량표

항원충약물

약물명(임신범주)	약리학적 분류	성인 상용량	적응증
atovaquone[a] (Mepron) (C)	합성 항폐포자충약물	PO: 1,500mg, 매일 1회; 750mg, 매일 2회씩 21일간 식사와 함께 복용	pneumocystis jirovecii 폐렴의 예방; 활성 pneumocystis jirovecii 폐렴의 치료
metronidazole (Flagyl) (임신 제1기: X, 임신 제2~3기: B)	아메바구제제, 항균제, 질편모충구충제	PO: 750mg, 7~10일간 매일 3회씩 PO: 250~500mg, 5~7일간 매일 3회씩	아메바증(아메바성 간농양 포함) 질편모충증, 편모충증
pentamidine (NebuPent, Pentam 300) (C)	합성 항폐포자충약물[b]	분무제: 4주간 주당 300mg IV/IM: 4mg/kg, 14~21일간 매일	pneumocystis jirovecii 폐렴의 예방: 활성 pneumocystis jirovec 폐렴의 치료

[a]NOTE: atovaquone과 proguanil의 혼합 약물 또한 말라리아의 치료약물로 사용된다.
[b]*Pneumocystis jirovecii*는 현재 곰팡이로 분류된다.

있는 선진국에서 기생충감염의 발생빈도는 훨씬 적으며, 보통 몇 가지 기생충감염만이 문제가 되고 있다. 미국에서의 가장 만연한 기생충감염은 회충의 한 속인 요충(*Enterobius*)에 의한 요충증(enterobiasis)이다.

인체에 기생하는 기생충(helminths)은 다음과 같이 분류된다.

- 편충[platyhelminthes (flatworms)]
- 조충[cestodes (tapeworms)]
- 흡충[trematodes (flukes)]
- 선충[nematodes (roundworms)]

다양한 기생충감염 중에서 가장 일반적인 감염의 특징은 표 37.8에 요약되어 있다. 기생충은 보통 일차적으로 숙주의 장관을 감염시키고 그곳에 머무르지만 다른 조직으로 이동할 수도 있다.

구충제

ANTHELMINTIC DRUGS

단세포 생물인 원충과는 다르게, 기생충은 크기도 더 크고 복잡한 다세포 구조를 가진다. 구충제는 이러한 유기체의 구조를 파괴하여 사멸시키는 작용을 한다. 현재 사용 가능한 구충제는 각 약물이 사멸시킬 수 있는 기생충에 아주 특이적으로 작용한다. 따라서 치료를 시작하기 전 감염된 숙주에서 원인이 되는 기생충을 정확하게 확인해야 한다. 특정 기생충의 충란 또는 유충을 확인하기 위해서는 대개 감염된 숙주의 배설물, 소변, 혈액, 가래 또는 조직 등의 샘플을 분석할 수 있다.

현재 미국에서 시판되고 있는 일부 구충제에는 albendazole (Albenza), ivermectin (Stromectol), praziquantel (Biltricide), pyrantel (Antiminth) 등이 있다.

Niclosamide와 piperazine과 같은 다른 약물들은 다른 나라 또는 CDC의 특별 요청에 의해 사용할 수 있다. 위에서 언급한 바와 같이, 구충제는 그 작용에 있어서 매우 특이적이다. Albendazole은 조충류와 선충 모두를 치료하는 데 사용될 수 있고, praziquantel은 흡충류를 죽일 수 있는 약물이다. 일반적으로 사용되는 구충제와 이들 약물이 효과를 나타내는 특정 기생충 종류는 표 37.9에 요약되어 있다.

작용기전 및 약물효과

Mechanism of Action and Drug Effects

비슷한 종류의 기생충을 죽이는 데 사용되는 약물 중 일부는 유사성이 있지만, 구충제의 작용기전은 약물에 따라 크게 다르다. 다양한 구충제와 각각의 작용기전은 표 37.10을 참조한다.

적응증 Indications

구충제는 선충, 조충, 흡충감염을 치료하는 데 사용된다. 특정 약물은 특정 기생충감염을 치료하는 데 사용된다.

금기증 Contraindications

구충제의 유일한 금기증은 약물알레르기라고 알려져 있다.

표 37.9 구충제: 작용하는 기생충에 따른 분류

구충제	조충	선충	흡충
albendazole	예	예	예
ivermectin	아니오	예	아니오
piperazine과 pyrantel	아니오	예(대왕지렁이와 요충)	아니오
praziquantel	예	아니오	예

표 37.8 기생충감염

감염	기생충 및 관련 사항
선충류(다양한 내장과 조직의 선충)	
회충증	회충(거대 선충)에 의한 감염, 기생충이 소장에 기생, pyrantel 또는 albendazole로 치료
요충증	요충에 의한 감염, 기생충이 대장에 기생, pyrantel 또는 albendazole로 치료
편형동물문(장의 조충 또는 편형동물)	
열두조충증	광절열두조충(지렁이)에 의해 감염, 물고기로부터 감염, paromomycin, praziquantel, albendazole로 치료
테니아조충증	민촌충에 의해 감염, 소고기로부터 감염, paromomycin, praziquantel, albendazole로 치료

표 37.10 구충제: 작용기전

약물	작용기전	적응증
albendazole	유충의 세포질 미세소관을 퇴화시켜 선택적으로 이들을 파괴한다. 이러한 미세소관의 퇴화는 분비물질을 세포 내에 축적시켜 콜린에스테라아제 분비를 손상시키고 포도당의 섭취를 억제한다. 글리코겐이 고갈되면 ATP 생성이 감소하고 에너지가 고갈되어 기생충은 움직이지 못하고 죽는다.	신경낭미충증, 포충병
ivermectin	중추신경계에 있는 선충의 억제 신호를 강화시켜 마비를 일으킨다.	분선충의 국소 장감염
praziquantel	기생충의 칼슘에 대한 세포막의 투과성이 증가되어 칼슘의 유입이 일어난다. 이는 기생충을 일반적인 기생 장소인 장간막 정맥에서 간으로 이동시켜 숙주 조직반응에 의해 사멸되도록 한다.	주혈흡충증, 고양이간흡충증(간흡충감염), 간흡충증(간흡충 또는 간디스토마감염), 열두조충증(물고기기생충감염), 신경낭미충증
pyrantel	기생충의 신경근접합부에서의 아세틸콜린을 차단하여 마비를 일으킨다. 마비된 기생충은 이후 연동운동을 통해 위장관에서 배출된다.	회충증, 요충증, 기타 기생충감염
thiabendazole	기생충-특이 효소인 푸마르산환원효소를 억제한다.	피부유충이행증, 분선충증, 선모충증

Pyrantel은 간질환을 가진 환자에 사용을 금하고, praziquantel은 눈낭미충증(ocular cysticercosis, 눈의 조충감염)을 가진 환자에 사용을 금한다.

유해효과 Adverse Effects

구충제는 약물특이적 유해효과에서 다양한 양상을 보인다. 일반적인 유해효과는 표 37.11에 나와 있다.

상호작용 Interactions

Piperazine과 pyrantel의 동시 사용은 권고되지 않으며, pyrantel은 간손상을 가진 환자에게 주의하여 사용해야 한다. 또한 pyrantel은 소아 환자의 theophylline의 혈중농도를 높이는 것으로 알려져 있다. Albendazole의 혈중농도는 구충제인 praziquantel뿐만 아니라 dexamethasone에 의해서도 상승할 수 있다. H_2 길항제(예: cimetidine, ranitidine) 또한 praziquantel의 혈중농도를 상승시킬 수 있다.

용량 Dosages

일부 구충제의 용량에 대한 정보는 용량표를 참조한다.

표 37.11 구충제: 흔한 유해효과

신체계	유해효과
primaquine	
위장관계	오심, 구토, 복부통증
기타	두통, 가려움증, 검은색 소변, 포도당-6-인산탈수소효소결핍으로 인한 용혈빈혈
pyrantel	
중추신경계	두통, 어지럼증, 불면증
피부계	피부발진
위장관계	식욕부진, 복부경련, 설사, 오심, 구토
praziquantel	
중추신경계	어지럼증, 두통, 졸림
위장관계	복부통증, 오심
기타	권태감

용량표

구충제

약물명(임신범주)	약리학적 분류	성인 상용량	적응증
praziquantel (Biltricide) (B)	흡충 구충제	PO: 대략 20~25mg/kg 1일 동안 하루에 3번	흡충감염
pyrantel (Pin-X) (C)	선충 구충제	PO: 1회 11mg/kg(최대 1g)	선충감염

PO, oral.

❖ 간호과정 NURSING PROCESS

◆ 사정 Assessment

항말라리아약물로 치료를 시작하기 전에, 간호사는 철저하게 약물력을 조사해야 하며 머리부터 발끝까지의 신체적 평가를 실행하고, 활력징후를 측정해야 한다. 간호사는 두통, 오심, 관절통과 같은 말라리아의 징후에 특히 주의해서 사정하고 기록해야 한다. 다른 증상과 징후로는 주기적인 발한과 최고 40~40.5℃(104~105℉)의 간헐적인 발열 등이 있으며, 피로와 수면의 연장을 가져온다. Quinine, chloroquine, hydroxychloroquine은 시각장애 또는 시신경염의 부작용이 있기 때문에 기준 시력검사가 필요하다. 또한 건선 환자에게 금기이므로 피부를 사정해야 한다. Mefloquine, primaquine, pyrimethamine 등의 다른 약물들은 기준 청력검사가 필요하며 약물성 용혈빈혈의 위험이 있기 때문에 G6PD 결핍을 사정하여야 한다. Mefloquine은 신경정신학적 부작용에 대한 블랙박스경고를 가지고 있기 때문에 정신질환의 병력을 평가해야 한다. 일부 공통적인 약물상호작용은 표 37.2에 정리되어 있다.

항말라리아약물이나 이 장의 앞 부분에서 논의되었던 항원충약물의 금기증, 주의사항, 약물상호작용에 더하여 갑상샘질환과 신장 및 심장, 간의 기능장애 등도 사정되어야 한다. Atovaquone은 약물성 빈혈, 호중구감소증, 백혈구감소증의 위험이 있으므로 기준 혈구 계수검사를 해야 한다. 처방대로 혈중 칼슘, 나트륨 농도와 당 수준을 사정하여야 한다. Iodoquinol의 경우 사용하기 전에 기준 시력검사, 신경학적 검사(예: 정상적인 감각)와 더불어 기준 혈구 계수검사를 하는 것이 중요하다. Metronidazole은 parabens과 더불어 nitroimidazole 유도체(derivatives)에 대한 알레르기를 사정해야 한다. 또한 치료 전에 적절한 시료를 얻어야 하며 혈구계수, 중추신경계장애, 방광기능 등도 사정하여야 한다. 이는 배뇨장애, 방광염, 두통, 현기증, 혼돈 및 피로의 부작용 때문에 중요하다(표 37.6). Pentamidine은 심각한 심장, 혈액학적, 피부, 신장, 위장관, 호흡계 부작용을 가져올 수 있기 때문에 완전한 사정의 기록이 환자의 안전에 있어 중요하다.

구충제를 투약하기 전에 특히 육류와 어류를 포함한 섭취한 음식 및 그 조리방법에 대한 철저한 자료를 수집해야 한다. 다른 가족구성원 또한 대변검사를 통해 기생충감염에 대한 조사를 받아야 한다. 환자의 에너지수준, 일상생활활동을 실행하기 위한 능력, 몸무게, 식욕, 다른 증상들도 사정해야 하며 취득된 정보는 기록해야 한다. 또한 간호사는 금기증과 주의사항뿐만 아니라 가능한 약물상호작용까지 사정해야 한다.

◆ 환자상태 Human Need Statements

1. 질병과정 및 약물부작용과 관련된 음식, 수분 및 영양소의 변화, 섭취량 감소
2. 감염 및 약물치료에 대한 지식 부족과 관련된 안전 요구, 부상 위험 변화
3. 치료 순응도의 저하 및/또는 감염 및 치료에 대한 지식 부족과 관련된 비효율적인 가족건강관리로 자제력 변화

◆ 계획: 결과판정 Planning: Outcome Identification

1. 환자는 권장량의 칼로리와 단백질을 포함한 균형 잡힌 영양 식사를 통해 치료기간 동안 영양소의 균형을 유지한다.
2. 환자와 가족, 가까운 지인들은 감염 및 치료, 약물요법에 대한 적절한 지식, 철저한 손 씻기 및 발열, 무기력 및 식욕부진과 같은 처방자에게 보고해야 할 증상에 대한 적절한 지식을 말한다.
3. 가정 내에서 환자와 가족, 다른 이들은 개선된 건강관리와 규범 준수를 경험한다.

◆ 수행 Implementation

항말라리아약물투여에 있어, 간호사는 소변량(600mL/일보다 많아야 함)을 관찰해야 한다. 약물은 적어도 180~240mL의 물 또는 다른 음료와 함께 약물을 섭취해야 하며, 금기가 아니라면 수분섭취를 권장해야 한다. 항말라리아제약물은 처음에 간에 농축되기 때문에 치료기간 동안 간기능을 모니터하기 위해 치료 약속을 지키는 것의 중요성을 환자가 인식하는 것이 중요하다.

Chloroquine과 hydroxychloroquine은 경구로 투여되며 처방된 대로 정확하게 투여되어야 한다. 용량은 처방대로 준수되어야 하며, 부하용량, 차후용량, 예방용량, 주의사항, 금기증, 약물상호작용 등에 특별한 주의를 기울여야 한다. Quinine은 광과민성의 위험이 있기 때문에 옷이나 모자, 자외선차단제 등 햇빛가리개의 사용에 대해 교육해야 한다. 이들은 햇빛의 자외선을 막을 수 있어야 한다.

항원충약물의 대부분(예: atovaquone, metronidazole)

은 경구복용할 때 음식과 함께 복용해야 한다. Metronidazole의 정맥투여는 30~60분 이상에 걸쳐 서서히 주입하고 한 번에 투여(IV bolus)해서는 안 된다. 이 약물을 사용하는 동안 신경학적 상태의 변화(예: 어지럼, 혼동)가 처방자에게 보고되어야 한다.

모든 구충제는 처방된 대로 처방된 기간 동안 투여해야 한다. 환자에게 primaquine은 소변색이 검어질 수 있음을 알려주어야 한다. 구충제이나 다른 항기생충약물과 함께 대변검사가 처방될 경우, 기생충은 물이나 소변, 화학물질에 접촉될 경우 파괴될 수 있으므로 대변의 채집은 반드시 깨끗한 용기를 사용해야 한다. 이들 약물에 대한 추가 정보는 환자중심간호: 환자교육을 참조한다.

◆ 평가 Evaluation

간호사는 환자의 에너지수준이 증가하고 모든 증상의 감소 및 소멸 등과 같은 항말라리아약물, 항원충약물, 구충제의 치료효과를 관찰해야 한다. 적절한 위생과 기생충의 체내 침입이나 감염의 확산 예방에 대한 평가 또한 중요하다. 각 약물과 관련된 유해효과는 표 37.1, 37.6, 37.11에 요약되어 있다. 항말라리아약물과 항원충약물은 G6PD결핍증 환자(대부분 아프리카계 미국인 환자나 지중해 혈통의 환자들)에서 용혈을 유발할 수 있다. 그러므로 이러한 환자들의 경우 치료하는 동안 이러한 합병증에 대해 세심하게 모니터해야 한다. G6PD결핍에 대한 자세한 정보는 2장을 참조한다.

환자중심간호: 환자교육

- 항말라리아약물은 위장관장애를 일으키는 것으로 알려져 있으나, 음식과 함께 복용할 경우 이러한 증상이 감소될 수 있다. 환자에게 오심, 구토, 설사 또는 복부통증이 있는 경우 처방자에게 연락하고 시각장애나 어지럼, 호흡곤란 등은 즉시 보고하도록 교육해야 한다.
- 환자는 말라리아가 흔한 국가를 방문하기 전에 예방 목적으로 항말라리아약물을 복용할 필요가 있고, 돌아와서도 적절한 치료를 받아야 한다는 것을 알아야 한다.
- 다른 모든 약물과 같이 항말라리아약물은 어린이의 손이 닿지 않는 곳에 보관해야 한다.
- 처방대로 정확히 복용해야 하며, 약물요법을 준수해야 한다.
- Metronidazole은 반드시 음식과 함께 복용해야 한다.
- 성적 접촉으로 전염되는 질환으로 metronidazole을 복용하는 환자는 처방자의 지시가 있을 때까지 성관계를 피해야 한다.
- 아메바증으로 인해 metronidazole을 복용할 경우, 환자에게 대변검체를 정확하고 안전하게 채취하고 폐기하는 방법을 교육해야 한다.
- 약물의 국소제제는 장갑을 착용한 후에 투약해야 하며, 눈에 약물이 닿지 않도록 조심해야 한다. 환자에게 화장품은 국소약물 적용 후에 발라야 한다고 교육해야 한다.
- Metronidazole은 어지럼을 일으킬 수 있으므로 약물에 대한 반응이 일관되게 나타날 때까지 모든 활동에 주의하도록 환자에게 교육해야 한다.
- 구충제는 처방된 대로 정확하게 복용해야 하며, 약물요법 준수의 중요성 또한 강조되어야 한다.

기억해야 할 사항

- 말라리아는 원충의 특정 속인 *Plasmodium*에 의해 발생되며, 감염된 암컷 모기에 물림으로서 전염된다. Primaquine은 원충이 적혈구 바깥쪽에 있을 때(exoerythrocytic phase) 작용한다.
- 그 외 일반적인 원충감염은 아메바증, 편모충증, 폐포자충증, 톡소포자충증, 질편모충증이다. 원충은 사람 대 사람 접촉, 오염된 물 또는 음식의 섭취, 기생충과의 직접적인 접촉, 곤충(모기 또는 진드기)에 물려서 전염되는 기생충이다. Pneumocystosis는 현재 곰팡이로 분류되지만 항원충약물로 치료한다.
- 항원충약물에는 atovaquone과 pentamidine 등이 있다. Metronidazole은 항박테리아약물, 항원충약물, 구충제로 사용된다. Iodoquinol과 paromomycin은 *Entamoeba histolytica*와 같은 원충을 직접적으로 죽인다.
- 구충제는 조충, 선충, 흡충 등에 의한 기생충감염을 치료하기 위해 사용하는 약물이다.
- 항말라리아약물, 항원충약물, 구충제의 사용에 대한 간호 고려사항은 금기증, 주의사항, 약물상호작용에 대한 사정을 포함한다.

REVIEW QUESTIONS

1. The nurse is reviewing the medication history of a patient who is taking hydroxychloroquine. However, the patient's chart does not reveal a history of malaria or travel out of the country. The patient is most likely taking this medication for:
   a. *Plasmodium*
   b. thyroid disorders
   c. roundworms
   d. rheumatoid arthritis

2. Which teaching point would be appropriate to include when the nurse is informing a patient about the adverse effects of antimalarials?
   a. The skin may turn blotchy while these medications are taken.
   b. These medications may cause anorexia and abdominal distress.
   c. These medications may cause increased urinary output.
   d. The patient may experience periods of diaphoresis and chills.

3. When teaching a patient about the potential drug interactions with antiprotozoal drugs, the nurse will include information about:
   a. acetaminophen
   b. warfarin
   c. decongestants
   d. antibiotics

4. Before administering antiprotozoal drugs, the nurse will review which baseline assessment?
   a. Complete blood count
   b. Serum magnesium level
   c. Creatinine clearance
   d. Arterial blood gas concentrations

5. The nurse knows that antimalarial drugs are used to treat patients with infections caused by which microorganism?
   a. *Plasmodium spp.*
   b. Candida albicans
   c. *Pneumocystis jirovecii*
   d. Mycobacterium

6. When giving metronidazole, the nurse implements appropriate administration techniques, including which of these? (Select all that apply.)
   a. Giving oral forms with food
   b. Giving oral forms on an empty stomach with a full glass of water
   c. Infusing intravenous doses over 30 to 60 minutes
   d. Administering intravenous doses by bolus over 5 minutes
   e. Obtaining ordered specimens before starting the medication

7. A 5-year-old patient has been diagnosed with malaria after returning from an overseas trip. The patient is to receive one dose of mefloquine (Lariam), 25 mg/kg PO. The child weighs 44 lb. How much mefloquine will this child receive?

8. Praziquantel (Biltricide) is prescribed for a patient with a tapeworm infection. The nurse prepares to administer the medication via which route?
   a. Rectal
   b. Oral
   c. Intravenous
   d. Inhalation

정답 **1. d** **2. b** **3. b** **4. a** **5. a** **6. a, c, e** **7. 500mg** **8. b**

참고문헌

REFERENCES

Centers for Disease Control and Prevention. (2013). Treatment guidelines: treatment of malaria (guidelines for clinicians). Available at www.cdc.gov/malaria/resources/pdf/clinical-guidance.pdf. (Accessed 30 September 2016).

Graves, P. M., Gelband, H., & Garner, P. (2015). Primaquine or other 8-aminoquinoline for reducing plasmodium falciparum transmission. *Cochrane Database of Systematic Reviews*, 2, CD008152.

World Health Organization. (2015). *Guidelines for the treatment of malaria* (3rd ed.). Geneva: WHO. Available at www.who.int/malaria/publications/atoz/9789241549127/en/. (Accessed 30 September 2016).

38

항염증약물 및 항통풍약물

ANTIINFLAMMATORY AND ANTIGOUT DRUGS

학습목표

이 장을 학습한 후 학생들은:

1. 염증반응과 이로 인한 통증의 발생에 대해 토론한다.
2. 염증성 질환과 통풍의 질병 과정 및 병리를 비교한다.
3. 다양한 항염증약물 및 항통풍약물의 작용기전, 적응증, 유해효과, 투여용량, 투여경로, 주의사항, 금기증, 약물상호작용, 독성 등에 대해 토론한다.
4. 항염증약물 및 항통풍약물을 투여받는 환자를 위한 간호계획을 수립할 수 있다.

주요용어

Done nomogram aspirin 독성효과의 심각도의 측정을 위해, 1960년 저널 "Pediatrics"에 처음으로 발표된 표준 데이터 그래프. 혈청 salicylate 수준이 섭취 후의 시간에 따라 좌표에 표시됨

비스테로이드항염증약물(nonsteroidal antiinflammatory drugs, NSAIDs) 진통, 항염증, 항류마티즘, 해열(발열 감소) 작용이 있는 다양한 그룹의 약물

살리실산중독증(salicylism) 이명(귀에서의 울림), 오심, 구토와 같은 징후를 포함하는 salicylate 독성증후군

염증(inflammation) 상해에 의한 국소적 보호반응으로 상해를 일으키는 물질과 손상된 조직 모두를 파괴하고 격리시킴

통풍(gout) 고요산혈증(혈액내 요산 수준의 상승); 요산 결정체가 조직에 축적되어 발생하는 관절염

화학주성(chemotaxis) 백혈구가 염증 부위에 화학적으로 끌어당기는 현상, 염증반응을 악화시킴

개요

OVERVIEW

염증은 조직상해로 인해 활성화된 국소적 보호반응으로 정의되며, 상해를 일으키는 물질과 손상된 조직 모두를 파괴하고, 희석시키며, 격리시키는 역할을 한다. 염증의 전형적인 증상과 징후는 통증, 발열, 기능상실, 발적, 종창 등을 포함한다. 이러한 증상은 동맥 및 정맥, 모세혈관의 확장, 혈류 및 혈관투과성의 증가, 혈장단백질을 포함하는 체액의 삼출, 염증부위로의 백혈구 이동 등에 의해 발생한다. 염증반응은 보체계(complement system)의 단백질, 히스타민, 세로토닌, 브래디키닌, 류코트리엔, 프로스타글란딘을 포함한 많은 내인성 물질에 의해 매개되는데, 특히 마지막 2개 요소는 염증증상의 주요 원인제공물질이다.

아라키돈산은 기폭제(예: 상해)에 대한 반응으로 세포막의 인지질로부터 방출된다. 이것은 프로스타글란딘 경로나 류코트리엔 경로로 대사되는데(그림 38.1), 이들 2가지 경로는 관절염 같은 상해나 염증질환에 대한 신체반응의 특징인 염증, 부종, 두통, 기타 통증 등을 야기한다.

프로스타글란딘 경로에서 아르키돈산은 시클로옥시게나아제(cyclooxygenase, COX)에 의해 다양한 프로스타글란딘으로 전환된다. 프로스타글란딘은 혈관확장을 유도하고 혈관투과성을 증가시켜 염증을 매개한다. 결과적으로, 이러한 효과는 부종과 통증발생에 있어 히스타민과 브래디키닌과 같은 염증 발생물질의 작용을 강화시켜 프로스타글란딘-유도 통각과민(hyperalgesia)을 초래한다. 이 경우 자연적인 관절활동범위 내에서의 움직임과 같은 정상적으로는 통증을 야기하지 않는 자극이 염증과정으로 인해 통증을 느끼게 된다. 발열(fever)은 체온조절을 담당하는 뇌의 시각전 시상하부(preoptic hypothalamic)에서 프로스타글란딘 E_2(prostaglandin E_2) 합성에 기인한다.

류코트리엔 경로는 리폭시지네이스(lipoxygenases)를 이용하여 아라키돈산을 다양한 류코트리엔으로 전환한다. 류코트리엔이 프로스타글란딘보다 비교적 최근에 발견되어 아직 많은 연구가 이루어지지 않았으나, 이것 역시 염증의 매개체로 혈관수축과 기관지경련을 촉진하며 혈관투과성을 증가시켜 부종을 일으킨다(19장 참조).

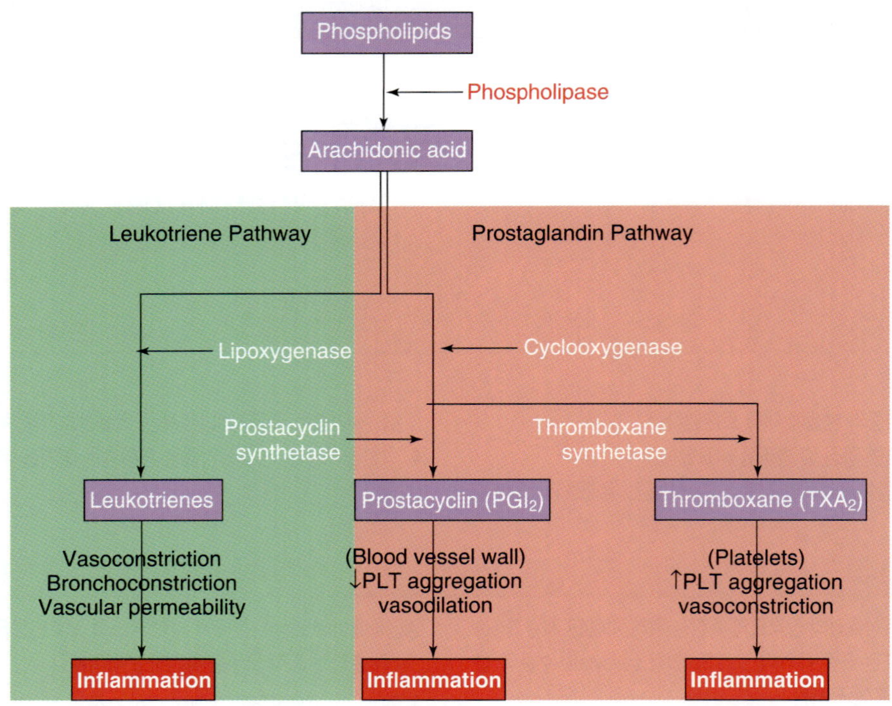

그림 38.1 **아라키돈산 경로.** PGI_2, Prostaglandin I_2; PLT, platelet; TXA_2, thromboxane A_2.

비스테로이드항염증약물

NONSTEROIDAL ANTIINFLAMMATORY DRUGS

비스테로이드항염증약물(nonsteroidal antiinflammatory drugs, NSAIDs)은 가장 흔히 처방되는 약물 중 하나이다. 현재 미국에서는 23개 이상의 다양한 NSAIDs가 시판되고 있는데, 일부 약물은 다른 약물에 비해 훨씬 더 많이 사용되는 경향이 있다.

NSAIDs는 진통과 항염증, 해열작용이 있는 화학적으로 다양한 약물들의 그룹이다. 이러한 약물은 두통, 근육통, 신경통, 관절통의 완화, 수술 후 통증의 완화, 류마티스관절염, 청소년 관절염, 강직성척추염, 골관절염 같은 관절장애와 관련된 통증의 완화 및 통풍과 고요산혈증의 치료를 위해 사용된다. 또한 aspirin은 혈소판응집의 억제를 위해 사용되는데, 이것은 심근경색이나 뇌졸중과 같은 특정 심혈관 증상에 대해 보호작용을 하는 것으로 여겨진다. Aspirin은 MI 후에 심장사를 감소시키는 것으로 나타났고, 첫 징후에서 투여되어야 한다. 응급실 도착 전 aspirin이 투여되지 않은 경우, 금기사항이 없을 시 투여되는 첫 번째 약물 중 하나이다. 코르티코스테로이드 항염증약물(예: prednisone, dexamethasone) 또한 유사한 목적으로 사용되며 이것은 46장에서 논의되었다. NSAIDs는 일반적으로 코르티코스테로이드 항염증약물보다 유해효과가 적다.

Acetylsalicylic acid (ASA, aspirin)는 1899년 시장에 출시된 후 전 세계적으로 가장 폭넓게 사용되는 약물이 되었다. 이러한 aspirin의 성공은 해열 및 진통, 항염증 성분이 있는 약물, 즉 NSAIDs의 중요성을 인식시킴과 동시에 다양한 유해효과도 드러내었는데, 특히 위장관장애, 출혈, 신장손상 등은 이 약물의 장기투여를 제한하는 주요 요인이 되었다. 결과적으로 aspirin이 가지고 있는 유해효과가 없는 약물을 개발하려는 노력이 증가되었고, 이는 다른 NSAIDs의 발견을 이끌었다.

단일 약물 종류로서 NSAIDs는 예외적으로 다양한 종류의 약물을 포함하며, 폭넓은 범위의 적응증에 사용된다. Box 38.1은 이러한 약물들을 다양한 화학 종류로 분류하고 있다. NSAIDs는 Box 38.2에 나와 있는 대부분의 상황에서 선택약물로 간주되며, 다양한 상황에 사용된다. 거의 모든 NSAIDs가 류마티스관절염(42장 참조)과 퇴행성관절질환(골관절염)의 치료를 위해 사용된다. 이러한 약물들 중 몇몇은 서방형제제로 이용이 가능한데, 이는 하루에 1~2회만 투여하면 되므로 환자가 처방된 약물요법을 충실히 따를 수 있도록 도울 수 있다.

BOX 38.1 NSAIDs의 화학적 분류

살리실산염(salicylate)
- aspirin
- diflunisal (Dolobid)
- salsalate (Salsitab)
- choline salicylate

아세트산유도체(acetic acid derivatives)
- diclofenac sodium (Voltaren)
- iondomethacin (Indocin)
- sulindac (Clinoril)
- tolmetin (Tolectin)
- etodolac (Lodine)
- ketorolac (Toradol)

시클로옥시게나아제-2 억제제(cyclooxygenase-2 inhibitors)
- celecoxib (Celebrex)

에놀산유도체(enolic acid derivatives)
- nabumetone (Relafen)
- meloxicam (Mobic)
- piroxicam (Feldene)

프로피온산유도체(propionic acid derivatives)
- fenoprofen (Nalfon)
- flurbiprofen (Ansaid)
- ibuprofen (Motrin, Advil, 그 외)
- ketoprofen (Orudis KT)
- naproxen (Naprosyn, Aleve)
- oxaprozin (Daypro)

BOX 38.2 NSAIDs: FDA 승인 적응증

- 급성 통풍
- 급성 통풍성관절염
- 강직성척추염
- 점액낭염
- 발열
- 소아류마티스관절염
- 가벼운 통증에서 중증도의 통증
- 골관절염
- 원발 월경통
- 류마티스관절염
- 건염
- 다양한 안과 사용

작용기전 및 약물효과
Mechanism of Action and Drug Effects

NSAIDs는 류코트리엔 경로나 프로스타글란딘 경로를 억제하여 작용한다. 구체적으로 NSAIDs는 COX라고 불리는 효소의 작용을 억제하여 통증(pain), 두통(headache), 염증(inflammation)을 완화한다. 현재 2종류의 COX가 있는 것으로 알려져 있다. 프로스타글란딘의 합성을 촉진하는 COX의 2개의 아형(isoform) 중, 시클로옥시게나아제-1(COX-1)은 신체 기능에 주로 유익한 효과가 있다. 한 예로서 위장관 점막을 보호하는 것이다. 반대로, 시클로옥시게나아제-2(COX-2)는 염증과정에 관련되는 프로스타글란딘의 합성을 촉진한다. 1998년에 COX-2 억제제(COX-2 inhibitor)가 승인되었는데, 이 약물은 COX-2를 선택적으로 억제하며, 이론상으로는 COX-1에는 영향을 주지 않거나 그 영향력이 제한적이다. 이전의 NSAIDs는 비특이적으로 COX-1과 COX-2의 작용을 모두 억제한다. COX-2 억제제의 선택성은 비특이적 NSAIDs의 위궤양과 같은 유해효과를 감소시키면서도 항염증효과를 볼 수 있는 장점이 있다. 류코트리엔 경로는 일부 항염증제에 의해 억제되지만, salicylate에 의해서는 억제되지 않는다.

모든 NSAIDs는 조직에서 COX-1의 작용을 억제하므로 궤양이나 위장관출혈을 유발할 수 있다. Aspirin의 주요한 효과 중 하나는 혈소판응집의 억제, 즉 항혈소판 작용이다. Aspirin은 다른 NSAIDs와 다르게 혈소판 내의 COX-1 수용체(receptors)를 비가역적으로 억제하는 독특한 성질을 가진다. 이는 결과적으로 혈소판의 응집을 향상시키는 물질인 트롬복산 A_2의 형성을 감소시킨다. 이러한 항혈소판 작용 때문에 aspirin은 급성 심근경색증이나 다른 혈전색전성 질환의 1차약물로 사용된다. 일반적으로 다른 NSAIDs는 이러한 항혈소판 효과가 없다.

적응증 Indications

표 38.1에 NSAIDs의 다양한 적응증이 제시되어 있으나, 이러한 약물들은 주로 진통 및 항염증, 해열, 혈소판응집억제를 위해 사용된다. NSAIDs는 염증, 류마티스열, 가벼운 통증에서부터 중증의 통증, 심각한 통풍의 치료뿐만 아니라 류마티스관절염(42장 참조)과 골관절염의 치료를 위해 폭넓게 사용된다. 또한 이 약물들은 골수암으로 인한 통증이나 만성 요통과 같은 만성통증증후군이 있는 환자의 통증완화치료에 부가적인 약물로 사용된다. 이 약물들은 종종 통증을 완화시키기 위해 아편유사제(20장 참조)와 함께 사용되는데, 이 경우 2가지 다른 기전을 통해 통증을 완화시키기 때문에 아편유사제의 사용량을 줄일 수 있는 절약효과(opioid-sparing

표 38.1 다양한 의학적 상태의 환자를 위한 권장 NSAIDs

의학적 상태	권장 NSAIDs
강직성척추염	indomethacin, diclofenac
당뇨병성 신경병증	sulindac
월경불순	Fenamates, naproxen, ibuprofen
통풍	indomethacin, naproxen, sulindac
두통	aspirin, naproxen, ibuprofen
간독성	tolmetin, naproxen, ibuprofen, piroxicam, fenamates
aspirin이나 NSAIDs에 대한 알레르기 병력	가능하면 피한다. 필요한 경우, nonacetylated salicylate를 고려한다.
고혈압	sulindac, nonacetylated salicylate, ibuprofen, etodolac
골관절염	diclofenac, oxaprozin, indomethacin
위장관 독성에 대한 위험	COX-2 inhibitors (celecoxib), nonacetylated salicylate, enteric-coated aspirin, diclofenac, nabumetone, etodolac, ibuprofen, oxaprozin
신독성에 대한 위험	sulindac, nonacetylated salicylate, nabumetone, etodolac, diclofenac, oxaprozin
warfarin 치료	sulindac, tolmetin, naproxen, ibuprofen, oxaprozin

COX, Cyclooxygenase.

effect)를 얻을 수 있다. 아편유사제와 다르게 NSAIDs는 그 효과를 제한하는 천장효과를 보인다. 이것은 일정 수준 이상으로 용량을 증가시킬 경우 치료효과의 증가 없이 유해반응의 위험도가 가중되는 것이다. 그러나 아편유사제는 용량을 조금씩 높여 고용량으로 사용할 수 있다.

적절한 NSAIDs의 선택은 환자의 병력을 고려한 의학적 판단에 의해 이루어지는데 이때 고려할 사항으로는 이전의 모든 의학적 상태, 약물의 사용, 이전의 NSAIDs 사용 경험, 환자의 선호도, 비용 등이다.

금기증 Contraindications

NSAIDs에 대한 금기증은 약물에 대한 알레르기나 비염, 비타민 K 결핍, 소화성궤양과 같은 출혈에 대한 위험이 있는 환자이다. Aspirin 알레르기가 있는 환자는 NSAIDs를 복용하지 않아야 한다. NSAIDs는 일반적으로 임신 1, 2기에는 임신범주 C로, 3기에는 임신범주 D(비권고)로 등급이 매겨져 있다. 이것은 NSAIDs가 산모에서 과다한 출혈을 야기하고 주산기 신생아 독성과 연관되기 때문이다. 또한 모유로 분비되기 때문에, 모유수유 중인 여성에게는 권장되지 않는다. 수술을 받아야 하는 환자는 위험성 때문에 적어도 수술 1주일 전에 NSAIDs의 복용을 중단해야 한다.

유해효과 Adverse Effects

NSAIDs가 일반적으로 폭넓게 사용되는 약물이고 일부는 처방전 없이 구입할 수 있다고 하더라도, 심각한 유해반응을 야기할 수 있다. NSAIDs의 사용으로 인해, 매년 16,000명 이상의 사망자와 함께 100,000건 이상의 입원이 발생한다. NSAIDs의 심각한 유해반응 중 하나는 위장관에 대한 작용으로, 속쓰림과 같은 가벼운 증상부터 위장관출혈과 같은 심각한 증상까지 포함된다. 대부분의 NSAIDs 사용과 관련된 사망은 위장관출혈로 인한 것이다. 또한 환자가 탈수된 경우에 NSAIDs의 사용은 급성신부전을 일으킬 수 있다. NSAIDs의 잠재적인 유해반응은 표 38.2를 참고한다. 모든 유해반응이 모든 약물에서 반드시 나타나는 것은 아니지만, 많은 경우 그러하다. 2006년 미국의 FDA는 모든 NSAIDs의 포장지에 블랙박스경고를 표시하도록 요구했다(NSAIDs에 대한 블랙박스경고는 Box 38.3 참조). 2015년 FDA는 심장마비 또는 뇌졸중 가능성 증가에 대한 경고를 강화했다. 처방 NSAID 라벨은 다음 정보를 반영하도록 수정된다. 심장마비 또는 뇌졸중의 위험은 빠르면 첫 주에 발생할 수 있으며, 더 오래 사용하고 복용량을 늘리면 위험이 증가한다. 첫 번째 심장마비 후 NSAID로 치료받은 환자는 NSAID로 치료받지 않은 환자에 비해 첫 해에 사망할 가능성이 더 높다. 또한 NSAID 사용으로 심부전 위험이 증가한다. 심장질환이나 위험 인자가 없는 환자는 심장마비나 뇌졸중의 위험이 높다. FDA의 최신 정보는 www.fda.gov/MedWatch에서 찾을 수 있다.

앞서 언급한 바와 같이, NSAIDs의 많은 유해반응은 위점막 보호작용을 하는 프로스타글란딘의 생성을 억제하여 발생하는 이차적인 증상이다. Misoprostol (Cytotec)은 위궤양을 예방하는 데 효과적이며, NSAIDs를 투여받는 환자에게 발생할 수 있는 위장관출혈에도 효과적이다. Misoprostol은 위산의 분비를 억제하는 프로스타글란딘 E_1의 유사체이며, 세포를 보호하는 요소를 가지고 있다. 또한 이 약물은 낙태를 일

표 38.2 NSAIDs: 유해효과

신체계	유해효과
심혈관계	비심장성 폐부종, MI 및 뇌졸중 위험 증가
위장관계	소화불량, 속쓰림, 명치불쾌감, 오심, 구토, 식욕부진, 복통, 위장관출혈, 점막 병변(미란, 궤양)
혈액계	항혈소판 작용에 따른 지혈의 변화
간	급성 가역성 간독성
신장	신부전에 따른 크레아티닌청소율 감소, 급성 요세관 괴사
기타	피부발진, 민감성 반응, 이명, 청력상실

MI, myocardial infarction.

BOX 38.3 모든 NSAIDs에 대한 FDA의 필수 경고

다음의 블랙박스경고는 현재 모든 NSAIDs의 포장에 포함되어야 한다:

심혈관 위험

- 심장마비 또는 뇌졸중의 위험은 NSAID 사용 첫 주부터 발생할 수 있다. 이러한 위험은 복용기간과 함께 증가될 수 있다.
- NSAIDs는 관상동맥우회로 이식술의 경우 수술 전후 통증의 완화에 사용하지 않는다.

위장관 위험

- NSAIDs는 출혈, 위궤양, 위 또는 장의 천공을 포함한 치명적이고도 심각한 위장관의 유해반응 위험을 증가시킨다. 이러한 위험은 전조증상 없이 어느 때나 발생할 수 있다. 노인 환자는 심각한 위장 질환에 노출될 위험이 더 크다.

으킬 수 있는 성분을 포함하는데, 이는 47장에서 논의한다.

신장의 기능은 부분적으로 프로스타글란딘에 의존한다. NSAIDs에 의한 프로스타글란딘 기능의 저하는 신장의 현재 기능 수준에 따라 급성 또는 만성 신부전증을 일으킬 정도로 심각할 수 있다. 신장 독성효과는 탈수상태의 환자와 심부전, 간기능장애를 가진 사람들, 이뇨제 또는 안지오텐신전환효소억제제를 복용하는 사람들에게 발생할 수 있다.

모든 NSAID(aspirin 제외)는 치명적 MI 및 뇌졸중을 포함하여 유해한 심혈관 혈전성 사건의 위험 증가에 관한 블랙박스경고를 공유한다. NSAID는 aspirin의 심장 보호 효과를 방해할 수 있다.

독성 및 과량투여의 관리
Toxicity and Management of Overdose

Aspirin으로 인한 salicylate의 독성은 일반적이지는 않으나, 만성과 급성 증상 모두 있다. 만성 salicylate 중독은 살리실산중독증(salicylism)으로 알려져 있으며, 다량을 단기간 투여하거나 다량 또는 소량으로 장기간 치료하는 경우에 발생한다. 급성 또는 만성 salicylate 중독의 가장 일반적인 증상과 징후는 표 38.3에 나와 있다.

성인의 경우, 만성 중독의 가장 일반적인 징후는 이명과 청력상실이다. 소아는 과다환기(hyperventilation)나 어지럼증, 졸음, 행동의 변화와 같은 중추신경계 증상을 나타낸다. 만성 salicylate 중독의 경우, 대사성산증과 호흡성알칼리증과 같은 대사성 합병증이 종종 발생한다. 또한 대사성산증은 급성 중독으로 발생할 수 있으나, 보통 만성 중독의 환자보다 심하지는 않다. 저혈당이 발생할 수 있고 이는 생명에 위협적일 수 있다. 만성 중독의 치료는 대증요법에 의존한다.

급성 salicylate 독성의 증상과 징후는 만성 중독의 경우와 유사하지만, 종종 빠르고 확연하게 발생한다. 급성 salicylate 과다복용은 보통 1회의 독성용량 섭취로 야기되며, 그 심각성은 섭취량(체중의 킬로그램당 밀리그램)에 근거하여 판단될 수 있으며, 다음과 같다.

- 적거나 독성이 없음: 150mg/kg 미만
- 가벼운 정도에서 중간 정도의 독성: 150~300mg/kg
- 심각한 독성: 300~500mg/kg
- 생명을 위협하는 독성: 500mg/kg 이상

그러나 150mg/kg 이하의 용량일지라도 치명적인 독성을 야기할 수 있다는 점을 명심해야 한다. 투여 6시간 이후에 측정되는 혈중 salicylate 농도는 독성의 심각성을 추정하고 치료의 가이드라인을 돕기 위해 Done nomogram과 함께 사용된다. Done nomogram은 salicylate 섭취 후의 시간을 기준으로 측정되는 혈청 salicylate 농도를 나타내주는 도표이다. 이것은 1960년에 학술지 "Pediatrics"에 처음 발표되었으며, 현재까지도 salicylate 독성을 측정하는 데 사용된다. 이 계산표는 급성 중독의 심각도를 측정하기 위한 것이며 만성 salic-

표 38.3 급성 또는 만성 salicylate 중독: 증상과 징후

신체계	증상과 징후
심혈관계	심박수 증가
중추신경계	이명, 청력상실, 시력의 감소, 두통, 어지럼증, 정신혼란, 무기력, 졸음
위장관계	오심, 구토, 설사
신진대사계	발한, 갈증, 과호흡, 저혈당 또는 고혈당

ylate 중독을 위한 것이 아니다. 표 38.4는 일반적인 상황에서 심각성에 따른 치료방법에 대해 기술하고 있다. 치료의 목적은 위장관 내 salicylate 제거 및 흡수 방지, 체액과 전해질, 산-염기 불균형의 교정이며 혈액투석과 같이 salicylate의 배출을 촉진하는 방법을 실행한다.

NSAIDs(예: ibuprofen)의 급성 과다복용은 salicylate 과다복용과 유사한 효과를 야기하나, 보통 그 정도로 위험하지는 않다. 증상은 졸음, 무기력, 혼란, 감각이상(비정상적인 감각이상), 마비, 공격적인 행동, 감각인지장애, 발작 등과 같은 중추신경계(CNS) 독성과 오심, 구토, 위장관출혈과 같은 위장관장애를 포함한다. 또한 극심한 두통과 현기증, 뇌수종, 심장마비, 죽음 등은 극단적인 경우에 발생한다. 치료는 활성화된 charcoal을 투여하며 증상에 따라 대증적인 치료를 한다. Salicylate의 경우와 달리, 혈액투석은 단백질결합이 높기 때문에 NSAIDs의 제거에는 효과가 없는 것으로 나타났다.

표 38.4 급성 salicylate 중독: 치료

심각도	치료
경증	1. salicylate 복용의 감소 또는 중단 2. 대증요법과 지지요법
중증	1. salicylate 복용의 중단 2. 집중적인 대증요법과 지지요법 3. 다음의 경우 투석사항: salicylate 농도가 높거나 무반응성 산독증(pH 7.1 이하), 손상된 신장기능 또는 신부전, 폐부종, 지속적인 CNS 징후(예: 발작, 코마), 적절한 치료에도 불구하고 급속한 악화를 보이는 경우

상호작용 Interactions

Salicylate 및 다른 NSAIDs의 사용과 관련된 약물상호작용은 심각한 합병증과 사망을 야기할 수 있다. 일반적인 약물상호작용은 표 38.5에 나와 있다.

NSAIDs는 검사실검사 결과를 방해할 수 있다. 예를 들면, salicylate는 간효소(AST, ALT)의 농도를 미약하지만 일시적으로 증가시킬 수 있다. 그러나 acetaminophen처럼 심각한 간독성을 일으키는 경우는 드물다(20장 참조). 약물로 인해 위장관출혈이 발생하면 적혈구용적률(hematocrit), 헤모글로빈 수준, 적혈구 수가 감소할 수 있으며, 출혈시간이 연장될 수 있다. NSAIDs 유도성(NSAIDs-induced) 고칼륨혈증(hyperkalemia)이나 저나트륨혈증(hyponatremia)이 발생할 수도 있다.

용량 Dosages

다양한 NSAIDs의 권장량은 용량표를 참조한다.

항통풍약물
ANTIGOUT DRUGS

통풍은 요산의 과잉생성이나 배설의 감소 또는 2가지 경우 모두에 의해 야기된다. 이러한 과잉생산 및 감소된 배설은 종종

표 38.5 Salicylate와 그 외 NSAIDs: 약물상호작용

상호작용 약물	기전	결과
알코올	부가효과	위장관출혈 위험 증가
항응고제	혈소판 억제, 저프로트롬빈혈증	출혈 경향성 증가
aspirin과 그 외 NSAIDs	NSAIDs 흡수의 감소, 위장 독성효과 증가	치료효과 없이 위장관 독성 증가
Bisphosphonates	위장 독성효과 증가	위장관출혈 위험 증가
Corticosteroids와 그의 궤양유발약물	부가독성	궤양효과 증가
이뇨제 및 ACE 억제제	프로스타글란딘 합성억제	혈압강하와 이뇨효과 감소
lithium	lithium 흡수 증가	lithium 농도 증가
단백결합 약물	결합에 대한 경쟁	더 강한 약물작용
요산배설촉진제	대항작용	요산분비 감소
약초: 화란국화, 마늘, 생강, 은행	혈소판 기능 방해	출혈 위험 증가

ACE, Angiotensin-converting enzyme.

용량표

NSAIDs

약물명(임신범주[a])	약리학적 분류	성인 상용량	적응증
aspirin (ASA; many product names) (C/D)	Salicylate	PO/PR: 하루 325~650mg 4~6회(하루 최대 4g) PO/PR: 매일 4~6시간마다 나누어서 3g PO: 매일 81~325mg PO: 325mg 또는 심근경색의 첫 징후에서 PR 300mg	발열, 통증 관절염 혈전방지 소아류마티스관절염
celecoxib (Celebrex) (C/D)	COX-2 억제제	PO: 1일 1~2회 100~200mg	관절염, 급성 통증, 원발월경통
ibuprofen (Motrin, Advil, others) (C/D)	Propionic acid 유도체	1일 3~4회 1,200~3,200mg	관절염, 발열, 통증, 월경통
meloxicam (Mobic, Vivlodex) (C/D)	Enolic acid 유도체	PO: 5~15mg(하루 최대 15mg)	관절염(급성 통풍관절염 포함), 윤활낭염, 건염
ketorolac (Toradol) (C/D)	Acetic acid 유도체	[b]PO: 4~6시간마다 10mg(하루 최대 40mg) IV/IM: 6~12시간마다 15~30mg(65세 미만의 경우 하루 최대 120mg, 65세 이상의 경우 하루 최대 60mg) 최대 치료 5일	마약성 진통제를 요하는 급성 통증

[a]Pregnancy category C/D = C, first trimester; D, third trimester.
[b]PO form is recommended only when transitioning from injectable form to oral form of ketorolac.
ASA, Acetylsalicylic acid; COX, cyclooxygenase.

고요산혈증(혈액 내 과도한 요산)을 야기한다. 통풍이 있는 사람은 퓨린대사의 최종산물인 요산을 과잉 생산하거나 적게 배출한다. 인체에 요산이 너무 많으면, 요산 결정체의 침전물이 조직과 관절에서 축적된다. 요산 결정체는 마치 작은 바늘처럼 민감한 조직과 관절을 자극하기 때문에 염증 반응과 극심한 통증을 유발한다. 퓨린은 정상적인 식이섭취의 일부분이며 DNA와 RNA의 필수구조단위 구성에 사용된다. 퓨린대사는 hypoxanthine에서 xanthine으로, 그리고 요산으로 전환되는 경로를 거친다. 정상적인 퓨린대사 경로는 그림 38.2와 같다. 통풍 환자의 경우, 이 경로가 지나치게 활성화되기 때문에 항통풍제로 진정시켜야 한다. 통풍의 치료목적은 급성 발작을 줄이고, 이러한 발작의 재발을 예방하는 것이다.

❖ 간호과정 NURSING PROCESS

◆ 사정 Assessment

항염증약물, 항통풍약물 및 이와 관련된 약물을 복용하기 전에 환자의 안전과 약물의 효과를 위해 약물알레르기나 금기증, 주의사항 및 약물상호작용을 사정하는 것은 대단히 중요하다. 항염증제를 투약하기 전에 간호사는 머리부터 발끝까지 철저한 신체검진을 수행하며, 활력징후를 측정하고, 간호사정을 실행하며, 환자가 복용하고 있는 처방된 약이나 처방전 없이 구입할 수 있는 약, 약초 및 대체약 등의 약물력을 꼼꼼하게 확인해야 한다. 혈액, 신장 및 간기능을 반영하는 검사실검사 결과는 처방된 약을 처음으로 복용하기 전에 미리

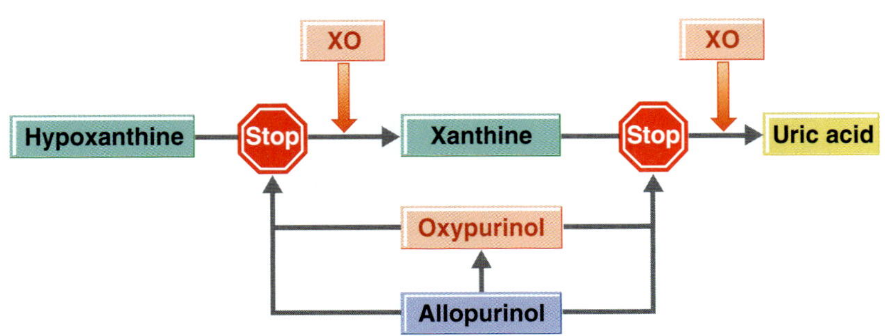

그림 38.2 요산 생성. XO, Xanthine oxidase.

환자중심간호: 소아 환자에 대한 고려

라이증후군(Reye's Syndrome)

라이증후군(Reye's syndrome)은 소아와 청소년에게 aspirin 투여와 관련이 있으며 생명을 위협할 수 있다. 연구에 따르면 라이증후군의 원인과 치료는 아직 밝혀지지 않았지만, aspirin 사용과 살리실산염이 함유된 약물의 연관성이 있는 것으로 나타났다. 4~12세 사이의 아동에서 가장 흔하게 나타나며, 수두와 함께 발생하는 경우는 대부분 5~9세 아동에서 발생한다. 독감과 함께 발생하는 경우는 보통 10~14세 아동에서 발생한다. 보통 수두(chicenpox)나 인플루엔자 B (influenza B)와 같은 바이러스성 감염에서 열을 내리기 위해 aspirin을 투여한 후 발생한다. 라이증후군의 위험을 감소시키기 위해서는 소아와 청소년에게 바이러스질환이나 발열을 치료하기 위해 aspirin이나 aspirin을 포함하는 약물을 투여해서는 안 된다. Aspirin의 다른 명칭으로는 acetylsalicylic acid, acetylsalicylate, salicylic acid, salicylate 등이 있다. 발열을 감소시키고 통증을 완화하기 위해 aspirin 대신 사용될 수 있는 약물로는 acetaminophen과 ibuprofen 등이 있다. 소아와 청소년은 수두 백신 접종 후 몇 주간은 aspirin을 피해야 한다. Aspirin은 Alka-Seltzer, 몇 가지 Excedrin 제품, Pepto-Bismol 등 많은 OTC약물에 포함되어 있으므로 소아에게 약물을 투여하기 전에 반드시 약물의 라벨을 확인해야 한다.

라이증후군의 증상과 징후

1기 증상

- 지속적인 구토
- 뇌 기능이상 징후
  - 무기력함
  - 기력손실
  - 어지러움

2기 증상

- 성격 변화
  - 과민성
  - 공격적인 행동

3기 증상

- 방향 감각 상실
  - 착란
    - 비이성적인 행동
    - 호전적

라이증후군을 진단하기 위해서 긴급 SGOT, ALT(SGPT로도 불렸음)와 혈청 암모니아 수치 검사를 해야 한다. 저혈당과 간비대가 존재할 수 있다. 황달이 없을 때 간 효소 상승이 나타날 수 있다. 인플루엔자유사 상기도염 혹은 수두 같은 바이러스성 질환 후에 예기치 않은 구토가 발생하거나 무기력함, 혼미, 동요된 섬망, 혼수상태, 비명, 강직을 특징으로 하는 뇌 기능 장애 징후를 나타내는 환자에서 라이증후군을 의심한다.

의학적 관리

- 집중치료실에서 지지적인 치료를 제공한다.
- 생명기능 유지, 대사균형 회복, 뇌부종(cerebral edema) 조절 및 뇌와 다른 장기에 산소를 유지한다.
- 포도당(10% 또는 그 이상)을 정맥내로 투여한다.
- 혈당을 모니터링한다; 인슐린이 필요할 수 있다.
- 응고 문제를 위해 비타민 K를 투여한다.
- 심각한 출혈에 대해 필요하면 신선동결혈장(fresh frozen plasma)을 공급한다.
- 예방목적으로 항경련약물(antiepileptic drugs)을 제공한다.
- 두개내압을 모니터링한다.
- 수액투여를 주의하며 시작한다.
- 뇌부종을 치료하기 위해 필요하다면 스테로이드와 함께 삼투성이뇨제(osmotic diuretics)를 투여한다.

간호관리

- 이러한 환자들의 간호를 위해서 집중간호환경이 필요하다.
- 신경계 상태, 활력징후(vital signs), 동맥압과 중심정맥압을 사정한다.
- 지시된 대로 혈액가스농도와 두개내압을 모니터링한다.
- 산소요구량의 증가를 예방하기 위해 체온을 조절한다.
- 침대의 머리부분을 올린다.
- 섭취량과 배설량을 모니터링한다.
- 환자가 기도삽관을 하고 있고 지시가 있는 경우, 이산화탄소의 농도를 낮추고 산소 농도를 증가시킴으로써 두개내압을 감소시키기 위해 과다환기(hyperventilation)를 시작한다.
- 조용한 환경을 조성한다.
- 부드럽게 다룬다.
- 발작을 모니터링한다.
- 질환의 중요하고 힘든 시기 동안 가족의 지지를 제공한다.
- 회복기에 소아와 가족에게 신체적, 정서적 지지를 제공한다.
- 적절한 영적간호를 제공한다.
- 일반인에게 라이증후군과 생명을 위협하는 합병증에 대한 교육을 실시한다.

Data from National Reye's Syndrome Foundation. (2013). What is Reye's syndrome? Available at www.reyessyndrome.org/what.html . Accessed April 30, 2017; and Mayo Foundation for Medical Education and Research. (September 17, 2011). Reye's syndrome. Available at www.mayoclinic.com/health/reyes-syndrome. Updated August 12, 2014. Accessed May 15, 2017.

분석되어야 한다. 일반적인 검사항목으로 적혈구 수, 헤모글로빈 수치, 적혈구용적률, 백혈구 수, 혈소판 수, 혈액요소질소(BUN) 수치 그리고 ALP, ASP, LDH 등과 같은 간효소 수치 등이 있다. 만약 NSAIDs를 다른 증상(예: 열, 급성통증)에 단기간 동안 사용하는 경우, 이러한 약물은 처방전 없이 구입할 수 있는 OTC약물로 검사실검사를 하지 않는다.

Aspirin, NSAIDs, 기타 항염증약물과 항통풍약물의 경우, 환자가 겪고 있는 염증 및 통증의 촉진요인, 악화요인, 완화요인뿐만 아니라 염증 및 통증의 지속시간, 시작시간, 위치, 유형 등을 평가하고 기록하는 것이 중요하다. 또한 통증으로 인한 일상생활활동(ADLs) 수행의 문제 역시 기록해야 한다. 관절의 경우 관절 변형, 부동성 또는 움직임의 제약, 관절부위의 피부상태, 열 또는 종창 증상 등을 주의하여 모든 관절을 검사해야 한다. 환자의 나이 역시 중요한 평가 요소이다. 왜냐하면 aspirin이나 다른 NSAIDs는 라이증후군(Reye's syndrome)의 발병 위험이 높아 어린이와 청소년에게는 사용하지 않기 때문이다(환자중심간호: 소아 환자에 대한 고려 참조). 노인의 경우도 간과 신장기능이 감소하기 때문에 이러한 약물은 매우 조심해서 사용해야 한다. Aspirin의 화학적 구조가 파괴된 경우 신 냄새가 나기 때문에 냄새를 맡아보는 것 또한 중요하다. 천식이나 천명음, 기타 호흡기계 질환의 병력이 있는 환자는 aspirin에 대한 알레르기반응의 발생빈도가 높기 때문에 반드시 이러한 병력을 확인해야 한다. Aspirin의 사용에 있어 'aspirin triad'라 불리는 천식, 코의 폴립 그리고 비염이 있는 환자는 aspirin에 대한 위험반응을 일으킬 수 있으므로 식별해 내는 것이 중요하다. 이러한 상태의 존재는 환자가 aspirin에 반응할 위험이 있는 것으로 간주된다. Aspirin 및 기타 NSAID에 대한 기타 금기증, 주의사항 및 약

약초요법 및 식품보조제

Glucosamine과 chondroitin

개요

Glucosamine은 포도당에서 화학적으로 파생된 물질로, 화학명은 2-amino-2-deoxyglucose sulfate이다. 일반적으로, chondroitin은 소의 연골에서 분리된 단백질로 chondroitin으로 인해 소의 질병이 사람에게로 전이된다는 보고는 현재까지 없다.

응용

이 두 가지 식이보조제는 종종 함께 사용되기도 하고, 가끔 골관절염으로 인한 통증치료를 위해 각각 사용하기도 한다. 두 가지 모두 거의 대부분 경구복용하지만, 주사 형태로도 복용이 가능하다(예: 자연요법 처방자의 투약).

유해효과

Glucosamine: 임상시험에 사용된 위약의 유해반응과 비교해보면, glucosamine으로 인한 유해반응은 가벼운 편으로, 위장관의 불편함, 졸음, 두통, 피부 반응 등이 있다.

Chondroitin: 2개월~6년 동안 지속된 연구결과, 심각한 유해반응은 나타나지 않았다. 위장관의 불편함은 가장 일반적으로 느끼는 유해반응이지만, 보통 참을 수 있는 정도이다.

약물상호작용

Both supplements: Warfarin의 항응고제효과가 증가될 수 있다. Glucosamine/chondroitin 요법이 진행되는 동안, 환자의 국제표준화비율을 측정해야 하고, 별도의 지시가 있는 경우, warfarin 복용량을 조정해야 한다.

Glucosamine: 자칫 인슐린(insulin) 저항을 증가시킬 수 있기 때문에, 경구혈당강하제의 복용량이 높아질 수 있다.

금기증

Both supplements: 특정한 금기증은 명시된바 없지만, 임산부에 관한 확실한 안전관련 자료가 없으므로, 임신 중에는 복용하지 않는 것이 좋다.

NSAID 사용에 적합한 환자 평가 외에도 ketorolac은 처방에 대한 면밀한 평가가 필요한데 약품이 단기(예: 5일 이하) 및 중등도에서 중증의 급성 통증을 경험하는 환자를 위해 처방되었는지 확인하는 것이 중요하기 때문이다. NSAID 또는 기타 항염증제를 사용하기 전에 이러한 약물이 증상을 은폐할 수 있기 때문에 감염의 징후를 평가해야 한다. Rofecoxib 및 valdecoxib와 마찬가지로 약물 사용은 심혈관질환의 위험을 수반하므로 celecoxib의 경우 모든 심혈관질환/증상을 기록한다.

항통풍약물의 경우, 수화상태와 기준 혈청 요산 수치를 철저히 평가한다. 약물치료 전과 도중에 소변 배출량을 면밀히 평가하여 최소 30~60mL/hr 또는 0.5mL/kg/hr의 배출량을 보장해야 한다(후자의 매개변수는 다양한 환자 체중을 고려한다). 간 효소 AST 및 ALT 모니터링을 통한 간기능뿐만 아니라 BUN 및 혈청크레아티닌 모니터링을 통해 신장기능을 결정하고 평가한다. 환자가 febuxostat (Uloric)를 받고 있는 경우 심장 부작용 위험으로 인한 심혈관질환의 병력을 평가한다. 또한 theophylline, azathiaprine 또는 mercaptopurine과 약물상호작용이 발생할 수 있다. 환자가 allopurinol을 복용하는 경우 박리성 피부염, 스티븐스-존슨증후군 및 독성표피괴사로 인한 잠재적으로 생명을 위협하는 피부 부작용으로 인한 피부의 완전성을 평가해야 한다. 재생불량성빈혈 및 무과립구증의 부작용 가능성 때문에 혈구 수를 평가해야 한다. Colchicine의 경우, 위장장애, 궤양, 심장, 신장 또는 간 질환 이력에 대한 철저한 평가를 수행해야 한다. 처방전을 평가할 때 FDA 리콜로 인해 colchicine은 Colcrys 하나만 사용 가능하다는 점을 기억해야 한다. 또한 항통풍약물(예: allopurinol, Colcrys, probenecid)에 대해 언급할 가치가 있는 점은 단기 또는 장기 효과에 사용할 수 있다는 것이다. 환자가 적절한 치료를 받고 있는지 확인하기 위해 투약 순서와 적응증을 평가해야 한다. 모든 금기증, 주의사항 및 약물상호작용에 대해서도 평가해야 한다.

물상호작용은 이전에 논의되었다. 그러나 2015년에 FDA는 NSAID를 복용할 때 심장마비 또는 뇌졸중 가능성의 증가에 대한 경고를 강화했다.

Salicylates 또는 aspirin 그리고 그 외의 NSAIDs가 항염증, 해열, 진통, 항혈소판 작용뿐만 아니라 궤양 및 출혈과 같은 유해반응도 수반함을 반드시 기억해야 한다. NSAIDs는 가역적인 급성 간독성, 신부전, 청력상실, 비심인성 폐부종의 위험이 있기 때문에 질병의 과거력을 살피는 것이 중요하다.

◆ 환자상태 Human Need Statements

1. 질병 과정 또는 관절 및 기타 질병 영향 부위의 부상과 관련된 통증(급성)으로부터의 자유에 대한 필요성 변경
2. 질병 과정의 치료를 위한 약물요법에 대한 지식 부족과 관련된 자제력 변경, 감소
3. 질병의 영향과 ADL의 이동성 및 성능에 대한 치료와 관련하여 변경된 안전 요구, 부상 위험

◆ 계획: 결과판정 Planning: Outcome Identification

1. 환자는 염증, 부상 또는 질병 과정 동안 적절한 약물 및 비약물요법으로 통증이 없거나 거의 없다.
2. 환자는 질병 과정, 생활 습관 변화, NSAID 또는 항통풍약물치료에 필요한 지식이 증가함을 보여준다.
3. 환자는 약물요법, 적응증, 안전한 투여량, 부작용 및 의료 서비스 제공자에게 보고할 증상에 대한 지식으로 인해 부상으로부터 자유롭다.

환자중심간호: 노인 환자에 대한 고려

NSAIDs

Administration on Aging은 2030년까지 65세 이상의 미국인이 7,210만 명 이상이 될 것으로 예상하며, 이는 2000년 인구의 약 두 배에 해당한다. 노인 환자의 부작용을 이해, 예방, 모니터링 및 관리하는 것은 어려운 작업이다. 노화 과정 자체와 관련된 생리적 변화로 인해 노인은 더 많은 부작용을 경험할 위험이 높아진다. 2011년 Drug Abuse Warining Network(DAWN) 보고서에서 2008년에 65세 이상 인구의 31%가 다양한 약물 관련 사건으로 인해 입원했으며, 전체 입원의 약 51.5%가 50세 이상의 부작용으로 인한 환자라고 추정했다. NSAID는 수년 동안 만성통증 관리를 위한 주요 옵션이었지만 부작용은 위장, 심혈관, 신장 및 혈액 시스템에 영향을 미쳐왔다. 또한 NSAID는 수많은 약물과 상호작용한다. 이러한 노인인구에서 OTC약물 NSAIDs의 사용이 증가할 것으로 예측되며, 따라서 이러한 약물의 유해효과를 최소화하기 위해 특별한 주의와 교육이 요구된다. 노인 환자의 생리적 변화를 이해하는 것은 이러한 약물의 안전하고 효과적인 사용에 도움이 될 것이다.

- 약물의 동력학적 특징과 노인의 신체적 · 생물학적 변화를 반드시 이해해야 한다. 노인 환자는 신장과 간기능이 정상적일지라도 약물을 대사하고 배출하는 능력이 젊은 성인 환자에 비해 떨어진다.
- 만 65세 이상인 노인 환자의 경우, 나이로 인한 생리학적 변화 때문에 오히려 NSAIDs의 유해반응이 발생하지 않을 수도 있다. 하지만 만성질환 또는 다발성질환으로 인해 유해반응이 증가할 수도 있다.
- 노인 환자에서 나타나는 약물치료에 영향을 미칠 수 있는 변화로는 모든 종류의 약물에 대한 유해반응의 증가뿐만 아니라, 신장의 배설, 단백질결합, 신체의 조성, 약물의 분포 및 청소, 약물에 대한 민감도 등의 변화가 있다.
- 노인 환자는 자연적인 생리적인 변화로 인해, 신장기능의 부전이 나타날 위험이 높고 약물의 재흡수, 배설 및 여과과정의 변화뿐만 아니라 체액균형의 변화가 나타날 수 있는데, 이는 약물중독을 야기할 수 있다.
- 만 25세의 성인과 만 65세 노인의 심박출량을 비교해보면, 상대적으로 노인의 심박출량이 25% 정도 떨어진다. 이로 인해, 신장으로 유입되는 혈류량이 줄어들어 사구체여과율(glomerular filtration)이 떨어지게 된다. 뿐만 아니라, 총 순환혈액량이 감소하여 약물동력학에도 영향을 미쳐 약물의 흡수, 분포, 대사 및 배출이 감소한다.
- 만 65세 이상의 노인들 중 많은 경우 약물의 대사가 느려지기 때문에 간에서 NSAIDs의 처리 형태에 영향을 미치게 된다. 또한 나이가 들어감에 따라 간의 크기와 중량이 줄어들고 간의 혈류량도 줄어든다. 이러한 변화는 약물대사에도 영향을 미치기 때문에 용량을 줄이거나 약물중독 여부를 주의 깊게 모니터링해야 한다.
- 위장관 기능은 나이가 들어감에 따라 위액의 산성 성분이 증가하고 위의 운동성도 줄어들게 된다. 그 결과, 위에서의 배출이 느려지고 장흡수율과 약물흡수율이 줄어든다. 이러한 변화로 인해 때문에 NSAIDs를 포함한 약물의 혈청농도는 더 높아질 수 있으므로, 약물의 용량을 감소시킬 필요가 있다. 또한 노인의 경우 NSAIDs와 관련된 위장관질환의 발병 위험이 높아진다는 사실도 입증되었다.

생리학적 변화 외에도 노인 환자의 다른 질병 과정의 존재는 다른 약물과의 치료 사용을 촉진하여 상호작용에 중요한 문제를 초래한다. 이러한 약물 상호작용 중 일부는 항혈소판, 항응고제, aspirin/salicylate, 혈전용해제, 항종양제, 방사선, 알코올, 담배, 코르티코스테로이드, 경구용 항당뇨제, 푸로세미드, 열병, 마늘, 생강, 은행나무 및 인삼과 같은 허브를 포함한다.

위장, 심혈관 및 신경학적 증상에 대한 환자 보고에 주의를 기울여 모든 OTC 및 처방약에 대한 개별화된 환자교육 계획을 개발한다[약물남용 및 정신건강서비스국, 행동 건강 통계 및 품질 센터. DAWN 보고서: 약물 관련 응급실 방문에 대한 2011년 약물남용 경고 네트워크(DAWN) 결과의 하이라이트. 메릴랜드 주 Rockville. www.samhsa에서 이용 가능. gov/data/sites/default/files/DAWN127/DAWN127/sr127-DAWNhighlights.htm. 2018년 12월 5일 접속].

◆ 수행 Implementation

Aspirin의 경우, 경구용 제제는 음식, 우유 또는 식사와 함께 제공되어야 한다. 서방형이나 장용해 알약(enteric-coated tablets)은 잘게 부수어서는 안 된다. 만약 관절염치료에 aspirin을 사용한다면 aspirin의 혈청 수치를 모니터링해야 한다. Aspirin의 독성 때문에 일반적으로 권장되거나 보편적으로 사용되지는 않으며, 주로 심장질환의 예방적 측면에서 저용량으로(예: 81mg) 사용되고 있다. 고용량으로 사용되는 경우, 독성의 정도를 경증, 중등도, 중증으로 구별하기 위한 aspirin의 혈청 농도 측정뿐만 아니라 임상학적 상태를 계속 모니터링해야 한다. 또한 위궤양이나 위출혈, 기타 출혈 등과 같은 독성 징후에 주의해야 하며, 이러한 징후를 발견하면 즉시 처방자에게 보고해야 한다. Aspirin을 해열제로 사용하면, 복용 후 1시간 이내에 환자의 체온이 떨어지기 시작한다. Aspirin의 안전한 사용에 관한 더 많은 정보는 환자중심간호: 환자교육을 참고한다.

Non-aspirin NSAIDs 또는 다른 항염증제 역시 서방형 제제나 장용해 제제가 있으며 부수거나 씹어 먹어서는 안 된다. 이러한 약물의 경구용 제제는(예: ketorolac) 위장관 자극이나 장애를 감소시키기 위해 제산제나 음식과 함께 복용할 수 있다. 중증도 이상의 위장관장애, 구역질을 동반한 소화불량, 구토, 복통, 혈변 또는 토혈 등의 증상은 처방자에게 즉시 보고해야 한다. 다른 궤양 유발성 물질들(예: 알코올, prednisone, aspirin 성분이 함유된 물질, 기타 NSAIDs)은 위장관 점막의 파괴 위험을 최소화하기 위해 피해야 한다. NSAIDs 약물요법이 진행되는 동안, 환자의 배변상태, 대변의 굳기, 위장관 증상 및 어지럼증의 소견을 반드시 모니터링해야 한다. 또한 결과를 문서화해야 한다. 고용량을 복용하거나 장기간 복용하는 환자는 CBC, BUN 수치, 혈소판 수, 혈청 빌리루빈, ALP, AST, ALT 수치 등의 검사실검사 결과를 모니터링할 필요가 있다. 기타 항염증제나 진통제의 사용뿐만 아니라, NSAIDs를 사용할 때도 안전한 보행이 항상 강조된다. Ketorolac의 경우, 경구용 제제나 근육주사나 정맥주입용 주사제의 어떠한 경우라도 5일 이상 사용해서는 안 된다. 근육주사의 경우 근육량이 많은 부위에 천천히 투여해야 하고, 정맥주사의 경우에는 15초 이상 천천히 투여를 하는 것이 좋지만 처방대로 투여한다. Celecoxib는 처방받은 대로만 투여해야 하며, 다른 NSAIDs와 마찬가지로 알코올, aspirin, salicylates 그리고 이러한 성분이 포함된 OTC 약물을 피해야 한다. Celecoxib는 식사와 관계 없이 복용할 수 있지만, 음식물과 함께 복용하면, 위장관장애의 발생을 줄일 수 있다. 위통이나 복통, 위장관질환, 비정상적인 출혈, 혈변이나 토혈, 흉통, 부종 및 심계항진 등의 증상이 나타나면 처방자에게 바로 보고해야 한다.

항통풍약물은 NSAIDs와 작용기전 등에서 다소 차이를 보이기 때문에, 간호를 위해 고려할 사항도 매우 다르다. Colchicine은 완전한 흡수를 위해 반드시 공복에 복용해야 하며, 최소 식사 1시간 전 또는 식후 2시간 후에 복용해야 한다. 만약 colchicine을 정맥주입제로 처방받았다면, 제약회사의 지침서를 따라 권장투여시간 동안 투여해야 한다. 제형과 상관없이 금기사항이 아니라면, 환자는 매일 3L까지 수분섭취를 증가시켜야 한다. 이 약물을 복용하는 동안 알코올이나 알코올 성분이 포함된 OTC약물인 감기약은 피해야 한다. 또한 통풍 환자는 약물요법이나 비약물요법을 모두 준수하는 것이 성공적인 치료를 위해 중요하다는 점을 반드시 인지해야 한다. 만약 allopurinol을 처방받았다면, 오심, 구토, 식욕부진과 같은 위장장애의 발생을 최소화하기 위해 음식과 함께 복용해야 한다.

Allopurinol을 항암화학요법과 병용하여 사용한다면, 항암요법(antineoplastic therapy)을 시작하기 며칠 전에 투여하는 것이 좋다. Allopurinol을 복용하는 환자는 금기사항이 아닌 한, 액체의 섭취를 하루 3L까지 증가시켜야 하며, 어지럼증과 졸림 현상이 발생하면 위험한 활동을 피해야 한다. 또한 알코올과 카페인의 섭취는 요산 수치를 증가시키고 allopurinol의 수치는 감소시킬 수 있으므로 피해야 한다.

◆ 평가 Evaluation

Aspirin과 NSAIDs는 그 효력과 항염증 및 진통효과에 있어 다양하다. NSAIDs에 대한 치료효과는 다음을 포함한다. 급성 통증을 감소시키고 관절 또는 근육 부위의 종창, 통증, 경직 및 압통을 감소시킨다. ADL을 실행하기 위한 능력을 향상시키고, 근력을 향상시키며, 열을 내리고, CBC, RBC 수, 헤모글로빈 농도, 적혈구용적률(hematocrit), 침강 속도를 정상적인 수치로 돌아오게 한다. 또한 개선된 침강 속도나 방사선검사, CT scan 또는 MRI에 의해 제시된 대로 감소된 염증상태를 보인다. 유해효과과 독성효과의 발생에 대한 모니터링은 aspirin, COX-2 inhibitors, 다른 NSAIDs 및 항통풍약물의 안전하고 효과적인 사용에 필수적이다(표 38.2 참조).

항통풍약물인 colchicine의 치료반응에 의해서 손상된 관절에서의 통증 감소와 함께 건강하고 행복하다는 느낌이 증가한다. 환자는 통증의 증가, 소변 내 혈액, 과도한 피로감과 무기력 또는 오한 및 발열 등이 없는지 모니터링되어야 하며, 있을 경우에는 처방자에게 보고해야 한다. 또 다른 항통풍약물인 allopurinol에 대한 치료효과는 관절 통증의 감소, 요산 수준의 감소, 신장의 결석 감소이다.

환자중심간호: 환자교육

- 서방형 제제(sustained-release) 및 장용피형 제제(enteric-coated dosage form) 약물은 부수거나 씹어 먹어서는 안 된다. 이명이나 지속적인 위장관 및 복부통증 그리고 쉽게 멍이 들거나 출혈이 있으면 즉시 처방자에게 보고해야 한다.
- 약물에 따라서 그 약물의 최대 항염증효과가 즉각적으로 나타나지 않을 수 있다는 것을 교육한다. 예를 들어 ibuprofen의 경우 7일 정도에 최대 항염증작용이 발현되나, 진통효과는 30~60분 정도 걸릴 수 있다.
- 특히 환자가 고용량의 aspirin을 복용하고 있는 경우나 aspirin 또는 다른 NSAIDs를 오랫동안 복용하고 있는 경우에는 복용 약물의 정보를 모든 의료인과 치과의사가 공유해야 한다. 구강이나 치과 수술을 포함한 모든 수술의 1주일 전에 aspirin과 다른 NSAIDs의 복용을 중지해야 한다.
- Aspirin과 다른 약물들은 어린이의 손이 닿지 않는 곳에 보관해야 한다. 만약 어린이가(또는 어른) 다량 또는 알 수 없는 용량의 aspirin이나 다른 NSAIDs를 복용했다면 즉시 약물중독센터(poison control center)에 연락하거나 응급치료를 해야 한다. 어린이와 청소년은 라이증후군 때문에 aspirin을 복용해서는 안 되며, 적정 용량의 acetaminophen이 권장된다.
- 환자는 소화불량, 속쓰림 및 위장출혈과 같은 NSAID(aspirin 포함)의 부작용에 대해 교육받아야 한다(NSAID 관련 부작용의 전체 목록은 표 38.2 참조, 모든 NSAID에 대한 블랙박스경고는 BOX 38.3 참조).
- 검은색의 대변(black or tarry stool), 잇몸부위의 출혈, 점상출혈(petechia; 매우 적은 적갈색 반점), 반상출혈(ecchymosis; 멍) 및 자색반증(purpura; 큰 적색 반점) 등은 즉시 처방자에게 보고해야 한다.
- 환자가 이명, 청력상실, 심박수 증가, 현기증, 정신착란 및 설사와 같은 급성 또는 만성 salicylate 독성의 징후와 증상을 보고하도록 권장한다(표 38.3 참조).
- NSAIDs의 가장 흔한 유해반응에 대해 교육한다(표 38.2 참조). 위장관장애를 최소화하기 위해서 NSAIDs는 음식, 우유, 제산제와 함께 복용해야 한다.
- Aspirin 및 다른 NSAIDs, 항통풍약물의 약물상호작용에 대한 교육을 해야 한다.
- 환자는 모양이나 명칭이 비슷한 약물을 구별할 수 있어야 하는데, 특히 Celebrex (celecoxib)를 Celexa (citalopram) 또는 Cerebyx (fosphenytoin)과 혼동할 수 있으므로 주의해야 한다.
- 교육 계획 내에서 NSAID에는 FDA 블랙박스경고가 포함되어 있음을 기억해야 한다. FDA는 모든 NSAID의 스폰서에게 처방전 및 비처방 NSAID 모두에 대해 제품 라벨링 변경을 요청했다. COX-2 선택적 NSAID인 celecoxib (Celebrex)를 포함하여 시판되는 처방 NSAID의 모든 스폰서는 제품의 라벨링(패키지 삽입물)을 수정하여 심혈관질환의 위험 증가와 생명을 위협할 수 있는 위장출혈 위험 증가의 가능성을 강조하는 블래박스경고를 포함하도록 요청받았다. FDA에서 다양한 NSAID에 대한 규제 내역 및 데이터베이스 검토를 기반으로 이에 대한 요청이 권고되었다.

기억해야 할 사항

- 항염증약물에는 aspirin, NSAIDs, COX-2 억제제 등이 있다.
- NSAIDs는 가장 흔히 처방되는 약물 중 하나이다.
- NSAIDs 약물 중 가장 먼저 합성된 것은 salicylic acid 또는 aspirin이다. Aspirin은 보통 항염증약물로 분류된다. NSAIDs는 진통, 항염증, 해열 작용을 하는데, aspirin은 혈소판 억제작용도 가지고 있다. NSAIDs는 통풍(gout), 골관절염(osteoarthritis), 소아관절염(juvenile arthritis), 류마티스관절염(rheumatoid arthritis), 월경통(dysmenorrhea), 좌상(strain)과 염좌(sprain)와 같은 근골격계 부상 등의 치료를 위해 사용된다.
- NSAIDs의 3가지 주요 유해작용으로는 위장관불내성(gastrointestinal intolerance), 출혈(흔히 위장관출혈), 신장손상이 있다. Misoprostol (Cytotec)은 NSAIDs로 인한 위장관불내성과 궤양을 예방할 목적으로 사용될 수 있다. NSAIDs는 프로스타글란딘 유사체로 분류된다. NSAIDs는 위장관 병변, 소화성궤양(peptic ulcer), 출혈성 질병(bleeding disorder)에서 금기이다.
- 대부분의 경구용 NSAIDs는 음식과 함께 복용 시 위장관 불편감을 감소시킬 수 있다.
- NSAIDs를 복용하는 환자들은 대변이나 구토물에서의 출혈과 같은 출혈 경향을 잘 관찰해야 한다. 관절염 환자에서 관절의 염증을 줄이기 위해 NSAIDs가 사용될 때, 최대 치료효과는 1주일 이상 나타나지 않을 수도 있다.
- 항통풍약물은 급성 및 만성 통풍이나 통풍 예방에 사용된다. 설사(diarrhea)나 복통은 흔한 유해효과이다. 항통풍약물은 세포사(cell death)를 초래하는 항암화학치료(cancer chemotherapy)를 받고 있는 환자에게 통풍과 같은 증후군이나 통증을 예방하기 위해 사용된다.
- NSAIDS에 대해 FDA (www.fda.gov/Drugs/DrugSafety)에서 발행한 블랙박스경고가 있다.

REVIEW QUESTIONS

1. When a patient is receiving long-term NSAID therapy, which drug may be given to prevent the serious gastrointestinal adverse effects of NSAIDs?
   a. misoprostol (Cytotec)
   b. metoprolol (Lopressor)
   c. metoclopramide (Reglan)
   d. magnesium sulfate

2. The nurse recognizes that manifestations of nonsalicylate NSAID toxicity include which of these? (Select all that apply.)
   a. Constipation
   b. Nausea and vomiting
   c. Numbness
   d. Drowsiness
   e. Urinary retention

3. During a teaching session about antigout drugs, the nurse tells the patient that antigout drugs work by which mechanism?
   a. Increasing blood oxygen levels
   b. Decreasing leukocytes and platelets
   c. Increasing protein and rheumatoid factors
   d. Decreasing serum uric acid levels

4. When the nurse is teaching about antigout drugs, which statement by the nurse is accurate?
   a. "Drink only limited amounts of fluids with the drug."
   b. "This drug may cause limited movements of your joints."
   c. "There are very few drug interactions with these medications."
   d. "Colchicine is best taken on an empty stomach."

5. A mother calls the clinic to ask what medication to give her 5-year-old child for a fever during a bout of chickenpox. The nurse's best response would be:
   a. "Your child is 5 years old, so it would be okay to use children's aspirin to treat his fever."
   b. "Start with acetaminophen or ibuprofen, but if these do not work, then you can try aspirin."
   c. "You can use children's dosages of acetaminophen or ibuprofen, but aspirin is not recommended."
   d. "It is best to wait to let the fever break on its own without medication."

6. A 49-year-old patient has been admitted with possible chronic salicylate intoxication after self-treatment for arthritis pain. The nurse will assess for which symptoms of salicylate intoxication? (Select all that apply).
   a. Tinnitus
   b. Headache
   c. Constipation
   d. Nausea
   e. Bradycardia

7. A patient will receive ibuprofen, 1,200 mg/day, divided into three doses. A liquid form is ordered because the patient cannot swallow tablets. The oral suspension contains 100 mg per 5 mL. How many milligrams will the patient receive for each dose, and how many milliliters will the nurse administer for each dose?

8. The nurse is reviewing a patient's medication list during a preoperative visit. The patient is scheduled for diagnostic laparoscopy in 2 weeks. He asks the nurse, "I hope I can continue the Motrin, because I really ache if I don't take it. It's just minor surgery, right?" What is the nurse's best response?
   a. "You can continue to take it as the laparoscopy is considered minor surgery."
   b. "You will need to take a lower dosage during the preoperative period."
   c. "I'll check with your prescriber, but this drug is usually stopped a week before the surgery because it can cause increased bleeding tendencies."
   d. "You can switch to aspirin before the surgery; both aspirin and Motrin are over-the-counter pain relievers."

정답 **1. a** **2. b, c, d** **3. d** **4. d** **5. c** **6. a, b, d** **7. 400mg per dose, 20mL per dose** **8. c**

참고문헌

REFERENCES

Davidson, B. L., Verheijen, S., Lensing, A. W., et al. (2014). Bleeding risk of patients with acute venous thromboembolism taking nonsteroidal anti-inflammatory drugs or aspirin. *JAMA Internal Medicine*, 174, 947.

Khanna, D., Fitzgerald, J. D., Khanna, P. P., et al. (2012). 2012 American College of Rheumatology guidelines for management of gout. Part 1: systematic nonpharmacologic and pharmacologic therapeutic approaches to hyperuricemia. *Arthritis Care & Research*, 64(1431).

Khanna, D., Khanna, P. P., Fitzgerald, J. D., et al. (2012). 2012 American College of Rheumatology guidelines for management of gout. Part 2: therapy and antiinfl ammatory prophylaxis of acute gouty arthritis. *Arthritis Care & Research*, 64(1447).

Mayo Foundation for Medical Education and Research. (September 17, 2011). Reye's syndrome. Available at www.mayoclinic.com/health/reyes-syndrome. (Accessed 15 May 2017).

National Reye's Syndrome Foundation. (2014). Medications containing aspirin (acetylsalicylate) and aspirin-like products. National Reye's Syndrome Foundation. Available at www.reyessyndrome.org/. (Accessed 4 April 2017).

National Reye's Syndrome Foundation. (2014). What is Reye's syndrome? Available at www.reyessyndrome.org/what.html. (Accessed 9 April 2017).

National Reye's Syndrome Foundation. (2013). What is Reye's syndrome? Available at www.reyessyndrome.org/what.html. (Accessed 30 April 2017).

Schjerning Olsen, A. M., Gislason, G. H., McGettigan, P., et al. (2015). Association of NSAID use with risk of bleeding and cardiovascular events in patients receiving antithrombotic therapy after myocardial infarction. *JAMA: The Journal of the American Medical Association*, 313, 805.

US Food and Drug Administration. Nonsteroidal antiinflammatory drugs (NSAIDS). Available at www.fda.gov/Drugs/DrugSafety/PostmarketDrugSafetyInformationforPatientsandProviders/ucm103420.htm. (Accessed 1 October 2016).

39

면역억제제

IMMUNOSUPPRESSANT DRUGS

학습목표

이 장을 학습한 후 학생들은:

1. 장기이식과 자가면역질환에서 면역억제요법의 역할에 대해 설명한다.
2. 면역억제제의 작용기전, 금기증, 주의사항, 유해효과, 투여경로, 약물상호작용, 독성 등에 대해 설명한다.
3. 장기이식 후 또는 자가면역질환치료를 위해 면역억제제를 투여받는 환자를 위한 모든 간호과정을 포함하는 간호계획을 수립한다.

주요용어

면역매개질환(immune-mediated diseases) 면역세포가 이식조직이나 약물로 인해 변형된 세포 등의 다양한 상황에 반응할 때 초래되는 질병군

면역억제요법(immunosuppressive therapy) 면역계를 억제시키는 약물치료법

면역억제제(immunosuppressants) 면역반응을 감소 또는 억제하는 약물

이식편(grafts) 이식된 조직이나 기관

자가면역질환(autoimmune diseases) 면역계 기능의 변화나 파괴로 인해 발생하는 질병군으로, 정상 신체 조직에 대해 면역반응이 일어나 병리적 상태를 초래함

면역계

IMMUNE SYSTEM

면역계의 기능은 자기(self)와 비자기(non-self)를 구별하고, 이물질(항원)로부터 자신을 보호하는 것이다. 신체를 보호하는 3층의 장벽(barrier)이 있다(그림 39.1). 면역(immunity)에는 체액면역(humoral immunity)과 세포면역(cellular immunity)의 2종류가 있다. 체액면역은 B림프구(B lymphocyte)에 의해 매개되며, 세포면역은 T림프구(T lymphocyte)에 의해 매개된다. 이 장에서는 T림프구를 억제하는 약물에 중점을 둔다.

면역계는 침입한 병원체(pathogen)와 항원(antigen), 종양(tumor)이나 신생물(neoplasm) 등에 대항해서 신체를 방어한다. 그러나 면역계는 이러한 유익한 기능 외에 때때로 자신을 공격하여 자가면역질환(autoimmune disease) 또는 면역매개질환(immune-mediated disease)을 유발하기도 한다. 또한 과민반응(hypersensitivity)이나 생명을 위협하는 아나필락시스반응(anaphylaxis)을 유발하기도 하며, 신장, 간 및 심장이식에 대한 거부반응도 초래한다.

면역계를 억제하여 면역반응을 감소 또는 억제하는 약물을 면역억제제(immunosuppressants)라고 하며, 면역억제제를 사용하는 치료를 면역억제요법(immunosuppressive therapy)이라고 한다. 면역억제제는 류마티스관절염, 전신홍반루푸스(systemic lupus erythematosus), 크론병(Crohn's disease), 다발경화증(multiple sclerosis, MS), 중증근무력증(myasthenia gravis), 건선(psoriasis) 등의 면역관련 질환에 사용된다. 이에 해당되는 약물은 cyclophosphamide, glatiramer acetate, fingolimod와 42장에서 다루는 면역조절제들이다. 이 장에서는 장기이식에 사용되는 약물에 초점을 맞추고자 한다.

장기이식은 현대의학에서 가장 복잡한 분야 중의 하나이다. 장기이식은 신장, 심장, 간, 폐, 췌장, 소장, 골수 및 각막에 이르기까지 다양하게 이루어진다. 장기이식의 주요 문제점은 거부반응으로 이는 이식된 장기를 제거해야 할 수도 있다. 거부반응은 이식된 장기에 대한 면역반응에서 기인하는

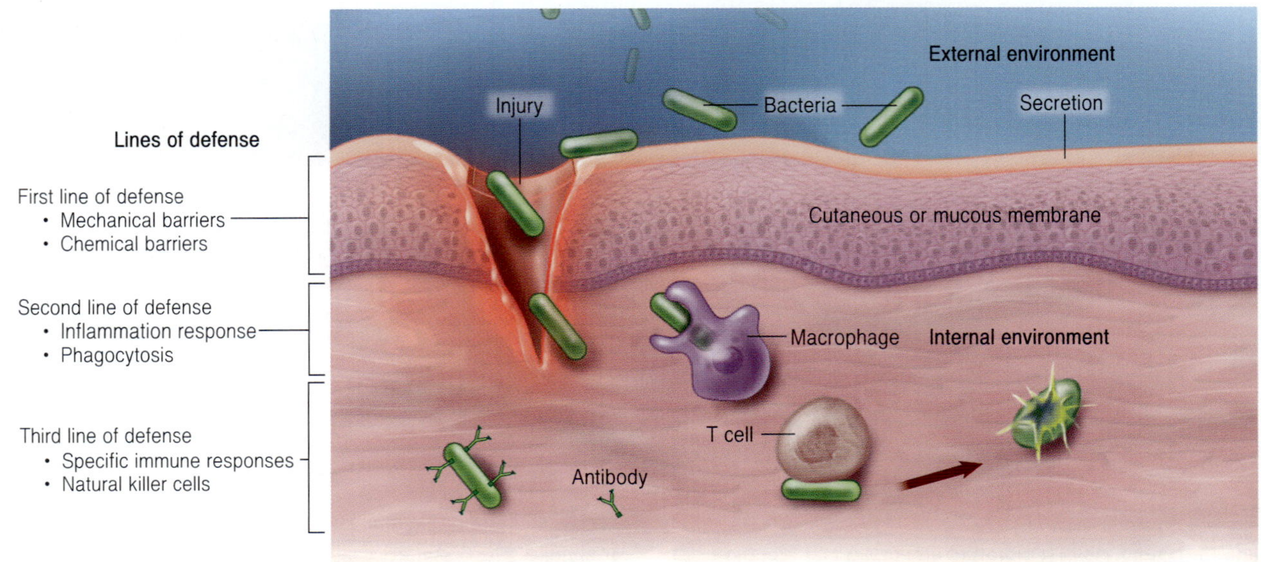

그림 39.1 면역계의 간략한 모식도

From Patton, K. T., Thibodeau, G. A. [2010]. Anatomy and physiology [7th ed.]. St Louis, Mosby.

데, 면역억제제는 면역반응을 억제하여 거부반응을 막는다. 따라서 장기이식을 받은 환자는 평생 면역억제요법을 해야 한다.

면역억제제
IMMUNOSUPPRESSANT DRUGS

작용기전 및 약물효과
Mechanism of Action and Drug Effects

모든 면역억제제는 선택적으로 특정 T림프구를 억제하는 작용기전을 가진다. 이들 약물은 T림프구를 억제함으로써 T림프구가 면역반응에 개입하는 것을 방지한다. 이것은 화학요법에 의해 골수(bone marrow)나 면역세포가 파괴된 종양 환자 또는 후천면역결핍증후군(acquired immunodeficiency syndrome, AIDS) 환자에서와 같이 면역손상 상태를 초래한다. 면역반응에 관련된 세포를 억제하는 기전은 각 약물마다 다르다. 장기거부반응 억제에 사용하는 면역억제제는 glucocorticoids, calcineurin 억제제, 항대사제(antimetabolites) 및 생물제제(biologics) 등이다. Glucocorticoids는 모든 단계에서 T세포활성을 억제하며, 면역억제의 유도, 유지 및 급성거부반응에 사용한다. Corticosteroids는 46장에서 자세히 다루므로 여기서는 더 이상 다루지 않는다. Calcineurin 억제제(예: cyclosporine, tacrolimus)는 interleukin 2(IL-2) 생성에 필요한 인산분해효소(phosphatase)인 calcineurin을 억제한다. Sirolimus는 calcineurin을 억제하지 않고 mTOR을 억제한다. mTOR은 결국 IL-2를 억제한다. 항대사제(예: azathioprine, mycophenolate)는 세포증식을 억제한다. 생물제제(예: muromonab-CD3, basiliximab)는 세포독성 T세포(cytotoxic T cell)의 기능을 억제한다. 표 39.1에서 면역억제제의 작용기전과 적응증을 정리하였다.

적응증 Indications

면역억제제의 치료적 응용은 표 39.1에 제시된 것처럼 복합적이며 약물에 따라 다양하다. 면역억제제는 주로 거부반응(organ rejection)을 예방하기 위해 사용한다. 장기이식거부반응의 예방과 치료에 모두 사용되는 면역억제제는 muromonab-CD3, mycophenolate, tacrolimus이다. Fingolimod와 glatiramer는 재발완화형 다발성경화증(relapsing-remitting multiple sclerosis, RRMS)이라고 하는 다발경화증에 사용하는 면역억제제다.

금기증 Contraindications

모든 면역억제제의 주요 금기증은 약물알레르기로 알려져 있다. 환자상태에 따른 상대적인 금기증은 신부전, 간부전, 고혈압, 방사선치료 등이다. 임신은 금기증이 아니지만, 임상적 긴급상황에서만 사용해야 한다. 많은 면역억제제는 블랙박스 경고를 가지고 있으며, 학생은 특정 약물에 대한 특별한 처방 정보를 확인해야 한다.

표 39.1 면역억제제: 작용기전과 적응증

약물명	작용기전	적응증
azathioprine (Imuran)	purine대사 차단, T세포 DNA, RNA, 단백질합성을 방해하여 면역반응 차단	신장이식 시 장기거부반응 예방, 류마티스관절염치료
basiliximab[b] (Simulect)	수용체와 IL-2의 결합을 방해하여 T세포 활동 억제	신장이식 시 장기거부반응 예방
cyclosporine (Sandimmune, Neoral, Gengraf)	IL-2 생성과 유리를 차단하여 T세포 활동 억제	신장, 간, 심장이식 시 장기거부반응 예방, 류마티스관절염과 건선치료, 임상시험[a]에서 췌장, 골수, 심장, 폐이식 시 장기거부반응 예방
fingolimod (Gilenya)	중추신경계에 이용 가능한 림프구의 양을 감소시킴	RRMS 환자의 재발 감소
glatiramer acetate (Copaxone)	명확한 기전 알려지지 않음. 다발경화증 징후와 관련하여 면역계기전을 변화시키는 것으로 알려져 있음	RRMS 환자의 재발 감소
muromonab-CD3[b] (Orthoclone OKT3)	T세포 수용체에서 CD3 당단백과 결합하여 항체인식을 차단하고, 진행 중인 이식편거부반응을 역전시킴	신장, 간, 심장이식 시 급성 장기거부반응 치료
mycophenolate mofetil (CellCept, Myforfic)	세포내 purine합성을 방해하여 T세포증식 억제	신장, 간, 심장이식 시 장기거부반응 예방
sirolimus (Rapamune)	세포내 FKBP-12 단백질과 결합하여 T세포활성화를 억제함으로써 세포증식 억제	신장이식 시 장기거부반응 예방
tacrolimus (Prograf)	세포내 FKBP-12 단백질과 결합하여 T세포활성화 억제	간, 신장, 심장이식 시 장기거부반응 예방, 비승인 적응증[b]에는 골수, 췌장, 췌장섬세포, 소장이식 시 거부반응 예방, 자가면역질환과 심한 건선치료

[a] FDA 조사에서 승인되지 못하였다.
[b] 약물 이름에 "ab" 가 사용된 약물은 보통 재조합 DNA기술을 사용하여 합성한 단일클론항체가 있다.
FKBP-12, FK-binding protein 12; IL-2, interleukin-2; MS, multiple sclerosis; RRMS, relapsing-remitting multiple sclerosis.

유해효과 Adverse Effects

면역억제제는 심각한 유해작용이 많다(표 39.2 참조). 면역억제제는 환자들을 기회감염(opportunistic infection)의 위험에 노출시키는데, 특히 피부암에서 위험성이 높다. 어떤 약물은 심각한 유해작용이 심각하다. 예를 들면, cyclosporine과 tacrolimus는 신독성이 있고 corticosteroids, cyclosporine 및 tacrolimus는 이식 후 당뇨병(posttransplant diabetes mellitus)을 일으키며, mycophenolate는 림프종, 피부암, 진행성 다발성 백혈병의 원인이 된다. 면역억제제를 복용하는 환자는 생백신을 피해야 한다.

상호작용 Interactions

장기이식을 받은 환자는 평생동안 면역억제제를 먹어야 하고, 때때로 복합요법을 받게 되기 때문에 약물상호작용이 문제가 된다. 면역억제제는 적정 약물농도범위(therapeutic window)가 좁아서 약물상호작용이 심각할 수가 있다. 면역억제제의 농도가 증가되면 독작용이 나타나고, 반대로 농도가 내려가면 거부반응이 일어난다. 면역억제제의 약물상호작용은 표 39.3을 참조한다. 대부분의 면역억제제가 cytochrome P-450효소계에서 대사되므로 약물상호작용이 흔히 일어나며, 심각할 수도 있다. 자몽은 약물대사 효소를 억제하여 cyclosporine, tacrolimus, sirolimus의 활성을 증가시킬 수 있다. 자몽 또는 자몽주스를 섭취하는 환자에게 이것을 금지시킬 필요는 없지만 섭취량 제한에 대한 교육이 필요하며, 섭취량에 변화가 있을 경우 처방의사에게 알려 면역억제제의 양을 조절해야 한다. 자몽주스는 cyclosporine의 생체이용률(bioavailability)을 20~200%까지 증가시킬 수 있다.

Basiliximab, muromonab-CD3 등의 항체면역억제제는 일반적으로 1회 단기요법으로 사용되기 때문에 알려진 상호작용이 거의 없다. 항염증제인 indomethacin과 muromonab-CD3를 병용한 환자에서는 뇌병증(encephalopathy)이 발생할 수 있다.

면역억제제와 약초제제의 상호작용의 가능성을 간과해서는 안된다. 예를 들어 St. Johns wort(요한초)는 약물대사 효

표 39.2 면역억제제: 흔한 유해효과

신체계	유해효과
azathioprine	
혈액계	백혈구감소증, 혈소판감소증
간	간독성
cyclosporine	
심혈관계	중등도의 고혈압
중추신경계	진전을 동반한 신경독성
간	담즙분비 중지, 고빌리루빈혈증을 동반한 간독성
신장	신독성은 흔함, 약용량 제한
기타	이식 후 당뇨병, 치은증식, 다모증
Mycophenolate	
심혈관계	고혈압, 저혈압, 말초부종, 흉통
중추신경계	통증, 두통, 어지러움, 불면, 불안
소화기계	복통, 오심, 구역, 설사
호흡기계	호흡곤란, 천명음, 폐부종
기타	피부발진, 비정상적인 간/신장기능, 백혈구감소증, 빈혈, 백혈구증가증, 혈소판감소증, 패혈증, 요통, 발열
tacrolimus와 sirolimus	
심혈관계	말포부종. 고혈압. 심방세동, 심계항진, 저혈압, 빈맥, 혈전
중추신경계	두통, 불면, 통증, 불안, 진전, 혼동, 우울, 신경병증, 기면, 감각저하, 어지러움, 환각
신장	알부민뇨, 배뇨장애, 급성신부전, 신세뇨관 괴사
기타	여드름, 발진, 당뇨병, 비정상적인 전해질, 고중성지질혈증, 고콜레스테롤혈증, 변비, 설사, 오심, 요로감염, 빈혈, 혈소판감소증, 관절통
잠재적인 생명위협 반응	간독성, 신증후군, 아나필라식스, 간질성 폐 질환, 단백뇨, 폐출혈, 혈관부종, 호중구감소증, 혈소판감소증, 췌장염, 감염, 진행성다발성백질뇌병증, 발작
항체면역억제제(basiliximab, muromonab-CD3)	
전신	발열, 호흡곤란, 빈맥, 발한, 오한, 두통, 구역, 구토, 설사, 근육통, 관절통, 쇠약 등의 면역중재 증상을 포함하는 cytokine 유리 증후군

소를 유도하여 cyclosporine의 농도를 감소시켜 장기거부반응을 일으킬 수 있다.

용량 Dosages

주요 면역억제제에 대한 용량 정보는 다음에 제시된 용량표를 참조한다. 면역억제제는 지시된 대로 정확한 시간에 정확한 음식과 함께 복용해야 한다. 투약 일정은 복용해야 하는 여러 가지 약물이 있기 때문에 환자마다 매우 다양할 수 있다. 환자들은 의사의 처방 없이 면역억제제를 복용하는 것을 중단해서는 안 된다. Cyclosporine과 tacrolimus는 동시에 복용해서는 안 되며, sirolimus는 cyclosporine을 복용하고 4시간 후에 복용해야 한다. 만약 복용 시간을 놓쳤다면 다음 복용 시간에 근접하지 않는 한 환자가 기억하는 즉시 복용해야 하며 담당의에게 알려야 한다.

❖ 간호과정 NURSING PROCESS

◆ 사정 Assessment

장기이식은 매우 복잡한 의료이며 윤리적 문제가 개입되어 있다. 장기이식의 주 관심사는 이식장기의 거부반응이다. 그러므로 환자의 면역계를 억제하여 거부반응을 막기위해 면역억제제를 사용한다. 장기이식을 받은 환자는 평생 동안 약물

표 39.3 면역억제제: 상호작용

약물	기전	결과
Cyclosporine clarithromycin fluconazole amiodarone Estrogens verapamil allopurinol Protease inhibitors HMG-CoA reductase 억제제	cyclosporine 대사 억제	cyclosporine 농도와 독성 증가
phenytoin phenobarbital carbamazepine rifampin St. John's wort	cyclosporine 대사 유도	cyclosporine 농도와 효과 감소
NSAIDs	신장 prostaglandin 합성 억제	cyclosporine의 신독성 증가, 신부전
Grapefruit juice	cyclosporine 흡수 증가제	cyclosporine 독성
Sirolimus cyclosporine	모름	sirolimus 농도 증가
fluconazole ketoconazole clarithromycin erythromycin Protease inhibitors verapamil Grapefruit juice	sirolimus 대사 억제	sirolimus 농도와 효과 증가
rifampin phenytoin phenobarbital carbamazepine St.Jhon's wort	sirolimus의 대사 유도	sirolimus 농도와 효과 감소
Tacrolimus amphotericin gentamicin tobramycin	tacrolimus의 신독성 증가	신부전
clarithromycin fluconazole ketoconazole voriconazole Protease inhibitors verapamil diltiazem Grapefruit juice	tacrolimus 대사 억제	tacrolimus 효과 증가
rifampin phenytoin phenobarbital carbamazepine St.Jhon's wort	tacrolimus 대사 유도	tacrolimus 효과 감소
Mycophenolate Antacids Iron cholestyramine	mycophenolate의 흡수 감소	mycophenolate의 효과 감소
Oral contraceptives	mycophenolate는 progesterone 수치를 감소시킴	임신 가능성
rifampin	mycophenolate의 대사 유도	mycophenolate의 효과 감소
Azathioprine allopurinol	azathioprine의 대사 감소	골수억제
ACE inhibitors, tacrolimus, ribavirin, sulfamethoxazole/trimethoprim, roflumilast	lazathioprine 효과 증가	골수억제
mercaptopurine, live vaccines, leflunomide, natalizumab	목록에 있는 약물의 효과 증가	목록에 있는 약물의 독성 증가
Warfarin, inactivated vaccines	목록에 있는 약물의 효과 감소	warfarin과 혈전 가능성; inactivated vaccines의 반응 감소

용량표

면역억제제

약물명(임신범주)	약리학적 분류	성인 상용량	적응증
azathioprine (Imuran) (D)	항대사제	IV/PO: 2~5mg/kg/일 시작, 이후 1~3mg/kg/일	신장이식거부반응 예방
basiliximab (Simulect) (B)	단클론성 항체	IV: 이식일 20mg, 이식 후 4일 후에 두 번째 투약	신장과 간이식거부반응 예방
cyclosporine (Sandimmune) (C)	calcineurin 억제제	PO: 4~12시간 수술 전에 15mg/kg 1회 투여; 수술 후 1~2주간 매일 동일용량 투여, 그 후 5%/주씩 감소하여 5~10mg/kg 유지 IV: 5~6mg/kg; 수술 전 4~12시간 전에; 경구투여가 가능할 때까지 매일 계속	신장, 간, 심장이식거부반응 예방
glatiramer acetate (Copaxone) (B)	기타 생물학제제	subQ: 매일 1회 20mg	RRMS 치료
muromonab-CD3 (Orthoclone OKT3) (C)	단클론성 항체	IV: 10~14일 동안 1회 5mg/일 투여	신장이식거부반응 치료, 기존 치료가 듣지 않는 간, 심장, 췌장, 골수이식거부반응 치료
mycophenolate mofetil (CellCept, Myfortic) (C)	항대사제	IV/PO: 1일 2회 1~1.5g 투여	신장, 간 또는 심장이식거부반응 예방, 신장이식거부반응 치료
sirolimus (Rapamune) (C)	mTOR kinase 억제제	IV/PO: 투여 첫날 6mg 시작, 유지용량 2mg/일	신장이식거부반응 예방
tacrolimus (Prograf) (C)	calcineurin 억제제	IV: 0.01~0.05mg/kg/일 지속주입, 그후 PO: 12시간마다 0.075~0.2mg/kg/일 투여	간, 신장, 심장, 폐, 췌장 및 소장이식거부반응 예방

RRMS, relapsing-remitting multiple sclerosis

치료를 하게 된다.

면역억제제를 투여하기 전에 간호사는 활력징후와 체중의 기저치를 측정해야 한다. 과거에서부터 현재까지의 의학적 상태를 확보해야 하며, 다음과 같은 사정정보체계에 의해 기록해야 한다. (1) 당뇨, 고혈압, 암과 같이 환자의 면역상태에 영향을 주는 기존 질환, (2) 배뇨기능과 양상, (3) 황달, 부종, 복수, (4) 심장질환, 심박장애, 흉통, 심장마비, (5) 신경계 기능의 정도, 경련, 운동이나 감각기능의 변화 또는 의식상태의 변화, (6) 호흡상태와 호흡기능의 기저치, 호흡음, 폐질환, 청명, 기침, 활동불내성(activity intolerance) 저항, 호흡곤란, 객담, (7) 위장관계의 기능과 양상, 대장의 양상과 대장질환, (8) 근골격계 기능, 일상생활능력, 관절가동범위, 관절의 모습과 기형, (9) 통증, 발적, 분비물 등을 포함한 염증반응을 기록해야 한다. 그 외에도 혈액요소질소(BUN)와 크레아티닌(creatinine) 수치 등의 신기능검사, ALP, AST, ALT, 빌리루빈 수치 등의 간기능검사, 심전도를 포함한 심혈관계의 기본검사 등이 요구된다. 면역억제제에 의해 영향을 받는 다른 계통에 대한 정보는 표 39.2를 참조한다. 모든 주의사항, 금기증, 약물상호작용 등을 사정하고 기록한다.

Azathioprine은 약물과 관련된 백혈구감소와 혈소판감소의 가능성 때문에 출혈 성향뿐만 아니라 감염증상과 징후의 관찰과 함께 백혈구 수와 혈소판 수에 대한 사정이 필요하다. 이 약물은 골수억제에 대한 블랙박스경고가 있어 감염, 빈혈, 출혈 등의 징후와 증상에 대한 철저한 평가가 필요하다. 백혈구가 3,000/mm^3 이하 또는 혈소판이 100,000/mm^3 이하인 경우, 약물을 투여하지 않을 가능성이 높기 때문에 의사와 상의할 필요가 있다. 간독성의 위험으로 인해 이 약을 투여하기 전에 간기능을 평가한다. 진한 소변, 황달, 간기능 증가(AST, ALT, 빌리루빈)를 평가한다. 중요한 약물상호작용에는 안지오텐신전환효소(angiotensin converting enzyme, ACE) 억제제(백혈병), cyclosporine(골수억제), vaccines(면역반응 감소), allopurinol (azathioprine의 작용 증가), warfarin (warfarin의 작용 감소) 등이 있다.

Cyclosporine은 alkaline phosphatase, AST, ALT, 빌리루빈, BUN, 크레아티닌검사를 통해 간과 신장의 기능을 확인하여 신체 전체 기관의 기능을 철저하게 사정해야 한다. 또한 장기이식 과정이 다양한 신체계통에 미치는 생리학적 영향뿐만 아니라 잠재적인 약물 관련 독성 때문에 근본적인 심혈관계 및/또는 중추신경계 질환에 대해서도 사정해야 한다. 그리고 잇몸증식이 유해효과로 알려져 있기 때문에 구강 사정 또한 필요하다. 약 50%의 환자가 약물에 의한 중등도의 고혈압을 경험하므로 기저혈압수치를 사정하고 기록해둔다. Estrogen, protease 억제제, HMG-CoA 환원효소 저해제(HMG-CoA reductase inhibitors), clarithromycin, phenytoin, phenobarbital, St. John's wort, NSAIDs 및 자몽주스와 약물상호작용이 있다(표 39.3 참조).

Muromonab-CD3는 위장관, 호흡기질환, 심혈관질환에 대한 사정이 필요하다. 활력징후와 체중의 기저치를 확보한 후 투여해야 하는데, 이것은 약물과 관련된 부종, 체액저류와 발열 때문이다. 체액저류의 부작용으로 인해 기저활력징후와 체중을 잘 사정하고 기록해야 한다.

Tacrolimus는 약물복용을 포함한 과거력과 BUN, 혈청 크레아티닌, 전해질 농도 등의 신기능을 포함한 신체건강을 사정한다. 약물을 처음 투여한 후 30분 동안은 아나필락시스 반응이 나타나는지 환자를 면밀히 관찰하며, 적정량의 epinephrine과 산소공급 준비 및 심폐소생 장비를 갖추도록 한다. 약물상호작용은 표 39.3을 참조한다.

Basiliximab, muromonab-CD3(항체 면역억제제) 사용 시, 발열, 호흡곤란, 빈맥, 발한, 오한, 구토, 설사, 근육통·관절통, 전신 권태감 등이 나타나는 시토카인 유리증후군(cytokine release syndrome)을 일으킬 수 있으므로 기저활력징후를 면밀하게 기록해야 한다.

Cyclosporine-modified (Neoral, Gengraf)와 cyclosporine (Sandimmune)의 차이를 알아야 한다. Neoral과 Gengraf는 Sandimmune보다 흡수가 잘 된다. Cyclosporine-modified 약물이 처방되었다면, Sandimmune와 상호교환해서 사용할 수 없다. 간호사는 항상 처방전을 보고 현재 약물이 보유되어 있는지를 재확인해야 한다.

◆ 환자상태 Human Need Statements

1. 면역억제제의 부작용과 관련된 급성 통증(예: 관절과 근육의 통증, 독감유사 증상)
2. 질병의 생리적 영향, 전신위약, 면역억제제의 부작용과 관련된 변화된 안전 요구, 상해 위험성
3. 만성 질환으로 인한 면역상태 변화, 면역억제제치료, 이식 과정과 관련된 변화된 안전요구, 감염 위험성

◆ 계획: 결과판정 Planning: Outcome Identification

1. 면역억제제치료 동안에 약물(acetaminophen)과 비약물학적 요법(예: 바이오피드백, 형상화, 마사지)을 사용하여 최대의 편안함을 유지한다.
2. 환자는 열, 발진, 인후염과 같은 부작용이나 특이한 증상을 의사에게 보고하고, 안전하고 효과적인 약물을 사용하여 상해로부터 안전하다.
3. 면역억제제 치료 중인 환자가 감염으로부터 안전하기 위하여 영양소섭취(열량과 단백질)를 늘리며, 발열, 오한, 혼동이 있으면 의료진에게 알리고, 사람이 많은 장소의 방문이나 질병에 걸린 사람과의 접촉을 최소화해야 한다.

◆ 수행 Implementation

경구 면역억제제는 위장관계 문제를 최소화하기 위해 음식과 함께 복용해야 한다. 면역억제제를 투여받는 환자는 면역력이 억제된 상태이기 때문에 주사와 연관된 감염과 피부손상을 통한 감염의 위험을 줄이기 위해 가능한 한 경구제형을 사용한다. 경구 항진균제는 구강칸디다증을 치료하기 위해 처방된다. 면역억제제와 항진균제 사이에 약물상호작용이 있기 때문에 간호사는 주의해서 관찰해야 한다.

Azathioprine은 골수억제와 관련된 블랙박스경고를 가지고 있으므로 항상 혈액 수치를 확인하고 치료 중에 활력징후를 관찰한다. 백혈구가 3,000/mm^{3}보다 낮거나 혈소판이 100,000/mm^{3}보다 낮을 경우, 약물이 중단될 가능성이 높기 때문에 의사와 상의해야 한다. 치료효과가 나오기까지 4개월 정도 걸릴 수 있으므로 류마티스관절염 환자들에게 이를 설명하고 치료를 중단하지 말고, 처방된 운동, 휴식, 다른 약물 복용 등을 지속할 것을 교육한다.

주사 형태로 제공되는 basiliximab은 cytokine 유리 증후군으로 알려진 알레르기성 반응이 일어날 수 있다. 이것은 심각할 수도 있고 심지어 과민증을 수반할 수도 있다. 이러한 약물을 투여하는 동안 반응의 활력징후와 증상을 지속적으로 평가해야 한다.

Cyclosporine은 경구 및 주사로 투여한다. 앞에서 언급하였듯이, Neoral과 Gengraf는 cyclosporine-modified 약물이며, Sandimmune (cyclosporine의 modified형이 아님)과 상호교환해서 사용할 수 없다. 만일 실수가 있다면 처방의에게 즉시 알려야 한다. 경구용 용액은 냉장고에 넣지 말아야 한다. 경구용 액체를 안전하게 투여하기 위해서 눈금이 있

는 측정용기를 사용한다. 경구용 액체를 실온의 초콜릿우유, 우유 또는 오렌지주스로 유리용기를 사용하여 혼합한다. 일단 용액을 혼합하면, 즉시 복용해야 한다. 스티로폼내벽에 약물이 붙기 때문에 스티로폼 용기나 컵은 사용하지 않는다. 처방의가 Neoral과 Gengraf에서 Sandimmune으로 바꾸려면, 용량조절이 필요하다(약리 개요 부분을 참조한다). 정맥으로 투여하는 경우 cyclosporine은 주입펌프를 이용해 생리식염수나 5% 포도당용액으로 희석하며, 권장 주입시간을 지켜 투여한다. 약물을 주입하는 동안, 특히 처음 30분 동안은 안면홍조, 두드러기, 천명, 호흡곤란, 발진 등의 알레르기반응을 면밀히 관찰해야 한다. 활력징후를 자주 측정하고, 신장과 간의 손상을 감시하기 위해 BUN, lactate dehydrogenase, AST, ALT 농도를 감시하는 것이 중요하다. 또한 치은문제를 예방하기 위해 구강간호를 자주 해주어야 한다. 의사는 혈청 cyclosporine의 치료농도를 확인하고 관찰하기 위해 혈액검사를 정기적으로 실시한다.

Muromonab-CD3를 혈관내로 투여할 때는 1분 이상 천천히 투여해야 한다. 약물을 준비할 때는 low protein-binding 0.22-micron filter를 이용하여 앰플에서 약물을 뽑아야 하며, 필터를 제거한 후 새 바늘로 교환한다. Basiliximab과 daclizumab은 비경구적으로 투여되는데, 희석용액의 종류와 양은 제약회사에서 제시하는 대로 따르며 혈관내 용액의 주입속도를 면밀히 관찰해야 한다.

Sirolimus와 tacrolimus는 경구와 정맥내로 투여된다. Sirolimus와 tacrolimus는 둘 다 감염 및 림프종 가능성으로 인해 블랙박스경고가 있다. 정맥내로 투여되던 tacrolimus를 중단하고 유지용량이 처방되었을 때, 경구투여는 일반적으로 정맥내투여 중지 8~12시간 후부터 시작된다. 용액을 polyvinyl chloride 용기에 보관해서는 안 되며, 적절한 용기와 튜브를 사용해야 한다. Cyclosporine처럼 tacrolimus 경구제도 스티로폼 컵이나 용기를 사용하면 안 된다. Tacrolimus의 경구용량은 유리컵을 이용해 공복에 투여하며, 복용 후 2시간 이내에 자몽주스를 마시면 안 된다. Sirolimus와 tacrolimus는 반감기가 길기 때문에 축적효과가 있어 독성에 유의해야 한다. 면역억제요법은 평생해야 하기 때문에 적절한 감정적, 영적, 사회적, 경제적 도움이 환자에게 중요하다. 더구나 약이 다 떨어지지 않도록, 항상 1주일분 약을 갖고 있도록 환자, 환자가족 및 간병인에게 강조해야 한다. 그리고 약값이 비싸며, 평생 복용해야 하기 때문에 예상되는 전체 약물 비용에 대한 의논이 필요하다. 혈청 약물농도도 지속적으로 모니터해야 한다. 복잡한 약물요법을 확실하고 분명하게 설명해야만 한다.

윤리적 문제도 어려운 점이 있다. 장기이식은 생명윤리학적으로 많은 복잡한 문제를 제기한다. 사망의 정의, 장기이식에 있어서 동의, 이식장기에 대한 금전적 대가 등이다. 게다가 장기이식 관광과 장기적출 또는 이식에 관한 사회경제적인 문제가 확장되고 있다. 장기밀매는 또 다른 생명윤리학적 문제이다. WHO와 Universal Declaration of Human Right는 장기이식과 관련하여 많은 윤리적 문제에 관한 정보를 제공하고 있다. 선진국이라 하더라도 장기공급에 대한 관심이 증가됨에 따라 인간의 권리는 침해되고 부정적인 영향을 미치고 있다.

◆ 평가 Evaluation

간호과정과 면역억제제 투여와 관련된 환자의 목표 및 결과 범주가 지속적으로 평가되고 재평가되어야 한다. 또한 면역억제제에 대한 치료적 반응과 이식환자에서 이식편이나 장기의 수용, 자가면역질환자의 증상 완화 등을 평가한다. 약물치료 동안과 치료 후에 CBC, 적혈구침강속도, C-reactive protein, 간과 신장 및 심장기능검사, 폐기능검사, 흉부 X-ray, T림프구표면표현형 분석검사 결과를 평가한다. 약물의 유해효과와 독성, 특정한 치료적 약물농도 등의 평가가 지속적으로 이루어져야 한다(표 39.2 참조).

환자중심간호: 환자교육

- 장기이식 환자에게 복합요법과 함께 평생 면역억제치료를 받아야 함을 교육시킨다.
- 환자에게 사람이 많이 모이는 장소, 쇼핑센터 또는 극장 등의 감염의 위험이 많은 장소를 피해야 한다고 교육한다.
- 발열, 인두통, 오한, 관절통, 피로는 즉시 치료가 필요한 감염증상이므로, 의사에게 즉시 보고하도록 교육한다.
- 면역억제치료를 받는 여성 환자의 경우 치료 동안과 치료종료 후 12주 이상 피임할 것을 교육한다.
- 매일 동일한 시간대에 약을 복용하도록 권고한다(대부분의 면역억제제). 만일 약을 빠뜨렸다면, 의사의 다음 지시를 받기 위해 연락을 취하도록 충고한다.
- 환자상태에 대한 면밀한 관찰과 혈액검사결과를 모니터할 필요가 있기 때문에 다음 약속을 잘 지키도록 한다.
- 환자에게 처방된 대로 정확하게 azathioprine을 복용하고, 복용을 누락하였을 경우 의사에게 연락하도록 권고한다. 군중이나 감염자에 노출되는 것을 피한다. 이식거부반응을 피하기 위해 이식 환자의 치료는 평생동안 지속되어야 한다. 또한 열, 타박상, 심한 설사, 인후염, 오한, 비정상적인 출혈이나 타박상은 의사에게 보고도록 교육한다.
- Cyclosporine은 매일 같은 시간에 복용해야 하며, 복용량을 건너뛰거나 두 배로 늘리지 않아야 한다. 자몽 또는 자몽주스를 먹지 않고 백신을 투여하지 않는 것에 대해서도 교육한다.
- Cyclosporine을 복용하는 환자들에게 발열, 오한, 피로 증가, 인후통, 잇몸 출혈, 진전, 혈압 상승이 나타나면 즉시 보고하도록 지시한다.
- 자외선 노출 제한에 대한 블랙박스경고(Cyclosporine)에 대해 환자에게 교육해야 한다(오랜 노출 방지, 자외선차단제 사용, 야외에서 보호복 착용). 젤 캡슐 형태의 약물은 서늘하고 건조한 환경에 보관해야 하며 빛에 노출되어서는 안 된다는 것을 환자에게 알려준다. 약은 원래 포장에 보관해야 한다. 구강투여 약물은 위장관 불편감을 줄이기 위해 식사와 함께 복용할 수 있다.
- 면역억제제를 복용하는 환자는 혀, 점막, 구강인두의 흰 부분이 있는지 자주 검사하도록 권장한다. 이 흰 부분는 구강칸디다증으로, 구강 항진균제 치료가 필요하다.
- Sirolimus 사용 시에는 열, 발진, 심한 설사, 황달을 보고하고 군중과 감염을 예방하도록 환자를 교육한다. 밖에 나갈 때는 자외선차단제와 보호복이 필요하며, 자몽과 백신투여는 피해야 한다. 두 약물이 모두 처방된 경우, cyclosporine 복용 4시간 후에 이 약을 복용하도록 한다. Tacrolimus 복용 환자에게는 감염이나 간 또는 신장독성의 징후와 증상을 보고하는 지침을 제공한다. 백신투여, 자몽, 알코올 섭취는 피해야 한다.
- 영양 상담은 많은 면역억제제와 관련된 고지혈증 및 트리글리세리드 증가와 관련하여 식품상호작용을 이해하는데 있어 매우 유익할 것이다.
- 집에서 투여되는 모든 면역억제제는 매일 동일한 시간에 처방된 대로 정확하게 투여해야 한다. 환자에게 약물의 유해효과과 발열이나 흉통, 어지럼, 두통, 배뇨문제, 발진, 호흡기 감염 등의 문제 등을 보고하도록 교육해야 한다.

기억해야 할 사항

- 면역억제제는 면역반응을 감소시킨다.
- 면역억제제는 임상에서 면역매개질환의 억제, 암, 단기 및 장기 동종이식 생존율 증가를 위해 사용된다.
- 면역억제와 진균의 과잉성장의 결과로 발생하는 구강칸디다증을 치료하기 위해 면역억제제와 함께 항진균제를 경구로 투여한다.
- 헤모글로빈 농도, 헤마토크리트, 백혈구 수, 혈소판 수 등 의사가 처방한 검사결과를 모니터한다. 검사결과수치가 정상 이하로 떨어질 경우 의사에게 보고한다.
- 면역억제제를 사용하는 질환들이 평생 관리를 해야 한다는 특성 때문에 환자나 가족에게 미치는 재정적, 정서적, 심리적, 문화적, 신체적 영향에 대하여 항상 신경을 써야 한다.

REVIEW QUESTIONS

1. A patient has a new order for glatiramer acetate. The patient has not had an organ transplant. The nurse knows that the patient is receiving this drug for which condition?
   a. Psoriasis
   b. Rheumatoid arthritis
   c. Irritable bowel syndrome
   d. Relapse-remitting multiple sclerosis

2. While assessing a patient who is to receive muromonab-CD3, the nurse knows that which condition would be a contraindication for this drug?
   a. Acute myalgia
   b. Fluid overload
   c. Polycythemia
   d. Diabetes mellitus

3. During therapy with azathioprine (Imuran), the nurse must monitor for which adverse effects? (Select all that apply.)
   a. Liver toxicity
   b. Diarrhea
   c. Vomiting
   d. Bradycardia
   e. Thrombocytopenia

4. During a teaching session for a patient receiving an immunosuppressant drug, the nurse will include which statement?
   a. "It is better to use oral forms of these drugs to prevent the occurrence of thrush."
   b. "You will remain on antibiotics to prevent infections."
   c. "It is important to use some form of contraception during treatment and for up to 12 weeks after the end of therapy."
   d. "Be sure to take your medications with grapefruit juice to increase absorption."

5. During drug therapy with basiliximab, the nurse monitors for signs of cytokine release syndrome, which results in which of these?
   a. Fever, dyspnea, and general malaise
   b. Neurotoxicity and peripheral neuropathy
   c. Hepatotoxicity with jaundice
   d. Thrombocytopenia with increased bleeding tendencies

6. When assessing a patient who is to begin therapy with an immunosuppressant drug, the nurse recognizes that such drugs should be used cautiously in patients with which condition(s)? (Select all that apply.)
   a. Pregnancy
   b. Glaucoma
   c. Anemia
   d. Myalgia
   e. Renal failure
   f. Liver failure

7. The order reads: "Give tacrolimus IV 0.03 mg/kg/day as a continuous IV infusion." The patient weighs 110 lb. How many milligrams per day will this dose provide?

8. The nurse is reviewing cyclosporine and recognizes that this drug works by which mechanism of action?
   a. Suppressing viral replication
   b. Enhancing the action of macrophages
   c. Inhibiting activation of T-lymphocyte cells
   d. Increasing the number of T-lymphocyte cells

정답 **1. d 2. b 3. a, e 4. c 5. a 6. a, e, f 7. 1.5mg/day 8. c**

참고문헌

REFERENCES

Bowman, L. J., Brennan, D. C., Delos-Santos, R., et al. (2015). Tacrolimus-induced cardiomyopathy in an adult renal transplant recipient. *Pharmacotherapy*, 35, 1109–1116.

Hart, A., Smith, J. M., Skeans, M. A., et al. (2016). Kidney. *American Journal of Transplantation*, 16(Suppl. 2), 11–46.

Knorr, J. P., Sjeime, M., Braitman, L. E., et al. (2014). Concomitant proton pump inhibitors with mycophenolate mofetil and the risk of rejection in kidney transplant recipients. *Transplantation*, 97, 518–524.

Pelligrino, B., & Mancini, M. C. Immunosuppression: overview, history, drugs. January 4, 2016. Available at www.emedicine.Medscape.com. (Accessed 30 August 2017).

항종양제 1: 종양의 개요 및 세포주기특이약물

ANTINEOPLASTIC DRUGS PART1: CANCER OVERVIEW AND CELL CYCLE-SPECIFIC DRUGS

학습목표

이 장을 학습한 후 학생들은:

1. 발암과정과 관련된 개념을 기술한다.
2. 악성종양의 유형을 설명한다.
3. 종양치료 시 치료방법에 따른 목적과 역할을 설명한다.
4. 항종양제를 정의한다.
5. 종양치료 시 항종양요법의 역할을 설명한다.
6. 세포성장 및 기능, 화학요법제에 대한 세포반응과 관련해 정상세포와 종양세포의 세포주기를 비교한다.
7. 고증식 정상세포(모낭, 위장관 및 골수세포)와 고증식 종양세포의 특성을 비교 · 설명한다.
8. 세포주기특이 및 세포주기비특이 항종양제의 차이를 설명한다.
9. 유사분열억제제, 국소이성화효소(topoisomerase) 억제제, 항종양효소제 등과 같은 세포주기특이약물로 분류되는 항종양제를 기술한다.
10. 항종양제와 관련된 흔한 유해효과와 독성반응, 발생원인과 치료방법을 설명한다.
11. 세포주기특이약물의 작용, 적응증, 금기증, 용량, 투여경로, 주의사항, 약물상호작용 등을 설명한다.
12. 세포주기특이약물을 투여받는 환자를 위한 포괄적인 간호계획 개발에 다양한 항종양제에 대한 지식을 적용한다.

주요용어

골수억제(myelosuppression) 골수기능의 억제. 적혈구, 백혈구 및 혈소판 수치가 위험 수준으로 감소하는 현상

구토가능성(emetic potential) 약물이 구역과 구토를 일으킬 가능성

돌연변이(mutation) 세포의 다음 세대로 전달되는 DNA의 영구적인 변화. 돌연변이는 정상세포를 암세포로 변형시킬 수 있음

돌연변이원(mutagen) DNA를 변형시킴으로써 유전돌연변이를 유도하는 화학물질 또는 물리적 요인

림프종(lymphoma) 림프조직의 악성종양

발암물질(carcinogen) 암을 유발하는 물질 또는 유기체

발암성(oncogenic) 암을 유발하는 성질

백혈병(leukemias) 정상 골수세포가 백혈병모세포(leukemic blast cell)로 대체됨으로써 혈액내 미성숙 백혈구의 수가 증가하는 악성 혈액종양

분화(differentiation) 미성숙세포가 특수기능을 가지는 세포로 성장하는 과정

성장분율(growth fraction) 유사분열과정에 있는 세포의 비율

세포주기비특이(cell cycle nonspecific) 세포성장주기의 모든 단계에서 세포독성을 나타내는 항암제를 일컫는 말

세포주기특이(cell cycle specific) 세포성장주기의 특정 단계에서만 세포독성을 나타내는 항암제를 일컫는 말

수막강내(intrathecal) 척수막을 통해 지주막하공간으로 약물을 투여하는 방법. 중추신경계 내 종양세포를 죽이는 항종양제투여를 위해 사용하는 경로

신생물(neoplasm) 비정상적인 새로운 성장, 조절 불가능한 진행성 성장, 종양, 악성신생물, 암이라고도 함

신생물딸림증후군(paraneoplastic syndromes) 종양의 국소 또는 원거리 전이로 설명되지 않는 암 환자에서 나타나는 증후군

악성(malignant) 악화되고 죽음의 원인이 되는, 역형성의, 침투성의, 전이성의

암(cancer) 다른 조직으로 쉽게 전이되는 악성신생물 질환

암종(carcinomas) 상피세포에서 기원하는 악성신생물로 주변 조직이나 신체의 다른 부위로 쉽게 전이하는 특성을 가지는 악성종

양성(benign) 암이 아님. 다른 조직으로 퍼지지 않는 신생물을 일컫는 말

역형성(anaplasia) 정상적인 세포분화의 소실

용량한계유해효과(dose-limiting adverse effects) 항암치료에 필요한 적정용량에서 나타나는 유해효과로 항암제의 효능을 제한하는 요인으로 작용함

유사분열(mitosis) 체세포에서 일어나는 세포생식과정으로, 종의 특성을 나타내는 염색체의 2배수체를 포함하고 있는 유전학적으로 동일한 2개의 딸세포가 형성되는 과정

유사분열지수(mitotic index) 유사분열과정에 있는 단위(보통 1,000개 세포)당 세포 수

유사체(analogue) 구조는 비슷하나 성분이 다른 화합물

유전자발현(gene expression) 유전자 정보가 특정 형질의 유전산물로 합성되는 과정

육종(sarcomas) 뼈, 섬유, 지방, 근육, 윤활, 혈관 또는 신경의 결합조직에 발생한 악성종양

일차병소(primary lesion) 종양이 생성된 원래 부위

전이(metastasis) 암세포가 원래 발생부위로부터 멀리 떨어진 신체의 다른 조직으로 퍼져나가는 현상

종양(tumor) 조절 불가능한 진행성의 세포증식이 특징인 조직 신생

종양용해증후군(tumor lysis syndrome) 성장속도가 빠른 종양의 화학요법에서 흔히 발생하는 대사성 합병증. 세포노폐물 및 전해질(요산, 인산, 칼륨 등)의 과도한 생성과 혈청칼슘농도의 저하가 특징임

최저점(nadir) 시간에 따라 변동되는 수치의 최저점

클론(clone) 유전적인 특징이 동일한 세포 또는 세포군

항종양제(antineoplastic drugs, anticancer drugs, cancer chemotherapy, chemotherapy) 암치료에 사용하는 약물

핵산(nucleic acids) 모든 세포의 핵에 존재하는 DNA와 RNA분자. 염색체는 DNA로 이루어져 있으며, 세포의 구조와 기능에 필요한 모든 유전자가 암호화되어 있음

혈관외유출(extravasation) 정맥내 또는 동맥내로 투여한 약물이 혈관주변 조직으로 새는 것. 항종양제투여 시 심한 조직손상을 초래할 수 있음

개요

OVERVIEW

암(cancer)은 세포전환(예: 유전돌연변이), 조절 불가능한 세포성장, 주변 조직으로의 침범(invasion), 발생장소로부터 멀리 떨어져 있는 장기나 조직으로의 전이 등을 특징으로 하는 질병이다. 암세포의 성장은 정상 세포성장(normal cellular growth)과 다르게 성장조절기전(growth control mechanism)이 없다. 암세포의 흔한 특성 중의 하나는 특정 세포로의 분화(differentiation)나 성숙(maturation)의 결여이다. 그림 40.1에 암세포의 발달단계가 설명되어 있다. 암세포는 지속적으로 성장하여 주변 조직을 침범한다. 이들 세포는 원래의 종양덩어리(tumor mass)에서 떨어져 나와 혈액 및 림프계를 타고 이동하여 새로운 암세포의 클론(clone)을 형성하여 체내의 다른 곳에 전이성장(metastatic growth)을 일으킨다. 클론은 부모세포(parent cell)와 유전적으로 동일한 세포나 세포군을 말한다.

전이(metastasis)는 암이 원래의 성장부위(일차병소)로부터 새롭게 떨어진 부위(이차 또는 전이병소)로 퍼져나가는 것을 말한다. 악성(malignancy), 신생물(neoplasm), 종양(tumor) 등은 모두 암의 동의어이다. 신생물은 새로운 세포덩어리, 즉 신생조직을 의미한다. 종양은 양성과 악성으로 나뉘는데, 양성종양(benign tumor)은 크기와 모양이 일정하고, 침투성(invasiveness)이나 전이를 나타내지 않는다. 양성종양은 대부분 신체에 해를 입히지 않지만, 그 크기가 너무 커져 주요 조직이나 장기의 기능을 기계적으로 방해하는 경우 치명적이 될 수 있다. 악성신생물(malignant neoplasms)은 주변 조직으로 침투하며 다른 조직이나 장기로 전이하는 암세포로 이루어져 있다. 표 40.1에 양성 및 악성종양의 특징에 대해 정리하였다.

사람에 영향을 주는 암의 종류는 100가지 이상이 있다. 발생조직별로 육종(sarcomas), 암종(carcinomas), 림프종(lymphomas), 백혈병(leukemias), 신경조직에 기원하는 종양 등이 있다. 흔한 유형의 악성종양은 표 40.2를 참조한다. 종양의 발생조직에 근거하여 치료의 유형, 치료에 대한 반응, 예후(prognosis) 등이 결정된다.

표 40.1 양성종양과 악성종양의 특성

특성	양성	악성
전이가능성	없음	있음
피막	있음	없음
발생조직 유사성	유사함	다름
성장속도	느림	예측 못함, 무제한
제거수술 후 재발	드뭄	흔함

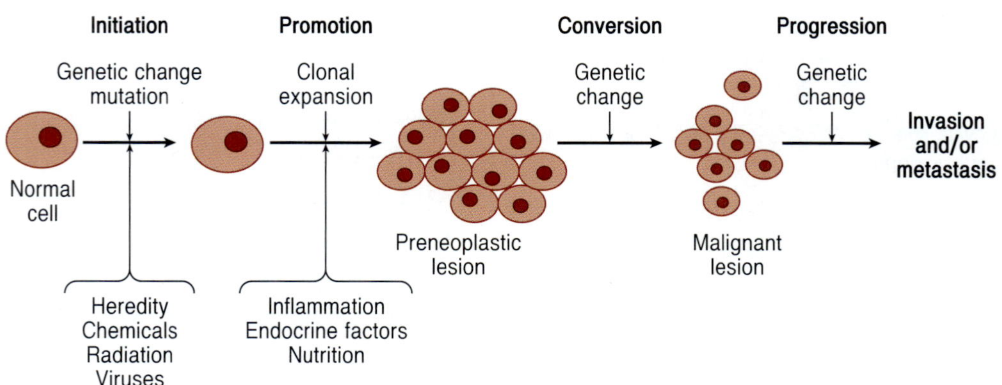

그림 40.1 암생성단계의 모식도. 유전학적 변화가 발암원의 활성화, 항암제저항 유전자, 종양억제유전자의 비활성화, 항전이유전자, 세포사 등을 설명할 수 있다. 유전학적 변화는 백혈병에서 나타나는 유전자전위와는 관련이 적지만, 대장암 발생의 좋은 예인 유전자서열의 변화 등이 포함된다.

표 40.2 발생조직에 기초한 종양의 분류

발생조직	악성종양
상피조직 = 암종(Carcinoma)	
선 또는 관	선암
호흡기도	소세포암, 대세포암
신장	신세포암
피부	편평상피세포암, 유표피종, 기저세포암, 흑색종
결합조직 = 육종(Sarcoma)	
섬유조직	섬유종
연골	연골종
뼈	골종(Ewing's tumor)
혈관	카포시육종
활액막	활액막육종
중피	중피종
림프조직 = 림프종(Lymphoma)	
림프조직	림프종(예: Hodgkin's, non-Hodgkin's)
아교세포	신경아교종
부신수질신경	크롬친화성세포종
혈액과 골수	
백혈구	백혈병
골수	다발성골수종

암종은 전신의 체표면과 신체상 내외면에 분포되어 있는 상피조직(epithelial tissue)에서 발생한다. 상피조직에는 장기를 보호하는 역할을 하는 피부, 위장관의 점막내층(mucosal lining), 폐의 기관지나무(bronchial tree)의 내층 등이 포함된다. 육종은 주로 결합조직(connective tissue)에서 발생하는 악성종양이지만, 일부는 상피세포에서 기원하기도 한다. 결합조직은 뼈(bone), 연골(cartilage), 근육(muscle), 림프 및 혈관 등에 널리 분포하며, 다른 조직을 지지하고 보호하는 기능을 한다.

림프종은 림프조직(lymphatic tissues)에 발생하는 악성종양이다. 백혈병은 골수(bone marrow)에서 발생하며 혈액 및 골수의 암이다. 백혈병은 육종 및 암종과 달리 고형종양(solid tumors)을 생성하지 않고, 림프계나 순환계를 통해 퍼져 이들 계통의 정상기능을 방해한다. 이러한 이유로 순환종양(circulating tumors)이라고도 하지만 혈액암(hematologic malignancy)이 보다 정확한 용어이다.

암 환자는 암이 퍼지는 것과 직접적으로 연관지을 수 없는 다양한 증상을 경험하는데, 이러한 복합증상을 신생물딸림증후군(paraneoplastic syndrome)이라고 한다(표 40.3). 이는 종양 환자의 15% 이상에서 발생하며 악성종양의 첫 번째 징후라고 볼 수 있다. 악액질(cachexia, 전신 질병상태 또는 영양결핍)은 이 증후군의 가장 흔한 유형이다. 이들 증후군은 종양세포에서 분비되는 호르몬(hormones)과 항체(antibodies)와 같은 생물 및 면역학적 활성물질의 영향때문인 것으로 알려져 있다. 대부분의 환자에서 식욕부진(anorexia), 체중감소(weight loss), 피로(fatigue), 발열 등이 나타난다.

암의 원인론 Etiology of Cancer

암의 원인에 대해서는 아직까지 모르는 부분이 많다. 지금까지의 연구결과에 의하면, 나이와 성별, 유전, 인종, 발암 바이러스, 환경, 직업, 방사선, 면역 등이 관련요인으로 밝혀졌다(표 40.4).

연령 및 성별 Age- and Sex-Related Differences

일반적으로 종양발생 확률은 나이가 증가함에 따라 높아진다. 생식기계에 영향을 주는 종양을 제외하고, 성별에 따른 발생빈도의 차이를 나타내는 종양은 거의 없다. 폐암과 비뇨기암(urinary cancers)은 남성에서 호발하지만, 이는 성별의 차이보다는 흡연양상이나 환경독소(environmental toxins)에 대한 직업노출(occupational exposure)과 같은 외인성 인자와의 관련성이 더 크다. 대장, 직장, 췌장 및 피부암은 남녀에서 비슷하게 발생하며, 혈액암은 남성에서의 발생률이 약간 더 높다.

유전과 인종 Genetic and Ethnic Factors

여러 종류의 암이 유전적인 것으로 확인되었다. 종양생물학에 대한 이해가 치료에 큰 도움을 주고 있다. 다양한 유형의 종양세포에서의 호르몬수용체와 특정 유전자발현의 규명은 종양생물학의 진보라고 할 수 있다. 예를 들어, 일부 종양세포는 세포막 표면에 에스트로겐수용체(estrogen receptors)

표 40.3 신생물딸림증후군과 관련 종양

신생물딸림증후군	관련 종양
고칼슘혈증, 감각이상, SIADH	폐
파종 혈관내응고	백혈병
쿠싱증후군	폐, 갑상선, 고환, 부신
에디슨증후군	부신, 림프종

SIADH, Syndrome of inappropriate secretion of antidiuretic hormone

표 40.4 종양: 원인요인

위험요인	관련종양
환경	
방사선(이온화)	백혈병, 유방, 갑상선, 폐
방사선(자외선)	피부, 흑색종
바이러스	백혈병, 림프종, 비인두
음식	
아플라톡신(Aflatoxin)	간
식이요인	대장, 유방, 자궁내막, 담낭
생활습관	
알코올	식도, 간, 위, 후두, 유방
흡연	폐, 구강, 식도, 후두, 방광
약물	
Diethylstilbestrol (DES)	후손의 질(vaginal in offspring), 유방, 고환, 난소
에스트로겐	자궁내막, 유방
Alkylating drugs	백혈병, 방광
직업	
석면	폐, 중피종
아닐린 염료	방광
벤젠	백혈병
염화비닐	간
생식력	
늦은초산, 조기생리	유방
무자녀	난소
다수의 성관계	자궁경부, 자궁

또는 프로게스테론수용체(progesterone receptors)를 발현하고, 또 다른 일부 종양세포는 HER2/neu와 같은 특정 유전자를 표현한다. 이러한 표지자가 환자의 종양을 분류하는데 도움을 주고, 적절한 약물요법의 선택을 가능하게 하며, 치료에 대한 반응을 예측하고, 그 예후를 알 수 있게 해준다. BRCA1 및 BRCA2 유전자의 발견은 이들 BRCA 유전자의 변이로 인한 유방암의 위험을 조기 발견하는 데 도움을 주고 있다. 유방암의 가족력을 가지고 있는 다수의 여성들은 BRCA 유전자 돌연변이검사를 받고 있으며, 일부 여성들은 검사결과가 양성으로 나오면 예방적인 유방절제술을 받기도 한다. 규명할 수 있는 유전자발현을 특징으로 하는 종양은 가족유전(familial inheritance)을 보인다고 할 수 있다. 예를 들어, 버킷림프종(Burkitt's lymphoma)은 젊은 아프리카인과 아프리카계 후손에서 호발한다. 또 하나의 인종적 소인의 예로, 중국인에서 비인두암(nasopharyngeal cancer)이 흔하게 나타난다는 것이다.

발암성 병원체 Oncogenic Pathogens

포유류에 영향을 미치는 발암성 바이러스로는 사람유두종바이러스(human papillomavirus, HPV), 다양한 고양이백혈병바이러스(cat leukemia viruses), 닭의 라우스육종바이러스(Rous sarcoma virus) 등이 있다. 헤르페스바이러스(herpesviruses)는 흔한 발암 바이러스이다. 엡스타인-바바이러스(Epstein-Barr virus)는 헤르페스바이러스의 한 종류로, 흔히 'mono' 또는 'kissing disease'라고도 하는 전염단핵구증(infectious mononucleosis)의 원인으로 알려져 있다. 또한 버킷림프종과 비인두암의 발생과도 관련이 있다. HPV의 감염은 자궁경부 및 항문암과 관련이 있다. 사람면역결핍바이러스(human immunodeficiency virus, HIV)에 감염된 환자는 카포시육종(Kaposi sarcoma), 비호지킨림프종(non-Hodgkin lymphoma, NHL), 자궁경부암 등으로 발전된 위험성이 상당히 있다.

직업과 환경요인 Occupational and Environmental Carcinogens

발암물질(carcinogen)은 암을 유발할 수 있는 물질을 의미한다. 돌연변이원(mutagen)은 DNA분자의 변화를 유도하는 물질이나 물리적 요인(예: 방사선)을 말한다. 돌연변이(mutations)는 흔히 정상세포를 암세포로 변환시킨다. 따라서 돌연변이유발성(mutagenicity)은 발암성(carcinogenicity)과 연관되어 있다. 발암물질은 환경에서 발견될 수도 있고, 직장에서 발암물질에 노출되었을 수도 있다. 미국식품의약국(FDA)은 새로운 약물의 사용이 승인되기 전에 발암 연구를 수행할 것을 의무화하고 있다. 일반인은 약물을 사용하기 전에는 발암 효과를 관찰할 수 없다. 만약 발암성 패턴이 눈에 띄면 이 약은 시장에서 철수될 수도 있다.

방사선 Radiation

방사선(radiation)은 강력한 발암물질로 잘 알려져 있다. 방사선에는 (1) 이온화(ionizing) 또는 고에너지(high-energy) 방사선과 (2) 비이온화(nonionizing) 또는 저에너지(low-energy) 방사선의 두 종류가 있는데, 모두 발암물질로 작용할 수 있다. 이온화방사선(ionizing radiation)은 세포 내에서 이온을 형성한다. 이 유형의 방사선(예: 방사선조영술에 사용됨)은 라듐삽입물(radium implants)의 예처럼 종양치료에도 사용한다. 비이온화방사선(nonionizing radiation)은 훨씬 강도가 약해서 체내 심부까지 침투하지 못한다. 비이온화방사선인 자외선(ultraviolet light)은 피부암(skin cancer)을 유발한다. 화학요법과는 반대로, 방사선요법은 전신성 암치료가 아니라 국소영역치료(locoregional treatment)에 해당된다. 방사선요법의 유해효과(예: 방사선 화상, 구역)도 치료부위에 국소적으로 나타난다.

면역인자 Immunologic Factors

면역계는 체내 암감시(cancer surveillance) 및 신생물 제거에 중요한 역할을 한다. 암세포는 모든 사람에서 발생되지만, 건강한 사람의 면역계는 종양세포를 비정상으로 인식하여 세포매개면역(cell-mediated immunity)을 통해 제거한다(42장 참조). 암은 면역손상환자(immuno-compromised patients)에서 호발하는 것으로 밝혀졌다.

세포성장주기 Cell Growth Cycle

체내의 정상세포는 다양한 기전에 의해 통제되는 조직적인 방법으로 분열(증식)한다. 반대로, 암세포는 조절기전이 없고 통제할 수 없는 양상으로 분열한다. 악성종양의 중요한 성장지수(growth index)는 종양의 크기가 2배가 되는 데 걸리는 시간이다. 배가시간(doubling time)은 종양의 유형에 따라 다르며, 예후 결정에 직접적인 중요한 인자로 작용한다. 재성장에 걸리는 시간은 특정 암종의 배가시간에 달려 있다. 배가시간이 짧은 종양은 빠른 재성장 속도로 인해 흔히 치료가 어렵다.

정상세포와 종양세포의 세포성장 특성은 유사하며, 모두 5단계의 과정을 거친다. G0기는 휴지기(resting phase)로 이 주기의 세포는 세포주기에서 이탈한 상태이다. G1기는 1차 간기(gap phase)이며, S기는 합성기(synthesis phase), G2기는 2차 간기, M기는 유사분열기(mitosis phase)이다(그림 40.2). 유사분열기에 1개의 모세포는 2개의 동일한 딸세포(daughter cells)로 분열된다. 유사분열기는 다시 염색체(chromosomes)가 배열되고 분리되는 기간을 전후하여 전기(prophase), 중기(metaphase), 후기(anaphase) 및 말기(telophase)로 나뉜다. 하나의 유사분열에서 다음의 유사분열까지의 완전한 세포주기를 세대시간(generation time)이라고 하며, 그 시간은 수시간에서 수일까지 종양의 유형에 따라 다르다. 세포성장주기와 각 단계에서 일어나는 현상에 대해 표 40.5에 정리하였다. 그림 40.3에는 다양한 세포주기특이(cell cycle-specific) 항암제들을 최대활성도를 나타내는 세포주기별로 정리하였다.

종양세포덩이(tumor cell mass)의 성장활성도(growth activity)는 화학요법제(chemotherapeutic drugs)의 살상력(killing power)에 중요한 영향을 미친다. 유사분열을 하고 있는 종양세포의 백분율을 종양의 성장분율(growth fraction)이라고 한다. 세포주기의 M기에 있는 실제 세포의 수를

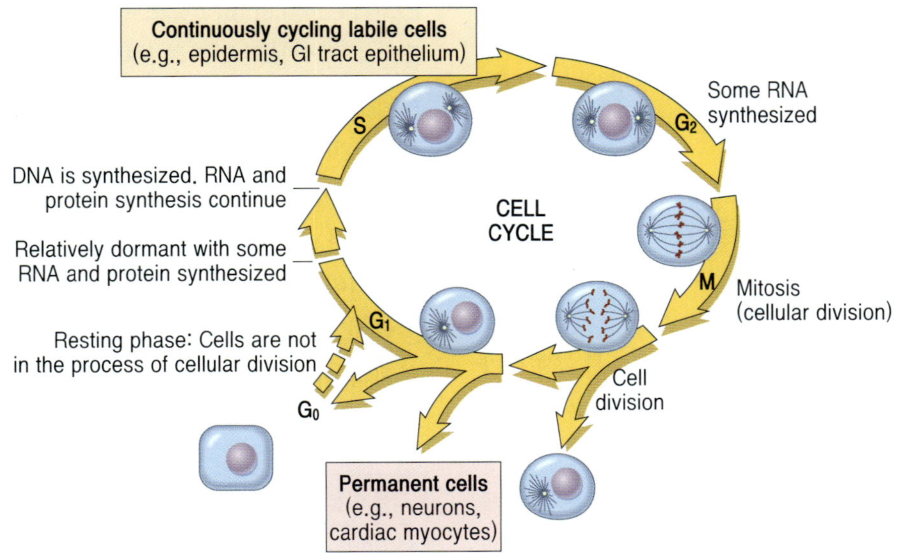

그림 40.2 세포주기와 대사. M기에서 M기까지가 1세대이다. 휴지기(G0)에 있는 세포는 분열하지 않는다.

From Lewis, S. L., Dirksen, S. R., Heitkemper, M. M., Bucher, L., & Harding, M. [2014]. Medical-surgical nursing: assessment and management of clinical problems [9th ed.]. St. Louis: Mosby.

표 40.5 세포주기 단계

단계	설명
G_0: 휴지기	정상 인체세포는 휴지기에 현저하게 존재한다. 휴지기의 종양세포는 세포주기특이약물에 민감하지 않다.
G_1: 1차 간기, 후 유사분열기	DNA 합성에 필요한 효소가 생성된다.
S: DNA 합성기	DNA 염색분체가 분리되고 복제되는 DNA 합성이 일어난다.
G_2: 2차 간기, 전 유사분열기	RNA와 특정 단백질이 생성된다.
M: 유사분열기	전기, 중기, 후기, 종기의 4 시기로 구분한다. 세포는 2개의 딸세포로 분리(재생산)된다.

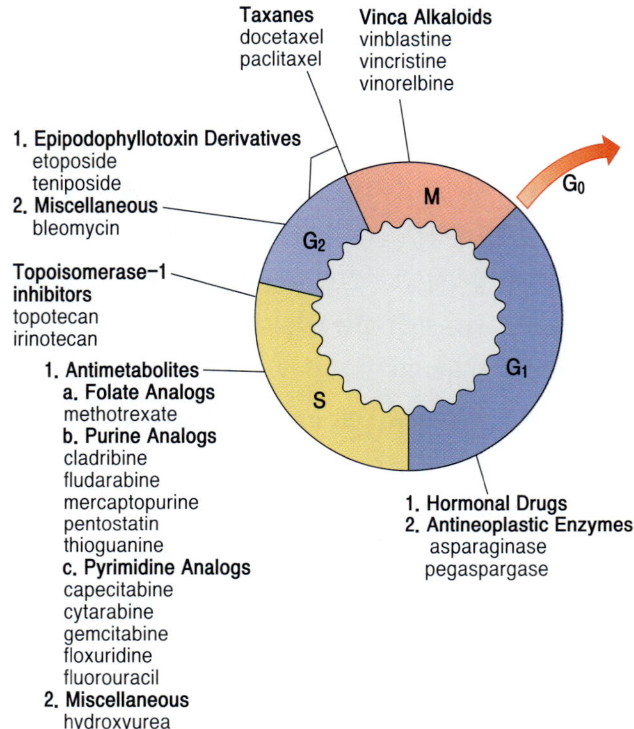

그림 40.3 세포주기별 최대 효과를 나타내는 세포주기특이 항종양제

유사분열지수(mitotic index)라고 한다. 화학요법(chemotherapy)은 종양의 분열 및 증식속도가 빠를 때 가장 효과적이다.

자가신생(self-renewal) 능력과 다양한 유형의 혈액 및 증식 능력을 가진 골수세포(bone marrow cells)를 조혈줄기세포(hematopoietic stem cells)라고 한다. 골수에서 조혈줄기세포는 비동기적(asynchronously)으로 분열한다. 즉, 성숙한 혈구세포를 생산하기 위해 일련의 세포분열을 거치게 될 세포를 생산하는 동안에 자기 자신을 재생시킨다. 줄기세포에 근접한 세포에 영향을 미치는 골수종양의 경우는 정상적으로 성숙되거나 분화될 수 없다. 종양의 분화 정도(level of differentiation)는 치료에 중요한 영향을 미친다. 분화도가 높은 종양일수록 화학 및 방사선요법에 대한 치료반응(종양의 위축)이 좋다. 반대로, 모세포(blast cells)라고 불리는 미성숙(미분화) 백혈구(white blood cells, WBCs)가 증가하는 일부 백혈병의 경우처럼 미분화세포(undifferentiated cells)의 비율이 높은 경우에는 화학 및 방사선요법에 대한 치료반응이 낮기 때문에 치료가 어려워진다. 정상적 세포분화의 결여를 역형성(anaplasia)이라고 하며, 이러한 미분화세포를 역형성세포(anaplastic cells)라고 한다.

항종양제 명명법 Cancer Drug Nomenclature

암의 보다 전문적인 용어는 악성신생물(malignant neoplasm)이다. 따라서 암을 치료하는 약물을 항신생물약물(antineoplastic drugs)이라고 하지만, 항암제(anticancer drugs), 세포독성화학요법(cytotoxic chemotherapy), 화학요법(chemotherapy) 등으로 부르기도 한다. 항암제의 명명법은 다른 약물군에 비해 보다 복잡하고 혼란스럽다. 항암제의 개발단계에 따라 붙여진 이름 때문에 동일한 약물에 대한 여러 개의 이름이 존재한다.

2장에서 설명했듯이 약물명에는 화학명, 일반명 및 상품명이 있다. 암 치료제는 흔히 프로토콜명(protocol name)으로 불리워진다. 약물이 시판되기 전 임상시험이 진행되는 동안 흔히 약물은 프로토콜명으로 언급된다. 프로토콜명은 종종 하나 이상의 대시로 구분된 문자와 숫자의 조합으로 구성된 코드명이다. 2가지 예를 들어보면 다음과 같다.

다른 이름	일반명	상품명
STI-571 (protocol name)	imatinib	Gleevec
5-fluorouracil[a]	fluorouracil	Adrucil

[a] "5"라는 숫자는 uracil 분자의 환상고리구조(cyclic ring structure)에 있는 불소원자(fluorine atom)의 위치를 나타낸다.

약물요법 Drug Therapy

암은 주로 수술, 방사선요법 및 화학요법의 3가지 주요 치료법 중 1가지 이상을 선택하여 치료한다. 화학요법(chemotherapy)이라는 용어는 암의 약리학적 치료를 말한다.

정상세포는 다양한 기전에 의해 통제되는 조직적인 방법으로 분열(증식)한다. 반면, 암세포는 조절기전이 결여되어 있어 통제할 수 없는 양상으로 분열한다. 그림 40.4에 암세포의 수와 암치료의 연관성에 대해 정리하였다.

항암제는 약효를 나타내는 세포주기에 따라 2그룹으로 분류한다. 세포주기의 모든 단계에서 종양세포를 죽이는 약물은 세포주기비특이약물(cell cycle-nonspecific drugs)이라고 한다. 특정한 세포주기에서 종양세포에 독성을 가지는 약물은 세포주기특이약물(cell cycle-specific drugs)이라고 한다. 이러한 분류는 세포주기와 관련한 해당 약물의 작용을 나타내는 광범위한 범주에 속한다. 일부 약물은 2가지 범주에 모두 해당하는 작용을 가질 수도 있다. 약물의 세포주기 특성과 상관없이 항암제는 증식속도가 빠른 종양에 보다 효과적이다. 이 장에서는 세포주기특이약물에 대해 다루고, 41장에서는 세포주기비특이약물과 기타 항암제에 대해 다룰 것이다.

항암요법의 최종 목표는 모든 암세포를 제거하여 완치를 이루는 것이지만, 대부분의 경우 이 목표를 달성하기 힘든 것이 실상이다. 다행히 일부 환자의 면역계는 잔존하는 암세포를 제거시킬 수도 있다. 암의 완치와 환자의 생존기간에 영향을 미치는 요인에는 진단 시의 종양단계, 암의 유형, 배가시간, 항암요법의 효능, 약물저항성(drug resistance)의 발현, 환자의 건강상태 등이 포함된다. 완치가 불가능한 경우, 치료의 주요 목표는 암세포의 성장을 조절하고, 불편감과 치료의 유해효과를 최소화해서 환자 삶의 질을 높이는 것이다.

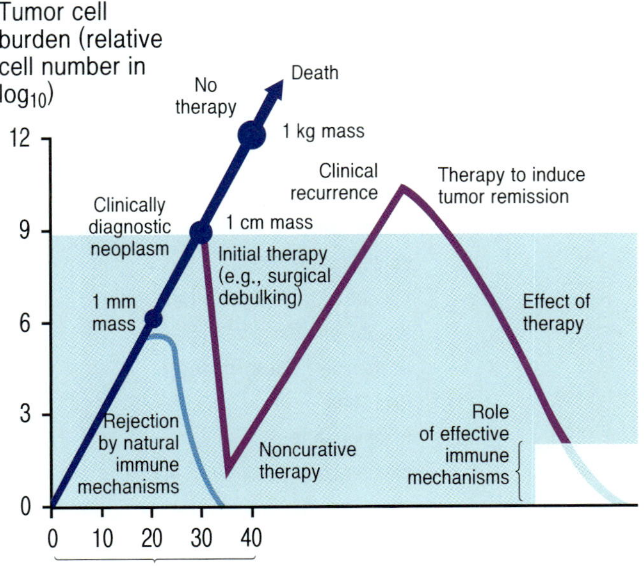

그림 40.4 종양세포와 치료단계의 관계.

From: McCance KL(2014): Patho-physiology: The biologic basis for disease in adults and children, ed 7, St Louis, Mosby.

암의 치료와 간호는 급속도로 진화하는 의과학이라는 사실을 강조해야 할 필요가 있다. 화학요법은 복합적이고 특이한 치료지침(treatment protocols)의 형태로 이루어지며, 치료지침은 종양전문의와 연구자들에 의해 끊임없이 개정된다. 따라서 이 장에서 제공하는 약물투여량에 대한 정보는 현재의 치료지침을 대변하는 것일 뿐, 절대적이고 포괄적인 것이 아니라는 점을 이해해야 한다. 나아가 특정 약물에 대한 적응증은 현재 FDA의 승인을 받은 주요 적응증이며, 이는 연구결과에 따라 언제든지 바뀔 수 있다. 또한 임상에서 흔히 1가지 또는 그 이상의 항암제가 FDA의 미승인적응증(off-label uses)에 처방되고 있다.

모든 유형의 암에 효과를 나타내는 항암제는 없다. 대부분의 항종양제는 치료지수(therapeutic index)가 낮다. 이것은 치료와 독성을 일으키는 용량의 차이가 매우 좁다는 것을 의미한다. 경험적 치료에 의하면 병합약물요법(combination drug therapy)이 단일약물요법(single-drug therapy)에 비해 더 효과적이다. 항암요법의 효과를 극대화하기 위해 병합요법에 사용되는 약물은 다음의 특성을 갖고 있어야 한다.

- 특정 유형의 암치료에 단일제제로도 어느 정도의 효능이 있어야 한다.
- 세포독성효과를 극대화할 수 있도록 작용기전이 달라야 한다(세포주기특이성의 차이도 포함).
- 독성의 중복이 없거나 최소여야 한다.

역효과(독성)는 화학요법 사용에 대한 주요 단점 중 하나이다. 이러한 독성은 항종양제가 암세포와 건강한 정상세포의 구별 없이 빠르게 분열하는 세포에 보다 효과적으로 작용한다는 점과 일치한다. 분열속도가 빠른 3가지 인체세포는 모낭(hair follicles), 위장관(GI tract), 골수(bone marrow) 세포이다. 현재 상용되는 대부분의 세포독성항암제는 암세포와 정상세포를 구별할 수 없기 때문에, 정상세포가 파괴되면서 탈모, 구역, 구토, 골수독성 등과 같은 유해반응이 나타난다. 위장관과 골수에 대한 영향은 흔히 용량한계유해효과(dose-limiting adverse effects)이다(즉, 환자는 암을 적절하게 치료하고 좋은 치료효과를 얻기 위해 필요할지라도 용량을 증가시키는 것은 더이상 견딜 수 없게 된다.

모낭세포는 빠르게 분열하는 세포이다. 이들 세포에 영향을 미치는 항암제는 탈모(alopecia, hair loss)를 일으킨다. 대부분의 환자, 특히 여성 환자들은 가발, 모자, 스카프 등을 착용하게 된다. 일부 항암제는 위장관의 상피세포를 손상시켜 설사와 점막염(mucositis)을 유발하고, 오심(nausea)과 구토(vomiting)의 위험을 증가시킨다. 항암제는 화학수용체 촉발영역(chemoreceptor trigger zone)의 세포를 자극해 구역 및 구토를 일으킨다. 이러한 유해효과를 예방하기 위해 사용하는 항구토제(antiemetic drug)에 대해서는 30장에 설명하였다. Box 40.1에 일부 항암제의 상대적 구토 가능성(emetic potential)에 대해 정리하였다.

특정 항암제의 또 다른 유해효과는 골수억제(myelosuppression, bone marrow suppression)이다. 이는 약물이나 방사선에 의해 분화속도가 빠른 골수세포, 주로 백혈구, 적혈구(red blood cells, RBCs) 및 혈소판(platelets)의 전구물질들이 파괴됨으로써 나타난다. 또한 암 자체의 질병과정에 의해 나타날 수 있다. 골수억제는 결과적으로 백혈구감소증(leukopenia), 빈혈(anemia), 혈소판감소증(thrombocytopenia) 등을 일으킨다. 암 환자는 화학요법으로 인한 백혈구감소증 때문에 감염의 위험이 높기 때문에, 박테리아감염의 예방 및 치료를 위한 항생제의 IV투여가 필요할 수도 있다. 약물에 의해 유도되는 빈혈(적혈구 감소)은 흔히 저산소증(hypoxia)과 피로(fatigue)를 초래하며, 혈소판감소증은 출혈의 위험을 높인다. 화학요법이나 방사선치료로 인해 나타나는 가장 낮은 백혈구 수치를 최저점(nadir)이라고 한다. 항암요법이 반복될수록 최저점에 도착하는 데 걸리는 시간은 짧아지고 골수기능이 회복되는 데 걸리는 시간은 길어진다. 최저점은 항암제의 종류에 따라 다르지만 대개 약물투여 후 10~28일에 나타난다. 항암제에 대한 정보에 근거하여 최저점의 시기를 예측할 수 있고, 예방을 위한 항생제와 조혈성장인자(hematopoietic growth factors)의 투여시기를 결정할 수 있다(42장 참고).

BOX 40.1 항종양제[a]의 구토유발 가능성

저(10~30% 미만)
asparaginase
bleomycin
busulfan
capecitabine
chlorambucil
cladribine
cytarabine(1,000mg/m^2 미만)
daunorubicin, liposomal
docetaxel
doxorubicin(20mg/m^2 미만)
doxorubicin, liposomal
estramustine
etoposide
floxuridine
fludarabine
fluorouracil(1,000mg/m^2 미만)
gefitinib
gemcitabine
hydroxyurea
imatinib
melphalan
mercaptopurine
methotrexate(250mg/m^2 미만)
mitomycin
paclitaxel
pegaspargase
pentostatin
rituximab
teniposide
thioguanine
thiotepa
topotecan
trastuzumab
tretinoin
vinblastine
vincristine
vinorelbine

중(30~60%)
altretamine
cyclophosphamide(750mg/m^2 미만)
dactinomycin
daunorubicin(50mg/m^2 또는 미만)
doxorubicin(20~60mg/m^2)
epirubicin(90mg/m^2 미만)
idarubicin
ifosfamide(1,500mg/m^2 또는 미만)
irinotecan
methotrexate(250~1,000mg/m^2)
mitoxantrone(15mg/m^2 또는 미만)
temozolomide

고(60~90% 이상)
carboplatin
carmustine
cisplatin
cyclophosphamide(750~1,500mg/m^2 이상)
cytarabine(1,000mg/m^2 이상)
dacarbazine
dactinomycin
daunorubicin(50mg/m^2 이상)
doxorubicin(60mg/m^2 이상)
ifosfamide(1,500mg/m^2 이상)
lomustine
mechlorethamine
methotrexate(1,000mg/m^2 이상)
mitoxantrone(15mg/m^2 이상)
oxaliplatin
procarbazine
streptozocin

[a] 여기에 없는 약물들은 41장을 참조한다.

혈관외유출(extravasation)이란, 수포제(vesicant)의 가능성이 있는 항암제가 혈관 외의 주변 조직으로 의도하지 않게 누출되는 것을 말한다. 혈관외유출은 화학요법에 대한 심각한 합병증이다. 혈관외유출의 특정 치료법은 약물에 따라 다르며 이 장과 41장을 참조한다(표 40.8, 표 41.2, BOX 41.1, BOX 41.2 참조).

항암제의 악명 높은 독성에도 불구하고, 암이라는 질병자체가 일으키는 치명적인 결과 때문에 대부분의 항암제의 경우 절대적인 금기증이 존재하는 경우는 드물다. 심지어 환자가 항암제에 대한 알레르기반응을 갖고 있을지라도 치료의 절박성 때문에 해당 항암제를 투여하게 되며, 알레르기반응은 항히스타민제(antihistamines), corticosteroids, acetaminophen 등을 사용하여 조절한다.

항암제의 흔한 상대적 금기증에는 중증의 백혈구감소증, 진행성 감염, 심한 영양 및 수분결핍, 신장 및 간기능 저하, 항암제의 독성으로 인한 장기기능의 급격한 저하 등이 포함된다. 일반적으로 절대중성구수(absolute neutrophile count, ANC)가 500cells/mm^3 이하이면 대부분의 경우 화학요법을 중단해야 한다. 쇠약한 노인 환자나 심각한 장기기능 손상이 있는 환자의 경우에는 약물에 따라 용량을 줄여서 사용하기도 한다.

생식능력(fertility)의 감소는 사춘기 후(postpubertal) 암 환자에서 중요한 문제이다. 또한 암은 1,000명의 산모 중 1명에서 합병증을 일으킨다. 모든 항암제는 임신범주(pregnancy category) D 또는 X에 속한다. 임산부에서의 화학요법은 위험 대 이점에 근거하여 이루어진다. 방사선요법과 화학요법 모두 영구적인 태아손상이나 사망을 일으킬 수 있으며, 임신초기 3개월이 가장 위험하다. 항암요법은 제2석달(second trimester)이나 제3석달(third trimester)의 경우, 태아에 대한 심각한 위험 없이 치료결과가 개선되는 양상을 나타낸다. 하지만 방사선요법의 경우, 전 임신기간에 걸쳐 태아손상이 위험이 크기 때문에 가능하다면 분만 후까지 치료를 보류하는 것이 좋다. 사춘기 전(prepubertal) 환자의 경우는 회복력이 좋아 정상적인 사춘기와 생식능력을 기대할 수 있다.

표적약물치료

TARGETED DRUG THERAPY

종종 암 치료제의 심각한 독성 때문에, 현재 암 약물 연구의 주요 초점은 표적약물치료법의 개발이다. 표적약물치료는 암세포의 성장에 관여하는 특정 c분자를 인식하는 약물을 사용하며, 대부분 건강한 세포를 보존한다. 표적요법의 예로는 단일클론의 항체와 티로신 키나아제억제제(tyrosine kinase inhibitors, TKI)가 있다. TKI는 현대 유전학을 사용하여 개발되었으며 암치료의 일반적 방법에서 분자적 방법으로의 변화를 나타낸다. TKIs는 효소 tyrosine kinase를 억제하고 세포 수준에서 새로운 혈관, 종양 성장, 암의 진행을 방해한다. TKI는 모두 구강투여 약물이다. 현재의 TKI는 폐암, 유방암, 갑상샘암, 신장암, 백혈병, 림프종치료에 쓰인다. 다음은 이용 가능한 표적약물치료의 선택된 목록이다;

- 비소세포폐암(non-small cell lung cancer): afatinib (Gilotrif), alectinib (Alcensa), ceritinib (Zykadia), crizotinib (Xalkori), erlotinib (Tarceva), gefitinib (Iressa), osimertinib (Tagrisso)
- 갑상선암(thyroid cancer): axitinib (Inlyta), cabozantinib (Cabometyx, Cometriq), lenvatinib (Lenvina), sorafenib (Nexavar), sunitinib (Sutent)
- 유방암(breast cancer): lapatinib (Tykerb), Palbociclib (Ibrance) (이것은 사이클린 의존성 키나아제억제제이다.)

이 약물군들은 급속도로 확대되고 있는 범주이므로 www.cancer.gov/cancertopics/treatment/types/targeted-therapies/targeted-therapies-fact-sheet에 최신 표적약물이 제시되어 있다.

세포주기특이 항종양제

CELL CYCLE-SPECIFIC ANTINEOPLASTIC DRUGS

세포주기특이약물군에는 항대사약(antimetabolites), 유사분열억제제(mitotic inhibitors), 알칼로이드 국소이성화효소 II 억제제(alkaloid topoisomerase II inhibitors), 국소이성화효소 I 억제제(topoisomerase I inhibitors), 항종양효소제(antineoplastic enzymes) 등이 포함된다. 이들 약물은 다양한 고형(solid) 및 순환(circulating)종양의 치료에 사용된다.

항대사약 Antimetabolites

정상 세포대사물질(cellular metabolite)과 구조적으로 유사한 화합물을 대사물질유사체(metabolite analogue)라고 한다. 유사체는 상응하는 세포물질에 대해 작용제(agonist) 또는 길항제(antagonist) 작용을 나타낸다. 길항제 유사체를 항대사약(antimetabolite)이라고 한다.

작용기전 및 약물효과 Mechanism of Action and Drug Effects

항암 항대사약은 주요 세포대사물질의 작용을 길항하는 세포주기특이약물이다. 항대사약은 세포증식에 중요한 대사물질인 엽산(folic acid), 퓨린(purines) 또는 피리미딘(pyrimidines)의 합성이나 작용을 방해하여 세포성장을 억제한다. 퓨린과 피리미딘은 핵산(DNA, RNA)의 주요 염기(bases) 성분이다. 항대사약은 (1) 퓨린, 피리미딘 또는 엽산을 대체하거나 (2) 퓨린, 피리미딘 또는 엽산의 합성과 기능에 관여하는 주요 효소의 작용을 억제한다. 따라서 이 계통의 약물은 세포생존에 필수적인 DNA, RNA 및 단백질의 합성을 억제한다. 항대사약은 주로 세포주기 중 DNA합성이 가장 활발한 S기에 작용한다. 현재 사용하고 있는 항대사약은 다음과 같다. 일부 화학요법 약물은 약어가 있지만 이는 약물오류와 연관되어 있기 때문에 약어의 사용을 피하는 것이 가장 좋다.

엽산길항제(folate antagonists)

- methotrexate (MTX)
- pemetrexed
- pralatrexate

퓨린길항제(purine antagonists)

- cladribine
- fludarabine
- mercaptopurine (6-MP)
- pentostatin
- thioguanine

피리미딘길항제(pyrimidine antagonists)

- capecitabine
- cytarabine (ara-C)
- floxuridine fluorouracil (5-FU)
- gemcitabine

엽산길항제. Methotrexate는 엽산의 유사체로, 엽산의 dihydrofolate형을 DNA합성에 필요한 활성형인 tetrahydrofolate로 전환시키는 효소인 dihydrofolate reductase의 작용을 억제한다. 결과적으로 DNA가 합성되지 않아 세포가 죽게 된다. Pemetrexed는 methotrexate의 작용기전과 유사한 새로운 엽산길항제이다. Pralatrexate (Folotyn)는 최신의 dihydrofolate reductase억제제로, 특히 T세포림프종(T-cell lymphoma)에 사용한다

퓨린길항제. DNA와 RNA에 존재하는 퓨린염기(purine bases)는 아데닌(adenine)과 구아닌(guanine)이다(41장 참조). 이들은 핵산분자의 기본 구조인 퓨린뉴클레오티드(purine nucleotides) 합성에 필요하다. Mercaptopurine과 fludarabine은 adenine의 합성유사체이며, thioguanine은 guanine의 합성유사체이다. Cladribine은 보다 일반적인 퓨린길항제인 반면, pentostatin은 아데노신탈아미노효소(adenosine deaminase)의 작용을 억제한다. Cladribine은 이 계통의 다른 약물과 비교했을 때 세포주기특이성이 없다는 것이 특징이다. 이 계통의 모든 약물은 궁극적으로 DNA와 RNA합성을 방해한다.

Allopurinol은 화학적으로 퓨린염기와 유사하지만, DNA 합성을 방해하지 않는다. 이 약물은 xanthine oxidase를 억제하여 혈청이나 소변 내 요산(uric acid)의 농도를 감소시킨다. Rasburicase는 요산을 보다 수용성인 최종산물로 분해하는 효소로 종양용해증후군(tumor lysis syndrome)에 의한 고요산혈증(hyperuricemia)의 예방 및 치료에 사용한다. 요산은 종양세포의 용해로 인해 혈액에 축적되는 최종 배설물로, 고요산혈증은 종양용해증후군의 주요 증상에 해당한다.

피리미딘길항제. 피리미딘염기인 시토신(cytosine)과 티민(thymine)은 DNA의 염기구조이고, 시토신과 우라실(uracil)은 RNA의 염기구조이다. 이들 염기는 DNA와 RNA합성에 필수적이다. Floxuridine과 fluorouracil은 우라실의 합성유사체이고, cytarabine은 시토신의 합성유사체이다. Capecitabine은 fluorouracil의 전구약물(prodrug)로 간과 기타 체내 조직에서 fluorouracil로 전환된다. 또한 전구약물이므로 경구투여가 가능하다. Gemcitabine은 DNA중합효소(DNA polymerase)와 ribonucleotide reductase의 작용을 억제한다. 이 계통의 약물은 퓨린길항제와 유사하게 DNA 및 RNA 합성을 위한 대사경로에 끼어들어 핵산합성을 방해한다.

적응증 Indications

항대사약은 다양한 고형암과 일부 혈액암의 치료에 사용하며, 전반적인 약효증강을 위해 다른 항암제와 병용해서 사용할 수도 있다. Methotrexate는 류마티스관절염(rheumatoid arthritis)과 중증의 건선(psoriasis) 치료에도 사용한다. 이 계통의 일부 약물은 경구 및 국소제제로도 시판되고 있으며 저용량으로 유지(maintenance) 및 완화치료를 위해 사용되기도 한다.

Allopurinol과 rasburicase는 종양용해증후군과 관련된 고요산혈증에 사용하며, 다양한 화학요법 시 종양용해증후군이 예상될 때 사용한다. Allopurinol은 경구제제로 통풍치료에 사용하기도 한다. 다음의 적응증 표에 흔히 사용하는 약물과 그 임상응용에 대해 정리하였다.

유해효과 Adverse Effects

대부분의 항암제와 마찬가지로 항대사약은 탈모, 오심, 구토, 설사 및 골수억제를 일으킬 수 있다. Box 40.1에 이 계통의 일부 약물의 구토 가능성에 대해 정리하였다. 신경계, 심혈관계, 폐, 간담도, 위장관, 비뇨생식계, 피부, 눈, 귀 및 대사독성이 나타날 수 있다(표 40.6 참조). 하나의 약물이 독성 범주별로 나열되어 있는 모든 증상을 일으키지는 않으며, 실제로 증상의 발현 정도도 환자에 따라 다르다. 가장 흔한 일반적인 증상은 발열(fever)과 병감(malaise)이다. 대사독성(metabolic toxicity)에는 화학요법 후에 흔히 나타나는 종양용해증후군이 포함된다. 이 증후군은 빠른 속도로 증식하는 혈액 악성종양의 치료를 위한 유도(일차)화학요법(induction chemotherapy)에 의해 자주 발생하며, 고인산혈증(hyperphosphatemia), 고칼륨혈증(hyperkalemia), 저칼슘혈증(hypocalcemia) 등이 나타날 수 있다. 이러한 전해질이상(electrolyte abnormalities)은 mannitol과 같은 이뇨제, 정맥칼슘제제, 경구(oral) 또는 직장(rectal) 칼륨교환수지(potassium exchange resin), 경구 aluminum hydroxide 등으로 치료한다. 고요산혈증은 신장병증(nephropathy)을 초래할 수 있으며, 중증의 종양용해증후군의 경우에는 혈액투석(hemodialysis)이 필요할 수도 있다.

중증이지만 가역적인 피부독성으로 손발증후군(hand-foot syndrome; palmar-plantar dysesthesia 또는 paresthesia)이 나타난다. 이 독성은 통증이 없는 부종 및 홍반(erythema)과 같은 경도의 증상에서부터 심한 경우, 통증을 동반하는 손바닥 및 발바닥의 수포형성이 나타난다. 드물지만 중증의 전신 피부증상으로 스티븐스-존슨증후군(Stevens-Johnson syndrome)과 독성표피괴사용해(toxic epidermal necrolysis)가 있다.

상호작용 Interactions

한 가지 항대사약을 비슷한 독성을 가진 항종양제와 병용하

표 40.6 항종양제의 흔한 독성

독성의 종류	증상
신경계	피로, 쇠약, 우울, 초조, 다행감, 불면, 수면, 두통, 성욕감퇴, 혼란, 건망증, 환상과 환청, 어지러움, 미각상실이나 변화, 관절통, 다발성 신경장애(사지무감각), 신경염, 감각이상, 안면마비, 편두통, 진전, 편마비, 의식상실, 경련, 운동실조, 뇌졸중, 뇌질환
심혈관계	홍조, 부종, 혈전성 정맥염, 출혈, 흉통, 빈맥, 서맥, 부정맥, 협심증, 혈전증, 일과성허혈발작, 심부전, 심근허혈, 심낭염, 심낭삼출, 폐색전증, 동맥류, 심근장애, 심근경색, 뇌졸중, 심장마비, 심정지
폐-호흡기계	기침, 콧물, 인후통, 부비동염, 기관지염, 인두염, 후두염, 코피, 비정상 호흡음, 천식, 기관지확장증, 무기폐, 늑막삼출, 각혈, 저산소증, 호흡곤란, 폐기종, 섬유증, 출혈, 아나필락시스, 전신 알레르기반응
간-담도계	빌리루빈과 간효소 상승, 황달, 담즙정체, 담낭염, 간염, 간경화, 지방간, 간성혼수
위장관계	소화불량, 딸국질, 치은염, 설염, 복통, 오심, 구토, 설사, 변비, 위염, 장염, 아구창, 직장통, 궤양, 토혈, 위장관출혈, 흑색변, 장폐색, 복수, 괴사성장염
비뇨생식기계	핍뇨, 야뇨, 배뇨곤란, 단백뇨, 결정뇨, 혈뇨, 요정체, 비정상뇨검사 결과, 출혈성 방광염, 신부전
피부계	발진, 홍반, 소양증, 점상출혈, 건조, 부종, 광과민, 발한, 색조변화, 반상출혈, 주근깨, 무감각, 저림, 주름, 과민성, 인설, 여드름, 건선, 피부과증식, 피하결절, 탈모, 손톱이상, 피부염, 봉와직염, 찰과상, 침연(maceration), 궤양, 담마진, 농양, 양성 피부종양, 출혈, 손바닥-발바닥 감각이상, 독성표피괴사용해, 스티븐스-존슨증후군
눈	눈 자극, 유루 증가, 광과민성, 안구진탕증, 시야 변화, 결막염, 각막염, 유루관 협착
귀	청각소실
대사	체중 증가나 감소, 식욕감퇴, 탈수, 저칼륨혈증, 저칼슘혈증, 저마그네슘혈증, 고중성지방혈증, 과혈당증, 비정상적 항이뇨호르몬분비, 부신기능저하증, 단백소실 장질환, 과요산혈증, 종양용해증후군
근골격계	요통, 사지통, 골통증, 근육통, 관절경직, 관절통, 근약화, 근섬유염

면 부가독성(additive toxicity)을 일으킬 수 있다. 항대사약과 상호작용하는 흔한 약물은 표 40.7을 참조한다.

유사분열억제제 Mitotic Inhibitors

유사분열억제제(mitotic inhibitors)에는 빈카식물(periwinkle plant)에서 추출한 천연성분과 맨드레이크식물(mandrake plant, may apple)에서 추출한 반합성약물이 포함된다. 빈카식물에는 항암알칼로이드가 함유되어 있다. 이들 빈카알칼로이드(vinca alkaloids)에는 vinblastine, vincristine, vinorelbine 등이 있다. 또 다른 식물에서 유래한 새로운 항암제인 taxanes에는 paclitaxel과 docetaxel이 있다. Paclitaxel은 서양주목나무(Western 또는 Pacific yew trees)의 껍질에서 추출되었고, docetaxel은 서양주목의 일종인 European yew tree의 바늘잎에서 유래한 반합성제제

표 40.7 항대사제: 약물상호작용

항대사제	상호작용 약물	알려진 효과[a]
capecitabine	warfarin phenytoin	혈액응고변화로 치명적인 출혈 phenytoin 제거율과 독성 감소
cytarabine	digoxin	cytarabine에 의한 장점막손상으로 인한 흡수 감소
fluorouracil	warfarin	항응고효과 증가
mercaptopurine (6-MP)	allopurinol Warfarin 간독성 약물(Hepatotoxic drugs)	mercaptopurine의 독성을 강화시킬 수 있는 xanthine oxidase 효소의 억제에 의한 mercaptopurine 대사 방해; 용량을 1/4~1/3로 감소 mercaptopurine은 warfarin의 효과를 증진 또는 억제하기도 한다고 보고됨 간독성 위험 증가
methotrexate (MTX)	Protein-bound drugs and weak organic acids (예: salicylates, sulfonamides, sulfonylureas, phenytoin) penicillins, NSAIDs Live virus vaccines theophylline 간독성 약물	단백결합부위로부터 MTX 분리되어 독성 증가 치명적인 혈액 독성과 장관계 독성 증가, MTX의 신장배설 감소 바이러스성 감염 theophylline 제거율 감소 간독성 증가
pentostatin	fludarabine	치명적 폐독성 가능성

[a]이러한 약물상호작용에 대한 작용기전은 모두 명확하게 확인되지는 않았다.

적응증

항대사제

약물명(임신범주)	약리학적 분류	적응증
capecitabine (Xeloda) (D)	피리미딘길항제(유사제)	전이성 대장암, 유방암
cladribine (Leustatin) (D)	퓨린길항제(유사체)	털세포백혈병(hairy cell leukemia)
cytarabine (Cytosar-U) (D)	피리미딘길항제(유사체)	백혈병, NHL
fludarabine (Fludara) (D)	퓨린길항제 (유사체)	급만성 백혈병, NHL
fluorouracil (Adrucil) (D)	피리미딘길항제	직장암, 대장암, 유방암, 식도암, 두경부암, 자궁경부암, 신장암
gemcitabine (Gemzar) (D)	피리미딘길항제	췌장암, 비소세포폐암, 방광암
methotrexate (Trexall, tablet form; otherwise generic) (X)	엽산길항제	급성림프구백혈병[a], 융모암, 유방암, 두경부암

NHL, non-Hodgkin's lymphoma
[a]lymphocytic은 lymphoblastic과 동일한 단어이다.

이다. 최신 taxane제제로 전립샘암(prostate cancer)에 사용하는 cabazitaxel (Jevtana)과 유방암에 사용하는 eribulin (Halaven)이 있다.

작용기전 및 약물효과 Mechanism of Action and Drug Effects

식물에서 추출한 이들 약물은 약물의 특성에 따라 세포주기의 여러 단계(S기 후기, G2기, M기)에서 작용할 수 있지만, 대부분의 약물은 유사분열 전과 동안에 작용하여 세포분열을 억제한다.

빈카알칼로이드(vincristine, vinblastine, vinorelbine)는 유사분열(M기)의 중기에 튜불린(tubulin) 단백질에 결합하여 미세관(microtubules) 형성을 억제한다. 이로 인해 유사분열방추(mitotic spindles)가 용해되면 세포분열이 억제되고 세포사멸이 일어나 정상적인 증식이 불가능하게 된다.

Paclitaxel, docetaxel 및 cabazitaxel은 G2기 후기와 M기에 작용한다. 이들 약물은 정상기능을 할 수 없는 미세관을 형성하게 함으로써 유사분열을 정지시킨다.

적응증 Indications

유사분열억제제는 다양한 고형암과 일부 혈액암치료에 사용한다. 약효를 높이기 위해 흔히 다른 계열의 항암제와 병합하여 사용한다. 일부 약물과 그 임상응용에 대해서는 적응증을 참고한다.

유해효과 Adverse Effects

대부분의 항암제와 마찬가지로 유사분열억제제는 탈모, 오심, 구토 및 골수억제를 일으킨다(표 40.6 참조). 일부 이들 약물의 구토 가능성에 대한 내용은 Box 40.1을 참조한다.

혈관외 유출의 독성과 관리. 대부분의 유사분열억제제는 IV로 투여되며, 약물이 혈관외로 유출되면 심각한 손상이 초래된다. 유사분열억제제의 혈관외유출(extravasation) 치료에 사용하는 해독제와 치료방법에 대해 표 40.8에 정리하였다

상호작용 Interactions

대부분의 항암제는 다양한 약물상호작용의 가능성을 가지고 있다. 항암제의 제거율을 감소시키는 약물은 독성의 위험을 증가시키고, 항암제의 배설을 증가시키는 약물은 항암제의 효능을 감소시킨다. 항암제의 병합요법은 골수억제를 부가적으로 증가시키기 때문에 중증의 중성구감소증(neutropenia)과 감염을 일으킬 수 있다. 환자의 혈액학적 독성과 감염에 대한 적절한 감시와 치료가 이루어져야 한다. 유사분열억제제에 대한 약물상호작용을 표 40.9에 정리하였다.

표 40.8 유사분열억제제와 혈관외유출 시 해독제

약물	해독제	방법
Etoposide Teniposide Vinblastine vincristine	hyaluronidase (Wydase) 150units/mL: add 1mL NaCl (150units/mL)	1. 혈관유출부위에 1~6mL 주사 2. 수시간 후 피하투여 반복 3. 온습포적용[a] 총용량은 정립되지 않음

[a]중요: 국소냉각과 corticosteroid는 독성을 악화시킬 수 있다.

표 40.9 유사분열억제제: 약물상호작용

약물	상호작용 약물	알려진 효과[a]
etoposide	warfarin	항응고작용 증가
docetaxel	CYP3A4 억제제(예: azole antifungals, ciprofloxacin, clarithromycin, imatinib, verapamil 등) CYP3A4 유도제(예: carbamazepine, rifampin, phenytoin)	docetaxel 효과 (독성) 증가 docetaxel 효과 감소
paclitaxel	doxorubicin CYP3A4 억제제와 유도제	심장독성 증가 paclitaxel 효과 감소
vincristine	phenytoin CYP3A4 억제제와 유도제	phenytoin 농도 감소로 발작위험성 증가 vincristine 효과 감소

CYP3A4, Cytochrome P-450 liver enzyme 3A4.
[a]이러한 약물상호작용에 대한 작용기전은 모두 명확하게 확인되지는 않았다.

적응증

유사분열억제제와 Etoposide

약물명(임신범주)	약리학적 분류	적응증
Epipodophyllotoxin derivative		
etoposide (Toposar, generics) (D)	국소 이성화효소 II 억제제	고환암, 소세포폐암
Taxane		
paclitaxel Taxo (D)	분열 억제	난소암, 유방암, 식도암, 방광암, 두경부암, 자궁경부암, 비소세포폐암 또는 소세포폐암, 카포시육종
Vinca alkaloid		
vincristine (Vincasar PFS, generics) (D)	분열 억제	ALL, AML, HL, NHL, 횡문근육종, 뇌종양, 신경세포아종, Wilms tumor, 소세포폐암, 카포시육종

ALL, Acute lymphocytic leukemia; AML, acute myelocytic leukemia; HL, Hodgkin's lymphoma; NHL, non-Hodgkin's lymphoma.

안전과 질 향상: 투약오류의 예방

Vincristine: 올바른 투여경로가 중요함

Institute for Safe Medication Practices는 수년동안 vincristine과 다른 빈카알칼로이드 약물들의 척수강내 투여경로를 바꿀 것을 추천해왔다. 이 약물들의 척수강내 투여는 항상 치명적일 수 있으며, 죽음은 매우 고통스럽고 천천히 온다. IV용으로 준비한 약물을 실수로 척수강내로 투여했을 때 발생한다. 제약회사는 vincristine을 즉, 50mL의 생리식염수가 들어있는 minibag으로 제조해서 척수강내로 투여하지 못 한다. 척수강내로 투여하는 약물은 minibag으로 제조하지 않는다. 척수강내로 약물을 주입하는 의료진은 vincristine을 잘못된 경로로 투입할 경우 치명적인 실수가 초래됨을 반드시 알고 있어야 한다.

알칼로이드 국소이성화효소 II 억제제

Alkaloid topoisomerase II inhibitors

Etoposide와 teniposide는 epipodophyllotoxin의 유도체로, 국소이성화효소 II (topoisomerase II)를 억제하여 DNA 가닥(DNA strands)에 손상을 일으킨다. 이들 약물은 세포주기 중 S기 후기와 G2기에 작용한다.

국소이성화효소 I 억제제 Topoisomerase I inhibitors

국소이성화효소 I 억제제(topoisomerase I inhibitors)는 비교적 새로운 항암제에 속한다. 현재 시판되고 있는 약물은 topotecan과 irinotecan이다. 이들 약물은 원래 1960년대에 중국관목(Chinese shrub)인 Camptothecaacuminata에서 분리되었다. 이러한 이유로 이들 약물을 camptothecins이라고도 한다.

작용기전 및 약물효과 Mechanism of Action and Drug Effects

Camptothecins은 DNA-국소이성화효소 I 복합체(DNA-topoisomerase I complex)에 결합하여 S기의 DNA합성을 억제한다. 정상적으로 이 효소복합체는 DNA가닥이 일시적으로 분리된 후 재연결(religation)하는 단계에서 DNA가닥을 재결합시키는 작용을 한다. Camptothecins는 이 복합체에 결합하여 재연결과정을 억제하여 DNA손상을 일으킨다.

적응증 Indications

이 계통의 약물은 주로 난소암(ovarian cancer)과 대장암(colorectal cancer) 치료에 사용한다. Topotecan은 백금화합물(예: cisplatin, carboplatin)과 paclitaxel에 반응하지 않는 전이난소암(metastatic ovarian cancer)에 효과가 있다. 또한 topotecan은 소세포폐암(small cell lung cancer)의 치료에 사용한다. Irinotecan은 현재 전이성 대장암, 소세포폐암, 자궁경부암(cervical cancer) 등의 치료에 사용하도록 승인되어 있다.

유해효과 Adverse Effects

Topotecan의 주요 유해효과는 골수억제이다. 그 외의 유해효과는 다른 계통의 항암제에 비해 상대적으로 경미하게 나타난다. 경도 및 중등도의 오심, 구토 및 설사, 두통, 발진, 근력저하(muscle weakness), 기침 등이 해당한다.

Irinotecan은 topotecan에 비해 보다 심한 유해효과를 일으킨다. 유사한 혈액학적 유해효과와 더불어, 콜린설사(cholinergic diarrhea)라고 하는 중증의 설사를 일으킨다. 이 증상은 금기가 아니라면 atropin으로 치료할 수 있다. Irinotecan 주입 후 2~10일에 지연성 설사가 나타날 수 있다. 이 경우 증상이 매우 심하며 치명적일 수 있기 때문에 loperamide로 적극적으로 치료해야 한다. Irinotecan은 중등도의 오심 및 구토를 일으킬 수 있으며, 이 경우 IV수액 및 항구토요법(antiemetic therapy)의 지지요법을 사용한다.

상호작용 Interactions

Topotecan은 과립구집락자극인자(granulocyte colony-stimulating factor)인 filgrastim과 특이한 상호작용을 나타낸다(42장 참조). Filgrastim은 흔히 화학요법 후 백혈구 회복 증진을 위해 사용한다. Topotecan을 filgrastim과 동시에 투여하면 실제로 골수억제가 심해진다. 따라서 filgrastim은 topotecan 주입이 완료된지 24시간 후에 투여해야 한다. Irinotecan은 유해효과로 중증의 설사를 일으킬 수 있으므로, 완하제(laxatives)나 이뇨제(diuretics)를 병용하면 탈수가 악화될 수 있기 때문에 함께 투여해서는 안 된다. Irinotecan은 fluorouracil 및 leucovorin과 병용하면 혈전증(thrombosis), 폐색전증(pulmonary embolism), 뇌졸중(stroke), 급성 심근경색증(acute myocardial infarction) 등을 포함하는 중증의 심혈관계독성이 나타난다고 보고되어 있다. 이 경우, fluorouracil이 심근경색증 및 돌연사(sudden death)를 포함하는 심근허혈(myocardial ischemia)의 원인이 된다는 사실은 잘 알려져 있지만 irinotecan의 역할에 대해서는 분명하지 않다. 이러한 병합요법의 경우에는 면밀한 관찰이 필요하다. 그 외의 irinotecan과 관련된 약물상호작용에 대해서 표 40.10에 정리하였다.

항종양효소 Antineoplastic enzymes

현재 사용 가능한 항종양효소제(antineoplastic enzymes)에는 asparaginase와 pegaspargase가 있다. 3번째로 추가된 약물인 *Erwinia* asparaginase (Erwinaze)는 *E-coli*를 이용하여 생산된 asparaginase에 알레르기반응을 일으킨 환자에게만 미국국립암센터(National Cancer Institute)의 요청에 의해 사용 가능하다. 이 계통의 3가지 약물 모두 DNA재조합 기술을 통한 특정 박테리아 배양액으로부터 생산된다.

적응증 Indications

현재 항종양효소제는 전적으로 급성림프구백혈병(acute lymphocytic leukemia) 치료에 사용하도록 승인되어 있다.

상호작용 Interactions

이 계통의 약물에 관련된 약물상호작용에 대해 표 40.11에 정리하였다.

표 40.10 Irinotecan: 약물상호작용

상호작용 약물	보고된 효과[a]
CYP2B6 억제제(예: paroxetine, sertraline)	irinotecan 효과와 독성 증가
CYP3A4 억제제(예: azole antifungals, ciprofloxacin, clarithromycin, imatinib, isoniazid, verapamil)	irinotecan 효과와 독성 증가, 상용으로 추천하지 않음
CYP2B6 유도제(예:carbamazepine, phenytoin nevirapine)	irinotecan 효과 감소
CYP3A4 유도제(예: aminoglutethimide, rifampin, nevirapine, phenytoin	irinotecan 효과 감소
St. John's wort (CYP3A4 유도제)	irinotecan 효과 감소; Irinotecan 치료를 시작하기 2주 전에 St. John's wort 투여 중지

CYP2B6, Cytochrome P-450 liver enzyme 2B6; CYP3A4, cytochrome P-450 liver enzyme 3A4.
[a] 이러한 약물상호작용에 대한 작용기전은 모두 명확하게 확인되지는 않았다.

적응증

국소이성화효소 I 억제제

약물명(임신범주)	약리학적 분류	적응증
irinotecan (Camptosar) (D)	Synthetic camptothecin	전이성 대장암, 소세포폐암, 자궁경부암
topotecan (Hycamtin) (D)	Semisynthetic camptothecin	난소암, 소세포폐암

표 40.11 항종양효소: 약물상호작용

효소	상호작용 약물	보고된 효과[a]
Pegasparginase	cyclophosphamide, mercaptopurine, vincristine	pegasparginase 효과와 배설방해
	mercaptopurine, methotrexate, prednisone	pegasparginase의 간독성 증가
	methotrexate	동시 투여 시 항종양효과 감소, 그러나 methotrexate 투여 직후나 9~10일 전에 투여 시 항종양효과 증가
	prednisone	과혈당증(prednisone 투여 후 pegasparginase 투여 시)
	vincristine	신경질환(vincristine 투여 후 pegasparginase 투여 시)
	aspirin, NSAIDs, dipyridamole, heparin, warfarin	혈액응고이상 가능성 때문에 주의해서 투여

*이러한 약물상호작용에 대한 작용기전은 모두 명확하게 확인되지는 않았다.

적응증

항종양효소(antineoplastic enzymes)

약물명(임신범주)	약리학적 분류	적응증
asparaginase (Elspar) (C)	*Escherichia coli*–derived L-asparagine amidohydrolase enzyme	급성림프구백혈병
pegaspargase (Oncaspar) (C)	Pegylated version of asparaginase	급성림프구백혈병(asparaginase에 알레르기 환자)

유해효과 Adverse Effects

항종양효소제의 특징적인 유해효과는 췌장기능장애이다. 고혈당증(hyperglycemia)과 중증 또는 치명적인 췌장염(pancreatitis)을 일으킬 수 있다. 그 외 피부, 간, 비뇨생식기, 신경, 근골격, 위장관 및 심혈관계 등과 관련된 유해효과가 나타날 수 있다.

❖ 간호과정 NURSING PROCESS

◆ 사정 Assessment

항암요법은 철저한 신체사정을 필요로 한다. 간호력, 과거 및 현재 병력, 가족력, 처방약물을 비롯한 복용하고 있는 모든 약물명과 알레르기반응을 포함하는 의료기록, 키, 체중, 활력징후, 청력 및 시력검사 등을 수행한다. 또한 배변 및 배뇨습관, 신경학적 상태, 심음, 심장리듬, 호흡음, 폐기능 등에 대해 사정하고, 피부 및 점막의 긴장도(turgor), 보습, 색깔, 온도 등을 사정한다. 불면증, 과민성, 동요(shakiness), 안절부절못함, 심계항진 등과 같은 공포와 불안의 증상 및 징후에 대해 조사한다. 문화적 · 정서적 · 영적 · 성적 · 재정적 문제, 관심사 등에 대해서도 사정한다. 환자의 일상생활 및 가동능력과 걸음걸이 등을 사정한다. 통증척도(예: 0~10, 0=통증 없음, 10=최대통증)를 사용해 통증에 대해 사정한다. 통증의 형태, 부위, 정도, 시작, 지속시간, 유발요인, 완화요인 등과 통증에 대한 과거경험, 약물복용 여부, 대안요법과 효과 등을 사정한다. 통증과 관련된 문화적 배경과 신념을 사정하는 것이 중요하다. 구강, 인두, 식도, 복부의 통증을 사정해야 하며, 특히 맵거나 산성음식을 먹은 후 연하 시 통증이나 복통 유무를 사정한다. 관절이나 사지의 통증, 무감각, 저림, 무디거나 화끈거리거나 날카로운 통증, 전신통증 또는 국소통증이 있는지 사정한다. 또한 문화와 인종은 질병의 치료뿐만 아니라 건강과 질병에 대한 환자의 관점에 영향을 미친다.

약물을 투여하기 전에 금기증, 주의사항, 약물상호작용, 약물알레르기반응 등을 사정하고 기록해야 한다. 일반적인 검사로는 전해질, 무기질, 요산농도, CBC, 혈소판, 혈액응고시간, 신장과 간기능 검사, 심장효소 농도 등을 포함한다. 종양표지자 측정검사는 환자의 기초상태와 질병의 영향, 치료효과 등을 파악하기 위해 처방된다. 화학요법으로 인한 다양한 정상세포의 파괴와 관련된 유해효과는 Box 40.2에 설명되어 있다. 정상적으로 빠르게 분열하는 세포에 대한 화학요법의 유해효과의 사정범위는 다음과 같다.

- 변화된 영양상태와 손상된 구강점막: 체중 감소, 비정상적인 혈청알부민과 BUN 수치, 허약, 피로, 졸음증(lethargy), 피부탄력성 저하, 창백한 결막 등에 대해 사정한다. 구강통증, 연하곤란, 타액점도 증가, 미각변화, 구강점막

BOX 40.2 정상세포에 대한 항종양제의 영향과 유해효과

항종양제는 빠르게 분열하는 종양세포뿐 아니라 구강과 위장점막, 모낭, 생식세포, 골수(예: 백혈구, 적혈구, 혈소판)의 정상세포도 파괴한다. 정상세포를 파괴하는 유해효과는 다음과 같다.

- 위장관점막세포의 파괴: 영양상태의 변화, 구강염증과 궤양, 위장 관점막의 염증과 궤양, 장기능의 변화, 식욕감퇴, 오심, 구토, 설사
- 모낭세포의 파괴: 탈모
- 골수세포의 파괴: 혈구 수의 치명적인 감소(백혈구, 적혈구, 헤마토크리트, 헤모글로빈, 혈소판 수)를 사정해야 한다. 특히 호중구 수의 사정이 중요하다, 호중구 수가 최저점(500cells/mm^3)이 될 때는 감염의 위험이 높으므로 철저한 관찰이 필요하다.
- 생식세포의 파괴: 남성에서는 불가역적인 불임, 여성에서는 폐경, 임신부에서는 태내사망의 원인이 되며 기형을 초래한다.
- 고요산혈증: 세포를 죽이면 요산 등의 노폐물이 혈액으로 배출되어 고요산혈증을 일으킨다.

의 갈라짐 등의 구내염 증상과 징후를 사정한다.

- 위장관 점막에 대한 영향: 장음을 사정한다. 잦은 배변(1일 3회 이상), 급박감, 복통과 같은 설사의 증상과 징후에 대해 사정한다. 또한 변의 굳기, 색깔, 냄새, 양, 잠혈 등에 관한 정보를 기록한다. 오심 및 구토를 사정하고, 구토가 있다면 횟수, 양, 색깔, 점도, 냄새, 혈액유무 등에 대해 관찰한다. 오심 및 구토의 정도는 10점 척도(10이 가장 심한 증상을 의미)를 이용하거나 경도, 중등도, 중증 등으로 구별해 기록한다.
- 탈모: 탈모에 대한 환자의 견해, 염려, 정서 등에 대해 사정한다. 탈모에 대처하는 환자의 요구(가발, 커트, 스카프 등)에 대해 사정한다.
- 골수기능억제: 빈혈, 적혈구 감소, 헤마토크리트와 헤모글로빈 농도 감소 등에 대해 사정한다. 백혈구감소증 및 절대중성구수치(ANC; 정상범위는 1,500cells/mm^3, 500cells/mm^3 이하는 중증의 호중성구감소증)에 대해 사정한다. 발열, 오한, 빈맥, 비정상 호흡음, 고름이 섞인 녹색 가래, 기침, 소변색의 변화, 졸음증, 피로, 급성 혼동 등에 대해 사정한다. 점상출혈(petechiae), 자색반(purpura), 반상출혈(ecchymosis), 치은출혈(gingival bleeding), 주사부위의 지속적인 출혈 등의 비정상적인 출혈을 동반하는 혈소판감소증(100,000개 이하)에 대해 사정한다. 또한 비정상적인 관절통, 대변, 소변 또는 구토물의 잠혈 등에 대해 사정한다. 빈맥과 함께 혈압하강이 있는지 사정한다.
- 불임, 기형 발생, 무월경과 난소장애: 남성 환자인 경우, 성기능, 자녀계획, 과거와 현재의 성적 문제 등을 사정한다. 여성 환자인 경우, 위에 언급한 것 이외에 임신, 생리 및 출산경력, 초경과 폐경의 시기 등을 사정한다.

세포주기특이 항암제 사용 시 알레르기반응, 주의사항, 금기증 및 약물상호작용 등을 기록한다. 대부분의 항대사 항암제는 구토가 심하지는 않다(예: 10% 미만). Pentostatin과 일부 pyrimidine 유사체는 구토 가능성이 있으므로 기저 위장관 기능을 사정한다. 엽산길항제는 구토를 유발하지는 않지만 궤양 또는 구내염을 일으킬 수 있다. 이들 약물은 대개 정맥주사하므로 말초 또는 중심정맥부위를 사정하여 주변 조직이나 관절 및 인대손상을 줄이도록 한다. IV부위는 발적, 종창, 열감 및 통증에 대하여 해당 기관의 방침에 따라 매시간 사정한다. 항대사약 cytarabine 사용 시, 사정할 때 특히 고려해야 하는 것은 cytarabine syndrome이다. 이 증후군은 약물투여 후 6~12시간 내에 발생하며, 발열, 근육통, 뼈통증, 발진, 결막염 및 병감이 주요 증상이다. 이 증후군을 빨리 발견하고 사정하여 예방하고 적절하게 치료한다.

유사분열억제제(예: vincristine, vinblastine)와 알칼로이드 국소이성화효소 II 억제제(예: etoposide)를 투여하는 경우는 환자의 기저 간기능과 신기능을 사정한다. 혈청 요산 수치는 암세포가 많이 죽을수록 올라가므로 기저치를 사정한다. 요산이 증가하면 통풍을 유발하거나 악화시킬 수 있다. 정확하게 진단이 되면 치료한다. 다른 유사분열억제제인 docetaxel과 paclitaxel은 심한 호중구감소증과 혈소판감소를 일으킨다. 그러므로 약물투여 전, 투여하는 동안 및 투여 후에 혈구 수를 검사한다. 치료하는 동안 호흡곤란, 심한 저혈압, 혈관부종, 전신 두드러기를 특징으로 하는 과민반응에 대하여 지속적으로 사정한다. 임상증상이 나타나기 이전에 혈구 수의 감소가 나타날 수 있다. 말초신경병과 함께 기저 신경기능을 사정한다. 이 약물들은 다양한 주사 부적합(incompatibilities)을 갖고 있고, 자극제(IV부위와 정맥을 자극)이며, 수포제(혈관외유출에 의한 세포사와 궤양에 의한 괴사를 일으킴)이기 때문에 용액 간의 친화성이나 약물상호작용을 잘 알고 있어야 한다. 자료도 충분히 확보할 뿐만 아니라 의사와 약사에게 자문을 구해야 한다. 초기사정 시뿐만 아니라 지속적으로 IV부위를 사정하고 기록한다.

국소이성화효소 I 억제제는 혈액에 유해작용이 있기 때문에 투여 전에 기저 백혈구 수치를 알아야 한다. 골수억제는

예견할 수 있고, 축척되지 않으며, 가역적이며 관리할 수 있다. 호중구 수가 1,500cells/mm^3 이하이면 topotecan 같은 약물은 투여하지 않는다. Irinotecan은 topotecan보다 유해효과가 더 크기 때문에 관련 기관계를 사정하고 이상소견을 기록한다. Irinotecan에 의하여 콜린성 설사가 유발될 수 있으므로 위장관계를 계속해서 사정한다. 설사는 irinotecan 투여 후 2~10일에 발생하며, 심해지면 치료를 해야 한다. 설사는 생명을 위협할 수도 있다. Irinotecan에 의한 오심과 구토는 중등도이며, 즉시 적절히 사정하고 간호한다. Topotecan과 filgrastim을 병용하면 골수억제가 더욱 심해진다. Irinotecan과 함께 설사제나 이뇨제를 병용하면 중증의 설사, 체액소실 및 탈수가 나타날 수 있다. Irinotecan은 fluorouracil이나 leucovorin과 병용하면 심혈관계 유해작용(특히 혈전), 폐색전증, 뇌졸중 및 급성 심근경색을 일으킬 수 있으므로 관련 신체기관을 주의 깊게 사정해야 한다. 약물상호작용에 관해서 표 40.10을 참고한다.

항종양효소제(예: asparaginase, pegaspargase)는 중증 또는 치명적인 췌장염을 일으킬 수 있기 때문에 췌장기능을 사정한다. 췌장염이 나타날 수 있으므로 복통(좌측상복부), 오심, 구토 및 고혈당에 대하여 면밀하게 사정한다. 혈청 alkaline phosphatase와 백혈구 수치가 증가하고 임상증상이 있으면 췌장염일 가능성이 있다. 피부, 간, 비뇨생식계, 신경계, 근골격계, 위장관계 및 심혈관계에도 영향을 미치므로 이 계통의 사정도 중요하다.

모든 약물치료와 더불어 항암치료에 있어서 유전적인 측면에 대한 고려가 중요하다. 항암치료를 시작하기 전에 (1)구강암에 대한 유전표지인자, (2)테스토스테론 또는 에스트로겐 대사의 유전결정인자, (3)Nicotine을 발암물질로 전환하는 cytochrome P450 효소계의 유전적 이상을 사정한다. 이러한 유전적 요인들은 매우 복합적이다. 유전적 차이에 의한 영향을 인식하고, 앞으로 약물연구에 유전학의 고려가 필수적이다.

◆ 환자상태 Human Need Statements

1. 항종양제의 부작용과 관련 변화된 위장관 배설, 설사,
2. 질병진행과정과 세포주기특이 항종양제치료 약물에 의한 관절통, 구내염, 위장장애 및 기타 불편감과 관련된 변화된 통증완화, 급성통증
3. 호중구와 백혈구 감소 등의 골수억제를 가져오는 약물로 인한 감염으로부터 변화된 안전요구, 상해 위험성

◆ 계획: 결과판정 Planning: Outcome Identification

1. 환자는 식이 제한, 수화를 통해 항종양치료 동안 설사를 조절하여 가능한 한 정상적인 배변 패턴을 회복한다.
2. 환자는 비약학적 및 약리학적 통증 조절 개선으로 통제가 불가능하기 전이나 심하기 전에 통증을 보고하고 증상 및 부작용을 개선하여 통증이 완화된다.
3. 환자는 화학요법 치료를 받는 동안 철저한 손소독, 수화, 균형잡힌 식사, 구강관리, 군중 기피 등을 통해 감염되지 않는다.

약물요법과 관련된 검사 수치

항종양제와 관련된 혈구 수 사정 근거

검사실검사	정상범위	사정을 위한 이론적 근거
적혈구 수	M: 4.6~6.2million cells/mm^3 F: 4.2~5.4million cells/mm^3	골수기능억제는 적혈구 수에 영향을 미쳐 심한 빈혈을 초래한다. 적혈구의 헤모글로빈은 산소와 결합하여 폐에서 전신으로 산소를 공급한다. 또한 이산화탄소와 결합하여 폐를 통해 체외로 배출한다. 따라서 적혈구가 부족하면 필요한 산소공급이 안 되어 피로, 에너지 부족, 활동 부족, 숨이 차고 저산소혈증이 나타나게 된다. 종양 환자는 이미 질병과 치료로 인해 골수기능이 억제되어 있으며 산소포화도 저하가 악화되면 일상활동이 어려워진다.
헤마토크리트	M: 40~54% F: 37~47%	헤마토크리트는 혈액 내 적혈구가 차지하는 양을 나타낸다. 적혈구 수가 감소하면 헤마토크리트는 저하된다.
헤모글로빈 수준	M: 14~18g/dL F: 12~16g/dL	헤모글로빈은 적혈구의 주된 물질로 산소를 운반하고 혈액의 적색을 나타낸다. 적혈구 수가 감소하면 헤모글로빈도 감소한다.
혈소판 수	150,000~140,000platelets/mm^3	혈액응고에 중요하다. 혈소판 수가 100,000platelets/mm^3 이하로 감소하면 출혈이 조절되지 않을 위험이 크다.

F, Female; M, male.

약물요법과 관련된 검사 수치

암 진단, 관리 및 모니터링 관련 종양 표식자

암 진단	종양의 종류
ALK (anaplastic lymphoma kinase) gene arrangements	Non-small cell lung cancer Anaplastic large cell lymphoma
AFP (alpha fetoprotein)	Liver Germ cell tumors
Bence Jones proteins	Multiple myeloma, chronic lymphocytic leukemia
B2M (beta2-microglobulin)	Multiple myeloma, chronic lymphocytic leukemia, lymphoma
CA 15-3/CA 27.29 (cancer antigen 15-3; 27.29)	Breast cancer
CA 19-9 (cancer antigen 19-9 or carbohydrate antigen 19-9)	Pancreatic cancer
CA 125 (cancer antigen 125)	Ovarian cancer
Calcitonin	Medullary thyroid cancer
ER/PR (estrogen receptor; progesterone receptor)	Breast cancer
HER2/neu (human epidermal growth factor receptor 2; also called HER-2)	Breast, gastric, and esophageal cancer
Immunoglobulins	Multiple myeloma
LDH (lactic dehydrogenase)	Lymphoma, melanoma, acute leukemia, seminoma
NMP (urine test)	Bladder cancer
NSE (neuron-specific enolase)	Small cell lung cancer, neuroblastoma
PSA (prostate-specific antigen)	Prostate cancer
Thyroglobulin	Thyroid cancer

◆ 수행 Implementation

항종양제는 환자에게 투여되는 가장 독성이 강한 약 중 하나이다. 이 약들은 암세포를 죽일 뿐만 아니라 빠르게 분열하는 정상세포를 죽이기도 한다. 이들 약물은 효능이 클수록 독성, 중증의 합병증과 유해효과도 크다. 따라서 간호에 세심한 주의와 기술을 요하며 면밀하게 사정하고 비판적 사고를 해야 한다. 세포주기특이약물에 관련된 특별한 간호수행과 더불어, 대부분의 항종양제와 관련된 간호수행에서 고려해야 할 점을 다음 단락에 정리하였다. 세포주기비특이약물에 관한 간호과정은 41장에 정리되어 있다.

일반적으로 항종양요법 시 환자의 공포와 불안에 관한 간호는 신뢰와 공감의 기반에서 시작된다. 환자를 따뜻하게 공감하고 지지해 줄 때, 환자는 제공받는 간호를 신뢰하게 된다. 환자의 교육수준에 맞춰서 적절하게 질병, 간호 및 치료에 관하여 개별적으로 설명하고 교육한다. 음악감상, 명상, 유도심상(guided imagery) 등의 이완요법을 장려한다. 환자의 요구에 따라서 사회봉사기관, 상담기관, 경제적 보조기관, 종교계 등의 가능한 모든 지원이 필요할 수 있다. 환자, 가족 및 친지의 도움뿐만 아니라, 임상사회사업가, 임상심리학자, 정신건강간호사, 전문간호사, 종양전문간호사 등의 적절한 상담이 필요할 수 있다.

구내염과 중증의 구강점막건조 및 자극에 대한 중재방법은 다음과 같다. (1) 환자에게 깨어 있는 동안 2시간마다 물로 입을 헹구고 입과 치아를 청결하게 유지하도록 지시한다. (2) 의료 제공자는 구강 불쾌감을 관리하기 위해 특정 경구세척 용액을 처방할 수 있다. (3) 의료 제공자는 삼킬 때 불편할 경우 용액을 삼킬 것을 권장할 수 있다. (4) 레몬, 글리세린, 과산화물 원액 또는 알코올 함유 제품은 구강점막을 마르게 하고 자극을 주기 때문에 사용하지 말 것을 권고한다. (5) 부드러운 칫솔의 사용을 권장한다. 사용하기 전에 칫솔을 따뜻한 물에 담가 사용한다. 부드러운 칫솔이 없는 경우 스틱을 거즈로 덮어 사용한다. (6) 틀니를 착용한 경우에는 수시로 떼어내어 세척하고, 구내염이 심할 경우에는 식사 시에만 삽입하도록 권장한다. (7) 환자의 예산 범위 내에서라면

waterpik(분수식 치아 세척기)을 사용할 수 있다. (8) 비처방 타액 대체제를 사용하고, 입술을 촉촉하게 유지하며, 타액이 나오는 것을 자극하기 위해 무설탕 사탕이나 껌을 먹도록 충고한다. (9) 혈소판 수가 적절하지 않으면 치실 사용은 권장되지 않는다. (10) 맵고 시고 뜨거운 음식, 거친 질감이 있는 것, 그리고 자극성이 있기 때문에 뜨겁거나 차가운 음료/음식, 술, 담배는 피해야 한다는 점을 강조한다.

오심과 구토는 항종양치료 시 흔히 발생한다. 약물의 종류와 치료지침에 따라 오심의 정도가 다양하게 나타난다. 오심과 구토가 있을 때 안위감 증진을 위해 다음 사항을 교육한다. 처방대로 음식물 섭취를 줄이고, 구토중추의 자극을 막기 위해 유해한 냄새나 광경을 제거한다. 필요한 경우에 구강위생을 수행하고, 느리고 깊게 숨을 쉬면서 이완한다. 조금씩 자주 천천히 음식을 섭취하고, 맑은 액체와 자극이 없는 음식을 섭취한다. 오심과 구토가 중증인 경우, IV로 수액을 투여하여 수화(hydration)시킨다. 진토제 사용은 항종양치료의 주요소에 해당한다. 항종양제를 투여하기 30~60분 전에 진토제를 전처치하면 오심과 구토를 줄이고 탈수와 영양부족을 예방하며 안위감을 증진시키는 데 도움이 된다. 진토제는 병합요법이 단일약물보다 더 효과적이다. 진토제는 항암치료요법의 일부로 투여하거나 가정용으로 처방한다. 오심과 구토를 예방하는 데 사용되는 약들 중 일부는 다음과 같다; granisetron (Kytril), methylprednisolone (Medrol), metoclopramide (Reglan), ondansetron (Zofran), scopolamine, prochlorperazine 결합 항구토제치료는 단일 약물치료보다 더 효과적일 수 있다.

설사는 항종양치료에서 흔히 발생하는 유해작용이다. 다음과 같은 간호중재를 시행한다. (1) 자극적이며 맵고 가스가 많이 생기는 음식, 카페인, 고섬유질 음식, 알코올, 매우 뜨겁거나 찬 음식이나 음료, 유당함유 음식이나 음료를 피한다. (2) 환자의 식이와 장배설에 적절한 식사계획에 관해 전문가의 도움을 받는다. (3) 지사제로 처방된 아편유사제(예: paregoric) 또는 합성아편계 약물(예: loperamide, diphenoxylate hydrochloride)을 투여한다.

음식섭취와 영양상태를 증진시키는 데 다음의 방법이 유익하다. (1) 24시간 동안 섭취한 음식과 주간 식단을 기록한다. (2) 치료에 의한 유해효과를 감소시키고 식욕을 증진시키기 위해 진토제를 사용하고, 통증관리, 구강관리 및 수분섭취를 권장한다. (3) 입맛의 변화를 줄이기 위해 담백한 음식과 단백질원으로 닭고기, 치즈 또는 요구르트를 섭취한다. (4) 환자가 금속성 맛을 느낀다면, 금속으로 된 식기보다는 플라스틱 그릇을 사용한다. (5) 커스터드, 젤라틴, 푸딩, 밀크셰이크, 에그노그, 고단백 · 고칼로리 셰이크, 으깬 감자나 고구마, 얼음조각, 과일, 요구르트음료, 영양보조 음료와 과자, 유당이 없는 아이스크림 등의 섭취를 권장한다. (6)끈적거리거나 마른 음식을 피한다. (7) 음식을 먹기 좋은 환경에서(예: 냄새가 없고 시끄럽지 않은 곳) 소량을 자주 섭취한다. (8) 식욕촉진제(예: megestrol acetate, dronabinol) 사용이 도움이 될수있다. (9) 식사 전후에 자주 휴식을 취해 에너지를 보존시킨다.

탈모는 나이나 성에 불문하고 매우 충격적인 항종양제의 유해반응이다. 탈모 가능성에 대해 환자 및 가족에게 알리고 발생 가능성이 가장 높은 시기에 대한 일정을 제시한다. 탈모는 눈썹, 속눈썹, 겨드랑이, 음모 탈모 등 두피뿐만 아니라 몸 전체에서 발생할 수 있다. 일반적으로 탈모는 치료를 시작한 후 2~4주 정도 경과한 뒤부터 시작되며, 뭉치로 빠지거나 서서히 발생할 수 있다. 또한 치료 내내 그리고 그 후 최대 몇 주 동안 지속되며, 특정 치료요법에 따라 모가 얇아지는 것부터 완전히 머리가 벗겨지는 것까지 다를 수 있다. 모발이 다시 자라기 시작하려면 치료 후 몇 주가 걸릴 수 있으며, 대개는 이전의 모발과는 약간 다를 것이다. 새로운 모발은 이전과는 다른 질감 및/또는 색을 가질 수 있고, 모발에서 색소를 조절하는 세포가 다시 기능하기 시작할 때까지 회색으로 변할 수 있다. 실제 탈모가 일어나기 전에 가발을 미리 구입하거나 모자나 비니를 사용하는 것에 대한 정보를 제공해야 한다.

항암치료에 의한 골수억제로 빈혈, 백혈구감소증, 호중구감소증 및 혈소판감소증이 발생한다. 빈혈은 피로와 에너지 손실을 초래하며 항암요법 또는 질병진행과정으로 나타나는 흔한 유해효과이다. 수혈, 말초혈액간세포(peripheral blood stem cell) 치료, 철분제제, 엽산, 조혈성장인자(예: epoetin, darbepoetinalfa) 등이 치료에 이용된다. 적혈구 수치 감소의 최초 증상이 나타났을 때 투여한다. 환자의 피로를 최소화하는 에너지 보존과 간호계획이 매우 중요하다.

백혈구감소, 호중구감소 또는 면역억제에 의한 감염의 위험은 매우 주의를 기울여야 하는 심각한 유해효과이다. 백혈구 수치가 내려가면 감염의 위험이 매우 높아지며, 수치가 정상으로 회복될 때까지 방어능력이 낮다는 것을 환자와 환자 가족 및 간병인들에게 주지시킨다. 병원과 가정에서 감염전파를 막는 데 가장 중요한 것은 기본수칙을 잘 이행하고 손을 잘 씻는 것이다. 발열은 감염의 중요한 초기증상이기 때문에 감염의 위험이 있을 때에는 구강이나 겨드랑이로 적어도 4시간마다 체온을 측정한다. 직장을 통한 체온측정은 조직을 손상시킬 수 있기 때문에 피하는 것이 좋다. 체온이 38.1℃(100.5℉) 이상 올라가면 즉시 의사에게 보고하여 적절한 치료를 시작해야 한다.

필요한 경우에, 집락자극인자(colony stimulating factor) 투여가 유익할 수 있다. 백혈구회복을 위해 투여하는 약물에는 filgrastim, pegfilgrastim 및 sargramostim이 있다. 이들 약물은 골수에서 중성구 생성을 자극하여 중성구감소증의 발생빈도, 정도와 기간을 단축시킨다. 이들 약물은 시간을 계획하여 투여해야 한다. 최근에 예방접종을 받은 사람(임상적으로 무증상감염상태), 감기나 독감 또는 기타 감염의 증상이 있는 사람과의 접촉을 피해야 한다. 과일과 채소를 잘 씻어서 먹어야 하고, 음식은 잘 익혀 먹도록 한다. 구강을 청결하게 유지하고 호흡기분비물의 정체를 방지하기 위해서 위치를 바꾸고 기침을 하고 호흡을 깊게 하도록 한다.

혈소판감소증은 항종양요법의 유해효과로 출혈의 위험을 초래한다. 혈소판수치, 응고검사, 적혈구, 혈색소 및 적혈구용적률(hematocrit) 수치를 모니터하며, 감소되면 보고한다. 가능하면 주사를 피하고, 대체 투여경로를 이용한다. 주사나 정맥천자를 해야 한다면, 가장 가는 바늘을 사용하며 그 부위를 부드럽게 충분히 압박한다. 골수흡인(bone marrow aspiration) 시술을 받은 경우 흡인부위의 출혈 여부에 대해 면밀하게 모니터하며, 필요에 따라 혈압을 모니터한다. 이때 멍이 들지 않고 혈압측정띠가 과도하게 팽창되지 않도록 유의하며 재빨리 효율적으로 측정한다. 입, 잇몸이나 코의 출혈을 모니터한다. 양치 후에 출혈이 있는지를 관찰하고, 출혈이 심하면 의사에게 보고한다.

항종양요법에 의해 고환과 난소의 손상, 태아손상(기형발생)이 초래될 수 있음을 환자에게 알려준다. 불임, 무월경, 조기폐경으로 인한 안면홍조, 질분비 감소, 감정 변화, 불안, 성욕감소 또는 성기능장애가 나타날 수 있다. 남성의 경우 비가역적 불임의 위험성에 관해 상담한다. 필요하다면 남성환자와 항암화학요법을 시작하기 전에 정자은행 활용방안에 대해 논의한다. 가임기 여성은 태아가 배아시기에 사망할 위험이 있기 때문에 임신을 피해야 한다. 항암화학요법 동안과 치료 후 8주까지 피임을 권장한다. 일부 항종양제는 유전이상의 위험이 장기간 지속될 수 있기 때문에 2년 이상 피임해야 한다.

항대사약의 경우, 진토제와 항불안제의 전처치를 실시할 때 항상 의사의 지시를 따라야 한다. 기타 증상 조절에 사용하는 약물사용 시 처방된 대로 치료지침을 따른다. 항대사약은 흔히 위장관계 유해효과를 나타낸다. 대개 투여 후 약 4일째에 나타나며, 약물중재(예: 진토제, 진경제, 진통제)와 비약물중재(예: 식이요법, 구강관리) 계획을 수립한다. 예방적으로 항생제가 처방될 수도 있다. 앞에서 설명한 구내염, 식욕상실, 설사, 오심, 영양, 수화, 구토 및 빈혈에 관한 간호 고려사항을 참고한다. 항대사약과 기타 정맥용 항종양제 취급에 관하여 Box 41.3을 참고한다.

Cytarabine은 다양한 경로로 투여(IV, 피하, 경막하)되며 주의를 요한다. Cytarabine의 주요 유해효과는 골수억제와 cytarabine 증후군이다. Cytarabine을 고용량으로 사용할 경우, 중추신경계, 위장관계, 폐독성이 나타날 수 있으므로 면밀하게 관찰하여 환자의 안전을 도모한다. 경막내투여 시 cytarabine을 생리식염수나 환자의 척수액을 사용해 희석 조제하도록 처방되기도 한다. Fluorouracil은 다른 IV주입액에 추가하면 안 되며, 적절한 희석제를 사용하여 단독으로 투여한다. 주입포트(infusion port)를 사용하지 않을 경우, 관절, 인대, 소혈관 또는 부종이 있는 사지를 IV부위로 사용하지 않도록 한다. IV부위와 주입포트, 주입용액 및 장치를 지속적으로 관찰하는 상태에서 IV용량을 처방대로 정확하게 투여한다. 만일 IV침윤이 일어나면 침윤(infiltration) 관리지침을 따르고 의사에게 보고한다. 혈관외유출의 치료는 약물에 따라 다르다. 수포제의 혈관외유출이 발생하면 즉시 약물투여를 중단하고, IV삽입관은 그대로 유지한 채(발생부위에 해독제를 투여할 경우에 대비) 기관의 지침을 따른다. 혈관외유출의 관리방법에 대해서는 Box 41.1을 참고한다. 국소제제가 처방된 경우에는 병변이 있는 부위에만 지시한 대로 정확하게 바르도록 한다. 국소적용 시 장갑을 착용한다.

항대사약물인 gemcitabine은 호중구와 혈소판수치가 각각 $1,500 \times 10^6$cells/L, $100,000 \times 10^6$/L일 때 투여한다. IV용액이 결정화되지 않도록 실온에 보관하며 24시간 이내에 사용한다. 진토제와 지사제가 처방될 수도 있다. Mercaptopurine은 처방대로 경구투여한다. 항대사약인 methotrexate는 다양한 독성과 유해효과를 가지는데, 적절한 치료로 경감시킬 수 있다. 예를 들어, 적극적인 치료를 시작하기 전에 면역상태를 강화시키고 혈구 수를 측정한다. 세포보호약물을 사용한다. 신독성을 관찰하기 위해 크레아틴청소율을 계속 모니터한다. 엽산이 많이 들어있는 밀기울, 콩, 견과류, 과일, 아스파라거스, 기타 신선한 채소를 섭취하도록 한다. 이러한 음식은 methotrexate 독성 감소에 도움을 준다. 위장관장애나 구내염이 있다면, 자극을 일으킬 수 있는 음식(예: 섬유질이 많은 음식)의 섭취를 피한다. Methotrexate는 주로 경구나 정맥으로 투여한다. 이 약물을 투여할 때는 장갑을 착용해야 하며 만약 용액이 피부에 닿으면 즉시 비누와 물로 씻는다(Box 41.3 참조).

유사분열억제제인 taxane류, 특히 docetaxel 투여 시 과민반응의 위험을 줄이기 위해서 치료시작 수일 전부터 경구용 corticosteroids(예: dexamethasone)를 투여한다. 약물을 주입하는 동안, 특히 주입 후 1시간 동안은 활력징후를 자주 측정한다. 그리고 기관지경련, 안면홍조 및 국소피부반응에 대해 면밀하게 모니터한다. 이러한 증상은 즉각적인 치료를 요하는 과민반응이므로 의사에게 알려야 하며, 주입 시작 후 몇 분 이내에 나타날 수 있다. 또한 호흡곤란, 복부팽만, 폐의 수포음, 부종 등이 나타나면 즉시 의사에게 연락한다. 치료 중에 손과 발에 발적이 나타날 수 있는데, 이 또한 즉각적인 치료를 요한다. Paclitaxel 투여 시, diphehydramine, corticosteroids 및 H_2 길항제의 전처치가 필요할 수 있다. 환자의 안위감을 증진시키고 출혈과 감염의 위험을 줄이기 위해 조직손상을 최소화한다(예: 가능하면 근육주사와 직장내 체온측정을 피한다).

국소이성화효소 I 억제제인 irinotecan과 topotecan은 투여할 때마다 혈구 수를 면밀하게 모니터한다. 혈구 수가 감소하거나 설사가 심하면 일시적으로 치료를 중단해야 한다. 약물이 혈관외로 유출되면 즉시 치료한다. 자극성이거나 수포성 항종양제의 혈관외유출에 의한 2차적인 조직손상을 막기 위해 IV부위가 건재한지 수시로 확인해야 한다. 오심과 구토는 탈수와 전해질이상을 일으킬 수 있다. 이들 약물은 IV 부적합성(incompatibility)의 위험이 많기 때문에 유의해야 한다. Topotecan의 경우, IV 혈관외유출이 발생하면 대개 홍반이나 좌상 같은 국소반응을 보인다. 이러한 증상이 나타나면, 조직손상을 막기 위해 즉시 치료해야 한다. 호흡곤란과 두통도 흔하게 나타나며, 이러한 증상에 대하여 면밀하게 모니터해야 한다.

항종양효소제인 asparaginase와 pegaspargase는 매우 주의해서 취급해야 한다. Asparaginase의 경우, 치료 시작 전 또는 약물투여 간격이 1주일 이상인 경우에는 asparaginase 피내반응검사를 실시한다. Asparaginase와 pegaspargase 용액이 피부에 닿았다면, 적어도 15분 동안 물로 충분히 씻어내야 한다. 치료 중에 요감소, 무뇨(신부전), 췌장염이 나타나면, 즉시 약물투여를 중단한다. 대개 혈액응고장애, 위장장애, 신독성, 간독성의 위험이 낮은 근육주사로 투여한다. 주사용액이 탁해 보이면 사용하지 않도록 한다. 근육주사로 2mL 이상이 처방되었다면 2회로 나누어 주사한다. 췌장염은 이들 약물의 심각한 유해효과이며, 오심과 구토를 동반한 심한 복통을 유의해야 한다. 혈청 lipase와 amylase 수치를 지속적으로 관찰한다. 만일 췌장염의 징후나 증상이 나타나면 즉시 약물투여를 중단해야 한다. 세포보호제의 사용에 관하여 이 장의 약리학 부분에서 간단하게 다루었으며, 더 자세한 내용은 41장을 참고한다.

◆ 평가 Evaluation

간호평가는 항종양요법의 치료반응, 유해 및 독성효과의 관찰과 더불어 간호의 목표와 결과에 중점을 두고 실시한다. 치료반응은 임상적인 호전, 종양 크기 및 전이 감소로 나타난다. 목표와 결과에 초점을 맞춘 간호평가는 유해효과의 감소와 환자의 복지에 대한 암의 영향력 감소로 가늠할 수 있다. 치료효능에 따라 환자의 안위감, 영양상태, 수화상태, 활력, 일상생활수행능력, 삶의 질이 증가하게 된다. 암표지자 수치, 암배아항원(carcinoembryogenic antigens, CEA), 백혈구 및 적혈구 수치, 혈소판 수치 등의 검사실검사를 이용하여 치료지침의 성공 여부와 골수억제의 유해효과를 모니터한다. 절대중성구 수치(absolute neutrophil count, ANC)가 500cells/mm^3 이하로 내려가면 항암요법이 중단되며, 수치가 1,000cells/mm^3 이상으로 증가하거나 병원방침에 의해 치료를 재개한다. 그리고 다른 혈구 수도 고려한다. 평가의 일부분으로 항종양요법 도중이나 후 또는 종양반응에 따라 적절한 간격으로 방사선촬영, CT, MRI, 조직검사 등 진단에 필요한 기타 검사가 처방되기도 한다.

환자중심간호: 환자교육

- 구강과 위장관계 점막에 대한 유해효과와 자극은 술, 담배, 맵고 고섬유질 식이, 산성 과일이나 음식, 뜨겁거나 찬 음식의 섭취를 제한함으로써 감소시킬 수 있다.
- 매일 구강간호가 필요하다. 구강궤양, 통증, 흰색 반점은 즉시 의사에게 보고한다.
- 두통, 피로, 어지러움, 호흡곤란, 출혈, 쉽게 멍듦, 인후통, 발열 시에는 즉시 의사에게 보고한다.
- 발열과 오한은 감염의 초기증상이다.
- 남성과 가임기 여성들에게 피임, 정자은행, 임신 관련 문제들에 대해 함께 논의한다.
- 피해야 할 비처방 의약품에는 아스피린, 이부프로펜 및 이러한 약품을 포함한 모든 조합 제품이 포함된다.
- 통증조절을 강조해야 한다. 통증이 심해지고 걷잡을 수 없게 되기 전에 진통제를 요청하거나 복용한다(가정이라면).
- 0(통증 없음)~10(최악의 통증)의 척도로 통증을 사정할 것을 권장한다.
- 이완, 음악치료, 반려동물치료, 바이오피드백, 마사지, 기분전환과 같은 통증 조절의 비약물적 조치의 사용을 검토하고 적절하게 설명한다. 또한 이것들은 편안함을 증진시키기 위해 약물치료와 함께 사용될 수 있다.
- 환자의 면역체계를 강화하고 감염 방지를 위한 조치로는 손씻기, 심호흡 운동, 수분섭취 증가, 균형 잡힌 식단, 많은 인파가 모이는 장소 피하기 등이 있다. 감기, 유행성 질환 또는 다른 전염성 질환의 증상을 가진 사람들을 피하는 것 또한 중요하다.
- 피부를 깨끗하고 건조하고 촉촉하게 유지시켜 주기위해 피부 관리를 권장한다.
- 가벼운 치약, 부드러운 칫솔, 비알코올성 구강 세척제를 사용하여 구강점막 손상 및 감염을 최소화할 수 있는 방법을 제공한다.
- 소변 감염을 최소화하기 위하여 수분섭취를 증진하는 등의 비뇨기 건강을 증진시키기 위한 식이요법의 중요성을 강조한다(예: 크랜베리 주스).
- 항종양제는 탈모의 원인이 될 수 있다. 따라서 치료 전에 환자에게 모발과 두피 간호에 대한 정보를 제공하며, 가발, 모자, 스카프 구입과 사용방법 등에 대해 설명한다. 탈모는 일시적인 현상임을 설명한다.
- 다음의 웹사이트가 도움이 될 것이다. www.fda.gov, http:// www.fda.gov/ForHealthProfesionals/default.htm, www.nih.gov, http://www.healthfinder.gov, www.who.int/en, http://www.oncolink.org/ index.cfm.
- Cytarabine 투여 환자는 탈수와 과요산혈증을 감소시키기 위해 수분섭취를 증가하도록 격려한다.
- Fluorouracil, gemcitabine 투여 환자는 구강간호를 철저히 하도록 격려한다. 출혈, 멍듦, 흉통, 설사, 오심, 구토, 심박동 증가, 감염, 시각 변화 시에는 즉시 의사에게 보고하도록 교육한다. 특히 fluorouracil 투여 시에는 태양광선과 자외선에 과도한 노출을 피하기 위해 보호의복, 선글라스와 보호화장품 등을 사용하도록 한다.
- Mercaptopurine 투여 환자는 약물의 독성을 감소시키기 위해 음주를 피한다.
- Methotrexate 투여 환자는 오심, 구토가 조절되지 않거나 발열, 인후통, 근육통, 이상 출혈이 있으면 즉시 의사에게 보고하도록 교육한다. 알코올, salicylates, NSAIDs, 태양광선이나 자외선의 과다노출을 피한다. 남성과 가임여성은 3개월 이상 피임해야 함을 교육한다.
- Taxanes, 특히 paclitaxel 투여 환자는 신경이상 증상이나 징후(사지의 저림, 무감각)를 즉시 의사에게 보고한다.
- 다른 항종양제와 함께 etoposide, teniposide 투여 시, 백혈구 수가 감소하면 환자에게 주변의 아픈 사람과의 접촉을 피하도록 교육한다. 출혈, 멍, 호흡곤란, 발열, 인후통, 오한 시에는 즉시 의사에게 보고한다.
- Asparaginase와 pegaspargase 투여 환자는 수분섭취를 증가하도록 격려하며, 오심, 구토, 출혈, 과도한 피로, 발열, 감염증상이 있을 때 즉시 의사에게 보고하도록 교육한다.
- 표적약물치료는 주로 건강한 세포를 아끼면서 암세포의 성장에 관여하는 특정 분자를 인식하는 약물을 이용하며, 이 치료법은 폐, 유방, 갑상선, 신장병 치료에 사용된다.

기억해야 할 사항

- 종양은 조절되지 않는 세포성장이 특징인 질환이다.
- 악성은 양성의 반대 용어로, 무형과 전이성, 침윤성을 특징으로 하는 신생물을 말한다.
- 종양은 일반적으로 기원이 되는 조직을 기준으로 상피조직(암종), 결합조직(육종), 림프(림프종), 백혈구(백혈병)로 분류한다.
- 항종양제는 악성종양을 치료하는 약물로, 세포주기특이약물과 세포주기비특이약물이 있다.
- 세포주기특이약물은 세포성장주기 중 특정 단계에 있는 종양세포를 죽이는 작용을 한다. 세포주기비특이약물은 세포성장주기에 상관없이 모든 단계의 종양세포를 죽인다.
- 화학요법 또는 항종양제치료는 매우 정교한 기술과 통찰력 있는 간호중재를 필요로 하므로, 간호사는 능동적으로 행동해야 하고 상황에 맞는 정확한 결정을 내려야 한다.
- 세포주기특이약물은 항대사제(antimetabolites), 유사분열억제제(mitotic inhibitors), 알칼로이드 국소이성화효소 II 억제제, 국소이성화효소 I 억제제, 항종양효소(antineoplastic enzymes)로 분류한다.
- 항대사제는 세포주기특이 길항제 유사체(cell cycle-specific antagonistic analogues)로, 중요한 세포대사를 방해한다.
- 식물에서 추출한 2종류의 항종양제는 paclitaxel과 docetaxel이다. Docetaxel은 약리학적으로 paclitaxel과 유사하다.
- 국소이성화효소 I 억제제인 topotecan과 irinotecan은 비교적 새로운 항종양제이다.
- 항종양효소는 asparaginase와 pegaspargase가 있다.
- 세포보호제(cytoprotective drug)로 분류되는 약물군이 항종양제의 세포독성을 감소시키는 데 도움이 된다.
- 다양한 악성종양에서 표적요법이 널리 사용되고 있다.

REVIEW QUESTIONS

1. A patient is experiencing stomatitis after a round of chemotherapy. Which intervention by the nurse is correct? Select all that apply.
   a. Rinse the mouth with commercial mouthwash twice a day.
   b. Clean the mouth with a soft-bristle toothbrush and warm saline solution.
   c. Use lemon-glycerin swabs to keep the mouth moist.
   d. Keep dentures in the mouth between meals.
   e. Rinse the mouth with water every 2 hours while awake.

2. The nurse is caring for a patient who becomes severely nauseated during chemotherapy. Which intervention is most appropriate?
   a. Encourage light activity during chemotherapy as a distraction.
   b. Provide antiemetic medications 30 to 60 minutes before chemotherapy begins.
   c. Provide antiemetic medications only upon the request of the patient.
   d. Hold fluids during chemotherapy to avoid vomiting.

3. The nurse monitors a patient who is experiencing thrombocytopenia from severe bone marrow suppression by looking for which of these?
   a. Severe weakness and fatigue.
   b. Elevated body temperature.
   c. Decreased skin turgor.
   d. Excessive bleeding and bruising.

4. A patient receiving chemotherapy is experiencing severe bone marrow suppression. Which potential problem is the highest priority at this time?
   a. Extreme fatigue
   b. Risk for infection
   c. Changing body image
   d. Reduced physical mobility

5. If extravasation of an antineoplastic medication occurs, which intervention will the nurse perform first?
   a. Apply cold compresses to the site while elevating the arm.
   b. Inject subcutaneous doses of epinephrine around the IV site every 2 hours.
   c. Stop the infusion immediately while leaving the catheter in place.
   d. Inject the appropriate antidote through the IV catheter.

6. The nurse is assessing a patient who has experienced severe neutropenia after chemotherapy and will monitor for which possible signs of infection? (Select all that apply.)
   a. Elevated WBC count
   b. Fever
   c. Nausea
   d. Sore throat
   e. Chills

7. A patient will receive asparaginase (Elspar) IV 1,000 units/kg/day for 10 days. The patient weighs 297 pounds. The pharmacy department will prepare the medication for the IV infusion. How much drug will be given per dose?

8. The nurse is assessing a patient who has developed anemia after two rounds of chemotherapy. Which of these may be indications of anemia? (Select all that apply.)
   a. Hypoxia
   b. Fever
   c. Infection
   d. Bleeding
   e. Fatigue

정답 **1. b, e** **2. b** **3. d** **4. b** **5. c** **6. b, d, e** **7. 135,000units per dose** **8. a, e**

참고문헌

REFERENCES

Au-Yeung, G., Webb, P. M., DeFazio, A., et al. (2014). Impact of obesity on chemotherapy dosing for women with advanced stage serous ovarian cancer in the Australian ovarian cancer study (AOCS). *Gynecologic Oncology*, 133, 16.

Chatelut, E., & Puisset, F. (2014). The scientific basis of body surface area-based dosing. *Clinical Pharmacology & Therapeutics*, 95, 359.

Duffy, M. J. (2013). Tumor markers in clinical practice: a review focusing on common solid cancers. *Medical Principles and Practice: International Journal of the Kuwait University, Health Science Centre*, 22(1), 4–11.

Griggs, J. J., Mangu, P. B., Anderson, H., et al. (2012). Appropriate chemotherapy dosing for obese adult patients with cancer: American Society of Clinical Oncology clinical practice guideline. *Journal of Clinical Oncology: Official Journal of the American Society of Clinical Oncology*, 30, 1553.

Kotronoulas, G., Kearney, N., Maquire, R., et al. (2014). What is the value of the routine use of patient-reported outcome measures toward improvement of patient outcomes, processes of care, and health service outcomes in cancer care? A systematic review of controlled trials. *Journal of Clinical Oncology: Official Journal of the American Society of Clinical Oncology*, 35, 1480.

Hesketh, P. J., Bohlke, K., Lyman, G. H., et al. (2016). Antiemetics: American society of clinical oncology focused guideline update. *Journal of Clinical Oncology: Official Journal of the American Society of Clinical Oncology*, 34, 381.

National Cancer Institute. Tumor markers. 2015. Available at http://www.cancer.gov/about-cancer/diagnosis-staging/diagnosis/tumor-markers-fact-sheet. (Accessed 26 August 2018).

Vachani, C. Patient guide to tumor markers. April 28, 2016. Available at https://www.oncolink.org/cancer-treatment/procedures-diagnostic-tests/blood-tests-tumor-diagnostic-tests/patient-guide-to-tumor-markers. (Accessed 26 June 2016).

41

항종양제 2: 세포주기비특이약물 및 기타 약물

ANTINEOPLASTIC DRUGS PART2: CELL CYCLE-NONSPECIFIC AND MISCELLANEOUS DRUGS

학습목표

이 장을 학습한 후 학생들은:

1. 종양생성과 관련된 개념, 종양의 유형, 관련용어, 세포주기비특이약물 및 기타 약물을 포함한 치료 종류 등을 설명한다.
2. 세포주기비특이약물과 호르몬제제, 기타 약물을 분류한다.
3. 기타 항종양제와 호르몬제제를 포함한 세포주기비특이약물의 일반적인 부작용과 독성효과에 대해 논의한다.
4. 기타 항종양제와 호르몬제제와 같은 세포주기비특이약물에 대한 해독제와 관련된 치료법에 대해 논의한다.
5. 기타 항종양제와 호르몬제제와 같은 세포주기비특이약물에 대한 작용, 적응증, 투여경로, 주의사항, 금기증, 및 약물상호작용을 기술한다.
6. 세포주기비특이약물 및 그 특성에 대한 지식을 통합적인 간호계획 개발에 적용한다.
7. 세포주기비특이약물과 관련된 주요 부작용에 대해 간략하게 기술한다.
8. 세포주기비특이약물의 혈관외유출 관리에 사용되는 프로토콜과 해독제에 대해 논의한다.

주요용어

다기능성(polyfunctional) 알킬화 약물 한 개의 분자가 종양세포 DNA의 몇 개의 분자를 알킬화시키는 작용을 설명하는 말

알킬화(alkylation) 유기화합물의 활성수소원자를 알킬기로 치환하는 화학반응. 알킬화는 종양세포의 DNA에 손상을 주어 죽음에 이르게 함

이기작용성(bifunctional) 2개의 반응성 알킬그룹을 가지고 있는 분자로 이루어진 알킬제제로, DNA 분자의 2부위를 알킬화시킬 수 있음

혈관외유출(extravasation) 동맥내 또는 정맥내로 투여된 약물이 동맥과 정맥 주변의 조직공간으로 새는 것. 특히 항종양제인 경우 심각한 조직손상의 원인이 됨

개요

OVERVIEW

이 장은 40장에 이어 항종양제의 다른 분류를 설명하고자 한다. 40장에서는 세포성장주기에서 특정 단계 동안 암세포에 효과적인 다양한 항종양제에 대해 설명하였다. 이와는 다르게 본 장에서는 세포주기와 관계없이 작용하는 항종양제약물에 초점을 맞추려고 한다. 세포성장주기에 대한 설명은 40장을 참조한다.

세포주기비특이 항종양제

CELL CYCLE-NONSPECIFIC ANTINEOPLASTIC DRUGS

세포주기비특이 항종양제에는 알킬화약물(alkylating drugs)과 세포독성항생제(cytotoxic antibiotics)의 2종류가 있다.

알킬화약물 ALKYLATING DRUGS

최초의 알킬화약물은 제1차 세계대전 시 화학전쟁 물질로 사용된 고전적 알칼화약물(nitrogen mustard)로 알려진 mechlorethamine이다. 이 약물은 알킬화약물의 원형(prototype)으로 현재까지 종양치료제로 사용되고 있다. Mechlorethamine의 항종양작용은 20세기 중반에 밝혀졌으며, 종양치료를 위해 많은 유사체들이 합성되었다. 이 계통의 약물을 nitrogen mustards라고 부른다.

현재 임상에서 사용하고 있는 알킬화약물은 3가지의 범주로 나눌 수 있다. Nitrogen mustards와는 화학적 구조가 다르지만 알킬화작용을 나타내는 nitrosoureas, nitrogen mustards와 화학구조가 다르면서 부분적으로 알킬화작용을 나타내는 기타 알킬화약물 등으로 나눈다. 이들 약물은 다양한 종양치료에 사용된다. 각각의 범주에 해당하는 약물은 다음과 같다.

Nitrogen mustards

- chlorambucil
- cyclophosphamide

- ifosfamide
- mechlorethamine
- melphalan

Nitrosoureas

- carmustine
- lomustine
- streptozocin

기타 알킬화약물

- altretamine
- busulfan
- carboplatin
- cisplatin
- dacarbazine
- oxaliplatin
- procarbazine
- temozolomide
- thiotepa

작용기전 및 약물효과 Mechanism of Action and Drug Effects

알킬화약물은 DNA의 화학구조를 변화시킴으로써 종양세포의 복제를 방해하는 작용을 한다. 알킬화약물 구조의 일부인 알킬 그룹은 공유결합을 형성함으로써 DNA 분자와 결합한다. 결과적으로 DNA 가닥 사이에 비정상적으로 결합해 손상된 핵산을 생성함으로써 정상적으로 세포복제를 할 수 없게 하여, 세포사멸을 초래한다. 알킬화약물은 참여할 수 있는 알킬화작용의 수에 의해 분류된다. 이중기능 알킬화약물은 DNA의 두 부위를 알킬화시킬 수 있으며, 다중기능 알킬화약물은 여러 부위에서 알킬화작용을 나타낸다. 그림 41.1는 이중나선구조의 DNA에서 알킬화약물이 작용하는 부위를 보여주고 있다.

적응증 Indications

알킬화약물은 고형종양과 혈액종양을 포함한 광범위한 악성종양에 효과적이다. 다른 알킬화약물이 치료에 사용되는 다양한 유형의 암의 일반적인 예는 표 41.1에 열거되어 있다.

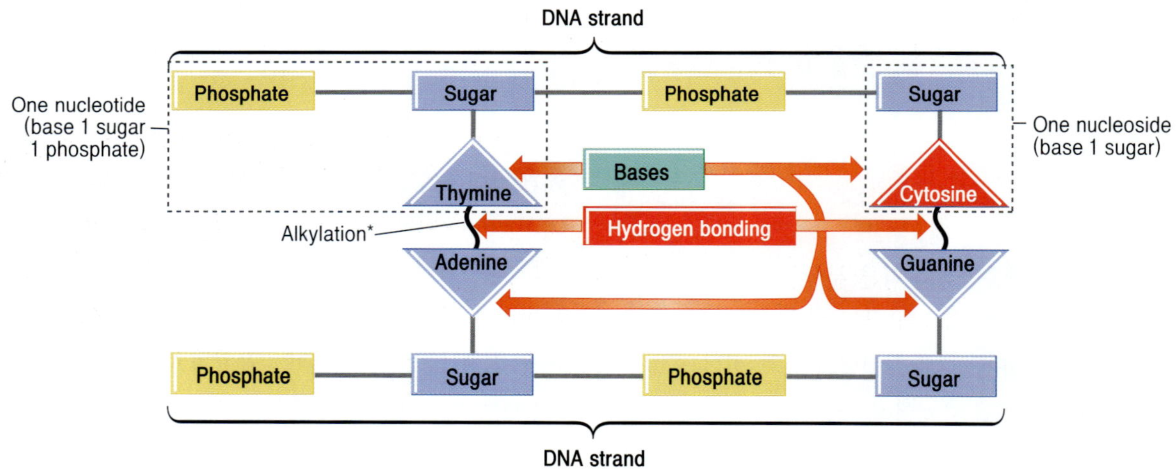

그림 41.1 DNA 구조와 알킬화제제의 작용(*)부위.

표 41.1 적응증: 주요 알킬화약물

약물명(임신범주)	약리학적 분류	적응증
cisplatin (Platinol-AQ) (D)	백금함유 알킬화약물	전이성 정소, 난소, 방광종양, 뇌종양, 식도암, 두경부암, 자궁경부암, 폐암
cyclophosphamide (Cytoxan) (D)	알킬화약물	호지킨림프종, 비호지킨림프종, 백혈병, 유방암, 난소암, 정소암, 망막모세포종, 모든 고형성 종양
mechlorethamine (Mustargen) (D)	알킬화약물	호지킨림프종, 비호지킨림프종, 백혈병, 기관지원성 암종

표 41.2 알킬화약물: 유해효과

약물	유해효과
busulfan	폐섬유증
carboplatin[a]	신독성, 신경독성, 골수억제
cisplatin	신독성, 말초신경병증, 이독성
cyclophosphamide	출혈성 방광염

[a]Carboplatin은 신독성과 신경독성은 적지만 cisplatin보다 골수억제가 크다.

유해효과 Adverse Effects

알킬화약물은 40장에서 설명한 용량한계 유해효과(예: 위장관계 독성 및 골수억제)의 원인이 될 수 있으며, 또 다른 유해효과는 표 41.2에 설명되어 있다. 알킬화약물의 구토 가능성은 Box 40.1에 제시되어 있다. 유해효과의 심각성 때문에 주의해야 하지만, 예방하면 최소화 또는 소실시킬 수 있다. Cisplatin에 의한 신독성은 수액주입 환자에서 적절한 수액공급에 의해 예방할 수 있다.

항종양제 특히 doxorubicin의 혈관외유출은 주변 조직을 손상 또는 괴사시킬 수 있다(Box 41.1). 혈관외유출 시 해독제는 표 41.3에 정리되어 있다.

상호작용 Interactions

약물의 상호작용을 예방하는 중요한 원리는 항종양제와 유사한 독성을 나타내는 다른 약물을 병용하지 않는 것이다. Cisplatin은 신독성이 있는데, aminoglycoside계 항생제(gentamicin, tobramycin, amikacin)와 병용하면 신독성이 심해져서 결과적으로 신기능부전이 초래된다. 골수기능을 억제하는 mechlorethamine, cyclophosphamide는 방사선요법이나 골수기능억제 유해효과가 있는 항종양제와 병용하지 말아야 한다.

BOX 41.1 항종양제의 혈관외유출

항종양제치료 시 약물의 혈관외유출은 광범위한 부작용 중의 하나로, 피부이식이 필요할 정도의 심한 조직손상과 사지를 절단할 수도 있는 다른 부위의 손상을 초래한다.

세포주기특이약물 또는 세포주기비특이약물들은 대부분 혈관내로 투여되기 때문에 혈관외유출의 지속적인 위험성이 있으므로 결과적으로 신경, 인대, 근육의 영구적인 손상을 초래할 수 있다. 그러나 인지적이고 기술적인 간호중재는 이러한 위험성을 예방할 수 있으며, 혈관외유출이 발생했다 하더라도 조직손상을 최소한으로 줄일 수 있다. 이러한 이유 때문에 장기치료 시에는 말초혈관보다 중심정맥을 이용한 정맥내 카테터를 이용하는 것이 효과적이다.

정맥 카테터를 가지고 있으면 약물과 IV부위의 자극 또는 수포로 인해 어떤 경우라도 침윤(infiltration)이 발생할 수 있다. 말초정맥은 작아서 혈액에 의해 약물이 잘 희석되지 않기 때문에 침윤 시 근육, 인대, 건 등 주변 조직에 더 심하고 비가역적인 손상을 초래한다. 혈관외유출 시 발생하는 문제를 피하기 위해 발포성(vesicant) 약물 투여 시에는 중심정맥을 이용한다.

발포성 약물의 혈관외유출이 의심되면 즉시 다음과 같은 처치를 해야 하며, 정확한 방법으로 해독제를 투여해야 한다: (1) 즉시 약물투여를 중단하고, 의사에게 보고한다. 이때 카테터는 제거하지 않는다. (2) 카테터에 남아있는 약물과 혈액을 제거한다. (3) 해독제 사용, 냉온찜질 적용 및 멸균드레싱 적용에 대해 병원지침을 따르거나 의사에게 의뢰한다. 주입부위의 사지를 상승시킨다. 혈관외유출 사건의 전체 내용을 간호과정 단계별로 기록한다.

Data from National Institutes of Health. Available at www.ncbi.nlm.nih.gov/. Internet resources for additional information include www.cancer.org, www.oncolink.org/index.cfm, and www.acponline.org. Accessed October 12, 2018.

세포독성 항생제 항종양제 Cytotoxic Antibiotic Antineoplastic Drugs

세포독성 항생제는 곰팡이 *Streptomyces*에 추출한 천연물질이거나 화학적으로 합성된 반합성물질이다. 세포독성 항생제는 다른 종양제와 마찬가지로 일반적인 독성뿐만 아니라 골수기능도 억제한다. 한 가지 예외가 있는데, bleomycin은

표 41.3 알킬화약물 혈관외유출: 해독제

약물	해독제 준비	방법
carmustine	멸균 NS 1mL와 sodium bicarbonate 1mEq/mL에 이미 섞여있는 용액을 동량 섞음; 결과적으로 용액농도는 0.5mEq/L	1. 침윤부위에 피하주사와 함께 기존 IV 경로를 통해 2~6mL IV 투여 2. 냉찜질 3. 총 주입량이 10mL를 넘지 말 것(0.5mEq/L 용액)
mechlorethamine	증류수 6mL에 10% sodium thiosulfate 4mL 섞음	1. 침윤부위에 피하주사와 함께 기존 IV 경로를 통해 5~6mL IV 투여 2. 수시간 이상 피하주사를 반복함 3. 냉찜질 4. 총 주입량은 정해지지 않음

표 41.4 적응증: 주요 세포독성 항생제

약물명(임신범주)	약리학적 분류	적응증
Anthracycline 항생제		
doxorubicin, conventional (Adriamycin, Rubex) (D)	Anthracycline	유방암, 골종양, 난소암, 백혈병, 신경모세포종, 호지킨림프종, 비호지킨림프종
doxorubicin, liposomal (Doxil) (D)	Anthracycline	AIDS 관련 카포시육종, 반복되는 전이성 난소암
Anthracenedione 항생제		
mitoxantrone (Novantrone) (D)	Anthracenedione	전립선암, 급성골수성 백혈병

AIDS, Acquired immunodefi ciency syndrome

폐독성(폐섬유증, 폐렴)을 나타낸다. 그 외 항생제와 관련된 심한 독성은 심부전(daunorubicin), 드물게 급성 좌심부전(doxorubicin)이 있다. 많이 사용되는 항생제는 다음과 같이 분류한다.

Anthracyclines

- daunorubicin
- doxorubicin
- epirubicin
- idarubicin
- valrubicin

기타 세포독성 항생제

- bleomycin (세포주기특이약물)
- dactinomycin
- mitomycin
- mitoxantrone

작용기전 및 약물효과 Mechanism of Action and Drug Effects

세포독성 항생제는 세포주기비특이약물이다. 작용기전은 삽입(intercalation)이라고 불리는 과정을 통해 종양세포의 DNA에 작용한다. 삽입은 약물분자가 DNA의 이중가닥 사이에 들어가 DNA 합성을 방해하는 것을 말한다.

세포독성 항생제는 국소이성화효소 II의 작용을 억제해서 DNA 가닥을 파괴한다. 또한 자유라디칼을 생성하여 DNA 가닥을 파괴하고 세포를 사멸시킨다.

적응증 Indications

고형종양뿐 아니라 일부 혈액종양을 치료하는 데 사용된다. 적응증은 표 41.4를 참조한다.

유해효과 Adverse Effects

모든 항종양제와 마찬가지로 세포독성 항생제도 탈모, 오심, 구토, 골수기능억제 등이 나타난다. 약물의 구토 가능성은 Box 40.1에 제시되어 있다. 중요한 유해효과는 표 41.5을 참조한다.

독성 및 과량투여의 관리. 심근장애는 doxorubicine의 과량투여와 관련이 있다. multiple-gated acquisition (MUGA) scans를 이용해 심박출분율(cardiac ejection fraction)을 관찰하고, dexrazoxane과 같은 세포보호제의 사용이 광범위한 독성 발생을 감소시킬 수 있다. Box 41.2에 doxorubicine의 혈관외유출 시 관리법이 설명되어 있다.

상호작용 Interactions

화학요법에 사용하는 항생제는 여러 약물들과 상호작용하고 있다. 다른 항종양제나 방사선요법과 병용 시 독성이 증가하는 경향을 보인다. 특히 bleomycin과 doxorubicine은 혈청 digoxine 농도를 증가시키는 원인이 되므로, digoxine과 함께 위 약물을 병용투여하는 환자에서는 digoxine 독성 징후를 반드시 관찰해야 한다(9장 참고).

표 41.5 세포독성 항생제: 유해효과

약물	유해효과
bleomycin	폐섬유증, 폐렴
dactinomycin, daunorubicin	간독성, 혈관외유출 시 조직손상, 심부전
doxorubicin, idarubicin	간과 심혈관계 독성
mitomycin	간, 신장, 폐독성
mitoxantrone	심혈관계 독성
plicamycin	혈관외유출 시 2차적인 조직손상

BOX 41.2 Doxorubicin 혈관외유출 시 치료법

1. 일단 확인되면 처방자에게 연락하여 사정하고 문서화한다. 즉시 응급 관리를 시작한다.
2. IV 주입은 즉각 중단한다. 심각한 혈관외유출에 대한 치료 프로토콜은 단순한 것에서부터 급성 상해를 위한 적극적인 관리에 이르기까지 다양할 수 있으며, 상처 관리는 다양하게 접근될 수 있다.
3. 말초 혈관이 침윤되었다면 주입을 중지하고, 캐뉼러는 그대로 남겨두고, 혈관외유출 부위를 표시하고 처방자에게 연락을 한다. 유출된 약물을 흡인하고 캐뉼러로부터 혈액을 다시 끌어내도록 시도한다. 병원의 프로토콜이 허용되면 0.9% 염화나트륨 주입이 도움될 수 있다. 열 또는 냉요법 적용은 개별적인 처방에 따라야 한다. 처방에 따라 사지를 상승시키고 휴식을 취한다.
4. 중심선(central line)이라면, 주입을 중지하고, 중심선에서 약물을 흡인하고, 선은 그대로 남겨두고 처방자에게 연락을 한다. 이 시점부터의 관리는 중심선의 종류에 따라 달라질 수 있다.
5. 성형외과와의 협진이 필요할 수도 있다.

Internet resources for additional information include www.cancer.org ,www.oncolink.org/index.cfm, and www.acponline.org. Accessed October 12, 2018.
Data from Al-Benna, A., O' Boyle, C.,& Holley, J. (2013). Extravasation injuries in adults. ISRN Dermatology. Available at www.ncbi.nlm.nih.gov/pmc/articles/PMC3664495

기타 항종양제

MISCELLANEOUS ANTINEOPLASTICS

기타 항종양제는 독특한 구조와 작용기전 때문에 기존의 항종양제 종류와 구별된다. 기타 항종양제에는 bevacizumab, everolimus, hydroxyurea, ipilimumab, imatinib, mitotane, ofatumumab, pazopanib, romidepsin, sorafenib, sunitinib, 호르몬제제(hormonal drugs), 방사성 항종양제(radioactive and related antineoplastic drugs) 등이 있다.

안전과 질 향상: 투약오류의 예방

발음이 유사한 약물: "Rubicins"

화학요법제 anthracycline은 동일음 접미사를 가지고 있으며, 일반적으로 "Rubicins"라고 불리는데 daunorubicin, doxorubicin, epirubicin, idarubicin, valrubicin 등이 포함된다. 이러한 약물들은 동일한 군이지만 적응증이나 약물의 효과는 다르다. 약물사고는 한 가지 "rubicin"을 다른 것으로 혼동해서 자주 발생하기 때문에, "rubicin"이라고 하기보다는 상품명이나 일반명을 사용해야 한다.

호르몬제제

HORMONAL ANTINEOPLASTICS

호르몬제제는 남성과 여성의 종양치료에 사용된다. 성호르몬은 특정 악성종양(특히 유방암과 전립샘암)의 성장을 촉진시키므로, 반대작용을 하는 호르몬투여 또는 성호르몬수용체 차단제 투여가 치료효과를 얻을 수 있다. 호르몬 제제는 일반적으로 완화제 또는 보조제로 사용된다.

여성의 유방암치료에 가장 많이 사용하는 호르몬제제로는 aromatase 억제제인 anastrazole과 aminoglutethimide, 선택적 estrogen 수용체 조절제인 tamoxifen과 toremifene, progestin인 megestrol과 medroxyprogesterone, androgens인 fluoxymesterone과 testolactone, estrogen 수용체 길항제인 fulvestrant 등이 있다.

남성의 전립선암치료 호르몬제제로는 항안드로겐(antiandrogens)인 bicalutamide, flutamide, nilutamide; 항호르몬제제로 estramustine이 있다. 호르몬제제의 유해효과는 표 41.6에 설명되어 있다.

표 41.6 호르몬 항종양제: 유해효과

분류	약물	유해효과
Aromatase inhibitors	anastrozole, aminoglutethimide	혈관확장, 고혈압, 열감, 기분변화, 쇠약, 관절염
Selective estrogen receptor modulators	tamoxifen, toremifene	고혈압, 말초부종, 기분변화, 우울, 열감, 오심, 쇠약
Progestins	megestrol, medroxyprogesterone	고혈압, 흉통, 두통, 체중증가, 간독성, 어지러움, 복통
Androgens	fluoxymesterone, testolactone	불규칙한 생리, 여성의 남성화, 여성형유방, 다모증, 여드름, 불안, 두통, 오심
Estrogen receptor antagonists	fulvestrant	혈관확장, 통증, 두통, 열감, 오심, 구토, 인두염
Antiandrogens	bicalutamide, flutamide, nilutamide	말초부종, 통증, 열감, 여성형유방, 빈혈, 오심, 설사
Gonadotropin-releasing hormone agonists	leuprolide, goserelin	발진, 주사 시 통증, 탈모, 신체 냄새
Antineoplastic hormone	estramustine	부종, 호흡곤란, 다리 저림, 유방 압통, 오심, 식욕부진, 설사

❖ 간호과정 NURSING PROCESS

항종양제는 가장 독성이 강한 약물이기 때문에 심각한 합병증과 유해효과가 나타날 수 있다. 간호는 종양에 대한 포괄적인 지식과 치료, 치료 종류별 효과에 근거해 이루어져야 한다.

◆ 사정 Assessment

간호력, 투약, 과거와 현재병력을 사정하고, 활력징후를 측정하고 기록한다. 약물상호작용의 가능성뿐만 아니라 금기증, 주의해야 할 상태 등을 기록한다. 피부와 구강점막의 통합성, 피부탄력성, 의식상태 및 각성, 운동과 감각기능, 반사, 이상감각을 포함한 신경기능상태, 장음, 장습관, 소변색깔, 양, 냄새, 호흡률, 리듬, 깊이, 호흡음, 심음을 포함한 전신의 신체사정을 수행한다. 체액과 전해질농도, 적혈구와 백혈구 수, 헤마토크리트, 헤모글로빈, 신장과 간기능 검사, 혈청알부민 검사를 실시한다.

알킬화제제를 투여받는 환자는 골수억제(carboplatin), 폐섬유증(pulmonary fibrosis), 신독성 및 신경독성(carboplatin보다는 cisplatin에서), 출혈방광염(cyclophosphamide)이 발생할 수 있으므로 철저한 간호사정을 수행한다(40장의 사정 참조). 심부건반사(deep tendon reflex)와 기저청력을 사정하고 결과를 기록한다. 모든 폐기능 기저치 결과를 사정하고 호흡계를 철저하게 사정한다. 고용량의 cyclophosphamide는 출혈방광염을 일으키므로 배뇨양상과 복부증상을 기록한다. 출혈방광염을 피하기 위해 cyclophosphamide를 투여하기 전에 수화(hydration) 정도를 기록해둔다.

세포독성 항생제(예: bleomycin)와 관련된 중요한 유해작용의 하나는 폐섬유증이다. 여러 가지 검사(예: 방사선촬영, CT, MRI, 동맥혈가스분석치, CO_2와 O_2분압) 결과도 사정한다. Dactinomycin과 daunorubicin을 정맥주사할 때, 혈관외유출이 되면 피부 및 지지조직(예: 근육, 인대)을 괴사시킬 위험이 크기 때문에 중심정맥내에 심은 카테터(예: Port-A-Cath 또는 MediPort)를 통해서 주사한다. 혈관외유출에 관한 설명은 표 41.3과 Box 41.3을 참고한다. 심장질환이나 흉곽 방사선치료를 받았던 사람에게 dactinomycin, daunorubicin 및 doxorubicin을 투여할 때에는 특히 심혈관계 독성을 주의하여야 한다. 약물축적에 의한 심장독성의 위험이 있기 때문에 심박출분률(cardiac ejection fraction)을 치료 시작 전과 치료하는 동안에 CT와 초음파로 사정한다.

호르몬 항암제를 사용할 때에는 건강상태, 간호 및 투약기록을 철저하게 확보해야 한다. 이 범주에 속하는 약에 대해서는 47장과 48장에서 자세하게 다룬다. Fulvestrant, tamoxifen, raloxifene 및 toremifene 등의 estrogen 길항제와 관련된 사정에는 종양 estrogen 수용체 검사, CT, 방사선촬영 및 기타 진단용 검사 등의 결과분석이 포함된다. 통증, 감각이상, 두통의 기저치와 함께 신경과적 사정(40장과 47장 참조)을 수행한다. 혈관확장과 안면홍조의 유해작용이 나타나므로 폐경증상을 사정한다. 또한 오심과 구토를 일으키므로 위장관계 사정도 필요하다.

Androgens(예: fluoxymesterone 또는 testosterone)을 사용할 때에는 생리불규칙이 나타날 수 있으므로 생리관련 문제와 부인과적 과거력을 면밀하게 확보한다. 또한 여성인 경우에는 여드름, 다모증(hirsutism), 남성화가 올 수 있고, 남성인 경우에는 여성유방증(gynecomastia)이 유해작용으로 나타날 수 있으므로 환자의 체형과 자존감에 대한 사정도 중요하다. Androgen에 대한 더 자세한 설명은 48장을 참조한다.

Bicalutamide, flutamide 및 nilutamide 등의 antiandrogen은 말초부종을 일으킬 수 있으므로 심장질환에 대하여 철저하게 사정해야 한다. 기존의 심장질환이 악화될 수 있고 오심, 설사 및 안면홍조가 나타날 수 있으므로 위장관계와 부인과 사정을 철저하게 한다. 또한 기형발생의 위험이 있기 때문에 산아제한에 대한 동의기록을 받는 것이 중요하다. 남자의 정자생성이 영향을 받을 수 있으며(40장 참조), 항안드로겐

BOX 41.3 발포성 항종양제의 준비와 투여 시 고려점

항종양제의 준비와 투여에 대해서는 논란의 여지가 있다. 그 이유는 약물을 준비하고 투여하는 간호사가 부정적인 결과를 경험하기 때문이다. 대부분의 기관에서 약제부가 약물혼합(mixing)에 책임을 지고 있으며, 약물준비는 laminar airflow hood를 사용할 수 있고 개인보호장비를 갖춘 환경에서 조심스럽게 이루어지고 있다.

의료인들은 화학요법을 받는 종양 환자를 간호할 때 특별한 보호조치(precaution)를 하도록 교육받고 있다. 즉 변기는 물로 2번 씻고, 환자와 접촉한 모든 물건은 버리도록 하며, 반드시 개인보호장비를 착용하도록 한다. 아무리 작은 화학요법의 흔적이라도 완전히 제거하기 위해 특수 spill kit를 사용한다. 이러한 보호조치는 항종양제의 세포독성효과로부터 의료인을 보호하기 위한 것이다.

항종양제에 대한 적절한 최신 지식을 얻는 것이 매우 중요하다. 항종양제를 다루는 간호사들은 항종양제투여 자격증을 취득해야 하며, 개정된 다양한 투여방법에 따른 수행능력을 갖춰야 한다. 준비에 사용된 모든 용기와 장비들은 주입이 완료되면 적절하게 폐기하고, 손과 노출부위는 안전을 위해 깨끗하게 씻는다.

효과 때문에 성기능의 감소 또는 욕구 감소가 생길 수 있다.

Leuprolide, goserelin 같은 생식샘자극호르몬 유리호르몬 작용제(gonadotropin-releasing hormone)를 사용하려면 약물알레르기를 사정한다. 이러한 약물을 복용하는 여성은 비호르몬성 피임제를 복용해야 하기 때문에 피임에 관해 사정한다. 의사는 치료 전과 치료하는 동안, 남성 환자의 혈청 testosterone과 prostatic acid phosphatase 검사를 지시할 것이다. 치료 시작 첫째 주에는 이 수치가 증가하지만 4주에는 기준치로 돌아간다.

항부신제제(예: mitotane)를 복용하는 환자는 기초 사정 외에 오심과 구토가 흔한 유해작용이므로 위장관계를 사정한다. Glucocorticoids와 mineralocorticoids 등의 기타 항종양제는 부신기증부전을 예방하기 위해 투여할 수도 있고 치료를 위해서도 투여한다. 검사결과를 토대로 부신의 기저기능을 아는 것이 중요하다.

기타 항종양제인 hydroxyurea를 투여할 때에는 약물에 의한 유해작용 때문에 기저 혈액소견과 함께 간, 신장, 신경계 및 폐기능을 사정한다. 혈관생성억제제(angiogenesis inhibitors)인 bevacizumab를 사용할 때에는 심혈관계, 중추신경계, 위장관계 및 신기능을 사정한다. 유해작용으로 나타나는 저혈압, 고혈압, 두통, 통증, 어지럼증, 오심, 구토, 설사 및 신독성을 사정한다. 전립선암에 사용되는 신약인 Sipuleucel-T (Provenge)는 본래 항암 치료제가 아니라 자가 세포 면역 치료제이다. sipuleucel-T는 주입 반응 및 그 사용이 전문적인 훈련을 받은 처방자에게만 제한된다. Ceritinib은 부작용으로 서맥과 QTc 간격의 변화를 유발하므로 혈압, 맥박수 및 심전도 결과를 가지고 심혈관상태를 평가해야 한다. 또한 간질성폐질환이나 폐렴의 부작용을 초래할 수 있으므로 호흡음, 호흡 패턴, 폐기능을 평가해야 한다. 약물상호작용을 유발하는 것에는 자몽 주스, CYP3A4 억제제/유도제, conivaptan 및 QTc 간격을 연장하는 모든 약물이 포함된다.

◆ 환자상태 Human Need Statements

1. 세포독성 항생제와 관련된 심장독성의 부작용과 관련된 심박출량 감소로 인한 변화된 산소화
2. 항종양제의 부작용과 관련된 위장관 배설, 설사 변화
3. 항종양치료로 인한 식욕부진, 오심, 구토와 관련된 영양불균형 변화

◆ 계획: 결과판정 Planning: Outcome Identification

1. 환자는 적절한 체중, 적절한 활동 에너지, 적절한 수분섭취, 균형 잡힌 식이를 통해 호흡곤란, 가슴 통증, 비정상적인 혈압과 맥박 수를 보고하면서 정상 혈압과 맥박 수의 심기능(120/80mmHg; 60~100bpm)과 정상 산소화 정도를 유지한다.
2. 자극적인 음식과 음료를 피하면서 설사를 적게 하여 정상으로 회복하고, 처방된 예방약(설사의 경우)을 복용한다.
3. 환자는 적절한 수분섭취, 허용되는 균형잡힌 식사, 처방된 영양보조제, 문제가 있는 음식과 음료의 섭취를 피함으로써 건강한 영양상태를 회복하고 유지한다.

◆ 수행 Implementation

간호사는 항종양제 약물과 약물의 작용, 세포분열에 미치는 약물의 영향 등에 대해 완전하게 알고 있어야 한다. 알킬화약물은 발암성, 돌연변이성 및 기형을 발생할 가능성이 있으므로 다른 항암제와 마찬가지로 매우 주의해서 다루어야 한다 (Box 41.3).

알킬화약물을 투여받는 환자에게 빈혈, 백혈구감소증 및 혈소판감소증 등의 골수 감소와 관련된 문제가 더 많이 발생한다. 감염예방, 에너지 보존, 출혈 및 상해 방지, 오심을 경감시키는 간호에 주력한다. 물을 강제로 많이 마시게 하는 동안 1~2시간마다 또는 필요에 따라 활력징후를 측정하는 것이 이 약물에 대한 간호방법이다. 섭취량과 배설량을 모니터한다. 수화시키기 위해서 정맥으로 주사한다. 구토를 모니터해야 하며, 조절되지 않는다면 의사에게 연락한다. 특히 cisplatin을 투여할 때에는 말초감각이상을 계속해서 모니터해야 한다. 사지가 무감각하거나 따끔따끔한 느낌이 있거나, 귀에서 벨소리 또는 시끄러운 소리가 들리거나 청력이 떨어지면 의사에게 알린다. 말초신경병증을 경험한 환자에게 매우 추운 곳에 가거나 차가운 물건을 만지지 말도록 한다. Cisplatin은 신독성이 있으므로 치료하는 동안에 신기능을 철저하게 모니터한다. Cisplatin 투여용량에 따라 다르지만 금기증이 아닌 경우, 하루에 2,000~3,000mL의 수분을 공급하며, 약물투여 전에 미리 100~200mL/hr로 수화시킨다. 대부분의 약물에서 알루미늄바늘이나 수액세트를 사용하지 않아야 한다. 왜냐하면 수액세트에 있는 알루미늄이 백금성분을 분해하기 때문이다. Cyclophosphamide는 출혈방광염을 일

으키므로 이러한 유해작용을 최소화하기 위해 환자의 수화상태를 유지해야 한다. 알킬화약물, 특히 busulfan은 폐독성이 있다. 그러므로 기침, 호흡곤란 및 비정상적인 호흡음을 계속 모니터해야 한다. 유해반응이 나타나면 즉시 의사에게 알린다. 이 계통의 약물들은 여러 가지 투여경로, 즉 심낭내, 종양내, 방광내로 투여할 수 있다. 제조회사의 지침이나 병원 또는 기관의 방침에 따라 주사하며, 제조회사의 지침에 따라 주사액으로 조제해야 한다. 모든 희석액이 호환되지 않는다.

알킬화약물을 주사할 때 정맥주사부위에 침윤이 여부를 계속해서 관찰하는 것이 매우 중요하다. 약물이 주변조직으로 혈관외유출이 되면 주사부위 주변의 피부가 아프고 차갑고 하얗게 되면서 부어오르면서 주변 조직에 염증이 일어난다. 정맥주사줄 쪽으로 혈액이 역류되지는 않는다. 이 약물들이 자극적이고 발포성이여서 조직을 손상시키기 때문에 침윤 여부가 매우 중요하다. 혈관외유출에 의한 조직손상에 사용되는 해독제가 있다. 알킬화약물의 해독제는 표 41.3을 참조한다. 약물의 혈관외유출을 치료할 때에는 항상 병원 방침에 따른다. 항암제를 정맥주사할 때에는 정맥주사부위와 주입상황을 더 자주 사정한다. 매시간 사정하라는 지침도 있다. 대부분 항암제는 중심정맥내에 심은 카테터(예: Port-A-Cath 또는 MediPort)로 주사한다. 약물을 투여하기 전에 이 장치를 점검해야 한다.

세포독성 항생제 bleomycin 투여 환자에서는 폐기능을 더 자주 모니터해야 한다. 폐렴 발생 시 연속해서 방사선촬영을 하게 되는데, 이때 기저 방사선촬영 소견이 필요하다. Dactinomycin, daunorubicin, doxorubicin과 mitomycin을 투여하는 경우는 치료하는 동안 내내 간과 신기능검사결과를 모니터해야 한다. 특히 doxorubicin, idarubicin, mitoxantrone 치료를 받는 환자에서는 심음, 체중, 혈압, 맥박, 심혈관계 독성 증상(예: 활력징후의 변화, 비정상적인 심음, 호흡곤란, 흉통)을 모니터하는 것이 중요하다. 더구나 체중이 24시간 내에 약 0.09kg 이상 또는 1주일 내에 약 2.26kg 이상 증가하였다면, 이는 심장기능상실을 일으킬 정도로 체액이 저류된 것이다. Mitomycin은 간, 신장과 폐독성이 있다. 치료하는 동안, 이 장기를 면밀하게 모니터하는 것이 환자의 안전을 위하는 길이다.

호르몬 길항제는 유방암과 전립선암에 많이 사용한다. 이 호르몬 길항제 사용에 관한 간호중재와 환자교육은 47장과 48장에서 심도있게 기술하였다. 부신피질호르몬치료와 관련된 간호는 46장에 기술되어 있다.

Hydroxyurea는 흔히 사용되지는 않으나, 어떤 치료계획에 포함되어 사용된다. 이 약물은 경구투여한다. 치료하는 동안 골수억제에 의한 혈소판과 백혈구 수를 모니터해야만 한다. 만일 혈소판 수가 100,000/mm^3 이하 또는 백혈구 수가 2,000/mm^{3}이라면 정상수치로 회복될 때까지 잠시 치료를 중단한다. 빈혈, 피로, 쇠약, 출혈 성향 및 감염에 관한 간호

약물요법과 관련된 검사 수치

항종양제투여 시 혈구 수의 사정과 감시를 위한 근거

검사실검사	정상범위	사정을 위한 이론적 근거
백혈구(WBCs)	5,000~10,000cells/mm^3	백혈구는 감염에 대해 방어하고, 감염 시 숫자가 급격히 증가해서 원인이 되는 세균, 바이러스, 다른 미생물을 공격해 파괴한다. 백혈구 수는 항종양치료의 결과인 골수억제로 인해 감소하는데, 그 수가 2,000cells/mm^3 이하로(백혈구감소증, leukopenia) 떨어지면 심각한 감염과 면역억제의 고위험성이 나타난다.
백혈구 요소(WBC components): 호중구(neutrophils) band 호중구	47~77% 또는 1,500cells/mm^3 이상 0~3%	백혈구의 종류는 호중구, 호산구, 호염기구, 림프구, 단구이다. 미숙한 호중구를 band 호중구라고 하는데, 호중구 수와 함께 band 호중구의 수는 환자의 면역계를 반영한다. 호중구가 500cells/mm^3 이하로 감소하면(호중구감소증, neutropenia) 심각한 감염이 초래된다. band 호중구를 백혈구 감별계수에 포함시키면, 비정상적으로 낮은 수치가 심각한 감염위험성을 강조시킨다.
최저점(nadir)	각 혈구의 정상범위 참조	최저점은 골수세포의 최저수준을 의미한다. 최저점에 도달하는 시간이 짧을수록, 회복시간이 길수록 항종양치료는 성공적이다. 일반적으로 최저점에 도달하는 시간은 10~28일이다. 최저점에 대한 예견은 생물학적 반응조절제와 항생제를 포함한 예방적 치료계획 수립을 위해 종양전문의사와 건강중재팀에게 허용된다.

NOTE: 적혈구와 혈소판 수에 대한 유사한 정보들은 40장을 참조한다. 또한 화학요법은 빈혈, 백혈구감소증, 호중구감소증 및 혈소판감소증으로 중단될 수 있다. 그 수가 복구(때때로 특정약물에 더 신속하게)되면 치료를 다시 시작한다.

중재에 관하여 40장에서 기술하였다. 고요산혈증(hyperuricemia)은 통풍증상(예: 관절이 붓고 아픔)을 일으킨다. 의사의 적절한 처방을 받아야 한다. 항암치료에 의한 세포사로 인하여 요산수치가 증가했을 때 allopurinol이 처방된다. sipuleucel-T의 사용은 전문적으로 훈련된 처방자들에 의해 처방 또는 관리되어야 한다. Ceritinib는 구강으로 투여되며 적어도 식사 2시간 전 · 후에 빈속에 주어져야 한다. 이 치료 중 부작용에 의한 심장과 호흡기상태를 면밀히 관찰해야 한다.

알레르기 또는 아나필락시스 반응에 epinephrine, 항히스타민제 및 소염제를 사용하는 간호중재에 대하여 40장에서 기술하였다. 항암제마다 특색이 있어서 주의사항, 금기, 간호수행 및 독성이 다르다. 어떤 독성을 줄이기 위해 세포보호약물(cytoprotective drugs)이 사용된다. 예를 들면 cisplatin에 의한 신독성을 감소하기 위해 amifostine을 정맥주사한다. 고요산혈증을 줄이기 위해 allopurinol을 경구 또는 정맥주사한다(표 40.6과 Box 40.2 참조). 항암치료는 빠르게 분열하는 암세포뿐만 아니라 빠르게 분열하는 정상세포에게도 영향을 미치므로써 응급상황이 일어날 수 있다는 점을 중시해야 한다. 응급상황으로 감염, 약물주입반응, 알레르기, 심한 궤양을 동반하는 구내염, 출혈, 대사이상, 설사, 간부전, 신부전, 부정맥이나 심부전 등의 심장독성이 올 수 있다(Box 41.4).

BOX 41.4 종양의 응급상황

- 38.1°C(100.5°F) 이상의 고열과 오한
- 구강과 인후의 새로운 궤양과 흰색 반점
- 균열과 출혈을 또는 동반하는 또는 동반하지 않는 혀의 부종
- 치은출혈
- 건조하고 불타는 듯한 느낌의 긁힌 상처가 있거나 부은 인후
- 지속적인 기침
- 배뇨습관의 변화
- 혈뇨
- 오심, 구토, 변비, 2~3일 이상 지속되는 설사, 속쓰림을 포함하는 위장관계 기능변화
- 혈변

◆ 평가 Evaluation

항암치료의 치료반응, 유해작용, 독작용뿐만 아니라, 목표와 결과판단에 대하여 간호를 평가한다. 치료적 반응으로 임상증상의 개선, 종양 크기와 전이속도의 감소 등을 들 수 있다. 목표와 기대하는 결과와 관련한 간호중재의 평가는 유해효과의 감소, 환자 안녕을 위협하는 종양의 영향 감소, 안위감, 영양, 수분섭취의 증진, 일상활동능력과 에너지 증가 등이다. 또한 종양지표 수준, 종양발생 항원, 적혈구 수, 백혈구 수, 혈소판 수 등의 검사결과에 의해 목표 및 기대결과의 도달 수준을 확인할 수 있다. 평가의 일환으로, 항암치료하는 동안과 후에 의사는 방사선촬영, CT, MRI, 조직검사를 일정 간격으로 지시할 수도 있다.

환자중심간호: 환자교육

- 아스피린, ibuprofen의 투여는 과도한 출혈 발생 때문에 금지한다.
- 탈모의 위험에 관해 솔직하게 의논한다.
- 금기가 아닌 한 탈수와 쇠약을 예방하기 위해, cyclophosphamide 치료 시에는 출혈성 방광염의 발생 예방을 위해, 수분을 3,000mL/일 이상 섭취하도록 격려한다.
- 항종양제와 진통제로 인해 설사와 변비가 발생한다. 변비 시에는 과일과 균형식이를 섭취하며, 필요하면 하제를 처방하기도 한다.
- 설사가 있을 수도 있다. 환자에게 맵고 자극적인 음식, 가스 발생 음식, 카페인, 고섬유식이, 알코올, 매우 뜨겁거나 차가운 음식과 음료를 피하라고 충고한다. 합성 아편유사제(예: loperamide)나 흡착성 보호제와 같은 예방적인 약물은 과도한 설사를 예방하거나 치료하는 데 도움이 될 수 있다.
- 매일 체중을 재고 24시간 동안 몸무게가 약 0.9kg 증가하거나 1주일에 약 2.26kg 증가했다고 보고하는 것이 중요하다는 점을 환자에게 교육한다.
- 혈압 및 맥박수를 측정하기 위한 적절한 방법을 교육한다. 일별 체중, 혈압 측정값 및 맥박수를 기록하기 위한 일지 사용을 권장한다.
- 세포독성 항생제를 사용하는 경우 적절한 계획된 활동을 통해 심장 건강을 유지할 것을 교육한다. 저혈압, 빈맥, 흉통, 호흡곤란이 발생할 경우 반드시 보고해야 함을 교육한다.
- 온라인 정보처를 알려준다. www.fda.gov, www.fda.gov/ ForHealthProfessionals/default.htm, www.nih.gov, www.healthfinder.gov, www.who.int/en, www.oncolink.org/index.cfm

기억해야 할 사항

- 항종양제는 악성종양치료에 사용되며, 세포주기특이약물, 세포주기비특이약물, 기타 항종양제, 호르몬제제로 분류한다.
- 세포주기특이약물은 세포성장주기의 특정 단계에서 종양세포를 죽이는 작용을 하는 약물이며, 세포주기비특이약물은 세포주기의 단계에 상관없이 종양세포를 죽이는 약물이다.
- 화학요법 또는 항암치료는 매우 정교한 기술과 정확한 지식을 적용할 수 있는 간호중재를 필요로 한다. 간호사는 화학요법 치료 시 간호중재를 제공할 때 비판적인 의사결정과 정확한 간호를 실시해야 한다.
- 정확한 지식은 항종양제의 유해효과로부터 환자를 안전하게 보호한다.
- 간호사는 종양제를 준비하고 투여할 때 매우 조심해야 한다.
- 호르몬제제(작용제, 길항제)가 다양한 악성종양치료에 사용된다.
- 강한 발포성 항종양제(예: doxorubicine)의 혈관외유출은 근육, 인대, 건의 영구적 손상과 사지 절단을 포함한 심한 조직손상을 초래한다. 정맥주사부위를 계속 모니터하며 가능성 있는 합병증을 예방한다. 대부분의 항암제는 이 경로로 투여하므로 중심정맥내 장치를 점검하는 것이 중요하다.
- 종양의 응급상황은 세포사망의 결과로 초래되며, 생명을 위협할 수 있다. 기술적인 사정과 즉각적인 중재가 문제의 심각성을 줄일 수 있으며, 재발을 감소시킬 수 있다.

REVIEW QUESTIONS

1. A patient who is receiving chemotherapy with cisplatin (Platinol) has developed pneumonia. The nurse would be concerned about nephrotoxicity if which type of antibiotic was ordered as treatment for the pneumonia at this time?
   a. Penicillin
   b. Sulfa drug
   c. Fluoroquinolone
   d. Aminoglycoside

2. During treatment with doxorubicin (Adriamycin), the nurse must monitor closely for which potentially life-threatening adverse effect?
   a. Nephrotoxicity
   b. Peripheral neuritis
   c. Cardiomyopathy
   d. Ototoxicity

3. While teaching a patient who is about to receive cyclophosphamide (Cytoxan) chemotherapy, the nurse will instruct the patient to watch for potential adverse effects, such as:
   a. cholinergic diarrhea.
   b. hemorrhagic cystitis.
   c. peripheral neuropathy.
   d. ototoxicity.

4. The nurse is monitoring a patient who has received a second course of chemotherapy. Which of these are indications of an oncologic emergency? Select all that apply.
   a. A new and persistent cough
   b. Constipation
   c. Bleeding gums
   d. A swollen tongue
   e. Nausea and vomiting

5. During therapy with the cytotoxic antibiotic bleomycin, the nurse will assess for a potentially serious adverse effect by monitoring which of these?
   a. Blood urea nitrogen and creatinine levels
   b. Cardiac ejection fraction
   c. Respiratory function
   d. Cranial nerve function

6. While administering bevacizumab (Avastin), what will the nurse assess to look for drug-related toxicities? (Select all that apply.)
   a. Blood pressure
   b. Color of the skin and sclera of the eye (for jaundice)
   c. Blood glucose level
   d. Urine protein level
   e. Hearing
   f. Weight

7. The nurse is preparing to add a dose of bevacizumab (Avastin) to a patient's intravenous infusion. The infusion bag prepared by the pharmacy has 70 mg of bevacizumab in 100 mL of normal saline, and it is to infuse over 90 minutes. The nurse will set the infusion pump to what rate for this dose?

8. The day before a third round of chemotherapy, the nurse reads that a patient's neutrophil count is 1,650 cells/mm^3. The nurse expects that the oncologist will follow which course of treatment?
   a. The chemotherapy will be started as scheduled.
   b. The chemotherapy will be given at a lower dosage.
   c. The oncologist will order a neutrophil transfusion to be given first.
   d. The chemotherapy will not be given today.

정답 **1. d** **2. c** **3. b** **4. a, c, d** **5. c** **6. a, d, f** **7. 67mL/hr (66.66 rounded to 67)** **8. a**

참고문헌

REFERENCES

Al-Benna, A., O'Boyle, C., & Holley, J. (2013). Extravasation injuries in adults. ISRN Dermatology. Available at www.ncbi.nlm.nih.gov/pmc/articles/PMC3664495. (Accessed 5 December 2018).

Kreidieh, F. Y., Moukadem, H. A., & El Saghir, N. S. (2016). Overview, prevention and management of chemotherapy extravasation. *World Journal of Clinical Oncology*, 7, 87.

Mansour, J. C. & Niederhuber, J. E. (2014). Establishing and maintaining vascular access. In J. E. Niederhuber, J. O. Armitage, J. H. Doroshow, et al. (Eds.), *Abeloff's clinical oncology* (5th ed.). Philadelphia: Elsevier Churchill Livingstone.

O'Grady, N. P., Alexander, M., Burns, L. A., et al. (2011). 2011 Guidelines for the prevention of intravascular catheter-related infections. Centers For Disease Control and Prevention. Available at www.cdc.gov/hicpac/pdf/guidelines/bsi-guidelines-2011.pdf. (Accessed 7 July 2016).

Perez Fidalg, J. A., Garcia Fabregat, L., Cervantes, A., et al. (2012). Management of chemotherapy extravasation: ESMO-EONS clinical practice guidelines. *Annals of Oncology*, 23(7 Suppl.), vii167.

Zamorano, J. L., Lancellotti, P., Rodriguez Muñoz, D., et al. (2016). 2016 ESC position paper on cancer treatments and cardiovascular toxicity developed under the auspices of the ESC Committee for Practice Guidelines: The Task Force for Cancer Treatments and Cardiovascular Toxicity of the European Society of Cardiology (ESC). *European Heart Journal*, 37, 2768.

42

생물학적 반응조절제와 항류마티스약물

BIOLOGIC RESPONSE-MODIFYING AND ANTIRHEUMATOID DRUGS

학습목표

이 장을 학습한 후 학생들은:

1. 면역계의 해부, 생리, 기능을 설명한다.
2. 주요 생물학적 반응 조절제인 조혈제(hematopoietic drugs)와 면역조절제(immunomodulating drugs)를 비교한다.
3. 생물학적 반응조절제의 작용기전, 적응증, 용량, 투여경로, 유해효과, 주의사항, 금기증, 약물상호작용 등을 설명한다.
4. 류마티스관절염의 병태생리를 설명한다.
5. 항류마티스약물의 작용기전, 적응증, 용량, 투여경로, 유해효과, 주의사항, 금기증, 약물상호작용 등을 설명한다.
6. 생물학적 반응조절제와 항류마티스약물을 투여받는 환자를 위한 간호과정의 모든 단계를 포함한 간호계획을 수립한다.

주요용어

B림프구[B lymphocytes (B cells)] 혈장세포에서 발달되는 체액성 면역계의 백혈구로, 항원과 결합해서 항원을 비활성화시키는 항체를 생성함. B림프구는 2종류의 림프구 중의 하나로, 다른 한 종류는 T림프구

T림프구[T lymphocytes (T cells)] 세포중재 면역계의 세포, B세포와 달리 항체를 생성하지는 않지만, 다양한 아세포들(보조 T림프구, 억제 T림프구, 세포독성 T림프구)이 직접적인 세포-세포 결합이나 시토카인의 생성을 통해서 다른 면역세포들(B세포와 항체)의 기능을 지시함

관절염(arthritis) 관절의 염증

기억세포(memory cells) 미래에 동일 항원에 노출 시 면역반응의 촉진을 위해 특정 항원의 특성을 기억하는 체액성 면역반응에 관여하는 세포

단클론(monoclonal) 하나의 항원에만 반응하는 것

류마티즘(rheumatism) 결합조직, 특히 관절과 관련 조직에서 염증, 퇴행, 대사이상 등이 특징적으로 나타나는 질병을 총칭함

림포카인(lymphokines) 항원과 접촉된 감작 T림프구에 의해 생성되는 시토카인

림포카인활성살해세포[lymphokine-activated killer (LAK) cell] 인터루킨-2에 의해 활성화되어 종양세포에 대해 더욱 강하고 특이적인 반응을 보이는 세포독성 T림프구

면역글로불린(immunoglobulin) 항원과 결합해 항원을 비활성화시키는 면역계의 당단백을 총칭함

면역보강제(adjuvant) 비특이성 면역자극제. 특별한 화학적 작용을 통해 특이 면역세포나 시토카인의 기능을 증진시키는 것이 아니라, 면역기능을 전체적으로 증진시키는 비특이성 면역자극제

면역억제제(immunosuppressant) 특정 면역계의 단백질과 화학적으로 상호작용해 면역반응을 감소시키는 약물(예: cyclosporine)

면역자극제(immunostimulant) 특정 면역계의 단백질과 화학적으로 상호작용해 면역반응을 증진시키는 약물(예: IL-2)

면역조절제(immunomodulating drugs) 면역반응을 특이적이거나 비특이적으로 증진 또는 감소시키는 생물학적 반응조절제의 아군(subtype)을 총칭하는 용어. 작용기전에 근거한 주요 3종류의 면역조절제에는 면역보강제, 면역자극제, 면역억제제가 있음

백혈구(leukocytes) 백혈구의 아군인 과립구(호중구, 호염기구, 호산구), 단구, 림프구(T림프구, B림프구)를 총칭하는 용어. 단구의 일부는 조직 대식세포로 발달함

보조 T세포(T helper cells) 면역계에 관여하는 다른 세포들의 작용을 지시, 증진시키는 세포

분화(differentiation) 단순한 구조에서 복잡하고 특징적인 구조를 가진 세포로 발달하는 과정. 조혈과정에서 혈구세포가 성숙하는 다단계 과정을 설명함

생물학적 반응조절제(biologic response modifiers, BRM) 조혈제와 면역반응조절제를 포함하는 약물군. 종양, 자가면역질환, 염증질환, 감염질환 등에 대한 신체반응을 조절하는 약물. 예로는 시토카인(인터페론, 인터루킨), 단클론성항체, 백신 등이 있음. 면역반응조절제로는 면역보강제, 면역자극제, 면역억제제 등이 있음

생물학적 유사제(biosimilar) 이미 FDA가 승인한 생물 제품과 매우 유사하기 때문에 FDA에서 승인을 받은 생물 제품의 일종

세포독성 T세포(cytotoxic T cell) 표면에 이종항원을 가지고 있는 표적세포를 인식하고 파괴할 수 있는 분화된 T세포. 이종항원은 세포독성 T세포 표면에 있는 특정 항원 수용체와 결합함으로써 인식됨. 자연살해세포(natural killer cell)라고도 함

세포매개면역(cell-mediated immunity) T림프구에 의해 매개되는 면역반응으로, 세포성 면역이라고도 함. 세포매개면역은 체액면역과 협조적으로 작용함

시토카인(cytokine) 항원과 접촉한 활성화된 특정 세포(예: T림프구)에 의해 유리된 비항체성 단백질. 시토카인은 면역반응에서 세포간 중재물질로 작용함

억제 T세포(T suppressor cells) 보조 T세포의 영향을 조절해서 면역반응을 제한하는 T세포

인터페론(interferons) 비감염세포에서 바이러스감염에 대한 저항력과 종양세포에 대한 면역반응을 증진시키는 시토카인의 한 종류

자가면역질환(autoimmune disorder) 체조직이 자신의 면역계에 의해 공격을 받았을 때 발생되는 질환

조혈작용(hematopoiesis) 골수에서 여러 종류의 혈구세포를 생성하는 과정. 3종류의 주요 분화과정이 있음. 적혈구조혈(erythropoiesis), 백혈구조혈(leukopoiesis), 혈소판조혈(thrombopoiesis)이 있음

종양항원(tumor antigen) 종양세포 표면에 존재하는 화학성분으로, 면역계가 종양세포를 이종물질로 인식하게 됨

질병조절 항류마티스약물(disease-modifying antirheumatic drugs, DMARDs) 소염진통효과뿐 아니라 실제 질병과정을 저지하거나 지연시킬 수 있는 류마티스질환치료약물

집락자극인자(colony-stimulating factors) 골수간세포의 성장, 분화, 기능을 조절하는 시토카인

체액성 면역(humoral immunity) 특정 항원에 대해 항체를 생산하는 B림프구에 의한 면역반응, 체액성 면역은 세포성 면역과 협력해 작용함

항원(antigen) 체내 면역계에 의해 이물질로 인식되는 화학물질 또는 생물학적 물질

항체(antibodies) 항원과 결합해 항원-항체 복합체를 형성하여 항원을 비활성화시키는 능력을 가진 면역글로불린. 이 과정은 체내에 들어와 질병을 유발하는 이종 단백질을 비활성화시키는 데 기여함

형질세포(plasma cells) B림프구에서 파생된 세포로, 골수, 혈액, 결합조직에서 발견할 수 있음. 항체를 생성함

면역조절제의 개요

OVERVIEW OF IMMUNOMODULATORS

면역계에 작용하는 약물 중 비교적 새로운 약물은 생물학적 반응조절제(biologic response-modifying drugs)로, 종양, 자가면역질환(autoimmune diseases), 염증, 감염질환에서 체내 반응을 변화시키는 작용을 한다. 또한 질병에 대한 환자의 면역반응을 증진 또는 감소시켜 조혈기능을 자극하고 질병을 예방할 수 있다. 생물학적반응조절제에는 조혈촉진제(hematopoietic drugs)와 면역조절제(immunomodulating drugs)가 있다. 면역조절제에는 인터페론(interferons), 단클론항체(monoclonal antibodies), 인터루킨 수용체작용제 및 길항제(interleukin receptor agonists와 antagonists), 기타 약물 등이 있다. 질병조절항류마티스약물(disease-modifying antirheumatic drugs)은 류마티스관절염(rheumatoid arthritis) 치료에 사용하는 약물이다.

면역조절제는 환자의 면역반응을 치료적으로 변화시키는 약물로, 종양치료에서 외과적 수술, 화학요법(chemotherapy), 방사선요법(radiation therapy)과 함께 많이 사용하고 있는 치료법이다. 인체의 면역기능은 세균과 바이러스에 대한 자연적인 방어기전으로 알려져 있지만, 이 외에 효과적으로 종양에 대항하는 능력이기도 하다. 종양세포와 정상세포를 모두 파괴하는 항종양제와 달리 건강한 면역계는 이들을 구별하고 인식해서 종양세포만을 파괴한다. 인체는 규칙적으로 종양세포를 만들어내지만, 정상적인 면역계는 조절 불가능할 정도로 분열되기 전에 종양세포들을 제거한다. 면역계가 초기에 종양세포의 성장속도를 억제하는 데 실패하게 되면 종양이 발생한다.

종양세포에 대한 작용과 관련해 생물학적 반응조절제의 작용기전을 3가지로 설명할 수 있다. 첫 번째, 종양세포에 대한 환자의 면역반응을 증진시키거나 회복시킨다. 두 번째, 특정 약물성분이 종양세포를 직접적으로 용해시키거나 파괴한다. 세 번째, 종양세포의 생물학적 기전을 유해하게 변화시켜, 종양세포가 생존 또는 복제될 수 없도록 한다.

면역조절제는 환자의 부적절한 면역반응(류마티스관절염과 같은 자가면역질환이나 염증질환)을 감소시키거나 미생물(특히 바이러스)과 종양세포에 대한 환자의 면역반응을 증강시켜, 자가면역질환, 염증질환, 감염질환 등의 치료에 사용한다.

면역계 Immune System

면역계는 이물질(foreign, nonself)과 숙주(host, self)를 구별할 수 있는 생물학적 방어체계이다. 바이러스(virus)나 세균(bacteria)이 체내로 침입하면 면역계는 즉시 이들을 이물질로 인식해서 면역반응을 가동시켜 제거하거나 중화시킨다. 종양은 엄밀히 말하면 이물질이 아니다. 왜냐하면 유전물질(DNA, RNA)이 변이되어 세포성장을 조절할 수 없게 된 정상조직의 세포로부터 발생하기 때문이다. 종양세포는 세포표면에 종양항원(tumor antigen) 또는 종양표지자(tumor marker)라고 하는 화학표지자를 발현하는데, 이것이 면역계에 종양세포가 비정상적이고 위협적인 세포라는 신호를 보내는 역할을 한다. 항원(antigen)의 인식은 개인마다 차이가 있으며, 이러한 이유로 알레르기, 종양, 염증질환 등과 같은 이

환율이 사람마다 다르다.

면역계에는 항체(antibody)를 생산하는 B세포에 의해 중재되는 체액면역(humoral immunity)과 T세포에 의해 중재되는 세포매개면역(cell-mediated immunity)의 2종류가 있다. 이들 2가지 면역계는 서로 협력해서 체조직이나 혈액내로 침입한 이물질 또는 이종세포(foreign cells)를 인식하고 파괴하는데, 이때 면역기전들 사이에 긴밀한 소통이 매우 중요하다. 체액면역계의 B림프구(B lymphocytes)에 의해 생성된 항체가 종양세포를 공격하고 이어서 세포매개면역계의 T림프구(T lymphocytes)가 종양세포를 파괴한다. 이것은 성공적인 면역반응을 위해 2종류의 면역기전이 효율적으로 협력하는 좋은 예이다.

체액면역계 Humoral Immune System

체액면역계에서 중요한 역할을 하는 세포는 B림프구(B세포)이다. 체내로 침입한 항원은 항원입자가 B림프구 표면에 위치한 항원수용체와 결합하면 B림프구에 화학적 신호를 보낸다. 항체를 생산할 수 있는 B림프구는 동일한 항원을 다시 만날 때까지 휴지상태로 존재한다. 그 후 동일 항원을 만나면 B림프구는 형질세포(plasma cell)로 분화되어 항체를 생산한다. 항체는 특정항원과 결합하는 면역글로불린들로, 항원-항체 복합체를 생성해서 질병의 원인이 되는 항원을 비활성화시킨다.

1개의 형질세포가 생산하는 항체는 모두 동일하며, 이것을 단클론항체라고 한다. 단클론항체는 선조 B림프구(ancestor B lymphocyte)에 의해 이종항원으로 인식된 특정한 1개의 항원에 대해 작용한다. 1980년대부터 단클론항체가 DNA 재조합 기술을 이용해 합성되면서, 신약치료의 길이 열렸다.

항체에는 면역글로불린 A, D, E, G, M의 5종류가 있으며, 종류별로 구조와 기능이 다르다. 면역반응 시 B림프구가 형질세포로 분화될 때, 일부 B림프구는 기억세포(memory cell)로 분화된다. 기억세포는 체내에 침입한 항원을 기억해서, 동일 항원이 재침입했을 때 더 빠르고 강한 면역작용을 유발한다. 체액면역계의 세포들은 그림 42.1에 설명되어 있다.

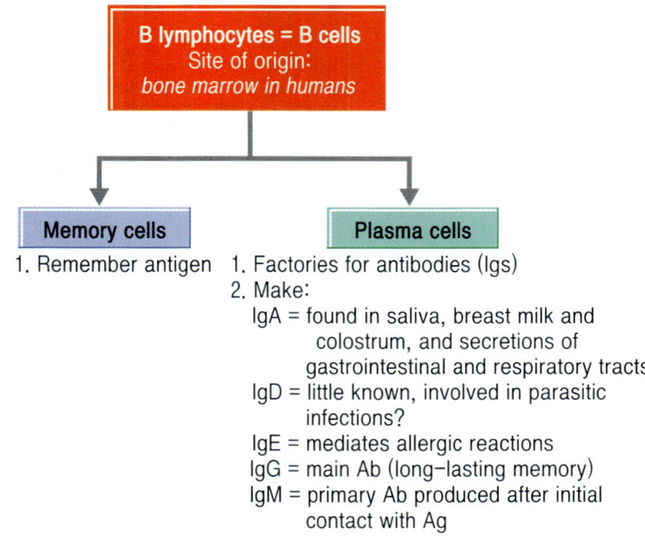

그림 42.1 체액면역계(항체 중개)의 세포.

세포매개면역계 Cell-Mediated Immune System

세포매개면역계에서 중요한 역할을 하는 세포는 T림프구로, 이는 골수에서 기원하지만 흉선에서 성숙되기 때문에 T세포라고도 불린다. T림프구는 세포독성 T림프구(cytotoxic T cells), 보조 T림프구(T helper cells), 억제 T림프구(T suppressor cells)의 3종류가 있으며, 서로 다른 기능을 가지고 있다. 세포독성 T림프구는 표적세포를 용해 또는 파괴시켜 죽인다. 보조 T림프구는 면역반응을 조절할 뿐만 아니라, 림포카인(lymphokines)과 세포독성 T림프구의 작용을 유발시킨다. 림포카인은 시토카인(cytokines)으로 알려진 혈액단백질의 일종이다. 시토카인은 다양한 생리적 기능의 화학적 조절자 역할을 하는 비항체단백질(nonantibody proteins)이다. 림포카인은 항원과 접촉한 T림프구에 의해 유리되는 시토카인으로, 면역반응에서 화학적 조절자의 기능을 한다. 억제 T림프구는 보조 T림프구와는 반대로 면역반응을 억제한다. 건강한 면역계에는 보조 T림프구의 수가 억제 T림프구 수의 2배 정도 존재한다.

종양세포를 파괴하는 작용을 하는 주요세포는 세포매개면역계에 관여하는 세포이다(그림 42.2). 세포매개면역계에서 기능하는 종양살해세포(cancer-killing cell)는 대식세포, 자연살해세포(NK cell), 다형핵백혈구(polymorphonuclear leukocytes, 호중구)이다. 억제 T세포는 면역계의 항종양작용에서 역기능을 하고 있다. 즉 억제 T림프구는 면역계의 조절기능을 억제하며 지속적으로 종양을 성장시킴으로써 임상적으로 종양 발생과 관련이 있다.

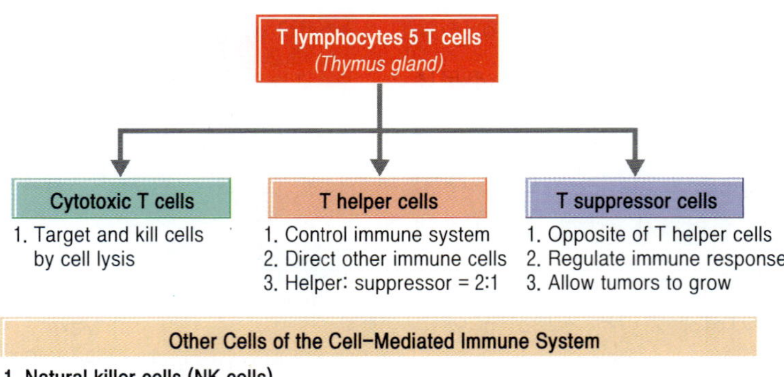

그림 42.2 세포매개면역계의 세포.

약리 개요

PHARMACOLOGY OVERVIEW

생물학적 반응조절제의 치료효과는 다음과 같다.

- 조혈기능의 증진
- 종양세포에 대한 세포독성이나 세포정지 작용을 증진시키는 면역반응의 조절 또는 증진
- 세포분열과 성숙 억제, 전이 방해

종양치료와 면역과 관련된 다양한 병리적 수준의 질환에 사용되는 생물학적 반응조절제에 대한 설명은 Box 42.1을 참고한다.

BOX 42.1 생물학적 반응조절제

조혈제(hematopoietic drugs)
집락자극인자(colony-stimulating factors)
filgrastim (G-CSF)
pegfilgrastim
sargramostim (GM-CSF)

기타
darbepoetin alfa
epoetin alfa
oprelvekin (IL-11)

면역조절제(immunomodulating drugs)
Interferons
interferon alfa-2a
interferon alfa-2b[a]
peginterferon alfa-2a
peginterferon alfa-2b
interferon alfa-n3
interferon beta-1a
interferon beta-1b
interferon gamma-1b

단클론항체(monoclonal antibodies)
adalimumab[b]
alemtuzumab
basiliximab
belimumab
bevacizumab
cetuzimab
certolizumab[b]
golimumab[b]
ibritumomab tiuxetan
infliximab[b]
natalizumab
panitumamab
rituximab
secukinumab
trastuzumab

인터루킨수용체 작용제 및 길항제 (interleukin receptor agonists and antagonists)
Agonist
aldesleukin (IL-2)

Antagonists
anakinra
ixekizumab
secukinumab
tocilizumab

기타 면역조절제 (miscellaneous immunomodulators)
Tumor Necrosis Factor Receptor Antagonist
etanercept

Enzymes
pegademase bovine

Retinoid Receptor Agonists
tretinoin
bexarotene

Adjuvants (nonspecific immunostimulants)
bacille Calmette-Guerin vaccine
leflunomide
levamisole
mitoxantrone
thalidomide
abatacept

[a] 항바이러스제제인 ribavirin과의 병합체제로도 시판되고 있음
[b] 항종양괴사 인자로도 간주됨
G-CSF, Granulocyte colony-stimulating factor; GM-CSF, granulocytemacrophage colony-stimulating factor; IL, interleukin.

조혈제 Hematopoietic Drugs

조혈제에는 적혈구조혈제(예: epoetin alfa, darbepoetin alfa)와 집락자극인자(예: filgrastim, pegfilgrastim, sargramostim), 혈소판촉진제(예: oprelvekin)가 있다. 이들 약물은 골수(bone marrow)에서 전구세포(precursor cells)의 성장(growth), 분열(division) 및 기능을 증진시킴으로써 다양한 혈구세포들의 생성을 촉진하는 작용을 한다.

작용기전 및 약물효과 Mechanism of Action and Drug Effects

조혈제는 종양세포를 죽일 수는 없어도, 종양치료에 유익한 효과가 있다. 조혈제는 화학요법으로 인한 빈혈, 호중구감소증(neutropenia)과 혈소판감소증(thrombocytopenia), 항종양제의 고용량을 감소시킬 수 있으며, 골수이식이나 방사선요법 후 골수기능 회복시간을 줄여준다. 또한 바이러스나 진균감염 세포뿐만 아니라 종양세포의 성장을 억제하거나 파괴하는 면역세포들을 자극한다. 이 모든 약들은 재조합 DNA 기술에 의해 생산된다.

조혈제는 적혈구와 백혈구 및 혈소판을 생산하는 골수의 특정 전구세포 표면에 있는 수용체와 결합함으로써 작용한다. 조혈제가 전구세포 표면의 수용체와 결합하면, 미성숙한 전구세포는 성숙되고 복제되며 분화되도록 자극받고 기능적으로 활성화된다. 또한 적혈구, 백혈구, 혈소판의 기능도 증진된다.

Epoetin alfa는 신장에서 생산되는 적혈구형성인자(erythropoietin)의 유도체로, 골수의 적혈구 전구세포(progenitor cells)를 자극해서 적혈구 생성을 촉진한다. Darbepoetin alfa는 epoetin alfa보다 작용지속시간이 긴 신약이다. Filgrastim은 과립백혈구 전구세포를 자극하는 집락자극인자이며, 과립구 집락자극인자(granulocyte colony stimulating factor, G-CSF)라고도 한다. Pegfilgrastim은 filgrastim보다 작용시간이 긴 신약이다. Sargramostim은 과립구와 대식세포가 되는 단구를 생산하는 골수의 전구세포를 자극하는 작용을 하는 집락자극인자이다. 인터루킨으로 분류되는 oprelvekin은 인터루킨-11(IL-11)로 불리우며, 혈소판으로 분화되는 골수의 거핵세포를 자극한다. Romiplostim은 혈소판 생산을 촉진하기 위해 사용되는 집락자극인자이다.

적응증 Indications

호중구는 감염에 대항해 싸우는 가장 중요한 백혈구이다. 집락자극인자의 투여가 백혈구 감소기간을 단축시키기 때문에 감염기간과 강도를 감소시킬 수 있다. 화학요법으로 골수세포가 파괴되면 감염이 호발한다.

집락자극인자는 골수세포의 성장과 성숙을 자극해서 항종양제에 의한 골수세포 유해작용을 직접적으로 억제한다. 또한 대식세포나 호중구와 같은 면역세포들의 작용을 증진시키므로, 고용량의 항종양제 투여를 가능하게 해준다. RBC에서도 유사한 혜택이 epoetin alfa와 함께 발생한다. Oprelvekin과 romiplostim은 혈소판 생산을 자극한다. 조혈제는 골수이식이나 방사선치료 후 골수세포가 기능을 회복하는 시간을 단축시킨다. 골수이식 시 사용하는 항종양제의 용량은 화학요법 시의 용량보다 훨씬 많다. 골수이식을 위한 약물치료로 1개 이상의 집락자극인자를 투여했을 때, 골수세포의 수는 단기간 내에 정상으로 회복된다. 이러한 효과는 골수이식을 성공적으로 높여 환자의 생존을 가능하게 한다. 약물의 적응증이 용량표에 설명되어 있다.

금기증 Contraindications

금기증은 약물에 대한 알레르기반응이다. Filgrastim, sargramostim, pegfilgrastim은 골수아세포(골수내 미성숙 암세포)가 10% 이상 존재할 때는 투여할 수 없다. 그 이유는 집락자극인자가 골수 종양세포의 성장을 자극하기 때문이다.

유해효과 Adverse Effects

조혈제와 관련된 유해효과는 미약하다. 가장 흔한 유해반응은 발열, 근육통, 뼈통증, 홍조이다. 표 42.1에 유해효과가 정리되어 있다.

상호작용 Interactions

Filgrastim과 sargramostim을 골수억제 항종양제와 병용했을 때는 심각한 약물상호작용이 나타난다. Filgrastim과 sargramostim은 골수세포 생산을 증진시키고 항종양제는 억제하므로 두 종류의 약물들이 서로 길항작용을 나타낸다. 특히

표 42.1 조혈제: 유해효과

신체계	유해효과
심혈관계	부종
위장관계	식욕부진, 오심, 구토, 설사
피부계	탈모, 발진
호흡기계	기침, 호흡곤란, 인후통
기타	발열, 두통, 뼈통증, 혈액질환

용량표

조혈제

약물명(임신범주)	약리학적 분류	상용량	적응증
filgrastim (Neupogen) (C)	Colony-stimulating factor	IV/subQ: 5~10mcg/kg/day	항종양제에 의한 백혈구감소증
oprelvekin (IL-11) (Neumega) (C)	Synthetic human interleukin analogue	subQ: 매일 50mcg/kg, 21일 이상 투여	항종양제에 의한 혈소판감소증
Romiplostim (NPlate)	Colony-stimulating factor	SubQ: 1mcg/kg/wk	특발성 혈소판 감소성 자반증
sargramostim (Leukine) (C)	Colony-stimulating factor	IV: 250mcg/m^2/day	항종양제에 의한 백혈구감소증

IL, Interleukin

골수억제 항종양제를 투여한 후 24시간 이내에는 filgrastim과 sargramostim을 투여해서는 안 된다. 24시간 후에는 백혈구 수가 최저로 떨어지는 것을 막고 회복을 빠르게 하기 위해 자주 투여할 수 있다. 또한 filgrastim과 sargramostim은 lithium과 corticosteroids같이 골수기능 증진효과가 있는 약물과 병용할 때 주의해서 사용해야 한다.

용량 Dosages

조혈제의 추천 용량은 용량표에 설명되어 있다.

인터페론 Interferons

인터페론은 항바이러스, 항종양, 면역증진 기능의 3가지 특성을 가지고 있는 단백질이다. α, β, γ 인터페론의 3종류가 있으며, 각각 독특한 항체로써의 기능과 생물학적 특성을 나타내며, 바이러스 감염과 종양치료제로 사용한다.

작용기전 및 약물효과 Mechanism of Action and Drug Effects

인터페론은 체내 자연적으로 존재하는 인터페론 시토카인과 동일하게 재조합되어 생산된 물질로, 동일한 특성을 나타낸다. 인체 내에서 인터페론은 자연적으로 T세포와 바이러스 감염에 대응하는 세포에 의해 생산된다.

인터페론은 체세포가 바이러스 복제를 억제하고 바이러스의 세포내 칩입을 방해하는 효소를 생산하게 함으로써, 바이러스의 공격으로부터 체세포를 보호한다. 또한 인터페론은 종양세포의 분열과 증식을 억제하고, 호중구, 대식세포, 자연살해세포와 같은 면역계 세포의 활성도를 증진시킨다.

종양세포에 대한 인터페론의 작용은 종양세포의 DNA와 세포내 단백질합성을 직접 방해하고(항종양효과), 숙주 면역계에서 다양한 면역기능을 담당한다. 자연살해세포의 세포독성 기능과 대식세포의 식작용을 증진시킨다. 또한 종양세포 표면항원의 표현을 증가시켜 면역계가 쉽게 종양세포를 인식할 수 있게 해준다.

면역계에 대한 인터페론의 3가지 기능은 다음과 같다: (1) 면역계가 손상되었을 때 그 기능을 복구한다. (2) 인체 방어기전으로 기능할 수 있도록 면역기능을 증진시킨다. (3) 면역기능을 억제한다. 마지막 기능은 자가면역질환을 유발하는 면역기능의 이상이 일어날 때 필요하다. 비정상적인 면역기능의 억제는 질병과정으로부터 인체가 계속 손상되는 것을 막는다.

적응증 Indications

인터페론은 바이러스 감염, 종양, 자가면역질환 치료에 사용된다. 용량표를 참조한다.

금기증 Contraindications

약물알레르기, 자가면역질환, 간염 또는 간기능부전, 골수기능억제의 동시 사용, 심한 간질환에서는 사용하지 말아야 한다.

유해효과 Adverse Effects

가장 일반적인 유해효과는 감기증상과 같은 열, 두통, 오한, 쇠약, 피로 등이다. 인터페론의 용량한계 유해효과(dose-

표 42.2 인터페론: 유해효과

신체계	유해효과
전신계	감기증상, 피로
심혈관계	빈맥, 청색증, 심전도상 변화, 기립저혈압
중추신경계	혼란, 기면, 안절부절못함, 발작, 환각
위장관계	오심, 구토, 설사, 식욕부진, 미각변화, 구강건조
혈액계	호중구감소증, 혈소판감소증
신장, 간	혈중 BUN, creatinine 증가, 단백뇨, 간기능검사 결과 이상

BUN, Blood urea nitrogen.

limiting adverse effect)는 피로이며, 고용량 투여 환자에서는 탈진이 나타난다(표 42.2). 인터페론 α-2b는 자가면역장애와 신경정신병 증상을 유발하거나 악화시킬 수 있는 가능성으로 블랙박스경고가 필요하다.

상호작용 Interactions

인터페론의 상호작용은 인터페론 α-2a와 α-2b가 cytochrome P-450계를 경유해서 간에서 대사되는 약물과 병용될 때 나타난다. 이러한 병용은 대사를 감소시키고 약물 축적을 증가시켜, 약물독성을 나타내게 한다. Zidovudine과 같은 항바이러스제와 인터페론을 병용하면 두 약물의 활성도가 증가되지만, zidovudine은 독성 수준이 될 수 있다. 인터페론 γ를 골수기능 억제제와 병용하면 골수 독성효과가 상가적으로 나타날 수 있다.

용량 Dosages

인터페론의 추천 용량은 용량표를 참조한다.

단클론항체 Monoclonal Antibodies

단클론항체는 종양, 류마티스관절염, 그 외 염증질환, 다발성경화증, 장기이식 시 기본적인 치료제로 사용되고 있다. 종양치료에서는 정상세포에 대한 유해효과를 줄이고 종양세포만을 표적으로 삼을 수 있어, 항종양제 사용 시 나타나는 유해효과를 감소시킬 수 있다.

10종류의 단클론항체가 종양과 류마티스관절염치료에 많이 사용되고 있으며, 용량표에 설명되어 있다. 그 외 신장이식 시 사용되는 muromonab이 있다. 약물명의 "nab" 접미사는 단클론항체를 나타낸다. 미국식품의약국(FDA)은 최근 infliximab (Inflectra, Ixifi), etanercept (Ereizi), adalimumab (Amjevita)에 대해 생물학적 유사제(biosimilar products)를 승인했다. 생물학적 유사제는 이전에 허가받은 것과 유사한 활성 성질을 갖도록 고안된 약물이다.

작용기전 및 약물효과 Mechanism of Action and Drug Effects

약물들이 다양하기 때문에 각 약물에 대한 정보는 이 장의 끝부분에서 다루기로 한다.

금기증 Contraindications

지금까지 알려진 단클론항체의 유일한 금기증은 약물에 대한 알레르기반응이다. 면역억제 특성 때문에 활동성 감염질

용량표

인터페론

약물명(임신범주)	약리학적 분류	상용량	적응증
interferon alfa-2a (Roferon-A) (C)	면역조절, 항바이러스, 항종양	IM/subQ: 3million unit, 3회/주	만성 C형간염, 털세포백혈병, 카포시육종, 만성골수성 백혈병
interferon alfa-2b (Intron-A) (C)	면역조절, 항바이러스, 항종양	IM/subQ: 1~30million unit, 3회/주[a]	털세포백혈병, 악성흑색종, 소포림프종, 첨형콘딜로마, 카포시육종, 만성 B형간염, 만성 C형간염,
peginterferon alfa-2a (Pegasys) (C)	면역조절, 항바이러스	SubQ: 180mcg, 48주 동안 매주	만성 C형간염
peginterferon alfa-2b (PEG-Intron) (C)	면역조절, 항바이러스	SubQ: 1.5mcg/kg/주, 1년 동안[b]	만성 C형간염
interferon alfa-n3 (Alferon-N) (C)	면역조절, 항바이러스	Intralesional: 250,000units(0.05mL) 각 사마귀 내로 2회/주, 8주까지	첨형콘딜로마
interferon beta-1a (Avonex, Rebif) (C)	면역조절	IM (Avonex): 30mcg, 1회/주 Subcut (Rebif): 44mcg 3회/주	다발성경화증
interferon gamma-1b (Actimmune) (C)	면역조절	**BSA 0.5m² 이상** SubQ: 50mcg/m², 3회/주 **BSA 0.5m² 미만** SubQ: 1.5mcg/kg, 3회/주	만성 육아종성 질환, 골화석증

[a] 흑색종에 대한 정맥 주입법이 제공될 수 있다. 경로 및 투여량은 지시에 따라 다양하다.
[b] ribavirin 캡슐로 투여 시 투여량은 1주에 1.5mcg/kg이다(34장 참조).
BSA, body surface area

환 환자에서 사용하지 말아야 한다. 약물에 대한 알레르기반응이 금기증이라 하더라도 임상에서 긴급한 상황인 경우에는 사용 가능하며, diphenhydramine과 acetaminophen(열 조절) 같은 보조치료제를 사용하여 알레르기반응을 조절할 수 있다. 모든 TNF 차단제는 심각한 감염, 림프종, 기타 악성종양의 위험에 관한 블랙박스경고가 필요하다. Infliximab은 심부전 증상을 악화시키는 것으로 나타났다. 또한 alemtuzumab은 전신 활동성 감염이나 AIDS 같은 면역결핍 환자들에게는 금기이다.

유해효과 Adverse Effects

일반적으로 알레르기반응과 발열, 호흡곤란 및 오한 등의 인플루엔자 유사(flulike) 증상이 나타날 수 있다. 1차적으로 약물로 증상을 조절한다. 약물 작용기전이 인체 면역반응의 증진(또는 억제)을 통해 이루어지기 때문에 체내 여러 계통에 다양하게 영향을 미친다. 약물투여 환자(10~50% 이상)에서 높은 빈도로 보고된 유해효과가 표 42.3에 제시되어 있다. 대부분의 유해작용은 환자의 질병진행과정(예: 감염)과 관련이 있으며, 일반적 증상(예: 두통, 우울증)으로 나타나지만 경미하다. 정상적인 면역반응을 바꾸기 때문에 감염은 모든 생물학적제제의 심각한 유해작용이다.

상호작용 Interactions

단클론항체와 관련된 약물상호작용은 드물다. 항류마티스 관절염약물 anakinra와 adalimumab과의 병용은 호중구감소증을 초래하는 심각한 감염의 위험을 증가시킨다. 인터페론 β-1a와 병용하면 natalizumab의 배설률이 감소된다. 항-TNF 약물(예: etanercept, anakinra)과 infliximab 병용 시 호중구감소증과 감염의 위험이 증가한다. Etanercept와 varicella-zoster immune globulin (VZIG)은 유해효과가 나타날 수 있으므로 병용하지 않는다. VZIG 치료를 마친 후에 etanercept를 재개한다. Bevacizumab을 대장직장 항종양제 irinotecan과 병용 시 심한 설사와 호중구감소증이 나타난다. 유방암을 치료하기 위해 paclitaxel과 trastuzumab을 병용하면 trastuzumab의 배설률이 감소한다.

표 42.3 면역조절제: 흔한 유해효과

약물	유해효과
adalimumab	주사부위의 국소염증반응, 상기도와 요도감염, 종양발생위험
alemtuzumab	발진, 소양증, 오심, 구토, 설사, 호흡곤란, 기침, 근경련, 발열, 피로, 통증(골), 골수기능억제
belimumab	오심, 설사, 우울증, 불면, 발열, 감염, 아나필락시스
bevacizumab	심부정맥 혈전증, 고혈압, 설사, 복통, 변비, 구토, 위장관출혈, 백혈구감소증, 근무력증, 두통, 어지러움, 피부건조, 단백뇨, 저칼륨혈증, 코피, 체중 감소
certolizumab	관절통, 호흡기 감염, 부정맥, 발진, 장폐색
cetuximab	두통, 불면, 발진, 결막염, 빈혈, 위장관 불편감, 빈혈, 백혈구감소증, 탈수, 부종, 체중 감소, 호흡곤란, 근무력증, 요통, 발열
golimumab	고혈압, 간기능수치 증가, 감염
ibritumomab tiuxetan	구역, 골수기능억제, 근무력증, 감염, 오한
infliximab	두통, 발진, 위장관 불편감, 호흡곤란, 상하기도감염
natalizumab	우울, 피로, 두통, 위장관 불편감, 요로감염, 하기도감염, 관절통. 더 큰 우려는 progressive multifocal leukoencephalopathy으로 알려진 드물고 잠재적으로 치명적인 뇌질환에 대한 사례 보고가 있음
rituximab	발열, 오한, 두통. 잠재적으로 치명적인 주입 관련 문제(심각 기관지경련, 호흡곤란, 저산소증, 폐침윤, 성인 호흡장애 증후군, 저혈압, 혈관부종 등), 급성 신부전을 동반한 종양용해증후군(40장 참조)도 보고되고 있음
Secukinumab	두통, 아나필락시스, 설사, 비인두염
tocilizumab	고혈압, 발진, 설사, 현기증, 아나필락시스, 감염, 주사부위 반응
tofacitinib	심각한 감염 위험, 위장관 천공, 빈혈, 중성구감소증, 간 효소 상승, 지질 장애, 설사
trastuzumab	발열, 오한, 두통, 감염, 오심, 구토, 설사, 어지러움, 두통, 불면증, 발진, 위장관 불편감, 부종, 호흡곤란, 비염, 근무력증, 요통

용량표

단클론항체

약물명(임신범주)	약리학적 분류	상용량	적응증
adalimumab (Humira) (B)	Anti-TNF-alpha 단클론항체	SubQ: 40mg, 격주 투여, 상태에 따라 매주 투여	다른 치료 실패 시 점진적인 심한 류마티스관절염
alemtuzumab (Campath) (C)	Anti-glycoprotein CD52	IV: 3~10mg 매일 제한용량까지 그 후 30mg, 3회/주, 12주 이상	B세포 만성림프구백혈병 전신홍반루푸스
belimumab (Benlysta) (C)	B-lymphocyte stimulator-specific inhibitor	IV: 10mg/kg 2주 간격으로 3회, 그 후 4주 간격	전신홍반루푸스
certolizumab (Cimzia) (B)	Anti-TNF 단클론항체	SubQ: 400mg 2주 간격으로 3회, 그 후 매달 투여	류마티스관절염, 크론병
bevacizumab (Avastin) (C)	Anti-human vascular endothelial growth factor	IV: 5~10mg/kg 매일, 14일 동안	전이성 대장암
cetuximab (Erbitux) (C)	Anti-human epidermal growth factor	IV: 400mg/m^2 loading dose 250mg/m^2 매주	전이성 대장암
golimumab (Simponi) (B)	Anti-TNF 단클론항체	SubQ: 매달 50mcg	류마티스관절염, 강직척추염
ibritumomab tiuxetan (Zevalin) (D)	Chelator immunoconjugate	IV: 감염정도에 따라 다양	비호지킨림프종
infliximab (Remicade) (B)	Anti-TNF 단클론항체	IV: 3~5mg/kg 0, 2 및 6주째, 그후 6~8주마다	강직척추염, 크론병, 류마티스관절염
natalizumab (Tysabri) (C)	Anti-alpha$_4$ integrin subunit 단클론항체	IV: 4주마다 300mg	다발성경화증
rituximab (Rituxan) (C)	Anti-CD20 surface antigen	IV: 375mg/m^2 1회/주×4~8 dose	비호지킨림프종, 류마티스관절염
trastuzumab (Herceptin) (B)	Anti-HER2 protein 단클론항체	IV: Loading dose, 4mg/kg IV: Maintenance dose, 2mg/kg/주	유방암

MAB, monoclonal antibody; RA, rheumatoid arthritis; subcut, subcutaneous; TNF, tumor necrosis factor.

용량 Dosages

용량은 용량표를 참조한다.

인터루킨 관련 약물 Interleukins and Related Drugs

인터루킨은 면역계의 일부분으로, 자연살해세포와 같이 활성화된 림프구에서 유리되는 수용성 단백질인 림포카인을 말한다. 현재까지 알려진 체내의 인터루킨은 IL-2, IL-3, IL-4, IL-5, IL-6, IL-7a, IL-11이다.

작용기전 및 약물효과 Mechanism of Action and Drug Effects

인터루킨은 면역계에서 다양한 기능을 하는데, 그중 하나가 항종양작용이다. IL-2는 대식세포-"식작용된(processed)" 항원에 반응하는 활성화된 T세포와 분비된 IL-1에 의해 생산된다. IL-2는 공식적으로 T세포 성장인자(T cell growth factor)라고 하는데, 그 이유는 T 세포의 성장과 분화를 돕기 때문이다. IL-2에서 파생된 aldesleukin은 간접적으로 면역반응을 자극하거나 회복시킨다. 즉, aldesleukin은 T세포의 수용체와 결합해서 T 세포의 증식을 자극한다. T세포의 증식을 자극하는 세포로는 림포카인활성살해세포(lymphokine-activated killer cell, LAK)가 있다. 림포카인활성살해세포는 정상세포는 무시하고 종양세포만을 인식해서 파괴한다. Aldesleukin은 가장 많이 사용되는 인터루킨 약물로, 면역조절효과에 대한 설명은 Box 42.2를 참조한다.

Anakinra는 인체 IL-1 수용체 길항제의 재조합 형태의 약물이다. 이 약물은 여러 조직과 장기에서 IL-1과 상응하는 수용체와의 결합을 경쟁적으로 억제한다. Tocilizumab은 IL-6 수용체에 대한 인간화 항체이다. Secukinumab, ixekizumab, brodalumab은 IL-17의 길항제이다.

적응증 Indications

가장 많이 사용되는 인터루킨수용체 작용제는 aldesleukin (IL-2)과 oprelvekin (IL-11)이다. Aldesleukin은 이전

BOX 42.2 IL-2: 약물효과

조절효과
T세포의 증식
시토카인의 합성과 분비
B세포(항체) 생산 증가
자연살해세포의 증식과 활성화
림포카인활성살해세포의 증식과 활성화

증진효과
세포독성 T세포의 활성도 증진
시토카인효과 증진
자연살해세포와 림포카인활성살해세포의 세포독성 작용 증진

에는 신장 조직에서 비롯되는 악성인 전이성신세포암치료에만 사용되었다. 현재는 전이성흑색종치료도 승인되었다. Oprelvekin은 혈소판 생산을 돕는 데 사용되며, 이 장의 앞부분에서 조혈제와 함께 논의되었다.

IL 길항제로는 secukinumab, tocilizumab, ixekizumab, anakinra, sarilumab, brodalumab 등이 있다. Secukinumab (Cosentyx), ixekizumab (Taltz), brodalumab (Siliq)은 plaque psoriasis의 치료로 승인된 IL-17a 길항제다.

Anakinra (Kineret)는 IL-1 수용체 길항제, tocilizumab과 sarilumab은 IL-6 길항제이다. 세 개 모두 류마티스관절염치료에 사용된다.

금기증 Contraindications

Aldesleukin의 금기증은 약물알레르기와 장기이식, 비정상적인 심장스트레스검사 및 폐기능검사 결과이다. Anakinra, secukinumab, tocilizumab의 유일한 금기증은 약물알레르기이다.

유해효과 Adverse Effects

일반적으로 aldesleukin의 치료 시 심각한 독성으로 인해 모세혈관누출증후군(capillary leak syndrome)이 나타난다. 모세혈관누출증후군은 인터루킨치료에 의해 초래되는 상태로, 알부민과 혈장단백질, 중요한 혈액성분을 보유하기 위한 혈관의 정상적인 능력이 소실된다. 혈관내에서 누출된 혈액성분들은 주변 간질조직으로 이동해 체액 정체 현상을 초래하여 호흡부전, 심부전, 부정맥, 심근경색증을 유발해 생명을 위협한다. 따라서 aldesleukin 치료 환자는 면밀한 관찰과 지지간호가 필수적이다. 이 외 발열, 오한, 피로, 발진, 간독성, 근육통, 두통, 호산구증가증 등이 나타난다.

Anakinra와 관련된 가장 흔한 부작용으로는 주사부위의 국소반응, 각종 호흡기 감염, 두통이 있다. Tocilizumab은 과민증을 일으킬 위험이 높다. Secukinumab의 일반적인 부작용은 비인두염, 설사, 상부 호흡기 감염이 있다. Ixekizumab에서 가장 흔한 부작용은 중성구감소증, 면역유전성, 감염, 주사부위 반응이다.

상호작용 Interactions

Aldesleukin을 항고혈압제와 병용하면 추가적인 혈압하강효과가 나타나며, corticosteroids와 병용하면 항종양효과가 감소한다. Anakinra, secukinumab, tocilizumab은 감염 위험이 증가하기 때문에 다른 면역조절제와 병용하지 말아야 한다.

용량 Dosages

인터루킨 작용제와 길항제의 용량은 용량표를 참조한다.

용량표

인터루킨과 관련 약물

약물명(임신범주)	약리학적 분류	상용량	적응증
aldesleukin (IL-2) (Proleukin) (C)	휴먼재조합 IL-2 유사체	IV: 600,000IU/kg (0.037mg/kg) 8시간마다 (14회); 9일 동안 휴약, 그 후 1주기 반복	전이성신세포암, 흑색종
anakinra (Kineret) (B)	IL-1 수용체 길항제	SQ: 100mg/day	류마티스관절염
secukinumab (Cosentyx)	IL-17A 수용체 길항제	300mg 주 1회×4주, 이후 300mg 4주마다	Plaque psoriasis
tocilizumab (Actemra)	IL-6 수용체 길항제	IV: 매달 4~8mg/kg	류마티스관절염

IL, Interleukin.

표 42.4 기타 면역조절약물

약물	분류	적용	작용기전
abatacept (Orencia)	선택적 costimulation modulator	류마티스관절염(RA)	T세포 작용 억제
bexarotene (Targretin)	retinoid 수용체 작용제	피부 T세포 림프중	기전불명, retinoid X 수용체 아형과 결합해 활성화시킴: 이것은 세포분화를 조절하는 유전자의 발현을 조절함
BCG백신(Pacis, TICE BCG, TheraCys)	생바이러스 백신, 면역보강제	국소방광암	방광점막에서 국소염증과 면역반응 증진
etanercept (Enbrel)	TNF 수용체 길항제	류마티스관절염(청소년 포함), 건선성관절염	류마티스관절염에서 중요한 염증중재자인 TNF 효과 억제
leflunomide (Arava)	항대사제	류마티스관절염	세포 DNA합성 억제를 통한 항염증효과
levamisole (Ergamisol)	면역자극제, 면역보강제	대장암의 Duke Stange C	기절불명, fluorouracil 효과를 증진, 면역자극효과
mitoxantrone (Novantrone)	Anthracycline 항생제	다발성경화증(2차성만성형)	DNA합성 억제
ocrelizumab (Ocrevus)	단클론항체	다발성경화증	선택적으로 CD20을 나타내는 B세포와 결합
pegademase bovine (Adagene)	면역자극제	심각한 복합성면역결핍 질환(SCID)	SCID와 관련된 adenosine deaminase 효소결핍을 보상하는 효소를 변화시킴
thalidomide (Thalomid)	면역자극제	진성적혈구증가증[a] (erythremia nodosum)	기전불명, 항TNF 성분 보유
tretinoin (Vesanoid)	retinoid 수용체 작용제	급성전골수성백혈병	백혈구세포의 분화와 성숙 유도

BCG, Bacille Calmette–Guerin; RA, rheumatoid arthritis; SCID, severe combined immunodeficiency disease; TNF, tumor necrosis factor.
[a]피하지방의 염증성 반응은 세균 감염 또는 경구피임제 또는 sulfonamides 등의 약품으로 인해 종종 나타날 수 있다.

기타 면역조절약물
Miscellaneous Immunomodulating Drugs

기타 면역조절약물은 특이적 또는 비특이적 기전에 의해 작용한다. 비특이적 작용기전에 의해 작용하는 면역자극제는 면역보강제(adjuvant)이다. 표 42.4를 참조한다.

류마티스관절염 Rheumatoid Arthritis

류마티즘은 염증과 퇴행, 결합조직 구조(특히 관절, 근육, 건, 활액낭, 인대)의 대사이상이 특징인 질병이다. 류마티스관절염은 만성 자가면역질환으로, 관절염증과 조직손상의 원인이 된다. 또한 폐, 눈, 심낭의 광범위한 염증, 피하소결절이 나타난다(그림 42.3). 류마티스관절염은 증상과 혈액내 류마티스 인자에 의해 진단된다. 증상으로 통증, 경직, 관절 가동범위 감소 등이 나타난다. 치료는 약물치료, 물리치료, 작업치료를 포함한 비약물적 치료가 있다. 이는 완치되지 않으며, 치료의 목적은 증상완화와 관절손상의 예방이다. 여성과 가족력이 있는 흡연자에서 호발한다. 골관절염은 관절염의 또 다른 종류로, 노화로 인한 퇴행성 질환이며 통증과 기능소실을 초래한다.

류마티스관절염은 염증질환이기 때문에 비스테로이드 항염증약물(NSAIDs)이 가장 일반적으로 사용된다. 류마티스관절염의 초기단계에서 최고용량의 NSAIDs를 투여한다. 강력

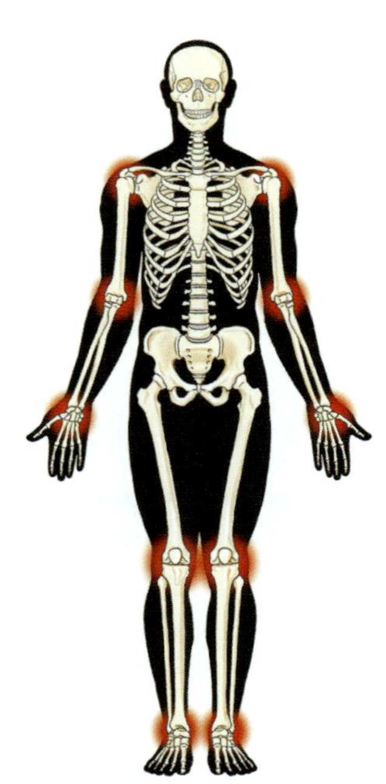

그림 42.3 류마티스관절염이 침범한 신체부위: 어깨, 팔꿈치, 손목, 무릎, 발목에 호발하며, 신체관절에 대칭적으로 나타난다.

한 항염증제인 corticosteroids가 사용될 수 있다. 이 약물들은 염증을 감소시키는 효과는 있지만, 실제로 질병에는 영향을 미치지 못한다. 질병조절 항류마티스약물(disease-modifying antirheumatic drugs, DMARDs)은 항염증과 진통효과뿐 아니라 관절염 진행과정을 억제하거나 느리게 한다.

질병조절 항류마티스관절염약물
Disease-Modifying Antirheumatic Arthritis Drugs

DMARD는 항염증, 항관절염, 면역조절효과를 나타낼 뿐만 아니라 손상된 관절부위로 호중구, 단구, 대식세포의 이동을 억제한다. 이러한 염증 관련 세포들은 만성 류마티스관절염을 악화시키는 원인이 되며, DMARD는 손상 관절부위에 염증세포 축적을 억제함으로써 질병 진행과정을 지연시킨다. DMARD는 NSAIDs에 비해 작용시작이 느리기 때문에 지연작용 항류마티스약물(slow-acting antirheumatic drugs, SAARDs)이라고도 하며, 유해효과도 더 많다. 2008년 미국류마티스학회에서 치료지침이 개정된 이후 DMARD는 가장 많이 사용하는 약물이 되었다.

DMARD는 비생물학적 DMARD와 생물학적 DMARD로 분류하는데, 비생물학적 DMARD에는 methotrexate, leflunomide, hydroxychloroquine, sulfasalazine이 있으며 대개 methotrexate, leflunomide로 치료를 시작한다. 이 약물에 효과가 없는 환자는 생물학적 DMARD로 치료하며, 생물학적 DMARD에는 anakinra, certolizumab, golimumab, etanercept, infliximab, adalimumab, abatacept, rituximab, tocilizumab이 있다. Box 42.3에 DMARD가 정리되어 있다.

Tofacitinib (Xeljanz)은 methotrexate에 대한 부적합한 반응이나 과민성을 가지고 있는 중증 류마티스관절염 환자에게 최근 승인된 Janus kinase inhibitor (JAK) 계통의 약물이다. 이 약은 구강으로 투여할 수 있는 유일한 DMARD이다.

BOX 42.3 DMARD(질병조절 항류마티스약물)

abatacept	leflunomide
adalimumab	methotrexate
anakinra	rituximab
certolizumab	tocilizumab
etanercept	tofacitinib
golimumab	hydroxychloroquine
infliximab	sulfasalazine

이것은 결핵과 박테리아, 침습성 곰팡이, 바이러스, 기타 기회주의적 감염을 포함한 심각한 감염이 보고되고 있다. 또한 림프종과 다른 악성종양도 관찰되었다. 가장 흔한 부작용으로는 설사, 상기도 감염, 두통, 고혈압, 지질 이상, 빈혈, 불면증 등이 있다. 다른 DMARD 또는 면역억제제와 함께 사용해서는 안된다.

작용기전 및 약물효과 Mechanism of Action and Drug Effects

DMARD의 종류에 따라 작용기전과 유해효과는 다양하며, DMARD에 속하는 모든 약물을 류마티스관절염치료에 사용한다.

금기증 Contraindications

세균감염, 대상포진, 활동성 또는 잠복성 결핵, B형과 C형 급·만성간염 시에는 사용하지 않는다. Etanercept, infliximab, adalimumab은 심부전, 림프종, 다발성경화증에서 사용하지 않는다. Methotrexate, leflunomide는 임신과 수유 시에는 사용을 피한다.

❖ 간호과정 NURSING PROCESS

◆ 사정 Assessment

조혈제 사용 시 처방약물의 특수한 적응증과 처방명령을 면밀하게 사정한다. 적응증을 이해한 후, 검사수치(예: sargramostim과 filgrastim 사용 시 백혈구 수, oprelvekin 사용 시 혈소판 수)를 사정한다. 처음에 기저 혈구수치를 사정하고, 이 수치에 대한 약물반응을 측정한다. 약물을 투여하기 전에 기저치를 사정하여 기록한다(활력징후, 피부팽창/탄력, 장음/배변양상 및 숨소리). 어떠한 통증에 대한 불편감도 사정한다. 부종, 오심, 구토, 설사, 발진, 기침, 호흡곤란, 인후통, 발열, 혈액질환, 두통 및 뼈통증의 유해작용이 있기 때문에 조혈제를 사용할 때에는 사정이 매우 중요하다. 정맥주사와 피하주사 부위도 적절한지 사정한다. 화학요법에 의한 전체 호중구의 최저치(neutrophil nadir)를 기록한다. 혈구 수를 증가시키는 데 투여시점이 결정적으로 중요하다. 예를 들어, filgrastim은 화학요법 전후 24시간 내에는 투여하지 않는다. Filgrastim은 약하거나 심하게 뼈통증을 일으키므로 기저 관절통이나 뼈통증이 있는지를 사정해야 한다. Epoetin alfa 사용과 관련된 사정 내용은 16장을 참조한다.

생물학적 반응조절제를 투여할 경우 간호사는 약물에 대한 환자의 지식정도를 사정한다. 그 후 금기증 해당 여부, 투여 시 주의해야 할 상태, 약물 과민반응, 상호작용약물의 대체 가능성 등을 위해 환자의 상태를 사정한다. (1) 호흡률, 리듬, 깊이, 호흡음, 호흡이상음 등을 포함한 폐기능, (2) 활력징후, 심음, 맥박, 리듬, 산소포화도, 부종, 청색증, 흉통을 포함한 심장기능, (3) 정신상태, 발작, 이상 행동을 포함하는 중추신경계 기능, (4) 만성 질환, 감염저항능력, 면역기능억제와 같은 면역계 기능을 포함한 전신사정을 한다. 영양상태와 신장, 체중, CBC, 헤모글로빈, 헤마토크리트, 혈청단백과 알부민, 면역글로불린 농도를 사정한다. 주의해야 할 질병과 증상 유무, 모든 약물 처방법과 과거 처방법의 성공, 실패 여부를 사정한다. 환자의 일상생활능력과 정서, 경제상태, 교육정도, 학습욕구, 과거 적응전략, 지지체계, 자기간호 능력 등을 사정한다.

인터페론(인터페론 α−2a 또는 α−2b; 인터페론 γ−1b)을 사용하기 전에 자가면역질환력, 간염, 간기능부전 또는 AIDS뿐만 아니라 약물알레르기를 사정한다. 금기증에는 면역억제제와 동시사용, 간기능장애, 중증 간질환, AIDS 관련 카포시육종 등이 있다. 인터페론 α−2b는 자가면역 장애와 신경정신병 증상의 악화 및/또는 가능성과 관련된 블랙박스경고가 필요하다. 약물에 의하여 중성구감소증과 혈소판감소증이 일어날 가능성이 있으므로 치료 전에 백혈구와 혈소판의 기저치를 알아야 한다. 또한 신장과 간독성이 일어날 수 있으므로 치료 전과 치료하는 동안에 혈액요소질소(blood urea nitrogen), creatinine 수치, ALP 및 AST를 모니터한다. 신경과적 기능, 장관상태, 심장음, 맥박 및 혈압(자세에 따른)에 대한 기저치를 기록하는 것이 중요하다. 약물독성 때문에 cytochrome P−450에 의한 약물상호작용을 사정한다. 인터페론 γ제제를 골수억제제와 병용하면 골수억제가 더욱 심해진다. Zidovudine과 같은 항바이러스제는 심각한 독성과 골수억제를 초래할 수 있다.

단클론항체 약물(예: adalimumab, alemtuzumab, bevacizumab, infliximab, natalizumab, trastuzumab, vedolizumab)투여 시에는 알레르기력을 사정하고 기록한다. 미약하거나 심한 모든 반응을 사정한다(표 42.3). 이 약물들을 투여할 때, 기저 활력징후와 감염의 징후에 대한 사정은 감염의 위험 때문에 중요하다. 감염이나 HIV는 금기증이다. Bevacizumab (Avastin)은 상처치유를 지연시킬 수 있으므로 수술 가능 여부나 상처 유무를 평가한다. Infliximab (Remicade)은 심각한 심부전이 금기증이므로 사용 시에는 심장 질환을 사정해야 한다. 또한 결핵, 곰팡이 감염은 치명적일 수 있어 이에 대한 블랙박스경고가 있으므로 모든 감염은 이 약물의 사용 전에 제거되어야 한다. 다발성경화증이 있는 환자는 natalizumab (Tysabri) 치료가 필요할 수 있다. 현재 FDA는 뇌의 다초점 백질뇌병증 감염으로 인해 특별 관리 프로그램에 등록한 환자들에게만 승인을 하고 있다. HIV 감염이나 AIDS, 백혈병, 림프종 또는 이전의 장기이식처럼 면역 체계를 약화시킬 수 있는 환자의 병력을 검토한다. Trastuzumab (Herceptin B)은 심실 기능 장애와 심부전의 경우에 대한 블랙박스경고가 있다. 이 약물의 사용은 치명적인 과민성 반응이 발생할 수 있으므로, 투여 전에 신중한 사정이 필요하다. Vedolizumab (Entyvio) 투여 시 부작용인 상기도 감염으로 인해 폐질환, 폐감염 여부를 평가하는 것이 중요하다. 이러한 약물들은 주입 전, 투여 중 및 주입 후에 면밀한 관찰과 감독이 요구된다. 표 42.3은 이러한 약물과 관련된 일반적인 부작용을 보여주고 있다.

인터루킨투여 시 장기이식의 금기증뿐만 아니라 약물알레르기를 사정한다. 탈륨 심장 스트레스 검사와 폐기능검사 등 여러 가지 검사결과를 검토한다. 활력징후를 사정하고 aldesleukin의 독작용인 모세혈관누출증후군에 의한 호흡기계와 심장질환의 과거력을 기록한다. 모세혈관누출증후군은 약 9.07~13.6kg의 체액이 다량 저류됨으로써 호흡곤란과 심부전 등 생명을 위협하는 상황을 초래한다. 하지만 이러한 증상들은 인터루킨의 사용을 중단하면 회복될 수 있다. 치료 시작 전에 간기능을 사정해야 한다. 항고혈압제와는 심각한 약물상호작용을 보이는 데 약물의 기대효과보다 더 혈압을 낮추는 작용을 한다. Corticosteroid와의 병용은 종양에 대한 효과를 감소시키기 때문에 금지한다. Tocilizumab은 심한 류마티스관절염에 사용되는 인터루킨이며, 다른 생물반응조절제와 함께 사용하지 않는다.

DMARDs 투여 시에는 알레르기를 면밀하게 사정하며, 과거와 현재의 모든 건강상태를 철저하게 사정해야 한다. 처방약, 약초 및 OTC약물에 관해서도 철저하게 기록한다. DMARDs는 생물학적 제제가 아닌 것도 있고 생물학적 제제인 것도 있으므로 약물의 유형을 사정한다. 비생물학적 DMARDs는 methotrexate, leflunomide, hydroxychloroquine, sulfasalazine이 있으며, 생물학적 DMARDs는 앞서 기술한 단클론항체 약물들이다. 증상이 있는 박테리아 감염과 대상포진, 증상이 있거나 잠재성 결핵 및 급·만성 B형 또는 C형간염 등의 DMARDs의 금기증을 사정한다. 추가적인 금기증은 약리 개요에 기술되어 있다. 주요 유해작용(예: methotrexate)의 하나가 골수억제이므로 치료 전 · 중 · 후에 기저 혈구 수와 혈소판 수치를 모니터한다. 처방전에 1주일에 1번 투여하도록 되어 있는 것을 매일 투여하는 것으로 오인하면 심각한 투약오류가 발생할 수 있기 때문에 의사의 투약처방을 사정하는 것이 중요하다.

Leflunomide로 치료를 시작할 때, 혈구 기저치뿐만 아니라 간기능을 철저하게 사정해야 한다. 설사와 호흡기 감염의 유해작용이 예상되므로 호흡기계와 위장관계 기능을 사정한다. 호흡음, 가래 유무, 기저호흡 수, 호흡리듬 및 호흡의 깊이뿐만 아니라, 과거와 현재 호흡기계 질환의 병력과 감염에 관해 철저하게 사정한다. 그리고 배변양상을 사정하고 소견을 기록한다. Etanercept는 패혈증이나 감염의 증상이 있는 사람에게는 피해야 한다. 그러므로 백혈구 수와 감염의 증상과 징후 또는 감염의 과거력에 관해 철저하게 사정해야 한다. 어떤 약은 라텍스를 포함하고 있기 때문에 라텍스알레르기도 사정해야 한다. DMARD abatacept는 체중에 따라 투여한다. 그러므로 약물투여 전에 체중을 정확하게 알아야 한다. 또한 abatacept 치료를 시작하기 전에 모든 예방접종이 이루어진 환자기록을 사정한다. 치료를 시작하기 전에 머리에서 발끝까지 사정한 신체검사 기저치, 관절염에 의한 근골격계 변화, 일상생활활동의 변화 및 기타 활동에 대한 기저치를 기록한다.

법적 · 윤리적 원칙

간호사와 환자간호

간호사는 문화적, 인종, 영적, 개인의 신념의 측면에서 갈등이 생길 때 조차도 환자를 무시하거나 속여서는 안 된다. 이러한 갈등은 암환자의 치료 방법이나 생리적 반응을 변화시키는 약물이 필요한 환자에서 주로 당면한다. 간호사는 윤리적 원칙에 위배되는 환자의 간호나 치료의 참여에 대해 거부할 권리를 가지고 있지만, 이러한 간호에 대한 거부가 환자를 무시하거나 유기하는 것을 의미함은 결코 아니라는 것을 이해하는 것이 매우 중요하다. 이러한 상황에서 간호사는 갈등에 관해 적절한 상부관리자에게 보고하고, 안전한 간호를 제공하기 위해 환자를 다른 전문가에게 이송해야 한다.

미국간호협회의 Code of Ethics에 의하면 간호사는 환자간호 시 항상 윤리적인 면을 신중히 고려해야 하는 전문가로 규정하고 있다. 이것은 간호사의 간호를 필요로 하지만 간호사 개인의 기준이나 윤리에서 수용할 수 없는 경우와 간호를 요구하는 환자를 간호할 때도 적용된다.

◆ 환자상태 Human Need Statements

1. 약물의 생물학적 반응으로 인한 부작용과 관련된 음식, 수분, 영양소 섭취의 변화, 감소된 섭취량
2. 약물의 생물학적 반응으로 인한 발진의 부작용과 관련된 변화된 안전 요구, 감염 위험성
3. DMARDs와 면역조절제 투여에 따른 골수억제 부작용에 의한 변화된 안전 요구, 감염 위험성

◆ 계획: 결과판정 Planning: Outcome Identification

1. 고단백, 저잔여식, 고열량, 고에너지 식품을 섭취하고 오심, 불편함, 식욕감퇴를 개선하기 위한 약물 및 비약물 치료를 통해 항종양치료 전 · 중 · 후의 건강한 영양상태를 유지한다.
2. 매일 씻고, 피부 및 치아 관리를 하고, 발진, 염증, 붓기, 통증 등의 보고하여 약물치료 동안 환자의 피부통합성을 유지한다.
3. 감염의 위험을 최소화하여 상해로부터 안전을 유지하고, 체온이 38.1℃(100.5℉) 이상이면 의사에게 알려서 적절하게 신속한 치료를 받는다.

◆ 수행 Implementation

조혈제는 처방대로 투여해야 한다. 병원의 방침에 따라 피하주사와 정맥주사 부위를 결정하며, 위치를 바꾸면서 주사한다. Filgrastim은 면역억제화학요법으로 감염이 발생하기 전에 투여한다. 면역억제화학제투여 전이나 후 24시간 이내는 투여하면 안 된다. 환자의 절대호중구 수(Absolute Neutrophil Count, ANC)가 10,000cells/mm^{3}라면, 제조사의 권고와 처방대로 투여를 중단한다. Filgrastim은 D_5W로 희석해야 하며, sargramostim은 증류수로 녹인다. 바이알이 변색되거나 이물질이 있으면 oprelvekin은 사용하지 말아야 한다. 항암치료 후 6~24시간 내에 투여를 시작한다. 14일 동안 매일 피하주사하게 되면 주사 시작 후 5~9일 이내에 용량의존적으로 혈소판 수가 증가한다. Oprelvekin 투여를 중단하면 7일 동안은 증가가 유지되지만, 14일 이내에 기저치로 돌아온다. Oprelvekin의 피하주사 부위는 넓적다리, 복부, 엉덩이와 상완이다. 피하주사 부위는 돌아가면서 놓는다. 더 상세한 내용은 환자중심간호: 환자교육을 참조한다.

생물학적 반응조절제의 유해작용을 최소화하기 위해 처방대로, 제조회사의 지침대로 투여해야 한다. 후천적 감염

이 이 약물의 심각한 유해작용이라는 것을 인지하고 환자의 기저질환의 정도를 항상 신중하게 고려해야 한다. 또한 체온을 특별히 관찰하면서 활력징후를 측정해야 한다. 생물학적 반응조절제를 투여할 때, 알레르기반응을 줄이기 위해 acetaminophen과 diphenhydramine을 미리 투여할 수 있다. Acetaminophen과 diphenhydramine으로 효과가 없으면, 뼈통증과 오한을 치료하기 위해 아편유사제, 항히스타민제나 소염제를 사용할 수 있다. 약물에 의한 오심과 구토를 위해 생물학적 반응조절제를 투여하기 전에 항구토제를 투여한다. 오심과 구토가 심하다면, 항구토제를 연속해서 투여한다. 치료받는 동안 피곤할 때는 무리하지 말고 쉬도록 환자를 격려하며, 매우 피곤하거나 식욕이 없으면 의사에게 알린다. 금기증이 아니라면 강제로 하루에 3,000mL 이상의 물을 마심으로써 세포부산물이 배출되고 세포의 수화(hydration)상태가 유지되도록 한다. 환자의 건강과 회복을 증진시키기 위한 식사에 대한 영양사의 충고가 도움이 된다(예: 고단백, 복합탄수화물, 필수미네랄, 비타민과 약초). 개별적인 조언을 듣고 식단을 계획하고 식료품을 구매한다. 최근에는 많은 마켓들이 식품을 당일 또는 다음날 적은 비용으로 집까지 배달하는 서비스를 제공하고 있다.

인터페론투여 시 철자를 잘 보고, 발음이나 비슷해 보이는 다른 약들과 혼돈하지 않아야 한다. 인터페론은 약물에 따라 피하주사, 정맥주사, 근육주사한다. 예를 들어, 인터페론 α-2a는 피하주사 또는 근육주사한다. 주사부위를 바꾸면서 정확하게 주사한다. 생물학적 반응조절제들은 감염이 우려되므로 환자의 체온을 비롯하여 활력징후, 오한과 두통을 모니터한다. 대개 치료 전과 치료하는 동안에 심전도가 처방되며 그 결과를 모니터한다. 그리고 어떠한 흉통, 저혈압, 고혈압 및 호흡곤란도 보고한다. 회사마다 지시내용이 다르기 때문에 희석할 때에는 제조회사를 항상 확인해야 하며, 약물을 받기 전에 약포장 내에 들어있는 설명서를 읽도록 한다. Acetaminophen은 해열과 두통에 필요하며, 강제로 물을 많이 마셔야 한다.

단클론항체 약물은 감염이 주 관심사다. Belimumab은 감염이 가장 큰 문제로 때때로 치명적이다. 치료하는 동안 계속 감염을 모니터해야 한다. 심한 크론병과 심한 류마티스관절염에 사용하는 certolizumab은 심각한 감염과 림프종을 일으킬 가능성이 있다는 것을 환자에게 설명해야 한다. 이 약물을 사용하는 동안 및 사용 후에 혈구 수를 계속 모니터한다. 혈압변동, 맥박, 흉통을 모니터하여 만약에 기저치에 현저한 변화가 나타나면 즉시 의사에게 알려야 한다. 심한 심부전이 있는 환자는 infliximab을 피한다. 이 약물을 투여할 때에는 환자의 심음, 혈압, 맥박, 맥박산소측정(pulse oximetry) 및 심전도 모니터가 중요하다. 감염의 증상이나 징후와 심장상태에 변화가 나타나면, 즉시 의사에게 알린다. 이 약은 치명적인 결핵, 곰팡이 감염을 일으킬 수 있기 때문에 블랙박스경고가 요구된다. Natalizumab (Tysabri)은 반감기가 길어 체내에서 제거되는 데 며칠에서 몇 주가 걸린다. 따라서 이러한 약리학적 특성은 많은 약물상호작용과 독성의 위험을 초래한다. Natalizumab은 뇌의 multifocal leukoencephalopathy infection을 유발할 수 있으므로 FDA의 처방 프로그램인 "TOUCH"에 등록된 환자만 이 약을 받을 수 있다. Trastuzumab (Herceptin B)은 주입 반응의 위험 때문에 처치 전 투약이 필요하다. 또한 심실기능장애와 심부전에 대한 블랙박스경고를 지니고 있다.

인터루킨 aldesleukin은 심각한 독성과 모세혈관누출증후군 관련이 있다. 이 약을 투여할 때는 기관 프로토콜에 따라야 하고 환자의 발열, 오한, 발진, 근육통, 두통, 간기능 및 호산구의 변화를 매우 면밀하게 관찰해야 한다.

DMARD methotrexate를 투여할 때, 환자가 약에 대해 어떠한 반응을 보이는지 확인하기 위해 대개 시험용량을 투여한다. 신질환, 감염, 폐질환 및 구내염(stomatitis) 환자에게 투여 시 FDA 블랙박스경고를 의식해야 한다. 류마티스관절염에 methotrexate가 처방되었다면, 처방대로 매주 투여한다. Methotrexate에 대한 더 자세한 내용은 40장을 참고한다. 블랙박스경고가 있는 etanercept(약리 개요를 참조한다)는 넓적다리, 복부, 엉덩이와 상완에 돌아가면서 피하주사한다. Leflunomide를 투여할 때는 간과 신기능을 매우 신중하게 모니터한다. 위장관장애를 최소화하기 위해서 음식과 함께 경구투여하며, 부종을 대비하여 매일 체중을 모니터한다.

◆ 평가 Evaluation

생물학적 반응조절제의 치료적 반응은 종양의 성장이 지연되며, 종양 크기가 감소하고, 증상이 완화되는 것이다. 또한 백혈구와 혈소판 수가 정상으로 회복되며, 감염과 출혈이 사라진다. 평가해야 할 유해효과는 표 42.1과 표 42.2에 있다.

DMARD의 사용은 수주 내에 관절가동능력의 증가, 불편감 감소, 안녕감 증진 등의 치료효과가 있다. 이러한 약물의 독성은 간, 신장, 호흡기 기능이상, 특히 methotrexate는 골수기능을 억제한다.

환자중심간호: 환자교육

- 환자는 생물학적 반응조절제에 의하여 중추신경계 기능변화가 초래되므로 위험한 일을 피해야 한다. 피로는 일반적인 유해효과이며, 심한 피로는 의사에게 보고한다.
- 인후통, 설사, 구토, 발열(38.1℃)과 같은 감염증상은 의사에게 즉시 보고한다. 과도한 피로, 식욕상실, 부종, 출혈도 즉시 보고한다.
- 약물치료 동안 임신을 피하도록 한다. 피임방법과 치료완료 후 2년 이상 피임이 필요함을 교육한다.
- 생물학적 반응조절제의 유해효과는 투여 후 72~96시간 내에 사라지며 지속되지 않는다는 정보를 환자에게 제공한다.
- 인터페론은 피로 증가 및 독감유사 증상을 유발할 수 있다. 환자는 피로감으로 인해 침대에 누워 있어야만 할 수도 있으므로 환자(또는 가족과 보호자)는 준비를 해야 한다. 상호작용은 P450 효소 시스템에 의해 대사되는 모든 약물에 일어난다. 환자와 가족에게 다양한 상호작용약물에 대해 교육해야 한다.
- 환자, 가족과 보호자에게 인터루킨(특히, aldesleukin)과 인터페론으로 인한 모세혈관누출증후군에 대해 교육한다. 초기 징후와 증상인 비울혈, 콧물, 기침이 진행되어 허약감, 피로, 오심, 팔, 다리, 기타 신체 부위에 갑작스런 부종이 생길 수 있다. 최대 약 13.6kg의 체액 정체가 있을 수 있으며, 혈압 저하, 호흡기질환, 심부전, 부정맥, 심근경색으로 빠르게 진행된다. 모세혈관누출증후군은 조기 진단 시 회복될 수 있으며, 의사는 약물을 중단하고, 초기 증상 발생 시 응급처치가 제공된다. 모세혈관누출증후군은 일찍 발견되지 않으면 치명적일 수 있다.
- 인터루킨인 anakinra (Kineret)가 처방된 경우 환자가 자가투약할 수 있으므로 주사방법과 적절한 폐기(예: 바늘, 주사기) 방법을 교육한다. 피하주사에 대한 설명서를 제공하고 시범을 보인다.
- 약물로 인한 뼈통증과 감기증상이 나타날 수 있으며, 비마약성 또는 마약성 진통제를 투여할 수 있다. 일부 환자는 ibuprofen으로 완화될 수 있다.
- 치명적인 형태의 결핵, 곰팡이 감염 위험을 포함하여 infliximab (Remicade)에 대한 블랙박스경고에 대해 환자에게 교육한다. Trastuzumab (Herceptin B)에도 블랙박스경고가 있는데, 이는 심실 기능 장애와 심부전 반응을 일으킬 위험이 있기 때문이다.
- DMARD를 사용하면 관절기능이 개선되고 통증이 감소한다. 환자에게 출혈, 지나친 피로, 발열, 호흡기 증상을 보고하도록 교육한다. 최신 DMARD인 tofacitinib는 환자가 methotrexate에 대한 부적절한 반응이나 과민증을 가지고 있는 경우 사용되며, 유일한 구강투여 약물이다. 그러나 결핵을 포함한 심각한 감염은 약의 사용으로 인한 우려사항이며, 환자는 그 징후와 증상을 알고 의사에게 보고할 수 있어야 한다.

기억해야 할 사항

- 지난 20년 동안, 새로운 의료기술은 면역체계에 영향을 미치는 일련의 약물의 개발을 가져왔다. 여기에는 약물을 변형시키는 생물학적 반응조절제가 포함된다.
- 이러한 약물은 암, 자가면역, 염증, 전염병 과정을 포함한 질병에 대한 신체의 반응을 변화시킨다. 이 약들은 질병에 대한 환자의 면역반응을 강화시키거나 제한한다. 또한 환자의 조혈기능을 자극하고 질병을 예방할 수 있다.
- 두 가지 광범위한 생물학적 반응조절제 종류에는 조혈제 및 면역조절제가 포함된다. 하위 분류로는 인터페론, 단클론항체, 인터루킨수용체 작용제와 길항제, 기타 약물 등이 있다.
- 신체 면역체계의 두 가지 주요 구분은 B세포에 의해 매개되는 체액면역(주로 항체 생성)과 T세포에 의해 매개되는 세포매개면역이다. 이 두 체계는 혈액이나 다른 신체 조직에서 이물질 입자와 세포를 인식하고 파괴하기 위해 함께 작용한다. 체액과 세포면역체계는 함께 작용하여 이물질과 세포를 인식하고 파괴한다. 체액면역체계는 항원(이물질)과 접촉했을 때 플라즈마세포로 변할 때까지 B세포로 알려진 림프구로 구성되어 있다. 그러면 플라즈마세포는 그 항원에 대한 항체를 생산한다.
- 생물학적 반응조절제와 관련한 간호중재는 정확한 멸균기술과 감염예방법 적용, 적절한 영양, 구강간호, 혈구수 관찰, 관절통과 감기증상 같은 유해효과 관리에 초점을 맞춘다.
- 환자가 인터루킨을 복용하는 경우 모세혈관누출증후군을 관찰해야 한다. 초기 증상의 빠른 발견은 인터루킨의 중단과 함께 중요한 보조적 치료를 가능하게 할 것이다.
- Filgrastim과 sargramostim은 골수기능억제 항종양제 투여 후 24시간 이내에는 투여하지 않는다. 약물투여시간은 반드시 처방에 따라야 한다.
- 대부분의 환자에서 비생물학적 DMARD의 치료는 methotrexate 또는 leflunomide로 시작한다. 생물학적 DMARD는 위 두 약물에 반응을 보이지 않을 때 사용한다. 생물학적 DMARD에는 etanercept, infliximab, adalimumab, abatacept, rituximab이 있다.

REVIEW QUESTIONS

1. The nurse is conducting a class for a group of new oncology staff members on drugs for malignant tumors. Which best describes the action of interferons in the management of malignant tumors?
   a. Interferons increase the production of specific anticancer enzymes.
   b. Interferons have antiviral and antitumor properties and strengthen the immune system.
   c. Interferons stimulate the production and activation of T lymphocytes and cytotoxic T cells.
   d. Interferons help improve the cell-killing action of T cells because they are retrieved from healthy donors.

2. The nurse is planning care for a patient who is receiving interferon therapy. Which of these is the major dose-limiting factor associated with interferon therapy?
   a. Fatigue
   b. Bone marrow suppression
   c. Fever
   d. Nausea and vomiting

3. The nurse is administering methotrexate as part of treatment for a patient with rheumatoid arthritis and will monitor for which signs of bone marrow suppression? Select all that apply.
   a. Edema
   b. Tinnitus
   c. Increased bruising
   d. Tingling in the extremities
   e. Fever
   f. Chills

4. In caring for a patient receiving therapy with a myelosuppressive antineoplastic drug, the nurse notes an order to begin filgrastim after the chemotherapy is completed. Which statement correctly describes when the nurse will begin the filgrastim therapy?
   a. It can be started during the chemotherapy.
   b. It will begin immediately after the chemotherapy is completed.
   c. It will be started 24 hours after the chemotherapy is completed.
   d. It will not be started until at least 72 hours after the chemotherapy is completed.

5. The nurse is monitoring a patient who has been receiving aldesleukin (IL-2) (Proleukin) for treatment of malignant melanoma. Which adverse effect, if noted on assessment, is of primary concern?
   a. Diarrhea
   b. Fatigue
   c. Nausea
   d. Fluid retention

6. The nurse is reviewing the medical history of a patient who is about to receive therapy with etanercept (Enbrel). Which conditions, if present, would be a contraindication or caution for therapy with this drug? (Select all that apply.)
   a. Urinary tract infection
   b. Psoriasis
   c. Heart failure
   d. Glaucoma
   e. Latex allergy

7. A patient is to receive filgrastim (Neupogen) after therapy with carmustine and radiation therapy for treatment of a brain tumor. The patient weighs 132 pounds. The protocol that the oncologist has written states that the filgrastim will be dosed at 5 mcg/kg/day. Filgrastim comes in a 300-mcg/mL vial. What dose will the patient receive? How many milliliters will the patient be given?

8. The nurse notes in the patient's medication history that the patient is taking natalizumab (Tysabri). Based on this finding, the nurse interprets that the patient has which disorder?
   a. Multiple sclerosis
   b. Rheumatoid arthritis
   c. Non-Hodgkin lymphoma
   d. Crohn's disease

정답 1. b 2. a 3. c, e, f 4. c 5. d 6. a, c, e 7. 300mcg, 1mL 8. a

참고문헌

REFERENCES

Chingcuanco, F., Segal, J. B., Kim, S. C., et al. (2016). Bioequivalence of biosimilar tumor necrosis Factor-α inhibitors compared with their reference biologics: a systematic review. *Annals of Internal Medicine*, 165, 565.

Dörner, T., & Kay, J. (2015). Biosimilars in rheumatology: current perspectives and lessons learnt. *Nature Reviews. Rheumatology*, 11, 713.

Ramiro, S., Smolen, J. S., Landewé, R., et al. (2016). Pharmacological treatment of psoriatic arthritis: a systematic literature review for the 2015 update of the EULAR recommendations for the management of psoriatic arthritis. *Annals of the Rheumatic Diseases*, 75, 490.

Singh, J. A., Saag, K. G., Bridges, S. L., Jr., et al. (2015). American College of Rheumatology guideline for the treatment of rheumatoid arthritis. *American College of Rheumatology*, 68(1), 2016.

43

뇌하수체약물

PITUITARY DRUGS

학습목표

이 장을 학습한 후 학생들은:

1. 뇌하수체전엽과 뇌하수체후엽의 정상적인 기능과 뇌하수체가 인체에 미치는 영향에 대해 설명한다.
2. 뇌하수체 기능에 작용하는 약물의 적응증, 작용기전, 용량, 투여경로, 유해효과, 주의사항, 금기증, 약물상호작용 등을 이해한다.
3. Desmopressin, vasopressin, octreotide, somatropin 등과 같은 뇌하수체 기능에 작용하는 약물을 복용하는 환자를 위한 간호과정의 모든 단계를 포함하는 간호계획을 수립한다.

주요용어

뇌하수체(pituitary gland) 뇌저부에 위치하고 있으며, 다양한 생명유지에 필요한 여러 호르몬을 분비하는 내분비선

시상하부(hypothalamus) 뇌하수체와 시신경교차(optic chiasm) 후상부에 위치한 조직. 뇌의 중간바닥에 있음. 시상하부는 많은 신체기능을 조절하는 다양한 호르몬을 분비하기 위해 뇌하수체전엽을 자극하는 몇 가지 호르몬을 분비함

신경내분비계(neuroendocrine system) 내분비계와 신경계의 내·외적인 자극과 통합된 활동이 조절되는 시스템

음성되먹임고리(negative feedback loop) 어떤 호르몬의 농도가 증가되면 그 호르몬 분비를 자극하는 상부 호르몬 분비 조직이 억제되는 관계

내분비계

ENDOCRINE SYSTEM

내분비계의 주 기능은 생리적 안정상태를 유지하는 것이다. 신체내 모든 세포와 조직은 내분비계의 지배를 받는다. 내분비계는 호르몬이라 불리는 화학적인 '언어(language)'를 사용하여 체내 5천만 개의 표적세포와 소통한다. 호르몬은 표적조직 세포에 특정한 생리적인 효과를 일으키는 다양한 천연물질군으로, 혈류 속으로 분비되어 혈류를 타고 표적세포로 이동하여 신체요구에 반응한다.

수십 년 동안 뇌하수체가 다른 내분비선을 조절하고 통제하는 주 분비선으로 알려져 왔으나, 현재 중추신경계(CNS), 특히 시상하부가 뇌하수체를 조절한다고 밝혀졌다. 시상하부와 뇌하수체는 시상하부로부터 오는 주요 명령을 처리하는 통합기능단위이다. 이러한 구조적 관계를 신경내분비계라고 한다. 내분비계는 중추신경계와 동일한 방법으로 각 호르몬이 기본적으로 신호를 받아서 자극-반응양식으로 작동함으로써 모든 신체기능을 통제한다.

뇌하수체는 뇌하수체전엽(anterior pituitary, adenohypophysis)과 뇌하수체후엽(posterior pituitary, neurophysis)으로 구성되어 있다. 각 엽은 개별적으로 시상하부와 연결되어 정보를 전달하며, 고유의 호르몬을 분비한다. 이들 호르몬에 대해 Box 43.1과 그림 43.1에 정리하였다.

감시와 신호에 의해 조절되는 내분비계의 작용은 지속적인 신체 요구에 따라 조절된다. 호르몬 분비는 대개 음성되먹임고리에 의해 조절된다. 예를 들어 분비선 X가 호르몬 X를 유리하면, 이로 인해 호르몬 Y가 유리되는 경우에 만일 호르몬 Y가 과다분비되면 분비선 X가 그 사실을 감지하고 호르몬 X의 유리를 감소한다.

뇌하수체약물

PITUITARY DRUGS

뇌하수체전엽과 뇌하수체후엽에서 분비되는 호르몬과 그들

BOX 43.1 뇌하수체 전엽 및 후엽 호르몬

뇌하수체전엽
부신피질자극호르몬(adrenocorticotropic hormone, ACTH)
난포자극호르몬(follicle-stimulating hormone, FSH)
성장호르몬(growth hormone, GH)
황체형성호르몬(luteinizing, LH)
Prolactin
갑상샘자극호르몬(thyroid-stimulating hormone, TSH)

뇌하수체후엽
항이뇨호르몬(antidiuretic hormone, ADH)
Oxytocin

의 작용을 모방하거나 길항하는 약물은 표 43.1을 참조한다.

이 장에서 다루는 뇌하수체전엽약물은 cosyntropin, somatotropin, octreotide 등이고, 뇌하수체후엽약물은 vasopressin, desmopressin이다.

작용기전 및 약물효과
Mechanism of Action and Drug Effects

뇌하수체기능에 영향을 미치는 약물의 작용기전은 약물에 따라 다르지만, 일반적으로 뇌하수체호르몬의 효과를 증가시키거나 길항한다. 부신피질자극호르몬(corticotropin 또는 adrenocorticotropic hormone, ACTH)제제는 내인성 ACTH와 동일한 반응을 유발한다. Cosyntropin (Cortrosyn)은 ACTH의 합성제제로 부신기능부전을 진단할 때 사용한다. Cosyntropin은 신장 위에 위치한 부신피질에 작용하여 Cortisol [hydrocortisone (Solu-Cortef)]의 분비를 자극한다. Cortisol은 염증성 백혈구기능과 흉터조직형성을 감소하며 항염증작용이 있다. 또한 cortisol은 신장의 나트륨정체를 촉진하여 부종과 고혈압을 초래할 수 있다.

성장호르몬(growth hormone, GH)제제에는 somatropin과 somatrem이 있다. 이 약물들은 다양한 동화(tissue-building)과정, 혈당을 높이기 위한 간 당원합성과 신체 내 지방을 저장하는 지방동원, 나트륨, 칼륨, 인의 보유를 자극함으로써 성장을 촉진한다. 두 약물은 GH가 부족한 아이들의 성장촉진에 사용한다.

Octreotide는 GH의 효과를 길항하는 약물이다. Octreotide는 구조적으로나 약리학적으로 somatostatin이라고 하는 GH 분비억제호르몬(GH release-inhibiting factor)과 비슷하다. 또한 octreotide는 심한 설사를 야기하는 VIPoma라는 종양에서 분비되는 단백질인 vasoactive intestinal polypeptide (VIP)의 농도를 감소시킨다.

Vasopressin과 desmopressin은 뇌하수체후엽에서 분비되는 항이뇨호르몬(antidiuretic hormone, ADH) 작용을 나타낸다. 그들은 원위세뇨관에서 수분재흡수를 증가시키고 소변을 농축시켜 수분 분비를 90%까지 감소시킨다. Vasopressin은 강력한 혈관수축제이고 혈관확장성 쇼크(vasodilatory shock, 패혈성 쇼크)와 같은 저혈압성 응급에 사용되므로 무맥성 심장마비치료를 위한 전문심장소생술에 사용한다. 또한 vasopressin은 식도정맥류 출혈을 멈추기 위해서도 사용한다. Desmopressin은 혈장 내 factor VIII(항혈우병인자), von Willebrand factor (factor VIII과 비슷한 활동을 함), tissue plasminogen activator의 증가를 야기한다. 이것은 혈액질환을 치료하는 데

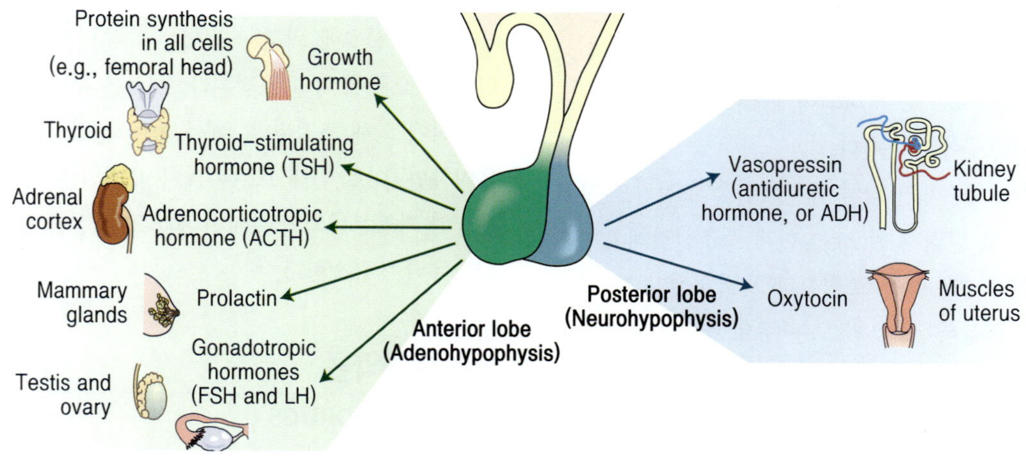

그림 43.1 뇌하수체호르몬

FSH, Pituitary hormones. FSH, Follicle-stimulating hormone; LH, luteinizing hormone. Adapted from McKenry, L. M., Tessier, E., & Hogan, M. A. (2006). Mosby's pharmacology in nursing (22nd ed.). St Louis: Mosby.

표 43.1 뇌하수체전엽과 뇌하수체후엽 호르몬과 약물

호르몬	기능과 모방약물
뇌하수체전엽	
부신피질자극호르몬(ACTH)	부신에 작용. 신체적 · 정신적인 스트레스 적응과 기아를 조정함. 영양소의 재분배; 부신피질호르몬의 합성을 촉진함 (glucocorticoids, mineralocorticoids, androgens); 피부착색과 관련 있음 Cosyntropin; 부신피질호르몬 부족 진단에 사용
난포자극호르몬(FSH)	난자발생을 자극하고 여성에게는 난포 성장을, 남성에게는 정자형성을 자극함 Menotropins: FSH와 약리작용이 같음. gonadotropin: FSH를 자극
성장호르몬(GH)	성장과 스트레스 적응과 관련된 동화과정을 조절. 근골격과 근육성장을 촉진하고 단백질합성을 증가시킴. 지방이동, Somatropin, somatrem: 왜소증(뇌하수체기능저하) 치료에 사용하는 성장호르몬 Octreotide: 구조적으로 약리학적으로 GH 분비억제호르몬과 비슷한 합성 폴리펩티드
황체형성호르몬(LH)	여성의 배란과 난소의 에스트로겐 분비를 자극함. 남성에게 정자형성과 테스토스테론 분비를 촉진하기 위해 간질세포를 자극함 Pergonal과 clomiphene: LH 증가 및 임신기회 증가
Prolactin	유선에 작용. 여성에서 유즙생성과 유방성장을 자극함. 남성에서는 작용불명 Bromocriptine: prolactin을 억제하여 유즙생성을 억제
갑상샘자극호르몬(TSH)	갑상샘호르몬 T_3와 T_4의 분비를 자극함 Thyrotropin: 갑상샘호르몬의 생산과 분비를 증가시킴
뇌하수체후엽	
항이뇨호르몬(ADH)	원위세뇨관과 집합관에서 물의 재흡수를 증가시켜 요를 농축시킴. 강력한 혈관수축을 야기함 Vasopressin: ADH; ADH의 생리학적인 모든 기능을 수행함 Desmopressin: 합성 vasopressin
Oxytocin	자궁과 유선에 작용. 자궁평활근을 수축시키고 유선의 포낭을 둘러싼 근육상피세포를 수축시켜 수유를 가능하게 함 Pitocin: oxytocin의 모든 생리적인 작용을 나타냄

T_3, Triiodothyronine; T_4, thyroxine

도움을 준다. 또한 desmopressin은 야뇨증치료에도 유용하다. Oxytocin은 자궁수축을 촉진한다.

적응증 Indications

Cosyntropin은 부신기능저하의 진단에 사용된다. Somatropin과 somatrem은 유전자재결합기술에 의해 생산된 인간성장호르몬(human GH)으로, 뇌하수체기능저하왜소증과 같은 정상 내인성 GH의 부족 시 환자의 골격성장을 자극하는 데 효과적이다. 또한 HIV 감염에 의한 소모성 질환에도 사용된다. Octreotide는 vasoactive intestinal polypeptide (VIP)를 분비하는 carcinoid tumor에서 나타나는 심한 설사, 홍조 및 carcinoid crisis에 동반되는 심한 저혈압 등의 증상치료에 효과적이며 식도정맥류에도 사용된다. Vasopressin과 desmopressin은 다갈(과한 갈증), 다뇨, ADH 부족에 의해 야기된 요붕증 환자의 탈수를 예방하고 조절하는 데 사용된다. 혈관수축작용이 있으므로 다양한 종류의 출혈, 특히 위장관출혈치료에 유용하다. Desmopressin은 혈우병 A와 제1형 von Willebrand 치료에 유용하다.

금기증 Contraindications

뇌하수체약물 사용의 금기증은 각각의 약물에 따라 다양하다. 뇌하수체에 작용하는 약물은 아주 작은 용량에도 중요한 생리학적인 변화가 일어날 수 있기 때문에 편두통, 뇌전증, 천식과 같은 급성 또는 만성 질환이 있는 환자에게 사용 시 특히 주의해야 한다.

유해효과 Adverse Effects

뇌하수체약물의 유해효과는 표 43.2, 표 43.3, 표 43.4를 참조한다.

용량 Dosages

뇌하수체약물의 권장량에 대해서는 용량표를 참조한다.

표 43.2 Octreotide: 흔한 유해효과

신체계	유해효과
중추신경계	피로, 불쾌감, 두통
내분비계	혈당 증가 또는 감소
위장관계	설사, 오심, 구토
호흡기계	호흡곤란
근골격계	관절통
심혈관계	전도장애

표 43.4 GH: 흔한 유해효과

신체계	유해효과
중추신경계	두통
내분비계	고혈당, 갑상샘기능저하증
비뇨생식계	고칼슘뇨증
기타	발진, 두드러기, GH에 대한 항체 생성, 주사부위 염증, 독감유사증후군(flulike syndrome)

표 43.3 Desmopressin과 Vasopressin: 흔한 유해효과

신체계	유해효과
심혈관계	혈압 상승
중추신경계	열, 현기증, 두통
위장관계	오심, 가슴쓰림, 경직
비뇨생식계	자궁경련
기타	비강자극, 울혈, 떨림, 발한

표 43.5 뇌하수체에 작용하는 약물의 약물상호작용

뇌하수체에 작용하는 약물	상호작용 약물	결과
desmopressin	carbamazepine lithium, alcohol, demeclocycline	desmopressin 효과 증가 desmopressin 효과 감소
octreotide	cycloserine thioridazine, ciprofloxacin	이식거부반응 QT 간격 연장
somatropin	glucocorticoids	성장효과 감소
vasopressin	carbamazepine, fludrocortisone demeclocycline, norepinephrine, lithium	항이뇨효과 증가 항이뇨효과 감소

용량표

뇌하수체에 작용하는 약물

약물명(임신범주)	약리학적 분류	상용량	적응증
octreotide (Sandostatin, Sandostatin LAR Depot)	Somatostatin (GH 억제제) 유사체	**성인**[a] IV/subcut: 최초 50~100mcg 1일 3회 IV/subcut: 1일 1번, 100~600mcg IV/subcut: 150~750mcg 1일 2~4회 IV: 50mcg bolus, 25~50mcg/시간당, 2~5일 동안	말단비대증 전이성 carcinoid tumor (홍조와 설사 치료를 위해) VIPoma 식도정맥류
somatropin (Humatrope, 기타)	뇌하수체전엽호르몬	**소아** IM/subcut: 0.18~0.3mg/kg/주	GH 부족 시
vasopressin (Pitressin)	자연 또는 합성 ADH	**성인** IM/subcut: 1일 2~4회 나누어서 5~10units 비강내: 0.2mL 매일 **성인** IV: 0.01~0.04units/min	요붕증 혈관확장성 쇼크(패혈성 쇼크)

[a] 보통 성인에게서 사용됨

ADH, Antidiuretic hormone; GH, growth hormone; VIPoma, vasoactive intestinal peptide-producing tumor.

❖ 간호과정 NURSING PROCESS

◆ 사정 Assessment

뇌하수체약물을 투여하기 전에 간호사는 환자의 키, 체중 및 활력징후를 사정한다. 알레르기에 대한 기록, 처방약물 사용과 비처방약과 약초 등 병력을 포함한 간호력을 사정해야 한다. 모든 뇌하수체약물은 항상 사용 전에 주의사항, 금기증 및 약물상호작용을 주의해야 한다. Octreotide는 전도장애를 일으킬 수 있으므로 의사는 처방 전에 심전도를 찍게 한다. Octreotide acetate 사용 시 혈당수치, 간 및 신장 상태를 사정해야 한다. Octreotide를 복용하는 사람은 간이나 신장기능의 상태가 저하된 경우에는 의사가 복용량을 조절해야 한다. 특히, octreotide acetate 또는 Sandostatin과 Sandostatin LAR을 Sandimmune (cyclosporine) 또는 Sandoglobulin (IV immune globulin)과 혼동하면 안 된다.

Desmopressin 사용 시 발작, 천식 또는 심혈관질환의 병력을 사정해야 한다. 쇼크로 치료받는 환자의 경우, vasopressin이 처방되었다면 중환자실에서 심전도, 활력징후 및 동맥내관, 중심정맥압, 동맥혈가스분석과 같은 침습적 모니터링 방법에 대한 집중적인 관리가 필요하다. GH는 고혈당, 갑상샘기능저하증, 고칼슘혈증을 일으킬 가능성이 있기 때문에 갑상샘기능, 혈당 및 칼슘의 기저치를 알고 있어야 한다. 특히 somatropin을 사용할 때 소아 환자의 성장, 운동능력, 키, 체중에 유의해야 한다.

◆ 환자상태 Human Need Statements

1. 특정 질병 과정 또는 약물부작용과 환자의 신체적 특징에 미치는 영향과 관련하여 변형된 자존감 감소
2. 다양한 뇌하수체약물의 사용과 관련된 위장관계 부작용과 관련된 급성통증으로부터 해방
3. 뇌하수체약물치료에 대한 불충분한 지식과 정보 및 경험의 부족과 관련하여 변화된 자기실현 요구 감소

◆ 계획: 결과판정 Planning: Outcome Identification

1. 환자는 약물치료를 받으면서 건강관리 전문가에게 공포, 불안, 걱정을 말로 표현함으로써 긍정적인 자존감을 유지한다.
2. GI 부작용과 후천적 고통의 안전하고 효과적인 자가 투여 및 관리로 환자의 편안함을 높이고 고통을 감소시킨다.
3. 환자는 약물치료에 대한 지식의 증대를 통해 자기실현을 향상시키고, 규정을 준수하며, 사후관리를 계속한다.

◆ 수행 Implementation

Octreotide는 투여경로를 주의해야 한다. 투약오류를 피하기 위해 octreotide acetate 주사제와 주사용 depot 현탁액을 혼동하지 않도록 주의한다. 맑은 용액만을 사용하며, 정상적인 용액인지를 검토해야 한다. 참을 수 없는 설사, 오심, 구토 등의 위장관장애가 있으면 즉시 의사에게 알리고 이 약물로 치료하는 동안에 의사와 검사약속을 이행하는 것이 중요함을 인식시켜야 한다. 특히 환자가 이미 당뇨병인 경우, 치료기간 중에 혈당을 철저하게 모니터해야 한다. 왜냐하면 octreotide는 혈당을 변화를 촉진시킬 수 있기 때문이다.

Desmopressin은 용량과 경로가 적응증에 따라 다르기 때문에 의사의 지시대로 투여한다. 경구, 정맥, 비강, 피하로 투여할 수 있다. Desmopressin과 somatropin은 피하주사로 투여할 때(둔부의 복면부위에 근육주사할 수 있다), 조직손상을 막기 위해 위치를 바꾸면서 주사한다. 주사용 용액은 부드럽게 돌려가면서 섞어야 한다. 비강내 투여는 흡수량을 예상할 수 없기 때문에 비강점막의 변화가 나타날 수 있다. 만일 요붕증 환자라면 수분섭취로 수분중독과 나트륨 부족의 위험이 있을 수 있으므로 수분섭취를 조절해야 한다. 투약용량은 환자중심간호: 환자교육을 참조한다.

Vasopressin은 비강 또는 근육, 정맥 투여가 가능하다. 비경구용액은 항상 투약하기 전에 용액의 투명성을 먼저 체크해야 한다. 만약 용액의 색깔이 이상하거나 부유물이 있다면 버려야 한다. 또한 간호사는 혈압상승, 발열, 오심, 설사, 복통 등의 유해효과를 잘 관찰해야 한다. 만약 이러한 증상이 악화되거나 지속된다면 의사에게 즉시 보고해야 한다.

◆ 평가 Evaluation

일단 목표와 결과표준이 검토되었다면, 이러한 약물에 대한 치료반응을 평가한다. Octreotide의 치료효과는 악성종양, VIPoma, 식도정맥류(esophageal varices)와 관련된 증상의 호전이다. Vasopressin으로 요붕증, 식도정맥류 또는 혈관확장성 쇼크가 호전된다. Somatropin은 키를 성장시킨다. 피로, 두통, 혈당 상승, 설사, 오심, 구토, 전도장애, 소화불량 등의 유해효과를 평가해야 한다. Desmopressin과 vasopressin의 유해효과는 고혈압, 발열, 두통, 복통, 오심 등이다. GH는 두통, 고혈압, 갑상샘기능저하증, 고칼슘뇨(hypercalciuria), 독감유사증후군(flulike syndrome)을 일으킬 수 있다.

환자중심간호: 환자교육

- 투약경로와 기술은 환자와 환자간호에 참여하는 모든 사람이 알고 있어야 한다. 소아 환자인 경우, 퇴원 전에 가족 또는 간호제공자에게 투약 기술을 설명해야 하고, 실제 시범을 통해 이해시킨다. 나이에 맞은 설명서가 제공되어야 한다. 환자에게 약물요법에 관한 지침서를 보고 어떻게 약물을 조절하는지 이해시킨다. 경고 팔찌나 목걸이 또는 카드를 항상 휴대하도록 한다.
- 비강용량 형태의 desmopressin은 비강 안이 깨끗할 때만 투여한다. 사용하기 전에 비강펌프를 4회 올렸다 내렸다 하면서 펌프에 약물을 미리 채운다. 한 번에 10mcg이 투여된다. 10mcg이 처방되었다면 콧구멍에 spray 노즐을 넣고(어린이라면, 부모, 어른, 간호사가 투여) 분사펌프를 한 번만 누르면 된다. 만일 고용량이 처방되었다면, 두 콧구멍에 반씩 투여하면 된다. 펌프는 10mcg 이하의 적은 용량을 주입할 수 없다. 펌프는 1주일까지는 프라임되어 있으며, 1주일 후에는 재프라임시켜야 한다. 항상 펌프 내에 충분한 양이 남아 있는지를 알아봐야 한다. 25회(1회에 150mcg) 또는 50회(1회에 10mcg)를 주입한 후에는 남아 있는 양이 충분하지 않을 수 있다. 비강 스프레이는 실온에 보관하고 DDAVP는 냉장고에 보관한다.
- Vasopressin은 비강점막에 국소적용하며 흡입하지는 않는다.
- 내분비질환을 가진 소아는 뼈 문제를 일으킬 위험이 높다는 것을 환자에게 교육을 해야 하며, 아이가 절뚝거리는 것을 발견했다면, 즉시 의사에게 보고해야 한다.
- 요붕증 환자는 수분섭취량을 면밀하게 모니터해야 한다. 환자마다 정확한 양을 알려준다.

기억해야 할 사항

- 뇌하수체는 전엽과 후엽으로 구성되어 있다. 뇌하수체전엽은 갑상샘자극호르몬, GH, ACTH, prolactin, 난포자극호르몬, 황체형성호르몬을 분비하고 뇌하수체후엽은 ADH, oxytocin을 분비한다.
- 뇌하수체 기능과 관련있는 약물은 내인성 뇌하수체호르몬약물의 작용을 나타내거나 길항한다.
- 내인성 뇌하수체호르몬의 작용을 나타내는 약물은 cosyntropin, somatropin, somatrem, vasopressin, desmopressin이다. 내인성 뇌하수체호르몬의 작용을 길항하는 약물은 octreotide이다. 이 약물은 carcinoid tumor의 증상을 억제한다.
- 뇌하수체에 작용하는 제제를 복용하고 있는 환자의 간호사정 시 활력징후, 체중을 측정해야 한다. Desmopressin을 복용하는 환자는 앙와위와 선 자세로 혈압과 맥박을 측정해야 한다. 전혈수치, 심장과 간효소검사, 심전도, 체중을 측정해야 한다.
- Somatropin을 복용하는 환자는 갑상샘호르몬의 수치와 GH를 모니터한다. 활력징후의 측정, 섭취량과 배설량, 체중도 사정한다.

REVIEW QUESTIONS

1. A patient is experiencing severe diarrhea, flushing, and life-threatening hypotension associated with carcinoid crisis. The nurse will prepare to administer which drug?
   a. octreotide (Sandostatin)
   b. vasopressin (Pitressin)
   c. somatropin (Humatrope)
   d. cosyntropin (Cortrosyn)

2. A patient is suspected of having adrenocortical insufficiency. The nurse expects to administer which drug to aid in the diagnosis of this condition?
   a. octreotide (Sandostatin)
   b. vasopressin (Pitressin)
   c. somatropin (Humatrope)
   d. cosyntropin (Cortrosyn)

3. The nurse is reviewing the medication list for a patient who will be starting therapy with vasopressin. Which drugs, if also ordered, would raise a concern that needs to be addressed before the patient starts the vasopressin? (Select all that apply.)
   a. Nonsteroidal antiinflammatory drug (NSAID)
   b. Antidepressant drug
   c. norepinephrine
   d. fludrocortisone
   e. penicillin

4. A patient who is about to be given octreotide is also taking a diuretic, IV heparin, ciprofloxacin (Cipro), and an opioid as needed for pain. The nurse will monitor for what possible interaction?
   a. Hypokalemia due to an interaction with the diuretic
   b. Decreased anticoagulation due to an interaction with the heparin
   c. Prolongation of the QT interval due to an interaction with the ciprofloxacin
   d. Increased sedation if the opioid is given

5. When monitoring for the therapeutic effects of intranasal desmopressin (DDAVP) in a patient who has diabetes insipidus, which assessment finding will the nurse look for as an indication that the medication therapy is successful?
   a. Increased insulin levels
   b. Decreased diarrhea
   c. Improved nasal patency
   d. Decreased thirst

6. Which drugs have an action similar to that of the naturally occurring antidiuretic hormone? (Select all that apply.)
   a. cosyntropin (Cortrosyn)
   b. desmopressin (DDAVP)
   c. somatropin (Humatrope)
   d. vasopressin (Pitressin)
   e. octreotide (Sandostatin)

7. The order reads: "Give octreotide (Sandostatin) 50 mcg subQ twice a day." The medication is available in an injectable form of 0.05 mg/mL. How many milliliters will the nurse draw up for the ordered dose?

8. The nurse is preparing to administer somatropin (Humatrope) and will monitor the patient for which adverse effects? (Select all that apply.)
   a. Increased blood pressure
   b. Headache
   c. Flulike syndrome
   d. Nausea
   e. Hyperglycemia
   f. Fever

정답 **1. a** **2. d** **3. c, d** **4. c** **5. d** **6. b, d** **7. 1mL** **8. b, c, e**

참고문헌

REFERENCES

Dellinger, R. P., Levy, M. M., Rhodes, A., et al. (2013). Surviving sepsis campaign: international guidelines for management of severe sepsis and septic shock: 2012. *Critical Care Medicine*, 41, 580.

Khadilkar, V., Radjuk, K. A., Bolshova, E., et al. (2014). 24-month use of once-weekly GH, LB03002, in prepubertal children with GH deficiency. *Journal of Clinical Endocrinology and Metabolism*, 99, 126.

Meazza, C., Schaab, M., Pagani, S., et al. (2013). Development of antibodies against growth hormone (GH) during rhgh therapy in a girl with idiopathic GH deficiency: a case report. *Journal of Pediatric Endocrinology & Metabolism: JPEM*, 26, 785.

Physicians' Desk Reference (PDRN). (2017). DDAVP Rhinal Tube. Available at Prescribers' Digital Drug Reference (PDR.net). (Accessed 15 January 2017).

Sato, Y., Maekawa, S., Ishii, R., et al. (2014). Recurrent somatic mutations underlie corticotropin-independent Cushing's syndrome. *Scienc*, 344, 917.

44

갑상샘약물과 항갑상샘약물

THYROID AND ANTITHYROID DRUGS

학습목표

이 장을 학습한 후 학생들은:

1. 갑상샘의 정상구조와 생리작용을 설명할 수 있다.
2. 갑상샘의 다양한 기능과 호르몬을 설명할 수 있다.
3. 갑상샘호르몬의 과소분비와 과다분비로부터 초래되는 질병의 차이점을 설명할 수 있다.
4. 갑상샘호르몬의 과소분비와 과다분비 상태를 치료하기 위해 사용하는 약물들을 설명할 수 있다.
5. 갑상샘기능항진증과 갑상샘기능저하증을 치료하기 위해 사용하는 다양한 약물의 작용기전, 적응증, 용량, 투여경로, 금기증, 주의사항, 약물상호작용과 유해효과를 설명할 수 있다.
6. 갑상샘 대체요법과 항갑상샘약물을 복용하는 환자의 간호과정의 모든 단계를 포함하는 간호계획을 수립할 수 있다.

주요용어

Thyroxine (T_4) 신체대사율에 영향을 주는 갑상샘호르몬

Triiodothyronine (T_3) 신체대사에 관여하는 갑상샘호르몬의 한 종류

갑상샘기능저하증(hypothyroidism) 갑상샘호르몬의 분비 감소를 특징으로 하는 상태

갑상샘기능항진증(hyperthyroidism) 갑상샘호르몬의 과도한 분비를 특징으로 하는 상태. 이 상태의 심한 형태를 갑상샘중독증(thyrotoxicosis)이라 함

갑상샘자극호르몬(thyroidstimulating hormone, TSH) 갑상샘호르몬의 분비를 조절하는 뇌하수체의 내인성 물질이며, 갑상샘의 성장과 기능에 필요함(thyrotropin이라고도 함)

정상 갑상샘(euthyroid) 정상적인 기능을 하는 갑상샘

갑상샘 기능

THYROID FUNCTION

갑상샘은 갑상연골(Adam's apple) 앞에 후두를 가로지르고 있으며, 목의 앞쪽 양옆에 위치해 있다. 갑상샘은 적절한 신진대사를 조절하는 세 가지 호르몬인 thyroxine (T_4), triiodothyronine (T_3), calcitonin을 분비한다. 부갑상샘은 2쌍의 콩 모양의 샘이며, 캡슐로 된 세포로 구성되어 있다. 이 샘은 주로 뼈에서 칼슘을 이동시킴으로써 세포외액 내의 칼슘 농도를 적절하게 유지한다.

T_4와 T_3는 갑상샘에서 요오드화와 tyrosine 아미노산 결합 과정을 통해 생성되며, 이때 필요한 iodide (iodine의 이온 형태)는 식이로부터 공급된다. 대략 1주일에 1mg이 필요하다. Iodide는 혈액에서 갑상샘으로 들어오며, 혈액의 20배가 함유되어 있다. Tyrosine과 iodine (I_2)은 diiodotyrosine으로 전환된다. Diiodotyrosine 2분자가 결합하여 thyroxine이 형성되며, 4개의 iodine 분자를 가지게 된다. Triiodothyronine은 monoiodotyrosine의 한 분자에 diiodotyrosine의 한 분자가 결합하여 형성되며, 3개의 iodine이 포함되어 있다. T_3의 생물학적인 효능은 T_4의 4배이지만, 양적으로는 T_4가 훨씬 많다. 합성된 두 갑상샘호르몬은 갑상샘의 난포에 thyroglobulin 복합체(tyrosine과 아미노산을 함유하고 있는 단백질)로 저장되며, 이를 colloid라 부른다. 갑상샘 안에 있는 thyroglobulin-thyroid hormone 복합체는 T_3와 T_4를 순환계에 분비한다. 이전 과정이 thyrotropin이라고 하는 갑상샘자극호르몬(thyroidstimulating hormone, TSH)에 의해 시작된다. 혈중 내 T_3와 T_4가 낮을 때 뇌하수체전엽으로부터 분비가 자극된다.

갑상샘호르몬은 대부분의 신체과정에 다양하게 관련된다. 지방과 탄수화물의 대사를 조절하고 정상적인 성장과 발달에 필수적이며, 뇌에 있는 체온조절중추를 조절하고, 심혈관계와 내분비계 그리고 신경근육계에 다양한 효과를 나타낸다. 따라서 갑상샘의 기능항진 또는 기능저하는 여러 가지 심각한 결과를 초래할 수 있다.

갑상샘기능저하증의 병태생리

PATHOPHYSIOLOGY OF HYPOTHYROIDISM

갑상샘기능저하증에는 3가지 형태가 있다. 1차 갑상샘기능저하증(primary hypothyroidism)은 갑상샘 자체의 비정상에서 초래된다. 갑상샘에서 갑상샘호르몬 분비과정, iodine과 tyrosine 결합과정, iodide가 iodine으로 전환되는 많은 과정 중 하나가 수행되지 못할 때 1차 갑상샘기능저하증이 나타난다. 1차 갑상샘기능저하증은 갑상샘기능저하증 3가지 형태 중 가장 흔하다. 2차 갑상샘기능저하증(secondary hypothyroidism)은 뇌하수체의 TSH의 감소로 인해 발생한다. TSH는 갑상샘에 저장되어 있는 T_3와 T_4의 분비를 자극하는 호르몬이다. 3차 갑상샘기능저하증(tertiary hypothyroidism)은 시상하부로부터 thyrotropin-releasing hormone이 감소하여 발생한다. 결국, TRH의 감소는 TSH와 갑상샘호르몬을 감소시킨다. 갑상샘기능저하증의 증상은 추위에 못견디고, 체중이 감소하며, 머리카락과 손톱이 약해지고 피로감으로 나타난다.

갑상샘기능저하증은 발병연령으로 구분할 수도 있다. 선천성 갑상샘호르몬의 분비저하를 크레틴병(cretinism)이라고 한다. 크레틴병은 낮은 대사율, 지연된 성장과 성적 발달, 정신지체 등이 특징이다. 성인에서 갑상샘호르몬의 분비저하는 점액수종(myxedema)을 초래한다. 점액부종은 대사율 감소가 특징적이며, 정신력과 체력 감소, 체중 증가, 머리카락 감소, 부종, 노란색 피부 등이 나타난다.

갑상샘기능저하증의 어떤 형태는 갑상샘종(goiter)을 초래한다. 갑상샘종인 경우에는 TSH가 상승하여 갑상샘이 과도하게 커진다. 갑상샘호르몬이 혈중에 낮거나 없기 때문에 TSH는 증가되어 있다. 갑상샘기능저하를 일으키는 약물도 있는데, 대표적으로 amiodarone이 있다. 이 약은 갑상샘기능을 항진시킬 수도 있다.

갑상샘기능항진증의 병태생리

PATHOPHYSIOLOGY OF HYPERTHYROIDISM

갑상샘호르몬의 과다분비 또는 갑상샘기능항진증의 가장 흔한 원인은 Grave병, 독성 결절질환인 plummer병이다. 갑상샘 위기(thyroid storm)는 심각하고 생명을 위협하는 갑상샘기능항진증의 증상을 악화시키며 대개 스트레스나 감염에 의해 초래된다.

갑상샘기능항진증은 신체에 여러 가지 영향을 미치며 대사를 증진시킨다. 보고된 일반적인 증상은 설사, 홍조, 식욕증가, 근약화, 피로, 두근거림(palpitation), 과민성(irritability), 신경질(nervousness), 수면장애, 내열성(heat intolerauce) 및 생리 변화 등이다.

갑상샘 호르몬대체약물

THYROID REPLACEMENT DRUGS

갑상샘기능저하증은 다양한 갑상샘 호르몬대체약물을 사용함으로써 치료할 수 있다. 이 약물들은 가공하지 않은 천연약물이거나 합성약물이다. 천연 갑상샘호르몬제는 소나 돼지 같은 동물의 갑상샘으로부터 추출한다. 현재는 미국에서만 천연제품이 이용되고 있으며, 이를 간단히 thyroid 또는 desiccated thyroid라 한다. 모든 천연제품의 요오드 함유량을 규격화하였다. 합성 갑상샘호르몬 제품은 levothyroxine (T_4), liothyronine (T_3), liotrix (T_4와 T_3가 4:1 비율로 혼합)이다. 임상적으로 약물의 동등용량은 표 44.1에 나와 있으며, 이는 갑상샘호르몬을 다른 제품으로 교체할 때 용량 조정의 가이드라인으로 사용된다. 갑상샘 호르몬대체약물의 용량을 결정하기 위해서 혈중 TSH, 갑상샘호르몬 수치를 모니터해야 한다.

작용기전 및 약물효과

Mechanism of Action and Drug Effects

갑상샘약물은 내인성 갑상샘호르몬처럼 단백질, 탄수화물, 지방대사율을 변화시키고 산소 소비, 체온, 혈량과 세포성장과 분화를 증가시킨다. 또한 이러한 약물은 심근세포의 β-아드레날린성수용체를 통해서 심혈관계를 자극한다. 카테콜라민에 대한 심장의 민감성을 증가시키고, 궁극적으로는 심박

표 44.1 갑상샘약물

갑상샘약물	동등효과 용량
천연 thyroid 제제	
thyroid	60~65mg(1grain)
합성 thyroid 제제	
levothyroxine	100mcg 또는 100mcg 이상
liothyronine	25mcg
liotrix	50mcg/12.5mcg(T_4/T_3)

T_3, Triiodothyronine; T_4, thyroxine

출량을 증가시킨다. 갑상샘호르몬은 신혈류와 사구체여과율을 증가시켜 이뇨작용을 일으킨다.

적응증 Indications

갑상샘 호르몬대체약물은 갑상샘호르몬 수준을 정상적으로 유지하기 위해 투여한다. 갑상샘기능저하증의 치료에 일반적인 호르몬의 효과가 규격화되어 있어 치료효과를 예측할 수 있으므로 levothyroxine을 선호한다. 또한 갑상샘 호르몬 대체약물은 갑상샘기능항진증 진단에 사용되고(TSH-suppression test), 다양한 갑상샘종의 예방과 치료에 사용된다. 또한 갑상샘암이나 갑상샘기능항진증으로 갑상샘을 외과적으로 절제했거나 방사성요오드로 갑상샘을 파괴한 경우 호르몬대체요법을 한다. 임신기간 동안 갑상샘기능저하증은 최저 정상범위의 TSH를 유지하기 위해, 4주마다 갑상샘호르몬 용량을 조절하면서 치료한다. 만약 산모의 갑상샘기능저하증이 임신기간 동안 치료되지 않으면 태아의 성장이 지체될 수 있다.

금기증 Contraindications

금기증으로는 갑상샘약물 알레르기, 심근경색증, 부신피질기능부전증, 갑상샘기능항진증이다.

유해효과 Adverse Effects

갑상샘약물의 유해효과는 대개 과다복용으로 나타난다. 가장 대표적인 유해효과는 생명을 위협하는 심부정맥이며, 그 밖에 흔한 유해효과는 표 44.2에 있다.

상호작용 Interactions

갑상샘약물은 구강 항응고제의 작용을 증가시킨다. Cholestyramine은 위장관에서 갑상샘호르몬과 결합하여 두 약물의 흡수를 모두 감소시킬 수 있다. 약물상호작용은 표 44.3을 참조한다.

용량 Dosages

갑상샘약물의 권장량은 용량표를 참조한다.

항갑상샘약물
ANTITHYROID DRUGS

갑상샘기능항진증의 치료는 주 원인이나 증상을 치료하는 데 목적이 있다. 항갑상샘약물, 요오드, 이온억제제, 수술, 방사성 요오드 및 β-차단제 등이 사용된다. 여기서는 항갑상샘약물로 thioamide계 약물인 methimazole과 propylthiouracil

표 44.2 갑상샘약물: 흔한 유해효과

신체계	유해효과
심혈관계	빈맥, 두근거림, 협심증, 부정맥, 고혈압
중추신경계	불면증, 떨림, 두통, 불안
위장관계	오심, 설사, 복통
기타	월경불순, 체중감소, 발한, 더위못견딤, 열

표 44.3 갑상샘약물: 약물상호작용

약물	작용
phenytoin과 fosphenytoin	levothyroxine의 효과를 감소시킴
cholestyramine, antacids, calcium salts, iron, estrogen	levothyroxine의 효과를 감소시킴
warfarin	Warfarin의 효과를 증가시킴

용량표

갑상샘약물

약물명(임신범주)	약리학적 분류	성인 상용량	적응증
levothyroxine (Synthroid, Levoxyl, 기타) (A)	Synthetic thyroid hormone (T_4)	PO: 1일 25~200mcg IM/IV: 경구투여량의 50%	갑상샘기능저하증
		IV: 1회 200~500mcg 단독투여 필요 시: 다음날 반복 투여 100~300mcg 경구투약 변경까지: 1일 75~100mcg 지속	점액부종 혼수
thyroid, dessicated (Armour Thyroid, Westhroid)	Desiccated thyroid	PO: 1일 30~120mg	갑상샘기능저하증

(PTU)을 중점적으로 다루고자 한다. Thioamide 외에 방사성요오드(iodine 131)는 갑상샘을 파괴하므로 갑상샘기능항진증과 갑상샘암을 치료하는 데 사용되고 요오드화칼륨(potassium iodide)도 갑상샘기능항진증 치료에 사용된다. 방사성요오드는 갑상샘의 소포 내에 들어가서 베타선을 방출하여 갑상샘을 파괴한다(ablation이라고 함). 갑상샘기능항진증과 갑상샘암 치료에 흔히 사용한다. 요오드화칼륨은 방사선으로부터 갑상샘을 보호하기 위해 사용하기도 한다. 갑상샘 수술로 갑상샘 일부 또는 전부를 제거하며, 갑상샘 수술 이후에는 호르몬대체요법이 평생 필요하다.

작용기전 및 약물효과 Mechanism of Action and Drug Effects

Methimazole과 propylthiouracil은 T_3, T_4의 전구체인 monoiodotyrosine과 diiodotyrosine의 생성 시 필요한 요오드 분자가 아미노산 tyrosine과 결합하는 것을 억제함으로써 갑상샘호르몬의 생성을 억제한다. Propylthiouracil은 순환 중 T_4가 T_3로 전환되는 과정도 억제하는 추가 기능을 가지고 있다. 그러나 methimazole과 propylthiouracil의 약효는 주로 갑상샘에 국한되며, 이들의 전반적인 효과는 갑상샘호르몬 수치의 감소에 있다. 이러한 약물을 투여하면 갑상샘호르몬의 높은 수치가 낮아져 전체적인 대사율이 정상화된다. 항갑상샘약물이 갑성샘기능항진증을 치료하는데 사용되는 적응증이다.

적응증 Indications

항갑상샘약물은 Grave병과 같은 갑상샘기능항진증에 사용한다. 갑상샘절제술은 흔히 항갑상샘약물이 비효과적인 환자와 항갑상샘약물을 복용하는 임산부 그리고 방사성요오드요법이 금기인 환자에게 이루어진다.

금기증 Contraindications

Methimazole과 propylthiouracil의 사용금기증은 약물알레르기이다. 두 약물은 임신범주 D이다. 그러나 가끔 임신으로 인해 대사량이 증가되는 갑상샘항진증을 치료하기 위해 최소의 용량을 사용할 수 있다.

유해효과 Adverse Effects

항갑상샘약물의 심각한 유해효과는 간 및 골수에 대한 독작용이다. Methimazole과 propylthiouracil의 가장 흔한 유해효과는 표 44.4에 있다.

상호작용 Interactions

항갑상샘약물에서 발생하는 약물상호작용은 다른 골수억제제와 항응고제와 사용 시 활성 증가와 함께 백혈구감소증이 나타난다.

용량 Dosages

항갑상샘약물의 권장량은 용량표를 참조한다.

표 44.4 항갑상샘약물: 흔한 유해효과

신체계	유해효과
중추신경계	졸음, 두통, 현기증, 반신마비
위장관계	오심, 구토, 설사, 간염, 미각소실
비뇨생식기계	혼탁뇨, 소변량 감소
혈액계	무과립구증, 백혈구감소증, 혈소판감소증, 저트롬빈혈증, 림프절종대, 출혈
피부계	발진, 소양증
근골격계	근육통, 관절통
신장	혈중질소 및 크레아티닌 증가
기타	갑상샘비대, 신장염

용량표

항갑상샘약물

약물명(임신범주)	약리학적 분류	성인 상용량	적응증
propylthiouracil[a] (generic only) (D)	Antithyroid	100~150mg/day	갑상샘기능항진증
methimazole (Tapazole)	Antithyroid	5~15mg/day	갑상샘기능항진증

[a] 종종 propylthiouracil를 단축시킨다.

❖ 간호과정 NURSING PROCESS

◆ 사정 Assessment

갑상샘기능저하증으로 갑상샘보충약물을 복용하는 환자를 사정할 때 기초 활력징후를 측정한다. T_3, T_4와 TSH 수치는 약물요법 전과 중간에 사정해야 한다. 또한 신체사정을 통해 과거와 현재의 의학적 문제와 염려를 철저하게 사정하고 기록한다. 투약력에는 약물알레르기와 모든 처방 목록, 비처방약, 약초, 복용하고 있는 보충제를 사정한다. 주의사항, 금기증 및 갑상샘호르몬의 사용과 관련 있는 약물상호작용은 약물을 투여하기 전에 사정해야 한다. 유해작용으로 심부정맥이 나타날 수 있으므로 심부정맥 과거력을 조사하고 활력징후 기저치를 검토한다. 여성 환자의 경우 갑상샘호르몬의 영향 때문에 생식기계에 대한 철저한 사정이 필요하다.

어떤 갑상샘호르몬은 제형과 특성에 따라 빨리 작용할 수 있음을 기억해야 한다. 약물상호작용은 환자 안전에 중요하다. 경구용 항응고제(경구용 항응고제의 작용 증가), digitalis glycoside (digitalis 농도 감소), cholestyramine 및 경구용 혈당강하제 등과 약물상호작용을 일으킨다. 더 자세한 약물 상호작용은 표 44.3을 참조한다. 만약 환자가 경구용 항응고제를 복용한다면, 항응고제의 혈중농도를 모니터해야 한다. 노인 환자의 경우 갑상샘약물의 효과에 대한 민감도가 증가한다는 것을 고려해야 한다. 환자마다 동일한 약물과 용량에 대해서도 다르게 반응하기 때문에 갑상샘보충 약물요법을 개별화하는 것이 중요하다.

Propylthiouracil이나 methimazole 사정에는 활력징후를 측정하고 갑상샘 위기 증상과 징후를 사정하는 것이 중요하다. 갑상샘 위기는 갑상샘기능항진 증상이 악화된 증상으로 생명을 위협한다. 갑상샘 위기를 사정할 때에는 스트레스나 감염 등의 가능성을 사정해야 한다. 주의사항과 금기증에 대하여 이미 언급하였지만, 특히 경구용 항응고제는 항응고제의 작용이 증가되어 출혈을 일으킬 수 있고, 항갑상샘약물은 골수억제에 부가적인 작용이 있으므로 골수를 억제하거나 백혈구감소증을 일으키는 약물과 작용이 중요하다.

◆ 환자상태 Human Need Statements

1. 갑상샘호르몬 대체에 관한 경험과 교육 부족 및 일상적인 자기관리의 필요성으로 인한 안전성 변화 및 부상 위험
2. 갑상샘 의약품 사용에 대한 경험과 교육의 부족과 관련된 자기통제 변화 및 감소
3. 항갑상샘약물에 의한 골수억제와 관련된 감염의 가능성과 연관된 안전 요구의 변화 및 부상 위험

◆ 계획: 결과판정 Planning: Outcome Identification

1. 갑상샘호르몬대체요법을 매일 투여하여 부상 없이 준수 상태를 유지한다.
2. 환자는 처방대로 약을 복용하고 복용량을 재조정할 필요가 있는 부작용이나 징후를 보고함으로써 건강관리행동의 개선을 증명한다.
3. 항갑상샘약물을 복용하면서 감염의 위험을 줄이는 방법(즉, 적절한 식이요법 섭취, 충분한 휴식)을 제시한다.

◆ 수행 Implementation

갑상샘약물 투여 시 혈중 약물의 농도를 일정하게 유지하기 위해서 매일 같은 시간에 투여하는 것이 중요하다. 아침에 복용하는 것이 중요하며, 가급적이면 아침 식사 30분 전이나 공복에 복용하는 것이 좋다. 만약 오후에 약을 복용하게 되면 그 후의 에너지수준 증가와 불면증으로 이어질 것이다. 갑상샘약물 복용 4시간 동안은 요오드, 제산제, 비타민이나 철분 또는 칼슘을 함유한 보충제는 제한해야 한다. 처방된 모든 약물과 OTC약물의 설명서를 읽기를 권장한다. 콩, 두부, 순무, 요오드가 풍부한 해산물, 일부 빵 등 요오드화 소금과 요오드가 풍부한 식품은 반드시 피해야 한다. 약물의 약효 동등성 문제 때문에 다른 제조회사의 약품으로 바꾸지 않는 것이 중요하다. 만약 필요하다면, 환자들은 정제를 가루로 만들어서 사용한다. 만약 환자에게 방사성요오드검사가 예정되어 있다면, 의사의 처방에 의해 검사 전 4주 동안 갑상샘약물을 중지해야 한다. 60세 이상의 노인은 상용량의 25%를 감소하여 투여한다.

항갑상샘약물인 propylthiouracil은 위장장애를 감소시키기 위해 식사와 함께 복용하도록 교육한다. 열, 인후통, 구강궤양 또는 피부발진과 비정상적인 출혈 또는 타박상은 즉시 의사에게 보고해야 한다. 이 증상은 간 및 골수독성과 백혈구감소증을 의미한다. 규칙적으로 간기능검사와 CBC 검사를 모니터링해야 한다. 약의 효능을 바꿀 수 있는 잠재력 때문에 환자가 요오드화 소금이나 조개류의 섭취를 피하도록 더욱 교육해야 한다. 환자에게 이유 없는 체중 증가, 정신적 · 육체적 체력의 손실, 탈모, 단단한 부종, 피부의 누렇고 칙칙함(점액부종 또는 대사율 저하) 등의 갑상샘기능저하 증상과

징후를 인지하도록 교육한다. 이러한 증상 발현 시 환자는 의사에게 즉시 보고해야 한다.

환자중심간호: 노인 환자에 대한 고려

갑상샘호르몬

- 노인 환자는 갑상샘 호르몬대체약물에 더욱 민감하고 갑상샘호르몬에 대한 유해반응을 경험하기 쉽다.
- 노인 환자는 간기능과 신기능이 떨어지기 때문에 약물요법과 관련된 더 많은 유해효과를 경험한다.
- 갑상샘 호르몬대체약물의 요구량은 젊은 환자보다 60세 이상에서 25% 정도 낮다.
- 노인 환자가 심계항진, 흉통, 말 더듬거림, 낙상, 우울, 요실금, 발한, 숨이 참(shortness of breath) 그리고/또는 악화된 심질환, 추위를 못 견딤(cold intolecance) 또는 체중이 증가하면 즉시 의사를 찾아가야 한다.
- 노인 환자는 약물요법을 조심스럽게 시작해야 하고 개인에 맞는 용량을 사용해야 한다. 만약 고용량이 필요하면, 의사의 지시하에 점차적으로 증가해야 한다.

◆ 평가 Evaluation

항갑상샘기능저하약물의 치료반응은 갑상샘기능저하증의 증상소실이다. 갑상샘기능저하증의 증상이 사라짐으로써 나타난다. 환자는 에너지수준, 정신적 · 육체적 활력이 증진된다. 약물의 유해작용으로 나타날 수 있는 심부정맥, 불안정과 불안감 증가를 모니터해야 한다. 갑상샘약물의 용량이 적절하지 않으면 갑상샘기능저하증의 증상이 다시 나타난다. 약물의 효과를 적절히 평가하기 위해서는 규칙적인 진료와 약물의 혈청농도검사가 필요하다.

항갑상샘기능항진약물에 대한 치료적 반응에는 갑상샘항진증의 증상소실이다. 유해효과로 백혈구감소증은 열, 인후통, 감염 소견 등로 나타난다. 환자가 적절한 용량으로 치료받지 못하면 갑상샘기능항진증의 증상이 나타난다.

환자중심간호: 환자교육

- 갑상샘 호르몬대체약물은 불면증을 예방하기 위해 식사하기 30분~1시간 전의 공복에 복용해야 한다.
- 약물을 갑자기 중단해서는 안 된다. 정상수치를 유지하기 위해 평생 치료를 해야 한다.
- 추후 방문 시 갑상샘호르몬 수준, 전혈구계산 수치 및 간기능검사 결과를 모니터한다.
- 갑상샘 호르몬대체약물의 제조회사를 바꾸지 않아야 한다. 환자에게 약국에서 갑상샘 호르몬대체약물의 정확한 상품명을 구입하도록 항상 주지시켜야 한다.
- 갑상샘기능저하증의 증상은 점액부종, 대사율 감소, 정신적 · 육체적 활력 저하, 체중 증가, 탈모, 부종 및 피부감각이상 등이다. 이러한 정보를 환자에게 제공해야 한다.
- 비타민, 보충제 또는 제산제와 동시에 갑상샘약물을 복용하지말고 항상 약물상호작용을 확인해야 한다.
- 이 약물을 복용할 때는 최소 6~8온스의 물과 함께 복용해야 한다.
- 환자가 흉통, 체중 감소, 심계항진, 떨림, 발한, 신경질, 호흡곤란, 불면증의 증상이 있다면 즉시 의사에게 보고한다.
- 환자가 매일 어떻게 느끼고, 체력이 어떠하며, 유해효과가 어떤지에 관해 말하도록 유도한다.
- 갑상샘약물의 치료효과가 나타나려면 3~4주 가량 소요된다.
- 모든 갑상샘제제는 빛을 차단해야 한다.
- 갑상샘기능항진증의 증상은 대사 증가, 설사, 홍조, 식욕 증가, 근약화, 피로, 빈맥, 불안, 수면장애, 더위못견딤, 월경불순 등이다.
- 항갑상샘약물은 식사 또는 스낵과 함께 먹는 것이 좋다. 약물의 일정한 혈중 수치를 유지하기 위해 매일 같은 시간에 투약한다. 갑자기 약물을 중단해서는 안 된다.
- 갑상샘약물과 항갑상샘약물을 복용하는 환자에게 의사 또는 약사와 상담하지 않고 비처방약을 복용하지 않도록 지도해야 한다.
- 항갑상샘약물을 복용하는 환자는 두부, 다른 콩식품, 순무, 해산물, 요오드가 첨가된 소금, 빵 등 요오드가 많이 함유된 음식을 삼가야 한다. 이러한 음식들은 항갑상샘약물의 효능에 지장을 줄 수 있다.

기억해야 할 사항

- T_4와 T_3는 갑상샘에 의해 생산되는 2종류의 호르몬으로 갑상샘 호르몬은 요오드화와 아미노산 tyrosine 결합으로 생성된다.
- 의사는 갑상샘호르몬대체요법으로 혈장내 수치가 안정될 때까지 자주 세심하게 모니터해야 한다. 간호사는 가능한 독성을 피하기 위해 혈장내 수치가 정상범위 내에 있도록 검사결과를 모니터해야 한다.
- 갑상샘기능항진증은 갑상샘호르몬의 과다분비와 질병(Grave병 disease, Plummer병, multinodular disease) 또는 약물에 의해 유발된다. 환자의 병력에 관한 중요한 정보를 항상 사정하고 상세하게 기록한다.
- Levothyroxine을 복용하고 있는 환자에게 흥분, 불안정, 불안 등이 나타나면 의사에게 보고해야 한다. 이러한 증상은 독성 증상이다.
- 갑상샘약물의 유해작용은 빈맥, 두근거림, 협심증, 부정맥, 고혈압, 불면증, 떨림, 두통, 불안, 오심, 설사, 복통, 생리불순, 체중 감소, 발한, 발열, 더위못견딤 등이다.
- 항갑상샘약물의 유해작용은 졸음, 두통, 어지럼, 구토, 오심, 설사, 미각소실, 출혈, 백혈구감소증, 발진, 근육통 및 관절통 등이다.

REVIEW QUESTIONS

1. When monitoring the laboratory values for a patient who is taking antithyroid drugs, the nurse knows to watch for which of these? (Select all that apply.)
   a. Decreased platelet counts
   b. Increased white blood cell counts
   c. Increased blood urea nitrogen level
   d. Increased blood glucose levels
   e. Decreased creatinine levels

2. The pharmacy has called a patient to notify her that the current brand of thyroid replacement hormone is on back order. The patient calls the clinic to ask what to do. Which is the best response by the nurse?
   a. "Go ahead and take the other brand that the pharmacy has available for now."
   b. "You can stop the medication until your current brand is available."
   c. "You can split the thyroid pills that you have left so that they will last longer."
   d. "Let me ask your prescriber what needs to be done; we will need to watch how you do if you switch brands."

3. The nurse is assessing a 72-year-old patient who will be starting thyroid replacement therapy. Which statement is true regarding the dosage of thyroid replacement hormones for the older adult?
   a. Thyroid hormone replacement requirements are approximately 25% lower for this age group.
   b. Older adults require higher dosages of thyroid replacement hormone for therapeutic effects.
   c. There is no difference in the dosage of thyroid replacement hormone in older adults versus younger adults.
   d. The dosage of thyroid hormone will depend upon the amount of iodine in the patient's diet.

4. To help with the insomnia associated with thyroid hormone replacement therapy, the nurse will include which statement in the teaching session?
   a. "Take half the dose at lunchtime and the other half 2 hours later."
   b. "You will need to use a sedative to help you fall asleep."
   c. "Take the dose upon awakening in the morning."
   d. "The dose may need to be reduced if you can't sleep."

5. The nurse is teaching a patient who has a new prescription for the antithyroid drug propylthiouracil (PTU). Which statement by the nurse is correct?
   a. "There are no food restrictions while on this drug."
   b. "You need to avoid foods high in iodine, such as iodized salt, seafood, and soy products."
   c. "This drug is given to raise the thyroid hormone levels in your blood."
   d. "Take this drug in the morning on an empty stomach."

6. When teaching a patient who has a new prescription for thyroid hormone, the nurse will instruct the patient to notify the prescriber if which adverse effects are noted? (Select all that apply.)
   a. Palpitations
   b. Weight gain
   c. Angina
   d. Fatigue
   e. Cold intolerance

7. The nurse is giving an intravenous dose of levothyroxine (Synthroid). The order reads: "Give 0.1 mg IV push now." What is the ordered dose in micrograms?

8. Which laboratory tests does the nurse know are used to monitor thyroid hormone replacement therapy? (Select all that apply.)
   a. Serum TSH
   b. BUN
   c. CBC
   d. Free thyroid hormone levels
   e. Serum iodine levels

정답 **1. a, c** **2. d** **3. a** **4. c** **5. b** **6. a, c** **7. 100mcg** **8. a, d**

참고문헌

REFERENCES

Giorgi, A., & Cherney, K. (2016). Thyroid scan. Updated 25 November 2016. Retrieved from www.healthline.com/health/thyroid-scan. (Accessed 4 June 2017).

Hennessey, J. (2014). The emergence of levothyroxine as a treatment for hypothyroidism. *Endocrine*, 55(1), 6–18.

Jonklaas, J., Bianco, A. C., Bauer, A. J., et al. (2014). Guidelines for the treatment of hypothyroidism: Prepared by the American Thyroid Association task force on thyroid hormone replacement. *Thyroid*, 24, 1670.

Morgan, D. J., Dhruva, S. S., Wright, S. M., et al. (2016). Update on medical overeuse: a systematic review. *JAMA Internal Medicine*, 176(11), 1687–1692.

Vadiveloo, T., Donnan, P. T., Murphy, M. J., et al. (2013). Age- and gender-specific TSH reference intervals in people with no obvious thyroid disease in Tayside, Scotland: The Thyroid Epidemiology, Audit, and Research Study (TEARS). *Journal of Clinical Endocrinology and Metabolism, 98*, 1147.

Vita, R., & Benvenga, S. (2014). Tablet levothyroxine (L-T4) malabsorption induced by proton pump inhibitor: a problem that was solved by switching to L-T4 in soft gel capsule. *Endocrine Practice*, 20, e38.

45

당뇨병약물

ANTIDIABETIC DRUGS

학습목표

이 장을 학습한 후 학생들은:

1. 췌장의 정상 기능을 설명한다.
2. 1형 및 2형 당뇨병의 발병연령, 증상 및 징후, 약물치료 및 비약물학적 치료, 발생빈도, 병인을 비교한다.
3. 1형 및 2형 당뇨병과 임신당뇨병(gestational diabetes)을 구분한다.
4. 각 유형의 당뇨병 환자나 당뇨병이 없는 사람의 혈당치에 영향을 주는 다양한 요인들에 대해 기술한다.
5. 1형 및 2형 당뇨병치료에 사용하는 다양한 약물에 대해 설명한다.
6. 인슐린제제, 경구혈당강하제, 새로운 당뇨병약물 등의 작용기전, 적응증, 금기증, 주의사항, 약물상호작용 및 유해효과를 설명한다.
7. Rapid, short, intermediate 및 long-acting 인슐린의 작용발현시간, 최대효과, 작용지속시간 등을 비교한다.
8. 저혈당과 고혈당의 증상 및 징후 및 치료를 비교한다.
9. 약물요법에 중점을 둔 1형 및 2형 당뇨병 환자를 위한 간호과정의 모든 단계를 포함하는 간호계획을 수립한다.

주요용어

1형 당뇨병(type 1 diabetes mellitus) 인슐린 생산이 부족하거나 거의 안 되는 특성을 가진 자가면역질환. 아동이나 청소년기에 발생됨

2형 당뇨병(type 2 diabetes mellitus) 일반적으로 성인에게 나타나는 당뇨병의 형태. 활동량 감소와 체중 증가로 인해 점점 어린이와 청소년에게도 해지고 있음. 생활습관의 변화, 경구용 약물요법이나 인슐린으로 조절됨. 인슐린에 의존적이지 않음

A1C형 혈색소(hemoglobin A1C, HbA1C) 헤모글로빈 분자에 포도당 분자가 결합된 것. 혈액의 HbA1C 수치는 당뇨병 모니터링에 이용됨. 당화혈색소(glycosylated 또는 glycated hemoglobin)라고도 함

고삼투압성 고혈당증후군(hyperosmolar hyperglycemic syndrome, HHS) 조절되지 않은 2형 당뇨병의 대사성 합병증. 케톤증과 산증이 없지만 DKA처럼 심각함

고혈당증(hyperglycemia) 공복혈당 126mg/dL 이상, 비공복혈당 200mg/dL 이상

글루카곤(glucagon) 랑게르한스섬(islet of Langerhans)의 α 세포에서 생산되는 호르몬으로 간에서 포도당을 글리코겐으로 변환

글리코겐(당원, glycogen) 동물세포에서 저장되는 주 탄수화물의 다당류

글리코겐분해(glycogenolysis) 글리코겐이 포도당으로 분해되는 것

다뇨(polyuria) 당뇨병의 증상 중 하나로 소변의 양과 빈도가 증가하는 상태

다식증(polyphagia) 당뇨병의 증상 중 하나로 음식물을 과도하게 섭취하는 상태

다음증(polydipsia) 당뇨병의 증상 중 하나로 물을 과도하게 섭취하는 상태

당뇨병(diabetes mellitus) 췌장 β 세포의 인슐린(insulin) 분비 부족 또는 인슐린수용체 결핍의 결과로 초래되는 탄수화물, 지방, 단백질 대사장애로 흔히 diabetes로 불림. 1형과 2형의 두 가지 유형의 당뇨병이 있음

당뇨병케톤산증(diabetic ketoacidosis, DKA) 조절되지 않은 당뇨의 심각한 대사성 합병증으로 만약 치료하지 않으면 당뇨성혼수와 사망에 이르게 됨

인슐린(insulin) 혈액의 혈당 증가에 반응하여 췌장 랑게르한스섬의 β 세포에서 분비되는 호르몬

임신당뇨병(gestational diabetes) 임신 동안 발병한 당뇨. 임신 후에 해결될 수도 있고 차후 2형 당뇨병으로 이어질 수도 있음

저혈당증(hypoglycemia) 혈당 수치 50mg/dL 이하

케톤(ketones) 탄수화물을 포함한 이차적 알코올의 산화를 통해 생산된 유기화학복합체

포도당(글루코스, glucose) 단순당의 하나로 에너지의 주요 근원. 음식 중에 존재하며 복잡한 탄수화물대사의 최종산물. 일반적으로 덱스트로오스(dextrose)

췌장
PANCREAS

췌장(pancreas)은 위 뒤에 위치한 크고 긴 장기로, 췌장관(pancreatic duct)을 통해 소화효소를 분비하는 외분비선(exocrine gland)과 혈류로 직접 호르몬을 분비하는 내분비선(endocrine gland)이다. 췌장에서 생산되는 2개의 주요 호르몬은 인슐린(insulin)과 글루카곤(glucagon)이다. 이들 호르몬은 포도당 항상성(glucose homeostasis) 조절, 특히 인체에서의 포도당 사용, 동원(mobilization) 및 저장에 중요한 역할을 한다. 포도당(glucose)은 세포의 주요 에너지원 중 하나이다. 이것은 탄수화물(carbohydrate)의 가장 단순한 형태이며 덱스트로오스(dextrose)라고 불린다. 혈중에는 일정량의 포도당이 유지되어야 한다. 혈액 내의 포도당량이 많으면, 글리코겐(당원, glycogen)으로 간에 저장되고, 일부는 골격근(skeletal muscle)에 저장된다. 또한 포도당은 중성지방(triglyceride) 형태로 지방조직(adipose tissue)에 저장된다. 혈액 내 포도당 요구량이 높아지면 간에 저장되어 있던 글리코겐이 글리코겐분해(glycogenolysis) 과정을 통해 포도당으로 변환된다. 이 과정은 글루카곤에 의해 일어난다. 근육의 글리코겐과 지방조직의 중성지방 저장에 미치는 글루카곤의 영향은 미미하다.

글루카곤은 1개의 아미노산사슬(polypeptide chain)로 구성된 단백질 호르몬이다. 이 분자의 크기는 대략 인슐린 분자의 절반 정도이다. 글루카곤은 췌장 내 랑게르한스섬(islets of Langerhans)의 α 세포(alpha cells)에서 분비된다. 이 랑게르한스섬의 β 세포(beta cells)는 이황화결합(disulfide linkage)으로 연결된 2개의 아미노산 사슬(산성 A 사슬과 염기성 B 사슬)로 구성된 인슐린을 분비한다. 인체내에서 인슐린과 글루카곤은 지속적으로 항상성 균형을 유지하여 생리적으로 최적의 혈중 포도당 농도인 70~100mg/dL로 정상범위 내에서 유지된다. 췌장에 의해 이들 2종류의 호르몬이 생성되고 유지되기 때문에 치료에 반응하지 않는 1형 당뇨병 환자에서 췌장 이식(pancreatic transplant)이 가끔 시도되기도 한다. 인슐린은 인체의 중요한 대사에 관여한다. 이것은 세포 내로 포도당 이동을 촉진함으로써 골격근, 심근, 지방조직의 탄수화물대사를 자극한다. 인슐린은 간에서 포도당을 포도당 6-인산으로 인산화시키고, 포도당은 저장을 위해 글리코젠으로 전환된다. 포도당이 글리코젠, 인슐린으로 간에 저장되도록 함으로써 신장에 포도당이 없는 상태를 유지시켜 준다. 인슐린이 없다면, 신장은 과잉 생산된 포도당을 재흡수할 수 없고 포도당(중대한 신체 영양소와 에너지원), 케톤, 많은 양의 용질을 소변으로 배설한다. 영양소 에너지원이 손실되면 결국 다식증(polyphagia), 체중 감소, 영양실조가 나타나게 된다. 원위세뇨관과 집합관 내에서의 이러한 용질이 삼투압에 의해 다량의 수분이 소변으로 나가게 되어 다뇨(polyuria), 탈수, 다음증(polydipsia)을 초래한다.

인슐린은 지방대사에도 작용하여 지방형성(lipogenesis)을 자극하고, 지방분해를 억제하며, 지방세포로부터 지방산의 분비를 막는다. 또한 인슐린은 단백질합성을 자극하고, 칼륨과 마그네슘의 세포 내 이동을 촉진시키며, 이로 인해 전해질의 혈중 농도 상승을 억제한다. Cortisol, epinephrine, 성장호르몬(growth hormone)은 인슐린의 작용에 반대로 작용하는 글루카곤과 상승적으로 작용하여 혈당 수치를 높인다.

당뇨병의 병태생리
PATHOPHYSIOLOGY OF DIABETES MELLITUS

고혈당(hyperglycemia)은 혈중 포도당 수치가 과도하게 높은 상태로 글루카곤과 인슐린 작용의 불균형에 의해 정상적인 포도당 항상성(즉, 혈중농도 70~100mg/dL)이 유지되지 못할 때 나타난다. 이는 단백질 및 지방대사의 합병증과도 관련이 있다(17장 참조). 현재 당뇨병(diabetes mellitus)의 진단기준은 공복혈당(fasting plasma glucose level)이 126mg/dL 이상인 경우이다. 보다 자세한 진단지표는 Box 45.1을 참조한다.

일반적으로 당뇨병은 인슐린결핍, 인슐린에 대한 조직(예: 근육, 간)의 저항성과 관련한 탄수화물대사장애를 말한다. 당뇨병의 원인이 무엇이든 간에 결과는 고혈당증이다. 고혈당증이 조절되지 않고 지속되면 대혈관과 미세혈관에 심각한 합병증이 발생한다. 대혈관 합병증(macrovascular complication)은 죽상경화판 침전에 의한 2차적 대혈관 손상이다. 이것은 중추와 말초순환계 모두를 손상시킨다. 반대로 미세혈관 합병증은 모세혈관의 2차적 손상으로 말초순환계를 손상시킨다. 또한 대사의 변화와 순환 이상으로 자율신경계와 체성신경계 손상이 일어난다. 표 45.1은 당뇨병의 흔한 합병증들이다.

당뇨병은 B.C. 1550년부터 인식되어 왔다. 이집트 사람들은 병명을 honeyed urine이라고 기록하였다. 이 병을 규명하는 첫 단계에서 1788년, Thomas Cawley라는 영국 의사

BOX 45.1 당뇨병 진단기준

공복혈당 126mg/dL 이상 또는 HbA1C 6.5% 이상. 공복은 적어도 8시간 이상 칼로리 섭취가 없는 상태

또는

당뇨병 증상과 평상시 혈당이 200mg/dL 이상(평상시라 함은 식사에 관계없이 아무 때나). 고혈당 증상은 다뇨, 다음 및 원인모를 체중 감소

또는

경구포도당내성검사(oral glucose tolerance test, OGTT)에서 2시간 혈당이 200mg/dL 이상. 75mg의 포도당을 물에 타서 마심. OGTT는 일반적으로 임상에서 추천하지 않음

또는

HbA1C가 6.5% 이상, 상기 검사상 당뇨병이 진단되면 다른 날 반복해서 검사해 보아야 함

Data from American Diabetes Association. (2018). Standards of medical care in diabetes 2018. Diabetes Care, 41(Suppl 1): S13-S37.

표 45.1 1형과 2형 당뇨병의 주요 합병증

병리	예상 결과
대혈관 손상(죽상경화판)	
관상동맥	심근경색증
대뇌동맥	뇌졸중
말초혈관	말초혈관질병(예: 신경장애, 족부궤양, 절단)
미세혈관 손상(모세혈관 손상)	
망막병증(망막 손상)	부분적 또는 완전한 시각상실
신경병증(대사이상과 순환 이상으로 인한 자율신경과 체신경 손상)	자율신경 손실(예: 당뇨성 위 마비, 방광 기능장애, 저혈당으로 인한 의식상실) 체신경 손실(예: 당뇨성 족부궤양과 다리 또는 발 절단)
신장병증(신장 손상)	단백뇨(미세알부민뇨), 만성신부전(투석이나 신장이식 요구)

Data from American Diabetes Association. (2015). Standards of medical care in diabetes 2015. Diabetes Care, 38(Suppl 1).

는 이 병의 원인이 췌장일 것이라고 의심하였다. 그러나 이러한 추측이 옳았음은 한 세기 후에 밝혀졌다. 췌장에서 인슐린이라는 활성성분이 발견되었는데, 이 발견이야말로 21세기 의학의 가장 큰 성공이다. 그 후 치료약이 개발되어서 수백만 명의 생명을 구하게 되었다.

당뇨병은 실제적으로는 단일 질환이 아니라, 진행성 질환의 한 유형이다. 그러므로 질병이라기보다는 증후군이라고 할 수 있다. 어떤 당뇨병의 경우에는 췌장의 β 세포 파괴에 의한 인슐린의 절대적 또는 상대적 부족에 의해서 발병할 수 있다. 고혈당은 인슐린저항성에 의한 인슐린수용체의 결핍에 의해 올 수도 있다. 인슐린수용체는 간, 근육, 지방조직세포에 있는데 이 수용체가 인슐린에 의하여 자극을 받으면 포도당을 혈액에서 세포로 이동시킨다. 인슐린수용체에 결함이 있으면, 인슐린이 정상적으로 작용하지 못한다. 혈장 내 인슐린과 혈당이 모두 증가되어 있더라도 반응하지 않음으로써 세포가 필요로 하는 양의 포도당이 이동되지 못한다. 결국 혈액내에 포도당이 남아있게 된다.

현재 ADA에 의해 명시된 당뇨병의 형태에는 1형과 2형이 있다. 1형 당뇨병은 이전에 인슐린의존당뇨병(insulin-dependent diabetes mellitus, IDDM) 또는 소아당뇨병(juvenile-onset diabetes)으로 불렸다. 2형 당뇨병은 이전에 비인슐린의존당뇨병(non-insulin-dependent diabetes mellitus, NIDDM) 또는 성인당뇨병(adult-onset diabetes)으로 불렸다. 비만은 2형 당뇨병 발생의 주요한 위험요인 중의 하나이다. 아프리카인, 아시아인, 라틴 아메리카계, 북미 원주민 등 백인이 아닌 인종은 백인보다도 위험성이 훨씬 더 높다.

1형과 2형 당뇨병의 일반적인 차이점은 표 45.2에 기술되어 있다. 흥미로운 점은 2형 당뇨병 환자의 약 10%가 질병에 대한 자가면역항체를 가지고 있다는 것이다. 이것을 성인 지연형 자가면역 당뇨병(latent autoimmune diabetes in adults, LADA)이라고 하며, 기본적으로 1형 당뇨병보다 진행이 느리다. 당뇨병의 가장 흔한 증상과 징후는 혈당 상승(공복 포도당 수치 126 mg/dL 이상)과 다뇨, 다음(polydipsia), 다식, 당뇨(glucosuria), 체중 감소, 흐린시력, 피로 등이다.

1형 당뇨병

TYPE 1 DIABETES MELLITUS

1형 당뇨병은 인슐린 생산의 결핍 또는 부족에 의해서 나타나며, 급성으로 고혈당이 올 수 있다. 혈당을 내리기 위해 외부에서의 인슐린투여가 필요하며, 당뇨 합병증을 예방해야 한다. 유전적으로 자가면역반응에 의해 점차 췌장의 랑게르한스섬의 인슐린 생산 β 세포가 파괴되는 것으로 생각된다(그림 45.1). β 세포 파괴의 임상 전 단계는 몇 년 동안 지속될 수도 있다. 임상 전 단계에서 1형 당뇨병으로 갑자기 발전하는데, 급성 질병 또는 주요 감정적 스

표 45.2 1형 당뇨병과 2형 당뇨병의 특징

특징	1형	2형
병의 원인	췌장내 β 세포들의 자가면역파괴	다인자 유전결함; 인슐린수용체의 작용 또는 수의 감소로 인한 비만과 인슐린저항과 강한 연관성
발병률	당뇨병 환자의 10%	당뇨병 환자의 90%
발병시기	유년, 20세 이하에서 발병	성인 발병, 40세 이상; 점점 연령대가 낮아지고 있음. 비만으로 인해 젊은 성인과 청소년기에 증가 추세를 보임
내인성 인슐린	없거나 적음	정상 또는 초기에는 높으나, 후기에는 낮음
인슐린수용체	정상	감소 또는 결손
체중	대개 비만이 아님	비만(당뇨병 환자의 80%)
치료	인슐린	체중 감소, 식사조절과 운동, 경구 저혈당제; 인슐린치료를 하는 경우는 모든 당뇨병 환자의 약 1/3

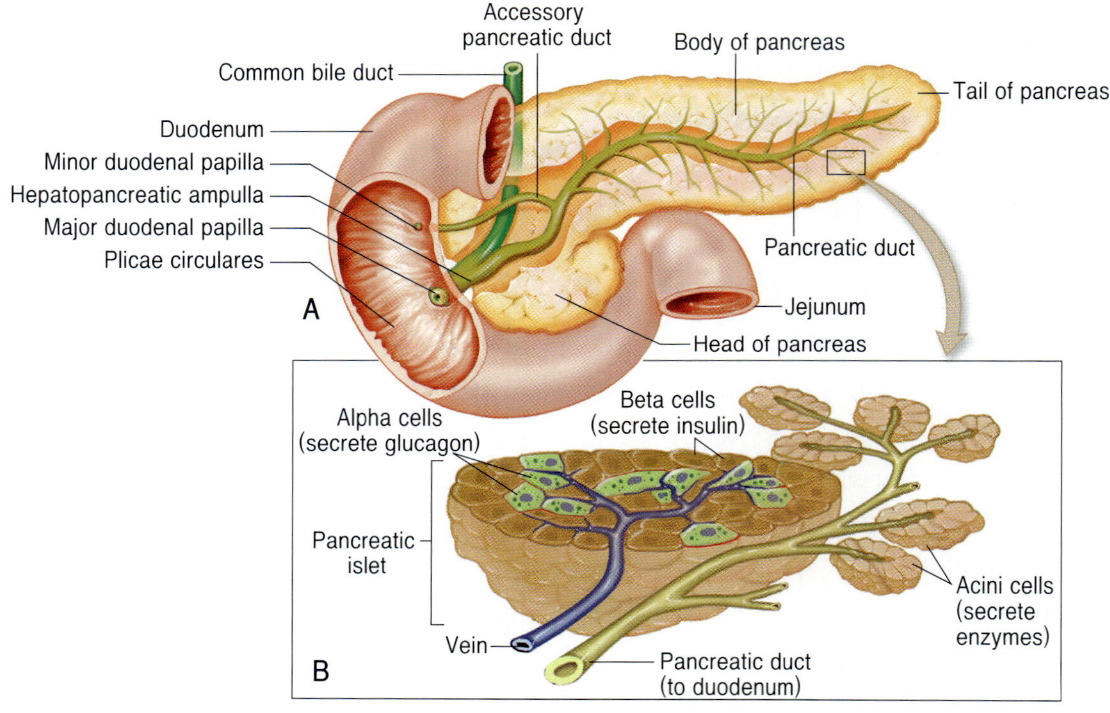

그림 45.1 췌장. A: 췌장의 주도관과 부관을 보여주는 해부도. B: 외분비샘 세포들(작은 췌관 주위)과 췌장섬의 내분비샘 세포들(모세혈관 근처). 외분비췌장 세포들은 췌장 효소를 분비하고 α 내분비세포는 글루카곤을 분비하며 β 내분비세포는 인슐린을 분비한다.
From Patton, K. T., & Thibodeau, G. A. (2010). Anatomy and physiology[7th ed.]. St Louis: Mosby.

트레스가 원인이 될 수 있다. 또한 정체불명의 바이러스감염도 원인으로 강하게 의심하고 있다. 스트레스는 cortisol과 epinephrine을 분비시킨다. 이 호르몬들은 간에서 포도당을 분비하기 위해 글루카곤을 동원한다. 이것은 이미 상승한 혈액내 포도당 수치를 더 증가시키며 이차적으로 섬세포(islet cell)를 손상시킨다. 이것으로 자가면역반응이 개시되어 췌장의 랑게르한스섬의 인슐린 생산 β 세포가 파괴된다. 파괴된 췌장에 의해 인슐린 생산이 중단되므로 부득이하게 인슐린 대체요법을 하게 된다. 다행히 1형 당뇨병은 모든 당뇨병의 10% 미만이다. 조절되지 않는 1형 당뇨병은 혈당치의 변동이 크게 일어난다. 이를 불안정 당뇨병(brittle diabetes)라고 한다.

급성 당뇨병 합병증: 당뇨병케톤산증과 고삼투압성 고혈당증후군

Acute Diabetic Complications: Diabetic Ketoacidosis and Hyperosmolar Hyperglycemic Syndrome

혈당치가 높을 때, 포도당이 에너지 생산에 이용되도록 하는 인슐린이 없다면, 아마도 신체는 대사 부산물로 케톤을 만들어낼 것이다. 결국, 당뇨병케톤산증(diabetic ketoacidosis, DKA)이 된다. DKA는 조절되지 않은 당뇨병에서 나타나는 복잡한 다기관 합병증으로 치료가 이루어지지 않으면 혼수상태 또는 사망할 수도 있다. DKA는 과도한 고혈당증, 혈청 내 케톤의 존재, 산증, 탈수증, 전해질불균형이 특징이다. 처음 진단되는 1형 당뇨병 환자의 약 25~30%가 DKA로 발견된다. 심한 고혈당에 의해 야기되는 중증의 또 다른 합병증은 고삼투압성 고혈당증후군(hyperosmolar hyperglycemic syndrome, HHS)이다. 가장 보편적인 DKA와 HHS의 유발요인은 신체적 또는 정신적 스트레스이다. DKA는 1형 당뇨병에서만 발생되며, HHS는 대체로 2형 당뇨병에서만 발생한다. 그러나 현재는 2가지 유형의 당뇨병에서 모두 발생할 수 있으며, 보편적으로 2형 당뇨병 환자의 연령이 급격히 낮아지고 있다. 표 45.3에 이 2가지 급성 당뇨병 합병증을 비교하였다. 치료는 인슐린 정맥투여와 체액과 전해질 보충이다(DKA에 더 해당된다).

표 45.3 DKA와 HHS의 특징 비교

특징	DKA	HHS
환자연령	40세 이하	40세 이상
증상기간	2일 미만	5일 이상
혈당 수치	600mg/dL 미만	600mg/dL 이상
혈청나트륨 수치	정상이거나 낮음	정상이거나 높음
혈청중탄산(HCO_3) 수치	낮음	정상
케톤체	적어도 4+	2+ 미만
pH	낮음	정상
혈청삼투압농도	320mOsm/kg 미만	320mOsm/kg 이상
예후	3~10% 사망률	10~20% 사망률
치료	모든 경우에 인슐린치료	초기치료 후, 대개 인슐린 치료 불필요

Adapted from Kitabchi, A. E., Umpierrez, G. E., Murphy, M. B., & Kreisberg, R. A. (2006). Hyperglycemic crises in adult patients with diabetes: A consensus statement from the American Diabetes Association. Diabetes Care, 29(12), 2739-2748.

2형 당뇨병

TYPE 2 DIABETES MELLITUS

2형 당뇨병은 당뇨병의 가장 흔한 형태이다. 전체 당뇨병의 90%이며, 미국 내 환자 수는 2,700만 명 이상이다. 2형 당뇨병은 인슐린저항성(insulin resistance)과 인슐린결핍(insulin deficiency)에 의한 것이지만, 1형 당뇨병처럼 인슐린의 절대적 결핍에 의한 것은 아니다. 인슐린의 역할 중의 하나는 조직 내로 순환포도당 분자의 이동을 촉진시키는 것이다. 2형 당뇨병에서는 인슐린의 주요 표적장기(예: 근육, 위, 지방조직)가 호르몬에 대해 저반응성(저항성)이다. 조직 내 인슐린수용체의 절대적인 수가 줄어들 뿐만 아니라 인슐린에 대한 수용체의 민감도와 반응성이 감소된다. 그러므로 인슐린 수치가 정상 또는 그 이상이더라도 2형 당뇨병 환자들은 여전히 고혈당을 나타낸다. 이러한 과정에서 식후 포도당 대사 이상이 일어나며, 이는 고혈당상태가 혼재되는 2형 당뇨병의 또 다른 위험한 문제점이다. 이 모든 과정은 식후 포도당 대사 장애로 이어진다.

2형 당뇨병에서 인슐린수용체의 수와 민감도 감소 이외에도 췌장의 인슐린 분비가 줄어든다. 췌장의 β 세포들의 정상 기능 손실에 의해 인슐린이 결핍되어 혈당 상승이 초래된다. β 세포들이 포도당을 인식하지 못하면 β 세포는 인슐린을 분비하지 않으므로, 근육, 간, 지방조직으로의 포도당 운반이 일어나지 않는다.

2형 당뇨병은 다면적인 질병으로 혈당조절의 문제가 주요한 특징이다. 여러 가지 질병들이 당뇨병과 깊은 연관성이 있다. 비만, 관상동맥심질환(coronary heart disease), 이상지질혈증(dyslipidemia), 고혈압, 미세알부민뇨(단백질의 소변으로 유출), 혈전(혈액응고) 등이다. 이러한 질병들은 2형 당뇨병의 발생과 연관성이 깊으며, 이를 통칭하여 대사증후군(또는 인슐린저항 장애와 증후군 X라고도 함)이라고 한다. 당뇨병 환자의 약 80%는 초기 진단 시 비만상태이다. 비만은 지방조직에 손상된 인슐린수용체가 있기 때문에 인슐린저항성이 더욱 악화된다.

임신당뇨병

GESTATIONAL DIABETE

임신당뇨병은 임신기간 중에 발병하는 고혈당증으로, 약 2~10%에서 발생한다. 대부분의 환자는 식이조절로 가능하지만 출생 결함의 위험성을 감소시키기 위해 인슐린이 필요하다.

대부분의 임신당뇨병은 분만 후에 없어지지만 임신당뇨병 환자의 30% 정도에서 10~15년 이내에 2형 당뇨병이 발생하는 것으로 추정된다.

모든 임산부는 규칙적으로 산전관리를 하고, 혈당검사를 해야 한다. 임신당뇨병이 발병한 여성은 분만 후 6~8주간 당뇨병검사를 해야 한다. 또한 당뇨병의 재발 위험성과 정기적인 건강진단의 중요성을 인지시켜야 한다.

비약리학적 치료 중재

NONPHARMACOLOGIC TREATMENT INTERVENTIONS

1형 당뇨병으로 진단된 환자들은 대부분 인슐린요법이 필요하다. 2형 당뇨병 환자들은 치료의 첫 단계로 생활습관의 변화부터 시작해야 한다. 체중 감소는 혈당과 환자의 지질 수치를 내릴 뿐만 아니라 동반질환인 고혈압에도 도움이 된다. 또한 식이습관 개선(예: 고단백질과 저지방 및 탄수화물 섭취), 금연, 알코올섭취 줄이기, 규칙적인 운동을 추천한다. 흡연은 당뇨병 환자에게 말초혈관 순환과 호흡기에 영향을 미쳐 심혈관 질병의 위험성을 2배로 증가시킨다. 금연은 고혈압치료제, 고지혈증약물보다 더욱 효과적이므로 당뇨병치료와 병행한다.

치료를 위한 혈당 목표

GLYCEMIC GOAL OF TREATMENT

HbA1C는 비가역적 당화 혈색소 A의 백분율이다. HbA1C는 2~3개월(적혈구의 평균 수명)간 환자의 당뇨 조절 지표이며, 최근의 혈당 수치 변동에 의해서는 영향을 받지 않는다. ADA는 당뇨병 환자의 공복혈당을 70~130mg/dL로 권장한다. 새로운 추정법인 eAG는 환자가 혈당 측정기로 측정하여 자가모니터링(mg/dL)할 수 있도록 수학적으로 HbA1C를 평균 혈당 수준으로 변환한 것이다. HbA1C가 5.7 미만은 정상으로 추정하고, 5.7~6.4는 당뇨병 전증으로 추정하며, 6.5 이상은 2형 당뇨병으로 추정한다.

약리 개요

PHARMACOLOGY OVERVIEW

전통적으로 당뇨병을 치료하는 데 사용되는 약물의 주요한 2개의 약물군은 인슐린과 경구용 당뇨병약물이다. 최근 인슐린 또는 경구용 당뇨병약물로 치료가 잘 되지 않는 당뇨병에 사용하는 주사용 약물 몇 가지가 개발되었다.

인슐린

INSULINS

인슐린(insulins)은 생활습관의 변화와 경구약물요법으로 당뇨 조절이 안 될 때 2형 당뇨병 환자들에게 처방된다. 현재 인슐린은 유전자재조합 DNA 기술로 실험실에서 합성되는데 이것을 사람인슐린이라고 한다. 인슐린은 원래는 소와 돼지에게서 분리하였지만, bovine(소)과 porcine(돼지) 인슐린은 사람인슐린보다 알레르기반응과 인슐린저항성이 높아서 미국에서는 더 이상 사용되지 않는다. 인슐린의 약동학적 성질(작용의 시작, 최대효과, 작용기간)은 인슐린 분자 자체 또는 제형을 변화시켜 바꿀 수 있다. 또한 인슐린을 적절하게 혼합해서 사용할 수 있다. 현재 사용 가능한 인슐린 약품에 대한 정보는 표 45.4를 참고한다. 환자들은 언제, 어떻게 다른 형태의 인슐린을 혼합해야 하는지에 대해 교육을 받아야 한다. 어떤 복합약들은 화학적으로 부적합하다.

작용기전 및 약물효과

Mechanism of Action and Drug Effects

외부에서 투여하는 인슐린은 내인성 호르몬의 대체약으로 작용한다. 외부에서 투여된 인슐린의 약물효과는 뚜렷하여 여러 신체계통에 작용한다. 외부에서 투여된 인슐린은 당뇨병 환자의 탄수화물, 지방, 단백질 대사작용 능력을 복원한다. 포도당을 간에 저장하고, 글리코겐을 지방으로 변환시켜 저장한다. 인슐린 펌프는 인슐린을 매우 효과적으로 투여하는 방법으로 피하로 하루에 여러 번 환자의 생활방식에 맞춰 인슐린 투여가 가능하다. 인슐린 펌프는 24시간 계속 투여가 가능하지만, 환자가 섭취하는 음식물의 양에 따라 일시주사(bolus injection)한다. 인슐린 펌프는 이 장의 뒷 부분에 있는 간호과정에서 자세히 설명되어 있다.

적응증 Indications

모든 인슐린약물은 1형 당뇨병과 2형 당뇨병치료에 사용이 가능하지만, 용량과 제형은 당뇨조절을 위해서 개인별로 차이가 있다. 2형 당뇨병에는 생활습관 변화(식이조절과 운동습관)와 함께 경구용약물을 사용한다.

금기증 Contraindications

모든 인슐린 사용의 금기는 인슐린에 대한 알레르기이다. 인슐린은 이미 저혈당인 환자에게 투여해서는 안 된다. 투여하기 전에 혈당을 측정해야 한다.

표 45.4 인슐린 혼합에 관한 호환성

인슐린 종류	호환성
regular insulin (Humulin R, Novolin R)	Glargine, detemir, insulin degludec을 제외한 모든 인슐린
regular insulin U-500	다른 인슐린과 혼합하지 말 것
insulin glulisine (Apidra)	오직 NPH만
insulin lispro (Humalog), Insulin aspart (NovoLog)	Regular, NPH 인슐린
insulin detemir (Levemir)	단독투여
insulin glargine (Lantus)	희석제의 낮은 인슐린 pH로 인하여 단독투여
NPH 70%와 regular insulin 30% (Humulin 70/30, Novolin 70/30) NPH 50%와 regular insulin 50% (Humulin 50/50) insulin aspart protamine suspension 75%와 insulin aspart 25% (NovoLog Mix 75/25) insulin lispro protamine suspension 75%와 insulin lispro 25% (Humalog Mix 75/25)	미리 혼합되어 있으므로, 다른 인슐린과 혼합하지 말 것

유해효과 Adverse Effects

과도한 인슐린 복용량의 결과로 저혈당과 쇼크가 발생할 수 있으며, 사망할 수도 있다. 이것은 즉각적이고 심각한 인슐린의 유해효과이다. 그 외에 인슐린요법의 유해효과는 체중 증가와 반복해서 투여한 주사부위의 지방이상증(lipodystrophy)이며, 드물지만 알레르기반응이 있다. 인슐린치료에 의한 체중 증가는 가장 흔하고 바람직하지 않은 유해작용이므로 2형 당뇨병 환자에서의 인슐린 투여는 약물이나 생활습관 변화로 개선되지 않을 때까지 대개 미룬다.

상호작용 Interactions

인슐린의 약물상호작용은 중요하다. 표 45.5를 참조한다.

용량 Dosages

다양한 인슐린제제의 권장량은 용량표를 참조한다. 인슐린의 농도는 밀리리터당 인슐린 단위로 표시한다. 예를 들어 U-100 인슐린은 1mL 내 100unit이 들어있다는 뜻이다. 인슐린은 피하주사 또는 피하주입 펌프를 통해 투여하지만 인슐린이 요구되는 위험한 상황에서는 regular 인슐린을 정맥으로 투여한다. 일반 인슐린은 U-500으로도 제공된다. 올바

용량표

사람인슐린(Human-based insulin)제제

약물명(임신범주)	약리학적 분류	상용량	적응증
초단시간작용형(rapid acting)			
insulin lispro (Humalog) (B)	Human recombinant rapid acting insulin analogue	SubQ: 1일 0.5~1unit/kg; 개별화된 용량으로 투여. rapid acting 인슐린은 식전 15분에 투여 sliding scale로 투여하며 지속적인 피하주사 펌프로도 투여 가능	1형 및 2형 당뇨병
단시간작용형(short acting)			
regular insulin (Humulin R, Novolin R) (B)	Human recombinant short acting insulin	SubQ: insulin lispro와 같은 투여량이며 regular 인슐린의 피하투여는 식사 30분 전이 최적 regular 인슐린은 sliding scale로 투여할 수 있으며 대개 IV함	
장시간작용형(long acting)			
insulin glargine (Lantus, Basaglar, Toujeo) (C)	Human recombinant long acting insulin analogue	피하로만 투여: 0.2units/kg/day, 오직 하루 1회 또는 2회 투여만 승인	

른 용량을 투여하려면 사용 시 세심한 주의가 필요하다. 많은 병원에서 투약사고를 예방하기 위해 펜으로 된 U-500이 사용되며, 더 적은 양의 일반 인슐린 용량을 제공하기 위해 U-100, U-200, U-500으로 제공하고 있다. Insulin glargine은 U-100, U-300으로 제공되며, insulin degludec은 U-100, U-200으로 제공된다. 대부분의 병원은 안전상의 이유로 펜의 사용을 허용하지 않고 있다.

특정 집단에서의 인슐린 사용
Insulin Use in Special Populations

소아와 임산부는 인슐린요법에서 세심한 주의가 요구되는 2개의 특별 환자 집단이다. 인슐린 복용량은 일반 성인집단처럼 체중으로 계산한다. 일반적인 1일 복용량은 0.5~1units/kg이다. 어린이는 연령에 맞는 질병관리교육과 간호전문가나 부모의 감독이 필요하다.

임산부는 당뇨 관리에 대한 특별한 간호가 필요하다. 임신당뇨병은 미국에서 임신 여성의 약 4%에서 발생된다. 이러한 임산부 대부분이 분만 후에 정상 혈당으로 돌아가더라도, 나중에 당뇨병이 발생할 위험성이 있다. 모든 경구 및 주사용 당뇨병치료제는 임신 범주 B 또는 C이다. 경구용약물은 확실한 안전성 자료가 부족하므로 일반적으로 임산부에게는 추천되지 않는다. 그러므로 임신당뇨병인 여성에게는 인슐린만 사용한다. 당뇨병이 발생한 여성의 15%가 임신기간 동안 인슐린으로 치료하며, 인슐린은 태반을 통과하지 않는다. 임신당뇨병을 가진 여성은 기형아를 출산할 위험성이 2~3배 이상 높기 때문에 효과적인 당뇨 조절이 매우 중요하다. 또한 사산 발생률은 모성고혈당의 정도와 직접적으로 관련이 있다. 체중 감소는 태아의 영양상태 이상을 유발할 수 있기 때문에 일반적으로 권장하지 않는다. 임신당뇨병으로 체중과다 아기를 출산할 수 있으며, 이 아기들은 출생 후 혈당을 내려야 한다. 인슐린은 모유로 배설된다. 그러나 insulin glargine이 모유로 배설되는지에 대해 알려져 있지 않았기 때문에 모유를 수유하는 여성에게 사용해서는 안 된다. 인슐린과 식이 조절이 모유를 수유하는 여성에서 매우 중요한데, 부적절하거나 과도한 당뇨 조절은 모유생산을 감소시킬 수 있기 때문이다.

경구용 당뇨병약물
ORAL DIABETES DRUGS

2형 당뇨병은 매우 복잡한 질병이다. 효과적인 치료는 생활습관의 변화, 주의 깊은 혈당 수치의 모니터링, 1가지 또는 2가지 이상의 약물병용요법으로 이루어진다. 또한 동반질환(고콜레스테롤증과 고혈압)이 있을 시 치료는 더욱 복잡한 과정을 거친다. 2018년 ADA 치료 표준지침은 2형 당뇨병 발병 시 약물사용 금기증이 없다면 생활습관 중재와 경구 biguanide계 약물인 metformin을 권장하고 있다. 이것은 초기 치료단계에서 생활습관 변화만을 권장했던 과거의 견해와 달라진 점이다. 최근의 공통된 견해는 생활습관의 변화만으로는 기대 수준의 혈당치를 유지할 수 없다는 것이다. 만약 3~6개월 후에 생활습관의 변화와 최대 허용량의 metformin으로 HbA1C가 기대치에 도달하지 않는다면, 인슐린요법과 함께 GLP-1 작용제(liraglutide, dulaglutide, exenatide, albiglutide, lixisenatide, semaglutide)를 추가적으로 사용한다. 약물요법은 환자 중심 접근법을 기반으로 해야 하며 효능, 비용, 부작용, 동반질환, 체중에 대한 영향, 저혈당 위험 및 환자 선호도 등의 요소를 고려해야 한다.

BIGUANIDE
BIGUANIDE

작용기전 및 약물효과
Mechanism of Action and Drug Effects

Metformin은 현재 biguanide계의 유일한 약물이다. 일반적으로 2형 당뇨병치료제로 가장 먼저 고려하는 약물이며, 1형 당뇨병에는 사용하지 않는다. Metformin은 간에서 포도당 생산을 감소시키고 포도당의 장흡수를 감소시키며 인슐린수용체의 민감도를 향상시킨다. 그 결과 말초포도당의 섭취와 사용이 증가되고 간에서 중성지방과 콜레스테롤의 생성이 감소된다. Sulfonylureas와 달리 metformin은 인슐린 분비를 자극하지 않기 때문에 저혈당이나 체중 증가를 일으키지 않는다.

적응증 Indications

앞에서 언급했듯이, ADA의 지침에서는 처음 진단된 2형 당뇨병 초기 치료제로 metformin을 권장하고 있다. 왜냐하면 이는 중등도의 체중 감소를 일으켜 특히 체중 증가나 비만인

2형 당뇨병 환자에게 유용하기 때문이다. Metformin은 단일 약물치료 또는 단일 약물치료의 실패 시 다른 경구용 당뇨병약물과 병용할 수 있다. Sulfonylureas, thiazolidinediones 또는 incretin 유사제가 포함된 복합제로 이용된다. Metformin은 인슐린과 병용할 수 있으며, 당뇨 전단계에 있는 환자에게도 사용된다.

금기증 Contraindications

Metformin은 신장질환 또는 신장기능이상(남성은 혈청크레아티닌 수치 1.5mg/dL 이상, 여성은 1.4mg/dL 이상) 환자에게는 금기다. Metformin은 주로 신장으로 배설되기 때문에, 젖산산증(lactic acidosis)이 발병할 위험성이 크며 체내에 축적될 수 있다. 알코올중독, 대사산증, 간질환, 심부전, 조직저산소증(tissue hypoxia)이 나타나기 쉽거나 젖산산증의 위험이 있는 경우에도 사용을 금한다.

유해효과 Adverse Effects

가장 흔한 metformin의 유해효과는 위장장애이다. 특히 치료 초기에 고창(bloating), 오심, 경련통(cramping), 복부팽만감, 설사를 유발한다. 이러한 유해효과는 저절로 소실되며, 복용 초기에 소량으로 시작해서 서서히 용량을 증가시키거나 음식과 함께 복용한다면 줄일 수 있다. Metformin 장기 복용 후에 나타나는 드문 유해효과는 금속성 맛, 저혈당 및 비타민 B_{12} 수치의 감소이다. 치사율이 50% 이상인 젖산산증은 metformin의 극히 드문 합병증이지만, 혈압이 매우 높거나 저산소증이면 더 잘 나타난다. 젖산산증의 임상증상은 과호흡, 차갑고 습한 피부, 근육통, 복통, 어지러움 및 불규칙한 심박동이다.

상호작용 Interactions

Metformin의 약물상호작용은 표 45.5를 참조한다. Metformin을 요오드가 포함된 방사선 조영제와 함께 사용하면 급성신부전과 젖산산증이 발생할 수 있다. 그러므로 metformin은 요오드 조영제를 이용한 방사선검사 당일과 검사 후 적어도 48시간 동안 투여하지 말아야 한다.

용량 Dosages

Metformin의 권장량은 용량표를 참조한다.

SULFONYLUREAS

SULFONYLUREAS

작용기전 및 약물효과 Mechanism of Action and Drug Effects

Sulfonylureas는 경구용 당뇨병약물 중에서 가장 오래된 약물이다. 현재 사용되고 있는 2세대 약물은 1세대 약물(acetazolamide, tolbutamide 등)보다 더 우수하다. 2세대 약물에는 glipizide (Glucotrol), glyburide (Diabeta), glimepiride (Amaryl)가 있다. Sulfonylureas는 췌장 내 β 세포의 특이 수용체와 결합하여 인슐린 분비를 촉진하고 글루카곤의 분비를 감소시킨다. 이 약물이 효과를 나타내기 위해서는 반드시 췌장 내 β 세포의 기능이 정상적이어야 한다. 2형 당뇨병에 효과가 우수하며, 1형 당뇨병에는 사용하지 않는다.

적응증 Indications

Sulfonylureas는 작용기전이 다르기 때문에 metformin과 thiazolidinediones와 병용한다. Sulfonylureas는 인슐린의존 환자에게 사용하지 못한다. 왜냐하면 환자의 β 세포가 더 이상 인슐린을 생성할 수 없기 때문이다. 인슐린치료를 시작하면 sulfonylureas 투약을 중지해야 한다.

금기증 Contraindications

저혈당이나 저혈당을 유발할 수 있는 조건, 즉 부적절한 음식물 섭취, 음주, 고령 등이다. 항생제인 sulfonamides에 알레르기를 가진 환자에게는 교차 알레르기가 나타난다.

유해효과 Adverse Effects

Sulfonylureas의 일반적인 유해효과는 저혈당이며, 이는 투여량, 식사습관, 간이나 신장질환과 관련이 있다. 다른 유해효과로는 인슐린 분비 자극으로 인한 체중 증가, 피부발진, 구역, 상복부 팽만, 가슴쓰림 등이다.

상호작용 Interactions

약물상호작용은 표 45.5를 참조한다.

용량 Dosages

Sulfonylureas의 권장량은 용량표를 참조한다.

표 45.5 당뇨병치료제의 약물상호작용

약물	상호작용 약물	작용기전	결과
insulin	Corticosteroids, estrogen, diuretics, thyroid drugs	인슐린 개입	혈당 상승
	Nonselective beta blockers	저혈당에 의한 빈맥을 은폐함	저혈당증상을 인식하지 못할 위험이 있음
	Hypoglycemic drugs	상승작용	저혈당 상승작용
metformin	Cimetidine	대사 억제	metformin 효과 증가
	Diuretics, corticosteroids	상승작용	저혈당 상승작용
	Contrast media	배설 감소	젖산산증
glipizide	Beta blockers, cimetidine, erythromycin, fluconazole, sulfonamide antibiotics, DPP4 inhibitors, garlic, ginger, ginseng	작용 증가	저혈당 상승
	Carbamazepine, phenobarbital, phenytoin, rifampin	대사 증가	효과 감소

용량표

경구용 당뇨병약물

약물명(임신범주)	약리학적 분류	상용량	적응증
acarbose (Precose) (B)	Alpha-glucosidase 억제제	PO: 첫 식사와 함께 1일 3회 25~100mg	2형 당뇨병
liraglutide (Victoza) (C)	GLP-1 receptor agonist	SubQ: 매일 0.6~1.8mg	
glipizide (Glucotrol, Glucotrol XL) (C)	2세대 sulfonylurea	PO: IR: 1일 2.5~20mg(최대 1일 투여량 40mg)	
glimepiride (Amaryl) (C)	2세대 sulfonylurea	PO: 1일 1~4mg(최대 1일 투여량 8mg)	
metformin (Glucophage, Glucophage XR) (B)	Biguanide	PO: IR: 하루 2회 500~1,000mg(최대 1일 2,550mg) 또는 PO: ER: 1일 500~2,000mg(최대 1일 2,000mg)	
pioglitazone (Actos) (C)	Thiazolidinedione	PO: 1일 1회 15~45mg	
repaglinide (Prandin) (C)	Meglitinide	PO: 1일 3회 0.5~4mg; 식사 15분 전에 투여	
sitagliptin (Januvia) (B)	DPP-IV억제제	PO: 1일 100mg	
병합제제			
glipizide/metformin (Metaglip) (C)	Combination sulfonylurea/biguanide	PO: 1일 2회 1~2정	
pioglitazone/metformin (ACTOplus Met) (C)	Combination thiazolidinedione/biguanide	PO: 1일 3회 1정	
sitagliptin/metformin (Janumet) (C)	Combination incretin mimetic/biguanide	PO: 1일 2회 1정	
saxagliptin/metformin (Kombiglyze) (C)	Combination incretin mimetic/biguamide	PO: 저녁 식사와 함께 1일 1~2정	

ER, Extended release; IR, Immediate release.

GLINIDES

GLINIDES

작용기전 및 약물효과

Mechanism of Action and Drug Effects

현재 glinide계에는 repaglinide (Prandin)와 nateglinide (Starlix)가 있다. 이들은 구조적으로 sulfonylurea와는 다르지만 췌장 내에서 인슐린 분비를 증가시킨다는 점이 유사하다. 그러나 이 약들은 작용기간이 훨씬 짧으며, 음식과 함께 투여해야 한다.

적응증 Indications

Sulfonylureas처럼 glinide계 약물들은 2형 당뇨병치료에 사용되며, 특히 식후 포도당 수치가 높은 당뇨병 환자에게 유용하다. Glinides는 metformin과 thiazolidinediones과 함께 사용될 수 있지만, sulfonylureas와 병용해서는 안 된다. 왜냐하면 두 약물의 작용기전이 유사하기 때문이다.

금기증 Contraindications

Sulfonylureas와 유사하다.

유해효과 Adverse Effects

가장 흔한 glinides의 유해효과는 약물복용 후 음식을 먹지 않으면 발생하는 저혈당이다. 체중 증가도 흔히 나타난다.

상호작용 Interactions

Glinides의 약물상호작용은 sulfonylureas와 유사하다.

용량 Dosages

Glinides의 권장량은 용량표를 참조한다.

THIAZOLIDINEDIONES (GLITAZONES)

THIAZOLIDINEDIONES (GLITAZONES)

작용기전 및 약물효과
Mechanism of Action and Drug Effects

경구용 2형 당뇨병약물로 사용되는 세 번째 약물군으로 thiazolidinediones이 있으며, 이는 glitazones라고도 한다. 이 약물군은 포도당과 지질대사와 연관된 유전자를 조절한다. Glitazone은 인슐린 민감약물(insulin-sensitizing drugs)로 알려져 있다. 이 약물은 인슐린수용체의 민감성을 향상시킴으로써 인슐린 저항성을 감소시킨다. 또한 직접적으로 간에서 포도당과 중성지방(triglyceride)의 생성을 막을 뿐만 아니라 말초포도당 섭취와 저장을 자극한다. Glitazone은 유전자에 영향을 주기 때문에, 몇 주 후에 약물의 작용이 서서히 나타나며, 몇 개월 후에도 최대효과가 나타나지 않을 수도 있다. Glitazone이 β 세포의 기능을 보존하므로 2형 당뇨병의 진행을 지연시킨다는 보고가 있다. Pioglitazone (Actos)은 현재 쉽게 구할 수 있는 유일한 glitazone이다. 미국에서 처음 사용된 약물은 troglitazone (Rezulin)이다. 이 약물은 2000년에 간독성에 대한 우려로 퇴출되어 일반 소매 약국에서는 구할 수 없으며 Avandia-Rosiglitazone 의약품 프로그램 참여로 특별히 인증된 약국을 통해서만 구입할 수 있다.

적응증 Indications

2형 당뇨병의 관리에 사용된다. Metformin이나 sulfonylureas와 병용하면 상승효과가 나타난다. 인슐린과 함께 pioglitazone을 사용할 수 있다.

금기증 Contraindications

Glitazones은 뉴욕심장협회 클라스 III 또는 IV의 심부전 환자에게는 금기하고 간이나 신장질환이 있는 환자에게는 주의하여 사용한다.

유해효과 Adverse Effects

Glitazones은 심부전 위험성이 있으므로 심부전 환자에게는 권장되지 않는다. Glitazones은 말초 부종과 체중 증가를 일으킬 수 있다. 체중 증가는 지방조직 증가와 수분저류 때문일 수도 있다. 또한 골밀도를 감소시키고 골절 위험성을 증가시킨다.

상호작용 Interactions

Pioglitazone은 cytochrome P-450 enzyme 3A4 (CYP3A4)에 의해 부분적으로 대사되므로 ketoconazole 또는 erythromycin과 같은 CYP3A4 억제제와 함께 복용하면 pioglitazone의 혈청농도가 증가할 수 있다.

용량 Dosages

Thiazolidinediones의 권장량은 경구용 당뇨병약물 용량표를 참조한다.

α-GLUCOSIDASE 억제제

α-GLUCOSIDASE INHIBITORS

작용기전 및 약물효과
Mechanism of Action and Drug Effects

흔히 사용되지는 않지만 경구용 약물로 α-glucosidase 억제제인 acarbose (Precose)와 miglitol (Glyset)이 있다. 이 약물은 소장에 있는 α-glucosidase를 가역적으로 억제하여 oligosaccharides와 disaccharides가 포도당으로 가수분해되는 과정을 억제한다. α-glucosidase inhibitors는 복용시

기가 중요하다. α-glucosidase inhibitors를 음식과 함께 복용하면 과도한 식후 혈당상승을 예방하거나 줄일 수 있다. 반드시 음식과 함께 복용한다.

적응증 Indications

α-glucosidase 억제제는 흔히 다른 경구용 당뇨병약물과 병용하여 2형 당뇨병을 치료하는 데 사용된다. 높은 식후 혈당상승을 조절하는 데 특히 효과적이다.

금기증 Contraindications

위장에 유해효과를 일으키기 때문에 염증성 장질환, 흡수장애증후군(malabsorption syndromes), 장폐쇄 환자에게는 사용하지 않는다.

유해효과 Adverse Effects

위장 내 가스(flatulence), 설사, 복통을 유발한다. 고용량에서는 간효소(transaminase) 수치를 상승시킬 수 있다. Sulfonylurea와 달리 저혈당이나 체중 증가를 야기하지 않는다. 드물게 저혈당이 올 수 있는데, 이때에는 복합탄수화물제제를 사용하지 말고 포도당을 IV 또는 경구투여해야만 한다.

상호작용 Interactions

α-glucosidase 억제제와 함께 복용하면 digoxin, ranitidine, propranolol의 생체이용률이 감소된다.

용량 Dosages

α-glucosidase 억제제의 권장량은 경구용 당뇨병약물의 용량표를 참조한다.

DIPEPTIDYL PEPTIDASE IV (DPP-IV) 억제제

DIPEPTIDYL PEPTIDASE IV (DPP-IV) INHIBITORS

작용기전 및 약물효과

Mechanism of Action and Drug Effects

Dipeptidyl peptidase IV (DPP-IV) 억제제는 DPP-IV 효소를 억제하여 incretin 호르몬의 분해를 지연시킨다. Incretin은 낮 동안 분비되며 식후에 증가한다. Incretin 분해(DPP-IV)를 억제함으로써 DPP-IV 억제제는 공복 및 식후 혈당 수치를 내린다. 현재 사용되는 DPP-IV 억제제는 sitagliptin (Januvia), saxagliptin (Onglyza), linagliptin (Tradjenta), alogliptin (Nesina)이 있다. 여러 가지 DPP-IV 제제가 개발 중에 있다. 이 계통의 약물을 gliptins 제제라고 한다.

적응증 Indications

DPP-IV 억제제는 2형 당뇨병 환자에게 당 조절을 위한 식이 및 운동요법 보조로 사용된다.

금기증 Contraindications

DPP-IV 억제제는 약물알레르기가 있는 환자에게는 금기한다.

유해효과 Adverse Effects

가장 흔한 유해효과는 상기도감염, 두통 및 설사이다. 저혈당이 올 수 있으며, sulfonylurea와 병합투여 시 흔하게 나타난다. 췌장염도 보고되어 있다.

상호작용 Interactions

Sitagliptin은 digoxin을 증가시킨다. Sulfonylurea나 인슐린과 병용하면 저혈당의 위험이 증가한다. Saxagliptin의 대사가 CYP4A 억제제에 의해서 억제된다. Rifampin은 linagliptin의 효과를 억제할 수 있다.

용량 Dosages

Sitagliptin은 1일 100mg, saxagliptin은 5mg이며 linagliptin은 5mg, alogliptin은 25mg이다.

주사 가능한 당뇨병 약물

INJECTABLE DIABETES DRUGS

AMYLIN 작용제

AMYLIN AGONISTS

작용기전 및 약물효과

Mechanism of Action and Drug Effects

Amylin은 인슐린 같이 췌장의 β 세포에서 분비되는 호르몬으로 식후 혈당 수치를 감소시킨다. 또한 (1) 위 배출시간을 지연시키며, (2) 글루카곤 분비와 간의 포도당 생성을 억제하고, (3) 포만감을 증가시키는 이러한 3가지 작용이 나타난다.

식전에 투여하면 amylin 작용제는 체내 amylin 호르몬과 유사하게 작용한다.

적응증 Indications

Pramlintide (Symlin: 임신범주 C)는 사용되고 있는 유일한 amylin 작용제로 피하주사한다. 인슐린으로 당 조절에 실패한 1형이나 2형 당뇨병 환자에게 사용한다. 20세기 초 인슐린이 1형 당뇨병 환자에게 사용된 이후에 개발된 최초의 약물이다.

금기증 Contraindications

Pramlintide는 위장관운동에 영향을 주는 약을 복용하고 있거나 위 마비가 있는 경우에는 금기한다.

유해효과 Adverse Effects

유해효과는 오심, 구토, 식욕부진 및 두통이다.

상호작용 Interactions

Pramlintide 자체만으로는 저혈당을 일으키지 않는다. 그러나 만일 식전에 rapid acting 또는 short acting 인슐린을 투여한다면 인슐린 용량을 50%로 감량해야 한다. 또한 병용약물의 경구흡수를 지연시킬 수 있으므로 다른 약물을 투여하기 1시간 전에 투여해야 한다.

용량 Dosages

식사 전 투여 권장량은 1형 당뇨병 관리를 위해서는 15~60mcg이며, 2형 당뇨병 관리를 위해서는 60~120mcg이다.

INCRETIN제제

INCRETIN MIMETICS

작용기전 및 약물효과
Mechanism of Action and Drug Effects

Incretin은 위장관에 의해 분비되는 호로몬이다. Incretin의 작용은 인슐린 분비를 자극한다. 식후 글루카곤 생성을 줄이며, 위배출을 지연시키고, 포만감을 증가시킨다.

지금까지 규명된 가장 중요한 incretin 호르몬은 glucagon-like peptide 1 (GLP-1)과 gastric inhibitory peptide (GIP)이다. 이 호르몬은 DPP-IV에 의해 급속히 활성을 잃게 된다. Incretin은 혈당 의존적으로 인슐린 분비를 증가시키고, 증가된 클루카곤을 억제하며 위배출 시간을 지연시킨다. 현재 incretin제제는 exenatide (Byetta, Bydureon), dulaglutide (Trulicity), liraglutide (Victoza), albiglutide (Tanzeum), lixisenatide (Adlyxin), semaglutide (Ozempic)의 6종류가 있고 모두 임신범주 C에 해당한다. Glargine과 GLP-1 작용제 중 하나를 병합한 새로운 병합제제를 사용할 수 있다. Soliqua(인슐린 glargine과 lixisenatide), Xultophy(인슐린 degludec과 liraglutide)가 사용 가능한 두 가지 병합제제이다.

적응증 Indications

Exenatide는 2005년 FDA에서 승인한 최초의 약물이다. Exenatide는 Gila monster의 침샘에서 유래한 장시간 작용하는 합성 GLP-1이다. 모든 incretin 유사체는 피하주사로만 이용 가능하며, metformin, sulfonylurea, glitazone으로 혈당조절을 달성할 수 없는 2형 당뇨병 환자에게만 적용된다. Incretin 유사체는 식사 60분 전에 투여하는 것이 좋다. Dulaglutide와 albiglutide는 일주일에 한 번, liraglutide는 매일 한 번 투여한다. Exenatide는 매일 2회, exenatide 서방형 제제는 매주 1회 투여한다.

금기증 Contraindications

이 약물에 알레르기가 있는 사람, 골수 갑상선암종의 병력이나 가족력 및 다발성내분비선종증 2형 환자에게는 금기한다.

유해효과 Adverse Effects

Incretin 유사체는 갑상선 C 세포 종양이 발생할 위험을 경고한다. 유해효과는 오심, 구토 및 설사이며, 드물게 출혈성 췌장염(hemorrhagic pancreatitis)이나 괴사성 췌장염(necrotizing pancreatitis)이 보고되어 있다. 또한 2~4kg(5~10lb)의 체중 감소가 있을 수 있다.

상호작용 Interactions

Incretin은 위 배출시간을 연장시킴으로써 경구투여 약물의 흡수를 지연시킨다. Sulfonylurea를 복용하는 환자에서 저혈당이 나타나면 용량을 줄일 필요가 있다.

용량 Dosages

Exenatide 초기 용량은 5mcg이며, 식전 1시간 이내 및 저녁 식사 후 1시간 이내에 투여한다. 필요하다면, 1개월 후 식전에 1일 2회 10mcg으로 증량한다. Liraglutide의 용량은 1일 1.2mg 또는 1.8mg이다. Dulaglutide는 주 1회 0.75mg 투여하고 주 1회 1.5mg까지 증량할 수 있다. Albiglutide는 주 1회 30mg 투여하고 매주 50mg으로 유지될 수 있다.

약동학의 적용

1형 당뇨병 환자에게 25년 이상 지속적피하인슐린주입(continuous subcutaneous insulin infusion, CSII)이 사용되어 왔으며, 더욱 증가하고 있다. CSII에 의한 인슐린요법은 질병의 위험성과 합병증을 최소화하기 위한 당뇨병 환자의 선택사항이다. 혈당의 엄격한 조절을 위해 이전에 사용된 선택사항 한 가지는 multiple daily injections of insulin (MDI)이다. CSII로 인슐린 기저치가 지속적으로 투여됨으로써 정상적인 혈청 포도당 수치가 유지되며, 음식섭취 시(주로 탄수화물) 인슐린의 bolus doses가 투여된다. 인슐린 펌프(예: CSII)를 사용하면 빠르고 일관된 약물 흡수로 인하여, 저혈당의 발생이 감소한다. 인슐린 펌프의 사용은 종종 새벽현상(dawn phenomenon)이라 불리는 상승된 아침식사 전 혈청 포도당 수치를 감소시키는 데 도움을 준다는 연구보고가 있다. 인슐린펌프는 인슐린이 피하경로를 통해 투여되고 지속적으로 주입되기 때문에, 하루에 1회 또는 2회 주사 시보다 문제가 적다. CSII를 사용하는 환자들은 HbA1C가 평균 수치보다 다소 낮으므로 저혈당의 위험성이 감소된다. 간호사가 새로운 약물의 약동학을 알고 있으면 환자들에게 더 나은 삶의 질을 제공하고 위험을 줄일 수 있으며 치료효과를 극대화시킬 수 있다.

❖ 간호과정 NURSING PROCESS

◆ 사정 Assessment

모든 종류의 당뇨병약물을 투여하기 전에 간호사는 질병과 권장 치료법에 대한 환자의 지식 정도를 사정해야 한다. 머리에서 발끝까지 전체적인 신체사정, 약물력, 간호사정을 완전하게 수행하고 기록하며 약물력에는 OTC약물, 허브, 보조제 등을 포함한 환자의 현재 약물 목록을 반드시 포함해야 한다. 또한 검사결과를(예: 공복혈당치, HbA1C) 정상 수치와 비교하여 비정상 결과치를 알아내야 한다. HbA1C 진단기준에 대한 자세한 내용은 약리학을 참고한다. 인슐린에 대한 의사의 처방을 사정할 때는 정확한 약물의 사용, 경로, 종류[예: 초속효성(rapid acting), 속효성(short acting), 중간형(intermediate acting), 혼합형(short and intermediate acting mixtures), 장시간형(long acting)] 및 용량에 따른 올바른 실행 여부를 반드시 사정한다. 특정 인슐린은 작용의 시작, 최고점 및 작용 기간과 같은 특정 약동학에 주의하여 사정해야 한다. 인슐린을 투여하기 전에 이 정보를 아는 것은 환자의 안전에 중요한 요소이다. 이러한 약물 속성은 실제로 반응, 부작용 또는 문제와 치료효과가 잠재적으로 발생할 수 있는 매개 변수이기 때문이다. 하나 이상의 인슐린 종류를 처방하는 경우 인슐린 병합을 지시할 수 있다. 바람직하지 않는 혈당 효과를 피하기 위해 화학적으로 화환되는 병합을 아는 것은 중요하다(표 45.4). 또한 모든 인슐린 처방의 경우, 2명의 간호사가 인슐린 복용량을 준비하거나 해당 의료기관의 정책과 지침에 따라 수행해야 한다.

저혈당 환자에게 약물을 투여하지 않도록 인슐린 투여 전 혈당수준을 평가해야 한다. 2016년 ADA 관리 표준지침은 당뇨병에 대한 현재 주요 진단기준을 공복혈당이 126mg/dL보다 높거나 HbA1C가 6.5%보다 높으면 고혈당으로 진단한다. 또한 ADA는 당뇨병 환자의 조절기준을 공복혈당 70~130mg/dL 또는 HbA1C 7% 미만으로 권장한다. 유전자 재조합 인슐린에서는 알레르기반응의 발생 가능성이 적다. 그러나 알레르기는 내인성 인슐린과 유사하기 때문에 여전히 발생할 수 있으며 평가 시 고려해야 한다. 인슐린의 금기사항과 관련된 주의사항은 이전에 논의되었다. 중요한 약물상호작용은 표 45.5에 나와 있지만, 그 효과에 대항하여 작용하는 약들은 기억해야 한다. 인슐린에는 코르티코스테로이드, 갑상선약물 및 이뇨제가 포함된다. 이 복용량은 매우 주의해서 투여해야 한다. U-500 인슐린은 현재 복용 오류를 완화하는데 도움이 되는 펜으로 사용할 수 있다. 흡입된 복용량을 통해 투여되는 새로운 급속 작용 인슐린인 Afrezza의 사용에 대한 억제에는 흡연자와 만성 천식과 만성폐쇄성폐질환을 가진 사람들이 포함된다. 또한 Afrezza는 급성 기관지경련에 대한 블랙박스경고를 가지고 있다.

경구 당뇨병약물 또한 관절염, 주의사항, 약물상호작용에 대한 면밀한 평가가 필요하므로, 철저한 약물 및 환자력을 사정해야 한다. 2형 당뇨병은 대부분 췌장의 β 세포 기능을 필요로 하는 경구 당뇨병으로 치료될 수 있으므로 환자의 내력을 반드시 알아야 한다. 1형 당뇨병에는 기능성 β 세포가 존재하지 않는다. Biguanide의 경우, 나이든 성인이나 영양실조 환자들이 이 마약 그룹에 부정적인 반응을 보일 수 있다는 것을 알아야 한다. 이 약물 클래스에 대한 억제, 주의 및 상호작용은 이전에 논의된 적이 있다. 논의되었지만 특정 진단 목적으로 사용되는 metfomin과 요오드를 포함하는 방사선 조영제(예: 조영제가 있는 컴퓨터단층촬영) 사이의 상호작용을 강조하는 것이 환자 안전에 중요하다. 이 상호작용은 급성신부전 및 젖산염에 대한 위험 증가와 관련이 있다. 만약에 환자가 metformin을 복용하는 경우 이 시나리오를 면밀히 평가하고 모니터링하여 검사 당일 및 이후 최소 48시간 동안 metformin이 중단될 수 있도록 한다. 또한 변형된 신장기능 또는 30mL/min 미만의 크레아티닌 간극을 가진 환자에게 metformin은 금기이다. 경구 당뇨병약물과 관련된 더 많은 약물상호작용에 대해서는 표 45.5를 참고한다.

Sulfonylureas와 함께, 포도당 수치는 물론 칼로리 섭취량, 알코올 사용량 또는 고령화와 같은 저혈당 증상에 취약할 수 있는 조건도 알아야 한다. 또한 교차 알레르기반응의 가능성 때문에 sulfonamide 항생제에 대한 알레르기반응의 평가도 중요하다. Glinides의 경우, 주의사항, 전염병 및 약물상호작용은 sulfonylureas의 경우와 유사하다. Thiazolidinediones (glitazones)는 심부전을 유발하거나 악화시킬 수 있다는 경고가 있으며, 심부전이 있는 환자에게는 사용하지 않는 것이 좋다. α-glucosidase 억제제(예: acarbose, miglitol)를 사용하여 염증성장질환이나 흡수불량증후군과 같은 억제를 평가한다. 2세대 sulfonylureas로 환자의 당뇨병 유형을 평가한다. 이 약은 1형 당뇨병에는 금기이기 때문이다.

Pramlintide와 같은 amylin mimetics은 위 마비가 있는 환자나 위장관의 운동성을 변화시키는 약을 복용하고 있는 환자들에서는 금기이다. 특정 식사 시간이 필요한 1형 또는 2형 당뇨병을 앓고 있는 환자와 인슐린으로 혈당 수치를 최적으로 조절할 수 없는 환자 모두에게 pramlintide가 표시되기 때문에 당뇨병의 종류에 대한 평가는 중요하다. Incretin mimetics는 환자에게 약을 사용하기 때문에 환자의 진단에 대한 평가가 필요하다. 2형 당뇨병과 metformin, sulfonylurea, glitazone으로 혈당 수치를 조절할 수 없다. 이는 인슐린과 함께 사용되어서는 안 된다.

SGLT2 억제제인 새로운 종류의 구강제에는 empagliflozin, ipragliflozin, canagliflozin, dapagliflozin 등이 있으며, 단독으로 사용하거나 다른 약물과 함께 사용할 수 있다. 신장기능저하 및 DKA와 같은 억제에 대해 평가한다. 케톤체산혈증과 신기능 부전의 위험으로 인해 이 클래스와 관련된 FDA 경고가 있다. 약물상호작용에는 rifampin이 포함되어 있으며, 이로 인해 약효율이 저하될 수 있다. 저혈당 가능성 때문에 다른 당뇨병약물과 함께 사용하는 것을 평가해야 한다.

당뇨병성 혈당 수치가 불안정할 경우 즉각적인 주의가 필요하므로 공복혈당 수치가 126mg/dL 이상 또는 비공복혈당 수치가 200mg/dL 이상인 경우와 함께 저혈당증(예: 혼란, 불안정, 떨림, 발한, 저체온증 및 발작 가능성, 혈당 수치가 50mg/dL 미만) 또는 고혈당(예: 다뇨, 다갈, 다식, 당뇨, 체중감소, 피로)의 징후와 증상이 있는지 평가한다. 또한 스트레스를 받고 있는 당뇨병 환자에게는 평가가 더욱 중요하다. 더 나아가 당뇨 환자는 감염 또는 질병, 임신 또는 수유, 외상 또는 심각한 건강 상태 변화를 경험하고 있다. 당뇨병 환자들은 치료를 통해 의식상실의 잠재적 위험과 함께 저혈당 위험이 있으므로 혈청 포도당 수치와 신경학적 상태를 지속적으로 평가해야 한다. 치료요법의 평가와 함께 치료의 충실도, 문화적 요인, 사회경제적 요인, 가족적 지원에 유의하고 치료 내내 사정해야 한다.

포도당 상승 약물은 현재 의약품 목록뿐만 아니라 임상적 그림을 제시하는 환자의 사진과 실험실 가치, 약물 및 환자 기록을 포함한 철저한 데이터 수집 후에만 제공되어야 한다. 글루카곤 주사는 구토를 유발할 수 있으며 흡인 방지를 위해 예방조치를 시행해야 하기 때문에 의식 수준도 평가한다.

◆ 환자상태 Human Need Statements

1. 신체가 포도당을 사용할 수 없는 것과 관련하여 신체 요구사항보다 적은 음식, 체액 및 영양소(1형 당뇨병의 경우)
2. 만성질환(당뇨병)에 대한 복합된 일일 치료요법에 대한 경험 부족과 관련하여 소속감과 사랑, 비효율적인 가족 의사소통
3. 당뇨병의 징후 및 증상이 나타날 수 있는 불안정한 혈당 수준과 관련된 안정성 요구, 상해 위험

◆ 계획: 결과판정 Planning: Outcome Identification

1. 환자는 의사 또는 영양상담사의 지시에 따라 ADA 또는 다른 식이 고문이 권장하는 식이요법을 준수하면서 적절하고 균형 잡힌 영양을 유지하도록 한다.
2. 환자와 가족은 가족과의 사랑과 소속감의 증가로 치료효과, 식이, 생활습관 변화 구현 및 치료의 합병증을 모니터하기 위하여 의사와 약속된 모든 일정을 지킴으로써 치료의 효과를 증진시킨다.
3. 환자는 고혈당 또는 저혈당의 증상이나 징후를 감시하고 혈당 목표(공복혈당 70~130mg/dL, HbA1C 7% 미만, 공복은 8시간 동안 음식, 식사, 과자를 먹지 않은 상태)를 유지함으로써 상해를 피한다.

◆ 수행 Implementation

간호사는 인슐린(또는 경구용 당뇨병약물)을 환자에게 주기 전에 정확한 혈중 포도당 수치를 알고 있어야 한다. 간호사는 처방전과 인슐린 용량을 점검하고 기록한다. NPH와 미리 혼합된 인슐린 혼합물은 투여하기 전에 흔들지 말고, 양 손바닥으로 굴려야 한다. 굴리게 되면 주사기 내 공기가 제거되어 부정확한 용량이 투여되는 것을 방지한다. 실온에서 인슐린을 투여하여야 한다. 인슐린을 1개월 이내에 사용한다면, 실온에 보관하지만, 만약 그렇지 않다면 냉장고에 보관해야 한다. 기간이 지나고 변색된 인슐린을 사용해서는 안 된다. 인슐린의 처리, 혼합, 저장, 투여에 대한 정보는 Box 45.2를 참고한다.

인슐린은 환자가 야위지 않았다면 90°에서 피하로 투여하며, 야윈 경우에는 45°에서 투여한다. 오직 regular 인슐린만 정맥으로 투여할 수 있으며 중환자실에서 사용된다. 인슐린 주사기(insulin syringes)만 이용해야 하며, 인슐린 주사기는 오렌지색 뚜껑이고 단위가 mL가 아니라 unit이므로 구별하기가 쉽다. 인슐린 주사기에는 29gauge, 1/2inch 길이의 바늘이 붙어 있다. 인슐린 혼합(지시에 의한) 시에는 regular 또는 rapid acting 인슐린(투명)을 먼저 재고 그 다음에 intermediate acting 또는 NPH 인슐린(혼탁)을 잰다. 이때 적절한 공기를 먼저 주입한 후 약물을 빼낸다. Vial에 주입되는 공기량은 처방된 인슐린 단위 수와 같다. 공기를 intermediate acting 인슐린 vial에 먼저 주입하고, 그 다음에 regular 또는 rapid 또는 short acting 인슐린 vial로 공기를 주입함으로써 rapid acting 인슐린의 오염을 막는다. 오염되면 regular, short acting 인슐린이 NPH, intermating acting 인슐린에 의해 변한다. 결국 regular acting 인슐린의 작용이 영향을 받게 된다(표 45.4).

인슐린의 작용을 이해하고 이와 관련된 약동학(작용시간, 최고효과점, 지속시간 등)의 이해는 환자교육에 중요하다. 예를 들면 rapid acting 인슐린(insulin lispro, insulin aspart, insulin glulisine)은 작용시점이 15분이므로 식전 15분에 투여해야 하고, 30~60분에 나타나는 regular acting 인슐린 또는 short acting 인슐린은 식전 30분에 투여해야 한다. 또한 새로운 인슐린인 Afrezza는 속효성 흡입 형태의 인슐린으로 식사 전 또는 식사 시작 후 20분 이내에 투여해야 한다. 이것은 1형 당뇨병 환자에게 long term 인슐린과 함께 사용해야 한다. 이것은 약 15~20분 내에 빠르게 흡수되어 혈청에서 최고점에 도달하고 약 2~3시간의 작용 지속시간이 있기 때문이다. 만약 insulin lispro를 NPH(중간작용) 인슐린과 혼합했을 때는 식전 15분에 주사한다. 저혈당을 피하기 위해 탄수화물 증가와 지방 감소 등의 식이 변화뿐만 아니라 의사가 지시한 약이름과 용량을 항상 거듭 확인해야 한다. 고지방식은 탄수화물의 흡수를 지연하므로 rapid acting 인슐린이 최고작용을 나타내는 시간 내에 있도록 한다.

Rapid acting, short acting, intermediate acting, long acting 인슐린의 최대효과시간, 작용시점, 지속시간 등을 이해하고, 간호사는 적절한 식사시간을 알려주어야 한다. Intermediate acting, 인슐린(NPH)은 1~2시간 후에 작용을 시작하므로 적어도 투여 30~45분 전에 식사를 해야 한다. Intermediate acting, 인슐린과 rapid 및 short acting 인슐린은 병용이 가능한데, 이들 혼합인슐린(combination insulin)은 식사 15~30분 전에 투여해야 한다. 병원에서 간호사는 시간경과에 따른 저혈당을 피하기 위해 인슐린을 주기 전에 음식이 도착하였는가를 확인해야 한다. 식사가 지연되고 인슐린이 이미 투여되었다면 간호사는 다른 형태의 음식이 환자에게 이용 가능한지를 확인한다. 특히 U-500 인슐린을 처방하는 경우에는 다층의 확인 과정을 강조한다. 2명의 약사가 처방 입력을 확인하고, 약사는 책임간호사와 병상 간호사에게 복용량을 전달해야 한다. 이 시점에서 의약품을 3회 이상 점검해야 한다.

병원에서 sliding scale이나 basal-bolus 방법으로 투여한다. Sliding scale 방법은 전통적으로 측정된 혈당치에 따라 regular 인슐린을 피하주사하는 것이다. 논란이 되고 있지만, sliding scale dosing 방법은 집중적인 인슐린요법을 필요로 하는 환자, 당뇨병 환자가 아니더라도 완전비경구영양법(total parenteral nutrition, TPN)으로 당이 많이 투여되는 환자뿐만 아니라 신체적 · 감정적 스트레스, 감염, 수술, 급성 질병, 활동 저하, 다양한 열량섭취로 인하여 혈청 포도당 수치의 심한 변화를 경험한 입원한 당뇨병 환자에게 사용된다. 이러한 인슐린요법을 사용할 때, 공복과 식사 전 혈당치를 알기 위해 하루에 수회 측정해야 한다(예: 매 4시간, 매 6시간 또는 아침 7시, 오후 4시, 한밤중 등의 시각). 새로운 방법인 basal-bolus insulin dosing은 입원한 당뇨병 환자에게 선호되는 방법으로 용량과 횟수는 처방의가 결정한다. Long acting 인슐린(insulin glargine)을 사용하여 건강한 췌장에서 분비되는 것처럼 인슐린 기초량을 일정하게 유

BOX 45.2 인슐린의 보관, 투여 및 취급

용량, 보관, 관리 및 혼합

1. 인슐린 투여를 개별화하고 적절한 저혈당과 고혈당의 조절을 위해 상세히 모니터링한다. 병원방침에 따라 basal/bolus insulin 또는 sliding scale 방법의 기준을 이행한다.
2. 환자를 위하여 의사가 정한 공복혈당에 도달하기 위해 지시대로 용량을 조절한다. ADA 기준에 의하여 공복혈당을 70~130mg/dL와 HbA1C를 7% 이하로 조절한다.
3. 사용 중인 인슐린을 상온에 보관한다. 인슐린의 단백질구조는 변성되기 때문에 심한 온도 변화와 태양의 노출을 피한다. 사용 중이 아닌 약병은 반드시 냉장고에 보관해야 한다. 고온 환경에서 사용하는 약병은 냉장고에 보관해야 하지만, 인슐린을 절대로 차갑게 하지는 않는다. 절대로 인슐린을 냉동시키지 않는다. 약물의 안정을 유지하기 위해 인슐린은 상온에서 1개월까지만 보관해야 하고, 냉장고에서는 3개월 동안 보관할 수 있다.
4. 만약 약병이 몇 주 동안 사용되지 않았다면(또는 병원의 정책상) 사용하지 않은 약병은 버린다. 선명도와 색깔이 보장되지 않은 인슐린은 절대로 사용하지 않는다(예: regular 인슐린은 투명하고, NPH는 혼탁함).
5. 미리 조제된 인슐린 주사기는 냉장고에서 1주일까지만 보관한다. 바늘이 있는 주사기는 바늘 중심부의 막힘을 피하기 위해 위로 향하게 보관해야 한다.
6. 인슐린과 모든 부속품의 유효기일을 항상 지킨다.

투여

1. 인슐린을 피하로 투여한다. 그러나 regular 인슐린은 어떤 특별한 상황에서 정맥주사로 투여할 수 있다(예: DKA, 수술 후 환자에게 정맥투여).
2. 약병은 병 안에 거품이 생기지 않게 하기 위해 흔들지 말고 손바닥 사이로 부드럽게 굴려준다. 그렇지 않으면 잘못된 용량이 투여될 수 있다. 용액의 결합과 약물의 변형된 작용을 피하기 위해 섞은 후 5분 이내에 혼합인슐린을 투여한다.
3. 인슐린을 권장된 시간에 음식과 함께 또는 음식을 미리 준비해 놓은 상태에서 투여한다. Insulin lispro와 다른 rapid acting 인슐린을 음식섭취 약 15분 전(이것은 작용발현시간이 빠르다)과 환자가 공복혈당 수치(모든 인슐린 복용과 함께)를 모니터링한 후에 투여한다. Regular 인슐린(short acting 인슐린)은 식사 30분 전, NPH 인슐린은 식사 30~60분 전에 투여한다.
4. 동시에 regular/NPH 인슐린을 투여할 때(지시에 의하여), 2개를 적당하게 섞는다(간호과정의 내용 중 인슐린 혼합 부분 참조).
5. 인슐린을 90°에서 피하주사로 투여한다. 그러나 만약 환자가 야위었다면, 45°에서 투여한다. 항상 인슐린주사기를 사용해야 한다.
6. 인슐린주사는 새로운 주사 부위로 위치를 옮기기 전 약 1주일 동안 같은 부위 내에서 바꾼다(예: 대퇴의 조금 아래로 옮기기 전 오른쪽 대퇴 위 주변에 1주일간 주사). 이러한 기술은 인슐린 흡수를 더 좋게 한다. 각 주사부위는 적어도 1/2~1inch 정도 이전의 주사위치로부터 떨어져야 한다. 만약 이 방법을 따르면, 환자가 전체 부위를 회전하고 처음 주사 부위로 돌아오는 데는 약 6주가 걸린다. 인슐린 피하주사 부위는 대퇴(앞, 뒤)와 상완의 바깥 부위(어깨와 팔꿈치 사이 위쪽 팔의 2/3 정도)이다.
7. 엄격한 혈당조절을 위해서 계속적으로 인슐린을 피하주사할 수도 있고 하루에 여러 번 주사할 수도 있다.

지한 후 bolus insulin을 식사 때 투여하고 용량을 조정한다. 이 방법을 사용할 때는 혈당을 자주 모니터해야 한다. 인슐린 detemir (Levemir)과 같이 오래 지속되는 인슐린 제품에 대한 자세한 내용은 약리학 토론을 참고한다.

경구용 당뇨병약물은 일반적으로 지시된 대로 적어도 식사 30분 전에 투여한다. 당뇨병약물 또는 인슐린 사용으로 저혈당 증상이 나타나면 어떤 조치를 취해야 하는지 환자와 가족이 알도록 하는 것이 중요하다. 예를 들어 환자에게 글루카곤을 복용시키고, 포도당 알약 또는 젤, 옥수수시럽, 꿀, 과일주스 또는 음료수, 크래커나 샌드위치 반조각 또는 작은 과자를 먹게 한다. Metformin 투여 환자가 조영제 진단검사를 예정하고 있다면 의사는 검사하기 전에 약물을 중단하고 검사 후에 재개해야 하며, 이때는 환자의 신장상태를 재평가한 후에 약물을 다시 투여해야 한다. Metformin 치료 중에는 젖산산증의 위험이 있으므로 과호흡(hyperventilation), 차갑고 습한 피부, 근육통, 복통, 어지러움 및 불규칙한 심박동을 모니터하고 보고하는 것이 중요하다. Sulfonylureas는 아침식사와 함께 복용하고 α-glucosidase 억제제는 항상 매 식사의 시작과 함께 복용하고 thiazolidinediones는 하루에 한 번 또는 두 번 투여한다. 정확한 투여시간을 의사의 지시대로 항상 점검하고 약물작용 시작시간을 염두에 두어야 한다.

경구용 당뇨병약물을 안전하고 효율적으로 사용하기 위해서는 약물을 투여하기 전에 식사습관을 확인하는 것이 중요하다. 만약 경구용 약물(또는 인슐린)이 복용되고 난 후 식사를 하지 않거나 평소보다 늦게 식사를 하면 저혈당이 올 수 있으며 심지어는 의식상실에 이를 수 있다. Glitazones(예: rosiglitazone과 pioglitazone) 복용으로 체중 증가와 부종이 나타날 수 있기 때문에, 매일 같은 시간에 같은 무게의 옷을 입고 체중을 재는 것이 중요하다. 몇 개의 혼합 제형을 사용할 수 있다. Pramlintide는 반드시 식사 전에 주어야 하며, Exenatide는 2형 당뇨병 환자에게 피하주사하고, 인슐린과 함께 사용해서는 안 된다. 새로운 경구용 당뇨병약물인 sitagliptin은 인슐린과 함께 사용해서는 안 되며, 음식에 상관없이 복용한다. 최신 약물인 SGLT2 억제제를 함께 사용할 때는 일반적으로 처방하에 아침 식사 전에 투여한다.

환자가 절식상태에서 경구용 당뇨병약물 또는 인슐린을

투여받고 있는 특별한 경우에는 간호사가 약물복용에 관한 의사의 지시를 따르는 것이 매우 중요하다. 만약 이러한 상황에서 어떠한 지시도 쓰여 있지 않다면, 의사에게 연락하여 상세한 지시를 받아야 한다. 만약 환자가 절식상태로 덱스트로오스 정맥투여를 받고 있는 중에 의사가 인슐린을 처방하면 상황을 잘 알도록 해야 한다. 의사는 환자상태와 경구용 당뇨병약물(또는 인슐린)을 먹을 수 없는 상태인지를 파악해야 한다. 환자는 항상 약물목록 및 응급 연락 정보와 진단에 관한 주의용 팔찌나 목걸이를 착용해야 한다.

간호사는 당뇨연구에 대해 최신 정보를 숙지하고 환자와 가족에게 이러한 정보를 잘 전달하는 것이 중요하다. 예를 들어 앞에서 다룬 대혈관과 미세혈관 유해작용들이 현재 126mg/dL 이하의 공복혈당치에서도 일어난다고 보고되고 있다. 특별한 간호연구의 더 자세한 정보를 위해 근거기반실무를 참조한다.

요약하면, 당뇨병 환자에게 약물요법과 연관하여 간호상 고려할 점들이 많이 있다. 환자교육이 매우 중요하며, 환자가 진단을 받으면 간호가 즉시 시작되어야 한다. 또한 환자와 부모의 교육적 수준에 맞는 적절한 교육–학습개념을 이용한 치료에 대한 지시와 교육을 환자가 충실히 따르도록 하는 것이 중요하다. 그리고 간호사는 모든 필요한 자원들이 환자에게 이용 가능하게 되어 있는지도 파악해야 한다(예: 재정적 보조, 시각 보조, 식사계획, 메뉴, ADA 정보, 교통 보조, 가정 급식 서비스, 다른 봉사사회단체 등). 환자중심간호: 환자교육을 참조한다.

◆ 평가 Evaluation

간호사가 현재의 치료지침을 이해하는 것이 중요하다. 당뇨병에 대한 진단 판단기준은 공복혈당치가 126mg/dL 이상이거나 식후 혈당치가 200mg/dL 이상이다. 인슐린과 경구용 당뇨병약물에 대한 치료반응은 혈당을 의사가 희망하는 수치 또는 정상치와 근접하게 저하시키는 것이다. 공복혈당치는 당뇨 조절의 정도를 측정하는 데 자주 이용된다. 환자의 이전 몇 개월 동안 치료요법의 효과를 알기 위해서 HbA1C를 측정해야 한다. HbA1C 수치는 환자가 식사조절과 약물치료를 얼마나 잘 해왔는가를 반영한다. 저혈당, 고혈당 및 인슐린 알레르기를 모니터링해야 한다. Lispro 같은 short acting 인슐린은 작용시작시간이 regular 인슐린보다 빠르고 작용기간이 짧기 때문에, 규칙적으로 투여해야 하고 자주 혈당치를 확인하는 것이 중요하다. 인슐린 또는 경구용 당뇨병약물을 다른 약물로 전환할 경우 혈당치를 긴밀하게 추적하여야 한다. 간호사는 목표와 기대결과의 충족 정도와 간호계획의 적절성을 항상 평가해야 한다.

근거기반실무

센서 증강 인슐린 펌프요법은 일일 다회 인슐린 주사요법보다 우수하다.

개요

1형 당뇨병 환자와 당뇨 조절이 잘 안 되는 경우, sensor-augmented 인슐린 펌프가 매일 여러 번 주사하는 인슐린요법보다 현저하게 효과적이다. 이 연구는 2010년 6월 29일 미국당뇨병학회 70주년 Scientific session에서, 이 펌프가 더 효과적임이 발표되었다.

연구방법

성인 329명과 어린이 156명을 MiniMed Paradigm REAL-Time system (Medtronic)하에 펌프치료군과 면밀한 관찰하에 매일 여러 번 주사하는 군으로 무작위 배정하고 1년간 연구하였다. 이 연구에 참가한 환자들은 당뇨관리 및 탄수화물 계산과 인슐린 용량교정 등을 포함하여 집중적인 교육을 받았다. 인슐린 펌프치료군에 배정된 환자들은 2주 동안 펌프에 적응한 후에 당감지(sensor)를 장착하였다. 이 군은 insulin aspart와 insulin glargine을 사용하였다. 3, 6, 9, 12개월째에 Carelink라는 당뇨–관리 컴퓨터프로그램으로 조사하였다. 이 프로그램을 이용하여 환자는 혈당 수치를 조사의료진에게 전달하였다. Sensor가 있는 펌프치료법은 한 시스템 안에 인슐린펌프와 당을 계속적으로 모니터하도록 되어 있다. 이 펌프는 환자와 의사가 인터넷기반 프로그램을 통해서 치료하고 반응을 모니터할 수 있다. 이 연구에 참여하는 환자는 컴퓨터를 이용할 수 있어야 한다.

연구 결과

1년 후, 펌프치료를 받은 환자들은 주사치료를 받은 군보다 현저하게 HbA1C가 낮아졌다. 두 군의 기저 당화혈색소(glycated hemoglobin)가 8.3%였는데, 펌프치료를 받은 군은 7.5%이고 주사군은 8.1%였다. 성인 중 평균 당화혈색소치 감소는 1.0%±0.75%이고, 주사군은 0.4%±0.8%였다. 펌프군 내의 차이는 –0.6%였다. 저혈당과 DKA의 발생빈도는 비슷하였다. 성인과 어린이의 체중 증가에 관해서는 유의한 차이를 보이지 않았다.

간호실무와 연결

이 연구는 1형 당뇨병 환자를 대상으로 당감지(sensor) 인슐린 펌프치료에 대한 가장 많은 환자를 대상으로 한 장기 임상연구 중 하나이다. 이 연구에서 중요한 점은 2가지 치료를 비교하였다는 점이다. 간호사와 당뇨병 환자의 간호 면에서 이 연구는 치료결과와 안전을 증진시키면서 당뇨를 잘 조절하였다는 점에서 중요하다. 저혈당이 발생하지 않으면서 얻은 긍정적인 결과는 당뇨치료와 환자간호 면에서 획기적이다. 이 연구는 당뇨병 환자치료와 근거중심 간호실무에 큰 도움이 될 것이다. 결과적으로 1형 당뇨병과 같은 만성 환자에서 합병증을 예방하고 희망적인 삶의 질 향상이 가능하다.

환자중심간호: 환자교육

- 환자들에게 의학적 경고 장신구(medical alert jewelry)나 경고카드(medical alert card)를 항상 몸에 지니고 다니도록 권장한다. 가정환경에서 모든 의학정보와 관련 정보는 환자의 집 냉장고처럼 명확하게 보이는 곳에 두고 강조되어야 한다.
- 인슐린의 적절한 보관, 복용에 필요한 도구, 인슐린 계획, 인슐린의 혼합(지시가 있다면), 인슐린 주사와 인슐린 펜, 인슐린 피하주사부위 순환을 환자에게 항상 시범을 보일 기회를 제공할 수 있도록 준비한다. 인슐린은 상온에서 보관하도록 교육한다.
- 환자에게 처방대로 혈당을 모니터링해야 할 필요성에 대해 교육한다. 휴대용 혈당측정기(glucometer)의 사용법을 상세히 알려줘야 한다.
- 당뇨병 관리에서 운동, 위생, 발 관리, 식이 계획 및 식이조절의 중요성을 강조한다. 일일 식이섭취량, 혈당 수준, 환자의 기분 및 불만사항이 포함된 정보를 매일 일지로 적어 보관하는 것은 환자의 진행상황 또는 준수 여부를 모니터링 하는데 유익할 것이다.
- 처방약 목록을 통해 당뇨병과 관리의 예상 비용에 대한 정보를 공유하도록 한다. 지원 프로그램에 대한 정보는 http://www.scbn.org, http://www.type2-diabetes-info.com, http://www.myrxadvocate.com, http://www.RXassistantprograms.com, http://www.pparx.org/prescription_assistance_assistance_programs/diabetes_programs_supplies.com, http://www.defeatdiabetes.org/financial assistance, http://www.mydiabeteshome.com , to list a few.를 참고한다.
- 당뇨병을 진단 받은 사람은 당뇨병이 없는 사람보다 평균적으로 의료비가 약 2~3배 높다. 2012년 현재 미국에서 진단된 당뇨병 환자가 소비한 총 비용은 2,460억 달러 또는 연간 약 11,700달러가 넘는다. 혈당 모니터링 비용은 각 검사 당 1달러 이상이 든다. 경제적으로 불리한 의료보험이 있는 사람들의 비용은 특히 빠르게 증가할 수 있다. 자세한 내용은 www.diabetes.org/advocacy/news-events/cost-of-diabetes.를 참고한다.
- HHbA1C 모니터링의 중요성을 강조한다. ADA는 혈당조절을 잘 하는 사람은 적어도 연 2회, 목표치에 미도달하거나 치료를 변경했거나 치료요법에 충실하지 못한 사람은 분기별 1회 이상 모니터링 할 것을 권장한다.
- 식이, 운동 또는 약물요법과 함께 체중 조절과 혈당 수준 유지를 포함한 생활습관 수정을 검토한다. 환자, 가족 또는 중요한 다른 사람들이 질병과정 및 치료 권장 사항에 대해 철저하게 교육받을 수 있도록 적절한 의뢰를 한다. 순응도를 향상시키려면 가족이 포함되어야 하며 "on board"이어야 한다. 2형 당뇨병 환자는 1형 당뇨병 환자와 비교하여 식이요법이나 운동이 혈당조절에 대한 더 큰 치료반응을 나타낸다는 것을 기억한다.
- 특별 메뉴 계획에 대한 영양 상담은 식이섭취량의 변화(예: 160~300g의 탄수화물이 함유된 저지방식이)로 환자에게 도움이 될 것이다. ADA는 식사 계획 "Create Your Plate"를 장려한다. "Create Your Plate" 방법에는 접시의 중간 아래에 가상의 선을 사용하여 3개의 부분으로 분할한다. 접시의 한 면은 전분이 아닌 야채를 더 많이 제공한다. 식단의 다른 쪽은 전분성 식품과 단백질로 동일한 두 개의 부분으로 더 나뉜다. 전분이 아닌 야채에는 시금치, 당근, 채소, 청경채 및 브로콜리를 놓는다. 전분성 식품에는 통곡물빵, 고 섬유질 시리얼, 오트밀, 조리된 콩, 완두콩 등을 놓는다. 나머지 작은 부분은 껍질이 없는 닭고기, 칠면조, 참치 및 연어와 같은 단백질로 채워야 한다. 과일과 유제품을 추가해야 한다.
- 흡연과 알코올은 반드시 피해야 하며 모든 식습관에 대한 지시를 따라야 한다. 환자에게 식사를 거르거나 인슐린 또는 경구용 당뇨병약물 복용의 중요성과 필요시 의사와의 연락의 중요성을 이해시킨다.
- 저혈당과 고혈당의 차이점과 각 치료에 대한 중요점과 함께 설명해야 한다(예: 캔디, 설탕, OTC약물 포도당 약, 각설탕, 꿀, 옥수수시럽, 오렌지주스, 저혈당용 소다음료 등을 빨리 먹을 것과 지시된 대로 고혈당에서 인슐린을 빨리 투여하는 것). 포도당의 빠른 보충이 이루어지도록 한다.
- 열, 질병, 스트레스, 활동 증가 또는 운동, 수술, 감정적인 낙담과 같은 혈당 수치의 변경을 초래하는 상황 또는 조건들에 대해 정보를 환자와 공유한다. 포도당 조절 유지에 관한 질문이나 염려가 있는 경우 의사에게 연락하도록 격려한다.
- 인슐린 투여 전에 식전 혈당 수치 인지의 중요성과 인슐린의 종류와 관련된 식사시간의 중요성에 대해 교육한다.
- 항상 적절한 인슐린의 공급을 염두해 두고 휴가 계획을 세우는 것이 중요함을 강조해야 한다. 모든 약물들과 연관된 장비는 어린이 곁에 두어서는 안 된다. 필요할 경우 주사기와 약병을 보기 위해 돋보기를 사용할 수 있다. 시력이 나쁘면 특수 주사기를 사용한다. 용량을 맞출 때 주사기에서 나는 소리를 듣도록 환자를 교육한다. 예를 들면 Novolog pen을 사용할 때, 5units라면 5번 소리가 난다.
- 모든 당뇨병 환자에게 피부가 황색으로 변한다거나, 짙은 소변색, 열, 인후통, 허약, 비정상적인 출혈 또는 멍이 들 경우 보고하도록 교육한다.
- 빠르게 작용하는 Afrezza를 사용하는 환자에게 흡입 용량에 대해 알려주고, 15~20분 안에 정점에 도달하므로 식사 전 20분 이내에 복용하도록 교육한다. 이 약의 효과는 2~3시간으로 짧다. 환자에게 장기 인슐린 주사의 교체 필요성이 생기지 않도록 교육한다. 1형 당뇨병 환자에서 오래 지속되는 인슐린과 함께 사용할 수 있지만 저혈당, 기침, 인후통 및 자극의 부작용이 있음을 교육한다.
- 미국심장학회는 당뇨병 환자에게 트레드밀, 충분한 시간의 산책, 수영이나 수중 에어로빅, 자전거, 노젓기(rowing), 의자운동, 팔운동, 비체중부하운동의 중요성을 강조하고 매일 30분씩 하도록 권장한다. 만보계를 사용하여 주당 150분 운동하는 것을 권장한다.
- 치료는 평생 지속될 것이며, 엄격한 혈당조절, 약물치료 및 생활습관 변화가 합병증을 줄이는데 중요하다는 점을 강조한다.
- 저혈당을 피하고 필요에 따라 인슐린을 조절하기 위해 운동 전과 후에 혈당을 모니터링할 필요성에 대해 환자를 교육한다.
- 엄격한 발 관리의 필요성을 강조한다. 엄격한 발 관리에는 발과 발가락의 상처, 손상, 절단, 멍, 살로 파고든 발톱 등의 변화들을 매일 사정하도록 강조해야 한다. 발 간호는 순환을 향상시키고 감염을 방지하는 데 필요하며 미지근한 물(물의 온도를 점검해야 함) 안에 매일 또는 지시된 대로 발을 흠뻑 젖게 하였다가 적절히 발을 건조시키고 수분로션을 발라야 한다. 발과 다리의 비정상적인 색깔(자주빛 또는 불그스름한 변색) 점검, 만졌을 때 발이 차갑거나, 사지나 발의 부종, 분비물 생성, 만약 피부에 어떤 상처나 피부변화에 대해 의문이 있다면 의사에게 연락하여 더 자세한 지시를 받는다. 그리고 족부 전문의나 다른 전문가로부터 자주 발 관리를 받도록 교육한다.
- 일부 경구용 당뇨병약물은 광과민증(photosensitivity)을 일으킨다. 환자는 태양에 노출 시 보호용 자외선차단제를 바르고 적절한 옷을 입도록 한다. 선탠 침대를 사용하지 않도록 조언한다.

기억해야 할 사항

- 인슐린은 정상적으로 혈액 내 포도당을 제거하고 간에서 글리코겐으로의 저장을 촉진한다.
- 1형 당뇨병은 IDDM 또는 소아당뇨병이라고 하며, 인슐린이 거의 생산되지 않거나 내인성 인슐린결핍에 기인한다. 이것은 2형 당뇨병보다는 드물며 전체 당뇨병 환자의 약 10%에 해당한다. 1형 당뇨병 환자들은 일반적으로 비만이 아니다. 1형 당뇨병치료에 대한 이해력이 있고, 경제력이 있으면 계속적으로 혈당이 측정되면서 작용하는 인슐린 펌프 사용을 고려한다.
- 1형 당뇨병 환자에게 행해지는 주 치료는 인슐린요법이다. 2형 당뇨병 환자들은 생활습관 변화(식이습관 변화, 운동, 금연)와 약물요법(1개 또는 1개 이상의 약물)으로 관리한다. 만약 생활습관을 바꾼 지 2~3개월 후에도 혈당치가 정상이 되지 않는다면, 경구용 약물을 추가한다.
- 인슐린은 처음에는 소와 돼지에서 추출되었는데, bovine과 porcine 인슐린은 사람인슐린보다 알레르기반응과 인슐린저항성이 높아서 미국에서는 더 이상 사용하지 않는다.
- 당뇨병과 연관된 합병증에는 망막증(retinopathy), 신경장애(neuropathy), 신장장애(nephropathy), 고혈압, 심장질환, 관상동맥질환 등이 있다. 해마다 안과 전문의의 검진으로 당뇨병 환자의 망막증을 선별한다. 신장합병증(예: 신장장애) 때문에 해마다 소변검사와 신기능검사도 당뇨병 환자에게 추천한다.
- 모든 rapid acting, short acting, long acting 인슐린은 투명한 용액이고, intermediate acting 인슐린은 탁한 용액이다. Short/Intermediate acting 인슐린의 혼합은 탁하게 보인다. 이들 혼합물이 탁한 것은 intermediate acting 인슐린에 기인한다. 인슐린 약병을 사용할 때 흔들지 말고 손으로 감아쥐고 굴려야 한다.
- 인슐린 또는 경구용 당뇨병약물의 정확한 투여시간은 의사의 지시에 따라 항상 주의 깊게 확인한다. 작용 시작시간, 최고작용시간, 지속시간을 포함한 약동학을 고려해야 한다.
- 최신 DPP-IV 억제제에는 saxagliptin (Onglyza), linagliptin (Tradjenta), alogliptin (Nesina)이 포함된다. Qtern은 saxagliptin와 dapagliflozin의 새로운 병합제제이다. Steglujan은 sitagliptin과 ertugliflozin의 병합제제이다.
- long acting 인슐린 glargine과 GLP-1 작용제 중 하나를 결합한 새로운 병합제제도 사용할 수 있다. Soliqua (insulin glargine과 lixisenatide), Xultophy (insulin degludec과 liraglutide)는 두 가지를 병합한 제제이다.
- 간호는 환자의 요구와 학습능력에 따라 질병과정, 약물요법, 생활습관의 변화 등의 모든 정보를 개별화한다.

REVIEW QUESTIONS

1. Which is the most appropriate timing regarding the nurse's administration of a rapid-acting insulin to a hospitalized patient?
   a. Give it 15 minutes before the patient begins a meal.
   b. Give it 1/2 hour before a meal.
   c. Give it 1 hour after a meal.
   d. The timing of the insulin injection does not matter with insulin lispro.

2. Which statement is appropriate for the nurse to include in patient teaching regarding type 2 diabetes?
   a. "Insulin injections are never used with type 2 diabetes."
   b. "You don't need to measure your blood glucose levels because you are not taking insulin injections."
   c. "A person with type 2 diabetes still has some functioning beta cells in his or her pancreas."
   d. "Patients with type 2 diabetes usually have better control over their diabetes than those with type 1 diabetes."

3. The nurse monitoring a patient for a therapeutic response to oral diabetes drugs will look for which of these?
   a. Fewer episodes of diabetic ketoacidosis (DKA)
   b. Weight loss of 5 pounds
   c. Hemoglobin A1C levels of less than 7%
   d. Glucose levels of 150 mg/dL

4. A patient with type 2 diabetes is scheduled for magnetic resonance imaging (MRI) with contrast dye. The nurse reviews the orders and notices that the patient is receiving metformin (Glucophage). Which action by the nurse is appropriate?
   a. Proceed with the MRI as scheduled.
   b. Notify the radiology department that the patient is receiving metformin.
   c. Expect to hold the metformin the day of the test and for 48 hours after the test is performed.
   d. Call the prescriber regarding holding the metformin for 2 days before the MRI is performed.

5. A patient with type 2 diabetes has a new prescription for repaglinide (Prandin). After 1 week, she calls the office to ask what to do, because she keeps missing meals. "I work right through lunch sometimes, and I'm not sure whether I need to take it. What do I need to do?" What is the nurse's best response?
   a. "You need to try not to skip meals, but if that happens, you will need to skip that dose of Prandin."
   b. "We will probably need to change your prescription to insulin injections because you can't eat meals on a regular basis."
   c. "Go ahead and take the pill when you first remember that you missed it."
   d. "Take both pills with the next meal, and try to eat a little extra to make up for what you missed at lunchtime."

6. When checking a patient's fingerstick blood glucose level, the nurse obtains a reading of 42 mg/dL. The patient is awake but states he feels a bit "cloudy-headed." After double-checking the patient's glucose level and getting the same reading, which action by the nurse is most appropriate?
   a. Administer two packets of table sugar.
   b. Administer oral glucose in the form of a semisolid gel.
   c. Administer 50% dextrose IV push.
   d. Administer the morning dose of lispro insulin.

7. A patient is taking metformin for new-onset type 2 diabetes mellitus. When reviewing potential adverse effects, the nurse will include information about: (Select all that apply.)
   a. Abdominal bloating
   b. Nausea
   c. Diarrhea
   d. Headache
   e. Weight gain
   f. Metallic taste

8. A patient who has a new diagnosis of type 2 diabetes asks the nurse about a new insulin that can be inhaled. "Is there a reason I can't take that drug?" Which conditions, if present in the patient, would be a concern? (Select all that apply.)
   a. Atrial fibrillation
   b. History of smoking
   c. Chronic lung disease
   d. Hypothyroidism
   e. Rheumatoid arthritis

정답 **1. a** **2. c** **3. c** **4. c** **5. a** **6. b** **7. a, b, c, f** **8. b, c**

참고문헌

REFERENCES

American Diabetes Association. (2017). Comprehensive medical evaluation and assessment of comorbidities. *Diabetes Care*, 40, S25.

American Diabetes Association. (2017). Standards of medical care in diabetes—2017: summary of revisions. *Diabetes Care*, 40, S4.

American Diabetes Association. (2018). American Diabetes Association standards of medical care in diabetes. Available at http://care.diabetesjournals.org/content/diacare/suppl/2017/12/08/41.Supplement_1.DC1/DC_41_S1_Combined.pdf. (Accessed 26 May 2018).

Diabetes in Control. GLP-1 agonist/basal insulin combinations: new headway for diabetes treatment. Available at www.diabetesincontrol.com/lixilan-glp-1-agonist-basal-insulin-combinations-new-headway-for-diabetes-treatment/. (Accessed 3 December 2018).

Garber, A. J., Abrahamson, M. J., Barzilay, J. I., et al. (2017). Consensus statement by the American Association of Clinical Endocrinologists and American College of Endocrinology on the comprehensive type 2 diabetes management algorithm—2017 executive summary. *Endocrine Practice*, [Epub ahead of print].

Heinemann, L., et al. (2015). Insulin pump risks and benefits: a clinical appraisal of pump safety standards, adverse event reporting, and research needs. *Diabetes Care*, 38, 716–722.

Maruthur, N. M., Tseng, E., Hutfless, S., et al. (2016). Diabetes medications as monotherapy or metformin-based combination therapy for type 2 diabetes: a systematic review and meta-analysis. *Annals of Internal Medicine*, 164, 740.

Peters, A. New insulins: benefits and challenges. Available at www.medscape.com/viewarticle/855577.

Qaseem, A., Barry, M. J., Humphrey, L. L., et al. (2017). Oral pharmacologic treatment of type 2 diabetes mellitus: a clinical practice guideline update from the American College of Physicians. *Annals of Internal Medicine*, 166(4), 279–290.

46

부신약물

ADRENAL DUGS

학습목표

이 장을 학습한 후 학생들은:

1. 부신의 정상적인 해부와 생리, 부신에서 분비되는 호르몬을 포함하여 관련 기능을 설명할 수 있다.
2. 부신수질에서 분비되는 호르몬과 부신피질에서 분비되는 호르몬을 비교할 수 있다.
3. 쿠싱증후군, 애디슨병, 애디슨위기를 비교할 수 있다.
4. 글루코코르티코이드와 광물코르티코이드가 정상신체기능을 수행하는 데 있어 어떤 역할을 하는지, 어떤 질환에서 이 호르몬들이 변경되는지 및 약리 작용을 비교할 수 있다.
5. 글루코코르티코이드 및 광물코르티코이드의 작용기전, 적응증, 용량, 투여경로, 주의사항, 금기증, 약물상호작용과 항부신약물의 유해효과를 비교할 수 있다.
6. 부신피질스테로이드 및 부신피질호르몬길항제를 복용하는 환자를 위한 간호과정의 모든 단계를 포함하는 간호계획을 수립할 수 있다.

주요용어

광물코르티코이드(mineralocorticoids) 수분과 전해질 균형을 조절하기 위한 코르티코스테로이드호르몬의 주요 그룹으로 인간에게 가장 중요한 광물코르티코이드는 알도스테론임

글루코코르티코이드(glucocorticoids) 탄수화물, 단백질, 지방대사를 조절하는 코르티코스테로이드호르몬의 주요 그룹

노르에피네프린(norepinephrine) 아드레날린성 호르몬으로 혈관을 수축시켜 혈압을 상승시킴. 에피네프린의 대사성 전구체

부신수질(adrenal medulla) 부신의 안쪽 부분

부신위기(adrenal crisis) 응급치료를 요하는 심각한 부신피질 부족 상태로 생명을 위협하는 상태. 글루코코르티코이드 부족에 의하며, 세포외액 부족, 저나트륨혈증, 고칼륨혈증 증상을 보임

부신피질(adrenal cortex) 부신의 바깥 부분

수질(medulla) 조직 혹은 구조물의 가장 안쪽 부분을 칭하는 일반적인 해부학적인 용어

시상하부-뇌하수체-부신축[hypothalamic-pituitary-adrenal (HPA) axis] 시상하부에서 분비되는 코르티코트로핀, 뇌하수체에서 분비되는 부신피질호르몬, 부신에 의해 분비되는 코르티코스테로이드 분비를 조절하는 연결체계. 음성되먹임체계가 관여함. HPA의 억제는 애디슨병을 초래하고 부신위기 혹은 애디슨위기를 발생시킴. 만성 질환 혹은 장기간 글루코코르티코이드요법에 의하여 초래됨

알도스테론(aldosterone) 부신피질에 의해 분비되는 광물코르티코이드. 신세뇨관에서 혈액내 나트륨과 칼륨균형을 조절함

애디슨병(Addison's disease) 부분적 혹은 완전하게 부신피질기능이 저하되어 글루코코르티코이드와 광물코르티코이드의 감소가 초래되어 생명을 위협하는 상태로, 스테로이드의 만성 분비저하질환

에피네프린(epinephrine) 부신수질에서 혈액속으로 분비되는 내인성 호르몬 또한 합성 약물로 혈관수축제이며, 심박출량을 증가시킴

코르티코스테로이드(corticosteroids) 자연 혹은 합성 부신피질호르몬으로 부신피질에서 생산됨

쿠싱증후군(Cushing's syndrome) 비정상적인 부신피질 스테로이드분비의 증가를 특징으로 하는 대사성 질환

피질(cortex) 신체조직의 바깥부분을 칭하는 일반적인 해부학적 용어

부신

ADRENAL SYSTEM

부신(adrenal gland)은 신장 위에 존재하는 내분비조직(endocrine organ)으로 부신피질(adrenal cortex)과 부신수질(adrenal medulla)로 구성되어 있다. 두 조직은 구조적 · 기능적으로 서로 다르다. 일반적으로 피질이라는 용어는 조직의 바깥층을 말하며, 수질이라는 용어는 내층을 말한다. 부신피질은 전체 부신의 80~90%를 차지하며, 나머지는 수질이다. 부신피질은 일반적인 내분비조직으로 구성되어 있고, 부신수질은 신경분비 내분비조직(neurosecretory endocrine tissue)으로 구성되어 있다. 그러므로 부신은 실제로 서로 다른 2개의 내분비선(endocrine glands)으로 기능하며, 각각의 분비선은 다양한 호르몬을 분비한다.

부신수질은 2개의 중요한 호르몬 에피네프린(epineph-

표 46.1 부신: 특성

조직유형	호르몬 종류	호르몬 및 관련 약물
부신피질		
내분비(endocrine)	글루코코르티코이드	adrenocoticotropic hormone, betamethasone, cortisone, dexamethasone, hydrocortisone, methylprednisolone, prednisolone, triamcinolone
	광물코르티코이드	aldosterone, desoxycorticosterone, fludrocortisone
부신수질		
신경내분비(neuroendocrine)	카테콜라민	epinephrine, norepinephrine

rine)과 노르에피네프린(norepinephrine), 카테콜라민(catecholamine)을 분비한다. 에피네프린이 80% 정도 분비되고, 노르에피네프린이 20% 정도 분비된다. 부신피질과 부신수질의 특징과 각각에서 분비되는 다양한 호르몬은 표 46.1에 설명되어 있다.

부신피질에 의해 분비되는 호르몬은 광범위하게 코르티코스테로이드이다. 그것들은 부신피질에서 발생하며 스테로이드호르몬이다. 즉, 이들 호르몬은 스테로이드 화학구조를 가지고 있다. 코르티코스테로이드에는 글루코코르티코이드(glucocorticoids)와 광물코르티코이드(mineralocorticoids) 두 종류가 있다.

광물코르티코이드는 체내의 무기염(전해질)을 조절하는 데 중요한 역할을 한다는 사실에서 이름을 지었다. 인간에게 생리학적으로 중요한 광물코르티코이드는 알도스테론(aldosterone)이다. 알도스테론의 주요 역할은 소변으로부터 나트륨(sodium)을 칼륨(potassium)과 수소이온(hydrogen ions)과 교환하여 혈액으로 재흡수시켜 혈액내 정상 나트륨 농도를 유지한다. 이러한 방식으로 알도스테론은 혈액내 나트륨 농도를 조절할 뿐만 아니라 혈액의 칼륨 농도 및 pH에도 영향을 미친다. 글루코코르티코이드는 주로 탄수화물과 지방과 단백질의 신진대사에 영향을 미친다. 코티솔(cortisol)은 주요한 천연 글루코코르티코이드다.

코르티코스테로이드는 많은 중요한 신체기능에 필요하며, 중요 기능은 Box 46.1에 나와 있다. 이 호르몬이 없다면 생명을 유지할 수 없다.

코르티코이드는 필요시 체내에서 합성되지만 신체는 다른 호르몬과 마찬가지로 부신코르티코이드를 저장하지 않는다. 코르티코이드의 분비는 시상하부-뇌하수체-부신축[hypothalamic-pituitaryadrenal (HPA) axis]이 관여하며, 호르몬 분비량을 조절하고 유지하기 위해 음성되먹임기전이 사용된다. 음성되먹임기전은 다음과 같이 작동한다. 특정 코르티코스테로이드 수준이 떨어지면, 코르티코트로핀 분비 호르몬이 시상하부에서 혈액 속으로 분비되어 뇌하수체로 흘러 부신피질자극호르몬(ACTH 또는 corticotropin) 분비를 자극한다. 부신피질자극호르몬은 혈액내로 흘러들어가 부신피질에서 코르티코스테로이드의 생산을 자극한다. 혈액내 코르티코스테로이드가 정상 수치에 도달하면 음성되먹임(negative feedback)이 시상하부로 보내지고, 코르티코스테로이드의 수준이 다시 생리학적인 역치 아래로 떨어질 때까지 HPA축 기능이 억제된다.

부신피질자극호르몬의 과다분비는 쿠싱증후군(Cushing's syndrome)을 초래한다. 글루코코르티코이드의 과다분비 시 '달덩이 같은 얼굴'과 'hump back'이 특징이며 얼굴, 어깨, 몸통, 복부로 지방의 재분비가 초래된다. 다른 증상으로는 다모증, 멍, 고혈압, 저칼륨혈증, 저나트륨혈증, 비정상적인 포도당 내성, 근위축 등이 있다. 이러한 글루코코르티코이드의 과잉생산은 ACTH 의존적인 부신피질성 과형성증 또는 종양, 이소성 ACTH 분비 종양 또는 스테로이드의 과다투

BOX 46.1 부신피질호르몬: 생물학적 기능

글루코코르티코이드(glucocorticoids)
항염증작용
탄수화물 및 단백질 대사
지방대사
정상혈압 유지
스트레스효과

광물코르티코이드(mineralocorticoids)
혈압조절
혈청 칼륨 농도 유지
혈액내 pH 유지
나트륨 및 수분 재흡수

여 등의 여러 가지 원인에 기인한다. 알도스테론의 과다분비 또는 일차알도스테론증의 증가는 물과 나트륨의 정체를 증가시켜 칼륨손실로 인한 근약화를 초래한다.

부신피질자극호르몬의 과소분비는 애디슨병(Addison's disease)을 유발한다. 애디슨병은 혈중내 나트륨 감소와 포도당 감소, 칼륨 증가, 탈수, 체중감소를 일으킨다. 광물코르티코이드(fludrocortisone)와 글루코코르티코이드(prednisone)가 치료에 사용된다.

부신약물

ADRENAL DRUGS

사용되는 모든 코르티코이드는 외인성 약물이며, 고효능합성유-사체(higher-potency synthetic analgues)이다. 글루코코르티코이드에 속하는 약물은 여러 가지가 있으며, 광물코르티코이드에 속하는 약물에는 fludrocortisone이 있다. 현재 사용되는 합성 아드레날린성 호르몬과 아드레날린성 스테로이드 억제제가 표 46.2에 있다.

작용기전 및 약물효과

Mechanism of Action and Drug Effects

코르티코이드의 약리작용은 특정 단백질합성과 관련이 있다. 이 과정에는 몇 가지 단계가 있다. 스테로이드호르몬은 세포질을 통해 표적세포의 핵으로 이동한다. 표적세포의 핵 속에서 복합체가 세포의 DNA를 자극하여 mRNA를 생산하며, 이는 특정 단백질을 합성한다.

대부분의 코르티코이드는 간접적인 매개자 역할을 하여 효소활동을 통해 작용을 나타낸다. 체내 광물코르티코이드인 알도스테론은 네프론에서 혈액 속으로 Na^+의 재흡수를 촉진시키기 위해 원위세뇨관에 작용함으로써 수분전해질균형에 영향을 미친다. 결국 수분 정체를 유발하여 부종과 고혈압을 초래한다. 또한 알도스테론은 K^+과 H^+ 배출을 촉진한다.

글루코코르티코이드 약물인 hydrocortisone(체내에서 생성된 형태는 코티솔이라 부름)과 cortisone은 광물코르티코이드 기능을 가지고 있어서, 알도스테론과 동일한 효과(수분의 정체)를 나타낸다. 그들의 다른 주요작용은 염증과 면역반응 억제이다. 주로 글루코코르티코이드는 리소좀이라 불리는 염증세포의 세포막을 안정시키며, 염증세포의 모세혈관투과성을 감소시키고, 염증반응부위로 백혈구를 이동시킴으로써 염증반응을 억제하거나 조절하도록 돕는다. 또한 백혈구에서 interleukin-1 분비를 감소시킴으로써 열을 내릴 수 있다. 또한 erythroid cells을 자극하여 적혈구를 만든다. 글루코코르티코이드 또한 단백질의 이화작용과 간에서의 글리코겐의 생산(glycogenesis) 및 신체의 말초에서 중앙부위로 지방을 재분포시킨다.

적응증 Indications

전신투여된 글루코코르티코이드의 경우 임상효과는 유사하지만, 작용시간, 나트륨과 수분정체의 정도는 약물마다 다르다(표 46.3). 약물의 적응증은 다음과 같다.

- 부신피질결핍증(adrenocortical deficiency)
- 부신생식기증후군(adrenogenital syndrome)
- 세균성 뇌막염
- 뇌부종
- 콜라겐병(예: 전신홍반루푸스)
- 피부질환(예: 박탈피부염, 천포창)
- 내분비질환(갑상선염)
- 위장관 질환(예: 궤양대장염, 국소소장염)
- 천식과 같은 만성호흡기질환과 만성폐쇄성폐질환의 악화

표 46.2 합성 코르티코스테로이드

호르몬	투여경로	약물명
글루코코르티코이드	국소	alclometasone, betamethasone, clobetasol dexamethasone, fluocinolone, halobetasol, hydrocortisone, mometasone, triamcinolone
	전신	betamethasone, cortisone, dexamethasone, hydrocortisone, methylprednisolone, prednisolone, prednisone, triamcinolone
	흡입	beclomethasone, dexamethasone, flunisolide, triamcinolone, fluticasone
	비강	beclomethasone, dexamethasone, flunisolide, triamcinolone, fluticasone
광물코르티코이드	전신	fludrocortisone

표 46.3 글루코코르티코이드 전신투여: 비교

약물	근원	작용기간	용량(mg)[a]	염과 수분정체 정도
betamethasone	Synthetic	길다	0.75	매우 낮은
cortisone	Natural	짧다	25	높은
dexamethasone	Synthetic	길다	0.75	매우 낮은
hydrocortisone	Natural	짧다	20	높은
methylprednisolone	Synthetic	중간	4	낮은
prednisolone	Synthetic	중간	5	낮은
prednisone	Synthetic	중간	5	낮은
triamcinolone	Synthetic	중간	4	매우 낮은

[a] 높은 효능을 가진 약물은 낮은 효능을 가진 약물보다 적은 용량을 사용한다. 이 표에서 약물 간의 용량과 치료적인 효과를 비교할 수 있다.

- 혈액질환(예: 출혈경향 감소)
- 안질환(예: 비화농성 염증)
- 조직이식(조직거부반응에 대한 면역반응 감소)
- 백혈병과 림프종(완화치료)
- 신증후군(단백뇨)
- 척수 손상

글루코코르티코이드는 스테로이드 반응성 기관지경련 상태(steroid-responsive bronchospastic states)에 흡입할 수도 있다. 그러나 글루코코르티코이드 흡입기를 급성 기관지경련에 사용하지는 않는다. 비강으로 글루코코르티코이드를 투여하면 비염을 완화시키고 수술 후 용종의 재발을 예방한다(18장 참조). 국소용 스테로이드는 눈, 귀, 피부의 염증을 관리하기 위해 사용된다. Prednisone은 가장 흔히 사용되는 경구용제제이며 그 다음으로 dexamethasone이 사용된다. Methylprednisolone은 가장 흔히 사용되는 주사용제제이며 hydrocortisone과 dexamethasone이 그 다음으로 많이 사용된다. Betamethasone은 태아의 폐성숙을 위해서 사용되기도 한다.

금기증 Contraindications

글루코코르티코이드 투약에 대한 금기증은 약물알레르기, 백내장, 녹내장, 위궤양, 정신과적 문제가 있는 경우다. 당뇨병이 있는 환자의 사용은 주의를 요한다. 부신약물은 이러한 질병을 악화시킬 수 있다. 예를 들면, 혈당치가 증가되어서 인슐린치료를 해야 할 경우가 생긴다. 면역계를 억제하므로 패혈증을 포함하여 심각한 감염, 진균감염, 수두인 경우에는 투여하지 말아야 한다. 예외적으로 결핵성 수막염에 사용하는데, 이는 글루코코르티코이드가 염증성 중추신경계 손상을 예방하기 때문이다. 위염, 역류성 질환과 위궤양에는 위천공(gastric perforation)을 일으킬 수 있기 때문에 주의해야 한다. 심장질환, 신질환 및 간기능장애가 있는 사람은 약물배설에 문제가 있기 때문에 주의해야 한다.

유해효과 Adverse Effects

코르티코스테로이드의 대사, 생리 및 약리효과는 모든 신체에 영향을 미쳐, 원하지 않는 효과를 다양하게 일으킨다. 흔한 유해효과는 표 46.4를 참조한다. 달덩이 같은 얼굴(moon face)은 코르티코스테로이드의 장기사용 시 나타나는 매우 흔한 유해효과이다. 입원 환자에서 나타나는 가장 흔한 두 가지 유해효과는 고혈당과 정신병이다. 글루코코르티코이드의 가장 심각한 유해효과는 부신억제(adrenal suppression)이다.

상호작용 Interactions

전신으로 투여된 코르티코스테로이드는 많은 약물과 상호작용이 있다.

- 칼륨을 보유하지 않는 이뇨제(예: thiazide계 이뇨제, loop 이뇨제)와 함께 사용하면 심각한 저칼슘혈증과 저칼륨혈증을 초래한다.
- 아스피린, 비스테로이드항염증제, 다른 궤양유발 약물과 함께 사용하면 위궤양 발생 가능성이 증가한다.
- 항콜린에스테라아제 약물과 병용하면 중증 근무력증이 악

표 46.4 코르티코스테로이드: 흔한 유해효과

신체계	유해효과
심혈관계	심부전, 부종, 고혈압-전해질 불균형(예: 저칼륨혈증, 고나트륨혈증)
중추신경계	경련, 두통, 현기증, 기분변화, 정신장애, 신경질, 불면증
내분비계	성장억제, 쿠싱증후군, 월경불순, 탄수화물불내성(carbohydrate intolerance), 고혈당, HPA축 억제
위장관계	소화성궤양, 췌장염, 궤양성 식도염, 복부팽만
피부계	연약한 피부, 점상출혈, 반상출혈, 얼굴 홍반, 더딘 상처치유, 남성형다모증, 두드러기
근골격계	근약화, 근손실, 골다공증
안과계	안압 상승, 녹내장, 백내장
기타	체중 증가

화된다.

- 면역제제와 함께 사용하면 면역반응이 억제된다.
- 항당뇨약물과 병용하면 저혈당효과를 감소시켜 혈당을 상승시킨다.

안전과 질 향상: 투약오류의 예방

모양이 비슷/발음이 비슷한 약물: Solu-Cortef과 Solu-Medrol

모양이 비슷하거나 발음이 비슷한 약물을 조심해야 한다. 약물의 이름이 비슷할 때 투약오류가 흔히 일어난다.

Solu-Cortef는 hydrocortisone의 상품명이다. Solu-Medrol은 methylprednisolone의 상품명이다. 둘 다 흔히 사용되는 글루코코르티코이드이며 정맥주사로 투여한다. 그러나 Solu-Medrol의 4mg은 Solu-Cortef 20mg과 효과가 같다. Solu-Medrol은 Solu-Cortef보다 5배 강력하므로 이 약물들은 서로 바꿔 사용하면 안 된다.

용량 Dosages

부신피질스테로이드의 권고된 용량은 용량표를 참조한다.

❖ 간호과정 NURSING PROCESS

◆ 사정 Assessment

부신이나 항부정맥제를 투여하기 전에, 철저한 신체 평가를 통해 환자의 기본 영양, 수화, 면역상태를 결정한다. 환자의 기준 체중, 섭취 및 출력, 활력징후(특히, 혈압 범위) 및 피부상태를 사정하고 기록해야 한다. 피부상태와 함께 피부색, 탄력도, 체온을 기록하는 상태를 평가하고 멍, 피부상처 또는 기타 이상징후가 있는지 사정해야 한다. 성장 차트는 소아 환자들에게 유지될 필요가 있다. 처방될 가능성이 가장 높은 기준 실험실 값에는 혈청 나트륨, 칼륨, 포도당이 포함된다. 이

용량표

부신피질길항제와 부신피질스테로이드

약물명(임신범주)	약리학적 분류	성인 상용량	적응증
fludrocortisone (Florinef)	Synthetic mineralocorticoid	PO: 1일 0.05~0.2mg	애디슨병
methylprednisolone (Solu-Medrol)	Systemic corticosteroid	IV: 6시간마다 10~250mg	다양한 내분비 장애(부신피질부전), 류마티즘, 콜라겐, 피부과적, 알레르기, 안과, 호흡기계, 혈액학적, 종양, 위장관계, 신경계 장애, 부종상태
prednisone (Deltasone, Sterapred, Liquid Pred, others)	Synthetic intermediate-acting glucocorticoid	PO: 1일 5~60mg	다양한 내분비 장애(부신피질부전), 류마티즘, 콜라겐, 피부과적, 알레르기, 안과, 호흡기계, 혈액학적, 종양, 위장관계, 신경계 장애, 부종상태

러한 특정 실험실 테스트는 잠재적인 약물 관련 부작용 때문에 중요하다(표 46.4). 예를 들어, 글루코코르티코이드(예: prednisone)를 투여하면 대개 혈청 칼륨은 떨어지고, 포도당은 증가한다. 또한 환자의 근력과 키를 사정하고 기록한다. 잠재적인 감염, 주의사항, 처방약과의 약물상호작용, 처방전 없이 살 수 있는 약물 및 허브제에 관한 철저한 사정이 이루어진 후에 투여해야 한다.

부신피질스테로이드 투여와 관련하여 임신, 수유와 나이를 고려한다. 장골의 골단판이 닫히지 않은 어린이에게 장기간 부신피질스테로이드약물(예: gucocorticoids)을 사용하면 성장억제가 일어난다. 이러한 성장 장애는 성장호르몬의 방출 감소와 같은 여러 가지 성장 메커니즘의 억제에 의한 것일 수 있다. 그러나 약물사용으로 인한 이득이 손실보다 크다면 사용할 수도 있다. 노인은 장기간 부신피질스테로이드요법으로 부신억제가 더 잘 일어날 수 있으므로, 의사는 약물에 의한 근육량, 혈압, 혈당, 전해질 이상을 최소화하기 위해 약물 용량을 조정하여야 한다. 부신약물은 근육의 허약을 악화시키고, 피로를 유발하며, 골다공증, 소화성궤양, 녹내장, 백내장, 안압의 증가를 악화시키거나 촉진시킬 수 있다. 이는 부신약물이 나트륨 정체의 유해효과와 관련되어 있기 때문에, 부종과 심장질환이 있는 환자는 이러한 상황의 악화를 세심하게 사정해야 한다.

◆ 환자상태 Human Need Statements

1. 부신 질환이 신체에 미치는 생리적 영향이나 글루코코르티코이드요법에 의한 쿠싱형 외모와 관련된 변화된 자존감, 신체상 장애(예: prednisone)
2. 글루코코르티코이드 및 광물코르티코이드 사용과 관련된 체액 정체로 인한 변화된 생리학적 요구, 과잉 체액 및 영양소
3. 장기 글루코코르티코이드요법의 항염증제, 면역억제, 대사, 피부과 관련된 안전요구, 감염 위험

◆ 계획: 결과판정 Planning: Outcome Identification

1. 환자는 신체 또는 건강상태의 변화에 대한 두려움을 공개적으로 말함으로써 최소한의 자존심과 신체상 장애를 경험한다.
2. 글루코코르티코이드 또는 광물코르티코이드 치료 시 정상 체액상태를 유지한다.
3. 부신약물치료 동안 감염되지 않은 상태로 있다.

◆ 수행 Implementation

간호사는 글루코코르티코이드가 체내에서 어떤 작용을 하는지를 알고 환자에게 적절하게 설명을 해야 하며, 교육을 통해 약물의 치료효과는 최대이면서 유해효과는 최소화되도록 해야 한다. 약물투여 시 다음을 기억해야 한다. (1) 부신호르몬 생성은 일내 변화가 있다. 오전 6~8시에 최고조로 올라갔다가 낮에는 감소하고 오후 4~6시에 가장 낮다. (2) 코티솔은 감정이나 신체 스트레스에 의해 증가한다. (3) 코티솔은 생리적 음성되먹임기전에 의해 뇌하수체와 시상하부를 억제한다. (4) 외부에서 글루코코르티코이드를 투여하면, 내인성 수치는 떨어진다. 내인성 생산을 재개시키려면 외부 약물을 점점 줄여야만 한다. (5) 외인성 글루코코르티코이드는 부신을 최소로 억제하기 때문에 아침(오전 6~9시)에 투여하는 것이 가장 좋다.

부신피질스테로이드약물인 prednisone은 경구, 근육, 정맥으로 투여한다. 모든 비경구형태는 제조회사의 가이드라인에 따라 혼합해야 한다. 정맥주사용량은 권고된 시간에 걸쳐 적절하게 희석하여 투여해야 한다. 근육주사의 형태는 복측둔부근(ventral gluteal)과 같은 큰 근육에 투여해야 한다. 만약 주사를 자주 맞아야 한다면, 조직의 손상과 자극을 예방하기 위해 주사부위를 순환한다. 경구용 형태는 금기사항이 아니라면, 위장장애를 막기 위해 우유, 음식, 제산제(알루미늄, 칼슘, 마그네슘 함유된)와 함께 투여한다. 의사는 위장장애와 궤양 형성을 최소화하기 위해서 양자 펌프억제제 혹은 H_2-수용체 길항제를 처방해야 한다. 글루코코르티코이드는 흔히 궤양을 일으키기 때문이다. 환자는 위자극과 궤양 유발를 최소화하기 위해 알코올, 아스피린, 비스테로이드성 항염증제를 피해야 한다. 장기치료 시 글루코코르티코이드를 격일로 투여하여 부신억제를 최소화하는데 도움이 된다. 이러한 약물의 면역억제 때문에, 환자들의 독감증상, 인후통 및 발열 여부를 모니터해야 한다. 절개 또는 상처가 있는 경우, 발적, 부종, 배액 및 유사한 증상 여부를 사정해야 한다. 전신 코르티코스테로이드인 methylprednisolone은 정맥으로 투여된다. 제조 지침에 따라 모든 비경구 형태로 권장되는 적절한 희석액으로 혼합하여 정맥 용량을 투여해야 한다.

경구용 및 여러 가지 제형으로 글루코코르티코이드를 단기간 또는 장기간 투여하지만, 갑자기 끊는 것은 피해야 한

다. 갑자기 중단하게 되면(예: prednisone), 부신억제로 인해 내인성 글루코코르티코이드의 생산이 갑자기 줄어든다. 부분 혹은 완전한 부신억제 혹은 애디슨병의 증상과 징후는 피로, 오심, 구토, 저혈압이다. 치료하지 않으면, 이 상태는 부신위기(adrenal crisis)를 초래하거나 심한 부신피질억제로 응급치료가 필요한 생명이 위협받는 상태가 된다. 세포외액의 감소, 저나트륨혈증, 고칼륨혈증이 나타난다.

부신피질스테로이드약물의 다른 주사형태는 관절강내, 활액낭내, 피내, 병소내 주사 등이다. 관절강 내 주사의 과다사용은 피해야 한다. 만약 관절에 주사를 맞는다면, 환자는 주사를 맞은 직후부터 48시간까지 휴식을 취해야 한다. 주사부위의 냉찜질 적용은 관절강내 주사와 관련된 불편감을 최소화시키기 위해 24시간까지 할 수 있다. 국소용량의 형태(예: 피부, 눈, 기관지 흡입)도 사용 가능하며, 용량은 정확하게 지시된 만큼 사용해야 한다. 피부적용 시 반드시 피부를 깨끗이 건조시킨 후 장갑을 끼고, 설압자나 면봉을 사용하여 표준지침에 따라 약물을 투여한다. 피부투여 시에는 소독을 한 후 적용해야 한다. 비강으로 글루코코르티코이드(예: betamethasone)를 투여할 때는 정확한 용량을 투여해야 한다. 비강스프레이를 사용하기 전에 비강을 깨끗이 한 후, 용기를 비강 입구에 두고 환자가 호흡함과 동시에 약물을 투여한다.

글루코코르티코이드 흡입제(예: betamethasone, dexamethasone, flunisolide, triamcinolone, fluticasone)는 지시된 대로 엄격하게 투여해야 하고, 과다사용에 의한 부정적인 결과를 환자에게 설명해야 한다. 흡입용 글루코코르티코이드의 사용으로 구강점막의 진균감염(candidiasis)과 인두, 후두의 진균감염을 초래할 수 있다. 그러므로 환자는 구강과 점막을 미지근한 물로 깨끗하게 하여 진균의 과다성장과 다른 합병증을 예방해야 한다. 진균감염 외에, 목 쉼, 인후통, 구강건조는 글루코코르티코이드 흡입으로 나타날 수 있는 유해효과이며, 그 이외의 상황 발생은 의사에게 즉시 보고해야 한다.

만약 환자가 장기간 글루코코르티코이드요법을 받고 수술을 해야 한다면, 간호사는 의사의 진료기록지를 자세히 살펴보아야 하며, 또한 간호기록지도 검토해야 한다. 수술지시서에 유지용량을 포함시키지 않았다면, 간호사는 집도의나 의사를 만나 그가 상황을 인지하고 있는지와 rapid-acting 코르티코스테로이드의 필요 여부를 확인해야 한다. 수술 이후에, 스테로이드의 용량을 증가시키겠지만, 환자의 검사 수치가 정상이 될 때까지 점차적으로 감소시켜야 한다. 또한 간호사는 장기간의 약물요법이 상처치유를 느리게 한다는 것을 기억해야 한다.

요약하면, 면역체계억제작용 때문에 코르티코스테로이드를 복용하는 환자는 감염 환자와의 접촉을 피해야 하고 열, 근약화, 피로, 인후통 등을 관찰해야 한다. 약물요법 동안 영양상태, 체중, 체액량, 전해질상태, 피부긴장도, 혈당 수치를 모니터링하여 안전하고 효과적인 치료가 이루어지고 있음을 확인하는 것이 매우 중요하다. 만약 허약감, 관절통, 호흡곤란, 열, 부정맥, 우울, 부종, 다른 이상 징후가 나타나면 의사에게 보고해야 한다.

◆ 평가 Evaluation

글루코코르티코이드에 대한 치료적인 반응은 염증의 감소, 안녕감의 증가, 관절의 통증이나 불편감 완화, 백혈구 수치 감소, 처방된 약물이 투여되는 동안 다른 질병의 개선과 병리학적 상태가 해결되는 것이다. 유해효과는 체중 증가, 혈압 상승, 나트륨 증가, 칼륨 소실, 기분변화, 정신장애, 신경질과 같은 정신적인 상태변화, 복부팽만, 궤양 증상 및 시력변화 등이다. 쿠싱증후군은 글루코코르티코이드의 장기간 또는 자주 사용하여 나타나며, 달덩이 같은 얼굴, 몸통비만(belly fat이라고 함), 혈당과 나트륨 상승, 칼륨 소실, 근손실, 물소목(buffalo hump) 등이 특징이며 장기간 사용하면 백내장과 골다공증이 나타난다. 코티솔 수치의 급격한 감소는 애디슨병과 애디슨위기(addisonian crisis)를 초래한다.

환자중심간호: 환자교육

- 글루코코르티코이드 투약은 지시된 대로 정확하게 복용해야 하고 절대 갑자기 끊어서는 안 된다. 갑자기 약물을 끊으면, 부신위기 혹은 애디슨병과 애디슨위기를 촉진시킨다.
- 만약 글루코코르티코이드약물을 하루에 한 번 복용하는 것을 잊어버렸다면, 환자는 약물을 빼먹었다는 것을 안 순간 가능한 한 빨리 복용해야 한다. 만약 다음 번 약을 복용할 때까지 약을 빼먹은 것을 기억하지 못한다면, 환자는 그 약물을 건너뛰어야 하며 다음 약물을 두 배로 복용하지 않아야 한다. 만약 질문이 있다면, 의사에게 물어야 한다.
- 환자는 여드름, 물소 목, 몸통비만, 달덩이 같은 얼굴, 사지허약 등 장기치료 시에 발생할 수 있는 유해효과에 대해 교육받아야 한다.
- 글루코코르티코이드요법에 있어서, 뼈 건강의 중요성과 장기간의 사용 시 골다공증의 가능성 때문에 낙상을 예방하는 방법을 강조해야 한다. 비타민 D와 칼슘이 충분한 식단이 필요하다. 비타민 D가 많이 함유된 음식은 대구간유와 연어이다. 칼슘이 많은 음식은 우유, 치즈, 요구르트, 아이스크림이다. 유제품에 비타민 D와 칼슘이 둘 다 많이 들어있다. 의사는 경구용 칼슘과 비타민 D를 매일 환자가 복용할 수 있도록 권고해야 한다.
- 만약 나트륨수치 감소, 혈당 감소, 칼륨수치 증가, 탈수 및 체중 감소 등의 급성 부신억제 증상이나 징후가 나타난다면, 즉시 의사를 만나야 한다.
- Fludrocortisone(광물코르티코이드)은 위장관장애를 감소시키기 위해 음식이나 우유와 함께 복용해야 한다. 24시간 내 약 0.9kg의 체중 증가나 1주일 이내 약 2.26kg의 체중 증가가 있으면 가능한 한 빨리 의사에게 말해야 한다.
- 매일 치료반응, 혈압, 체중, 기분변화 및 유해반응을 기록하도록 교육한다.
- 의사는 전해질 수치와 유해효과를 모니터하기 위해 추후 약속을 지킬 수 있도록 환자를 설득해야 하고, 저나트륨과 고칼륨식이를 유지하는 것이 중요하다는 것을 강조해야 한다.
- 환자에게 진단목걸이나 약물 목록, 알레르기가 적혀있는 팔찌를 착용하도록 해야 한다. 병력이 적힌 카드는 항상 환자의 몸에 소지하고 있도록 하고 자주 갱신해야 한다.

기억해야 할 사항

- 부신은 신장의 위에 있는 내분비조직이고 부신피질과 부신수질의 두 조직으로 구성되어 있다. 부신수질은 두 개의 중요한 호르몬인 에피네프린과 노르에피네프린을 분비한다. 부신피질은 코르티코스테로이드 알려진 호르몬인 글루코코르티코이드와 광물코르티코이드를 분비한다.
- 글루코코르티코이드의 생리학적인 기능은 항염증작용, 정상혈압 유지, 단백질, 탄수화물, 지방대사, 스트레스효과이다. 광물코르티코스테로이드의 생리학적인 효과는 나트륨과 칼륨의 재흡수, 혈압 조절, 혈액의 pH와 칼륨 유지이다.
- 부신피질스테로이드약물은 경구, 근육내, 정맥내, 비강, 관절강내, 흡입 등으로 투여할 수 있다.
- 글루코코르티코이드 흡입 용량형태는 적절하게 환자교육을 받은 후 지시된 대로만 사용해야 한다. 사용 이후에 구강을 씻어내는 것은 진균감염과 구강-인후 자극을 예방하기 위해 필요하다.
- 글루코코르티코이드를 장기간 혹은 자주 사용하면 글루코코르티코이드의 수치를 증가시키고, 쿠싱증후군을 초래한다. 또한 글루코코르티코이드를 갑자기 끊으면 부신기능부전증을 초래한다.
- 오전 6시에서 오전 9시에 하루 한 번 약물을 복용한다면, 코르티코스테로이드요법에 의한 부신억제를 최소화할 수 있다.

REVIEW QUESTIONS

1. When monitoring for a therapeutic response to prednisone, the nurse will look for which potential outcomes? Select all that apply.
   a. Increased lymphocyte levels
   b. Decreased inflammation
   c. Increased growth characteristics
   d. Decrease in Cushing's syndrome characteristics
   e. Prevention of organ rejection in a patient who had an organ transplant

2. The nurse has provided teaching about oral corticosteroid therapy to a patient. Which statement by the patient shows a need for more teaching?
   a. "I will report any fever or sore throat symptoms."
   b. "I will stay away from anyone who has a cold or infection."
   c. "I can stop this medication if I have severe adverse effects."
   d. "I will take this drug with food or milk."

3. During long-term corticosteroid therapy, the nurse will monitor the patient for Cushing's syndrome, which is manifested by which of these?
   a. Weight loss
   b. Moon face
   c. Hypotension
   d. Thickened hair growth

4. When teaching a patient who has been prescribed a daily dose of prednisone, the nurse knows that the patient will be told to take the medication at which time of day to help reduce adrenal suppression?
   a. In the morning
   b. At lunchtime
   c. At dinnertime
   d. At bedtime

5. Which teaching is appropriate for a patient who is taking an inhaled glucocorticoid for asthma?
   a. "Exhale while pushing in on the canister of the inhaler."
   b. "Blow your nose after taking the medication."
   c. "Rinse your mouth thoroughly after taking the medication."
   d. "Do not eat immediately after taking the medication."

6. During long-term corticosteroid therapy, the nurse will monitor the patient's laboratory results for adverse effects, such as: (Select all that apply.)
   a. Increased serum potassium levels
   b. Decreased serum potassium levels
   c. Increased sodium levels
   d. Decreased sodium levels
   e. Hyperglycemia
   f. Hypoglycemia

7. The order reads: "Give methylprednisolone (Solu-Medrol) 100 mg IV every 6 hours." The drug is available in vials of 80 mg/mL. How many mL will the nurse draw up for each dose?

8. A patient with acute adrenal insuffi ciency is to receive 300 mg/day of hydrocortisone (Solu-Cortef), divided into 3 doses every 8 hours. How many milligrams will the patient receive for each dose?

정답 **1. b, e** **2. c** **3. b** **4. a** **5. c** **6. b, c, e** **7. 1.25mL** **8. 100mg**

참고문헌

REFERENCES

Bornstein, S. R., Allolio, B., Arlt, W., et al. (2016). Diagnosis and treatment of primary adrenal insufficiency: an Endocrine Society clinical practice guideline. *Journal of Clinical Endocrinology and Metabolism*, 101, 364.

Buttgereit, F., Burmester, G. R., Straub, R. H., et al. (2011). Exogenous and endogenous glucocorticoids in rheumatic diseases. *Arthritis & Rheumatism*, 63, 1.

Fardet, L., Petersen, I., & Nazareth, I. (2012). Risk of cardiovascular events in people prescribed glucocorticoids with iatrogenic Cushing's syndrome: cohort study. *BMJ (Clinical Research Ed.)*, 345, e4928.

Hossny, E., Rosario, N., Lee, B. W., et al. (2016). The use of inhaled corticosteroids in pediatric asthma: update. *World Allergy Organization Journal*, 9, 26.

Johannsson, G., Nilsson, A. G., Bergthorsdottir, R., et al. (2012). Improved cortisol exposure-time profile and outcome in patients with adrenal insufficiency: a prospective randomized trial of a novel hydrocortisone dual-release formulation. *Journal of Clinical Endocrinology and Metabolism*, 97, 473.

Liu, D., Ahmet, A., et al. (2014). A practical guide to the monitoring and management of the complications of systemic corticosteroid therapy. *Allergy, Asthma & Clinical Immunology*, 9, 30.

Schnidler, A. M. (December 21, 2004). Growth retardation secondary to corticosteroid therapy. *Medscape Nurses*. Available at www.medscape.com/viewarticle/496098. (Accessed 12 June 2018).

47

여성 건강약물

WOMEN'S HEALTH DRUGS

학습목표

이 장을 학습한 후 학생들은:

1. 여성 생식계통의 해부 및 생리에 대해 설명한다.
2. 여성 생식계통을 조절하는 호르몬의 피드백과정(feedback system)에 대해 설명한다.
3. 여성의 다양한 장애와 이를 치료하는 데 사용하는 약물에 대해 설명한다.
4. 에스트로겐(estrogen), 프로제스틴(progestins), 자궁운동변경약물(uterine motility-altering drugs), 골다공증치료제 등의 임상응용, 적응증, 유해효과, 주의사항, 금기증, 약물상호작용, 용량 및 투여 경로에 대한 이론적 근거를 설명한다.
5. 여성건강약물(예: 에스트로겐, 프로제스틴, 자궁운동변경약물, 골다공증치료제)을 투여받는 환자를 위한 모든 간호과정을 포함하는 간호계획을 수립한다.

주요용어

골다공증(osteoporosis) 골밀도의 점진적인 감소와 골 조직이 얇아지는 상태, 골절의 위험이 큼

기미(chloasma) 피부 속의 멜라닌 호르몬으로부터 만들어지는 색소의 과다 침착으로 뺨, 이마, 입술 또는 목에 나타나는 갈색 반점으로 여성호르몬제를 투여했을 때 피부에 발생하는 일반적인 유해효과이며 melasma라고도 함

난관(fallopian tubes) 난소에서 자궁으로 난자가 운반되는 통로

난소(ovaries) 자궁 양옆 하복부에 위치한 한 쌍의 여성 생식선으로, 난자를 저장하고 배란기에 난자를 방출함

난자(ova) 여성의 생식세포

난포(ovarian follicles) 난소에서 난자가 만들어지고 배란되는 위치로 난포는 황체의 전구체임

내분비선(endocrine glands) 혈액 속으로 호르몬을 직접 분비하는 샘

배란(ovulation) 난포가 파열되어 수정되지 않은 난자를 복강으로 방출함

사춘기(puberty) 생식능력이 시작되는 시기

성선자극호르몬(gonadotropin) 고환과 난소를 자극하는 호르몬

에스트로겐(estrogens) 여성의 주요한 스테로이드 성호르몬 두 가지 중 하나(다른 나머지는 프로게스테론)를 총칭하는 용어; 에스트로겐 중에서는 에스트라디올(estradiol)이 대표적임

월경(menses) 월경기 동안 나타나는 정상적인 혈액의 배출

월경주기(menstrual cycle) 탈락막 층(decidual layer)이 떨어지고, 재성장하며, 증식하고, 며칠간 유지되고, 임신이 되지 않을 시 월경으로 다시 떨어지는 자궁내막의 순환주기. Uterine cycle이라고도 함

자궁(uterus) 수정된 난자가 착상되고 태아가 성장하는 여성기관

질(vagina) 외부와 자궁경부까지 관을 형성하는 여성 생식기의 일부

착상(implantation) 수정된 난자가 자궁벽에 부착하는 것으로 임신의 첫 번째 단계

초경(menarche) 젊은 여성에서 첫 번째 나타나는 월경이고, 주기적인 월경의 시작

폐경(menopause) 월경의 중단으로 여성이 임신할 수 없음을 의미함

프로게스테론(Progesterone) 황체에서 생성되는 성호르몬으로 착상이 가능하도록 자궁을 준비시킴

프로제스틴(progestins) 2가지 여성호르몬 중 하나(다른 한 종류는 에스트로겐)이며 프로제스틴 중에서, 프로게스테론(progesterone)이 대표적임

핵산(nucleic acids) 유전적 특징을 결정하는 세포내 특수한 물질. 유전정보를 저장하고 표현하는 DNA와 RNA가 있음

호르몬대체요법(hormone replacement therapy, HRT) 인체의 자연적인 호르몬 대신 외부에서 호르몬제 약물을 투여하는 요법. 일반적으로, HRT는 폐경으로 인한 에스트로겐 결핍 증상들을 치료하기 위해 에스트로겐을 투여하는 요법을 말함

황체(corpus luteum) 배란 후 난소의 표면에서 형성되는 물질로, 프로게스테론을 분비하는 일시적인 내분비기관으로서 작용함

여성 생식기능 Female Reprodctive Functopns

여성의 생식계는 난소(ovaries), 난관(fallopian tubes), 자궁(uterus), 질(vagina)과 외부조직으로 이루어져 있다. 이러한 주요 성기관의 발달과 차후 생식기능의 시작(사춘기에 시작되는) 및 유지는 뇌하수체성선자극호르몬(pituitary gonadotropin)과 여성의 스테로이드 성호르몬[에스트로겐(estrogens)과 프로제스틴(progestins)]에 의해 조절된다. 뇌하수체성선자극호르몬에는 난포자극호르몬(follicle stimulating hormone, FSH)과 황체형성호르몬(luteinizing hormone, LH)이 있다. 이들 호르몬은 뇌하수체(43장 참조)와 난소에 작용하여 매달 월경주기(menstrual cycle)를 조절한다.

에스트로겐은 가슴, 피부 및 뼈의 발달과 지방 및 털분포 등의 여성의 이차성징 발달을 자극한다. 프로제스틴은 배란(ovulation) 직후 자궁내막을 임신에 가장 적합한 환경으로 만들며, 수정란이 없는 경우 월경(menses)을 시작하도록 한다.

난소(여성 생식선)는 자궁의 양쪽에 위치한 한 쌍의 샘이다. 난소는 내분비선 및 성선으로 작용하며, 성선으로서 난포에서 난자를 성숙시켜 배란되게 한다. 각각의 난소에 인접해 있는 난소술(fimbriae)이라고 불리는 손가락 모양의 돌기가 방출된 난자를 잡아 난관 쪽으로 잡아들인다. 난관(fallopian tube)으로 들어온 난자는 난관내강을 통해 자궁으로 이동한다. 난자의 수정(fertilization)은 대개 난관에서 이루어진다.

내분비선으로서 난소는 스테로이드 성호르몬의 두 종류인 에스트로겐과 프로제스틴을 생산한다. 화학적으로 이 두 호르몬은 다수의 특정 호르몬을 포함한다. 그러나 이들 호르몬 중 두 종류의 호르몬이 상당한 양으로 분비되고, 생리적 활성도 가장 크다. 이들은 에스트로겐(estrogen)과 프로게스테론(progesterone)이다. 에스트라디올은 난소의 주요 분비물이며, 여러 가지 에스트로겐효과를 나타낸다. 그 효과들 중 하나는 뇌하수체로 연결되는 음성피드백을 통한 성선자극호르몬(FSH와 LH)의 분비조절이다. 다른 기능으로는 여성의 이차성징 발현, 자궁내막증식, 질점막 비후, 자궁경부점액(cervical mucus) 감소, 유선 발달 등을 촉진한다. 프로게스테론은 황체(corpus luteum)에서 분비되어 월경주기 중 에스토로겐에 의해 유도된 증식기에 이어서 자궁내막 조직의 성장과 분비를 촉진한다. 분비기능은 수정란의 자궁내막 착상(implantation)과 임신 유지를 위해 필요하다. 또한 프로게스테론은 수정이 일어나지 않을 경우 월경을 유도하고, 임신 중에 자궁수축을 억제하며, 자궁경부점액(태아를 외부 오염으로부터 보호하는)의 점성을 증가시키고 유방의 꽈리샘(alveolar glands)을 성장시킨다.

자궁은 3개의 층인 바깥쪽의 자궁외막(perimetrium), 자궁근육층(myometrium), 자궁내막(endometrium)으로 구성되어 있다. 자궁근육층은 분만 시 강력한 평활근수축을 일으켜 분만을 유도한다. 자궁내막에서는 수정된 난자의 착상과 그 후의 태아 성장, 분만 개시와 영아 출생, 월경 등의 생리현상이 일어난다.

질은 출산과 월경의 공통 통로이다. 또한 성접촉 시 남성의 음경과 사정 후 정자를 수용하는 장소이다.

대부분 월경주기는 약 1달이다. 월경주기는 사춘기 때 초경과 함께 시작하고, 45~55세 사이의 폐경기 때 끝난다. 월경주기는 여성호르몬에 의해 조절되며, 다음의 4가지 단계로 나타난다. 각 단계는 난포 또는 자궁내막에서의 활동에 따라 구분한다(표 47.1).

황체는 난소 표면에 있는 분비 세포 덩어리다. 이것의 주요 기능은 프로게스테론을 생산하는 것인데, 이는 수정된 난자의 자궁 내 착상을 돕기 위해 자궁내막의 점막을 최적화하는 데 도움을 준다. 또한 황체는 임신 초기에 필요한 프로게스테론을 분비한다. 이 기능은 나중에는 태반이 담당하게 된다. 만약 수정이 일어나지 않으면, 황체는 퇴화되어 프로게스테론 수치가 떨어진다. 월경 주기는 28일 전후에 다시 시작된다. 그림 47.1은 월경주기 동안 호르몬 분비와 작용들을 설명한다.

여성 성호르몬

FEMALE SEX HORMONES

에스트로겐 Estrogen

내인성(endogenous) 에스트로겐에는 에스트라디올(estradiol), 에스트론(estrone), 에스트리올(estriol)의 3가지가 있다. 이들은 모두 난포에서 콜레스테롤(cholesterol)로 합성된다. 화학적으로 스테로이드핵(steroid nucleus)을 기본구조로 갖고 있어서 스테로이드호르몬(steroid hormones)이라고 부른다. 3가지의 에스트로겐 중 에스트라디올이 가장 생리활성이 크고 대표적이다.

내인성 에스트로겐은 경구로 투여할 경우 비활성화되기 때문에 외인성(exogenous) 에스트로겐 약물이 개발되었다. 이들 합성 약물들은 스테로이드와 비스테로이드 두 가지 범

표 47.1 월경주기의 단계

단계	난포 활동	자궁내막 활동
1단계	월경	월경기
2단계	난포기(배란전기)	증식기
3단계	배란	배란기
4단계	황체기(배란후기)	분비기

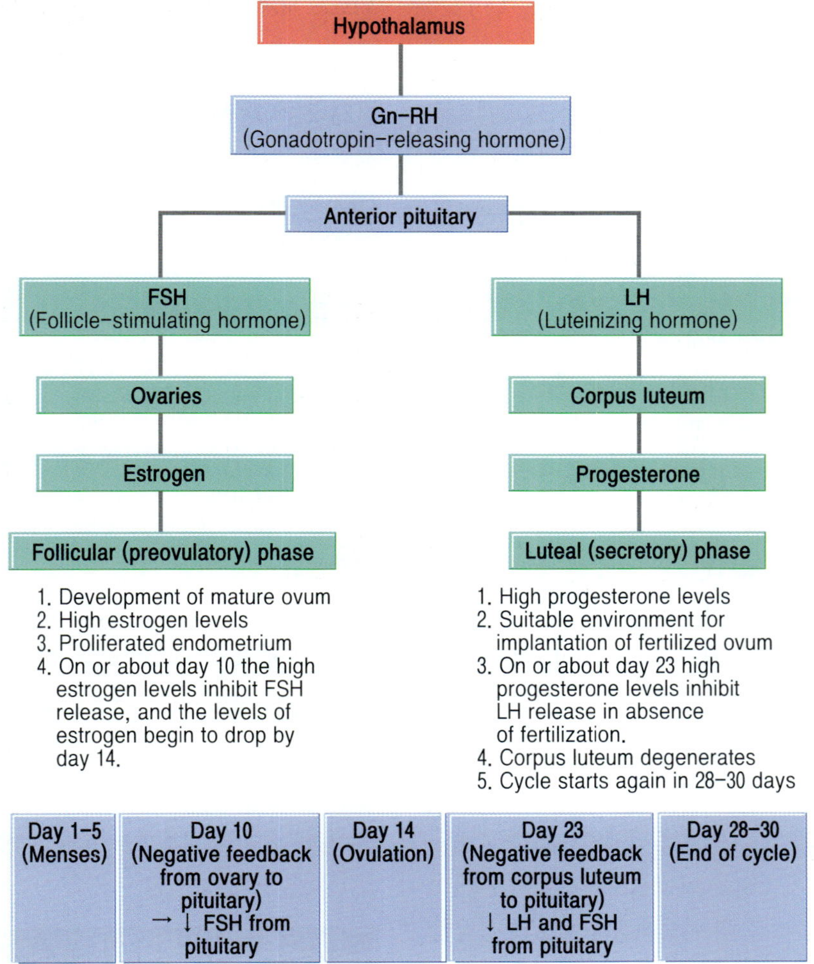

그림 47.1 매달 월경주기 동안의 호르몬 작용. 시상하부에서 분비되는 성선자극호르몬방출호르몬(GnRH)이 뇌하수체를 자극하여 월경주기의 초반에 FSH가 분비되고, 월경주기의 나중에는 LH가 분비된다. FSH는 난소를 자극하여 에스트로겐(주로 에스트라디올)을 분비하도록 한다. 나중에는 에스트로겐, GnRH, FSH와 LH의 농도가 증가되어 배란을 촉진한다. 그후 황체에서 에스트로겐과 프로게스테론이 분비되는데, 이것은 시상하부과 뇌하수체에 음성피드백작용을 하여 시상하부와 뇌하수체에서 GnRH, FSH와 LH 분비를 감소시킨다. 만일 난자와 정자가 수정되지 않을 경우, 에스트로겐과 프로게스테론의 분비는 감소하고, GnRH와 FSH 분비는 다시 상승한다. 그리고 자궁내막은 새로운 주기를 시작한다.

주로 나뉜다. 비스테로이드계 에스트로겐은 그들 중 하나인 diethylstilbestrol (DES)은 산과(obstetrics)에 사용되었을 때 심각한 유해효과를 일으켰기 때문에 미국에서는 더 이상 사용하지 않는다. Box 47.1은 의학의 역사에서 이와 관련한 중요한 일화이다.

현재 사용되는 에스트로겐 약물은 다음과 같다.

- conjugated estrogens (Premarin)
- esterified estrogens (Estratab)
- estradiol transdermal (Estraderm, Climara, Vivelle)
- estradiol cypionate (Depo–Estradiol, DepoGen)
- estradiol valerate (Delestrogen)
- ethinyl estradiol (Estinyl)
- estradiol vaginal dosage forms (Vagifem, Estrace Vaginal Cream)

BOX 47.1 Diethylstilbestrol

1940년과 1971년 사이에 약 6백만 명의 임신부와 태아들이 diethylstilbestrol에 노출되었다. 이 약물은 유산, 조산, 자궁내 태아 사망과 임신중독증과 같은 문제를 예방하기 위하여 사용되었다. 이 약의 사용은 여성과 남성 자손 모두에게 생식계의 심한 합병증을 야기시켰다. 이러한 합병증을 검토하기 위해 두 종류의 대규모 조직인 Registry for Research on Hormonal Transplacental Carcinogenesis과 National Cooperative Diethylstilbestrol Adenosis (DESAD) Project가 설립되었다.

- estrone (Estrone Aqueous)
- estropipate (Ogen, Ortho-Est)

현재 가장 흔히 사용되는 에스트로겐 제제는 결합에스트로겐(conjugated estrogens)이다. 이 제제는 임신한 여성의 소변 중의 에스트로겐과 같은 자연 에스트로겐 제제로 상품명은 Premarin이다. 이러한 결합에스트로겐 제제는 동물에서 얻지 않는다. Cenestin이라고 불리는 상품은 콩과 참마(yam)식물로부터 얻어진 여러 가지 결합에스트로겐으로 구성되어 있다. 이 제품은 동물 유래 제품의 대안을 원하는 여성 소비자들의 요구에 부응하여 개발되었다(약초요법 및 식품보조제 참조). 어떤 여성은 자연요법 의사로부터 다른 천연 에스트로겐 제품을 얻는다.

Ethinyl estradiol은 보다 강력한 에스트로겐 중에 하나로 흔히 경구피임약으로 사용된다. 또 많이 사용되는 에스트로겐 형태는 패치 제형이다. 여러 패치가 존재하며, 이 패치는 모두 다르게 투여되므로 적절한 사용을 보장하기 위해 환자 교육이 필요하다. Duavee(결합 estrogen/bazedoxifene)는 폐경과 관련된 안면홍조와 골다공증 예방을 위해 승인되었다. Duavee는 에스트로겐의 작용제/길항제인 에스트로겐과 bazedoxifene의 결합이다. Ospemifene (Osphena)은 에스트로겐 작용제/길항제로, 폐경 후 여성에게서 보통과 심각한 수준의 성교통(성교 시 통증)을 치료하기 위해 승인된 최초의 약물이다. Flibanserin (Addi)은 세로토닌 5-HT 1A 작용제/5-HT 2A 길항제로 폐경 전 여성의 저능동 성욕장애 치료에 사용된다. 이 약은 알코올, 간 손상 또는 중간 혹은 강한 CYP3A4 억제제와 함께 사용하는 것을 금지한다.

작용기전 및 약물효과 Mechanism of Action and Drug Effects

세포내 에스트로겐수용체에 에스트로겐이 결합하면 생체조직의 기본단위인 핵산[nucleic acids (DNA와 RNA)]과 단백질의 합성이 촉진된다. 에스트로겐은 사춘기 때 분비되어 여성의 생식기의 발달과 유지 그리고 여성의 이차성징 발현을 촉진하여 여성화(feminization) 과정이 진행되게 한다.

에스트로겐은 에스트로겐수용체가 많은 조직에서 효과를 나타낸다. 이러한 조직은 여성의 생식기관, 유방, 뇌하수체와 시상하부이다. 사춘기 때 에스트로겐의 생산량이 엄청나게 증가하여 월경이 시작되고, 유방이 발달하며, 체지방이 재분배되고, 피부의 연화 및 여성화가 일어난다.

적응증 Indications

에스트로겐은 주로 에스트로겐 결핍으로 나타나는 여러 가지 장애의 예방과 치료에 사용된다(Box 47.2). 에스트로겐 결핍에 대한 호르몬대체요법(hormone replacement therapy, HRT)은 주로 폐경기 증상(특히, 안면홍조)의 치료에 효과가 있다고 알려져 있다.

금기증 Contraindications

에스트로겐 복용에 대한 금기증은 약물알레르기, 에스트로겐-의존성 암, 진단되지 않은 비정상적 질출혈, 임신, 활성 혈전색전성 질환(특히, 뇌졸중과 혈전정맥염) 또는 그러한 질병의 병력이다.

유해효과 Adverse Effects

에스트로겐의 가장 심각한 유해효과는 혈전색전이다. 모든 에스트로겐 함유 약물은 자궁내막암, 심혈관질환, 유방암, 치매의 위험과 관련된 블랙박스경고를 가지고 있다. 에스트로겐 사용에 있어서 가장 널리 알려진 바람직하지 않은 효과는 오심이다. 광과민성도 에스트로겐 치료와 함께 발생할 수 있다. 널리 알려진 피부과적 효과 중 하나는 기미(chloasma)이

약초요법 및 식품보조제

콩(Glycine max)

개요

콩은 전 세계적으로 흔한 식물이다. 콩 속의 이소플라본(isoflavones) 성분은 여성호르몬인 에스트라디올과 화학적으로 비슷하다. 여러 연구에서 콩이 폐경 전후 여성에서 폐경증상의 예방에 유용한 것으로 나타났다. Estrasorb는 콩에서 추출된 유탁액(emulsion)인 에스트로겐요법의 새로운 형태로 로션처럼 사용한다.

응용

콜레스테롤 수치의 감소, 폐경증상의 완화(호르몬요법의 대안), 골다공증 예방

유해효과

오심, 팽창, 설사, 복통, 과민반응. Estrasorb 사용 시, 에스트라디올은 피부에 8시간 이상 잔류하고 피부를 통해 남성에게 전달되어 에스트라디올 수치를 증가시킬 수 있다.

약물상호작용

경구복용하는 콩은 갑상선호르몬 흡수를 간섭할 수 있다(동시 사용을 피함).

금기증

콩 제품에 대한 알레르기: Estrasorb는 다른 에스트로겐 제제와 금기증이 같다.

다. 이 외에 다른 유해효과는 표 47.2를 참조한다.

상호작용 Interactions

에스트로겐은 경구용 항응고제의 효과를 감소시킬 수 있다. 그리고 rifampin과 St. John's wort의 동시 복용은 에스트로겐효과를 감소시킬 수 있다. 삼환계항우울제(tricyclic antidepressants)와의 병용은 항우울제의 독성을 증가시킬 수 있다. 흡연은 에스트로겐치료 동안 피해야 한다. 왜냐하면 흡연이 에스트로겐효과를 감소시키고 혈전증의 위험을 증가시킬 수 있기 때문이다.

BOX 47.2 에스트로겐요법의 적응증

- 위축성 질염(질 및 요도의 수축)
- 성선기능저하증
- 경구피임법(프로제스틴과의 복합제)
- 난소부전 또는 거세
- 자궁출혈
- 유방암 또는 전립선암(진행되어 수술이 불가능한 암의 완화요법)
- 골다공증(치료와 예방)
- 폐경기 혈관운동성증상(예: 홍조)

표 47.2 에스트로겐: 흔한 유해효과

신체계	유해효과
심혈관계	고혈압, 혈전색전증, 부종
위장관계	어지럼증, 구토, 설사, 변비
비뇨생식계	무월경, 돌발성 자궁출혈
피부계	기미(얼굴 피부의 변색, melasma라고도 함), 다모증, 탈모
기타	유방변화, 체액저류, 두통

용량 Dosages

에스트로겐 제제의 권장량은 용량표를 참조한다.

프로제스틴 Progestins

프로제스틴(progestins)은 자연 및 합성 약물을 모두 사용한다. 프로게스테론은 가장 활성이 큰 자연 프로제스틴 호르몬이고 대부분의 약물에 주요한 성분이다. 이는 배란 이후에 황체에서 생산되고 임신기에는 태반에서 생산된다. 또한 다른 두 종류의 자연 프로제스틴이 있다. 첫 번째로 프로게스테론의 비활성 대사물인 17-hydroxyprogesterone이다. 두 번째는 콜레스테롤에서 합성되는 스테로이드호르몬의 화학적 전구물질인 프레그네놀론(pregnenolone)이다. 경구투여 프로게스테론은 상대적으로 비활성이고 비경구로 투여되는 프로게스테론은 국소 반응과 통증을 일으키기 때문에, 경구로 효력이 있으면서 더욱 효능이 강한 화학적 유도체가 개발되었다. 가장 널리 사용되는 프로제스틴을 열거하면 다음과 같다.

- Hydroxyprogesterone (Hylutin)
- Levonorgestrel (Plan B)
- Medroxyprogesterone (Provera, Depo-Provera)
- Megestrol (Megace)
- Norethindrone acetate (Aygestin)
- Norgestrel (Ovrette, Ovral)
- Progesterone (Prometrium)
- Etonogestrel implant (Implanon)

용량표

에스트로겐 약물

약물명(임신범주)	약리학적 분류	상용량	적응증
결합에스트로겐(Cenestin, Premarin) (X)과 에스테르화 에스트로겐 (Estratab, Menest) (X)	에스트로겐 호르몬 혼합물	PO: 1일 0.3~1.25mg	위축성 질염, 폐경의 혈관운동증상
estradiol (Estrace) (X)	에스트로겐 호르몬	PO: 매일 1~2mg	폐경의 혈관운동증상, 난소기능상실
경피 estradiol(Estraderm, FemPatch, Vivelle, Climara, Menostar) (X)	에스트로겐 호르몬	경피패치: 하복부(가슴이 아닌)에 매주 한 번 또는 두 번 0.025~0.1mg(상품에 따라 지시사항이 달라질 수 있다) 적용	폐경의 혈관운동증상

작용기전 및 약물효과 Mechanism of Action and Drug Effects

모든 프로제스틴 제제는 프로게스테론과 같은 생리반응을 나타낸다. 자궁내막의 분비 변화, 자궁내막의 조직 증식 감소, 기초체온의 증가, 질 점막층의 비후, 자궁평활근의 이완, 유선조직 발달, 뇌하수체성선자극호르몬(FSH와 LH) 분비의 피드백 억제(음성피드백), 특히 에스트로겐의 존재하에서 월경량의 변화 등이다.

적응증 Indications

프로제스틴은 호르몬의 불균형, 섬유증, 자궁암으로 인한 기능적 자궁출혈치료, 일차성 또는 이차성 무월경의 치료, 일부 암과 자궁내막증의 보조 및 대체치료, 단독 또는 에스트로겐과 병용하여 임신을 예방하는 데에 유용하다. 또한 프로제스틴은 유산을 방지하고 월경증후군의 증상을 완화시키는 데에 도움을 준다. Medroxyprogesterone이 가장 일반적으로 사용된다. Norethindrone과 norgestrel은 단독 또는 에스트로겐과 병용하여 피임약으로 흔히 사용된다. Megestrol은 유방암과 자궁내막치료의 보조요법으로 투여된다. 폐경 후 에스트로겐 대체요법을 하면, 프로제스틴은 자궁내막 증식을 감소시킨다. 프로게스테론 자체는 여성 불임치료에도 사용된다.

금기증 Contraindications

프로제스틴에 대한 금기증은 에스트로겐의 금기증과 비슷하다.

표 47.3 프로제스틴: 일반적인 유해효과

신체계	유해효과
위장관계	오심, 구토
비뇨생식계	무월경, 출혈
기타	부종, 체중 증가 또는 감소, 발진, 발열, 기면증 또는 불면증, 우울증

유해효과 Adverse Effects

프로제스틴의 가장 심각한 유해효과는 간기능장애와 폐색전증과 같은 혈전증적 질환이다. 모든 프로제스틴 함유 약물은 자궁내막암, 심혈관질환, 유방암, 치매의 위험과 관련된 블랙박스경고를 가지고 있다. 더 흔한 유해효과는 표 47.3을 참조한다.

상호작용 Interactions

프로제스틴은 benzodiazepines과 voriconazole의 효과를 증가시킬 수 있다. Barbiturates, carbamazepine, phenytoin, rifampin과 모든 효소의 유도제인 St. John's wort는 프로제스틴의 효과를 감소시킬 수 있다.

용량 Dosages

프로제스틴의 권장량은 다음의 용량표를 참조한다.

피임약

CONTRACEPTIVE DRUGS

피임약(contraceptive drugs)은 임신을 예방하기 위해 사용되는 약물이다. 피임기구로는 자궁내장치(intrauterine devices), 남성용 및 여성용 콘돔, 자궁경부 다이어프램(diaphragms) 및 기타 비약물성 방법들이다. 피임약은 단지 임신을 막을 뿐이며, 인간면역결핍바이러스(human immunodeficiency virus, HIV) 감염이나 AIDS와 같은 성병(sexually transmitted disease)을 막을 수는 없다. 여기에는 질내에 사용하는 OTC약물 형태의 살정제 약물도 포함되는 피임약이다.

경구피임약은 현재 출산을 조절하는 가장 효과적인 방법이다. 'the pill(알약)'이라고도 불리는 에스트로겐-프로제스틴 복합제제는 에스트로겐성, 프로제스틴 스테로이드를 함유하는 경구피임약이다. 가장 흔한 에스트로겐 성분은 반합성

용량표

프로제스틴

약물명(임신범주)	약리학적 분류	상용량	적응증
medroxyprogesterone acetate (Provera, others) (X)	프로제스틴	PO: 정해진 일수 또는 표시에 따라 반복적으로 1일 2.5~10mg	무월경, 자궁출혈, 폐경의 혈관운동성증상
megestrol (Megace) (X)		PO: 1일 400~800mg	HIV/AIDS를 앓는 남성과 여성 환자의 심각한 체중 감소
		PO: 1일 40~320mg 분할 투여	자궁내막암, 유방암

AIDS, Acquired immunodefi ciency syndrome; HIV, human immunodefi ciency virus (infection).

에스트라디올 에스트로겐인 ethinyl estradiol이며, 가장 흔한 프로제스틴 성분은 norethindrone이다.

현재 이용 가능한 경구피임약은 이상(biphasic), 삼상(triphasic) 또는 단상(monophasic)으로 월경주기별로 복용한다. 가장 최신의 것은 주기가 긴 확장형(extended cycle)의 경구피임약이다. 이상 약물은 처음 10일에 낮은 용량의 프로제스틴과 일정 용량의 에스트로겐 복합체를 투약하고, 나머지 주기에는 고용량의 프로제스틴과 일정 용량의 에스트로겐을 복용하는 것인데, 이는 21일 또는 28일 동안 복용하는 패키지로 구성되어 있다. 삼상 경구피임약은 월경주기 동안 세 가지의 다른 에스트로겐-프로제스틴 비율로 차례대로 복용하고 21일 또는 28일 패키지로 복용한다. 삼상 제제가 정상적인 호르몬 분비와 가장 가깝다. 또한 단상의 경구피임약은 에스트로겐과 프로제스틴 일정량을 주기 동안 계속 복용하는 것이며, 프로제스틴 단독의 경구피임약도 있다. 단상과 삼상의 경구피임약이 가장 많이 처방된다. 또 다른 중요한 피임제제는 장시간 지속형 medroxyprogesterone 주사, 경피용 패치, 그리고 가장 최근에는 질내 피임링(intravaginal contraceptive ring)을 주입하는 것이다.

작용기전 및 약물효과 Mechanism of Action and Drug Effects

피임약은 gonadotropin의 분비를 막아 배란을 방해하고, 자궁 점액의 점성을 증가시킴으로서 (1) 정자의 운동성을 감소시켜 수정을 저해하고, (2) 자궁내막에서 수정란(zygote)의 착상을 억제한다.

경구피임약은 자연적인 에스트로겐과 프로제스틴에 의한 작용과 동일한 호르몬작용을 나타낸다. 피임은 주로 시상하부-뇌하수체시스템(hypothalamic-pituitary system)을 억제하여 배란을 억제하는 것이다. 경구피임약 사용의 또 다른 이점은 월경주기를 규칙적으로 만들어 월경 중의 혈액손실을 감소시킨다는 것이다. 경구피임약의 사용은 기능적 난소낭종과 자궁외임신 발생의 감소와도 관련 있다.

적응증 Indications

경구피임약은 주로 임신을 막기 위해 사용된다. 그리고 경구피임약은 자궁내막증과 월경과다증에도 사용되며, 무월경 환자에서는 주기적인 출혈을 유도하기 위해 사용된다. 때로는 성교 후 응급피임약으로 복합 경구피임약이 사용된다. 응급피임약은 수정란의 착상이 이루어졌을 때에는 효과가 없으며, 성교 후 72시간 내에 복용하여야 하고, 첫 번째 복용 12시간 후에 잇따라 복용해야 한다. 새로운 경구피임약 중 하나는 Seasonale(확장된 주기)인데, 이 약은 에스트로겐과 프로제스틴 복합물을 모두 함유한다. 이것은 1주 분량의 비호르몬성 정제를 포함하여 3달치 약물이 포장되어 판매된다.

금기증 Contraindications

금기증은 약물알레르기, 심근경색, 정맥혈전증, 폐색전증 또는 뇌졸중과 같은 혈전색전성 질병의 병력이 있거나 그런 위험성이 큰 경우이다.

유해효과 Adverse Effects

경구피임약의 흔한 유해효과는 표 47.4에 있다. 고혈압, 혈전색전증, 탄수화물과 지질 대사의 변화, 혈청 호르몬 농도의 증가, 혈청 금속과 혈장 단백질 수치의 변화 등이다. 대사에 관한 유해효과는 에스트로겐 성분 때문이다.

상호작용 Interactions

일부 약물은 경구피임약의 효과를 감소시켜 원하지 않는 임신을 유발할 수 있다. 항생제(특히 penicillins과 cephalosporins), barbiturates, isoniazid, rifampin은 복용한 후 최소 1개월 동안 다른 방법으로 임신을 조절하도록 교육받아야 한다. 항경련제, β-차단제, 수면제, 당뇨병치료제, warfarin, theophylline, 삼환계항우울제, 비타민과 같은 약물들은 경구피임약과 함께 복용하면, 효과가 감소될 수 있다.

표 47.4 경구피임약: 일반적인 유해효과

신체계	유해효과
심혈관계	고혈압, 부종, 혈전색전증, 폐색전증, 심근경색
중추신경계	어지럼증, 두통, 편두통, 우울증, 뇌졸중
위장관계	구역, 구토, 설사, 식욕부진, 경련, 변비, 체중 증가
비뇨생식계	무월경, 자궁경부미란, 돌발성 출혈, 월경불순, 유방 변화

용량 Dosages

경구피임약의 권장량은 용량표를 참조한다.

골다공증치료약물

DRUGS FOR OSTEOPOROSIS

현재 미국에서 대략 10.2백만 명의 여성이 골다공증(osteoporosis) 환자이거나 낮은 골밀도로 인하여 골절의 위험성이 있다. 미국 50세 이상 여성의 40%에서 골다공증성 골절이 발병한다. 폐경기 후 골다공증의 위험요인은 백인 또는 아시아인, 마른 체형, 조기 에스트로겐 결핍, 흡연, 알코올 소비, 저칼슘 식이, 좌식생활, 가족력 등이다. 골다공증은 주로 여성에게 영향을 미치는 질병임에도 불구하고 증상을 호소하는 환자의 20% 이상은 남성이다.

칼슘과 비타민 D 보충제는 흔히 발생하는 뼈 질환을 예방하는 데 중요한 역할을 한다. 최근에 60세 이상의 여성에게 뼈의 건강을 위하여 전문의들은 칼슘과 비타민 D 보충제를 복용하도록 권유한다.

골다공증치료에 사용되는 약물군은 bisphosphonates, 선택적 에스트로겐수용체 조절제(selective estrogen receptor modulator, SERMs), 칼시토닌(calcitonin)과 teripartide이며, 가장 최신약으로는 denosumab이 있다. 골다공증 예방과 치료를 위해 사용하는 bisphosphonates에는 alendronate, ibandronate, risedronate, 1년에 한 번 주사하는 zoledronic acid가 있다. Raloxifene과 tamoxifen은 현재 SERMs로 사용한다. Tamoxifen은 종양학에서 우선적으로 사용되었고, 이는 41장에서 더 논의된다. Raloxifene은 골다공증의 예방과 치료 목적으로 처방된다. 또한 호르몬인 칼시토닌도 널리 이용된다. Teriparatide는 뼈형성을 촉진하고 denosumab (Prolia)는 뼈흡수를 방지한다.

작용기전 및 약물효과 Mechanism of Action and Drug Effects

Bisphosphonates. Bisphosphonates는 파골세포로 인한 뼈 재흡수를 방해하여 뼈의 무기질 농도를 간접적으로 증가시킨다. 파골세포는 뼈 안의 칼슘이 혈액으로 재흡수되도록 하는 세포이다. 이러한 재흡수가 조절되지 못하거나 골형성이 적절하지 못하면 결국 골다공증에 이르게 된다. 잃어버린 골량(bone mass)을 회복시키고 골절의 위험을 감소시킨다.

용량표

피임약

약물명(임신범주)	약리학적 분류	상용량
경구피임약		
norethindrone과 ethinyl estradiol (Ortho-Novum, Necon, Jenest, 기타) (X)	Biphasic: 에스트로겐 일정용량-프로제스틴 용량 변화 21일 또는 28일 제품	매일 1알씩 21일 또는 28일 동안
norethindrone과 ethinyl estradiol (Loestrin, Modicon, Necon, 기타) (X)	Monophasic: 에스트로겐-프로제스틴 일정용량 복합체, 21일 또는 28일 제품	
norethindrone과 ethinyl estradiol (Ortho-Novum 7/7/7, Estrostep, Tri-Norinyl, 기타) (X)	Triphasic: 3~4달 간격의 에스트로겐과 프로제스틴 변화 용량 복합체, 21일 또는 28일 제품, 28일 제품은 활성이 없는 7개의 정제를 포함	
levonorgestrel과 ethinyl estradiol (Seasonale, Yaz, Lybrel, 기타) (X)	확장 주기 피임약	
주입형 피임제(Depot형)		
medroxyprogesterone (Depo-Provera) (X)	프로제스틴 단독 주사 피임약	IM: 3개월마다 150mg
경피형 피임약		
norelgestromin과 ethinyl estradiol (X)	고정된 복합물 에스트로겐-프로제스틴 경피형 피임약	경피패치: 매월 3주 동안 매주 1개씩 붙임
질내 피임제		
etonogestrel-ethinyl estradiol vaginal ring (NuvaRing) (X)	고정된 복합물 에스트로겐-프로제스틴 질내 피임약	환자가 1개의 고리를 질에 삽입하여 3주 간 장치하다가 그 후 1주간 제거

선택적 에스트로겐수용체 조절제. Raloxifene은 뼈의 에스트로겐수용체를 자극하고 에스트로겐과 비슷한 방법으로 골밀도를 증가시켜 골다공증을 예방한다.

Calcitonin. 천연 갑상선호르몬처럼 칼시토닌은 파골세포의 뼈 재흡수를 직접적으로 억제한다.

Teriparatide. 뼈의 재흡수를 막는 기존의 치료제와 다르게 teriparatide는 뼈형성을 촉진하는 최초의 약물이며, 현재 유일하다. 이것은 부갑상선호르몬 유사체이고 천연 부갑상선호르몬과 비슷한 방법으로 인체 내 칼슘과 인의 대사를 조절하여 골다공증을 치료한다. 2017년에 FDA는 teriparatide와 유사한 abaloparatide (Tymlos)를 승인했다. 두 약 모두 처음 몇 번의 복용으로 기립성저혈압을 유발할 수 있다.

Denosumab. Denosumab (Prolia)은 파골세포의 성숙을 억제하여 골흡수를 억제하는 단클론항체이다. 매일 칼슘과 비타민 D를 복용하면서 6개월에 한 번 피하주사한다. Denosumab은 골다공증과 골전이가 있는 경우에 사용한다.

적응증 Indications

Raloxifene은 주로 폐경기 후 골다공증 예방에 사용된다. Biphosphonates는 골다공증의 예방과 치료 목적으로 사용된다. Teriparatide는 골절 위험성이 높은(이전에 골절을 경험한) 골다공증 환자에게 사용하며, 칼시토닌은 골다공증의 치료에 사용된다.

금기증 Contraindications

Bisphosphonates. Bisphosphonate 사용에 대한 금기증은 약물알레르기, 저칼슘혈증, 식도기능장애, 약물복용 후 최소 30분 동안 바로 앉아 있거나 서 있을 수 없는 경우이다.

선택적 에스트로겐수용체 조절제. SERMs는 이 약물에 알레르기를 가진 여성, 임신부 또는 임신 예정인 여성 그리고 정맥성 혈전색전장애(venous thromboembolic disorders)를 가진 여성, 상기 질병의 가족력을 가진 여성들에게 금기한다.

Calcitonin. 칼시토닌 사용에 대한 금기증은 약물알레르기 또는 연어에 대한 알레르기이다(약물이 연어로부터 추출되었다).

Teriparatide. Teriparatide의 금기는 약물알레르기이다.

Denosumab. Denosumab은 저칼슘혈증, 신기능저하 및 장애, 감염증에는 사용을 금한다.

유해효과 Adverse Effects

SERMs의 주요 유해효과는 홍조(hot flashes)와 다리 저림(leg cramps)이다. SERMs은 에스트로겐처럼 정맥 혈전색전증의 위험성을 증가시키며, 기형을 유발할 수 있다. 또한 백혈구감소증을 유발하여 여러 감염증에 걸리기 쉽다. Bisphosphonates의 가장 흔한 유해효과는 두통, 위장장애, 관절통이다. Bisphosphonates는 대체로 내성이 높다. 그러나 위에 도달하기 전에 식도에서 머무를 때 식도 부식(esophageal burn)의 위험성이 있다. 이러한 이유로 약을 복용할 때 물 한 잔과 함께 복용해야 하며 복용 후 최소 30분간 똑바로 앉아 있거나 서 있어야 한다. Bisphosphonates를 복용한 환자에게서 턱뼈가 괴사되었다는 사례보고가 있었다. 2008년 1월에 FDA는 임상의들에게 bisphosphates를 장기간 복용 시 저에너지 골절, 심각한(기능을 수행할 수 없는) 뼈통증, 근육통 및 관절통을 유발할 수 있다고 경고하였다. 칼시토닌의 일반적인 유해효과는 홍조, 오심, 설사, 식욕부진 등이다. Teriparatide의 일반적인 유해효과는 흉통, 어지럼증, 고칼슘혈증, 오심, 관절통이다. Denosumab 복용자에게 흔히 감염증이 나타난다.

용량표

골다공증약물

약물명(임신범주)	약리학적 분류	상용량	적응증
alendronate (Fosamax) (C)	Bisphosphonates	PO: 1일 5mg 또는 1주 35mg PO: 1일 10mg 또는 1주 70mg	골다공증 예방 골다공증 치료
calcitonin, salmon (Calcimar, Miacalcin, others) (C)	Calcitonin hormonal substitute derived from salmon	IM/subQ: 2일에 한 번 100units Nasal spray: 1일 1 spray	골다공증 치료
raloxifene (Evista) (X)	Selective estrogen receptor modulator	PO: 1일 60mg	골다공증 예방 및 치료

상호작용 Interactions

Cholestyramine과 ampicillin은 raloxifene의 흡수를 감소시키고, raloxifene은 warfarin의 효과를 감소시킨다. 칼슘보충제와 제산제는 biphosphonates의 흡수를 방해할 수 있기 때문에 이러한 약물상호작용을 피하기 위해서 1~2시간 간격을 두고 투약해야 한다. 골다공증 환자에게 필요하지만, 칼시토닌을 투약하는 환자에게 칼슘보충제는 고칼슘혈증을 일으킬 수 있다. 아스피린과 다른 비스테로이드성 소염제를 bisphosphonates와 함께 복용하면 부가적으로 위장자극이 발생할 수 있다.

용량 Dosages

골다공증약물의 권장용량은 용량표를 참조한다.

임신, 진통, 분만 및 산후 약물

DRUGS RELATED TO PREGNANCY, LABOR, DELIVERY, AND THE POSTPARTUM PERIOD

임신유도제 FERTILITY DRUGS

여성에서 불임은 배란이 일어나지 않기 때문에(anovulation) 발생하는데, 이것은 대부분 여성 생식기에 작용하는 여러 가지 호르몬의 불균형 때문이다. 이러한 불균형은 시상하부, 뇌하수체, 난소 또는 여러 곳에서 발생한다. 배란이 적절하지 않을 때 에스트로겐 또는 프로제스틴을 투여하면 이러한 호르몬들의 혈중 농도를 증가시킨다.

시상하부와 뇌하수체 수준에서의 호르몬 결핍은 흔히 gonadotropin 난소자극제(ovarian stimulants)로 치료한다. 이러한 약물은 시상하부에서 성선자극호르몬분비호르몬(gonadotropin releasing hormone, GnRH)의 분비를 증가시켜서, 뇌하수체에서 FSH와 LH의 분비를 증가시킨다. 결과적으로, 이 호르몬들은 난포를 발달시키고 배란을 촉진하며, 난소에서 에스트로겐과 프로제스틴 분비를 자극하여 월경주기를 정상화한다. 현재 약물치료를 포함해, 불임치료를 위해 사용되는 다양한 의학적 기술을 보조적 생식기술(assisted reproductive technology)로 총칭하기도 한다. 한 가지 특별한 기술은 체외수정(in vitro fertilization)인데, 이는 실험실에서 여성의 난자를 배우자 정자와 수정시키고 수정된 수정란을 여성의 자궁에 이식하는 의학적 기술로서 현재 흔히 사용되고 있다. 배란촉진제로는 clomiphene, menotropins, choriogonadotropin alfa 등이 대표적이다.

작용기전 및 약물효과 Mechanism of Action and Drug Effects

Clomiphene은 자궁과 뇌의 에스트로겐수용체를 차단하여 배란을 촉진하는 비스테로이드성 배란촉진제이다. 이 약물은 에스트로겐 저농도 신호를 뇌에 전달하여 시상하부와 뇌하수체에서 GnRH(시상하부로부터)의 생성을 증가시키고 FSH와 LH(뇌하수체로부터) 생성을 증가시켜 결국 난소에서 난포의 성숙을 촉진한다. 이 약물은 이상적으로 배란으로 이어지고 착상의 가능성을 높인다.

Menotropins은 폐경기 후 여성의 자궁에서 추출된 FSH와 LH의 혼합물이다. FSH 성분은 난포의 발달을 촉진시켜 배란을 유도한다. LH 성분은 황체의 발달을 촉진시켜 임신 초기(first trimester)에 여성호르몬(에스트로겐과 프로제스틴)을 공급한다.

Choriogonadotropin alfa는 사람융모성성선자극호르몬(human chorionic gonadotropin)의 유전자재조합형(예: DNA 재조합 기술을 사용하여 개발) 물질이다. 이 호르몬은 임신기간 동안 자연적으로 태반에 의해 생성되고 임신한 여성의 소변에서 검출된다. 이것은 LH의 유사체이고 배란을 촉진하는 정상적 LH 증가(LH surge)에 대해 대치할 수 있다. 또한 난소에 있는 LH 수용체와 결합하여 성숙난포를 자극하여 파열을 일으키고 황체를 발달시킨다. 사람융모성성선자극호르몬은 임신 초기에 황체가 잘 생존할 수 있도록 돕는데, 이것은 매우 중요하다. 왜냐하면 태반에서 임신 유지에 필요한 에스트로겐과 프로제스틴을 공급하는데, 태반이 형성되기 전인 임신 초기 3달 동안은 황체에서 에스트로겐과 프로제스틴을 공급하기 때문이다. Menotropins 또는 clomiphene 치료법과 같은 FSH-활성 요법(FSH-active therapy)은 환자의 난포가 충분히 성숙했다고 감지했을 때 choriogonadotropin alfa를 조심스럽게 투여한다.

적응증 Indications

주로 무배란 여성 환자에서 배란을 유도하기 위해 사용한다. 또한 불임 남성에서 정자발생을 촉진하는 데 사용하기도 한다. 프로제스틴의 항목에서 언급했던 것과 같이, 프로게스테론 제형은 여성 불임치료를 위해서 사용될 수도 있다.

금기증 Contraindications

배란촉진제의 사용에 대한 금기증은 약물알레르기를 포함하여 일차성 배란장애, 통제되지 않는 갑상선 또는 부신기능이상, 간질환, 뇌하수체 종양, 비정상적 자궁출혈, 이유가 불분명한 난소비대, 성호르몬 의존성 종양, 임신이다.

유해효과 Adverse Effects

일반적인 배란촉진제의 유해효과는 표 47.5에 제시되었다.

상호작용 Interactions

배란유도제와 상호작용하는 약물은 거의 없다. 삼환계항우울제, butyrophenones(예: haloperidol), phenothiazines (예: promethazine), 고혈압치료제인 methyldopa를 임신유도제와 함께 복용하면, 프로락틴 농도가 증가하여 임신 유도에 지장을 줄 수 있다.

용량 Dosages

Clomiphene의 권장량에 대해서는 용량표를 참조한다.

자궁수축제 UTERINE STIMULANTS

다양한 약물이 분만 중의 자궁수축을 촉진 또는 억제하기 위해 사용된다. 출산 직후에는 분만 후 출혈의 위험을 감소시키고 자궁의 빠른 수축을 촉진하기 위해서 사용되기도 한다. 자궁수축 촉진제로 사용되는 약물에는 ergot 유도체, prostaglandins, progesterone 길항제인 mifepristone (RU-486), oxytocin이 있다. 이 약물들은 평활근 섬유로 이루어진 근육성 기관인 자궁에 작용한다. 이러한 약물들은 천연 호르몬인 옥시토신과 그 작용이 비슷해서, 그 이름을 따서 급속 분만제(oxytocics)라고 한다. 자궁은 정상 임신과 출산 동안 여러 변화를 겪는다. 시기에 따라 다양한 호르몬과 약물에 대해 저항적이거나 수용적이다. Oxytocin은 뇌하수체후엽에서 분비되는 두 가지 호르몬 중 하나이다. 나머지 하나는 바소프레신(vasopressin)으로 항이뇨호르몬(antidiuretic hormone)이다.

작용기전 및 약물효과 Mechanism of Action and Drug Effects

임신을 하지 않은 여성의 자궁은 옥시토신에 대해 상대적으로 덜 민감하다. 그러나 임신 중에 자궁은 옥시토신에 대해 더욱 민감해지고, 임신의 마지막에는 매우 민감하다.

출산 동안 옥시토신은 자궁수축을 촉진하고, 수유동안 젖분비샘에서부터 젖꼭지까지 모유의 이동을 촉진하여 유즙분비를 촉진한다. 다른 종류의 자궁수축약물은 프로스타글란딘으로, 자궁평활근섬유의 네트워크를 조절하는 천연 호르몬이다. 프로스타글란딘은 자궁근육층을 강력하게 수축시켜서 자연적인 분만유도에 중요한 역할을 한다. 임신의 마지막 몇 주 동안에 프로스타글란딘 농도가 증가할 때, 자궁근육층에서 Braxton Hicks 수축이라고 알려진 약한 수축이 촉진된다. 급속분만제의 세 번째 군으로 ergot alkaloids가 있는데, 이것은 강력한 자궁근육 자극제이며 이러한 약물들은 자궁수축력과 빈도를 증가시킨다. FDA가 승인한 약물처방 중 하나는 '낙태 알약(abortion pill)'으로 알려져 있는 progesterone 길항제로 mifepristone (Mifeprex)이다. 이 약물은 자궁수축을 촉진하여 유산의 목적으로 사용된다.

적응증 Indications

옥시토신은 합성 주사제(예: Pitocin)로 사용된다. 이 약물은 임신 말기에 자궁수축이 약하고 비효과적일 때에 분만을 유도하고 출산을 촉진시키는 데에 사용된다. 또한 옥시토신은 출산 후 자궁출혈을 예방하고 조절하기 위해 사용되며, 불완전한 낙태(유산을 포함한)를 완성하기 위해 또는 수유기간 동안 모유분비를 촉진하기 위해서 사용된다.

표 47.5 임신유도제: 유해효과

신체계	유해효과
심장혈관계	빈맥, 심부정맥혈전증
중추신경계	어지럼증, 두통, 홍조, 우울증, 안절부절못함, 불안, 신경질, 피로
위장관계	오심, 고장증, 변비, 구토
기타	두드러기, 난소과다자극, 다태아 임신(쌍둥이 또는 그 이상), 흐린시력, 복시, 광선공포증, 유방통증

용량표

임신유도제

약물명(임신범주)	약리학적 분류	상용량	적응증
clomiphene (Clomid, Serophene) (X)	배란 촉진제	PO: 1일 50~100mg 5일 동안, 반응에 따라 반복되는 주기로	여성 불임

프로스타글란딘은 자궁경부를 부드럽게 하고(자궁경부 성숙) 자궁수축을 강화함으로서 분만유도제로 사용된다. 또한 프로스타글란딘은 자궁이 옥시토신에 저항성을 가지는 임신의 중반기(second trimester)에 자궁근육층을 자극하여 유산을 유도하기 위해 사용되기도 한다. 이러한 약물로는 dinoprostone와 misoprostol이 있다. Misoprostol은 위장보호제로 경구용으로도 사용된다(38장 참조). Misoprostol은 자궁경부 성숙을 위해서 off-label로 사용되며 소량으로 경구 또는 질내로 투여된다. 이것은 dinoprostone보다 비용이 매우 저렴한 이점이 있어 미국뿐만 아니라 제3세계 국가에서도 널리 사용되고 있다.

Ergot alkaloids는 태아와 태반의 출산 후 자궁이완(근긴장도의 부족)과 출혈을 막기 위해 사용된다.

Mifepristone은 낙태를 유도하기 위하여 사용되며, 때로 합성 프로스타글란딘 약물 misoprostol과 함께 투여된다.

금기증 Contraindications

분만을 유도하는 자궁 자극제의 사용에 대한 금기증은 약물알레르기, 골반염증, 자궁경부 협착증, 자궁섬유증, 고위험성의 자궁 내 태아 위치, 전치태반, 긴장항진 자궁, 자궁탈출증, 또는 질 분만에서 금기하는 모든 상태(특히 출혈 위험의 증가)가 있다. 낙태유도제의 금기증은 자궁내장치, 자궁외임신, 항응고제치료, 출혈장애, 응급 건강관리를 부적절하게 시행한 경우, 지시사항 불이행, 약물알레르기 등이 있다.

유해효과 Adverse Effects

급속분만제에서 흔히 발생하는 바람직하지 않은 유해효과는 표 47.6에 있다.

상호작용 Interactions

자궁수축성 약물과 상호작용하는 약물 중 의학적으로 중요한 것은 거의 없다. 이들 중 가장 흔하고 중요한 것은 교감신경흥분제(sympathomimetic drugs)이다. 교감신경흥분제의 혈관수축작용이 급속분만제와 병용 시 심각한 고혈압을 야기시할 수 있다.

용량 Dosages

선택된 자궁수축성 약물의 권장용량은 용량표를 참조한다.

표 47.6 분만촉진제: 가장 흔한 유해효과

신체계	유해효과
심장혈관계	저혈압 또는 고혈압, 흉통
중추신경계	두통, 어지럼증, 기절
위장관계	어지럼증, 구토, 설사
비뇨생식계	질염, 질통증, 경련통
기타	다리경련, 관절부종, 오한, 열, 쇠약, 흐린시력

용량표

자궁수축제

약물명(임신범주)[a]	약리학적 분류	상용량	적응증
dinoprostone (Prostin E_2, Prepidil, Cervidil) (X)	Prostaglandin E_2 abortifacient 및 cervical ripening drug	Cervical gel (Prepidil): 자궁경관으로 0.5mg 투여 6시간 간격으로(1일 최대 1.5mg)	분만유도 위한 자궁경부 성숙
		Vaginal suppository (Cervidil): 질천장 후방으로 10mg (자궁경부 후방) 1회	분만유도 위한 자궁경부 성숙
methylergonovine (Methergine) (X)	Oxytocic ergot alkaloid	IM/IV: 태반배출 후 0.2mg, 2~4시간 간격으로 반복투여 PO: 분만 후 1일 3~4회 0.2mg 7일 이상	산후 자궁이완과 출혈
oxytocin (Pitocin) (X)	Oxytocic hypothalamic hormone	IV infusion: 0.5~20milliunits/min, 효과가 나타날 때까지 IV infusion: 10~40units in 1L of D_5LR 효과가 나타날 때까지 IM: 태반배출 후 10units 1회 투여	분만유도 산후 자궁이완과 출현

[a] 이 약물들은 임신 중에는 사용을 금지하며(임신 범주 X) 적응증이 해당될 때만 사용한다.
D5LR, Dextrose 5% in lactated Ringer's solution

조기분만치료에 사용하는 약물

Drugs for Preterm Labor Management

조기분만(preterm labor)은 임신 37주 이전에 자궁이 수축되어 분만이 진행되는 것으로 정의한다. 임신이 만기되기 전에 자궁이 수축되면, 조기분만으로 신생아가 사망할 위험이 있기 때문에 분만을 멈추는 것이 바람직하다. 분만을 지연시키면 영아를 살릴 수 있는데, 대체로 임신 20~37주에 이 조치를 한다. 20주 이전의 자연분만은 대개 태아가 생존할 수 없기 때문에 분만을 중지하지 않는다.

조산의 비약물적 치료에는 안정, 진정 및 수화(hydration)가 있다. 분만을 억제시키고 임신을 유지하는 약물을 자궁수축억제제(tocolytics)라고 한다. Terbutaline은 β-아드레날린성 약물로 직접 자궁근을 이완시키므로 조기분만에 사용되어 왔다. 2011년, FDA는 terbutaline이 모체와 태아사망의 위험이 있으므로 조기분만 방지에 더 이상 사용하지 못하도록 하였다. 황산 마그네슘(magnesium sulfate) 농축액이 이러한 목적을 가지고 정맥주사로 사용된다. 2013년에 FDA는 조기진통 예방을 위해 마그네슘 IV를 장기간 사용하는 것을 막기 위한 경고 조치를 내렸다. 황산 마그네슘은 임신성 고혈압에도 사용한다. 마그네슘 독작용은 calcium gluconate로 쉽게 역전된다.

현재 조기분만치료에 추천하는 약물은 indomethacin과 같은 비스테로이드소염제(nonsteroidal antiinflammatory agent)와 nifedipine 같은 칼슘통로차단제로 현재 가장 널리 사용되고 있는 자궁수축억제제는 indomethacin이다. 이 약물은 프로스타글란딘의 작용을 억제한다. Nifedipine은 칼슘의 유입을 차단함으로써 자궁근의 수축을 억제한다. 이러한 치료에도 불구하고 분만이 진행된다면, corticosteroid (betamethasone 또는 dexamethasone)를 임신 24~34주 태아의 폐성숙을 위해서 산모에게 투여한다.

약동학의 적용

Estrasorb는 환자에게 부족한 에스트로겐 농도를 증가시킴으로 폐경 후의 심한 홍조를 완화하는 약으로 FDA에서 승인한 새로운 형태의 에스트로겐이다. Estrasorb에는 에스트라디올이 함유되어 있는데, 이것은 여성이 생산하는 에스트로겐과 동일하다. 에멀전 형태의 국소적용 시 바른 후 흡수되어 8시간까지 상당한 양의 에스트라디올이 피부에 존재한다. 이러한 약동학적 특징을 완전하게 이해하는 것이 중요한다. 왜냐하면 다른 사람에게 약물이 전달될 수 있기 때문이다. 사실, estrasorb가 이렇게 전이되어 남성에게서 2일 이상 발견된 사례가 있다. 이 약물은 완전히 건조시켜 투여하고, 그 다음 다른 사람과 접촉하기 전에 천으로 덮어서 약의 전달을 감소시켜야 한다. Estrasorb로부터 흡수된 에스트라디올의 조직 분포에 관한 특별한 연구결과는 없지만, 외인성 에스트로겐은 천연 에스트로겐과 분포양상이 배우 비슷하다고 알려져 있다. 외인성 에스트로겐은 천연 에스트로겐과 비슷하게 대사가 이루어지며, 주로 간에서 생체 내 변화가 진행되고 요로 배출된다. 에멀전 형태의 특정 용량투여는 권장할 만하다. 왜냐하면 매일 넓적다리 또는 넙다리뼈에 쉽게 적용할 수 있기 때문이다. 하나의 알약은 두 개의 분리된 은박지 주머니에 담겨 있고, 환자들은 투약 지시사항을 완전하게 알 필요가 있다. 예를 들어, 자외선차단제는 estrasorb의 흡수를 감소시키기 때문에 자외선차단제와 동시에 사용하면 안 된다.

Estrasorb의 약동학적 특징을 파악하는 것은 약물을 안전하고 효과적으로 적용하기 위해 필요하다. 또한 환자들이 약물과 인체내효과, 흡수, 분배, 대사, 분비에 대해 완전히 이해할 수 있도록 교육하기 위해서는 약물의 약동학적 특징을 아는 것이 중요하다.

❖ 간호과정 NURSING PROCESS

◆ 사정 Assessment

먼저 에스트로겐과 프로게스테론계 약들을 논의하고 골다공증치료에 사용하는 약물을 다루고자 한다. 그 다음, 배란유도약물, 자궁수축제 및 조기분만치료제를 설명한다. 호르몬(예: 에스트로겐, 프로제스틴) 또는 여성건강에 관련된 약물치료를 시작하기 전에, 환자의 혈압, 체중 등의 기록을 확보해야 한다. 약물알레르기, 금기증, 주의사항 및 약물상호작용을 사정하고 기록한다. 환자사정 시 약물력, 건강력 및 생리력을 알아본다. 과거 의사의 진찰기록과 임상의가 수행한 유방검사 및 부인과적검사결과도 기록한다.

에스트로겐 호르몬 단독요법은 에스트로겐 의존성 암, 진단되지 않은 질출혈, 뇌졸중 또는 혈전정맥염(thrombophlebitis) 같은 혈전색전성질환(thromboembolic disease) 및 이러한 질병의 과거력이 없을 때에만 사용 가능하다. 유방검사, 유방자가검사, 최근 신체검사 및 Papanicolaou (Pap) 도말검사결과를 사정한다. 에스트로겐과 함께 투여하면 중독치에 도달할 수 있으므로 삼환계항우울제 같은 약물의 약물상호작용을 사정하는 것이 중요하다. 또한 혈전의 위험이 있기 때문에 금연하도록 충고한다. 흡연은 에스트로겐의 효과를 감소시키므로 흡연력을 확인해야 하며 하루에 몇 갑을 피우는지, 몇 년 피웠는지를 질문한다. 경구용 항응고제(효과감소), rifampin, St. John's wort(에스트로겐효과 감소)와 약물상호작용을 고려한다.

2016년 내분비학회는 HRT를 갱년기 증상 관리에 사용한다는 지침을 발표했다(자세한 내용은 약학 섹션 참조). 자궁내막 또는 유방암에 대한 이력 또는 진단에 대한 철저히 사정해야 한다. 호르몬 치료가 중단되면 골밀도도 영향을 받을 수 있으므로 이러한 특정 환자들에 대한 면밀한 사정이 더욱 필요하다.

피임이든지 대체요법이든지, 호르몬(예: 에스트로겐과 프로제스틴) 사용에 대한 환자의 지식 정도를 사정한다. 또한 환자의 학습능력, 교육수준, 기타 약물에 대한 의존도를 사정한다. 경구피임제, HRT 및 기타 치료의 성공 여부는 주로 환자의 지시사항 이해 정도에 달려 있다. 경구피임제(예: 에스트로겐-프로제스틴 복합제) 사용과 관련하여 임신반응을 검사하고 혈관 및 심근경색증, 정맥혈전증, 뇌졸중과 같은 혈전색전성질환, 생식기계 종양 및 비정상적인 질출혈 등을 사정한다. 모든 경구피임약은 흡연과 심각한 심혈관질환, 자궁내막암, 심혈관 질환, 유방암과 치매에 대한 블랙박스경고를 담고 있다. 고혈압, 편두통, 지질 및 탄수화물 대사이상, 체액축적 또는 부종, 탈모, 무월경, 비생리기 질/자궁출혈, 자궁의 섬유양(uterine fibroids)과 같은 사항을 면밀하게 모니터한다. 관심사는 이 상황의 악화와 이후의 합병증이다. 흡연자는 에스트로겐으로 합병증(혈전의 위험 증가)의 위험이 있기 때문에 주의 깊게 모니터한다. 항생제(특히, penicillins과 cephalosporines), barbiturates, isoniazid 및 rifampin은 경구피임제의 효과를 감소시키므로 약물상호작용 사정이 필요하다. 경구피임제와 병용하면 치료효과가 감소하는 약물은 뇌전증치료제, β-차단제, 수면제, 항당뇨약물, warfarin, theophylline, 삼환계항우울제 및 비타민 등이다. 경구피임약을 성교 후 피임용으로 1회 사용한다 할지라도 금기증, 주의사항 및 약물상호작용은 동일하다.

Medroxyprogesterone과 megestrol과 같은 프로제스틴 화학유도체의 금기증도 에스트로겐과 같다. 프로제스틴은 유해작용이 나타날 가능성(표 47.3)이 있기 때문에 간/쓸개질환, 혈전정맥염(thrombophlebitis), 혈전색전성질환을 추가로 사정해야 한다. 항당뇨병약물과 심각한 약물상호작용이 있음을 명심하고 프로제스틴이 처방된 상황에서 환자의 건강력을 철저하게 살펴야 한다. 에스트로겐치료에 의한 자궁내막암 예방, 재발한 자궁내막암 또는 유방암의 완화치료, AIDS 또는 암에 의한 식욕부진이나 악액질(cachexia)이 포함된다.

Bisphosphonates계 골다공증치료제는 금기증, 주의사항 및 약물상호작용이 많다. 그러므로 약물알레르기, 식도기능이상, 저칼슘혈증, 약물복용 후 30분 이상 앉거나 서 있지 못하는 경우를 사정하는 것이 환자의 안전을 위해 중요하다. SERM은 임신 중이거나 임신 예정인 여성, 심부정맥혈전증(deep vein thrombosis)을 포함하여 혈전색전성질환이 있는 여성에는 사용할 수 없다. 칼시토닌 사용 시에는 이 약물이 연어에서 유래했기 때문에 연어 알레르기를 사정해야 한다. Ampicillin과 cholestyramine은 SERMs계 약물인 raloxifene의 흡수를 감소시키므로 약물상호작용을 사정한다. Raloxifene은 warfarin의 효과도 감소시킨다. Bisphosphonates와 칼슘보조제, 제산제(흡수 감소), aspirin 및 NSAIDs(위장장애)의 약물상호작용을 사정한다.

Clomiphene 사용 시, 환자의 월경력과 함께 병력과 약물력을 사정한다. 특히 생식과 자궁상태의 병력이 중요하다. 이 약물로 다태아(쌍둥이 또는 그 이상)를 임신할 수 있으므로 산모의 건강상태를 알아야 한다. 다태아 출산에 의한 가족들과 경제적인 스트레스가 발생할 수 있기 때문에 가족의 안정성 평가와 경제상황을 사정한다. 원발성 난소기능상실(primary ovarian failure), 부신 또는 갑상선장애, 간질환, 이상자궁출혈(abnormal uterine bleeding)은 금기증이므로 철저하게 사정한다. 삼환계항우울제, haloperidol, phenothiazines 및 methyldopa(항고혈압제)는 약물상호작용이 있으므로 사정한다. 이 약물들과 clomiphene을 병용하면 임신이 되지 않을 것이다.

자궁수축제(예: oxytocin, prostaglandins)를 투여하기 전에 환자의 혈압, 맥박과 호흡을 측정하여 기록하고, 태아심박수와 수축관련 태아심박수도 측정하여 기록한다. 임신 초기에 분만유도 자궁수축제의 사용금기는 산아제한을 위해서 자궁내장치를 한 경우, 자궁외임신, 항응고제 사용, 출혈성 질병 및 지시사항을 이해하지 못하여 따를 수 없는 경우이다. 교감신경흥분제와 병용하면 혈관수축작용이 항진되어 심한 고혈압을 일으킬 수 있으므로 이를 사정한다. 분만 시 환자의 자궁경부(cervix)가 분만준비가 되어 있어야 한다. 산모의 혈압, 맥박, 수축 및 체액상태를 태아심박수와 함께 계속 모니터한다. Oxytocin은 자연유산이나 인공유산의 경우를 제외하고, 임신 제1분기에는 사용하지 않는다.

Ergot alkaloid, methylergonovine maleate 사용 시 활

력징후를 측정한 후 약물투여를 사정하며, 태반이 나온 후에 자궁을 수축시켜서 출혈을 줄이고자 하는 특수상황에서 초회 투여한다. 임신, 분만, 간/신장질환, 심장질환 및 임신고혈압 등의 금기증을 사정한다. 이 약물을 고혈압 여성에게 투여하게되면, 발작 또는 뇌졸중을 유발할 수 있다. Dinoprostone 또는 prostaglandin E_2는 임신 중단이 필요한 특수상황에서 사용한다. 금기증, 주의사항 및 약물상호작용에 대해 환자를 사정한다. Misoprostol도 자궁성숙을 위해서 의약품 허가사항 범위 외로 사용하는 off-label로 질내 투여된다.

Terbutaline은 과거에는 조산방지에 사용하는 일차선택제였으나, 산모와 태아에게 위험한 약으로 판명되었다. 그 대신에 indomethacin, nifedipine 또는 magnesium sulfate가 사용된다. 조산방지약을 처방하기 전에 산모의 활력징후 기저치와 태아심박수를 사정해야 한다. 또한 이러한 약물은 20~37주에 사용하므로 임신 주수에 대한 산모기록을 사정한다. 20주 이전의 태아는 대체로 생존하기 어려우므로 이 기간의 자연유산은 중지시키지 않는다. Indomethacin 사용 시, 응고장애, 만성고혈압, 심부전, 간기능장애, 심혈관질환의 과거력도 사정한다. 저혈압과 심혈관계 이상에 대한 과거력은 nifedipine의 금기증이다.

문화적 영향

자궁암과 자궁내막암의 인종 간 차이

2017년에는 자궁내막암이 약 61,380명 정도 진단될 것이다. 미국에서 여성들에게 4번째로 흔한 암이며, 주로 비만 증가에 의해 발병률이 증가하고 있다. 약 10,920명의 여성이 자궁내막암으로 사망한다. 자궁내막암은 대부분 폐경 이후 평균 60세의 여성들에게 영향을 미치며, 45세 미만 여성에서는 드물다. 여성이 이러한 형태의 암 진단을 받을 확률은 1/37이며, 자궁내막암의 여성 생존자는 60만 명이 넘는다. 자궁내막암은 백인 여성들에게서 조금 더 흔하지만 사망률은 흑인 여성들이 더 높다.

2009~2013년까지 인종과 민족별 발병률은 비히스패닉 백인 26.3%, 비히스패닉 흑인 25%, 아메리카 인디언과 알래스카 원주민 22.7%, 히스패닉 21.7% 아시아인과 태평양 아일랜드 18.1%이다. 2010~2014년 사망률은 비히스패틱 흑인 8.3%, 비히스패닉 백인 4.2%, 아메리카 인디언과 알래스카 원주민 3.8%, 히스패닉 3.6%, 아시아인과 태평양 아일랜드 2.9%로 나타났다.

Uterine corpus cancer: At a glance. American Cancer Society. (2017). Available at https://cancerstatisticscenter.cancer.org/#/cancer-site/Uterine%20 corpus. Accessed February 26, 2017. U.S.
Mortality Files, National Center for Health Statistics, Division of Cancer Prevention and Control, Centers for Disease Control and Prevention. Available at www.cdc.gov/cancer/uterine/statistics/race . Accessed February 26, 2017.

◆ 환자상태 Human Need Statements

1. 폐경 후 에스트로겐 대체요법의 위험 대 유익성 관련된 효과적 인식, 의사결정 갈등의 변화
2. SERM의 부작용 및 부적절한 투여와 관련된 급성통증으로부터의 자유
3. 경구피임약의 일상 복용에 대한 정보와 경험 부족과 관련된 비효율적인 자기실현 요구

◆ 계획: 결과판정 Planning: Outcome Identification

1. 환자는 에스트로겐 대체요법의 안전한 자가 사용과 관련하여 정보에 입각한 결정을 내릴 때 효과적인 인식을 나타낸다.
2. 환자는 SERM의 효과적인 자가관리의 결과로 최소한의 통증(이중적)으로 편안함을 높였다.
3. 구강피임치료로 안전한 건강 정비를 통해 효과적인 자가실현상태를 회복하고 유지한다.

◆ 수행 Implementation

에스트로겐을 투여할 때 정확하게 지시를 따라야 한다. 호르몬의 자가투여를 처방하려면 환자에게 자세한 설명문을 제공해야 한다. 매일 동일한 시간대에 위장장애를 최소화하기 위해 식사나 스낵과 함께 복용한다.

에스트로겐 사용에 대한 적응증과 이론적 배경을 이해하는 것이 중요하다. 에스트라디올은 폐경기 혈관증상에 투여하며, 동일한 시간대에 매일 투여한다. 에스트라디올 경피패치는 1주일에 한 번 또는 두 번, 하복부에 붙여야 하며 유방과 가슴부위에 붙이지 않는다. 더 자세한 내용은 환자중심간호: 환자교육을 참조한다.

프로제스틴은 산아제한을 위해서 Depo-Provera 제형으로 3개월에 한 번씩 근육주사한다. 그러나 뼈손실이 우려되므로 가임여성에 대한 사용 여부에 관하여는 논란이 있다. 심층근육에 주사해야 하며 주사 부위를 바꾸어야 한다. Medroxyprogesterone acetate 경구형은 무월경과 자궁출혈에 사용한다. 처방대로 일일횟수와 주기를 잘 지켜서 복용한다. Megestrol은 합성 progestin으로서 AIDS 환자에서 설명되지 않는 식욕부진, 악액질, 체중감소증 경감에 사용된다. 처방대로 경구투여하면 식욕이 증가된다. 그러나 에스트로겐이든 프로제스틴이든지 가능한 한 최저 용량을 사용한다.

경구피임제는 월경주기의 시기(약리학 논의 참조)를 기준으로 여러 가지 제형이 있다. 프로제스틴 단독 경구피임제는 효과적인 혈중 호르몬수치를 유지하기 위해서 매일 동일한 시간에 복용한다. 프로제스틴 단독 피임제는 배란을 유도할 수 있으므로 지시대로 복용하지 않으면 임신이 될 수 있다. 이러한 피임제는 에스트로겐이 금기이거나 에스트로겐에 대한 내성이 없는 여성에게 처방된다. 35세 이상의 여성과 모유수유 여성에게 효과가 있다. 에스트로겐-프로제스틴 피임약은 호르몬의 용량이 낮다. 이상복합형(biphasic form)은 에스트로겐 용량은 고정이고 프로제스틴 용량은 21일 또는 28일형에 따라 다양하다. 저용량 단상형(monophasic, 에스트로겐-프로제스틴 용량 고정)은 21일형이거나 28일형이다. 삼상형(triphasic)은 여러 가지 용량의 에스트로겐과 프로제스틴이 들어 있는 삼상 또는 사상의 형태이며, 새로운 주기가 긴 확장형(extended-cycle)도 있다. 환자에게 복용법을 완전히 이해시켜야 한다. 에스트로겐수치가 내려가면 유해반응과 합병증의 위험은 감소하지만 돌발출혈(breakthrough bleeding)이 올 수 있다.

Bisphosphonate 치료는 환자가 환자교육을 통해서 이 약물을 이해할 때 성공할 수 있다. Bisphosphonate 경구제제는 아침에 일어나서 음식이나 다른 약을 먹기 전, 적어도 30분 전에 물 한 컵과 함께 복용하도록 강조한다. 또한 환자에게 약을 복용한 후 식도가 자극받거나 식도손상을 막기 위해 30분 정도 똑바로 앉아 있거나 서 있어야 한다고 강조한다. SERM raloxifene을 복용하는 환자에게 장기간 움직이지 않는 기간의 72시간 전에 약물을 중단하도록 교육한다. 환자가 완전히 보행할 수 있게 되면 지시에 따라 치료를 재개할 수 있다. 더 자세한 내용은 환자중심간호: 환자교육을 참조한다.

수태약물(예: clomiphene)은 흔히 자가투여한다. 가정에서 약물복용에 관한 특이한 지시내용과 성공적인 치료를 위해 약물효과를 모니터하는 방법을 알려주어 치료가 성공할 수 있도록 한다. 약물요법의 저널 검색은 불임 환자나 부부를 돌보는 사람들에게 도움이 된다. 더 자세한 내용은 환자중심간호: 환자교육을 참조한다.

자궁수축억제제로(tocolytics)로 indomethacin (Indosin)이나 nifedipine (Procardia)이 사용되며 magnesium sulfate도 사용된다. 용량과 투여경로는 처방의가 결정한다. Indomethacin 장기투여는 출생 결함(birth defect)을 일으키므로 추천되지 않는다. Nifedipine은 산모의 생명을 위협하는 문제를 제기할 수 있다. 일단 수축이 멈추면, 지시대로 두 약물을 중단한다. 약물투여 시 활력징후와 태아심장박동을 모니터한다. 환자를 왼쪽으로 옆으로 누운 자세(lateral recumbent position)로 하여 저혈압을 감소시키며, 신혈류를 증진시키고, 태아 쪽으로 혈류를 증진시킨다.

Oxytocin은 지시대로 복용해야 하고, 지시사항이나 치료계획을 엄격히 준수해야 한다. 또한 자궁경부는 성숙되어야 한다. 만약 산모의 자궁경부가 성숙하지 않거나 Bishop 수치의 5 또는 그 이상일 경우 prostaglandin E_2를 질내에 주입하여 자궁경부를 성숙시킨다. 옥시토신은 혈관수축 및 항이뇨작용이 있어서 체액을 저류시켜 혈압을 올릴 수 있기 때문에 태아뿐 아니라 모체의 혈압과 맥박을 지속적으로 확인할 필요가 있다. 환자는 강한 자궁의 수축, 부종, 수분중독 증상, 빈맥, 흉통, 태아 움직임의 변화 중 어떠한 것이라도 보고해야 한다. 옥시토신의 정맥내 주입(주입펌프를 통한)은 적당한 액체를 이용하여 적절하게 희석하여 투여해야 한다. 수분공급이 정맥으로 유지되고 있는 동안 모체나 태아에게 문제발생 시 약물의 유해효과를 최소화하기 위해 희석된 옥시토신 용액이 즉시 중단될 수 있도록 정맥내 piggyback 투약이 지시될 수 있다. 일반적으로 복용량은 약물의 치사량 내성의 정도와 출산 과정에 근거하여 지시된다. 출산 과정이 시간당 1cm 정도 진행된다면 옥시토신은 필요하지 않다. 이러한 결정은 개별적이며, 의사가 결정한다. 일반적으로 옥시토신치료에 관해서, 산모가 고혈압이 되거나 활력징후가 현저하게 변하거나 태아심박수가 분만을 견디지 못할 정도라면, 의사에게 즉시 알린다. 만일 자궁수축이 매 2분보다 더 빈번하고, 자궁수축이 1분 이상 지속된다면(그리고 다른 지표가 변한다면), 수액 주입을 멈추고 의사에게 즉시 연락한다. 이러한 경우에 환자를 옆으로 눕히고 수액과 산소(분당 10~12L를 얼굴에 꼭 맞는 마스크를 통해서)를 공급하고 산모와 태아를 면밀하게 모니터한다. 과도한 자극에 관심을 두며, 의사와 이 문제를 토론하며 철저하게 기록한다. Misoprostol은 자궁경부의 성숙을 위하여 질내에 지시대로 사용한다.

Dinoprostone은 12~20주의 임신부나 임신을 종결시키고자 하거나 불완전 자연유산 또는 자궁내 태아사망(28주 이상) 때문에 자궁 내부를 비워내야 할 필요가 있는 환자에게 질 좌제로 투여된다. 이 약물은 지시된 대로 정확하게 투여하고, 환자를 면밀히 관찰해야 한다.

◆ 평가 Evaluation

이번 단원에서 논의되는 다양한 약물에 대한 치료반응은 목표와 결과판단기준이 일치하는지를 평가함으로써 알 수 있다. 많은 약물이 논의되었으며, 여러 가지 적응증을 소개하였다. 치료반응은 지시된 약물의 효과 발현이다. 또한 부작용이나 독성에 대한 환자 모니터가 필요하다.

에스트로겐의 치료효과는 임신의 예방에서부터 폐경기 증상의 감소, 종양 크기의 감소까지 나타난다. 그리고 에스트로겐의 유해효과는 고혈압, 혈전색전증, 부종, 무월경, 오심, 얼굴 피부색 변화, 남성화, 유방압통 및 두통이다. 프로제스틴의 치료효과는 비정상적 자궁출혈이 감소되고 월경장애(특히, 무월경)가 사라지는 것이다. 프로게스테론의 가장 흔한 유해효과는 오심, 구토, 무월경, 체중 증가이다. 경구피임약의 유해효과는 고혈압, 부종, 혈전증, 두통, 편두통, 우울증, 뇌졸중, 오심, 구토, 무월경, 돌발출혈이다.

옥시토신를 비롯한 자궁자극제의 치료효과는 분만의 자극과 산후 출혈의 조절이다. 유해효과로는 저혈압이나 고혈압, 흉통, 오심, 구토, 흐린시력, 실신 등이 있다. 자궁수축억제제(tocolytics)의 1차 치료효과는 조기진통의 조절이다. Indomethacin과 같은 자궁수축억제제의 부작용은 38장에서 논의된다.

불임치료제의 치료효과는 성공적인 착상에 있다. 더 흔한 부작용으로는 빈맥, 심부정맥혈전증, 두통, 피로, 오심, 구토, 팽만감, 난소과자극, 흐린시력, 광선공포증 등이 있다. 골다공증약물의 치료효과로는 골밀도 증가, 골다공증 예방 또는 관리 등이 있다. SERM의 더 일반적인 부작용으로는 안면홍조와 다리경련이 있다. 또한 이 약들은 백혈구 감소로 인한 다양한 감염 위험의 증가만큼 정맥혈전증 위험을 증가시킨다. Bisphosphonates의 유해효과로는 두통, 위장관장애 및 관절통이 있다. 또한 식도작열감의 위험 증가(통증과 불편함 발생)에 대해 모니터링해야 한다.

환자중심간호: 환자교육

- 호르몬성 약물들은 처방된 대로 위장관장애를 최소화하기 위해 음식 또는 우유와 함께 복용한다.
- 에스트로겐과 프로제스틴의 HRT뿐만 아니라 경구피임약을 사용하는 환자는 치료에 대한 걱정을 자유롭게 논의할 수 있도록 격려해야 한다. 환자에게 HRT로 위험이 유발될 수 있지만, 의사는 각 개인의 경우를 개별적으로 위험 대비 이점을 고려하여 신중히 권장한 것임을 환자에게 확실히 설명해야 하며, 최종적인 결정은 환자가 하도록 해야 한다.
- 에스트로겐과 프로제스틴 투약 시 고혈압, 부종, 혈전색전증, 편두통, 우울증, 돌발출혈과 같은 증상이 발생하면 즉시 의사에게 보고해야 한다.
- 환자는 어떠한 돌발출혈, 월경 흐름의 변화뿐만 아니라 일주일에 5lb 또는 그 이상, 또는 24시간에 2lb 이상 체중 증가가 있으면 보고해야 한다.
- 경구피임약은 지시대로 복용해야 하고, 모든 추적검사(특히 자궁경부검사, Pap smear, 임상의 유방검사)를 이행해야 한다.
- 매달 이상적인 시기에(월경 시작 후 7~10일 또는 월경이 끝난 후 2~5일) 유방자가검진을 하도록 하며, 유방자가검진 기술과 중요성을 교육한다. 추후 약속을 지키도록 하며, 매년 건강관리자에 의한 건강검진의 필요성을 강조해야 한다.
- 호르몬은 환자가 햇빛과 태닝에 민감하도록 만든다. 그러므로 햇빛을 피하도록 하고, 자외선차단제를 사용한다.
- 만일 환자가 프로제스틴-단독 제제 젤을 질내에 다른 젤들과 함께 사용한다면, 프로게스테론 제제 사용 전 또는 후 최소한 6시간에 다른 젤을 주입해야 한다.
- 지속형 프로게스테론-함유 자궁내삽입장치는 의료전문인이 장치해야 한다. 또한 삽입 5년 동안 제자리에 유지되도록 하고 그 후에는 반드시 교체되어야만 한다는 교육을 철저히 받도록 한다. 비정상적 자궁출혈, 경련, 복통, 무월경을 즉시 보고하도록 교육한다.
- 피임을 위하여 에스트로겐 · 프로제스틴 질내 링을 사용하는 환자는 이를 주입함으로써는 무엇을 기대할 수 있는지에 대한 교육을 받아야 한다. 환자는 의사의 사무실을 떠나기 전에 이 피임장치의 삽입과 제거 기술에 대한 교육을 철저히 받고 다시 재현해보도록 한다.
- 링이 제거된 후 2~3일 쯤에 월경이 이어질 것이며, 사용된 링은 은박 주머니에 넣은 후 변기통에 버리기보다는, 휴지통에 버리도록 교육받아야 한다.
- 경구용 피임 호르몬은 매일 같은 시간에 복용해야 한다. 만일 투약을 한 번 빠뜨렸다면 이를 알아차렸을 때 약을 복용하도록 한다. 그러나 다음 약 먹을 시간이 다 되었다면, 2배로 먹지 않도록 한다. 경구피임제 복용을 걸렀을 경우에 대한 자세한 지시사항은 다음과 같다. 만일 환자가 1~2주 또는 3주에 피임약 복용을 잊었다면 기억하는 즉시 복용하도록 한다. 만일 1주 또는 2주에 약 먹는 것을 두 번 잊었다면 기억하는 즉시 2정을 복용하고 다음 날 또 2정을 복용하며, 이후에는 그 팩이 소진될 때까지 하루에 1정씩 복용한다. 만일 3주째에 피임약 복용을 2번 거르거나 연달아 3번 이상 복용하지 않은 경우에는, 남은 약은 버리고 그 날에 새로운 팩으로 시작해야 한다. 만약 경구피임제 복용을 거른 지 7일 이내에 성관계를 가졌다면, 콘돔과 같은 기타 피임방법을 사용하도록 알려준다.
- 성병을 예방하기 위해 경구피임법과 콘돔을 사용의 중요성을 강조한다.
- 경구피임약을 복용하는 환자가 항생제, barbiturates, griseofulvin, isoniazid, rifampin을 복용할 때 backup 피임(특히, 콘돔 사용)이 요구된다는 사실을 강조해야 한다. 또한 St. John's wort는 경구피임약의 효과를 감소시킬 수 있다.
- 일반적으로 estrasorb는 매일 한 번 지시대로 넓적다리와 넙다리뼈에 적용한다. 자외선차단제와 다른 로션은 estrasorb의 효과를 방해할 수 있기 때문에 동시에 적용해서는 안 된다. 다른 사람에게 약물의 전달 가능성을 감소시키기 위해 약을 적용한 부위는 완전히 말린 후에 옷으로 덮어야 한다. 약물은 에스트라디올 형태로 포함되어 있고, 바른 후 8시간까지 피부에 남아있는 것으로 알려졌다.
- 폐경기 증상의 관리를 위해 결합에스토르겐을 매일 복용한다. 그러나 용량이나 투여 일정은 각각 다르다.
  - 예상되는 유해반응은 부종, 오심, 설사/변비, 돌발 자궁출혈, 기미, 남성화, 유방압통 및 두통이다.
  - 고혈압, 시야변동과 오심이 동반된 두통, 복통 및 부종의 증상이 있는 경우 의사에게 보고하도록 교육한다.
- Bisphosphonates(특히, alendronate)는 처방된 대로 정확하게 복용해야 한다. 즉, 약물을 아침에 첫 음료, 음식 또는 다른 약물복용 최소 30분 전에 복용해야 하고, 6~8oz의 물과 함께 복용하도록 한다. 식도와 위장의 유해효과를 막기 위해 약물복용 후 최소 30분 동안은 똑바로 있는 것이 중요하다고 강조해야 한다. 식도 자극, 연하곤란, 심각한 가슴쓰림, 흉골후방 통증은 의사에게 즉시 알려 심각한 반응을 막도록 한다.
- 의사는 bisphosphonates를 복용하는 환자에게 칼슘과 비타민 D를 보조적으로 복용하도록 요구할 수 있다.
- 환자는 지시대로 체중 감소 운동(특히 걷기), 금연, 알코올 섭취의 제한 또는 금주와 같이 생활습관을 변화시키는 것에 대해 교육받아야 한다. 이러한 조치는 경구피임법과 호르몬요법의 유해효과를 감소시킬 것이다.
- 안면 홍조를 위해 Duavee(결합 estrogen/bazedoxifene)를 사용하는 환자는 오심, 설사, 복통, 어지럼증의 유해효과를 경험할 수 있다.
- Ospemifene (Osphena)을 경구로 복용하면, 위장관장애를 최소화하기 위해 규정된 대로 매일 음식과 함께 복용해야 한다. 치료기간을 의사와 상의한다.

기억해야 할 사항

- 세 가지 주요 에스트로겐인 에스트라디올(가장 주요한 에스트로겐), 프로게스테론, 에스트라디올은 난소에서 합성된다. 외인성 에스트로겐은 두 개의 주요 그룹으로 분류할 수 있는데 스테로이드 에스트로겐(특히, 결합 에스트로겐, esterified estrogens, 에스트라디올)과 비스테로이드성 에스트로겐(예: chlorotrianisene, dienestrol, diethylstilbestrol)이다.
- 프로제스틴은 자궁출혈과 무월경의 치료, 일부 암의 완화와 보조 등 다양한 적응증을 가진다.
- 에스트로겐과 프로제스틴 복합물을 함유하는 경구피임약은 현재 이용 가능한 약물 중 가장 효과적인 형태의 임신조절약물이다.
- 자궁자극제(자궁수축성 약물이라고도 함)는 ergot 유도체, 프로스타글란딘과 옥시토신을 포함한다.
- 자궁수축억제제는 자궁수축을 저해하여 조산을 방지하고, 임신을 유지하는 데에 사용된다.
- 여성 생식약물의 효과적인 사용과 안전을 보장하기 위해 철저한 간호사정이 필요하다. 환자의 과거 의학적 문제, 월경력, 월경주기의 문제, 약물복용(처방약 또는 비처방약), 임신과 유산의 횟수, 마지막 월경주기, 관련 외과적 · 내과적 치료문제에 대한 정보를 수집해야 한다.
- 최근 승인된 에스트로겐 관련 신제품으로는 Duavee(결합 estrogen/bazedoxifene와 Osphena (ospemifene)가 있다. Duavee는 폐경기 및 골다공증과 관련된 안면홍조가 있는 경우에 승인된 약물이며, Ospemifene은 에스트로겐 제제로 폐경기 여성에게 성교곤란(성교 시 통증)이 있는 경우에 승인된 최초의 약물이다.

REVIEW QUESTIONS

1. The nurse is assessing a patient who is to receive dinoprostone (Prostin E_2). Which condition would be a contraindication to the use of this drug?
   a. Pregnancy at 15 weeks' gestation
   b. GI upset or ulcer disease
   c. Ectopic pregnancy
   d. Incomplete abortion

2. When teaching a patient who is taking oral contraceptive therapy for the first time, the nurse relates that adverse effects may include which of the following? (Select all that apply.)
   a. Dizziness
   b. Nausea
   c. Tingling in the extremities
   d. Breast tenderness
   e. Fluid retention

3. The nurse is reviewing the use of obstetric drugs. Which situation is an indication for an oxytocin (Pitocin) infusion?
   a. Termination of a pregnancy at 12 weeks
   b. Hypertonic uterus
   c. Cervical stenosis in a patient who is in labor
   d. Induction of labor at full term

4. The nurse has provided patient education regarding therapy with the SERM raloxifene (Evista). Which statement from the patient reflects a good understanding of the instruction?
   a. "When I take that long flight to Asia, I will need to stop taking this drug at least 3 days before I travel."
   b. "I can continue this drug even when traveling as long as I take it with a full glass of water each time."
   c. "After I take this drug, I must sit upright for at least 30 minutes."
   d. "One advantage of this drug is that it will reduce my hot flashes."

5. The nurse is discussing therapy with clomiphene (Clomid) with a husband and wife who are considering trying this drug as part of treatment for infertility. It is important that they be informed of which possible effect of this drug?
   a. Increased menstrual flow
   b. Increased menstrual cramping
   c. Multiple pregnancy (twins or more)
   d. Sedation

6. A patient calls the clinic because she realized she missed one dose of an oral contraceptive. Which statement from the nurse is appropriate? (Select all that apply.)
   a. "Go ahead and take the missed dose now, along with today's dose."
   b. "Don't worry, you are still protected from pregnancy."
   c. "Please come to the clinic for a reevaluation of your therapy."
   d. "Wait 7 days, and then start a new pack of pills."
   e. "You will need to use a backup form of contraception concurrently for 7 days."

7. The order reads: "Give calcitonin (Miacalcin) 100 international units subQ every other day." The medication is available in a vial that contains 200 international units/mL. How many milliliters will the nurse draw up in the syringe for this dose?

8. A woman comes into the emergency department. She says that she is pregnant and that she is having contractions every 3 minutes but she is "not due yet." She is very upset. While assessing her vital signs and fetal heart tones, what is the most important question the nurse must ask the patient?
   a. "What were you doing when the contractions started?"
   b. "Are you preregistered at this hospital to give birth?"
   c. "How many weeks have you been pregnant?"
   d. "Have you felt the baby move today?"

정답 1. c 2. b, d, e 3. d 4. a 5. c 6. a, e 7. 0.5mL 8. c

참고문헌

REFERENCES

American Cancer Society (2017). Uterine corpus cancer: At a glance. Available at https://cancerstatisticscenter.cancer.org/#/cancer-site/Uterine%20corpus. (Accessed 26 February 2017).

American College of Obstetricians and Gynecologists. (2014). ACOG practice bulletin no. 141: management of menopausal symptoms. *Obstetrics and Gynecology*, 123, 202.

American College of Obstetricians and Gynecologists, Committee on Practice Bulletins—Obstetrics. (2016). ACOG practice bulletin no. 159: management of preterm labor. *Obstetrics and Gynecology*, 127, e29.

American College of Obstetricians and Gynecologists, Committee on Obstetric Practice Society for Maternal-Fetal Medicine. (2013). Committee opinion no. 573: magnesium sulfate use in obstetrics. *Obstetrics and Gynecology*, 122, 727.

Cosman, F., de Beur, S. J., LeBoff, M. S., et al. (2016). Clinician's guide to prevention and treatment of osteoporosis. *Osteoporosis International*, 25, 2359.

Curtis, K. M., Tepper, N. K., Jatlaoui, T. C., et al. (2016). U.S. Medical eligibility criteria for contraceptive use. MMWR. *Recommendations and Reports: Morbidity and Mortality Weekly Report. Recommendations and Reports*, 65(1), 2016.

Pinkerton, J. V., & Sánchez Aguirre, F. (2017). The 2017 hormone therapy position statement of the North American Menopause Society. *Menopause* (New York, N.Y.), 24(7), 728–753.

Stuenkel, C. A., Davis, S. R., Gompel, A., et al. (2015). Treatment of symptoms of the menopause: an Endocrine Society clinical practice guideline. *Journal of Clinical Endocrinology and Metabolism*, 100, 3975.

48

남성 건강약물

MEN'S HEALTH DRUGS

학습목표

이 장을 학습한 후 학생들은:

1. 남성 생식계의 정상적인 해부와 생리에 대해 설명한다.
2. 적응증, 용량, 복용형태에 대한 이론적 근거를 가지고, 남성 건강약물을 비교한다.
3. 남성 건강약물의 작용, 용량, 유해효과, 주의사항, 금기증, 약물상호작용, 투약경로에 대해 설명한다.
4. 전립선비대증, 성기능장애, 호르몬결핍 또는 전립선암의 치료를 위해 남성 건강약물을 처방받는 환자들에 대해 간호 계획을 수립한다.

주요용어

남성호르몬 작용(androgenic activity) 남성 생식계와 남성 이차성징의 발달과 유지를 담당하는 테스토스테론에 의한 작용

동화작용(anabolic activity, anabolism) 테스토스테론(testosterone)에 의해 뼈와 근육조직의 생성을 촉진하고, 신체 조직의 성장을 촉진하는 모든 대사활동

안드로겐(androgens) 남성의 성적 특징 및 발달과 유지를 담당하는 남성호르몬. 대표적인 것은 테스토스테론

양성전립선비대증(benign prostatic hyperplasia, BPH) 전립선의 양성(비암성) 비대

이화작용(catabolism) 동화작용의 반대. 체조직의 분해를 야기하는 모든 대사작용. 이화작용은 말기 암, 기아의 경우에 나타남

적혈구조혈작용(erythropoietic effect) 적혈구의 형성을 촉진하는 작용[적혈구형성(erythropoiesis)]

전립선암(prostate cancer) 전립선의 악성종양

테스토스테론(testosterone) 주요 안드로겐 호르몬

남성 생식계

MALE REPRODUCTIVE SYSTEM

남성 생식계(male reproductive system)는 몇 가지 구조로 이루어져 있는데, 가장 중요한 기관은 고환(testes)과 정세관(seminiferous tubules)으로, 여기에서 중요한 남성호르몬을 생산한다. 음낭(scrotum)에 위치한 한 쌍의 타원형 기관인 고환은 남성의 생식샘으로 남성호르몬을 생산한다. 고환 내부의 정세관에서 정자발생(spermatogenesis)이 이루어지며, 이는 성숙한 정자가 생성되는 과정이다.

안드로겐(androgens)은 남성의 이차성징뿐만 아니라 남성의 일차적 성적 특징이 정상적으로 형성하고 유지하는 남성호르몬(주로 테스토스테론)을 총칭한다. 남성의 이차성징은 남성의 체모, 후두 비대, 성대 비후, 몸의 근육과 지방을 분배하고, 전립선, 정낭(전립선에 인접한 두 분비선), 음경, 회음부의 발달을 유도한다. 따라서 이러한 작용이 나타나기 위해 적절한 양의 안드로겐이 분비되어야 한다. 가장 중요한 안드로겐은 테스토스테론(testosterone)으로, 이것은 정세관 사이에 위치한 간질세포(interstitial cell)에서 생산된다. 테스토스테론은 남성호르몬작용(androgenic activity) 이외에, 뼈와 근육의 발달에도 관여한다. 즉 단백질의 이화작용(대사적인 분해)을 방해하고, 질소, 인, 칼륨, 나트륨을 축적시켜 결국 동화작용을 유발한다. 그것은 간질세포의 핵에서 염색질(DNA)에 결합하여 동화작용과 남성호르몬작용에 필요한 특정 단백질을 합성한다. 또한 테스토스테론은 적혈구 세포의 생산을 자극하여 적혈구조혈작용(erythropoietic effect)을 유발한다.

남성 건강과 관련한 남성호르몬과 기타 약물

ANDROGENS AND OTHER DRUGS PERTAINING TO MEN'S HEALTH

테스토스테론 부족 시, 외부에서 테스토스테론을 투여한다. 테스토스테론의 몇 가지 합성 추출물이 있는데, 이들은 천연 호르몬보다 약동학적 · 약력학적 성질을 증진시킨 합성 테스토스테론들로 개발되었다. 그 방법 중 하나는 테스토스테론

에 다양한 에스테르를 결합하여 호르몬 작용시간을 지속시키는 것이다. 예를 들어 테스토스테론 프로피온산(testosterone propionate)은 지용성 용액으로 그 효과가 2~3일 동안 지속된다. 기름이 함유된 testosterone cypionate와 testosterone enanthate의 효과는 2~4주 지속된다. 경구용 테스토스테론은 흡수력이 매우 낮은데, 왜냐하면 대부분의 약물이 순환기에 도달하기 전에 간에서 대사되어 파괴되기 때문이다(초회통화효과, 2장 참조). 이 문제를 피하기 위해 경구투여용 methyltestosterone (Android)과 fluoxymesterone (Halotestin)이 개발되었다. 또한 methyltestosterone은 협강(뺨과 치아 사이의 입의 공간)에서 용해되는 구강정(buccal tablet)으로 이용되며, 주사형태로도 이용된다. 피부 패치와 겔과 같은 새로운 경피성 테스토스테론은 경구복용 시, 나타나는 초회통과효과를 피하는 또 다른 방법이다.

천연 테스토스테론의 또 다른 화학적 추출물로 단백동화스테로이드(anabolic steroids)가 있다. 이들은 천연 호르몬과 유사한 합성약물이며, 동화작용이 매우 강하다. 현재 2개의 단백동화스테로이드약물이 상품화되어 있는데, oxymetholone (Anadrol−50), oxandrolone (Oxandrin)이다. 광범위한 수술, 외상, 만성질환, 빈혈, 유전성혈관부종(hereditary angioedema), 승인된 적응증에는 전이성 유방암치료 및 체중 증가를 촉진하기 위한 보조요법으로의 사용이다. 단백동화스테로이드는 근육 형성을 촉진하므로 운동선수들이 남용할 가능성이 많다. 특히, 보디빌더와 역도선수가 오용할 가능성이 크다. 이 약물들의 부적절한 사용은 불임, 심혈관질환, 간암과 같은 여러 가지 심각한 결과들을 야기할 수 있다. 그러므로 단백동화스테로이드는 미국 마약단속국에 의해 Schedule III로 분류되어 있다. 이는 정신적 의존이나 육체적 의존 또는 모두 다 일으킨다. 합성 안드로겐, danazol (Danocrine)은 유전성혈관부종, 여성의 자궁내막증(endometriosis)과 유방의 섬유낭종(fibrocystic breast disease)의 치료에 사용이 허가되어 있다.

작용기전 및 약물효과
Mechanism of Action and Drug Effects

천연 또는 합성 안드로겐과 단백동화스테로이드는 내인성 안드로겐(endogenous androgen)과 비슷한 효과를 갖는다. 이들은 남성 생식기관의 정상적인 성장(일차성징)과 발달 및 이차성징의 발달을 유지한다. 안드로겐의 성장촉진 효과는 세포 수준에서 RNA의 합성을 증진시켜 세포의 성장과 생식을 촉진한다. 또한 아미노산의 분해를 지연시킨다. 이러한 효과는 인체 단백질합성을 증가시키기 때문에 근육의 형성과 유지를 돕는다. 안드로겐의 또 다른 동화작용은 단백질합성에 필수적인 질소의 축적에 기인한다. 단백질합성, 신경자극 유도, 근수축에 있어서 중요한 질소를 축적하며, 체내의 인, 황, 나트륨, 칼륨을 저장하여 대사를 촉진한다. 그리하여 체중이 증가하고 근력이 증가하게 된다. 또한 안드로겐은 신장에서 erythropoietin의 생성을 자극하여 적혈구형성(erythropoiesis, 적혈구 합성, 16장 참조)을 촉진한다. 외부에서 안드로겐을 투여하면 뇌하수체황체형성호르몬(pituitary luteinizing hormone)의 분비를 저해하는 억제성 피드백기전(feedback ingibition)에 의해 내인성 테스토스테론의 분비가 억제된다. 과량의 외인성 안드로겐은 뇌하수체여포자극호르몬(pituitary folliclestimulating hormone)의 억제성 피드백기전에 의해 정자 생산을 억제할 수 있고, 이는 불임(infertility)으로 이어질 수 있다.

안드로겐 억제제(androgen inhibitor)들은 체내에서 자연적으로 생성되는(내인성) 안드로겐의 효과를 저해한다. 이것은 5−α 환원효소를 억제하며, 이런 약물을 5−α 환원효소 억제제(5−alpha reductase inhibitor)라고 한다. 원인을 알 수 없으나 정상적으로 남성에서 전립선이 비대해지는 전립선비대증이 나타난다. 양성전립선비대증(benign prostatic hyperplasia, BPH)은 이르면 30세 정도에 시작되며, 80세 남성의 경우 적어도 85%가 이 증상이 있다. 가장 문제가 되는 증상은 대부분 배뇨장애이며, 정도는 개인에 따라 다양하다. 전립선비대증은 전립선 경요도 절제술(transurethral resection of the prostate, TURP)을 하지만, 5−α 환원효소 억제제로 치료한다. 현재 사용되는 두 가지 약물은 finasteride와 dutasteride이다. Finasteride (Proscar)는 일반적으로 테스토스테론을 5−α dihydrotestosterone (DHT)으로 전환하는 효소를 억제한다. DHT는 테스토스테론보다 더 강력하며, 남성의 일차성징과 이차성징의 발현뿐만 아니라 전립선의 성장을 촉진하는 주 안드로겐이다. Finasteride는 전립선의 DHT 농도를 현저히 감소시키며 전립선의 크기를 줄임으로써 배뇨를 쉽게 한다. 다행히도 finasteride는 근력의 약화나 불임과 같은 항남성호르몬 유해작용을 일으키지 않는다.

Finasteride의 약물효과는 주로 전립선에 제한되어 나타나지만, 5−α 환원효소 의존반응이 진행되는 모낭, 피부, 간에 영향을 줄 수 있다. 예를 들어 5-α 환원효소를 억제하면 DHT 증가에 의해 머리카락이 가늘어지는 현상을 방지한다는 연구가 있다. Finasteride는 남성의 대머리치료에만 사용되며 여성에게는 사용되지 않는다. 임산부가 finasteride를 복용할 경우 기형아를 출산할 수 있다. 임신과 관계 없이 모든 연령의 여성에게 이 약물을 추천하지 않는다. 여성이 finasteride를 다룰 때는 장갑을 착용해야 한다. 한편 minoxidil (Rogain)은 성별과 관계없이 모든 대머리에 국소적으로 사용된다.

전립선비대증에 의한 배뇨장애증상을 완화시키기 위해 사용되는 또 다른 약물은 $α_1$-아드레날린 차단제(alpha$_1$-adrenergic blockers)이다(8장 참고). BPH에 의한 폐쇄 증세를 완화시키기 위해 가장 널리 사용되는 $α_1$-아드레날린 차단제는 terazosin (Hytrin), doxazosin (Cardura), tamsulosin (Flomax), alfuzosin (Uroxatral) 및 silodosin (Rapaflo) 등이다. Tamsulosin, alfuzosin과 silodosin은 전립선에 있는 $α_1$-수용체에 대해 보다 더 특이적이므로 저혈압을 덜 일으킨다. 이 약물은 6개월 정도 치료해야 효과가 나타나는 5-alpha reductase 억제제에 비해 전립선 축소가 빨리 일어난다.

2가지 다른 종류의 안드로겐 억제제가 있다. 첫 번째는 안드로겐수용체 차단제(androgen receptor blocker)로 flutamide (Eulexin), nilutamide (Nilandron), bicalutamide (Casodex) 등이다. 이 약물들은 표적조직(특히, 전립선)에 있는 수용체에서 안드로겐의 작용을 차단한다. 따라서 이 약물은 전립선암(prostate caner, 41장 참고)의 치료에 사용된다. 두 번째 종류의 안드로겐 억제제는 leuprolide (Lupron), goserelin (Zoladex)과 triptorelin (Trelstar)이라는 약물로 생식선자극호르몬분비호르몬(Gonadotropin Releasing Hormone, GnRH) 유사체이다. 이 약물들은 뇌하수체에서 생식선호르몬(gonadotropin)의 분비를 억제함으로써 테스토스테론의 분비를 감소시킨다. 안드로겐수용체 차단제와 GnRH 유사체는 둘 다 전립선암 치료에 흔히 사용된다. 자세한 내용은 41장을 참조한다.

발기부전에 phosphodiesterase 억제제가 사용된다. Sildenafil (Viagra)은 발기부전에 허가된 최초의 경구용 약물이다. Sildenafil은 phosphodiesterase를 억제한다. 결과적으로 음경(penis) 내에 일인산구아노신(cyclic guanosine monophosphate) 생성을 촉진시켜 음경해면체(corpora cavernosa)의 평활근을 이완시켜 혈액이 유입되게 한다. 또

문화적 영향

남성 건강의 관심사: 전립선암의 발생과 사망률

피부암과 전립선암은 미국에서 남성들에게 가장 흔한 암이다. 미국 암협회는 2017년에 약 161,360명의 새로운 전립선암 환자가 발생할 것으로 추정하고 있다. 또 남성 7명 중 1명이 평생 전립선암 진단을 받고 약 2만 7,000명의 사망 원인이 될 것으로 추정한다. 65세 이상 성인 남성의 10명 중 6명이 진단받았다. 전립선암 진단의 평균 나이는 66세이다. 아프리카계 미국 남성은 다른 인종 또는 민족 집단과 비교했을 때 암 발생률이 가장 높고 사망률이 적어도 2배 이상이다. 남성 10만 명당 인종별 발생률은 다음과 같다(2009~2013년 진단기준). 전체적으로 모든 인종의 경우 10만 명당 147.8명, 백인 121.9명, 흑인 203.5명, 아시아인과 태평양 섬주민 68.9명, 미국 인디언과 알래스카 원주민 63.9명, 히스패닉계 106.9명, 비히스패닉계 133.0명이다.

Data from National Institutes of Health: Prostate cancer. Available at www.cancer.gov/cancertopics/types/prostate . Accessed February 27, 2017; NIH, National Cancer Institute: Surveillance, Epidemiology, and End Results Program (SEER) Prostate Cancer. Available at https://seer.cancer.gov/statfacts/html/prost.html . Accessed February 27, 2017.

한 산화질소(nitric oxide)는 성적 자극이 있을 때 음경해면체 내로 분비되어 발기를 일으킨다. 이들과 비슷하지만 작용시간이 긴 두 약물로 vardenafil (Levitra)과 tadalafil (Cialis), avanafil (Stendra)이 있다. 모두 발기부전치료제(erectile dysfunction drugs)로 사용된다.

발기부전에 사용되는 두 번째 약물 종류는 프로스타글란딘(prostaglandin)제제인 alprostadil (Caverject)이다. 이 약물은 음경 내 발기조직에 직접 주입하거나 요도(urethra) 안에 좌약(suppository)형태로 투여한다.

언급된 모든 남성 건강약물의 목록은 Box 48.1을 참조한다.

적응증 Indications

남성호르몬의 일차적 사용은 호르몬대체요법(hormone replacement therapy)이다. 약물적응증은 표 48.1에 있다.

금기증 Contraindications

안드로겐약물사용의 금기증은 안드로겐-반응성 종양(androgen-responsive tumor)이다. 특히 심혈관계 질병을 가진 남성이 nitroglycerin과 같은 질산염(nitrate)제제의 약물을 복용하고 있다면 sildenafil, vardenafil 및 tadalafil, avanafil의 사용이 금기이다. 발기부전약물과 질산염의 병용은

환자중심간호: 노인 환자에 대한 고려

Sildenafil: 사용과 걱정

- 발기부전을 일으킬 수 있는 기저질환을 가진 남성들은 발기부전으로 발전할 가능성이 더 높으며, 이는 미국에서 3,000만 명의 남성에게 영향을 미친다. 60~69세 남성들은 22%, 70세 이상의 남성들은 30%가 발기부전을 경험한다.
- 발기부전 원인으로는 노화, 고혈압, 당뇨병, 흡연, 죽상경화증, 우울증, 신경/척추 손상, 약물부작용, 알콜중독증 또는 다른 약물중독이고 낮은 테스토스테론 수치를 보인다.
- 치료 방법으로는 심리치료, 생활습관 변화/수정, vardenafil (Levitra)이 포함된 경구용 PDE5(인산화효소) 억제제, tadalafil (Cialis), sildenaifl (Viagra), avanafil (Stendra), 요도내 및 비강내 주사, 흡입 장치 및 수술 등이 있다. 또한 가능한 경우 발기기능저하를 초래할 수 있는 약물을 피하는 것이 중요하다.
- 노인 환자는 일반적으로 다발성 경화증 및 발기부전 발생에 대한 더 높은 위험을 초래하는 하나 이상의 질병(예: 당뇨병, 신장 장애, 고혈압, 동맥경화증)을 가지고 있다.
- Sildenafil (Viagra)은 발기부전을 치료하기 위해 일반적으로 처방되는 약이다. Sildenafil은 단백질결합능력이 높은 약으로 체내에 오래 머물게 하여 약물상호작용과 독성의 가능성을 높인다.
- 노인 환자의 경우, 간 또는 신장장애를 초래할 수 있기 때문에 sildenafil과 기타 발기부전의 약물복용량을 감량해야 한다.
- 모든 남성 환자는 두통, 홍조 및 소화불량과 같은 유해효과가 나타날 수 있으므로 주의해야 하며, 특히 나이 많은 환자는 더욱 주의해야 한다.
- Sildenafil은 반드시 심장질환과 협심증을 가진 환자들에게 신중히 사용해야 한다. 왜냐하면 이러한 환자들은 합병증의 위험성이 높기 때문이다. 특히, 심장질환으로 질산염을 복용하고 있다면 심한 저혈압이 올 수 있으므로 더욱 조심해야 한다.
- 성에 관해서 논의하는 것은 일부 환자들에게 편안하지만 어떤 사람들은 매우 불안해한다. 간호사는 환자의 성에 대한 인식과 성활동에 대한 문화적, 개인적 차이를 파악하는 것이 중요하다. 간호사는 환자의 자아뿐만 아니라 그들의 성에 대한 개인의 신념과 감정을 존중해야 한다. 이를 위해서 지식과 민감성 및 객관성이 필요하다.

심각한 저혈압(hypotension)을 야기할 수 있다. Finasteride는 여성(특히 임산부)과 어린이에게 금기한다.

BOX 48.1 현재 사용되는 남성 건강약물

α_1-adrenergic 차단제
doxazosin
tamsulosin
terazosin
alfuzosin

anabolic steroids
nandrolone
oxandrolone
oxymetholonel

기타 안드로겐
danazol
fluoxymesterone
methyltestosterone
testosterone

항안드로겐
bicalutamide
flutamide
nilutamide

5-α reductase 억제제
finasteride
dutasteride

GnRH 제제
goserelin
leuprolide
triptorelin

말초혈관확장제
minoxidil

발기부전에 사용하는 약
avanafil
sildenafil
tadalafil
vardenafil
alprostadil

유해효과 Adverse Effects

안드로겐성 스테로이드의 가장 치명적인 유해효과는 간의 자색반(peliosis of the liver)이다. 혈액이 채워진 강을 형성(blood-filled cavities)한다. 이 상태는 안드로겐성 단백동화스테로이드를 장기간 복용했을 때 나타날 수 있으며, 만약

표 48.1 남성 건강약물: 적응증

약물	적응증
danazol과 stanozolol	유전성혈관부종
finasteride	BPH
	안드로겐유전성 탈모(남성)
fluoxymesterone과 methyltestosterone	수술할 수 없는 유방암, 생식선저하증(남성)
methyltestosterone	사춘기 후 잠복고환증
minoxidil	고혈압
	안드로겐 유전성 탈모(여성과 남성)
oxandrolone	체중 증가
sildenafil, tadalafil, vardenafil, avanafil	발기부전
testosterone	1차 또는 2차성 생식선기능저하증

파열되면 생명이 위험할 수도 있다. 다른 심각한 간 손상은 간암, 담즙정체간염(cholestatic hepatitis), 황달(jaundice), 간기능장애이다. 체액 축적(fluid retention)과 체중 증가(weight gain)를 일으킬 수도 있다. 운동능력을 향상시키고자 안드로겐을 사용할 때 안드로겐에 의해 야기될 수 있는 유해효과는 장점보다 훨씬 심각하다(표 48.2). 모든 테스토스테론 약물에는 정맥혈전증(DVT), 폐색전증(PE) 및 심장마비의 발생 가능성에 대한 블랙박스경고가 있다. 또한 경피겔과 용액으로부터의 2차 노출에 관한 경고도 있다.

Sildenafil, vardenafil, tadalafil, avanafil은 상대적으로 유해작용이 적다. 심혈관질환으로 질산염을 복용하는 환자(특히 nitroglycerin, isosorbide mononitrate 또는 dinitrate)라면 이 약물은 혈압을 떨어뜨려 심각한 유해효과를 일으킨다. 두통, 홍조, 소화불량은 흔히 발생하는 유해효과이다. 지속발기증(priapism)은 흔하지는 않지만 발기부전 약물과 안드로겐 투약 시 발생할 수 있는 유해효과이다. 이러한 상태는 의학적으로 긴급한 응급상황으로 의사의 치료가 시급하다. 또한 phosphodiesterase 억제제는 설명할 수 없는 시력감퇴를 일으킬 수 있다.

Finasteride는 성욕감퇴(loss of libido), 발기력 감소(loss of erection), 사정장애(ejaculatory dysfunction), 과민반응, 여성유방증(gynecomastia), 심각한 근육병증(severe myopathy)을 유발하는 것으로 보고되어 있다. 또한 이 약물은 전립선특이항원(prostate specific antigen, PSA)의 농도를 50% 감소시킨다. 기형 발생의 위험이 있기 때문에 임신한 여성은 약을 뭉개거나 부서진 알약을 만져서는 안 된다.

상호작용 Interactions

안드로겐을 경구용 항응고제(oral anticoagulant)와 함께 사용하면 항응고작용이 현저히 증가 또는 감소될 수 있다(15장 참조). Cyclosporine과 안드로겐의 병용(39장 참

표 48.2 남성 건강약물: 유해효과

약물군	유해효과
α_1-adrenergic 차단제	빈맥, 저혈압, 기절, 우울증, 졸음, 발진, 발기부전, 빈뇨, 호흡곤란, 시력변화, 두통
안드로겐(anabolic steroids 포함)	두통, 성욕 변화, 불안, 우울증, 여드름, 대머리, 다모증, 오심, 비정상적인 간기능, 지속발기증, 콜레스테롤 상승, 혈전, 뇌졸중 및 심장마비의 위험
5-α reductase 억제제	성욕감퇴, 저혈압, 현기증, 졸음
Peripheral vasodilator(국소적용 minoxidil)	국소적용 시 국소피부반응: 발진, 피부염, 습진, 소양증
발기부전치료제	어지러움, 두통, 근육통, 흉통, 고혈압, 저혈압, 발진, 구강건조, 오심, 구토, 설사, 지속발기증

용량표

남성 건강약물

약물명(임신범주)	약리학적 분류	상용량	적응증
finasteride (Propecia, Proscar)	5-α reductase 억제제	**성인** PO: 1일 1mg (Propecia)	안드로겐유전성 탈모(남성)
		PO: 1일 5mg (Proscar)	BPH
sildenafil (Viagra)	Phosphodiesterase 억제제	**성인(남성만)** PO: 성교 1시간 전 25~100mg 1일 1회만	발기부전
testosterone cypionate (Depo-Testosterone)	남성호르몬	**성인** IM: 2~4주마다 50~400mg	사춘기 지연 또는 생식선기능저하증(남성)
testosterone, transdermal (Androderm, AndroGel)	남성호르몬	**성인** Androderm patch(등, 복부, 위팔, 대퇴에 적용): 1일 1~2회	생식선기능저하증(남성)
		AndroGel 1%(어깨, 팔, 복부에 적용): 1일 1~3회 공급	

약동학의 적용

발기부전에 사용되는 약물(예: sildenafil)을 안전하고 효과적으로 복용하기 위해서는 약동학을 이해해야 한다. Sildenafil은 신속히 흡수되어 1시간 이내에 작용이 발현되며, 1시간 이내에 최고의 혈장농도를 나타내고 4~6시간 지속된다. 이 약은 고지방성 음식과 함께 복용하면 흡수가 늦어지며, 이 경우, 약물이 최고의 수치에 도달하기 위해 추가적으로 60분이 필요하다. 약물의 약동학이 환자 일상의 식습관에 의해 영향을 받을 수 있다. 그리고 약동학적으로 주의해야 할 또 다른 사항은 65세 또는 그 이상의 고령 환자는 sildenafil의 제거율이 감소하기 때문에 약리활성이 있는 형태(free drug)의 약물혈중농도가 증가할 수 있다. 즉, 약물이 축적되어 독성이 유발될 수 있다.

조)은 cyclosporine의 독성 위험성을 증가시키기 때문에 추천되지 않는다. Sildenafil, vardenafil, tadalafil, avanafil은 nitroglycerin, isosorbide mononitrate 또는 isosorbide dinitrate와 같은 질산염과 함께 투여하면 심각한 저혈압을 일으킬 수 있다(11장 참조). α-차단제(alpha blockers)는 혈압을 내리는 다른 약물들과 투약할 때 부가적인 혈압강하효과가 있다(12장 참조). Tamsulosin의 효과는 azole 항진균제, erythromycin과 clarithromycin(32장 참조), propranolol, verapamil(8장과 10장 참조)과 같은 심장질환약물과 단백질 분해효소 저해제(protease inhibitor)와 함께 투여하면 증가한다.

용량 Dosages

남성 건강약물의 권장량은 용량표를 참조한다.

❖ 간호과정 NURSING PROCESS

◆ 사정 Assessment

생식기의 양성 또는 악성 질병의 치료를 위해 약물을 투여하기 전에 과거와 현재의 병력이나 상태에 대한 증세를 철저히 평가해야 한다. 또한 배뇨 습관, 현재 불편한 점을 평가하고 기록해야 한다.

건강관리 제공자는 전립선비대나 다른 가능성을 촉진하기 위해 직장수지검사(digital rectal)를 수행한다. 만약 전립선비대가 만져진다면, 가장 먼저 혈청 PSA 검사를 하도록 한다. 치료 중에도 주기적으로 검사하고 모니터해야 한다. PSA 수치는 전립선암에서 증가하므로, 수치를 기록하고 지속적으로 기본 수치와 비교한다. 질병이 효과적으로 치료됨에 따라 PSA 수치는 감소한다. 최근에는 젊은 환자들의 경우 정상 PSA 수치를 2.5 또는 3ng/mL 이하여야 한다고 한다.

테스토스테론 및 관련 약물들은 혈액이 채워진 강을 형성하기 때문에 간질환을 사정해야 한다. 자색반(peliosis)라고 불리는 이 질환은 장기간 치료 시 나타나며 생명을 위협한다. 또한 테스토스테론은 혈액응고, 뇌졸중 또는 심장마비의 위험 증가에 대한 블랙박스경고를 한다. 간기능 이상과 황달에 따른 부작용을 모니터하기 위해 간기능검사(예: LDH, CPK 및 bilirubin)를 한다. 이 약물에 의해서 부종이 올 수도 있기 때문에 기준 체중과 섭취량과 배설량, 심혈관계 병력이 중요하다. 안드로겐에 반응하는 종양 병력이 있는 경우에도 금기한다.

Finasteride를 투여할 때에는 배뇨 빈도, 절박성, 소변의 흐름 등의 배뇨양상에 대한 기저치 사정이 이루어져야 한다. 약물의 작용으로 전립선의 크기가 줄어들고 BPH의 증상이 완화됨에 따라 배뇨량이 개선될 것이다. Finasteride와 같이 잠재적으로 기형성 약물을 사용하는 경우에는 특히 조심하여 다루어야 하며, 임산부, 돌보미나 배우자도 마찬가지이다. Finasteride는 여성에게 투여하지 않는다. 환자의 성기능과 성욕에 관한 사정이 중요하다.

발기부전치료제를 사용하기 전에, 활력징후를 포함한 철저한 간호사정을 해야 한다. 또한 철저하게 약물 이력을 확인하고 기록해야 한다. 심장질환력을 조사하고 phosphodiesterase 억제제[예: sildenafil, vardenafil (Levitra) 및 tadalafil (Cialis)]의 금기증인지, 주요 심혈관계 질환과 같은 질산염약물(nitroglycerin, isosorbide mononitrate 또는 dinitrate)을 사용하고 있는지를 사정한다. 발기부전치료제와 nitrates는 치료가 잘 안 되는 심한 저혈압을 일으킬 수 있다.

◆ 환자상태 Human Need Statements

1. 발기부전치료제와 nitrates의 약물상호작용과 관련된 산소화 감소
2. 안드로겐 치료 또는 phosphodiesterase 억제제를 사용한 치료의 효과와 관련된 성 패턴의 변화로 인한 자존감 감소
3. 약물치료와 BPH의 질병 과정에 대한 정보 부족과 finasteride와의 약물상호작용과 관련된 지식 부족

◆ 계획: 결과판정 Planning: Outcome Identification

1. 환자는 처방된 대로 약물을 복용하고 가능한 약물작용과 상호작용에 대해 사전에 예방적으로 대처함으로써 약물 치료과정 동안 정상적이고 적절한 산소 공급과 심박출량을 유지한다.
2. 환자는 효과적인 성 패턴과 기능을 유지하거나 회복한다.
3. 환자는 질병과정과 권장 약물요법의 이론적 근거에 대한 적절한 지식을 보여준다.

약초요법 및 식품보조제

Saw Palmetto (Serenoa repens, Sabal serrulata)

개요

Saw palmetto는 미국 난장이 종려나무로 알려져 있는 나무열매에서 나온다. 이 나무의 치료효과는 익은 열매에 있다. Saw palmetto는 dihydrotestosterone와 5-α reductase를 억제하는 것으로 알려져 있다. 전립선비대증의 치료를 위해 saw palmetto를 투여하기 전에 PSA 검사와 직장수지검사를 수행해야만 한다.

응용

이뇨제, 요로항생제, BPH의 치료, 탈모의 치료

유해효과

급성 위연동이상항진, 두통, 등의 통증, 배뇨곤란

약물상호작용

비스테로이드소염제, 에스트로겐 대체요법과 경구용 피임제과 같은 호르몬제, 면역자극제

금기증

모든 여성은 이 약을 먹지 않는 것이 좋다. 전립선비대 증상을 완화하기 위해 종종 복용되는 약초 보충제인 saw palmetto에 대한 설명은 약초요법 및 식품보조제 box를 참조한다.

발기부전치료제를 복용하는 환자가 nitrates를 병용하면 혈압이 심하게 내려가는 심각한 약물상호작용이 있다. Sildenafil, vardenafil 또는 tadalafil을 복용하면, 비정상적으로 음경이 지속적으로 발기되는 지속발기증(priapism)이 나타날 수 있다. 이것은 응급상태이며 즉각적인 의학적 처치가 필요하다. 더 자세한 설명은 환자중심간호: 환자교육을 참조한다.

◆ 수행 Implementation

테스토스테론을 처방대로, 일정간격으로 복용하여 유효농도에 도달했을 때 치료효과가 나타난다. 만일 생식선기능저하증(hypogonadism), 사춘기 유도를 목적으로 사용하려면 용량을 조절해야 한다. 성장이 급증하면 유지량을 투여한다. 처방대로 Testoderm 경피 패치가 피부에 잘 붙도록 면도를 한 후 깨끗하고, 마른 음낭피부에 붙인다. 용량은 규정된 대로 교체해야 하며, 의사가 처방한 대로 적용지침과 기간을 잘 따르도록 권한다. Androderm 패치는 깨끗하고, 마른 등, 복부, 상완 또는 대퇴에 붙이도록 교육해야 하며, 음낭과 뼈부위(어깨, 엉덩이)에는 붙히지 않는다. 패치가 적절하게 부착되었는지 확인한다. AndroGel은 처방된 대로 어깨, 팔 또는 복부피부에 붙힌다. 테스토스테론을 근육주사할 경우, 2~4주마다 처방대로 투여한다. 약물을 덜어내기 전에 완전히 혼합한다.

Finasteride는 식사와 상관없이 복용한다. 약물이 빛이나 열에 노출되지 않도록 해야 한다. BPH의 배뇨증상치료를 위해 사용하는 finasteride의 효과는 3~6달 동안 투약한 후에 평가한다. 임산부는 최기형작용이 있으므로 약물을 다루지 말아야 한다. 이 약을 취급할 때 여성 환자, 간병인, 간호사 또는 의료팀의 구성원들은 장갑을 착용할 것을 권장한다.

◆ 평가 Evaluation

남성 생식기와 관련된 약물의 치료효과는 질병의 상태와 징후 또는 증상을 개선시킨다. 예를 들면 생식기능저하증, 성기능장애, 발기부전과 BPH에 의한 배뇨장애 증상들이 개선된다. 일부 약물(특히, finasteride)의 치료효과는 3~6개월 동안 나타나지 않을 수도 있다. 간호사가 약물의 효과를 위해 환자를 관찰하고 검사하는 것은 중요하다. 또한 간호사는 이러한 약물들의 유해작용에 대해 평가해야 한다(자세한 유해효과는 약리 개요 부분을 참조). 항상 환자의 요구가 충족되었는지 목표와 결과판단기준을 평가한다.

환자중심간호: 환자교육

- Finasteride를 사용할 때 유해효과와 치료효과를 교육해야 한다. 임신 중이거나 수유 중인 여성은 이 약을 다룰 때 쪼개진 약이나 부수어진 약의 파편이 손에 묻지 않도록 주의해야 한다. 왜냐하면 이 약은 최기성약물이기 때문이다. 꼭 약을 만져야 한다면 장갑을 끼도록 한다.
- Finasteride는 음식과 관계없이 경구투여한다. 열과 빛에 노출되지 않도록 한다.
- Sildenafil은 성관계 한 시간 전에 복용한다. 이 약과 다른 발기부전치료제를 질산염제제와 병용해서는 안 된다. 왜냐하면 심각한 혈압 저하를 유발하여 생명이 위험할 수도 있기 때문이다.
- 성적 자극이 없을 때는 발기부전치료제의 작용이 나타나지 않는다는 것을 환자에게 알려줘야 한다.
- 테스토스테론을 투여할 때는 치료효과와 유해효과를 모두 교육해야 한다.
- 효과적인 치료를 위해서는 환자가 다음 추후관리를 잘 이행해야 함을 강조한다.
- 지속발기증(4시간 이상)은 응급상황으로 즉시 보고하여야 한다.
- 테스토스테론은 처방자의 지시 없이 갑자기 중단해서는 안 된다. 이 약은 몇 주에 걸쳐 약을 감량하면서 투약을 중지하도록 한다.

기억해야 할 사항

- 남성 건강과 남성생식기와 관련해 가장 널리 사용되는 약물은 finasteride, sildenafil, 테스토스테론이다. 간호사는 약물의 안전과 효과적인 사용을 위해 약의 작용, 유해효과, 금기증, 주의사항, 약물상호작용에 대해 알아야 한다.
- 테스토스테론은 남성 생식기계와 이차성징의 발달과 유지에 중요하다. 경구용 테스토스테론은 약리작용이 미약하므로 주사(비경구용)나 경피용 패치로 투약한다.
- Methyltestosterone은 테스토스테론의 경구용 투약과 관련한 문제를 피하기 위해 개발되었다.
- Finasteride는 BPH 환자에서 전립선의 성장을 멈추기 위해 사용되며, 남성의 안드로겐유전성 탈모치료에도 사용된다.
- 발기부전치료약물(특히, sildenafil)을 복용하는 환자에게 저혈압, 두통, 흉통과 같은 유해효과에 대해 주의를 준다.
- 질산염과 발기부전치료제의 동시 사용은 심장 관련 사망을 일으킬 위험이 있다. 약물상호작용과 유해효과 및 합병증의 예방에 대해 중점적으로 환자를 교육한다.

REVIEW QUESTIONS

1. A patient has been taking finasteride (Proscar) for almost 1 year. The nurse knows that which is most important to evaluate at this time?
   a. Complete blood count
   b. PSA levels
   c. Blood pressure
   d. Fluid retention

2. The nurse is performing an assessment of a patient who is asking for a prescription for sildenafil (Viagra). Which finding would be a contraindication to its use?
   a. 65 years of age
   b. History of thyroid disease
   c. Medication list that includes nitrates
   d. Medication list that includes saw palmetto

3. During a counseling session for a group of teenage athletes, the use of androgenic steroids is discussed. The nurse will explain that which problem is a rare but devastating effect of androgenic steroid use?
   a. Peliosis of the liver
   b. Bradycardia
   c. Kidney failure
   d. Tachydysrhythmias

4. The nurse is teaching a patient about the possible adverse effect of priapism, which may occur when taking erectile dysfunction drugs. The nurse emphasizes that, if this occurs, the most important action is which of these?
   a. Stay in bed until the erection ceases.
   b. Apply an ice pack for 30 minutes.
   c. Turn toward his left side and rest.
   d. Seek medical attention immediately.

5. A patient is asking about the use of saw palmetto for prostate health. The nurse tells him that drugs that interact with saw palmetto include which of these? (Select all that apply.)
   a. Acetaminophen
   b. Nitrates
   c. Hormones
   d. Nonsteroidal antiinflammatory drugs
   e. Antihypertensive drugs

6. When the Testoderm form of testosterone is ordered to treat hypogonadism in a teenage boy, which instructions by the nurse are correct? (Select all that apply.)
   a. Place the patch on clean, dry skin on the back, upper arms, abdomen, or thighs.
   b. Place the patch on clean, dry scrotal skin that has been shaved.
   c. Place the patch on clean, dry scrotal skin, but do not shave the skin first.
   d. Place the patch on any clean, dry, nonhairy area of the body.
   e. Remove the old patch before applying a new patch.

7. A 16-year-old male is to receive testosterone cypionate (Depo- Testosterone), 50 mg IM every 2 weeks. The medication is available in 100-mg/mL containers. How many mL will the nurse draw up in the syringe to administer for each dose?

8. The nurse is reviewing the medication list for a patient and notes that finasteride (Propecia) 1 mg daily is on the list. This drug is for which of these problems?
   a. Benign prostatic hypertrophy (BPH)
   b. Erectile dysfunction
   c. Alopecia in male patients
   d. Alopecia in male and female patients

정답 **1. b** **2. c** **3. a** **4. d** **5. c, d** **6. b, e** **7. 0.5mL per dose** **8. c**

참고문헌

REFERENCES

National Institutes of Health. Prostate cancer. Available at www.cancer.gov/cancertopics/types/prostate. (Accessed 27 February 2017).

National Institutes of Health, National Cancer Institute: Surveillance, Epidemiology, and End Results Program (SEER). Cancer stat facts: prostate cancer. Available at https://seer.cancer.gov/statfacts/ html/prost.html. (Accessed 27 February 2017).

National Institutes of Health, National Institute of Diabetes and Digestive and Kidney Diseases. Erectile dysfunction. Available at www.niddk.nih.gov/health-information/urologic-diseases/erectile-dysfunction. (Accessed 27 February 2017).

Nguyen, C. P., Hirsch, M. S., Moeny, D., et al. (2015). Testosterone and "age-related hypogonadism"—FDA concerns. *New England Journal of Medicine*, 373, 689.

Oelke, M., Bachmann, A., Descazeaud, A., et al. (2013). EAU guidelines on the treatment and follow-up of non-neurogenic male lower urinary tract symptoms including benign prostatic obstruction. *European Urology*, 64, 118.

Rees, J., Bultitude, M., & Challacombe, B. (2014). The management of lower urinary tract symptoms in men. *BMJ (Clinical Research Ed.)*, 348, g3861.

Shabsigh, R., Seftel, A. D., Kim, E. D., et al. (2013). Efficacy and safety of once-daily tadalafil in men with erectile dysfunction who reported no successful intercourse attempts at baseline. *Journal of Sexual Medicine*, 10, 844.

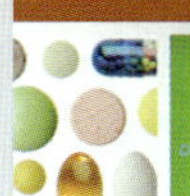

찾아보기

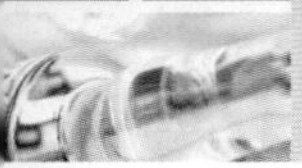

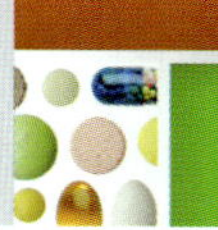

ㅅ

ㅇ

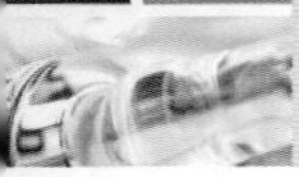

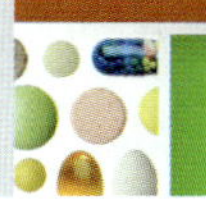

ㅊ

ㅋ

ㅌ

ㅍ

ㅎ

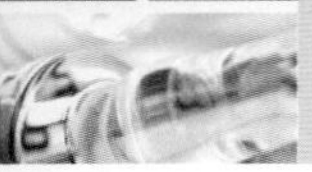

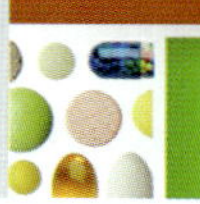

B

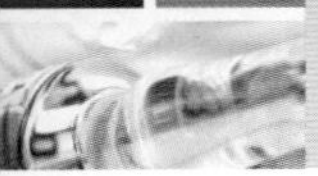

C

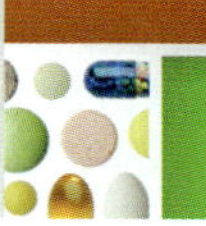

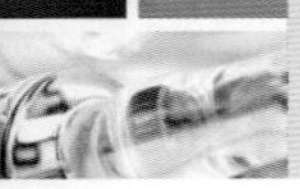

G

H

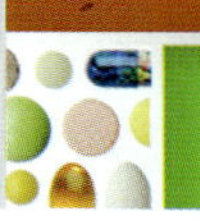

I

K

L

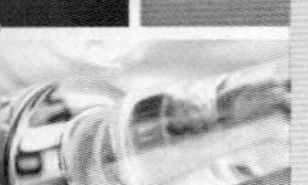

M

N

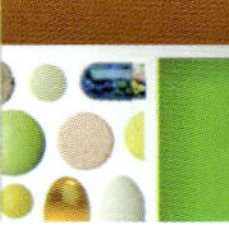

O

P

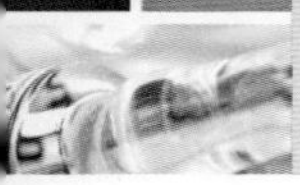

Q

R

S

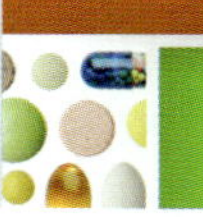

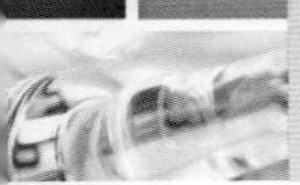

W

X

Z

숫자